U0930938

Mastery of Vascular and Endovascular Surgery

血管和腔内血管外科学精要

主　编　〔美〕Gerald B. Zelenock
Thomas S. Huber
Louis M. Messina
Alan B. Lumsden
Gregory L. Moneta

主　译　郭　伟　符伟国
副主译　熊　江　董智慧
主　审　王玉琦

天津科技翻译出版公司

著作权合同登记号:图字:02-2008-15

图书在版编目(CIP)数据

血管和腔内血管外科学精要/(美)泽勒诺克(Zelenock,G. B.)等主编;郭伟等译.—天津:天津科技翻译出版公司,2010. 1

书名原文:Mastery of Vascular and Endovascular Surgery

ISBN 978-7-5433-2543-2

Ⅰ. 血… Ⅱ. ①泽… ②郭… Ⅲ. 血管外科学术 Ⅳ. R654.3

中国版本图书馆 CIP 数据核字(2009)第 177856 号

授权单位:Lippincott Williams & Wilkins Inc.

出　　版:天津科技翻译出版公司

出 版 人:蔡 颢

地　　址:天津市南开区白堤路 244 号

邮政编码:300192

电　　话:(022)87894896

传　　真:(022)87895650

网　　址:www. tsttpc. com

印　　刷:山东鸿杰印务集团有限公司

发　　行:全国新华书店

版本记录:889×1194　16 开本　45.5 印张　800 千字

2010 年 1 月第 1 版　2010 年 1 月第 1 次印刷

定价:240.00 元

(如发现印装问题,可与出版社调换)

主译简介

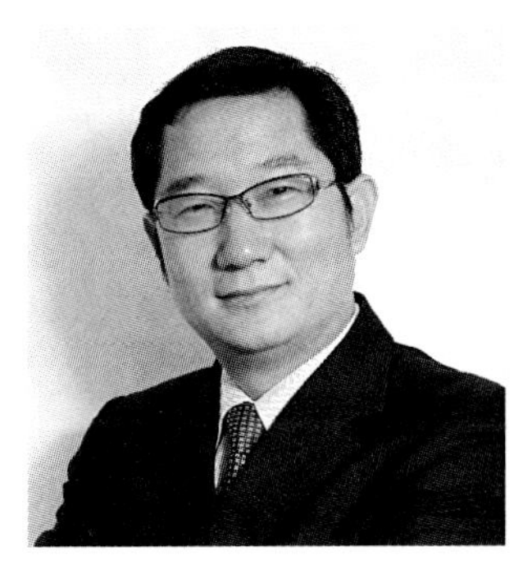

郭伟，解放军总医院血管外科主任，主任医师，教授，博士生导师。长期从事血管疾病的临床、科研、教学和保健工作。主要研究方向是血管疾病的腔内和传统外科技术。

国际腔内血管外科学会会员、亚洲血管外科学会会员、国家青年科技工作者协会会员、中央保健委员会专家、总后科技“新星”、总后“十大学习成材标兵”、中华医学会外科学分会血管外科学组委员、全军血管外科学组副组长、北京血管外科分会委员、科技部课题评审专家、卫生部心血管防治研究中心教育基地专家顾问委员、中国健康促进基金会心脑血管疾病防治专项基金管理委员会专家委员会委员、《中华生物医学工程杂志》及《中国实用外科杂志》等6种期刊编委，发表论著80余篇，参与编写专著10部，主编3部，主译1部。获北京市科技成果一等奖1项，军队科技成果奖3项，国家专利4项，国家及省部级课题多项。

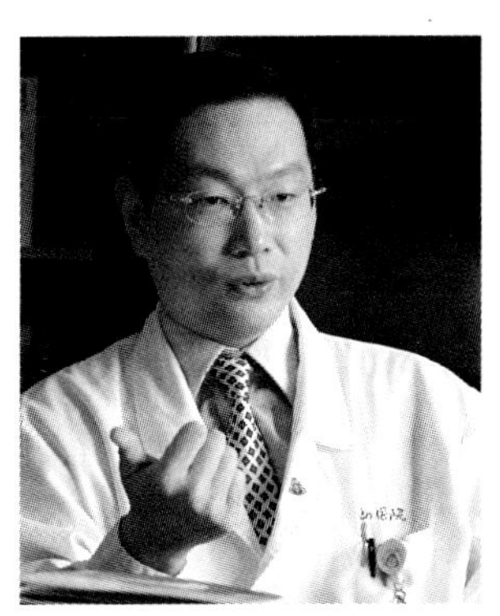

符伟国，男，1962年出生，教授，主任医师，博士研究生导师。现任复旦大学附属中山医院血管外科主任，复旦大学血管外科研究所副所长。亚洲血管学会会员和国际腔内血管外科学会会员，上海市优秀学科带头人。中华医学会外科分会血管外科学组委员，上海普外科学会委员，担任《中华外科杂志》等6部核心期刊编委。负责承担7项国家级和省部级课题，包括国家高技术研究发展计划(863)课题1项，国家自然基金2项。主编专著2部。近10年来在国内外权威学术期刊发表论文70余篇。获得3项专利。作为第一完成人先后荣获国家教育部高校科技进步二等奖等6项省部级嘉奖。

译者名单

主　译　郭　伟　符伟国

副主译　熊　江　董智慧

主　审　王玉琦

译　者　(以姓氏笔画为序)

丁佳憨　马晓辉　王　伟　王玉琦　王利新
方征东　尹　太　石　赟　司　逸　朱雅亭
刘小平　刘震杰　杜　昕　李炜淼　杨晓冬
张　佳　张　婉　张文波　张宏鹏　张敏宏
竺　挺　周　涛　施德兵　贾　鑫　徐　明
高　斌　郭　伟　唐　骁　符伟国　董智慧
蔡浩雷　熊　江

作者名单

Ali AbuRahma, MD, Professor of Surgery and Chief, Vascular Surgery, Department of Surgery, Robert C. Byrd Health Sciences Center of West Virginia University; Medical Director, Vascular Laboratory and Co-Director, Vascular Center of Excellence, Charleston Area Medical Center, Charleston, West Virginia

John A. Adeniyi, MD, Assistant Professor of Surgery, Department of Surgery, School of Osteopathic Medicine, Lewisburg, WV; Attending Vascular Surgeon, Director of Wound Care Center, Department of Surgery, United Hospital Center, Clarksburg, West Virginia

Christopher M. Alessi, MD, Section of Vascular Surgery, Department of Surgery, Dartmouth Hitchcock Medical Center, Lebanon, New Hampshire

Mark P. Androes, MD, Academic Department of Surgery, Greenville Hospital System, Greenville, South Carolina

Paul A. Armstrong, DO, Resident in Vascular Surgery, Division of Vascular & Endovascular Surgery, University of South Florida College of Medicine, Tampa, Florida

Enrico Ascher, MD, Director, Vascular Surgery Services, Division of Vascular Surgery, Maimonides Medical Center, Brooklyn, New York

Martin R. Back, MD, Associate Professor, Division of Vascular & Endovascular Surgery, University of South Florida; Chief, Vascular Surgery, JA Haley Veterans Hospital, Tampa, Florida

Dennis Bandyk, MD, Professor of Surgery, Division of Vascular & Endovascular Surgery, University of South Florida College of Medicine, Harborside Medical Tower, Tampa, Florida

B. Timothy Baxter, MD, Professor of Surgery, University of Nebraska Medical Center, and Department of Surgery Methodist Hospital, Omaha, Nebraska

Hugh Beebe, MD, Director Emeritus, Jobst Vascular Center, Toledo, Ohio; Adjunct Professor of Surgery, Dartmouth Hitchcock Medical Center Hanover, New Hampshire Jobst Vascular Center, Toledo, Ohio

Michael Belkin, MD, Associate Professor, Department of Surgery, Harvard Medical School; Chief of Vascular and Endovascular Surgery, Department of Surgery, Brigham and Women's Hospital, Boston, Massachusetts

Scott Anthony Berceli, MD, PhD, Assistant Professor, Department of Surgery, University of Florida College of Medicine; Staff Surgeon, Department of Surgery, Shands at the University of Florida, Gainesville, Florida

Paul G. Bove, MD, Section of Vascular Surgery, William Beaumont Hospital, Royal Oak, Michigan

David Brewster, MD, FACS, Clinical Professor of Surgery, Harvard Medical School; Massachusetts General Hospital, Boston, Massachusettes

O.W. Brown, MD, Chief, Division of Vascular Surgery, William Beaumont Hospital; Clinical Assistant Professor, Department of Surgery, Wayne State University School of Medicine, Royal Oak, Michigan

Ruth L. Bush, MD, Assistant Professor of Surgery, Division of Vascular Surgery and Endovascular Therapy, Baylor College of Medicine; Staff Physician, Michael E. DeBakey VA Medical Center, Houston, Texas

Keith D. Calligaro, MD, Clinical Associate Professor of Surgery, Pennsylvania Hospital, University of Pennsylvania, Philadelphia, Pennsylvania

Darrell A. Campbell, Jr., MD, Department of Surgery, Division of Transplantation, University of Michigan Medical Center, Ann Arbor, Michigan

Gregory A. Carlson MD, Vascular, Endovascular, and Trauma Surgeon, Associates in General and Vascular Surgery, Vein and Endovascular Institute of Colorado, Colorado Springs, Colorado

Teresa Carman, MD, Associate Staff, Department of Cardiovascular Medicine, Cleveland Clinic Foundation, Toledo, Ohio

Christopher G. Carsten III, MD, Assistant Medical Director, Department of Surgery, Greenville Hospital System, Greenville, South Carolina

Elliot L. Chaikof, MD, PhD, Division of Vascular Surgery and Endovascular Therapy, Department of Surgery, Emory University, Atlanta, Georgia

Benjamin B. Chang, MD, Associate Professor, Department of Surgery, Albany Medical College; Attending Vascular Surgeon, The Institute for Vascular Health and Disease, Albany Medical Center Hospital, Albany, New York

Kenneth J. Cherry, MD, Professor of Surgery, University of Virginia, Charlottesville, Virginia

David K.W. Chew, MD, Assistant Professor, Department of Surgery, Harvard Medical School, Boston, Massachusetts; Chief of Vascular Surgery, Department of Surgery, V. A. Boston Healthcare System, West Roxbury, Massachusetts

Timothy Chuter, MD, Associate Professor of Surgery, Division of Vascular Surgery, University of California, San Francisco, San Francisco, California

Daniel Clair, MD, Department of Vascular Surgery, The Cleveland Clinic Foundation, Cleveland, Ohio

Anthony J. Comerota, MD, Director, Jobst Vascular Center, The Toledo Hospital, Toledo, Ohio; Clinical Professor of Surgery, University of Michigan, Ann Arbor, Michigan

Mark F. Conrad, MD, Chief Resident, Department of Surgery, Henry Ford Hospital, Detroit, Michigan

Jack L. Cronenwett, MD, Professor of Surgery, Dartmouth Medical School; Chair, Section of Vascular Surgery, Dartmouth-Hitchcock Medical Center, Lebanon, New Hampshire

David L. Cull, MD, Associate Director, Academic Department of Surgery, Greenville Hospital System; G.H.S. Professor of Clinical Surgery, University of South Carolina School of Medicine, Greenville, South Carolina

John A. Curci, MD, Section of Vascular Surgery, Washington University School of Medicine, St. Louis, Missouri

R. Clement Darling III, MD, Chief, Division of Vascular Surgery, Institute for Vascular Health and Disease, Albany Medical Center Hospital; Professor of Surgery, Albany Medical College, Albany, New York

James W. Dennis, MD, Professor of Surgery, Chief, Division of Vascular Surgery, University of Florida, Jacksonville

Matthew J. Dougherty, MD, Clinical Associate Professor of Surgery, Pennsylvania Hospital, University of Pennsylvania, Philadelphia, Pennsylvania

Kim Allen Eagle, MD, Albion Walter Hewlett Professor of Internal Medicine, Division of Cardiovascular Medicine, University of Michigan; Clinical Director, Cardiovascular Center, Division of Cardiovascular Medicine, University of Michigan Health System, Ann Arbor, Michigan

Eric D. Endean, MD, Gordon L. Hyde Professor of Surgery, University of Kentucky College of Medicine, Lexington, Kentucky

Jennifer S. Engle, MD, FACS, RVT, Assistant Professor of Surgery, Division of Ambulatory Venous Disease, Section of Vascular Surgery, University of Michigan Medical School, Ann Arbor, Michigan; Division of Venous Disease, University of Michigan Specialty Care Center, Livonia, Michigan

Michael J. Englesbe, MD, Department of Surgery, Division of Transplantation, University of Michigan Health System, Ann Arbor, Michigan

Victor Z. Erzurum, MD, RVT, Great Lakes Vascular Institute, Department of Cardiothoracic and Vascular Surgery, Lansing, Michigan

Mark K. Eskandari, MD, Assistant Professor of Surgery, Division of Vascular Surgery, Northwestern University, Feinberg School of Medicine, Chicago, Illinios

Anthony L. Estrera, MD, Department of Cardiothoracic and Vascular Surgery, The University of Texas at Houston Medical School, Director, Cardiovascular Intensive Care Unit, Memorial Hermann Hospital, Houston, Texas

JimBob Faulk, MD, Attending Physician, St. Thomas Hospital, Nashville, Tennessee

James B. Froehlich, MD, Director, Vascular Medicine, University of Michigan Health System, Ann Arbor, Michigan

Joseph J. Fulton, MD, Attending Staff, Division of Vascular Surgery, Department of Surgery, University of North Carolina at Chapel Hill, Chapel Hill, North Carolina

Jeffrey V. Garrett, MD, Chief Resident in Surgery, Department of Surgery, Vanderbilt University Medical Center, Nashville, Tennessee

Bruce L. Gewertz, MD, Dallas B. Phemister Professor and Chairman, Chief, Section of Vascular Surgery, The University of Chicago, Chicago, Illinois

Kaoru R. Goshima, MD, Vascular Surgery Fellow, Department of Surgery, University of Arizona, Tucson, Arizona

Roy K. Greenberg, MD, FACS, Staff, Department of Vascular Surgery, Cleveland Clinic Foundation, Cleveland, Ohio

James P. Gregg, MD, Resident, Department of Surgery, Baylor College of Medicine, Houston, Texas

Kimberly J. Hansen, MD, Professor of Surgery, Head of the Section on Vascular Surgery, Division of Surgical Sciences, Wake Forest University School of Medicine, Winston-Salem, North Carolina

Mark R. Hemmila, MD, Assistant Professor of Surgery, University of Michigan; Division of Trauma, Burn and Critical Care, University of Michigan Health System, Ann Arbor, Michigan

Peter K. Henke, MD, Associate Professor of Surgery, Department of Vascular Surgery, University of Michigan Health System, Ann Arbor, Michigan

Robert J. Hinchliffe, MRCS, Specialist Registrar in Vascular Surgery, Department of Vascular and Endovascular Surgery, University Hospital, Nottingham, United Kingdom

Anil Hingorani MD, Division of Vascular Surgery, Maimonides Medical Center, Brooklyn, New York

Brian R. Hopkinson, ChM, FRCS, Emeritus Professsor of Vascular Surgery, Department of Surgery, University Hospital, Nottingham, United Kingdom

Greg A. Howells, MD, FACS, Chief, Division of Trauma, Department of Surgery, William Beaumont Hospital, Royal Oak, Michigan

Thomas S. Huber MD, PhD, Associate Professor, Division of Vascular Surgery, Department of Surgery, University of Florida School of Medicine, Gainesville, Florida

Tam T. T. Huynh, MD, Department of Cardiothoracic and Vascular Surgery, The University of Texas at Houston Medical School; Attending Surgeon, Department of Cardiothoracic and Vascular Surgery, Memorial Hermann Hospital, Houston, Texas

Mark D. Iafrati MD, RVT, FACS, Assistant Professor of Surgery, Department of Surgery, Tufts University; Vascular Surgeon, Department of Surgery, Tufts-New England Medical Center, Boston, Massachusetts

Lloyd A. Jacobs, MD, President, Medical University of Ohio at Toledo; Professor, Department of Surgery, University Medical Center, Toledo, Ohio

Ramin Jamshidi MD, Department of Surgery, San Francisco Veteran's Affairs Medical Center; Division of Vascular Surgery, University of California, San Francisco, San Francisco, California

Randy J. Janczyk, MD, FACS, Attending Surgeon and Intensivist, Department of Surgery, William Beaumont Hospital, Royal Oak, Michigan

Zhihua Jiang, MD, PhD, Department of Surgery, University of Florida College of Medicine; Department of Surgery, Shands at the University of Florida, Gainesville, Florida

Riyad C. Karmy-Jones, MD, Division of Cardiothoracic Surgery, University of Washington and Harborview Medical Center, University of Washington, Seattle, Washington

John K. Karwowski, MD, Division of Vascular Surgery, Stanford University School of Medicine, Stanford, California

Blair A. Keagy, MD, Professor, Department of Surgery, University of North Carolina at Chapel Hill, Bio Informatics Building, Chapel Hill, North Carolina

Paul B. Kreienberg, MD, Associate Professor, Department of Surgery, Albany Medical College; Attending Vascular Surgeon, The Institute for Vascular Health and Disease, Albany Medical Center Hospital, Albany, New York

Timothy F. Kresowik, MD, Professor, Department of Surgery, University of Iowa, Carver College of Medicine, Iowa City, Iowa

Gregory Landry, MD, Associate Professor of Surgery, Division of Vascular Surgery and Dotter Interventional Institute, Oregon Health & Science University, Portland, Oregon

John S. Lane, MD, Assistant Professor, Department of Surgery, University of California, San Francisco, San Francisco, California

W. Anthony Lee, MD, Assistant Professor, Departments of Surgery and Radiology, Chief, Section of Endovascular Therapy, University of Florida, Gainesville, Florida

Byung-Boong Lee, MD, PhD, Professor, Department of Surgery, Sungkyunkwan University School of Medicine, Samsung Medical Center, Seoul, Korea

Timothy Liem, MD, Legacy Emanuel Health Systems, Portland, Oregon

Peter H. Lin, MD, Associate Professor of Surgery, Michael E. DeBakey Department of Surgery, Baylor College of Medicine; Chief, Department of Vascular Surgery Service, Michael E. DeBakey VA Medical Center, Houston, Texas

Graham W. Long, MD, Section of Vascular Surgery, William Beaumont Hospital, Royal Oak, Michigan

Alan B. Lumsden, MD, Professor and Chief, Division of Vascular Surgery and Endovascular Therapy, Baylor College of Medicine, Houston, Texas

William Marston, MD, Associate Professor, Division of Vascular Surgery, University of North Carolina School of Medicine, Chapel Hill, North Carolina

Manish Mehta, MD, MPH, Associate Professor, Department of Surgery, Albany Medical College; Attending Vascular Surgeon, The Institute for Vascular Health and Disease, Albany Medical Center Hospital, Albany, New York

Robert Mendes, MD

Louis M. Messina, MD, Professor and Chief, Department of Surgery, E. J. Wylie Endowed Chair in Surgery, University of California, San Francisco; Attending Surgeon, Department of Surgery, University of California Medical Center, San Francisco, California

Charles C. Miller III, PhD, Professor, Department of Cardiothoracic and Vascular Surgery, Center for Clinical Research and Evidence Based Medicine Center for Biotechnology; The University of Texas at Houston Medical School, Memorial Hermann Hospital, Houston, Texas

Joseph L. Mills, Sr., MD, Professor of Surgery, Chief, Division of Vascular and Endovascular Surgery, Department of Surgery, University of Arizona, Tucson, Arizona

Gregory L. Moneta, MD, Chief and Professor, Division of Vascular Surgery, Oregon Health and Science University; University Hospital, Portland, Oregon

Mohammed M. Moursi, MD, Professor, Department of Surgery, University of Arkansas for Medical Sciences; Chief, Department of Vascular Surgery, Central Arkansas Veterans Health Care System, Little Rock, Arkansas

Debabrata Mukherjee, MD, FACC, Tyler Gil Professor of Interventional Cardiology, Department of Internal Medicine/Cardiology, University of Kentucky; Director, Peripheral Vascular Interventions, Department of Internal Medicine/Cardiology, University of Kentucky Hospital, Lexington, Kentucky

Thomas C. Naslund, MD, Chief and Associate Professor of Surgery, Division of Vascular Surgery, Vanderbilt University Medical Center, Nashville, Tennesse

Audra A. Noel, MD, Assistant Professor, Division of Vascular Surgery, Vascular Surgeon; Department of Surgery, Mayo Clinic, Rochester, MN

Thomas F. O'Donnell, Jr., MD, FACS, Professor of Surgery, Boston, Massacusetts

Patrick J. O'Hara, MD, FACS, Department of Vascular Surgery, Cleveland Clinic Foundation, Cleveland, Ohio

Cornelius Olcott IV, MD, Professor of Surgery, Department of Surgery, Stanford University, Stanford, California

Kathleen J. Ozsvath, MD, Associate Professor, Department of Surgery, Albany Medical College; Attending Vascular Surgeon, The Institute for Vascular Health and Disease, Albany Medical Center Hospital, Albany, New York

Kenneth Ouriel, MD, Professor of Surgery, Cleveland Clinic Lerner College of Medicine, Case Western Reserve University; Chairman, Division of Surgery, Cleveland Clinic Foundation, Cleveland, Ohio

C. Keith Ozaki, MD, Associate Professor, Department of Surgery, University of Florida College of Medicine; Staff Surgeon, Department of Surgery, Shands at the University of Florida, Gainesville, Florida

Marc A. Passman, MD, Assistant Professor of Surgery, Department of Vascular Surgery, Vanderbilt University School of Medicine, Nashville, Tennesse

Philip S. K. Paty, MD, Associate Professor, Department of Surgery, Albany Medical College; Attending Vascular Surgeon, The Institute for Vascular Health and Disease, Albany Medical Center Hospital, Albany, New York

William H. Pearce, MD, Violet R. and Charles A. Baldwin Professor of Vascular Surgery, Chief, Division of Vascular Surgery, Northwestern University, Feinberg School of Medicine, Chicago, Illinios

Benjamin J. Pearce, MD, Resident, Department of Surgery, The University of Chicago, Chicago, Illinois

Eric K. Peden, MD, Assistant Professor, Division of Vascular Surgery and Endovascular Therapy, Baylor College of Medicine, Houston, Texas

Iraklis I. Pipinos, MD, Assistant Professor, Department of Surgery, University of Nebraska Medical Center, Omaha, Nebraska

John R. Pfeifer, MD, Professor of Surgery, Director, Division of Venous Disease, University of Michigan, Livonia, Michigan; Attending Surgeon, Department of Surgery, University of Michigan Hospital, Ann Arbor, Michigan

Eyal E. Porat, MD, Assistant Professor, Department of Cardiothoracic and Vascular Surgery, The University of Texas at Houston Medical School; Director, Minimally Invasive Surgery and Robotics Program, Memorial Hermann Hospital, Houston, Texas

John E. Rectenwald, MD, Assistant Professor of Surgery, Section of Vascular Surgery, Department of Surgery, University of Michigan; Staff Surgeon, Department of Surgery, University of Michigan and Ann Arbor Veteran Administration Medical Center, Ann Arbor, Michigan

Sean P. Roddy, MD, Associate Professor, Department of Surgery, Albany Medical College; Attending Vascular Surgeon, The Institute for Vascular Health and Disease, Albany Medical Center Hospital, Albany, New York

Hazim J. Safi, MD, Professor and Chairman, Department of Cardiothoracic and Vascular Surgery, University of Texas at Houston Medical School; Chairman, Department of Cardiothoracic and Vascular Surgery, Memorial Hermann Hospital, Houston, Texas

Christopher T. Salerno MD, Assistant Professor, Department of Surgery, University of Washington; Surgical Director, Heart Transplant Program, University of Washington Hospital, Seattle, Washington

Steven Santilli, MD, PhD, Associate Professor, Department of Surgery, University of Minnesota, Division of Vascular Surgery, Fairview University Medical Center; Chief, Vascular Surgery Section, Department of Veterans Affairs, VA Medical Center, Minneapolis, Minnesota

Timur P. Sarac, MD, Associate Professor of Surgery, Department of Vascular Surgery, The Cleveland Clinic Lerner School of Medicine; Staff Surgeon, The Cleveland Clinic Foundation, Cleveland, Ohio

Rajabrata Sarkar, MD, Assistant Professor of Surgery, Division of Vascular Surgery, UCSF School of Medicine, Department of Surgery, San Francisco Veteran's Affairs Medical Center, San Francisco, California

Marc Schermerhorn, MD, Assistant Professor of Surgery, Department of Surgery, Harvard Medical School; Chief, Section of Interventional and Endovascular Surgery, Beth Israel Deaconess Medical Center, Boston, Massachusetts

Darren B. Schneider, MD, Assistant Professor, Departments of Surgery and Radiology, University of California, San Francisco; Attending Surgeon, Department of Surgery, UCSF Medical Center, San Francisco, California

Peter A. Schneider, MD, Vascular and Endovascular Surgeon, Division of Vascular Therapy, Hawaii Permanente Medical Group, Honolulu, Hawaii

Margaret L. Schwarze, MD, Clinical Associate, Department of Surgery, The University of Chicago, Chicago, Illinios

James M. Seeger, MD, Division of Vascular Surgery and Endovascular Therapy, Department of Surgery, University of Florida College of Medicine, Gainesville, Florida

Dhiraj M. Shah, MD, Associate Professor, Department of Surgery, Albany Medical College; Attending Vascular Surgeon, The Institute for Vascular Health and Disease, Albany Medical Center Hospital, Albany, New York

Charles J. Shanley, MD, FACS, Associate Professor of Surgery, Division of Vascular Surgery, Wayne State University; Chief, Division of Vascular Surgery, Detroit Medical Center Harper University Hospital, Detroit, Michigan

Alexander Shepard, MD, Senior Staff Surgeon, Residency, Program Director, Department of Surgery, Henry Ford Hospital, Detroit, Michigan

Gregorio A. Sicard, MD, Chief, Section of Vascular Surgery, Washington University, St. Louis, Missouri

James C. Stanley, MD, Section of Vascular Surgery, University of Michigan Medical Center, Ann Arbor, Michigan

Timothy Sullivan, MD, Professor of Surgery, Mayo Clinic College of Medicine, Director, Endovascular Practice, Division of Vascular Surgery, Mayo Clinic; Consultant/Vascular Surgeon, Division of Vascular Surgery, St. Mary's Hospital/Rochester Methodist Hospital, Rochester, Minneapolis

Paul A. Taheri, MD, MBA, Associate Professor of Surgery, Associate Dean of Academic Business Development, Department of Surgery, University of Michigan; Associate Professor of Surgery, Department of Surgery, Division Chief of Trauma, Burn and Critical Care, University of Michigan Health System, Ann Arbor, Michigan

Lloyd M. Taylor, Jr., MD, Professor of Surgery, Dept. of Vascular Surgery, Oregon Health Sciences University, Portland, Oregon

Jonathan B. Towne, MD, Professor, Division of Vascular Surgery, Medical College of Wisconsin; Chief, Division of Vascular Surgery, Froedtest Memorial Lutheran Hospital, Milwaukee, Wisconsin

William D. Turnipseed, MD, Professor of Vascular Surgery, University of Wisconsin Medical School, Madison, Wisconsin

Gilbert R. Upchurch, Jr., MD, Leland Ira Doan Research Professor of Vascular Surgery, University of Michigan, Ann Arbor, Michigan

Thomas W. Wakefield, MD, S. Martin Lindenauer Professor of Surgery, Section of Vascular Surgery, Department of Surgery, University of Michigan; Staff Surgeon, Department of Surgery, University of Michigan and Ann Arbor Veterans Administration Medical Center, Ann Arbor, Michigan

M. Burress Welborn, MD, VAMC North Texas Health Care System, Vascular Surgery, Dallas, Texas

David B. Wilson, MD, Michigan Vascular Center, Flint, Michigan

Christopher Wixon, MD, University Hospital, Savannah, Georgia

Franklin S. Yau, MD, The University of Texas, Southwestern Medical Center, Dallas, Texas

Gerald B. Zelenock, MD, Chairman, Department of Surgery; Chief, Surgical Services, William Beaumont Hospital, Royal Oak, Michigan

Robert M. Zwolak, MD, Dartmouth-Hitchcock Medical Center Lebanon, New Hampshire

中译本序

随着血管外科疾病发病率和检出率的逐年增加，血管外科在国内临床工作中显得越来越重要。各医院建立血管外科专科的势头犹如雨后春笋，吸引着血管外科专科研究生、介入放射医师、心血管和心胸血管外科医师及其他立志从事血管外科的医师加入到这个朝阳专业队伍当中。我们血管外科医师和血管外科研究者在加入血管外科专业队伍的那天起，就把自己的奋斗目标定位于国际先进水平。

很多血管外科医师把Rutherford主编的*Vascular Surgery*作为入门和从业的经典教科书。30年来，冯友贤教授主编的《血管外科学》不但起到了培养国内血管外科医师的蓝本作用，而且引领了国内血管外科教材的编排形式。外科住院医生在接受血管外科系统知识和技术培训以后成为血管外科专科医师。他们经过一定时期的临床和研究工作，希望自己的临床工作在规范性和专业性上都达到国际水平，当然更希望在临床领域上有所突破。近10年来，血管外科腔内治疗长足发展，使得传统血管外科的知识结构、临床常规和操作技术有了显著改善。毋庸置疑，欧美的血管外科界因为其深入的基础研究、丰富的实践和创新思维而引领变革的潮流。国内血管外科医师的专科进展信息大部分来源于学术交流和文献检索。因为这些进展尚未系统归纳，所以对还处在培训阶段或者积累知识阶段的中青年医师来说，可能有无所适从的感觉。因此，中青年血管外科医生需要一本在传统血管外科基础知识之上、总结和归纳最近血管外科在各个领域进展的权威之作。

Gerald B. Zelenock和Thomas S. Huber等主编的*Mastery of Vascular and Endovascular Surgery*，即《血管和腔内血管外科学精要》(Lippincott Williams & Wilkins公司2006年出版）没有沿袭传统教科书以病种分类的编排形式，而是以现代血管外科各个领域的进展和技术特点为核心，阐述血管外科基础理论、诊断、治疗和基础研究等热点和亮点问题，同时总结传统治疗技术的经验，提出新的观点、概念和理论，鼓励开拓新技术，特别是血管腔内技术。

本书分为基础知识和围手术期处理、动脉瘤疾病、动脉闭塞性疾病、静脉和淋巴系统疾病、血管创伤及血液透析通路等6个部分，共88章，重点介绍动脉疾病的治疗和血管腔内治疗的技术特点。作者试图用循证医学的方法来分析临床效果，可以说本书是一部现代血管外科治疗学的优秀参考书。

本书的主编邀请了国际专家编写所有章节。各位编写者都是世界各地血管外科中心的负责人，在所属领域内做出了卓越贡献，他们的成果代表了血管外科的国际水平。本书内容新颖，具有权威性。每个章节最后都附有编者评述，即以一个专家的眼光去审视另一位专家的观点和经验。这种方式让我们可以比较冷静和客观地去分析问题，同时也给我们留下思考和畅想的空间。

本书由郭伟和符伟国教授担任主译，由中国人民解放军总医院和复旦大学附属中山医院两家医院的血管外科同行共同翻译，体现了同行间团结协作的精神。这正是我们所提倡的。我向全体翻译者表示衷心的祝贺，并希望《血管和腔内血管外科学精要》一书受到国内血管外科同行们的喜爱。

王玉琦

2009年9月

序

本书旨在从开放手术和腔内治疗两个方面为当代血管外科医生提供帮助。如今的现状是当患者接受择期手术或急诊手术时,可能达不到预期效果。虽然术前和术后处理常影响患者的预后,忽略这些措施会导致治疗的失败,但手术的具体操作(无论是开放手术还是腔内手术)仍然是决定患者预后至关重要的一环。

手术的精髓在于细节。大多数的内、外科医生都能掌握治疗的指征和风险,但是随着手术量的不断增加,为确保手术的顺利进行,在开展新术式和进行较少应用的传统手术之前,术者必须有足够的经验和能力。药物研究部门近来报道的错误可能与外科医生无关,但在这些报道中药物剂量的使用错误和药物的交叉反应常被提及,而这些情况在外科治疗中通常未被注意。比较中肯的建议是外科医生必须全身心地投入到手术中,尽可能地达到完美操作,由于缺少经验所导致的错误是不可原谅的。

外科医生要熟练应用血管腔内技术以及开放重建术。至关重要的是不要置患者于晚期并发症所导致的重复治疗,以及失去功能或生命的高风险中。外科专家的成长不是以二次手术或让患者接受不可避免的手术风险(特别是致残或引起死亡)为代价的。一名合格的专家应该能在第一时间做出正确的决定。本书取材于专家的亲身经验,训练有素的医生和初学者都能从中受益。

一个有责任心的血管外科医生不但要了解某一疾病的治疗现状,而且应该为特定患者选择合适的治疗方式,而且他必须熟悉手术特定的技术细节,因为这将直接影响治疗结果。本书的撰稿人都是血管外科业内的著名专家,致力于为血管疾病患者提供最好的治疗模式。

James C. Stanley, MD

Ann Arbor, Michigan

2005年9月

前 言

临床学科的精要编写是一种值得推崇的目标——尽管很难达到，但是我们一直在追求。临床医学专家与生俱来的愿望，就是精通本专业的所有技术，然而由于相关基础科学以及诊断、治疗技术的快速发展，使得精通所有技术的可能性越来越小。

由于诊断和治疗技术的快速发展，血管外科正面临重大变革。这种变革是根本而深入人心的，需要我们对培训规范、组织结构和训练模式进行修改。在分子和基因水平增加对血管生物学的理解，将会显著影响和促进医疗实践效果的改善。药物遗传学、人类蛋白组学和精确的遗传修饰药物将卓有前景。遗传学研究已取得诸多进展，包括人类基因组的完全解密，将有利于对特殊患者靶向基因治疗的深入研究。对炎症介质、细胞和分子调控机制、一氧化氮以及其他关键分子的生理学作用的不断认识，将会带来最佳的药物治疗效果并促进血管外科的快速发展。

更好的临床影像，无论来自多普勒超声、超高速 CT 扫描还是 MRI/MRA，都已经增强了我们的诊断能力。在现代医疗实践中，高速和超高速 CT 扫描、MRA 和其他发达的影像学技术正有代替传统血管造影的趋势。构建和处理 3D 图像的能力将很快被应用于每种诊断模式，先进的图像处理技术目前尚未发展到极致。在动脉系统疾病，包括动脉瘤、颈动脉疾病和闭塞性动脉疾病的治疗中，血管外科的训练模式经历了规范的演变。腔内技术和其他微创技术与外科其他技术的进步相似。静脉疾病的诊断和治疗技术的进步也同样非常显著。腔内技术、腔镜技术、机器人外科技术和快速显微外科技术显著改进了大多数血管疾病的治疗方法。低温外科技术、载药支架和其他复合技术的进步已经促使治疗的设备明显改进，任何现存技术的领头人都可能很快被拥有更先进技术的他人所超越。许多高年资外科医生已经有点落后于这一发展趋势了。计算机辅助技术尽管不是日常的医疗实践，但是这种情况将很快变为现实。在复杂的电子医疗系统配合下，我们将显著提高手术的效率和减少医疗差错。

由于操作训练补贴的减少、医学生债务的增加以及一系列社会因素，已经导致选择外科特别是血管外科作为职业的人数减少。他们需要在医学院毕业后继续接受 7~9 年的培训，以补充额外的腔内血管外科经验。现状是住院医生或专科医师需要接受终生的专科培训，才能有良好的前途。普通外科和血管外科之间的哲学“距离”正在加大。在普通外科培训上减少时间，而在血管外科、血管药物、血管检查培训上增加时间，特别是在腔内血管技术资格培训上给予足够的时间，看上去更合理。血管外科可能更侧重于介入放射学和介入心脏学训练。血管外科管理模式改变的回报是显而易见的，然而，精确的管理结构和教育计划仍然没有被认可。血管外科独立于外科并与外科基础密切联系,看起来是理想状态,但并非不可实现。

我们清楚地看到了血管外科的动态发展过程。本书集血管外科各领域权威专家的经验，偏重技术特色,编译了血管外科和腔内血管外科治疗的新进展,为有需求的读者提供了独特的见解。本书的观点在于对所有技术都应当努力达到精通,并认识到最真实的谦逊风格是比现实更重要的目标。

Gerald B. Zelenock, MD

致　谢

编者感谢Lippincott Williams & Wilkins 公司，特别感谢 Nesbitt Graphics 出版社的Lisa McAllister, Brian Brown, Julia Seto 和Maria McColligan 的努力和支持。感谢专业编辑Erika Taylor, Tammy Kegley, Yvette Whittier, Jenna Bolker 和 Sheila Gibson 的持续而高效的工作。感谢绘图员Holly Fischer用她高超的绘图能力将复杂的临床问题精确并清晰地表达(特别在限定时间内)。感谢每一位专家对所撰写内容的敏锐性和细腻性。最后感谢每位专家身后的家庭成员对本书编写的支持。所有编写人员为本书的计划、编写以及最后定稿付出了巨大心血,在此表示衷心感谢。

Gerald B.Zelenock，MD

Thomas S. Huber,MD，PhD

Louis M. Messina，MD

Alan B.Lumsden，MD

Gregory L.Moneta，MD

目　录

第4部分 静脉和淋巴系统疾病

第5部分 血管创伤

第6部分 血液透析通路

第 1 部分

基础知识和围手术期处理

第1章

血管壁生物学：粥样硬化和内膜增生

Zhihua Jiang, Scott A. Berceli, C. Keith Ozaki

本书主要讲述血管系统疾病的治疗，作为后续章节的基础平台，本章相对集中地总结了当代血管生物学的主要观点。重点强调动脉粥样硬化中经常遇到的临床问题和手术治疗硬化性病变后再闭塞的典型机制。

正常血管的结构和功能

血管系统形成早期的胚胎学原理(自中胚层发育而来)决定了其结构和功能特性。覆盖在血管内的内皮细胞由成血管细胞发育而来，而主要分布在血管中层和外层的平滑肌细胞及成纤维细胞主要由间质细胞发育而来。在发育过程中，这些细胞群成簇并形成束状和管状。这种前体细胞聚集成具有功能的血管的过程称为血管发生。这种较原始的结构随后逐渐萌芽、生长，并最终塑形成为早期血管系统。以细胞为基础构成的新生血管内皮从现有的血管中生长的过程称为血管发生(angiogenesis)，这个进程在出生后仍可以在某些情况下观察到，包括伤口愈合和肿瘤新生血管。最终，血流动力学的驱动力能够促使萌芽血管向外重建。例如，动脉发生指的是在发生严重血流动力学病变的血管周边侧支动脉管道重新塑型的过程。

血管外科医师经常面对的大中型动脉的血管壁由三层独立的结构组成。最里面的一层是内膜，它以单层鳞状内皮细胞的形式覆盖在血管管腔的表面。除了仅作为将血管壁和血流隔开的被动物理屏障外，这些细胞还能产生各种信号并具有维持血管内环境稳定的功能。内皮细胞参与组织滋养与废物交换，调控血管内血液渗透压、凝血和纤溶、脂类代谢以及血管因子。它们可以通过产生和分泌多种生长因子和细胞因子影响周围和远处的组织，调控炎症反应、血管发生和血管重构等多种进程。

内皮细胞的调节器之一是一氧化氮（NO)，NO是由内皮细胞的组构表达酶内皮一氧化氮合酶(eNOS)产生的，该酶可以将L-精氨酸转变成NO和L-瓜氨酸。用3′,5′-环鸟嘌呤核苷酸(cGMP)作为第二信使，NO可以松弛平滑肌细胞，调节周围血管阻力，由此控制血液再分配。除了可调节血管紧张度外，NO可以抑制平滑肌细胞增殖、血小板聚集以及白细胞黏附到内皮细胞等动脉粥样硬化和狭窄发病过程中的早期事件。肝素、血栓调节素、前列环素（PGI_2）和组织纤维蛋白溶酶原激活剂(TPA)对内皮组织正常的自稳定功能是非常关键的。这些分子功能的集合可以维持血管管腔内壁的无血栓化，并能防止血管内血栓形成。

血管内膜上皮细胞下就是内弹力膜层(IEL)，若干薄片层状弹力蛋白组成血管壁中层。不同动脉的中层弹力层数不尽相同，而这些板层结构影响到了血管的生物力学性能。血管中层包含有环状平滑肌细胞层和渗透各弹力板层结构的基质（胶原和蛋白多糖)。最外面的弹力层(外弹性膜)构成了血管中层的外界。平滑肌细胞和细胞外基质是中层的主要成分。肌性动脉在血管中层可以有8~40层平滑肌细胞。另一方面，与动脉相比，静脉虽然存在相似的管壁结构，但是中层的弹力层很少。中层平滑肌细胞对刺激产生的舒张和收缩反应是外周血管阻力存在的决定性因素。

最后，血管外膜紧挨着外弹性膜，该层由松散的胶原、弹力纤维、成纤维细胞、神经和微血管(滋养血管)组成。这些微血管为外膜和中膜外层提供营养和氧分。成纤维细胞是外膜中的主要细胞，通常也会有若干单核细胞存在。

动脉粥样硬化

动脉粥样硬化是一种主要累及大、中血管内膜的常见疾病进程，主要沉积物有脂质、钙及其他物质。这些斑块病变如果影响了脏器血供，或者斑块破裂导致内皮下组织暴露，从而导致急性血栓形成或急性血栓栓塞时，患者就会表现出相应的临床症状。血管壁深层溃疡病变导致动脉壁破裂和出血虽然不常见，但也是引起临床症状的原因。病变一般都是节段性的(定位在独立的解剖区域)，故一般都可以通过手术剥脱斑块或者血管旁路的方式来进行治疗。动脉粥样硬化好发于动脉壁，可引起管壁切应力降低或不稳定的血流动力学改变。其流行病学危险因素包括先天遗传和后天生活环境两个大方面。具体如下：

- 男性；
- 遗传因素；
- 高胆固醇血症(尤其是 LDL 高于 100mg/dL)；
- 吸烟以及被动吸烟；
- 高血压；
- 糖尿病；
- 肥胖症；
- 高同型半胱氨酸血症；
- 运动量少。

以上种种危险因素并不能阐明粥样硬化的确切病理生理学发病机制。目前提出的主要病理学因素是脂质、凝血作用、传染因子(例如细胞巨化病毒和肺炎衣原体病毒)以及平滑肌细胞。尽管在过去 5 年中，大量的研究并没有能够将粥样硬化的确切启动因子及随后的分子学机制阐释清楚，不过仍然强调了炎性机制的作用。例如，与急性心脏事件危险性相关的 C-反应蛋白(CRP)，经研究证实是全身动脉粥样硬化的危险因素之一。

当前的研究认为粥样硬化的形成机制为内膜上皮细胞损伤和上皮细胞功能不全(图 1.1)。这些上皮细胞功能障碍包括：

- 通透性改变；
- 白细胞和血小板的黏附特性增强[如调高血管细胞黏附因子-1(VCAM-1)的表达]；
- 细胞因子和生长因子生成吸引白细胞，促进其移行，并促进血管平滑肌细胞增殖及合成新的细胞外基质。

这些早期的病变可能与巨噬细胞吞噬的内皮下间隙蓄积的氧化 LDL 形成的泡沫细胞有关。也有观点认为这种早期的损伤是由于内皮下平滑肌细胞的少量聚集导致。吞噬脂质的活化巨噬细胞可以造成进一步的病变，T 淋巴细胞和平滑肌细胞由中膜下移行至内膜也可能是病变原因。

凝血级联反应中的一些介质也可能参与了粥样硬化的病理过程。无功能的内皮细胞转变成活化状态表达黏附因子，导致血小板黏附和聚集。我们都知道，血小板可以分泌大量的生长因子和血管活性物质，随着病理进程继续发展黏附在异常的内皮组织上。因为正常血管的紧张度由内皮组织来控制，所以在内皮细胞早期功能不全的情况下血管会发生收缩，而这种细微的变化在较表浅的血管中可以通过

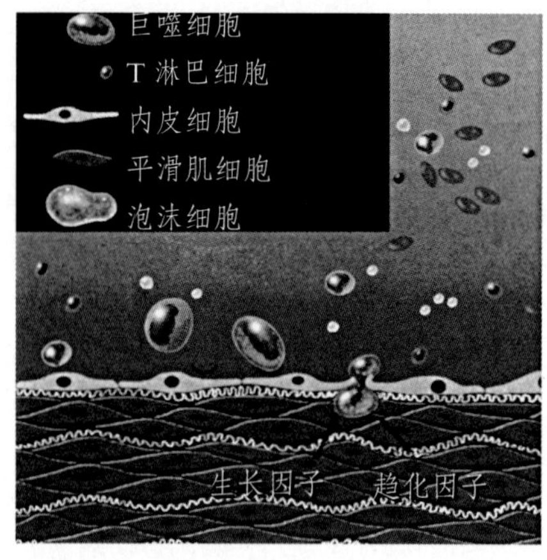

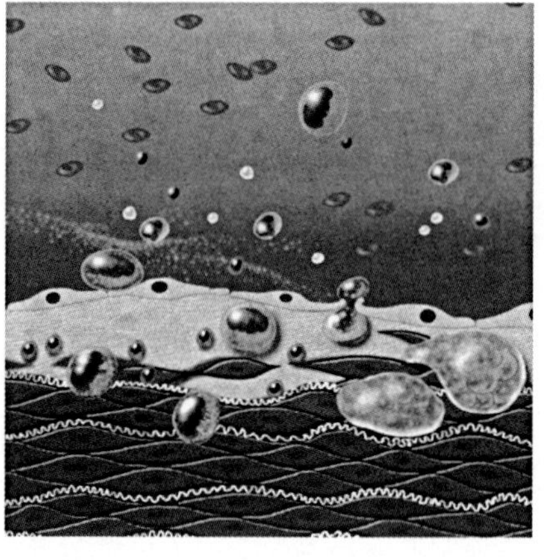

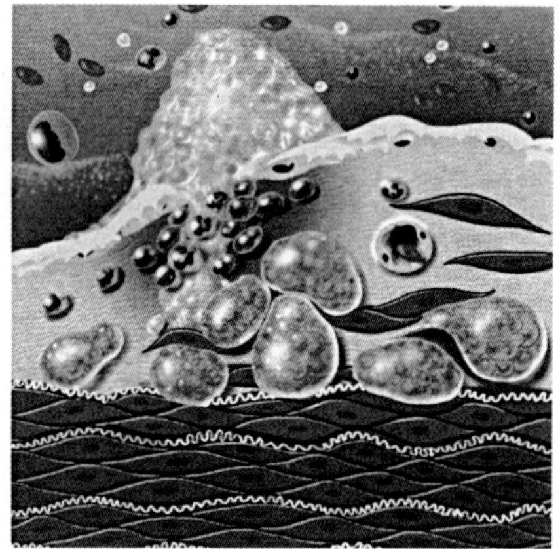

A.动脉粥样硬化早期

内皮细胞损伤(LDL 胆固醇、糖尿病、高血压、吸烟、机械损伤等)

内皮细胞功能障碍炎症(白细胞植入)

促凝素释放，血小板聚集

SMC(平滑肌细胞)激活

B.病变进展

炎症扩大(补体激活等)

由生长因子、细胞因子诱导的 SMC 移行/增殖

泡沫细胞的发展(脂纹)

基质沉着

C.复杂损伤

基质继续沉着

炎症加剧(突出部分)伴有细胞凋亡

富含脂质的泡沫细胞发展

细胞外钙化

纤维帽降解和斑块破裂(基质金属蛋白酶等)

图 1.1　动脉粥样硬化的起始和进展。(A)内皮细胞损伤引起内皮细胞功能障碍导致通透性变化，白细胞和血小板黏附性增加，吸引白细胞的细胞因子和生长因子生成增加，并促进血管平滑肌(SMC)移位和增殖。(B)补体激活介导的炎症反应，活化的巨噬细胞吞噬氧化的低密度脂蛋白(LDL)等事件。(C)进展性病变包括纤维量增加、溃疡、钙化和出血。(Illustration by John Richardson, Malcom Randall VAMC, Gainesville, FL.Used with permission.)

双功超声探查到，比如肱动脉。

补体系统的激活使炎性反应加剧，它促进白细胞的移行并提高其活性，促进平滑肌细胞的增殖。进展过程中的动脉粥样硬化斑块中的平滑肌细胞可能并不只是来源于动脉壁中层，外层可能是其另一个来源。循环系统中的祖细胞可能也参与了这些粥样斑块的形成。

从简单的纤维脂肪变性到复杂的纤维斑块形成是一个连续的过程，在这个过程中伴随着纤维化、溃疡、钙化和出血的大量增加。这些病变的发展是动态的，细胞增殖和凋亡处于平衡，疾病进展往往需要数十年。当我们能很好地发觉是炎症反应促进了脂纹向更高级的粥样硬化病变进展时，这种慢性炎症反应过程在进展到出现明显的临床疾病之前可能已经存在了数年。一些证据表明，经过修正高危险因素和抑制素治疗，或经过基于脂质的特异性治疗的患者，病变可能会出现解剖学上的退化。然而，这些疾病中的大多数病变仍会持续发展。

当这些闭塞性病变发展时，动脉壁通过重构来适应它们的改变（扩大血管的总直径来维持管腔直径）。动脉对于血流动力学和生物化学的刺激维持着重构的能力（图 1.2）。血管壁的适应性对粥样硬化斑块发展时存在的局部反应具有重要意义。动脉周径的增加可以补偿粥样硬化斑块对管腔的侵蚀。尽管管腔扩大这种重构可以补偿斑块增长带来的影响，但这种适应过程中的相关炎症介质可以使病变变得不稳定，增加了斑块破裂的倾向。外向型重构失败后，所谓的缩窄障碍或内塑型可能进一步使血流动力学恶化。血管内超声（IVUS）提供的详细图像可以进一步加深我们对这些事件的了解，因为血管造影仅仅能显示管腔而不能显示管壁的细节。

重塑型与严重影响血流动力学的动脉粥样硬化同时进行。管壁切应力的增加可以导致侧支血管（侧支循环形成）的外向型重构，这是宿主对闭塞性病变的重要反应。这个过程由内皮细胞、单核细胞以及基质金属蛋白酶（MMP）和致炎细胞因子等调控。侧支动脉的扩张型几何重构可以在血流动力学明显病变处形成大量导电血管，以防止复杂情况下粥样硬化带来负面的临床后果。

新生内膜的增生和再狭窄

目前，所有对于动脉粥样硬化的治疗目的都是使血流动力学恢复正常和（或）消除这些病变中的不稳定斑块造成潜在远端栓塞的可能。这可以通过内膜切除、血管旁路、血管球囊扩张成形和支架置入等操作完成。由于患者和导管选择水平进步，抗凝、抗血小板药物的应用以及操作技术的最优化，这些治疗的短期失败率相当低。然而，这些操作的中、远期耐久性仍有限，因为血管壁对操作的反应能力有限。大体上，有 20%的颈动脉内膜切除术都会发生一定程度的再狭窄，25%的静脉性旁路移植物、30%的冠状动脉血管成形以及 45%的透析造成的动静脉瘘经年累月也可以发展成严重影响血流动力学的狭窄。现在，新生内膜的增生和血管重构被认为是导致血管腔内治疗失败的根本原因。新生内膜增生是血管内膜的异常扩张或增厚，以平滑肌细胞表型改变、迁移、增殖以及变性的细胞外基质累积为特征（图 1.3）。另一方面，血管重构（如前段所述及接

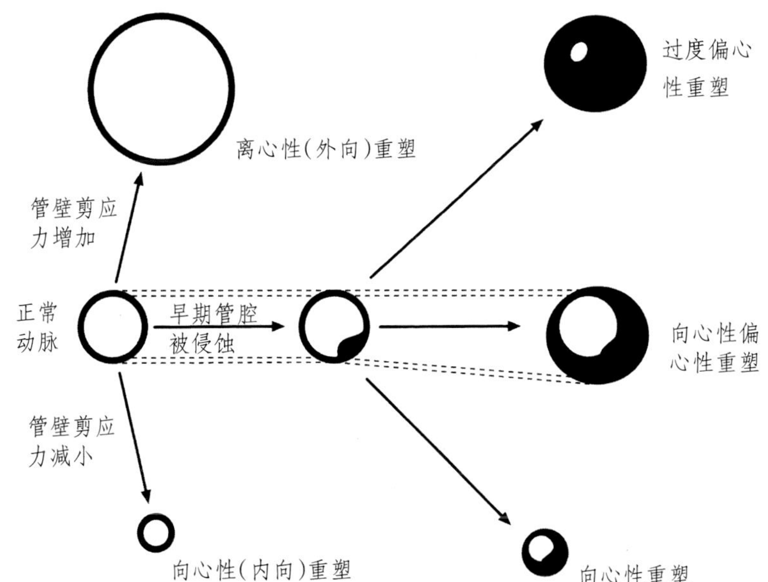

图 1.2　动脉重构。血管腔被硬化斑块侵蚀，外向型重构使血管保持有效直径。(Illustration by John Richardson, Malcom Randall VAMC, Gainesville, FL. Used with permission.)

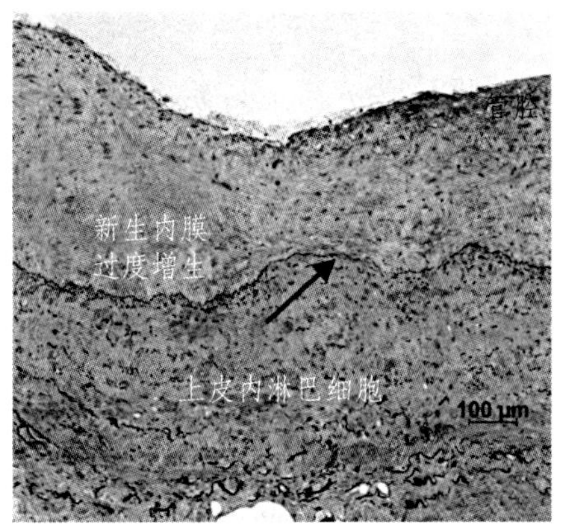

图 1.3　人类下肢动脉旁路移植物置入 1 个月时的弹力蛋白染色。正常的静脉在内弹力膜（IEL）内有单层细胞厚度的内皮细胞。这条动脉化的管道已经形成了弥散性的内膜增生，增生的内膜侵蚀了管腔。(Specivnen provided by Dr. Kenneth A. Iczkowski. Used with permission.)

下来要讨论的一样）描绘出了血管壁厚度的真实变化，包括内向和外向两种情况。

新生内膜的增生

增生的新生内膜富含平滑肌细胞以及少量的巨噬细胞和淋巴细胞。在成熟的病变中，沉积的细胞外基质占到整个内膜的60%~80%。和动脉粥样硬化一样，血管损伤（例如炎症性的、机械性的）很可能促使病变开始，这可能与内皮细胞功能异常相关。在生理学上，新生内皮细胞增生发生于出生后的动脉导管关闭及子宫复旧期间。当被潜在的不同机制驱使时，可以在移植器官的血管和肺动脉高压病变中看到相似的病理性损害。

目前人们已进行了广泛的研究，以期望了解新生内膜增生的细胞生物学和分子机制。血管外科手术和血流动力学紊乱对血管壁的损伤导致了内皮细胞的功能障碍，激活并损伤中层平滑肌细胞。一般来说，血管壁损伤后会诱发并依次放大局部的炎症反应，激活血管细胞，最终导致新生内膜的增生。

激活的内皮细胞产生内皮素-1，促进平滑肌细胞有丝分裂。与动脉粥样硬化的早期事件一样，这些内皮细胞失去了它们的抗凝特性并表达黏附分子（例如选择蛋白、VCAM-1和ICAM-1），依次激活粒细胞和血小板。激活的粒细胞浸润到内皮下间隙，而后增殖并释放化学增活素（如MCP-1和IL-8）、细胞因子（如TNF-a，IL-1β）、生长因子（bFGF）、MMP和其他蛋白酶。蛋白酶降解细胞外基质和基底膜，使得平滑肌细胞不仅不受生理限制和运输屏障的影响，也不受由细胞基质间相互作用产生的游走抑制信号的影响。血小板同样被激活并聚集到损伤的内皮细胞或暴露的内膜下胶原，释放血小板衍生生长因子（PDGF），促进血管平滑肌迁移增殖。

在正常的血管中，通过生长抑制因子和生长刺激因子的平衡作用，平滑肌细胞维持在相对静止的状态。然而，这种平衡可以在血管手术后转向平滑肌增生。平滑肌细胞以自分泌和旁分泌的形式释放生长因子（成纤维细胞生长因子、血管紧张素Ⅱ），加速周围平滑肌细胞的增殖。损伤的平滑肌细胞在数小时之内表达原癌基因（c-jun，c-fos）。这些转录因子通过特异的基因调控细胞表型。

当这些化学诱导物和分裂素处于正调节状态时，内皮的内环境保护分子的产物，如NO、PGI_2和肝素，就会因为内皮细胞的功能障碍和退化而减少。所有这些不同的生物学信号都通过平滑肌细胞集成，从而导致基因表达谱和细胞表型的改变，即从收缩型转变为合成型。使平滑肌细胞从相对静止的状态开始在血管中层分化增殖。随着化学增活素的浓度梯度变化，活化的平滑肌细胞从中层向内膜迁移，并在内膜进一步受到细胞因子和生长因子的刺激而大量增殖，细胞间质也大量合成并沉积。

尽管内膜平滑肌细胞起源于局部的中层平滑肌细胞的观念已被广泛接受，但内皮细胞的确切起源却仍是一个存在争议的话题。最近的临床观察和试验研究提示，交替的细胞来源可能与新生内膜形成有关。特别是骨髓干细胞和外膜肌纤维母细胞最有可能扮演这个角色。

血管手术后的头几个月，新生内膜以高细胞密度扩展。后期内皮细胞进入增殖相对缓慢的状态，同时继续产生基质导致细胞密度减小。在正常血管中，平滑肌细胞被细胞外基质紧密包裹。基质不仅是支撑血管壁的结构组分之一，还能调控细胞表型和后续的迁移增殖。在生理条件下，细胞-基质间的相互作用能像刹车一样维持平滑肌收缩性的表型和相对的静止状态。基质的降解和重建是细胞表型调控和内膜生长的前提条件。细胞外基质由多种成分组成，包括胶原、明胶剂和透明质酸酶。在25种金属蛋白酶（MMP）和其他蛋白酶的协同作用下，可以降解所有基质成分。它们之中，MMP-2和MMP-9对胶原和蛋白多糖有活性作用，可以显著提高损伤诱导的新生内膜的增生。在实验研究中，金属蛋白酶组织抑制剂（TIMP-1，2）的过表达和MMP抑制剂的使用可以减少新生内膜的增生，因此可能可以实现抑制新内膜过度增生的目标。

静脉移植物

与动脉粥样硬化的细胞和分子机制相似，静脉移植物的新生内膜增生具有独特的刺激和病理生理学特性。来自移植物准备中的外科创伤，是移植物新内膜增生相关的初始因素之一。首先，在传统的静脉移植物准备过程中，往往可以观察到内皮细胞的缺失和中层平滑肌细胞损伤，有研究表明，早期对静脉的损伤越小，其作为移植物的耐久性越高。其次，外科吻合使移植物和动脉受到进一步损伤（钳夹伤、组织干燥、针刺和缝合伤等等）。静脉移植物和冠状动脉缝线之间的新内膜增生早在术后2周就开始发生。第三，静脉移植物从压力和流量相对较低的环境突然进入高压高流量的动脉系统导致血管壁发生明显的结构变化。这些变化以内膜和中层变厚、平滑肌细胞从收缩型转变为合成型以及细胞外Ⅰ型胶原和蛋白多糖沉积为特征。这些静脉移植物的早期适应事件不可控制地频繁出现，导致严重的管腔狭窄和移植物失败。

动脉系统中的静脉移植物暴露于四种单独的力学作用：周向张力、径向及轴向拉伸力和血流轴向的表面切应力。虽然无法区分这些变量，但大量的证据表明中层的增厚与周向张力相关，而内膜增厚则与流体切应力相关。

同心性的纤维新内膜增生可能广泛地发生于静脉移植物之上，或者更常见于靠近吻合口的局部位点上或移植物内部。在成熟的静脉移植物上，粥样硬化通常在没有纤维帽的情况下影响移植物的管壁。局部不稳定区域的缺失通常阻止了病变成分与血流的接触，就像在纤维帽破裂时复杂的动脉粥样硬化斑块中见到的一样。

假体移植物

由于没有足够的自体静脉可以用做血管旁路移植物，包括聚四氟乙烯(PTFE)和聚对苯二甲酸乙酯(Dacron)等假体移植物为我们提供了可以选择的动脉重建和永久性透析通路的材料。然而，基于假体材料的重建与自体血管相比失败率很高，尤其是所需的移植物较小时(例如直径小于 6mm)。从组织学上讲，发生在动脉旁路和透析通路假体移植物上的病变主要为在远端吻合口附近几毫米处的新生内膜增生导致的血管阻塞。它们的组成和造成的危害与静脉移植物中所描述的一样。

假体移植物是相对质硬和惰性的异物。尽管病变形成的分子机制可以反映出静脉移植物的内膜增生，但它们的细胞活动并不相同。目前已经确认了假体移植物愈合的 6 个步骤：

- 早期血栓形成；
- 血栓被吞噬；
- 假内膜中成纤维细胞出现并增殖；
- 吻合口周围出现上皮细胞并少量迁移；
- 出现平滑肌细胞；
- 新生内膜的增生，以内皮下细胞不断增殖和深层细胞不断凋亡为特征。

因为假体移植物的管壁比较僵硬，移植物的重塑型能力有限，因此新生内膜的增殖是其管腔直径的主要决定因素。而新内膜的发展则受多个因素影响。例如，高剪切力可以启动新内膜增生，吻合口的静脉垫片在一些实验研究和临床研究中能提高血管通畅率。这使得我们形成一种概念，移植物和自体血管如果不匹配将加快新内膜增生和发展。吻合口成角和移植物与自体血管的直径比也同样被认为会影响最终的通畅率。然而，仍需要进一步的研究阐述这些可能的危险因素，探查相关机制，以利于我们制定有效的临床对策，研制出新的移植物材料提高移植物的耐久性。

血管球囊扩张成形术

腔内治疗给动脉粥样硬化疾病带来了革命，但这些治疗方法仍存在缺点，即因为再狭窄和闭塞而较易导致失败。新内膜增生与动脉粥样硬化的共同特征已在上面的内容中进行过讨论，由于球囊扩张术后或经皮腔内斑块旋切术后新内膜增生，血管壁重构对管腔的功能性区域有重要的影响。外向的重构通过维持血管的管径而使患者受益，内向的重构则是导致再狭窄的重要始动因素之一。这在球囊扩张后的失败病例中尤为明显。球囊扩张成形或斑块旋切术后使用血管腔内超声评估显示，内向性重构可以导致 60%~80%的管腔面积减小，而新生内膜增生仅导致了 20%~40%的管腔面积丢失。这种内向性重构主要发生在 1~6 个月之间，需要将它与早期的弹性回缩相鉴别。

早期的弹性回缩发生在扩张后的即刻，主要与血管对球囊径向扩张力的机械弹性反应有关。血管腔内支架在 1986 年首次应用，这些器械有效防止了这种早期的弹性回缩，此外，支架还能将血管夹层内膜黏附到血管壁上，以防止夹层进一步进展。同时，支架还能抵消内向性重构作用。与单纯球囊扩张相比，通过消除血管回缩，防止内向性重构，维持较大的血管腔，在一些临床条件下支架已将再狭窄率降低到 25%~50%。

防止新内膜增生的方法

我们在治疗新生内膜增生方面虽然取得了一些技术进步，但仍然没有应用广泛的防止新生内膜增生的治疗策略出现。

雷帕霉素、紫杉醇药物涂层支架已经在一些临床试验中显现出了减小再狭窄的前景。最近有一个临床试验报道了一个令人印象深刻的结果，这项试验将雷帕霉素涂层支架应用在急性心梗、支架内再狭窄、小直径血管(直径 2.25mm)、左主冠支架术后、慢性完全性闭塞病变、长段病变(>36mm)和分叉支架植入病变等病情复杂的患者身上。结果显示 6 个月再狭窄率相当低，约为 7.9%。紫杉醇药物涂层支架报道的结果相似。

因为活化细胞的复制通常对放射线很敏感，因此放射治疗也是一种防止平滑肌细胞增殖、减少新内膜增殖可能性的具有吸引力的治疗方法。血管腔内放疗已经得到应用，并且对其防止新内膜增生的研究也在积极进行中。血管腔内缓释(放射)疗法的优点包括：放射剂量小、高度选择的放射区域及对周围组织损伤小。缓释(放射)疗法(β 和 γ 射线)已经被证明可以防止血管壁重构、减少新生内膜增生。临床结果研究显示其能有效防止支架内再狭窄，但远期的临床结果和放射性支架的有效性仍需进一步的研究。

其他一些减小血管或血管腔内治疗后失败的治疗策略有效性很小。血管紧张素转化酶抑制剂 (ACEI)、肝素、假体移植物内皮细胞培育和钙离子通道抑制剂都在动物实验中显示了一定的防止再狭窄的能力，但在人体实验中没有见到明确的受益。这种令人失望的结果主要是由于目前的动物模型不能完全模仿人体复杂的生物学机制。目前基于抗细胞增殖和(或)诱导细胞凋亡基础的新疗法正在设计研究中。

推荐读物

1. American Heart Association. *Heart Disease and Stroke Statistics—2004 Update*. Dallas: American Heart Association; 2003. ©2003, American Heart Association.
2. Buschmann I, Schaper W. The pathophysiology of the collateral circulation (arteriogenesis). *J Pathol.* 2000;190:338–342.
3. Carmeliet P, Jain RK. Angiogenesis in cancer and other diseases. *Nature* 2000;407:249–257.
4. Conway EM, Collen D, Carmeliet P. Molecular mechanisms of blood vessel growth. *Cardiovasc Res.* 2001;49:507–521.
5. Dzau VJ, Braun-Dullaeus RC, Sedding DG. Vascular proliferation and atherosclerosis: new perspectives and therapeutic strategies. *Nat Med.* 2002;8:1249–1256.
6. Galis ZS, Khatri JJ. Matrix metalloproteinases in vascular remodeling and atherogenesis: the good, the bad, and the ugly. *Circ Res.* 2002;90:251–262.
7. Gibbons GH, Dzau VJ. The emerging concept of vascular remodeling. *N Engl J Med.* 1994;330:1431–1438.
8. Gimbrone MAJ, Anderson KR, Topper JN, et al. Special communication on the critical role of mechanical forces in blood vessel development, physiology and pathology. *J Vasc Surg.* 1999;29:1104–1151.
9. Golledge J, Quigley FG. Pathogenesis of varicose veins. *Eur J Vasc Endovasc Surg.* 2003;25:319–324.
10. Lemos PA, Hoye A, Goedhart D, et al. Clinical, Angiographic, and Procedural Predictors of Angiographic Restenosis After Sirolimus-Eluting Stent Implantation in Complex Patients. An Evaluation From the Rapamycin-Eluting Stent Evaluated At Rotterdam Cardiology Hospital (RESEARCH) Study. *Circulation* 2004;109:1366–1370.
11. Libby P. Vascular biology of atherosclerosis: overview and state of the art. *Am J Cardiol.* 2003;91:3A–6A.
12. Mann MJ, Whittemore AD, Donaldson MC, et al. Ex-vivo gene therapy of human vascular bypass grafts with E2F decoy: the PREVENT single-centre, randomised, controlled trial. *Lancet* 1999;354:1493–1498.
13. Michiels C. Endothelial cell functions. *J Cell Physiol.* 2003;196:430–443.
14. Mondy JS, Williams JK, Adams MR, et al. Structural determinants of lumen narrowing after angioplasty in atherosclerotic nonhuman primates. *J Vasc Surg.* 1997;26:875–883.
15. Motwani JG, Topol EJ. Aortocoronary saphenous vein graft disease: pathogenesis, predisposition, and prevention. *Circulation* 1998;97:916–931.
16. Pasterkamp G, Galis ZS, De Kleijn DP. Expansive arterial remodeling: location, location, location. *Arterioscler Thromb Vasc Biol.* 2004;24:650–657.
17. Rectenwald JE, Moldawer LL, Huber TS, et al. Direct evidence for cytokine involvement in neointimal hyperplasia. *Circulation* 2000;102:1697–1702.
18. Ross R. Atherosclerosis—an inflammatory disease. *N Engl J Med.* 1999;340:115–126.
19. Sata M. Circulating vascular progenitor cells contribute to vascular repair, remodeling, and lesion formation. *Trends Cardiovasc Med.* 2003;13:249–253.
20. Schwartz SM, deBlois D, O'Brien ER. The intima. Soil for atherosclerosis and restenosis. *Circ Res.* 1995;77:445–465.
21. Schwartz SM, Reidy MA, de BD. Factors important in arterial narrowing. *J Hypertens Suppl.* 1996;14:S71–S81.
22. Souza DS, Dashwood MR, Tsui JC, et al. Improved patency in vein grafts harvested with surrounding tissue: results of a randomized study using three harvesting techniques. *Ann Thorac Surg.* 2002;73:1189–1195.
23. Stary HC, Chandler AB, Dinsmore RE, et al. A definition of advanced types of atherosclerotic lesions and a histological classification of atherosclerosis. A report from the Committee on Vascular Lesions of the Council on Arteriosclerosis, American Heart Association. *Circulation* 1995;92:1355–1374.
24. Tedgui A, Mallat Z. Anti-inflammatory mechanisms in the vascular wall. *Circ Res.* 2001;88:877–887.
25. Waksman R, Raizner AE, Yeung AC, et al. Use of localised intracoronary beta radiation in treatment of in-stent restenosis: the INHIBIT randomised controlled trial. *Lancet* 2002;359:551–557.

编者评述

G. B. Z.

Ozaki 和他的同事为我们讲述了血管的正常解剖和生理学，并描述了脉管系统对多种刺激的潜在生物学反应的复杂病理生理学过程。在过去很长一段时期内，血管都被认为是一种惰性的管道，然而近年来，人们对血管的各种功能及影响内皮和中层的介质和分子的认识不断增加。本文作者以动脉粥样硬化，新生内膜增生和静脉、假体移植物再狭窄为主要内容。同时也详细讨论了发生在球囊扩张成形和球囊扩张/药物涂层或非药物涂层支架植入后再狭窄。内向性、外向性的重构以及一长串参与并促进该病理过程的分子和调节因子，内皮细胞、血管平滑肌细胞以及祖细胞的作用也得到了详尽阐述。细胞和基质的相互作用也得到了应有的描述。

对于这些不同的反应，很明显需要进行进一步的工作以确定其精确的机制。了解这些机制将有利于发展更好的器械和(或)药物治疗方法以修正病理过程带来的严重的临床副作用。

(杜昕 郭伟 译)

第2章

血管腔内治疗要点

Peter A.Schneider

腔内治疗的最大优势就在于其正在逐步取代传统开放性手术治疗。腔内技术和概念应该贯穿临床实践,从而为患者提供更好的治疗选择。在血管外科治疗领域中,由于劳动分工的不同,腔内技术和开放手术技术之间有着较深的隔阂,没有充分的融合。顶尖的血管外科医师应该能够胜任任何一种治疗方式。因为血管内外科手术将会适用于越来越多的病例,而这些病例在以前是需要进行开放性手术的,另外一些较复杂的病例如果腔内治疗不成功还有开放性手术可保驾护航,所以血管外科疾病的治疗将会迎来一个新的纪元。腔内血管外科技术已经影响到几乎每一类血管的疾病疗法。腔内操作的并发症和失败病例通常可以用腔内的方式得到解决,并不是只有开放性手术可以弥补。通过对人体创伤较小的操作来减少围手术期死亡率及并发症率,这是非常值得我们努力的。本章主要探讨腔内技术作用的前景以及成为一名成功的腔内血管外科医师需要具备哪些素质。

腔内血管外科的发展

人们对于微创治疗的关注与日俱增,它的益处几乎惠及每一个外科领域。患者、接诊医师、高级医师都在期待微创手术方式的发展,能使人体每个器官系统都受益。

目前,诸多因素都在促使腔内血管外科学的成熟。过去十年中,血管外科界的老专家们对于腔内技术的使用和潜在优势的态度也有了极大转变。血管外科医生的腔内技术获得了稳步提高,这些技术已经不断被用于解决血管问题。血管外科医生已逐渐认识到腔内器材和成像设备同样是获得成功的关键。腔内技术蓬勃发展,可以使用的腔内器材也越来越多(表 2.1)。术前成像技术包括多普勒成像、MRA 等都有助于选择适于腔内治疗的患者。未来几年中,血管外科开放手术技术的发展将极为缓慢,而血管腔内技术作为另外一门重要技术将迎来直线上升式发展,并不断应用于临床。

就在十年前,腔内技术还仅用于治疗非常局限性的病变。换句话说,就是应用于最不需要它们的患者,但取得了极佳的效果。开放手术则应用于各种不同程度病变的患者。一些有严重并发症的患者不适于行开放手术,但因为病变的弥散性,它们同样不适于腔内治疗。支架(用于闭塞性病变)和支架型血管(用于瘤样扩张性病变)的发展改变了这一现状。现在,再复杂的病变都能通过血管腔内技术来进行治疗。随着工艺的进步和患者的需求,在过去会选择开放手术的患者现在都将选择腔内技术治疗(图 2.1)。

腔内治疗在各种病变中的作用

开口病变、复杂狭窄、闭塞、栓塞病变以及动脉瘤都可以使用目前的技术进行治疗。大多数患者的颈动脉闭塞病变、锁骨下动脉、内脏动脉、肾动脉、主髂动脉、股腘动脉以及胫动脉段病变都可以使用球囊扩张和支架置入的方式进行治疗。胸主动脉瘤、腹主动脉瘤和周围动脉疾病现在都可以使用支架进行治疗。较小的侧支动脉瘤则可以使用

表 2.1 技术的进步和腔内器材的发展拓展了血管腔内技术的治疗领域
• 更先进的成像技术:固定和便携式成像系统 • 改良的导管导丝,包括小的平台和单轨操作系统 • 更精良的支架工艺:球扩式支架、自膨式支架、覆膜支架、支架型血管、药物洗脱支架 • 多种血管再通技术:溶栓治疗、内膜下血管成形和亲水性的导管导丝 • 更好的血管腔内治疗入路:指引鞘管和封堵装置

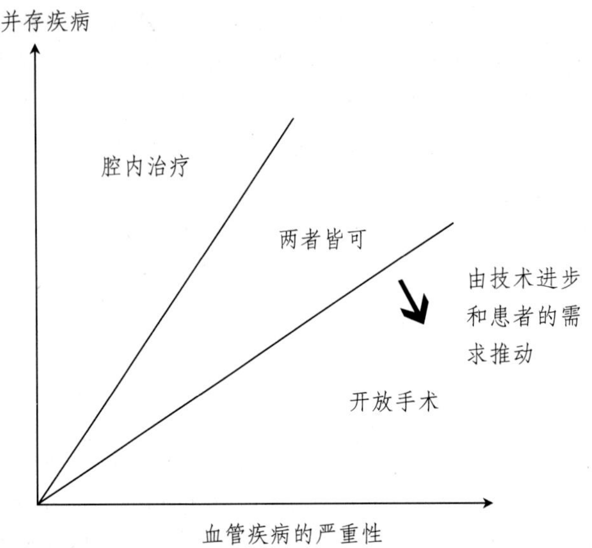

图 2.1 腔内治疗曲线。当血管病变需要机械性治疗干预时，选择治疗的方法时通常需要考虑并存疾病对围手术期风险的影响以及病变的严重程度对腔内治疗成功概率的影响之间的平衡。过去，对于有严重并存病和(或)病变严重程度轻的患者(如局限性狭窄)腔内治疗是最佳选择。而开放手术则是并存病少和(或)病变严重患者的首选。随着技术的进步，腔内技术已经越来越可靠、持久，介于开放手术和腔内治疗两种选择之间的患者逐渐增多。由于患者的需求及技术的进步，该曲线逐渐转变为开放手术比例不断减小，腔内技术扮演越来越重要的角色。(From Schneider PA. *Endovascular Skills.* New York: Marcel Decker Inc；2003:172，with permission.)

弹簧钢圈栓塞治疗。腔内血管外科现在已经成为大多数疾病的主要治疗方法，包括肾动脉狭窄、主髂动脉闭塞性疾病、多数腹股沟以下动脉闭塞性疾病、主髂动脉瘤以及动脉损伤等。目前，唯一一个腔内技术还不是其主要治疗方法的血管病变在脑血管循环的颅外段。颈动脉分叉处的球囊扩张和支架置入仍在紧张的研究之中。当颈动脉支架试验的结果出来以后，颈动脉分叉处的支架植入术将有可能成为颈动脉狭窄患者的治疗选择。

随着支架技术的发展，支架移植物治疗血管病变的即时失败率、需要紧急开放手术干预修复率极低，临床症状的恶化率也很低。在不久的将来，药物洗脱支架、带侧支的支架移植物将投入临床使用。另外一些新进展如装置微型化、药物释放附件、低毒性对比剂、各种血管再通技术及支架个体化设计也将变为现实。

一些腔内新技术的远期效果尚不明确，这些技术的耐久性也是参差不齐的。这是患者选择治疗方法的主要因素。然而，在 5 年之内，需要治疗的非冠脉性血管病患者都将考虑选择介入治疗。开放性血管手术可以作为腔内治疗失败、复杂类型的动脉闭塞性疾病和动脉瘤疾病以及创建新透析通路的保留手段。有不利预后因素的病例可以求助于开放手术。

如何获得血管腔内技术

获得和提高血管腔内技术不同于获得医院授予的开展腔内治疗的资格。授权资格只是最低标准，腔内血管技术随着科技及器材的发展也在不断的进步。腔内血管外科的基本技术见表 2.2，本章后半部分还将阐述。不断发展的新技术也将加入腔内治疗的可选行列中(表 2.3)。提高腔内技术最重要的方法是熟悉产品目录中的各种腔内器材以及各种导丝、导管、输送技术及血管成形术的应用方法。产品目录也将在本章后半部分讨论。

表 2.2 腔内血管外科基本技术

经皮穿刺技术(股动脉、肱动脉)
导丝技术
导管技术
所有血管的选择性导管插入技术
所有血管的造影术
选择适当的对比剂
穿刺点的处理

获得腔内技术的途径见表2.4。多数血管外科学会都有高级腔内技术培训。对于那些未受过腔内技术培训的血管外科专家来说，他们同样有其他多种途径可以提高腔内技术。对于需要腔内技术训练的初学者而言，最好的选择是腔内血管学会。这里通常会有 3 个月时间在某个中心进行腔内技术的强化训练。血管外科协会已经为腔内技术学组建立了一个技术评级程序。

为了能够胜任该技术，个人需完成的腔内案例数不尽相同，主要取决于个人先前的血管外科经验、兴趣和热情，还有造影机的人机配合及其他一些情况。尽管各个外科医生的腔内技术学习曲线不尽相同，但他们的优势在于熟知血管疾病的解剖、病理、自

表 2.3 血管腔内治疗技术

球囊扩张血管成形术
支架植入术
支架型血管植入术
溶栓术
弹簧钢圈栓塞术
血管腔内超声
经皮腔内斑块旋切术
机械血栓切除装置
脑保护装置
血管封堵装置
滤器放置技术

表 2.4　腔内技术学习和训练途径
血管外科学会
腔内血管外科学组(小型学会)
将腔内技术加入到血管外科实践中
便携式模拟训练设施
培训班
参观访问其他医疗中心
课程
与同事、公司代表的交流

然病程、其他治疗选择及患者的个体化特点。基本技术可以用于治疗髂动脉、股浅动脉病变,也可以放置腔静脉滤器。复杂的主动脉或胫动脉成形术则需要更高级的技术。肾动脉和颈动脉支架植入术更具挑战性,因为涉及较长的入路、可支持导丝的血管太短、导致导丝位置深度不够以及不允许任何差错的重要终末脏器。当腔内技术只是处理血管病变的部分手段时,血管外科医生与其他各学科介入专家相比就更具有竞争优势。在这种情况下,血管外科医生更应该能够展示出完美的技术达到满意的结果,并对新技术进行合理审慎地使用。

获得腔内技术的一条关键途径是将透视成像技术、腔内技术结合到开放手术中(表 2.5)。结合动脉造影、透视引导导管放置和球囊加减压,一些常规的开放手术可以由此得到发展。在开刀手术处理急性下肢缺血时,透视引导导管操作以及间断的血管造影尤其有用。腔内操作还可以在手术室中与例行开放手术同时进行。在矫形外科或创伤外科手术中也可以同时放置腔静脉滤器。下肢旁路手术的患者可以通过超声和 MRA 选择,术中则可以使用血管造影证实病变情况。当这些辅助技术不断整合到治疗方法谱中时,它们也会更经常地被用到。

还有一项挑战是,当某人的技术达到一定专业水准时如何继续提高他的技术。技术水平的保持需要进取心和热情,包括始终关注技术库,进一步的正式医学深造,关注各种杂志报道的新材料、新方法,记录会议笔记,形成同行交流网络讨论病例,通过因特网阅片,当遇到复杂问题时也可以相互讨论。和开放手术一样,腔内操作必须在符合基本操作规则的基础上来提高技术。

施行腔内操作的资格

行使各项操作的医疗资格由各学会资格审查委员会授予。各医院的资格授予标准有所不同。一些医院已经颁布腔内操作的准入标准,个体医生则必须咨询专门机构以了解从业有何特殊要求。

血管腔内操作资格的授予向来存在争议。各种血管疾病治疗的培训和原则差异很大,因此,一些国家的学科协会建议设立疾病编码来作为资格授予的最基本要求。在设立腔内治疗准入标准时,外部标准的使用,如各协会颁布的要求,有利于医院资格审查委员会设立标准(表 2.6)。

关于腔内操作从业资格应当在各血管科的执业凭信中给予特别说明。每个医院对颈动脉内膜剥脱、腹主动脉瘤、下肢动脉旁路以及其他一些血管外科手术都设立了一系列标准。在授予腔内技术从业资格时也应当采用相同机制。不管最低要求如何,血管外科医生的目标应该远大,即成为某一血管疾病领域的专家,并在常规医疗工作中不断超越标准。

在与授予血管治疗资格相关的许多方面,血管外科治疗原则都不同于其他疾病。与其他外科技术不同,没有一项术式可以在血管外科界占据主导地位。血管外科医生已经习惯与其他学科专家比拼所有的开放手术和腔内手术(表 2.7)。血管外科专家和其他专家的最重要的一个不同点在于,血管外科医生愿意在他们的工作中关注整个血管系统,他们也是在血管界唯一能提供全方位血管护理的医生。从某种程度来讲,血管外科医生能掌握并应用所有的治疗方法,包括血管腔内方法,我们对为患者提供完全的血管护理充满责任心。如果没有这种责任心,很可能会导致突发事件及不连续护理的出现。

基础腔内技术

仅仅在十年前,腔内技术还主要是指操纵导丝、导管、进行血管造影或

表 2.5　将腔内技术整合到开放血管手术的方法	
• 动脉造影术—尤其适用于下肢动脉旁路术及颈动脉内膜剥脱术	• 血管成形之前的证实性造影—基于超声和 MRA 选择的患者
• 透析移植物的修复—检查流出道和中心静脉,对中央型狭窄行球囊扩张	• 小腿开放手术中,其他血管的球囊扩张和支架植入术(如对侧小腿、肾动脉)
• 下肢动脉移植物修复—超声选择适应证,术中行证实性造影	• 腋股旁路术中行主动脉弓、锁骨下动脉和腋动脉造影
• 急性下肢缺血处理—透视引导导管血栓清除、间断造影、给溶栓药	• 在建立透析通路时,行上肢动脉造影以获得足够流入道动脉
	• 静脉导管置入时行透视引导和静脉造影
• 下肢动脉旁路流入口的球囊扩张和支架植入术	• 在足趾截除和足部清创术时,行动脉造影和球囊扩张
• 流出道的球囊扩张和支架植入术	• 行创伤或较大骨科手术时放置腔静脉滤器

表 2.6 血管腔内手术的准入标准

	SCVIR	SCAI	ACC	AHA	SVS/AAVS
动脉造影	200	100/50[a]	100	100	100/50[a]
介入操作	25	50/25[a]	50/25[a]	50/25[a]	50/25[a]

SCVIR:心血管和介入放射学协会;SCAI:心血管造影和介入协会;ACC: 美国心脏病学会;AHA: 美国心脏病协会;SVS/AAVS:血管外科学会/美国血管外科协会。
[a]作为主要操作者。
[a]From Schneider PA. *Endovascular Skills*. New York: Marcel Dekker Inc; 2003:4, with pemission.

对髂动脉、股浅动脉进行球囊扩张。许多操作还是基于平片而不是数字减影进行的。那时存储设备原始,也没有支架可用。随着各种技术的不断涌现,腔内外科的复杂程度也大大增加。然而,腔内治疗所需要的基本技术仍和十年前一样,见表 2.2。这些就是腔内治疗技术的基础。

经皮穿刺位点的计划和技术对于操作成功的重要性就像切口之于开放手术。技术和计划的拙劣经常导致并发症的发生。最常见的穿刺方法是逆行股动脉穿刺,顺行股动脉穿刺和上肢动脉穿刺有时也很重要 (图 2.2)。导丝导管技术则是腔内血管外科的基础。只有掌握这些技术以后,才能到达需要治疗的部位,到达复杂病变部位,并且使用同样基于导管技术的治疗器材。只有当导丝通过病变,才能有治疗成功的可能(图 2.3)。导丝操作包含好几项简单技术,最好的学习方式就是亲身体验,例如如何使导丝松软的头部变坚硬以便通过病变部位,或如何伸展导丝以防卷曲(图 2.4 和图 2.5)。导丝的直径决定了治疗的操作平台(0.014,0.018,0.025,0.035 或 0.038 英寸)。导丝的类型包括多用途导丝、选择性导丝、交换导丝以及特殊导丝。导丝长度的选择主要根据穿刺点至靶病变的距离加上暴露在患者体外以配合导管操作的长度决定。导管的形状决定功能。造影导管除了末端有一个孔外还有许多侧孔,以便于大量造影剂的给入。交换导管通常长而直以利于在需要的部位交换导丝。选择导管则有各种不同形状的头以利于导管的插入 (图 2.6)。导管的材质、直径、长度和头端形状都会影响操作。各种导管和导丝的搭配便形成了适用于不同情况的操作组合。这些因素再加上对解剖和图像的了解,使得对各种部位血管的选择性导管插入变得更为简便。

表 2.7 血管外科医生需要与其他各科专家竞争开刀和腔内修复手术

开刀手术	腔内手术
心外科医生	心脏病专家
普外科医生	介入放射学家
神经外科医生	神经放射专家
胸外科医生	神经介入放射学家
	血管内科医生

现在的动脉造影通常用于计划治疗方案、指导治疗及腔内治疗后的评估。成功的动脉造影的最重要因素是通过造影图像能获得病变的足够信息。只有血管专家能够理解这些信息,因为它是建立在每位患者可能的治疗选择基础上的。动脉造影技术包括造影导管的置入,以及通过应用选择性造影导管进行选择性造影来确认分支血管。影像增强器的位置摆放及对比剂的给药时机在各个血管不尽相同(表 2.8)。由于其他侵入性更小的血管评价方法的发展,血管造影现在看似不太重要。但是,另一方面,现在血管造影的技术层面和实行它所需的能力比以往任何一个时期都更重要了。随着腔内治疗方法的日益重要,动脉造影也成为疾病治疗的必经之路,动脉造影在未来颈动脉的治疗中也显得更为重要。

腔内治疗

从以开放手术的方式转变到以腔内的方式来全方位解决血管系统疾病只是时间和技术的问题。近年来,随着直径减小、头端形状多样、为各部位血管专门设计的导管鞘管的出现,血管腔内治疗变得越来越安全和可靠。操作系统的微型化,如 0.014 英寸系统,使得到达和通过病变变得更加简单。治疗设备中还包括许多不同的特殊技术(表 2.3)。闭塞性病变的球囊扩张、支架置入以及动脉瘤的支架型血管治疗是临床上最重要的创新。本文的各个章节涵盖了不同部位血管病变的治疗,并专门讨论了各自技术特点。

腔内治疗平台的创建

血管外科医生需要一个良好的工作环境。过去十年中,血管疾病治疗模式的变化速度远远超过了血管外科医生工作平台的发展速度。没有哪个医院的管理者和卫生机构敢想象,不给心脏病专家和介入放射学专家更新可靠和最新的成像设备的后果将会怎样。不幸的是,就是这些管理者和卫生组织认为,缝线、不锈钢夹和人工血管移植物就是治疗血管疾病所需要的全部。血管外科医生必须弄清我们所治疗的疾病范围,包括腔内治疗,没有足够的成像设备和器材根本无法开展工作。创建一个腔内治疗平台的选项如下:

- 在手术室中使用可移动式透视

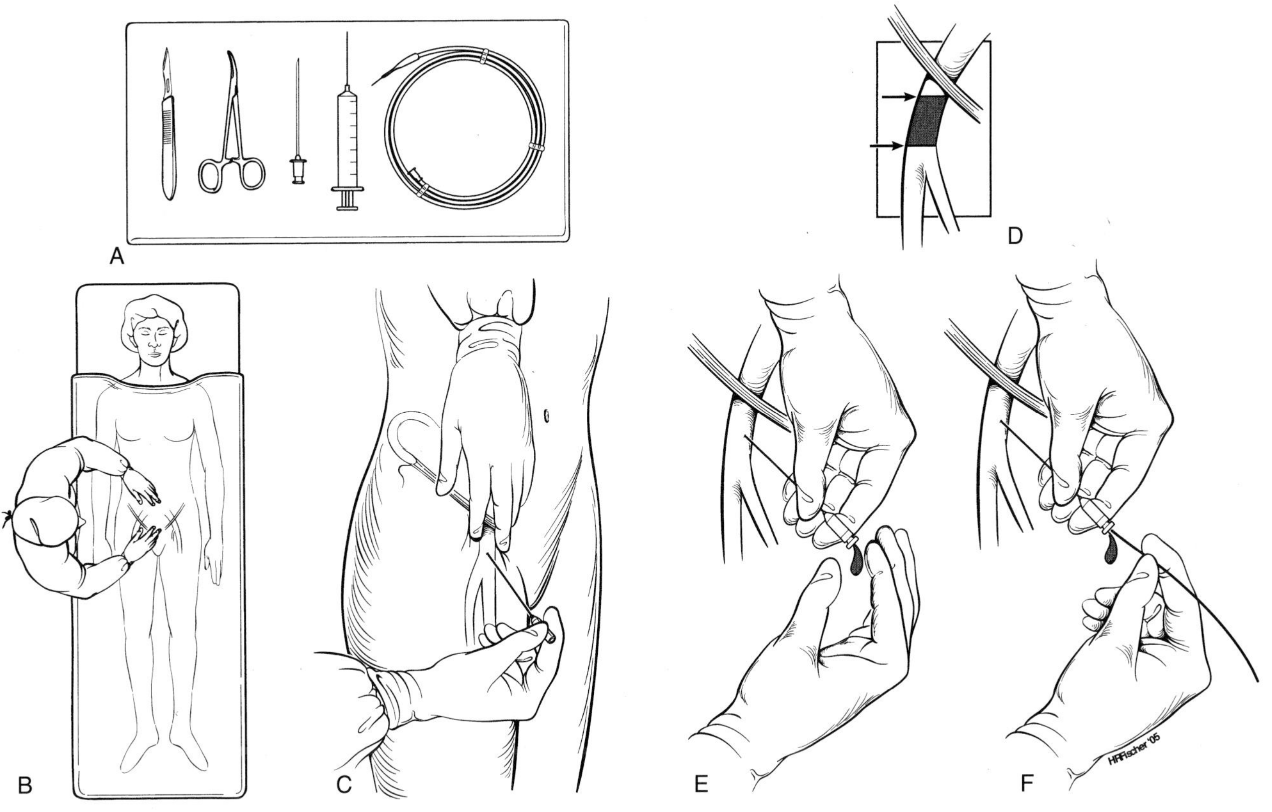

图 2.2　逆行股动脉穿刺技术。(Modified from Schneider PA. *Endovascular Skills*. New York: Marcel Dekker Inc; 2003:12–13. Used with permission.)

设备行腔内操作。

• 在血管造影室或心内科导管室行血管腔内操作，但通常无菌条件有限，没有外科手术的配套小组且无法进行可能需要的中转手术。

• 建立一个腔内外科手术室，既可以做腔内操作，又可以开放手术，或者杂交手术，并配备所需的人员和足够器材。

手术室中使用移动透视设备行腔内治疗

大多数血管腔内操作可以通过在

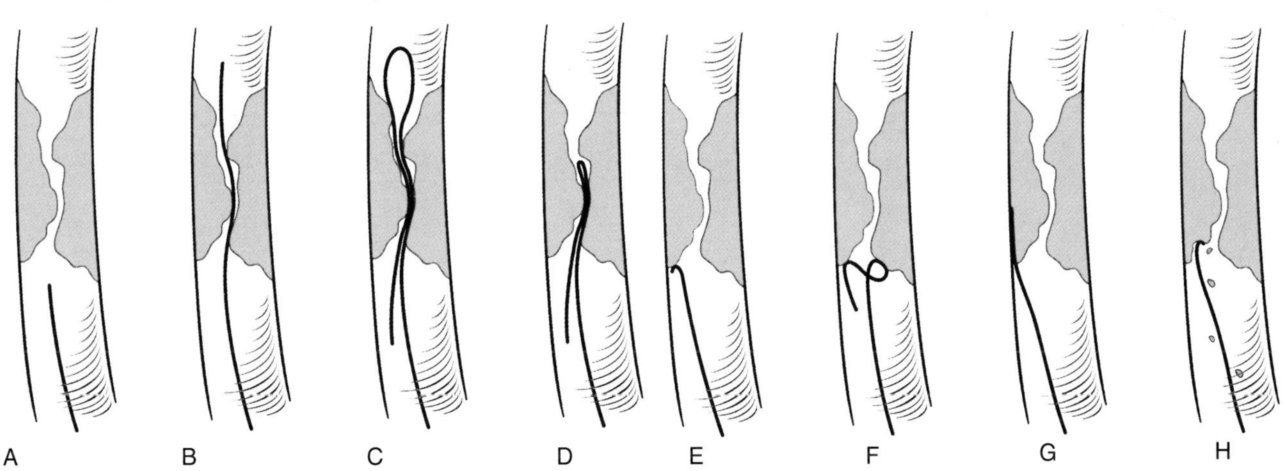

图 2.3　导丝–病变的相互作用。(Modified from Schneider PA. *Endovascular Skills*. New York: Parcel Dekker Inc; 2003:33.Used with permission.)

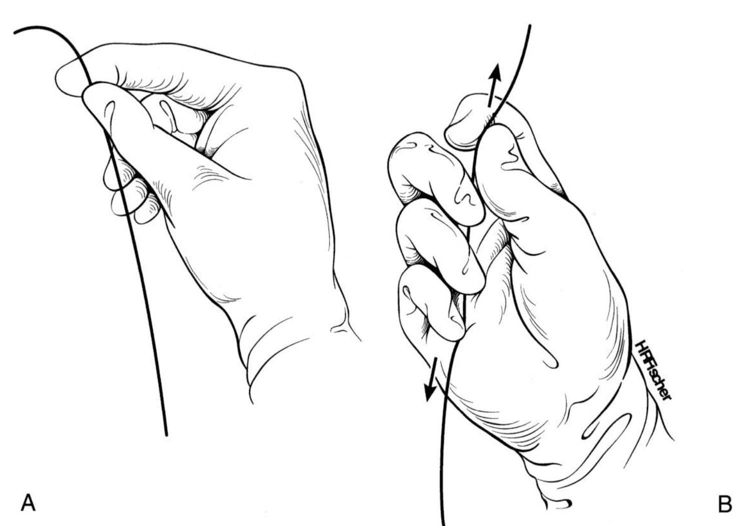

图 2.4 使导丝头端变硬。(Modified from Schneider PA. *Endovasailar Skills*. New York: Marcel Dekker Inc; 2003:41.Used with permission.)

很多数手术室中都可使用的移动透视设备完成，该种设备是花费最小的选择。然而,移动设备功率低,增加了手术时间。同时,移动设备成像器的旋光度和成角角度不够大。使用这种必须人工移动的小型影像成像设备来治疗长段病变是一件不容易的事。如果使用较小的腔内器材(如 0.014 英寸),或者在人体体腔内操作时，移动成像设备的分辨率也成了问题。虽然移动透视设备比过去更加精良，可用于手术开始阶段,但它们不适于未来腔内血管外科的发展。一台固定的成像设备优势巨大,并且能提高腔内操作性。这两种成像设备的比较见表 2.9。血管外科医生应当计划好,如何获得改良的成像设备。为了能够成为一名优秀的血管外科专家,必须有先进的成像设备。

在血管造影室或心内科导管室开展血管腔内操作

在很多情况下,这是一个最佳的选择。它既不涉及建立一个腔内手术室的花费,又能使用现代化的成像设备完成操作。这种方式唯一具有挑战性的地方是让其适合并能支持外科医生的工作。这需要和其他共同使用这个操作间的科室同仁合作。有时,这是可能的。然而,更多时候会遇到与其他有权使用这些设备的部门间的矛盾以及技师的偏袒问题。当进行腔内和开放技术需同时进行的杂交手术时,血管外科医生又一次面临没有合适工作场所的问题。一个选择就是回到手术室使用血管内方向有限的移动成像设备。另一个选择是使用成像条件良好的造影室或心内血管造影室来进行外科手术。遗憾的是,在血管造影室许多条件达不到外科手术的标准,包括外科手术无菌等级、空气层流、合适的人流量、手术配合团队、仪器、灯光和体位摆放。

创建腔内外科手术室

从长远来讲，这个选项最有利于推进血管外科发展。理想状态下,一位血管外科医生在任何时候都应当有他所需要的任何工具。血管外科手术最好需要有专门的人员和设备支持。理想的血管外科工作平台，医生和组员之间的团队合作及对设备的熟悉程度都将为手术创造出更好的结果。这种

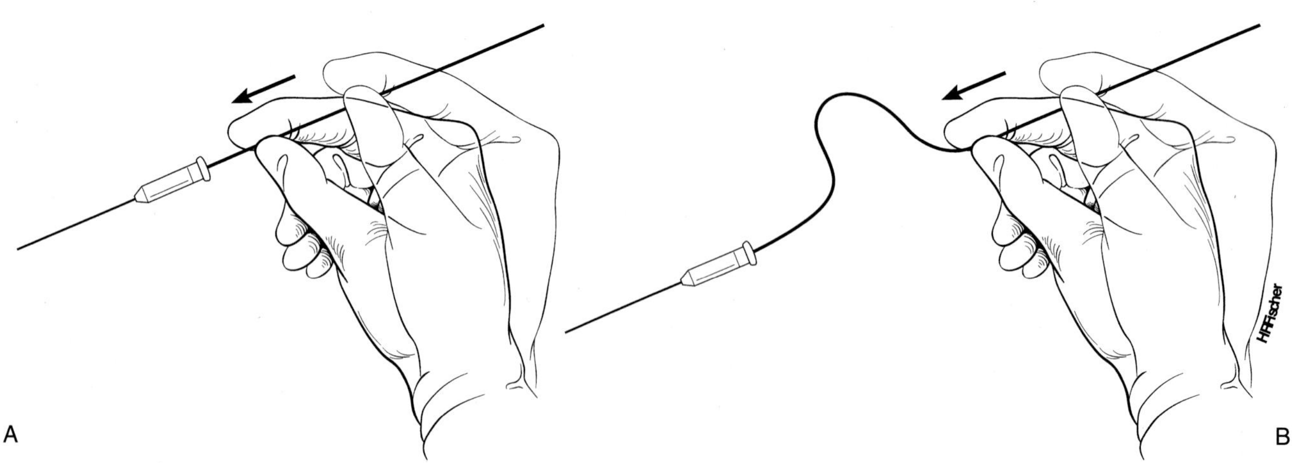

图 2.5 推进导丝的手法。(Modified from Schneider PA. *Endovascular Skills*. New York: Marcel Dekker Inc; 2003:42.Used with permission.)

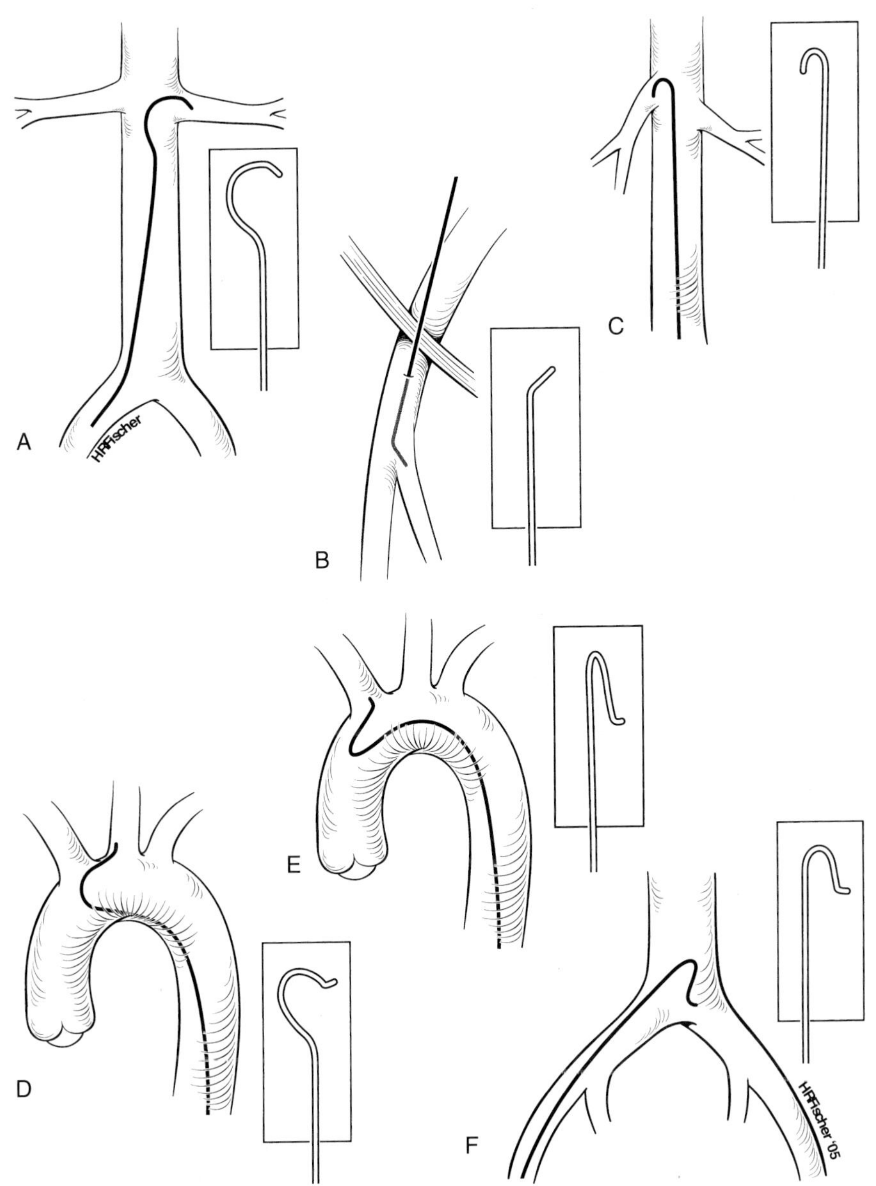

图 2.6 根据实际情况选择导管。(Modified from Schneider PA. *Endovascular Skills*. New York: Marcel Dekker Inc；2003:51.Used with permission.)

方法的劣势在于不能使医院及所有的医生都深信值得为这种工作平台花费巨资。这对医院和血管外科医生本身来说都是一种观念的改变,并且需要一个商业规划及长期的奋斗来改变现状。

腔内器材清单:和使用它们的技术一样重要

腔内器材清单和使用它们的技术一样重要。帮助完成操作的器材确定了能完成的操作的范围。为了尽可能多地完成血管治疗,必须得到市售的所有器材。各种导丝、导管、支架和其他一些器材供应最为关键。腔内器材清单的选择可以决定任何复杂的腔内手术如肾血管或颈动脉血管支架成功与否。创建和维持腔内器材库的建议列于表 2.10。血管外科医生必须清楚地知道他们需要何种器材。

腔内器材和开放手术所需器材相比,需要不断改进的特点很突出。因为多数器材都是一次性使用，且该领域技术进展迅速，所以不断有新产品引进。因此,血管外科医生应该去获取最新器材清单，知道每样器材的存放位置,并定期审查器材更新。操作中经常从其他地方借用导管、支架的概念是错误的，术中因没有所需的器材而中止手术的危险性会很高。当术者计划手术时,手边必须要有器材清单,基本的鞘管、冲洗导管和选择性导管及导丝必须要有。腔内治疗所需的器材包括球囊导管、支架、滤器、栓塞钢圈和远端保护装置价格较昂贵，应有选择性地备用。腔内治疗应当和外科手术那样备有各个病种所需器材的清单卡片。卡片内容可由医生根据血管腔内操作及个人喜好制定。进行腔内手术时,应将器材清单带在车上,可以从一个地方带到另一个地方。

器材备货的不确定性和应变措施是又一项腔内血管外科和开放手术不同的地方。开放手术一旦开始,选择余地就小了,而在腔内治疗中,当导管导丝不管用时还可以尝试一下其他产品。试图做没有多少选择余地的腔内治疗很可能失败。

目前腔内治疗已经不同程度地渗透进了各种血管疾病的治疗，由腔内技术经验和对腔内手术器材清单了解有限的开放手术医生辅助腔内医生完成手术的情况已不罕见。腔内血管外科医生的手术团队必须对腔内技术和器材有足够的了解。同时,腔内血管外科医生也应经常带领团队成员检查评估可以使用的新器材，不断熟悉各种器材可以在哪些特定的情形中使用到。有时候,当血管外科医生在血管造影室进行操作时会遇到抵触，技师可能会没有辅助手术的兴趣，甚至有时会妨碍手术的进程。在这种情况下,外科医生自己就必须熟知各种器材的备货情况。

表 2.8 对比剂使用和动脉造影程序

造影类型	导管放置	类型		成像模式	量(mL)	图像获取			
		造影导管	选择性导管			时间(sec)	率[a]	延迟(秒)	序列(每秒成像数/秒数)
头臂									
主动脉弓造影	升主动脉	×		DSA	30	2	15 / 30	0	4/8
				Cut film	40	2	20 / 40	0 或 1	2/3 然后 1/6
无名动脉造影	无名动脉		×	DSA	15~30	3~4	6 / 18	0	3/6
				Cut film	15~40	3~4	8 /24	0	2/3 然后 1/6
颈动脉造影	颈总动脉		×	DSA	6~15	2	5 / 10	0	3/6
				Cut film	10~20	3	5 / 15	0	2/3 然后 1/3
锁骨下动脉造影	锁骨下动脉		×	DSA	10~15	3	4 / 12	0	3/6
				Cut film	10~20	3	5 / 15	0	2/3 然后 1/3
腋动脉造影	腋动脉		×	DSA	10~15	3	4 / 12	0	3/6
				Cut film	10~20	3	5 / 15	0	2/3 然后 1/3
胸部									
降主动脉造影	降主动脉近端	×		DSA	30	2	15 / 30	0	3/6
				Cut film	40	2	20 / 40	0 或 1	2/3 然后 1/3
内脏									
内脏动脉造影	降主动脉远端	×		DSA	30	3	10 / 30	0	3/6
				Cut film	40	3	12 / 36	0	2/3 然后 1/3
腹腔干/肠系膜上动脉造影	内脏动脉		×	DSA	12~18	3	5 / 15	0	3/6
				Cut film	12~24	3	6 / 18	0	2/3 然后 1/3
肾动脉造影	肾动脉		×	SA	8	2	4 / 8	0	3/6
				Cut film	12	3	4 / 12	0	2/3 然后 1/3
主髂									
主髂动脉造影	肾下主动脉	×		DSA	18~24	3	8 / 24	0	3/6
				Cut film	45	3	15 / 45	1 或 2	2/3 然后 1/3
腹主动脉及分叉造影	肾下主动脉	×		Cut film	60~90	6~12	8 / 72	1 或 2	
腹股沟下									
主动脉分叉	肾下腹主动脉	×		Cut film	60~70	6~8	8 / 64	3 或 4	1/3,1/4,1/4,1/4,1/6
股动脉造影	髂外动脉或股动脉	×	×	DSA		2	5 / 10	0	3/4 重复多次(4 或 5) 站
				Cut film	20~30	4~6	6 / 24	1~2	1/4,1/4,1/5,1/6
胫-足背动脉造影	股动脉或腘动脉	×	×	DSA	10~20	2~3	5 / 15	3~15	2/20 如果需要
				Cut film	10~20	2~3	6 / 18	3~15	1/20 如果需要

[a]From Schneider PA. *Endovascubr Skills*. New York: Marcel Dekker Inc; 2003:146–147, with permission。DSA:数字减影血管造影; Cut film:剪切拍片血管造影。

[a]常用的注射比率。每秒对比剂注射量/对比剂总量。

表 2.9 固定和可移动式造影设备对比

	固定	可移动式
优点	分别率高 使用方便 角度多变 团注追踪	便宜 可在不同地方使用 最好的可移动式设备的分别率、路径、后成像处理和存储与固定设备相当
缺点	昂贵 使用场所受限制 有些操作室不适于开刀手术 需要更新房间	搬动不方便 分辨率次于固定设备 不适于动脉造影观察 没有专门的技师

开展腔内血管外科项目

目前，外科各个领域都致力于将手术的创伤和死亡率减到最低，将疗效提升到最好。为了使患者得到最好的治疗，血管外科医生应当精通各种治疗选择以协助血管腔内操作。患者

表 2.10 发展和保持腔内工作的十个建议

- 您工作的地方必须有独立的介入技术力量
- 为每个病例使用“病历卡片”,发展自己并清楚自己需要什么
- 虚心向介入同行学习,借阅他们的器材清单
- 组建一个自己的团队
- 收集所有器械公司的产品目录以备己需,便于比较
- 有自己熟识的产品代表,他们有时会给你好的建议,并帮助你与其他医师建立联系
- 经常阅读文献和学术杂志,看看其他医师是如何处理复杂病例的
- 在自己的团队中安排专门的人负责产品
- 不断更新可用器械,及时领取最新的产品目录
- 在外出会议时,随时记录那些将来可能应用于临床的潜力产品,并当返回工作时关注它们

[a] Modified from Schneider PA, Caps MT, Nelken N. How to start and build an endovascular program. In: kent KC, ed. *Advances In Vascular Surgery*. Philadelphia: Elsevier Science; 2004. In press. Used with permission.

和相关医生应当知道,血管外科可以提供微创治疗服务。血管外科医生对各种治疗手段应当不带任何偏见,由患者来决定选择何种治疗方式。在这一节中,我们将回顾筹备、开展、扩大腔内血管外科过程中的各种影响因素(表 2.11)。

一开始,并不是所有问题都能解决。但在启动腔内血管外科之前应当抓住机遇,充分考虑各种可能性。在某种程度上,表 2.10 中所列的各项主要是就腔内操作技术、成像设备和产品清单而言的。任何不包括在腔内技术内的操作都要由其他医生完成。总体上来讲,假如达到了一定的专业水平及拥有一定的专业资源,开展项目的范围越广,成功的可能性就越高。不论现状如何,团队终归是要发展的,每一个团队都要具备引进新技术,提高技术水平的能力。而且这种能力是针对一个科室或一个协作团体来讲的。当一项新技术出现时,可以选派一名代表出去学习该技术并将该技术带回教给其他同事。新技术层出不穷,一个人是不可能将所有技术都学会的。同时科室的政策对腔内血管外科的成败与否有重大的影响。每家机构的政策都不同,尽管核心原则都是一致的,但解决问题的具体方案却多种多样,而且经常是充满了个人经验主义以及繁冗的。如果没有人能对可能遇到的雷区提出正确的建议,那么下面有一些建议:

表 2.11 腔内方案发展纲要

- 发展腔内血管技术
- 住院患者优先考虑使用介入方式治疗
- 建立腔内血管工作室
- 有计划地采购腔内器械
- 采购、维护、更新腔内器械
- 进行人员培训
- 建立操作范畴
- 了解腔内产品的前景
- 建立行业准则
- 有计划地引进新的技术

- 血管外科医生技术越好,制定的标准越高,对患者就越有利。
- 不断地抱怨是无济于事的,医生、患者都是如此。
- 血管外科医生选择的治疗领域越明确,目标越容易达到。
- 血管外科医生应当首先获得血管领域的执业资格,因为目前的形势是其他各科的医生都争相涌进我们以前忽视的某些腔内治疗领域中来。

总 结

使用微创技术治疗血管疾病是值得我们竭力付出的。0.014 英寸的操作系统问世后,颈动脉、肾动脉和腘动脉以下的病变是很容易通过球囊扩张、支架植入的方式得到解决的。目前,几乎全身各处血管的闭塞性或动脉瘤样扩张性疾病都可以使用各种腔内技术进行治疗。新的器材,如药物洗脱支架、覆膜支架、血管腔内旋切器、血管闭合装置都在不断的发展中,为我们构筑美好未来。血管腔内技术正在逐步取代开放手术。未来,在血管疾病治疗方面,未来开放手术不再可能有较大发展并再次占据主导地位。在一个拥有血管外科专家的团队中,即使目前无人有腔内治疗经验,在不久的将来,微创治疗这一空白也会被某人填补。最优秀的血管外科医生应当能提供各种治疗选择,包括腔内血管外科。

推荐读物

1. Schneider PA, Silva MB. Vascular surgeons should initiate carotid stenting programs. In: Yao JST, Pearce WH, Matsumura JS, eds. *Trends in Vascular Surgery.* Chicago: Precept Press; 2003:121–135.
2. Sanders J. Development and implementation of an endovascular surgery program in a community general hospital. *J Health Management* 2002;47:3335–3340.
3. Sullivan TM, Taylor SM, Blackhurst DW, et al. Has endovascular surgery reduced the number of open vascular operations performed by an established surgical practice? *J Vasc Surg.* 2002;36:514–519.
4. Kim D, Orron DE, eds. *Peripheral Vascular Imaging and Intervention.* St. Louis: Mosby; 1992.
5. Schneider PA. *Endovascular Skills.* New York: Marcel Dekker Inc; 2003.
6. White RA, Hodgson KJ, Ahn SS, et al. En-

dovascular interventions training and credentialing for vascular surgeons. *J Vasc Surg.* 29:177–186, 1999.

7. Levin DC, Becker GJ, Dorros G, et al. Training standards for physicians performing peripheral angioplasty and other percutaneous peripheral vascular interventions: a statement for health professions from the Special Writing Group of the Councils on Cardiovascular Radiology, Cardio-Thoracic and Vascular Surgery, and Clinical Cardiology, the American Heart Association. *Circulation.* 1992;86:1348–1350.
8. Lewis CA, Sacks D, Cardella JF, et al. Position statement: documenting physician experience for credentials for peripheral arterial procedures—what you need to know. *J Vasc Interv Radiol.* 2002;13:453–454.
9. Sacks D, Becker GJ, Matalon TAS. Credentials for peripheral angioplasty: comments on Society of Cardiac Angiography and Intervention Revisions. *J Vasc Interv Radiol.* 2001;12:277–280.
10. Spies JB, Bakal CW, Burke DR, et al. Standards for interventional radiology: Standards of Practice Committee of the SCVIR. *J Vasc Interv Radiol.* 1991;2:59–65.
11. Spittell JA, Nanda GC, Creager MA, et al. Recommendations for peripheral transluminal angioplasty training and facilities. ACC Peripheral Vascular Disease Committee. *J Am Coll Cardiol.* 1993;21:546–548.

编者评述

G. B. Z.

所有的血管外科医生都应当拜读 Schneider 医生关于血管腔内治疗的文章，并将之牢记在心。腔内血管外科一出世，就有一种明确的说法，即腔内血管技术将替代传统开放手术成为治疗血管疾病的主要方式。这也属于其他外科医生所推崇的微创治疗领域。Schneider 医生提出，血管外科医生的定位非常独特，应当为血管疾病患者提供所有的治疗选择。当你参加一个血管外科会议或读一本杂志时就可以发现腔内血管外科的广告。你也可以发现你的同行正在改变医生的培训模式、提出更多的要求、为取得临床特权而四处游说或改变他们科室的名称。由于对血管疾病的透彻了解及长期熟练地应用各种治疗方法，血管外科医生已成为血管腔内技术最合格的拥有者。

Schneider 医生给出了许多具体的建议，并提供了翔实的血管开放及腔内技术的培训、设备完善、器材维护、基本导管技术等信息。他清楚地指出，这些技术几乎适用于所有部位血管的闭塞性和瘤样扩张性病变。技术的快速进步，包括带分支的血管腔内移植物、药物洗脱支架以及导管和器材的微型化意味着“从以开放手术的方式转变到以腔内的方式来全方位解决血管系统疾病只是一个时间和技术的问题”。Schneider 医生已经明确地吹响了号角，他为大多数血管外科实现学科转变设定了 5 年的时间。

这一章的内容非常实际，对于每一个有兴趣成为血管外科医生的人来说都是必读之物。在本章中，Schneider 医生详述了腔内血管外科的基本技术。不过，从临床实践中获得这些技术是具有相当的不确定性的，他同时强调了获得腔内技术和医院准入资质之间的不同，以及后者的潜在缺陷。小型学会、腔内血管学会和临床培训的角色现在都得到了恰当的关注。由于腔内技术的突飞猛进，每一个血管外科医生都应当不断学习更新知识。过去这 10 年中，伴随着穿刺设备、导丝、导管、裸支架、覆膜支架、数字影像、血管封堵设备的发展，血管外科取得了长足的进步，而这正是 Schneider 医生准确建议的具体证据。

最后，本章的表和图片对血管外科从业者来说都很有用。在未来 5~10 年中本章都是血管外科医生和有志投身于血管外科的医生的必读物。

（杜昕 郭伟 译）

第3章

血管腔内治疗的成像

Hugh G. Beebe

在血管腔内治疗被广泛应用之前，大多数血管外科医生对血管成像兴趣有限，包括成像的技术及能从图像中获得的信息。在腔内时代来临之前，血管成像主要用于选择开刀手术的患者、测量动脉瘤直径及颈动脉狭窄程度，除此之外仅用于手术方案的设计。外科暴露使医生能直视病变解剖，熟练的外科医生能够很容易地根据所见决定手术方案。但是，当腔内技术成为治疗血管疾病的主要技术以后，一切都改变了。腔内治疗需要对血管病变程度进行精准的确定，还需要对病变血管的直径进行精确测量。血管外科医生必须对成像的伪像和错误有深刻的了解。当代血管外科医生应当具备以下技能：

- 根据图像选择介入治疗的患者；
- 选择治疗所需的器材；
- 腔内治疗过程中的造影技术。

这些知识涉及各个学科，在这里当然不能一一讨论。本章主要通过回顾常用的血管成像技术讨论如何将成像技术更好地运用于血管外科实践中，并着重强调伪像和误差的重要意义及局限性。同时本章还将阐述血管三维重建技术及其重要性。

血管造影

血管造影是血管成像中最常用的技术，目前仍在广泛使用，尽管其替代方法并不存在费用、辐射、对比剂毒性、图像存储和修复问题。它对球囊扩张或支架置入等血管腔内操作至关重要。即便在外科旁路术作为首选的下肢动脉闭塞性病变治疗手段时，血管造影也广泛应用，但仅仅作为定性使用。外科医生的普遍思维是"我们可以做股胫动脉旁路手术，当我们做到那个部位时，我们就知道那里的血管情况了。"事实也是如此，你没有必要清楚地知道闭塞血管的直径及闭塞的长度，旁路术中桥血管都可以越过这些病变。然而不论是计划行单纯球囊扩张，还是同时支架置入，都必须选择合适的球囊型号(包括直径和长度)。在治疗下肢的动脉闭塞性病变的繁多可选器材中，患者筛选和器材的选择都需基于精确的图像测量。

尽管血管造影是非常有用且很经典的成像方法，但它仍可以欺骗很多人。了解血管造影的误差和伪像非常重要。下肢动脉造影主要依据未显影来判断血管闭塞。如果动脉内有血栓形成且没有良好的侧支循环，动脉未显影段时常远大于真实的病变段。

血管造影的另一个重大问题是图像放大率带来的误差。X光束以圆锥状从管球透过患者被接收器接收，主动脉位于人体背侧，而人体与接收器的距离因个体体型的差异不尽相同。尽管他们的腹主动脉瘤直径都为5cm，重125kg的患者的测量值误差要比40kg的女性患者的测量值误差大得多。通常，放大率的误差范围在15%~35%之间。血管造影中标记导管的使用解决了这一问题，但仍需要仔细地测量防止因光束与导管不垂直带来的误差(图3.1)。

血栓伪像是血管造影的另一个缺点，因为造影显示的是血管腔，而不是非钙化的血管壁。动脉瘤腔内的对称附壁血栓可以使造影中的管腔显示为正常值或者远小于血管的实际值，从而掩盖了动脉瘤的真实直径和形状(图3.2)。

具体操作中，通常根据单个投射角度的图像来做出临床决策。但在腹主动脉瘤和颈动脉分叉等一些病例中，各个不同角度的投射可以揭示出成角或动脉狭窄程度的巨大差异。这种投照角度的效应在准备通过透视和造影来指导支架定位释放时显得非常关键。如果肾下腹主动脉瘤的锚定区(瘤颈)在前后位上成角较大，而操作中又没有转动X线C形臂发现这个成角，那么这个简单的图像误差就会导致主动脉支架放置位置的错误(图3.3)。

血管造影中另一个需要注意的问题是要争取限制X线照射时间和对比剂的使用量，尤其是在主动脉瘤的腔内修复中。这应该成为腔内治疗专

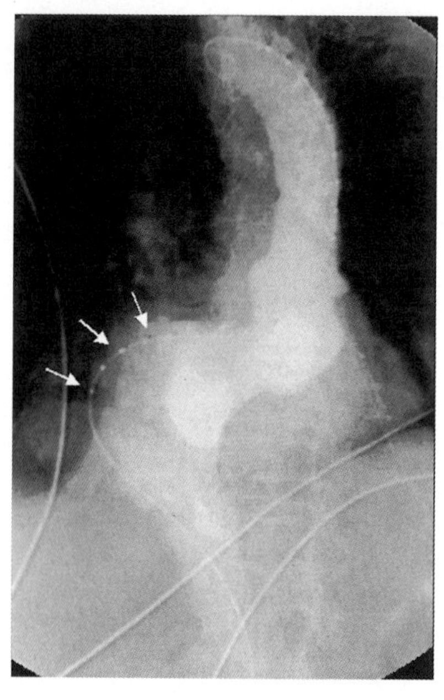

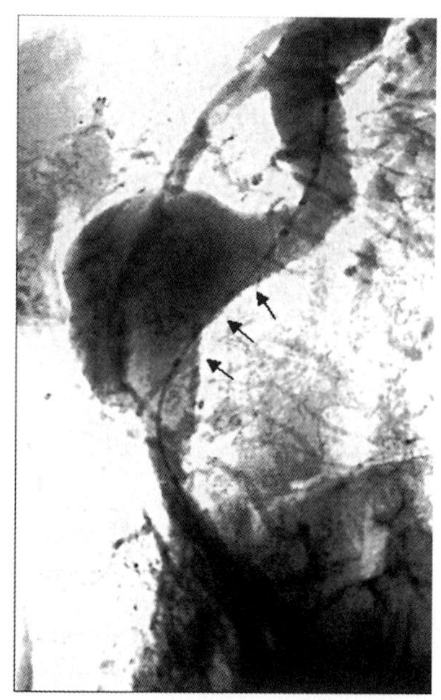

图 3.1 （左侧）主动脉造影显示造影导管沿大弯侧向右通过 AAA（腹主动脉瘤）（白色箭头）。腔内移植物将会靠近导管左侧的管腔中央；因此根据标记导管估算的长度会过长。（右侧）AAA 不同角度的造影显示导管位于后侧，横跨 AAA 的最短径。在这个图像中，移植物的长度会被低估。

家的一种习惯，原因之一当然是保护自己和患者，而另一个重要原因是动脉瘤的腔内修复通常都会伴有不可预见的并发症如Ⅰ型内漏，可能需要额外的射线剂量及对比剂去解决。

计算机断层扫描（CT）

尽管有很多放射和外科科室对磁共振成像 MRI 抱有极大热情，但在血管成像中大家都一致认为 CT 的优势较为明显。CT 需要暴露在射线下且需要一定量的对比剂，但先进的技术使其通过一次采集的图像就能完美显示和测量大部分的血管情况，几乎没有伪像。多探头 CT 扫描设备的出现极大提高了图像的质量和分辨率。近年来，新一代的 CT 已经拥有 64 个探头，一次旋转就能获得 64 层图像，扫描层厚可以达到 1mm 甚至更小。由此带来的结果就是图像更为准确，因为它几乎消除了运动伪差，所有的放射影像都基于放射密度不同方可重建出解剖学上可分辨的图像。如果采集的组织容积相对偏大，那么每个资料组中的平均容积效应在用来重建图像时会导致模糊，不如更薄的组织容积数据组成的图像分辨率高。

二维 CT 的伪像较严重且精确度较差，它通常不能显示血管的弯曲情况。这在肾下腹主动脉瘤的治疗中，可能会导致测量瘤颈的直径和长度的错误。这就导致了血管显像的不真实性，从而造成临床医师对成角腹主动脉瘤瘤颈直径和长度的错误判断。一个经轴位的 CT 图像，尽管其所提供的资料有限，但是仍然是较常见的影像学手段。当它显示了由于主动脉成角而导致呈椭圆形的主动脉影像时，通常的补救方式只有选择其最短直径用以替代真实直径。如果所有的主动脉都是正圆形的话，那么这种方式应该是个不错的弥补途径，但事实并非如此。如果应用三维后期制作以及轴位重建的话，至少有 5%的腹主动脉瘤患者的肾下腹主动脉都不是正圆形，其最大、最小直径的差值可达 6mm。尽管这些数据对于腔内修复术的成功与否来说很重要，但是主髂动脉段的长度及成角的测量对于二维 CT 来说几乎是不可能的（图 3.4 和图 3.5）。

目前有多种常用的通过现有的 CT 断面图像进行三维重建的方式，所有这些方式都因可以提供直观的解剖数据而受到青睐。尽管有着直观可见的优势，但其仍有可能产生伪像且不容忽视。还应该搞清楚的是真正的三维图像和有着三维外观图像的区别。

在真正的三维图像中，数据是通过 X、Y、Z 轴的组织容积方式获得的。也就是说，图像数据存在于单一容量

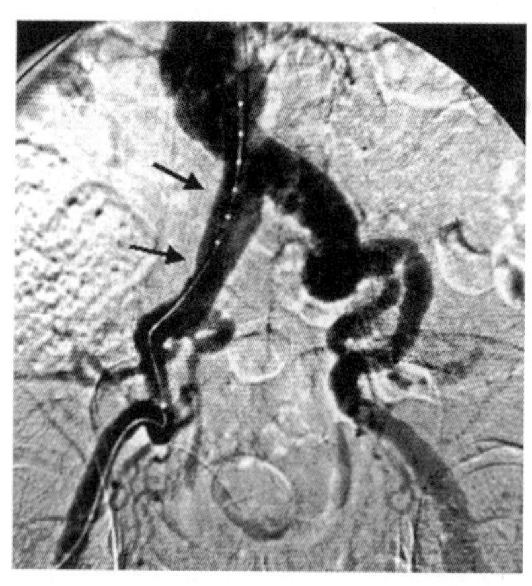

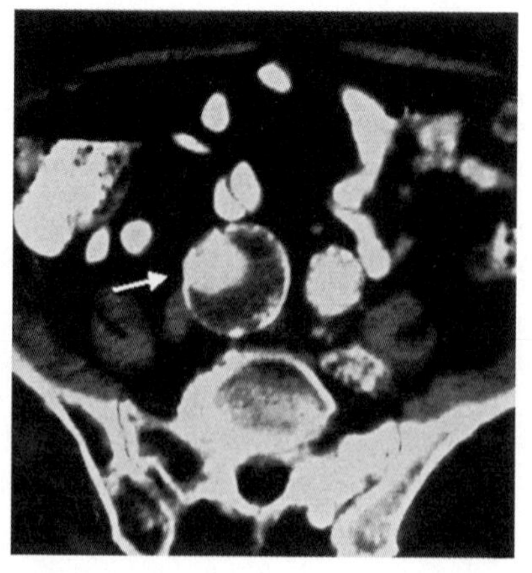

图 3.2 （左侧）造影导管穿过右侧髂总动脉（黑箭头），看起来扩张得不是很厉害，其实则不然。（右侧）CT 连续薄层扫描显示患者右侧髂总动脉瘤内血栓的真实厚度（白箭头）。

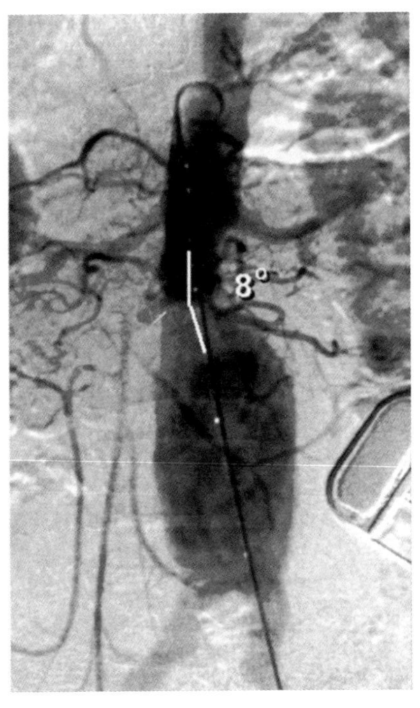

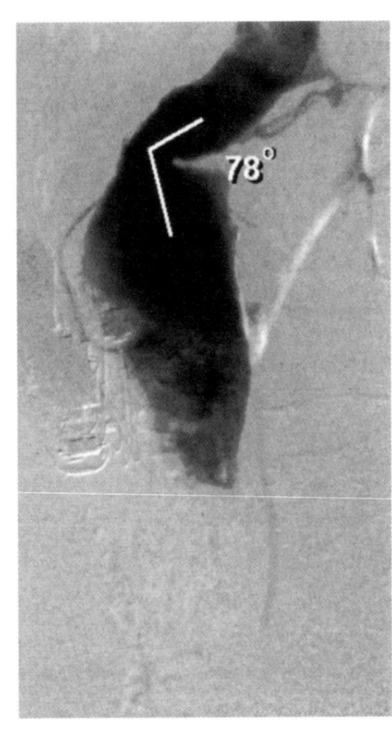

图 3.3　7cm AAA 的两个不同角度的造影。左侧前后位投射时瘤颈成角较小,仅 8°。右侧的侧位造影则显示近端瘤颈成角达 78°。该患者若实施腔内修复,没有转动 C 形臂角度则有可能采集到可产生误导效果的图像。

成分中。在二维图像中。数据以像素的形式存在,仅仅存在 X 和 Y 轴方向上的数据。这些二维数据可以用来制成有纵贯深度的图像，就像画家可以在平面上绘画出立体纵深的画面一样，但是在真正的三维图像中，数据以容量成分的形式存在，可以用容积重建技术精确重建出可以旋转的能够从任意角度精确显示解剖结构的图像。

表面遮蔽显示通过选择较窄范围内的任意角度的射线密度数据，减去剩余数据可得到物体的外观。射线收集软件通过强化外观特征来增强三维显示能力。利用这些技术能获得很清晰且容易看懂的图像。但如果外观很难确定或不能清晰显示钙化的话,表面遮蔽显示处理方式制出的图像可能不够精确。与其他后处理方法相比,该法对电脑配置要求较低。这项技术的缺点是仅靠表面遮蔽显示制出的图像,几乎不能用于精确测量。

另一种三维重建方法是最大密度投影技术(MIP),以 CT 数据制出造影图像。MIP 图像使用排列在一直线上的最大容积密度值通过软件后处理形成。因为含有对比剂的血管射线密度不同于周围组织,MIP 被认为能更好地显示血管腔的真实情况，在血管成像中广泛应用。当靶血管区出现高浓度的对比剂时，在能调节图像显示窗宽的工作站上，可清楚地分辨出微小差别。

还有一项技术叫容积重建,不是像 SSD 和 MIP 那样仅选取其中的部分数据,而是使用所有收集到的容积数据进行图像重建。每个容量成分通过与组织直方图的比较后指定为不透明值,并被进行彩色编码,以便更好地被识别、判读。因为包含了所有原始数据,所以能够得到很有用的图像。透视容积重建可以提供非常强大的可看清复杂解剖关系的图像,包括血管腔内图像。但是因为数据量庞大,对电脑的要求很高,除了专用工作站,很少有电脑能运行该软件。容积重建的优点是能显示其他技术不能显示的血管腔内外细节。未来,随着多探头 CT 的推广，容积重建技术作为一种常规技术也将普及。

在对腹主动脉瘤患者进行支架

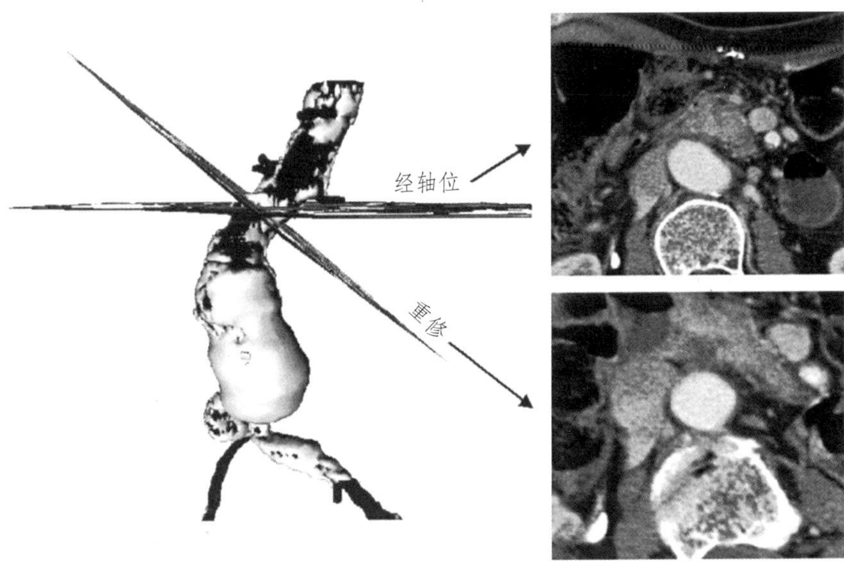

图 3.4　左图是腹主动脉瘤轻度成角的三维重建图像，在图像中我们可以看到其肾下腹主动脉迂曲,经轴位 CT 和重建 CT 都有显示。右上图显示的是由于瘤体成角而在断层扫描面上呈现出的错误的椭圆形主动脉影像。右下图显示的是经过计算机重建以后的纠正了瘤体成角的同平面主动脉轴位断面图像，这幅图像展示了真正的主动脉形态,避免了伪像对医师判断的影响。

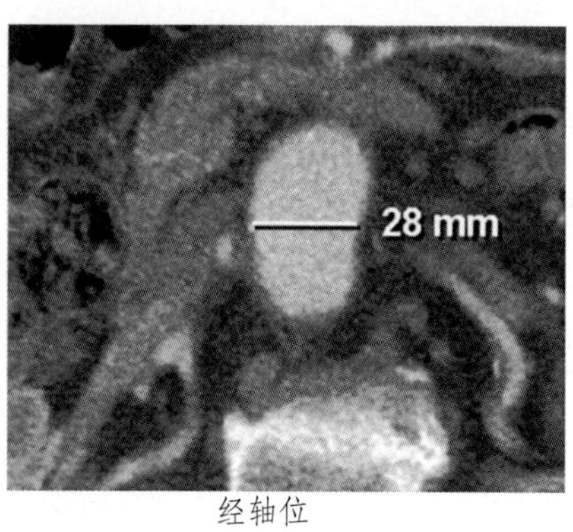

经轴位

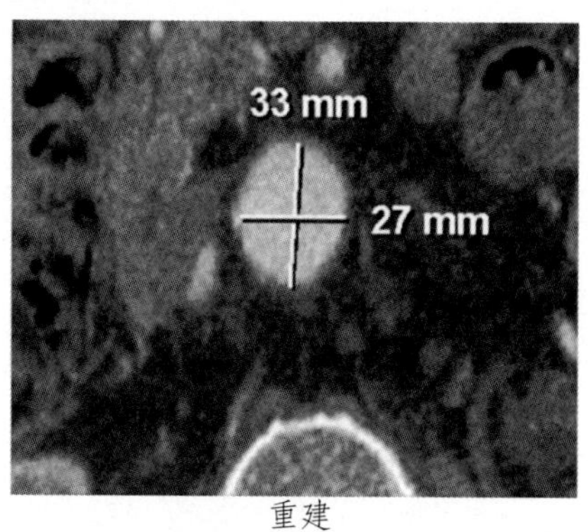

重建

图 3.5 来自于同一个病例的肾下腹主动脉瘤瘤颈的三维图像，已经过商业软件处理(Medical Metrix Solutions，West Lebanon，NH)。左图是经轴位图像，显示了由于成角而呈椭圆形的腹主动脉。右图是同一平面经过图像软件处理的图像。在该图中，肾下腹主动脉并不是正圆形，其最大、最小直径的差别是显著的。

治疗之前，需要精确测量各种角度、长度和直径，搞清楚主髂动脉的解剖这样才能保证有效和成功的手术。这些信息都可以通过 CT 扫描收集到，然后使用商用软件重建出精确无伪像的真实三维图像。在治疗之前，电脑也可以模拟出使用各种型号的人工假体的血管情况，使术者能够在最短的时间内使用最少的对比剂完成支架置入(图 3.6 和图 3.7)。

影响血管测量精确度的另一个重要因素是 CT 的扫描厚度。如果层厚大于 5mm，则重建出的图像误差较大，仅能用于诊断病例，不能用于支架治疗前的直径等数值测量。因为在层厚为 5mm 时，可能看不清一些重要的解剖标志，如肾动脉。

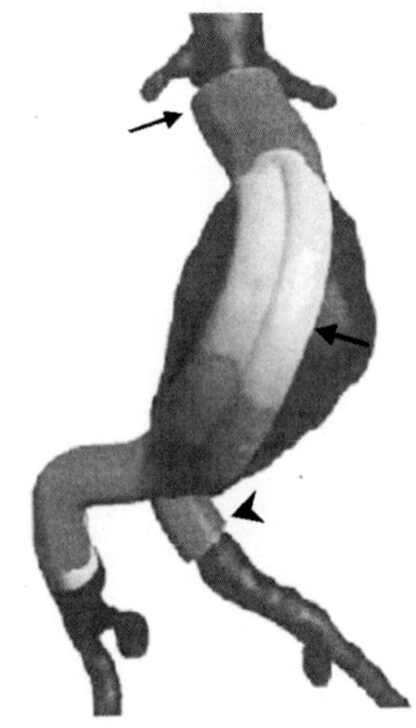

图 3.6 在这幅通过商业软件(Medical Metrix Solutions，West Lebanon，NH)重建的腹主动脉瘤三维容积重建图像中，一个带有精确直径的"虚拟移植物"模型通过计算机软件被放置在了主髂动脉段。这就为术前设定的移植物的精确直径及长度成为现实进行了铺垫(箭头)。左侧髂总动脉内的移植物长度需要进一步向远端伸进，而影像资料提示远端有足够的移植物直径(三角箭头)。

最近，在一些后处理软件的辅助下，三维成像的用途已经扩展到确认主动脉瘤壁承受高张力的区域了。目前已证实，相同直径的动脉瘤患者存在不同的管壁张力，越来越多的证据也表明该方法可能能够预测动脉瘤的破裂。这样可以扩展支架置入在小动脉瘤患者中的应用指征，以防止其破裂。另一种较少用的方法是全身正电子成像术(PET)扫描获得与炎性疾病相关的代谢增高部位的图像，早期经验表明图像增强与不稳定、持续扩张或破裂性腹主动脉瘤呈正相关。

磁共振血管成像(MRA)

总体上来说，应用于 CT 扫描图像 3-D 后处理的技术方法同样可以应用于 MR 扫描获得的图像。CT 和 MR 最主要的区别在于 MR 不能显示血管壁的钙化。这对评估腹主动脉瘤支架治疗中的近端瘤颈非常重要。髂动脉的钙化会增加支架输送系统通过时血管损坏和破裂的风险。

MR 设备型号、图像处理软件和

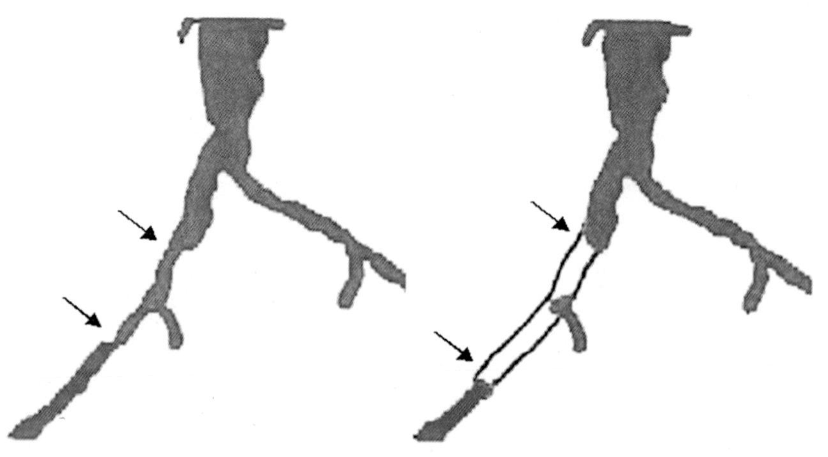

图 3.7 同一个腹主动脉瘤病例的右侧髂外及髂总动脉管腔血流的两幅 3-D 模型，用以评价支架移植物的远端锚定。左图是两处显著的狭窄(箭头)，右图显示的是计算机模拟的 21F 的虚拟输送鞘进入该处血管时由于直径不理想而受阻的影像。因此治疗时的第一个步骤应该是处理右侧髂动脉。

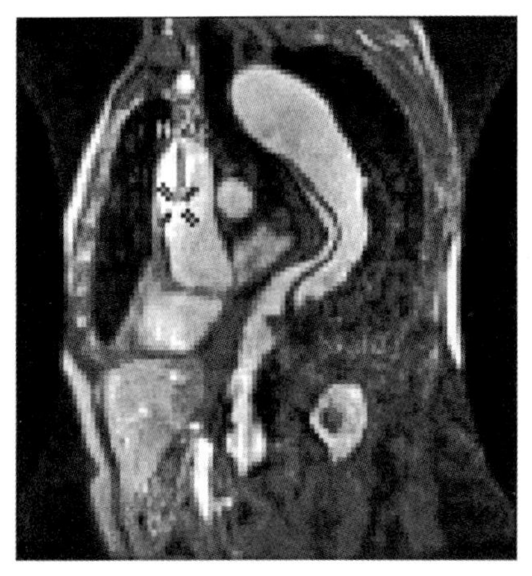

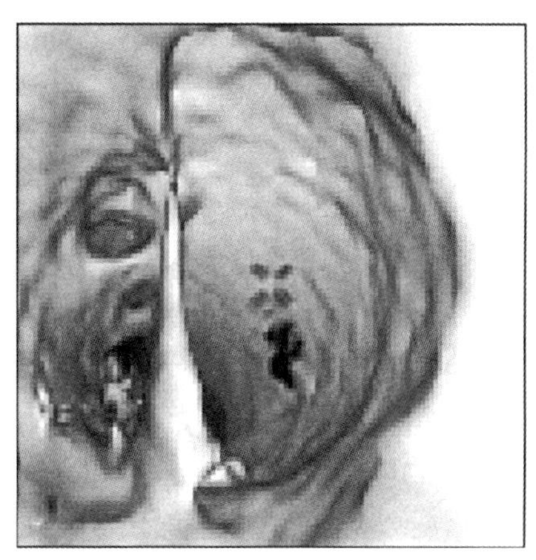

图 3.8 左侧是钆增强的 3-D MRA 图像,显示了矢状面的胸主动脉夹层。右侧是电脑后处理得到的血管内镜图像。现代影像技术能为临床医师提供直观的图像,以协助其做出血管腔内治疗的选择。(From Clockner JF. Navigating the aorta: MR virtual vascular endoscopy. RadioGraphics 2003;23:e11.Used with permission.)

专家的个人经验都会影响 MR 血管成像的质量。与传统血管成像相比,MR 适于下肢和足部的小血管成像，在大血管中(如颈动脉),一个信号缺失引起的伪像可能会造成对狭窄程度的高估。这个问题出现在使用 T1 加权的快速扫描序列“时间飞越”血管成像中。信号丢失可以使用钆对比剂解决,该对比剂无肾毒性，但由于其具有高渗性有一定的使用限制(图 3.8)。

钆增强的 MR 图像可以用来进行三维重建，主要以 MIP 的形式显示，对主动脉支架和周围血管支架置入的术前评估都很有用。但是金属支架置入后，由于会存在较大伪影从而限制了 MRA 的随访使用。

多普勒超声

过去 25 年中，超声技术的进步为患者带来了极大方便。目前的趋势是,血管外科医生与血管实验室联系越来越紧密,腔内医生越来越多地成为注册技术师,超声在血管腔内治疗中的应用也越来越广泛。一个例子就是主动脉支架术后,超声越来越多地用于评估内漏和腹主动脉瘤直径变化。同时超声也是下肢动脉闭塞性病变的主要影像学诊断手段,也可以替代动脉造影引导球囊扩张操作。

由于超声技师水平的不同以及患者体型的不同,对肥胖患者要想获得高质量腹部图像非常困难甚至不可能,因此限制了其在髂总动脉全程中成像的使用,主动脉支架术后的随访价值也因人而异。血管外科医生可以和超声技师密切配合,这样能可靠地排除内漏和动脉瘤扩张,同时用最少的对比剂剂量配合平片,常规的 CT 随访也可以尽可能地缩减。目前还不知道临床上植入主动脉支架外侧的实验性压力感受装置能否进一步完善术后随访。

超声可以生成三维图像供球囊扩张和支架置入决策使用。颈动脉支架的脑保护装置试验证明，颈动脉斑块的超声特点与栓塞风险相关。无回声斑块受到球囊扩张的骚扰时有很高的脱落栓塞风险，这在颈动脉的介入治疗中应当引起重视(图 3.9)。

血管腔内超声

多数血管外科医生都没有充分认识到血管内超声(IVUS)成像的作用。随着未来胸主动脉支架的广泛应用，血管内超声成像的价值也会越来越受到重视。没有 IVUS 常规腹主动脉瘤腔内修复也可以轻松完成，而胸主动脉支架置入可不是这样，尤其在治疗主动脉夹层时。

IVUS 图像可以显示血管壁的厚度及病变长度、形状、无回声区和微小的钙化等特征。IVUS 测量血管直径时需要对误差进行校准。这是非常有价值的，有经验的术者会把它作为胸主动脉腔内修复术的重要组成部分。因为导管的离心角与 CT 影像的非正值所产生的误差类似，故 IVUS 对血管直径的测量需校正。当导管正好切过弯曲的动脉瘤弦侧时，动脉长度的测量也可能会有误判，故只有将影像伸

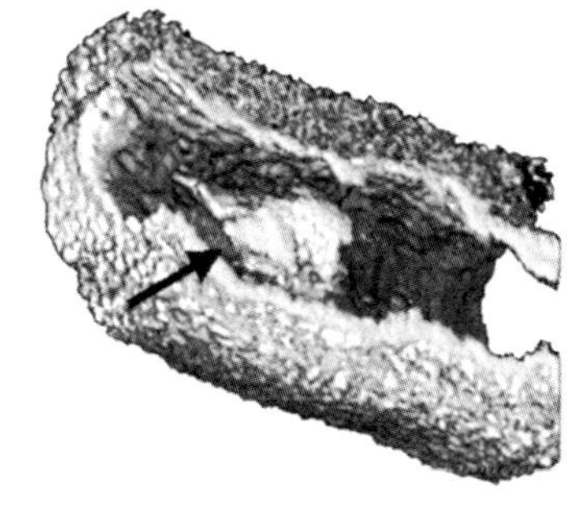

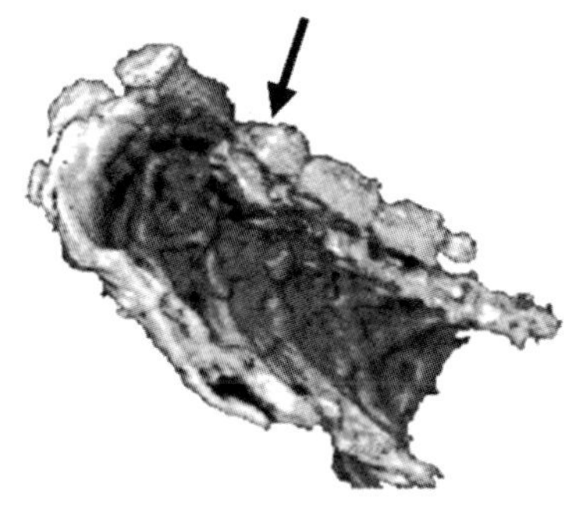

图 3.9 传统体外超声获得二维图像后经电脑程序处理后得到血管腔内 3-D 图像的两个实例。左侧是颈内动脉的粥样硬化斑块(箭头)。右侧是支架治疗该病变后 6 个月时的随访图像,支架下可见部分的斑块(箭头)。

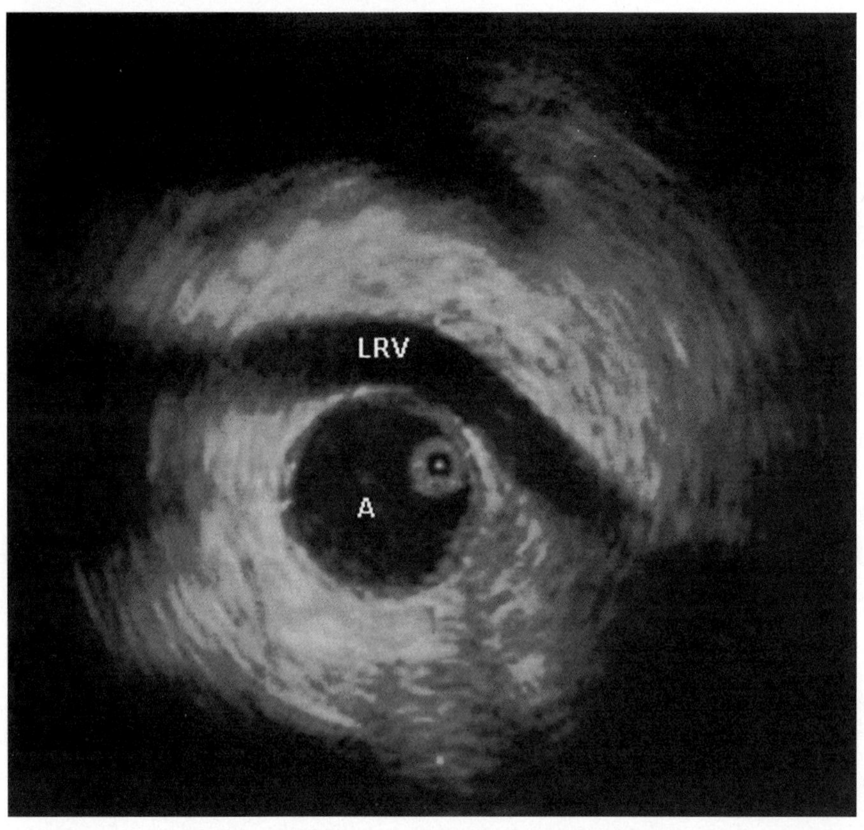

图 3.10 IVUS 图像显示导入腔内移植物后的肾下主动脉瘤颈部(A)。IVUS 导管与主动脉腔同轴,可以测出精确的直径,同时可以看见相对正常的主动脉壁。主动脉前方可见左侧肾静脉(LRV)跨过。

直后测量才能为移植物的选择提供参考。IVUS 可以有效评估主动脉瘤瘤颈,用超声的特性填补标准导管室中可用的成像方法可能存在无法分辨血栓和硬化斑块的缺陷。IVUS 最近新加的彩色血流频谱极大提高了分支血管、假性动脉瘤破口及假腔中血流的探测能力。

IVUS 可以实时显示主动脉夹层的病理生理学,通过三维图像的方式,IVUS 可以帮助我们了解主动脉分支血管和再入破口影响夹层扩展的复杂解剖原理。这是非常有价值的,有经验的术者会把它作为胸主动脉腔内修复术的重要组成部分。IVUS 还可以帮助我们鉴别夹层的真假腔,因为真腔存在完整的动脉壁结构,假腔仅能显示单层的血管外壁。少数情况下,IVUS 还可以显示假腔的独特结构特点,例如血栓或未完全撕裂的血管壁各层之间的网状结构。有时,还可以探测到夹层膜片随着血压的变化上下漂移覆盖内脏动脉开口,从而可以解释胸主动脉夹层症状的多样性。

推荐读物

1. Baum SA, Pentecost MJ. *Abrams' Angiography: Interventional Radiology.* Philadelphia: Lippincott Williams & Wilkins, 2005:
2. Mansour M, Labroloulos N. *Vascular Diagnosis.* Philadelphia: WB Saunders, 2005:
3. Fillinger MF, Racusin J, Baker RK, et al. Anatomic characteristics of ruptured abdominal aortic aneurysm on conventional CT scans: implications for rupture risk. *J Vasc Surg.* 2004;39(6):1243–1252.
4. Beebe HG, Kritpracha B. Computed tomography scanning for endograft planning: evolving toward three-dimensional, single source imaging. *Semin Vasc Surg.* 2004;17(2): 126–134.
5. Lee DY, Williams DM, Abrams GD. The dissected aorta: part II. Differentiation of the true from the false lumen with intravascular US. *Radiology* 1997;203(1):32–36.

编者评述

G. B. Z.

Beebe 医生为血管外科医生详细回顾了当前的成像技术,包括局限性和各种可能的误差原因及解决办法。他明确强调"腔内治疗需要精确测量病变的范围,以及精确测量可能会被腔内器材造成结构性改变的血管段的尺寸",这要求血管外科医师们建立一个不同的理念体系。的确,图像的后处理重建和容积显像还没有深入人心。同样,容积显示、表面重建、最大密度显影及信号丢失伪像等概念还没有引起血管外科医生的足够重视,在血管会议和日常临床实践中也没有统一的用语。但是,它们即将为血管外科医生所重视。Beebe 医生详细阐述了高速及超高速 CT 扫描、MRA、三维超声及其他一些先进的成像技术,通过精密的解剖细节显示,极大增强了外科医生血管重建术前的评估能力。总体上来讲,微创外科尤其是腔内血管外科方兴未艾。腔内血管外科与传统外科的疗效和花费相当,未来则将更加占据优势。Beebe 医生是腔内血管外科的先驱和公认的血管成像首席专家。本章对于该领域的医生而言价值无量。

(杜昕 郭伟 译)

第4章

凝血功能紊乱和高凝状态

Peter K. Henke， Thomas W. Wakefield

外科手术患者中，由于疾病本身或与手术相关的因素，凝血功能紊乱非常常见。同时这也可能预示着患者先前曾有过高凝状态。静脉血栓栓塞(VTE)包括深静脉血栓(DVT)和肺栓塞(PE),每年大约有300 000的发病者,伴有高达15%~20%的死亡率(主要为PE)。DVT后超过30%的患者在8年的随访期中出现慢性下肢静脉功能不全,伴下肢肿胀、疼痛和溃疡。因此，必须采取有效措施减少外科患者的VTE风险。

血流缓慢、静脉壁损伤和血液高凝状态自1850年至今仍被认为是血栓发生的三大相关因素，但人们对其机制已有了更好的认识。例如,血管壁损伤主要是内皮的损伤启动了血栓的发展并进一步导致血管损伤。人们对高凝状态也有了更深的认识，随着大样本种群研究和基因研究的进行，危险因素也越来越明确。更重要的是,认识到血栓是一种炎症反应紊乱,能同时放大凝血反应和血管壁损伤,有助于我们未来对此疾病的治疗。

在临床上,高凝状态发生的时间、方式及严重程度还可能与多个基因因素及环境因素有关。凝血基因的多态性突出显示了这一事实，但很少出现临床可预示的后果。

为了理解血液异常高凝的机制，有必要回顾一下正常的凝血和纤维蛋白溶解途径(图4.1)。在这个图示中,强调了已知的可能引起异常凝血的因子。主要的抗凝机制包括抗凝血酶(AT)、蛋白C和蛋白S。AT可与肝素结合使Ⅱa因子失活，蛋白C和蛋白S作为辅助因子共同抑制Ⅴa和Ⅷa因子。本章将着重讲解与静脉疾病和动脉血栓形成相关的普通凝血功能紊乱的诊断和治疗。对于血浆纤维蛋白原/纤维蛋白及脂蛋白异常本章不做讨论。

静脉血栓的获得性暂时性危险因素

静脉血栓获得性危险因素包括高龄、长时间不活动、肥胖、慢性神经性疾病、心脏病、妊娠、口服避孕药、激素替代治疗、外科手术、创伤和恶性肿瘤。临床症状不明显的低氧血症造成的血管内皮促凝反应，可以因外科手术或老龄而加重。特殊的外科操作,如

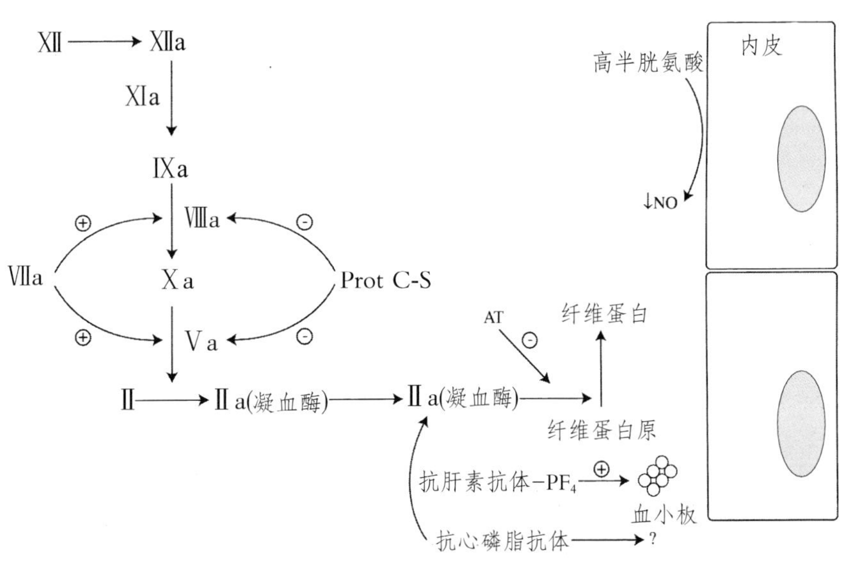

图4.1 凝血因子和抗凝因子的平衡示意图。高凝状态可能由抗凝因子缺乏促凝因子增多和血管内皮损伤引起。AT:抗凝血酶;Ab:抗体;NO:一氧化氮。

膝、髋关节置换等骨科手术、胸腹部手术以及泌尿和妇科手术都可以增加血栓风险。VTE 和恶性肿瘤之间存在强烈的相关因素，以血栓为初始表现的患者中有 0.5%~5.8%都存在未发现的肿瘤。3 年内，肿瘤患者的静脉血栓发生率能增大 3 倍，19%的肿瘤患者都有临床的血栓表现。

详细的病史和体格检查能够帮助医生决定谁需要测试是否存在高凝状态和需要哪些测试(表 4.1)。应该引起注意的是：血栓发生在少见部位、反复的自发性血栓、小于 30 岁的血栓患者或有多次死产的女性患者。对血栓患者亲属的筛查有助于其在高危期的预防，避免终生预防性的抗凝治疗。如果存在这些血栓因素，医生应当高度关注静脉血栓的预防。

动脉血栓形成和高凝状态

高凝状态和血流停滞在动脉血栓形成的过程中作用较小。多数情况下，动脉血栓与血管壁粥样硬化损伤及一系列特殊危险因素有关，如糖尿病、高脂血症或吸烟。可能的遗传危险因素包括：Ⅶ因子、纤维蛋白原、脂蛋白 a 和高半胱氨酸代谢异常。当出现多个凝血因子基因多态性的时候，意味着动脉血栓风险加大。例如，特殊Ⅶ因子的多态性和心肌抑制因子（MI）具有保护作用，但没有上述两种因子血栓风险也并没有增加。动脉血栓形成通常表现为大血管闭塞导致的心肌梗塞、中风、急慢性肢体缺血和其他一些终末器官缺血损伤。在健康的血管中出现原发性动脉血栓是极其少见的。大多数动脉粥样硬化患者都应终生服用抗血小板药物。

天然抗凝功能的丧失

抗凝血酶缺乏

抗凝血酶(AT)是凝血酶、激肽释放酶、Ⅹa、Ⅸa、Ⅶa 和 Ⅺa 因子的丝氨酸蛋白酶抑制剂。AT 由肝脏合成，半衰期为 2.8 天。AT 缺乏，不管是先天性的还是获得性的，都会导致大约 1%~2%的特殊部位静脉血栓的发生，如肠系膜上静脉和大脑静脉。同时，AT 缺乏还可引起动脉和移植物内血栓形成。AT 缺乏容易导致在较年轻时(50 岁左右)就反复出现威胁生命的血栓。AT 缺乏的纯合子个体通常在子宫内就会死去。肝素可以起到抗凝作用，因为它可以使抗凝血酶发挥抗凝作用。获得性 AT 缺乏的原因包括肝脏疾病、恶性肿瘤、败血症、弥散性血管内凝血(DIC)、营养不良和蛋白合成减少。肾病综合征因为在尿中持续丢失中等分子量的蛋白质(Mr=68 kD)，也可以导致 AT(Mr=59 kD)的缺乏。

在使用肝素状态下抗凝不充分和(或)出现血栓时应当怀疑此病。该病应在患者未使用抗凝药物(包括肝素)的情况下，测定 AT 抗原及其活性水平从而得到诊断。

对于有 AT 缺乏症的患者，为使肝素具有抗凝作用，需要输注新鲜冰冻血浆以提供 AT，由每 8 小时 2 个单位，逐渐减量至每 12 小时 1 个单位，随后给予口服抗凝药物。抗凝血酶浓缩剂同样有效。直接的凝血酶抑制剂如水蛭素在监测活化部分凝血酶原时间(aPTT)的情况下也可以用来抗凝。静脉血栓的激进预防措施指出：即使是儿童围手术期也应当给予抗凝治疗，首次发现静脉血栓后更应该终生进行抗凝治疗。

蛋白 C 和蛋白 S 缺乏症

蛋白 C 及其辅助因子蛋白 S 都是在肝脏合成的维生素 K 依赖因子，半衰期为 4~6 小时。静脉血栓患者通常为 3%~5%的蛋白 C 缺乏和 2%~3%的蛋白 S 缺乏。激活的蛋白 C(APC)通过抑制凝血酶原酶聚合物中的Ⅴa 和Ⅷa 因子及 X 因子复合物而起到抗凝作用。此外，APC 抑制了纤溶酶原激活物抑制剂的作用，因此增加了血纤维蛋白的溶解。蛋白 S 是 APC 的辅助因子，由补体 C4b 结合蛋白调节，游离蛋白 S 具有活性功能。蛋白 S 缺乏导致的临床症状与蛋白 C 缺乏一样。大多数蛋白 C、蛋白 S 缺乏都是由常染色体显性遗传的，通常 30 岁左右的年轻患者表现为静脉血栓。然而，也有一些动脉血栓病例被报道，尤其是年轻患者。当表现为纯合子

表 4.1 常见的高凝综合征及诊断测试方法

缺乏	检测
V 因子，Leiden 病 (20%~60%)*	APC 抵抗分析/PCR 测定 V 因子 Leiden 病
高胱氨酸血症 (10%)	同型半胱氨酸水平测定
PT G20210A (4%~6%)	PT G20210A 的 PCR 测定
蛋白 C 缺乏症 (3%~5%)	蛋白 C 活性分析和抗原测定
蛋白 S 缺乏症 (2%~3%)	游离蛋白 S 抗原测定
抗凝血酶缺乏症 (1%~2%)	抗凝血酶活性和抗原测定
肝素诱导的血小板减少综合征 (~3%)	ELISA 测定肝素抗体
抗磷脂抗体综合征 (~3%)	抗磷脂抗体水平测定
Ⅷ，Ⅸ，Ⅺ(?)增高	特殊因子测定分析

*发生率。

PT:凝血酶。

时，以暴发性紫癜为特点的终末期DIC通常会导致婴儿死亡。蛋白C缺乏的杂合子患者，蛋白C的抗原水平通常小于正常值的60%。获得性蛋白C的缺乏见于肝衰竭、DIC和肾病综合征患者。

蛋白C、蛋白S缺乏症需要通过蛋白C、蛋白S的水平测定才能得到诊断。对蛋白C来说，抗原水平和活性水平都需要进行测量，而对蛋白S来说只需测量抗原水平。

血栓的治疗包括肝素抗凝，随后终生服用香豆素类药物抗凝。但是，并不是所有蛋白C蛋白S水平低的患者都会形成静脉血栓，目前已有蛋白C水平较低但无症状的报道。蛋白C缺乏纯合子婴儿的杂合子家族成员同样也不受累。因此，对这些无症状人群的抗凝治疗应当在他们出现血栓表现后进行，但是在围手术期或高危环境下积极的预防性抗凝是必须的。

开始服用口服抗凝药物后，血液有可能出现一过性的高凝状态，因为半衰期较短的维生素K依赖因子是最先受到抑制的(蛋白C、蛋白S和Ⅶ因子)。对于已经存在部分的蛋白C或S不足的患者，这些抗凝因素的水平在开始服用华法林后仍会发生进一步的减低，并导致一过性的高凝状态。这些情况可以导致微循环血栓形成，表现为华法林诱导的皮肤坏死。这种综合征导致皮肤全层的丢失，尤其是在脂肪较厚血液供应较差的区域，如乳房、臀部和腹部。为了防止这种并发症的发生，华法林起始剂量应当较小，同时应当给予另外一种抗凝药物保护，如全身肝素化 [普通肝素或低分子量肝素(LMWH)]。

促凝血功能的获得

活化蛋白C的抵抗(V因子Leiden病)

APC的抑制被认为是20%~60%的自发性静脉血栓病因，人群中的发生率为1%~2%。它是VTE最常见的潜在异常，但它作为一个独立因素出现时伴随的风险很低。该综合征在美国白人中更为常见。由于在V因子蛋白(命名为V因子 Leiden)的506位点谷氨酸替换为精氨酸，出现了对使Va因子失活的APC的抵抗。由于Va因子失活机制障碍，Ⅷa因子降解减少，形成了促凝状态。在有这种变异的纯合子或杂合子个体中可以观察到血栓形成的表现。V因子 Leiden杂合子患者的VTE风险增高7倍，纯合子患者的风险则增高80倍。

与其他一些高凝状态合并存在的缺陷，如凝血酶原20210A变异，明显增加了血栓风险。在有此种缺陷的大量VTE病例中，VTE复发很常见，风险通常增大2.4倍。尽管VTE是这类患者最常见的表现，但也有动脉血栓的报道，尤其是下肢动脉成形术后的血栓形成。

APC抵抗的诊断手段是加入活化的蛋白C对血栓进行分析（改良的aPTT)。此外，还应对是否为纯合子或杂合子进行基因分析，这有可能影响治疗决策。

出现静脉血栓后的APC抵抗治疗包括肝素抗凝，而后口服香豆素类药物。长期使用(大于6个月)华法林是存在争议的。如果患者是杂合子，目前还没有数据表明应当长期给予华法林治疗。事实上，APC抵抗反复发生血栓的风险是很低的(2.4倍)，这意味着并不是所有患者在首次出现静脉血栓后都需要长期抗凝，而是应当评估患者的总体血栓风险，包括年龄、临床情况和药物治疗方法。

凝血酶原G20210A的多态性

凝血酶原(Ⅱ因子)是依赖维生素K在肝脏中合成的，它能将纤维蛋白原转变成纤维蛋白。在凝血酶原基因远端3′非编码区的基因的多态性常常导致凝血酶原异常，水平增高。碱基对G20210A的多态性，可使VTE的风险从2倍增高到7倍，并与4%~6%的住院患者的VTE有关。这种基因型并不增加动脉闭塞性疾病的发生率。妊娠妇女血栓风险增高，有早期心肌梗塞风险，并且该病可能与V因子Leiden病有协同作用。大多数患者都是这种变异的杂合子，该病主要影响高加索人种，亚洲和非洲人中从未出现此类患者。

对凝血酶原变异基因分析后可诊断该病。血浆Ⅱ因子活性的测量是不可靠的。

肝素治疗后应当立即进行华法林治疗，持续时间自首次VTE开始大约为6个月。VTE复发需要终生抗凝，与首次出现VTE、V因子 Leiden病和凝血酶原G20210A变异共存的患者一样。

促凝血因子增多:Ⅷ，Ⅸ，Ⅺ

促凝血因子增多直到最近才与原发性和复发性VTE联系到一起。Ⅷ因子具有剂量反应效应。例如，Ⅷ因子:C超过90%与VTE风险增高5倍相关。对Ⅲ因子:C水平的增高同样受血型和种族的影响。Ⅺ因子增高到90%以上时，VTE风险与对照组相比增加2倍。Ⅸ的增高也有相似的风险增加。类似于凝血酶原G20210A变异的情况，获得性因素和环境因素与凝血因子增加患者的血栓发生率相关，这与凝血因子遗传性缺陷具有孤立的VTE风险形成鲜明对比。

诊断主要依据对各因子水平及活性的直接测定。治疗方法推荐普通肝素抗凝后口服至少6个月华法林。二次发生VTE的患者应当终生抗凝。

高同型半胱氨酸血症

高同型半胱氨酸血症也是动脉粥样硬化和血管疾病的危险因素，最近的 meta 分析提示高同型半胱氨酸的 VTE 风险是对照组的 2.5 倍。血清同型半胱氨酸增高(>15 μmol/L)可以由 N^5,N^{10} 亚甲基四氢叶酸还原酶或胱硫醚 β 合酶这两种酶的缺陷引起。高同型半胱氨酸血症同时还是不到 40 岁的年轻患者、女性和 20~70 岁有反复血栓形成患者的 VTE 高危因素。高同型半胱氨酸血症合并 V 因子 Leiden 病后，静脉和动脉血栓的风险将大大增高。获得性高同型半胱氨酸血症与维生素 B_6、维生素 B_{12} 及叶酸缺乏有关。增高的血浆同型半胱氨酸主要导致血管内皮功能异常。例如,损伤内皮介导的血管舒张已在实验中证实,这意味着在这些患者体内一氧化氮的生物利用度可能是降低的。

禁食状态下测量血浆同型半胱氨酸水平后可做出诊断，必要时可口服甲硫氨酸的负荷剂量以增加敏感性。

治疗轻微的高半胱氨酸血症可以使用叶酸、维生素 B_6 或维生素 B_{12},长期治疗可有效增强凝血因子活性。

肝素诱导的血小板减少症和血栓综合征

肝素诱发的血小板减少症(HIT)的发生率为 1%~30%不等。在对 11 个前瞻性研究进行分析后得出,HIT 发生率为 3%,血栓发生率为 0.9%。由于早期诊断和适当的治疗，目前 HIT 的发病率和死亡率已分别从历史上的高位降至 6%和 0%。HIT 由肝素依赖性的免疫球蛋白 G(IgG)抗体结合血小板因子 4(PF_4),诱导血小板聚集形成。牛源性和猪源性普通肝素以及低分子肝素（LMWH）都可以产生 HIT,但 LMWH 的发生率较低。HIT 通常发生于肝素给药后的第 3~14 天。据报道，动静脉均可出现血栓，甚至肝素涂层的留置导管都可以诱发 HIT。

肝素治疗期间，血小板计数降低 50%、计数小于 100 000/mL 或用药期间出现血栓,尤其是少见部位的血栓，都应当高度怀疑 HIT。诊断对于预后非常关键。由于患者血小板计数下降的原因很多，如败血症和 DIC，因此 HIT 的诊断还是相当有难度的。实验室诊断主要根据酶联免疫吸附试验(ELISA)测定患者血浆中的抗肝素抗体。

治疗包括停用肝素（最重要),包括所有静脉滴入的肝素。因为 HIT 的凝血状态与华法林诱导皮肤坏死时的状态相似,在建立适当的抗凝机制前，华法林是禁忌使用的。LMWH(依诺肝素和达肝素钠）与普通肝素抗体有 92%的交叉反应，因此除非经过测试不存在交叉反应，否则不要在 HIT 患者中用它们替代普通肝素。直接的凝血酶抑制剂水蛭素(重组水蛭素)和阿加曲班都是目前的治疗选择。这些因子与肝素抗体无交叉反应，也可以用于需要围手术期全身抗凝的患者。

狼疮抗凝物/抗磷脂综合征

狼疮抗凝综合征其实是一种获得性高凝状态,其命名是错误的。抗磷脂抗体综合征表现包括：抗磷脂抗体滴度增高、反复胎儿死亡、血小板减少和网状青斑。中风、心肌梗死、内脏梗死和下肢坏疽都可能发生。狼疮抗凝综合征在系统性红斑狼疮(SLE)患者中的发生率为 5%~40%，同时它也可发生于非 SLE 患者中,而常与使用某些药物、癌症及感染性疾病相关。高凝的确切机制尚不清楚。

抗磷脂抗体综合征是极其致命的高凝状态，可以导致动静脉血栓风险比普通人群高 5~16 倍,血栓尤多见于肢体部位的周围血管。至少 1/3 的狼疮抗凝综合征有一到多次的血栓事件,超过 70%的是静脉血栓。在后期随访中,可以有 27%~50%的抗磷脂抗体阳性患者的血管旁路移植物发生血栓。与对照组相比(13%),慢性下肢缺血的年轻白人组(不到 45 岁)的抗磷脂抗体阳性率高达 26%。

aPTT 延长、其他标准凝血测验正常、ELISA 测验发现抗磷脂抗体滴度增高的患者都应当怀疑此病。该病的诊断检测尚有缺陷,aPTT 延长存在实验室误差。另一项检查,即稀释印度蝰蛇毒时间在本病中也有所延长。大约 80%aPTT 延长的患者 ELISA 抗磷脂抗体测验都呈阳性，但是只有 10%~50%ELISA 抗磷脂抗体检测呈阳性患者的 aPTT 延长。两项试验均呈阳性的患者血栓风险与任意一项呈阳性者的血栓风险相同。

使用肝素后的华法林抗凝（国际化比值 INR>3.0,最近的数据建议 2~3 即为有效）是抗磷脂综合征的治疗方法。对反复死胎,推荐孕期使用肝素或 LMWH。对狼疮抗凝综合征患者,可以在凝血酶时间或抗 Xa 因子的成功检测下使用肝素治疗。

推荐读物

1. Alving B. How I treat heparin-induced thrombocytopenia and thrombosis. *Blood* 2001;101(1):31.
2. Bick RL. Prothrombin G20210A mutation, antithrombin, heparin cofactor II, protein C, and protein S defects. *Hematol Oncol Clin North Am.* 2003;17(1):9.
3. Dahlbäck B. Blood coagulation. *Lancet* 2000;355:1627–1632.
4. de Stefano V, Martinelli I, Mannucci PM, et al. The risk of recurrent deep venous thrombosis among heterozygous carriers of both Factor V Leiden and the G20210A prothrombin mutation. *N Engl J Med.* 1999; 341(11):801.
5. den Heijer M, Blom HJ, Gerrits WB, et al. Is hyperhomocysteinanemia a risk factor for recurrent venous thrombosis? *Lancet* 1995; 345:882.
6. Greinacher A, Volpel H, Janssens U, et al. Recombinant hirudin (Lepirudin) provides safe and effective anticoagulation in patients
7. Khamashta MA, Cuadrado MJ, Mujic F, et al. The management of thrombosis in the antiphospholipid-antibody syndrome. *N Engl J Med.* 1995;332:993.
8. Lane DA, Grant PJ. Role of hemostatic gene polymorphisms in venous and arterial thrombotic disease. *Blood* 2000;95(5):

1517–1532.
9. O'Donnell J, Mumford AD, Manning RA, et al. Elevation of FVIII:C in venous thromboembolism is persistent and independent of the acute phase response. *Thromb Haemost.* 2000;83:10–13.
10. Prandoni P, Bilora F, Marchiori A, et al. An association between atherosclerosis and venous thrombosis. *N Engl J Med.* 2003; 348: 1435–1441.
11. Rosendaal FR. Venous thrombosis: a multicausal disease. *Lancet* 1993;353:1167–1173.
12. Seligsohn U, Lubetsky A. Genetic susceptibility to venous thrombosis. *N Engl J Med.* 2001; 344(16):1222–1231.
13. Svensson PJ, Dahlback B. Resistance to activated protein C as a basis for venous thrombosis. *N Engl J Med.* 1994;330:517.
14. Warkentin TE, Levine MN, Hirsch J, et al. Heparin-induced thrombocytopenia in patients treated with low-molecular-weight heparin or unfractionated heparin. *N Engl J Med.* 1995;332:1330–1335.

编者评述

G. B. Z.

作为一个有 30 年临床经验的血管外科医生，我很清醒地认识到了凝血系统的重要性。然而，过去由于其复杂性，该系统没有得到详尽阐述。许多生理学和病理生理学机制模糊不清，对于临床症状的认识远比发病机制的理解提前。各种因子的人名命名法和各种复杂的命名法令人困惑，直到最后终于出现了可笑的错误名称（狼疮抗凝体描述高凝状态）。最后，终于有人将抗凝知识变得更为实用。Drs. Henke 和 Wakefield 撰写的本章及 Comerota 撰写的下一章中所讲述的内容并非是个静止的领域，它们对血管外科医生的临床实践仍非常重要。

本章详细描述了动静脉血栓的流行病学。对血栓形成的三大因素：血管壁损伤、血流缓慢和高凝状态进行了提炼。血管壁损伤现在已明确为内皮细胞的损伤，人们现在对其潜在的高凝状态的生物化学机制已有了充分认识。作者还详述了基因和肥胖、慢性神经性疾病、各种类型的心脏疾病、怀孕、口服避孕药、激素替代治疗、手术创伤、缺氧和恶性肿瘤等后天获得性因素之间的复杂相互作用。癌症见于 0.5%~5%的初始表现为静脉血栓的患者，19%的肿瘤患者都会发生静脉血栓。作者给出了非常实用的建议，包括各种综合征的临床认识和治疗方法。例如，他们建议在使用肝素的情况下形成血栓或在常规剂量的肝素作用下患者未得到充分的抗凝时，就应当怀疑抗凝血酶缺乏。随后他们对如何对这种已知的抗凝血酶缺乏患者进行抗凝治疗给出了明确指南，如可以使用新鲜冰冻血浆、抗凝血酶浓缩剂或选择性地使用水蛭素或阿加曲班，抗凝血酶缺乏、蛋白 C 和蛋白 S 的缺乏可能与华法林诱导的皮肤坏死相关，在文中也有详细阐述。

同时本章还描述了各种促凝因子增加的疾病，包括 V 因子 Leiden 病，凝血酶原 G20210A 多态性，Ⅷ、Ⅸ和Ⅺ因子增加，高半胱氨酸血症及 HIT。HIT 在 1%~30%的使用肝素治疗的患者中出现，而致其发病的 IgG 抗体可通过 ELISA 方法很容易地检测到，治疗上可使用水蛭素和(或)阿加曲班。最后，狼疮抗凝剂实际上为一种促凝血剂，在文中也得到了很好阐述。表格和图示对外科医生来讲非常有用，对那些需要进一步了解凝血系统详情的读者来说，本文所推荐的参考文献非常有用。

（杜昕　译）

第5章

血小板抑制、抗凝和溶栓治疗

Anthony J.Comerota, Teresa Carman

血管外科医生突破了缺血下肢重建技术方面的极限。然而,血液的高凝状态,新生内膜纤维增生,流出道的高阻力以及疾病进展可破坏技术的成功。血栓并发症,不管是原发性或继发性,在血管外科手术患者中都是常见的。因此,药物治疗(包括针对循环中动脉和静脉两方面的治疗)在血管外科患者治疗的发展中显得越来越重要。

抑制血小板是对所有动脉粥样硬化疾病患者的主要治疗手段。与传统疗法相比,小剂量阿司匹林和二代血小板抑制剂的应用可显著提高临床转归。

抗凝被持续应用于静脉血栓栓塞性疾病患者的治疗。特发性血栓栓塞患者可始终得益于较长期的抗凝治疗。

戊多糖的科学管理在预防高危矫形外科患者深静脉血栓的形成中有明显作用,已有学者研究了戊多糖在确诊血栓疾病和房颤患者中的作用。

直接凝血酶生成抑制剂目前可用来治疗肝素诱导的血小板减少症,同时也是一种较好的血栓疾病的治疗方法。

一旦确诊血栓形成,清除血栓的方法如针对大动脉或静脉血栓形成的导管介入溶栓和针对肺动脉血栓形成的全身溶栓治疗都能给患者带来持久的作用。抑制血栓的再发,恢复心肺血管血流动力学以及发现和纠正潜在的动脉或静脉狭窄可获得长期利益并提高生活质量。

本章讨论了血管外科疾病的主要药物治疗方法,并简单概述了基本的药物使用。可惜因为版面的限制,这里无法进一步扩展讨论这些药物的临床试验数据或转归分析。读者可查阅相关的优秀文献来获得其临床应用的结果。

血小板抑制剂

血小板抑制剂的应用是血管外科疾病的基础治疗方法。血小板聚集诱导血小板源性血栓是引起动脉粥样化血栓形成的一个常见机制。

我们已清楚地认识到血小板抑制剂的好处。第二代血小板抑制剂已成功开发,同时已在高危患者中进行相关研究。口服血小板抑制剂可通过三种活动机制改变血小板功能(图5.1),并且可普遍应用于血管疾病患者。阻止糖蛋白(GP) Ⅱb/Ⅲa膜受体是最常见的一种抑制血小板的途径,然而这只能通过静注达到效果。GPⅡb/Ⅲa抑制剂仅能用于行经皮冠脉介入术的患者。

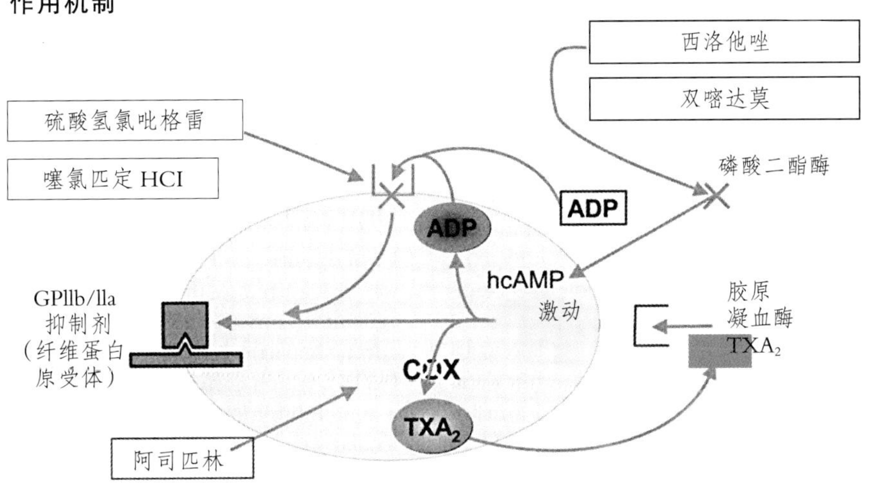

ADP:腺苷二磷酸;TXA_2:凝血酶原 A_2;COX:环加氧酶

图5.1 血小板抑制剂作用机制图示。

阿司匹林

阿司匹林通过阻碍细胞环氧酶途径起效。这个机制通过降低凝血产物来减少血小板-凝血酶之间的相互作用。抗血小板联合试验,近来又称抗凝血联合试验,发现高危患者服用阿司匹林的主要缺血事件减少了25%~27%。大量临床试验证明每日服用75~150mg阿司匹林效果最佳,可见其存在剂量依赖作用。但当效果随着剂量增加时,出血并发症的危险也随之增加。

血管外科患者血管重建术前给予阿司匹林可降低围手术期心肌梗死(MI)的发生率和死亡率,对于颈动脉内膜切除的患者还可减少内膜切除部位和移植物部位血小板聚集,及手术时的中风发生率。此外,阿司匹林还可促进下肢旁路术后假体的开放。

噻吩并吡啶类药物:噻氯匹定和氯吡格雷

噻吩并吡啶类药物是一种复合物,通过消化道(GI)吸收后,在肝脏代谢。肝脏代谢产物是一种具有活性的物质,能抑制血小板膜上的腺苷二磷酸盐受体(ADP)。这是一种有效的血小板抑制途径。根据药理动力学研究,噻氯匹定和氯吡格雷的推荐使用剂量相似。提及噻氯匹定是因为曾经使用过,其引起的中性粒细胞减少和血小板减少使得大部分临床医生望而生畏,故当有指征用药时,取而代之的是氯吡格雷。

大型CAPRIE研究对比了氯吡格雷和阿司匹林的疗效,受试者为近期心肌梗死(MI)、近期中风和慢性外周血管疾病患者(PAD)。结果氯吡格雷组患者的主要缺血事件发生率较之阿司匹林组下降了8.7%。然而,服用氯吡格雷的PAD患者组受益最大,下降了23.8%。在整个实验中,所有结果均显示PAD患者获益。

其后关于急性冠脉综合征治疗的研究显示,联合使用血小板抑制剂氯吡格雷和阿司匹林既可减少主要缺血事件的发生,也能降低经皮冠状动脉介入的并发症。氯吡格雷是否有利于外周血管成形术和支架术患者尚待研究,但由于此类患者已经确诊为PAD,氯吡格雷的使用旨在降低危险,这些危险上文中已提及。

西洛他唑

西洛他唑可提高间歇性跛行患者的跛行距离。其通过抑制磷酸二酯酶Ⅲ来提高细胞内cAMP的浓度,因而可产生多种效果,包括血管舒张,抑制血小板,抑制平滑肌细胞,在动物模型中提高血流和降低甘油三酯类和胆固醇浓度。

间歇性跛行患者服用西洛他唑可增加跛行距离并提高生活质量。但西洛他唑的疗效仅为中度且并无显著改变PAD患者出血时间的作用。一项前瞻性的研究评价了阿司匹林、氯吡格雷和西洛他唑单用及联合用药的效果,结果显示阿司匹林和氯吡格雷均延长出血时间,而西洛他唑无此作用。相比较单用阿司匹林或氯吡格雷或两者联合,西洛他唑联合阿司匹林或氯吡格雷或三者联合不会影响出血时间。由此可见,西洛他唑可与其他血小板抑制剂联合使用,且不增加出血危险。

抗凝剂

普通肝素

直到近来,普通肝素(UFH)才被誉为最有效的抗凝剂。肝素与抗凝血酶Ⅲ(ATⅢ)结合后将慢速ATⅢ转换成快速纤维蛋白抑制剂,以此来达到抗凝效果。UFH的分子质量从3000到30 000Pal。有趣的是,只有不到50%的UFH通过与ATⅢ蛋白分子结合来发挥抗凝作用。二次抗凝效应需要与肝素辅助因子Ⅱ结合来实现,即便需要较大剂量的肝素。肝素可抑制血小板功能,延长出血时间,抑制血管平滑肌细胞并可与血管内皮结合。这些继发效应在有创手术后显得很重要,如动脉造影术、心脏介入术以及血管成形术,它能改善手术效果,但也能增加并发症发生率。

肝素-ATⅢ复合物抑制凝血因子Ⅱa,激发因子Ⅸ,Ⅹ,Ⅺ和Ⅻ。越来越多的证据显示肝素抑制凝血作用是通过抑制凝血酶激发Ⅴ因子及Ⅷ因子这个过程介导的。

肝素的生物半衰期(T1/2)不符合简单的一级动力学过程。肝素剂量越大则半衰期越长,反之亦然。因而,肝素的剂量反应关系不是线性的,同时抗凝作用增强与剂量增加不成比例。

肝素的作用可被血小板、纤维蛋白和循环中的血浆蛋白所抑制。血小板分泌血小板因子(PF4),它可以有效地中和肝素的抗凝效应。另外两个血浆蛋白,富含组氨酸的糖蛋白和玻璃体结合蛋白也可中和肝素的抗凝效应。另外,当因子Xa与血小板结合后,肝素AⅢ复合物失去抗凝效应。即便肝素通过纤维蛋白溶酶原-纤溶酶转换系统可改变作用,但总的内源性纤溶效应较小,且肝素很可能与内源性纤溶作用无关。

临床试验证明,与间断的静脉推注肝素相比,持续静脉输注肝素治疗血栓性疾病更安全且疗效更佳。另外,肝素治疗可使活化部分凝血活酶时间(aPTT)延长至正常范围的1.5倍以上。但静脉血栓栓塞性疾病初始肝素治疗后不能保持此aPTT水平会导致复发率明显增加。

肝素诱导的血小板减少症(HIT)已被临床医生认识到,通常是在使用肝素 5~10 天后出现较可怕的并发症。HIT 是一种抗原-抗体免疫反应，与肝素的使用剂量无关。它由肝素诱导的血小板抗体引起血小板聚集，血小板减少并最终发生血栓栓塞性并发症。

若患者体内存有抗体，则使用肝素后即可诱发 HIT。患者接受肝素治疗，不管给药途径及处方的剂量多少，都应监测血小板计数，且确诊 HIT 后应及时治疗。

低分子肝素

目前有四种低分子量肝素(LMWH)允许在美国使用，分别是阿地肝素、达肝素、依诺肝素和亭扎肝素。但目前市场上仅有达肝素和依诺肝素两种。在加拿大和欧洲其他国家还有一些其他肝素种类，包括贝米肝素、舍托肝素、弗希肝素、那屈肝素和瑞肝素。尽管有着类似的机制，但实际却各不相同。它们的使用剂量及抗凝活性各不相同，因此外科医生有必要熟悉各种肝素的用法。

LMWH 由猪肝素中有酶活性或化学活性的片段组成，是糖胺聚糖分子的混合物，分子量明显低于普通肝素(大约 5000Pal)，因此，低分子量肝素的药理和药代动力学与肝素不同。与普通肝素相似的是，低分子量肝素也通过一种特殊的戊多糖与抗凝血酶(AT)结合。这种结合诱导 AT 结构的改变，继而加速这种结合，同时加快了活化因子 X(Xa)及凝血酶(Ⅱa)的清除。然而，由于多数肝素的长度大概有 15 种糖单位，结合因子Ⅱa 的能力有限，因此主要的抗凝作用通过抑制因子 Xa 实现(表 5.1)。

LMWH 和 UFH 的临床适应证相似，故在使用时需仔细考虑(表 5.2)。LMWH 皮下给药的生物利用度大约 90%，而 UFH 为 30%。部分是因为减少了与内皮、血浆蛋白、白蛋白、巨噬细胞和血小板之间的结合。正因为减少了非特异的结合及半衰期的延长，故 LMWH 大部分临床适应证为经皮下给药，每日一次或两次(表 5.3)。给药的简化及便于门诊治疗使得 LMWH 成为住院期间深静脉血栓治疗、预防性治疗以及矫形外科术后深静脉血栓预防性治疗的首选。

临床大部分情况 LMWH 使用不需要监测。但在以下患者有监测的必要，如肝或肾功能不全，儿科，孕妇，肥胖或异常瘦弱的患者。然而，与 UFH 不同的是，LMWH 不延长 aPTT 时间。因此当存在使用指征时，首选的监测方法是 LMWH 控制的产色的抗 Xa 含量测定。皮下注射 LMWH4 小时后可测得产色的抗 Xa 含量，治疗剂量测得的值应在 0.5~1.1 之间，预防性用量测得的值应在 0.2~0.3 之间。

LMWH 经肾脏代谢。通常 LMWH 使用于轻度(肌酐清除率 50~80mL/min)或中度(肌酐清除率 30~50mL/min)肾功能不全患者时不需要剂量调整，而使用于重度肾功能不全患者（肌酐清除率小于 30mL/min)时有必要调整剂量及监测(表 5.4)。目前没有一种制剂可以可靠地中和 LMWH 的抗凝效应。鱼精蛋白对 LMWH 的中和程度与 UFH 不同，与 LMWH 的结合减少。虽然鱼精蛋白是推荐的 LMWH 中和剂，但其对于临床严重出血的作用不明显。故 LMWH 需谨慎使用于出血风险增加的和有相对禁忌证的患者(表 5.5)。

由于 LMWH 与血小板和 PF4 的结合减少，其 HIT 的发生率降低，大约为 1%，而 UFH 的比率为 3~5%。但是仍应在治疗期间每三天监测一次血小板计数以便及时发现血小板减少。在 HIT 患者或有 HIT 史的患者中可能出

表 5.1 三种低分子肝素的比较

药物	分子质量	抗 Xa:抗 IIa 作用
达肝素(Fragmin®, Pharmacia&Upjohn)	5500 Dal	2.8:1
依诺肝素(Lovenox/Clexane®, Aventis)	4500 Dal	3.3~3.8:1
亭扎肝素(Innohep®, Leo and Pharmion)	5800 Dal	1.5~2.0:1

表 5.2 与 UFH[1] 相比 LMWH 的优点与缺点

优点	缺点
• DVT[2] 预防及治疗相对有效 • 相对安全：出血，HIT[4] 及骨质疏松症 • 皮下给药：可用于门诊患者治疗 • 更高的生物利用度，每天 1~2 次 • 无需实验室监测	• 肾清除：CrCl[3]<30mg/mL • HIT 或有 HIT 史的患者禁用 • 避免椎管麻醉或用药 4 小时内硬膜外置入导管 • 猪肉过敏患者避免使用 • 不能由 aPTT[5] 监测，需监测有色的抗 Xa 因子含量 • 每剂价钱较高

[1]UFH：普通肝素。
[2]DVT：深静脉血栓形成。
[3]CrCl：肌酐清除率。
[4]HIT：肝素诱导的血小板减少。
[5]aPTT：活化部分凝血酶时间。

表 5.3　美国 LMWH[1] 临床适应证及剂量

药物	临床指征	剂量[+]
达肝素 (Fragmin®)	髋关节置换后预防性 *DVT[2] 治疗 腹部手术后预防性 DVT 治疗 腹部手术后 PVT 高风险 USA[3]/非 Q 波心肌梗死 DVT[++]	术后 4~8h 首剂 2500IU，后 5000IU qd 维持 或术前 2h2500IU，术后 4~8h 首剂 2500IU，后 5000IU qd 维持 或术前当晚 5000IU，术后 4~8h5000IU，此后 5000IU qd 维持 术前 1~2h2500IU，术后 2500IU qd 维持 术前当晚 5000IU，术后 5000IU qd 维持 120IU/kg q12h(最大剂量每次不超过 10 000IU) 100IU/kg q12h 或 200IU/kg qd
依诺肝素 (Loveno®)	腹部手术后预防性 DVT 治疗 ** 髋或膝关节置换后预防性 DVT 治疗 ** 髋关节置换后预防性 DVT 治疗 ** 疾病治疗(常规维持 6~11 天) USA/非 Q 波心肌梗死 DVT(不合并 PE) DVT(合并或不合并 PE[4])	术前 2h 首剂 40mg，后 40mg qd 维持 术后 12~24h 起 30mg q12h 术前 12h40mg，术后 40mg qd(维持 3 周) 40mg qd 1mg/kg q12h 1mg/kg q12h(OP[5]) 1mg/kg q12h(IP[6])或 1.5mg/kg qd(IP)
亭扎肝素 (Innohep®)	DVT(合并或不合并 PE)	175IU/kg qd

[1]LMWH，低分子肝素。
[2]DVT，深静脉血栓形成。
[3]USA，不稳定心绞痛。
[4]PE，肺动脉栓塞。
[5]OP，门诊患者。
[6]IP，住院患者。
*常规治疗周期 5~10 天。
**常规治疗周期 7~10 天。
[+]所有药物经皮下给药。
[++]非批准的指征。

现 UFH 和 LMWH 的抗体交叉反应，有文献报道交叉反应达到 80%。因此，确诊 HIT 后应停用 LMWH。

使用 LMWH 后可出现轻度血清转氨酶水平升高，但停药后可恢复且无明显临床意义。相比 UFH，LMWH 引起骨质疏松的风险较小，但对于较长期使用该药的个体仍需考虑此风险。

表 5.4　重度肾功能受损的依诺肝素的剂量调整

指征	剂量
腹部外科术后预防	30mg qd
髋或膝关节置换术后预防	30mg qd
急性疾病预防	30mg qd
USA/非 Q 波型心肌梗死	1mg/kg qd
住院患者 DVT 治疗(合并/不合并 PE)	1mg/kg qd
门诊患者 DVT 治疗(不合并 PE)	1mg/kg qd

人工寡糖类

化学合成业的进步促成了人工寡糖类的合成和选择性抗凝剂的出现。目前已合成能用的，投入临床试验的两种人工寡糖类是磺达肝素和艾卓肝素，它们的戊多糖序列与 UFH 类似。这些制剂的抗凝机制是与 AT 结合后构象改变，进而加快两者的结合同时加速清除血浆中的 Xa。这种机制与 UFH 和 LMWH 相同。然而，若无多糖尾链的存在，就不能促进与凝血酶的有效结合。因此，我们称它们为选择性 Xa 抑制剂。

磺达肝素（Arixtra®，Sanofi-Synthelabo）是此类制剂中第一个开发及投入市场的。为减少其与血浆蛋白，血小板和 PF4 之间的非特异结合并增加与 AT 的亲和力，使其更有效，我们将其戊多糖单位进行了化学结构上的改变。磺达肝素由皮下给药，吸收和分布均较快。血浆半衰期大约为 17 小时，且与剂量无关，需每天监测一次。

磺达肝素不可代谢，由肾脏清除但结构不变。其他制剂可较安全地使

表 5.5 抗凝相对指征

近期器官活检术或非压迫性动脉穿刺
近期胃肠道或生殖泌尿道出血(<10 天)
近期大手术、中风或创伤(<2 周)
出血体质史
血小板减少或严重贫血
脊柱内、颅内或眼球内出血史
硬膜外/椎管内麻醉,硬膜外/椎管内穿刺外伤或近期硬膜外置管(<4~6h)
肝功能不全
细菌性心内膜炎
正使用抗血小板制剂、GPⅡb/Ⅲa 或纤溶制剂

用于中度或中度肾功能不全的患者。就目前所知,没有能中和磺达肝素抗凝作用的中和剂或制剂。支持使用血浆或凝血酶原复合物浓度的数据少见。近来进行了一项关于重组的活化Ⅶ因子(rFⅦa)的研究,受试者均为健康志愿者,结果均无出血并发症发生,显示了 rFⅦa 因子能使延长的凝血酶作用时间恢复正常,并能维持 1+2 片段的血浆浓度稳定。因此,即使关于 rFⅦa 因子的研究不多,仍可考虑将其应用于磺达肝素引起的出血并发症。

临床使用磺达肝素治疗后引起中度血小板减少(血小板计数 50 000~100 000/mm^3)的发生率约 3%,血小板跌至 100 000/mm^3 以下后需停药。HIT 抗体与磺达肝素似乎并无联系,但目前为止没有研究证实。因此,有足够数据证明磺达肝素可作为替代抗凝剂用于 HIT 或有 HIT 史的患者。

FDA 通过的 DVT 预防性治疗用量为皮下注射每天 2.5mg,适用于是髋骨骨折、全髋置换术或全膝置换术。当大量研究完成(Matisse 临床试验组)且证明磺达肝素作为 DVT 和肺动脉栓塞(PE)的首选治疗有效时,FDA 仍没有认证其指征。Matisse 试验组将磺达肝素 7.5mg 皮下注射与依诺肝素 1mg/kg q12h(Matisse DVT 试验)及静注 UFH(Matisse PE 试验)后口服华法林治疗(周期 3 个月),在血栓复发率及出血症状等方面,磺达肝素与其他制剂效果及安全性相同。对于体重小于 50kg(5mg)或超过 100kg 的患者需调整用药。与 LMWH 相似的是,磺达肝素也不需要监测,因为它并不延长 aPTT 时间或 PT 时间,若要监测则可以测定有色的抗 Xa 因子含量。然而,为精确测定含量,必须进行含量测定校准,而不是肝素或 LMWH。

艾卓肝素是另一种寡糖类药物。它是一种戊多糖,通过结合 AT 的活性部位及促进结合并加快清除来选择性抑制 FXa 因子,它的半衰期长达 80 小时。正因如此,它可以一周经皮下给药一次。关于艾卓肝素的Ⅰ期和Ⅱ期临床试验已完成,目前进行的是Ⅲ期临床试验,同时进行的有 DVT 和 PE 及房颤的临床试验。

直接凝血酶抑制剂

UFH、LMWH 及维生素 K 拮抗剂均以抑制凝血酶来达到抗凝效果。然而,它们均非直接抑制凝血酶,而是通过结合 AT 清除抗 Xa 因子或通过干扰蛋白合成来完成。直接凝血酶抑制剂(DTI)通过直接结合凝血酶分子,破坏其活性催化部分来起到凝血作用。破坏凝血酶活性能间接影响凝血因子Ⅴ、Ⅷ、Ⅹ的活化及凝血酶诱导的血小板活化。与 UFH、LMWH 不同的是,DTI 既能与游离的凝血酶结合,又能与纤维素凝血酶复合物结合。DTI 缺少非特异蛋白介入,也不能被 PF4 抑制。此种药物现有四种可用,三种非口服药物已经被 FDA 认证,目前在美国使用。第四种为口服制剂,目前尚未获得 FDA 认证。表 5.6 对以上四种药物进行了比较。

第一种可用的 DTI 是来匹卢定(Refludan®,Berlex),它由水蛭素重组而成,起初是从水蛭的唾液中提取而来的一种凝血酶抑制剂。来匹卢定由 65 个氨基酸多肽组成,通过纤维蛋白原结合部位(外部Ⅰ)与凝血酶分子结合,从而抑制其活性部位。来匹卢定在健康个体中的半衰期约 90 分钟,约 90%经肾脏清除。目前尚无能中和来匹卢定抗凝作用的中和剂。使用聚甲基甲丙烯酸盐(PMMA)膜进行血液透析时可与重组水蛭素结合从而将其带离血液循环,其他滤过膜无此效果。

目前来匹卢定已获 FDA 认证,可用来治疗 HIT 及血栓栓塞性疾病以进一步预防血栓栓塞的并发症发生。其推荐用药方式为静脉推注(0.4mg/kg),然后每小时 0.15mg/kg 持续滴注。肾功能下降的患者需调整用量,肾衰竭的患者需谨慎用药甚至避免用此药。虽然皮下给药不是首选,但多项研究表明来匹卢定经皮下给药能取得良好的临床疗效,生物利用度近 100%。

来匹卢定的抗凝效果可根据随访 aPTT 或 Ecarin 凝固时间法(ECT)获得。一般情况下,在开始注射 4 小时后,调整剂量后 4 小时及维持剂量时需每天监测一次 aPTT。给药后需调整剂量使 aPTT 值维持在平均正常值的 1.5~2.5 倍之间。来匹卢定可轻度延长 PT 时间,因此在更换口服华法林时需考虑这一点。理论上,在终止来匹卢定用药前,国际标准化比值(INR)应比目标 INR 值稍高一些。停药 4 小时后应复查 PT 时间,以保证 aPTT 时间维持在治疗水平。或者,当 aPTT 达到 1.5 倍正常值后才能减量,INR 超过目标治疗水平时需停药。

来匹卢定具有抗原性,45%的患者服用后体内可产生抗体。一般来讲,抗体的生成并不影响剂量。然而,2%~3%的患者需调整用量来维持 aPTT 的达标。仅有少量文献报道了由此引起的全身炎症反应。对反复用药或延长用药期限的患者应谨慎,需多次监测清除率以确定其未发生改变。

表 5.6 各直接凝血酶抑制剂的特点

药物	$t^{1/2}$ (min)[1]	给药途径	凝血酶亲和力	清除	监测	FDA 认证指征
来匹卢定 (Refludan)	90	IV[2],SC[3]	+	肾脏	aPTT[4] ECT[5]	HIT(T)[6]
比伐卢定 (Angiomax)	25	IV	++	蛋白分解/肾脏	ACT[7]	PTCA[8]
阿加曲班	45	IV	+++	肝脏	aPTT ECT ACT	HIT[9]
希美加群 (Exanta)	3 (小时)	PO[10]	+++	肾脏	?TT[11]	

[1]$t^{1/2}$(min):分钟半衰期。
[2]IV:静脉。
[3]SC:皮下。
[4]aPTT:活化部分凝血活酶时间。
[5]ECT:ecarin 凝血时间。
[6]HIT(T):肝素诱导的血小板减少合并血栓栓塞疾病。
[7]ACT:活化凝血时间。
[8]PTCA:经皮冠脉腔内成形术。
[9]HIT:肝素诱导的血小板减少。
[10]PO:口服。
[11]TT:凝血酶时间。

比伐卢定是一种由 20 个氨基酸多肽组成的合成制剂。与来匹卢定相似，其与凝血酶的外部 I 及活性部位结合。比伐卢定在健康人体内的半衰期是 25 分钟,可由内生蛋白水解及肾清除。与来匹卢定相似的是它也没有中和抗凝作用的制剂。约 25%的药物可由血液透析清除。

比伐卢定的给药方式为经静脉推注,后持续静滴。静脉注射 2 分钟后可达到药物峰浓度。比伐卢定可适用于不稳定心绞痛行经皮腔内冠脉成形术(PTCA)的患者,推荐的剂量是静脉注射 1.0mg/kg 后维持 4 小时(每小时 2.5mg/kg)。多数患者使用这个剂量后,观察到活化凝血时间(ACT)约为 350 秒。若需要继续用药,则可以持续输注 20 小时(每小时 0.2mg/kg)。通常不需要监测 aPTT 或 ACT 时间。肾功能不全患者的半衰期会延长,因此中度或重度肾脏疾病患者或依靠透析的患者有指征使用此药时需调整剂量。

阿加曲班是另一种非口服 DTI。它是由 L-精氨酸转化而来的合成小分子，可以可逆地与凝血酶活性催化部位结合。阿加曲班在健康志愿者体内的半衰期约 45 分钟,其由肝脏代谢并分泌至胆管清除，故其对肾功能无影响，这一点与来匹卢定及比伐卢定不同。与其他 DTI 制剂相同,阿加曲班没有中和剂来逆转其抗凝作用。阿加曲班是一种小分子，故血液透析对其无影响。应用于肝脏功能不全的患者时，阿加曲班需调整剂量并监测其半衰期。

阿加曲班可以应用于合并 HIT 患者血栓栓塞的治疗及预防。预先以每分钟 2mg/kg 的速度静脉输注即可发挥抗凝作用。可随访 aPTT 或 ACT 来评判抗凝效果。治疗后 aPTT 的达标范围是基础值的 1.5~3.0 倍之间，治疗前需监测 aPTT 的基础值，开始治疗后的 2 小时再复测一次。阿加曲班与来匹卢定及比伐卢定相同的是都能延长 PT 时间，但阿加曲班对 PT 时间的影响较大,因此在更换为口服华法林治疗时,INR 值需达到大于 4。为使 aPTT 恢复正常范围，阿曲加班需停药 2~4 小时,并复测 INR 值来准确评价华法林的效果。

希美加群(Exanta®,AstraZeneca)是目前可用的口服 DTI。它是美拉加群的前体,美拉加群是一种非口服制剂,目前正在欧洲进行调查。一旦进入肠道，希美加群能迅速被吸收且转化成有活性的代谢产物美拉加群。美拉加群是一种小型二肽分子,与凝血酶分子的活性部分结合。美拉加群在正常健康志愿者体内的半衰期是 3 小时，但在老年人中可能延长一定时间。它由肾脏清除,在肾功能不全的患者体内半衰期会延长，故需谨慎应用于此类患者。食物或 CYP-450 药物是否会影响希美加群的代谢目前尚无证据。

希美加群目前正在接受 FDA 认证。针对房颤治疗、DVT 和 PE 治疗、DVT 治疗后预防及矫形外科术后 VTE 预防的Ⅲ期临床试验正在进行中。希美加群能延长凝血酶时间、aPTT、PT 及 ECT。但是,由这些检验值评价希美加群的抗凝效果依据其使用的含量而有所不同，因此大多数情况下效果不呈线性。故许多抗凝剂含量测定不能够可靠地测量希美加群的抗凝效果。希美加群的治疗窗很宽，已有的临床试验不包括抗凝监测，在临床使用中也不需要监测。由于其半衰期较短，故治疗需每天口服两次。希美加群与其他 DTI 制剂一样，也没有中和剂来逆转其抗凝效果。当它用于出血风险增加的患者时需谨慎。

口服抗凝剂：华法林复合物

华法林的抗凝作用是通过抑制维生素 K 依赖的凝血因子Ⅱ、Ⅶ、Ⅸ及Ⅹ来达到的。华法林同时也抑制维生素 K 依赖的 C 及 S 蛋白的羧基化过程。因为 C 及 S 蛋白是体内自身的抗凝剂，通过抑制因子Ⅴa 及Ⅷa 起效，它们的半衰期明显比被影响的凝血因子短，所以任何维生素 K 拮抗剂在产生抗凝作用之前都会产生潜在的高凝状态。华法林只能在已产生的凝血因子清除后起效，故其不能发挥即时抗凝作用。总之，华法林在给药 3~5 天后才能发挥抗凝作用，因此，在此期间可用肝素或其他抗血栓药物来达到即时效果。

指南已规定口服抗凝剂华法林的用量，这里不再细述。总的来说，多数抗凝治疗需达到 INR 在 2.0~3.0 的目标。静脉血栓性疾病推荐的治疗疗程是越长越好，而不是越短越好，未来指南可能会建议特发性 VTE 的首次疗程为无限期。

华法林的主要副作用为出血，一般与华法林抗凝力度有关，但这可以通过 PT 的延长时间来预测。非出血并发症包括皮肤坏死和恶性肿瘤，前者与杂合 C 蛋白缺乏有关。华法林能穿过胎盘，故在妊娠期前 3 个月使用华法林有致畸作用。

溶栓疗法

溶栓治疗/溶栓药物

溶栓治疗是急性动静脉血栓性疾病治疗取得显著进步的药理学基础。冠状动脉急性阻塞的及时恢复开放能降低急性心肌梗死的死亡率，减少心源性疾病及延长生存期。溶栓治疗能显著改善急性缺血性卒中后神经系统的预后。溶栓治疗能降低 PE 的发病率，提高右心室功能，并减少巨大 PE 的发生率。经导管直接溶栓能避免急性动脉或移植物阻塞的手术治疗，缩短其住院时间并提高无截肢生存率。成功的溶栓治疗可减少广泛 DVT 的血栓后遗症，提高生活质量。适时地运用溶栓药物可以延长中心静脉置管及透析通道的使用时间。

意识到及时合适地运用溶栓药物的好处也让血管外科医生可以更好地理解纤溶系统及激发这个系统的物质。下面将简单概括现有的纤溶酶原激活药物，但是由于篇幅有限，不能涵盖所有有关血栓并发症的临床数据。

链激酶

链激酶（SK）是一种“非直接”纤溶酶原激活药物，由 C 组 β 溶血性链球菌产生。SK 自身不能将纤溶酶原转换成纤溶酶，因此其不能被划分为酶类。它通过与人纤溶酶原 1:1 结合形成复合物间接催化纤溶酶原形成纤溶酶。SK 能被蛋白分级水解，各种降级 SK 片段能与纤溶酶原结合形成复合物，从而激活纤溶酶原形成激活产物。SK 的这个特性使得它具有不可预测性，这点不同于其他纤溶酶原激活物。

SK 能系统性地影响血浆凝血和纤维蛋白溶解系统，也可影响血小板。使用 SK 进行治疗后，纤溶酶原及纤维蛋白原显著减少。正如前面提及的，溶栓反应不可预测，同时 SK 具有高度抗原性。SK- 纤溶酶原复合物的半衰期是 23 分钟。SK 适用于急性 MI、PE、DVT、动脉血栓和栓塞疾病以及动静脉瘘血栓形成。

尿激酶

尿激酶（UK）是一种直接纤溶酶原激活剂，可通过婴儿肾细胞组织培养或重组技术获得。UK 由肝脏代谢，半衰期约为 16 分钟。虽然 UK 能诱导全身纤维蛋白原溶解，但其全身效应没有 SK 广泛。鉴于其临床安全性及有效性，较之 SK，多数医生更偏爱 UK。UK 的适用指征是 PE 及导管清除。

重组组织纤溶酶原激活物（阿替普酶）

内源性组织纤溶酶原激活物（rt-PA）是由内皮细胞合成分泌的。而纤溶酶原复合物是通过重组技术合成的，包括单链和双链蛋白。阿替普酶具有高度纤维蛋白特异性，因此能优先激活纤维蛋白结合的纤溶酶原，而不是游离期的纤溶酶原。阿替普酶能被纤溶酶原激活抑制剂 -1 灭活。

阿替普酶由肝脏代谢，半衰期为 4~5 分钟。其适应证为急性 MI、缺血性卒中、PE 及导管清除。

重组纤维酶原激活剂（瑞替普酶）

瑞替普酶（r-PA）是一种单链的重组纤溶酶原激活剂，与阿替普酶的结构相似。虽然 r-PA 是一种纤维蛋白特异性纤溶酶原激活剂，能优先激活与纤维蛋白结合的纤溶酶原，而不是游离期的纤溶酶原，但它对纤维蛋白的亲和性更类似于 UK，而不是阿替普酶。

瑞替普酶由肾脏和肝脏共同代谢,半衰期为14~18分钟,适用于急性MI的治疗。

TNK组织纤溶酶原激活剂(替奈普酶)

替奈普酶是阿替普酶的生物突变体,主要用来治疗急性MI。与阿替普酶相比,替奈普酶的蛋白特异性是其14倍,对PAI-1的抵抗是其80倍。

替奈普酶由肝脏代谢,半衰期为20~24分钟。替奈普酶适用于急性MI的治疗。

推荐读物

1. Hoppensteadt D, Walenga JM, Fareed J, et al. Heparin, low-molecular-weight heparins, and heparin pentasaccharide: basic and clinical differentiation. *Hematol Oncol Clin North Am.* 2003;17:313–341.
2. Gustafsson D. Oral direct thrombin inhibitors in clinical development. *J Intern Med.* 2003;254:322–334.
3. Comerota AJ, Carman TL. Thrombolytic agents and their actions. In: Rutherford RB, ed. *Vascular Surgery.* 6th ed. Philadelphia: WB Saunders; 2005.
4. Antithrombotic Trialists' Collaboration. Collaborative meta-analysis of randomized trials of antiplatelet therapy for prevention of death, myocardial infarction, and stroke in high-risk patients. *BMJ.* 2002;324:71–86.
5. Seventh American College of Chest Physicians (ACCP) Consensus Conference on Antithrombotic Therapy. *Chest* 2004;126(3).

编者评述

G. B. Z.

几十年来，全面掌握有效抗凝剂肝素和华法林的临床指征是血管外科医生为达到技艺精湛所必须做到的。后来，阿司匹林和二代抗血小板药物的临床使用也需要医生更详细地了解血小板-内皮相互关系的生化和生理机制。应用SK、UK及TPA溶栓治疗能增加有效性，而且稍加努力就能理解它们的临床应用。

当今,我们正处于知识信息快速更新的时期,抗凝剂如肝素和LMWH,更新的抗凝治疗药物如戊多糖制剂、DTI类和Xa因子抑制剂,这些药物都能够丰富血管外科医生的治疗选择。这些药物的剂量、监测需要、效用机制、可逆性及临床有效性各不相同，有些可以口服,有些仅需使用1天或2天而不是长期输注,有些作为预防或治疗手段时效果不一样。这些药物是血管疾病诊治中的重大进步。为达到临床使用安全,血管外科医生需要深刻详细地了解这些药物的指征及禁忌证。Comerota医生给我们提供了一个全面的概括,所有的血管外科医生都应该拜读。表格和图表的应用很完美,对初次学习及进一步查阅很有帮助。药物众多易导致混乱,本章将其按逻辑排列成目录,这样就更容易掌握了。

(张婉 译)

第6章

风险因素的评估和修正

James B. Froehlich

通常，大部分疾病危险因素的探讨是一种流行病学训练。它通常以发现因素或特征为中心，而这些因素或特征使得个体患特定疾病的危险性增加。然而，对于动脉粥样硬化性血管疾病，危险因素的治疗比发现更重要。事实上，多数动脉粥样硬化性疾病特有的危险因素并不仅仅是危险增加的标志，也是引发疾病的间接原因。能鉴别出这些因素是现代流行病学的成功之一。这些危险因素不仅仅是疾病的标志，实际上更是一些重要的发病原因，它们包括糖尿病、血脂异常、高血压、吸烟、肥胖和静坐生活方式。更重要的是，修正这些危险因素能促使动脉粥样硬化性疾病最有效治疗策略的制定。这场智力《奥德赛》始于早期的流行病学研究，这项研究带动了对生活方式和基因变异与促进动脉粥样硬化之间的关系的观察。在这些早期研究中有"Framinghan 心脏研究"。这个原创的但目前被模仿的研究观察了动脉粥样硬化及动脉粥样变的本质，并将继续观察，这个不仅是治疗的途径，也能使我们更好地理解病因。试图从机制上来解除动脉粥样硬化性闭塞的模式（如血管成形术、支架术和旁路手术）在生存率及疾病的修正方面远不如从降低血压、治疗糖尿病和鼓励戒烟方面介入有效。

本章节重点讨论四方面危险因素的评估和修正：降脂、控制血压、戒烟及对肾素-血管紧张素系统的控制，它们对动脉粥样硬化性疾病的转归潜在影响最大。第四点从常理上说虽然不是一个危险因素，但它不仅能潜在地影响动脉粥样硬化疾病患者的转归，同时能更直接地影响动脉粥样病变过程。

降　脂

背景

科学家们观察到胆固醇升高导致发生心血管事件的危险增高，这与40多年前的预料相一致，降低血清胆固醇对治疗这类疾病非常有效。我们现今的资源丰富得益于多年的研究，这些研究首次确立了血清胆固醇升高与动脉粥样硬化性疾病的关系，提出了药物降低血清胆固醇水平的可能性，最终成功地降低了心血管事件的发生，甚至阻止或逆转了动脉粥样变的进程，确立降低血清胆固醇的水平有益。

早期评价降脂效果的临床试验包括 Helsinki 试验及其他评价吉非贝齐和考来烯胺效果的研究。其中的大部分试验可靠度降低，或是由于研究终点的相对缺乏导致的研究数量不足，或是由于研究采用了低危人群导致了终点事件的低发率。尽管如此，虽然药物有副作用，但是这些研究的确证实了在脂质分布及临床效果方面的进步。相同的，试图干预大量动脉粥样硬化危险因素及高危因素的 MRFIT 试验，在十年的随访证明后取得了极其翔实的结果。受试者在这项试验中被随机分配到常规治疗组或侵袭性多方面危险因素干预项目。此项目包括训练咨询，努力戒烟和积极控制血压，它带来的好处平平。导致结果贫乏的理由是双重的。同样，受试者相对危险因素相对较低，因此不良结果的发生较少，导致对治疗好处的判定有困难。再者，在常规治疗组的患者得到的治疗不仅仅是常规治疗，由于参与试验及得到了更密切的观察，这些患者对自己危险因素的认识有了提高。

所有的一切在1994年4S研究发表后产生了显著的变化。4S研究设计良好，结果引人注目，是关于 HMG CoA 还原酶抑制剂治疗动脉粥样硬化性疾病的结果的首项大型临床试验。该研究评价了斯伐他汀在心血管事件极高危人群中的作用，特别是那些有心肌梗死或冠状动脉疾病并伴有血清胆固醇水平升高的人群。随访50后人们发现心血管事件显著下降，而没有任何副作用增加的危险或恶化的迹象。在此研究之后，又有样本更大的此类药物的系列研究，这些研究都证明了对于各危险度的患者，此类药物有降低心血管事件发生率的显著作用。有冠心病史的患者，或血清胆固醇浓度升高但不伴有冠心病史的患者，甚至两者皆无的患者都可以得益于降脂治疗。这些研究促使降脂药物使用准则的产生，为不同动脉粥样硬化患者提供他汀类治疗的建议。

最近，一项涉及范围更广、层次更多的心脏保护研究，将我们对降脂治疗的理解扩大到更大范围的人群。这项研究对确诊的冠状动脉疾病患者、确诊的外周血管疾病患者或动脉粥样硬化疾病高危人群中使用普伐他汀治疗的降脂效果进行检测。无论有无动脉粥样硬化性疾病，心血管事件(如死亡、心肌梗死及中风)在所有组均显著降低，大约为24%。将所有这些的临床试验汇集起来，笔者建议所有冠状动脉疾病、外周血管疾病及糖尿病患者需积极使用他汀类药物治疗。

对于患者的治疗方法

目前人们普遍接受和提倡的指南认为，患有任何类型的动脉粥样硬化性疾病的患者，都应同等地给予积极的降脂治疗。首先，对于所有的患者，如动脉粥样硬化性疾病的患者、糖尿病患者或对于患此类疾病危险增加的患者、需进行一项快速的脂质分布评估。“国家胆固醇教育纲要(NCEP)”中的指南建议：对低密度脂蛋白(LDL)高于180的低危人群，LDL高于160危险增加的患者，以及LDL浓度大于130的动脉粥样硬化性疾病患者（表6.1)开始使用药物进行降脂治疗。这些指南虽易于理解，但给(处方的)临床医生带来了许多逻辑缺陷和疑问。例如，如果冠状动脉疾病患者的血清胆固醇浓度为140时需治疗直至LDL浓度低于100，那么为什么一个同样疾病患者当LDL浓度为120却不应给予治疗来达到相似的治疗目标呢？不过，这些指南仍对于大多数患者有用。当然，对于任何外周动脉疾病患者，以LDL浓度低于100的靶位进行的非常规降脂治疗是护理的标准。

最近，NCEP的一家分支机构发表的刊物提出，LDL升高似乎与一系列危险因素相关，而降LDL治疗可以带来一系列益处，因此对于高危或记录良好的动脉粥样硬化性疾病患者，必须保证LDL靶范围在70左右。这还没有成为NCEP官方指南的一部分。对于所有的动脉硬化疾病患者，LDL低于100是目前公认的超常规降脂治疗标准，这种说法就足够了。每位关心患者的医生都有义务来参与，并给患者提供获得此类药物治疗的渠道。

干预危险因素尤其是降脂药物治疗的重要性在于强调用多学科交叉的方法治疗血管疾病的必要性。我们应建立恰当的体制来保证外周血管疾病患者都能得到积极的危险因素修正，无论他们是由血管外科医生治疗，其他介入科医生或是他们的初级保健医生治疗。许多健康保健的模式的接替亦为达到此目标。从逻辑上讲，对于医生而言，为达到治疗目标而密切随访这些患者及随时调整用药，是一件具有挑战性的事情。这对于外科医生、介入科医生以及初级保健医生来说负担很重，因为他们通常忙于为许多患者的保健做准备。正因为如此，干预健康保健的疾病管理模式能创造更有效的危险因素修正环境，它应用了一种协调一致的护理方案，包括内科医生、从业护士、助理内科医生、护士及营养师。这是十分正确的，正如下文讨论的，当不同的危险因素需要不同干预类型时必须进行协调。疾病管理模式允许提供者注重其专业的特长领域，比如降脂、戒烟和控制血压，这样可以

表6.1 动脉粥样硬化疾病患者降脂的治疗方法：LDL目标及并发症的初级、二级预防

危险因素类别	LDL目标(新法)	考虑起始药物治疗
高危		
DM	< 100	≥100
CVD	(估计值 < 70)	(估计LDL < 100)
PAD		
AAA		
≥2个危险因素*		
中危		
≥2个危险因素*	< 130	≥130
Framingham10年风险率10%~20%		(估计LDL为100~129)
中危		
≥2个危险因素*	< 130	≥160
Framingham10年风险率 < 10%		
低危		
< 2个危险因素*	< 160	≥190 (考虑LDL为160~189)

*危险因素：吸烟、高血压、HDL< 40，冠心病家族史(男性年龄< 55岁，女性年龄< 65岁)，年龄(男性>45岁，女性>55岁)。

DM：糖尿病。

CVD：脑血管疾病。

PAD：外周血管疾病。

AAA：腹主动脉瘤。

(Adapted from NCEP Report. *Circulation* 2004;110:227-239.)

更轻松地达到期望的结果。

戒 烟

背景

令人吃惊的是,许多患者仍未意识到抽烟对动脉粥样硬化性疾病及疾病进展的显著影响。许多非专业人员似乎仍执著地认为,与抽烟相关的主要健康危险是肺气肿或(和)肺癌。由于烟草具有极高的成瘾性,这导致了烟草的持续使用率及戒烟者高度的复吸率。虽然如此,吸烟引发冠状动脉及外周血管疾病的必然结果的证据是显而易见的、不可辩驳的。因违背伦理,故至今没有此类的临床试验。然而,大量流行病学观察研究记录了同一个结果,烟草的使用与心血管事件明显相关,类似于血脂升高与心血管事件之间的关系。大部分报道揭示了,与非吸烟者相比,吸烟者患外周血管疾病、心肌梗死及卒中的危险增加 2~4 倍。

观察性研究也调查了戒烟与将来发生心血管事件之间的关联。这些研究指出,在患动脉粥样硬化疾病后,戒烟者的转归优于非戒烟者。同样的,这些也不是随机治疗的干预,但虽如此,还是提示了戒烟能提高疾病的转归。这些在下肢动脉疾病、中风、心肌梗死及旁路术后患者中已得到验证。

对于大部分健康保健倡导者来说,戒烟是一项令人烦恼的事情。戒烟者的复吸率很高,且对干预措施无效。降低复吸率的治疗选择包括口服抗抑郁药物、针刺术、尼古丁替代治疗及咨询。多种方式的结合似乎效果更好。相比较治疗方式的选择,最能预测戒烟成功的因素与戒烟干预前患者的决心更相关。戒烟干预前患者对戒烟的决心是戒烟成功的最好预测因素。

治疗措施

多种模式戒烟可提高有效性,降脂治疗同样如此。多种干预措施显然可提高成功率。因此,一个多学科的疾病管理模式是最有效及实用的。相关的咨询家及提供者必须有空及被集合在一起,他们能够密切随访及开具能帮助戒烟的处方药物。这个模式成功的最大障碍之一是要使尽可能多的患者可以得到治疗。

高血压

背景

几十年来,公共卫生事业一直努力提高公众高血压意识及改善降压治疗的方法,它所获得的成功至今少有其他公共卫生事业能及。过去的几十年间来,越来越多的人意识到他们血压的升高,越来越多的人也接受降压治疗。然而,在近十年这种提高似乎趋于停止,很多高血压患者仍未发现自己血压升高,也没有接受治疗。

大量临床研究证明,原发性和继发性高血压接受降压治疗有益于预防其心血管并发症,特别是中风。

初始的降压研究显示使用噻嗪类利尿剂降压的有效性,接着又证明了使用 β 受体阻滞剂对预防高血压并发症的有效性。降压药物也越来越多。目前有足够证据表明,干扰肾素–血管紧张素系统同样对降低心血管并发症有明显作用。这类药物包括有血管紧张素转换酶抑制剂和血管紧张素受体阻滞剂。确切地说,这类药物用于降压时对于心血管事件有一级预防作用,对于确诊的心血管疾病有二级预防作用。这些新的数据使 JNC 的降压治疗建议发生改变。现行的 JNC 指南建议对长期的大剂量降压治疗方案做出改变,应用分级的方式来同时降低收缩压和舒张压。流行病学调查让我们意识到血压升高是一种持续的危险因素,就像血清胆固醇水平,JNC–7 修正了高血压的分级系统,认为收缩压在 130~140 mmHg,同时舒张压在 80~90 mmHg 属于轻度高血压,且进展的可能性很高。指南同时也指出,收缩压与舒张压的持续升高导致了危险的连续阶梯性升高。作者注意到,收缩压达到 115 mmHg 或舒张压达到 75 mmHg 后,前者升高 20 mmHg 或 10 mmHg,心血管事件的危险性都会增加 2 倍。新的指南推出了各种初期及进展阶段的药物降压治疗方法。过去他们倡导的通常是以利尿剂为始的阶梯性降压治疗方法。现行的指南指出,根据患者的合并症不同,其他降压剂(如 ACE 抑制剂)可作为一线药物治疗。指南同时指出,因为严格控制血压常需要多种药物治疗相结合,起始治疗时临床医生及患者理应应用一种以上的降压药物来缩短药物的滴定过程。

治疗方法

对于心血管疾病患者或此类疾病高危人群,控制血压是必要的。再者,严格控制血压或许也是众多健康保健提倡者一致努力的结果。在医疗保健系统中,无论是什么数值,一旦发现患者血压升高,为保证其得到积极的降压治疗,我们必须使用某种机制的降压药物。对于血管疾病患者,在选择降压药物时必须重点考虑患者的合并症,正因为如此,合并糖尿病的患者的降压方案就很可能是 ACE 抑制剂或(和)ARB。合并冠状动脉疾病的患者,降压方案可能为 β 受体阻滞剂(表 6.2)。

肾素–血管紧张素系统

背景

过去的 10~15 年科学文献中的最

表 6.2 高血压定义及治疗指南:JNC 高血压预防、诊断、评估及治疗方法的概要

收缩压 (mmHg)	舒张压 (mmHg)	治疗 (无并发症*)	治疗 (有并发症*)
120~139	80~89	TLM**	TLM**+(根据指征选用利尿剂,ACE,ARB,BB,CCB)
140~159	90~99	TLM**+噻嗪类(+/–ACE,ARB,BB,CCB)	TLM**+(根据指征选用利尿剂,ACE,ARB,BB,CCB)
≥160	≥100	TLM**+噻嗪类和 ACE,ARB,BB 或 CCB	TLM**+(根据指征选用利尿剂,ACE,ARB,BB,CCB)

*并发症:心力衰竭、心肌梗死史、肾衰竭、心血管疾病危险因素、脑血管疾病、糖尿病。

**TLM:治疗的生活方式修正:1.减肥,2.锻炼,3.适当摄入酒精,4.减少摄入脂肪、饱和脂肪酸和盐,5.多摄入纤维、水果及蔬菜。

ACE:血管紧张素转换酶抑制剂。

ARB:血管紧张素受体阻滞剂。

BB:β 受体阻滞剂。

CCB:钙通道阻滞剂。

(Adapted from JNC VII report. *JAMA*.2003;289:2560–2572.)

大贡献就是提出血管紧张素和肾素–血管紧张素系统对于动脉粥样硬化性血管疾病患者的作用远远超过先前猜测的。已证明,使用 ARB 和 ACE 抑制剂来抑制此系统,对降低血压及降压治疗都有效果。越来越多的研究表明,血管紧张素在动脉粥样硬化及其并发症的发生中起重要作用。细胞及动物试验已证明许多脏器均能产生血管紧张素,而且血管紧张素对体内众多脏器发挥重要的作用。特别是由血管壁生成的血管紧张素,它能促进血管粥样改变,使用 ARB 类及 ACE 抑制剂类药物干扰此过程,也可延缓血管粥样硬化病的形成。

起初我们引进血管紧张素转换酶抑制剂(ACE–I)后,对它的降压作用进行了测试,但由于它对心血管系统具有更多的疗效,人们越来越多地关注这种药物。临床试验已经证实,糖尿病患者使用此类药物可延缓晚期蛋白尿及肾功能不全的进展。同时,动物试验的数据也表明,可能是因为醛固酮对心肌纤维化的重要作用,在心力衰竭模型及动物房颤模型中,使用 ACE 抑制剂能延缓心肌纤维化的进展。

大量临床试验证明,干扰肾素–血管紧张素系统对人体有益。在晚期心衰竭患者应用此类药物表明,它可以通过降低后负荷来明显提高生存受益。这些药物也可以改善由于左心室功能不全引起心肌梗死患者的转归。更重要的是,在一项大型的随机临床试验 HOPE 研究中,受试者为动脉粥样硬化疾病患者或具有高危因素的人群,在给予其 ACE 抑制剂雷米普利后,受试者发生诸如心肌梗死、死亡及卒中等的心血管事件减少了。HOPE 研究提出,从 ACE 抑制剂的降压效果可以推测哪个因素在改善转归方面起作用。这些临床数据与基础科学及动物模型数据一致,提示血管紧张素在动脉粥样硬化中的重要作用。这项研究最令人惊喜的地方是所有的亚组均得到改善。无论血压多高、年龄、性别、有无糖尿病及有无动脉粥样硬化性疾病,患者随机服用 ACE 抑制剂后,心血管事件的发生均减少。

有关干扰肾素–血管紧张素系统的临床试验中最令人印象深刻的可能是 LIFE 研究。这是一项初级干预研究,受试者为确诊的高血压严重到足以引起左心室肥厚的患者,他们被随机分配为接受 ARB 或 β 受体阻滞剂治疗。在这项研究中,受试者之前都没有筛选动脉粥样硬化性疾病或其危险因素,但所有接受 ARB 治疗的受试者都明显受益,特别是心肌梗死、卒中和死亡终结点事件都相对较少。这尤其令人印象深刻,但鉴于治疗,β 受体阻滞剂对降压治疗及降低心血管危险有效。

对患者的治疗方法

归纳这些得到的数据,我们可以看到,对于动脉粥样硬化性血管疾病患者或有患这种疾病危险因素的人群,使用此类干扰肾素–血管紧张素系统的药物有显著益处。现行的指南指出,所有的心力衰竭、糖尿病和伴有心脏射血分数降低的心肌梗死患者,均应接受其中一种类别的药物治疗。HOPE 研究数据建议所有动脉粥样硬化性疾病患者均可从一种 ACE 抑制剂治疗中受益。作者认为,目前出版的指南仍没有建议将其作为所有此类患者指征性的治疗。即便如此,关于这个问题的数据仍足以有力地说明,无论是动脉粥样硬化性血管疾病患者需要降压治疗,还是拥有高危因素的人群接受降压治疗,他们都能受益于 ACE 抑制剂或 ARB 类药物的使用。是否这种治疗能使不接受治疗但血压已控制的患者受益,这个问题仍不清楚。

总 结

治疗动脉粥样硬化性血管疾病患

者的基石是药物治疗。通过降低胆固醇水平、降血压及干扰肾素-血管紧张素系统得到的我们所理解的疗效的最新进展，提示我们有足够的能力改变这种导致发达国家最普遍死亡原因的疾病的自然病程。近来，有一篇论文讨论了这些治疗方法的治疗受益，这篇文章指出了一种将所有治疗方式结合起来的治疗方案，使患心血管疾病的危险性降低 70%，也证明了，治疗性的生活方式的修正可明显降低心血管疾病的患病率及死亡率。

所有患者的幸福是医生的职责所在。鉴于对疾病的了解情况及治疗的效果，医生必须保证所有可以从治疗中受益的患者获得疗效，这是义不容辞的责任。我们只有通过一种综合的、多学科的途径，才能保证对动脉粥样硬化性血管疾病患者在使用最合适的治疗方法时获得最佳疗效。开始实施治疗性生活方式修正时，我们必须仔细根据指征来应用药物降低胆固醇水平，降低系统血压，及干扰肾素-血管紧张素系统，这样可以明显改善动脉粥样硬化疾病患者的转归。这些药物干预措施，与根据患者指征采取程序化干涉相比，在挽救生命及预防事件发生方面影响更加深刻。

推荐读物

1. Anonymous. Mortality rates after 10.5 years for participants in the Multiple Risk Factor Intervention Trial. Findings related to a priori hypotheses of the trial. The Multiple Risk Factor Intervention Trial Research Group. *JAMA*. 2000;263:1795–1801.
2. Anonymous. Major cardiovascular events in hypertensive patients randomized to doxazosin vs chlorthalidone: the antihypertensive and lipid-lowering treatment to prevent heart attack trial (ALLHAT). ALLHAT Collaborative Research Group. *JAMA*. 2002; 283:1967–1975.
3. Chobanian AV, Bakris GL, Black HR, et al. The Seventh Report of the Joint National Committee on Prevention, Detection, Evaluation, and Treatment of High Blood Pressure: the JNC 7 report. *JAMA*. 2003; 289:2560–2572.
4. Dahlof B, Devereux RB, Kjeldsen SE, et al. Cardiovascular morbidity and mortality in the Losartan Intervention For Endpoint reduction in hypertension study (LIFE): a randomised trial against atenolol. *Lancet* 2002; 359:995–1003.
5. Grundy SM, Cleeman JI, Merz CN, et al. Implications of recent clinical trials for the National Cholesterol Education Program Adult Treatment Panel III guidelines. *Circulation* 2004;110:227–239.
6. Heart Protection Study Collaborative G. MRC/BHF Heart Protection Study of cholesterol lowering with simvastatin in 20,536 high-risk individuals: a randomised placebo-controlled trial. *Lancet* 2002;360:7–22.
7. Officers A, Coordinators for the ACRGTA, Lipid-Lowering Treatment to Prevent Heart Attack T. Major outcomes in high-risk hypertensive patients randomized to angiotensin-converting enzyme inhibitor or calcium channel blocker vs diuretic: The Antihypertensive and Lipid-Lowering Treatment to Prevent Heart Attack Trial (ALLHAT). *JAMA* 2002;288:2981–2997.
8. Smith SC Jr, Jackson R, Pearson TA, et al. Principles for national and regional guidelines on cardiovascular disease prevention: a scientific statement from the World Heart and Stroke Forum. *Circulation* 2004; 109:3112–3121.
9. Wald NJ, Law MR. A strategy to reduce cardiovascular disease by more than 80%. *BMJ* 2003;326:28.
10. Yusuf S, Sleight P, Pogue J, et al. Effects of an angiotensin-converting-enzyme inhibitor, ramipril, on cardiovascular events in high-risk patients. The Heart Outcomes Prevention Evaluation Study Investigators. *N Engl J Med* 2000;342:145–153.

编者评述

G.B.Z.

Froehlich 医生透彻地概括了血管疾病患者危险因素药物治疗的各种进展。他提出，药物治疗是治疗外周血管阻塞性疾病、冠状动脉疾病及卒中的基石。他明确指出，长期以来，危险因素评估及修正在生存及疾病控制方面，相对于血管成形术、支架和旁路术有效得多。他引用了目前的研究证明，对于已知冠状动脉疾病史，无冠状动脉疾病史但胆固醇水平升高，甚至脂质值正常的患者来说，危险因素修正有效。个体危险因素推荐是非常特异的：

• 外周血管阻塞性疾病的患者，治疗的标准是 LDL 需比 100 mg/dL 低得多，目标是 70 mg/dL。

• 外周血管阻塞性疾病合并糖尿病的患者，应使用 ACE 抑制剂和(或) ARB 类药物治疗。

• 若合并有冠状动脉疾病，应使用 β 受体阻滞剂治疗。

Froehlich 医生指出，血管紧张素受体阻滞剂和 ACE 抑制剂，除了能降压之外，还能延缓动脉粥样硬化性斑块的发展以及糖尿病蛋白尿的进展和肾功能不全；也可以减缓心肌纤维化和通过醛固酮介导机制来提高充血性心力衰竭的生存率，最后的效果与减少后负荷的效果并不相称。

强调药物治疗的重要性的同时，Froehlich 医生也强调了锻炼的重要性、减肥及生活方式的修正。最后，作为一名现实主义者，他清楚地意识到在整个医疗保健分配中繁忙的外科医生、介入科医生和初级保健内科医生的局限性。他倡导一种干预医疗保健的疾病治疗模式，这种模式采用内科医生、护师、助理内科医生、营养师及其他人士一起协作的团队，这样可以为危险因素修正创造一种有效的环境。这个简明扼要的章节将证明对治疗这些患者的外科医生特别有用。

（张婉 译）

第 7 章

术前心脏评估

Debabrata Mukherjee, Kim A.Eagle

需行血管手术的外周血管疾病患者常并发有冠状动脉疾病(CAD)，外周血管疾病的危险因素，如糖尿病、吸烟、高血脂症、高血压等，同时也是冠状动脉粥样硬化性疾病的危险因素，所以他们出现心脏并发症的危险性增加。在这类患者中，由于限制性间歇性跛行或高龄，CAD 的常见症状可能缺如。女性 CAD 患者的症状可能不典型。同样，大动脉手术耗时长且可能引起许多不稳定的波动，如血管外体液容量、心脏充盈压、系统血压、心率和血栓形成。对这个高危人群的术前心脏风险评估是一个重要的步骤，它能够降低围手术期患者致病率及死亡率。对以下这些基本情况的回答，如全身健康情况、功能容量、心脏危险因素、并发症及手术类型，可以让我们对心脏危险有一个初步整体的估计。

总之，心脏并发症占血管术后患病率和死亡率的 50% 以上。使用 CAD 标准术前危险因素预测致命事件的发生率可能超过 5 倍以上，而适当的术前评估可明显降低围手术期风险。

临床评估

术前评估的目的是为了评价患者体格状况，预计手术的心脏危险，及减低风险的推荐策略，而不是为了证实患者适合手术。病史和体格检查应以鉴别患者心脏危险因素及目前的心脏状态为重点。目标是确诊患者心脏疾病，如最近的心肌梗死(MI)、心力衰竭(HF)、不稳定性心绞痛、严重心律失常和重度的瓣膜心脏病。医生也应辨别严重的合并症，如糖尿病、卒中、肾功能不全和肺动脉疾病，因为这些疾病是围手术期不良转归的重要预测因素。病史应指出完成日常生活活动的功能水平和能力，个体功能容量（表 7.1）有着很强的预后预测因素。然而，若仅仅用临床标准的话，外周血管疾病的跛行症状可使得精确评估其个体功能容量变得困难。

表 7.1　肺功能评估及各种活动需要能量的估计

- 1 MET
  - 进食、穿衣、如厕
  - 室内走动
  - 平地行走，速度为 2 m/h
  - 轻体力家务，如洗碗
- 4 MET
  - 爬一段楼梯
  - 平地行走，速度 4 m/h
  - 短距离跑步
  - 搬动重家具或吸尘器
  - 打高尔夫球或双人网球
- > 10 MET
  - 游泳
  - 单人网球
  - 打篮球
  - 滑雪

(Modified from Eagle KA, Berger PB, Calkins H, et al. ACC/AHA Guideline Update for Perioperative Cardiovascular Evaluation for Noncardiac Surgery–Executive Summary. A Report of the American College of Cardiology/American Heart Association Task Force on Practice Guidelines. *J Am Coll Cardiol.* 2002; 39:542–553. Eagle KA, Brundage BH, Chaitman BR, et al. Guidelines for Perioperative Cardiovascular Evaluation for Noncardiac Surgery. *Circulation* 1996; 93:1278–1317.)

体格检查应包括全身状况的检查(发绀、苍白、谈话和(或)最小活动间的呼吸困难、陈式呼吸、营养状况差、肥胖、骨骼畸形、颤抖和焦虑],双上肢血压,颈动脉搏动,下肢动脉搏动和踝肱指数。颈静脉压力及肝颈静脉回流征阳性是慢性心力衰竭的可靠指征,肺部啰音及胸片则更倾向于急性心力衰竭引起的肺动脉充血。动脉瘤的患者还应听诊心律、心音(杂音及奔马律)和腹部检查。体格检查若发现起搏机或植入性去纤颤仪(ICD),这样的话在围手术期可能需进行再次评估。检查若发现患者有严重的主动脉狭窄性杂音、颈静脉压力升高、肺水肿和(或)第三心音的存在,这些情况属于手术高风险。以美国心脏协会/美国心脏学院(AHA/ACC)指南为标准的围手术期心血管风险增加的预测因素概括在表7.2中。

尽管临床因素及风险指数是多数患者术前心脏评估的重要部分,但我们可能忽视外周血管疾病患者的CAD临床症状。因此相比较一般人群,将完全依赖临床标准的风险分类应用于外周血管疾病患者,可能对他们并没有帮助。图7.1列出了在非心脏手术之前的阶梯性评估心脏风险的方法。

表7.2 围手术期心血管风险增加的临床预测因素

- 主要预测因素
  - 急性或近期*心肌梗死,临床症状或无创检查提示缺血
  - 不稳定或严重+心绞痛(加拿大分级标准3或4级)≠
  - 心力衰竭失代偿期
  - 高度房室传导阻滞
  - 潜在的心脏病引起的症状性室性心律失常
  - 室上性心律失常伴有室性心率紊乱
  - 严重的瓣膜性心脏病
- 中等预测因素
  - 轻度心绞痛(1或2级)
  - 病史或异常Q波存在提示心梗史
  - 心衰代偿期
  - 糖尿病(尤其是胰岛素依赖型)
  - 肾功能不全(肌肝清除率≥2.0 mg/dL)
- 较小预测因素
  - 高龄
  - 异常ECG(左心室肥厚,左束支传导阻滞,ST-T波异常)
  - 非窦性节律(如房颤)
  - 功能容量差(不能耐受拎着一袋蔬菜爬一段楼梯)
  - 卒中史
  - 无法控制的系统性高血压

ECG:心电图。
* 近期心肌梗死是指超过7天但不超过1个月;急性心肌梗死指7天之内。
+ 可包括静坐习惯患者的稳定性心绞痛。
≠ Campeau L. Letter: Grading of angina pectoris. *Circulation* 1976; 54: 522-523
(Adapted from Eagle KA, Berger PB, Calkins H, et al. ACC/AHA Guideline Update for Perioperative Cardiovascular Evaluation for Noncardiac Surgery-Executive Summary. A Report of the American College of Cardiology/American Heart Association Task Force on Practice Guidelines. *J Am Coll Cardiol.* 2002; 39:542-553.)

手术类型

手术类型也是围手术期风险的重要预测因素。表7.3将手术分成高危、中危及低危。大血管手术患者构成了特殊的挑战(例如CAD高发人群的高危手术)。有几项研究试图按照血管手术的类型,将围手术期及术中的转归的发病率分层。Krupski等人对53例主动脉手术及87例腹股沟下旁路移植手术进行前瞻性序列分析,随访2年发现腹股沟下旁路移植术组后致命性或非致命性心肌梗死的发病率是主动脉手术组的3.5倍(21%:6%)。这种区别潜在地归因于以下事实:糖尿病、既往心肌梗死史、心绞痛及心力衰竭在腹股沟下旁路移植术组更普遍存在。Fleisher等人分析了一个医疗保险索赔的样本,其为接受大血管手术的患者。在此项分析中,2865名受试者行主动脉手术后30天死亡率为7.3%,1年的死亡率为11.3%;另4030名受试者行腹股沟下手术后30天死亡率为5.8%,1年的死亡率为16.3%。这项研究进一步显示,主动脉及腹股沟下手术仍引起30天及1年高死亡率,主动脉手术后短期死亡率较高,腹股沟下手术后远期死亡率较高。L'Italien等人通过对321名主动脉手术患者、177名腹股沟下旁路移植术患者及49名颈动脉内膜切除术患者的调查,提出了关于围手术期致命性或非致命性心肌梗死和4年无事故生存率的对比数据。这三个可能与糖尿病患病数相关的手术组总的心肌梗死发病率差别较小,远远被由于心脏危险因素(既往心肌梗死史、心绞痛、心力衰竭、固定或可逆转的铊缺失和应激测试时ST-T压低)影响的重要性所超过。这些研究和其他研究建议,相比较外周血管疾病患者经历的手术类型,他们之中CAD的发病率及严重程度能更好地预

表 7.3 不同手术类型的心脏风险分层

- 高危(报道的心脏危险*>5%)
  - 急诊大手术,尤其是老龄
  - 主动脉、大血管和外周血管手术
  - 大面积转移和(或)血液流失的过度手术
- 中等危险(报道的心脏风险<5%)
  - 腹膜内和胸腔内手术
  - 颈动脉内膜切除术
  - 头部及颈部手术
  - 矫形外科手术
  - 前列腺手术
- 低危[+](报道的心脏风险<1%)
  - 内镜手术
  - 表浅部位活检
  - 白内障
  - 乳腺手术

ECG:心电图。
*包括心源性死亡和非致命性心肌梗死的发生率。
[+]一般不需要进一步术前心脏检查。
(Adapted fromEagle KA, Berger PB, Calkins H, et al. ACC/AHA Guideline Update for Perioperative Cardiovascular Evaluation for Noncardiac Surgery-Executive Summary. A Report of the American College of Cardiology/American Heart Association Task Force on Practice Guidelines. *J Am Coll Cardiol*. 2002; 39:542-553.)

测后来发生的心脏事件。

诊断性检测

风险分层中常规的实验室检查很重要,如血红蛋白、血小板、钾浓度、血清肌肝清除率、肝功能表达图及氧饱和度等。动脉血气分析在晚期肺部疾病患者中有用。一张 12 导联心电图(ECG)能提供很重要的预后信息。根据病史、体格检查和常规实验室检查提示处于低风险的患者,可能没必要进行进一步的检查。对于中危患者无创伤检查是最有效的。多数血管疾患者要么存在中危预测因子,要么拥有低危预测因子,提示围手术期心血管风险增加。任何一个具有中度临床危险因素的患者,若存在功能水平减低或手术高风险,那么临床医生需考虑行无创伤检查。若无中度临床危险因素,那么当存在功能水平减低和手术风险高时应用非有创性检查。临床预测因素的定义如表 7.2 所示。

多数静息状态 ECG 正常的卧床患者,可选择运动平板心电图测试,这样可以通过心电图变化和血流动力学的改变来估计患者的功能水平及发现心肌缺血。至少能胜任中等程度的活动,例如 4 到 5 个 MET,而没有症状出现的患者处于低风险。能达到超过 85%的预计心率而未出现 ECG 改变的患者处于最低的风险。能在超过 70%预计心率保持 ECG 异常的患者处于中度风险,那些在未达到 70%预计心率时出现 ECG 异常的患者则处于最高风险。我们必须强调,虽然常规负荷心电图测试能确定 CAD 的单支血管病变的概率仅为 55%~60%,但其对左边主要的三支血管病变敏感性更高,范围在 85%~90%。因此,对于鉴别高危人群,超负荷心电图测试尤其是敏感性。

其他如运动超声心电图、运动心肌灌注显像或药物负荷显像等检查可表明静息心电图显著变异的患者,如左束支传导阻滞(LBBB)、应变模式左心室肥厚、非特异性 ST-T 波改变、洋地黄效应等。药物负荷或灌注显像可在不能运动、LBBB 或起搏心律患者行血管手术之前检查。存在 LBBB 的患者运动铊扫描的敏感性和特异性均低,总的诊断准确率为 36%~60%。相比之下,这类患者在使用血管扩张药物后敏感性为 98%,特异性为 84%,诊断准确率为 88%~92%。此类患者不应运动检查和使用双嘧达莫同时进行,因为儿茶酚胺类同样可以产生假阳性结果。因此,LBBB 患者更适合使用的无创伤检查为双嘧达莫、腺苷-铊或塞斯米比成像。

对不能进行充分运动测试的患者(如血管疾病),应该使用药物负荷试验。鉴于此,使用最普遍的检查方法是双嘧达莫心肌灌注显像检查和多巴酚丁胺超声心电图。静注双嘧达莫应避免用于重度支气管痉挛、严重颈动脉疾病或茶碱准备后无法撤药的情况。多巴酚丁胺作为应激原,最好避免用于严重心律失常、明显的高血压或低血压患者。对于超声心动图显像质量可能较差的患者,行心肌灌注测试更合适。若合并瓣膜疾病,那么超声心动图负荷试验更有效。在很多情况,要么负荷灌注要么负荷超生心动图合适。关于多巴酚丁胺负荷超声心动图、非卧床心电图、放射性核素心室显影术和双嘧达莫铊扫描的荟萃分析,分别预测了血管手术后心脏不良转归,结果所有测试的预测值相似,可信区间重叠。另外一项含有 15 项研究的荟萃分析指出,无创性负荷显像异常对围手术期缺血事件的预后价值在可获得的检查技术间是具有可比性的,但是准确性因 CAD 的患病率不同而不同。相比较选择一个更合适的检查方法来说,当地实验室专家对晚期冠状动脉疾病的鉴别更重要。图 7.2 概括了各种情况下选择最合适负荷测试的方法。磁共振成像或高速计算机体层扫

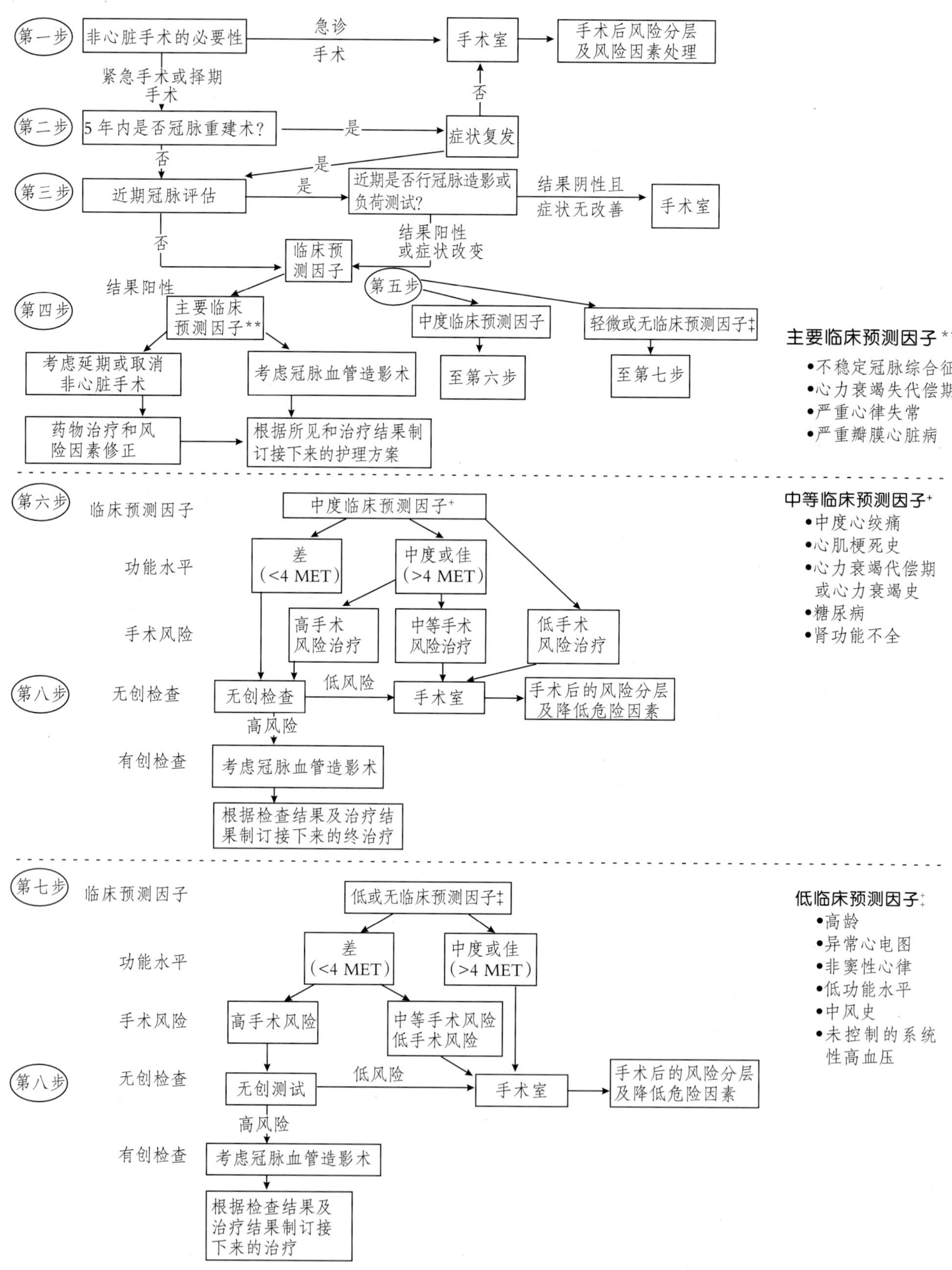

图 7.1 术前心脏评估的分级方法。(Adapted from Eagle KA, Berger PB, Calkins H, et al. ACC/AHA Guideline Update for Perioperative Cardiovascular Evaluation for Noncardiac Surgery–Executive Summary. A Report of the American College of Cardiology/American Heart Association Task Force on Practice Guidelines. *J Am Coll Cardiol*.2002;39:542–553.)

描(CT)的负荷成像技术越来越高,很有可能达到或超过现在的原子核或超声心动图方法。然而,这些新技术方法的成本效益仍有待研究。

灌注成像缺失的范围及严重程度在围手术期发生不良事件中起重要作用,因为灌注异常、空腔扩张表现或铊肺吸入的范围越大,围手术期预后越差。尽管术前检查的直接目的是为了评估实施手术过程的风险,但对于确诊的或疑似的 CAD 患者,确定其长期预后在整个疾病处理过程更有价值。

对于高危患者,较合适的检查方法为冠状动脉造影术,而不是无创伤

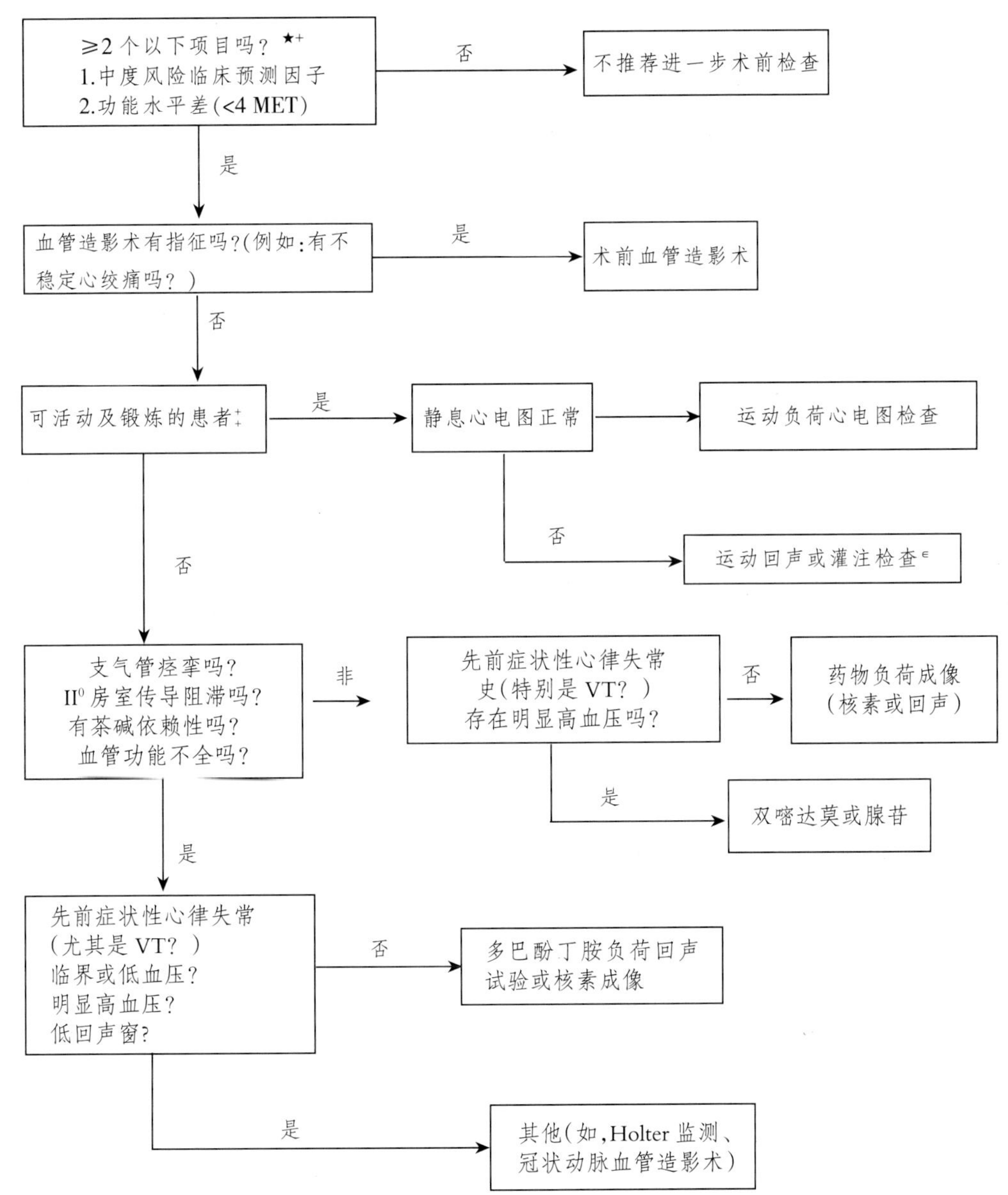

图 7.2 补充的术前评估:测试的时间及选择哪种测试?

(Adapted from Eagle KA, Brundage BH, Chaitman BR, et al. Guidelines for perioperative cardiovascular evaluation for noncardiac surgery. *Circulation* 1996,93:1278–1317.)

ECG:心电图; VT:室性心动过速; MET:代谢当量。

★测试仅在结果影响治疗时有指征。

+请参考表 7.1 的代谢当量,表 7.2 的临床预测因子列表,及表 7.3 的高危手术治疗定义。

‡能够达到不小于 85%的最大预测心率(MPHR)。

∈左束支传导阻滞的患者,倾向于应用血管扩张剂灌注成像。

检查。直接冠状动脉造影术可显示不稳定型心绞痛和近期心肌梗死后发现的缺血后遗症。总的来说,术前冠状动脉造影术的指征与确诊为非手术情况的那些指征相似(表 7.4)。

临床评估与闪烁造影法评估相结合

虽然双嘧达莫铊或腺苷塞斯米比成像对于检查危险增加的患者的敏感度极佳,但作为手术前筛选手段,它的局限性之一是特异性和阳性预测值较低。为了提高危险分层的标准,很多报道建议使用临床表现和无创检查相结合的方法。Eagle 等人首次报道了使用临床表现(如心绞痛史、心肌梗塞、充血性心力衰竭和 EKG 提示异常 Q 波等)和铊再分布测试来鉴别低危患者亚群。他们指出,无任何这些临床表现的患者没必要行双嘧达莫铊测试。然而,铊再分布在存在 1~2 个临床危险因素的患者中有显著的预测值。此类临床危险因素为 1~2 个的患者,铊再分布测试提示无缺血症状的 62 名患者中有 2 名发生心血管事件(3.2%,95%置信区间为 0~8%),相比较测试结果有缺血症状的 54 名患者中有 16 名发生心血管事件(29.6%,95%置信区间为 16%~44%)。最近,L'Italien 等人报道的贝叶斯模型结果,它结合了临床变量和双嘧达莫铊测试结果来评估围手术期的临床风险。这项分析针对手术类型、特殊的团体性并发症发生率和其他临床因素进行了连续检查,评估添加双嘧达莫铊测试结果。添加双嘧达莫铊数据将超过 80%的中危患者再分为低危(3%)和高危(19%)($p<0.0001$),但依据临床模型,它对本身低或高危患者的再分层提供的信息很少。尽管这些论文中有一些结果,且建议在中危患者中应用无创检查,但仅仅依靠临床变量来鉴别外周血管疾病患者中的真正低危患者并不容易。同时,即使在临床低危患者中,双嘧达莫试验发现的缺血可增加 10 倍心肌梗塞的风险。

表 7.4 ACC/AHA 关于非心脏手术前/术后冠状动脉造影的建议

第 I 级:疑似或确诊的 CAD 患者
- 无创检查结果提示具有出现负性转归的高风险
- 药物不可控制的心绞痛
- 不稳定心绞痛,尤其在中度风险或高风险的非心脏手术
- 做高风险手术的高危患者的无创检查结果可疑

第 IIa 级
- 多种表现提示中度临床风险和预计的血管手术(可首选无创检查)
- 无创检查提示中到大面积缺血但未出现高风险特点和较低的左室射血分数
- 做高风险非心脏手术的中危患者的非诊断性无创检查

* 急性心肌梗死恢复后行急诊非心脏手术

第 IIb 级
- 围手术期心肌梗死
- 药物稳定的 III 或 IV 级心绞痛和有计划的低风险或小手术

第 III 级
- 确诊 CAD 患者的低风险非心脏手术,无创检查无高风险结果
- 冠状动脉重建术后症状消失且运动耐量完好(≥ 7 MET)
- 中度稳定性心绞痛,左室功能完好且无创检查结果未提示高风险
- 因存在并发症,严重左心室功能障碍(如左室射血分数小于 0.2),或拒绝重建术,故而无法行冠状动脉重建手术
- 申请肝、肺或肾脏移植者,大于 40 岁,可作为移植评估的一部分,除非无创检查显示负性转归的高风险

(Adapted from: Eagle KA, Berger PB, Calkins H, et al. ACC/AHA Guideline Update for Perioperative Cardiovascular Evaluation for Noncardiac Surgery-Executive Summary. A Report of the American College of Cardiology/American Heart Association Task Force on Practice Guidelines. *J Am Coll Cardiol*. 2002;39:542-553.)

围手术期药物治疗降低手术风险

β受体阻滞剂

已有几项研究评价了 β 受体阻滞剂在降低围手术期心脏风险的疗效。最初进行的是随机安慰剂对照试验,受试者是 200 名非心脏手术的高危患者。术前 2 天开始静脉注射或口服阿替洛尔,一直到术后 7 天。阿替洛尔组围手术期的缺血发生率明显低于安慰剂组。围手术期心肌梗塞或心脏事件引起死亡发生率无差异,但阿替洛尔组 6 个月的无事件生存率较高。

Poldermans 等人对择期大血管手术中围手术期使用比索洛尔进行了评估。给药需从术前至少 7 天开始,调整剂量至静息心率小于 60 次/min,并持续到手术后 30 天。这项研究将受试者限定在至少具有一项心脏危险标记的患者,如充血性心力衰竭史、先前心肌梗死史、糖尿病、心绞痛、心力衰竭、年龄>70 岁或肺功能差,和多巴酚丁胺超声心动图诱导心肌缺血阳性的患者。除外过度的室壁运动异常的患者。结果高危组使用比索洛尔后的围手术期心肌梗死或心脏事件引起死亡的发生率降低了 91%。但由于此项研究的入选标准,比索洛尔在最高危人群中的有效性,即对那些建议行冠状动脉重建术或修正患者的作用,以及那些最终可能会取消手术的患者的作用,仍不能确定。标准治疗组事件发生率为 34%,这表

明除最高风险组患者之外的所有受试者都包括在内。Urban 等人评价了择期全膝关节成形术后患者预防性使用 β 受体阻滞剂的作用。入组 107 名患者，术前随机分为对照组和 β 受体阻滞剂组两组，药物组在手术当日的术后输注艾司洛尔，随后的 48 小时输注美托洛尔以维持心率在小于 80 次/分。结果艾司洛尔组缺血事件发生数量（对照组 50 次，β 受体阻滞剂组为 16 次）和总缺血时间（对照组 709 分钟，β 受体阻滞剂组 236 分钟）明显低于对照组。此项研究中，择期全膝关节成形术后预防性使用 β 肾上腺素能阻滞剂与手术后动态 Holter 监测到的心肌缺血的发生率及维持时间的减少有关。

他汀类药物

研究显示，HMG CoA 还原酶抑制剂（他汀类）能降低动脉粥样硬化性疾病患者缺血事件、卒中和心源性死亡事件的发生。近来，研究报道了在血管手术患者中使用他汀类药物，可减少围手术期冠状动脉事件的发生。因为人们认为他汀类药物能抑制动脉粥样硬化斑块的形成及生长，也可以潜在地稳定已成形的斑块，所以此类药物能降低血管手术术中或术后冠状动脉斑块破裂和血栓形成的风险也就不足为奇了。但是我们必须进一步研究以确定为达到围手术期效果，他汀类药物应使用多长时间。

血管重建

经皮血管重建术

目前为止，没有关于手术前冠状动脉重建的临床试验，仅有几项回顾性队列分析研究的报道。经皮冠状动脉介入成形术（PCI），最初称为球囊血管成形术，已有三项关于非心脏手术患者的研究对其做出评价。这些研究中未明确描述 PCI 的指征，但最有可能包括需缓解心绞痛症状的患者及无创检查发现缺血后需降低围手术期风险的患者。所有这三项研究的非心脏手术后的心脏并发症发生率均较低，但均无对照组。

一项研究指出，与手术前未行 PCI 术的患者相比，PCI 术后患者的围手术期心源性并发症发生率较低。目前超过 80%的 PCI 术中会使用冠状动脉支架，支架释放后初次恢复期内有冠状动脉血栓形成及出血的风险，因此冠状动脉支架释放别具挑战性。在一组 40 例患者的队列研究中，入组患者均在非心脏手术 30 天之内植入冠状动脉支架，结果其中死亡 8 例，7 例并发心肌梗死，在 11 例 14 天内支架治疗的患者中 8 例并发冠状动脉出血。并发症似乎与术后抗凝治疗引起的严重出血，或支架术后未给予完全地 4 周抗血栓形成治疗而形成冠状动脉血栓有关。总的来说，冠状动脉支架术后需等待至少 2 周，理想为 6 周后可以行非心脏手术，这样做是为了让治疗过的冠状动脉充分内皮化，同时进行全程的双重抗血小板治疗。现行的支架术后治疗包括阿司匹林和氯吡格雷的联合用药，至少 4 周，随后为无限期的服用阿司匹林。对于药物洗脱支架，建议双重抗血小板治疗采用阿司匹林和氯吡格雷的联合用药，在西罗莫司洗脱时至少 3 个月，在紫杉醇包裹的支架则至少 6 个月。

冠状动脉旁路移植术

先前成功的冠状动脉旁路移植术（CABG）已经证明可以降低围手术期心源性并发症的发生率。随机临床试验和（或）登记中心的随访研究对药物和手术治疗 CAD 的疗效进行了比较，资料显示术前 CABG 具有潜在的保护作用。目前最大的临床研究入组了 10 年内的 3368 名非心脏手术患者，均在冠状动脉手术研究行药物治疗或 CABG。先前成功的 CABG 在高危的非心脏手术患者（如腹部、胸部、血管或矫形手术）产生保护心脏的作用。相比较药物治疗组的围手术期死亡率，CABG 组患者的死亡率低了近 50%（1.7% 比 3.3%，$p<0.05$）。在低危手术如乳腺和泌尿系统手术，两组的结果无差别。Fleisher 等人用医疗保险索赔的数据，按照非心脏手术前一年内心脏测试和冠状动脉介入手术（如 CABG 和 PCI），评估了非心脏手术后 30 天和 1 年的死亡率。术前血管重建术能明显降低主动脉手术后的 1 年死亡率，但不能改善腹股沟下手术的死亡率。最后，旁路血管成形重建调查研究（BARI）评测了非心脏手术患者的术后心脏并发症的发生率，入组患者均为冠状动脉多支病变，因严重心绞痛被随机分组后接受 PCI 或 CABG 治疗。冠状动脉重建术后受试者平均随访 29 个月，两组术后 MI 或心源性死亡具有相似的较低的发生率（每组为 1.6%）。这些数据说明，先前的成功冠状动脉重建，在对其后的冠状动脉症状或体征配合仔细随访和治疗后，可降低非心脏手术术后的心源性事件的发生率。

美国医师学会指南支持对将要接受大血管手术的高危患者进行术前检查和冠状动脉治疗。一份附录建议围手术期给予所有高危患者 β 受体阻滞剂治疗。CABG 或 PCI 应仅限于确实需要此类治疗的患者，这种治疗与行非心脏手术的必要性无关。这类患者包括有充分药物治疗但仍无法控制心绞痛症状和存在以下冠状动脉症状高危因素之一的患者，如临床提示冠状动脉左主干严重狭窄（超过 50%）、严重的两或三支冠状动脉分支病变（狭窄程度超过 70%）且累及近端左前降支、容易诱发术前负荷测试时心肌缺血和静息时左心室收缩功能障碍。

瓣膜心脏病

对于要接受非心脏手术的患者，

严重主动脉缩窄(瓣膜面积≤1.0 cm^2)可显露为最严重的瓣膜相关心血管危险因素之一。左心室流出道的固定梗阻明显降低了功能性心力贮备，可使左心室内压超过300 mmHg，紧接着发生的左心室肥厚易引起收缩功能障碍和肺充血。总而言之，在择期非心脏手术之前，医生应处理患者的严重和(或)症状性的主动脉缩窄。在大多数病例，表明主动脉瓣置换是明确的治疗选择。若有心脏手术禁忌证，那么可行经皮球囊瓣膜切开术来暂时性缓解左心室流出道梗阻。以上两种方法均不可行时，在仔细的血流动力学监测的条件下行非心脏手术仍是合适的，即使存在围手术期死亡率增加的危险，死亡率大约为10%。

轻度和无症状性的二尖瓣狭窄通常可以通过控制心率的药物治疗。根据ACC/AHA瓣膜心脏病治疗指南，重度的二尖瓣狭窄应该进行治疗以延长生命，推迟并发症的发生，这些与计划的非心脏手术无关。总之，与狭窄性病变相比，主动脉及二尖瓣反流性病变在围手术期耐受较好。术前可以通过利尿剂和血管扩张剂降低后负荷来达到最优化的药物控制。瓣膜心脏病和瓣膜修复后需适当用药预防细菌性心内膜炎。

建　议

临床医生应决定非心脏手术是否紧急。在许多病例，患者或手术特异性因素要求行急诊手术，而没有进行术前心脏评估或治疗。在这些情况下，围手术期药物治疗、监测及术后危险分层是适当的。患者在过去的2年间若已行较好的有创或无创检查，检查后一直无症状且功能正常，那么此次没有必要再行心脏负荷检查。不稳定冠脉综合征、心力衰竭失代偿期、症状性心律失常或严重瓣膜心脏病的患者，需将计划的择期非心脏手术取消或延期、直到弄清楚心脏存在的问题并得到治疗。存在不小于1个中危临床心脏风险预测因素且功能水平中度以上或正常的患者，通常可行低危或中危手术且事件发生率较低。临床心脏风险中度的患者，若功能水平差或功能水平中等但预计手术风险高，术前需进一步行心脏无创检查。临床心脏风险小或无临床风险的患者，若功能水平中度以上或正常，可安全地完成非心脏手术。无创检查的结果可以用来确定进一步治疗，包括加强药物治疗、直接继续手术或心导管手术。若无禁忌证，所有冠状动脉事件高危的患者在计划行血管手术之前，均应接受β受体阻滞剂治疗。

推荐读物

1. Mukherjee D, Eagle KA. Perioperative cardiac assessment for noncardiac surgery: eight steps to the best possible outcome. *Circulation* 2003;107:2771–2774.
2. Krupski WC, Layug EL, Reilly LM, et al. Comparison of cardiac morbidity rates between aortic and infrainguinal operations: two-year follow-up. Study of Perioperative Ischemia Research Group. *J Vasc Surg.* 1993;18:609–615; discussion 615–607.
3. Fleisher LA, Eagle KA, Shaffer T, et al. Perioperative and long-term mortality rates after major vascular surgery: the relationship to preoperative testing in the Medicare population. *Anesth Analg.* 1999;89:849–855.
4. L'Italien GJ, Cambria RP, Cutler BS, et al. Comparative early and late cardiac morbidity among patients requiring different vascular surgery procedures. *J Vasc Surg.* 1995; 21:935–944.
5. Eagle KA, Coley CM, Newell JB, et al. Combining clinical and thallium data optimizes preoperative assessment of cardiac risk before major vascular surgery. *Ann Intern Med.* 1989;110:859–866.
6. L'Italien GJ, Paul SD, Hendel RC, et al. Development and validation of a Bayesian model for perioperative cardiac risk assessment in a cohort of 1,081 vascular surgical candidates. *J Am Coll Cardiol.* 1996;27: 779–786.
7. Poldermans D, Boersma E, Bax JJ, et al. The effect of bisoprolol on perioperative mortality and myocardial infarction in high-risk patients undergoing vascular surgery. Dutch Echocardiographic Cardiac Risk Evaluation Applying Stress Echocardiography Study Group. *N Engl J Med.* 1999;341: 1789–1794.
8. Urban MK, Markowitz SM, Gordon MA, et al. Postoperative prophylactic administration of beta-adrenergic blockers in patients at risk for myocardial ischemia. *Anesth Analg.* 2000;90:1257–1261.
9. Poldermans D, Bax JJ, Kertai MD, et al. Statins are associated with a reduced incidence of perioperative mortality in patients undergoing major noncardiac vascular surgery. *Circulation* 2003;107:1848–1851.
10. Posner KL, Van Norman GA, Chan V. Adverse cardiac outcomes after noncardiac surgery in patients with prior percutaneous transluminal coronary angioplasty. *Anesth Analg.* 1999;89:553–560.
11. Kaluza GL, Joseph J, Lee JR, et al. Catastrophic outcomes of noncardiac surgery soon after coronary stenting. *J Am Coll Cardiol.* 2000;35:1288–1294.
12. Wilson SH, Fasseas P, Orford JL, et al. Clinical outcome of patients undergoing noncardiac surgery in the two months following coronary stenting. *J Am Coll Cardiol.* 2003;42:234–240.
13. Eagle KA, Rihal CS, Mickel MC, et al. Cardiac risk of noncardiac surgery: influence of coronary disease and type of surgery in 3368 operations. CASS Investigators and University of Michigan Heart Care Program. Coronary Artery Surgery Study. *Circulation* 1997;96:1882–1887.
14. Hassan SA, Hlatky MA, Boothroyd DB, et al. Outcomes of noncardiac surgery after coronary bypass surgery or coronary angioplasty in the Bypass Angioplasty Revascularization Investigation (BARI). *Am J Med.* 2001;110: 260–266.
15. Eagle KA, Guyton RA, Davidoff R, et al. ACC/AHA Guidelines for Coronary Artery Bypass Graft Surgery: A Report of the American College of Cardiology/American Heart Association Task Force on Practice Guidelines (Committee to Revise the 1991 Guidelines for Coronary Artery Bypass Graft Surgery). American College of Cardiology/American Heart Association. *J Am Coll Cardiol.* 1999;34:1262–1347.
16. Eagle KA, Berger PB, Calkins H, et al. ACC/AHA guideline update for perioperative cardiovascular evaluation for noncardiac surgery-executive summary. A report of the American College of Cardiology/American Heart Association Task Force on Practice Guidelines. *J Am Coll Cardiol.* 2002;39: 542–553.

编者评述

G. B. Z.

所有血管外科医生必须全面掌握

用于血管手术患者心脏风险重要评估的各种因素。Eagle 医生长期以来作为风险评测、量化和分类的带头人，他强调对患者进行风险评估的主要作用，耦合对以下两者的深刻理解，它们是对手术过程的量化和无创检查对中危患者重要性。这种方法在临床实践中证明是符合逻辑、一致且有效的。根据病史、体格检查及常规心电图提示患者处于低风险时，没必要再进行进一步的心脏检查，特别是当患者行低风险手术时。同样，高风险患者行高危手术时需直接行心导管治疗，而没必要进行无创检查。中危患者行高危手术时，需先进行无创检查，功能水平较低的高危患者行低危手术前也一样。

文章中清楚地叙述了各种无创检查的价值和局限性。对于单支血管病变的准确率只有 55%~60% 的运动心电图，对于三支或等同于三支血管病变的准确性较高(范围在 85%~90%)。已经明确阐述的方法是，若静息心电图异常(如提示 LBBB、负荷性左心室肥厚、ST-T 波的非特异改变或洋地黄效应)，则需要进行其他的无创检查。运动或多巴酚丁胺负荷超声心动图、卧床心电图、放射性核素心室造影术和双嘧达莫铊扫描的价值已叙述，并指出它们的预测值相似且可信区间重叠。明确指出了各种检查方法的特殊用途。对无法活动的血管患者行药物负荷试验的价值已被认可，但必须注意防止对以下患者使用双嘧达莫，如支气管痉挛、严重颈动脉狭窄或无法撤去茶碱药物的患者。同样，必须指出在严重心律失常、高血压或低血压患者中应避免使用多巴酚丁胺。最后，引证了在心肌灌注测试中体型对于影像质量的重要性。

文章指出心脏超快速 CT 扫描和负荷磁共振成像的快速发展。这些技术方法的有效性和 成本受益仍有待研究。围手术期风险及长期的预后是这些评测方法的重要方面。

文中叙述了针对血管重建术后患者的简易治疗策略，如 β 受体阻滞剂和(或)他汀类药物治疗，以及各种血管重建方法的选择次序。涂层支架的使用以及意识到需要更长时间使用强效抗血小板生成剂，如波立维来预防支架内血栓形成，两者会增加血管手术患者治疗的复杂性。

参考文献、表格和数据均为满足血管外科医生的需要。最后，一个重要的原理上的特征是血管手术患者术前并不需要心脏筛选，而是要全面详细地心脏评估，结合临床症状、无创及有创检查，如需要的话可以进行心脏介入手术。血管外科医生应擅长向患者描述手术过程的相互作用，对各种无创或有创诊断性检测的适用性、局限性以及血管手术患者术前介入的价值，应有自己的见解。

(张婉 译)

第 8 章

围手术期监控

Charles J. Shanley

外周血管重建是一项操作风险极高的手术。这一方面是因为患者本身的特异因素，诸如年龄偏高，以及一些重要的伴随疾病的高发病率——包括冠心病（CAD）、慢性肺病、慢性肾功能不全、糖尿病等。另一方面是因为手术过程中的特异因素——包括临时阻断血管导致终末器官缺血以及偶尔延长手术时间导致大量失血失液。这就要求血管外科医师具有良好的围手术期监控的知识来应对这些高危的患者可能发生的情况。

所有接受血管外科手术的患者都会得到某种形式的围手术期监控。循证指南在围手术期监控不常见。即便不违背伦理道德，“不进行监护”的前瞻性试验似乎也是不可能完成的。尽管如此，对血管外科患者的监控仍然是实用生理学的一项基本训练。监控的目的是通过收集相关生理数据，尽早发现异常状况，及时干预，改善预后。 为了能高效、价廉的达到这一目的，我们就必须将重点放在对于生理数据的解读，而不是一味地使用尖端的技术。毕竟，如果医师没有必备的以实际经验为基础的技巧来确保解读数据与及时干预，那么生理数据和监控技术（在无害的前提下）都是不起作用的。

连续心电图监控

所有接受血管外科手术的患者都应在围手术期进行心电图（ECG）监控。连续心电图监控是理想的监控系统的第二个最终手段。这些主要的生理数据（如心率、心律、心肌缺血）毫无疑问十分重要，同时监控技术要求无创、价廉、普遍、医护人员只需少量培训和经验即可进行有效监控。尽管其效果缺少前瞻性证据的支持，但心脏疾病的高患病率要求心电图监控是一种实用性强的方法。

心动过速或许是连续心电图监控最常监控到的，也是最重要的生理异常情况。心动过速可由多种因素引起（如失血、容量不足、缺氧以及止痛不当等）。然而，及时排除或纠正这些相关因素（包括排除或纠正失败引起的副反应）的关键在于，即便只是偶尔观察一下，也能快速明显地发现心动过速。与之相类似，心律失常也是围手术期常见且具有潜在致死性的事件，及时发现并予以药物或电生理治疗对保证血管外科术后患者的理想预后起着重要的作用。

连续心电图监控对于心肌缺血的监控或许最具争议。除了冠心病的发病率极高外，包括疼痛、心动过速、缺氧、贫血、高血压、低血压、液体负荷过大、血管活性药物在内的多个围手术期因素影响心肌耗氧量，单独或共同诱发心肌缺血。目前仍缺乏相应的前瞻性证据来证明连续心电图监控排除心肌缺血是否具有特异性。根据 ST 段压低（心内膜下缺血）或抬高（透壁性缺血）来发现存在风险的患者是一种合理的（即使没有特异性）的方法。与三电极的连续心电图系统较低的敏感性相比，五电极的敏感性显著提高。因此目前推荐常规使用五电极的心电图监控（Ⅱ导联和 V5 导联）。超过 15%的血管外科患者的 ST 段直接分析受到体位因素（如水平卧位）、左右束支传导阻滞、左心室劳损性肥大、快速性心律失常、心脏起搏器活动的严重干扰。最近，一种围手术期心电图实时分析软件面世，但这项技术的最终使用仍有待验证。

脉搏氧饱和监控

在所有围手术期监控技术中，通过脉搏血氧连续监控动脉血氧饱和度或许是对患者安全影响最大的一门技术，应被应用于所有患者。同连续心电图监控一样，脉搏血氧的众多特性使其成为一种理想的生理监控技术，因为它可以连续、无创、价廉地提供信息，医护人员只需少量培训和经验即可进行有效监控。脉搏血氧监控提供动脉血氧饱和度的连续信息并通过测量外周血的光线吸收量来测量脉搏频率。脉搏血氧仪通过一个发射两种波长的光源(红光和红外线)照射组织床(通常为指端或耳垂)。光源对侧的光电二极管使用类似实验室氧浓度仪的原理测量传播光线的强度，随后测定搏动的红光吸收部分与红外线吸收部分的比值。这个比值直接根据动脉血氧饱和度的不同而变化。由于脉搏血氧仪测定动脉氧饱和度和心率需要一定的脉搏血流量，因此血管收缩、低体温、低血压、严重的外周血管疾病以及α受体激动剂会引起测量值假性降低。另外，高铁血红蛋白血症和碳氧血红蛋白血症可假性提高动脉氧饱和度。除了这些潜在的缺陷，脉搏血氧对于各类不同患者、变化幅度极大的脉搏都十分准确。

为了最有效地利用脉搏血氧的数据，必须结合其他与系统氧输送相关的因素综合分析，即动脉氧容量与心排量。动脉氧容量取决于血氧饱和度以及动脉血浓缩情况。因此，同时确保血液携氧容量(如纠正贫血)与血流量(如提高心排量)是维持和提高氧合的最有效的方法。

二氧化碳测定仪

对于呼吸频率及潮气量的直接监控能够反应是否存在潮气流量，但并不能够反映通气量是否充足。根据定义，如果当动脉血二氧化碳分压($PaCO_2$)为40 mmHg时的通气量为有效通气量。呼气末CO_2测定仪测量气道内二氧化碳浓度，持续监控通气效果。呼出气体的CO_2峰浓度出现在呼气末(潮气末)，可通过质谱检测或红外线光谱检测进行气道持续监控。CO_2描记曲线则是以图形方式显示了潮气末CO_2的变化情况。

CO_2描记曲线基于连续呼吸过程提供信息，因此可对呼吸循环的完整性以及心血管系统的完整性进行持续监控。任何心排量的急性下降都必定会导致相应的肺血流下降，从而出现潮气末CO_2急速下跌。CO_2描记曲线即可根据这一原理检测出急性肺动脉栓塞。事实上，CO_2描记曲线唯一无法即时检测的致命性心血管问题是急性动脉氧饱和度下跌（但这可由脉搏氧饱和度监控发现）。

二氧化碳描记曲线可确定气管内插管的正确位置，并且有助于阻断机械通气。事实上，联合使用脉搏血氧饱和度和二氧化碳描记曲线可以使许多患者成功摆脱机械通气，而不必获得动脉血气，很显然，无创性联合使用二氧化碳描记曲线和脉搏血氧饱和度监测可以对氧气充足率、换气和循环提供连续逐拍的监测。

体　温

低体温在血管外科患者中极为常见，一方面是归因于麻醉引起的体温调控的变化，另一方则是归因于长时间、复杂的手术过程本身以及某些手术中的大量的输血、静脉补液。凝血功能紊乱与心律失常是低体温的主要并发症，心脏不良事件与伤口感染的风险也有所上升。其他并发症还包括电解质平衡紊乱、代谢性酸中毒及药物代谢动力学改变。所有患者都应通过鼓膜、食管、鼻咽、肺动脉导管或膀胱热敏仪监控核心体温；通过应用暖风机与电热毯、对呼吸机循环与静脉补液适当加热来维持围手术期体温的正常。

动脉血压

使用充气袖袋和动脉搏动描记仪间接、无创地监控动脉血压适用于每一个在进行血管外科手术的患者。这项技术同连续心电图监控一样，具有普遍、自动、廉价，同时又非常可靠的特点。连续监控动脉血压需要动脉直接置管。记住监控系统从外周动脉导管所导出的数值未必等同于主动脉根部的压力乃至重要器官的灌注情况是重要的。监控仪所显示的复杂的周期性波形是由左心室收缩产生、通过柔性管腔内的连续液柱向下传导至导管-传感器-监控仪系统的众多谐波构成。因此，动脉血压的波形大小与形态不仅取决于液柱的特性与整体性，也取决于传感器的固有频率和阻尼、连接管的长度和顺应性以及分支动脉的反射。分支动脉的反射受血管的钙化程度、麻醉制剂及血管活性药物影响。而且传感器-监控仪系统则会因校准、调零、水平测量的误差，以及由于过负荷(添加额外的管道)或过阻尼(由于气泡、血块、阀门等原因)发生问题。尽管存在这些局限性，动脉血压的直接测量被认为是血压监控的金标准，为外科医师连续监控脉搏血流提供保证。表8.1为通过动脉内置管与传感器-监控仪系统进行动脉有创直接测压的相对指征。

尽管在桡动脉置管难以实现或是

表8.1　动脉置管/测压指征

- 血流动力学不稳
- 手术过程长(>4小时)
- 大出血或液体重分布可能
- 长时间机械通气可能
- 可能需要收缩性或血管活性药物
- 可能需要经常抽取血样
- 补液治疗监控收缩压变化
- 压力波形分析以便监控心排量
- 严重的心室功能障碍或瓣膜性心脏病
- 手术前肺功能不全
- 慢性肾功能不全

禁忌时，尺动脉、肱动脉、锁骨下动脉、股动脉甚至足背动脉也可被用来置管，但桡动脉仍是最常用的穿刺部位。最为常用的置管技术是直接应用套管针或在导丝引导下入路。建议桡动脉置管前先进行改良的 Allen 试验，了解掌弓的完整性，人们认为该试验的准确性尚好。指动脉灌注的无创测定提高了监控的特异性，但费时且昂贵，因此在开始有创监控前常规应用无效。幸运的是，尽管血栓或指动脉栓塞等并发症可能导致手指缺血坏死，但极为罕见。发生率较低的并发症包括神经损伤、血肿、假性动脉瘤及感染。

近来，对动脉血压波形的分析被用来指导呼吸机辅助通气患者的补液治疗。假设左心室后负荷恒定，正压通气时收缩压峰值下降大于 5 mmHg（delta 下降）则提示左心室灌注压不足，每搏输出量减少。除了指导补液治疗，通过高级计算机软件对动脉波形进行数学换算后可逐搏估计每搏输出量与心排量。通过直接锂稀释染色心排量测定法的校准，我们已经掌握了动脉波形与心排量的合理关系。由于这种方法得出心排量的数值是导出的（而非测量获得），这种方法的准确率对于动脉波形的完整性非常依赖。因此任何改变动脉波形的因素（血管钙化、血管活性药物、低体温等）均能使其发生混乱。这项技术的最终应用有待于进一步临床前瞻性研究确认。

表 8.2 中心静脉插管及测压的指征

- 血流动力学不稳定
- 手术时间长(>4 小时)
- 大出血或液体重分布可能(无合并症)
- 评估右心灌注指导补液
- 无心脏疾病时反应左心灌注
- 肺动脉导管或经静脉起搏的置入通路
- 安全地中心给药途径(正性肌力、血管活性药物)
- 可反复采取血样
- 外周通路不足或无用时

中心静脉压

中心静脉插管及压力监控的循证指南并不存在。如同动脉血压的直接监控，这项技术简单易行，仅需稍加训练即可操作。此外，中心静脉的入路相对笔直，重大并发症罕见。因此，尽管缺乏其效果的前瞻性数据，血管外科高危患者常规监控中心静脉压并无争议。中心静脉插管及测压的相对指征见表 8.2。

一般而言，经右颈内静脉行中心静脉插管的成功率可超过 90%。导丝引导插管（Seldinger 法）是最常用的技术。右颈内静脉入路的优点包括解剖标志明显、颈部相对短、无瓣膜、笔直的静脉。日益普遍的床旁多普勒超声静脉定位进一步减少了穿刺到动脉及气胸的风险。其他入路包括左侧颈内静脉、锁骨下静脉及股静脉。并发症罕见（<1%），包括气胸、血胸、迟发性心包填塞、颈动脉损伤、心律失常及医源性感染。对于后者，严格按照循证指南的无菌技术操作被证明可显著降低中心静脉导管相关感染的发生率。

影响中心静脉压监控系统的问题和缺陷与动脉血压监控系统相同。主要与位置、调零及校准误差相关，另外还包括阻尼及过负荷问题（参见动脉血压监控部分）。无论如何强调这些影响中心静脉压监控的机械因素以及可能误差的重要性都不为过，因为与动脉血压相比，中心静脉压相对较小的变化即可影响临床决策。然而，中心静脉压对于评估心功能正常及有实质性失血或体液重分布可能的患者的右心室灌注情况是一种合理的替代方法。对于心功能不正常或胸腔内压力显著改变的患者，中心静脉压可能不可靠，甚至产生误导。基于上述原因，最安全的方法是根据趋势或对特殊干预的反应评价中心静脉压的监控，而不是孤立的根据“正常”或“异常”的数值。

肺动脉压

或许没有其他类型的有创血流动力学监控会像肺动脉压监控那样需要如此仔细地观察。与动脉血压、中心静脉压监测相比，现有的公认的循证医学证据表明在大队列高危外科患者中常规使用肺动脉导管（PAC）效果及成本受益均不理想。考虑周到的外科医师对此不应感到惊讶，这些数据也不能解释为对单个有特殊情况的患者不应使用 PAC（或其他任何监控设备）。鉴于高危患者手术结果普遍较好（且稳定提高），没有大队列前瞻性研究指出任何一种监控技术的统计学效益就不足为奇了。事实上，这些研究结果仅仅适合强调一个基本原理：单纯强调应用技术（与应用生理学相反）无论从临床还是经济角度来说都是失败的。也就是说，认为这些数据表明肺动脉压监控（而不提及心排量与混合静脉血氧饱和度监控）未能使高危患者个体获益的这种说法是不合逻辑的。这种做法即是认为知道一些还不如什么都不知道。对于单个患者，重要的问题在于监控仪获得的生理数据对临床决策是否重要，这些数据能否通过其他手段（或许创伤更小，花费更少）获得。这个问题的答案更多地取决于临床环境的特殊配置以及外科医师的知识、技巧、经验，而非人口统计学。

PAC 置管的入路同中心静脉导管置管的入路一致，右颈内静脉最为常见。尖端为球囊的 PAC 通过血流量及波形分析经右心到达肺动脉。可能影响数据可靠性的因素（器械、校准、位置伪影）与动脉及中心静脉压监控一致。在没有严重心脏瓣膜疾病情况下，肺动脉闭塞压（PAOP）反应了左心房，乃至左心室的舒张末压力及前负荷。此外，如果患者没有心动过速，肺动脉舒张压可用于对补液治疗的连续监控，并降低导管移位及肺动脉破裂的风险。其对于临床决策的帮助不言而喻，重要的是根据其对干预措施的反应趋势进行判断分析，而非严格依赖于孤立的数值。

肺动脉压的变化也可为急性心肌缺血提供非特异性的证据。例如，缺血引起的舒张功能不全可能导致 PAOP 的急性升高或出现 V 波。球囊需经常或连续充气限制了这项观察的实用性。PAC 置管的并发症较罕见，但死亡率较高。除了和中心静脉置管相同的并发症，PAC 置管导致心室率异常及肺动脉破裂、栓塞、梗死风险较高。

除压力监控外，通过 PAC 置管可进行间断的心排量测定，热稀释法(Fick 法)是最普遍的技术，也有可连续测定心排量的特殊导管。总的来说，结合混合静脉血氧饱和度的连续监控，肺动脉导管可用于监控全身的氧动力学情况。事实上，最终这可能是高危患者中，PAC 得出的最有价值的数据。肺动脉插管及测压的相对指征见表 8.3。

混合静脉血氧饱和度(SvO_2)

心血管与呼吸系统监控的最终目标是保证足够的氧供给以满足代谢的需要。稳定状态下，全身氧供给(DO_2)大约是组织耗氧量(VO_2)的 4~5 倍。全身氧供给的 20%~25% 释放入动脉血，余下的部分通过混合静脉血回到心脏。如果动脉血是完全饱和的，那么混合静脉血在稳定状态下一定是 75%~80% 饱和。氧供或氧耗的急性改变均引起相应心排量的改变，来维持氧供与氧耗的正常比值（图 8.1）。如果 DO_2/VO_2 持续小于 4:1，则外周氧释放增加，混合静脉氧饱和度下降，以维持需氧代谢。因此，混合静脉血的剩余氧量最能准确地反应全身氧动力学的总体情况。因为绝大部分混合静脉血中的氧与血红蛋白结合，所以混合静脉血氧饱和度(SvO_2)是反应全身氧动力学总体情况的最佳指标。SvO_2 可通过经适当校准的肺动脉光纤(或颈内静脉导管)连续监控，十分方便。

稳定状态下，全身供氧量增加或耗氧量减少都会改变 DO_2/VO_2 的比值，进而改变混合静脉血氧饱和度。供氧量是由心排量与动脉血含氧量共同决定的。因此，努力改善心排量的(例如，扩容、正性肌力药物支持、减少后负荷等)，以及纠正严重贫血、提高氧合均能提高全身氧供给。与此类似，治疗感染、避免严重的高热或低体温(寒战)、确保适当的镇静及止痛都是降低全身耗氧量的合理方法。毋庸置疑，对全身氧供给与耗氧量的关系进行目标明确的治疗与单纯使氧供达到最大完全不同。这是因为一个“正常”的全身氧供给值在高代谢情况下(如感染)可能是“低常”的，而在 VO_2 抑制的状态下（如低体温）又可能是“超常”的。所以，或许最好将 DO_2/VO_2 比为“标准”值时的全身氧供给及组织耗氧量定义为“最佳”值。这就需要所有的干预措施都应仔细小心地逐步调整以改善连续监控的 SvO_2。

表 8.3 肺脉插管及测压的指征
• 血流动力学不稳
• 手术时间长(>4 小时)
• 大出血或液体重分布可能(无合并症)
• 心排量或混合静脉血氧饱和度监控
• 安全地中心给药途径(正性肌力、血管活性药物)
• 经静脉起搏的置入通路
• 可反复采集血样
• 严重心室功能障碍或瓣膜性心脏病
• 肺动脉高压(肺心病)
• 慢性肾功能不全

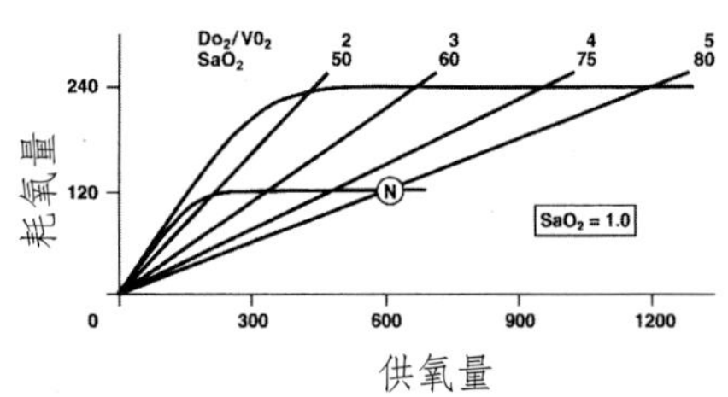

图 8.1 理论上正常代谢与高代谢状态下全身耗氧量与供氧量的关系。与混合静脉血氧饱和度(SVO_2)相应的等压线表示 DO_2/VO_2 的比值。(Adapted from:Bartlett RH. *Critical Care Physiology*. Boston:Little, Brown;1996:17.)

经食管超声心动图

经食管超声心动图(TEE)是连续心血管监控最新、最全面的补充手段。有关其对于血管外科患者转归的前瞻性有效作用的研究尚未发表。不过，TEE 除了提供详细的形态学及病理学信息，还可实时监控心室功能。越来越多证据表明，通过监控左心室收缩末期与舒张末期的面积来反映心室灌注及运动情况比肺动脉压监控更可靠。此外，TEE 也许是术中术后检测急性心肌缺血最敏感的手段。与连续心电图监控相比，其对节段性室壁运动异常检测的敏感性及阳性预测值更高。乳头肌水平的短轴切面是最佳的显像范围，能提供冠状动脉三个主要分支的功能信息。并发症罕见，包括菌血症，咽、食管、胃损伤。TEE 价格昂贵，受操作

表 8.4 经食管超声心动图的指征
• 血流动力学不稳
• 术中及术后反应较差的血流动力学不稳
• 心室充盈或功能的术中评估
• 围手术期心肌缺血的监控
• 严重左心室功能障碍
• 胸主动脉瘤、夹层或粥样硬化性疾病的评价
• 心脏内及血管内植入物或装置的评价
• 胸主动脉支架及移植物的评价

者的影响，图像准确判读需高水平专业训练。此外，TEE 最适合呼吸机辅助通气的患者，清醒、自主呼吸的患者的应用较有限。TEE 的适应证如表 8.4 所示。

神经生理监控

围手术期心血管与肺部的监控关系到患者的安全，即使缺乏对有效性的文献证据，仍按照生理原理制定了很多监控标准。与之相比，血管外科患者的神经学监控较为复杂，标准要模糊得多。不言而喻，卒中与截瘫毁灭性的并发症发病率证明，为了防止颈动脉或主动脉重建患者发生这些并发症，应当积极开展神经生理监控的调查研究。然而，这些技术价格昂贵，且需要大量训练与准确判读的专业知识。此外，本质上缺乏强有力的前瞻性证据证明围手术期神经生理监控对血管外科患者预后有很大影响。监控的基本原则强调所有监控结果都应能恰当判读以利于及时干预，而非复杂的技术。因此，神经生理监控的使用可能需要局限在批准的调研方案或得出的信息能用来纠正缺血（作为神经保护项目的一部分）的场所(和机构)。

脊髓缺血的监控

显然，截瘫是主动脉重建手术最具破坏性的并发症之一。其发生率变化很大，从择期肾下性主动脉重建的 1‰到胸腹主动脉的急诊手术的 30%。最常见的病理生理机制即脊髓缺血。因此，神经生理监控的目的是早期发现缺血，即时纠正，防止不可逆的缺血损伤。关于防止及减少复杂主动脉重建时脊髓损伤的其他药理或技术手段超出了本章节的介绍范围。

脊髓缺血监控的解剖原理相对简单。胸脊髓的血供主要来源于一根脊髓前动脉和两根脊髓后动脉。后动脉供应脊髓后 1/3 的血液，包括主要的感觉通路。脊髓前动脉供应脊髓中央及前 2/3，其中含有对缺血敏感的前角运动细胞。在颈、胸、腰、骶水平均有很多侧支增加脊髓血流。重要的是，胸段的脊髓前动脉不一致，有时是不连续的。由于肋间及上腰椎血管发出的脊髓段动脉的阻断，脊髓胸段的前角细胞缺血风险上升。Adamkiewicz 动脉是其中最大的分支动脉，有相似的变化。理论上讲，后脊髓(感觉)监控可通过中央监控刺激外周神经产生的体感诱发电位(SSEP)完成。前脊髓(运动)监控可通过外周监控中枢运动诱发电位完成。

体感诱发电位

SSEP 监控的技术及神经生理原理建立的非常完善。电刺激胫后或腓总神经产生的诱发电位可通过颈椎棘突或头皮上的电极进行中央监控。信号通过过滤、均衡后产生波形，继而判读大小与潜伏期。重要的是，操作者决定了变化的大小判定，在复杂主动脉手术中，许多混杂因素使结果判读十分具有挑战性。例如，低体温、苯二氮卓类药物、吸入麻醉药、脑缺血及其他合并症均会影响波形的质量与判读。因此，SSEP 应用于脊髓缺血监控或许仅限于有经验的中心，而且仅能作为脊髓保护方案的一部分。最后，鉴于相关报道的不一致性，这项技术最终应用于主动脉重建的脊髓缺血保护有待确定。

运动诱发电位

运动诱发电位(MEP)的监控或许更直观，因此比 SSEP 更吸引人。通过表面电极电刺激(或电磁刺激)大脑运动皮质或脊髓产生 MEP，可由外周神经水平(神经源性)或肌肉水平(肌源性)监控。如同 SSEP，波形结果大小的判定取决于操作人员，并受限于相似的生理、药理、机械及电生理等混杂因素。同样，这项技术应用于监控脊髓缺血尚待调查研究，仅限于有经验的中心作为脊髓保护方案的一部分。

大脑缺血的监控

颈动脉内膜切除术及头臂干重建术中是否需要监控大脑是否缺血以及监控的最佳技术一直是个难题。根据使用的麻醉方法，监控可直接或间接完成。对于区域或局部麻醉的清醒患者，神经系统恶化的直接观察(精神状态改变，新发感觉/运动障碍，失语等)为决定是否需要插入临时转流管提供了一个简单高效的方法。

然而，如果选择或倾向于全身麻醉，直接的观察或检查显然是不可能的。许多有经验的外科医师偏向于在这种情况下常规使用临时转流管，并取得了极好的结果。另一方面，因为插入转流管使得 85%~90%的患者的手术不必要地变复杂，另一些同样经验丰富的外科医师继续有选择性的使用转流管。这种情况下，间接监测大脑灌注的技术被用于决定是否需要插入转流管。许多技术已被成功应用，包括颈内动脉反流压测量、连续脑电图(EEG)、SSEP、经颅多普勒和脑氧饱和度。对这些技术的详细讨论超出了本综述的范围。可以肯定地说，间接监控脑灌注的技术（不论单独或联合使用），在经验丰富的医疗中心证明了其较好的敏感性，但特异性较差。尽管经过数十年的临床研究，仍未出现一项明确的金标准。强调手术者经验的重要性、患者的选择和精细的手术技术是神经系统结果的主要决定因素。不应该将此解释为这些神经生理学监控技术是虚无主义哲学，而应作为一种警告：它们的使用应当限制在文献记录的临床经验丰富的中心，其得出的数据能改变临床的应用。

总　结

血管外科患者基本的围手术期监

控应包括核心温度、连续ECG监控、使用充气袖袋及示波器无创监控动脉血压及通过脉搏氧饱和仪连续监控动脉血氧饱和度。借助机械通气的患者，同时应考虑应用CO_2监测仪连续监控潮气末CO_2。对于血管外科患者无创血流动力学监控显著缺乏成本受益的循证指南。因此，动脉、中心静脉或肺动脉压力监控或TEE的直接评估应仅限于患者并发症或手术复杂程度提示血流动力学不稳、大量体液重分布或失血的可能性很大。常识性的策略是在那些得出的生理数据极可能改变治疗方案的情况下才应用有创监控。不幸的是，如此简单合理的原则在实践过程中违反情况远远多于遵守情况。最后，对于血管外科高危患者的具有成本受益的监控应强调应用生理学，而不是精密的技术。

推荐阅读

1. Richardson JD, Cocanour CS, Kern JA, et al. Perioperative risk assessment in elderly and high-risk patients. *J Am Coll Surg.* 2004; 199(1):133–146.
2. Papworth D. Intraoperative monitoring during vascular surgery. *Anesthesiol Clin North America.* 2004;22:(2)223–250.
3. Buhre W, Rossaint R. Perioperative management and monitoring in anaesthesia. *Lancet* 2003;362(9398):1839–1846.
4. Shanley CJ, Bartlett RH. The management of acute respiratory failure. *Current Opinion in General Surgery.* 1994:7–16.
5. Shanley CJ, Zelenock GB. Pulmonary complications in vascular surgery. In: Rutherford RB, ed. *Vascular Surgery*. 5th ed. Philadelphia: WB Saunders; 2000:646–655.
6. Sandham JD, Hull RD, Brant RF. For the Canadian Critical Care Clinical Trials Group. A randomized, controlled trial of the use of pulmonary-artery catheters in high-risk surgical patients. *N Engl J Med.* 2003;348:5–14.
7. O'Grady NP, Alexander, M, Dellinger EP, et al. CDC. Guidelines for the prevention of intravascular catheter-related infection. *MMWR Recomm Rep.* 2002;51(RR10):1–29.

编者评述

G. B. Z.

Shanley医生是第三代外科生理学家(Moore–Bartlett–Shanley)，他清晰地列出所有正确的偏倚。他的综述兼具深度与广度，同时包含强烈的哲学基础突出临床医师对患者的责任。他详细阐述了血管外科手术基本的生理学与病理生理学理解，特别强调了心血管、肺的生理学，血流动力学以及氧动力学。他强调了：

• 对血管外科高危患者具有成本受益的监控必须强调应用生理学，而不是过度关注精密复杂的技术。

• 常识性的策略是在那些得出的生理数据极可能改变治疗方案的情况下才应用有创监控。

• 处理血管外科高危患者的外科医师应具备丰富的围手术期监控的知识。

• 强调对于生理数据的判读，而不是技术的实施，清醒地认识到，在无害的情况下，如果没有必要的认知技巧进行适当判读与及时干预，这些技术是无用的。

本章节便于理解、有条理、清晰。综述了连续ECG监控、脉搏氧饱和度监控、呼末CO_2监控、体温、动脉血压、中心静脉压、肺动脉压、混合静脉血氧饱和度、TEE及神经生理监控(大脑与脊髓)，对所有血管医师有重要价值。

(蔡浩雷 译)

第 2 部分

动脉瘤疾病

第 9 章

腹主动脉瘤的病理学

Iraklis I. Pipinos, B.Timothy Baxter

动脉瘤是血管永久性的局限性扩张，当血管直径增长超过其正常值的50%时就称之为动脉瘤。在美国，每年约有 15 000 人死于腹主动脉瘤(AAA)破裂。尽管这种疾病被认为仅累及总体人群的 2%，但它好发于老年人，而在美国有越来越多的人进入老龄阶段。腹主动脉瘤的发病机制复杂、因素繁多。最近，美国心肺及血液协会进行的血管生物学研究项目总结了目前最新的研究，主要从以下四个方面来阐述腹主动脉瘤的发病机制：主动脉壁结缔组织的蛋白降解，炎症及免疫反应，分子遗传学及血管壁应力生物力学。

主动脉壁结缔组织的蛋白降解

动脉粥样硬化的作用

基于在腹主动脉瘤患者手术标本中存在大量的动脉粥样硬化斑块，起初腹主动脉瘤被认为是动脉粥样硬化退行性变的产物。而且腹主动脉瘤及动脉粥样硬化斑块均好发于肾下腹主动脉，且这两种疾病有多种相同的危险因素，如吸烟、高血压和高脂血症。然而，尽管它们之间联系密切，动脉瘤样疾病及闭塞性疾病仍存在其他特征，这也意味着它们存在不同的病因学。特别是动脉瘤好发于老龄人群，且有男性好发的性别特异性。而且动脉瘤倾向于累及肾下腹主动脉的近段及中段，通常不伴有严重的闭塞性病变，动脉粥样硬化则主要累及主动脉分叉及股腘动脉。此外，动物摄入致动脉粥样硬化饮食后往往形成严重的动脉粥样硬化，却很少发展成为动脉瘤样病变。尤其是在两个单独的研究中发现，松鼠猴在喂养致动脉粥样硬化饮食 9~79 个月后，所有猴都形成动脉粥样硬化，但形成动脉瘤的仅占 1.5%。第三项研究报道在喂食致动脉粥样硬化饮食的短尾猴中，动脉瘤的发生率为10%。研究者发现，动物经过一段时期的高脂血症再进食伴有降脂药物的饮食后，动脉瘤的形成增加，这提示动脉瘤的形成可能与动脉粥样硬化斑块的退化有关。值得注意的是，与人类主动脉瘤疾病不同，动物实验中的动脉瘤发病部位往往多变，主要累及胸主动脉。这些资料表明尽管动脉粥样硬化是动脉瘤形成的一个可能因素，其他因素同样重要。

腹主动脉瘤的基质变化

主动脉壁的抗张强度及弹性主要取决于其最重要的结构元件——基质蛋白胶原及弹力蛋白。这两种蛋白由固有间质细胞合成及维护，他们三者一起构成高度规则的层状单元以获得血管壁功能的完整性。间质细胞包括动脉中层的平滑肌细胞及血管外膜的成纤维细胞。胶原既是动脉中层正常层状结构的组成部分，也是外周纤维外膜的组成部分。纤维形成胶原，尤其是Ⅰ型和Ⅲ型胶原是主动脉胶原的主要类型。这些胶原一起主要影响动脉的抗张强度，同时也与动脉的可伸展性有一定关系。弹力蛋白是另外一种血管壁基质的重要组成成分，与主动脉的黏性及弹性相关。它由交联的弹性蛋白原单体排列在微纤维蛋白架上形成。通过形成稳定的交联结构，这些纤维能耐受很高的蛋白水解作用，半衰期通常以 10 年计算。

腹主动脉瘤的组织学研究发现所有正常层状结构的组成部分均有加速退化。特别是血管中层和外膜存在弹力蛋白和胶原的破坏，从而引起层状结构的广泛破坏。尽管中层及外膜的弹力蛋白及胶原退变迅速，但他们的前体分子，尤其是原胶原在腹主动脉瘤患者中大量表达。同时，人们注意到腹主动脉瘤患者体内作为动脉成熟标志的交联弹性蛋白锁链素水平较正常值低 9 倍，原弹性蛋白水平则增加 4~6 倍。这些发现提示主动脉间质细胞存在持续但无效的产胶原、产弹力纤维作用。新胶原及弹力纤维的结合受到影响后，将严重损害主动脉壁的完整性及生物力学特性，使各组分更容易被酶降解。

腹主动脉瘤中的蛋白水解作用

在主动脉瘤的发病机制中，动脉瘤组织中显著表达的弹力蛋白、胶原填充物及它们构造的变化似乎起到了极其重要的作用。早期的研究显示，使用弹性蛋白酶行动脉的酶学治疗，可以导致动脉的扩张但不引起破裂，而使用胶原蛋白酶时则可以导致破裂但仅伴有轻微的动脉扩张。令人瞩目的现象表明，腹主动脉瘤与局部组织产生过多的能降解胶原和弹力蛋白的蛋白水解酶有关。这些酶即我们所知的间质金属蛋白酶(MMP)，是锌-肽链内切酶，可以降解所有细胞外基质成分。可以降解弹力蛋白的酶包括：92 kd的明胶酶（MMP-9）、72 kd的明胶酶(MMP-2)、基质溶解因子(MMP-8)、巨噬细胞金属弹性蛋白酶(MMP-12)、丝氨酸蛋白酶以及中性白细胞弹性蛋白酶。可以降解IV型胶原的酶包括：MMP-9和MMP-12，MMP-1、MMP-2、MMP-8和MMP-13则显示有真正的溶胶原活性。

腹主动脉瘤中有促弹性组织离解活性的增强，作为对弹力蛋白降解产物刺激的反应，腹主动脉瘤离体标本中的平滑肌细胞分泌大量的蛋白水解酶。若干金属蛋白酶已经在腹主动脉瘤组织中得到鉴定，包括：MMP-1、MMP-2、MMP-3、MMP-9和MMP-12。与正常主动脉组织匀浆相比较，腹主动脉瘤组织匀浆显示出了增强的MMP-9活性。此外，腹主动脉瘤组织体外培养时，可以比正常对照组或主动脉闭塞性病变对照组产生更多的MMP-9。这个结论得到了免疫组织化学分析的进一步证实。因为MMP-9在主动脉闭塞性病变和腹主动脉瘤中均显著表达，许多研究已经开始追踪这种蛋白酶的细胞来源。人们认为，巨噬细胞为腹主动脉瘤中MMP-9的主要来源，但也有得到的可靠证据提示平滑肌细胞也可能是这种酶的来源之一。正常主动脉在侵袭性炎症细胞缺失的情况下表达MMP-9，从腹主动脉瘤组织中分离得到的平滑肌细胞在培养中分泌MMP-9。另外，致炎细胞因子的刺激下培养的动脉瘤平滑肌细胞高表达金属蛋白酶。因为在培养的状态下，平滑肌细胞表型可能会有重大的改变，对这些研究的解读应当持谨慎态度。

虽然在腹主动脉瘤发病机制研究中，多数的注意力都集中在MMP-9的作用上，但最近的研究工作表明，MMP-2在调节基质降解方面比其他蛋白水解酶可能有更大的潜在作用。MMP-2是唯一一种不仅能降解弹力蛋白，也能降解完整纤维胶原的蛋白水解酶。它已经显示了其在腹主动脉瘤发展中关键的外膜纤维胶原降解作用。而且，MMP-2的主要来源细胞就是同时产生弹力蛋白和胶原的间（充）质细胞。那些细胞即是存在于动脉中层的平滑肌细胞和外膜中的成纤维细胞。此外，MMP-2是比MMP-9更加强效的弹力蛋白酶。和MMP-9一样，与正常对照组比较，MMP-2的组织水平在腹主动脉瘤和粥样硬化闭塞病变的主动脉中都有增高。特别是在与正常对照组和主动脉闭塞性疾病对照组的比较中，人们发现动脉瘤中MMP-2和MMP-2 mRNA水平增高。和其他金属蛋白酶(MMP)一样，分泌出来的MMP-2是一种无活性的酶原(72 kd)，必须分解为62 kd形式才具有活性。与正常主动脉和有粥样硬化病变的主动脉相比，腹主动脉瘤中MMP-2绝大部分是以62 kd的活性形式存在的，并且与它的基质中的底物紧密结合，这些发现给予其在基质破坏中的直接作用的额外支持。一些MMP由丝氨酸蛋白酶激活，但是MMP-2不能通过该途径被激活。MMP-2由新近发现的膜结合或膜型(MT)MMP族在细胞表面特异性的激活。5种不同的MT-MMP已经得到鉴定，并分别称为MT1-MMP到MT5-MMP。所有鉴定都是通过互补DNA文库的同源性筛查完成的，因为它们有公认的跨膜区，所以把它们归为MT-MMP家族。它们形成了MMP家族的独特亚型（MT亚型），而其他MMP则以可溶性形式分泌。在这种亚型中，只有MT1-MMP最具完好的特征性。MT1-MMP对血管平滑肌细胞中的MMP-2具有重要的激活作用。已经发现组织金属蛋白酶抑制因子(TIMP-2)是MT1-MMP精确激活MMP-2所需要的辅助因子，而TIMP-2的分子浓度相对而言比较低。

迄今为止，提示MMP导致腹主动脉瘤发生的最具信服力的数据，是由最近的一项鼠动脉瘤模型研究报道的。该模型为将脱细胞的豚鼠主动脉植入鼠肾下主动脉的异种移植模型。该模型模仿了人类腹主动脉瘤MMP-9的增量调节和MMP-2的激活。在该研究中，移植动脉的管腔面被覆盖了一层使用TIMP-1基因反转录病毒转染的鼠平滑肌细胞。TIMP-1过表达阻滞了MMP-9和MMP-2的激活，从而阻止了动脉瘤形成。因为需要TIMP-2(而不是TIMP-1)的局部的高浓度来阻止MT1-MMP激活MMP-2，MMP-2激活被阻滞的确切机制尚不清楚。因此，这些研究提示MMP-9和MMP-2在腹主动脉瘤发展早期的可能作用。

MMP-12，也就是巨噬细胞金属蛋白酶，是一种54 kd的酶原，可以转化成22 kd的具有降解弹力蛋白活性的酶。MMP-12出现在腹主动脉瘤组织的中层，有证据表明它可能在腹主动脉瘤的形成中起到一定作用。重要的是，这种巨噬细胞产物对弹性蛋白纤维具有高亲和力，因为它局限于动脉瘤中残余弹性蛋白纤维处。另外一项支持 MMP-12 参与腹主动脉瘤形成的数据，是在载脂蛋白 E 敲除的小鼠偶尔发生动脉瘤的研究中发现的。在这些小鼠中，丝氨酸纤维蛋白溶酶激活的 MMP-12，提供了大部分的促弹性组织离解活性。这些发现提示 MMP-12 在腹主动脉瘤的发病机制和进展中有潜在的重要作用。

尽管目前的重要工作都围绕腹主动脉瘤中促弹性组织离解活性展开，但其他一些研究已开始将焦点集中于胶原蛋白的水解作用。动脉瘤样主动脉中溶胶原活性明显增强。而且在选择性修复手术中收集到的动脉瘤组织显示出中等浓度水平的真性胶原蛋白酶活性，在破裂性动脉瘤标本中则显示出较高浓度水平的真性胶原蛋白酶活性。此外，与闭塞性或正常主动脉组织相比，粉末状和低压冻干的腹主动脉瘤组织胶原溶解活性增强，且 MMP-1 也增多。在为 MT1-MMP 设计的敲除小鼠模型中，膜结合 MMP (MMP-1) 在胶原降解中起中枢作用。MMP-1 的细胞来源和人工调节已成为大量研究的主题。最初认为，MMP-1 是由巨噬细胞产生的，但是我们现在知道间 (充) 质细胞产生的 MMP-1 要比巨噬细胞多得多，且这种酶受炎症因子正调节。血小板衍生的生长因子和白(细胞)介素-1β 都能在培养的主动脉平滑肌细胞中上调 MMP 的表达。与这种正调节相关的细胞内信号传导可能包括蛋白激酶 C 和酪氨酸激酶两种途径。花生四烯酸代谢产物前列腺素 E_2 同样也被认为是 MMP 的重要调节因子。

炎症和免疫反应的作用

炎症细胞能够产生蛋白水解酶，和细胞因子一样，炎症细胞能通过固有的间(充)质细胞调整基质蛋白和蛋白水解酶产生。炎症是腹主动脉瘤和主动脉闭塞疾病共同的主要特征，伴有浸润的巨噬细胞和淋巴细胞弥散分布在内膜/斑块、中层和外膜。尽管炎症在腹主动脉瘤和主动脉闭塞性病变的浸润是相似的，但它们仍在两个微小而重要的方面存在不同：①主动脉闭塞病变中的淋巴细胞主要为 T 细胞，而在腹主动脉瘤组织中同时发现了 T 细胞和 B 细胞；②外膜和中层外侧的炎症仅在较晚期的主动脉闭塞病变中可见，但在腹主动脉瘤中它是持续存在的特征。确实，所谓的炎性动脉瘤实体似乎是指在持续外膜周围炎症的极端表现，在所有腹主动脉瘤则要以较温和的方式存在。为主动脉闭塞病变施行内膜切除术的临床经验提示这种疾病累及动脉中层外侧面，重要的是，外膜可能是动脉瘤形成的关键因素。主动脉内膜切除术其实就是把动脉粥样硬化内膜和大部分中层去除，它很少伴随有动脉瘤生成的事实表明主动脉外膜完全能够保持体积的稳定性。因此，外膜的纤维胶原也必须经过基质降解才能形成动脉瘤，因此炎症细胞浸润到这个部位的明显分布被认为在动脉瘤中起到了决定性的病原学作用。

与动脉瘤相关的主要炎症反应包括 B 淋巴细胞和相当大量的免疫球蛋白及其组分，该事实表明自身免疫是腹主动脉瘤病理学的组分之一。在这种理论的支持下一种新的、分子量为 40 kDa 的自身免疫蛋白，最近得到确认，它被命名为腹主动脉自身免疫蛋白。这种自身抗原似乎是在主动脉壁外膜中随弹力蛋白相关的微纤维一起排列的正常结构蛋白。未来的研究需要完全阐明这种蛋白的结构并进一步定义其在腹主动脉瘤发病机制中的作用。

若干报道同样也提到了腹主动脉瘤的感染性原因。在 30%~50%的腹主动脉瘤中发现存在肺炎衣原体和疱疹病毒，在腹主动脉瘤患者体内也时常检测到抗衣原体抗体。尽管目前尚不清楚是否存在因果关系，但已有研究提示这些因子直接起到了弹力蛋白溶解作用，并且它们还可能起到了分子模仿作用，导致并放大了对动脉壁的自身免疫作用。

对于腹主动脉瘤中所见的炎症反应起到了病原学作用的学说，两个试验动脉瘤模型给予了强有力的支持。在第一个模型中，可以在兔颈动脉外膜涂抹氯化钙从而可靠的制造出动脉瘤。因为其制造出的透壁性化学伤害和腹主动脉瘤中发现的外膜周围淋巴细胞浸润损伤为同一类型。更重要的是，动脉瘤形成仅在炎症反应后出现。该方法同样应用于鼠的主动脉，并制造出动脉瘤，从而可以概括出人类腹主动脉瘤的三个主要特征：局部强烈的炎症反应、MMP-2 和 MMP-9 表达增加和局部基质破坏。第二个模型中，弹性蛋白酶在强生理压力下注入，从而在鼠主动脉制造出动脉瘤。该模型的理论基础是直接的弹力蛋白降解作用，但是事实上，当时的主动脉扩张与早期的弹力蛋白降解并无时间上的对应关系，而是与随之发生的炎症反应有关。这意味着在对化学和机械性损伤的反应中出现的炎症反应和炎症因子导致动脉瘤形成，而不是直接的弹性组织离解作用。关于这些模型的更新近的研究提示，炎症细胞在腹主动脉瘤致病作用可能与它们调节蛋白水解作用的能力有关。此外，氯化钙制作鼠主动脉模型也表明 CD4+ T 淋巴细胞通过产生干扰素 γ 在腹主动脉瘤发病机制中起中心作用，它们调节主动脉间(充)质细胞产生 MMP-2、浸润的巨噬细胞产生 MMP-9。这两种蛋白水解产物协调而后引起动脉瘤样退变。弹力蛋白注射模型的另一个特征显示炎症细胞的浸润伴随着明胶酶、MMP-2 和 MMP-9 的增加。吲哚美辛在这个模型中能够同时抑制 MMP 的产生和动脉瘤的形成，因为炎症级联反应是靠花生四烯酸代谢产物介导的，所以吲哚美辛在炎症级联反应中起中心作用。

四环素衍生物有抑制MMP的能力，该能力不依赖于它们的抗生素部分。它们在临床上曾成功地应用于许多类似于腹主动脉瘤的疾病，因为慢性炎症浸润的同时伴有局部基质破坏。脱氧土霉素治疗牙周病有很好的功效，这一发现与MMP的局部抑制作用有关。此外，在动物模型中通过脱氧土霉素的治疗能改善骨关节炎。可能是因为炎症组织的高局部摄取率，抑制作用出现在相对低的剂量(40 mg/d)。在主动脉中情况是否也是这样尚不清楚，不过考虑到腹主动脉瘤有显著炎症和新生血管形成，也不会让人感到惊讶。因为低剂量的脱氧土霉素没有抗生素活性，其副作用最常见的为胃肠道紊乱和光过敏，应当减少这些副作用的发生。在鼠动脉瘤弹性蛋白酶模型中，脱氧土霉素能抑制动脉瘤形成，经过脱氧土霉素治疗的小鼠其主动脉组织中MMP-2和MMP-9水平均降低。这些发现与相对的保护主动脉中层有关。脱氧土霉素同样也抑制氯化钙小鼠动脉瘤模型中的动脉瘤形成，它能抑制主动脉33%~66%的直径增长。在培养的人类主动脉平滑肌细胞中和体外培养的腹主动脉瘤组织中，脱氧土霉素能够抑制MMP-2的表达至标准的治疗血清浓度(5 μg/mL)，同时，术前短期应用脱氧土霉素能够减小动脉瘤组织中的MMP水平。这些研究显示脱氧土霉素能够直接抑制动物模型和腹主动脉瘤患者MMP的产生。因为脱氧土霉素有长期使用的极好的安全数据图表，副作用少，其可以作为一种抑制小腹主动脉瘤生长的治疗选择。第一项小样本随机试验采用脱氧土霉素抑制腹主动脉瘤的增长的阳性结果已经得到报道，将需要更大样本的对照试验来证实这些发现。

腹主动脉瘤的遗传学基础

临床医生在治疗大量腹主动脉瘤患者时总是很注意在家族中动脉瘤的集簇现象。最初的病例序列出现在30年前，为腹主动脉瘤形成存在遗传倾向提供了证据，如今有更多的研究描述了大量有一个以上家庭成员发病的家族。证明遗传因素在腹主动脉瘤中有潜在重要作用的最强力证据则在10年后的一项系列研究中出现，该研究显示腹主动脉瘤患者的一级亲属腹主动脉瘤发病率为15%~20%，而配对对照组中一级亲属的腹主动脉瘤发病率仅为2%。这种发病率上的显著性差异是迄今为止证明遗传因素在腹主动脉瘤发病学中有潜在重要作用的最有力证据。

使用谱系分析的大样本种群研究得出结论：单基因可以很好的解释腹主动脉瘤的遗传(而不是存在多因素)。这些研究在基因是显性遗传还是隐性遗传的问题上未能达成一致意见。为了寻找可以解释腹主动脉瘤的基因，大量的工作都集中到调节基质蛋白代谢的基因上。胸主动脉瘤通常是明确的基质紊乱的一部分表现，比如马方综合征。另一方面，腹主动脉瘤则很少与已知的结缔组织异常相关，尽管已经发现了系统性血管异常的证据，包括：主动脉全程的广泛性基质改变、其他动脉的扩张、延长和少见部位(如腘动脉)的动脉瘤形成。除了胶原和原纤维蛋白变异这样的稀有病例，没有哪种已知的基质蛋白变异可以解释大多数腹主动脉瘤的形成。某些表型，如Hp-2-1触珠蛋白表型和α1抗胰蛋白酶缺乏以及许多特殊多态现象与腹主动脉瘤的形成连锁。考虑到炎性过程在腹主动脉瘤发病中的明显的重要作用，人们就可以更好的理解调节炎症细胞和血管壁间充质细胞关系的基因，并有助于阐明该疾病的基因基础。

生物力学应力

动脉瘤样病变的显著特征是其好发于腹主动脉，这提示沿主动脉的长径，存在结构、营养、生物力学和性质上的潜在差异。这些现象暗示出一些解剖学因素。腹主动脉不像胸主动脉，其片层结构明显要薄，并且没有滋养血管。而且与其他物种相比，人类肾下腹主动脉弹力蛋白相对缺乏。此外，从主动脉的近端到远端，人类的弹力蛋白-胶原比逐渐降低，MMP-9的表达则逐渐增多。

流体力学研究同样提示肾下主动脉更容易发生严重血流动力学紊乱，这主要是因为它独特的位置，存在大量内脏和肾脏的分支动脉以及主动脉和髂动脉分叉压力波的反射。特别的是，肾下主动脉是低平均和低振荡管壁切应力、多种二次血流形态伴随着三到四次的逆时钟涡流形成以及高粒子残留时间的区域。计算机增强的几何模型及有限元分析已用来分析动脉瘤壁受到的生物力学应力。这项工作显示随着最大管壁应力出现在几何拐点和表面临界点时，瘤颈似乎是动脉瘤最具弹性的地方。无对照的，这些区域同样也是动脉瘤最常破裂的地方。最近，有限元分析方法同样应用于评估腹主动脉瘤管壁应力分布和动脉瘤破裂风险。与简单的最大直径测量相比，管壁应力峰值更能区分出后期需要急诊修复动脉瘤破裂的患者。管壁应力分析今后可能成为协助临床决策非常有效的工具，尤其是对于那些小动脉瘤患者和存在开放手术修复高风险的患者。

总　结

过去10年腹主动脉瘤发病机制的确定获得重大进展，有广泛科学研

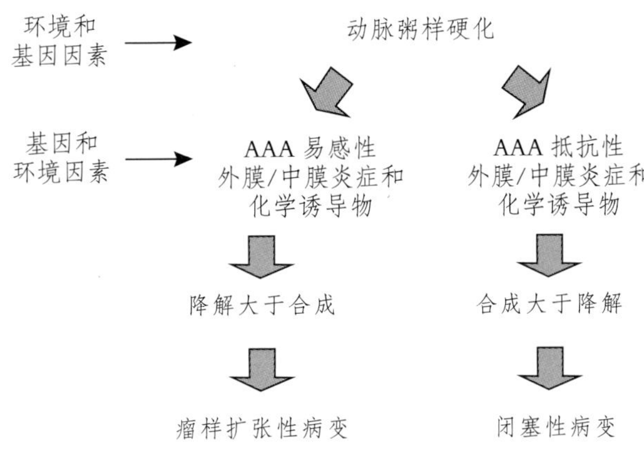

图 9.1　腹主动脉瘤(AAA)发病机制示意图。

究背景的具有专长的研究者都被吸引到这个疾病上来。通过基质生物化学、细胞生物学以及免疫学的交融提高，这项工作为我们提供了病变主动脉中基质代谢如何进行调节的重要的新视点。我们目前关于环境、遗传、蛋白水解、炎症和生物力学等因素在腹主动脉瘤发病中交互作用的概念如图 9.1 所示。与我们在治疗其他疾病过程进展中学到的一样，最有效的药物治疗是在对疾病病理生理学彻底了解的基础上设计的。当我们从过去 10 年的描述性研究转移到现在确定导致主动脉瘤形成的各种复杂因素交互作用的工作上时，我们的认识有了飞速进展。鉴于过去 10 年的进展，我们可以期待下一个 10 年将迎来抗炎药物疗法和防止动脉瘤形成或抑制已存在动脉瘤生长的蛋白酶抑制剂的临床试验。

推荐阅读

1. Ailawadi G, Eliason JL, Upchurch GR Jr. Current concepts in the pathogenesis of abdominal aortic aneurysm. *J Vasc Surg.* 2003; 38(3):584–588.
2. Alexander JJ. The pathobiology of aortic aneurysms. *J Surg Res.* 2004;117(1):163–175.
3. Belsley SJ, Tilson MD. Two decades of research on etiology and genetic factors in the abdominal aortic aneurysm (AAA)—with a glimpse into the 21st century. *Acta Chir Belg.* 2003;103(2):187–196.
4. Daugherty A, Cassis LA. Mechanisms of abdominal aortic aneurysm formation. *Curr Atheroscler Rep.* 2002;4(3):222–227.
5. Ghorpade A, Baxter BT. Biochemistry and molecular regulation of matrix macromolecules in abdominal aortic aneurysms. *Ann N Y Acad Sci.* 1996;800:138–150.
6. Longo GM, Xiong W, Greiner TC, et al. Matrix metalloproteinases 2 and 9 work in concert to produce aortic aneurysms. *J Clin Invest.* 2002;110(5):625–632.
7. Steinmetz EF, Buckley C, Thompson RW. Prospects for the medical management of abdominal aortic aneurysms. *Vasc Endovascular Surg.* 2003;37(3):151–163.
8. Thompson RW, Geraghty PJ, Lee JK. Abdominal aortic aneurysms: basic mechanisms and clinical implications. *Curr Probl Surg.* 2002;39(2):110–230.
9. Wassef M, Baxter BT, Chisholm RL, et al. Pathogenesis of abdominal aortic aneurysms: a multidisciplinary research program supported by the National Heart, Lung, and Blood Institute. *J Vasc Surg.* 2001;34(4): 730–738.
10. Xiong W, Zhao Y, Prall A, et al. Key roles of CD4(+) T cells and IFN-gamma in the development of abdominal aortic aneurysms in a murine model. *J Immunol.* 2004;172(4): 2607–2612.

编者评述

L. M. M.

除了腹主动脉瘤形成的原因，可能没有血管病理学的其他领域受到血管外科研究项目如此大的影响。这些研究从起始于区分主动脉瘤形成和主动脉粥样硬化闭塞性疾病的描述性研究，转到造成主动脉扩张的特殊分子学机制研究上来。动脉粥样硬化曾经被视为腹主动脉瘤形成的原因。正如作者所清楚而直接指出的那样，动脉粥样硬化并没有起到核心作用，而只是一个“许可作用”。这章来自于我们对认识腹主动脉瘤形成的分子机制做出关键贡献的实验研究。作者回顾了各种腹主动脉瘤发病机制。国家心、肺和血液研究所的血管生物学研究项目总结了 4 个导致腹主动脉瘤形成的主要发病机制：主动脉壁结缔组织蛋白降解作用、炎症和免疫反应、分子遗传和管壁的生物力学应力。

我们对 MMP 和弹力蛋白、胶原这两个主动脉壁关键结构蛋白的作用有了更进一步的认识。在研究了几种 MMP 后，发现重点在 MMP-9 和 MMP-2 上。这些蛋白水解酶的来源是复杂的，包括主动脉平滑肌细胞、炎症细胞，如巨噬细胞和中性粒细胞。这些酶的复杂作用得到了很好的阐述。此外，它们与新发现的膜结合的、称之为膜型 MMP 的蛋白家族的相互作用在这章也有描述。

其他一些因素的作用，如炎症和免疫反应以及遗传机制，同样得到了相当大的重视。动脉瘤中炎性反应区别与主动脉闭塞性病变中的炎性反应的特点在于：T 细胞和 B 细胞在动脉瘤炎症反应中均出现，而在闭塞性病变炎症反应中仅有 T 细胞出现在主动脉壁中。腹主动脉瘤的遗传学基础在近 15%的病例中显示出了其重要性。作者指出，腹主动脉瘤的家族集聚这一有趣现象与其他结缔组织疾病无关联，而胸主动脉瘤的家族集聚性可能与马方综合征这一类的结缔组织紊乱有关。

最后讨论了生物力学作用。大多

数外科医生都熟悉拉普拉斯定律，这一定律显示了管壁张力和动脉瘤直径的直接关系。这一章以及 Cronnenwett 的那一章指出管壁切应力的峰值测定是动脉瘤破裂理想的预测指标，要好于常用的“主动脉最大直径”。

当这本书的注意力主要集中在血管疾病的外科治疗上，而没有清楚的阐述动脉瘤形成的分子学机制，是不完善的；然而，要知道大多数重要工作都是由血管外科医生完成的。这项工作将形成一种新的治疗形式，分子学治疗。正如文中所述，人体的初步研究显示脱氧土霉素这种抗生素在抑制动脉瘤生长上有效。脱氧土霉素是一种 MMP 的非特异性抑制剂。因此，该章描绘出这样一个前景：未来几年中，分子治疗不断发展，将减少主动脉瘤破裂引起的死亡。

（张敏宏　郭伟　译）

第 10 章

腹主动脉瘤的自然病史和治疗决策

Marc L. Schermerhorn, Jack L. Cronenwett

自然病史

腹主动脉瘤(AAA)的自然病史是逐渐扩张增大,最后到足够大时,它们便会破裂。腹主动脉瘤碎屑引起远端栓塞的发生率小于 2%~5%。反常的是,栓塞情况似乎更常出现在较小的腹主动脉瘤中,尤其是当管腔内的血栓形状不规则或存在裂缝时。腹主动脉瘤急性血栓形成很少见,但如果发生则可导致灾难性的缺血。因为破裂通常是致命的,而其他潜在并发症不常见,因此这一章主要关注破裂的可能性。

破裂风险

因为大量的腹主动脉瘤患者并没有进行未加治疗干预的随访,所以破裂风险的估计不精确。开放手术修复广泛应用之前的研究记录了大的腹主动脉瘤破裂的可能性。同一时期的报道则很有必要集中到小腹主动脉瘤的自然病史上来,因为较大的动脉瘤基本上一经发现就进行修复了。不幸的是,目前仍没有足够的数据能够准确预测某个腹主动脉瘤患者的破裂风险,这或多或少的给外科手术决策的制定带来了困难。但是,对可得到的自然病史资料的认识可以协助决策。

从血流动力学来讲,当作用在腹主动脉瘤壁上的力超出管壁爆裂强度时,就会发生动脉瘤的破裂。拉普拉斯定律表明,理想圆柱体的管壁张力与它的半径和管腔内压力成正比,与管壁的厚度成反比。人类腹主动脉瘤并不是理想的圆柱体,同样厚度的管壁强度变异很大。然而理论上讲,从拉普拉斯定律预测,大的腹主动脉瘤直径和高血压将增加管壁张力从而增加破裂风险。临床上很难去测量的管壁厚度(或强度)的减少,理论上讲也能增加破裂的概率。

直径

基于 Szilagyi 等人在 1966 年报道的关键研究,瘤体直径是决定腹主动脉瘤破裂风险的最重要因素的观念被广泛接受。这些作者比较了未接受手术的大腹主动脉瘤(体格检查直径>6 cm)患者和小动脉瘤(<6 cm)患者的结果,这些患者在那个年代至少有一半被认为适合于外科手术。在随访中,有 43%的大腹主动脉瘤破裂,而小动脉瘤的破裂率仅为 20%,不过那时还不知道腹主动脉瘤破裂的实际直径。这些结果在 1969 年得到了 Foster 等人的证实,他们报道的未经手术的直径<6 cm 的腹主动脉瘤破裂率为 16%,直径>6 cm 的破裂率为 51%。因为没有可用的现代影像学技术精确测量这些动脉瘤,通过体格检查的方式得到的动脉瘤直径很可能被过高估计了,像这些研究中的“巨大的”6 cm 腹主动脉瘤以今天的标准应该更接近于 5 cm。虽然如此,腹主动脉瘤大小影响其破裂风险的观念已经牢固确立,并为巨大腹主动脉瘤提供了可靠的选择性修复基础,尤其是考虑到多个研究均显示选择性手术修复的存活率明显要比急诊手术修复的存活率高。

尸体解剖研究同样也显示大的腹主动脉瘤要比小的腹主动脉瘤更容易破裂。在 1977 年的一个有影响力的研究中,Darling 等尸检分析了 473 例连续的腹主动脉瘤患者;在这些腹主动脉瘤中,25%已经破裂。破裂的概率随着直径增加而增加:直径<4 cm,10%;直径在 4~7 cm,25%;直径在 7~10 cm,46%;直径在>10 cm,61%。这些结果由 Sterpetti 等在另外的 297 名腹主动脉瘤患者的系列尸检研究中所证实。在这些动脉瘤中,直径 5 cm 的破裂率为 5%,直径在 5~7 cm 为 39%,直径在 7 cm 为 65%。尽管这些尸检研究结果已清楚地显示腹主动脉瘤大小对破裂率的影响,但尸检时测量到的绝对直径很可能低估了动脉瘤的真实直径,因为主动脉不再是承压状态。

破裂后的直径测量则更加困难,因为腹主动脉瘤已经不完整了。此外,尸检也倾向于在破裂的大动脉瘤患者中进行,同时在无症状的死于其他原因的患者中,大的腹主动脉瘤患者也比小的腹主动脉瘤患者更倾向于尸检。因此,通过尸检研究将破裂率归因于具体的动脉瘤直径几乎很肯定的会高估真实的破裂风险。

尽管不能准确的将破裂风险与腹主动脉瘤大小关联起来,但破裂风险主要与动脉瘤直径相关、极大的动脉瘤破裂风险显著提高的观念已得到了广泛的认同。直径5~6cm似乎是一个转折点,在这个直径以下破裂风险相当低,在这个直径以上破裂风险相当高。在血管外科学会成员的一项调查中,给出了年破裂风险的中位数估计:直径6.5cm的腹主动脉瘤,每年的破裂风险为20%,7.5cm为30%,但这些回复的变异率很大,反映出准确数据的缺乏。然而,有超过90%的血管外科医生一致认为6cm或更大的腹主动脉瘤年破裂风险至少为10%,除非估计的手术死亡率非常高,建议所有直径>6cm的腹主动脉瘤患者行选择性修复术。这样,准确的确定大的腹主动脉瘤的破裂风险就仅与高手术风险或低寿命预期的患者相关了。因此,目前的注意力就集中到了小腹主动脉瘤(直径4~6cm)的自然病史上,低破裂风险使得即使是在低手术风险患者,做出决策也很困难。

最近的随机试验数据提示,直径为4.0~5.5cm的腹主动脉瘤破裂风险较低。ADAM和UK试验监测下的4.0~5.5cm大小的腹主动脉瘤年破裂风险分别为0.6%和1.0%。这是对密切监测下患者(男性)的合理的平均估计,不仅对瘤体增大超过5.5cm,而且直径增长快速(6个月内超过0.7 cm或1年内超过1 cm)或出现症状时应当立即行手术修复。根据对UK研究中大多数近期的腹主动脉瘤直径进行验证,测量直径为3.9cm的腹主动脉瘤年破裂率为0.3%,4.0~4.9 cm年破裂率为1.5%,5.0~5.9 cm为6.5%。这些数字低估了女性患者的破裂风险,女性患者仅分别占到ADAM和UK试验的17%和1%。在UK试验中,女性的破裂风险要比男性高4.5倍。这些数字同样也可能低估了小腹主动脉瘤的真实年破裂风险,因为一些患者在出现瘤体直径快速增长或出现症状后进行了修复;在给定的直径范围中,这些患者很可能在最高风险之列。注意到小腹主动脉瘤可以破裂的事实后,Nicholls等人回顾了161名连续术前行主动脉影像学检查破裂性腹主动脉瘤患者,发现6.8%的患者腹主动脉瘤直径<5.0 cm,10%的患者直径为5.0 cm。

明尼苏达州的一项总体研究中,Nevitt等报道了最初选择非手术治疗的176名患者的结果,显示直径<5 cm的腹主动脉瘤在5年的随访中没有发生破裂,而在一开始就发现动脉瘤直径>5 cm的患者年破裂风险为5%。在对这些患者的后续分析中,作者将最近的超声直径测量值,而不是当时输入数据时候的腹主动脉瘤大小视为评估破裂风险率的函数。他们估计腹主动脉瘤直径<4 cm其年破裂风险为0,4.0~4.9 cm为1%,但是5.0~5.9 cm为11%。这些比率很可能同样低估了破裂风险,但是因为45%的患者在随访中接受了选择性修复术,只能推测任何直径范围内的最高破裂风险。在另一项最初选择非手术治疗的114名小腹主动脉瘤患者的研究中,尽管38%的患者因直径快速增长而行选择性修复术,Limet等在2年的随访中仍观察到12%的破裂率。这项研究得出的年破裂率为:直径<4 cm,0;4~5 cm,5.4%;直径>5cm,16%。因为这是一个参照性研究,它可能过高估计了总体的破裂风险,但可能准确描绘了涉及外科咨询的患者群体的情况。在另一项Guirguis等人进行的参照性研究中,300名腹主动脉瘤患者最初也选择了非手术处理,在这项研究4年的随访期中观察到:腹主动脉瘤直径<4 cm,年破裂风险仅为0.25%,4~4.9 cm为0.5%,直径>5 cm为4.3%,尽管只有8%的患者进行了选择性修复。这些差异强调预测个体患者的动脉瘤风险的困难。

在一系列在监测下行选择性处理的腹主动脉瘤患者的瘤体直径达到临界值之前,如果出现主动脉瘤直径快速增长或出现症状,患者通常会在临界值以下行修复术。这些修复的效果是降低其表面上的破裂风险。为了解决这个问题,Scott等回顾了Chichester筛查研究中的166名腹主动脉瘤直径<6cm患者的结果。对这些患者随访直到发现直径达到6cm,每年直径增长超过1cm或出现症状。他们决定了年破裂率和年手术率。所有的动脉瘤加到一起得出最大潜在破裂率(MPRR),即假定所有修复的腹主动脉瘤都会破裂。对于直径在3.0~4.4cm的动脉瘤,每年的最大潜在破裂率为2.1%,直径为4.5~5.9cm的腹主动脉瘤则为10.2%。

对人们认为不适合行外科手术或拒绝行外科手术的患者的研究,提供了破裂风险的额外信息,尤其是对大直径腹主动脉瘤患者。这些研究很可能受到并存疾病高发病率的影响,如慢性肺病和高血压这样的并存疾病使腹主动脉瘤更容易破裂,因此增加了表面破裂的风险。但同时这些患者也可能因并存疾病使死亡风险升高,从而潜在地降低了表面破裂风险。Cronenwett等报道了67例直径在4~6 cm的腹主动脉瘤患者的结果,在3年随访期中,仅有3%进行了选择性手术。在这项研究中年破裂率为6%,由破裂引起的年死亡率为5%。大多数腹主动脉瘤在随访中都增大至破裂前的较大直径;但是其余的直径<5 cm的腹主动脉瘤的破裂率仅为每年3%。对于大

的腹主动脉瘤，Lederle 等估计了 198 名瘤体直径≥5 cm、不适合或拒绝行外科手术的退伍军人腹主动脉瘤患者的破裂率。根据最初的直径，5.5~5.9 cm 的动脉瘤 1 年破裂率为 9%，6.0~6.9 cm 为 10%，直径≥7cm 为 33%。最初瘤体直径为 6.5~6.9cm 的患者年破裂风险为 19%。Jones 等人分析了不适合手术的 57 名患者，发现瘤体直径在 5.0~5.9 cm 的年破裂率为 8%，大于 6.0 cm 为 16%。因此，一致的结论是 6 cm 以上动脉瘤破裂风险往往高于小动脉瘤。

其他破裂危险因素

并不是所有腹主动脉瘤都是在某一特定的直径破裂，这一简单现象提示其他的患者特异因素和动脉瘤特异因素同样影响着破裂的发生。有几项研究已经采用多因素分析检查腹主动脉瘤破裂风险有关的各种临床参数预测值。UK 小动脉瘤试验研究人员在进行试验的 7 年间随访了 2257 名患者，其中包括 1090 名随机患者和 1167 名不符合随机标准的患者。研究中一共记录有 103 例破裂。破裂预测指标采用对等损害模拟（根据患者情况调整危害比）：女性（3.0），初始腹主动脉瘤直径（2.9 cm），吸烟情况（从不吸烟者 0.65，从前吸烟和现在吸烟均为 0.59），平均血压（1.02/mmHg）和 1 秒用力呼气量（FEV_1，0.62 / L）。女性的平均破裂直径（5 cm）要比男性（6 cm）低 1 cm。这个分析证实了 Cronenwett 等人的早期工作，即大的初始动脉瘤直径、高血压和慢性阻塞性肺病（COPD）是破裂的独立预测指标。尸检时通过比较破裂的和完整的腹主动脉瘤患者，Sterpetti 等人同样总结出大的初始动脉瘤直径、高血压和支气管扩张是与腹主动脉瘤破裂独立相关的。腹主动脉瘤破裂的患者动脉瘤直径明显要大（如由原来的 5.1 cm 增至 8.0 cm），高血压发生更频繁（54%:28%），肺气肿（67%:42%）和支气管扩张（29%:15%）出现频率也升高。在对 75 名非手术治疗的腹主动脉瘤患者的回顾性研究中，Foster 等人注意到 72%死于破裂的患者为舒张期高血压，但是在整个样本中仅占 30%。Szilagyi 等人则在 156 名非手术治疗的腹主动脉瘤患者中发现，67%的破裂患者血压高（> 150/100 mmHg），但在未破裂患者中仅 23%患者有高血压。因此，除了动脉瘤大小以外，这些报道充分说明高血压、慢性肺病、女性和目前的吸烟情况是腹主动脉瘤破裂的重要危险因素。基于拉普拉斯定律，高血压作为致病因素的解释是肯定的。UK 试验则首次指出吸烟情况，是除慢性肺病以外能独立预测破裂的因素。这项研究前瞻性的使用 FEV_1 来衡量肺部疾病情况，使用自我报告和血清可替宁（尼古丁分解产物，血浆半衰期为 16 小时）记录其吸烟状态。该研究提示吸烟有两方面的作用，因为 FEV_1 可能是吸烟的时间和数量的衡量标准，其与破裂相关；同时，即使根据 FEV_1 进行调整，当前吸烟者比既往吸烟者更容易破裂。也许人们并不感到惊讶，UK 试验人员发现血清可替宁相对于自我报告的吸烟状态是更好的破裂预测指标。一些临床医生认为动脉瘤直径与邻近的正常主动脉直径比值对预测动脉瘤破裂风险重要。已知女性主动脉比男性要小。从直觉上讲，4cm 的腹主动脉瘤发生在本来主动脉直径只有 1.5cm 的女性，其破裂风险明显高于同样的 4cm 大小的动脉瘤发生在本来主动脉直径为 2.5cm 的男性。尽管这种观念的可靠性未得到证实，Ouriel 等人已提出通过调整体型的差异，将主动脉直径与第三腰椎直径进行相应的比较能提高预测破裂风险的准确率。但是通过比较腹主动脉瘤绝对直径和性别的相对危险度对潜在风险预测的提高很小。

尽管阳性家族史增加了腹主动脉瘤在直系亲属中的发病率，但它也表明家族性的腹主动脉瘤似乎也有更高的破裂风险。Darling 等人报道了腹主动脉瘤破裂率随着患腹主动脉瘤的直系亲属的人数增加而增加：2 个直系亲属，15%；3 个直系亲属，29%；不少于 4 个直系亲属，36%。患家族性动脉瘤的女性破裂风险（30%）高于男性（17%）。Verloes 等发现家族性动脉瘤患者的破裂率高于散发患者（32%:9%），且家族性腹主动脉瘤的破裂要提前 10 年（如从 75 岁提前至 65 岁）。这些观察到的现象提示：有腹主动脉瘤明显阳性家族史的患者，个人的破裂风险较高，尤其是当他们为女性的时候。然而这些研究没有考虑到其他潜在的混杂因素，如腹主动脉瘤大小在家族组中就可能不同。因此，需要进行进一步的流行病学研究以确定：除增加发病率的危险因素之外，阳性家族史是否为导致腹主动脉瘤破裂的一个独立危险因素。

尽管人们推测快速的腹主动脉瘤扩张可以增加破裂风险，但很难将这种效应从扩张率对绝对直径的影响中分离出来，绝对的直径增加仅仅可以增加破裂风险。有两项研究已经报道破裂的腹主动脉瘤的扩张率比完整动脉瘤的扩张率要大，但这些破裂的动脉瘤本来直径就较大。其他一些研究则发现，是腹主动脉瘤的绝对直径，而不是扩张率，预示着动脉瘤破裂。一项关于胸腹主动脉瘤患者的研究提示：不仅是初始直径，更重要的是后续扩张率是破裂的独立预测因素。Hatakeyama 最近的一项研究中，39 名患者有 7 例破裂行三维 CT 连续扫描，结果发现扩张率是破裂的预测因素。不过 Sharp 和 Collin 最近则报道了腹主动脉瘤直径在 6 个月内扩大了 0.5cm 或更多，但最大直径小于 5.5cm 的 32 名患者，没有患者进行手术修复，也没有出现破裂。Sharp 和 Collin 指出许多患者在快速扩张期之前或之后都有明显的负扩张，这意味着一个或多个直径的测量值可能是错误的(都通过超声测量)。他们同时还指出他们的患者仅有11%存在动脉瘤的迅速扩张，大多数患者的扩张率都会退化到总体的平均水平。因此，尽管远未得到证实，腹主动脉瘤的快速增长通常被视为破裂的危险因素，并且通常作为小腹主动脉瘤选择性修复的标准。然而，在仅以这一指征推荐手术修复之前使用CT或MRI确认快速扩张则看上去是谨慎的。

临床上仍持有偏心性或囊状动脉瘤的破裂风险高于弥散的梭形动脉瘤的意见。Vorp等使用计算机模拟显示，腹主动脉瘤的非对称性膨胀明显增加了管壁应力。事实上，非对称性的影响在相关临床测试范围内和直径一样重要。Fillinger等使用有限元素分析法分析了三维CT扫描图像，比较了破裂腹主动脉瘤、急诊修复和选择性的完整腹主动脉瘤的管壁应力。他们发现破裂和急诊修复的腹主动脉瘤管壁应力峰值明显高于选择性修复的腹主动脉瘤。他们随后对未行手术治疗或未破裂的动脉瘤患者通过CT图像进行了至少6个月的管壁应力分析，期望发现急症出现症状、破裂当时的管壁应力有无增加，或能否更进一步预测破裂的发生。通过对对等损害模型的多因素分析，他们发现管壁应力峰值是破裂的最好预测指标（危害比25)，随后是性别(危害比3)，管壁应力和性别之后，直径并不能预测破裂。这使得通过使用个体化的腹主动脉瘤生物力学模型，估计腹主动脉瘤破裂风险的可能性大大提高。整个腹主动脉瘤除了可以有大的局部膨胀外，在手术中或CT扫描时还可以在腹主动脉瘤上发现直径在5~30cm的外翻或水泡样改变。这些局部管壁薄弱的地方有显著的中层弹力蛋白变薄，这意味着破裂风险的增加，不过这尚未确定。管腔内血栓对于腹主动脉瘤破裂风险的作用同样还存在争议。已有研究报道形成血栓少的腹主动脉瘤破裂的病例，意味着血栓可以减少动脉瘤管壁张力。这些变量对腹主动脉瘤破裂风险的实际影响尚需要进一步研究。对管壁应力分析的预测能力的进一步分析正在进行中。

破裂风险总结

总的来说，腹主动脉瘤破裂风险需要更精确的定义。目前可得到的数据提示以下破裂风险的估计是直径的一个函数：<4 cm AAAs，0/年；4~5 cm AAA，0.5%~5%/年；5~6 cm AAA，3%~15% /年；6~7 cm AAA，10%~20%/年；7~8 cm AAA，20%~40% /年；>8 cm AAA，30%~50%/年。对于给定大小的腹主动脉瘤，女性、高血压、COPD、现时吸烟者和高管壁应力都是破裂的独立危险因素。家族史和快速扩张是破裂的可能危险因素，血栓内容物和直径-主动脉比的影响则不确定。

扩张率

扩张加速的因素

腹主动脉瘤扩张率的估计对于预测给定的腹主动脉瘤达到个体的临界直径需要选择性修复的可能时间非常重要。许多研究显示随着动脉瘤大小增加扩张也更快。更准确的说，扩张率代表的是初始腹主动脉瘤大小的指数函数而不是线性函数。Limet等计算了小腹主动脉瘤到终止时EXP[0.106t]的中位数扩张率，t表示年。以1年的时间为间隔，这个公式预测了直径每年11%的增长率，这与Cronenwett等计算报道的每年10%的增长率相似。几项最近的研究证实了临床上直径为4~6cm的腹主动脉瘤每年10%的增长率的估计。尤其是Hallin等人最近进行的文献回顾发现，各个直径范围的腹主动脉瘤平均扩张率如下：3.0~3.9 cm，0.33cm/年；4.0~5.0 cm，0.41 cm/年；>5 cm，0.51 cm/年。研究确认通过筛查发现的非常小的(小于4cm)腹主动脉瘤每年的扩张率小于10%。Santilli等指出，考虑到数据偏斜的特性，中位数扩张率要比平均值扩张率低，也更恰当准确。对个体患者来说，中位数扩张率能更好的预测扩张，在未来的研究中应当被报道。

尽管腹主动脉瘤平均扩张率可以用来估计大的总体，但个体腹主动脉瘤的表现则是不规则的。快速扩张期可以间隔伴随着慢速扩张期。突然发生的快速扩张这种偶发事件是不可预测的。Chang等发现除了较大的初始腹主动脉瘤直径，快速扩张与老龄、吸烟、严重心脏疾病和中风是独立相关的。吸烟的影响已得到其他人的确认。UK试验研究员证实现时吸烟是快速扩张的先兆因素，但既往吸烟则不是。这个区别可以解释为什么一些研究者未能发现吸烟是扩张的预测因素。除了这些因素，高血压和脉压是更快速扩张率的预测因素。最后，Krupski和其他一些研究者发现腹主动脉瘤中血栓内容物和与血栓接触的腹主动脉瘤壁范围的增加与更快速扩张相关。

减小扩张的治疗

戒烟和血压控制是减小腹主动脉瘤扩张的重要干涉手段。β受体阻断剂除了有抗高血压效果外，还有减小腹主动脉瘤扩张率的作用。这首先是在动物模型中表现出来的。后来在人类的回顾性分析中证实了这一点。然而，后来两项随机试验未能显示出β受体阻断剂减小扩张率的作用。此外，服用β受体阻断剂的患者不能很好耐受药物、生活质量较差。

一项小样本随机试验显示脱氧土霉素150mg/d可以减慢腹主动脉瘤的扩张率，罗红霉素30 mg/d则在另一项研究中可以减小扩张率。这些抗生素有抗肺炎衣原体活性，而许多腹主动脉瘤患者表现出这种衣原体活性。Vammen等指出衣原体抗体可以预测小的腹主动脉瘤的扩张，抗体阳性的患者可能受益于抗衣原体治疗。脱氧土霉素同样能抑制人类腹主动脉瘤MMP(基质金属蛋白酶)表达,也能减少动物模型中腹主动脉瘤的形成。在推荐抗生素作为常规治疗前,需要在这个领域中做进一步的研究,但是由于副作用发生率低,促使一些医生已经开始在检测下使用脱氧土霉素治疗小的腹主动脉瘤。

外科策略制定

急诊修复

在有症状的腹主动脉瘤患者,手术修复几乎总是适合的,因为破裂或血栓形成以及伴随周围动脉栓塞的肢体丢失的高可能性总是伴随着高死亡率。偶尔,那些极高风险患者或生命预期较短的患者可能会放弃急诊修复有症状的腹主动脉瘤,但总的来说,对有症状腹主动脉瘤患者外科策略的制定是明确的。

选择性修复

对于单个腹主动脉瘤患者来说,在任何一个时间、任何一个给定的点在预防性外科修复和继续观察之间选择时都应考虑到以下几点:

- 观察的破裂风险。
- 修复的手术风险。
- 患者的生命预期。
- 患者的个人选择。

最近,两项随机试验为辅助决策过程提供了重要信息。

UK 小动脉瘤试验是第一项随机试验,它比较了早期手术和随访观察的共 1090 名年龄在 60~76 岁,瘤体直径在 4.0~5.5cm 的腹主动脉瘤患者。使用超声标记瘤体的最大前后位直径。那些随访观察下的患者,瘤体直径在 4.0 ~ 4.9cm 的,每 6 个月重复进行 1 次超声检查,在 5.0 ~5.5cm 的,每 3 个月进行一次检查。瘤体直径大于 5.5cm,扩张率大于 1cm/年,腹主动脉瘤变得触痛、敏感,或同时需要修复髂动脉、胸主动脉动脉瘤,则强烈建议行选择性外科修复。在 1998 年平均随访 4.6 年后的最初的报道中,在修复组和观察组之间,存活率不存在差异。由于手术死亡率,手术修复组的早期存活率较差。3 年后,早期行手术修复的患者晚期存活率较好,但是两组间差异不明显。值得注意的是,60%以上随机分配到观察组的患者最终都在 2.9 年这个中位数时间上进行了手术。密切随访下的破裂风险为每年 1.0%。早期手术组的手术死亡率为 5.8%,观察组的手术死亡率为 7.2%(这包括比早期手术组更突然、更紧急的修复)。手术死亡率是为试验设计的功效计算中的 2 倍多,以至于产生了可以得到多少结果的问题。

在美国退伍军人医院进行的动脉瘤检测和处理(ADAM)研究结果于 2002 年发表。在这项试验中,1163 名退伍军人(99%为男性),年龄在 50~79 岁之间,腹主动脉瘤直径在 4.0~4.5cm,被随机分配到早期手术组和观察组中。观察组每 6 个月行超声或 CT 检查,当动脉瘤扩张到 5.5 cm,6 个月扩张超过 0.7cm 或一年扩张 1cm,或出现腹主动脉瘤相关的症状时,则行选择性手术。初始研究中使用 CT,腹主动脉瘤直径定义为任何垂直于主动脉的平面上的最大横断值。超声应用于大多数随访观察,当时当直径达到 5.3cm 时则使用 CT。有严重心肺疾病的患者被排除在组外,对于自认为可能无法顺从于随访观察的患者也同样排除在外。和 UK 试验一样,在平均随访 4.9 年后,不存在存活率的差异。同样,在观察组中超过 60%的患者进行了修复手术。初时的腹主动脉瘤直径能够预测观察组中后续的手术修复,因为 27%的腹主动脉瘤直径为 4.0~4.4cm 的患者在随访中进行了手术修复,直径为 4.5 ~4.9 cm 和 5.0~5.4cm 的手术修复率分别为 53%和 81%。手术死亡率早期手术组为 2.7%,观察组为 2.1%。观察组的破裂风险为每年.6%。这项试验证实了 UK 试验的结果,显示直径为 4.0 ~5.5 cm 的腹主动脉瘤早期手术没有益处,即使手术死亡率很低。两个试验中的随访观察依从性都很高。

2002 年,UK 试验的参与者发表了远期随访的结果。8 年时,早期手术组有较小的生存率优势(存活率提高 7.2%,p=0.03)。但是未修复的腹主动脉瘤破裂导致死亡的比例也非常低(6%)。早期手术组的戒烟率较高,可能会使总的死亡率减小。此外,在延长的随访期中,另外 12%的观察组患者进行了手术修复,使手术修复总数达到 74%。致命的破裂仅在 5%的男性患者中发生,但女性患者中发生率为 14%。破裂的风险女性是男性的 4 倍多。这使得研究者推荐在女性患者行腹主动脉瘤选择性修复的直径门槛应当降低。Schermerhorn 等对 UK 试验者进行的单独分析同样证实小腹主动脉瘤早期手术的策略代价较大、健康生活质量方面的获益较小。综合考虑,这些研究提示:对于依从于观察的选择性男性患者来说,即使他们的手术死亡率会很低,等到腹主动脉瘤直径达到 5.5cm 再行手术修复总体上讲是安全的。这些密切随访检测研究所选的患者的依从性是很高的。在另一个 VA 人群中,Valentine 等报道了 101 名观察组患者中有 32 名失访,尽管之前多次对他们进行预约提醒,这 32 名患者中有 3~4 名动脉瘤破裂。此外,UK 试验中女性的高破裂风险强调,需要在仔细评估每个患者的特点的基础上进行个体化治疗。

总之,最近的随机研究确信:对于无症状腹主动脉瘤男性患者来说,使用超声密切随访观察直到瘤体直径达到 5.5cm 再行选择性修复总体上是安全的。然而,决策分析和效价比模型提示,需要综合考虑个体患者的破裂风险、手术风险和预期寿命以决定干涉治疗的最佳时机。UK试验和ADAM试验均排除了不适合行修复的患者，强调了那些高手术风险和低预期寿命患者的直径门槛应当大于5.5cm。UK试验中，女性患者的破裂风险是男性患者的4.5倍，这使得作者强烈建议在女性患者直径门槛应当低于男性。在随访观察中，考虑其他因素也可能导致破裂是合乎逻辑的。在两个随机试验中，60%~75%的观察组患者最终都进行了腹主动脉瘤修复。UK试验中，81%初始直径为5.0~5.4 cm的患者最终都进行了修复。显然，对于这种大小的腹主动脉瘤患者来说，问题不是需不需要行修复，而是何时行修复。因此，对于腹主动脉瘤直径接近5.5cm、预期寿命大于5年、预计手术风险较小的患者应当被告知，他们非常需要在近几年中行腹主动脉瘤修复。当这些患者方便的时候需要行修复，应当告知他们等待腹主动脉瘤扩张至5.5cm的过程中风险很小。在这些病例中，患者的偏好应当作为决策过程中的重点。对那些有多种破裂危险因素、预期寿命长、手术风险低的患者，推荐在腹主动脉瘤直径<5.5 cm时行修复则显得有点谨慎。此外，应当考虑患者依从于密切随访观察的能力。最近的随机试验已经为指导决策提供了许多信息，临床医生不应采取一个方案适合所有患者的方法来治疗腹主动脉瘤。

血管腔内修复的影响

腹主动脉瘤腔内修复术已经显示了其手术并发症少、死亡率低、住院时间短、术后恢复快的特点。但是，腔内修复似乎不如开放手术持久耐用。腔内修复术后需要进行频繁、终生的监测，在某些患者需要再干涉处理甚至中转为开放手术。腔内移植物术后似乎持续存在较小的破裂风险。Schermerhorn等的决策分析表明，对于大多数患者来说，开放手术和腔内修复之间最终的存活率获益差异很小。然而，在开放手术风险较高的患者应当首选腹主动脉瘤腔内修复，尽管这些患者因为他们的并存疾病预期寿命较短，且采取任何动脉瘤修复方法也很难延长寿命。对于年轻、健康的患者应首选开放手术，因为在此类患者中，两种策略的手术风险差异不大，对他们而言经久耐用性则很重要。然而，对大多数患者来说，患者个人喜好在决策中分量最重。目前欧洲和美国退伍军人事务系统正在进行开放手术和腔内修复比较的随机试验。此外，比较高风险患者腔内修复和随访观察的试验正在进行中。这些试验将为计划腹主动脉瘤患者的个体化治疗提供更多信息。然而，也应当考虑到目前支架移植物技术正取得持续快速的发展。

临床实践中的决策

在现实的临床实践中很难把个体患者的上述所有复杂情况转换成一个简单的决策模型。这个事实使许多临床医生单独依靠腹主动脉瘤直径决定何时需要推荐患者行修复治疗。这种方法忽视了许多其他重要因素，例如性别、管壁应力，它们可能与直径一样重要。为了解决这个问题，我们制定出一种简单算法将所有可能影响决策的相关患者因素包括在内(图10.1)。

在无症状腹主动脉瘤患者，第一步是估计动脉瘤的破裂风险。遗憾的是，目前没有包含所有危险因素计算破裂风险的精确公式。但是，我们将这些危险因素组合，以低、中、高三级来估计腹主动脉瘤的破裂风险（表10.1）。并不是所有危险因素都位于同一级别中，但是“平均”估计可以覆盖大多数危险因素，表中所列的危险因素，位置越靠上越重要。低破裂风险患者最好使用超声或CT密切监测的保守处理方法，除非患者足够年轻，预期寿命较长，动脉瘤几乎肯定会出现扩张而最终需要行腹主动脉瘤修复。在这种情况下，如果患者理解各个时期存在的风险并且倾向于更积极的治疗，则建议早期手术修复。

如果腹主动脉瘤破裂风险为中高级，则下一步需要估计患者的预期寿命，决定是否需要行预防性修复，以长

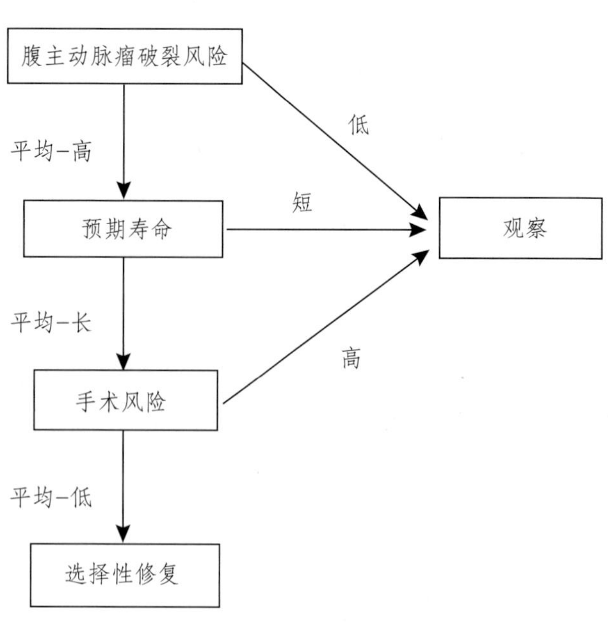

图10.1 临床决策程序。

表 10.1 腹主动脉瘤破裂风险估计

危险因素[1]	低风险	中风险	高风险
瘤体直径	<5 cm	5~6 cm	>6 cm
性别		男性	女性
血管壁应力	35 N/cm^2	40 N/cm^2	45 N/cm^2
吸烟/COPD	无或轻度	中度	严重/高类固醇血症
患 AAA 亲属数	0	1 个亲属	多个亲属
扩张率	<0.3 cm/年	0.3~0.6 cm/年	>0.6 cm/年
高血压	血压正常	血压控制良好	血压不可控

[1] 表中的危险因素以其重要程度排列，前三个危险因素重要程度相似。

期获益。显然，有其他并存疾病的低预期寿命的患者死于腹主动脉瘤破裂的可能性较小，受益于动脉瘤修复的可能也较小。因为通常伴发有高血压、冠心病等并存疾病，选择性腹主动脉瘤修复后患者的晚期存活率要比同龄、同性别的无腹主动脉瘤的患者的存活率低(表 10.2)。评估个体患者的时候应当详细评估他们总的健康状况，尤其是那些可以强烈影响存活率的因素，如恶性肿瘤。总的来说，破裂风险越低、预期寿命越长，越应当建议行手术修复。除非腹主动脉瘤破裂风险非常高，预期寿命短的患者最好选择保守治疗。

决策行手术修复的最后一步是评估手术风险。手术死亡率主要取决于重要脏器功能衰竭，以及外科医生的技术和医院水平。Steyerberg 等所作的荟萃综合分析为行开放性腹主动脉瘤修复患者的手术死亡率给出了有用的定量估计（表 10.3）。手术风险提高的同时也应当提高手术修复的门槛，并平衡破裂风险和预期寿命的关系。边缘患者使用负荷超声心动图和核素扫描更准确的确定心脏风险是非常有用的。在一些病例中，较好的药物治疗，包括围手术期的 β 受体阻断，可以改善较高的手术风险。如果患者存在冠状动脉疾病，冠状动脉旁路移植术(CABG)或腹主动脉瘤修复前的介入治疗除了对冠脉疾病本身有益外，对腹主动脉瘤也很可能是有益的。在手术风险较高的患者，通常建议对腹主动脉瘤行保守治疗，除非破裂风险较高且随访期中风险会不断增高。患者的偏好在决策中有重要作用，尤其是当立即手术与保守治疗的相关风险和收益相当的时候。

表 10.2 预期寿命估计

腹主动脉瘤患者年龄、性别和种族相关的预期寿命(年)

	男性		女性	
年龄	白人	黑人	白人	黑人
60	12	11	14	13
65	11	10	12	11
70	9	8	10	10
75	8	7	9	8
80	6	6	7	6
85 或以上	4	4	5	5

表 10.3 手术风险估计

危险因素	优势比	95%可信区间
肌酐>1.8 mg/dL	3.3	1.5~7.5
充血性心力衰竭	2.3	1.1~5.2
心电图提示缺血	2.2	1.0~5.1
肺功能不全	1.9	1.0~3.8
老龄(每 10 年)	1.5	1.2~1.8
女性	1.5	0.7~3.0

优势比是指与没有危险因素的患者相比的相对危险度。
C.I.=可信区间

推荐读物

1. Mortality results for randomised controlled trial of early elective surgery or ultrasonographic surveillance for small abdominal aortic aneurysms. The UK Small Aneurysm Trial Participants. *Lancet.* 1998;352: 1649–1655.
2. Long-term outcomes of immediate repair compared with surveillance of small abdominal aortic aneurysms. *N Engl J Med.* 2002; 346:1445–1452.
3. Bown MJ, Sutton AJ, Bell PR, et al. A meta-analysis of 50 years of ruptured abdominal aortic aneurysm repair. *Br J Surg.* 2002; 89:714–730.
4. Brady AR, Fowkes FG, Greenhalgh RM, et al. Risk factors for postoperative death following elective surgical repair of abdominal aortic aneurysm: results from the UK Small Aneurysm Trial. On behalf of the UK Small Aneurysm Trial participants. *Br J Surg.* 2000;87:742–749.
5. Brewster DC, Cronenwett JL, Hallett JW Jr, et al. Guidelines for the treatment of abdominal aortic aneurysms. Report of a subcommittee of the Joint Council of the American Association for Vascular Surgery and Society for Vascular Surgery. *J Vasc Surg.* 2003;37: 1106–1117.
6. Brown LC, Powell JT. Risk factors for aneurysm rupture in patients kept under ul-

trasound surveillance. UK Small Aneurysm Trial Participants. *Ann Surg.* 1999;230: 289–296; discussion 296–297.

7. Chang JB, Stein TA, Liu JP, et al. Risk factors associated with rapid growth of small abdominal aortic aneurysms. *Surgery* 1997; 121:117–122.
8. Cronenwett JL, Murphy TF, Zelenock GB, et al. Actuarial analysis of variables associated with rupture of small abdominal aortic aneurysms. *Surgery* 1985;98:472–483.
9. Cronenwett JL, Sargent SK, Wall MH, et al. Variables that affect the expansion rate and outcome of small abdominal aortic aneurysms. *J Vasc Surg.* 1990;11:260–268; discussion 268–269.
10. Cronenwett JL, Birkmeyer JD. *The Dartmouth Atlas of Vascular Healthcare.* Chicago: AHA Press, 2000.
11. Dimick JB, Cowan JA Jr., Stanley JC, et al. Surgeon specialty and provider volumes are related to outcome of intact abdominal aortic aneurysm repair in the United States. *J Vasc Surg.* 2003;38:739–744.
12. Eagle KA, Berger PB, Calkins H, et al. ACC/AHA guideline update for perioperative cardiovascular evaluation for noncardiac surgery—executive summary. A report of the American College of Cardiology/American Heart Association Task Force on Practice Guidelines (Committee to Update the 1996 Guidelines on Perioperative Cardiovascular Evaluation for Noncardiac Surgery). *Circulation* 2002;105:1257–1267.
13. Fillinger MF, Raghavan ML, Marra SP, et al. *In vivo* analysis of mechanical wall stress and abdominal aortic aneurysm rupture risk. *J Vasc Surg.* 2002;36:589–597.
14. Fillinger MF, Marra SP, Raghavan ML, et al. Prediction of rupture risk in abdominal aortic aneurysm during observation: wall stress versus diameter. *J Vasc Surg.* 2003;37:724–732.
15. Hallin A, Bergqvist D, Holmberg L. Literature review of surgical management of abdominal aortic aneurysm. *Eur J Vasc Endovasc Surg.* 2001;22:197–204.
16. Katz DA, Littenberg B, Cronenwett JL. Management of small abdominal aortic aneurysms. Early surgery vs watchful waiting. *JAMA.* 1992;268:2678–2686.
17. Lederle FA, Wilson SE, Johnson GR, et al. Immediate repair compared with surveillance of small abdominal aortic aneurysms. *N Engl J Med.* 2002;346:1437–1444.
18. Limet R, Sakalihassan N, Albert A. Determination of the expansion rate and incidence of rupture of abdominal aortic aneurysms. *J Vasc Surg.* 1991;14:540–548.
19. Reed WW, Hallett JW Jr., Damiano MA, et al. Learning from the last ultrasound. A population-based study of patients with abdominal aortic aneurysm. *Arch Intern Med.* 1997; 157:2064–2068.
20. Schermerhorn M, Birkmeyer J, Gould D, et al. Cost-effectiveness of surgery for small abdominal aortic aneurysms on the basis of data from the United Kingdom small aneurysm trial. *J Vasc Surg.* 2000;31:217–226.
21. Schermerhorn ML, Finlayson SR, Fillinger MF, et al. Life expectancy after endovascular versus open abdominal aortic aneurysm repair: results of a decision analysis model on the basis of data from EUROSTAR. *J Vasc Surg.* 2002;36:1112–1120.
22. Scott RA, Tisi PV, Ashton HA, et al. Abdominal aortic aneurysm rupture rates: a 7-year follow-up of the entire abdominal aortic aneurysm population detected by screening. *J Vasc Surg.* 1998;28:124–128.
23. Sterpetti AV, Cavallaro A, Cavallari N, et al. Factors influencing the rupture of abdominal aortic aneurysms. *Surg Gynecol Obstet.* 1991;173:175–178.
24. Steyerberg EW, Kievit J, Alexander de Mo!, et al. Penoperative mortality of elective abdominal aortic aneurysm surgery. A clinical prediction rule based on literature and individual patient data. *Arch Int Med.* 1995; 155:1998–2004.
25. Vammen S, Lindholt JS, Ostergaard L, et al. Randomized double-blind controlled trial of roxithromycin for prevention of abdominal aortic aneurysm expansion. *Br J Surg.* 2001; 88:1066–1072.

编者评述

L. M. M.

和其他大多数心血管疾病一样，腹主动脉瘤的发病率和死亡率逐渐增加而不是减少，原因尚不清楚。同时，动脉瘤开放手术修复技术不断改进、腹主动脉瘤腔内修复技术的发展也大大减少了术后死亡率。此外，对腹主动脉瘤的发病机制和自然病史的认识在近几年也大大增加。这章是对自然病史、破裂风险的专业性综合回顾，分析了并存疾病和其他临床变量对小、中、大腹主动脉瘤破裂风险的影响。这章细节描述丰富，将该领域最新的认识浓缩成一种清晰的规则系统，以便于临床医生对需要修复腹主动脉瘤的个体化患者作出循证医学判断。一些结论蕴含重点。尽管腔内修复腹主动脉瘤的结果展现了美好前景，但不建议将这些结果作为改变主动脉瘤修复门槛的证据。对于直径小于5.5cm的中小动脉瘤的破裂风险相对较低，而大于5.5cm的动脉瘤破裂风险呈指数级增长。

总而言之，影响主动脉瘤自然病史的各变量的综合性回顾，在外科医生对个体患者进行决策分析时具有重要作用。

（张敏宏 郭伟 译）

第 11 章

颅外动脉、颈动脉、无名动脉、锁骨下动脉及腋动脉瘤的治疗

Kenneth Cherry

诊断因素和发病机理

与相同部位动脉的闭塞性疾病相比，发生在无名动脉、颈总动脉和锁骨下动脉的动脉瘤是罕见的。在西方国家拥有最大宗大血管治疗经验的 Kieffer 在过去 27 年中共治疗过 27 例无名动脉瘤患者（平均每年一个）。过去 20 年中，马萨诸塞总医院，只有 3 例无名动脉瘤患者接受治疗，而闭塞性病变行手术治疗的患者数量达到 71 例。过去 7 年中，在梅奥诊所，报道发现 19 例颈动脉瘤。而同期所作的颈动脉内膜切除术数量达到 1000 例。在克立夫兰诊所，颈动脉瘤与颈动脉闭塞性病变的发病率之比是 1:250。

与其他部位的外周动脉瘤相比，头臂动脉瘤的发生率同样罕见，估计其发生率只占发病率为 4%的外周动脉瘤中的 0.4%。在过去 20 年中，休斯敦贝勒的外科医生们所进行的 8 500 例动脉瘤手术中只有 37 例颈动脉瘤。密歇根州大学治疗的 57 例多发动脉瘤患者中只有 2 例发现合并锁骨下动脉瘤。

如果第二和第三段的锁骨下动脉瘤是与由于胸廓出口的骨骼、肌腱或其他机械性障碍引起的胸廓出口综合征有关，那么锁骨下动脉是最容易发生动脉瘤样变的血管，其次是颈总动脉，最后是无名动脉。如果不包括第二、三段的锁骨下动脉瘤，那么颈总动脉和第一段锁骨下动脉瘤的发生率将是一样的。通过上述任何一种方法都可以得出结论，无名动脉是最少发生动脉瘤的动脉。来自梅奥诊所的 40 年的回顾性研究中，关于 73 例大动脉瘤的分析，其中 41 例发生在锁骨下动脉，25 例发生在颈动脉，6 例发生在无名动脉，1 例发生在椎动脉。在 41 例锁骨下动脉瘤患者中，有 3 例是迷走右锁骨下动脉，剩下的 38 例当中有 16 例（42%）与胸廓出口综合征有关，14 例（37%）与动脉退行性病变有关。

动脉硬化和动脉变性共同被认为是头臂动脉瘤的病因，至于哪一个是主要因素，哪一个是次要因素仍不得而知。与其他位置的动脉瘤相比，头臂动脉瘤的病因更少地涉及动脉变性。前面所提到的梅奥诊所的一系列信息认为无名动脉瘤有 2/3 与动脉变性有关，锁骨下动脉有 1/3 与动脉变性有关，而颈动脉只有 12%与动脉变性有关。头臂动脉瘤的病因有许多其他的复杂因素，特别是颈动脉和锁骨下动脉瘤以及无名动脉瘤。这些因素包括：肌纤维发育不良、Erdheim 囊性中膜坏死、埃勒斯-当洛综合征（EDS）、创伤和自发夹层、大动脉炎、梅毒和感染。虽然现在梅毒性动脉瘤非常少见，但是 Kieffer 报道的 27 例无名动脉瘤患者中有 5 例是梅毒性动脉瘤。

由于大动脉瘤病因的多样性，包括胸廓出口综合征，并且其发生很少与动脉变性有关，头臂动脉瘤的发生在年龄分布上很广泛。Bower 回顾的动脉瘤患者平均年龄为 50.5 岁，年龄范围从 16 岁到 84 岁。锁骨下动脉瘤患者的平均年龄是 51.7 岁，年龄范围从 17 岁到 82 岁。线颈总动脉瘤患者的平均年龄是 46.6 岁，年龄范围从 16 岁到 78 岁。无名动脉瘤患者的平均年龄是 56.8 岁，年龄范围从 34 岁到 75 岁。对于男性来说发病率稍微低一些。锁骨下动脉瘤发病率的男女比率为 1:1.3（与女性更容易患胸廓出口综合征有关），颈动脉瘤的比率为 1.8:1，无名动脉瘤的比率为 5:1。在 Ericson 和 Robb 回顾的南非头臂动脉瘤病例中，平均年龄为 42 岁，年龄范围为从 18 岁到 75 岁，男女比率为 1.9:1。

大多数（67%~75%）头臂动脉瘤

患者可表现出症状。症状可能与动脉瘤本身的增大影响局部邻近的结构有关。例如:纵隔、颈部和胸廓出口,这些结构在其有限的空间里由于动脉瘤的压迫变得更加紧密。所以头臂动脉瘤更容易因其瘤体的增大影响邻近的静脉、气管、食道和神经等结构而引起症状。与胸部、腹部动脉瘤或其他周围动脉瘤相比,头臂动脉瘤引起局部症状看上去更常见。患者可以表现为疼痛症状,与邻近的躯体或自主神经炎症有关,例如:霍纳综合征、颈动脉痛或者其他罕见的变异性头痛或颈痛。静脉压迫包括已经描述过的上腔静脉综合征。众所周知的迷走锁骨下动脉瘤表现为气管和/或食道的阻塞,后者的症状称为食管受压性咽下困难。

除了局部症状和瘤体的体积与是否破裂有关外,静止的动脉瘤患者表现的症状与动脉瘤的并发症有关。双侧颈动脉和椎动脉分支血管的血栓形成和栓塞可能引起短暂脑缺血发作和中风。上肢可发生微血栓形成、坏疽和组织损伤,而这些患者真正的风险是动脉瘤破裂,特别是动脉瘤比较大和真菌性动脉瘤的患者。迷走锁骨下动脉瘤就像所有的胚胎型动脉瘤一样结构薄弱,尤其容易发生动脉瘤的变性。这些动脉瘤可以破入食管,是唯一已知的主动脉-食管瘘的最主要原因。头臂动脉瘤与大血管动脉瘤和其他位置的动脉瘤是有关联的。有1/4到1/2的头臂动脉瘤患者同时合并其他的动脉瘤,最常见的是胸主或腹主动脉以及股动脉和腘动脉。但很少发现合并内脏动脉瘤。大约5%~10%的患者表现为头臂动脉瘤合并大血管动脉瘤,特别是那些胶原血管病症的患者,例如埃勒斯-当洛综合征。埃勒斯-当洛综合征Ⅸ型患者常表现为同时或非同时外周动脉瘤和后期的胸主和腹主动脉瘤。和大部分疾病状况一样,详细的病史和体格检查是非常重要的。在颈部或锁骨下区域发现有症状或无症状的包块可能提示有大血管动脉瘤疾病。手掌和手指突然出现的疼痛或出现青紫样损害提示有头臂动脉瘤疾病。神经系统症状,例如TIA或中风并被体格检查所证实,表明头臂动脉瘤可能是问题的来源。一些患者表现为颅神经功能障碍;罕见的头部、颈部或耳朵的疼痛; 颈动脉疼痛;Horner综合征;呼吸道梗阻;头、颈或上肢静脉怒张,要考虑可能是由于头臂动脉瘤引起。几乎全部的迷走锁骨下动脉瘤和颈动脉瘤患者都出现独特的疼痛症状。

超声检查对于这些患者的筛查可能有一些帮助,特别是在区别迂曲的颈动脉和锁骨下动脉与真正的动脉瘤疾病时。由于这个位置颈总动脉和锁骨下动脉的迂曲和扩张容易被血管外科医生看到和触及,所以最常被误诊为头臂动脉瘤。超声能将其从真正的动脉瘤中诊断和区分出来。

对于头臂动脉瘤来说,影像学研究对于诊断和手术方案的制订是必须的。过去主动脉弓及其分支的血管造影对于这类疾病的诊断是不可缺少的。现在,计算机体层摄影数字减影血管造影(CTA)的应用越来越广泛。许多临床医生认为,CTA也是一种可供选择的诊断方法。CTA成像不仅可以显示血流和管腔还可以显示动脉瘤的尺寸以及颈部和纵隔的相关邻近结构。磁共振血流成像(MRA)可用于肾功能不全的患者。表现为上肢症状的患者应该成像至指动脉。表现为TIA和/或中风的患者除了要做脑部的CT或MR外必须行颅内和颅外段血管的成像。

适应证和禁忌证

手术修复头臂动脉瘤病变适用于有症状的动脉瘤和尺寸较大应当治疗的无症状的动脉瘤。任何有局部症状的动脉瘤或导致并发症的动脉瘤都有手术的指征。

有症状的锁骨下动脉瘤最容易引起上肢的缺血症状。这些症状常常表现为大块血栓形成或者是微血栓形成,而椎基底动脉症状则很少出现。锁骨下动脉瘤可能与神经元性和动脉性的胸廓出口综合征有关。

无名动脉瘤尤其容易导致局部症状,包括上腔静脉综合征,右上肢动脉栓塞,前脑和后脑症状。

颈总动脉瘤更容易增加TIA和中风的风险,引起颈动脉痛和其他的疼痛症状以及颅神经功能障碍。

迷走锁骨下动脉瘤更容易破裂。一旦确诊,无论动脉瘤的尺寸是多少都应当选择手术修复。这类动脉瘤也可以导致独特的疼痛综合征。

对于这类动脉瘤,Kieffer已经设计出一个非常有用的分级系统。A型动脉瘤未累及血管起始的根部,重建血管与根部吻合相对容易完成。B型动脉瘤累及血管起始的根部或很难排除其累及根部,切除相对困难,血管重建需要涉及主动脉弓的吻合。C型动脉瘤不仅涉及动脉根部同时合并主动脉瘤样改变,手术需要阻断主动脉并重建主动脉。由于C型动脉瘤附近重要的结构,在完成大动脉和主动脉的重建时常常需要心肺转流术。

任何头臂动脉瘤都可能继发局部症状。大多数局部症状常常发生于无名动脉瘤和锁骨下动脉瘤,特别是迷走锁骨下动脉瘤。这些症状包括因静脉受压导致的上肢肿胀、头部和颈部肿胀或直接表现为上腔静脉综合征、颈动脉痛和独特的头部和颈部疼痛。迷走锁骨下动脉瘤由于压迫气管引起吞咽困难和呼吸梗阻。

无症状动脉瘤的修复基于动脉瘤的位置和尺寸。为了预防和减少这些损害,最有意义的做法是通过对历史资料的研究,决定最合适的治疗尺寸。一般来说,如果动脉瘤的尺寸达到正常动脉的 2 倍,那么治疗是应当的。大多数专家接受头臂动脉瘤直径达到 3cm 作为治疗的标准。甚至对于迷走锁骨下动脉瘤的早期瘤样改变的治疗也被认为是应当的。

头臂动脉瘤手术修复唯一的禁忌证是合并疾病。例如:冠脉疾病和肺部疾病或者是恶病质。

解剖学因素

大血管位于纵隔的上部,所以左锁骨下动脉瘤、无名动脉瘤和迷走右锁骨下动脉瘤的解剖暴露是最困难的。例如,巨大的无名动脉瘤直径大于 8~10mm,特别是真菌性、医源性或破裂性的无名动脉瘤,在胸骨切开和充分的远端心肺转流情况下安全地暴露的确是一个问题,深低温和停循环能够为正中开胸和控制大动脉提供尽可能安全的操作。近端左锁骨下动脉瘤为典型的解剖暴露困难。通常是通过锁骨上入路从邻近的左侧颈动脉用颈动脉–锁骨下动脉旁路重建左侧锁骨下动脉血流,或者不常用的左侧锁骨下动脉转位。转位需要更多的动脉近端的解剖,而通常这种情况下要达到满意的结果是很困难的。关闭锁骨上切口后,翻转患者,消毒铺单准备左侧开胸术。通常通过第三和第四肋间隙进胸来完成手术。

迷走右锁骨下动脉瘤起源于主动脉弓相对靠后的地方,所以显露比较困难。对于 A 型动脉瘤可通过高位的第二、三肋间隙开胸术显露,动脉瘤可在这个水平被缝合。B 型和 C 型动脉瘤通常需要阻断主动脉 A 心肺转流。B 型迷走锁骨下动脉瘤缝合前要先切开主动脉。C 型动脉瘤涉及主动脉的节段性置换。将来,腔内技术和开刀技术的结合将用于 B 型动脉瘤的修复。由于左锁骨下动脉和迷走右锁骨下动脉类似的起始部,这种杂交技术在颈动脉–锁骨下动脉的重建中将成为另一个重要的选择。

术前评估

充分的术前评估包括病史和体格检查。过去,影像学研究的选择是主动脉弓和四个分支血管的造影。将来 CT 血管造影将成为更好的选择。MRA 将被用于那些肾功能不全的患者。影像学研究包括主动脉和颈部、脑部和上肢的分支血管。发生过 TIA 和中风的患者在重建血管前要进行脑 CT 或 MR 的检查。远端上肢发生过栓塞的患者需要评估远端指动脉的血供情况。在可选择的情况下,应当完成心脏功能的评估。心脏功能的评估通常通过冠脉造影条件下用活动平板试验作为指标。

手术技巧

大血管动脉瘤需要直接重建。修复这些大动脉最困难的问题之一就是处理动脉瘤的起始部。如果动脉瘤起始部在主动脉弓部,例如 B 型动脉瘤,起始部适当的缝合是重要的,消除瘤样扩张可避免将来出现问题。主动脉的对端吻合时需要在侧面添加垫片,需要在主动脉水平进行部分阻断。有时完成这种操作不需要阻断主动脉弓。而有时补片血管成形术是必须的。

无名动脉、左颈总动脉、近端的右锁骨下动脉和右颈总动脉瘤手术路径通常要通过正中胸骨切开术。刀口延长至颈部或锁骨下区域是必须的。至于远端颅底的颈内动脉瘤超出了本章所要讨论的范围。由于远端血管的控制,发生率较高的颅神经麻痹以及重建血管选择的问题,在制定手术计划和执行手术操作时的认真思考和仔细操作是非常重要的。经口插管法和下颌的撑开牵引术对于完成手术是必须的。精确的解剖,避免损伤颅神经是及其重要的。

对于由于无名动脉或锁骨下动脉瘤而出现继发的微血栓形成而造成严重手部缺血症状的患者,在血管重建的同时最好行颈交感神经节切除术。

无名动脉瘤

无名动脉瘤的手术路径为胸骨正中切口。特别对于巨大的或者易破裂的(真菌性)动脉瘤,切开胸骨后往往需要心肺转流、深低温和停循环,以防止缺血。胸骨切开之后,应当切除残余的胸腺,游离并牵开左头臂静脉。如果表现为静脉受压的症状,静脉应当被游离并保留。A 型无名动脉瘤有正常的起始部容易阻断,并用 8mm 或 10mm 直径的尼龙血管重建。远端的吻合要在无名动脉的远端分叉处完成。如果动脉瘤累及颈总动脉或者锁骨下动脉,远端的吻合口要在颈总动脉完成,并另外用一根 7mm 或 8mm 的分支尼龙血管重建锁骨下动脉。吻合口远近端的动脉放血是允许的。先恢复锁骨下动脉的血流,而后恢复颈总动脉的血流。缝合血管用 3–0 或 4–0 的永久性血管缝合线。由于无名动脉和锁骨下动脉要求精细缝合,最好使用单丝的而非编织的缝线。

对于 B 型动脉瘤适合选择一个升主动脉至远端无名动脉的人造血管。阻断钳部分阻断主动脉,然后用 3–0 的永久血管缝合线行连续缝合,将 8mm 或 10mm 的尼龙人造血管端侧吻合于升主动脉上。阻断的位置分别在右侧锁骨下动脉和颈总动脉,最后在主动脉根部。阻断钳阻断无名动脉起始部要根据动脉瘤的大小和动脉瘤与主动脉的关系来决定。远端的吻合用3-0或4-0的缝线来完成。如果必要,动脉瘤基部侧面加垫片尽量多缝合一些或用补片成形。有时,动脉瘤基部两垫片间缝合缘紧密相邻,此时不需要阻断,缝合后直接切开动脉瘤并清除其内容物。至于真菌性的无名动脉瘤,锁骨下静脉作为重建动脉血管的移植物已经有成功的例子。

右锁骨下动脉瘤

右锁骨下动脉瘤的手术路径为胸骨正中切口。如果动脉瘤的位置特别高,在锁骨上区域,并且起始部形态正常,无名动脉无需阻断,手术的路径可通过锁骨上切口。动脉瘤累及远端的程度决定是否有必要行锁骨下切口来控制和修复动脉。切除动脉瘤后可以行颈动脉-锁骨下动脉旁路术。移植物血管可以选择7mm或8mm的尼龙血管或PTFE血管,吻合缝线选择4-0或5-0的单丝缝合线。如果椎动脉粗大,近端吻合口应尽量做成斜面来保证右锁骨下动脉内的前向性血流。如果移植血管必须通过锁骨下水平,需要小心避免损伤锁骨下静脉。如果动脉瘤累及远端锁骨下动脉或腋动脉,远端吻合口超过肩关节,自体静脉移植物要比合成材料移植物更好。如果动脉瘤与胸廓出口综合征有关,应当切除异常的骨骼和肌腱重建胸廓出口来防止复发。

右颈总动脉瘤

右颈总动脉瘤的手术入路是正中胸骨切开术或在颈部胸锁乳突肌近端做低位的纵形切口。手术入路根据动脉瘤近端累及的程度和患者的解剖特点来决定。对于累及右侧颈总动脉根部的动脉瘤来说,更适合选择右侧的锁骨下-颈总动脉旁路术而非行人造血管端端吻合。如果近端动脉长度足够,可以选择7mm或8mm的人造血管端端吻合。如果选择锁骨下-颈总动脉旁路那么自体静脉和人造血管都可以选择。

左颈总动脉瘤

左颈总动脉瘤可以使用人造血管进行修复。另一种选择是通过锁骨上切口行左侧锁骨下-颈总动脉旁路术,而后胸骨正中切口行动脉瘤根部的修复。较大的累及动脉开口的动脉瘤可能需要部分阻断主动脉才能安全的完成吻合。该技术用于这个部位B型和C型动脉瘤的修复前面已经描述过。近端的左侧锁骨下动脉瘤经典的手术入路是三四肋间隙开胸术。如果远端的正常的动脉在胸腔内,所有的手术操作都可以通过这个手术路径完成。选择7mm或8mm涤纶人造血管移植物修复或将移植血管吻合在主动弓的远端。如果动脉瘤延伸至颈部,可能更适合采用颈总-锁骨下动脉旁路术,动脉瘤根部的缝合可通过单独的开胸术完成。

迷走右锁骨下动脉瘤

迷走右锁骨下动脉瘤重建远端右锁骨下动脉的第一个手术入路是右侧锁骨上切口,可以行转位术或者颈动脉-锁骨下人工血管旁路术,人工血管常选择7mm或8mm的涤纶血管。如果椎动脉从迷走右锁骨下动脉发出,那么选择右颈总-锁骨下动脉人工血管旁路术是必须的,不能选择转位术。至于锁骨下动脉本身来说,近端瘤颈要尽可能地靠近其主动脉开口的位置结扎。关闭了右侧锁骨上切口之后,将患者体位变为左侧开胸体位。通常是通过第二或者是第三肋间。A型动脉瘤阻断行主动脉侧壁的缝合。B型动脉瘤在很多情况下需要心肺转流。在迷走右锁骨下动脉起始部的近端和远端阻断主动脉,切开主动脉在主动脉腔内缝合迷走右锁骨下动脉开口。C型动脉瘤需要在心肺转流情况下部分置换主动脉来完成迷走右锁骨下动脉开口的处理。

并发症和术后管理

通常术后监测的参数包括神经功能和远端脉搏情况。动脉监测通路通常选择锁骨下动脉瘤和无名动脉瘤的对侧。并发症包括:心肌缺血、TIA、中风、出血和移植血管血栓形成。择期手术的结果是更好的。在Bower的综述中,73例动脉瘤修复的病例中手术死亡率是8%。死亡的6个患者中有3个是因为动脉瘤破裂需要急诊手术,其他3个死亡患者则是需要同时心脏直视下手术或主动脉重建。那些单纯头臂动脉瘤择期手术的患者没有死亡发生。在Kieffer的一组27例无名动脉瘤患者中3例发生死亡。只有一个与择期手术有关。

头臂动脉瘤患者应当尽可能地在破裂前完成重建。可以预测这种择期重建的结果是非常好的。

推荐读物

1. McCollum CH, DaGamma AD, Noon GP. Aneurysm of the subclavian artery. *J Cardiovasc Surg (Torino)*. 1979;20:159–164.
2. Coselli JS, Crawford ES. Surgical treatment of aneurysms of the intra-thoracic segment of the subclavian artery. *Chest* 1987;91: 704–708.
3. Pairolero PC, Walls JT, Payne WS, et al. Subclavian-axillary artery aneurysms. *Surgery* 1981;90:757–763.

4. Bower TC, Pairolero PC, Hallett JW Jr, et al. Brachiocephalic aneurysm: The case for early recognition and repair. *Ann Vasc Surg.* 1991;5:125–132.
5. Kieffer E, Bahnini A, Koskas F. Aberrant subclavian artery: Surgical treatment in thirty-three adult patients. *J Vascular Center Surg.* 1994;19:100–111.
6. Bower TC. Aneurysms of the great vessels and their branches. *Semin Vascular Center Surg* 1996;9(2):134–146.
7. Stoney RF, Messina LM, Azakie A, et al. Current surgical disease of the great vessels. *Current Problems in Surgery* 2000;37(2):97–108.
8. Kieffer E, Chiche L, Koskas F, et al. Aneurysms of the innominate artery: Surgical treatment of 27 patients. *J Vasc Surg.* 2001;34(2):222–228.

编者评述

L. M. M.

Dr. Cherry 的文章综合涵盖了无名动脉瘤、颈动脉瘤和锁骨下动脉瘤。这些动脉的动脉瘤相对比较少见，对于血管外科医生来说是巨大的挑战。这些动脉瘤引起外科医生的注意大多数是因为症状。这些症状常常继发于邻近结构的压迫，例如：上腔静脉、气管、食道或臂丛。重要的是要知道许多这些动脉瘤是与遗传有关的，大约有 25%~50%的患者合并主动脉或其他位置的动脉瘤。所有出现症状的和较大的动脉瘤推荐治疗。

这篇文章详细描述了治疗这类动脉瘤的最恰当的外科技术。由于这类动脉瘤很少见，所以 Dr. Cherry 对于其操作过程的描述是一个珍贵的贡献。这篇有关大血管动脉瘤的综述将成为未来此类疾病治疗的标准。

（王伟　马晓辉　熊江　郭伟　译）

第12章

降部胸主动脉瘤的腔内治疗

Darren B.Schneider

胸主动脉瘤腔内修复是继传统开放式外科手术修复之外的另一种新兴治疗方法，该法通过远端血管(股、髂动脉或主动脉)入路经血管腔导入支架移植物将动脉瘤和体循环相隔绝。这种血管腔内治疗的方法的魅力在于，它能避免标准的传统开放手术因暴露胸主动脉瘤或胸腹主动脉、暂时的主动脉阻断和内脏/肾脏缺血对全身状况的影响而导致较高的并发症率和死亡率。自从美国食品与药物管理局 (food and drug administration,FDA)最近批准的第一款治疗胸主动脉瘤的支架移植物问世以来，胸主动脉瘤腔内修复在多个医疗中心迅速成为治疗胸主动脉瘤的首选方法。从概念上来讲，该方法就是直接将圆筒状的支架移植物置入主动脉，但在实际的临床实践中，多种解剖因素和生理因素都给胸主动脉瘤的腔内修复带来了挑战。随着主动脉扭曲程度的增加、动脉瘤与头臂分支血管或内脏分支血管的邻近、髂动脉入路的狭窄或扭曲，以及像栓塞中风和脊髓缺血等破坏性并发症的发生，胸主动脉腔内修复的复杂性也不断增加。因此，成功的胸主动脉瘤腔内修复要求有高质量的术前成像、认真的患者选择、周详的术前计划以及腔内操作的高超技术。

临床表现、自然病史和诊断

大多数胸主动脉瘤的患者都没有症状，并且大多数动脉瘤是在评估其他疾病而行常规影像学检查时偶然发现的。当胸主动脉瘤导致症状产生时，患者大多主述胸痛或背痛，而这可能是先兆破裂的信号。偶尔，也有一部分胸主动脉瘤表现为局部肿块的压迫或侵蚀症状。气管或主要支气管受压迫可以导致呼吸困难；食管受压迫可以产生吞咽困难；喉返神经受压迫可以导致声带麻痹和声音嘶哑。咯血比较少见，但咯血意味着动脉瘤侵蚀气管、支气管导致主动脉支气管瘘。破裂作为最主要的临床表现，几乎是致命的，大多数患者在到达医院前就已经死亡。

随着梅毒性动脉瘤发病率的减少，现在胸主动脉瘤的发病要比腹主动脉瘤大大减少，据估计，10万人中每年发病6例。大约40%的胸主动脉瘤患者胸降主动脉受累，约10%的患者主动脉弓受累。降部胸主动脉瘤的发生主要与中层退性变和动脉粥样硬化有关。其他少见的原因包括创伤、感染、主动脉支架移植物术后形成假性动脉瘤以及像马方综合征和Ehlers-Danlos综合征等结缔组织疾病。慢性主动脉夹层随着时间推移也同样容易导致主动脉扩张和动脉瘤样改变，因此必须对该疾病患者人群进行密切随访监测。

胸主动脉瘤的自然病史仍未得到充分确认。然而，超过70%的未接受干预的胸主动脉瘤患者最终都将进展至动脉瘤破裂，其中超过90%的破裂是致命的。纵向数据提示：胸主动脉瘤平均增长率为0.1cm/年，但事实上患者之间的差别很大，而且在临床实践中不能肯定地预测增长率。梭形动脉瘤的年破裂风险与瘤体最大直径相关，直径小于5cm的动脉瘤破裂风险约为2%，5~6cm之间的为3%，超过6cm的破裂风险则为7%。对穿透性主动脉溃疡和囊状动脉瘤的自然病史则了解很少。目前对该类疾病的治疗仍存在争议，但有一些一致意见认为有症状的动脉瘤或巨大的穿透性溃疡和假性动脉瘤(不论大小)都要考虑行修复术。

从胸部X线片显示的扩大的主动脉轮廓影就可以怀疑存在胸主动脉瘤。增强CT血管造影是准确了解主动脉解剖、精确测量动脉瘤大小的首选检查方法，尤其是目前多层扫描和多维重建软件的应用，使得CT的优势更加明显。磁共振血管造影同样有用,尤其适用于肾功能损害的患者。经胸超声心动图不能很好地观察到整个降主动脉。经食道超声心动图则能观察到整个胸主动脉,但该检查具有侵袭性且依赖于操作员,因此它的应用大部分限于急性主动脉夹层患者。常规主动脉造影作为一种诊断方法已经极大地被CT血管造影所替代。

适应证和禁忌证

大多数外科医生都提倡对6cm或更大的胸主动脉瘤进行修复。马凡综合征和慢性主动脉夹层患者的破裂风险较高,因此在该类患者人群中修复的指征应减小到5cm。出现症状或快速扩张同样是直径小于6cm的动脉瘤的修复指征。小于6cm的无症状动脉瘤则可以每隔6~12个月行CT或MR扫描进行随诊观察。

因为胸主动脉瘤腔内修复是一种比较新的技术,且正在不断发展中,目前仅有近期和中期结果的数据。与开放手术相比,腔内修复的近期结果占优,但是该方法要成为所有胸主动脉瘤患者推荐的首选治疗方法,还需要进一步取得远期结果的数据。因此,对那些有潜在心肺疾病或高龄的患者,开放手术风险太高,腔内修复就成为这些患者的保留治疗方法。胸主动脉瘤腔内修复同样受限于解剖条件(将在本章“患者的选择和术前计划”一节中讲述)。年轻、风险小的患者则更适合于行耐久性更好的开放手术修复。

慢性主动脉夹层形成的胸主动脉瘤的治疗同样需要进一步讨论。由于血流动力学和解剖条件的复杂,主动脉夹层极大增加了血管腔内治疗的难度。受压或压闭的真腔、多个内膜撕裂口的存在以及真假腔对内脏分支血管的不同灌注,都增加了腔内修复术后内漏和内脏低灌注的风险。目前可用的支架移植物并不是专门为治疗慢性主动脉夹层设计的。在慢性夹层基础上发展形成的动脉瘤的腔内治疗结果仍仅限于个案报道或小的单中心研究。因此,对慢性主动脉夹层有动脉瘤样扩张的患者行腔内修复需要谨慎,在可以得到支持数据以前,只有在开放手术修复没有存活希望的患者才考虑行腔内修复。

同样,结缔组织疾病也是腔内修复的相对禁忌证。全身动脉强度减弱的患者,出现主动脉夹层、穿孔和支架移位等器械相关并发症的风险较高。

患者的选择和术前计划

合适患者的选择及术前计划对于胸主动脉瘤的腔内修复来说,和外科手术技术一样重要。风险评级通过评估心肺功能来帮助决定是行开放手术还是腔内修复。由于腔内修复以及之后的随访需要重复进行对比剂给药,所以需要评估患者的基础肾功能。

详细的解剖信息可以使用小于2mm层厚的CT造影获得。多维重建对获得准确的主动脉直径和长度至关重要(图12.1)。重建图像同时能用来评估主动脉的扭曲和成角。扫描应当从主动脉弓分支血管起始直至双侧股总动脉,在评估治疗区域的同时也能评估入路血管。CT还能提供血管钙化和附壁血栓等信息,使得它成为术前影像检查的首选方法。

评估和计划从器材锚定和封堵的近远端瘤颈开始,确定其解剖是否适合行腔内修复。目前可用的最大支架移植物直径为44mm,因此,对应于最小的可接受的器材直径大于瘤颈直径的比例,动脉瘤颈的直径不应超过40mm。腔内修复中需要的瘤颈长度各种器材存在差别。总的来讲,瘤颈长度最小需要2cm,以获得足够锚定区域达到完全封堵。

支架移植物安全的固定和封堵取决于瘤颈的形态、曲率及成角。相对来讲,瘤颈不能有成角或存在过大的曲率,因为这些都影响支架移植物通过瘤颈锚定区和动脉壁附着,造成移植物周围I型内漏的形成。动脉扭曲同样妨碍支架移植物的精确释放,在计划治疗近端瘤颈较短的动脉瘤时需要考虑到这一点。总之,覆盖的主动脉长度越长所获得的固定和封堵,要比牺牲瘤颈质量减小主动脉覆盖所获得的安全。

如果需要,可以计划覆盖左锁骨下动脉以延长近端瘤颈长度。人体可

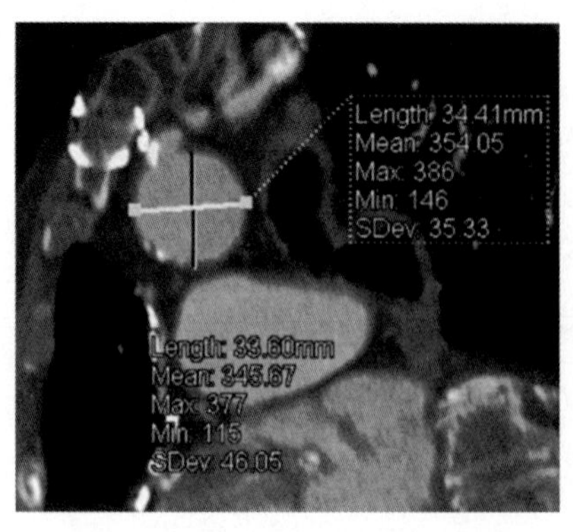

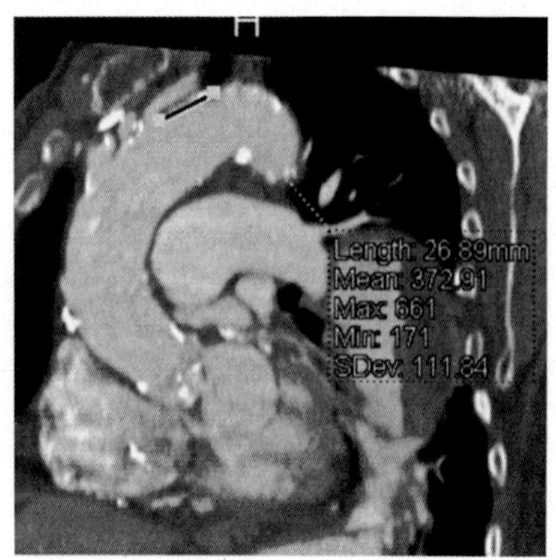

图12.1 术前规划使用CT血管造影(CTA)多维分析及中心血流重建,能准确评估主动脉直径(A)和瘤颈长度(B)。(A)左锁骨下动脉开口处主动脉直径。(B)近端瘤颈非成角段的长度。

以很好地耐受支架移植物对左锁骨下动脉的急性封闭，只有很少的病例需要行常规的颈总-左锁骨下动脉旁路术或左锁骨下动脉移植术。左锁骨下动脉封堵后较少出现症状，通常表现为左上肢乏力及不威胁肢体的缺血症状。然而在覆盖左锁骨下动脉之前，弄清楚患者是否存在通畅的左侧乳内动脉–主动脉冠状动脉旁路，以及是否存在对侧椎动脉的严重闭塞性病变是非常关键的。对侧椎动脉通畅与否、血流是否正向可以使用多普勒超声、MRA或传统的血管造影检查进行评估。需要左侧乳内动脉作为移植物保持通畅，以及对侧椎动脉存在病变的病例，释放支架移植物前需要先行左锁骨下动脉移植或颈动脉–锁骨下动脉旁路术(图 12.2A)。

为保证足够的近端锚定区长度，可以先行右颈–左颈动脉旁路术后再同时覆盖左侧颈总动脉和左锁骨下动脉(图 12.2B)。右-左侧颈总动脉的旁路可以在咽后间隙使用直径 8mm 的强化 PTFE 人工血管完成。只要在术前从升主动脉顺行完成各大血管的旁路术，覆盖整个主动脉弓部也是可以的。然而，目前该术式的经验仍非常有限(图 12.2C)。

评估远端主动脉瘤颈是否适合行腔内修复术采用相似的解剖标准。应当避免覆盖通畅的腹腔干动脉以避免引起急性内脏缺血。为了使支架移植物获得更多的远端锚定区，可以在释放支架移植物之前先行逆行的内脏旁路术。

确认获得满意的近远端锚定区后，应当确定需要覆盖的整个主动脉的长度。这最好也使用多维重建的 CT 血管造影完成评估。计算长度的时候应当算入主动脉的大的拐弯以防止低估所需要的支架长度(图 12.3)。使用血流中心线测量方法经常低估真实的长度，因为支架移植物通常沿主动脉的大弯铺设。主动脉造影中常常使用带刻度的导管测量主动脉长度，仅在我们的经验中这也时常低估了需要的支架移植物长度。使用多节支架时，应当使重叠部分最大化，以提供足够的稳定性从而将 3 型内漏的发生风险降到最低。尽量多的覆盖而不是较少的覆盖主动脉同样能够减少Ⅰ型内漏的发生，所以应当避免更少覆盖主动脉的那种想法。

胸主动脉腔内修复之前同样需要评估影响支架移植物输送和释放的主髂动脉扭曲度。膈水平或主动脉弓水平的尖锐成角，会在主动脉有扩张的患者中造成相对较硬的鞘管或器材通过困难。胸主动脉支架移植物直径比腹主动脉器材直径要大，目前需要插入 25F(外径>9mm)的鞘管，这在通过盆腔动脉时显得太大了。术前应当使用 CTA 或常规造影确定髂动脉的钙化情况和直径。广泛的钙化、扭曲或髂动脉狭窄可能需要置入髂动脉假体或使用主动脉入路进行器材输送，以避免动脉损伤。在我们的经验中，约 10%~15%的患者需要通过髂动脉入路进行胸主动脉腔内修复术。

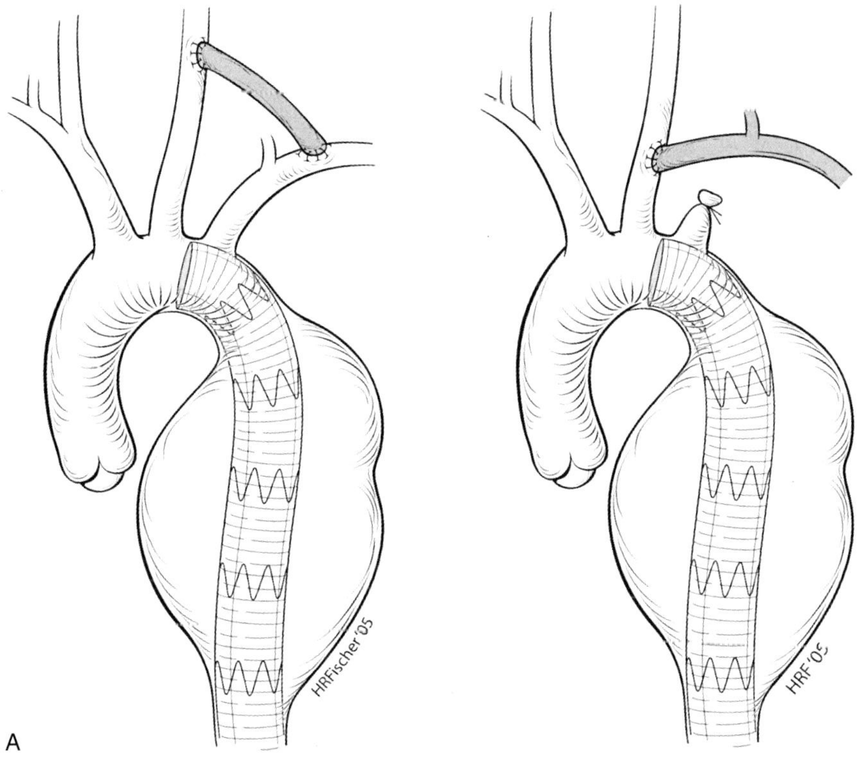

A

图 12.2　(A)当必须保证左锁骨下动脉血流时，可以选择性地行下列手术：颈动脉–锁骨下动脉旁路(左)，锁骨下动脉移植到左颈总动脉(右)。(待续)

支架移植物装置的选择

目前可用的胸主动脉支架移植物包括：Gore TAG，Medtronic Talent 以及 Cook TX2 等一系列器材。在撰写这篇文章的时候，只有 Gore TAG 器材已在美国获准上市。各器材装置各有优缺点。Gore 的装置柔顺性好，能很好顺应主动脉的解剖，但是它缺乏固定用的倒刺。由于该装置被压缩在鞘管中，不需要在主动脉弓中置入坚硬的鞘管以帮助克服扭曲的解剖。该装置释放过程很快，撤离释放线的同时支架移植物从中心同时向两端开始释放，避免了释放过程中支架的移位。Talent 和 Cook 的装置支架结构更长，置入巨

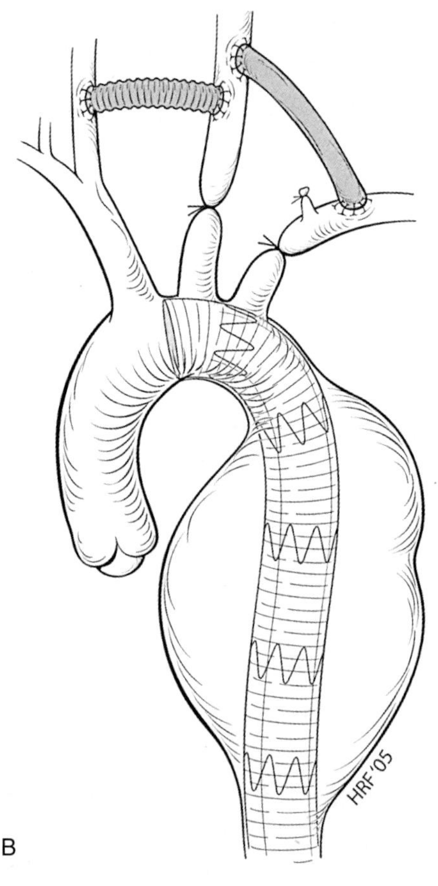

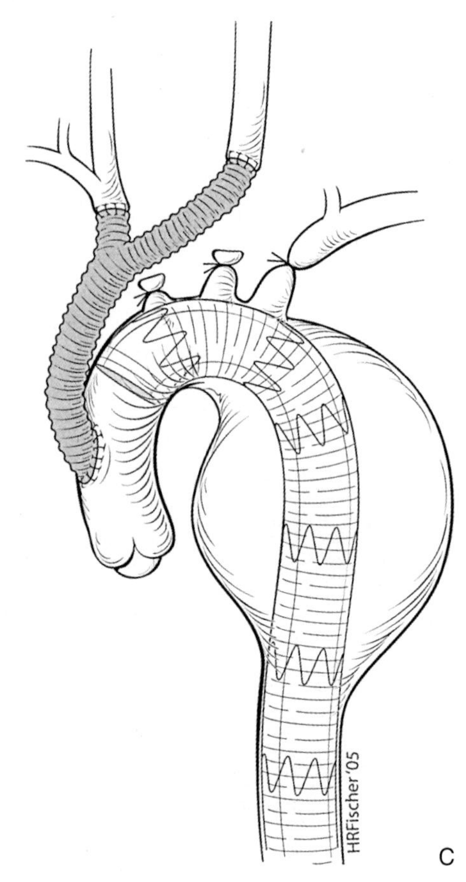

图 12.2(续) (B)当需要覆盖左侧颈总动脉时,行右颈-左颈动脉旁路术(同时显示颈动脉-锁骨下动脉旁路)。(C)需覆盖整个主动脉弓时,从升主动脉行旁路重建主动脉弓分支血管。

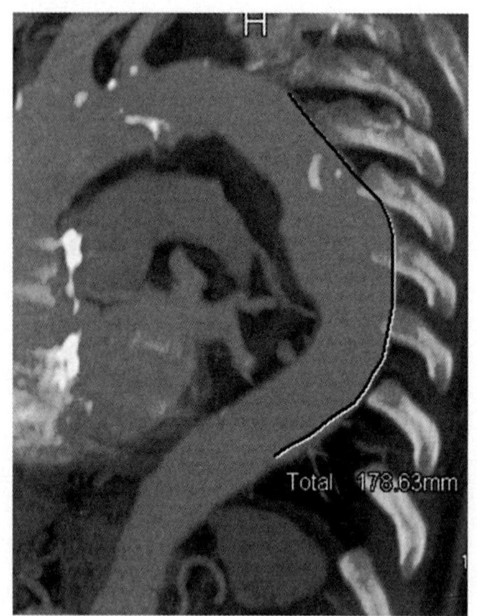

图 12.3 治疗长度取决于主动脉大弯侧长度,包括近端瘤颈、动脉瘤、远端瘤颈的长度。

大的鞘中进行输送,使得他们的柔顺性稍差。因此这些支架移植物较难通过扭曲的解剖,也不能像 Gore 装置那样能较好地顺应瘤颈处主动脉不规则的解剖。最近引进的 Cook 顺应性鞘管输送系统则比先前的装置柔韧、耐扭结,容易通过扭曲部位进入主动脉弓。Cook 装置有近端倒刺和远端裸支架,近端的倒刺可以增强固定,减小支架移位风险。所有的支架移植物直径最小都应比主动脉直径大 10%,各种装置推荐的需多估的支架直径比例不同。治疗梭形动脉瘤时通常需要一节以上的支架来保证完全封闭动脉瘤。

目前,尚没有数据表明各装置孰优孰劣,装置的选择主要根据医生的喜好决定。Gore 和 Cook 装置可能更适合于扭曲的解剖结构。目前 Cook 和 Medtronic 可用的支架直径要比 Gore 的大,使得主动脉较大的患者多选用该类装置。但是,无论如何,在腔内修复之前,医生需要熟悉各种装置特殊的设计属性及使用方法。

手术技巧

麻醉

胸主动脉瘤腔内修复术可以在全麻、区域麻醉或局麻下进行。为建立主动脉或髂动脉入路行腹膜后暴露时,需要全麻或区域麻醉;行头臂动脉旁路术时则需要全麻。我们最喜欢使用硬膜外的区域麻醉方式以避免对高风险的患者行气管插管。但是,如果使用了长效的局部麻醉剂,硬膜外麻醉将妨碍下肢轻瘫或截瘫的早期识别。

脊髓保护

胸主动脉瘤的修复伴随着脊髓缺血及截瘫的高风险。幸运的是胸主动脉瘤腔内修复的截瘫风险要低于开放手术，在大多数研究中仅影响<5%的患者。然而,这可能反映了患者的选择,与开放手术相比支架移植物覆盖的胸主动脉和远端腹主动脉的比例要小。覆盖左锁骨下动脉、覆盖腹腔干上方主动脉以及有腹主动脉置换的既往史都将增加截瘫的风险。在此类高风险患者人群中,我们选择性地使用预防性的脑脊液引流。在操作开始前,先在手术室行腰部的脑脊液引流,持续地维持脑脊液压力<12mmHg,直到在术后恢复室确认患者神经功能完整。随后封堵引流管,在拔出引流管之前继续留置 2~4 小时观测神经体征。如果出现神经功能缺失或症状发展,脑脊液可以引流 72 小时。

患者体位

患者应仰卧于可以通透射线的手术台上。左侧胸背部应当置入楔形的垫子，当需要观察主动脉弓的左前斜位时可以使左侧身体旋转抬高。腹部和腹股沟应当消毒并铺单。如果计划行肱动脉入路，左上肢或右上肢也应该消毒并铺单。

抗凝

在将导管、导丝置入主动脉弓以前，应当给予肝素防止脑血管栓塞。初始剂量为 100 单位/kg，监测 ACT(活化凝血时间)值,使其稳定在大约 300 秒左右。手术修补完股动脉切口后,可以使用精蛋白对抗肝素的抗凝作用。

动脉和导丝入路

动脉入路是输送支架移植物和导入导管行造影检查所必需的。对于直接的腔内操作来说，这完全可以通过股动脉入路完成。考虑到支架移植物输送系统的巨大直径，可以行单侧股动脉切开来输送支架移植物。可以通过对侧经皮股动脉穿刺置入另一根鞘管导入诊断性造影导管。在主动脉弓部放置支架时,肱动脉入路非常有用,可以提供主动脉成像。对主动脉弯曲的患者，还可以通过肱动脉入路置入肱动脉–股动脉导丝支撑帮助支架移植物通过。

如果髂动脉有足够大可以通过支架移植物的鞘管，则常使用经股动脉入路导入支架移植物。通常的做法是在腹股沟韧带水平作斜切口暴露单侧股总动脉，在股总动脉近远端放置止血带控制血管。使用改良的Seldinger技术将短小的鞘管插入暴露的股总动脉，该小鞘管在随后的操作中会被换成支架移植物输送鞘管。试图将超过髂动脉直径的大鞘管通过髂动脉,将显著增加动脉损伤的风险，包括整个动脉破裂。先行球囊扩张成形以及使用 Lunderquist 这样的硬导丝将利于装置通过病变血管。然而,我们更喜欢在髂动脉看起来较小、扭曲或有钙化不能容许所需大鞘管顺利通过的患者创建髂动脉通路。这种方法最好是在小的腹膜外切口下进行，将 10mm 粗的涤纶移植物接到髂总动脉上（图 12.4)。移植物通路的远端夹闭,并在其上直接穿刺导入导丝和鞘管。胸主动脉修复之后，该管道可以拆除,如果临床需要也可以用来构建髂股动脉旁路。

通过对侧单独的经皮股动脉通路导入诊断性造影导管，就足够在治疗中行胸主动脉瘤近远端的造影。当支架移植物靠近左锁骨下动脉但未覆盖它的时候，可以从左肱动脉置入另一根造影导管。该导管本身可以作为放

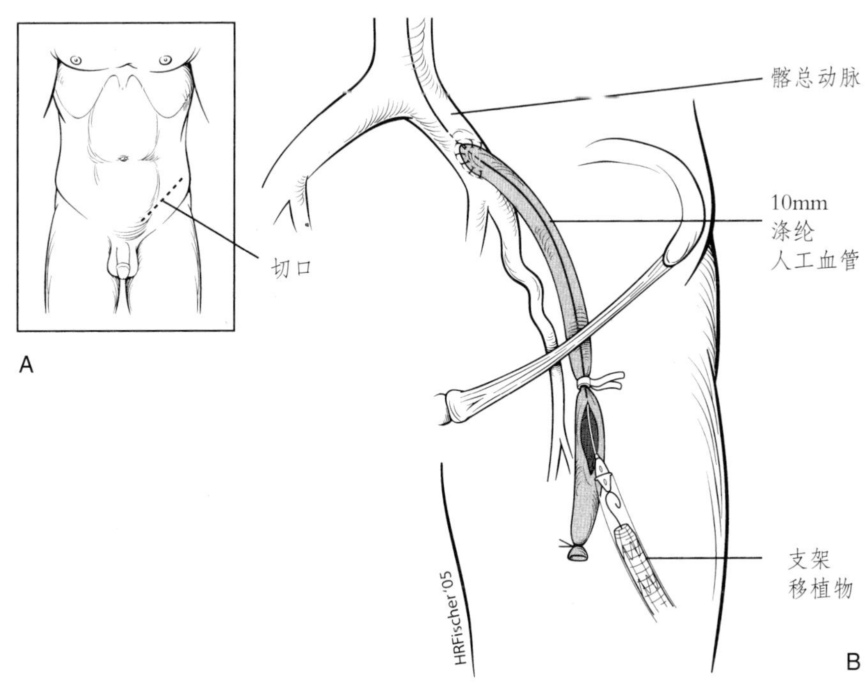

图 12.4 腹膜后髂动脉通路创建。(A)腹部下四分之一象限斜切口经腹膜后暴露髂动脉。(B)10mm 涤纶血管端侧吻合到髂总动脉上创建髂动脉通路,人造血管从下方直切口拉出,远端夹闭,直接在人工血管上穿刺导入支架移植物。

射性标志标定左锁骨下动脉开口,从而有利于支架移植物的准确定位。当计划覆盖左锁骨下动脉时，可使用右侧肱动脉入路行重复的主动脉造影以定位支架移植物靠近左颈总动脉的释放。

肱动脉入路通常也用于肱-股动脉穿越导丝，以帮助支架移植物输送系统通过扭曲的主动脉。这种方法对存在尖锐角度的两个不同部位的主动脉被证明是相当有用的（例如主动脉弓远端和膈部),因为支架移植物装置通常可以成功通过第一个成角部位，但不能通过第二个成角部位。因为该法可以在两端都拉紧，导丝可以提供需要的额外支撑力帮助通过弯曲的解剖部位(图 12.5)。长的 Benson 导丝可以通过肱动脉鞘管使用成角的导管或 Simmons 导管导入降主动脉。导丝随即进入肾下腹主动脉，然后通过股动脉入路将其钩抓到，通过股动脉鞘管撤出,完成肱-股动脉的导丝穿透。如果作用于导丝两端的张力过大，可以通过肱动脉鞘管置入导管保护无名动脉和主动脉弓。不需要使用加硬导丝作为肱-股动脉的穿透导丝,因为其增加了动脉损伤的风险。

支架移植物置入操作

操作前，首先要将支架移植物拆开包装检查，确认选择的装置大小正确。冲洗鞘管和管腔排除所有空气,减小中风的风险。操作前,外科医生应当熟悉使用装置的设计和释放方法。

当获得插入支架移植物及诊断性造影导管的动脉入路后，通过外科手术切开置入亲水性导丝,将 5F 导管导入升主动脉。随后,将导丝交换为加硬导丝,具有代表性的为 Lunderquist 导丝,可以作为支架移植物输送的平台。

而后,通过 Lunderquist 导丝将小鞘管更换为支架移植物输送鞘管。Cook 和 Medtronic 支架装置都包含在输送鞘管中,Gore TAG 则需要在插入支架包埋装置之前在主动脉置入单独的鞘管。巨大的鞘管在透视下沿加硬导丝推进。当通过髂动脉时遇到的阻力过大时,不要继续推进鞘管。而是应当撤出鞘管，行造影检查进一步评估髂动脉解剖。应当备好主动脉阻断球囊以防止发生动脉破裂事件。局部的狭窄可以使用球囊扩张成形治疗,使其能允许输送鞘管成功通过。若不成功,则需要腹膜后切开创建新入路。

输送系统推送到主动脉近端瘤颈。C 形臂摆到左前斜位以获得展开最充分的主动脉弓图像。而后造影确定支架移植物在主动脉内的正确位置(图 12.6A)。理想的状态是,装置和输送系统在主动脉内平行对齐于近端瘤颈以确保准确释放。如果发生输送系统未与近端瘤颈对齐的情况，可以推进加硬导丝轻微调整主动脉支架移植物位置。这种操作最好使用更柔顺的 Gore 装置进行,如果支架不能平行地与主动脉大弯侧瘤颈对齐，则需要评估释放的支架移植物定向。一旦确定适当的定位就可以开始释放。支架释放时,收缩压最好控制在 100 mmHg 左右,目前这一代装置不需要使用腺苷引导一过性的心搏暂停。拉动释放线可以快速释放 Gore TAG 装置,在释放中不能再调整支架位置。Cook 装置的释放则是通过在移植物外撤除鞘管的方式进行的,如果需要可以在释放中重新定位。开始释放后,重复进行造影,如果确实需要可以轻微调整支架位置。总体上

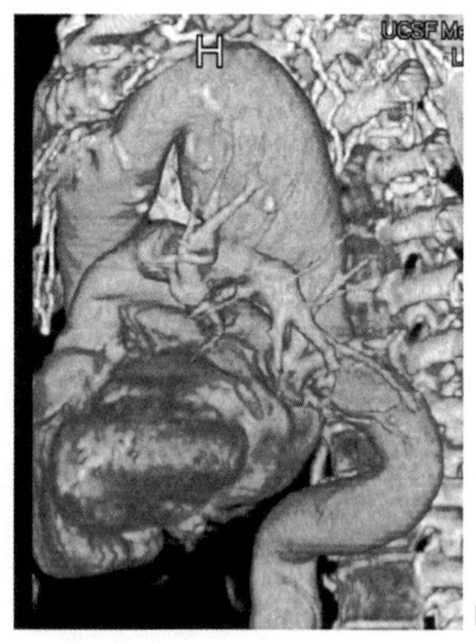

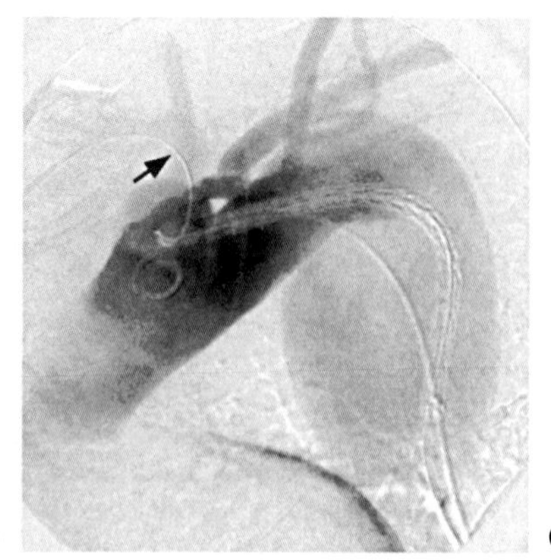

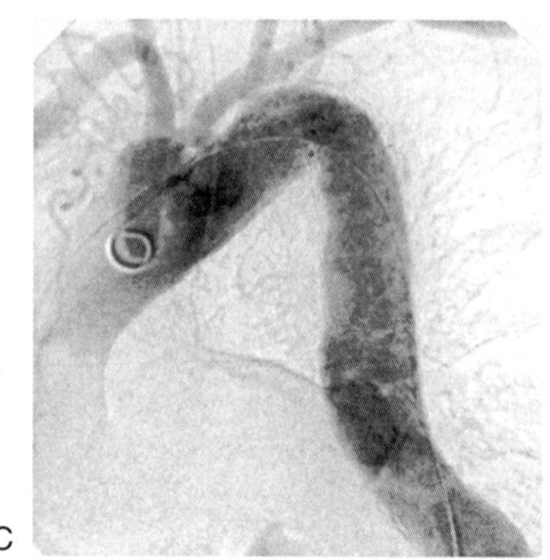

图 12.5 使用肱-股穿透导丝可以帮助支架移植物通过存在扭曲的主动脉部位。(A)CTA 三维重建显示扭曲的胸主动脉存在多个尖锐成角的区域。(B)通过右肱-股动脉穿透导丝(箭头处)协助主动脉支架移植物输送进入主动脉弓。(C)结束前造影显示动脉瘤成功隔绝修复。

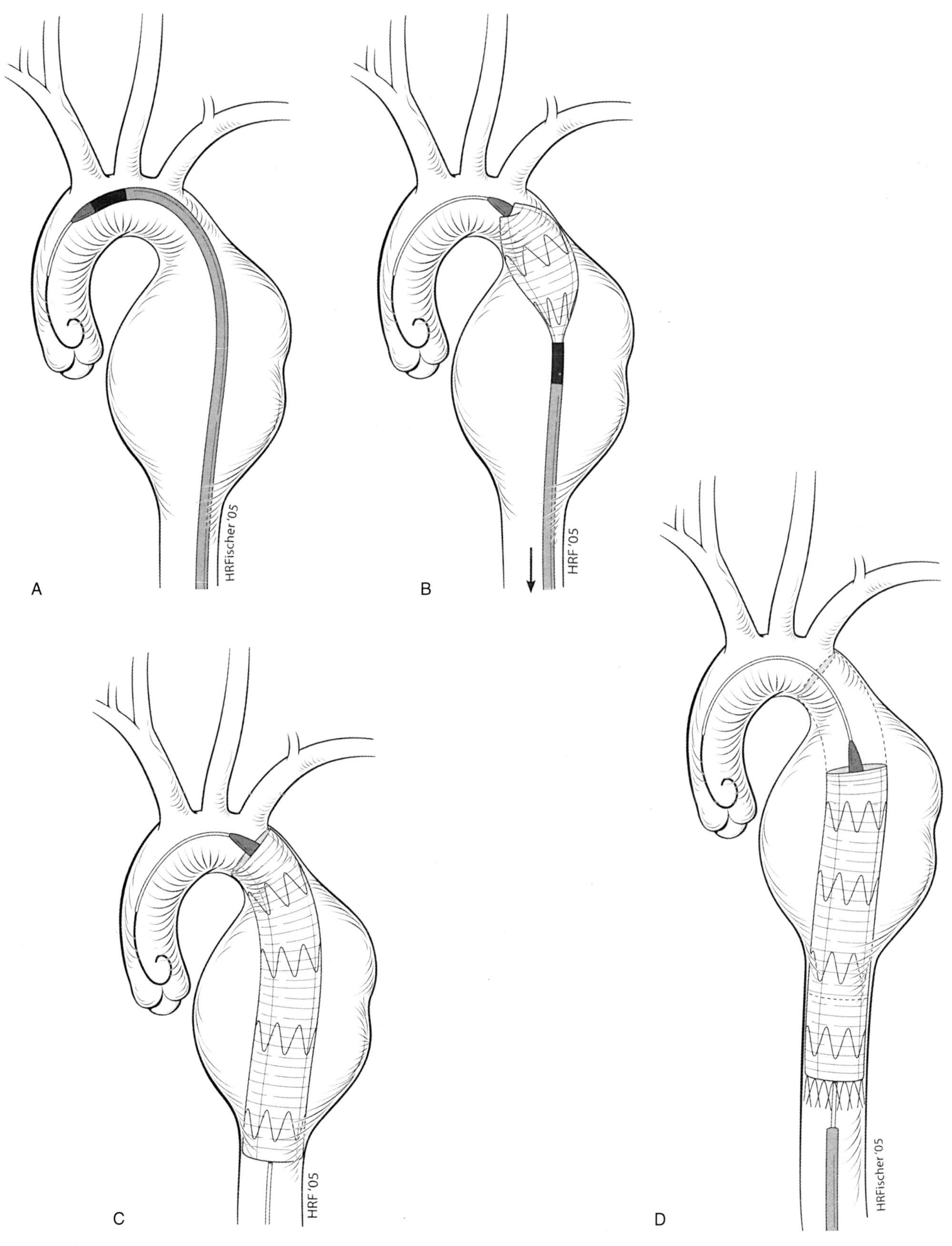

图 12.6　使用两个重叠的组件腔内修复胸主动脉瘤。(A)通过硬导丝导入输送系统。(B)通过造影确认合适的位置后回撤鞘管释放近端支架移植物组件。(C)近端移植物完全释放,输送系统回撤。(D)释放远端移植物组件,与近端移植物重叠至少 5cm,完全隔绝修复动脉瘤。

来讲,支架移植物装置开始释放后就不应当再移动位置,以避免主动脉损伤或形成栓塞(图 12.6B,C)。

释放完近端组件后，撤除输送系统。如果需要另外插入远端组件,则通过加硬导丝导入新的输送系统进入目标位置(图 12.6D)。释放前重复造影,看清楚远端瘤颈。多节支架间理想的重叠长度至少为 5cm，以防止Ⅲ型内漏和组件分离事件的发生。为了确保主动脉的足够覆盖范围和支架间重叠部位的完全封闭，可能还需要加用另外的装置。如果选用的近远端组件直径不同，则应先放置直径小的支架移植物，而后在小支架移植物内释放大直径支架。一些装置如 Cook TX2 是头端逐渐变细的构型，适应于近远端瘤颈存在的直径差别。

完成装置的释放后，大血管锚定部位和支架组件间的对接口要使用球囊扩张成形。扩张过程中通常使用大的顺应性球囊,如 CODA（Cook 公司）或 Gore Tri-Lobe（Gore 公司)。如果近端锚定点在主动脉弓内，我们仅在近端存在Ⅰ型内漏的时候选择性地扩张近端支架移植物以避免栓塞和中风的风险。基于同样的原因,也应当避免支架移植物外的球囊扩张。

操作结束前行血管造影评估动脉瘤修复效果、分支血管灌注及有无内漏。所有的Ⅰ型和Ⅲ型内漏都应当治疗，只有在确实是Ⅱ型内漏的情况下才可以随访观察。Ⅰ型和Ⅲ型内漏可以再次使用球囊扩张治疗，或者在需要的情况下置入延长的支架移植物。由覆盖的锁骨下动脉处反流造成的大的Ⅱ型内漏，可以在锁骨下动脉近端放置栓塞钢圈进行快速治疗。

成功的腔内修复之后，可以撤除输送鞘管、导管和导丝。如果撤除大的鞘管有困难时,应当留置导丝在位,备好主动脉阻断球囊，直到确认没有发生髂动脉损伤。股动脉切开处使用 Prolene 线横行间断缝合关闭。应拆除缝合腹膜后的髂动脉通路，除非需要创建髂股旁路。对抗抗凝作用后,拔除经皮穿刺置入的鞘管。

并发症及术后管理

术后患者应当在麻醉恢复室或 ICU 严格监测血压和神经体征,随后再转入外科病房。我们一般在麻醉恢复室监测患者 2~4 小时，不常规将患者送入 ICU 病房。监测的凝血时间一旦恢复正常,就拔除硬膜外麻醉导管。如果使用了脑脊液引流，下肢功能恢复正常后就将引流管夹闭，并在 2~4 小时之内拔除。平均的住院时间为 2~3 天。出院前、术后 1、6 和 12 个月行胸片及 CTA 检查,此后每年再复查一次。

幸运的是中风、截瘫等神经系统并发症较少见。有下肢轻瘫或截瘫的患者,应立即给予升高血压、静脉应用类固醇激素和腰部脑脊液引流治疗。下肢轻瘫总体上是一过性的，截瘫在适当的治疗下也可以逆转。基于目前可获得的文献，截瘫和中风的发生率分别小于 5%和 2%。

远期的并发症主要与内漏、支架移植物移位和支架疲劳断裂相关。必须使用 CT 扫描或 X 平片进行密切监测。胸主动脉支架移植物的耐用年限目前仍不确定,在得到有效数据之前,其耐久性不可避免地吸引了更多关注。支架移植物移位或组件分离必须放置另外的支架移植物来进行二次干预。晚期 CT 发现内漏发展或移植物周围内漏,应当进一步行造影确定,并使用支架移植物、栓塞等治疗,若需要也可以转为开放手术。

总　结

胸主动脉瘤腔内修复术的早期结果令人鼓舞,与开放手术相比结果占优。腔内修复术的心肺并发症和截瘫的发病率及死亡率明显低于开放手术。由于避免了胸部或胸腹联合切口，腔内修复术大大缩短了住院时间,吸引了大量患者尤其是高龄高风险患者的关注。高质量的成像、高质量的患者选择以及高质量的术前计划是成功施行胸主动脉瘤腔内修复术的关键。目前,强烈推荐有合适解剖结构的高风险患者进行腔内治疗,可以预见随着该技术的快速发展,腔内治疗方法将成为大多数胸主动脉瘤患者的首选。

推荐读物

1. Ouriel K, Greenberg RK. Endovascular treatment of thoracic aortic aneurysms. *J Card Surg*. 2003;18(5):455–463.
2. Criado FJ, Barnatan MF, Rizk Y, et al. Technical strategies to expand stent-graft applicability in the aortic arch and proximal descending thoracic aorta. *J Endovasc Ther.* 2002;9 Suppl 2:II32–II38.
3. Greenberg RK, O'Neill S, Walker E, et al. Endovascular repair of thoracic aortic lesions with the Zenith TX1 and TX2 thoracic grafts: intermediate-term results. *J Vasc Surg*. 2005;41(4):589–596.
4. Makaroun MS, Dillavou ED, Kee ST, et al. Endovascular treatment of thoracic aortic aneurysms: results of the phase II multicenter trial of the GORE TAG thoracic endoprosthesis. *J Vasc Surg*. 2005;41(1):1–9.
5. Melissano G, Civilini E, Bertoglio L, et al. Endovascular treatment of aortic arch aneurysms. *Eur J Vasc Endovasc Surg*. 2005; 29(2):131–138.
6. Rehders TC, Petzsch M, Ince H, et al. Intentional occlusion of the left subclavian artery during stent-graft implantation in the thoracic aorta: risk and relevance. *J Endovasc Ther.* 2004;11(6):659–666.

编者评述

L. M. M.

本章主要讲述了血管腔内支架移植物治疗降部胸主动脉瘤的方法,该方法是腔内技术的又一项快速应用。胸主动脉瘤腔内修复技术的发展和操作技艺的获得都只是在近几年完成的。本章是由有经验的作者写成的,它详细描述了该腔内技术，其中重点描述了如何选择治疗方法的基本临床经验。作者受到了血管外科学和介入放射学的双重培训，他所受到培训完全反映在本章展示的知识和经验之中。虽然胸主动脉瘤较腹主动脉瘤少见，但它和腹主动脉瘤有着相同的突然死亡的威胁。有趣的是胸主动脉瘤和腹主动脉瘤的自然病史并没有太多区别。破裂的主要风险与动脉瘤的最大直径成比例。干涉的指征差异很大,但一般建议主动脉最大直径达 5.5~6.0cm 时需要治疗。

Schneider 医生提供了他在该领域的宝贵经验,极大推进了复杂胸主动脉瘤的安全修复。特别是许多内容都谈到了近端主动脉支架移植物的放置,包括为了近端移植物的安全置入中何时需要覆盖左锁骨下动脉、何时需要覆盖左颈总动脉及其方法。当长段的胸主动脉瘤需要修复时，Schneider 医生强调了放置多个支架移植物组件的重要性。这会降低支架移植物移位或破裂的风险。

本章对相关技术的描述和和阐述相当清楚。那些对使用腔内方法安全修复胸主动脉瘤所需要的相关技术感兴趣的人,将因本章的讲述受益匪浅。

(张敏宏　郭伟　译)

第13章

急性主动脉夹层的处理

Roy K.Greenberg

尽管从1935年起,处理主动脉夹层并发症的方法不断取得进步，但目前的治疗方法仍伴随着严重的并发症率和死亡率。因此,这些治疗手段通常要保留到出现缺血或破裂等主动脉撕裂的严重并发症或临床后遗症时才使用。动脉瘤腔内修复术的出现为主动脉疾病患者的处理创造出了新的前景。目前已经有技术和器材方面的重大改进,使其适用于胸主动脉疾病。然而，目前开展主动脉夹层腔内治疗的机构仍较少，且腔内治疗的结果尚未证实。自1999年新英格兰医学杂志发表了关于主动脉夹层腔内治疗的2篇前哨性文章后，医学界出现了许多相关研究。虽然对器材和输送系统进行了改进,但挑战仍然存在,包括:在弯曲的主动脉弓中释放移植物假体的能力、巨大鞘管的髂血管入路和防止主动脉直径的远期增长。无症状急性主动脉夹层治疗了真假腔连接破口后，是否减少了远期主动脉退化以及形成胸腹主动脉瘤的可能性，围绕着这个问题产生了较大的争议。经典的治疗适应证包括:出现缺血、破裂等急性并发症、不可控制的高血压、主动脉直径快速增长。如果慢性主动脉夹层在随访期中出现主动脉扩张，同样需要干涉治疗。

尽管多年来主动脉夹层总的治疗适应证没有大的变化，但首选的治疗方法却有了重大改变。遗憾的是,由于缺乏与人类夹层样本相关的体外研究或动物模型，使得器材和操作的临床前试验变得毫无益处。因此,目前主要是由经治医生来决定何种患者需要治疗以及将采取何种治疗方法。

病理生理学

由于缺乏相关的解剖或生理学参数,故无法容易地预测主动脉夹层急性或远期并发症,因此已有多个研究设计以求解决这个问题。撕裂的深度、局部管壁应力、滋养血管的状态和第一撕裂口的角度都与该疾病随后的演化和血流动力学有关。在体外,模型对表现一些治疗方法的特征很有帮助。然而,接近近端心血管生理状态的主动脉的物理和血流动力特性很可能决定了主动脉夹层范围和严重程度。

真腔压迫可以通过两种方式导致终末器官缺血。第一种为远端主动脉的血流减少。发生这种情况时,最常见的原因是远端没有大的再入真腔窗口;假腔的平均压力很高(无流出的血流)，导致真腔压迫减少了远端灌注(图13.1)。然而,如果流入和流出破口同时存在，假腔可能以旁路分流的形式存在,保留了足够的远端血流灌注。第二种为主动脉中可能保持足够血流，但当夹层膜片累及分支血管时则会发展为缺血状态。若假腔血栓形成或随着主动脉搏动夹层膜片像瓣膜样活动，则会逐渐发展导致内脏血管闭塞。两种机制可以同时发生,在这种情况下会导致重度缺血。显然,主动脉夹层固有的解剖和血流动力学特性将有助于估计治疗的最佳形式。

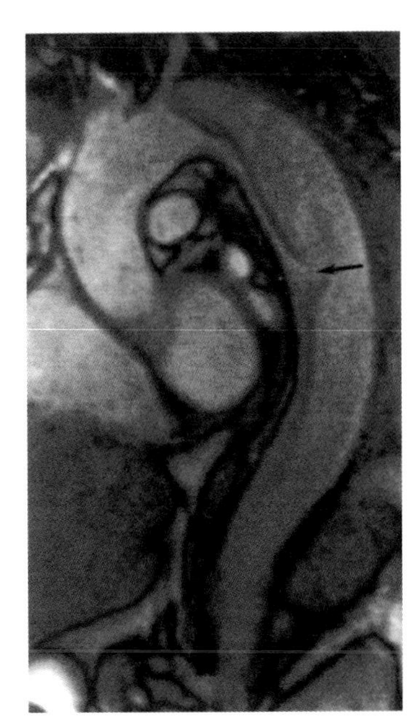

图13.1 真腔受压有压力相关的假腔扩张所造成。这张MRI图像显示真假腔之间存在的明显交通血流(单箭头)造成了真腔的相对压缩而不是假腔的增大。这种效果是由血流动力学造成的，显示假腔中的平均压力要高于真腔中的平均压力。

药物治疗

急性主动脉夹层患者适当的药物治疗对获得好的干涉结果至关重要。目前存在各种各样的治疗模式，但是必须获得合适的诊断手段以区分是左锁骨下动脉近端还是远端的主动脉夹层、壁内血肿和动脉瘤疾病。急性高血压几乎总是出现在夹层患者身上，很明显，高血压的治疗非常关键。强力的β-阻滞剂疗法是目前的主要治疗方法，它所带来的益处远远超过其他抗高血压药物疗法。然而应当谨慎使用极限量的抗高血压药物，因为就像我们在一些患者身上看到的那样，它们可能导致心力衰竭使近端真腔严重受压。

切面成像(CT或MRI)研究和经食道超声心动图在确定主动脉夹层的近端破口上相当准确。尽管实际使用的成像方法很关键，但具有经验的放射检查小组对患者的评估同样具有宝贵价值。在精确定时的造影剂团注下，多层CT扫描已经能够使我们获得颈部和骨盆图像，同时这可能需要在门控技术下完成。磁共振技术在评估夹层的生理特征时也很有价值，因为核磁可以评估血流帮助观察到破口位置。然而，核磁的轴向分辨力的丢失使得该技术的应用有一定困难，尤其是在计划进行腔内治疗的时候。不管使用何种技术，都应当将注意力集中在主动脉夹层近端的流入破口、真假腔比、可探测到的破口、分支血管夹层、每一个终末器官的血管开口和每一根股动脉血流供应上(图13.2)。

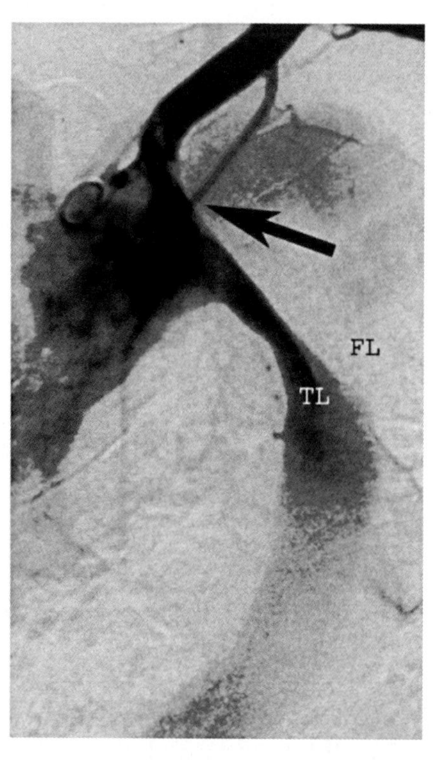

图13.2. 造成远端夹层形成的近端第一流入破口位于左锁骨下动脉区域(黑箭头)。仔细评估CT和血管造影图像常常可以比较容易地发现这些撕裂破口，并可以使用腔内移植物假体进行封堵覆盖。(Reprinted from Greenberg et al.Contemporary management of acute aortic dissection. J Endovasc Ther. 2003;10:476–485 by permission of the International Society of Endorascular Specialists.)

治疗指征：缺血、破裂和快速增长

临床上，决定对B型主动脉夹层患者进行治疗是基于以下几点：出现缺血、破裂或有主动脉快速增长的影像学证据。像那些严重缺血或主动脉破裂后血流动力学不稳的濒死患者，预后明显要比出现这些严重后果之前进行治疗的患者差。然而目前没有一种方法能够预测哪些患者在出现夹层后会发展到这种严重地步。处理内脏动脉缺血和下肢动脉缺血的患者时必须注意以下情况：酸中毒、高钾血症和酸中毒休克或真腔被严重压迫、主动脉假性闭塞、左心衰竭后的血流动力不稳。我们已经在近端主动脉有较深破口并进行延长的抗高血压治疗后的患者身上观察到上述的后一种情况。从严重高血压到低血压的急性转变将迫使我们使用血管升压药物以支持进一步的干预治疗。这可能导致严重再灌注损伤。因此，在我们中心，处于临界缺血状态的患者都进行积极的早期治疗，尤其是当出现真腔严重受压的明显治疗指征的时候。

主动脉夹层后的主动脉破裂并发症要远远少于缺血并发症。X线片、切面成像显示的胸水必须要与主动脉血液真性渗出相区别。此外，如果要选择血管腔内修复的方法，需要仔细研究影像资料评估夹层的撕裂范围和可能需要封闭的夹层近远端破口。胸主动脉局部夹层导致的动脉破裂可以轻松地使用腔内方法得到处理；然而，复杂的、长段的主动脉夹层最好使用有创的外科手术处理。在破裂修复之前可以维持允许的低血压状态，这会延缓出血过程，减少对血液制品的大量需求，为合适的救治团队在合适的环境提供足够的时间进行操作。

真/假腔的评估

非侵袭性成像可以为计划进行的操作或进一步的研究提供所需要的信息。在确定夹层的撕裂范围，尤其是各分支血管的真假腔供血关系方面，血管造影和血管内超声已被证明是非常重要的工具。我们的经验是，术前仅有的能预测缺血症状发展的指标是真腔的绝对直径和相对大小(真/假腔直径比)。尤其是在管腔呈新月形时，真/假腔直径比小于0.4与内脏缺血症状密切相关。当比值大于0.8时，从来不会出现缺血症状。然而，这些结论仅适用于急性主动脉夹层，慢性夹层的真假腔比值计算对结果预测并没有帮助。

操作前，需要根据轴位图像来选择动脉入路位点。肱动脉和股动脉入路都可以进入真腔。大多数情况下，从搏动较弱的股动脉着手是进入真腔的最直接途径。此外，还可以在主动脉弓中使用选择性导管技术进入夹层真腔。不管通过何种方法进入管腔，操作者都必须弄清楚自己进入了哪个管腔，操作过程中导丝有没有穿破夹层膜片进入了另一管腔。

同样关键的是检测夹层有没有蔓延到分支血管。由假腔供血的分支血管，当假腔形成血栓时将导致脏器缺血。若夹层膜片随主动脉血流作活瓣运动堵塞内脏血管开口，或假腔血流量少，与常见的真腔起始部位狭窄的情况类似，也会发生缺血症状。尽管前面所提到的机制有重叠的地方，但缺血的病因学将指导我们选择治疗方法。

无效的治疗方法

除了需要评估夹层的病理生理学机制外，对无效治疗方法的评估也很有帮助。在近端真腔中放置裸支架以期望增大真腔的做法是不明智的。裸支架不能引导血流使其不进入假腔，也不能使假腔塌陷缩小，因此该增大真腔径向力的治疗方法几乎没有任何益处。遗憾的是，使假腔塌陷缩小所需要地径向支撑力的总和可能超过了主动脉壁的强度，存在导致主动脉破裂的风险。而且，也不可能在通常处于主动脉弯曲部位的夹层第一破口水平均匀地施加径向支撑力。这些临床观察结果得到了多个研究中心的动物实验支持。关于球囊或自膨式支架在夹层血管任一管腔内的使用仍有潜在的困难，未来介入治疗关注的问题主要在鞘管入路、器材释放和假体移植物设计上。

急性主动脉夹层的腔内修复技术

我们的操作在安装成像系统的手术室进行，这可以使我们能在适当的麻醉支持下对这些重症患者自由选择开放手术和腔内修复相结合的治疗。在装备简陋的手术室使用可移动设备或情况不稳定的患者需在放射科进行长时间的操作时应当小心谨慎。必须要有专业小组的介入。麻醉医生要熟悉近端胸主动脉操作程序，术中使用超声心动图以及能够处理急性缺血再灌注损伤同样非常关键。放射技师和护理人员必须熟悉腔内技术，并保证手头有足够的设备，以应对术中较难预测的使用何种类型和大小器械情况。一旦患者在造影床上摆好适当体位，就进行左臂、双侧腹股沟和腹部的消毒铺单。经皮穿刺左肱动脉、切开暴露股动脉的方法相信可以引导进入真腔（使用切面图像进行评估研究后）。如果需要，可以经皮穿刺建立对侧股动脉入路。

如果需要，也可以建立肱股动脉通路以协助解决主动脉严重弯曲的情况。血管内超声是探测管腔和分支血管关系的有力工具，它也可以定位主动脉夹层膜片上的自然破口。同时它还能在腔内移植物释放之前起到评估确认的作用。

主动脉开窗术

主动脉开窗技术在某些选择性病例中有一定作用，它能起到平衡真假腔内血流和压力的作用。目前已经有成功解决肠系膜动脉和下肢动脉缺血的近期结果报道。然而，该技术似乎并不能防止远期的主动脉退化和动脉瘤形成，它最可能的作用似乎是减小假腔血流和压力，以及减小随时间进展的主动脉扩张的机会。

支架移植物置入术

目前仍没有治疗主动脉夹层的商用器材。自制的系统主要由 Cook 公司的 Z 形支撑架和 Boston 的纤维膜，或 Cordis 的球扩式 Palmaz 支架以及聚四氟乙烯(ePTFE)材料构建而成。在胸主动脉中，相对于球扩式器材我们更喜欢选择自膨式支架系统，因为它释放精确、输送快速、对胸主动脉管壁应力也小。设计的支架移植物直径比自身主动脉直径测量值约大 4mm。支架移植物的长度则从 10~15cm 不等。如果需要覆盖的主动脉范围超过 15cm，则需要以模块化的形式使用多个组件。这些腔内移植物都经过灭菌处理并包埋在筒状的 Keller–Timmerman 输送管(Keller–Timmerman introducer, KT1)(Cook 公司）中。导入鞘管的大小在 20~24F 之间(根据腔内移植物大小而定)。当夹层近端破口接近左锁骨下动脉时，最好选用有弯曲特性的鞘管而不是直鞘管。所有病例在术中都应当使用 100u/kg 剂量的肝素抗凝，使活化凝血时间大于 250 秒。当鞘管置入近端主动脉后，将含有支架移植物的筒状储存器装上，拉出储存器将支架移植物推入鞘管中。理想的释放位点则需要联合使用血管造影和血管内超声确定。根据释放部位和平均动脉压可以选择性地降低血压和减缓心动。大的（30 或 40mm）阻塞球囊(Boston 公司）可以帮助腔内移植物的完全扩张，确保移植物和主动脉壁完全贴附。

商用器材

目前有三种或以上的胸主动脉腔内移植物正在研究之中。但是这些研究没有一项是为了在主动脉夹层中应用这些器材而设计的。由 Gore 公司制造的胸主动脉 Excluder 支架移植物是第一项启动美国试验的产品。该器材由镍[Ni]钛[Ti]记忆合金支架和 ePTFE 材料制成，具有较好的柔顺性，压缩后的输送系统直径在 20~24F 之间。该系统通过股动脉置入髂总或腹主动脉的独立的鞘管进行输送，输送机制新颖，被称为“牵拉绳索”式释放，可以快速释放腔内移植物。释放过程从移植物的中部开始，快速地向近远端扩展。这样做可以限制释放开始时支架移植物向下移位的倾向。遗憾的是,有一些装置出现了支架移植物断裂,导致了临床试验的暂停。Excluder 装置的后续型号最近已被批准用于治疗胸主动脉瘤。

Talent 装置(Medtronic 公司)最近完成了Ⅱ期试验研究。它和 Talent 腹主动脉支架移植物类似,由薄涤纶纤维膜和镍钛记忆合金支架制成。该支架移植物具有纵向支撑杆协助输送并提供柱状支撑力。支架移植物近端设计有一节裸支架以协助移植物的固定。该装置包埋在直输送系统中,使用后拉方法释放支架移植物,同时握住推杆保持释放过程中支架移植物位置稳定。该装置直径大小在 20~25F 之间,通常由经腹股沟穿刺的硬导丝进行输送。

Cook 胸主动脉装置(TX2)也完成了 II 期试验,即将在澳大利亚和欧洲上市。该装置是由标准厚度的涤纶纤维膜和不锈钢 Z 形支架制成,和其腹主动脉产品(Zenith 装置)相似。然而该胸主动脉装置近端没有裸支架,但是第一节支架设计有倒刺可协助近端固定。远端则有可以选择的带有指向头端的倒刺的裸支架,防止远端支架向近端移位。与 Zenith 装置相似,腔内移植物近远端都附着于输送系统以保证定位,防止释放过程中的移位。Z 形支架的间距和大小都经过最佳化设计以获得极好的柔顺性。该系统包埋在大小为 20~24F 的鞘管中。

上述的支架移植物没有一种是设计用在主动脉夹层中的。事实上,三家公司发起的临床试验中,仅有一项(VALOR 试验,评估 Talent 装置)设有高危组允许治疗夹层患者。欧洲已经开始进行简单夹层患者的腔内移植物治疗的评估研究。这些装置置入夹层主动脉之后的耐久性是否理想仍不确定。

移植物大小的确定

胸腹主动脉瘤腔内修复的患者通常选用比自身主动脉管腔直径大 15%~25%的支架移植物。相比之下,植入夹层患者的移植物超尺寸率则要小得多。如果可以直接看到夹层近端第一破口,则第一个支架移植物应当依据破口近端主动脉直径选择大小,并放置在这个破口近端。通常,该方法需要覆盖锁骨下动脉,如果不需要预留左胸廓内动脉作以后冠脉搭桥的桥血管,则覆盖锁骨下动脉几乎是无害的。最常使用的是短支架移植物装置,而不是使用覆盖胸主动脉节段较大的装置。

移植物释放之后,支架受压明显提示假腔内存在持续高压,需要进一步查找有无近端或大的远端破口存在。如果需要,可以使用模块组合的方式加放一节支架移植物。主动脉弓解剖弯曲或头臂干血管发自主动脉弓近端的患者最容易遇到近端封堵问题。使用任何一种装置的时候,都应注意近端 Z 形支架的定位。最好将装置的柔顺部位放置在成角大的区域(如果可以,将无金属支架的部位放置在该区域)。我们的经验是,将第一节 Z 形支架深深地放入主动脉弓,整个处于降主动脉第一个下降弯曲的近端,让移植物无金属支架支撑的纤维膜覆盖该主动脉区域(图 13.3)。如果需要,可以使用球囊对锚定区轻扩塑型,但是很少使用球囊扩张的方式强行打开受压的真腔。然后需要注意再次评估血流动力状况。

联合内脏和(或)下肢血管支架术的腔内移植物置入术

当真腔受压累及内脏血管时,我们最初认为近端第一破口的腔内移植物治疗能够改善远端假腔的状况。然而,在我们的经验中,有 3 例(1 例肠系膜上动脉和 2 例肾动脉闭塞致肾功能丢失)迫使我们改变了治疗夹层患者分支血管的技术。因此,在放置主动脉腔内移植物之前,要确保通过真腔建立到双重供血的重要内脏血管(肠系膜上动脉和一侧肾动脉)的通路。远端肠系膜上动脉、肾动脉或其他受累血管最好通过肱动脉入路进入真腔插入导管。受累的危险血管可以使用高频血管内超声(20~30MHz)检查来确定假腔膜片的存在和范围,也可以用来帮助确定血管腔内血栓的位置。在非钙化闭塞性病变中可以使用自膨式支架,以便于术者选择大号支架并将其携入真腔。通常,主动脉夹层患者的内脏血管直径要远大于闭塞病变患者的内脏血管直径。如此,在近端破口置入移植物前就能确保肠系膜上动脉和一侧肾动脉的真腔血供(图 13.4)。

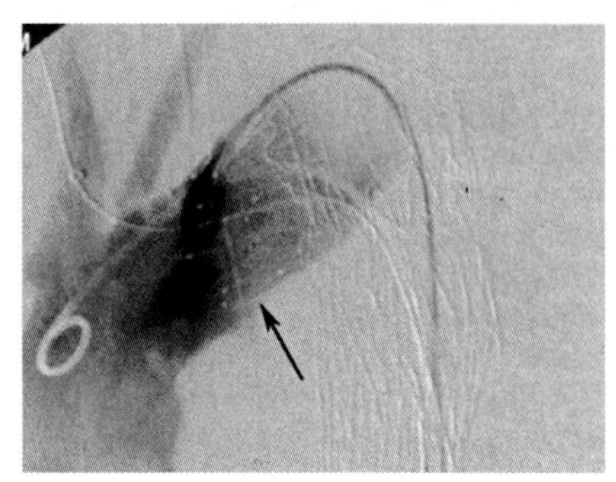

图 13.3 支架移植物的近端最好能完全位于降主动脉起始段扭曲的近端或远端。如图中所示,黑箭头所示为移植物材料近端完全位于主动脉弓部的直线段、扭曲段的近端。

如果置入了内脏血管支架,就可以以此作为建立进入真腔的标志,立即置入主动脉腔内移植物。在关闭切口之前,必须仔细评估髂血管情况,因为真假腔内血流的改变可以改变下肢血管的灌注形式。如果下肢存在缺血,则必须行支架置入术以确保双下肢真腔血供。压力差的测定和血管内超声有助于确保足够的下肢血供。

在任何情况下都不能让假腔成为内脏和下肢血管灌注的主要来源。也许对于这项警告的唯一例外是左肾动脉。在操作结束时肾灌注良好,没有行进一步的治疗,这也是确保左肾真腔血流的一种方法。

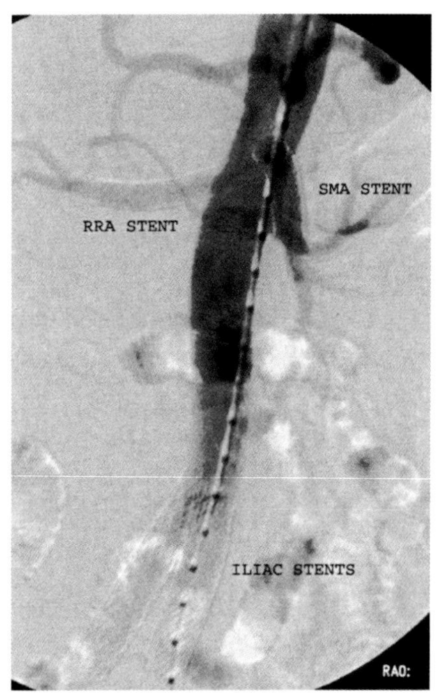

图 13.4　该图所示为主动脉夹层蔓延到所有的分支血管并导致严重缺血的病例，肠系膜上动脉、右肾动脉和双侧髂动脉内均置入了支架。该修复需要在关键的分支血管中固定夹层膜片。

术后护理

必须加强对潜在的迟发再灌注损伤的监测。腹腔镜和剖腹探查都可以发现不可逆的肠缺血，同时也需要频繁地行肾功能支持治疗(透析)以对抗肾脏缺血情况下介入操作造成的暂时性造影剂负荷。使用大剂量 β 受体阻滞剂精确控制高血压有助于防止主动脉的进一步退变。在从重症监护室转出之前通常需要将静脉给药转变成口服给药来控制高血压。

出院后，需要经常评估主动脉直径和真假腔血流。通常，患者需要在术后 30 大行影像学检查，此后待主动脉直径稳定 24 个月后，每隔 6 个月做一次检查。动脉瘤腔内修复术后需要更加积极的随访是与其近端或远端锚定区缺乏正常的主动脉组织相关的，而主动脉夹层后为了观察其潜在的快速增长和破裂风险也需要进行更加积极的随访。一旦监测到主动脉在一定时期内情况稳定（2 年可能就足够了），随访可以改为每年一次的影像学检查。除了影像学检查，还需要精确的血压监测（鼓励所有患者每天监测 2 次血压，并保存好数据日志）并据此不断调整药物治疗。这些资料对评估抗高血压疗法是否合适非常有价值，而且有利于主动脉组织的长期保护。

慢性夹层

慢性主动脉夹层的最典型的治疗指征是主动脉直径的增加。尽管目前还没有对于该疾病的长期的自然病史的研究，但慢性夹层中扩张的主动脉似乎比相同直径的动脉瘤更容易破裂。很明显，对于每一个患者的主动脉直径，都应考虑到风险效益比。这需要我们了解慢性夹层腔内修复术后可能发生那些并发症、远期的破裂风险减小了多少，然而目前的文献资料并没有很好地报道这两项指标。

分段置换或整个胸腹主动脉置换的外科手术修复是治疗慢性夹层的最主要方法，但是最近文献报道腔内修复术大行其道，很受欢迎。Kato 和 Shimono 分别报道了 37 和 38 例急性 B 型夹层、逆行撕裂的 A 型夹层和慢性 B 型夹层的胸主动脉腔内移植物置入术（患者人群混杂，包括有缺血、疼痛、高血压等情况）。腔内移植物为使用 Z 形支架支撑 PTFE 膜自制而成，即时的结果证实复杂的急性 B 型夹层围手术期死亡率极高，而慢性夹层围手术期没有患者死亡。随访期间，一名患者发生了急性夹层，但据信这与先前的腔内修复无关。15 名慢性夹层患者中，有 5 名假腔完全消失。共发现有 4 名患者夹层进展或有进一步的动脉瘤样退性变，其中 3 例病变主动脉部位出现在腔内移植物近端，1 例出现在远端。

从理论上讲，要隔绝慢性夹层扩张的主动脉段非常困难。最常遇见的情形是，左锁骨下动脉以远开始便出现夹层并一直撕到髂动脉。在选择的主动脉段放置腔内移植物可以封堵部分破口，但并不能完全消除流入假腔的血流。几乎所有的夹层都存在多个破口，因此夹层动脉瘤段将存在持续的压力。有趣的是在放置支架移植物后，可以观察到假腔内节段性的血栓形成。但是在这些病例中，并不能保证主动脉的长期稳定，不发生破裂。目前治疗夹层有多种方法，包括夹层膜片开窗术和腔内移植物置入术的联合应用。如果合适，可以在夹层动脉瘤形成的远端开窗，使腔内移植物的远端可以放置在开窗的水平，然后用球囊扩张使支架远端与外膜完全贴附。这样就可以像胸主动脉瘤那样，将扩张的主动脉段和体循环压力完全隔绝开来。然而这项技术极具挑战性，且耗时长，尚未被证明有确切效果。在我们中心，慢性夹层和夹层之后形成的动脉瘤破裂的首选治疗方法是开放手术，除非患者确实无法耐受这种手术。

总　结

目前腔内技术已经在很大程度上替代了胸部降主动脉的移植物置换术和远端缺血的急性主动脉夹层的开窗手术。尽管有许多杂志对此作出了很多报道，但对比开放手术和腔内技术的优劣仍很困难，因为疾病的严重性的差异很大。对于开放式手术，历史上的报道显示死亡率在 50%~85%之间，而介入治疗的死亡率则要低很多。急性主动脉夹层的治疗结果要视治疗指征而定(缺血、破裂或仅仅是持续性疼痛或持续性高血压)。一些学者提出使用腔内移植物治疗慢性夹层，然而，尚没有文献报道主动脉远期的受保护情况如何。如果没有急性并发症或主动脉增长，抗高血压药物治疗，主要是β受体阻断剂的使用，仍是主要的治疗方法。对该疾患者群必须进行密切的随访，因为有尚不明确的相当一部分比例的患者将受到远期后果的困扰，而且最好使用主动脉修复的处理方式。归根结底，尚需要发展防止夹层后主动脉退行性变的能力。有一些医生已经提出推论，即可以发挥腔内器材的优势完成这个任务。然而，由于缺乏主动脉夹层简单病变的早期腔内修复与最好的药物治疗相比较的随机试验，这种设想仍然只是停留在理论的层面上。

推荐读物

1. Coady MA, Rizzo JA, Goldstein LJ, et al. Natural history, pathogenesis, and etiology of thoracic aortic aneurysms and dissections. *Cardiol Clin.* 1999;17(4):615–635.
2. Lauterbach S, Cambria R, Brewster D, et al. Contemporary management of aortic branch compromise resulting from acute aortic dissection. *J Vasc Surg.* 2001;33:1185–1192.
3. Davies RR, Goldstein LJ, Coady MA, et al. Yearly rupture or dissection rates for thoracic aortic aneurysms: simple prediction based on size. *Ann Thorac Surg.* 2002;73(1):17–27.
4. Greenberg R, Resch T, Nyman U, et al. Endovascular repair of descending thoracic aortic aneurysms: an early experience with intermediate-term follow-up. *J Vasc Surg.* 2000;31(1):147–156.
5. Dake MD, Kato N, Mitchell RS, et al. Endovascular stent-graft placement for the treatment of acute aortic dissection. *N Engl J Med.* 1999;340(20):1546–1552.
6. Nienaber CA, Fattori R, Lund G, et al. Nonsurgical reconstruction of thoracic aortic dissection by stent-graft placement. *N Engl J Med.* 1999;340(20):1539–1545.
7. Chung JW, Elkins C, Sakai T, et al. True-lumen collapse in aortic dissection: part I. Evaluation of causative factors in phantoms with pulsatile flow. *Radiology* 2000;214(1):87–98.
8. Chung JW, Elkins C, Sakai T, et al. True-lumen collapse in aortic dissection: part II. Evaluation of treatment methods in phantoms with pulsatile flow. *Radiology* 2000;214(1):99–106.
9. Thubrikar MJ, Agali P, Robicsek F. Wall stress as a possible mechanism for the development of transverse intimal tears in aortic dissections. *J Med Eng Technol.* 1999;23(4):127–134.
10. Angouras D, Sokolis DP, Dosios T, et al. Effect of impaired vasa vasorum flow on the structure and mechanics of the thoracic aorta: implications for the pathogenesis of aortic dissection. *Eur J Cardiothorac Surg.* 2000;17(4):468–473.
11. MacLean NF, Dudek NL, Roach MR. The role of radial elastic properties in the development of aortic dissections. *J Vasc Surg.* 1999;29(4):703–710.
12. Greenberg RK, Srivastava SD, Ouriel K, et al. An endoluminal method of hemorrhage control and repair of ruptured abdominal aortic aneurysms. *J Endovasc Ther.* 2000;7(1):1–7.
13. Ohki T, Veith FJ. Endovascular grafts and other image-guided catheter-based adjuncts to improve the treatment of ruptured aortoiliac aneurysms. *Ann Surg.* 2000;232(4):466–479.
14. Slonim SM, Miller DC, Mitchell RS, et al. Percutaneous balloon fenestration and stenting for life-threatening ischemic complications in patients with acute aortic dissection. *J Thorac Cardiovasc Surg.* 1999;117(6):1118–1126.
15. Buffolo E, da Fonseca JH, de Souza JA, et al. Revolutionary treatment of aneurysms and dissections of descending aorta: the endovascular approach. *Ann Thorac Surg.* 2002;74(5):S1815–S1817.
16. Palma JH, de Souza JA, Rodrigues Alves CM, et al. Self-expandable aortic stent-grafts for treatment of descending aortic dissections. *Ann Thorac Surg.* 2002;73(4):1138–1141.
17. Coady MA, Rizzo JA, Elefteriades JA. Developing surgical intervention criteria for thoracic aortic aneurysms. *Cardiol Clin.* 1999;17(4):827–839.
18. Coady MA, Rizzo JA, Hammond GL, et al. Surgical intervention criteria for thoracic aortic aneurysms: a study of growth rates and complications. *Ann Thorac Surg.* 1999;67(6):1922–1926.
19. Lundbom J, Wesche J, Hatlinghus S, et al. Endovascular treatment of type B aortic dissections. *Cardiovasc Surg.* 2001;9(3):266–271.
20. Kato N, Hirano T, Shimono T, et al. Treatment of chronic type B aortic dissection with endovacular stent-graft placement. *Cardiovasc Intervent Radiol.* 2000;23(1):60–62.
21. Shimono T, Kato N, Yasuda F, et al. Acute aortic dissection with critical stenoses of the true lumen treated by transluminal stent-graft placement and findings on year after treatment. *J Thorac Cardiovasc Surg.* 2001;1221(5):989–992.
22. Slonim SM, Nyman UR, Semba CP, et al. True lumen obliteration in complicated aortic dissection: endovascular treatment. *Radiology* 1996;201(1):161–166.
23. Dake MD, Kato N, Mitchell R, et al. Endovascular stent-graft placement for the treatment of acute aortic dissections. *N Engl J Med.* 1999;340(20):1546–1552.
24. Greenberg R, Khwaja J, Haulon S, et al. Aortic dissections: new perspectives and treatment paradigms. *Eur J Vasc Endovasc Surg.* 2003;26(6):579–586.

编者评述

L. M. M.

直到最近，急性B型主动脉夹层的介入治疗仍主要局限于需要药物治疗、且开放手术治疗的风险极高的患者。而当代B型主动脉夹层的外科治疗仍伴随着极高的并发症率和死亡率。

自从导管介入技术使用假体移植物在修复肾下腹主动脉瘤中的应用开始，该项技术快速地应用到了更多复杂的主动脉病变中来。在这一章中，Greenberg医生详尽地描述了急性B型夹层的临床表现、病理生理和治疗。这些综述中同样也包括了真假腔之间主动脉膜片和血流的复杂病理生理学情况的详细描述。

主动脉夹层的多种介入治疗方法也有所阐述。其中包括了适用于一部分亚型患者的主动脉开窗介入技术。然而，目前最常用的方法主要是支架移植物的置入。本章同时还介绍了各种商用和自制的器材以及一些复杂的腔内技术。特别是提到了联合内脏、下肢动脉支架置入的腔内移植物置入术。作者提出，所有的操作都应当在装备了合适介入装置的手术室而不是在普通的血管造影室中进行，这样团队成员才可能既熟悉开放手术技术又熟悉导管技术。最后一节则描述了导管技术在慢性夹层中的有限应用。作者强调，对于慢性夹层他更喜欢开放手术，除非患者因为存在多种并存疾病而无法耐受开放手术。

因此，在很短的时间内，降主动脉近端主动脉夹层破口使用腔内方法置入支架移植物封堵逐渐代替了开放式手术置入主动脉移植物。最后，作者建议这些患者需要进行长期的密切随访，有相当一部分患者将受到主动脉修复后所产生的远期并发症的困扰。

（张敏宏 郭伟 译）

第 14 章

开放手术治疗胸腹主动脉瘤

Hazim J. Safi, Tam T.T. Huynh, Charles C. Miller Ⅲ, Anthony L. Estrera, Eyal E. Porat

开放手术治疗胸腹主动脉瘤(thoracoabdominal aortic aneurysms, TAAA)的结果与胸腹主动脉瘤累及的范围以及手术方法关系密切(图 14.1)。尽管严重的截瘫和轻瘫并发症的发生率已经有所下降,但是其他的术后常见并发症如:心脏、肺部、肾脏、肝脏以及肠道并发症等也常常威胁患者的生命,特别是病变范围广泛的Ⅱ型病变。应用一些保护措施可以极大地改善术后治疗效果。现代外科的观点认为:巨大胸腹主动脉瘤的致死性破裂的风险远大于外科手术术后并发症的风险(图 14.2)。

Samuel Etheredge 医生在 1955 年第一次成功地实施了 TAAA 切除术,但是该术式并没有广泛开展,直到 20 世纪 60 年代,经 E. Stanley Crawford 医生推广,并以其手术特点“阻断–缝合术”为名。这项技术对患者的生存起到了重要的作用。但是,做这种手术必须是很迅速的,外科医生必须尽快地开胸、阻断主动脉、缝合人工血管以避免脏器的长时间缺血。后来,外科医生们开始寻求脏器缺血保护措施,以保

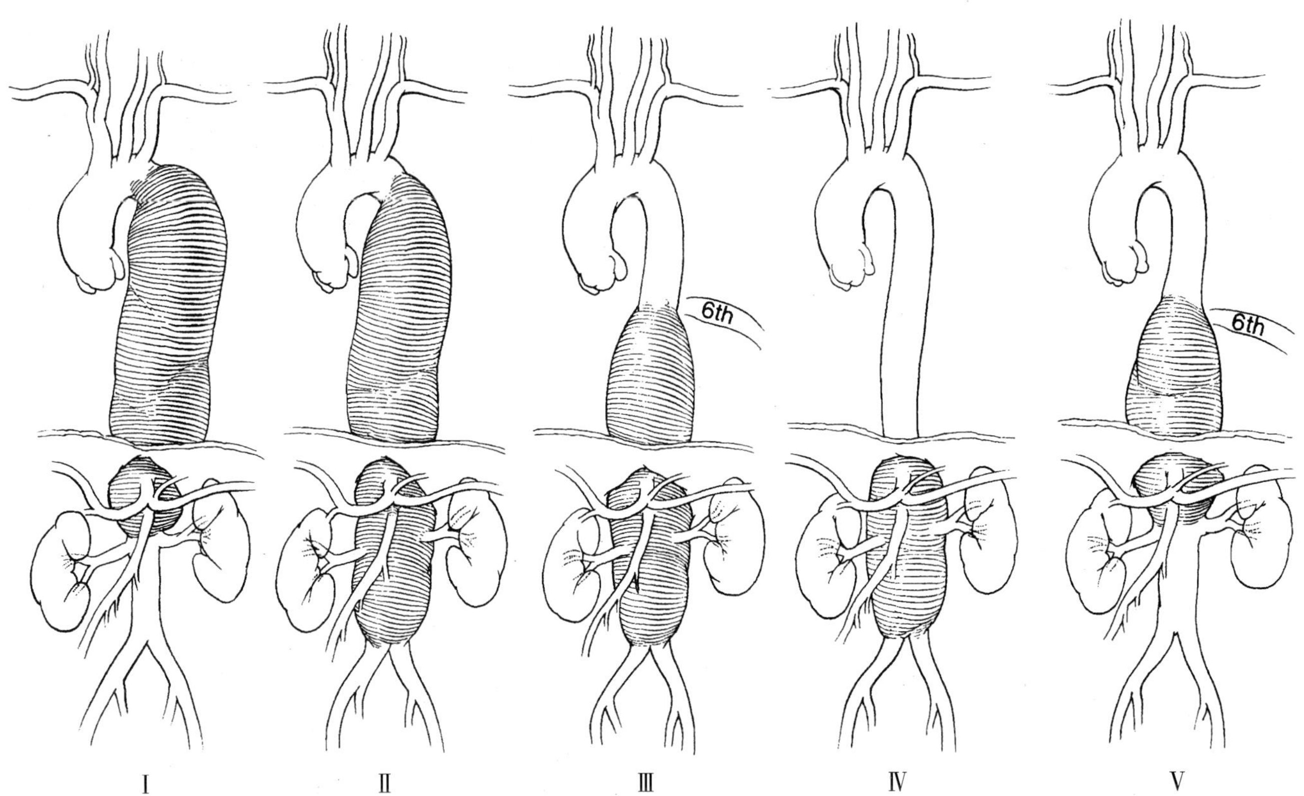

图 14.1 胸腹主动脉瘤的分类:Ⅰ型:左锁骨下动脉至双肾动脉以上之间;Ⅱ型:左锁骨下动脉的主动脉;Ⅲ型:第 6 肋间动脉以下的主动脉;Ⅳ型:第 12 肋间动脉以下的主动脉;Ⅴ型:第 6 肋间动脉至双肾动脉以上之间。

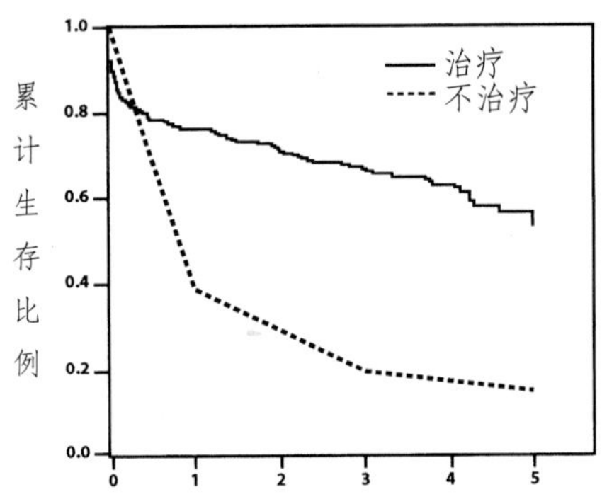

图 14.2 胸腹主动脉瘤患者治疗和不治疗的生存比例对比。

证主动脉阻断期间内脏器不会发生坏死。早期,采用心脏停搏或不停搏下左房-股动脉旁路。20 世纪 60 年代报道脑脊液引流保护脊髓措施,20 世纪 80 年代中期报道体表及运动诱发电位监测措施。其他的器官保护措施包括脊髓低温、机体低温及各种药物的使用。

1992 年,经过我们和其他研究者多年的动物实验及临床研究结果证实,我们开始应用联合脊髓引流结合主动脉远端转流措施,治疗结果明显改善。本章回顾我们治疗的复杂、广泛的动脉瘤经验,主要是手术技巧方面和一些缺血保护措施。

流行病学

主动脉瘤的定义是局部或广泛的主动脉直径超过正常直径的 50%。动脉硬化对于主动脉的瘤样改变有着长期的影响,引起动脉壁的逐渐退化,但是动脉硬化最先影响动脉内膜,特别是引起动脉闭塞性疾病。组织学上,动脉瘤变化的特点是动脉壁平滑肌细胞和弹力纤维破坏以及非炎症因子和血管生长因子渗透引起的动脉中膜变性坏死。通常在血管壁中可以看到巨噬细胞以及 T、B 淋巴细胞。血管壁的非炎症改变的程度和细胞迁移刺激程度尚不明确。这些非炎症细胞,特别是巨噬细胞、蛋白酶和纤维蛋白能够减弱动脉壁的弹性。另外,纤维蛋白变性的产物能够进一步促进非炎症细胞的浸润。尽管动脉硬化闭塞性疾病和动脉瘤疾病的机理各不相同,但是两者却常常同时存在。

20%的胸腹主动脉瘤患者有着一种或更多的同一种疾病。马凡综合征是一种与遗传相关的组织疾病,是与动脉瘤形成相关的最常见疾病。马凡综合征的发病率约为 1:5000,其特点是骨骼、眼睛、心血管的异常。心血管疾病的主要并发症是引起死亡和并发症的主要原因,包括:胸主动脉瘤和夹层,主动脉瓣关闭不全,二尖瓣脱垂和关闭不全。马凡综合征患者动脉瘤发生年龄较其他胸腹主动脉瘤患者年龄早,一般为 20~30 岁,而其他一般为 60 岁。基因的缺陷主要为染色体 15 上的纤维蛋白原-1 的变异,为常染色体显性遗传,有很高的外显率。但是,约有 25%的患者是没有家族病史的,属于新发的自身变异。马凡综合征患者通常需要进行早期的外科手术治疗,因为此类患者动脉瘤的生长速度快,瘤体直径较小时就容易破裂。其他已知的基因疾病引起 TAAA 的包括:Turner 综合征,Ehlers-Danlos 综合征以及多囊肾。

大约 20%~40%的主动脉夹层患者,2~5 年后会形成胸腹主动脉瘤。相应的,25%的胸腹主动脉瘤与慢性主动脉夹层有关。还有一些少见的主动脉瘤患者出现急性主动脉夹层。主动脉夹层破口的持续存在预示着主动脉将会发生瘤样改变。但是,慢性主动脉夹层或假腔持续存在与主动脉破裂没有直接联系。

小部分 TAAA 患者与感染有关。感染性动脉瘤(霉菌)通常是由于血液中的感染物引起动脉硬化导致的。还有一种学说是从脓胸或者感染的淋巴结中不断有感染物影响血管。有很多机制能够影响主动脉壁,目前已经确认的包括沙门菌、血友病菌感染、葡萄球菌、结核菌、梅毒螺旋菌等。感染性动脉瘤通常是囊状的而且容易破裂。

胸主动脉钝性损伤引起主动脉破裂是最常见的死亡原因。超过 90%的病例在发生主动脉破裂后现场即可引起休克或者死亡。能够存活的患者通常是因为破裂后主动脉包裹,需要立即进行主动脉破口修补。假性动脉瘤更容易破裂,所以一旦诊断应尽快手术。

自然病程

胸腹主动脉瘤的发生率逐渐增高,目前的比例是每年 100 000 名中 10.4 名患者。患者的平均年龄是 59~69 岁,男女比例是 3:1。尽管动脉瘤的直径是破裂的唯一最重要危险因素,但是瘤体增长的速度也是一个预示因素。对于胸主动脉直径超过 5cm 的动脉瘤平均每年直径增长为 0.10~0.45cm。其他影响动脉瘤破裂的因素是性别和年龄。通常女性患者动脉瘤的发病年龄比男性晚 10~15 年。机体血压高也是动脉瘤破裂的危险因素,特别是当舒张压超过 100mmHg 时。另外,患者吸烟或者合并慢性阻塞性肺病可增加动脉瘤破裂风险。一旦动脉瘤产生,女性患者的破裂率较高。不治疗的患者破裂率可能为 75%~80%,但是多大的动脉瘤会破裂以及多长时间会破裂目前尚无法预测。

临床表现

多数 TAAA 患者是无症状的,诊断多数都是无意中发现的。10%的患者是突发破裂后才诊断的,而之前无任何症状。由于动脉瘤的膨胀,可以压迫周围的组织引起患者的不适症状和疼痛。患者经常主诉慢性背部疼痛。也有部分患者表现为胸部、胁腹部、上腹部疼痛。压迫食道可引起吞咽困难，压迫喉返神经可引起声带麻痹进而声嘶。动脉瘤瘤体直接浸润食道或者气管可引起出血。部分患者由于肋间动脉的急性闭塞可出现截瘫或者轻瘫，主要是由于动脉夹层引起的，也有可能是动脉栓塞。

影像诊断

近 10 年来，螺旋 CT 扫描已经代替动脉造影成为诊断 TAAA 的金指标。主动脉直径可以逐层对主动脉弓、胸腹主动脉进行测量，以确定动脉瘤累及的范围。CT 血管造影(angiography)需要进行静脉团注造影剂。CTA 能够了解血管腔，可以清晰地看到主动脉夹层的真假腔(图 14.3)，也可以看到血栓的充盈缺损(图 14.4)，以及血管壁的炎性改变。有游离的液体或造影剂溢出表示动脉瘤已经破裂。薄层 CTA 影像能够确定肋间动脉是否通畅。冠状位重建或者 3D 重建轴位 CT 能够了解动脉瘤的整体形态，但这些不是必须的。胸腹腔内以及盆腔内的信息可以通过 CT 影像获得。CTA 提供的影像可以了解 TAAA 累及的范围进而决定外科手术的方案。如果患者的肾脏功能不全，那么 CT 检查时可以不使用造影剂。核磁检查(MRI)是一种无创的检查手段，目前已经广为流传。目前应用钆造影剂行核磁血管造影(MRA)已经常作为确定主动脉瘤及分支血管的手段。核磁血管造影比 CT 血管造影的优势是不需要团注造影剂，因此，对于肾功能不全的患者应用较为安全。但是，MRA 不如薄层 CTA 精确。此外，对于主动脉钙化和血管腔内血栓 CT 影像更为清楚。此外，MRA 禁忌证包括患者无法耐受较长时间的机器内孤寂的环境以及患者体内的金属物品(如起搏器、人工关节等)。

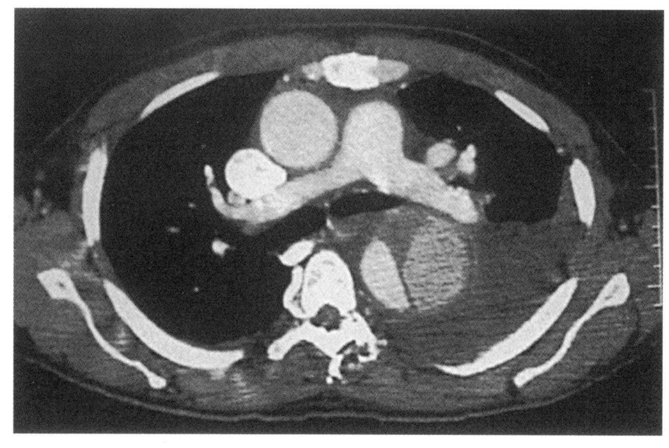

图 14.3　胸腹主动脉瘤患者合并急性 B 型夹层的胸部 CT 轴位影像。主动脉内的真假腔之间可以看到血管的内膜片，真腔小，假腔大。左侧大量胸水。

经食道超声检查(TEE)能够清楚地显示胸主动脉。TEE 可以于床旁或手术台上进行。如果患者病情不稳定，无法耐受 CT 扫描或肾功能不全就可以采用 TEE 检查。在手术室内，TEE 能够很好地显示血管壁进而定位最佳的主动脉阻断区域以及评价心脏功能。但是，TEE 是一种侵入式检查方法，需要有经验的检查医师完成。

术前评估

TAAA 患者合并的一些其他疾病术前需要治疗，如颈动脉内膜切除，冠状动脉腔内成形术或旁路术，肺部和肾脏功能的改善。术前必须由有经验的心脏病专家进行心脏全面评估。我们发现心脏射血分数与手术预后有关。通常如果患者需要进行冠脉支架治疗，3~4 周前需要进行抗血小板药物治疗(如阿司匹林和氯吡格雷)预防支架内急性血栓形成。氯吡格雷需要在 TAAA 术前 7 天停药。如果患者必须于 TAAA 术前行冠状动脉旁路术，那么我们特别要注意避免使用左侧乳内动脉作为旁路血管，因为我们在 TAAA 术中阻断左侧锁骨下动脉近端

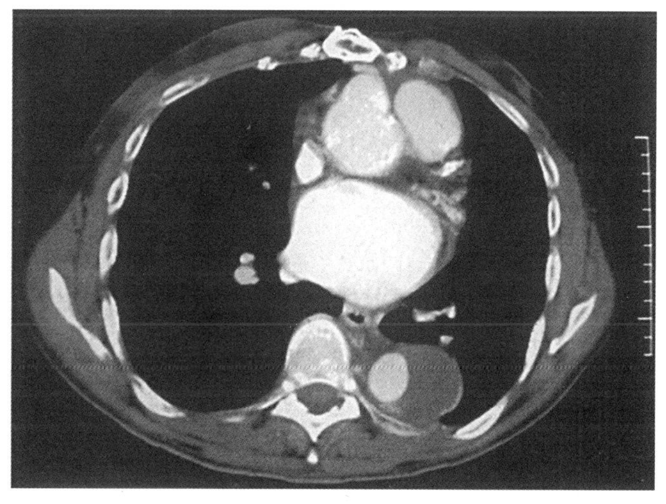

图 14.4　胸部 CT 轴位影像：降主动脉内大的附壁血栓

时可能引起冠脉缺血(图 14.5)。此外,左侧乳内动脉可能是重要的脊髓侧枝血供。患者 TAAA 术前行冠脉旁路术通常需要休养 4~6 周。

术前与呼吸科及神经科专家共同会诊是非常有益的。术前肺功能的恢复,特别是呼吸锻炼、戒烟,能够改善患者的预后。术前仔细地评价肾脏功能是必须的,术前肾脏功能不全可能预示着术后肾衰竭,进而影响术后的死亡率以及神经并发症的发生率。为了减少对患者肾功能的损伤,术前尽量减少使用影响肾脏功能的药物,如氨基糖甙类、非甾体类抗炎药、碘离子造影剂。术前也可以肾脏水化保护肾功能。

手术技巧

患者进入手术间后需要平躺在手术床上。通常在右侧桡动脉穿刺置管以便术中进行不间断的血压监测。采用全麻,使用双腔管进行气管插管,进行右肺通气。颈内静脉大静脉穿刺并置入鞘管,以监测中心静脉压和肺动脉压。建立中心静脉和外周静脉通道以进行补液和输血。温度监测探针放置于鼻腔、直肠以及膀胱以监测体温。电极片置于头皮进行脑电监测,沿着脊髓放置电极进行体表诱发电位及运动诱发电位的监测,进而了解大脑及脊髓的功能状态。利用机体补液措施控制机体动脉压力的作用不能被过分高估,因为器官的灌注主要是依赖机体整体的血液循环状态。

脑脊液引流

当降主动脉被阻断后,随着肋间动脉血供的即刻减少以及脑脊液压力的增高会导致脊髓灌注的迅速减少。脑脊液引流保护脊髓的原理是增加脊髓灌注压的办法包括增加肋间动脉的血供和减少脑脊液的压力。当所有的导管、探针、电线安装完成后,让患者右侧卧位,弯曲膝部以将椎间隙打开。麻醉医师将导管插入第 3~4 椎间隙之间,并将其推进 5cm(图 14.6)。术中及术后 3 天内,脑脊液的压力维持在≤10mmHg。并要注意避免机体低血压的发生,防止影响脊髓侧支循环的开放。

胸腹部的切开

当椎间导管置放完后,需要再次调整患者的体位。利用沙袋维持患者的右侧卧位,患者肩部放置在手术台边缘的右角,左侧臀部屈曲 60°,这样可以暴露双侧的腹股沟和股动脉。采用常规的无菌铺单。图 14.7 显示不同的手术切口以适应不同的手术类型。完全的胸腹主动脉瘤切除的切口起始于脊柱和左侧肩胛骨脊椎边缘,沿着第 6 肋缘弧形斜切口一直到脐部,甚至可延脐部垂直向下到耻骨联合。切除第 6 肋骨可以使得术野暴露更充分,一般除了Ⅳ型胸腹主动脉瘤以外,其他均常规切除。对于Ⅱ、Ⅲ、Ⅳ型病变,均需要做完全切口。改良的 TAAA 手术切口起始部位相同,但是远端一般位于肋软骨或者脐部以上。可以采用自动牵开器牵拉切口,这样可以暴露更清楚。左肺通气。主动脉游离开始于肺门水平,头端位于降主动脉的近端。术中确认动脉导管的位置,将其横断,注意避免

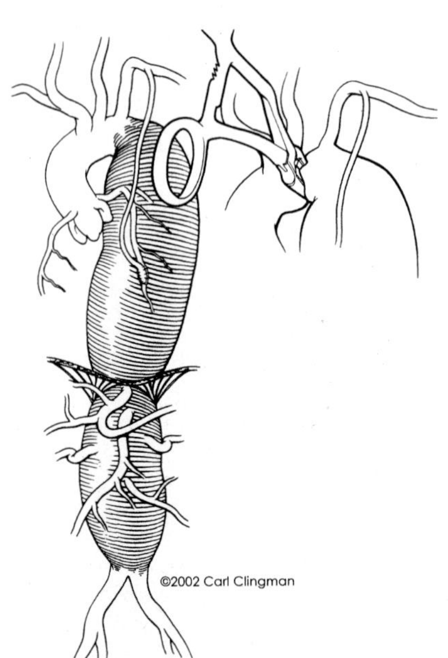

图 14.5 不能使用左侧乳内动脉作为左侧前降支动脉的旁路血管,这样行 TAAA 手术时阻断左侧锁骨下动脉近端可能引起冠脉缺血。

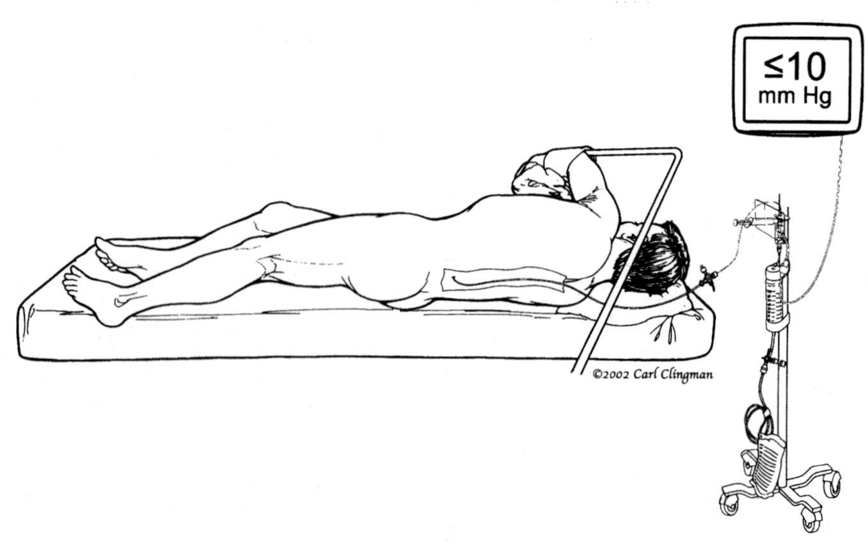

图 14.6 将导管插入患者第 3~4 椎间隙,以进行压力监测和排放脑脊液。

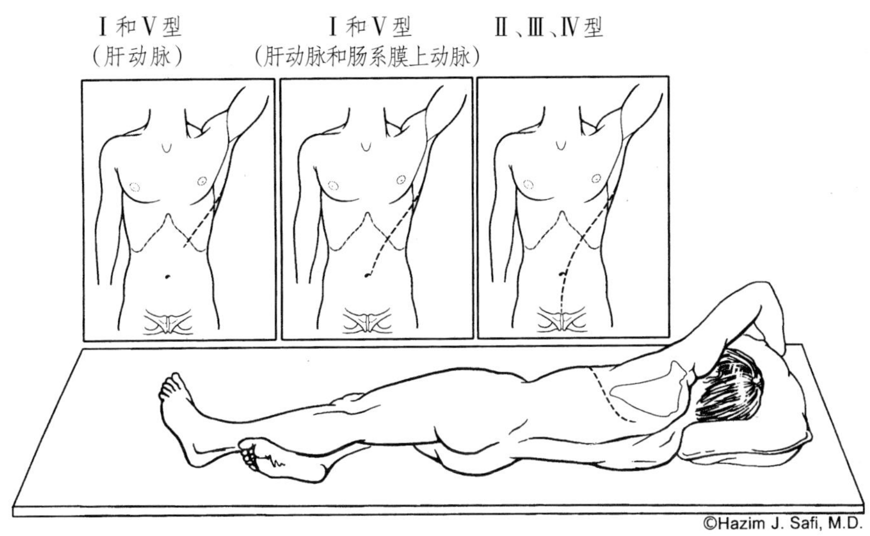

图 14.7 胸腹主动脉切口范围的选择

损伤邻近的左侧喉返神经。评估远端腹主动脉的位置。为了扩大手术切口，可以将膈肌牵拉回缩以暴露膈下主动脉。如果主动脉瘤累及肾动脉，那么还需要进一步暴露膈肌下主动脉。

膈肌的保留

我们发现如果术中注意保护膈肌，那么术后可以减少呼吸机的使用时间，这样就可以减少住院时间。从1994年起，我放弃切开膈肌的术式，而改为仅切除部分肌肉，保持中心肌腱部分的完整，同时注意保护膈神经(图 14.8)。这种术式能够尽量保持肺部正常的呼吸功能，因此，可以使患者术后早期脱机。切开膈肌肌肉部分可以使得腹膜后暴露，这样可以将脾脏、肠道以及左肾移到主动脉的右侧。

主动脉远端的灌注

主动脉阻断以后不仅影响脊髓的血供，而且可以导致阻断近端血压增高以及左室扩张。左室扩张会增加室壁张力，减少心内膜下灌注。为了保护脊髓，减轻近端高血压，将心脏缺血程度减到最小，为心脏减轻负担，我们常规使用远端主动脉转流。硝酸酯类药物可以减轻后负荷，所以经常用来保护心脏。但是，我们却不使用这类药物，因为它可以使血压快速下降，但相反也可以导致脑脊液压力增加。有时，由于严重的心脏功能减低，我们应用经主动脉球囊反搏技术。转流前需要应用肝素进行抗凝准备，剂量是 1mg/kg。在左侧膈神经后面将心包打开，这样可以直视肺静脉和左心房。穿刺肺下静脉并置入导管，连接“生物泵”和热交换器。暴露左侧股动脉，来源于生物泵的血液流入股总动脉（图 14.9）。

如果左股动脉无法应用(如左股动脉是人工血管或存在严重的动脉硬化闭塞性疾病)，那么腹主动脉或胸主动脉远端可以代替。主动脉远端灌注后，我们经常采用适度的低温措施（如患者的体温降低到 32℃～34℃）。但要避免将体温降到 32℃以下，否则容易出现室性心律失常。所以，循环系统中采用热交换装置可以控制体温。

续贯性主动脉阻断

我们采用续贯性主动脉阻断措施以尽量减少器官的缺血时间，首先阻断左锁骨下动脉近或远端和胸降主动脉的中段(图 14.10A)。

将近端主动脉完全横断，并注意与食道之间进行游离，以防止形成食道-人工血管瘘(图 14.10B)。我们采用编织的涤纶人造血管替换主动脉，这种人造血管已用胶原浸润。将人工

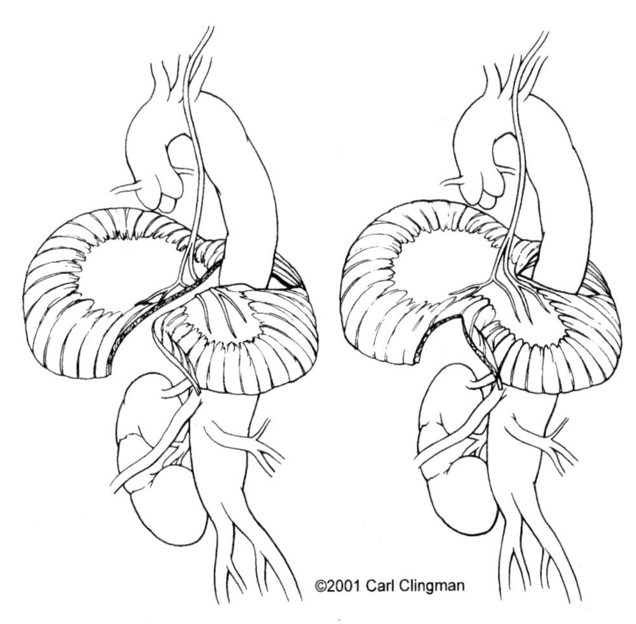

图 14.8 早先膈肌完全切断(左图)，目前仅切除肌肉部分(右图)。

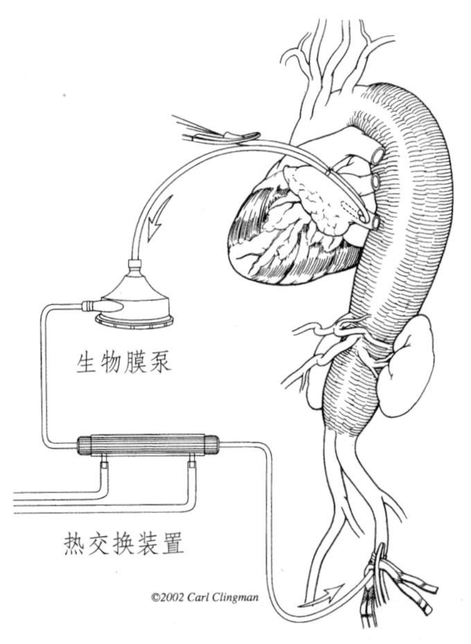

图 14.9 主动脉远端灌注：从左肺静脉到左股动脉。

血管的近端用 3-0 或 2-0 的单纤维聚丙烯缝线连续缝合于胸降主动脉。此期间主动脉远端不断进行灌注，脊髓、肠道、肾脏不会发生缺血。完成主动脉近端吻合后，将胸降主动脉的阻断解除，然后移到腹主动脉肝动脉以上再次阻断。然后，我们重建肋间动脉。完成重建后，释放近端主动脉的阻断，将阻断钳移到重建的肋间以下的人工血管上，以保证肋间动脉的血供。完成后，将阻断钳移到肾动脉以下，以重建肠系膜动脉和肾动脉。

重建肋间动脉

我们探寻较低位的肋间动脉将他们吻合于人工血管。通常情况下，前根大动脉也就是 Adamkiewicz 动脉是主要的供应脊髓的血管，一般发自较低位的肋间动脉(T9~T12)。将肋间动脉移植于人工血管对于保护脊髓血供是非常重要的。但是，在我们没有使用脊髓保护措施以前，重建肋间动脉反而是不合理的，因为重建肋间动脉期间要长时间地阻断主动脉，这样无疑加重了脊髓缺血，更容易引起术

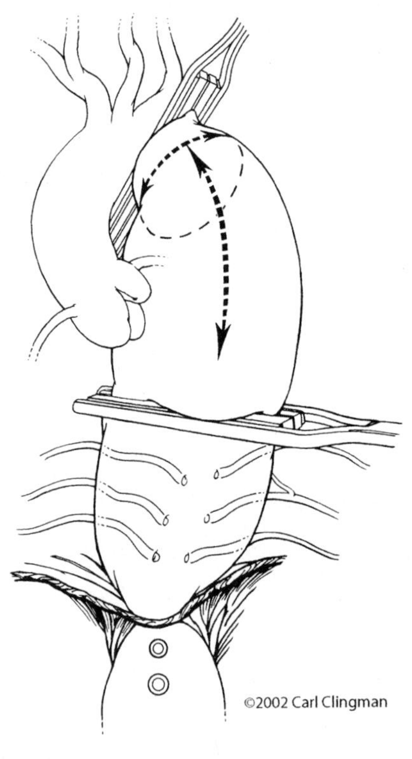

图 14.10 (A)首先阻断左锁骨下动脉近或远端和胸降主动脉中段，这样可以打开近端的部分动脉瘤。(待续)

后脊髓损伤并发症。但是，随着脑脊液引流、主动脉转流等措施的应用，我们研究了胸腹主动脉瘤手术时肋间动脉阻断、重建以及术前肋间动脉已经闭塞与术后脊髓损伤的关系。我们发现结扎 T9~T12 的肋间动脉会增加截瘫的风险。因此，我们重建所有开放的 T9~T12 的肋间动脉，重建方式可以将人工血管切椭圆形开口，肋间动脉“补片”直接缝合。如果肋间动脉之间距离比较远，可以采用分别“纽扣式”吻合和人工血管旁路的方法。(图 14.10C)

对于肋间动脉重建后的胸腔出血，可以应用放置临时球囊导管(3F)于吻合口上端。但是，如果较低位的肋间动脉已经闭塞，我们将重建开放的位置较高的肋间动脉，这些动脉可能是脊髓前动脉的侧枝供应血管。完成肋间动脉重建以后，可以释放主动脉近端的阻断，然后于肋间动脉吻合口下方阻断主动脉人工血管，这样可以恢复脊髓的血供。

肠道和肾脏的灌注以及血管重建

远端阻断夹可移到腹主动脉末端肾动脉下方，切开上方的主动脉

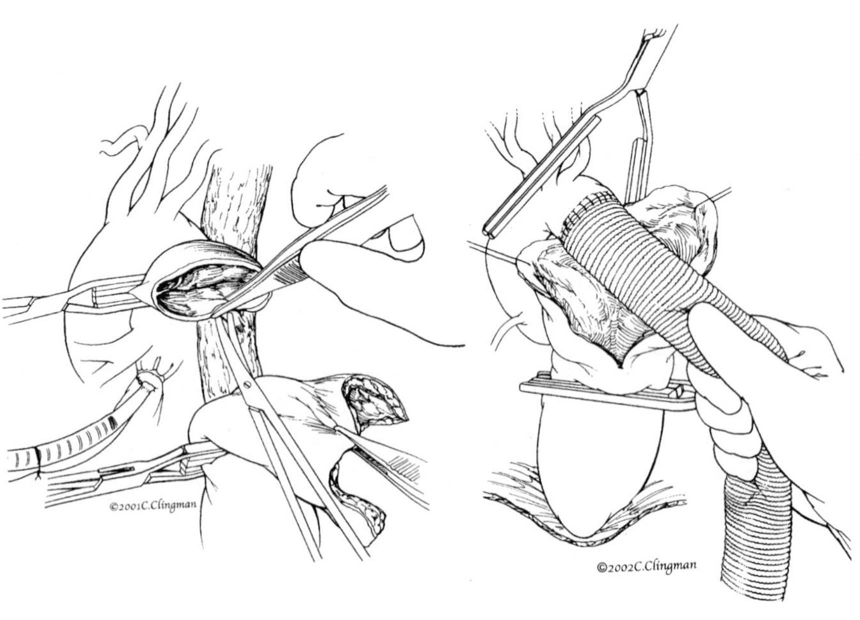

图 14.10(续) (B)主动脉完全切断，与食道游离(左图)；将人工血管近端与主动脉吻合并检查出血。(待续)

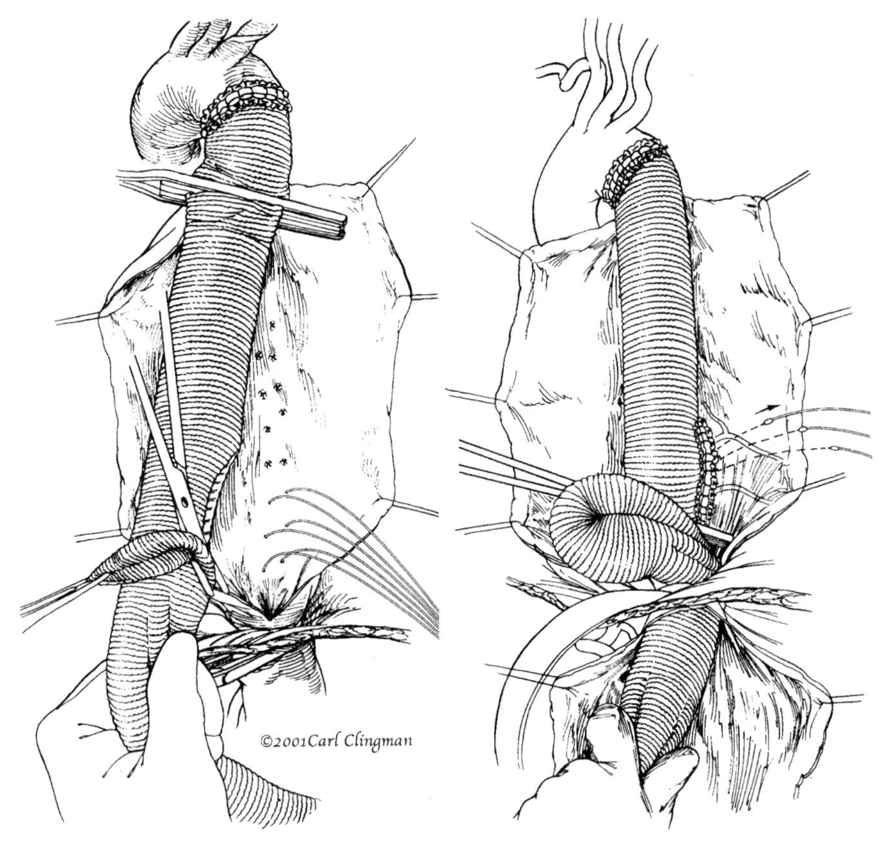

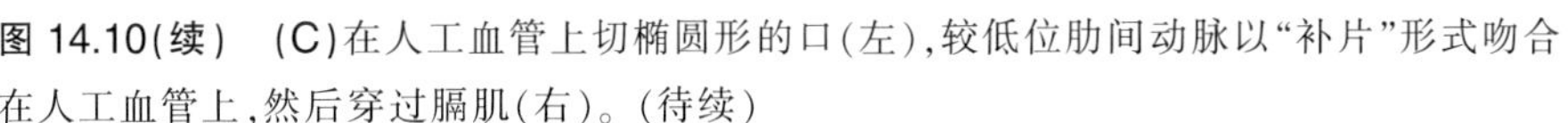
图 14.10(续)　(C)在人工血管上切椭圆形的口(左),较低位肋间动脉以“补片”形式吻合在人工血管上,然后穿过膈肌(右)。(待续)

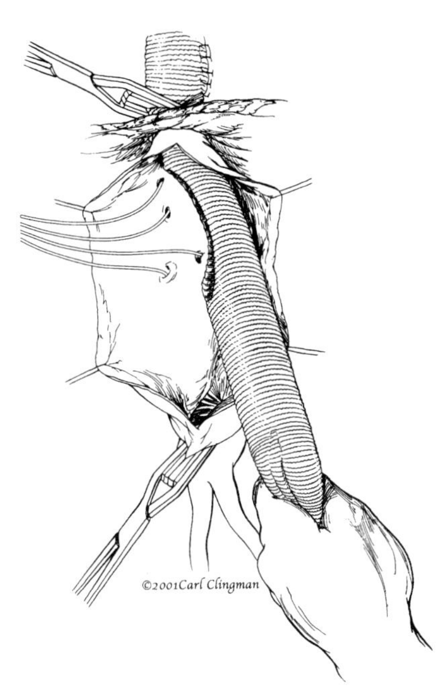

图 14.10(续)　(D)近端阻断放置于肋间动脉吻合口的上方，远端阻断于肾下腹主动脉。导管置入肝动脉、肠系膜上动脉、肾动脉以保证血液灌注。在人工血管上做椭圆形的切口，用来吻合肠系膜血管和肾脏血管。(待续)

瘤,应用 2-0 的缝合线牵开管壁。主动脉人工血管穿过主动脉裂孔。肝动脉、肠系膜上动脉、肾动脉均可辨认。由于主动脉末端通过股动脉的灌注被阻断,而腹腔干动脉、上肠系膜动脉和肾动脉又依赖于主动脉移植物，所以在重建这些内脏血管时分别应用 #9 和 #12 Pruitt(Cryolife, St. Petersburg, FL) 导管对肾和肠血管进行灌注保护(图 14.10D)。我们使用 3-0 聚丙烯线将内脏动脉进行吻合。当吻合完成后,将阻断钳移到人工血管下端,以恢复脏器血供。这时候,患者注射靛胭脂。患者尿液染料的清除时间可以作为术后短期肾功能的指标。远端吻合应用 3-0 或 2-0 聚丙烯线于髂动脉分叉处（图 14.10E)。在完成这些吻合之前,我们将患者放置成头低脚高位,然后冲洗人工血管。当吻合完成后,释放阻断钳恢复肢体远端的血供。

目前,我们灌注肝动脉、肠系膜上动脉、右肾动脉时采用低温血液。对于左肾,初始冲击剂量为 300~800mL 的冰乳酸钠林格注射液灌注于左肾动脉。随后间断给予 100mL 液体,以维持肾脏温度为 15℃左右。(图 14.10F) 肾脏温度的监测采用直接探针置于肾脏皮质层的方法。肾动脉和肠系膜上动脉的流速分别设定为 200mL/min 和 150mL/min。当胸腹主动脉瘤累及到肾动脉以下时，如果可能应阻断于肾下主动脉远端，这样可以进行最后的吻合。有时由于主动脉的广泛钙化或主动脉直径过粗，我们将会阻断左侧髂总动脉或者髂外动脉。阻断肾下主动脉或者左侧髂总及髂外动脉的原因是防止肾脏和肠道降温时导致机体体温明显降低而导致室颤。通过加热远端肢体，将机体的体温保持在 32℃~

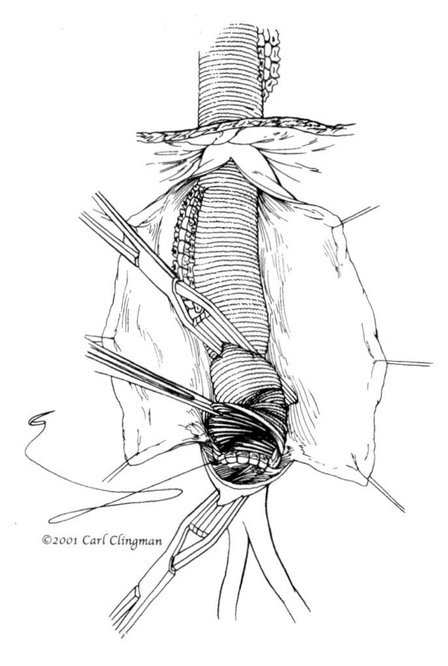

图 14.10(续)　(E)完成肠系膜血管和肾动脉与人工血管的吻合后，近端阻断钳放置于人工血管远端吻合口上方，吻合位置是肾下腹主动脉。(待续)

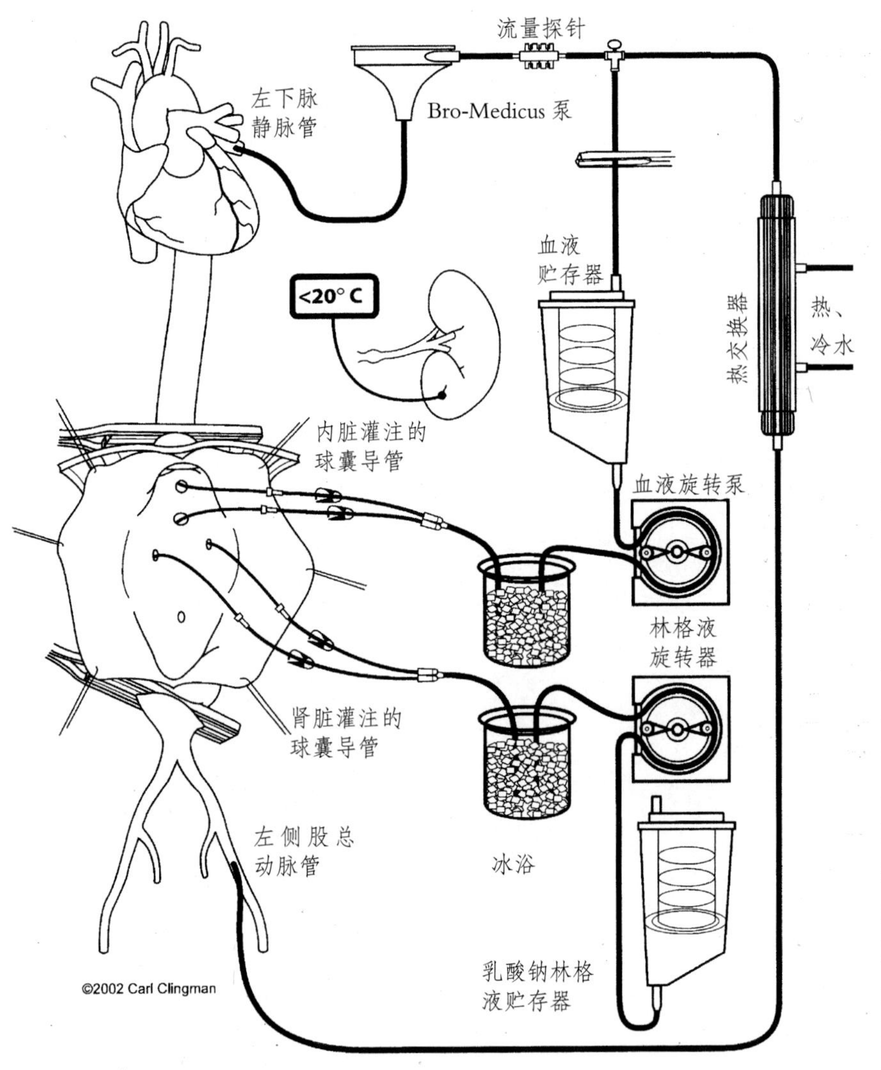

图 14.10(续) (F)肠系膜动脉和肾动脉的灌注和冷却循环。冷的乳酸钠林格注射液(4℃)将肾脏温度降到 15℃,冷的血液将肠道温度降低,同时肢体远端继续保温。

33℃。另外,我们也可以停止滚动泵,打开肾下腹主动脉,迅速地将人工血管缝合于主动脉分叉以上。当远端吻合口完成时,我们阻断人工血管并将滚动泵打开。根据胸腹主动脉瘤累及的范围选择人工血管吻合的例子见图 14.11 至图 14.15。

治疗主动脉夹层的技术改进

急性主动脉夹层累及胸腹主动脉的患者需要外科手术置换时,主动脉夹层的近远端均需要先应用 4-0 缝线进行缝合固定。当主动脉壁发生急性或慢性夹层时,手术过程中认清真假腔是非常关键的(图 14.16A 和图 14.16B)。在行胸腹主动脉瘤手术中我们建议将所有开放的肋间动脉都进行重建,但在夹层治疗中,我却建议将所有开放的肋间动脉及腰动脉进行结扎,这样是为防止由于夹层血管壁比较脆弱而发生灾难性的出血。另外,对于慢性主动脉夹层,开放的较低位的肋间动脉可以进行重建。慢性夹层的手术技术与胸腹主动脉瘤的技术是基本相同的。总之,我们手术置换主动脉动脉瘤的节段,但是不处理非动脉瘤的部分,即使是非动脉瘤的夹层血管。

术后护理

在ICU 病房我们不间断地监测患者的血压、肺动脉压、心脏指数、混合性静脉饱和度和脉搏血氧容量。术后我们尽早使患者清醒,以便检测患者的神经体征。多数患者在术后第一夜使用呼吸机辅助呼吸。密切监测患者胸部引流管,并输注悬浮红细胞。术后仍要注意脊髓的保护,患者的动脉压力维持在 90~100mmHg,这样可以保持脊髓最佳的灌注。新鲜冰冻血浆和血小板可以酌量多输注,保持凝血功能处于正常状态。患者要用电热毯保持体温,输注的血液也要加热。每小时均要记录尿量。脑脊液的压力也要不断监测,每小时要排放脑脊液 10~15mL,以保持脑脊液压力在 10mmHg 以下。我们一般在患者术后第二天开始逐渐脱离呼吸机。如果患者已经拔出呼吸插管,并且肠道排气后即可逐渐恢复饮食。如果患者需要较长时间的呼吸机辅助呼吸,那么就需要留置经鼻十二指肠管,当患者肠道活动基本恢复后即可进行肠内营养。有时,患者术后可能出现肠梗阻,那么就需要进行肠外营养支持。

如果术后第三天患者未出现截瘫或软瘫的症状,那么脑脊液引流就可以停止。但是,在患者整个病程过程中我们要注意延迟性的脊髓神经损伤。延迟性脊髓损伤的危险因素包括:血压不稳定、低氧血症和脑脊液压力增加。根据患者神经及肺功能的状况,一般需要在 ICU 3~4 天。患者随后可以转入普通监护病房。从患者在 ICU 时就开始进行物理治疗,在患

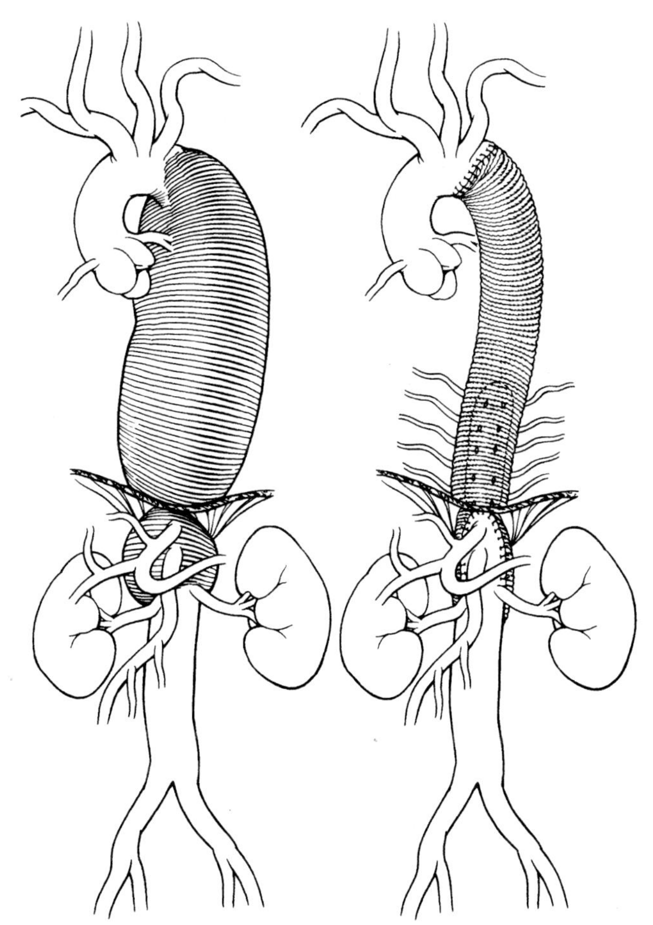

图 14.11 Ⅰ型胸腹主动脉瘤的模式图：术前(左侧)和人工血管置换术后(右侧)。近端吻合于左锁骨下动脉远端的主动脉；开放的肋间动脉进行重建；远端吻合于肾上主动脉，重建肝动脉和肠系膜上动脉。

者整个住院期间要一直进行。如果患者可以恢复到能够进行日常活动后即可出院。如果患者还需进行进一步的物理恢复治疗可以入住康复疗养机构。胸腹主动脉瘤术后平均住院日为 15 天。患者出院后我们建议每年进行 CT 复查，查看是否出现新的动脉瘤及与人工血管相关的假性动脉瘤。胸腹主动脉瘤术后特有的并发症将在下文中描述。

术后并发症

约 70%胸腹主动脉瘤外科手术后的患者没有严重的术后并发症。不同类型的病变其死亡率为 4%~21%。30%的患者发生的主要并发症包括：肾衰、心律失常、肺衰、脏器缺血和神经功能障碍。高龄、肾功能不全和截瘫是死亡的主要危险因素。对于≥79 岁的患者，如果合并至少下列三因素中的一个，其死亡率为 50%以上，包括：急诊、糖尿病、充血性心力衰竭。胸腹主动脉瘤患者 5 年的存活率为 60%~70%。

神经功能损伤

胸腹主动脉瘤患者术后的神经损伤仍然是最灾难性的并发症，所以，我们不能过分夸大地认为采取术中脊髓保护措施及认真操作(如肋间动脉重建)就可以避免截瘫发生。目前，所有胸腹主动脉瘤患者的神经损伤发生率为 2.4%，Ⅱ型病变发生率是 6.6%，这同原先“阻断-缝合”术式(图 14.17)的 31%相比已经有很大的改进。值得注意的是，随着脊髓保护措施的应用，术后神经损伤的并发症发生率明显下降，这样一来延迟性神经损伤(神经功能术后保持正常但后来出现截瘫或软瘫)在临床上就显得更为突出。我们观察到的延迟性神经损伤最早发生于术后 2 小时，最晚发生于术后 2 周。

延迟性神经损伤发生的准确机理目前尚不清楚。但是，我们观察到可能的机理是所谓的“二次打击”现象。其机制是尽管脊髓保护措施能够在手术过程中保护脊髓，减少急性神经损伤的发生，但术后早期患者脊髓仍然是处于“脆弱”的状态。如果再发生缺血性损伤，如血液动力学不稳定或者脑脊液引流管无法正常引流均可能引起“二次打击”，进而导致发生延迟性神经损伤。另外，脊髓处于坚硬的脊髓腔内，因此脑脊液的压力增加就会引起脊髓腔内压力的增加，进而导致脊髓灌注下降。因此，我们围手术期间断进行脑脊液引流是为了维持脊髓腔内压力小于 10mmHg。同样的原理，我们进行连续脑脊液引流是为了减少迟发性神经损伤的发生。这种方法也类似于临床上其他密闭腔引起的综合征，如大脑缺血是因为颅内压力增高引起的，肢体灌注减少是由于肢体腔隙内压力增高等。纵览其他可能引起神经延迟性损伤的因素，我们发现没有显著的单一的危险因素。但是，使用多参数分析，我们认为急性夹层，病变范围最广的Ⅱ型病变，肾功能不全这些危险因素能够于术前预示延迟性脊髓损伤的发生。

为了能够使术后脊髓灌注和携氧状态最佳，我们维持主动脉压力在 90~

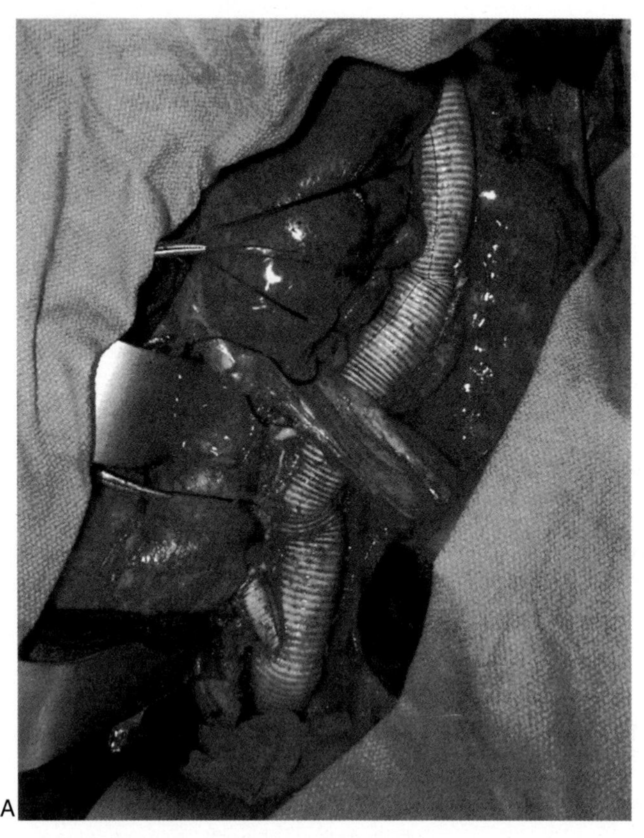

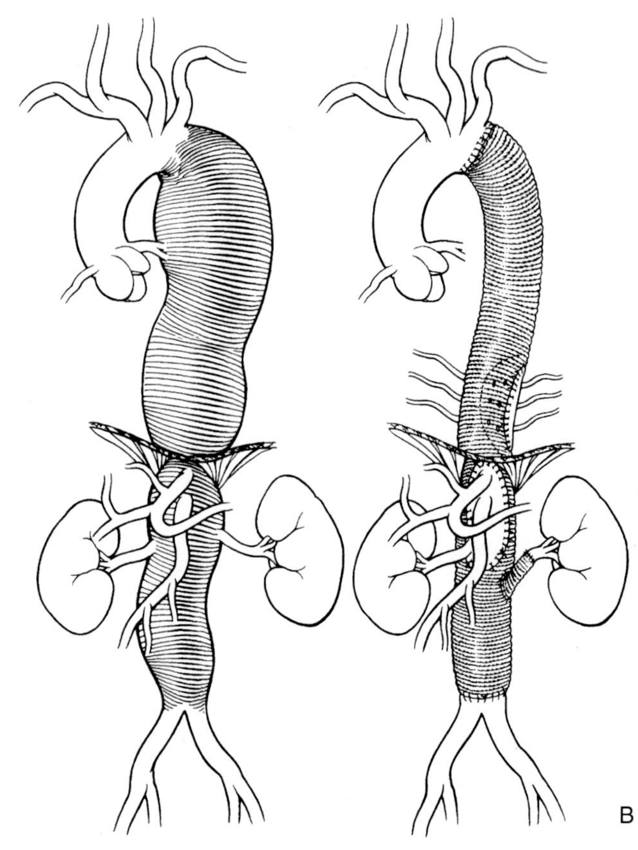

图 14.12 Ⅱ型胸腹主动脉瘤的治疗。(A)手术完成后的Ⅱ型胸腹主动脉瘤人工血管置换的照片。(B)Ⅱ型胸腹主动脉瘤的模式图：术前(左侧)和人工血管置换后(右侧)。近端吻合于左侧锁骨下动脉远端主动脉；开放的肋间动脉进行重建；肝动脉、肠系膜上动脉、右肾动脉一起吻合于人工血管；左肾动脉行人工血管旁路术；远端吻合口吻合于肾下腹主动脉。左肾动脉进行单独吻合是由于左肾动脉与其他动脉相距较远无法一起重建。

100mmHg，心脏指数超过 2.0L/min。如果延迟性脊髓损伤出现，那么就立即采用增加脊髓灌注的措施。患者仰卧位平躺，立即进行脑脊液引流。如果引流管已经撤除，那么应该立即重新置入，脑脊液引流使其压力降低为 10mmHg 以下。升高动脉压力并进行输血。发生延迟性脊髓损伤的患者脑脊液引流应该至少维持 72 小时。使用以上措施，57%的患者的神经损伤可以改善。发生延迟性神经损伤但没有进行脑脊液引流的患者，将无法恢复神经功能。

肾衰竭

我们定义术后急性肾衰竭为连续两天内每天血肌酐增长 1mg/dL，或者需要进行血液透析治疗。出现急性肾衰竭并发症的患者多数是因为非肾脏本身的并发症引起的，例如呼吸功能衰竭，中枢神经系统功能障碍，败血症，胃肠道出血等。大量的胸腹主动脉瘤患者的研究显示，急性肾衰竭的发生率是 5%~40%，与之相关的死亡率高达 70%。对于肾衰竭患者的治疗，早期进行连续的静脉-静脉血液透析，或者每日间断进行透析。大约 1/3 的急性肾衰竭的患者需要长期进行透析，因此这些患者住院时间要更长。需要长期进行透析对患者打击是比较大的。术前慢性肾功能不全和破裂性动脉瘤是已知的急性术后肾衰竭的危险因素。尽管理论上范围较大的胸腹主动脉瘤术后更易出现肾衰竭，但是目前尚无证据证明动脉瘤的范围与肾衰竭有关。

围术期肾脏保护的目的是维持足够的肾脏氧气供应，减少肾脏氧消耗，减少直接的肾小管损伤，但是如何在胸腹主动脉瘤手术过程中保护肾脏依然不明确。低温保护脏器是已知的有效措施。动物实验已经证实器官局部低温保护可以减少肾脏缺血再灌注损伤。但是，尽管已有证据证实肾脏局部冷灌注有助于术后恢复，但是并不能减少急性肾衰竭的发生。目前该并发症的处理依然十分棘手，寻求有效的保护肾脏措施是我们的首要任务。

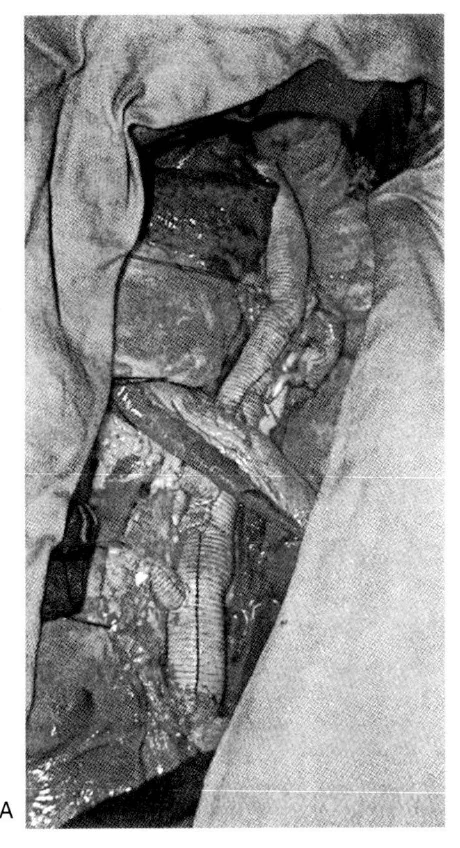

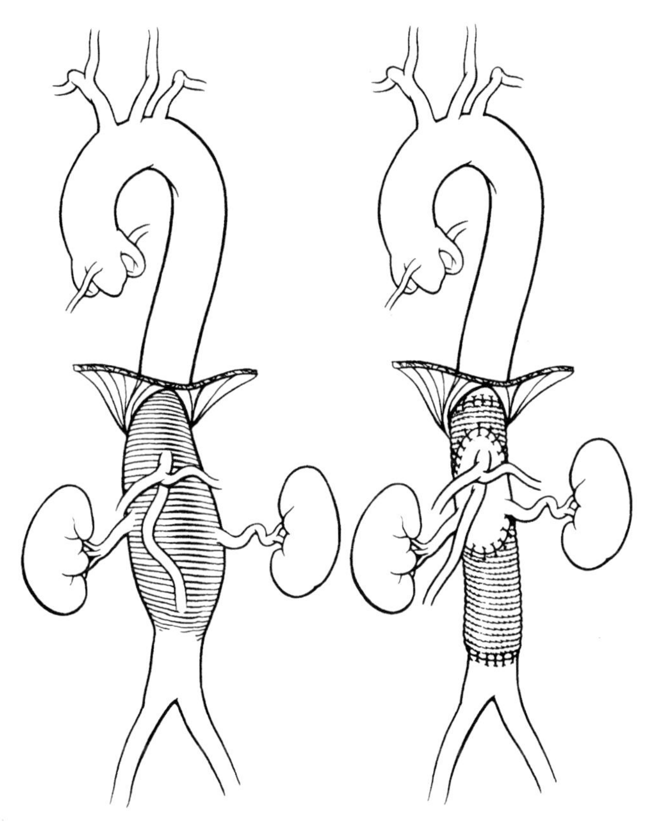

图 14.13　Ⅲ型胸腹主动脉瘤的治疗。(A)马凡综合征的患者行Ⅲ型胸腹主动脉瘤人工血管置换术的照片。(B)Ⅲ型胸腹主动脉瘤的模式图。术前(左侧),该患者既往曾行主动脉瓣、升主动脉联合置换术,重建了双侧的冠状动脉,并行肾下主动脉人工血管置换术。Ⅲ型胸腹主动脉瘤人工血管置换术后(右侧),近端吻合于第 6 肋间动脉水平;重建开放的肋间动脉;分别重建肝动脉、肠系膜上动脉和双肾动脉;远端吻合于原先的腹主动脉人工血管近端。我们没有常规地将肝动脉、肠系膜上动脉及右肾动脉整块"补片式"进行重建,而是分别进行重建,主要是为防止补片再次扩张出现动脉瘤,特别是对于马凡综合征的患者。

肺和心脏的并发症

胸腹主动脉瘤术后肺部并发症的发生率为 20%~50%。肺功能衰竭通常是发生于患者术后呼吸机辅助呼吸数日后。术后发生迟发性呼吸功能衰竭的预示因素包括:高龄、主动脉阻断时间>60 分钟、大量的悬浮红细胞输入、术前大量吸烟史。患者如果无法脱机,我们通常进行气管切开术。

冠状动脉粥样硬化闭塞性疾病能够降低胸腹主动脉瘤术后早期和晚期存活率,这一点已经被认可。Crawford 医生报道:1509 名胸腹主动脉瘤手术的患者,对比是否并发冠脉疾病的死亡率。31%的患者并发冠脉疾病,死亡率是 12%,不并发冠脉疾病患者的死亡率是 8%。在该研究中,术后心脏并发症发生率为 12%,并可引起早期死亡率升高,并发和不并发的死亡率分别为 30%和 5%。我们中心的结果和他们的研究有类似的结论。其他的心脏并发症还包括术后心律失常,发生率为 10%。治疗药物采用一种或多种联用(如胺碘酮、β 受体拮抗剂、钙离子阻滞剂)。有时,如果心律失常比较顽固或者引起低血压时,可以考虑进行电复律。

主动脉夹层的影响

主动脉夹层很长时间以来一直是胸腹主动脉瘤手术治疗后发生神经损伤的危险因素,特别是在"阻断-缝合"时代。但是,我们的 729 名患者中,对于合并或不合并慢性主动脉夹层的胸腹主动脉瘤,其神经损伤发生率无明显差别。合并夹层的截瘫发生率为 3.6%,不合并的为 4.7%。多种因素导致合并夹层的患者术后并发症发生率低。最关键的是术中应用主动脉远端灌注及脑脊液引流技术。其他因素包括:较好的外科手术技术和麻醉监护、适当的低温、肋间动脉重建等。

腔内治疗技术

自 1991 年第一例成功报道主动脉腔内治疗后,主动脉支架型血管已

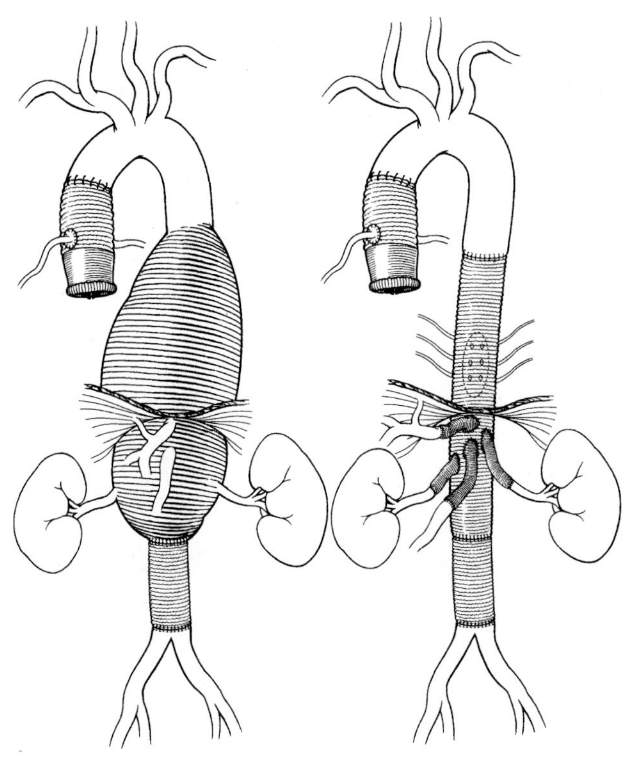

图 14.14 Ⅳ型胸腹主动脉瘤的模式图：术前(左侧)和人工血管置换术后(右侧)。近端吻合于腹主动脉近端即膈肌下水平；肝动脉、肠系膜上动脉、双肾动脉以补片形式重建于人工血管；远端吻合于肾下腹主动脉。

经被应用于多种病变，包括胸主、腹主、胸腹主动脉瘤、急慢性B型主动脉夹层、胸主动脉挫裂伤。尽管腔内治疗短期内疗效确切、并发症发生率低、住院时间短，但是大型中心报道其死亡率并不比传统外科手术低。而且，腔内治疗的远期效果尚待验证。在腔内治疗被广泛接受并且代替传统外科成为治疗胸腹主动脉瘤的首选前，有多项难点需要解决。开放的肋间动脉是Ⅱ型内漏的主要来源，而且封堵较低位的肋间动脉有可能发生截瘫。文献报道了很多胸主动脉腔内治疗后发生急性或迟发性截瘫的病例。带侧孔的支架型血管已经发明用于肋间动脉、肠系膜动脉及肾动脉。除了与支架释放有关的并发症，其他的并发症包括动脉夹层、动脉瘤变性、支架破坏。远期的疗效尚不确切，我们等待大型临床试验的结果证实。

总 结

在最近10年中，胸腹主动脉瘤的治疗已经取得巨大的进步。死亡率和并发症发生率已经大大降低，我们认为主要的原因是一些新技术的应用，包括主动脉远端灌注、脑脊液引流以及外科技术的革新，如主动脉顺序阻断、肋间动脉重建、适度低温。这些技术的应用使得胸腹主动脉瘤的神经损伤并发症发生率降为2.4%，其中Ⅱ型病变降为6.6%。我们未来的目标主要是降低神经损伤并发症的发生率和改善肾脏保护措施，特别是针对Ⅱ型胸腹主动脉瘤。

推荐读物

1. Svensson LG, Crawford ES, Hess KR, et al. Experience with 1,509 patients undergoing thoracoabdominal aortic operations. *J Vasc Surg.* 1993;17(2):357–368; discussion 368–370.
2. Hollier LH, Money SR, Naslund TC, et al. Risk of spinal cord dysfunction in patients undergoing thoracoabdominal aortic replacement. *Am J Surg.* 1992;164(3):210–213.
3. Safi HJ, Miller CI, Carr C, et al. The importance of intercostal artery reattachment during thoracoabdominal aortic aneurysm repair. *J Vasc Surg.* 1998;27:58–68.
4. Safi HJ, Campbell MP, Ferreira ML, et al. Spinal cord protection in descending thoracic and thoracoabdominal aortic aneurysm repair. *Semin Thorac Cardiovasc Surg.* 1998;10(1):41–44.
5. Engle J, Safi HJ, Miller CC III, et al. The impact of diaphragm management on prolonged ventilator support after thoracoabdominal aortic repair. *J Vasc Surg.* 1999;29(1):150–156.
6. Estrera AL, Miller CC III, Azizzadeh A, et al. Preoperative and operative predictors of delayed neurologic deficit following repair of thoracoabdominal aortic aneurysm. *J Thorac Cardiovasc Surg.* 2003;126:1288–1295.
7. Azizzadeh A, Huynh TTT, Miller CC III, et al. Postoperative risk factors for delayed neurologic deficit after thoracic and thoracoabdominal aortic aneurysm repair: a case-control study. *J Vasc Surg.* 2003;37(4):750–754.
8. Safi HJ, Miller CC III, Huynh TTT, et al. Distal aortic perfusion and cerebrospinal fluid drainage for thoracoabdominal and descending thoracic aortic repair: Ten years of organ protection. *Ann Surg.* 2003;238(3):372–381.

编者评述

G. B. Z.

safi 医生和他的同事们曾经出版过关于开放手术治疗胸腹主动脉瘤的专著。本章只是总结性地描述所有类型主动脉瘤疾病的治疗。其中还包括退化的微动脉瘤和急慢性主动脉夹层。综合性地论述了各种保护和治疗措施以减少灾难性的并发症即：截瘫和肾脏或其他脏器缺血。这些技术是基于先前的修复、阻断以及Crawford术式技术基础之上的。这些附加措施包括：脑脊液引流、诱发电位监测、脑

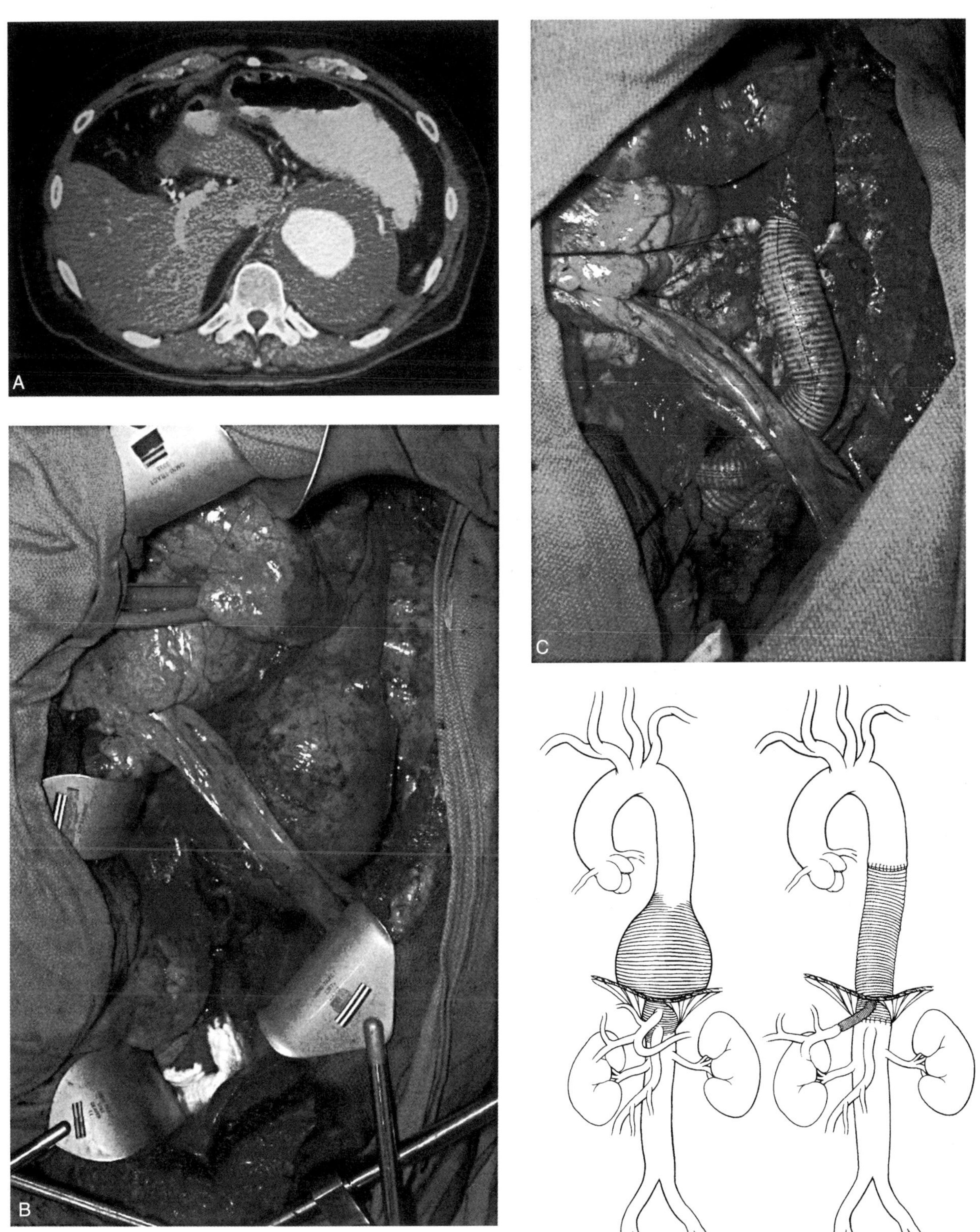

图 14.15　Ⅴ型胸腹主动脉瘤的治疗：(A)术前轴位的 CT 图像。(B)术中的照片。巨大的动脉瘤起始于第 6 肋间动脉，穿过膈肌，结束于肾动脉以上水平。(C)手术完成后的照片。(D)Ⅴ型胸腹主动脉瘤的模式图：术前(左侧)和人工血管置换术后(右侧)。近端吻合于第 6 肋间动脉水平；肝动脉旁路血管重建；远端吻合于肠系膜上动脉以上水平。所有较低水平的肋间动脉均已闭塞，所以未行重建。

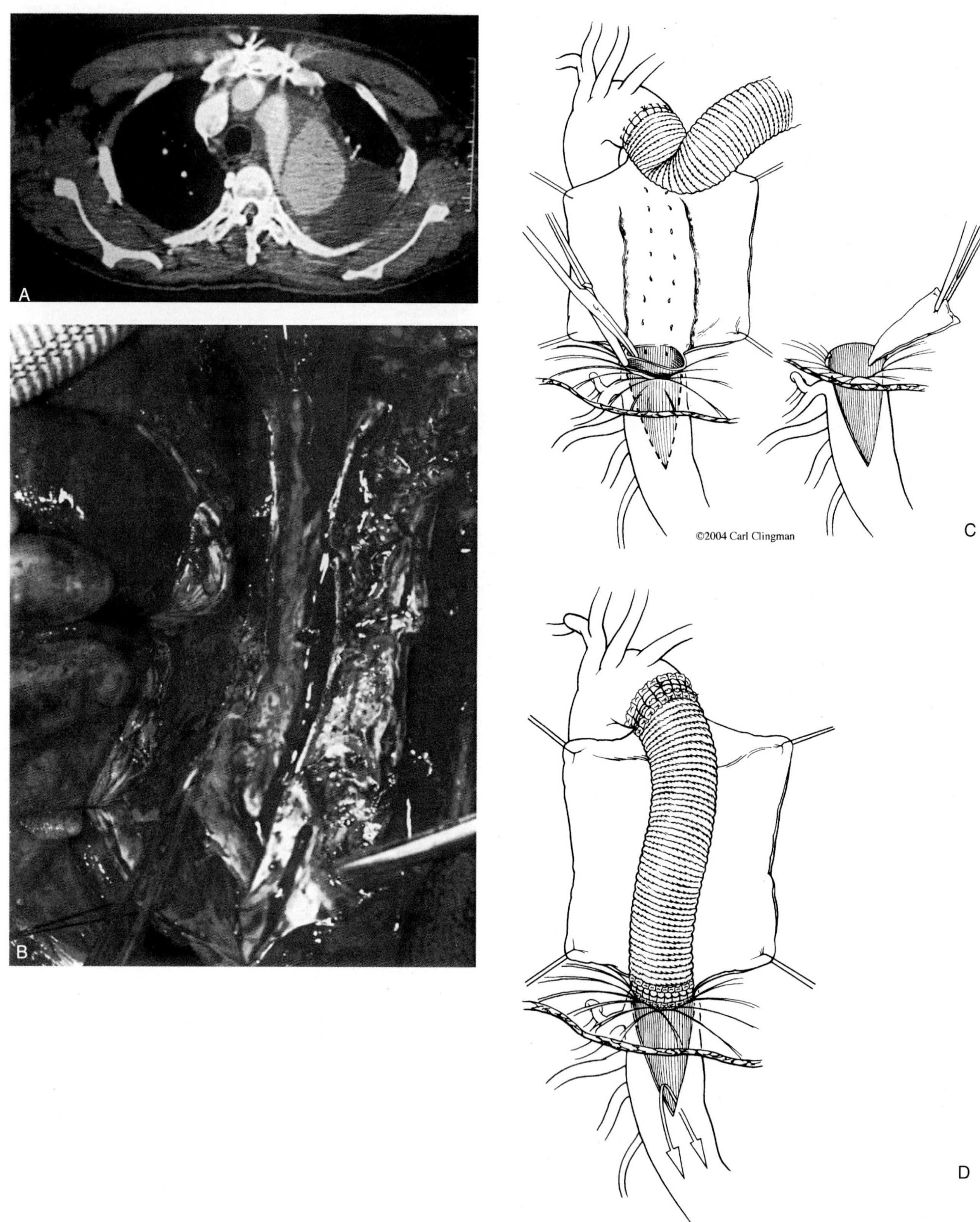

图14.16 慢性夹层引起的TAAA的手术治疗。(A)术前轴位CT可见TAAA和慢性主动脉夹层。(B)术中可见瘤体切开后分为真假腔。(C)切除远端真假腔之间隔膜的示意图。(D)完全置换TAAA术后的示意图,腹主动脉远端的非动脉瘤夹层不需要处理。

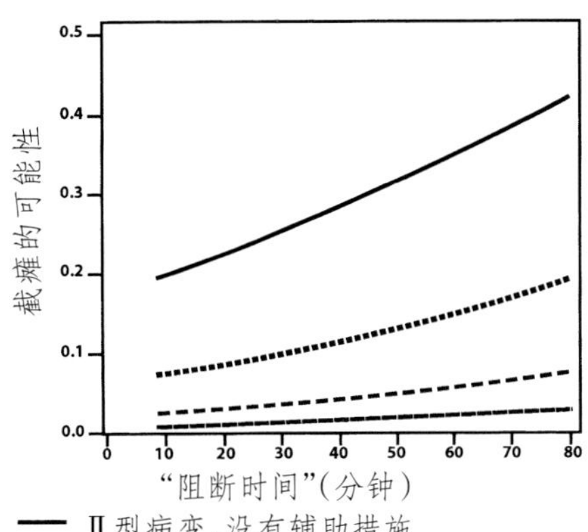

图 14.17　截瘫发生的可能性与主动脉阻断时间相关,Ⅱ型病变发生率最高。应用脑脊液引流和主动脉远端灌注可减少截瘫的发生,尤其是Ⅱ型病变最明显。

电图、低温、主动脉远端灌注等。另外,为了减少术后肺功能的影响,作者建议仅分离膈肌的肌层。还有一些外科医生建议采用分段顺次主动脉阻断以保证远端的血供,并且常规重建第 9 到第 12 对肋间动脉。

诊断的影像主要依靠螺旋 CT 检查。利用这项技术可以纵览主动脉的全貌,以及内脏动脉是否存在狭窄或扩张。心脏射血分数过低、高龄和肾脏功能不全是手术的危险因素,可能增加死亡率和脊髓梗塞。

手术过程中的修复技术已经在前文中描述,特别是进行脊髓和肾脏动脉重建的技术。

这类患者的术后治疗措施中有很多的注意事项。虽然术后快速截瘫并发症的发生率已经明显下降,但是迟发性截瘫的发生率仍在不断增加。这主要与血液动力学不稳定以及Ⅱ型病变的修复有关。作者提出了一些治疗脊髓缺血的建议,主要包括:平均动脉压维持在 90~100mmHg 之间,血红蛋白维持在 10mg/dL 以上,心脏指数维持在 2L/min 以上。治疗其他的并发症与其他疾病是相似的。

本章描述了各种类型的胸腹主动脉瘤的术前评估、手术期间的治疗措施以及术后处理措施。对于治疗此类型的患者本文是很有指导意义的。

(张宏鹏　郭伟　译)

第 15 章

腔内治疗胸腹主动脉和近肾主动脉瘤

Timothy Chuter

腔内治疗的微创特点非常符合近肾和胸腹主动脉瘤治疗的需要。动脉瘤受累的主动脉有很多重要脏器的分支如肝动脉等,这些脏器都不能耐受较长时间的缺血。而且这些分支血管都位于相对比较难解剖的胰腺后腹膜腔隙内。因此,开放手术治疗该部位的动脉瘤是非常有挑战性的,潜在的死亡率较高。

然而,这种解剖难度大的胸腹主动脉瘤对于腔内治疗支架的进入来说毫无问题,但是主动脉的分支血管却很难处理。不同于主动脉弓部和主动脉分叉的分支血管,胸腹主动脉的分支血管不容易接近下游,支架的分支很难通过靶动脉直接进入血管。

第一例报道的胸腹主动脉瘤腔内修复治疗是采用多分支"一体承载"式的支架型血管。这种创新性的方法是基于导管指引进入分支血管复杂系统,然后释放自膨式支架这些复杂的操作完成的。主要的并发症是内漏和栓塞。联合应用强化的开窗支架和桥接支架已经成功地治疗一小部分的近肾和胸腹主动脉瘤患者。这种模块性的方法在短期内的结果是满意的,但是,支架长期的稳定性值得关注。我们解决稳定性问题的技术是在主体支架的近端使用相对较长、贴合性好的"套筒"。

我们能够将 COOK 公司的 Zenith 产品组件用于主动脉部分,但是我们缺少柔软、顺应性好的桥梁支架型血管用于重建内脏动脉。我们希望厂家能够涉足这一狭小的领域,设计出好的产品。目前我们只能应用其他部位的产品来代替。

方法

支架型血管

我们应用的支架型血管由三部分组成。Zenith 支架的主动脉部分类型不同,分为胸腹主动脉型和近肾动脉型。胸腹主动脉型有一个近端开口和多个远端开口,其中包括一个远端主动脉开口和多个分支血管开口。近肾动脉型的主体和分支类似于标准的 Zenith 腹主动脉三件套支架。小的支架型血管延伸入每个内脏动脉内。

胸腹主动脉型的肝动脉和肠系膜上动脉的分支从相同的筒状结构的支架型血管上开窗所得。因此,主体血管在这些分支血管下方会变得比以前直径小,这样无论该部位的主动脉直径多大,都可以在支架外面的手术中操作留得一定的空间。支架型血管的主体直径至少大于相应部位肝动脉上主动脉直径 4mm。内脏血管分支直径和相对空间位置依赖于术前的图像评估。然而,胸腹主动脉型的支架在不同的患者中有着惊人的相似,换句话说可以互相替换使用。主体上的不透射线的标记物代表了轴位上支架的开口位置。其他的标记物位于内脏血管的支架上以指引导管和标记开口。胸腹主动脉型支架的近端有一节裸支架,类似于 Zenith 的腹主动脉支架型血管的设计。

支架型血管输送系统

近肾腹主动脉型支架和分支支架有着各自不同的输送系统。主体输送系统直径为 22F,近端和 Zenith 胸主动脉系统的锥形头端类似。推送杆和 Zenith 腹主动脉系统类似。安全保护导丝位于输送系统的中心。

其他设备

从支架主体分支进入内脏动脉的路途又长又迂曲。我们使用同轴导管保护主动脉弓,防止出现栓塞。选择合适导管指引进入目标血管,引导支架放置于合适位置。所有这些材料都是 COOK 公司制作的。较大直径 (10~12F)的鞘管从头臂动脉进入胸腹主动脉支架主体的近端。较小的鞘管和导引导管可放入直径较大的鞘管内。较小的鞘管头端有一个较尖的结构,这样可帮助支架从主体进入分支血管。7F的导管可以放置于鞘管和导引导管内，这些导管用来进行选择性血管导入。一旦导管就位后,他们可以起到周围鞘管的扩张器的作用。长的小口径的导管头端有各种形式的结构可以供我们选用。

我们习惯应用目前市场上可供的鞘管，但是我们现在有一系列的专为该手术所特制Flexor鞘管。外鞘的长度都是60cm长,内鞘为80cm长。所选择的鞘管直径是根据目标分支血管而确定的。最短的鞘管是中等尺寸的JoMed产品，它能够通过7F的鞘管。最大的JoMed需要8F的鞘管，然而Fluency则需要10F的鞘管。每个鞘管的内径决定了可通过产品的类型。如果我们使用Flexor鞘管,那么通过7F的需要9F的鞘管,通过9F需要11F,通过10F需要12F。

导引导丝的都是0.035″直径的，交换长度都是>200cm。亲水导丝一般是首次进入血管使用，进入后换成更坚硬的头端疏松的导丝。

术中所有重要的步骤都是在图像指引下完成的,介入手术中高质量的影像可能比手术室中的照明以及无菌更为重要。进行多分支支架的置入可能需要可以移动的C型臂，但是还需要备另外一台机器，防止机器过热出现问题。

我们目前愿意使用JoSent的球囊扩张式的PTFE覆膜的支架型血管作为分支血管的链接支架。支架的直径由目标血管的直径决定。例如JoSent58mm的支架需要6cm长5F的球囊携带。

手术

下面是我们在过去的4年手术中总结的经验教训。有时候在接远端主动脉支架前放置分支血管是比较容易的(图15.1至图15.7),但有时候是相反的。

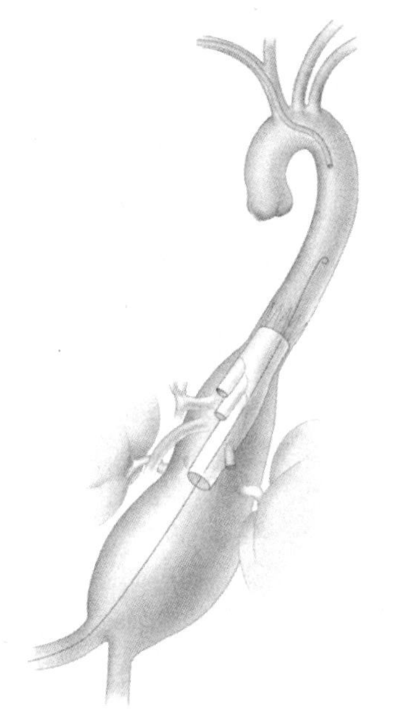

图 15.1 主动脉主体支架通过股动脉置入,保证分支与内脏动脉位置对应。

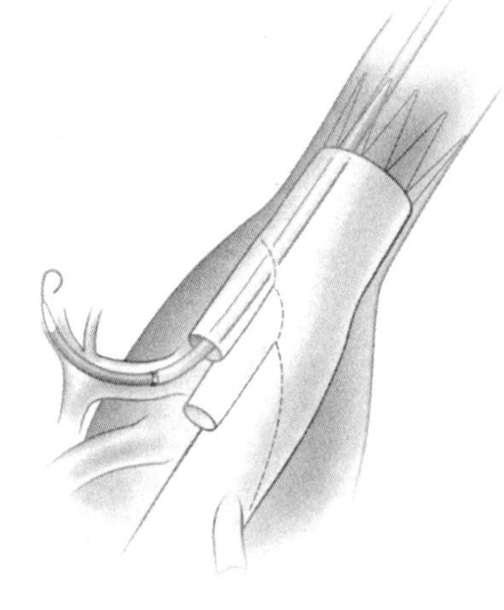

图 15.3 通过导管置换为头端疏松的较硬的导丝来输送小的顺应性好的自膨式支架型血管。也可以选择球扩式支架型血管。

- 暴露和穿刺双侧的股动脉。
- 注射肝素(1mg/kg),其后追加肝素维持ACT时间是正常值的2倍。
- 通过坚硬的导丝从股动脉导入胸腹主动脉支架的输送系统(Lunderquist,COOK,Bloomington,IN)，对侧送入造影导管。
- 进行主动脉造影以定位肝动脉的位置。
- 放置主体支架，保证肝动脉分支位于肝动脉上方1~2cm。
- 保持该位置,回撤鞘管。
- 不用刻意地降低血压。
- 通过对侧造影确认支架的位置。
- 去除所有的保护装置，全部释

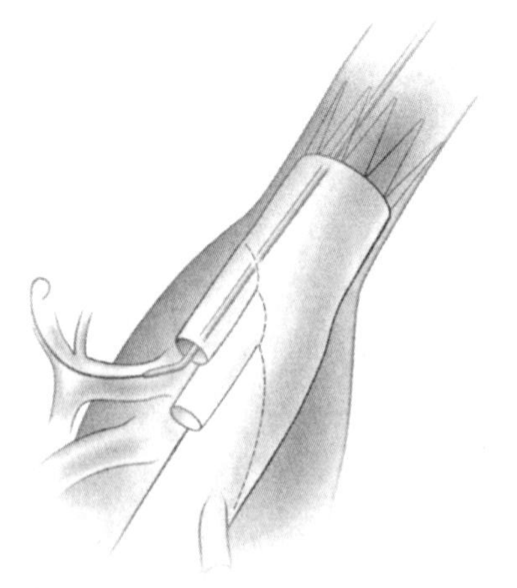

图 15.2 一根导丝指引进入支架的近端,从支架的肝动脉分支出去,通过瘤体进入肝动脉。

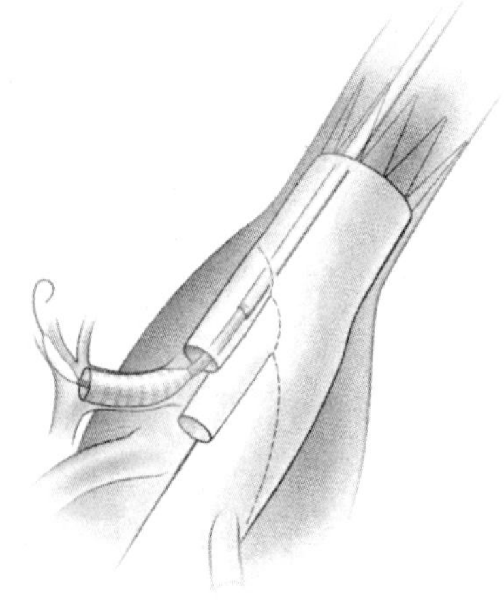

图 15.4 支架释放入肝动脉

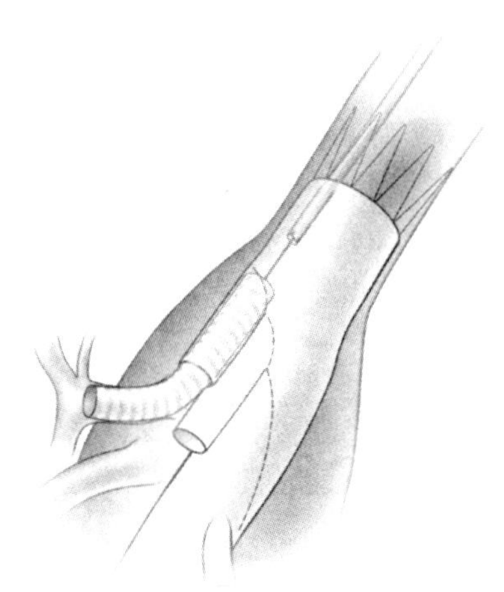

图 15.5　内脏动脉与主体支架通过小支架型血管连接。

放支架。

• 回撤中心推送杆，保持导丝的位置。

• 回撤造影导管。

• 导入腹主动脉支架部分，近端与主体的末端连接，远端置入髂总动脉。

• 移去所有的鞘管、导管和导丝。

• 缝合股动脉。

• 缝合腹股沟切口。

• 暴露和穿刺肱动脉。

• 置入 7F 的短鞘。

• 导管进入胸降主动脉。

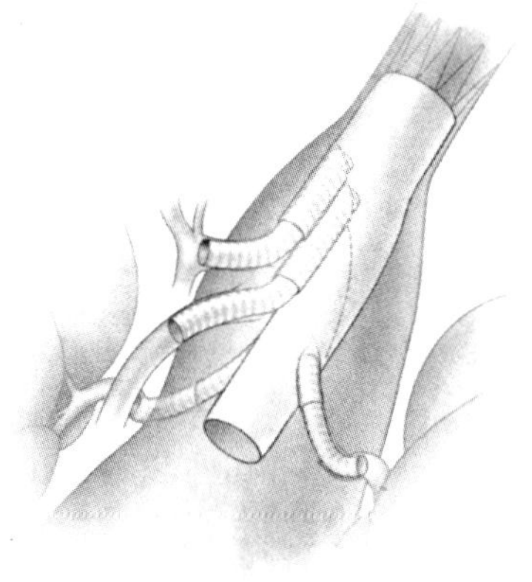

图 15.6　不断重复以上操作，以完成各个血管的腔内重建。

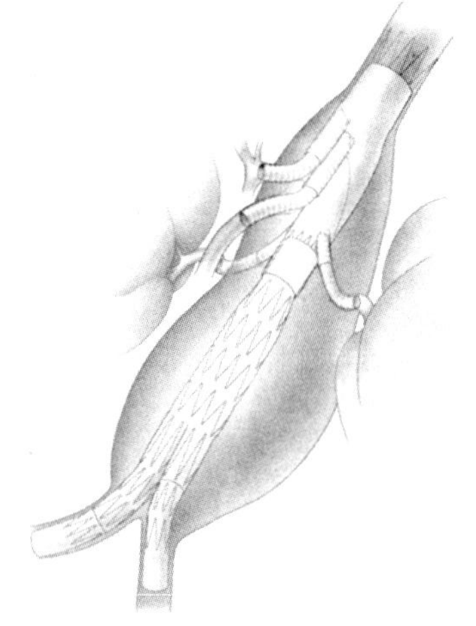

图 15.7　主动脉远端放置分叉支架型血管后完成手术。

• 置入超强导丝。

• 交换短鞘和导管，换为 10F 的 Flexor 长鞘。

• 置入较小的鞘，指引导管或者较小的鞘穿过鞘管，并置入 7F 的有角度的导管。

• 导管指引进入支架主体，并穿过分支，进入瘤体。

• 进入相关的内脏血管。

• 换为长的头端疏松的超强导丝。

• 推送长的细鞘(或导引导管)至少进入内脏动脉 2cm。

• 交换导管为支架输送系统。

• 释放内脏动脉支架，锚定主体分支及内脏动脉至少 15mm。

• 重复以上步骤，完成重建所有的内脏动脉。

• 进行术后的造影检查。

• 撤去所有的鞘管、导管和导丝。

• 修补肱动脉。

• 缝合手臂的伤口。

结　果

尽管我们完成了 7 个病例，但是我们仍是处于学习渐进的过程中。目前去评论腔内技术在治疗胸腹主动脉瘤和近肾动脉瘤中的地位为时尚早，患者动脉瘤的尺寸和血管条件都严重地阻碍了该术式的应用。然而，我们觉得随着患者的选择、产品的设计和介入技术的改进，治疗结果已经大大改进。

解剖困难

髂动脉迂曲

Zenith 的输送系统通常比较容易通过迂曲的髂动脉，但是如果动脉迂曲和钙化同时存在那么就很难控制轴位的定向。一旦输送系统的中轴根据髂血管迂曲的程度发生弯折，那么如果近端再有迂曲就很难通过，但是可以旋转前进。股动脉和胸主动脉之间迂曲越多，通过就越困难。解决的办法是不断地推送、回拉或者旋转外鞘和推送杆。

主动脉迂曲

主动脉扩张趋势导致主动脉瘤的形成，也引起主动脉的延长。胸腹主动脉瘤常常和主动脉锐利成角有关系，主动脉成角通常位于膈肌。膈上主动脉迂曲的部分从后方向左侧延伸。尽管主动脉迂曲一般并不影响输送系统的进入，但是它影响远端分支支架的组合。下半部分的支架型血管的方向受上半部分支架型血管的支配，并且要远离内脏动脉的分支。这种影响有时是很明显的，造成曾经有一例患者我们无法将支架送入左肾动脉。幸运的是，患者右肾功能正常，所以我们最终将左肾动脉封堵以确保瘤体不出现内漏。

我们目前的策略是对于极端迂曲的血管进行封堵。中度迂曲时可将胸腹主动脉的组件朝向左侧。另外，我们目前有一系列的末端成角的 Flexor 鞘管，能够帮助我们指引导管、导丝、输送系统进入目标血管。

内脏动脉狭窄

不同程度的肝动脉狭窄是比较常见的。推测可能的原因是膈肌有一些高密度的纤维组织。尽管我们可以对病变进行扩张和支架治疗，不过我们还是担心支架可能被膈肌牵拉而移位。不过多数病例由于肝动脉和肠系膜上动脉的侧支循环丰富所以无须处理肝动脉。尽管支架上有不透光的标记以指引其与主体支架对合，但是释放时仍要非常小心不能将支架过多突出到主动脉内。

广泛的瘤体

我们的第一例患者在术后的第2天发生了截瘫。可能是他的肋间动脉与脊髓前动脉之间的侧支循环少引起的。肋间动脉重建后也可能就不会出现这种情况。但是我们目前的腔内技术无法完成肋间动脉的重建，不得不封堵左锁骨下动脉和主动脉分叉之间的所有或几乎所有的肋间动脉。我们要注意避免主动脉夹层的发生。另外，我们要尽量保留左锁骨下动脉和髂内动脉的血供。

胸腹主动脉支架各部的设计

“袖套”的设计

目前支架分支的设计提供一系列渐进的小步骤以便于导管进入内脏动脉。虽然这样的设计会增加胸腹主动脉支架的长度，但是对于广泛的胸腹主动脉瘤而言并不影响治疗。然而，对于近肾动脉瘤和远端Ⅵ型胸腹主动脉瘤，为了减少截瘫的发生，我们尽量减少肝动脉以上的主动脉的覆盖。这种情况下，我们通过将内脏动脉的支架“袖套”向上放置于支架型血管的主干内来缩短主体的长度。这两个“袖套”一起于近端形成一个共干腔，腔的边缘位于支架型血管主干的前壁。

支架的支撑

胸腹主动脉支架是用Z型不锈钢钢丝外部支撑的，这与Zenith支架系统一样。这样的骨骼系统保证支架释放后能够完全张开、不打折或短缩。我们希望导管末端能够顺利地进入每一个分支血管。甚至一个小的打折都可能阻碍导管进入分支。

分步释放策略

在两个病例中，我们采用了分步释放的方法来打开支架，正如Zenith系统一样。这样做的目的是分步释放能够逐渐调整各个部件的位置，因此能够保证更好、更方便地定位。但是我们放弃了这种策略有两个原因。一是胸腹主动脉支架的分支阻碍了支架的旋转和尾部的移动；二是非常精确的定位不是必须的。只要胸腹主动脉主体支架的分支开口位于动脉开口的上端，我们就能够应用带角度的导管进入。

顶端带帽

早期输送系统设计的头端都是采用帽状结构来包绕裸支架的。但是我们现在更愿意采用无帽的头端，正如Zenith胸主动脉支架。附加的帽状尖端的长度以及释放时对帽的收取都增加了操作的难度。另外，由于我们舍弃了分步释放的策略，所以近端支架单独放置于帽内并无必要。

分支动脉支架的选择

理想的分支动脉支架的特点是抗折、X线下显影、不缩短，直径选择最大可达10mm。理想的输送系统的特点是足够顺滑、足够长、足够细以便能够穿越10F的鞘管。我们第一例胸腹主动脉瘤的患者采用PTFE/镍钛合金组成的“三明治状”支架型血管(Cordis)。里层的合金支架能够起到抗折的作用，外层的支架则提供了一个粗糙的表面，这样支架近远端的锚定将更稳定。尽管支架仅仅采用了镍钛合金，但这两层支架有着足够的张力和良好的X射线下显影的能力。另外，这种支架能够通过0.035″的导丝。这些特点都是我们所需要的。这种装置的设计很好地符合了分支支架的要求，所以我们将它列入胸腹主动脉瘤腔内治疗系统内。但是仅仅1个月后，Cordis公司就决定停产该款产品，所以此后我们又调整了三次产品选择，以寻找好的分支支架代替产品。我们第一次选择的是Wallstent，这是我们以前从未应用过的。经过多次的体外实验以及在髂动脉瘤分支腔内治疗研究应用后，我们得出的结论是这种支架太硬、太大、太滑、不易控制。后来我们对2名患者采用Hemobahn(也就是后来的Viabahn)支架。瘤体腔内治疗均顺利完成，但是都遇到了一些问题。我们发现该支架型血管释放后会较其在输送器内变短，而且释放后会看不到。另外，无法通过直径超过0.025"的导丝。这些经历促使我们目前选择球扩式的JoMed支架型血管，目前该产品在美国以外的研究中心应用效果良好。

释放技术

定位胸腹主动脉支架组件

通过一张造影图像来准确地定位支架的方向以及位置几乎是不可能的。支架的位置可以参照肝动脉开口来确定，肝动脉可以通过侧位造影显示最清楚。支架的方向可以根据支架前面垂直的一排标记以及支架背面水平的一排标记来确定。我们一般从对侧股动脉放置一根导管于肝动脉内来定位。轻柔地牵拉或推送导管以显示肝动脉的末端。

肱动脉入路

选择肱动脉入路必须于术前评估主动脉弓的解剖结构。选择右侧入路，那么C形臂放置于患者的左侧，这样比较易于操作。几名患者中最直的到达降主动脉的途径是无名动脉入路。但是，右侧导管在降主动脉内比左侧更易弯曲。另外，右侧入路脑卒中的发生率高。所以，我们一般还是选择左侧肱动脉。

在选择肱动脉入路时一般术前要给予患者更多的肝素量，术中维持ACT时间在300s以上。导管的选择根据个人使用习惯而定，有很多的选择种类。例如对一些解剖比较复杂的患者我们选择Simmons导管或其他相似的导管。

内脏动脉导管技术

目前胸腹主动脉支架主体以及复杂的外部支架支撑和分支支架系统并不是非常复杂的。我们联合使用带角度的鞘管和导管以及足够交换长度的亲水导丝进入动脉分支。分支动脉导管技术有时很具挑战性，特别是以下情况时：瘤体较大，动脉血管狭窄，主动脉迂曲等。总之，支架主体开口角度越舒缓越容易进入各分支动脉。

进入分支动脉最困难的是当支架型血管分支的末端和对应的内脏动脉开口的连线与腹腔干上方主动脉的轴线成角锐利时。当出现这种情况时，即使导管、导丝进入动脉内了，但是在交换时很容易使他们脱出。在这种情况下，带角度的鞘管能够提供很好的支撑。另外鞘管还可以起到引导的作用。我们最常使用90cm长的LuMax鞘管。

鞘、导管和球囊

在选择鞘、导管和球囊时要根据最大的内脏动脉的直径和位置来确定。腹腔干动脉和肠系膜上动脉的直径变化较大，但他们很少超过10mm。这种尺寸的球扩式支架（JoMed）能够通过7F的鞘。联合使用带角度的7F导管、鞘以及直的10F Flexor鞘能够协助完成困难的分支动脉的介入。

鞘的长度根据患者动脉的长度及主动脉弓的解剖而选择。多数情况下，80cm的鞘足以从肱动脉到达肾动脉。导管、球囊及支架的输送系统的长度要至少长于鞘10cm。双鞘技术要求在此基础上再长5cm。导管和鞘可选择的范围随着颈动脉腔内技术的出现变得更加宽广，因为这两种技术选用器械的长度和直径类似。我们现在已经有特制的一定大小范围的鞘。

导丝

超强导丝有时用来导引10F的鞘进入降主动脉。我们通常应用更顺滑的亲水性导丝来进入动脉分支，然后再交换为0.035"Rosen导丝，再将鞘导引入分支动脉。J型头端、较短的软导丝头的导丝比较安全和稳定。机体的肝素化治疗可能使得导丝引起的血管损伤程度加重。坚硬的细冠脉导丝在这种手术中潜在的危险性较大，不建议使用。

推荐读物

1. Cowan JA, Dimick JB, Henke PK, et al. Surgical treatment of intact thoracoabdominal aortic aneurysms in the United States: hospital and surgeon volume-related outcomes. *J Vasc Surg*. 2003;37:1169–1174.
2. Inoue K, Iwase T, Sato M, et al. Transluminal endovascular branched graft placement for a pseudoaneurysm: reconstruction of the descending thoracic aorta including the celiac axis. *J Thorac Cardiovasc Surg*. 1997;114:859–861.
3. Anderson JL, Berce M, Hartley D. Endoluminal grafting of thoracoabdominal aneurysms. *J Endovasc Ther*. 2004;11:I–3.
4. Chuter TAM, Gordon RL, Reilly LM, et al. An endovascular system for thoracoabdominal aortic aneurysm repair. *J Endovasc Ther*. 2001;8:25–33.

编者评述

L. M. M.

腔内治疗主动脉瘤技术进展的速度超过任何人的预期。本章的内容就是一个快速进展的例子，体现了作者的创造性。Chuter医生完成了第一例分支支架型人工血管治疗近肾腹主动脉瘤的手术。他的先驱性工作使得胸腹主动脉瘤的治疗进入了新的里程。

本章详细地描述了Zenith分支支架型血管系统的具体使用操作步骤。该方法的重点是将直的分支支架放置于主体和分支内脏动脉内。主体使用22F的输送系统。

作者文中提到该方法已经成功地应用于7例患者。7例患者的使用经验已经能够提出一些具体的方法和产品设计的改进思路。

该技术广泛应用于胸腹主动脉瘤的治疗仍需要一段时间，本章提供的一些思想和技术为将来该技术的应用奠定了基础。

（张宏鹏 郭伟 译）

第16章

近肾与肾旁主动脉瘤的开放手术治疗

Louis M. Messina

背 景

在腹主动脉瘤(AAA)开放手术中，病灶位于肾旁的比例升高。这是因为自腔内修复问世以来很快被广为接受用于治疗肾下AAA,而且腔内技术适用面高达70%。腔内修复的主要排除标准是:动脉瘤起自肾动脉/内脏动脉开口的附近或者位于其上，缺少充足的近端锚定区。

肾旁AAA的手术修复长期以来一直都是对血管外科医生的挑战。其与肾下AAA相比显露范围更广,技术要求更高。这些要求包括:不可避免的肾和内脏缺血、肾和内脏缺血后的全身病理生理反应、更多失血以及因主动脉阻断平面升高引起的外周血管阻力明显升高。腹腔干近端阻断会拦截心输出量的40%,导致外周阻力陡升,而肾下阻断引起的外周阻力上升可忽略不计或者仅轻度升高(10%)。

肾下AAA开放手术的临床结果已经明确,众多研究中心的资料显示,平均手术死亡率为3.5%。然而,(美国)各州资料所显示的择期术后死亡率均较高,例如,密西根7.5%,加利福尼亚7.6%。

有关肾旁主动脉瘤开放手术治疗结果的全面报导还几乎是空白。此类报道中大多数是近肾动脉瘤，并不包括含单根/多根肾动脉重建的肾上动脉瘤、需要同时处理肾动脉或者内脏动脉闭塞的肾旁动脉瘤或者Ⅳ型胸腹主动脉瘤。有关肾旁动脉瘤开放手术的文献显示,其死亡率为0~15.4%。术后肾功能不全发生率约25%，永久性血透率7%。

外科治疗肾旁主动脉瘤的两个核心问题是:恰当的主动脉阻断平面;肾衰/血透发生的相关临床/术中因素。主动脉的阻断平面有两种选择。一些学者倾向于常规腹腔干近端阻断，而另一些则主张阻断平面不超过完成修复所必需的水平（选择性主动脉阻断)。常规腹腔干上阻断的优点是该平面显露主动脉所需时间相对少，缩短了手术时间，降低了在显露远端肾旁主动脉的更广泛分离过程中发生难治性并发症的风险。然而,常规腹腔干上阻断的肝、肠缺血时间更长,外周阻力升高更明显,心脏负荷也因此增加。

我们主张阻断平面不超过完成修复所必需的水平。这种方法最大程度地减轻肝/肠缺血及其带来的全身性细胞因子释放和炎症反应（原发性纤维蛋白溶解增多),降低心脏负荷。最近，一项有关“术后发生肾功能不全的相关因素”的研究显示:尽管“腹腔干上阻断”缩短了主动脉的阻断时间,但是术后肾功能不全发生率仍然高于“选择性主动脉阻断”,总血透率达5.8%。

我们分析了257例在加州大学旧金山分校(UCSF)医院接受开放修复的肾旁主动脉瘤患者，在已经发表的同类研究中规模最大，纳入了所有至少阻断一侧主肾动脉的主动脉瘤,治疗的动脉瘤包括3种类型:

- 近肾动脉瘤(122例),需要肾动脉近端阻断,紧靠肾动脉远端吻合。
- 肾上动脉瘤(58例),需要至少重建1根主肾动脉。
- 需要处理肾动脉闭塞性病变的近肾/肾上动脉瘤(77例)。

动脉瘤平均直径6.7cm(±2.1)。1/3的患者术前肾功能不全。13%的患者采用腹腔干近端阻断,87%阻断平面未超过修复所必需的水平。平均肾缺血时间31.6min(±21.6min)。术后总死亡率5.8%。

40%的患者出现肾性并发症,定义为术后肌酐升高≥0.5mg/dL。然而,其中近60%的患者出院时肌酐恢复正常,另20%肌酐降低,还有20%出院时肌酐无改善。出院时所有患者中的4.3%仍需血透。

肾性并发症相关因素的回归分析中发现了4个主要指标：入院时（基线）肌酐、肾缺血时间、平均估计失血量和出现消化道并发症。肾性并发症非相关因素包括主动脉阻断平面与是否重建肾动脉。由此可见，开放手术是治疗肾旁主动脉瘤的良好方法，死亡率与并发症率接近于肾下AAA。术前肾功能不全，尤其肾缺血时间较长的患者术后肾功能损害的风险升高。USCF研究中大多数患者肾功能损害呈一过性的特点，提示其机制是急性肾小管缺血，而非肾粥样栓塞。

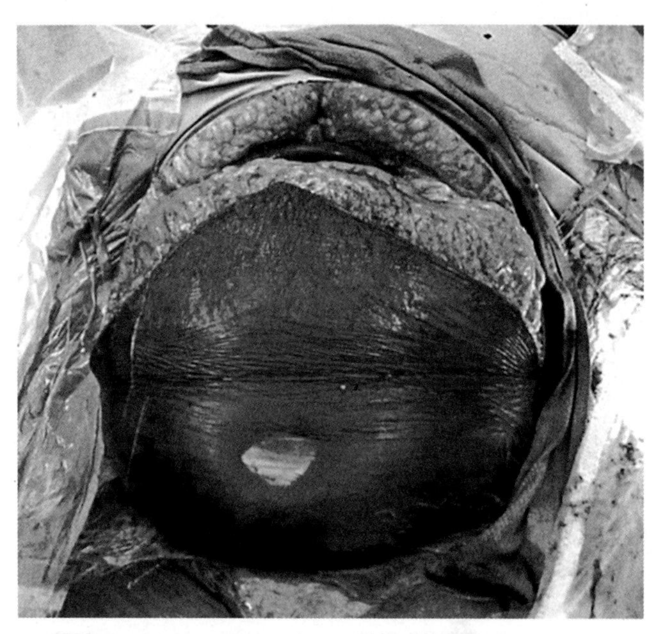

图16.1 双侧肋缘下切口，自一侧腋中线至对侧腋中线，沿正中线延伸有利于显露近端。

手术方法

切口

显露肾旁主动脉瘤的常用腹壁切口有三种：

• 剑突至耻骨联合正中长切口

• 两侧肋缘下切口，自一侧腋中线至对侧腋中线，可以沿正中线向上延伸至剑突

• 侧腹/腹膜后入路

对于复杂的重建，两侧肋缘下切口较适合，优点是能够显露膈肌至髂总动脉分叉，更重要的是尤其对于腹腔深、肥胖的患者，外科医生的手可对主动脉进行垂直操作(图16.1)。侧腹后腹膜切口特别适用于有多次腹部手术史的患者。

显露肾旁主动脉

显露肾旁主动脉可以采用经腹结肠下或脏器内翻两种入路。经腹结肠下入路：切开后腹膜与动脉浅面软组织，小心地自左向右游离以避免损伤交感与副交感神经，从而显露肾下主动脉和髂动脉。显露肾旁主动脉有四大要素(表16.1)。

第一，使用自动拉钩，例如Omni-tract血管拉钩(Minneapolis，MN)。第二，彻底游离左肾静脉，包括从后方横断和结扎性腺静脉、肾上腺静脉和腰升静脉，而且要周径游离左肾静脉主干，自下腔静脉汇入口至其分叉。第三，切除包绕于肠系膜上动脉根部周围的主动脉左前侧壁的神经节。第四，切开主动脉任意一侧的膈肌角，这样可以垂直地放置主动脉钳，从而避免周径游离主动脉。肾动脉的分离程度取决于是否需要重建肾动脉。若需要重建，无论是行内膜切除还是旁路，最好都将肾动脉分离至其第一级分叉。离断1~2根腰静脉有利于显露右肾动脉。

脏器内翻法也可以显露肾旁主动脉，适用于肾旁动脉瘤体大、肥胖、有既往主动脉手术史以及炎性动脉瘤的患者。该法将腹腔脏器从左侧翻向右侧，一般包括所有脏器，例如左半结肠、胰腺、小肠、胃和脾。沿左肾前方或者后方进一步游离。脏器内翻法首先游离乙状结肠侧腹膜、左半结肠以及脾曲。自脾下级开始切开脾侧面腹膜，继而从侧面向食管游离脾上级。脾、胃平面以下游离完成后，一手置于脾下，另一只手置于脾上，以防分离过程中损伤脾，电凝切开侧腹膜。

如前所述，若需要重建右肾动脉，离断1~2对腰静脉将有利于操作，容易游离肾动脉分叉。

将左肾保留于原位或者向内侧翻转均能完成腹腔内脏的游离。具体方法的选择与主动脉扩张的近端平面以及是否需要同时行内膜切除有关。若需行双肾动脉内膜切除，则常将左肾留于原位，必要时可以切开膈肌角以获得充分显露，利于主动脉的阻断。如果存在Ⅳ型胸腹主动脉瘤，显露平面则需要升高到食道与膈肌角之间的水平。自正中弓状韧带起打开膈肌角，向近端延伸，以充分显露Ⅳ型胸腹主动脉瘤近端的正常主动脉。我们所有的Ⅳ型胸腹主动脉瘤修复都采用了经腹切口。

表16.1 显露肾旁主动脉的四大要素

近肾/肾旁主动脉的显露：显露的要素
• 自动拉钩
• 完全游离肾静脉
• 切除主动脉旁神经节组织
• 切开膈肌脚

主动脉扩张性疾病的处理

对于近肾动脉瘤，如果瘤体未累及肾动脉开口，可以在单侧或者双侧肾动脉近端垂直阻断主动脉。然后，紧靠肾动脉远端横行切开主动脉，行端-端吻合。对于肾上动脉瘤，如累及至少单侧或者双侧肾动脉，横断主动脉最常用的方法是在腹腔干、肠系膜上和右肾动脉的远端斜形切开（图 16.2）。修剪瘤体，仅保留少许扩张主动脉的前后缘，左肾动脉剪成 Carrel 袖。人工血管剪成斜口状，一般从主动脉和人工血管腔内进出针，先缝后壁之后缝合前壁(图 16.2)。开始近端吻合之前，可以用 9F 导管向左肾灌注低温肝素盐水，减轻缺血损伤。完成近端斜形吻合后，立刻将阻断钳移至人工血管，阻断于右肾动脉远端，将左肾动脉袖状回植于人工血管。对于肾上动脉瘤，需要重建双侧肾动脉(图 16.3)。

Ⅳ型胸腹主动脉瘤

处理Ⅳ型胸腹主动脉瘤时，采用改良的上述方法(图 16.4 和图 16.5)。对于近端靠近腹腔干的动脉瘤，可以获得适当长度的近端显露：采用脏器内翻法，单纯的经腹切口即可显露 5~6cm 的腹腔干近端的胸主动脉，从而避免胸腹联合切口。这种情况下，Omni tract 自动拉钩 (Minneapolis, MN)具有重要价值。左肾拉钩放置于食管，将其拉向内侧，远离膈肌角和主动脉；同样使用左肾拉钩将膈肌拉至主动脉的左侧。对于近端起始于腹腔干以上数厘米的Ⅳ型胸腹主动脉瘤，仍可采用经腹切口，但是需要单独完成一个远端胸主动脉吻合。这种情况下，人工血管植入前需要在其直行段另外接一根人工血管分支，直径常为 6mm，用来连接带有高速血流活塞和 9F 灌注导管的冠脉灌注装置。为了尽量减轻肾缺血，首先阻断肾下主动脉，然后再阻断远端胸主动脉，分别控制内脏动脉和肾动脉。横断腹腔干近端主动脉，切开瘤腔，清除腔内容，缝扎腰动脉，端-端吻合。将阻断钳移至吻合口和人工血管分支（吻合在左侧壁上）的远端，将灌注导管插入双肾动脉和肠系膜上动脉，连续热血灌注。然后，外科医生将主动脉人工血管裁剪成合适的三角形状，容纳腹腔干、肠系膜上和右肾动脉。吻合即将完成之时，头低足高位，用盐水灌满人工血管。开放血流，将阻断钳移至右肾动脉远端。端-端吻合人工血管分支和左肾动脉。

减轻肾缺血

肾功能不全在肾旁主动脉瘤术后

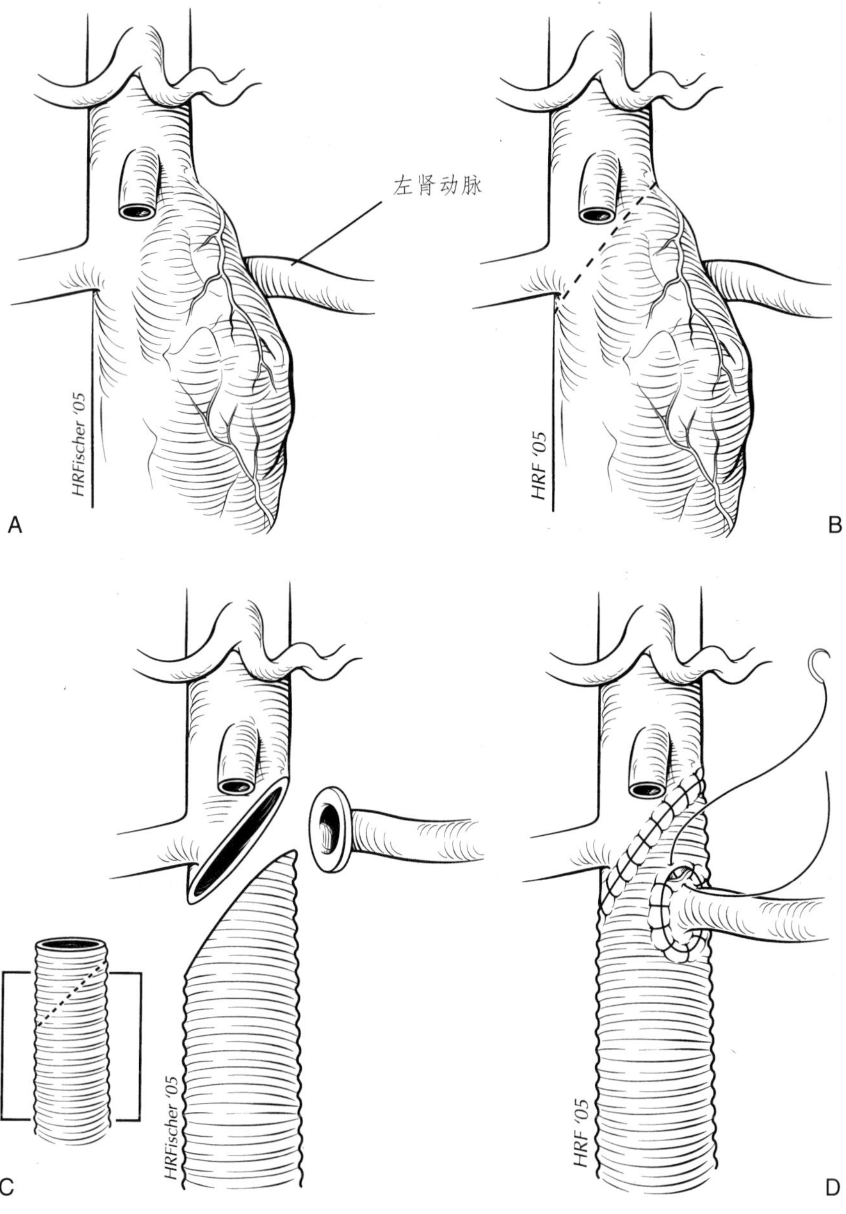

图 16.2　肾旁动脉瘤修复。(A)多数肾旁动脉瘤常有一侧肾动脉未被累及，多为右侧。(B)斜形断开主动脉，保留右肾动脉。(C)从瘤壁上修剪下左肾动脉呈袖状。(D)修复完成。

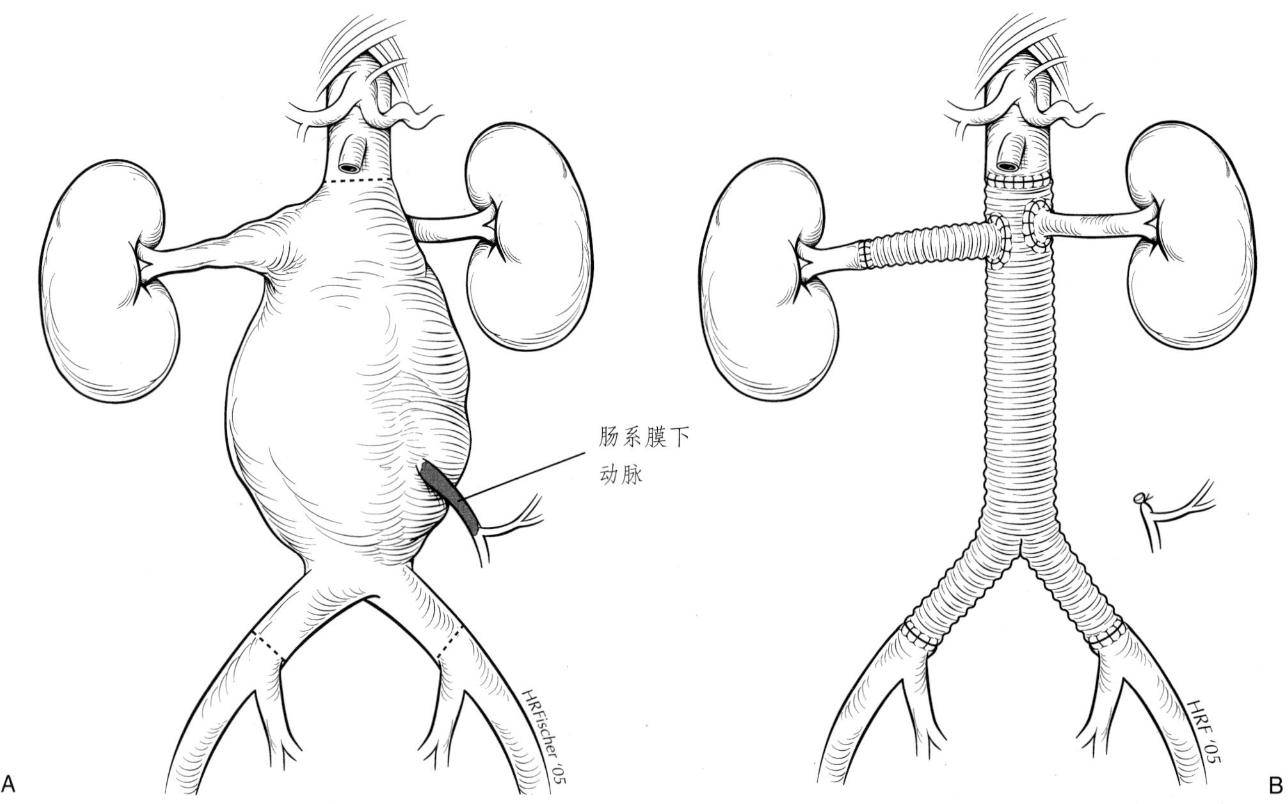

图 16.3 肾上动脉瘤。(A)对于累及双侧肾动脉的动脉瘤,可以采用多种方法。(B)阻断主动脉前将肾动脉支人工血管吻合于主动脉人工血管上。对侧肾动脉以袖状回植,或者再用 1 根人工血管间置于与主动脉与肾动脉之间。为了减轻肾缺血,可以用低温乳酸林格液持续灌注单/双侧肾动脉。

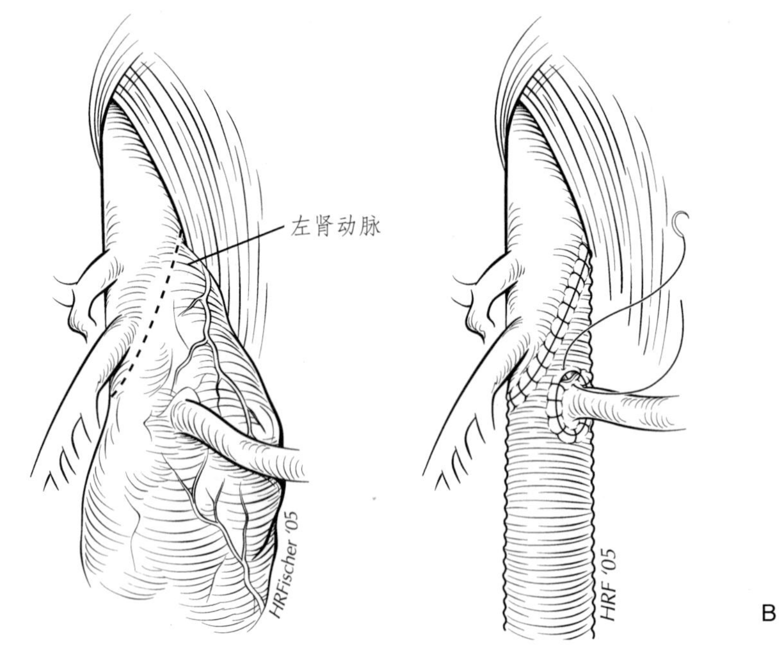

图 16.4 Ⅳ型胸腹主动脉瘤。(A)类似于肾旁主动脉瘤的处理,斜形切断主动脉至正常主动脉平面。(B)从人工血管腔内缝合后壁。主动脉吻合完成后,袖状回植左肾动脉。

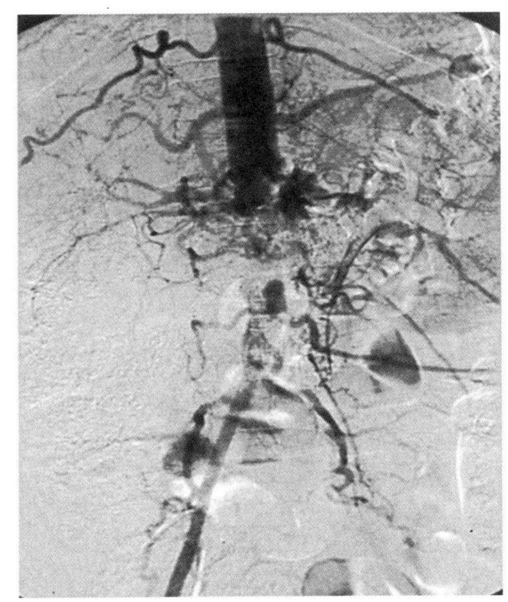

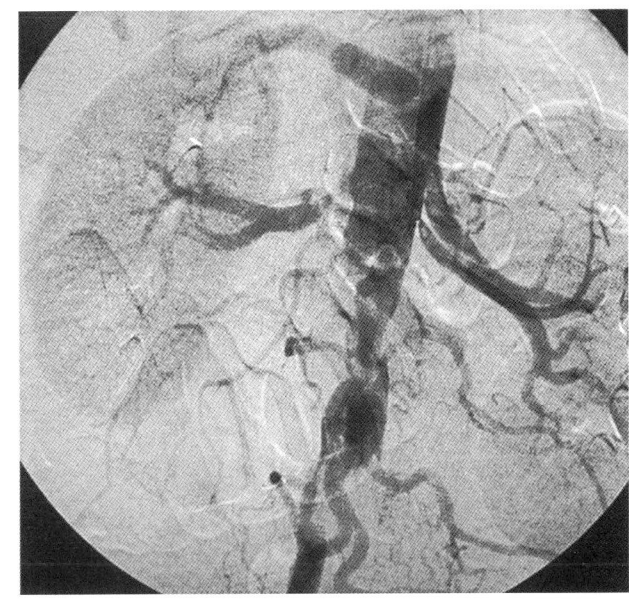

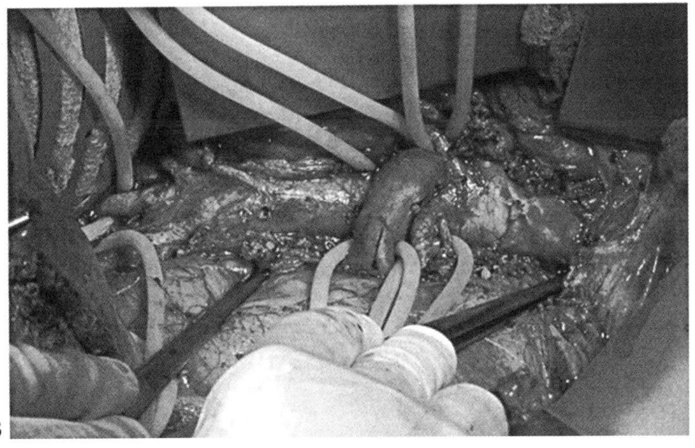

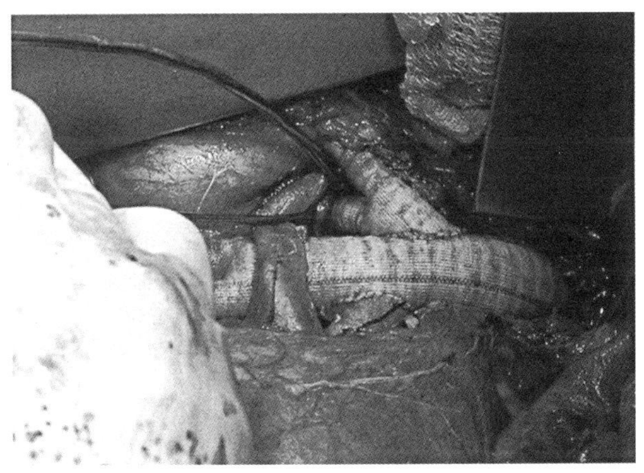

图 16.5　慢性腹主动脉夹层导致肠系膜缺血和顽固性高血压。(A)左图,前/后位造影显示夹层累及的范围。右图,双肾动脉重度狭窄。(B)左侧脏器内翻,注意左肾静脉完全游离,分叉形 Dacron 人工血管吻合至肠系膜上和右肾动脉。(C)凸出的人工血管分支伸向左肾动脉。回植左肾动脉。

相对常见。可以采取一系列措施来减轻肾缺血。我们相信术后 48 小时内避免使用任何含碘造影剂非常重要;术前应充分水化。选择性使用肝素化的低温乳酸林格液灌注,按照上述方法团剂灌注或者持续灌注,延长肾的安全缺血时间。我们常规持续给予小剂量多巴胺或者非诺地泮。阻断前后各使用 12.5g 甘露醇。

减轻围手术期心肌缺血

根据 UCSF 的经验,所有 257 例患者中共死亡 15 例,其中仅 1 例由心肌梗死(MI)引起。心脏并发症及其所致死亡的低发生率与多方面因素有关。术前常规心脏评估,包括仔细评估射血分数,这是预测围手术期发生心肌并发症的重要指标。术中熟练的麻醉至关重要,且术中常规应用经食道超声(TEE)。TEE 提供对心肌功能的实时评估,同样重要的是可以连续监测室壁活动,发现以局部室壁活动异常为表现的心肌缺血,从而可以及时发现和治疗。此外,TEE 是判断心室充盈和扩容是否充分的可靠方法。虽然我们常规使用 Swan Ganz 导管判断心输出量,但是很少应用肺动脉楔压,因为它不能准确反映左心充盈程度。而且,术中心肌顺应性变化频繁,导致肺动脉楔压与左房压关系失常。最后,我们认为选择性的主动脉阻断而不是常规腹腔干上阻断,可以降低术中心肌缺血和术后 MI 的发生率。这是因为选择性阻断与腹腔干上阻断相比,减小了术中的心肌应变。

结　论

肾旁主动脉瘤可以获得安全、有效的治疗,它与标准肾下主动脉瘤修复的并发症率和死亡率接近。这些结果取决于合理的患者选择、充分的术前评估与恰当的术中处理。包括术前充分的影像学检查,从而因人制宜地选择手术入路;常规使用术中TEE;细致的手术操作;熟练应对术中意外情况。

推荐读物

1. Chuter TAM, Gordon RL, Reilly LM, et al. Abdominal aortic aneurysm in high-risk patients: short-to-intermediate results of endovascular repair. *Radiology* 1999;210:361–365.
2. Jean-Claude JM, Reilly LM, Stoney RJ, et al. Pararenal aortic aneurysms: the future of open aortic aneurysm repair. *J Vasc Surg.* 1999;29:902–912.
3. Chuter TAM, Reilly LM, Canto C, et al. Aortomonoiliac endovascular grafting combined with femorofemoral bypass: an acceptable compromise or a preferred solution. *Semin Vasc Surg.* 1999;12: 176–181.
4. Chuter TAM, Gordon RL, Reilly LM, et al. Endovascular repair of abdominal aortic aneurysm in high-risk patients: short-to-intermediate results. *Radiology* 1998;209: 755–756.
5. Chuter TAM, Reilly LM, Canto C, et al. Endovascular therapy of abdominal aortic aneurysms using the Chuter device. *Semin Intervent Radiol.* 1998;15(1):55–62.
6. Stoney RJ, Messina LM, Goldstone J, et al. Reduced access (aortoport) facilitates less invasive aortic reconstruction. *J Endovasc Surg.* 1997;4(Supp I):138–139.
7. Roizen MF, Beaupre PN, Alpert RA, et al. Monitoring with two-dimensional transesophageal echocardiography: comparison of myocardial function in patients undergoing supraceliacm suprarenal-infraceliac, or infrarenal aortic occlusion. *J Vasc Surg.* 1984;1:300–305.
8. Ernst CB. Abdominal aortic aneurysms. *N Engl J Med.* 1993;328:1167–1172.
9. Katz DJ, Stanley JC, Zelenock GB. Operative mortality rates for intact and ruptured abdominal aortic aneurysms in Michigan: an eleven-year statewide experience. *J Vasc Surg.* 1994;19:804–817.
10. Pearce WH, Feinglass J, Sohn M-W, et al. Hospital vascular surgery volume and procedure mortality rates in California 1982-1994. *J Vasc Surg.* In press.
11. Kazmers A, Jacobs L, Perkins A, et al. Abdominal aortic aneurysms repair in Veterans Affairs medical centers. *J Vasc Surg.* 1996;23: 191–200.
12. Johnston KW, Scobie TK. Multicenter prospective study of nonruptured abdominal aortic aneurysms. I. Population and operative management. *J Vasc Surg.* 1988;7:-69–81.
13. Sarac TP, Clair DG, Hertzer NR, et al. Contemporary results of juxtarenal aortic anastomosis: an experimental study. *Surg Laparosc Endosc Percutan Tech.* 2003;13(2): 111–114.

编者评述

G. B. Z.

本章为当今开展近肾/肾旁主动脉瘤开放修复的医生提供了宝贵的见解。Messina医生运用了他个人处理复杂主动脉瘤的丰富经验,他的经历起步于加州大学旧金山分校(UCSF),之后延续到密西根大学,随后又回到UCSF进一步发展。

无论采用开放手术还是腔内治疗,腹主动脉瘤(AAA)的修复都是一项复杂的大手术。多年以来,肾下AAA的开放手术都是“大手术”中的典范。多项临床研究记载了肾下阻断和吻合,使得施行AAA修复取得良好效果。腔内修复进一步降低了肾下AAA的手术死亡率。然而,紧靠肾动脉的AAA(近肾AAA)需要肾上阻断和肾动脉水平吻合,因而更加复杂。累及肾动脉的AAA(肾旁AAA)往往不超过肠系膜上动脉平面。范围更广、累及肠系膜上动脉和腹腔干的动脉瘤称为Ⅳ型胸腹主动脉瘤更合适。Messina医生叙述近肾和肾旁AAA在所有主动脉瘤的开放手术中所占比例正在升高。这是因为现在大多数肾下AAA采用腔内治疗。本章提出了深刻的见解,包括首选的显露方法,绝对安全的机械牵拉以及大量的操作技巧。任何近肾/身旁动脉瘤修复都无法避免一过性肾缺血,是造成严重并发症和/或永久性肾衰(血透率5%~15%)的原因。腹腔干上阻断由于其造成内脏缺血,尤其是胃肠道和肝脏缺血激活多种病理级联反应,而使手术风险上升。Messina医生提到他个人倾向于在有效完成修复所需的最低平面进行阻断。我当然赞同他的建议,然而有经验的外科医生必须全面熟悉各种技术,包括肾上阻断、腹腔干上阻断、前路显露以及脏器内翻显露法。

以往,由于术前影像学检查常不能清楚显示近端瘤颈的退行性变,外科医生术中经常遇到意料之外的情况,而需要临时决定进行肾上/腹腔干上阻断。随着影像学方法的发展,包括三维重建,现在很少遇到这样的意外情况。事先就知道需要将脏器内翻行腹腔干上阻断,而非直接前路显露单纯肾上阻断,可以将患者放置于合适的体位以获得理想的显露。作者强调了术前检查、术中监测以及熟练的麻醉团队的重要性。此外,顶尖的外科重症监护室、熟练的护理、快捷的化验室、血库和放射科是该类患者获得最佳处理的关键组成。

(董智慧 符伟国 译)

第 17 章

腹主动脉瘤的开放手术治疗

John A. Curci，Gregorio A. Sicard

诊断思路

由于腹主动脉瘤样退变的进展往往无症状，因此现在绝大多数腹主动脉瘤(AAA)是在其他疾病或者症状辅助检查(例如 CT、MRI 或者腹部超声)时无意发现的。虽然在较瘦的患者中重点突出的体检能够发现多达 90%的直径>5cm 的动脉瘤，但是对于较小的 AAA 或者肥胖患者，无论瘤体大小，这一方法的敏感度明显降低。超声筛查虽然对肾上主动脉和髂动脉的准确性相对较低，但它是诊断 AAA 最经济的方法。即使采用超声，在现有的治疗条件下，广泛的人群筛查是否符合成本效益核算仍然存有争议。许多研究把筛查集中针对高危人群，例如冠状动脉疾病(CAD)和/或慢性阻塞性肺病(COPD)的老年男性患者，使得“选择性”筛查可以发挥积极作用。

发病机制

发病机制的详细论述请参考第 9 章“AAA 的病理生物学”。

适应证与禁忌证

动脉瘤治疗的根本目的是防止其破裂。目前所知的防止破裂的唯一方法是阻止血流进入瘤体。旷置瘤体有两种方法：开放手术植入人工血管或者经股/髂动脉腔内植入支架型人工血管。这些方法都有各自固有的优缺点，需要根据患者的解剖和并发症个体化处理。

许多动脉瘤相对较小，破裂风险低。近期，美国(ADAM VA 试验)和英国(国家小动脉瘤试验)的前瞻性随机试验支持对满足下列条件的最大瘤径<5.5cm 的男性患者采取非手术治疗：

- 无动脉瘤相关症状。
- 可以获得密切随访，包括半年 1 次的瘤径测量。
- 6 个月内瘤体增大<0.5cm。

两项研究中均有部分亚组患者在达到 5.5cm 的试验目标尺码前就接受 AAA 择期修复术。包括英国小动脉瘤试验在内的一些研究表明对于直径>5.0cm 的动脉瘤而言，女性是独立的破裂危险因子。

AAA 的平均增大速度是 0.3~0.5cm/年。不幸的是间断性增大而非可预计的持续增大是常见的而非少见的情况。所以，小动脉瘤必须终生随访，或者随访至达到了手术治疗的标准。虽然并不常见，但是已经确诊的 AAA 在真性破裂前可以出现症状，包括突然新发的腹部/背部疼痛和/或瘤体触痛。患者伴有任何以上症状都应被视为破裂先兆或者限制性破裂，是必须立即手术的外科急症。

解剖学评估

与腔内修复不同，AAA 开放手术的成功施行并没有必然的解剖学限制因素。然而，全面了解动脉瘤的个体解剖对于制定恰当的手术方法和计划是必不可少的。首先要考虑的是动脉瘤的近端范围。达到或者高于肾动脉水平的 AAA 需要对阻断和入路进行特殊的调整，这些在其他章节描述。

髂动脉的解剖评估也很重要。合并髂总动脉瘤很常见，尤其当它>3.0cm 时则应在 AAA 修复术中一期处理。髂内动脉瘤虽然不及髂总动脉常见，但也会发生。髂内动脉瘤的处理比较复杂，将在文中其他部分进行论述。髂外动脉却很少形成动脉瘤。髂总和髂外动脉还容易发生动脉粥样硬化闭塞性疾病，有时必须行旁路处理闭塞或者病变严重的节段。

动脉瘤的治疗可能对内脏灌注带来负面影响，充分了解内脏的侧支灌注必不可少。尤其应该认真评估肠系膜下动脉(IMA)和左半结肠的血供，包括肠系膜上动脉 (Riolan 弓和 Drummond 边缘动脉)和髂内动脉(痔动脉)侧支通路。在侧支循环正常通畅的情况下,尤其当术前评估 IMA 已经闭塞时,很少需要回植 IMA。应当注意发现既往手术或者动脉粥样硬化造成的侧支通路破坏，应重考虑维护左半结肠剩余的血供。

术前影像学检查还能时常发现影响手术计划的解剖学变异。尤其需要将注意力集中于肾脏的变异,包括:肾静脉的位置，其可能在主动脉后方通过;马蹄肾;肾动脉闭塞性疾病;副肾动脉。既往的经腹或者腹膜后手术会影响到相关的解剖,包括肾移植、结肠切除或者其他手术。CT 扫描上出现的后腹膜增厚提示“炎性动脉瘤”,这种特殊的 AAA 伴有腹膜后致密纤维化,使得正常的分离层次消失，游离主动脉周围时非常危险。

所有这些解剖学评估关系到适合于患者个体手术方法的制定。正中经腹入路历来最为常用。它为显露肾下主动脉、肾动脉以及双侧髂、股动脉提供了最大的灵活性。然而,当有既往腹部手术史、近肾/肾旁动脉瘤、马蹄肾、腹膜透析或者腹水时，这种方法则比较困难。换成腹膜后入路则能够完全避开腹腔内容物，提供更佳的路径显露肾上主动脉，也有报道这可以减少胃肠道和肺部并发症,缩短住院时间。腹膜后入路的局限性包括显露远端右侧髂动脉和右侧肾动脉较困难。

术前评估

AAA 开放手术的术前准备中有几方面的问题需要仔细论述。对所有患者都应彻底询问病史和体格检查,包括既往腹腔手术史、认真检查外周动脉搏动以及腹部和颈动脉杂音听诊。患者还应查血清电解质、全血细胞计数、心电图(EKG)以及正侧位胸部 X 线摄片。大约 15%的 AAA 患者伴有股/腘动脉瘤,其中大部分可以体检发现。体检时应该高度怀疑动脉粥样硬化疾病的其他表现，包括周围动脉闭塞性疾病、冠状动脉疾病以及脑血管疾病。有脑卒中或者一过性缺血发作(TIA）史或者体检发现颈动脉杂音的患者应该行颈动脉彩超。重度或者症状性颈内动脉狭窄者应考虑在择期 AAA 修复前行内膜剥脱术。表 17.1 中罗列了一些最强的术前并发症相关性手术死亡率危险因子。心脏并发症是围手术期发生并发症和死亡的最常见原因。虽然一些风险无法改变,但是术前的最优化与术后监护降低了动脉瘤修复的风险。美国心脏病学院协调努力，根据最易获得的证据标准化了非心脏手术的术前心脏评估，形成了共识性报告，对手术及临床风险进行了分级。是否更进一步评估心脏取决于这些分级和患者功能的承受能力。

吸烟使患者易患动脉瘤，同样也易患肺病。有 COPD 史患者的术前评估应该包括室内空气动脉血气分析和肺功能测试,包含对 β-肾上腺素能激动剂的反应。鼓励和协助所有患者戒烟。病情严重的患者应术前给予最优化处理,使用糖皮质激素和/或其他支气管扩张治疗。

一些术前的一般性处理应该考虑用于所有接受 AAA 修复的患者,除非绝对禁忌。这些包括使用缓泻剂肠道准备以缩小结肠管径和减少菌群,以及 β-肾上腺素能阻滞剂的治疗。

随后应该考虑到的围手术期和术中处理包括关闭任何植入式自动除颤器(AICD)、留置中心静脉管作为通路和测压、动脉导管、导尿管、鼻胃管、上身加温毯以及围手术期使用抗生素。可以考虑在膝下放置加温毯，但是必须非常注意在主动脉阻断时避免使用,因为可以发生局部烧伤。

为了减少异体输血，可以应用自体回输系统。尽管随机研究未能明确支持，但是可以留置硬膜外导管帮助术后镇痛。对于多数患者而言,肺动脉导管并无益处(反而可能有害),但是对于选择性的极高危患者可能具有一定价值。

手术技术

经腹入路

患者仰卧,上肢外展。全麻,留置必须的束带和导管。使用聚维酮碘或者其他抗菌溶液消毒剑突上几厘米至膝水平的皮肤。使用碘浸泡处理的贴膜防止移植物与皮肤接触。铺巾留出大面积区域，包括整个前腹壁和双侧股动脉。做剑突至耻骨的腹部正中切口。一旦进入腹腔,简要探察全部腹腔内容，以发现术前影像学检查不明显的病变。触诊胃确认胃管放置恰当。

将横结肠牵向上方，小肠移至右

表 17.1 AAA 开放修复后手术死亡的危险因子

危险因子	多因素比数比	单因素比数比
肾功能不全(肌酐>1.8mg/dL)	3.47	3.07
充血性心衰	5.94	2.83
静态心电图缺血(ST 压低>2mm)	5.57	2.73
心肌梗死史	4.48	2.07
COPD,呼吸困难,肺手术史	2.32	1.83
年龄(每 10 岁)	2.67	1.79

Modified from Steyerberg EW, et al. Arch Intern Med. 1995;155:1998-2004.

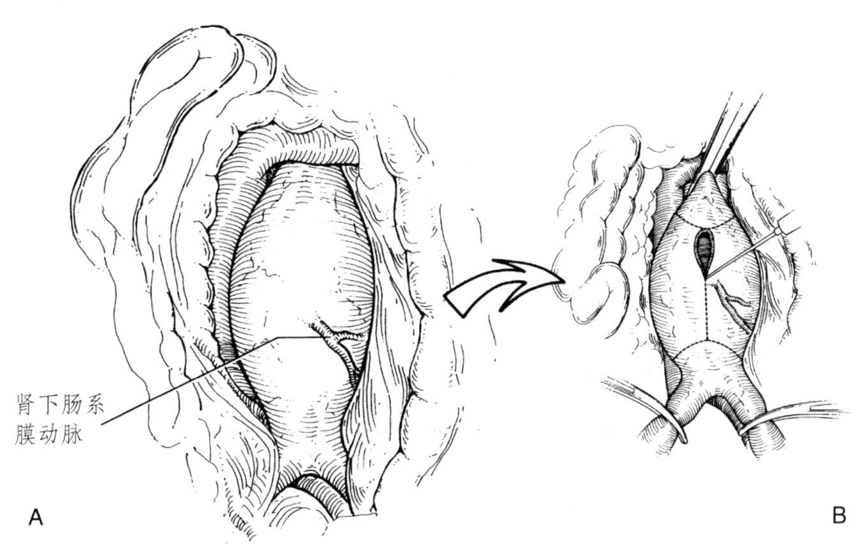

图 17.1 经腹径路自前方显露肾下主动脉。(A)打开 Treitz 韧带和后腹膜后显露主动脉。(B)按照预计使用的人工血管,常规阻断和切开主动脉。

侧，显露 Treitz 韧带和主动脉前方后腹膜。分离 Treitz 韧带，游离近段空肠。然后切开后腹膜显露腹膜后间隙至主动脉分叉(图 17.1A)。应该在肠系膜下动脉的右侧分离，应特别注意避免损伤 IMA 根部。

应将小肠置于腹腔右侧以减少热量和水分丧失，放置腹腔自动拉钩便于后腹膜的显露。主动脉前方的腹膜后间隙有重要的淋巴管，需用电刀分离或者结扎显露主动脉表面。继续向上方分离显露横跨瘤颈前方的肾静脉。回顾术前摄片一般可以发现左肾静脉的解剖变异。左肾静脉从主动脉后方横行穿过而又未被发现者，在分离或者上阻断钳时可能被损伤。

在左肾静脉水平可以触及向后侧方走行的肾动脉。显露近端瘤颈时通常需要将肾静脉向上牵开。设定阻断时应该适当地尽量靠近低位肾动脉，而不导致肾动脉闭塞。随着时间推移，低位阻断和人工血管置换会造成肾下主动脉剩余节段的动脉瘤，尤其肾下长瘤颈的年轻患者。

向下、向两侧打开腹膜至髂动脉分叉水平。注意保护输尿管,其常横跨髂动脉分叉前方。完全显露主动脉分叉和髂总动脉近端一般并非必要，反而有损伤副交感神经丛的风险,副交感神经丛对于维持正常的勃起和射精功能具有重要作用。与此类似，主动脉和髂动脉一般也不必周径游离。向后方的显露往往较差,髂静脉或者近端腰静脉损伤会导致难以控制的严重出血。

主动脉和合适的阻断部位的显露、分离完成后,静脉注射肝素 60~70 U/kg。由于主动脉阻断时血流动力突然改变,因此需要明确通知麻醉小组。先阻断髂动脉,再阻断主动脉,以降低远端栓塞风险。然后在 IMA 的右侧用电刀纵行切开瘤腔（图 17.1B)。通畅的腰动脉和 IMA 的反血占整个手术失血的最大比重,因此快速控制这些血管颇有益处。整体去除板层状附壁血栓,腔内丝线缝扎控制腰动脉反血(图 17.2A)。

对于术前评估 IMA 粗大通畅但术中反血差的患者，术中应仔细考虑是否回植 IMA。还需仔细考虑的是结肠和乙状结肠其他侧支供应中断的患者。从瘤腔内缝扎 IMA 开口在多数情况下是安全的。一般说来,避免在瘤腔外结扎 IMA 更好,以避免意外损伤乙状结肠的侧支。

一旦腔内出血点得到适当控制，将主动脉纵行切口的近端向两侧呈大约 90°剪开,从而更好地显露瘤颈。对于未累及髂动脉的动脉瘤,也用相同的方法将主动脉纵行切口的远端向两侧切开。使用主动脉测量器或者其他方法,选择合适直径的管型人工血管,选用 2-0 或者 3-0 聚丙烯缝线将其缝合于瘤颈和主动脉分叉（图 17.2B)。注意确认缝透主动脉全层，尤其是后壁。

当髂总动脉扩张时，选用分叉型人工血管。沿髂动脉前壁向远端延长主动脉切口至髂动脉分叉水平。必须寻及和保护副交感神经丛。将髂动脉阻断钳移至髂外动脉，球囊阻断髂内动脉,确保有效控制。然后,将人工血管分支吻合于两侧髂总动脉远端（图 17.6C)。对于范围更广的髂动脉瘤,如果对侧髂内动脉通畅，可以人工血管分支吻合于髂外动脉，缝闭髂内动脉开口。髂总或者髂外动脉硬化病变严重时则必须建立隧道将人工血管分支引至股总动脉,封闭髂总动脉开口,至少通过反流灌注一侧髂内动脉（图 17.7)。手指钝性分离建立隧道时应确认输尿管位于人工血管分支前方,否则可能导致输尿管梗阻。不应常规将人工血管吻合于股动脉，以利于避免略有增加的移植物感染风险。

吻合完成前，向近端和远端冲洗人工血管,确认其通畅,排出残余碎屑以降低远端栓塞风险。随后在人工血管内灌满稀释的肝素盐水,完成吻合。此时应提醒麻醉小组警惕即将发生下肢再灌注,容易引起全身血压下降。如果患者血压相对较低，应该暂缓开放直到完成补液和停用所有降压药物。一次仅开放一侧下肢。如果松钳反应性低血压严重，部分阻断人工血管能有助于在下肢再灌注初期维持心、脑灌注压。

反复检查吻合口止血。原先并不

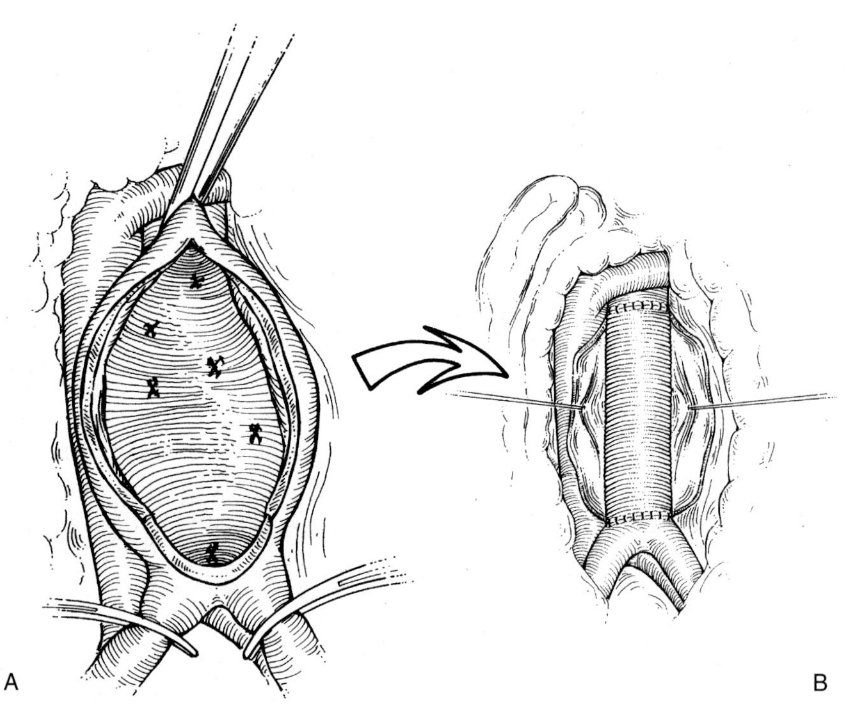

图 17.2 (A)丝线贯穿缝扎 IMA、腰动脉和骶正中动脉的反血。(B)完成后的经腹径路管型人工血管置换。

出血于瘤腔的腰动脉可能在髂内动脉系统再灌注后开始出血。因此,恢复灌注后应该仔细检查瘤腔,结扎所有出血点。检查远端搏动,确认血流恢复至术前平面。如果计划行 IMA 回植,则从主动脉壁上带 Carrel 袖切下近端 IMA。使用侧壁钳阻断人工血管主体,切开至合适尺寸,选用 5-0 或者 6-0 聚丙烯缝线连续缝合,将 IMA 回植于人工血管。

使用可吸收缝线将剩余瘤壁缝合覆盖于人工血管表面。与此类似,采用 2-0 可吸收缝线连续关闭后腹膜。这些操作是为防止腹腔内容物与人工血管材料或者吻合口接触。将肠管回纳入腹腔时,应该仔细检查左半结肠的灌注。用含抗生素的盐水彻底冲洗腹腔,吸尽。规范地关闭腹膜。然而,应该承认动脉瘤修复术后与闭塞性疾病行主动脉旁路术后相比,切口疝更常见。也许是因为全身弹力蛋白和/或胶原蛋白代谢缺陷,这可能是动脉瘤和切口疝共同的核心病因。

腹膜后入路

将患者放置于适合于腹膜后入路显露主动脉的体位非常关键(图 17.3)。首先在手术台上放置充气袋。麻醉完成、束带和导管放置到位后,患者就准备好摆放体位了。首先,调整患者在手术台上的纵向位置,将肾托放置于髂嵴上缘与胸廓下缘之间。然后,调整患者的横向位置,将右侧臀部放置手术台中央,同时转成右侧卧位。肩部约转 60°,臀部约转仅 40°以便必要时显露右侧腹股沟。左上肢放置于纱垫包裹的 Mayo 托架或者纱垫包裹的其他托架上。随后升高肾托,气袋排气维持体位。在膝、踝等受力点适当地垫以纱垫。为了使左侧髂嵴与肋缘间的空间最大程度地展开,可以将手术台进一步折弯。充分显露主动脉的正确体位将使侧腹展开。

备皮,腹部和大腿大范围消毒、铺巾。紧贴脐下缘、腹直肌鞘外缘开始切开,根据患者的体型向外侧延伸至第 12 肋或者至 11 与 12 肋的间隙(图 17.3)。用电刀分离侧腹壁的大部分肌肉组织,在腹直肌鞘外缘锐性分离后方的筋膜进入腹膜后间隙。然后采用手指钝性分离,从侧后方将腹膜从覆盖于其表面的肌肉筋膜上游离,沿切口全长向第 12 肋分离肌肉筋膜。必要时可以分离小部分腹直肌及其筋膜以改善显露。

随后向前牵开腹膜,在此无血管的平面内钝性分离直至寻及左侧输尿管(图 17.4)。血管带圈套输尿管及其周围血管。向外侧牵开输尿管,向下分离至左侧髂总动脉,向上至肾盂(图 17.5A)。游离腹膜时寻及性腺静脉,向其近端分离直至寻及左肾静脉。在左肾静脉水平结扎性腺静脉,从而显露瘤颈。通过在副交感神经丛和左侧髂总动脉之间分离,一般容易寻及右侧髂总动脉(图 17.5B)。

将 Finochietto 胸拉钩经粗线缝合固定于皮肤,使得切口首先向头足方向拉开。然后选用腹部自动拉钩将内

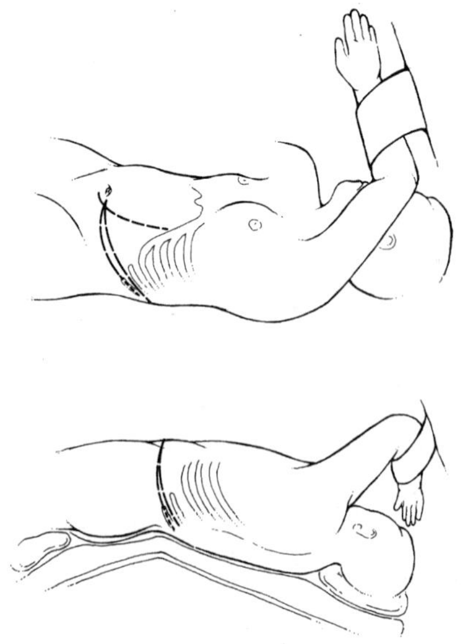

图 17.3 适合于腹膜后显露肾下主动脉的体位。切口可沿左侧第 12 肋、第 11-12 肋间隙、或者沿左侧腹直肌外缘。

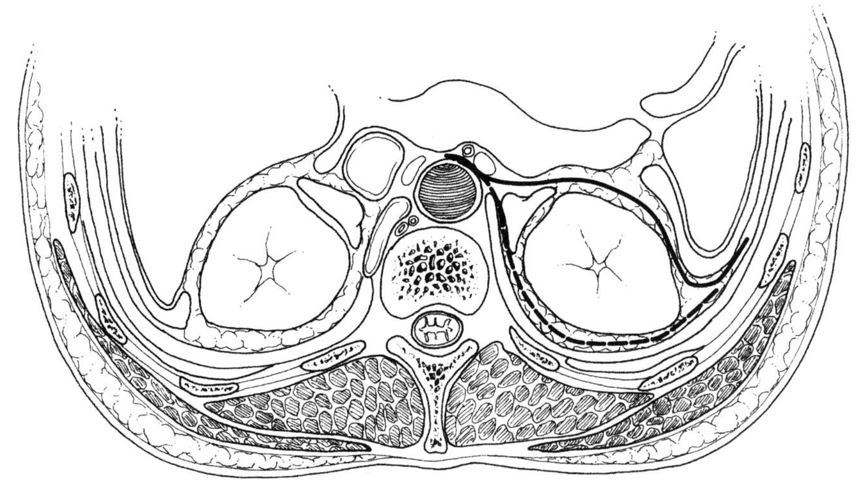

图 17.4 横断面显示腹膜后径路到达腹主动脉的分离平面。实线标明了最常用的入路，不分离肾脏和 Gerota 筋膜。虚线标明了炎性动脉瘤时显露主动脉所用的分离平面。

脏小心牵开。牵开髂动脉前方的副交感神经丛时应小心，以免导致麻痹和永久性损伤。

然后阻断髂总动脉，除非钙化或者由于动脉瘤大或体形因素导致无法阻断。随后阻断近端，一般只要可行，尽可能靠近低位肾动脉。与经腹入路一样，电刀纵行打开瘤体，小心、快速去除附壁血栓。如果未阻断髂动脉，向髂动脉开口置入 6F 或者 9FPruitt 型球囊导管、充气，特别注意避免腔内血栓或者斑块引起栓塞(图 17.6A)。

用丝线从瘤腔内快速缝扎腰动脉分支或者 IMA 的反血。人工血管的测量与植入同经腹入路的方法。如果主动脉远端和髂总动脉无瘤样改变，则植入管型人工血管(图 17.6C)，否则选用分叉型。建立隧道将人工血管分支引至腹股沟即可吻合于股动脉（图 17.7)。血流一恢复，即再次检查瘤腔有无主动脉分支反血。

腹膜后入路往往是显露肾下炎性动脉瘤的最佳入路。但是对于此类患者，腹膜后的分离应该在左肾后方进行(图 17.4)，将左肾向前翻起显露瘤颈。同时应该避免广泛分离髂动脉，防止损伤周围结构。对于肾下炎性动脉瘤，应该采用球囊导管阻断髂动脉(图 17.8)。

腹膜后入路不破坏腹膜覆盖，所以缝合瘤腔覆盖人工血管并不那么重要，因为它所起的作用是隔开肠管与人工血管。尽管如此，最好还是缝合瘤腔覆盖人工血管。如果对肠管活力有所顾虑，可以在腹膜上开一小窗检查左半结肠和乙状结肠。使用可吸收缝线可以快速关闭开窗。然后冲洗后腹膜，撤除拉钩。分两层缝合筋膜，用缝皮钉关闭皮肤切口。

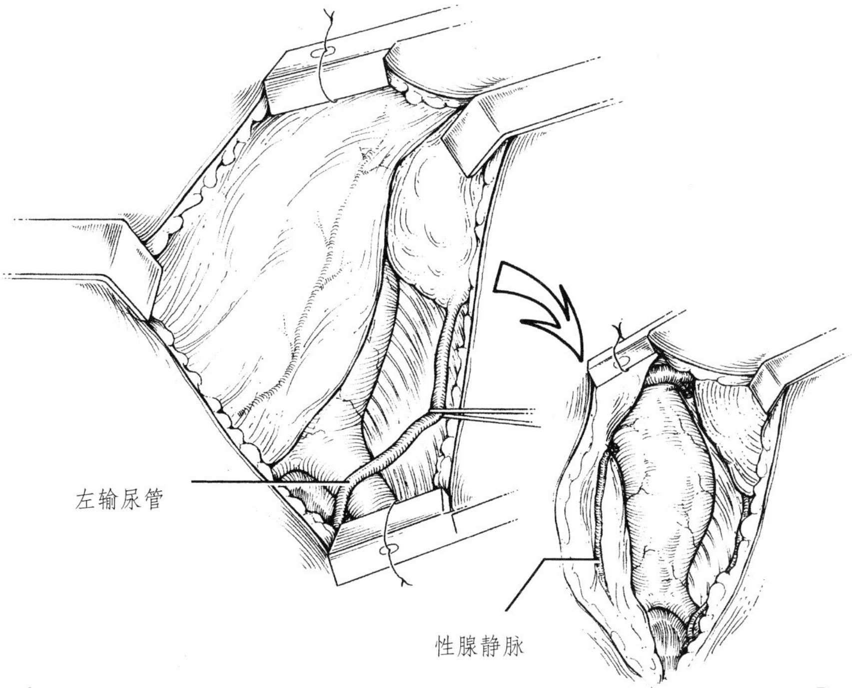

并发症

肾下主动脉瘤择期修复的围手术期(30 天)总死亡率约 2%~5%，在手术量大的医疗中心则显得更低。围手术期并发症发生于多达 30%的患者，可累及器官，或者与人工血管/手术相关。动脉瘤择期修复后 10%~15%的患者出现心脏相关性并发症，包括心律失常、心肌梗死和充血性心力衰竭。在一些研究中，心脏并发症导致的死亡率高达 25%，与此相比，围手术期无心脏并发症的患者的死亡率仅 1.2%。

围手术期肾功能不全也预示预后较差，它的发生与术前肾功能差有关。术中细心阻断和冲洗近端吻合等应作为常规操作，以避免肾动脉栓

左输尿管

性腺静脉

A

B

图 17.5 标准的主动脉腹膜后径路显露。离断性腺静脉，以便于向中间牵开内脏。血管带保护输尿管，保留左肾周围 Gerota 筋膜。

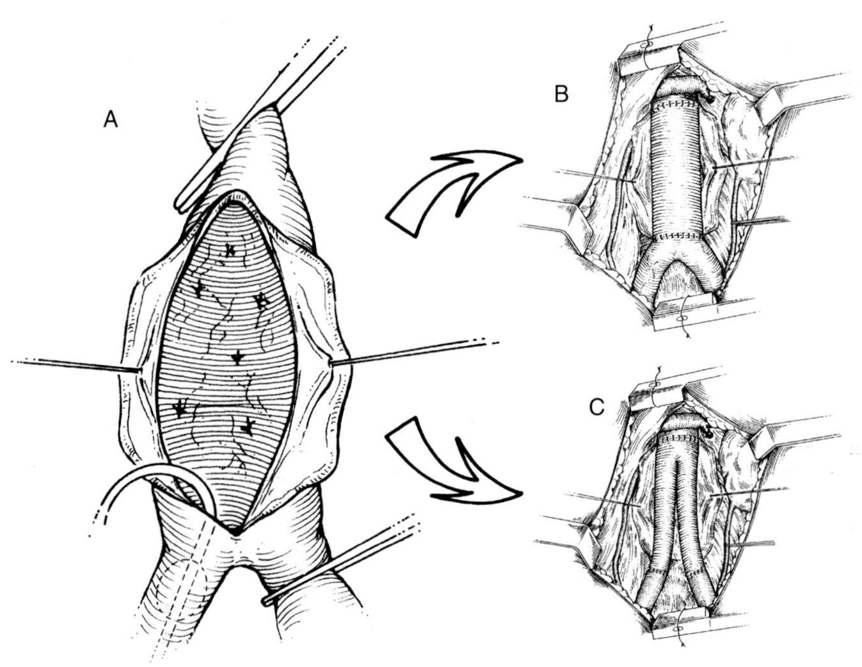

图 17.6 腹膜后显露肾下主动脉。(A)使用阻断钳或者球囊导管完成近远端阻断,从瘤腔内缝扎所有反血血管。(B)完成后的腹膜后入路管型人工血管动脉瘤旷置。(C)完成后的腹膜后入路、分叉型人工血管吻合至髂动脉的动脉瘤旷置。经腹人工血管置换术与其基本一致。

塞。如果肾血流阻断超过30分钟,用肝素冰盐水经球囊导管灌注肾脏,或者用冰包裹肾脏表面,有助于保护肾功能。围手术期早期应该采取积极措施维持充足的肾灌注。

虽然术前动脉血气分析和肺功能检测发现的肺功能低下与术后并发症不直接相关,但是肺病控制不充分的确可能导致预后差。除此以外,早期拔管和活动,肺清洗,保持呼吸道通畅,有助于防止术后发生院内肺炎和肺功能不全。

术后早期手术相关性并发症包括肾和下肢的栓塞以及出血。结肠缺血或者梗死虽然罕见,但是确有发生,因此应该对患者做相关监测。对于出现无法解释的白细胞增多、发热和左下腹痛的患者,以及出现血便的患者应该紧急行可屈式乙状结肠镜检查。如果证实有黏膜白斑伴片状坏死,则给予禁食和抗生素能有效治疗。应常规监测有无腹膜炎与败血症表现,因为这些将提示透壁受累。如证实全层坏死则必须行结肠造瘘和病变段结肠切除。

常见的术后远期并发症是性功能障碍,包括阳痿和逆向射精。虽然部分

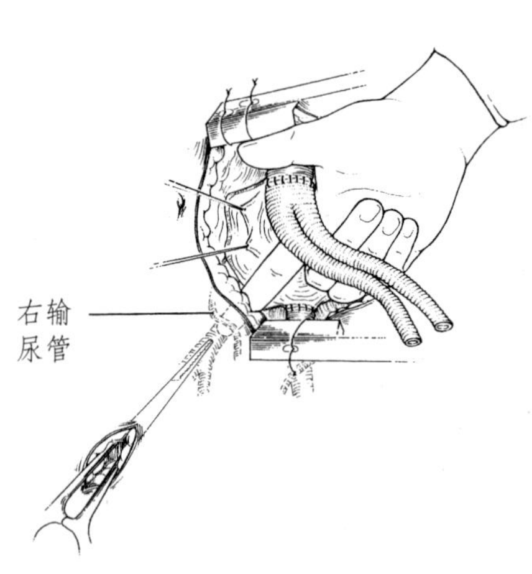

图 17.7 人工血管至股动脉隧道建立的平面,行经髂动脉的前方、输尿管的后方。通常钝性分离建立隧道,必须避免压迫和阻塞输尿管。

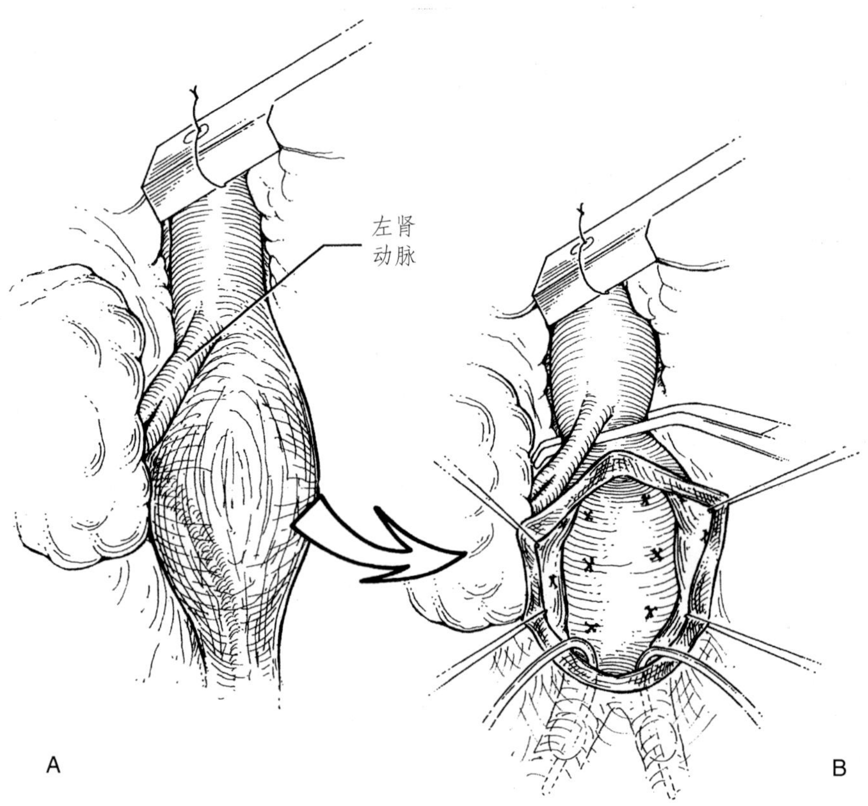

图 17.8 通过将左肾向前翻开,完成炎性动脉瘤的腹膜后入路显露。应避免分离髂动脉以及从外面阻断,使用球囊阻断导管控制远端。

患者术前就有性功能障碍，但是损伤跨越左侧髂总动脉近端和主动脉分叉的自主神经丛会导致这一并发症。正如之前提到的，AAA 患者比年龄相仿、因闭塞性疾病行主-股动脉人工血管旁路的患者更易并发切口疝。绝大多数其他手术相关性并发症较少见，但可以导致严重并发症和死亡。这些并发症包括人工血管分支血栓形成、移植物感染、吻合口假性动脉瘤以及少见的主动脉-肠瘘。

术后处理

术后应积极使患者复温，根据需要纠正凝血指标。大部分患者术后立即送外科监护室观察。其中部分患者在纠正凝血和复温时需要一段时间的机械通气。开始时必须连续监测以妥当处理血流动力学变化和体液转移，并及时镇痛。

一般说来，应对这些患者进行细胞计数、常规生化和凝血的血液测试。摄胸片确认气管内插管和中心静脉导管位置。查心电图(ECG)，与术前比较，并每天复查，观察变化。常规检测血清肌钙蛋白-Ⅰ尚存争议，美国心脏病学会目前表示具有高、中度危险因子的患者术后 24 小时血清肌钙蛋白-Ⅰ水平降低，术后 96 小时或者即将出院前再度降低。密切观测尿量、心率和中心静脉压将提醒临床医生容量状态的变化。

如果放置了胸段硬膜外管，则持续注射给药。术后持续静脉给予 β 受体阻滞剂。所有患者均应使用防止血栓栓塞的装置。这种情况下，下肢加压装置较好。鼻胃管接低压间断吸引，给予 H-2 受体阻滞剂或者其他溃疡预防药物。拔除气管插管后，鼓励患者采用激励式肺活量计，并在保护切口情况下鼓励患者按要求咳嗽。当然，围手术期应持续使用抗生素 24 小时。

推荐读物

1. Hollier LH, Taylor LM, Ochsner J. Recommended indications for operative treatment of abdominal aortic aneurysms. *J Vasc Surg.* 1992;15:1046–1056.
2. Steyerberg EW, Kievit J, de Mol Van Otterloo JCA, et al. Perioperative mortality of elective abdominal aortic aneurysm surgery: a clinical prediction rule based on literature and individual patient data. *Arch Intern Med.* 1995; 155:1998–2004.
3. Johnston KW, Scobie TK. Multicenter prospective study of non-ruptured abdominal aortic aneurysms. I. Population and operative management. *J Vasc Surg.* 1988;7:69–81.
4. Hertzer NR, Mascha EJ, Karafa MT, et al. Open infrarenal abdominal aortic aneurysm repair: The Cleveland Clinic experience from 1989 to 1998. *J Vasc Surg.* 2002;35: 1145–1154.
5. Lederle FA, Wilson SE, Johnson GR, et al. Immediate repair compared with surveillance of small abdominal aortic aneurysms. *N Engl J Med.* 2002;346:1437–1444.
6. The United Kingdom Small Aneurysm Trial Participants. Long-term outcomes of immediate repair compared with surveillance of small abdominal aortic aneurysms. *N Engl J Med.* 2002;346:1445–1452.
7. Sicard GA, Reilly JM, Rubin BG, et al. Transabdominal versus retroperitoneal incision for abdominal aortic surgery: Report of a prospective randomized trial. *J Vasc Surg.* 1995;21:174–183.

编者评述

L. M. M.

AAA 开放修复自 1951 年首次施行以得到长足发展。本章由经验丰富、技术熟练的外科医生撰写，包括术前评估、术中处理和术后并发症治疗的全面方法。尽管在不同的方法之间总会存在小的差异，但是肾下 AAA 围手术期评估与手术治疗的要素现在已经被标准化。在经验丰富的医疗中心死亡率介于 2%~5%。部分研究表明 AAA 修复量大的医疗中心死亡率更低。本章是对叙述 AAA 流行病学和发病机理相关章节的补充。

除了血管外科患者术前评估的常规特点以外，作者还强调了围手术期 β 肾上腺素能阻滞剂的应用，其明显降低了围手术期并发症的风险。作者关于发生心脏并发症会导致 25%的死亡率的论述重申了降低围手术期并发症的重要性，而围手术期无心脏并发症的患者死亡率仅 1.2%。

适用于多数患者的手术方法是标准的正中切口经腹入路。对于炎性动脉瘤、多次手术史或者有其他提示腹部粘连因素的患者，作者赞同腹膜后入路。这种入路的适当体位和特点与经腹入路不同，文中均作了详述。关于其特点的论述主要集中在向外游离输尿管和分离左侧性腺静脉方面。是否应该回植 IMA 的问题也得到论述。作者赞同对于 IMA 通畅但是术中反血差或者左半结肠/乙状结肠正常侧支通路中断的患者进行回植。

作者们提供了许多图片，对他们所首选的 AAA 开放修复方法做出了极好的图解。作者赞成动脉瘤旷置和人工血管植入前对主动脉及髂动脉后壁不做分离。在对各种方法的整个描述过程中，作者还强调了尽可能寻及和不破坏影响勃起功能的副交感神经纤维。

学习本章中的概念与观点是血管外科医生成功发展的基础。

(董智慧 符伟国 译)

第 18 章

掌握腹主动脉瘤的腔内手术治疗

R.J. Hinchliffe, B.R. Hopkinson

腹主动脉瘤(AAA)腔内修复技术于 1991 年首次报道。虽然动脉瘤腔内修复(EVAR)方法有别于开放修复,但是两者的目的都是防止破裂致死,将血流从近端正常动脉传送到远端正常动脉,防止动脉瘤破裂。

血管腔内手术以往被视为放射科医生的专科技术。随着 EVAR 的出现,这一领域正在改变,如今外科医生必须全面熟悉各种腔内手术、手术适应证、禁忌证以及并发症。不说别的,许多患者将需要辅助性外科手术,更复杂时需要中转手术。

尽管是一项广为接受的技术,然而 EVAR 仍然存有争议。EVAR 的吸引力主要是因为它的微创性。对生理影响的降低令患者恢复加快,使得病情更重的患者能够承受这种手术。

我们将讨论诺丁汉的 EVAR 方法,包括在实践经历、向其他外科医生的学习中发展了的有用技术和可能存在的缺点。这些讨论并非"万能",而仅仅反映 EVAR 的部分特点,希望读者能够避免重蹈笔者的覆辙。部分观点具有科学证据,其他则基于长期的手术经验。这里论述的方法在诺丁汉使用时效果确切,但未必是唯一的可行方法。因此,我们也纳入了一些在诺丁汉不用而他处推崇的技术。这些技术的详细阐述可以在其他资料中获得。

术前准备

虽然动脉瘤形态学是 EVAR 患者术前首要的评估,但是绝对不可疏忽对患者全身总体情况的评估和优化。由于 EVAR 术中都会出现短暂的主动脉阻断,围手术期时常发生并发症,因而应特别注意心、肺和肾功能。无论打算开放还是腔内外科治疗,都应同样进行全身评估。

动脉瘤形态可以通过多种方法来评估。EVAR 发展的早期,所有患者均施行造影测量。因为拥有了改进的无创影像学技术,多数资深的医疗中心单靠螺旋 CT 造影(spiral CTA)进行术前检查。多维重建可以准确测量瘤体长度。螺旋 CTA 与造影之间关于长度评估的各方面偏差均较小,加之模块式人工血管内支架(以下简称支架)的应用,这种偏差对临床的影响更是微乎其微。结果使得测量造影如今局限性应用于需要评价额外数据的复杂病例(例如开窗型腔内支架),或者介入操作比较复杂时(例如肾动脉成形)。

另外一些中心信赖术前磁共振(MR)造影(MRA),但是这需要大量的图像后处理,而且不可用于随访植入了铁制支架的患者。

理想的动脉瘤形态

首先要求解剖上允许将支架导入和输送到理想部位,其次是瘤体的近远端有足够的正常动脉来供封堵和固定(表 18.1)。

随着经验的积累、技术的提高以及辅助性手术的应用,EVAR 可以治疗的动脉瘤的比例正在升高。

表 18.1 EVAR 理想的形态学特点

形态	标准
瘤颈长度	>15mm
瘤颈直径	<30mm
瘤颈成角	<60 度
瘤颈形状/成分	直,无血栓
髂总动脉直径	<22mm
髂总动脉长度	>35mm
髂总动脉成分	无扭曲,无钙化

支架的构造取得改进。直型主-主动脉支架基本已经成为历史。直型支架要求有远端瘤颈,因而适用范围小,远端Ⅰ型内漏的并发症率高。主-主动脉支架的唯一适应证仅剩下孤立性的主动脉囊性动脉瘤。尽管当最需要快速旷置动脉瘤时单髂型构造也许学会发挥作用,例如破裂 AAA 或者一侧髂动脉有禁忌证时,但是当今应用最多的还是分叉型支架。

模块式支架可以术中个体化调整长度,然而单元系统需要精确的长度预测,并且存在组件之间间隙可能发生内漏的缺点。

支架规划

为患者植入支架的准备过程中有几点核心要求。本文不对所有市场有售的装置的特性与缺点逐一论述,但是包含了相关的图示。

放大支架直径 (根据自体动脉外径)降低内漏的发生率。准备时,应根据近端 2~4mm 和远端 1~2mm 的部位来放大支架。

众所周知,支架长度的预测较困难。主要是因为不可能总是预估到支架在体内如何展开,尤其是在大而空的瘤腔内,支架不一定沿着造影测量导管或者弯曲的重建展开。模块式支架考虑到了长度偏差,组件之间可以较大程度地重叠。术中长度总是显得比术前影像学预测的更长。

支架构造

血流在主动脉内产生的力将作用于支架覆盖的全部区域。评估任何支架系统时,必须考虑支架的固定,以防止该力造成的移位。现今固定来自于径向力(来自于自膨式或者球扩式支架)、挂钩或者倒刺,或者三者合用。依靠刚性装置提供的柱状强度发挥固定作用仍然存有争议。采用肾上固定系统帮助将支架释放于短瘤颈;多数情况下不必担心会增加肾动脉栓塞风险。

释放支架

在开展 EVAR 之前,配备熟悉这一技术的麻醉和护理人员很重要。护理人员需要通晓全套腔内器材的名称和用途。麻醉成员应该熟悉手术和外科显露所需的患者体位。只要手术室配有良好的图像增强器或者放射科的感染控制得力,手术安排在手术室还是放射指导下的介入治疗对结果几乎没有影响。

在开始任何特定的 EVAR 前,外科医生应备有额外的导丝、导鞘、导管以及支架备货,这样可供应急之需。获得这些额外备货会产生 EVAR 成功和中转开放手术之别。因此,许多支架制造商都提供补充器具箱。

在诺丁汉,患者在手术室、硬膜外麻醉下接受 EVAR。热衷者曾经展示局麻下 EVAR 的可行性,然而绝大多数患者对硬膜外麻醉耐受良好,感到舒适和平静。

患者仰卧于带有造影轨道的手术台上,消毒准备。体位的摆放应允许显露双侧腹股沟和腹部。所有患者应预防性应用抗生素,导入移植物前全身肝素化。腹股沟切口应便于显露双侧股总动脉(CFA)。穿刺 CFA,导入软头导丝至腹腔干以上的主动脉,轻柔操作,连续透视,小心避免形成夹层。在导管置入动脉前,放置导鞘,以免导管反复进出过程中损伤动脉壁。用肝素盐水清洗导丝以减小摩擦。

在诺丁汉,我们发现双侧采用 4F 造影导管有所帮助。这些 4F 导管头端不透 X 线的标记留在瘤腔的低位。通过它们的存在标明主动脉分叉的位置,这在释放分叉型模块式支架时特别有用。随后,可将其慢慢下拉入髂总动脉,用来准确显示髂内动脉所处的位置。它们还可允许在最后的时刻调整髂支末端的位置,从而避免覆盖髂内动脉并最大程度地覆盖髂总动脉至其分叉。

硬导丝对于成功导入支架输送系统是必不可少的。它们拉直髂动脉,防止打折,便于输送系统导入。在 EVAR 开展的早期,许多患者由于髂动脉迂曲而不得不中转开放手术或者被拒绝施行 EVAR。单纯的髂动脉扭曲一般可以被硬导丝克服,但是合并严重钙化则往往会妨碍输送系统导入。因为硬导丝可能导致动脉壁损伤,每次必须经导管来置入,绝不可以单独导入。

支架的定位在患者体外进行。外科医生尤其要寻找不透 X 线标记的位置,经常可以在髂支、末端等处发现。每次必须确认支架预装在输送系统中,而且包含了所需数量的支架。

导入支架前,透视对准 T12-L1 椎体水平定位肾动脉。经造影确定其确切位置。造影剂最理想的注射方法是利用高压注射器。然而,经 7F 导管手推造影剂能够获得满意的图像。在诺丁汉采用一种标记装置标记肾动脉的位置(图 18.1)。导入支架时上下移动患者会失去定位。这种标记装置包括造影轨道上的可移动不透 X 线标记、留置于主动脉内的测量造影导管以及 C 臂上的标记。当造影轨道的标记和测量导管固定时,就可将 C 臂在患者上下移动 (例如观察支架的导入),然后还能精确地回到同一位置。这种方法避免视差,减少造影剂用量,缩短手术时间。

导入支架时使用 C 臂透视跟踪导入过程非常重要。经髂动脉缓慢导入支架,使支架的走行与动脉形态保持一致。当支架导入至主动脉正确位置

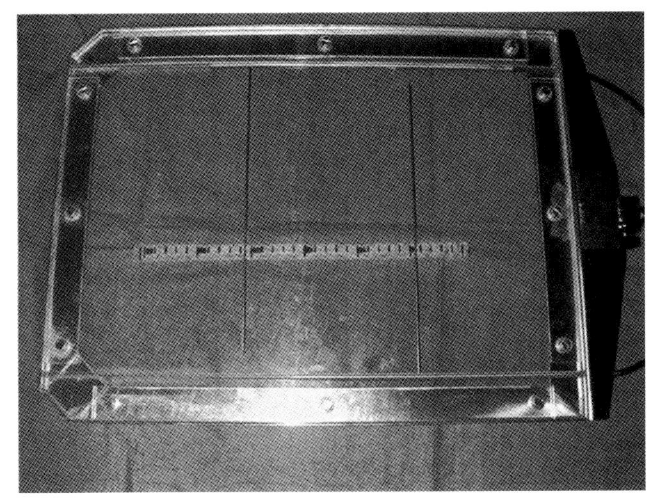

图 18.1 可调节标记系统(在手术台造影轨道上运行)。

时,4F 导管将显示对侧支是否在主动脉分叉水平以上打开。支架释放之前需要进一步造影显示肾动脉。此时宁可将支架释放得过高,而不可过低。在支架完全释放前总可以将支架拉向足端,而不可能推向头端。

释放带有倒钩或倒刺的支架前,最好移开支架附近的导管。回拉输送系统的外鞘时,应注意支架头端,保持稳定,不移动。此外,始终将位于支架上方胸主动脉内的硬导丝保留在视野范围以内。导丝容易向足端移位,尤其在反复的导入、撤出导鞘和导管时。助手必须警惕导丝移位,导丝移位常表现为打圈。

释放模块式支架时,必须注意重叠的程度和髂支在髂总动脉内的位置。髂内动脉的位置可能在导入硬导丝和导鞘后发生改变,需要重新造影。4F 导管在此时发挥作用。将其拉回入髂总动脉来显示未必还在同一平面的髂内动脉开口。一旦定位即可以释放髂支,确保其未移位进入主体过深或者脱离主体。

建议在支架锚定区以及髂支与支架主体重叠部分进行低压球囊扩张(塑形),植入自膨式支架,以加强固定。由于动脉成形球囊产生的压力可能使支架或者动脉壁破裂,应避免使用。瘤颈或者髂总动脉有附壁血栓时最好避免球囊扩张,尽量减小栓塞的风险。

手术结束即时造影最好分次分部位进行,包含肾上主动脉和支架主体。近端和远端 I 型内漏常表现为支架与动脉之间的缝隙内立刻出现云雾状影。而 II 型内漏延迟几秒钟后才显影。不同角度多次造影很少能提供有价值的信息,一般没有必要。

手术结束时,在透视监测下撤出支架输送系统、导管和导丝。使用传统缝合技术关闭动脉,这可以确保良好动脉正向和反向血流。因为有时需要再行动脉造影或者股动脉切开处以远的动脉取栓,所以在最后关闭腹股沟切口之前常规检查足的皮色与动脉搏动总是明智的选择。

术中并发症的处理

细心的术前规划与有序细致的手术技术往往能避免很多术中并发症。

内 漏

术后即时造影常发现位于支架外、瘤腔内的血流。治疗取决于分型。

I 型内漏(锚定区)

所有患者都不应带着 I 型内漏下手术台。治疗取决于内漏的原因。腔内处理对多数内漏有效,例如单纯顺应性球囊扩张获得支架的良好贴附。如果支架释放于瘤颈的位置过低,则选用带膜的延伸段支架重新向更近端定位,平肾动脉水平释放。延伸段的直径应与已经释放的支架相等。当瘤颈锚定充分(例如并非支架释放水平偏低),而内漏是因为瘤颈形态异常或者过度成角时,则应选用大号 Palmaz 裸支架贴附支架和自体主动脉(图 18.2A,B)。经鞘导入这些球扩式裸支架。我们发现以肾动脉为中心充起球囊释放支架是有效的方法。

如果这些措施失败,通常需要行围绕主动脉结扎或者中转开放手术。围绕主动脉结扎最好继瘤颈部植入 Palmaz 裸支架之后施行。分离瘤颈后,在瘤颈上收紧尼龙带直至感到瘤腔搏动消失。Palmaz 裸支架防止结扎过紧和主动脉狭窄或闭塞。一般需要结扎 1~2 道。该方法是否成功可经造影证实。这种技术的并发症率常较高,常在一般情况较差的患者经历长时间、技术困难的手术无效后才施行。然而,这种方法的确避免了中转传统开放手术的长时间主动脉阻断以及创伤和应激。

中转开放修复时,主动脉阻断球囊是一种有用的辅助措施。使用常规的主动脉阻断钳完全阻断支架会遇到困难。另一种变通的方法是腹腔干上阻断。阻断球囊最好放置于肾上,并且使用放置于高达肾上平面的长鞘加以支持。如果不用长鞘,球囊容易被主动脉血流推向足端。我们喜欢使用大球囊,例如 Omega 球囊(COOK)。

动脉切开后,单纯的拖拉即可从瘤颈中取出不带倒钩和倒刺的支架。当肾上支架带有倒钩和倒刺时,一般用钢丝

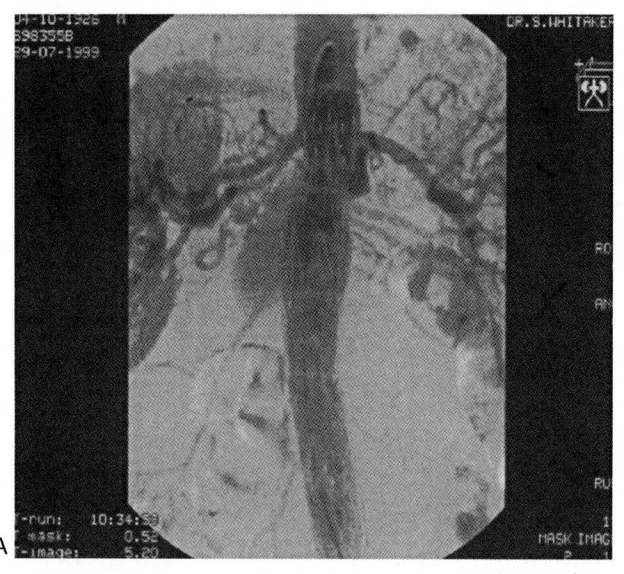

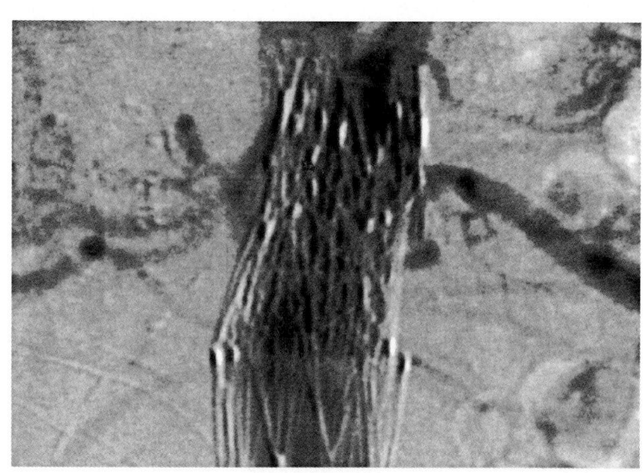

图 18.2 (A)术中Ⅰ型内漏的术中造影。(B)应用 Palmaz 裸支架治疗内漏成功。

剪离断肾下部分较好。将肾上部分留在原位,然后按照常规完成动脉瘤内缝术。远端Ⅰ型内漏往往是缘于术前规范失误(低估了支架的长度或者直径)或者支架释放过于靠近近端。治疗包括植入髂支延伸段,一般需要延伸至髂外动脉。

Ⅱ内漏(分支)

Ⅱ型内漏的自然病程仍然说法不一。不少Ⅱ型内漏未经处理就自然闭合。其他Ⅱ型内漏引起动脉瘤扩张,甚至破裂。绝大多数外科医生对于术毕即时造影发现的Ⅱ型内漏不做处理。少数积极的医生术中向瘤腔内充填凝血物质或者于内镜下结扎通畅的肠系膜下动脉/腰动脉。其他的治疗选择还有经动脉或者经腰部技术或血管腔内栓塞。我们在诺丁汉采用经沿髂支放置的导管向瘤腔内注射造影剂 (瘤腔造影)发现开通的分支。对于发现分支通畅的患者,植入促凝海绵。Ⅱ型内漏很少发生于瘤腔造影阴性者 (无分支显影)。

Ⅲ型内漏(支架人工血管膜破裂/模块分支脱节)

术中极少发生支架人工血管膜破裂。模块分支脱节通常是由于组件间

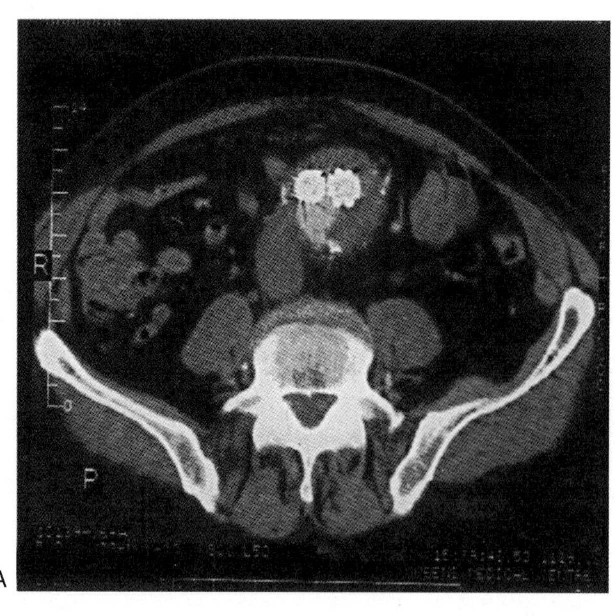

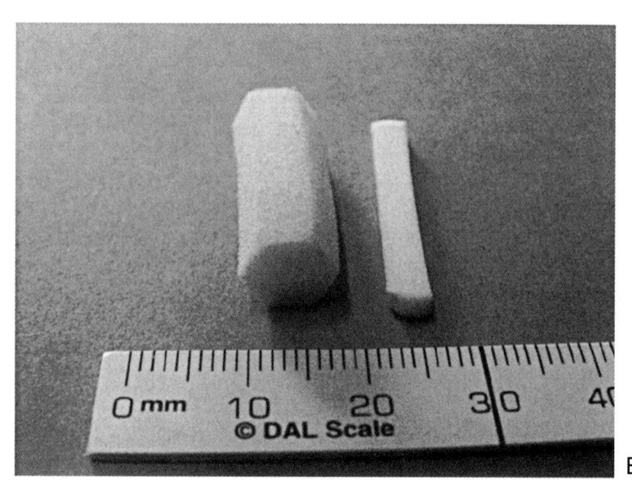

图 18.3 (A)Ⅱ型内漏。(B)准备植入瘤腔的促凝海绵。

重叠不足(图 18.4)。每个支架制造商都推荐根据设计重叠 1~2 节。如果手术结束时发现此型内漏，球囊扩张很少奏效，常需要植入延伸段支架衔接于脱节处。正因如此，直到即时造影证实动脉瘤成功旷置后才撤出分叉型支架两侧分支的导丝显得非常重要。在有裸架的情况下再次置入导丝进入支架分支是危险的。很难确定导丝是否通过了支架分支而未在行进中误入裸架。

Ⅳ型内漏(支架渗漏)

这一并发症在即时造影上表现为弥漫性雾状影而被发现，与部分薄壁支架有关。它具有自限性，无需处理。

移植物闭塞

所有接受主动脉支架修复的患者都应使用肝素全身抗凝。许多支架的输送系统允许用肝素盐水灌洗支架。在打折、动脉细、流出道差或者完全无流出道的情况下，这些措施几乎无法减少移植物闭塞的风险。移植物闭塞的处理是取栓，治疗原发病变。如果移植物完全闭塞，可以用 Fogarty 球囊导管将血栓取出，注意避免使髂支从主体上移位或者让血栓进入肾动脉。因为股总动脉内有粗鞘，所以下肢循环得以保护，避免栓塞。不全闭塞很可能通过治疗原发病而缓解，无需取栓。

打折可发生在支架节段之间无金属骨架支撑的部位，X 线透视和造影可以发现。髂动脉迂曲时可以发生打折；早期支架的髂支无加强支撑设计，常发生打折。治疗方法是去除打折，自膨式裸支架如 Wallstent，可以提供理想的解决方法。

一侧髂支或者主体释放后，将鞘回撤至髂外动脉，让血流流入髂内动脉比较重要。否则，血流流出道完全受阻，从而促使移植物闭塞。另一种促使移植物闭塞的情况是支架释放入髂外动脉。此时，髂内动脉被覆盖，血流因此只能流入股总动脉，而股总动脉被鞘阻断。这种情形还混杂着另一现实情况，即髂总与髂外动脉之间常有明显的成角，而且髂外动脉的直径明显小于髂总动脉。当支架释放于髂外动脉时，尽快将鞘撤出股总动脉开放流出道至关重要。关闭动脉切口前应常规让股总动脉近端喷血，检查血流。

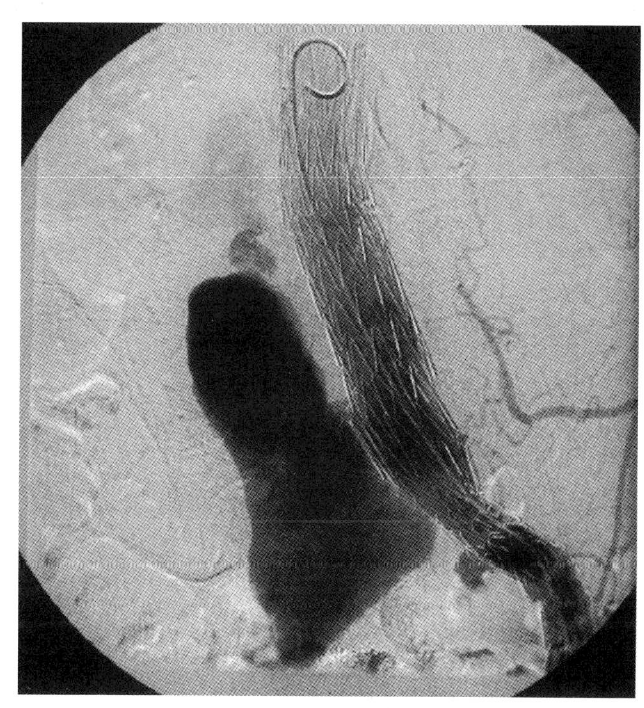

图 18.4　支架模块间脱节引起的Ⅲ型内漏。

破　裂

动脉发生破裂可能性最大的部位在髂动脉和肾上主动脉。前者发生在输送系统作用于迂曲的髂总动脉，而后者发生于瘤颈成角或术者在导丝未到位的情况下推进输送系统。无论何时，只要患者出现虚脱就应该怀疑动脉破裂的可能。胸透可以发现快速加重的血胸。破裂必须经造影证实。如果破裂位于肾动脉以远，首选的处理是快速释放支架。如果患者极不稳定，近端主动脉球囊阻断可以在支架释放前争取一些时间。

胸主动脉破裂可采用开放手术治疗，或者采取支架修复更好。

支架导入困难

严重的困难可以首先由支架(一般是金属套管组件）和导丝打折引发。这一情况持续存在可能引起髂动脉破裂，破裂常发生在活动度较小的髂动脉分叉。因此，释放系统必须在透视下通过髂动脉。近年来支架的释放系统获得改进，现在多数支架柔顺性更好，带有长锥形头，具有抗折性。此外，硬导丝使得支架输送系统可以通过那些以往认为不能行腔内治疗的动脉瘤。严重扭曲、高度钙化(尤其是周径全部钙化)的动脉仍然存在导入困难，即使最新型的导丝和支架也无法克服。

肾动脉/髂内动脉阻塞

分支阻塞往往是由支架跨开口释放引起的。肾动脉阻塞的病例都是支架释放得过高。这通常是不可逆的，但可以在释放后将支架拉向足端。完成这一操作时应该极为小心，必须在支架内充起大成形球囊(Omega)，拉向主动脉分叉，这最多仅能移动支架几毫米。如果支架肾上带倒刺则应该避免使用这种方法，因为它可能会撕裂肾上主动脉。

一些患者的肾动脉阻塞是因为栓塞，由导丝操作或者释放后球囊扩张瘤颈引起。一些栓塞容易被吸出，然而并非全都如此。

一侧或者双侧髂内动脉阻塞的临床后果轻重不一。虽然约 15%的一侧闭塞患者将有臀部间跛，但是多数患者能够较好地耐受。双侧闭塞会导致少部分患者并发需要手术干预的严重盆腔和肠缺血。EVAR 后髂内动脉一旦闭塞较难复通，而且单侧闭塞的情况下一般也不必重建。治疗的重点是预防。但还是报道了不少保持髂内动脉通畅的方法，包括髂内动脉移位、开放手术直视下将支架吻和于髂总动脉以及分支型支架。

无法导入对侧支

分叉型支架一般需要多处植入对侧髂支的腔内操作。植入前对位不准会致使导入困难。髂总动脉呈直角汇入瘤腔时常使得导入更加困难。如果髂支也过长，则股动脉入路下导管几乎不可能导入支架对侧支。这种情况下，外科医生也许得求助于对侧股动脉跨越或者肱动脉入路，对于不熟悉这两种技术的医生来讲技术要求高。分叉型支架遇到此种问题的最后解决方法也许就得使用漏斗形转换器转化成主单髂型支架，将血流从对侧支引至同侧髂支。

正因如此，应该特别考虑对侧支到主动脉分叉的距离。如果过于靠近，对侧支可能会无法打开，或者导入困难。相反，如果对侧支位置过高，主体短而髂支长，支架不易于稳定。

动脉夹层

动脉夹层是腔内手术的常见并发症，最多发于髂外和髂总动脉，但很少妨碍 EVAR。如果引起血流减少，采用植入裸支架的方法易于治疗，常可作为 EVAR 的一部分被旷置。

复杂形态近端瘤颈的处理方法

近端瘤颈解剖条件不利的患者是新的挑战。直到积累了大量解剖条件较容易的 EVAR 经验后才应着手开始处理这些病例。

近端瘤颈形态不良会与内漏和移位相关。复杂的解剖特点越多，则内漏和移位的风险越大。然而，有报道许多瘤体大、解剖复杂的高风险患者药物治疗的短期效果良好(表 18.2)。

我们对于此类患者的普遍经验是有附壁血栓的瘤颈不容易内漏，血栓的作用类似于灰浆。如果球囊扩张，可能会引起栓塞。

虽然一些研究中心成功封堵了大到 34mm 的瘤颈，但是一般直径大于 30mm 的瘤颈不适合于 EVAR。

短瘤颈仅在使用肾上固定的支架时才真正有可能 EVAR。如果释放准确，可以成功封堵短到 10mm 的瘤颈。

成角的瘤颈是指在肾动脉水平成角>60°。如果紧靠肾动脉释放支架后仍有内漏，可以植入 Palmaz 裸支架。为了精确释放裸支架，应将图像增强器放置于瘤颈长轴 90°。更新型的支架（例如 Aorfix，Lombard Medical，Abingon，U.K.）正在上市，更加柔顺，可以包容和顺应瘤颈的成角(图 18.5)。

推荐读物

1. Chaikof EL, Blankensteijn JD, Harris PL, et al. Ad Hoc Committee for Standardized Reporting Practices in Vascular Surgery of The Society for Vascular Surgery/American Association for Vascular Surgery. Reporting standards for endovascular aortic aneurysm repair. *J Vasc Surg*. 2002;35:1048–1060.
2. Whitaker SC. Imaging of abdominal aortic aneurysm before and after endoluminal stent graft repair. *Eur J Radiol*. 2001;39:3–15.
3. Chaikof EL, Fillinger MF, Matsumura JS, et al. Identifying and grading factors that modify the outcome of endovascular aortic aneurysm repair. *J Vasc Surg*. 2002;35:1061–1066.
4. Criado FJ, Barnatan MF, Lingelbach JM, et al. Abdominal aortic aneurysm: overview of stent graft devices. *J Am Coll Surg*. 2002;194(1 Suppl):S88–S97.

表 18.2 处理近端瘤颈形态不利的推荐方法

解剖特点	成功施行 EVAR 的技术/建议
瘤颈成角	准确释放(90°监视下释放)。Palmaz 裸支架。更新型的柔顺性支架
宽瘤颈	围主动脉结扎
短瘤颈	准确释放。Palmaz 裸支架。开窗型/分支型支架锥
形瘤颈	选择支架时充分放大。可能需要 Palmaz 裸支架
附壁血栓的瘤颈	避免球囊扩张近端瘤颈

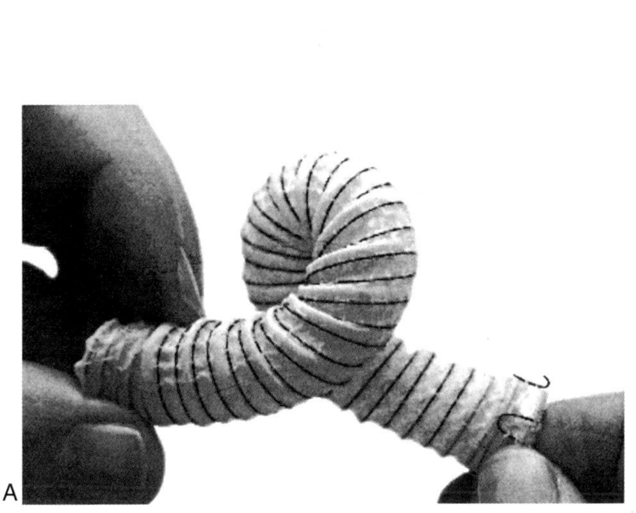
A

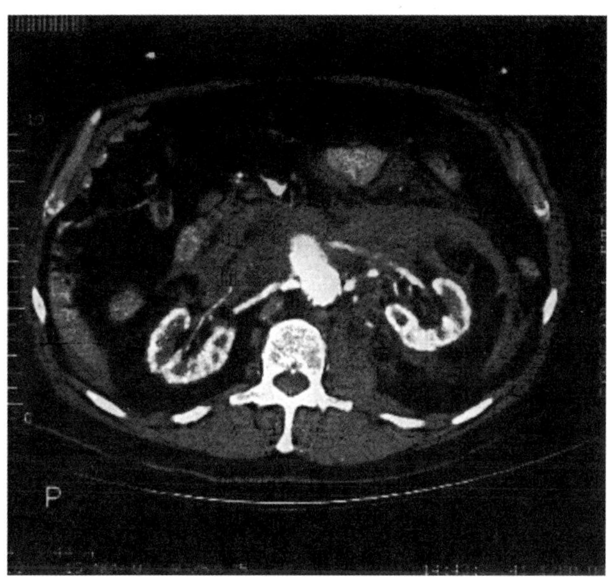

B

图 18.5　(A)用于扭曲动脉瘤的柔顺的主动脉支架(Aorfix,Lombard Medical,Abingon)。(B)可用新型柔顺主动脉支架治疗的成角的近端瘤颈。

5. Parra JR, Crabtree T, McLafferty RB, et al. Anesthesia technique and outcomes of endovascular aneurysm repair. *Ann Vasc Surg*. 2005;19:123–129.
6. Veith FJ, Baum RA, Ohki T, et al. Nature and significance of endoleaks and endotension: summary of opinions expressed at an international conference. *J Vasc Surg*. 2002;35:1029–1035.
7. Veith FJ, Baum RA, eds. *Endoleak and Endotension. Current Consensus on Their Nature and Significance*. New York: Marcel Dekker Inc; 2003.
8. Kalliafas S, Albertini JN, Macierewicz J, et al. Incidence and treatment of intraoperative technical problems during endovascular repair of complex abdominal aortic aneurysms. *J Vasc Surg*. 2000;31:1185–1192.
9. Yano OJ, Faries PL, Morrissey N, et al. Ancillary techniques to facilitate endovascular repair of aortic aneurysms. *J Vasc Surg*. 2001;34:69–75.
10. Faries PL, Cadot H, Agarwal G, et al. Management of endoleak after endovascular aneurysm repair: cuffs, coils, and conversion. *J Vasc Surg*. 2003;37:1155–1161.

编者评述

L. M. M.

AAA 腔内治疗的引入给血管外科医疗带来的变化超过了近期血管疾病治疗方面的任何其他革新。动脉瘤腔内修复 1991 年引入，现今在全球越来越多的应用于治疗 AAA。所有 AAA 患者中，至少 70%可以采用腔内技术治疗。

由 Hinchliffe 和 Hopkinson 撰写的这一章对 AAA 腔内治疗做出了清晰、简洁但尚不全面的论述。这些研究者自该技术问世之初就涉足到该领域。他们的经验、对这一技术的贡献以及他们的导管技巧在整篇文章中尽显无遗。

作者回顾了该类患者的术前评估，尤其评估方法的发展使绝大多数患者再也无需导管造影。有关腔内技术旷置动脉瘤适应证的形态学标准现在基本达成一致。文章中对动脉瘤腔内修复提供了逐步论述。这些论述反映了作者们的丰富经验，来源于手术过程，因而也使得这些论述成为初学者的宝贵资源。

作者们既讨论了术中并发症，也讨论了术后并发症。主要的围手术期并发症是各种类型的内漏，即动脉瘤旷置后支架以外的血流。最后，作者们提供了处理近端瘤颈复杂形态的方法，如果应用成功，会增加动脉瘤腔内修复的比例。

(董智慧　符伟国　译)

第 19 章

复杂性肾下主动脉瘤的特殊因素

Margaret L. Schwarze, Benjamin J.Pearce, Bruce L.Gewertz

本章综述了在诊断和手术处理主动脉瘤时可能遇到的各种病理学异常。我们强调了术前评估的重要性,术前评估应用新的影像学技术如 CTA (computed tomography angiography) 和 MRI(magnetic resonance imaging),力求得到必要的解剖学信息。我们讨论的中心是在手术时必须经常做出合理的判断, 以保证足够的暴露和安全修复动脉瘤。

炎性动脉瘤

约 5%的腹主动脉瘤患者具有炎性动脉瘤的典型表现:瘤壁增厚,主动脉周围和腹膜后广泛纤维变性以及与相邻器官致密粘连。约 90%的炎性动脉瘤会累及十二指肠, 而有一半的患者累及其周围的静脉, 四分之一的患者累及输尿管。腹膜后纤维变性的程度和范围差异很大,但原因尚不知晓,而且常在动脉瘤切除后缓解。

对动脉瘤发病机制的最新研究证实了炎症在各种动脉瘤形成时的作用, 这表明炎性动脉瘤(inflammatory aortic aneurysm,IAA)的形成不是一个完全独立的过程, 而仅仅是动脉粥样硬化性动脉瘤的具有炎性成分的一个亚型。一种假设是主动脉瘤样扩张时免疫调节细胞淤滞,炎症反应加重,偶然引起血管内壁淋巴管闭塞。IAA 时前外侧壁的纤维变性程度明显超过后壁这一事实支持该理论, 这是因为淋巴系统在前外侧壁的分布比后壁更加密集。IAA 时的动脉外膜比单纯的动脉粥样硬化性动脉瘤更易引起 T 淋巴细胞、浆细胞和巨噬细胞的浸润。IAA 时动脉内壁的水肿程度也有差异,中膜层和外膜层增厚,常超过 2cm。

诊断和术前评估

除搏动性肿块外,许多 IAA 患者有与动脉瘤相关的背痛或腹痛病史。腹痛和较少见的不完全性小肠梗阻导致的体重减轻,见于大约 20%的病例。吸烟是大多数动脉瘤患者常见的危险因素,几乎 100%的 IAA 患者都吸烟。相比单纯腹主动脉瘤,IAA 的患者年龄要小 5~10 岁,且在发现时瘤体会更大。25%的患者扪诊时有疼痛。

实验室检查有助于诊断 IAA,但特异性不高。多数病例都有血沉(ESR)增快,但亦无特异性诊断价值。IAA 患者的 C 反应蛋白(CRP)要高于非炎性患者,但尚不清楚其是否与 IAA 瘤体增大有关。由于腹膜后纤维变性可将输尿管包绕, 肾损害和尿路梗阻的发生率可高达 15%。

1972 年 Walker 最初描述了 IAA,到目前 CT 可以提供更加有效和详细的资料, 从而可以更好地评价动脉瘤和进行 IAA 术前评估。对比增强 CT 诊断炎性动脉瘤的敏感性可达 90%。特征性表现为动脉壁增厚 (“炎性管壁”),静脉注射造影剂时显影增强。其他与 IAA 相关的影像学表现有血管内壁被其他成分包绕的钙化环和后壁的外膜缺失。CT 还能精确判断腹膜后纤维变性的程度以及明确有无尿路梗阻和肾积水。实际上重要的形态学资料,包括瘤体大小,附壁血栓的有无,髂动脉有无受累, 内脏动脉是否通畅以及是否适合腔内治疗, 都可以通过 CT 进行评估。

对静脉用造影剂有禁忌的患者,MRI 和 MRA 可以提供有效的诊断和评估。T1 加权成像显示主动脉壁高信号和低信号的交替区提示 IAA 诊断。与 CT 一样,MR 亦能说明腹部和腹膜后伴发的病理变化。

必须注意其他动脉损害也可能会有类似的特征。感染性或霉菌性动脉瘤常表现为腹痛、血沉增快和包绕动脉瘤的不对称的肿块。感染性动脉瘤可有其他脓毒血症的表现如发热、白细胞计数增高、血培养阳性等, 这在 IAA 是不常见的。若因患者有菌血症、心内膜炎病史、静脉药物滥用史或腹部脓毒症而高度怀疑感染性动脉瘤的存在,诊断时需慎重。至少需要反复多次远端动脉血培养和超声心动图检查。术前明确诊断非常重要,感染性动脉瘤与炎性动脉瘤的手术方案有显著不同。

手术因素和技术

许多学者认为伴随IAA发生的致密的纤维化会增加动脉瘤的机械强度,从而会减少瘤体破裂的风险。但没有任何理论可以证实这一观点,修复IAA的适应证与其他类型动脉瘤是相同的。对无胃十二指肠和尿路梗阻的病例可进行随访,但下列情况除外:瘤体直径大于5.5cm;1年内瘤体直径增大超过0.5cm。这是因为,炎性动脉瘤除瘤体较小的患者外都有明显的背痛、腹痛或体重减轻等症状。由于这些症状无法与动脉瘤破裂前兆相区别,当出现这些症状时应行动脉瘤修复。对所有的腹主动脉瘤患者,触诊时有腹痛均应行急诊修复。任何影像学或临床表现提示动脉瘤破裂时,无论瘤体大小均应立即处理。

择期手术的术前准备与其他肾下腹主动脉瘤修复术的准备类似。有些外科医生会要求术前进行适当胃肠道准备,但我们不将此作为常规。肾盂积水和中度肾功能不全的患者应准备输尿管支架。此类情况如果时间允许,术前改善肾功能将大大有利于患者。对无输尿管梗阻表现的病例,该措施无明显效果。手术开始前应根据用药习惯预防性应用抗生素。三腔导管或Swan-Ganz导管检测中心静脉,并须放置动脉内导管。备4个单位的红细胞悬液。应配备保存和回输自体血的装备,以尽量减少输注同种异体血。

手术显露

炎性动脉瘤修复有经腹腔和腹膜后两种入路,何种为最佳暴露途径目前仍有争论。主张经腹腔入路的医生认为该路径可以方便地找到肾下腹主动脉的瘤颈并易于暴露腹腔动脉以上的主动脉。主张腹膜后入路的学者认为该方式可以更好地暴露肾上主动脉行横行阻断以及避开与十二指肠紧密粘连的主动脉前方。经腹膜后入路在暴露时将左肾抬高也能减少术中损伤左输尿管的风险。外科医生在选择入路时可根据经验和习惯以及术前CT扫描得到的信息,而特殊入路会导致特有的解剖学损伤。如果术前能诊断IAA,我们更倾向于腹膜后入路。

除手术入路外,安全修复炎性动脉瘤的关键还在于最少地剥离主动脉周围组织。主动脉与十二指肠、腔静脉、肾静脉以及输尿管紧密粘连,腹膜后入路会给暴露肾下动脉瘤颈带来困难并可能损伤上述结构。应特别指出的是,应该避免从主动脉分离十二指肠第3、4段,这种尝试往往会失败,后果是损伤肠管。典型情况下,致密的纤维变性局限于主动脉下段到肾静脉,在该水平以上分离和控制主动脉是安全的。

如果采用经腹腔入路,不管近端动脉瘤炎性程度如何术中均应切开。对许多患者来说分离睾丸或卵巢静脉会增加左肾静脉游离度,使暴露瘤颈时不受其牵累。另外,如果保留性腺血管和腰动脉,应该分离左肾静脉以更好地暴露主动脉。如果肾血管水平的主动脉受炎症累及,则有必要在腹腔动脉水平以上阻断主动脉。最好的显露方法是分离肝胃韧带,将食管和近端胃拉向左侧并分离膈肌脚。可用探条和鼻胃管确定食管的位置。虽然前壁和两侧壁要自近纵隔到腹轴线尽量游离,但此时不一定要将主动脉环绕暴露。

经腹膜后入路完全到达主动脉后,抬高左肾、胰腺和脾脏,近端安全的主动脉阻断区即在这里。根据我们的经验,在肾动脉上方(肾上或腹腔动脉以上)阻断主动脉适用于75%的患者。

一旦控制主动脉近端,即可沿左前外侧壁纵行切开主动脉而不损伤十二指肠。这时寻找左侧输尿管的位置很重要。与大多数动脉粥样硬化性动脉瘤手术时将输尿管推向一旁不同,IAA手术时变性纤维组织会将输尿管拉向中央,在解剖过程中可能将其损伤。腔内控制髂动脉最好使用球囊阻断。管型移植物用于重建血管,2–0或3–0单根丝线大针关闭组织。近端吻合完成后,松开肾上的阻断钳,并将其钳于移植血管上。若需要作隧道至右腹股沟行股部的吻合,必须小心处理。少数情况下,须经腹膜后入路直接到左腹股沟区,建立左侧到右侧的股–股旁路。

炎性动脉瘤术后特异性并发症

许多统计研究表明,IAA修复术后肾衰竭的概率增加。这可能是继发于术前尿路梗阻和常见的肾上主动脉阻断。选择性术前尿路减压和近端快速的解剖操作是避免此并发症的最好方法。

误伤十二指肠的情况很少发生,但后果严重。一旦发生建议立即修补,行胃空肠吻合改道。若由于直接损伤或阻断造成输尿管损伤,需要行肾造口引流或肾切除术。

静脉畸形

静脉畸形或称静脉变异相对少见,在待行主动脉瘤修复的患者之中仅有2%的发生率,但误伤这些血管会带来破坏性的后果。术前明确和了解最常见的静脉变异可避免术中发生难处理的和潜在致命性的事件。

胚胎静脉系统的生成发展出现在妊娠期间静脉回流发生一系列的变化之后,以后主静脉、下主静脉,最后是上主静脉的出现和退化为特点。不超过10%的患者血管发育停滞在原始阶段而形成了各种各样的静脉畸形，包括主动脉后方左肾静脉和完全的下腔静脉转位。

实际情况下静脉变异主要可分为两类：迷走左肾静脉和右侧下腔静脉。主动脉后方左肾静脉主要有三种类型(图 19.1)。Ⅰ型为主动脉后方的左肾静脉位于左肾动脉水平。该种类型的左肾静脉前壁会发生退行性变。在人群中发生率为 0.3%~1.9%。Ⅱ型为左肾静脉汇入下腔静脉尾部或直接汇入左髂静脉。与Ⅰ型不同的是，左肾静脉在肠系膜下动脉水平跨过主动脉。人群发生率为 0.4%~0.9%。Ⅲ型静脉变异为环形左肾静脉或称作“静脉环”。永久性下主静脉和上主静脉导致一系列畸形，包括交错汇入下腔静脉的主动脉后方的小静脉和真正的由前后左肾静脉构成的动脉环。这种静脉环在人群发生率为 2%。

腔静脉变异分为两类：重复和转位。双下腔静脉的发生率为 0.2%~3%。出现这种异常时，重复的腔静脉与主动脉平行。左肾静脉汇入左侧腔静脉，然后在肾动脉水平从前方，或在很少情况下从后方，跨过主动脉。在完全重复腔静脉的情况下，髂静脉和右侧的腔静脉相交通，因此左侧腔静脉能与肾脏水平的主动脉相接触。腔静脉转位时，较大的单独的下腔静脉沿主动脉左侧上行，在肾动脉水平跨过主动脉到其右侧，其延续向上类似于右侧位的腔静脉。比较典型的是性腺和肾上腺静脉直接汇入左侧的下腔静脉，这与正常时汇入右侧的肾静脉是相反的。腔静脉转位在人群中的发生率为 0.2%~0.5%。另外还有一种在左髂静脉前方的变异也应引起注意。这里常发生腔静脉或髂静脉与后方的输尿管粘连。

诊断和术前评估

尽管腹腔内静脉变异在人群中

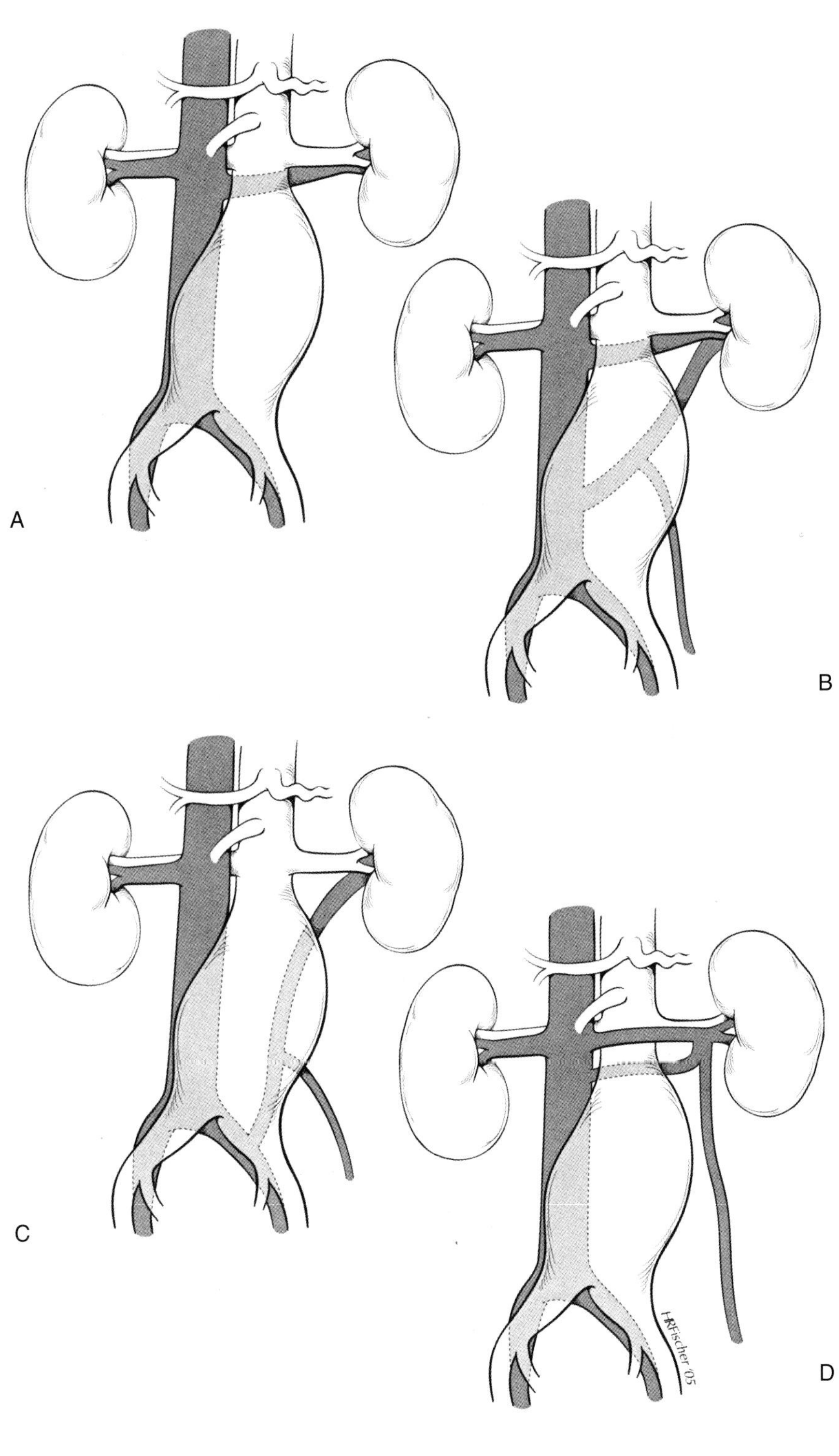

图 19.1 四型主动脉后方左肾静脉(LRV)的说明。(A)主动脉后方左肾静脉Ⅰ型。(B)主动脉后方左肾静脉Ⅱ型，左肾静脉汇入下腔静脉。(C)主动脉后方左肾静脉Ⅱ型，左肾静脉汇入左髂静脉。(D)环形左肾静脉。(Reprinted with permission from Karkos CD, Bruce IA, Thomson JL, et al. Retroaortic left renal vein and its implication in abdominal aortic surgery. Ann Vasc Surg. 2001;15(6):703-708.)

的发生率高达5%,但在多数需要行动脉重建的研究中却发现主动脉后方左肾静脉的发生率不足2%。该损伤的严重性不能忽视,要求术者在术前要明确解剖结构。术前常规系统地阅读CT评估有无静脉变异的存在是最重要的预防措施(图19.2)。如果怀疑存在静脉变异或诊断不明确,可行静脉造影或MR静脉成像描述静脉解剖结构。若术前未行CT扫描,建议常规在主动脉操作开始前确定左肾静脉位置。若能确定肾动脉位置在左肾静脉前方或遇到前方细小的肾静脉,应高度怀疑肾静脉变异的存在。切记即使找到一条粗壮的前方左肾静脉也并不能排除围绕主动脉的肾静脉环的存在。

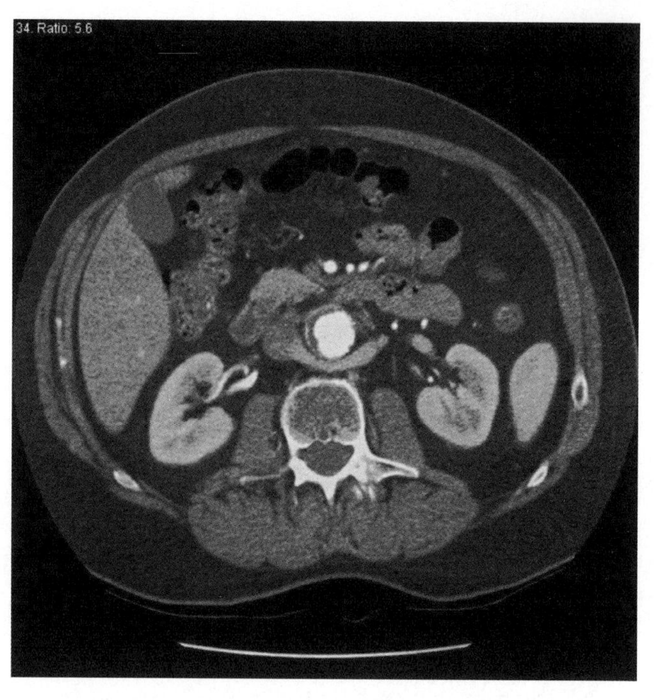

图19.2 CT扫描提示主动脉后方左肾静脉Ⅰ型。

手术因素

术前护理同其他肾下型腹主动脉瘤的护理。应与麻醉医师讨论静脉的解剖结构,要明白损伤会导致大量失血,应为此做好准备。自体血回输装备、库存血和快速的输入装备均有助于严重静脉损伤的处理。有限且足够的切开肾下主动脉是存在静脉变异时主动脉修复的指导原则。尽可能少切开主动脉后部和环绕控制瘤颈可以避免损伤主动脉后方的静脉。许多专家建议使用直钳垂直钳闭主动脉,而反对使用成角的阻断钳或Satinsky钳,以尽可能减少对主动脉后方静脉的潜在损伤。对Ⅱ型主动脉后型左肾静脉的患者,在肾静脉横过主动脉的水平控制近端主动脉是安全的。对Ⅰ型左肾静脉和静脉环的患者,动脉阻断钳应在静脉水平以下并应避免钳夹损伤。

除了初始切开主动脉时导致的损伤,误伤静脉还可能发生在结扎腰动脉或瘤体内置入人工血管移植物时。后方深面的缝合可能引起大量出血,偶可引起主动脉-人工血管-静脉瘘。如果动脉瘤修复过程中出现主动脉后方的静脉损伤,最好控制主动脉并完全分离暴露受损静脉。盲目试图修复严重的静脉损伤常常失败并导致更严重的损伤,包括裂口延长至损伤肾上段的静脉及腔静脉。

马蹄肾

马蹄肾的特征性表现为两侧肾低位靠近腹主动脉,纵轴平行且下极在主动脉前方融合。虽然仅有0.25%的患者需行主动脉手术,但这种畸形对血管外科医生而言有相当大的挑战性。连接两侧肾脏的峡部形态各不相同,可以为薄的纤维索带,也可以是扫描时密度较高的肾实质和肾盏。输尿管常沿峡部前面下行。肾脏血管的解剖类型差异很大,常见多条肾动脉存在,有时血管系统难以预测。

肾异位是一种类似的畸形,肾脏可以在盆腔或腹腔任何位置,但与对侧肾不相交通。肾异位为典型的单侧发病。

诊断和术前评估

马蹄肾的存在可能会导致在查体时过高的估计肾下腹主动脉的口径。CT扫描有助于明确此畸形的存在和确定肾下腹主动脉的实际口径大小。60%~80%的人会有副肾动脉,明确副肾动脉的存在及位置,是成功修复动脉瘤和同时保留肾功能的关键。主动脉造影、MR或CT成像是必需的。最近的影像结果有助于确定输尿管的行程。

手术因素和技术

复杂的肾脏异常不是主动脉瘤治疗的禁忌证,但为达到最佳效果,必须行仔细的术前准备。我们用常用的测量标准和风险评估来判定修复术的必要性,得出腔内修复术是不可取的。腹膜后入路对马蹄肾来说是优先的选择。根据其特殊的解剖结构,对其他未在正中线融合的肾畸形,经腹腔入路和腹膜后入路都是可行的。还有许多外科医生发现术前放置肾支架可预防术中损伤输尿管，但我们除特殊情况外不选择此技术。沿主动脉左后壁切开动脉瘤再植瘤腔内的肾动脉。对须切开右髂动脉或合并有闭塞性疾病的患者，从右侧四分之一对口切开以暴露和控制右髂动脉会使其获益。

经腹腔入路

在有急迫症状或破裂动脉瘤的急诊手术时，采取经腹腔入路时如遇到马蹄肾，需要在控制肾下主动脉瘤颈后仔细判断肾血管的解剖位置。尽可能轻柔地游离肾峡部以保证其上下都可以移动。大的副肾动脉(>2mm)确定在峡部后方进行移植。虽然实际上峡部常常无血管通过，在必要时可以将其分开，但峡部常有肾盏结构，分离可能会导致输尿管漏或瘘。约 20%的马蹄肾患者患有慢性尿路感染，因此尿液漏出时会导致主动脉移植物感染。保留肾峡部的另外一个原因是供血的不确定性。结扎细小的副肾动脉可能会导致大量肾实质的缺血坏死，引起术后肾衰竭。

在全身肝素化和给甘露醇后，上钳阻断主动脉和髂动脉。切开动脉瘤，围绕副肾动脉留置主动脉套囊以行移植。用冰盐水和甘露醇冲洗发自动脉瘤内的肾动脉；如果主动脉重建预期时间超过 45 分钟或由于肾上或肾水平钳夹主动脉使得主肾动脉血流阻断，需要持续肝素化生理盐水冲洗。Army-Navy 牵引器或 Penrose 牵引带更易于移动峡部。首先将峡部移向下方完成近端吻合(图 19.3A)。主动脉移植物通过肾峡部后方（图 19.3B)，将峡部提起完成远端吻合。当主动脉被管形或分叉形人工血管置换后，在人工血管上置侧壁钳使副肾动脉再植在其后壁上。如果髂动脉吻合预计时间较长，主肾动脉受累，则最好先移植肾动脉以减少热缺血时间。

腹膜后入路

低位的，第 10 或 11 肋间隙的腹膜后切口可以更容易地暴露整个腹部主动脉和马蹄肾。用这种方法，可以避免切开肾脏以及其相关的畸形动脉或尿液收集系统。在肾静脉水平控制近端主动脉，腹腔脏器和所有肾脏结构都可以移向前内侧。副肾动脉和右髂动脉可以由主动脉内控制，

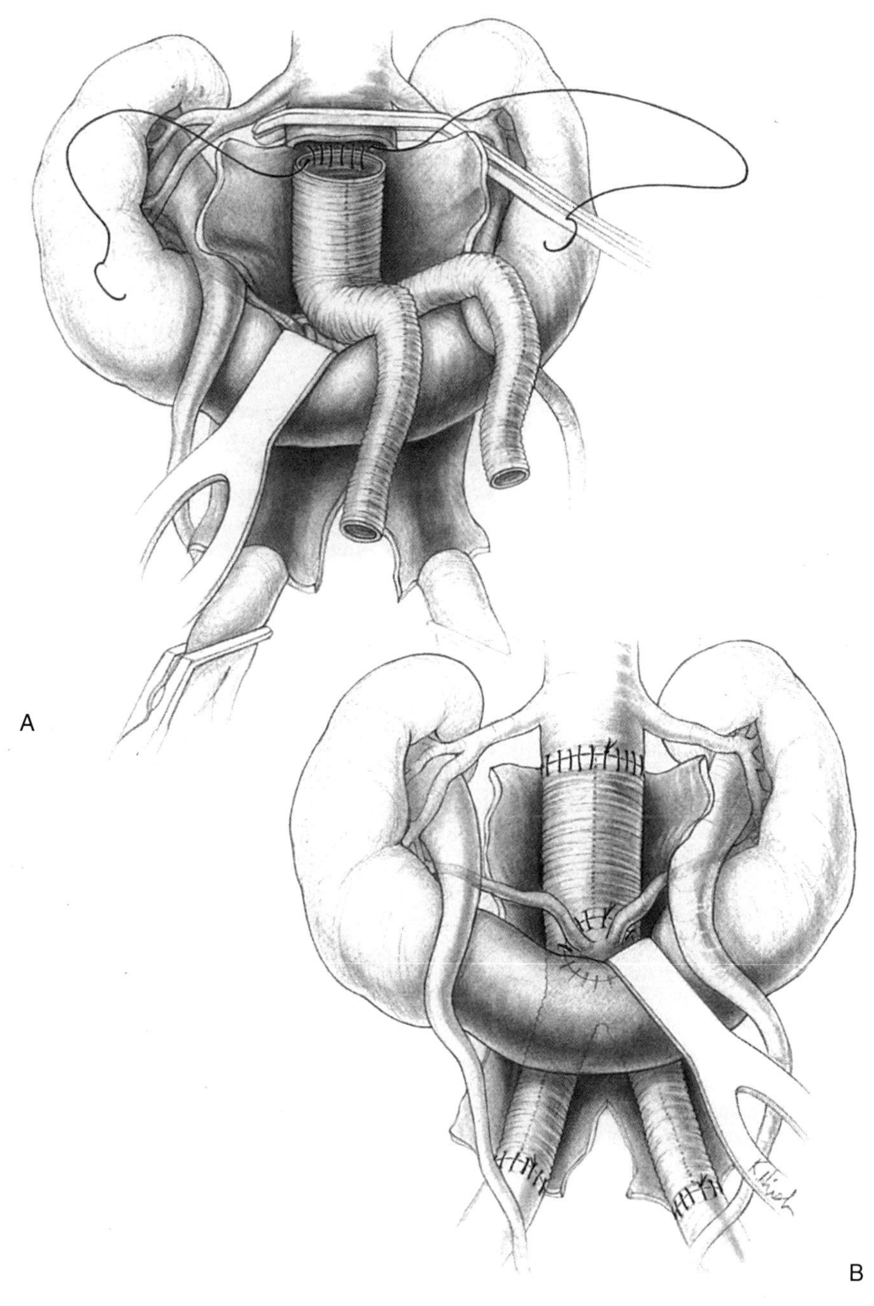

图 19.3　(A) 伴发马蹄肾患者的动脉瘤修复。轻柔地牵拉肾的峡部以解剖近端主动脉。(Reprinted with permission from Zarins CK, Gewertz BL. *Atlas of Vascular Surgery*. *Skinner* DB, series ed. New York: Churchill Livingstone; 1989:59.) (B)肾后方血管植入主动脉修复和移植副肾动脉纽扣。(Reprinted with permission from Zarins CK, Gewertz BL. Atlas of Vascular Surgery. Skinner DB, series ed. New York: Churchill Livingstone; 1989: 59.)

但左髂动脉要直接暴露出来。全身肝素化后，钳夹主动脉并沿后外侧壁切开主动脉。用小球囊导管腔内阻断髂动脉和副肾动脉的反流血。冰盐水灌注肾脏。完成近端吻合后，原来位于瘤腔内的副肾动脉纽扣状再植于人工血管，然后行远端髂动脉的吻合。在此时直视右髂动脉可能会比较困难，而腹膜后入路对口切开暴露右髂动脉或延长切口至股动脉可解决这个难题。

术后并发症

伴发马蹄肾的腹主动脉瘤修复虽数量有限，但多数主要的治疗中心都有很高的成功率。肾功能不全和急性肾衰竭是术后严重并发症，常导致死亡。因此，对术前肾功能正常的患者行保肾治疗是很有必要的。术前肾功能不全的患者术后易于发生肾不良事件，术后需要长期透析的概率很大。对这一高风险的人群要求术前最大程度地改善肾功能并保证至少一周无菌尿。

肾移植患者的主动脉修复

作为器官移植的受益者，50 岁以上接受肾移植的人群数量在增加。该类患者具有临界肾衰竭、使用类固醇药物以及肾移植术后需免疫抑制药物维持的特点，这些相关的危险因素使动脉硬化的发病率增加。值得注意的是，有证据显示长期使用免疫抑制剂时动脉瘤会不断进展。

手术因素

待行肾移植的瘤体较小的动脉瘤患者，应优先考虑动脉瘤修复术，这是因为，一方面使用免疫抑制剂时，动脉瘤有增长的风险；另一方面，动脉瘤修复术时很可能导致移植肾的损伤。对已接受肾移植的动脉瘤患者行修复术的挑战在于保护移植肾和处理免疫抑制相关的并发症。动脉瘤修复过程中移植肾对缺血和血栓更加敏感。仔细全面的术前计划和术中操作是手术成功的关键。

对肾功能正常和非复杂性主动脉瘤的修复，我们更喜欢直接快速的操作而不采用任何肾保护措施。移植肾血流倒灌和阻断时间不超过 45 分钟可以保证操作的安全性和合理性。对已有肾功能损害和预计阻断时间长的患者，可采取多种方法保肾，包括肾低温和分流灌注移植肾。冷却肾时可用冰水浴或经同侧股动脉冷灌注液冲洗。分流可有多种选择，最常用的是临时或永久性腋–股旁路。另外还有主–股分流或经股动脉插管体外循环。

主动脉–腔静脉瘘

主动脉–腔静脉瘘使 2%~4%的破裂腹主动脉瘤变得复杂，通常都需要急诊手术。90%的瘘发生在主动脉分叉部与髂静脉或腔静脉之间。少见的情况下主动脉可以破入肾静脉或肠系膜静脉。自发侵蚀主要静脉的腹主动脉瘤患者常有急性症状，通常是腹背痛，有时伴发充血性心力衰竭引起的呼吸困难。体检时常有低血压，颈静脉怒张，第三心音奔马律–一种持续的腹部机器样杂音，以及下肢肿胀、皮肤花斑样改变和局部静脉压升高。血尿和急性肾功能不全常发生于主动脉–腔静脉瘘患者，瘘道修补后肾功能不全通常能恢复。

床旁多普勒超声可以通过测量下腔静脉或左肾静脉的高速血流来快速诊断主动脉–腔静脉瘘。

CT 扫描静脉早期显像也具有诊断意义，并有显示主动脉解剖结构备行手术的附加价值。瘘解剖位置的精确定位有时是不可行的，也并非必不可少的。CT 扫描可以显示相关的静脉畸形，如腹主动脉后方左肾静脉，发生于 20%的主动脉–静脉瘘和 6%的主动脉–腔静脉瘘患者。这些资料对设计主动脉的暴露和闭合方式是相当重要的。对这些病例并非必须要行主动脉造影，因为大量的术前分析，特别是使用肾毒性的碘化造影剂会延误进入手术室的时机。如果时间不允许进行仔细术前分析或诊断明确，可以在术中根据腹膜后震颤或盆腔静脉充血诊断主动脉–腔静脉瘘。存在主动脉–腔静脉瘘的另外一个依据是，满意控制近端和远端主动脉后，切开瘤腔仍有持续出血。

手术因素

麻醉师在诱导前应了解此特殊情况的存在和可能发生的并发症。讨论术中可能发生的不良事件，包括大出血、肺栓塞以及阻断腔静脉引起的急性前负荷降低等，可帮助其他人预测问题的发生并快速做出处理。应该避免瘘修复前和关闭主动脉–腔静脉瘘道后迅速灌注，以免引起容量超负荷。初次手术的患者使用自体血回输设备很有必要。

由于与下腔静脉和髂静脉交通，对暴露的要求提高，经腹腔入路要优于腹膜后入路。控制主动脉近远端时应尽量少切开后腹膜，以免损伤充盈的静脉引起大出血。过多解剖静脉系统或试图环绕控制下腔静脉是危险的举动。一旦钳夹并切开主动脉，静脉会出血很快。此时最好行压迫止血，如果在近端和远端放置海绵条。一旦确定静脉有缺损，通常用 Foley 导管 30mL 球囊控制下腔静脉或髂静脉。球囊必须轻柔地置入，以避免医源性静脉壁损伤或造成瘘的静脉端或动脉端的附壁血栓脱落。操作引起的下腔静脉闭塞会导致严重的静脉回流减少和低血压。为达到满意的预期效果，麻醉师应该和外科医师进行讨论。

控制下腔静脉后，瘘修补应该从动脉瘤腔内开始连续缝合（图 19.4）。在少数情况下，腔静脉缺损太大时需要补片修补。同样，操作也应该从动脉瘤腔内开始。只要控制瘘管，动脉瘤的修补可以按标准模式进行。

术后并发症

静脉损伤后遗症和静脉淤滞包括肺动脉栓塞等可使主动脉-腔静脉瘘的修补变得复杂。截瘫也有报道，但机制尚不明确。术前肾功能不全常见，可能是由于肾静脉高压和肾脏生理功能的改变（球管反馈伴血管紧张素分泌过多）。尽管术后肌酐增高会持续存在，但肾功能不全很少会进展为需透析治疗的少尿型肾衰竭。

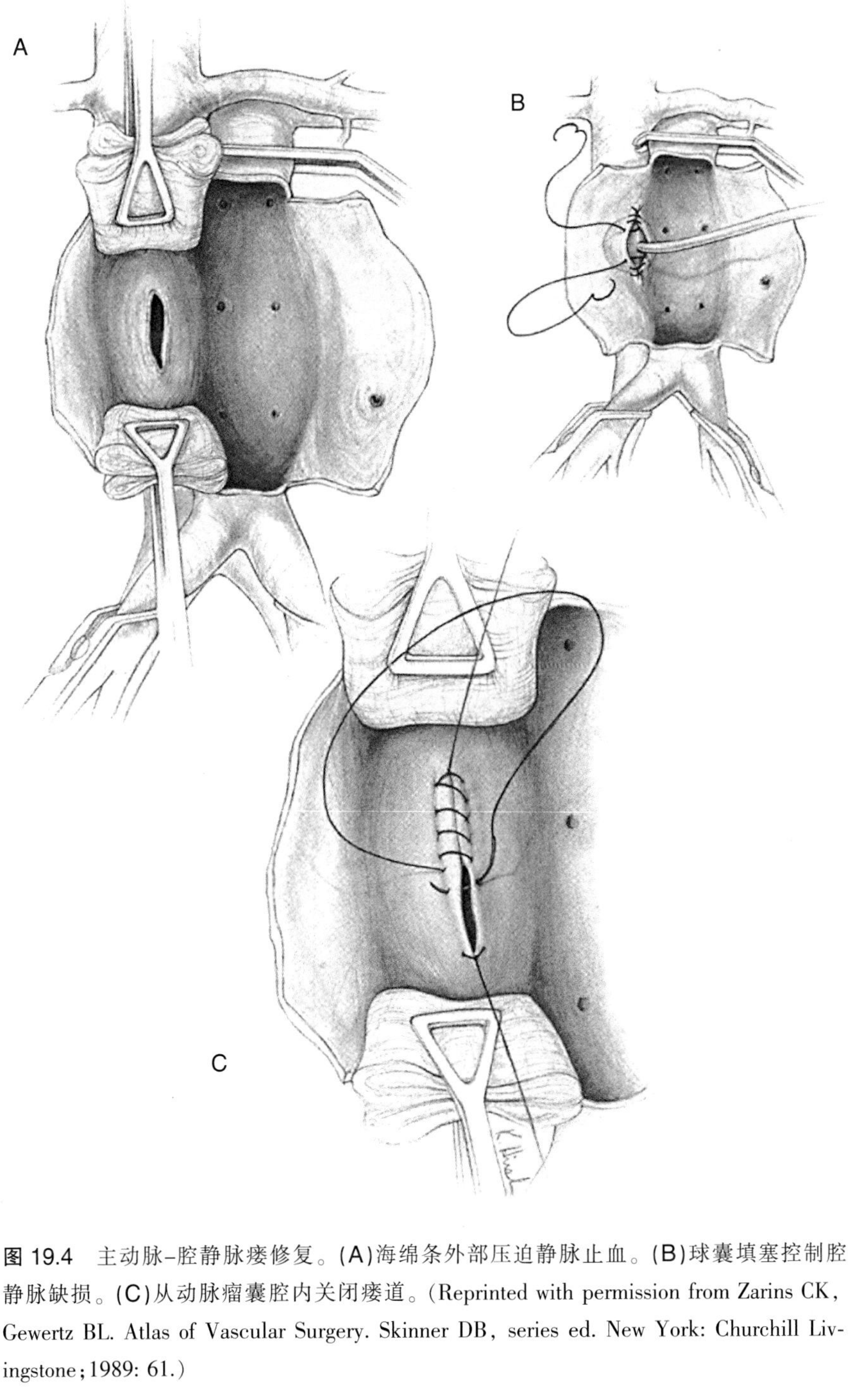

感染性动脉瘤

原发主动脉感染可能由邻近软组织感染蔓延或血源性菌血症引起。最常见的原因为心内膜炎伴发瓣膜赘生物栓塞主动脉斑块处或动脉瘤。这种原发的主动脉感染远少于继发的人工血管植入后引起的感染。

诊断和术前分析

典型病例会有发热、腹痛或背痛。CT 扫描发现主动脉周围软组织密度影和主动脉边缘增厚可有助于确定诊断。通常主动脉壁偏心性增厚和邻近软组织积气。最常见的病原体是金黄色葡萄球菌或沙门菌，但有时也会是革兰阴性菌，包括大肠埃希菌、肠道菌属、拟杆菌属和克雷白杆菌属等。这些肠道病原体通常见于免疫及功能低下的患者如恶性肿瘤、风湿性关节炎、糖尿病、化疗或长期使用类固醇类药物等。术前血培养分离出特定病原体有助于指导抗感染治疗，并在治疗前到达治疗量的血药浓度。但是，不要因此耽搁超过 1~2 天以免延误手术时间，因为动脉瘤破裂的风险依然很大。

手术因素和技术

手术有两个目的，对感染主动脉彻底清创和重建动脉血流。动脉重建的选择由病原体种类、动脉受累的位置和程度以及症状的紧迫性来决定。

对有轻度菌血症表现或低毒力的病原体如表皮葡萄球菌感染时，可在原位行主动脉重建。应该将感染的主动脉段完全清除直至健康的、未受累及的动脉，

A　B　C

图 19.4　主动脉-腔静脉瘘修复。(A)海绵条外部压迫静脉止血。(B)球囊填塞控制腔静脉缺损。(C)从动脉瘤囊腔内关闭瘘道。(Reprinted with permission from Zarins CK, Gewertz BL. Atlas of Vascular Surgery. Skinner DB, series ed. New York: Churchill Livingstone; 1989: 61.)

然后植入人工血管。有证据表明在预防复发感染方面 e-PTFE 血管要优于 Dacron 人工血管。原位重建的优点是避免主动脉残端破裂。不稳定的患者和胸主动脉感染的患者不管病原菌种类为何都需要原位移植,不过人工血管继发感染的风险较大。建议术后至少6周的抗感染治疗,有些人认为应终生抗生素治疗以预防感染复发。

相比之下,腹腔主动脉感染或软组织广泛累积时,须在时间允许的情况下首先行解剖外旁路。我们通常分两步处理,首先行腋-双股或胸主-股动脉旁路,然后据情况在第二天或立即行感染主动脉切除术。少见情况下解剖外旁路的人工血管在感染半检制时植入,即使是在切除感染主动脉前放置数天,只要静脉足量持续应用抗生素即可。

彻底主动脉清创是保证长期通畅率的关键。鉴于主动脉残端爆裂是致命的,故足够范围的清创和闭合肾下腹主动脉是手术最关键的步骤。关闭主动脉通常要两层,首先用单丝线连续对缝主动脉,然后间断水平褥式缝合。垫片能够增加闭合的强度并能将主动脉残端与腹腔脏器隔开。网膜可用于此目的,但要注意避免去除根部的血管,使用了后腹壁筋膜的游离瓣的方法也获得了成功。我们喜欢提起椎前筋膜在缝合第二层前将其覆盖在主动脉残端。

主动脉-肠道瘘

不管原因和临床表现如何,主动脉-肠道瘘 (AEF)都是危及生命的问题。原发的主动脉-肠道瘘好发于自体动脉完整的患者,通常是动脉瘤患者。继发性主动脉-肠道瘘好发于动脉瘤或主动脉闭塞性疾病主动脉重建术后。主动脉-肠道瘘甚至见于肾下腹主动脉瘤腔内支架修复术后。未经处理的主动脉-肠道瘘通常是致命的,手术治疗的死亡率据报道为25%~85%。因此,尽管主动脉-肠道瘘发病率较低,但后果十分严重,当有主动脉手术史的患者出现胃肠道出血时,应高度怀疑主动脉-肠道瘘的发生。

机械应力和细菌感染在 AEF 的进展过程中起到一定作用。十二指肠第三段最常被累及,因为在此位置肠段与后腹膜的连接非常致密,增加了剪应力。而瘘发生在十二指肠其他部位、胃、空肠、乙状结肠和回肠的概率较低。原发性 AEF 发生是由于动脉粥样硬化性动脉瘤自钙化处侵蚀肠道引起,常见部位是十二指肠。AEF 也可能由于霉菌性动脉瘤、创伤性假性动脉瘤、胰腺肿瘤、原发性主动脉溃疡、憩室炎、阑尾炎和主动脉壁囊性坏死引起。继发性 AEF 根据主动脉和肠腔的关系又可以分为直接交通和窦道交通。

诊断和术前分析

50%~80%的主动脉-肠道瘘的患者会有初期自限性的出血,称为"前哨性出血"。胃肠道出血(黑便或呕血)偶尔伴发腹痛和败血症。所幸这种初期失血并不十分严重,因而当诊断不明确时,有充足的时间完善诊断和制定详细的手术计划。由于确诊 AEF 的概率较低,主动脉重建手术史和新发胃肠道出血的患者都需要全面评估排除 AEF 诊断。

如果时间允许,最好先行食道、胃、十二指肠镜检查(EGD)。EGD 能够诊断 AEF,并能处理许多其他原因引起的上消化道出血。内镜对 AEF 的诊断可表现为十二指肠腔外受到搏动性的压迫,移植血管或吻合口处破入肠腔,或肠腔活动性出血。如果诊断不清可行 CT 或 MRI。这些检查即使无法明确是 AEF,也可提示与瘘形成相关的表现,如肠壁变厚,主动脉周围积气或吻合口假性动脉瘤形成。偶见口服造影剂后外渗至后腹膜。

通常用造影无法确诊 AEF,但有时候可以发现假性动脉瘤。主动脉造影也是制定手术计划的有效辅助检查,因为它可以提供瘤颈、先前吻合口定位和合适的远端流出道的重要信息。

手术因素

确诊 AEF 后,唯一的治疗措施是取出人工血管。对情况不稳定、有危及生命的胃肠道出血或败血症的患者需要急诊手术。对稳定的有前哨性出血的患者,需要全面的评估诊断,使心肺功能调整到最优状态。这些应该在监护前提下迅速完成,因为致命性再出血的可能性很大,时间总是无法预计的。

切口和显露

AEF 手术入路的选择取决于病变的严重程度、瘘的类型和外科医生对入路的熟悉程度。可供选择的方案包括原位主动脉重建,材料包括人工血管、股静脉或尸源冷冻动脉,或切除后行解剖外旁路。

对不稳定的原发性 AEF 患者,沿正中线切开以确保在肾动脉下方近端控制主动脉。控制出血后,确定瘘的位置,将肠段从主动脉上锐性切割下来。迅速安置肠钳或缝合可控制肠内容物溢出。大多数病例可一期缝合。如果十二指肠大块缺损,在处理主动脉后应行肠段切除或更复杂的修补术。尽快控制肾下主动脉,切除主动脉并用人工血管或同种异体血管重建。移植物要从近段健康的主动脉段到远端正常的血管。主动脉修复时通过用后腹膜或网膜覆盖使窦道与胃十二指肠分开。病变主动脉组织应进行培养以指导术后抗感染治疗。

继发 AEF 表现更加复杂。对大多数病例来说,原位置换是不可行的,因为潜在的致病机制通常是存在近端感染性假性动脉瘤。对不稳定的患者，入路同前面介绍的一样，迅速控制主动脉并限制肠腔进一步污染后腹膜。治疗关键是移除腹腔的全部移植物和缝线。主动脉清创至正常组织，用两层丝线缝合。这时，应仔细检查下肢，判断其血流情况。在少数有足够侧支循环的病例中，手术终止的时机应该在保证患者术后能够在 ICU 稳定，而不是等到完全的再血管化。而大多数患者具有更危重的缺血，需要不同形式的解剖外旁路。在许多情况下，更好的选择是临时置入人工血管，避免不可逆性缺血。此后，患者可以回到手术室行解剖外旁路和动脉移植物切除。对稳定的继发 AEF 患者，手术应该采取相反的顺序，即先行解剖外旁路、移植物切除，闭合动脉残端在后。

所有进行 AEF 修复术的患者都要腹膜后引流。抗感染治疗应持续至少 6 周。主动脉残端破裂是 AEF 移植物切除术后的潜在致命性并发症，它发生于原发性主动脉感染的患者。注意用软组织覆盖残端（见本章前面所述）可以减少该并发症的发生。

术后并发症

尽管进行广泛清创和适的当外科治疗，AEF 的死亡率仍然很高。患者常须在 ICU 进行有创监护和治疗败血症。残端破裂和腹膜后感染是 AEF 早期也是晚期的并发症。

推荐读物

1. Sultan S, Duffy S, Madhavan P, et al. Fifteen-year experience of transperitoneal management of inflammatory abdominal aortic aneurysms. *Eur J Vasc Endovasc Surg*. 1999;18(6):510–514.
2. Haug ES, Skomsvoll JF, Jacobsen G, et al. Inflammatory aortic aneurysm is associated with increased incidence of autoimmune disease. *J Vasc Surg*. 2003;38(3):492–497.
3. Karkos CD, Bruce IA, Thomson GJ, et al. Retroaortic left renal vein and its implications in abdominal aortic surgery. *Ann Vasc Surg*. 2001;15(6):703–708.
4. O'Hara PJ, Hakaim AG, Hertzer NR, et al. Surgical management of aortic aneurysm and coexistent horseshoe kidney: review of a 31-year experience. *J Vasc Surg*. 1993;17(5):940–947.
5. Yano H, Konagai N, Maeda M, et al. Abdominal aortic aneurysm associated with crossed renal ectopia without fusion: case report and literature review. *J Vasc Surg*. 2003;37(5):1098–1102.
6. Fichelle JM, Tabet G, Cormier P, et al. Infected infrarenal aortic aneurysms: when is in situ reconstruction safe? *J Vasc Surg*. 1993;17(4):635–645.
7. Sarac TP, Augustinos P, Lyden S, et al. Use of fascia-peritoneum patch as a pledget for an infected aortic stump. *J Vasc Surg;* 2003;38(6):1404–1406.
8. Kaza AK, Cope JT, Kern JA, et al. A technique for adequate coverage of the proximal suture line during abdominal aortic aneurysm repair. *J Vasc Surg*. 2001;34(2):367–368.
9. Hoballah JJ, Mohan C, Nazzal MM, et al. The use of omental flaps in abdominal aortic surgery: a review and description of a simple technique. *Ann Vasc Surg* 1998;12(3):292–295.
10. Makar R, Reid J, Pherwani AD, et al. Aortoenteric fistula following endovascular repair of abdominal aortic aneurysm. *Eur J Vasc Endovasc Surg*. 2000;20(6):588 590.
11. Lemos DW, Raffetto JD, Moore TC, et al. Primary aortoduodenal fistula: a case report and review of the literature. *J Vasc Surg*. 2003;37(3):686–689.
12. Pipinos II, Carr JA, Haithcock BE, et al. Secondary aortoenteric fistula. *Ann Vasc Surg*. 2000;14(6):688–696.

编者评述

L. M. M.

Gewertz 医生及其同事们写了一篇内容丰富的综述，主要是有关主动脉瘤修复时可能遇到的主动脉病理学和解剖异常方面的问题。总体来说，大多数外科医生都曾见过这些少见的动脉瘤病理并发症和解剖异常。它们不同程度增加了择期和急诊动脉瘤修复术的复杂性。本章清楚简明地对其作了描述。通过讨论各种各样的异常情况，结论是需要全面的术前影像学检查和完善的手术计划。

静脉异常在正常人群中相对常见。作者描述了肾静脉与下腔静脉发育异常有关的静脉畸形，全面介绍了不同类型的异常。本书还全面概括了处理静脉异常以及内在并发症的特殊技巧。

大多数外科医生都曾遇到过马蹄肾。由于这些患者肾动脉和肾盏解剖结构差异很大，在术前须仔细讨论影像学检查结果。作者推荐采用腹膜后入路以避免损伤肾组织和输尿管，包埋重建异常的肾动脉。

主动脉瘤或主动脉闭塞性疾病偶见于接受肾移植的患者。对大多数病例，若肾脏缺血不超过 45 分钟，作者推荐标准的途径。当修复中缺血时间增加时，也可采用其他保护肾脏的方法。

主动脉–腔静脉瘘是少见的并发症，但延误诊断会引起高容量性心功能衰竭。它增加了手术的不稳定因素，需要尝试特别的技术。作者介绍了从主动脉瘤内部修复窦道的直接修复技术，并反对试图从外面控制腔静脉和窦道的操作。

最后，作者总结了动脉瘤感染的各种并发症，即原发的和继发的主动脉移植物感染，并对这些极高危患者的处理做了详细说明。

（竺挺　符伟国　译）

第20章

开放式腹主动脉瘤修复的术后并发症

William H.Pearce, Mark K.Eskandari

开放式腹主动脉瘤修复的术后并发症在1951年首先由Charles Dubost报道，现在已明显减少。在早些年(1950—1960)，患者在开放术后死亡的主要原因是动脉瘤囊腔切除后出血。基于Matas的方法,60年代中期Javid和Creech几乎在同时报告了一种新技术,即动脉瘤瘤腔内修复术。应用该技术时不再切除动脉瘤囊壁,出血也就随之减少了。这种简单的技术改良随即将死亡率降低了25%。接下来的30年,开放式腹主动脉瘤修复术的死亡率大大降低。随着ICU和血液动力学监护技术的建立,麻醉、手术技术的改进和围手术期β受体阻滞剂的应用，开放性动脉瘤修复术的死亡率已降至不到10%。本章详细介绍了影响腹主动脉瘤修复术死亡率的因素和当前的死亡率。另外,还着重介绍了开放性动脉瘤修复术后一些常见的并发症。

死亡率

开放性动脉瘤修复术术后30天内的死亡率为1.2%~8.4%。死亡率报告的偏差可能是由单机构或多合作单位的研究结果不同引起的。Hertzer报告在Cleveland Clinic的1000多例开放式腹主动脉瘤修复术的死亡率为1.2%。死亡的14例患者中3例死于心肌梗死，其余死亡病例死因是肺功能不全、多器官功能衰竭或其他原因。

多中心研究提供了一项关于开放性动脉瘤修复术死亡率的前瞻性研究结果。最近在美国开展的一个动脉瘤的小规模实验(ADAM)报告的死亡率为1.8%,与Hertzer的结果一致。但在英格兰实施的一项类似研究显示死亡率为7.9%。Lawrence通过国家医学数据库报告全国的死亡率为8.4%,与佛罗里达和加利福尼亚的6.5%的死亡率相似。

影响开放性动脉瘤修复术死亡率的因素很多（表20.1)。包括高龄、女性、瘤体形态和相关并发症等。成功实施开放性动脉瘤修复术还需要训练有素的外科医生以及充足的病例数。根据Dimick一项最近的报告,外科医生的数量和病例数与腹动脉瘤修复术的预后有很大关系。手术量大的医院比手术数量少或中等的医院死亡率低。Dimick报告手术量大、中等或偏少的医院死亡率分别为5.6%、6.8%和8.7%。独立的危险因素包括术后并发症如呼吸衰竭、急性心梗、休克和败血症等。外科医生所受的训练和血管外科手术的经验也是影响腹主动脉瘤手术死亡率的因素。血管外科技术训练与低的死亡率有关，有其他血管外科手术操作经验的医生报告的死亡率较低。因此,开放性动脉瘤修复术后的死亡率不仅与患者的危险因素有关,还与实施手术的外科医生和医院有关。

急诊手术也是死亡的一个危险因素。在一项肾下腹主动脉瘤修复术的4年前瞻性研究中,Sandison报告死亡率与手术治疗的紧迫性有关。择期手术的患者死亡率为3.7%,死因为多器官功能衰竭、肺炎、脑血管意外和误吸等。急诊手术的死亡率高达9.2%。主诉腹痛、胸痛和栓塞并发症的患者常

表20.1
年龄
一般情况
心血管疾病
近期心肌梗死(MI),CHF,
EF<25%,心绞痛
COPD
FEV1<1L/sec
呼吸困难
肾衰竭
肌酐>2.0
肝脏疾病
低白蛋白
女性

(Adapted from Steyerberg EW, Kievit J, de Mol Van Otterloo JCA, et al. Perioperative mortality of elective abdominal aortic aneurysm surgery: A clinical prediction rule based on literature and individual patient data. *Arch Intern Med*.1995; 155: 1998-2004.)

需急诊手术，死亡的病因为多器官功能衰竭、缺血性结肠炎、肺栓塞、截瘫和呼吸衰竭等。急诊手术时，死亡率可达 35%。这类患者常死于多器官功能衰竭、心梗、出血、缺血性结肠炎和脑血管意外。虽然破裂腹主动脉瘤术后死亡率有所下降，但仍高达 30%~40%。独立危险因素包括女性、术前低血压和手术时间过长等。

心脏疾病的发生和死亡是择期开放性动脉瘤修复术后最常见的并发症(4%~10%)。推荐术前评估心功能以减少该并发症的发生。心导管、支架和预防性心脏血管重建尽管费用昂贵，但并不能降低总死亡率。Froehlich 在以美国心脏病学会和美国心脏协会术前评估指南评价接受血管外科手术的患者时，提出了更为合理的方案。Froehlich 发现依据这一指南，死亡率从 3%下降至 2%。按照心脏病危险因素处理指南可减少资源浪费而不会改变手术的死亡率。另外，围手术期 β 受体阻滞剂的应用也降低了开放性动脉瘤修复术后心脏意外的死亡率。

表 20.2

并发症(早期)1.2%~8.4%	并发症(晚期)2%~5%
死亡	移植物感染
心血管意外	主动脉-十二指肠瘘
MOF	假性动脉瘤
肺/误吸	近端
脑血管意外	腹股沟
发生率 13%~23%	移植血管分支闭塞
心血管意外/MI/CHF	切口疝
肺部并发症	
肾衰竭	
缺血性结肠炎	
性功能障碍	
脊髓缺血	
腹股沟并发症	
周围动脉栓塞	
输尿管损伤	
其他	
胰腺炎(31)	
胆囊炎(32)	
出血(33)	
SIRS(34)	
DVT(35)	

开放性动脉瘤修复术后肾衰竭的发生率为 1%~2%。术后肾衰竭的危险因素包括术前存在肾功能不全、低血压、应用肾毒性药物或造影剂、肾上阻断以及动脉瘤导致外周动脉栓塞等。肾功能不全可经水化、术中输入甘露醇或非诺多泮来改善。

发病率

开放性动脉瘤修复术后并发症的发生率为 13%~23%。在引进腔内修复术后，术后并发症发生的定义有所变化。该技术提出了主要并发症和次要并发症的概念。表 20.2 报告了不同并发症的发生率。因出血而需再次手术是少见并发症。Hertzer 报告术后出血的患者 0.4%需要手术处理，而 Zarins 报告接受开放手术的患者这一发生率为 4%。

腹股沟区并发症发生于 2%~3%的患者，可能是潜在的威胁生命的并发症。伤口感染和淋巴管感染可能会蔓延到移植血管引起移植物感染。事实上，大多数人工血管移植物感染都可以追溯到有术后伤口感染的病史。腹股沟区感染更常发生在肥胖、糖尿病和同侧开放性皮肤缺损的患者。了解淋巴管下方的解剖结构，直接在动脉前方垂直切开等方法可以避免形成腹股沟囊状淋巴管瘤(图 20.1)。发现横断的淋巴管和淋巴结时应该结扎。囊状淋巴管瘤特别容易发生在广泛暴露股深动脉时(25%)。非渗出性囊状淋巴管瘤最常见，常常能够自愈。早期腹股沟淋巴管漏可用利尿、下肢包扎、加强伤口护理等方法处理。但如果淋巴漏持续存在或囊状淋巴管瘤感染，则应探查伤口，结扎可以确认的横断的淋巴管。Blebea 报告了一种令人感兴趣的技术，即用异硫

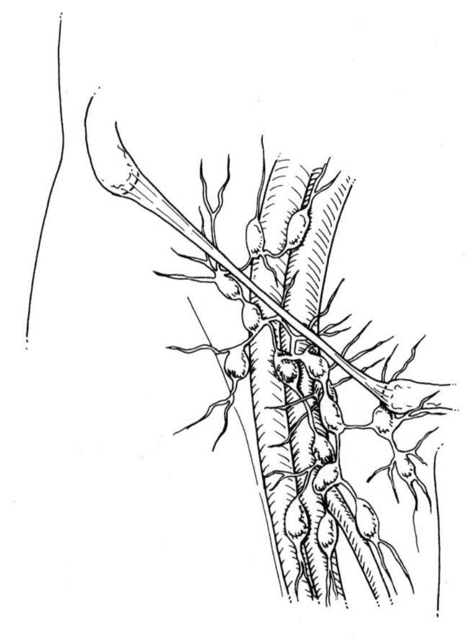

图 20.1 腹股沟淋巴结解剖：浅表和深部淋巴结在腹股沟会合。浅表淋巴结围绕大隐静脉，深部淋巴结围绕股动脉。

蓝注射股部来确定是否有淋巴漏。

腹主动脉瘤暴露有两种方法，一是腹中线长切口经腹腔入路，二是侧切口腹膜后入路。腹中线长切口可增加肺部并发症、肠梗阻和切口疝的发生率。Raffetto 等报告接受开放性动脉瘤修复手术后切口疝发生率为 28.2%，而在因主动脉闭塞行主动脉重建的患者中，这一发生率为 11%。腹股沟疝在腹主动脉瘤患者中也更常见(23.7%)，而非主动脉修复术采用正中切口并发切口疝的发生率为 6%。尚不清楚腹壁损伤是否是疝形成的因素。

早期和晚期移植血管有关的并发症不常见，根据不同报告发生率从 0.4%~15.4%不等。Hertzer 报告晚期移植血管并发症仅为 0.4%，包括 2 例移植血管感染，1 例血管移植物分支闭塞，1 例假性动脉瘤形成。类似的，Hallett 报告在随访 3~6 年的患者中的并发症发生率略高于这一数字(9.4%)。近端或远端吻合口动脉瘤形成发生率为 3%，移植血管血栓形成为 2%，移植血管感染为 1.3%。大多数移植血管感染发生在术后 3 月内。晚期主动脉–十二指肠瘘发生率仅为 1.6%。根据 Biancari 的系列数据，晚期并发症(随访 0.1~21.7 年，平均 8 年)发生率为 15.4%，以吻合口及其近端的假性动脉瘤形成最常见（11.6%）。在 20 世纪 50 年代到 60 年代，丝线的应用导致了假性动脉瘤的高发生率。此外，不能耐受负荷的移植血管扩张后也会形成动脉瘤。现在的移植血管材料和缝合技术可以有效修复动脉瘤，并避免了这类并发症的发生。在当代的研究中，Ylonen 报告股动脉吻合口假性动脉瘤年发生率为 1.88%[46]。但对于吸烟者(4.4% 比 0.8%)和腹股沟感染者(9.2%比 1.5%)这一发生率会提高。不幸的是，潜在的动脉瘤样疾病会逐步进展成近端或远端的动脉瘤(图 20.2)。从动脉瘤修复到后来的动脉瘤形成时间间隔为 10~12 年。

外周性栓塞

主动脉瘤手术后急性下肢缺血并不常见(<1%)。有许多机制可能会影响下肢血流。病变严重和钙化的髂动脉在钳夹时可能会损伤。髂动脉夹层术中很难预防，股动脉搏动消失可提示其发生。主动脉血栓脱落引起外周性栓塞或动脉粥样硬化性栓子更常见。开放性动脉瘤修复术后外周性栓塞的发生率为 1%~27%。有外周性栓塞或破裂表现的腹主动脉瘤开放性手术风险最大。瘤体较小但管腔不规则，有多个流出道时，最容易导致栓塞并引起术后多种并发症发生，包括肾衰竭(27%)和下肢截肢(10%)。

术中可以通过小心控制动脉瘤和早期钳夹髂动脉来降低外周性栓塞发生的概率。早期钳夹流出道血管可以预防远端栓塞的发生。对肾血管水平血栓形成的患者，应该考虑肾上或髂上阻断动脉以预防肾动脉栓塞的发生。这种情况下如果肾下阻断动脉会使血栓或粥样斑块碎裂从而导致栓塞。在血管重建完成以前，需要冲洗修复的血管以清除碎屑。下腹部的血流恢复应该在开放下肢动脉后进行。但有时冲洗下腹部血管也有一定风险，会导致直肠缺血或会阴部、阴囊和臀部皮肤坏死。下肢栓塞特别是较大的碎屑可以通过取栓术去除。但动脉硬化性栓塞很难处理，通常会导致截趾。

主动脉术后性功能障碍

主动脉术后性功能障碍在男性和女性中都很常见。但据报告部分患者术前即有勃起功能障碍(29%~71%)。勃起功能障碍可能是阴部内动脉低灌注所致，而髂内动脉闭塞或狭窄是其原因。诊断勃起功能障碍要靠无损伤血管实验室的血管病因学确认。类似于踝肱指数（ABI）的阴茎-肱指数（PBI）是简单的评估方法。PBI 小于 0.60 提示血管功能不足引起的勃起功能障碍。接受主动脉手术后，多达 40%术前有性功能的患者会发生勃起功能障碍和逆向射精。主动脉术后勃起功能障碍可能由于术中结扎髂内动脉或阴部动脉远端动脉硬化性栓塞引起。保留髂内动脉血供和小心冲洗腔内的碎屑可减少此并发症的发生。更难避免的问题是损伤腹主动脉周围的交感神经丛。交感神经丛位于肾血管水平腹主动脉正前方(图 20.3)。损伤交感神经丛将导致逆向射精和勃起功能障碍。Van Schaik 一项关于环绕主动脉的交感神经的解剖学研究描述了交感

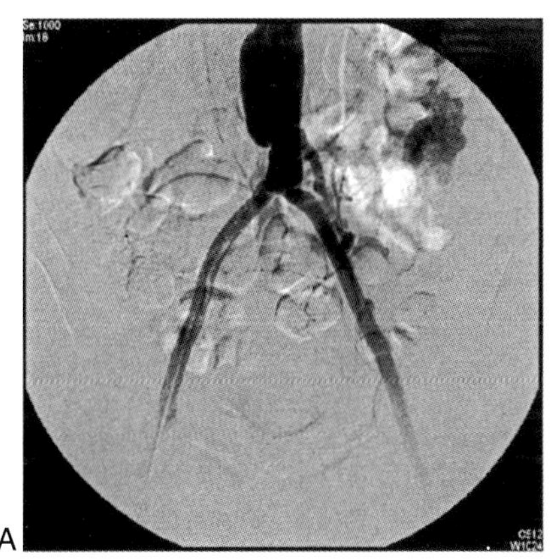

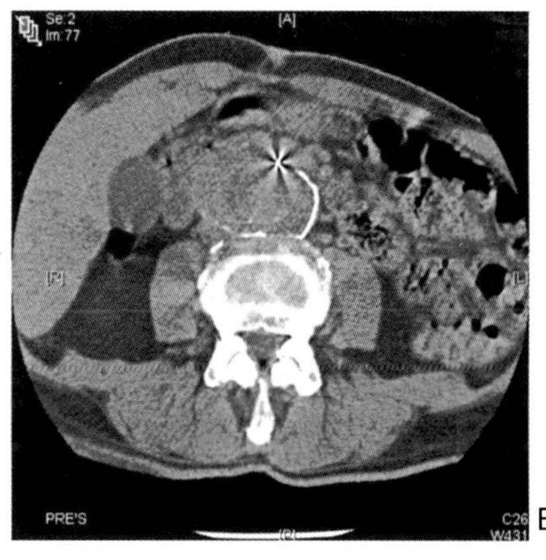

图 20.2 (A)近端吻合口动脉瘤。(B)CT 所示近端吻合口动脉瘤。

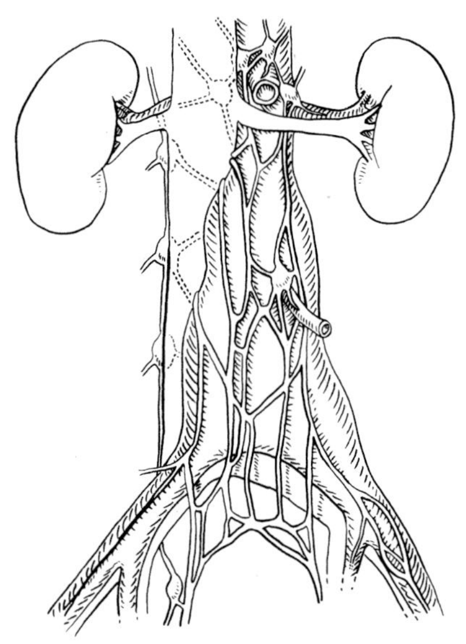

图 20.3 主动脉周围交感神经丛。

神经在盆腔各器官的分布。腰内脏神经的主要分支是肠系膜下神经丛和腹上神经丛。保留这些分支可减少术后性功能障碍的发生。在肠系膜下动脉右侧切开动脉瘤囊腔可以保留左侧的腰内脏神经分支。根据泌尿科医生行单侧淋巴结切除术的经验，90%的患者都会保留射精功能。

虽然主动脉术后男性性功能障碍已得到共识，但发生于女性的类似问题的风险尚不可知。Campbell 报告了一项女性患者接受主动脉手术后性功能减退(3/7)的研究。患者常主诉干燥和性欲缺乏。因此，男性和女性都应该清楚地告知术后可能发生性功能障碍。

脊髓缺血

肾下腹主动脉瘤手术后麻痹较为少见。据评估在非破裂腹主动脉瘤修复术后这种严重并发症的发生率为 0.2%~1%，而在破裂腹主动脉瘤则高达 2%。肾下腹主动脉瘤手术后导致脊髓缺血的原因是多因素的，几种病理机制可能与此有关。在大多数患者中，脊髓前动脉(Adamkiewicz)发自 T9 和 T12 水平以上 (75%)。但在少数患者中，该动脉也可能发自 L3 水平以下。在这些病例中，不经确认便结扎动脉瘤囊腔内的腰动脉可能导致此并发症。其他可能的病因还有肾上和腹腔动脉水平以上阻断主动脉。动脉硬化性斑块可能会栓塞脊髓的血管导致缺血。此外，盆腔血循环(髂内动脉)的中断也能引起脊髓缺血。Picone 报道过 7 例肾下主动脉手术后脊髓缺血的患者，其中 3 例是腹主动脉瘤。肾上阻断(3/7) 和单侧或双侧下腹部阻断(5/7)可能是危险因素。3 例患者发生迟发性截瘫，猜测可能是低血压或栓塞导致。总之，肾下腹主动脉瘤手术后脊髓缺血难以预料，虽不常见但后果严重。预防措施包括适当冲洗和尽可能保留下腹部血供。肾上和腹腔动脉水平以上阻断可能与此并发症有关。但是，该部位的阻断由主动脉病理情况决定，常常无法避免。

肠系膜缺血

主动脉手术后小肠和大肠梗死都有过报道。小肠梗死非常少见(0.15%)，多数可能与肠系膜上动脉损伤、结扎作为侧支血管供血的肠系膜下动脉或动脉硬化性栓塞等有关。

结肠缺血在腹主动脉瘤手术后较常见。在一项前瞻性研究中，Ernst 等对接受腹主动脉瘤手术的患者行结肠镜检查。7%非破裂腹主动脉瘤手术的患者有结肠缺血，程度从黏膜变色到透壁性梗死。但是，有临床症状的结肠缺血在择期主动脉瘤修复术患者中的发生率仅为 1%。结肠缺血是由于结扎肠系膜下动脉后缺少肠系膜上动脉或直肠上动脉的侧支代偿。结肠缺血的危险因素包括既往结肠切除术和须结扎双侧髂内动脉，也可能由于在 I 级血管弓外结扎肠系膜下动脉所致（图 20.4）。该血管弓可能是结肠血供的唯一侧支。肠系膜下动脉最常在动脉瘤囊腔内被缝扎。肠系膜下动脉能够再植，许多学者建议测量肠系膜下动脉残端压力，如果压力低，则重建该动脉。但大多外科医生在肠系膜上动脉较粗大或两条髂内动脉都被结扎时仅重建肠系膜上动脉。破裂腹主动脉瘤修复术后结肠缺血的发生率从 27%增至 67%。Levison 的多因素分析发现低血压、低体温、pH<7.3、高血流量和输血是结肠缺血的前兆，阳性率为 80%。由于术后诊断结肠缺血比较困难，应降低行结肠镜检的门槛。除低血压、结扎肠系膜上动脉和髂内动脉外，冲刷下来的动脉硬化性斑块碎片也会损害结肠。

临床诊断结肠缺血较为困难。术后早期常见血流改变和代谢性酸中毒(<24 小时)。但是，酸中毒持续存在(特别是乳酸酸中毒)和白细胞增多是结肠缺血的重要征兆。对那些破裂腹主动脉瘤修复术后、长期低血压和难以解释的酸中毒及白细胞增多的患

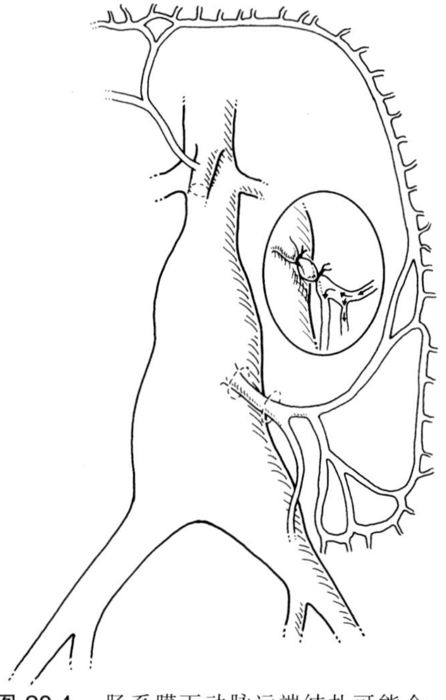

图 20.4 肠系膜下动脉远端结扎可能会关闭结肠血供的重要侧支。

者,推荐用乙状结肠镜检查。结肠缺血的治疗很具有挑战性,死亡率较高。发现患者有轻度黏液改变应使用广谱抗生素。如已有透壁损伤,应行乙状结肠切除造瘘和 Hartman 术。少见情况下缺血损害累及直肠。由于供应直肠的动脉有多条(肠系膜下动脉和髂动脉),动脉硬化性栓塞和严重低血压是可能的原因。

输尿管损伤

由于输尿管直接跨过髂血管,在开放性动脉瘤修补时很可能损伤输尿管。在此区域内输尿管可由于解剖暴露而直接损伤,也可因主动脉移植物分支不恰当的穿透而受间接损伤。输尿管直接受损伤的发生率为 1%~2%,间接损伤发生率可达 20%(肾积水)。输尿管受损可能由于结扎、横断、去血管化,少数是由于撕裂引起。某些患者输尿管的路径会存在异常,如肾异常(马蹄肾、骨盆异位肾)、扭曲大动脉瘤、腹膜后纤维化(炎性动脉瘤)、复发动脉瘤、移植物感染和既往后腹膜手术史等。输尿管瘘致后腹膜尿性囊肿是一种严重的并发症,可导致移植物感染或最终导致肾切除。Wright 报告的输尿管损伤后血管移植物并发症发生率为 55%,包括假性动脉瘤、移植物感染、移植物分支血栓形成和主动脉-肠道瘘等。21%的患者会死于再手术。一侧输尿管损伤后移植物并发症发生率为 4.4%。

由于输尿管是节段供血,不能将输尿管去血管化,特别是在已发生损伤的时候。根据损伤的水平,输尿管修复可采用支架或再植于膀胱。横断的输尿管可以通过支架进行修复,根据情况选择是否行经皮肾造瘘术。可用网膜作为补片覆盖修复处,但仍有可能发生尿漏和移植物感染。另一种方法是输尿管外引流术来分步修补。

晚期输尿管并发症通常由间接损伤引起。在早期的研究中,超声随访显示超过 20%的患者会发生肾积水,但主动脉重建术后症状性尿路梗阻的发生率不到 2%。可能的机制包括术后纤维化,搏动性的移植血管与输尿管黏附,移植血管扩张和 Dacron 编织血管纤维化,以及移植血管在输尿管前方等。前置的主动脉移植物分支可能压迫输尿管(图 20.5)。对于这些情况,最好切断移植物分支并将其置于输尿管后方。肾积水和输尿管积水也可能引起感染等移植物并发症。

注解

开放性动脉瘤修补术安全持久,长期效果良好。围手术期死亡率稳步下降,在许多机构已降至 5%以下。术前认识到解剖的复杂性和可能发生的并发症可减少不良结果的发生。此外,发现和处理术前有影响的并发症可以调整手术方案,或评估其处于不适合手术的状态。术前应用 β 受体阻断剂、戒烟和锻炼肺功能能够减少围手术期并发症。患者流量大的治疗中心治疗效果较好,主要因为外科医生经验丰富,而且团队不但精于操作,还能充分认识到术后并发症。并发症发生前数小时至数天会有问题的前兆。肾低灌注、不明原因酸中毒和白细胞增多可能是败血症、结肠缺血、尿性囊肿和肺炎的早期表现。这些细小发现会促使进一步检查如肠镜、腹部或胸部 CT 扫描等。另外,术后并发症的出现通常是基于手术操作,例如,复杂主-髂动脉瘤修补常需结扎一侧或双侧髂内动脉,即使患者肠系膜下动脉已闭塞。已有肾低灌注和周围动脉硬化性栓塞时,于肾上阻断病变的主动脉常提示肾栓塞可能。根据既往经验可预测并发症。低血压、心肌梗死和呼吸抑制大多发生在术后第 1 天。术后第 1~3 天内最常发生充血性心力衰竭、肺栓塞和呼吸衰竭。肺炎发生在第 4~7 天。肾衰竭在早期(1~3 天)和晚期(8~30 天)都可能发生。

开放性动脉瘤修补术不可能没有风险。出现并发症后,大多数患者恢复良好,因此有必要告知患者所有可能发生的主要并发症。虽然在此节中没有提及,延迟恢复和功能丧失也是明显的并发症。Williamson 报告的远期结果不容乐观,仅三分之二的患者功能完全恢复。14%术前正常的患者术后需卧床。围手术期并发症发生率为 54%,与功能降低无明显相关。术后功能丧失原因是多方面的,包括术前并发症和术后并发症等。

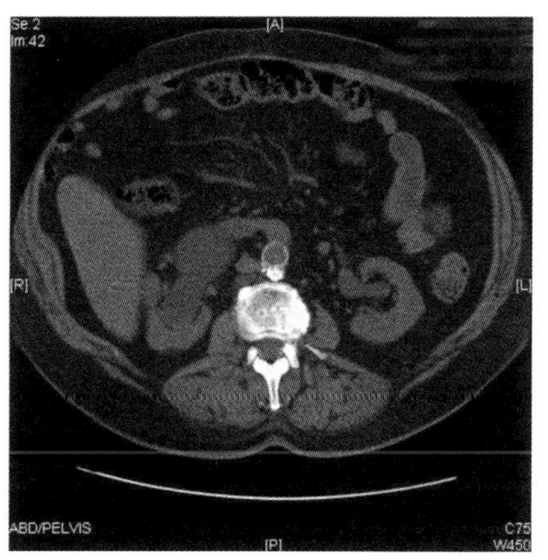

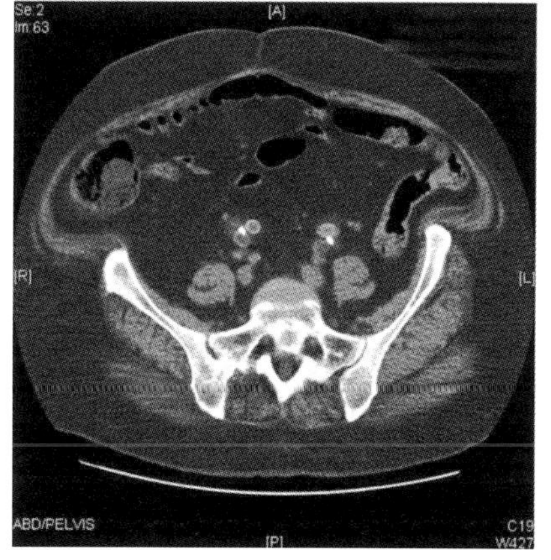

A B

图 20.5 (A)右侧肾积水。(B)双侧输尿管支架位于有功能和无功能的主动脉移植物分支之间。

总之，对开放性动脉瘤修补术，术前和术中认识到术后会发生并发症的风险是必要的，充分认识并发症是关键。早期发现并发症将减少其危害，在患者情况不好时，有经验的外科医生常凭直觉而不是检查报告单、血液动力学检查或实验室检查结果来判断并发症。

推荐读物

1. Hertzer NR, Mascha EJ, Karafa MT, et al. Open infrarenal abdominal aortic aneurysm repair: the Cleveland Clinic experience from 1989 to 1998. *J Vasc Surg.* 2002;35(6):1145–1154.
2. Zarins CK, Harris EJ Jr. Operative repair for aortic aneurysms: the gold standard. *J Endovasc Surg.* 1997:4:233–241.
3. The UK Small Aneurysm Trial Participants mortality results for randomized controlled trial of early elective surgery or ultrasonographic surveillance for small abdominal aortic aneurysms. *Lancet* 1998;352:1649–1655.
4. Pearce WH, Parker MA, Feinglass J, et al. The importance of surgeon volume and training in outcomes for vascular surgical procedures. *J Vasc Surg.* 1999;29:768–776.
5. Chang JK, Calligaro KD, Lombardi JP, et al. Factors that predict prolonged length of stay after aortic surgery. *J Vasc Surg.* 2003;38(2):335–339.
6. Dimick JB, Pronovost PJ, Cowan JA, et al. The volume-outcome effect for abdominal aortic surgery: differences in case—mix or complications? *Arch Surg.* 2002;137(7):828–832.
7. Brown MJ, Sutton AJ, Bell PRF, et al. A meta-analysis of 50 years of ruptured abdominal aortic aneurysm repair. *Br J Surg.* 2002; 89:714–730.
8. Back MR, Stordahl N, Cutherbertson D, et al. Limitation in the cardiac risk reduction provided by coronary revascularization prior to elective vascular surgery. *J Vasc Surg.* 2002;36:526.
9. Froehlich JB, Karavite D, Russman PL, et al. American College of Cardiology/American Heart Association pre-operative assessment guidelines reduce resource utilization before aortic surgery. *J Vasc Surg.* 2002;36(4):758–763.
10. Auerbach AD, Goldman L. B-Blockers and reduction of cardiac events in noncardiac surgery: scientific review. *JAMA.* 2002;287:1435.
11. Lee WA, Carter JW, Uppchurch G, et al. Peri-operative outcomes after open and endovascular repair of intact abdominal aortic aneurysms in the United States during 2001. *J Vasc Surg.* 2004;39:491–496.
12. Anagnostopoulos PV, Shepard AD, Pipinos II, et al. Hemostatic alterations associated with supraceliac aortic cross-clamping. *J Vasc Surg.* 2002;35(1):100–108.
13. Bown MJ, Nicholson ML, Bell PR, et al. The systemic inflammatory response syndrome, organ failure, and mortality after abdominal aortic aneurysm repair. *J Vasc Surg.* 2003;37:600–606.
14. Matsumura JS, Brewster DC, Makaroun MS, et al. A multicenter controlled clinical trial of open versus endovascular treatment of abdominal aortic aneurysm. *J Vasc Surg.* 2003;37(2):262–271.
15. Raffetto JD, Cheung Y, Fisher JB, et al. Incision and abdominal wall hernias in patients with aneurysm or occlusive aortic disease. *J Vasc Surg.* 2003;37(6):1150–1154.
16. Biancari F, Ylonen K, Anttila V, et al. Durability of open repair of infrarenal abdominal aortic aneurysm: a 15-year follow-up study. *J Vasc Surg.* 2002;35(1):87–93.
17. Ylonen K, Biancari F, Leo E, et al. Predictors of development of anastomotic femoral pseudoaneurysms after aortobifemoral reconstruction for abdominal aortic aneurysm. *Am J Surg.* 2004;187:83–87.
18. Lederle FA, Johnson GR, Wilson SE, et al. Quality of life, impotence, and activity level in a randomized trial of immediate repair versus surveillance of small abdominal aortic aneurysm. *J Vasc Surg.* 2003;38:745–752.
19. van Schaik J, van Baalen JM, Visser MJ, et al. Nerve-preserving aortoiliac reconstruction surgery: anatomical study and surgical approach. *J Vasc Surg.* 2001;33(5):983–989.
20. Lask D, Abarbanel J, Luttwak Z, et al. Changing trends 44. Dougherty MJ, Calligaro KD. How to avoid and manage nerve injuries associated with aortic surgery: ischemic neuropathy, traction injuries, and sexual derangements. *Semin Vasc Surg.* 2001;14(4):275–281.
21. Levison JA, Halpern VJ, Kline RG, et al. Perioperative predictors of colonic ischemia after ruptured abdominal aortic aneurysm. *J Vasc Surg.* 1999;29(1):40–45.
22. Jaeger HJ, Mathias KD, Gissler HM, et al. Rectum and sigmoid colon necrosis due to cholesterol embolization after implantation of an aortic stent-graft. *J Vasc Interv Radiol.* 1999;10(6):751–755.
23. Bonnet P, Vandeberg C, Limet R. Treatment of urological complications related to aorto-iliac pathology and surgery. *Eur J Vasc Endovasc Surg.* 2003;26:657–664.
24. Thompson JS, Baxter BT, Allison JG, et al. Temporal patterns of postoperative complications. *Arch Surg.* 2003;138:596–602.
25. Williamson WK, Nicoloff AD, Taylor LM, et al. Functional outcome after open repair of abdominal aortic aneurysm. *J Vasc Surg.* 2001;33:913–920.

编者评述

L. M. M.

Pearce 博士 和 Eskandari 博士对开放性动脉瘤修补术后并发症作了详尽而专业的描述。在过去 20 年里，由于外科技术、围手术期监护麻醉和最近已得以证实有益的 β 受体阻滞剂的应用，该手术并发症的发病率和死亡率均显著下降。死亡率根据不同的研究报告有所不同，但据多中心研究总死亡率约为 2%。搜索不同的数据库结果差别较大。在本研究中，死亡率高 3~4 倍，即高 6.5%~8.4%。具有临床特殊因素的患者会影响预后。因此，在这些医院实施的动脉瘤手术数量和死亡率会受到影响。患者量大的医院报告的死亡率较低，急诊手术也能增加术后并发症和死亡的发生。

最严重也是最常见的并发症是心肌缺血和心肌梗死致心律失常。其他如淋巴结切除后淋巴漏等。晚期并发症有移植物感染，假性动脉瘤等。相对常见的并发症是性功能障碍，表现为逆向射精和勃起功能障碍。这些并发症的发生率很难精确统计，其中一个原因就是许多患者在术前已存在并发症。但是，许多措施可减少并发症的发生，如沿右髂动脉和在主动脉右侧分离组织，保留左侧的交感和副交感神经等。周围动脉栓塞、输尿管并发症和肠系膜缺血等也可能发生。

作者总结目前动脉瘤修复术并发症发生率和死亡率可显著降低，特别是术前应用 β 受体阻滞剂和戒烟等。

（竺挺 符伟国 译）

第 21 章

主动脉腔内移植物植入后的监控和补救规程

W.Anthony Lee

监控是主动脉腔内移植物植入治疗过程中最关键的一环。目前腔内移植物治疗后自然病史是不确定的和未知的，根据这一假设我们可以做出相应的推测，即监控必须无例外地终身进行。可以毫不夸张地说，血管腔内治疗术后如果不进行监控，就等同于未行治疗。因此，术前风险和解剖学评估在确定是否适合行腹主动脉瘤腔内治疗是极其重要的，在最终决定行血管腔内治疗或是传统开放手术时，还应该考虑患者的实际情况、经济条件和依从性等因素。

监控系统

主动脉腔内移植物植入后的监控目前尚无统一的指导标准。一般来说，最常用的是以时间来评估，包括术后 1 月、6 月、12 月和术后第二年以后每年 6 月、12 月的影像学检查和临床复诊(图 21.1)。我们可以用电子数据库来纵向随访和跟踪这些患者的特定数据，该数据库具有在随访不利时会自动报警的装置，从而能够相当便利地管理数据库，使数据库的内容得以迅速积累。当前，CT 扫描是极少使用的，因为其影像学资料几乎不能改变手术期间的治疗方案，术后早期横断面图像常在手术后第一个月复查时进行采集。

瘤体大小

虽然监测瘤体大小的长期意义尚有争论，但持续监测腹主动脉瘤大小依然是判断腔内移植物术后成功与否的重要直观标志。目前有两种方法可以定量测量动脉瘤的大小：二维直径和三维容积。不管采用哪种方法来评估，必须注意下面几点：

- 动脉瘤的形态可以随植入相应硬度的腔内移植物而改变，因此，术后第一次影像学资料常作为所有后继测量的参考；
- 动脉瘤腔发生的形态学改变是三维的；
- 必须用相同的成像模式来比较任意两组连续测量尺寸的大小。

不管 CT 数据容积测定软件如何改进，常用的横断面影像直径测量依旧是测量动脉瘤大小的“金标准”。该测量具有熟知、有效和可比性强、不需软件确认和无技术争论等特点。从技术的角度，动脉瘤横断面图像是一个椭圆形的概念模型。大小由从单一横断面图像

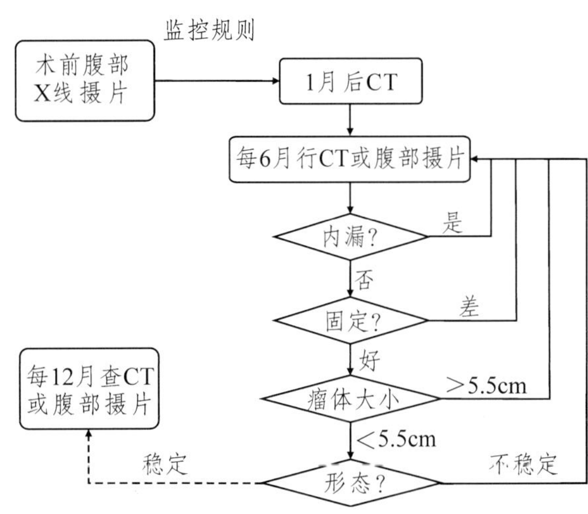

图 21.1 监控规则包括动脉瘤大小、内漏情况和腔内移植物的锚定和形态，明确术后 6~12 月时期内的随访情况。如果所有的指标都良好(动脉瘤直径小于 5.5cm，无内漏，腔内移植物的形态和锚定稳定)，那么在术后一年后可以延长至每年一次随访监测。

获得的一对最大测量值（椭圆的长径和短径）决定。这些测量值组内和组间的差异值通常小于2mm。由于动脉瘤腔内支架植入术后动脉瘤形态改变的不可预料性，可以看到不同薄层断面图像的最大直径测量值会有差异，动脉瘤直径的增加或减小可以出现在其中一个或全部两个轴面。而直径绝对值的改变大于或等于5mm是典型改变，具有临床意义。

内 漏

内漏是指影像学证据提示有造影剂泄漏或外渗至移植物腔外且不超出动脉瘤腔范围。随着对其本质的认识进一步加深，对内漏的命名也不断完善，但一般来说，根据其来源将内漏分为Ⅰ~Ⅳ型，这已经达到广泛共识。

Ⅰ型

为锚定相关性内漏，出现在近端或远端接口处。在所有内漏中发生率小于5%，特点是在血管造影时见造影剂早期局部喷射到主动脉瘤腔内并顺行流入腰动脉。若内漏出现在支架接口的前方或后方，由于支架重叠会使造影剂喷射不明显。对这些病例，侧支的影像可以显示其来源。在增强CT扫描时，Ⅰ型内漏和毗邻的支架腔内有相同Hounsfield衰减值。

在围手术期早期，典型的Ⅰ型内漏意味着备选方案少、个案治疗或移植物植入。发现Ⅰ型内漏后患者不应该离开手术室这一观点已经被接受，但实际上却很少付诸实践。纵向随访证实大多数Ⅰ型内漏在1~6月左右自行愈合。采取等待还是干预取决于对动脉瘤的大小和破裂风险的评估。小于5.5cm的动脉瘤破裂的风险相对较低，可以继续观察；而对大的动脉瘤，持续存在Ⅰ型内漏时推荐早期干预甚至择期手术治疗。

继发的Ⅰ型内漏（最近的或新发的）需要立刻检查和紧急处理。通常这是因为腔内移植物主体或髂动脉分支从锚定区移位的缘故，其表明先前已处理的动脉瘤囊腔的压力再次急性增加，并可能表现为有症状的动脉瘤。腔内修复后已经明显缩小的动脉瘤复原到治疗前大小或甚至变得更大。

Ⅱ型

Ⅱ型内漏来源于腰动脉、肠系膜下动脉、副肾动脉或治疗前的髂内动脉的血液反流。此型最常见，占即时围手术期内漏发生率的20%~30%。约有一半左右在1~6月内自行愈合，10%~15%的主动脉腔内修复术患者，即几乎所有慢性或持续性内漏均属于此种类型。Ⅱ型内漏通过血管造影以分支血管显像后造影剂相对缓慢地填充动脉瘤囊腔与Ⅰ型内漏相鉴别。通过增强CT扫描，Ⅱ型内漏有时候相当细微，与外周附壁血栓腔内对比可以发现有一个更加细微的信号衰减范围。

大多数Ⅱ型内漏有一个相对良好的自然病史。虽然持续性Ⅱ型内漏患者动脉瘤收缩比率更低，或者可能性减小，但是它与增加动脉瘤破裂或死亡的风险无关。过度的Ⅱ型内漏的血管腔内治疗导致继发干预率的增加，但与明显动脉瘤相关的不良事件无关。当前对Ⅱ型内漏最易接受的干预适应证是动脉瘤的扩张。

Ⅲ型

此型内漏为移植物相关的内漏，由于严重的移植物故障（支架断裂或纤维撕裂）、晚发的组件分离或组件之间的外渗，即从重叠不够充分的区域到单元结构（相对整体）。Ⅲ型内漏与Ⅰ型内漏同样重要，它意味着内漏与主动脉血流直接交通，瘤体内压力增加，需要紧急治疗。在血管造影时，在可疑内漏的腔内移植物分支或腔内移植物主体行选择性造影可见到造影剂喷射，在术后CT扫描时，也可见其与腔内的造影剂有同样的亮度。

由于金属软化或接缝裂开导致的孤立支架断裂不一定会导致内漏，但其尖锐的断缘或金属丝的尖端刺穿移植物材料，从而引起严重的内漏。工艺技术的提高和延长的接口重叠区减少了Ⅲ型内漏的发生。一旦发生此型内漏，可以用延长袖套和人工血管分支处理，一般很少需要手术干预。

Ⅳ型

此型内漏指血经移植物漏出，常见于聚酯物材料的腔内血管移植物的固有孔隙和接缝孔隙。以膨体聚四氟乙烯为材料的无缝移植物不会出现Ⅳ型内漏，可能由于其与未预凝的聚酯材料相比孔洞较少。Ⅳ型内漏在血管造影时表现为早期弥散性瘤腔内充盈，肝素抗凝后数小时灌注可消退。极少数情况下接缝上的孔洞无法闭合时，Ⅳ型内漏变为Ⅲ型内漏，则表示移植物故障，需要紧急处理。

病史和体格检查

定期随访病史包括询问任何非典型的腹痛或背痛、新出现的间跛、高血压、持续发热或不适等，这些症状可提示腔内移植物植入后急性内漏、腔内移植物分支急性闭塞、肾动脉狭窄或迟发型腔内移植物感染等。体格检查重点在触诊动脉瘤的搏动和股动脉的搏动。虽然移植物腔内修复后持续存在的搏动与内漏、缩小的动脉瘤或迟发的并发症并不相关，但先前搏动消失的动脉瘤突然出现搏动则表示出现了一个新的Ⅰ型或Ⅲ

型内漏。

成 像

影像监控主要有三个目的：

• 发现内漏和辨别内漏的特点；

• 测量动脉瘤瘤体的大小；

• 监控手段的完整性和固定性。

下面有四种影像学监测方式可以用来进行主动脉腔内移植物植入后患者的术后监测。

1.螺旋CT血管造影(CTA)

CTA仍然是术后监测动脉瘤大小和内漏的影像学金标准,具有方便、无创、可靠和易于解释等优点。发现内漏的灵敏度和特异性相当于甚至超过超声、磁共振、血管造影,但不能很好地描述内漏的特征。其影像学分辨率在小于1mm时依然较高。

典型的CTA检查由强化前、强化时和延迟相三个时相组成，不需要口服造影剂。它囊括了从第12胸椎到股骨头的全部腹腔和盆腔层面。第一个时相是非增强的扫描图像，以10mm每层薄层扫描。第二个时相要求屏气，静脉快速推注造影剂(150mL),校正值为2.5~3mm。第三个时相要求应用造影剂后延迟60秒，扫描层厚10mm。每次检查约需阅读400~500个单个的图像，最好以电子图像模式在电脑或图片及通信工作站上浏览,而不要以普通拷贝片模式。三个时相的相应图像可以同时显示，而且可以互相比较来分辨不同区域的异常强化衰减信号。图像应该选择合适的“视窗”(对比和亮度)来分辨造影剂强化填充的腔、支架和血管壁的钙化。

CT扫描的主要缺点是造影剂和射线暴露。对慢性肾功能不全,肌酐大于2.5mg/dL，口服降糖药（如二甲双胍、格华止)的糖尿病患者和造影剂过敏的患者,造影剂有使用禁忌。目前预防性应用N-乙酰半胱氨酸（祛痰药）或碳酸氢钠来降低发生造影剂肾病的风险。

2. 四位腹部X线片

这是一种断面的影像学检查,价格低廉。四位是指前后位片、侧位片和两个斜位片。调节电流和电压使X线穿透金属的能力最优化。X线平片可以提供鸟瞰和确定腔内移植物整体形态的图像，其他任何一种单独模式都无法做到这一点。虽然很难发现细小的变化如腔内移植物细微的移位,但是肉眼可见的变化如大的移位、腔内移植物分支分离、腔内移植物结构改变和支架断裂等，可以及时发现并在必要时进行干预。

3. 彩色多普勒超声检查

这是一种重要的影像学检查,可以作为CT扫描的补充,具有无创、不需射线或造影剂的特点。它可以较可靠地测量主动脉瘤的最大直径、发现内漏和辨别发生内漏的原因。腔内移植物形态学改变、支架和主动脉在瘤颈部的立体位置关系较难用这种方法来明确。超声图像的质量主要与操作者的技术有关,患者情况(如体型、大量积气)和设备也对其有一定影响。连贯系统的操作，如基于固定解剖结构的动脉瘤测量，是纵向评估变化制定治疗方案的关键。超声对比增强设备的引进增加了图像相对信噪比，提高了发现及鉴别内漏特征的能力。

4. 钆增强的磁共振血管造影(MRA)

由于费用昂贵以及设备和技术的限制，在选择检查方法时,MRA仅作为备用的方法，适用于肾功能不全和碘造影剂过敏的患者。钆增强常规提高了图像的质量和发现内漏的能力(相比时间飞跃技术)。现在,一种新的研究技术即时间消退MRA技术,可以提高辨别内漏特点的能力。镍钛记忆合金无铁磁性，因而大部分腔内移植物可以行磁共振检查，在植入后即可进行。少数腔内移植物(不锈钢金属)不适合磁共振检查。若有其他金属植入物和异物，以及幽居恐惧症的患者禁忌行磁共振检查。

腹主动脉瘤腔内移植物植入后的补救治疗

主动脉腔内支架修复后补救治疗的适应证有三条：

• 内漏；

• 主动脉瘤增大；

• 移植物故障。

对新发的或持续性的Ⅰ型或Ⅲ型内漏应迅速补救。Ⅱ型内漏具有相对良性的自然病史，可以延期治疗。虽然少数中心报告Ⅱ型内漏的积极治疗会促使动脉瘤缩小,但通常会复发;未经治疗的Ⅱ型内漏也会出现动脉瘤缩小,这就降低了预防性治疗Ⅱ型内漏的热情。通常来说,治疗Ⅱ型内漏最常见的适应证是与动脉瘤扩张相关的内漏。

关于动脉瘤扩张的问题，当出现有明确原因的瘤体增大时,应毫不犹豫立即予以治疗。当无法找到病变原因时常出现争论(有时候把这种情况解释为“内张力”)。但这些扩张的动脉瘤与破裂的、症状性动脉瘤或动脉瘤相关的负性事件无关。择期治疗这些动脉瘤时术中发现瘤腔压力增高,但不加阻断而切开瘤腔并让腔内移植物保持原位时，并没有发现内漏。在所谓的“内张力”或来源不确定的内漏病例中,应行详细而系统的血管造影包括联合充盈造影剂的血管图像,选择性髂支、髂内动脉和肠系膜动脉造影，并使用充足的造影剂、数字减影和延迟显像技术来确定内漏的来源和病因。

腔内移植物故障包括一系列材料整合问题,部分需优化矫正治疗。一般来说,如移植物撕裂、孔隙或磨损导致的明显的Ⅲ型内漏必须予以治疗。而支架相关性问题，包括金属软化断裂、弯曲过度断裂、接缝分离等不会立即导致并发症，可以根据具体情况处理。通常这些变化很微小，用 X 线平片可以很好地诊断。这些移植物故障的自然病史很难界定，因而无法给出全面的推荐治疗方案。少见情况下，由于主动脉的搏动性，支架的断裂缘或支架与纤维膜分离会刺穿或磨损移植物材料。而靠近锚定区或弯折部的金属或接缝断裂比中间部分的断裂预后更差。

操作方法

膨胀器袖套的释放

髂动脉或近端主动脉的袖套已进入腔内移植物的标准化体系。随着目前多种可用的移植物的问世，单元部件的袖套和模块分支可以更简单地用于修复主体系统。后续放置袖套和膨胀支架最常见的适应证是严重的（治疗）或紧急的（预防）Ⅰ型或Ⅲ内漏，具体包括以下几点：

• 近端主体向远端移位；

• 髂支向近端回缩；

• 近端或远端锚定区进展性动脉瘤样扩张；

• 组件分离；

• 移植物纤维膜撕裂。

膨胀器袖套放置技术作为二期操作，除一些特殊步骤外其余均与初次操作相似。

有些人工血管腔内支架，近端袖套覆盖部分要比主体支架长。因此，在肾动脉下方人工血管内支架的上方如果没有足够的空间，置入一个近端袖套可能会覆盖肾动脉或阻塞对侧肢体血管的开口。对这样患者的处理方案比较复杂，包括：

• 如果仅仅为了预防性操作，而没有活动性Ⅰ型内漏，不要贸然处理；

• 选择另一种人工血管内支架体系的较短的袖套；

• 用一个较大的球囊膨胀支架增加近端和主动脉壁的贴附。

少见情况下，主体人工血管腔内支架移位到距离肾动脉有 3 个或更多的重叠近端袖套长度的水平，可以考虑在原主体支架的上方放置一个整体的主体支架（图 21.2）。多个重叠的近端袖套，特别是放置在扭曲的瘤颈部位时会很不稳定，主要是因为接合处比较陡直并易于分离和向远端移位。一体的人工血管内支架可以达到足够的延长长度，修复更为安全。

远端瘤样扩张而需要放置延长髂支时，会沿髂外动脉向下延伸。对通畅的髂内动脉可选择如下方式处理：

• 用一个简单的延长分支覆盖髂内动脉开口；

• 钢圈栓塞；

• 一种称为“套袖技术”的方法，即用一个大直径的主动脉袖套在髂内动脉起始处展开，然后髂动脉延长分支穿过展开的“套袖”（图 21.3）。

髂动脉延长分支缩回主动脉囊腔内通常是由于初次操作时髂动脉锚定区不够充分。同样在从对侧插入导管，在导丝从支架腔内穿过时须注意避免将延长支顶入瘤腔内。支架延长支必须延伸至髂总动脉直至全长在髂内动脉开口处。通常，在髂总动脉中部有一弯曲，在近端长度足够的情况下，分支

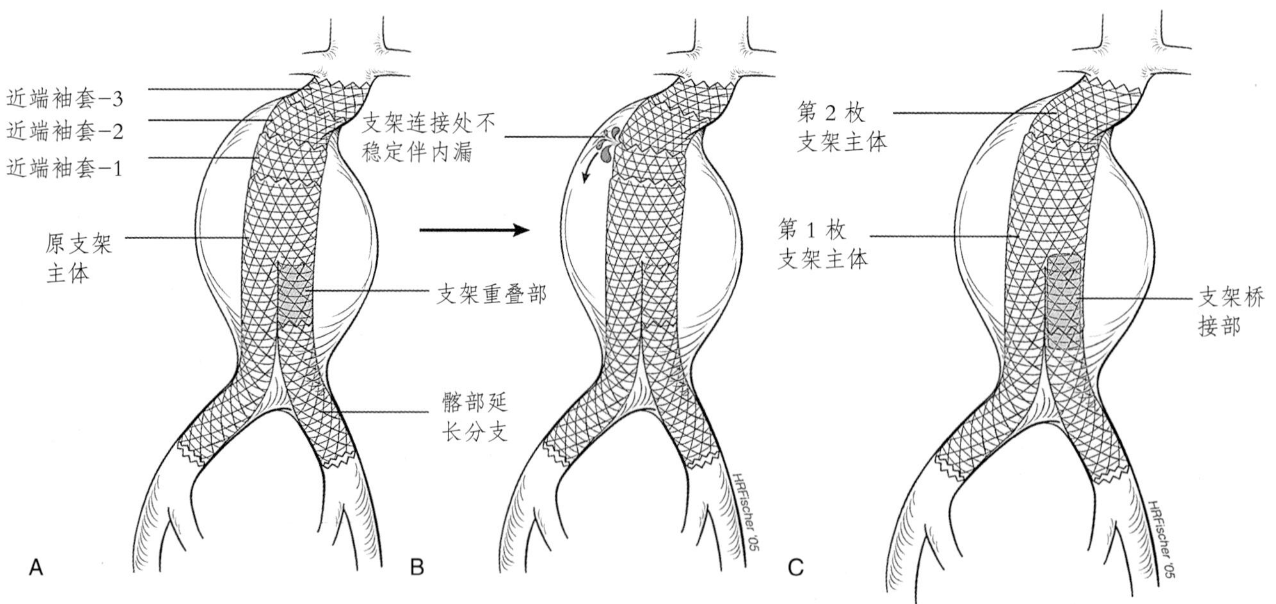

图 21.2 放置腔内移植物主体的技术。在腔内移植物主体的尾部有明显位移的病例，第二主体要置于前一个主体的上方展开，要小心使放置在上方的主体与原先在下方放置的主体在对侧轴线的开口处对准。髂部延长分支展开，桥接两个对侧分支的开口，从而完成修补。

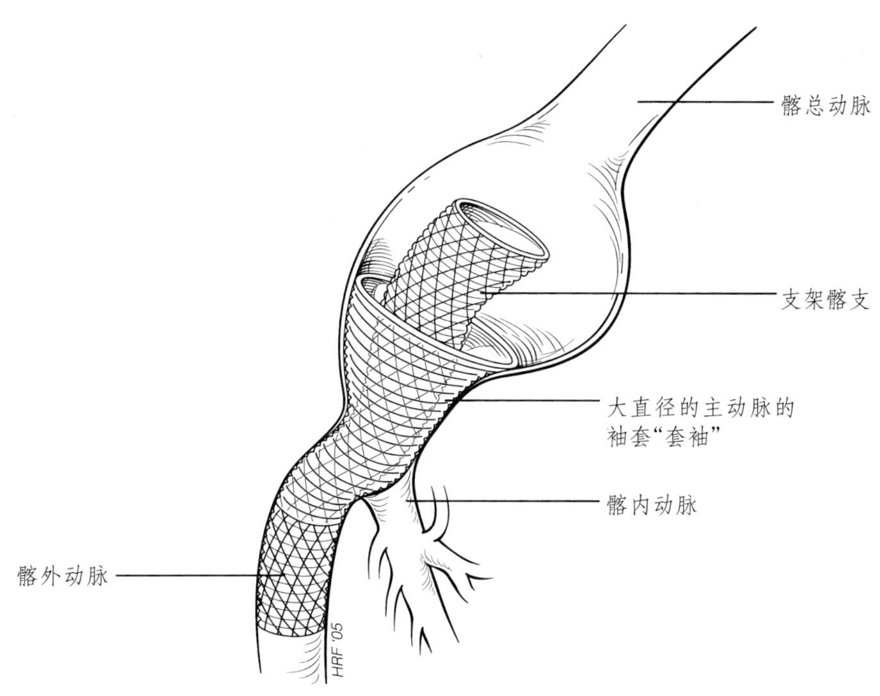

图 21.3 治疗髂总动脉瘤时栓塞髂内动脉的"套袖"技术。把一个大于动脉直径的袖套展开，使它的中心围绕在髂内动脉开口的周围，稍窄的支架锥形部分放置在髂动脉分叉附近。腔内移植物髂支从这个套袖中通过，然后进入髂外动脉。

的末端应该放置在这个弯曲以前，或者至少要超过弯曲 20mm，因为这里是一个不稳定的锚定点。

因延长分支分离而进行二期治疗现在已很少发生。这些病例中如果两个打开的断端开口靠得很近但是明显没有对齐，导管插入接合分离处近端人工血管内支架时可能比较困难。在直接导管插入失败时，建议导丝从对侧跨过断裂段进入主动脉瘤囊腔。从同侧分离部位导入一个圈套器，在动脉瘤囊腔内捕获对侧进入的导丝（图 21.4）。通过导管交换硬导丝，拉回两个断端并使其重新连接在一起。在这两个分离的延长分支之间放置桥接分支完成修复操作。

钢圈栓塞

钢圈栓塞主要用于处理继发的或持续性Ⅱ型内漏。少数情况下，髂动脉瘤样扩张时，可行延迟髂内动脉栓塞联合放置髂动脉延长分支。该方法治疗Ⅰ型内漏效果有争议，结果也不太安全，因为即使内漏通路被成功封闭，也无法纠正锚定点潜在的缺陷。当前，Ⅰ型内漏修复操作的选择是放置近端袖套 。

成功治疗继发的或持续性Ⅱ型内漏导致的瘤样扩张的技术是混合的，常用的两种技术方法是：旁路移植或直接经动脉瘤囊腔穿刺。第一种方法是选择动脉造影、髂内动脉和（或）肠系膜上动脉延迟显像，来断定Ⅱ型内漏源自腰动脉、肠系膜下动脉或是两者都有。用彩色多普勒超声的动态血流观察可显示瘤腔内流入血管和流出血管的复杂通道和血流图像，有时可见局部反复的血流。一旦确定引起内漏的动脉，就可以运用微导管技术，尽可能靠近动脉瘤囊腔进入导管然后释放微钢圈。对于肠系膜下动脉，通过 SMA 选择性进入导管，然后微导管沿着 0.018 英寸的导丝经 Riolan 弓或者曲折的动脉进入肠系膜下动脉主干。重点注意在肠系膜下动脉的分叉近端，直肠中动脉或直肠上动脉分支附近保留乙状结肠的侧支血管（图 21.5）。对于腰动脉内漏，同样运用微导管技术导入同侧髂内动脉进行修复。

该技术主要有两个缺点。此项操作对技术熟练的操作者来讲也有很大的挑战性。操作全程时长一般在 2~4 小时，明显增加了术者和患者暴露于射线的风险。更重要的是，处理单独或多处的开放侧支不能保证解决内漏。在诊断时明确的分支说明造影剂流动模式，即瘤腔内特定时刻的有功能的血流动力学环境。因此，一旦栓塞了一支或更多的侧支后，内环境改变，此前开放不明显的血管会变成新的Ⅱ型内漏的来源。因为这个原因，许多人建议如果导管能进入动脉瘤囊腔，就可以用钢圈或其他栓塞材料或填充物置入动脉瘤囊腔。

第二种技术即直接经瘤腔穿刺来解决这些问题。这项治疗技术要求患者俯卧，在超声、CT 和（或）透视荧光屏（动脉壁钙化）的引导下，用一个长的带针 18 号测量导管穿刺动脉瘤囊腔（TLA 穿刺针，Boston Scientific，Natick，MA）。不断抽吸回送直到见到清亮的漏出液或鲜红的血液，表明穿刺进入囊腔。也可以采用常规的 Seldinger 法，以加长针头和导丝穿刺，但是鞘或导管沿导丝推进通过腰部的软组织时会遇到困难。用囊腔造影、搏动性出血和经导管动脉测压来证实穿刺进入正确的囊腔部位。在这时，如果证实瘤腔内内漏的存在，可以用导管选择性进入分支血管，或非选择性地填塞瘤腔。完成这些操作以后，确认没有明显的腹膜后外渗后，拔除所有导管并封堵其穿刺路径。

一般来说，经腰动脉置入导管至主动脉并不困难，但是在支架植入术后，往往会有一些并发症。患者往往肥胖或有潜在的阻塞性呼吸疾病，很难长时间的俯卧，而且在操作过程中

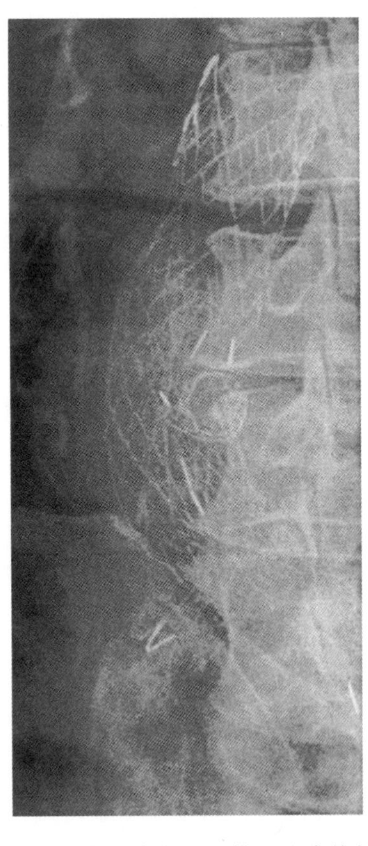

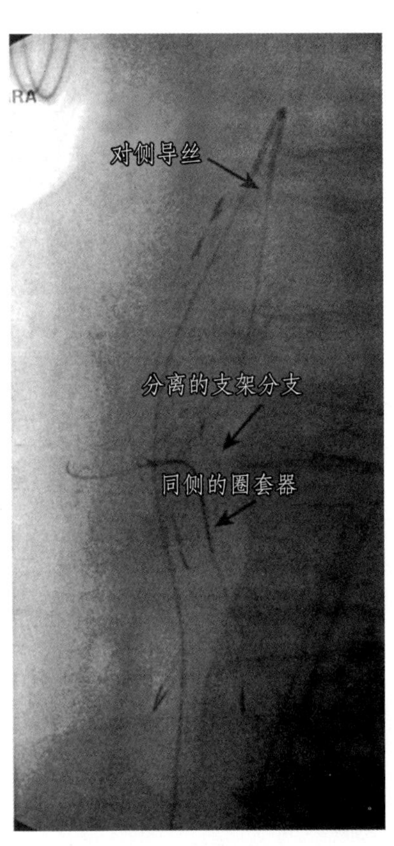

图 21.4 分离分支的重排无法直接插入导管完成。用一个三叶圈套器(Ensnare, MDTech, Gainesville, FL)很容易捕获对侧的导丝,在圈套对侧导丝后要小心操作,以防止对侧导丝无法套入。

可能出现威胁生命的呼吸窘迫。不小心穿刺到腔内移植物可能导致医源性的Ⅲ型内漏。甚至进入瘤腔以后,通过局部有附壁血栓的复杂血流通道然后绕过腔内移植物延长分支会比较困难。在这个迷宫一样的操作空间内将导管选入腰动脉或肠系膜下动脉是不可能的。此外,致栓性的物质会造成栓子进入脊髓血管,引起脊髓动脉栓塞的灾难性的潜在风险和不可逆性神经系统并发症。与逆向技术相似,直接瘤腔穿刺技术可引起内漏复发。最后,动脉瘤囊腔内的射线透不过的栓子样物质会使后来的 CT 检查难以发现内漏。

分支狭窄或闭塞的处理

对大多数完全撑开的腔内移植物来说,其分支的远期通畅率超过 95%。股动脉搏动减弱或新出现的下肢跛行表明迟发的腔内移植物分支狭窄或即将闭塞。仔细观察 CT 扫描片可以发现集中性的血栓形成或造影剂“充盈缺损”。普通 X 线片可以证明血管通道的结构改变,如动脉瘤缩小或腔内移植物移位导致的扭曲弯折等。迟发的腔内移植物分支闭塞通常由于最初植入腔内移植物时的基本条件,如主动脉分叉部病变导致分支受压,或由于先天性髂股动脉流出道进行性闭塞性疾病引起。在进一步处理时,类似股深动脉在主-股旁路中的作用,髂内动脉对保持腔内移植物分支的通畅亦有重要作用。早期分支闭塞(<6 个月)通常是由于技术并发症,但最初植入的时候没有认识到。

有症状的分支闭塞,或通过无创性检查(踝-肱指数[ABI]减小,股动脉血压下降,运动激发试验阳性)证明有血液动力学异常时,须进行预防性的治疗。好在这些治疗相当简单,经皮穿刺,依靠狭窄回缩程度植入自膨式支架或球扩式支架就可以完成。少数情况下,主动脉分叉狭窄需要“kissing”支架。二次支架的自然病程尚不可知。通过对 Vagyard 植入物的认识和纤维层撕裂的特性的学习,大部分全部撑开的腔内移植物都会从最初设计的“内骨骼”上分离。这些新的支架和外膜长期反复摩擦已证实是不安全的。目前关于 Ancure 移植物(Guidant, Indianapolis, IN)迟发的纤维层撕裂的两例病例报告均是由髂支的自膨式支架植入引起的。

对于分支闭塞,二期干预的适应证是有症状。无症状的患者可以观察,这类似于无症状性自体髂动脉闭塞或主-股旁路分支闭塞的传统手术治疗。有症状的患者有两种选择:传统手术或腔内治疗。传统手术包括股-股旁路和股动脉切开,Fogarty 球囊导管取栓术。如果植入主髂人工血管内支架后一期股-股旁路可以推延至为后发闭塞而施行的二期旁路,则说明移植物的通畅率是非常高的,超过了在阻塞性疾病中的通畅率。在腔内移植物分支内行球囊取栓应在屏幕监视下小心操作,以降低腔内移植物主体回缩的风险。类似于主-股旁路手术的血管分支,在腔内移植物内取栓有时是不可行的,因而逐渐不再采用这种方法。

选择腔内治疗的优势在于保持血液在血管内流动直到肢体远端,避免了行腹股沟切开和解剖外旁路。经皮联合治疗,即机械性取栓后参考 Angiojet(Posis)或者 Trellis(Bacchus)方法,当天过夜静脉应用尿激酶或组织型纤维蛋白激活物(t-Pa)常能增加移植物分支的通畅率。血管造影可以显示一些潜在的问题,需要观察

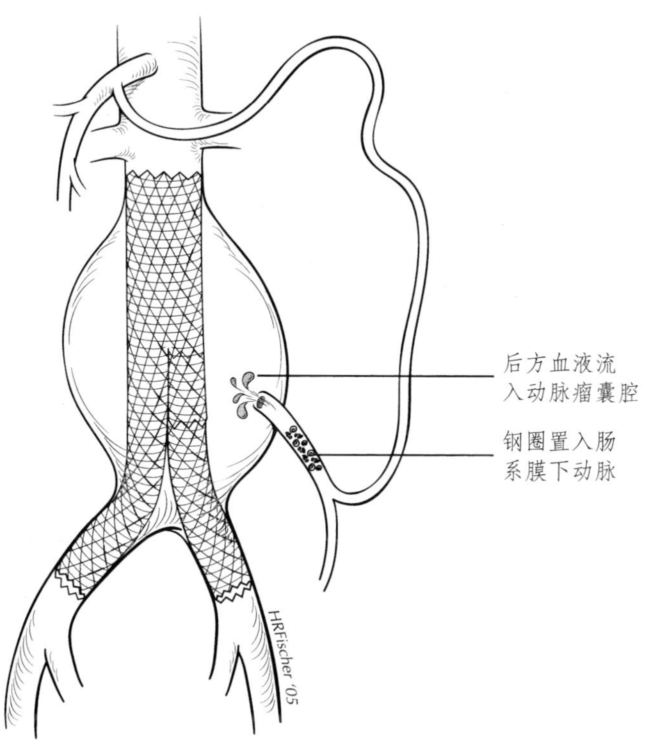

图 21.5　用超选导管和钢圈栓塞技术来治疗开放的肠系膜下动脉导致的Ⅱ型内漏。微导管系统采用同轴 3F 亲水性导管通过一个 5F 的选择性导管后，跟着一 0.018″的导丝推进，这对于通过迂曲的肠系膜供血系统是十分必要的。一旦囊腔造影显示证实进入动脉瘤囊腔，便可采用各种各样的栓塞物（钢圈、明胶、凝血酶）。复合铂的 0.018″微型钢圈仅选择性用于栓塞肠系膜下动脉。

移植物的附属支架或者流出动脉。经皮取栓的典型并发症是出血、远端栓塞等。

晚期转外科开放手术

晚期转外科开放手术的适应证在不断变化，包括血管腔内治疗技术无法治愈的情况，如持续性Ⅰ型内漏、近端瘤颈扩张、原因无法确定的进行性瘤体扩张（内张力）、动脉瘤破裂和腔内移植物感染等。必须在患者的手术风险可接受的前提下才能考虑把开放性手术作为一种治疗选择。因为对许多接受腔内修复术的患者来说，从最初支架植入时起就被认为有高手术风险，除非在他们最初植入支架后自身生理条件有所改善，否则不能认定他们可以更好地耐受开放性手术。因此，进一步对症处理是必要的。

主动脉控制技术和移植物植入技术因产品和移植物近端长度的差异而不同。因为支架不超过肾动脉水平以上，我们在肾动脉上方（肠系膜上动脉下方）放置阻断钳，切开动脉瘤，摘除腔内移植物，然后把阻断钳换到肾动脉的下方，尽可能使总的肾脏缺血时间小于 5 分钟。不同于该顺序的情况是进展性的动脉瘤近端瘤颈在解剖上贴近肾动脉，这时在肾动脉附近修复时可以不用移动阻断钳，或更少见的肾上型病例，常规经腹膜后入路行肾上修复。怀疑内压增高或Ⅱ型内漏的病例，有必要在进入瘤腔前改变囊内压和（或）不阻断主动脉切开囊腔（但是在相应位置预置张开的阻断钳）。全身平均或收缩期囊内压伴或不伴脉压减小，非血性的漏出液和通过移植物缝隙孔洞的“微型漏”在取出移植物时都可以被发现。

远端闭塞时可以夹闭各自的腔内移植物髂支，而不用分别将它们从髂动脉中分离出来。在完成近端主动脉分离后，分别暴露髂动脉，阻断髂动脉直至取出每一个分支。常见于带支架动脉的外周动脉感染，难于暴露主动脉瘤颈和髂动脉，以及动脉变性等情况并不常见。实际上，与周围组织结合致密常见于外周带支架的血管，而这种情况在主动脉人工血管内支架中还没有出现，尤其在近端结合部位，绝大多数支架可以相对轻松地取出。偶见髂支的取出会比较困难。在这种情况下，人工血管内支架可以用大剪刀或绞刀剪开，分叉形外科移植物分支可以直接缝合到髂动脉上，将腔内移植物用缝合线固定。须注意这些具有不稳定因素的移植物，如钩子和倒刺，它们能刺穿手套和皮肤。

具有肾上裸支架的移植物（Cook Zenith，Bloomington，IN and Medtronic Talent，Santa Rose，CA）在进路时有所不同。主要的不同之处在处理时须放置腹腔上动脉阻断钳取代肾上阻断，增加了内脏缺血时间及取出近端移植物的可能性。活动性肾上动脉支架如 Zenith 支架，支架本身及其倒钩可紧密地嵌入主动脉壁内，强行取出支架可导致近端主动脉破裂。与髂支的处理方式相似，腔内移植物近端可以在外科瘤颈处横断，使肾上段的裸架留于腔内，裸架用缝线紧密缝合。

使用这种腔内移植物混合技术的唯一例外就是腔内移植物感染的病例。虽然出现的概率很小，但一旦发生，即表明将出现比开放手术更具爆发性的疾病过程。这个假设是基于腔内移植物感染为“密闭空腔”感染，其病理生理类似于未引流的脓肿的前提。这些情况下，所有的植入物包括任何金属或纤维植入物必须全部移除，然后患者按照主动脉移植物感染的常规方法治疗。

非常规补救治疗

腔内修复术后其他的补救措施包括辅助手术和腹腔镜技术。虽然其疗效还未被证实,但是通过一些个例报道已经传播开来,充分展示了人类的创造能力。这些技术包括主动脉颈部环扎术,即用开放手术或腹腔镜技术在近端锚定区永久性地结扎一些动脉来治疗持续性Ⅰ型内漏。根本上来说,这是缺乏抵抗力的患者在出现折中的结果后妥协的解决方法。这些会导致主动脉壁坏死或植入物变形的风险,但无法确切证实。腹腔镜在开始时主要用于腹腔镜下阻断开放的腰动脉和肠系膜下动脉来治疗Ⅱ型内漏。这些新的治疗方法前景并不乐观,它们存在和以导管为基础的治疗方法一样的缺陷,如果错误地阻断分支或未认清一些开放的分支,术后这些患者会仍然存在Ⅱ型内漏甚至出现新的内漏。对于手术高风险的患者,复合操作的结果是带来大量的术后并发症,使这些尝试性治疗的结果比原有疾病更差。

总 结

总的来说,引进腔内修复技术十余年来,评价腹主动脉瘤腔内修复成功或失败的概念还很模糊,只有等患者因除动脉瘤以外的原因死亡后才能最终证实这个概念。一种判断方法是对一期成功和基于补救治疗的需要所行的二期成功进行比较。主动脉腔内修复后的一期成功是指患者死于动脉瘤以外的原因或腔内治疗后不需要任何补救措施。这种操作性的定义,类似于下肢旁路手术的初期和二期通畅率,排除了成功与失败判断标准中有争议的因素,如内漏、缩小的动脉瘤和无症状的分支并发症等。基于EUROSTAR和其他早期多中心临床试验的长期研究,主动脉人工血管腔内修复术后"一期成功"的病例少于70%。剩余的病例需要补救治疗来处理"一期失败",可以认为是"二期成功"来弥补。没有这种弥补,初期的失败会导致这项技术的全盘失败,二期成功需要不间断的监控才能实现。

推荐读物

1. Kolvenbach R, Pinter L, Raghunandan M, et al. Laparoscopic remodeling of abdominal aortic aneurysms after endovascular exclusion: a technical description. *J Vasc Surg.* 2002;36:1267–1270.
2. Brouard R, Otal P, Soula P, et al. A useful endovascular technique for treating modular limb disconnection in a bifurcated stent-graft. *J Endovasc Ther.* 2002;9:124–128.
3. Anwar S, Al-Khattab Y, Williams GT. An operative method for surgical revision of a late failure after endovascular repair of an abdominal aortic aneurysm. *J Vasc Surg.* 2001;34:357–359.
4. Kasirajan K, Matteson B, Marek JM, et al. Technique and results of transfemoral superselective coil embolization of type II lumbar endoleak. *J Vasc Surg.* 2003;38:61–66.
5. Baum RA, Cope C, Fairman RM, et al. Translumbar embolization of type 2 endoleaks after endovascular repair of abdominal aortic aneurysms. *J Vasc Interv Radiol.* 2001;12:111–116.
6. Teruya TH, Ayerdi J, Solis MM, et al. Treatment of type III endoleak with an aortouniiliac stent graft. *Ann Vasc Surg.* 2003;17:123–128.
7. Wolf YG, Hill BB, Fogarty TJ, et al. Late endoleak after endovascular repair of an abdominal aortic aneurysm with multiple proximal extender cuffs. *J Vasc Surg.* 2002;35:580–583.
8. Milner R, Golden MA, Velazquez OC, et al. A new endovascular approach to treatment of acute iliac limb occlusions of bifurcated aortic stent grafts with an exoskeleton. *J Vasc Surg.* 2003;37:1329–1331.

编者评述

L. M. M.

任何尚未操作腹主动脉瘤腔内修复术的腔内血管外科医生,都应仔细阅读主动脉腔内移植物植入后的监控和补救规程这一章。经验丰富的腔内血管外科医生相信,术后监护失败等同于整个治疗的失败,这一点无需再重点强调。动脉瘤腔内修复术后的所有患者都面临严重的早期或晚期并发症的风险,最值得重视的是动脉瘤的破裂。

本章详细叙述了合理的监控规则,强调了CT的重要性。主动脉直径增加超过5mm时认为有意义。

腹主动脉瘤腔内修复术后监控过程中最常见的并发症是内漏。作者描述了Ⅰ型和Ⅲ型内漏是严重的临床并发症,总的来说,Ⅱ型和Ⅳ型内漏有良性的自然病史,其他的并发症包括移植物失效、进行性狭窄或血栓形成。

腔内移植物植入后补救操作的适应证已经证实,主要包括持续性内漏、进行性的动脉瘤扩张和移植物失效。有些患者虽然存在进行性的动脉瘤扩张却不发生内漏。到目前为止,这些患者的自然病史是良性的。虽然如此,只要存在主动脉扩张,还是建议干预治疗。

本章还叙述了主动脉腔内修复术后的补救治疗技术和方法。这些主要的腔内技术包括"延长袖套"或钢圈栓塞目标血管来治疗内漏。另外,晚期手术干预的适应证包括持续性Ⅰ型内漏、主动脉瘤近端瘤颈扩张和出现主动脉扩张但不伴有明显来源的内漏的内高压。改良的手术方案受到肾上的支架锚定区的挑战。在这些病例当中,最好是让支架保持原位,然后将近端的支架人工血管固定于近端的缝线。

Lee医生最终认真地做了总结,腹主动脉瘤腔内修复术后的成功或是失败仍然是"模糊的概念"。所有的患者需要长期的监护以确定这项技术的远期成功率。

(竺挺 符伟国 译)

第22章

髂动脉瘤

Steven M. Santilli

髂动脉瘤通常定义为髂动脉局部扩张直径超过1.5cm。人们对髂动脉瘤的认识正逐渐增加，同时，越来越多的腹主动脉瘤被诊断并治疗。虽然髂动脉瘤往往与腹主动脉瘤有关，偶尔发现有的髂动脉瘤仅仅局限于髂动脉。早期报道认为直径超过3cm的髂动脉瘤可以致命，因此建议手术治疗。最近有证据表明髂动脉瘤扩张缓慢，通常无症状，小尺寸髂动脉瘤破裂罕见。由于对髂动脉瘤认识、诊断和微创治疗的发展，我们应该深入了解髂动脉瘤，以便更好地为患者服务。

诊 断

目前髂动脉瘤还没有统一的筛查方法，常常由于评估其他临床表现而被确诊。可以确诊的检查包括体格检查、X线平片、超声、CT、MRI和血管造影。

对于体型适中的患者，以体格检查来发现腹主动脉瘤是相对可靠的。然而，由于髂动脉位于盆腔深部，除非直径超过4cm，否则体格检查很难发现髂动脉瘤。而绝大多数髂动脉瘤的直径小于4cm，因此体格检查并不是诊断髂动脉瘤的可靠方法。

X线平片可以发现某些腹主动脉瘤的钙化边缘，但是没有资料表明X线平片可以用来诊断髂动脉瘤。

超声诊断髂动脉瘤是可靠的。超声测量髂动脉瘤直径与CT相比平均误差只有0.3mm。由于超声的普遍应用、相对低廉的检查费用以及准确性，双功超声成为筛查髂动脉瘤的选择。

CT被公认为诊断与测量髂动脉瘤的黄金标准。CT图像可以用来准确测定髂动脉瘤的尺寸与位置以备修复术。有了CT血管成像技术，不必在修复术之前再进行血管造影。但是，由于费用较昂贵以及患者须受X线照射，CT不应用做筛查手段。

MRI技术仍然在不断发展进步。在诊断髂动脉瘤方面，多数医疗中心仅将MRI用于对造影剂过敏甚至有肾衰竭风险的患者。虽然有不接受X线照射和肾毒性造影剂的优点，但MRI的缺点是费用较昂贵。作为一项发展中的技术，MRI会越来越多地用于诊断髂动脉瘤，并有取代CT的潜力。

常规血管造影不能用于诊断髂动脉瘤。许多患者的髂动脉瘤腔内有血栓覆盖，因此血管造影无法准确测量直径。虽然CT血管成像减少了动脉造影的应用，后者仍然可以用于修复术前的检查。

发病机制

髂动脉瘤的病因学包括多种因素。动脉瘤的病因有：

- 结缔组织疾病；
- 机械性因素；
- 动脉炎；
- 感染性因素；
- 妊娠相关因素；
- 假性动脉瘤；
- 退行性变；
- 移植血管失败。

多数髂动脉瘤是退行性变引起的，但是由于腔内血管手术的增加，假性动脉瘤越来越多地成为髂动脉瘤的常见病因。

目前退行性髂动脉瘤的病因学尚不明了，而据信其机制与腹主动脉瘤相似。组织学研究发现肾下腹主动脉瘤和髂动脉没有中层滋养血管，这促使了包括动脉瘤在内的病理改变的出现。除糖尿病之外，多数动脉硬化的危险因素都与动脉瘤的发生有关，有证据表明动脉瘤与动脉闭塞性疾病有根本性的差异。虽然动脉瘤的发生似有基因易感性，但是还没有动脉主要结缔组织蛋白的特异性基因突变得到确认。

目前的工作集中在研究蛋白溶解

表 22.1 每种大小分类患者和髂动脉瘤的数量

	1.5~1.75cm	1.76~1.99cm	2.0~2.25cm	2.51~2.9cm	3.0~3.9cm	4.0~4.9cm	5.0~5.59cm	≥6.0cm
患者数量	67	46	52	45	11	5	1	5
IAA 数量	89	62	66	66	21	10	2	7

IAA：髂动脉瘤

酶及其抑制因子在动脉瘤形成中的地位。特别是研究明确了网状金属蛋白酶在动脉瘤发生机制中的作用。

修复术的适应证与禁忌证

总的来说，创伤性假性髂动脉瘤和感染性髂动脉瘤应该考虑修复术，这是由于其动脉壁受损可能使动脉瘤趋于扩张甚至破裂。退行性髂动脉瘤是否行修复术应该基于下列已知病史资料。

髂动脉瘤的病史知识有助于决定修复术适应证。现有的病史资料列于表 22.1 和表 22.2。直径小于 3cm 的髂动脉瘤扩张速度慢，而大于 3cm 的扩张速度快。除非直径大于 4cm，髂动脉瘤一般没有症状，直径小于 5cm 的髂动脉瘤破裂罕见。从目前已知的病史资料看，髂动脉瘤治疗的推荐方案为：

- 直径小于 3cm 的髂动脉瘤每 2 年超声随访一次；
- 直径为 3~3.5cm 的髂动脉瘤每年超声随访一次；
- 直径为 3.5~4cm 的髂动脉瘤每 6 个月随访一次，风险评估好的患者应考虑修复术；
- 直径为 4~4.9cm 的髂动脉瘤应择期行修复术；
- 直径大于等于 5cm 的髂动脉瘤应尽快采取修复术；
- 一切有症状的髂动脉瘤都应行修复术。

髂动脉瘤择期行修复术的禁忌证有：

- 完全理解病情的患者及家属不愿手术；
- 预期寿命不足 2 年；
- 外科医师或研究中心的手术结果较疾病自然病程的结局差；
- 严重并发症使手术风险超过髂动脉瘤自然病程的风险。

解剖学

在 75%的病例中髂动脉瘤与腹主动脉瘤相关。有大约 7.5%的病例为孤立髂动脉瘤（单个髂动脉瘤没有伴随腹主动脉瘤）。剩余的是独立髂动脉瘤，即多个髂动脉瘤没有伴随腹主动脉瘤(图 22.1)。几乎所有的髂动脉瘤均累及髂总动脉，左右两侧分布均匀。平均直径为 3~3.5cm。

由于髂动脉位于盆腔深部，除非直径超过 3cm，否则髂动脉瘤很难被触诊到。解剖学研究发现髂动脉瘤位于几个重要结构旁，包括输尿管、膀胱、盆腔神经和乙状结肠。

术前评估

髂动脉瘤修复术的术前评估包括

表 22.2 按尺寸分类的髂动脉瘤扩张速度

	1.5~1.75cm	1.76~1.99cm	2.0~2.5cm	2.51~2.9cm	3.0~3.9cm	4.0~4.9cm
用来计算扩张速度的平均研究研究数量	3.8	3.8	3.6	3.6	3	1.8
独立 IAA 的扩张速度(cm/y)	0.13–0.02	0.08–0.01	0.08–0.02	0.08–0.02	0.22–0.1*	0.26–0.1*
伴有 AAA 的独立 IAA 的扩张速度(cm/y)	0.17–0.02	0.1–0.03	0.12–0.02	0.04–0.03	0.26–0.1*	0.29–0.1*
总体扩张速度(cm/y)	0.15–0.02	0.1–0.01	0.11–0.02	0.05–0.02	0.25–0.1*	0.28–0.1*

IAA：髂动脉瘤；AAA：腹主动脉瘤。
*P:0.003，与所有小于 3cm 的尺寸类别比较时。

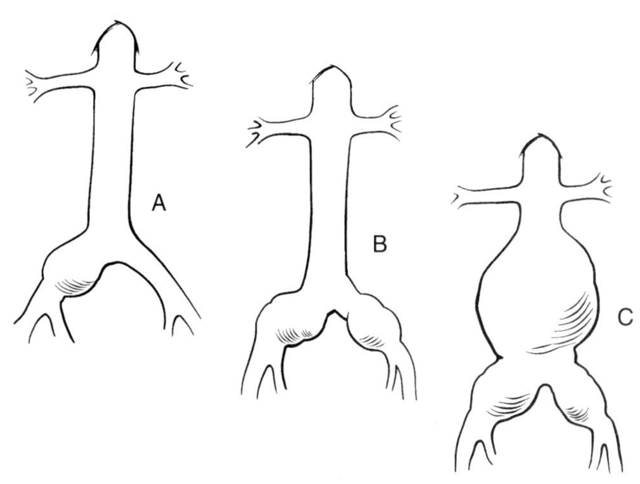

图 22.1 髂动脉瘤的类型。(A)孤立髂动脉瘤。(B)独立髂动脉瘤。(C)伴有腹主动脉瘤的髂动脉瘤。

超声筛查已确定动脉瘤的直径。如果髂动脉瘤尺寸较大而应该行修复术时,需要用CT、磁共振或用导管的血管造影检查髂动脉和肾下腹主动脉。所有择期手术病例都需要彻底的术前评估。彻底术前风险评估的禁忌证包括有症状和破裂髂动脉瘤。

用标准的抽血检查、X线胸片和心电图来评估和明确是否存在其他并发症,包括冠状动脉、颈动脉和下肢动脉闭塞性疾病。术前风险评估旨在将围手术期并发症和死亡率降至最低。

如果患者被认为是风险合适的手术候选者(手术风险小于保守治疗的风险),那么应该考虑手术介入。

手术技术

开放手术或腔内手术都可以修复髂动脉瘤,如何选择取决于解剖学和远期治疗目标。

所有解剖条件下的髂动脉瘤都可以行开放修复术,并且有良好的远期疗效。然而,髂动脉瘤开放修复术的并发症率和死亡率相当于大血管手术。如果准备行单侧髂动脉瘤修复术,可以经下腹象限腹膜后入路显露髂动脉。对于与腹主动脉瘤相关的髂动脉瘤,为了在肾下腹主动脉和远端髂总动脉之间置入分叉形人工血管,需要作正中切口。例外情况是左髂动脉瘤伴腹主动脉瘤而右髂总动脉正常的病例。这些病例可以通过标准左腹膜后入路切口修复,与腹主动脉瘤修复术切口相同。髂动脉瘤开放修复术应该遵循腹主动脉瘤修复术的基本原则——完整替换病变动脉段以避免动脉瘤复发。近端吻合口应该紧靠肾动脉远端。远端髂动脉吻合口应该在髂动脉分叉处以替换整个髂总动脉,这样可以避免未来剩余髂动脉段形成新动脉瘤(图 22.2A 和图 22.2B)。开放手术已知的耐久性使之成为修复术的黄金标准,因此建议用于多数风险评估好的患者。

腔内修复术可以用于解剖条件合适的患者,但是其耐久性稍差。腔内修复术一般的适应证是风险高以及腹部条件差的患者。髂动脉瘤腔内修复术是用支架型人工血管覆盖髂动脉瘤,使之与动脉压力隔离。一般来说,修复孤立髂总动脉瘤需要使支架型人工血管在动脉瘤近远端二端各留 1cm 长的附着区(图 22.3A)。对于髂总动脉没有足够远端附着区的病例,远端附着区可以临时延伸至髂外动脉。这种修复术需要栓塞同侧髂内动脉以避免返血和潜在内漏(图 22.3B)。保留髂内动脉血流的髂动脉瘤分叉形系统已经用于腔内修复术,正在评估中。髂内动脉栓塞可以造成臀部跛行,偶见肠缺血。由于在未覆盖的髂总动脉段出现动脉瘤的风险而不适用开放手术的患者,可以考虑用支架型人工血管腔内修复独立髂总动脉以及延伸至髂外

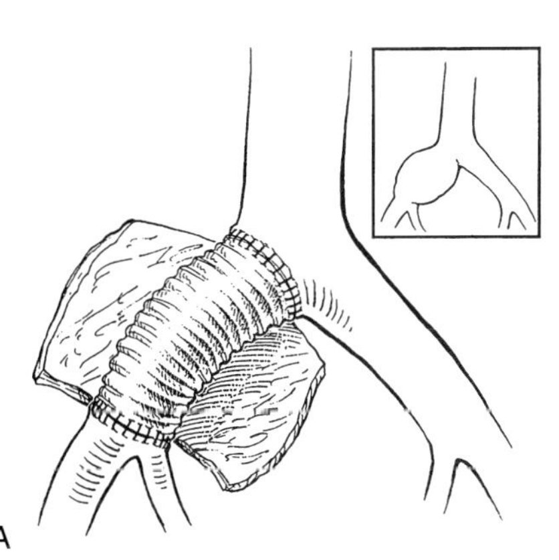

图 22.2A 孤立髂动脉瘤的开放修复术。

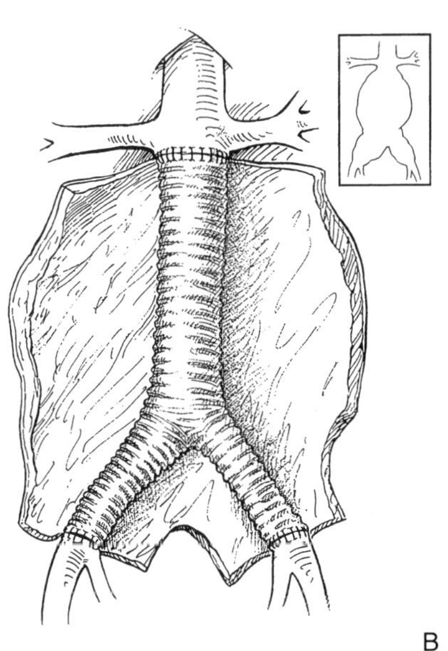

图 22.2B 伴有腹主动脉瘤的髂动脉瘤的开放修复术。

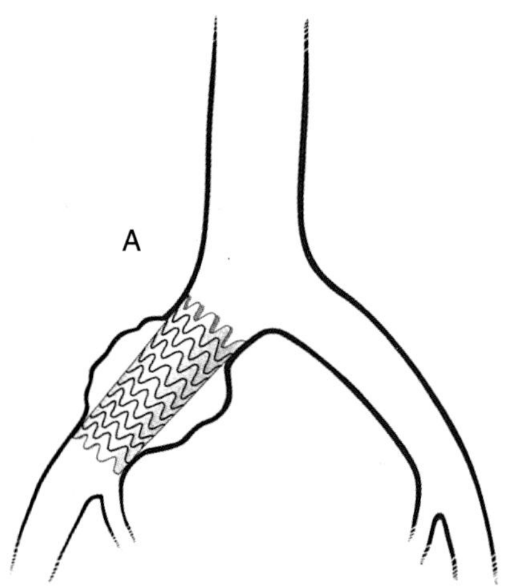

图 22.3A 孤立髂总动脉瘤的腔内修复术。

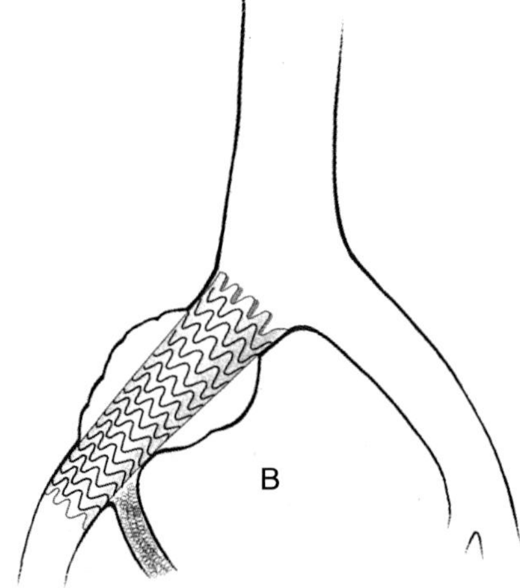

图 22.3B 延伸至髂外动脉的孤立髂总动脉瘤的腔内修复术。

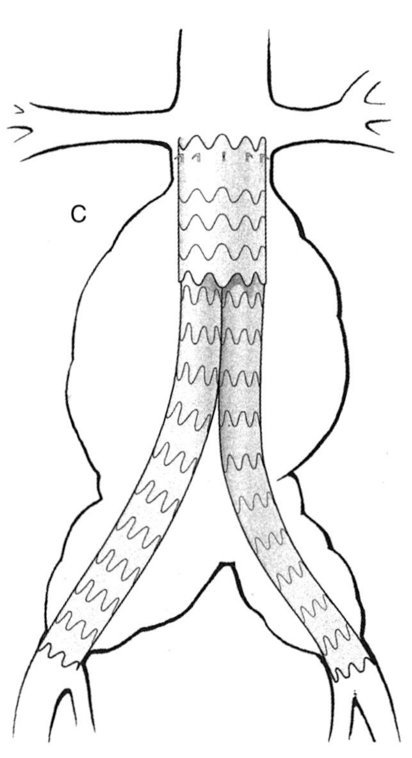

图 22.3C 用分叉形主髂支架型人工血管的广泛动脉瘤疾病的腔内修复术。

动脉的动脉瘤。

髂动脉瘤腔内修复术的另一种选择是用分叉形支架型人工血管替换整段主髂动脉。整段髂总动脉以及远端附着区和肾下腹主动脉就被覆盖了。这种术式的疗效可能比单独腔内修复髂总动脉更耐久（图 22.3C），目前主髂支架型人工血管的远期耐久性尚不确定，因此这种术式最适合那些开放手术围手术期风险较高的患者。

并发症

髂动脉瘤修复术的并发症有两类：非手术并发症和手术并发症。

非手术并发症

最常见的两种非手术并发症包括心肌梗死（心梗）和肺炎。心机梗死是任何非心血管疾病手术患者最常见的并发症。很多髂动脉瘤患者有闭塞性冠状动脉疾病，应该进行术前风险评估，将围手术期心机梗死的发生率降至最低。髂动脉瘤修复术患者的常规监护需要保证术后即时阶段全身麻醉或区域麻醉。对于非心血管疾病和髂动脉瘤患者，手术前后应用β阻滞剂，证明能够将冠状动脉缺血性并发症风险降至最低。

肺炎是全身麻醉后的常见并发症，在髂动脉瘤开放修复术中比腔内修复术更常见。充分的术前准备和积极的术后排痰可以将髂动脉瘤修复术的肺部并发症降至最低。

其他较少见的非手术并发症包括包括心力衰竭、脑卒中和深静脉血栓形成。充分的术前风险评估和准备可使髂动脉瘤修复术的这些并发症降至最低。

手术并发症

手术并发症因髂动脉瘤修复术方式而异。

髂动脉瘤开放修复术最常见的并发症是出血、松钳性低血压、肢体缺血、肠缺血、输尿管损伤、肾衰竭、偏瘫和勃起功能不全。

出血是髂动脉瘤开放修复术可以避免的并发症。避免这一并发症需要选择适当的吻合部位、注意细节和手术完毕前仔细止血。松钳性低血压是髂动脉瘤开放修复术的常见意外。修复术上钳时缺血所致反应性远端血管扩张引起的轻微低血容量可以引起严重的低血压。预防是最好的治疗，要求松钳之前外科医师和麻醉医师之间密切联系。肢体缺血是髂动脉瘤修复术偶有提及的并发症，一般是松钳后松脱的血栓被冲到腿远端的结果。只要在重建下肢血流之前充分冲洗去除松脱物质，就可以轻易避免此并发症。髂动脉瘤修复术后发生肠缺血，通常与修复术中髂内动脉栓塞或闭塞有关。松钳之前去除所有松脱组织碎片，并且在髂动脉瘤修复术完成时确保至少一侧髂内动脉灌注就可以避免。输尿管损伤偶被提及，是由于髂动脉分叉和输尿管之间密切的解剖关系。彻底了解此区域的解剖学知识，仔细识别、分离并保存输尿管对于避免此并发症至关重要。肾衰竭是髂动脉瘤开放修复术后罕见的并发症，是由于输尿管损伤、低血压或者腹主动脉和髂动脉瘤修复术中肾动脉损伤引起。偏瘫是髂动脉瘤开放修复术后非常罕见的并发症,发生在脊髓动脉血供解剖学变异和髂内动脉闭塞的情况下。勃起功能不全是中断跨越远端主动脉和髂总动脉神经的手术并发症。可是,近期文献认为多数主动脉和髂动脉瘤患者在修复术前就有勃起功能不全。动脉瘤修复术对勃起功能不全再次出现的作用机理仍不清楚。因此,髂动脉瘤开放修复术中应该仔细分离保存神经。这可以通过从右向左分离主动脉和髂动脉来完成。

髂动脉瘤腔内修复术最常见的并发症是内漏、动脉损伤、腹膜后出血、肾衰竭、肢体缺血、手术失败和偏瘫。

动脉损伤并发症可以发生在入路动脉或者髂动脉瘤修复部位。入路动脉损伤通常累及作为入路的股动脉，并且引起腹膜后出血、假性动脉瘤形成和动静脉瘘形成。通过下列措施可以避免上述并发症：穿刺腹股沟以下股动脉、仔细地将穿刺针置入股动脉、推出导管鞘后直接加压或者使用血管闭合器使穿刺点充分止血。髂动脉瘤修复部位的动脉损伤包括动脉破裂和夹层。二者都可以通过下列措施避免：仔细地置入导丝，在放置支架型人工血管时要小心不过度扩张血管成形球囊，在球囊扩张时避免直接损伤远端动脉。腹膜后出血是潜在的致命损伤，与高位穿刺股动脉（进入高于腹股沟韧带的髂外动脉,直接压迫困难)或者推出导管鞘后止血不充分有关。细致的动脉穿刺技术和仔细止血可以避免此并发症。肾衰竭是髂动脉瘤腔内修复术可以避免的并发症。需要注意的是肾动脉栓塞和造影剂中毒。此并发症可以通过邻近肾动脉处仔细的导管操作和尽量少用造影剂来避免。当术前患者有轻度至中度的肾衰竭时,可以在导管造影时用二氧化碳和马根维显作造影剂，以及包括乙酰半胱氨酸和水化的术前准备。将进一步的肾损害降至最低。肢体缺血是动脉瘤修复术中下肢动脉栓塞或动脉闭塞的结果。此并发症可以通过术中应用肝素、动脉穿刺和球囊扩张时仔细操作,以及准确的支架型人工血管释放来避免。手术失败多数是糟糕的手术技术和患者选择的结果。这种本可避免的并发症需要中转开放手术来挽救。偏瘫罕见，但是可以见于动脉瘤腔内修复术的报道。

术后处理

行髂动脉瘤开放修复术的患者应该住院治疗，直至能够下床活动并且进食没有困难为止。平均住院时间 3~6 天不等，腹膜后下腹象限独立髂动脉瘤修复术需要 3 天，中线进腹主髂动脉瘤修复术需要 6 天。患者应该预约在出院后 2 周检查，确定伤口是否完全愈合。第二次随访应该预约在出院后 3 个月,如果没有特殊情况,术后 5 年应该进行 CT 检查,确定没有动脉瘤复发和假性动脉瘤。

独立髂动脉瘤腔内修复术患者通常当天可以出院,而置入分叉形支架型人工血管患者需要住院 2 天。患者应于术后 3 个月、6 个月和 12 个月随访 CT。如果没有内漏和移植物移位的证据，随访计划可以量身定制，但是 CT 检查次数通常不应少于每 12 个月一次。由于内漏和移植物移位的潜在可能,目前没有患者于腔内修复术后退出随访。

结　论

按照目前的理解，髂动脉瘤通常体积小、无症状和破裂罕见,多数不需要修复术。对于多数患者用超声仔细随访已是充分的治疗。当髂动脉瘤直径大于 4cm 或者引起症状才需要干预。可以按照患者的风险因素、动脉瘤的解剖来选择开放修复术或腔内修复术。现在开放修复术是黄金标准,但是这种情况可能会随着技术的进步发生改变。仔细的术前风险评估和卓越的手术技术可以避免多数围手术期并发症。髂动脉瘤患者的治疗需要血管外科医师了解疾病进程，并且具有开放和腔内手术技术，血管外科医师长期关注以及患者终身随访。

推荐读物

1. Kasirajan V, Hertzer NR, Beven EG, et al. Management of isolated common iliac artery aneurysms. *J Cardiovasc Surg*. 1998;6:171–177.
2. Krupski WC, Selzman CH, Floridia R, et al. Contemporary management of isolated iliac aneurysms. *J Vasc Surg*. 1998;28:1–13.
3. McCready RA, Pairolero PC, Gilmore JC, et al. Isolated iliac artery aneursms. *Surgery*. 1983; 93:688–693.
4. Richardson JW, Greenfield LJ. Natural history and management of iliac aneurysms. *J Vasc Surg*. 1988;8:165–171.
5. Santilli SM, Wernsing SE, Lee ES. Expansion rates and outcomes for iliac artery aneurysms. *J Vasc Surg*. 2000;31:114–121.

编者评述

L. M. M.

髂动脉瘤是常见的。然而直到目前仍然缺乏有关髂动脉瘤自然病程和修复术适应证的知识。此外,腔内适应证用于治疗髂动脉瘤。本章中,Santilli 医师总揽目前剖析髂动脉瘤自然病程的关键性研究。此外,充分讨论了这类患者的适当评估，并且比较了术前评估与手术作用和风险。

髂动脉瘤外科修复术有多种选择。详细比较标准开放途径与新的基于导管技术的腔内途径修复髂动脉瘤的相对价值。最后总体回顾了开放修复术和腔内修复术的潜在并发症。如此,本章为需要了解如何适当处理髂动脉瘤的人提供了必要的广泛的信息。

（石赟　译）

第 23 章

内脏动脉瘤和肾动脉瘤的治疗

James C. Stanley, Gilbert R. Upchurch, Jr., Peter K. Henke

各种内脏动脉瘤和肾动脉瘤的外科治疗依赖于对疾病深层病理学、临床相关性和不同治疗选择的认识。不同个体的动脉瘤及其处理值得分别讨论。

脾动脉瘤

内脏动脉瘤中有 60%是脾动脉瘤。女性患者是男性的 4 倍。脾动脉瘤多数是囊性，通常在分叉部位，大约20%的患者是多发性的。

三种因素影响动脉瘤的发育。首先是系统性动脉发育不良，4%被证实罹患肾动脉纤维发育不良的患者也患有脾动脉瘤。门脉高压是第二个因素，7%的这类患者也患有脾动脉瘤。血管壁的改变引起脾动脉直径增加，已知可以发生于门脉高压，也可以引起动脉瘤改变。第三个因素与多次妊娠对血管的影响有关。大约 45%罹患脾动脉瘤的女性是有 6 次以上妊娠的经产妇。这些患者动脉瘤的形成可能是由于妊娠期间激素作用于弹力组织和脾动静脉分流逐渐增多。虽然许多脾动脉瘤有动脉硬化钙化，但是这被认为是继发病变而非原发因素。这类动脉瘤的其他病因包括外伤、多种炎性疾病，尤其是胰腺炎并发假囊肿形成。

脾动脉瘤通常没有症状。模糊的左上腹或上腹不适是这些病变偶然出现的非特异性症状。左上腹 X 线检查见曲线、环状体样钙化可能提示存在脾动脉瘤，但是多数脾动脉瘤是因为无关疾病所做影像检查，包括动脉造影、计算机断层扫描(CT)和磁共振血管造影(MRA)而偶然发现的。

无症状脾动脉瘤破裂的概率不足 2%。非妊娠患者的破裂死亡率不足 25%。据报道 90%以上妊娠期间发现的脾动脉瘤发生破裂，母亲死亡率接近 75%，胎儿死亡率超过95%。妊娠期间许多未破裂的脾动脉瘤可能未被发现。破裂通常表现为出血至小网膜囊内，当血液流出 Winslow 孔可以出现远处症状。小网膜囊填塞可以延迟灾难性的腹膜内出血，这可以解释许多动脉瘤的所谓二次破裂。

妊娠患者、育龄妇女和一切有症状患者治疗脾动脉瘤是合理的。当手术死亡率低于 0.5%时，直径 2cm 以上无症状脾动脉瘤的择期手术是合适的。如果外科治疗要承担高风险，通过导管栓塞动脉瘤是另一种可供选择的处理方式。

脾动脉瘤的手术入路可以采用几种前腹壁切口中的一种。右肋下延长切口、上腹横切口、正中垂直切口都合适，如何选择显露途径取决于患者疾病进程和计划手术方法。近端动脉瘤最好经小网膜囊显露。脾动脉中段动脉瘤可以游离抬高胰腺后采用腹膜后入路。脾动脉远端或脾门动脉瘤通过游离脾脏显露(图 23.1)。腹腔镜处理这些病变可以提供比传统手术危险较少的选择。

脾动脉近端和中段动脉瘤切除术

近端脾动脉瘤通常通过切除术治疗，脾动脉可以结扎而无需重建(图 23.2)。沿着胃小弯侧分离胃肝韧带可以轻易显露近端脾动脉。结扎进出血管后，如果动脉瘤没有埋入胰腺组织可以切除。如果出现后一种情况，动脉瘤无法切除，必须打开动脉瘤确保结扎所有分支。

某些脾动脉瘤，与胰腺炎性疾病有关的特殊假性动脉瘤可能不易切除。假性动脉瘤是胰腺假性囊肿侵蚀破入脾动脉的结果，如果这是活动性出血的原因，最好通过动脉瘤内结扎动脉来治疗。这些情况下应该使用单丝缝线。如果存在假性囊肿，动脉结扎后，假性囊肿内引流和外引流是必要的。当假性动脉瘤患者可以耐受手术时，应该行包括病变动脉的远端胰腺切除术。

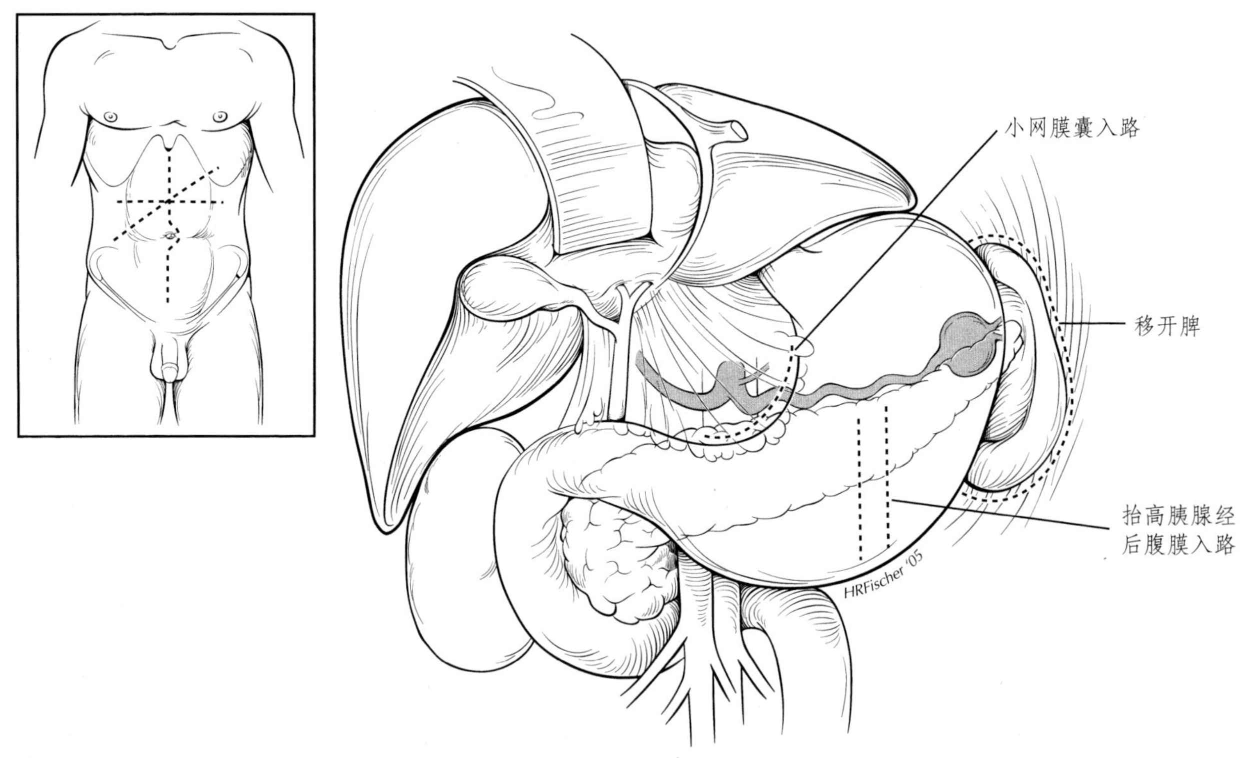

图 23.1 治疗脾动脉瘤的外科入路包括右肋下延长切口、上腹横切口、正中垂直切口。腹内显露的方法取决于脾动脉瘤的部位。

脾门和脾实质动脉瘤切除术

有史以来,多数位于脾门和脾实质动脉瘤的外科治疗是脾切除术。通常在此类情况下，遵循标准外科技术。但是,通过简单缝扎消灭远端动脉瘤可以保存脾脏以维持自主免疫力，即使可能发生节段性脾梗死,与脾切除术比较,人们更愿意选择上述方法。

脾动脉瘤腔内治疗

经皮导管技术治疗脾动脉瘤越来越多地被当做首选治疗模式。经皮导管栓塞脾动脉瘤，尤其对于门脉高压之类的高危患者，与开放性手术比较是更好的选择。目前,支架型人工血管修复脾动脉瘤已显示出其技术可行性。仔细随访腔内治疗患者是必须的。可能发生脾梗死和迟发破裂。脾动脉瘤非持久性消灭、弹簧圈移位和侵蚀周围脏器必须在随访研究中提及并且加以注意。

肝动脉瘤

所有内脏动脉瘤中近 20%是肝动脉瘤,常常危及生命。肝动脉瘤的各种病因中,退行性变、创伤和感染分别占 24%、22%和 10%。肝动脉瘤中有 32%是动脉硬化，被认为是继发病变而非原始病因。令人吃惊的发现是目前 17%的这类动脉瘤发生于原位肝移植患者。女性发病率为男性的 2 倍。除外创伤性病变,多数肝动脉瘤见于 50 岁以上的患者。

80%的肝动脉瘤位于肝外,20%位于肝内。一般,直径大于 2cm 的病变是囊状的，较小的动脉瘤是纺锤形的。回顾 163 例提及动脉受累位置的动脉瘤,63%出现在肝总动脉,28%在

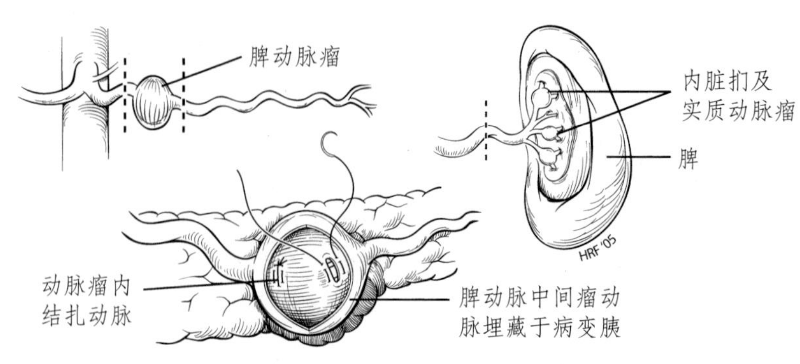

图 23.2 脾动脉瘤外科治疗的变化反映动脉瘤疾病的部位和类型。

肝右动脉，5%在肝左动脉，4%左右肝动脉都有。除外与系统性动脉炎有关的微动脉瘤，肝动脉瘤通常是孤立性的。

有症状的完整动脉瘤常常产生右上腹或上腹疼痛，经常被错误地归咎于慢性胆囊炎。严重的疼痛可以伴随急性动脉瘤扩张，易与胰腺炎混淆。不足 20%发生破裂。近年来动脉瘤破裂 35%的死亡率未曾改变。肝动脉瘤破入腹腔和破入肝胆管树的概率相同。破入后者导致胆道出血，表现为胆绞痛、周期性呕血和黄疸。动脉瘤侵蚀胃、十二指肠和胰管罕见。肝外破裂，通常是炎性动脉瘤，经常导致腹腔内大出血。

术前诊断肝动脉瘤是困难的。动脉瘤钙化偶然可以被腹部 X 线片证实。在钡餐或胆道造影中移位或压迫邻近胃肠结构可以提示此类动脉瘤的存在。应用更为常规的动脉造影、CT 和 MRA 可以更普遍地识别此类动脉瘤。所有肝动脉瘤都应外科治疗，除非存在不同寻常的手术风险。

肝动脉瘤的手术入路可以经上腹横切口、右肋下延伸切口或正中垂直切口。经小网膜囊容易进入肝总和肝固有动脉。在胃十二指肠韧带内首先触及动脉瘤，通常允许外科医师评估动脉瘤与胆总管和门静脉的关系，一旦开始解剖则难以了解此解剖关系。近端肝固有动脉应该仔细解剖，要特别注意胃十二指肠动脉及其胰十二指肠分支，上述动脉常常横跨胆总管上方。远端肝固有动脉瘤邻近肝门的解剖也必需极其小心，避免损伤胆管。

肝动脉瘤结扎术

肝总动脉瘤偶尔可以通过动脉瘤切除成功治愈，而不必重建被累及的血管。胃十二指肠动脉与胃右动脉之间广泛的前肠侧支循环通常可以保证肝脏足够的血供。如果暂时闭塞肝动脉后肝脏血供减少，则必须重建病变血管。

肝动脉瘤切除及一期缝合术

对于某些通常与穿通伤有关的囊状动脉瘤，动脉瘤切开术是合适的。解剖动脉瘤近远端的肝动脉，微血管钳可以产生 30~70g 张力用来阻断肝血管。动脉瘤切除后，可以用细单丝心血管缝线连续缝合肝动脉。开始修复时，在动脉缺损远端顶点缝的第一针对于减少血管狭窄机会很关键。

肝动脉瘤切除及移植物间置术

肝固有动脉的纺锤形和大囊状动脉瘤最好以动脉瘤切除或正式血管重建术治疗。应用间置移植物时(图 23.4)，倒置自体隐静脉比人工血管好。仔细获取静脉移植物后，植入前用肝素化血液轻柔处理冲洗。不要用灌注溶液扩张静脉移植物，准备移植物时，对外膜组织的干扰要减至最低。

仔细解剖游离动脉瘤，如果动脉瘤累及胃十二指肠和胰十二指肠血管，则切断结扎之。在大的病变以及从周围胆管和静脉结构解剖动脉的危险情况下，用手指控制进出动脉瘤的血管，以及用球囊导管或硬质扩张器从内部控制是合适的。用标准方法做动脉静脉之间的铲形吻合。

肝动脉瘤切除及主动脉肝动脉旁路术

如果肝总动脉不是间置移植物的合适流入血管，则主动脉肝动脉旁路(图 23.5)较其他重建术更为适宜。解剖动脉瘤后，用延伸 Kocher 动作显露主动脉和下腔静脉。小心获取一段隐静脉，长度足够作主动脉肝动脉旁路，然后患者肝素抗凝。切开主动脉前侧壁，长度约为静脉直径的 2 倍。

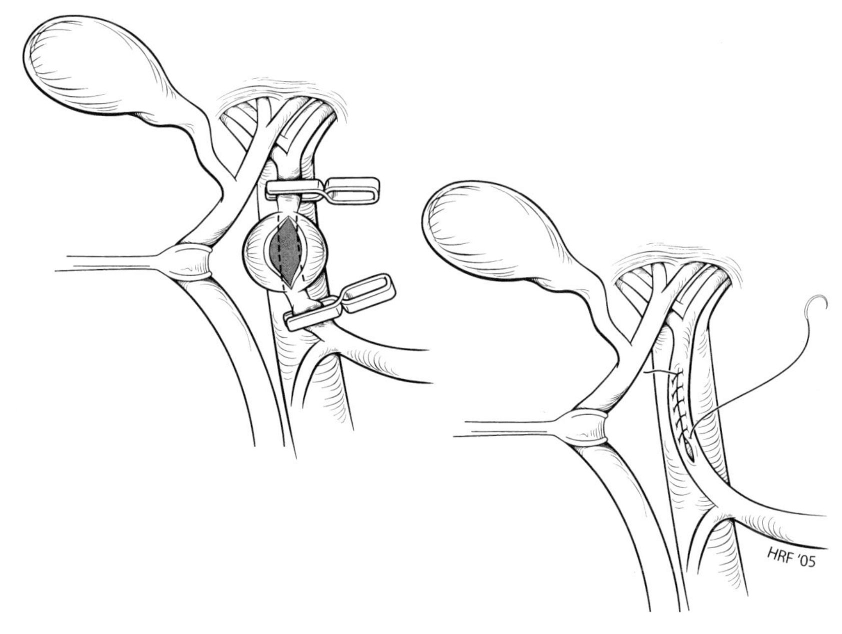

图 23.3　肝动脉瘤切除及一期缝合术。某些瘤颈狭窄的囊状动脉瘤可以简单切除，用单丝缝线连续缝合动脉缺损。

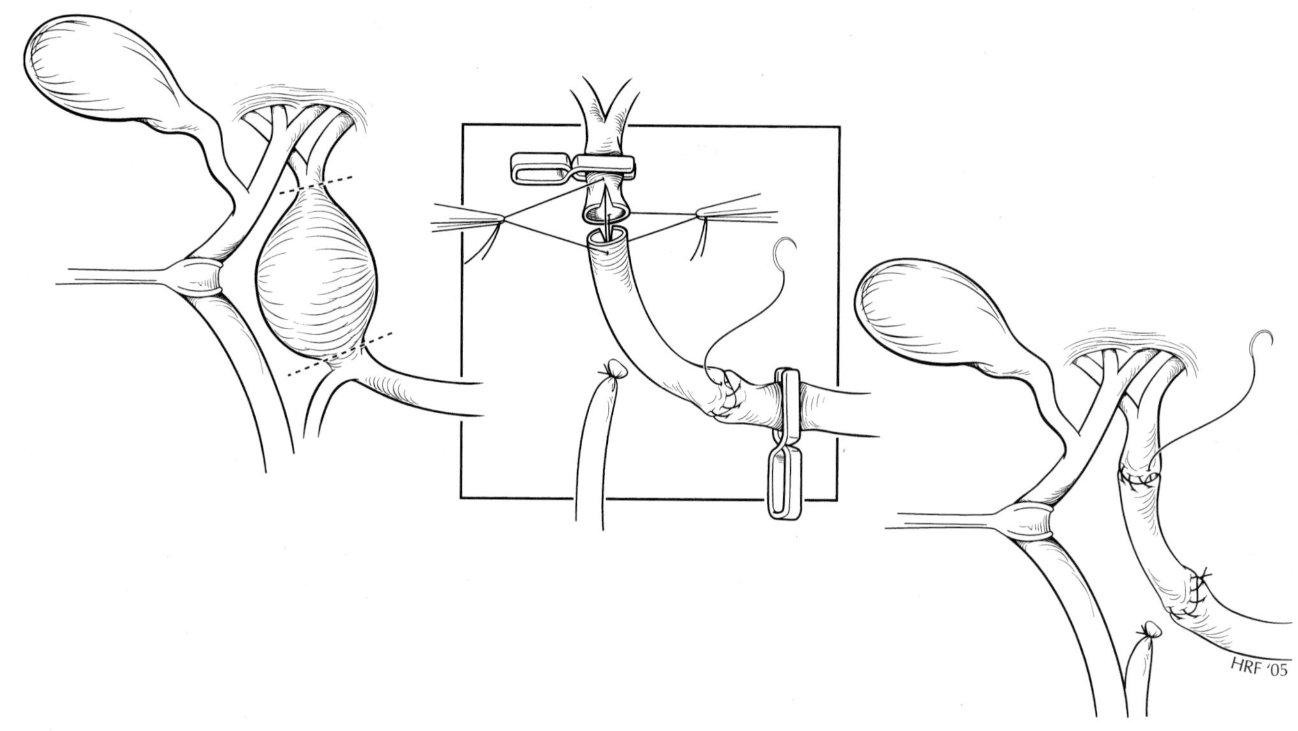

图 23.4 治疗纺锤形或大囊状肝动脉瘤常常需要行间置移植物修补术。在血管再通手术中，自体隐静脉优于人工材料。肝动脉前壁和静脉移植物后壁分别修剪成铲形可以形成卵圆形吻合。细单丝缝线连续缝合。在完成吻合时，两根缝线通过铲形顶端和对侧血管可以用作牵引。

用单丝缝线连续吻合倒置隐静脉与主动脉。

动脉瘤上方的远端肝动脉可以用微血管钳阻断，近端血管结扎，然后切除动脉瘤。肝动脉前方修剪成铲形，静脉移植物后方修剪成铲形。首先用两根细单丝心血管缝线将铲形顶点与邻近血管游离边缘固定。连续缝合完成吻合口，然后松钳恢复肝脏正向血供。

肝动脉瘤腔内介入术

经皮导管用球囊、弹簧圈或血栓形成颗粒物质消除肝动脉瘤，是合理的方法，并常作为开放性手术的替代选择。从某些病例认识到经导管栓塞可以取得暂时的成功，需要重复栓塞或外科治疗才能充分治疗这些患者。这些患者必须认真随访。仔细选择动脉瘤患者，用支架型人工血管治疗是有用的。

肠系膜上动脉瘤

肠系膜上动脉近端动脉瘤在最常见的内脏动脉瘤中处于第三位，占所有这类病变的 5.5%。男性患病概率是女性的近 2 倍。继发于细菌性心内膜炎的感染性动脉瘤相对常见，感染因素与非溶血性链球菌和羟嗪物质滥用导致多种病原菌有关。肠系膜上动脉瘤也与中层退行性变、动脉周围炎和创伤有关。存在动脉硬化时，被认为是继发事件而非病因过程。肠系膜上动脉瘤通常在因其他疾病行动脉造影检查时被发现。大多数报道的肠系膜上动脉瘤有从轻微到严重的腹部不适症状。在许多患者中，疼痛提示肠缺血。

肠系膜上动脉瘤破裂不常见，夹层动脉瘤罕见。与此类动脉瘤有关的胃肠道出血通常反映其急性栓塞以及肠缺血区域的出血与黏膜脱落。如果发生夹层动脉瘤或动脉闭塞，此类动脉瘤唯一的位置在胰十二指肠下动脉和中结肠动脉起始部附近，有效隔离远端小肠循环。在这种情况下，通常会丢失从邻近腹腔干和肠系膜下动脉发出的侧支循环。

肠系膜上动脉瘤切除加或不加动脉重建术

肠系膜上动脉瘤切除术必须重建肠道血管，方法有主动脉肠系膜动脉及其他旁路手术。但是很少完成这种手术。由于存在肠缺血时有潜在移植物感染可能，自体静脉比人工血管更适合此类血管重建手术。此类动脉重建手术显露肠系膜上动脉，最好将内脏向左向内侧旋转。

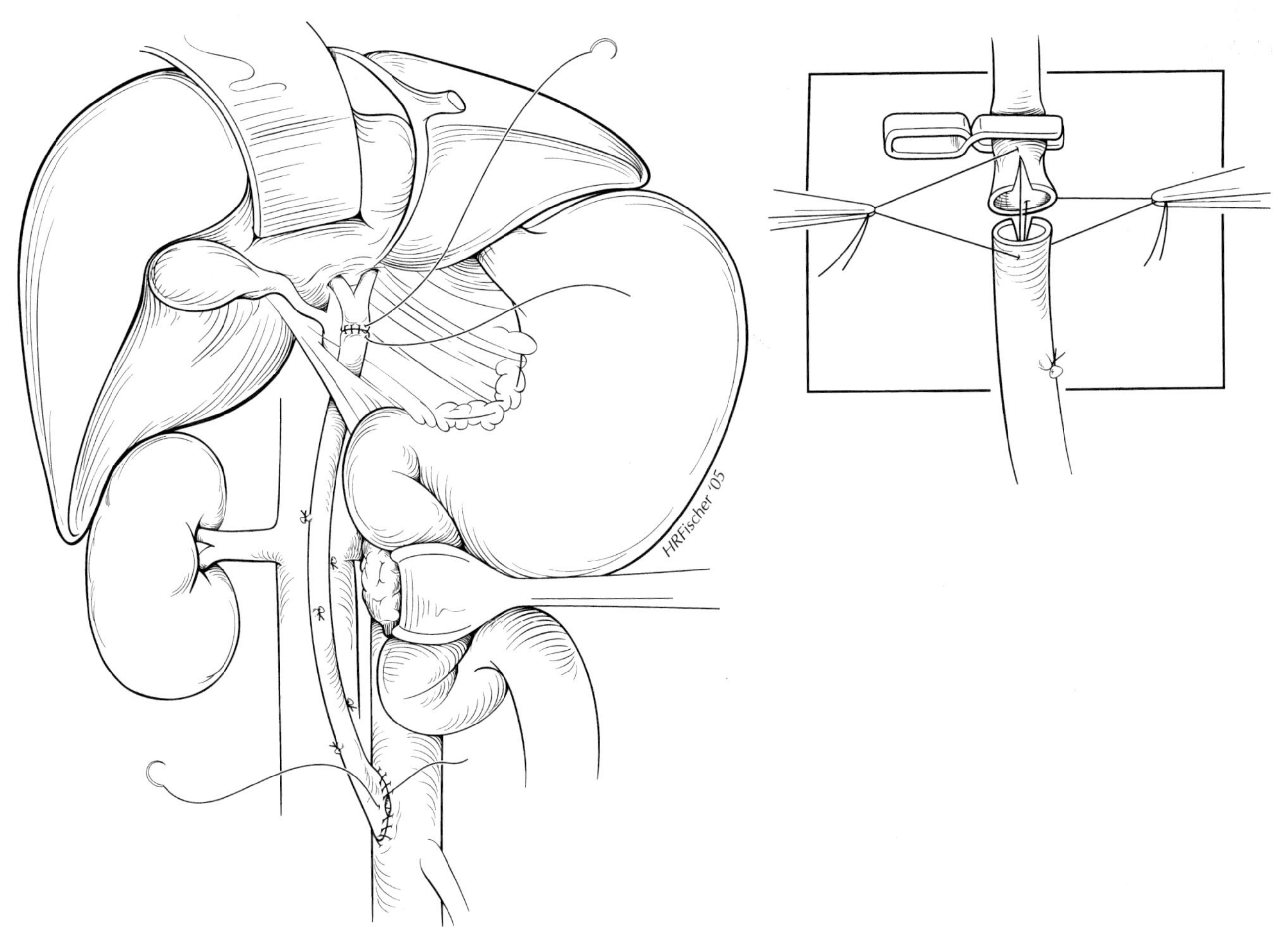

图 23.5　肝总动脉内源性疾病使患者失去流入道血管的作用,这些患者应行主动脉肝动脉旁路术治疗肝动脉瘤。这些重建手术的通路血管多用隐静脉。将十二指肠和胰腺向左翻转显露主动脉。倒置静脉与主动脉前侧壁切开处吻合。肝动脉前壁和静脉后壁分别修剪成铲形,并用细单丝缝线连续缝合吻合远端移植物肝动脉。

在某些病例中，结扎肠系膜上动脉瘤而不重建动脉已证明是可能的。这在治疗某些动脉瘤的过程中被证实,即先有动脉阻塞而后发展出足够的侧支循环供应中肠结构。在此类情况下,用多普勒记录沿系膜对侧肠道边界的血流有助于建立足够的侧支循环。

肠系膜上动脉瘤腔内介入术

通过导管在经选择的肠系膜上动脉瘤内置入支架型人工血管具有吸引力,不过感染和血栓形成可能危及此类治疗。然而对于高危患者,腔内治疗比试图行开放性动脉重建手术更可取。用弹簧圈或直接注射凝血酶消灭肠系膜上动脉瘤,适合于罕见的外科手术高危且有分离动脉瘤颈的患者。

腹腔动脉瘤

腹腔动脉瘤占所有内脏动脉瘤的 4%。男性和女性患病概率似乎均等。多数动脉瘤表现出中层退行性变的过程。动脉硬化是常见的表现,但被认为是继发病变。腹腔动脉瘤通常是囊状的,影响血管主干远端,有些由于先前存在的闭塞性疾病或正中弓形韧带包裹近端腹腔动脉,从狭窄后扩张发展而来。此类患者中有近 20%患主动脉瘤，近 40%的患者患其他内脏动脉瘤。

腹腔动脉瘤通常没有症状或有模糊的腹部不适。它们多数在超声、动脉造影或 CT 检查其他疾病时被偶然发现。据报道此类动脉瘤有 13%发生破裂,死亡率 50%,通常是由于腹腔内出血,出血进入胃肠道罕见。除非存在外科禁忌，否则建议所有腹腔动脉瘤都应手术治疗。

腹腔动脉瘤切除加或不加动脉修复术

多数未破裂的动脉瘤可以经腹部入路显露，尽管存在急性扩张或破裂时,胸腹联合切口更为合适。动脉瘤切除加腹腔干动脉重建是可取的外科治疗方法。但是,某些经选择的患者可以行动脉瘤切除并结扎进出分支。如果进行简单的结扎术,流入肝脏的前肠侧支循环必须足以防止严重缺血。如果情况并非如此,则必须重建肝脏血管。在这种情况下,通常用自体静脉或人工血管行主动脉腹腔动脉或主动脉-肝动脉旁路,前者由腹腔动脉上主动脉发出,后者由肾下主动脉发出。目前据报道外科治疗成功的结果在手术治疗患者中超过90%。

腹腔动脉瘤腔内介入术

通过导管治疗腹腔动脉瘤缺乏吸引力,这是由于为消灭动脉瘤需要闭塞肝动脉、脾动脉、胃左动脉,并且常常需要闭塞膈下动脉。然而,有报道通过胃十二指肠动脉用胶栓塞封闭假性动脉瘤,有时适合于高危外科病例。

胃动脉瘤和胃网膜动脉瘤

胃动脉瘤和胃网膜动脉瘤占所有内脏动脉瘤的4%。胃动脉瘤比胃网膜动脉瘤多见10倍。男性患此类动脉瘤是女性的3倍。多数此类病变的患者超过50岁。多数动脉瘤为孤立性,是动脉周围炎或中层退行性变的结果。存在动脉硬化时,被认为是继发的附属病变而非致病因素。

令人吃惊的是,已报道的胃动脉瘤和胃网膜动脉瘤经识别时就有症状。事实上,此类胃周动脉瘤通常表现为没有前驱症状的急症。已报道病例中的90%以上发生破裂,胃肠道出血概率2倍于腹腔内出血。动脉瘤出血可以是灾难性的,据报道此类事件的死亡率为70%。

胃动脉瘤和胃网膜动脉瘤的治疗

此类动脉瘤的治疗不涉及血管重建手术。壁内胃动脉瘤需要将累及胃的部分一并切除。壁内胃动脉瘤只需单独结扎动脉,可以加或不加动脉瘤切除。在经选择的病例中,腹腔镜切除术是合适的。胃动脉瘤和胃网膜动脉瘤通常很小,如果术前未行细致的动脉造影定位,寻找它们常常是十分繁杂的。

空肠、回肠和结肠动脉瘤

空肠、回肠和结肠动脉瘤占所有内脏动脉瘤的3%。它们通常在60岁以上的患者中发现,男性与女性患病概率均等。已报道的病例中90%以上为孤立动脉瘤。多数病变的病因是获得性中层缺陷,动脉硬化存在于20%的此类动脉瘤,被认为是继发的附属病变而非致病因素。多发性动脉瘤是感染性栓子发展而来的结果,与亚急性细菌性心内膜炎或结缔组织疾病有关。

多数已报道的动脉瘤有症状,大部分表现为腹痛。然而,许多动脉瘤无疑没有症状,因其他疾病而行动脉造影时偶然被发现。实际破裂概率接近30%。回肠分支动脉瘤更易于破裂,空肠分支动脉瘤破裂相对罕见。破裂死亡率约20%,往往是胃肠道出血的原因。出血进入小肠系膜或结肠系膜以及游离腹腔并不常见。

肠道分支动脉瘤的治疗

肠外动脉瘤的手术通常需要结扎动脉加或不加动脉瘤切除术。肠壁内动脉瘤或与肠梗死有关的动脉瘤需要切除被累及的肠段。对经选择的患者,可以采用经导管栓塞,但是肠道坏死引起急性穿孔或晚期狭窄形成是此类治疗的已知并发症。肠系膜下动脉瘤相当罕见,其临床重要性的知识无从参考。

胰十二指肠动脉瘤、胰动脉瘤、胃十二指肠动脉瘤

胰十二指肠动脉瘤、胰动脉瘤和胃十二指肠动脉瘤各占所有内脏动脉瘤的3%和1.5%。男性患胰十二指肠动脉瘤和胃十二指肠动脉瘤的概率是女性的4倍,前者的性别差异较后者更加显著。多数此类病变的患者年龄超过45岁。

此类动脉瘤最常见的原因是与胰腺炎有关的血管坏死或邻近胰腺假性囊肿腐蚀血管。中层退行性变和外伤病变较少,动脉硬化无一例外是继发病程。独立的非胰腺炎相关的胰十二指肠动脉瘤多数发展演变的结局是动脉内异常过多的血流,发生于腹腔动脉狭窄的患者起主要侧支血管的作用。

多数此类动脉瘤患者有上腹疼痛和不适。这常常是由于潜在的胰腺疾病,约50%的胃十二指肠动脉瘤和30%的胰十二指肠动脉瘤与胰腺炎有关。需要动脉造影证实此类病变的存在。CT和MRA对于识别此类动脉瘤也非常重要,有助于发现破裂或相关胰腺病变。

胃十二指肠动脉瘤和胰十二指肠动脉瘤破裂发生于半数以上已报道的病例,75%的炎性病变和50%的非炎性病变受到侵犯。出血通常发生在胃、胆道或胰管系统。出血进入腹腔较少见,15%的此类病变受到侵犯。总之,破裂死亡率接近25%,但是对于非胰腺炎相关的胰十二指肠动脉瘤病例则接近50%。

胰腺周围动脉瘤的治疗

除风险极大的患者外,所有胰十二指肠动脉瘤、胰动脉瘤和胃十二指肠动脉瘤都应手术干预。治疗此类动脉瘤与胰腺炎相关的脾动脉瘤类似。手术处理胰腺炎相关假性动脉瘤常常从动脉瘤腔内结扎动脉,而不是在动脉瘤外结扎动脉。在这种情况下,广泛解剖胰腺是危险的。如果胰腺假性囊肿或脓肿侵入动脉并导致假性动脉瘤,除了结扎控制受累血管外还需要某些引流手术。胰腺切除,包括远端胰腺切除或胰十二指肠切除术,对于经选择的患者可能是最安全的治疗。

胰腺周围动脉瘤腔内介入术

经导管栓塞和电凝用于消灭某些极高危患者的动脉瘤。注射凝血酶可以作为栓塞小动脉瘤的有效方法。不幸的是,上述治疗可能发生再出血和晚期动脉瘤破裂,并且限制其广泛应用。可是,对于不稳定的重病患者,腔内闭塞出血的动脉瘤可能是救命的措施。稍晚可以进行确切的开放切除术。对于同时存在腹腔动脉闭塞的患者,瘤样扩张的动脉可以是重要侧支循环的一部分,简单的手术结扎或经导管栓塞可能导致前肠缺血,应该小心实施。

肾动脉瘤

肾动脉瘤是一种临床上越来越多见的特殊血管疾病。女性比男性更常见,但是当排除与动脉纤维发育不良有关的动脉瘤后,就似乎没有性别差异了。超过90%的肾动脉瘤是肾实质外的,多数是囊状的,位于初级或次级动脉分叉处。两种组织学分类的动脉瘤已被认识。第一种与动脉硬化有关,第二种与中层退行性变有关。多数动脉硬化病变是继发事件而非此类病变的原发因素。先天性因素和动脉纤维发育不良促使其他动脉瘤形成。先前存在的内弹力层缺损或中层平滑肌缺陷存在于分叉,使血管壁在承受正常动脉压力时功能不全,在上述部位形成囊状大动脉瘤。近80%的肾动脉瘤患者血压升高,这理所当然地促进了动脉瘤形成。

大多数肾动脉瘤没有症状。据报道明显破裂发生于不足3%的肾动脉瘤,大约10%的患者由于此并发症发生破裂。失去肾脏是破裂的常见结局。隐匿破裂结果形成肾动静脉瘘也可能发生。妊娠中破裂更加严重,据报道可以导致母亲和胎儿的死亡率分别达到55%和85%。

有些动脉瘤可能压迫邻近动脉或动脉瘤血栓脱落,二者之一都可能引起肾素介导的肾血管性高血压。然而,有动脉瘤的高血压患者同时存在的闭塞性疾病更可能是血压升高的原因。

手术干预治疗肾动脉瘤的指征已经相对明确。有症状和伴有功能性肾动脉狭窄的动脉瘤最好手术治疗,当动脉瘤有附壁血栓,尤其是在远端栓塞得到证实的情况下。由于妊娠期间灾难性的动脉瘤破裂,所有妊娠和未来可能生育的育龄妇女都应接受手术治疗。无症状动脉瘤,一旦其直径超过1.5cm,也是手术干预的明确指征,手术应由有经验的外科医师做。除处理破裂动脉瘤之外,肾切除术作为主要治疗手段尚没有依据。

肾血管通过前腹脐上横切口进入(图23.6)。切口从对侧腋前线至同侧腋后线越过两侧腹直肌。同侧胁腹下垫纱布卷有助于手术显露。当考虑双侧肾动脉重建手术时,同样的切口可以延伸至双侧胁腹。腹部横切口方便与身体长轴垂直方向器械的操作,特别有利于肾动脉重建手术。这一技术优势使横切口优于正中垂直切口,尽管许多外科医师偏爱后切口。

右侧肾动脉和肾静脉与下腔静脉和主动脉一样,可以通过向左内翻结肠和十二指肠来显露。显露通过从肝曲到盲肠切开侧壁以及从后腹膜结构分离结肠系膜来完成,通常用手指钝性分离。随着分离的进展,将右肾上方的十二指肠和胰头小心向左移位。此方法为主动脉、腔静脉和右肾血管提供了极佳的视野。开始解剖右肾动脉之前,从腔静脉连接处至肾脏分离肾静脉及其周围组织,结扎并切断肾上腺和输尿管分支。然后在解剖远端肾动脉时,可以容易地牵拉肾静脉。

近端右侧肾动脉可以从其上面的下腔静脉来触摸定位。尽管动脉瘤常常可以在肾门处触及,但直接解剖它并不明智。如果先分离近端的肾动脉,可以减少损伤小动脉和静脉分支的麻烦。肾动脉分支通常用弹性血管带环绕牵拉。阻断血管最好用精确的微血管钳。

肾动脉瘤偶尔可以从后方进入,将肾脏移动并转向内侧可以从后方显露血管。处理累及近端肾动脉的动脉瘤时,可以通过沿圆周仔细解剖肾静脉下方的下腔静脉来显露。汇入的腰静脉分支最好切断结扎。然后牵拉下腔静脉可以显露右肾动脉起自主动脉的部位。

显露左肾动脉的腹膜后解剖与右侧操作相似,向内翻转包括左侧结肠在内的内脏。在肾脏上极上方,不用过度的张力就可以轻易抬高胰尾和胰体。仅偶尔有低位或巨大的脾脏遮蔽手术野。此经腹部横切口的腹膜后入路保证肾血管视野比切开肠系膜根部直接显露更好。在肾静脉下显露左肾动脉的近端和中段通常需要结扎和切断下方的生殖腺分支和上方的肾上腺

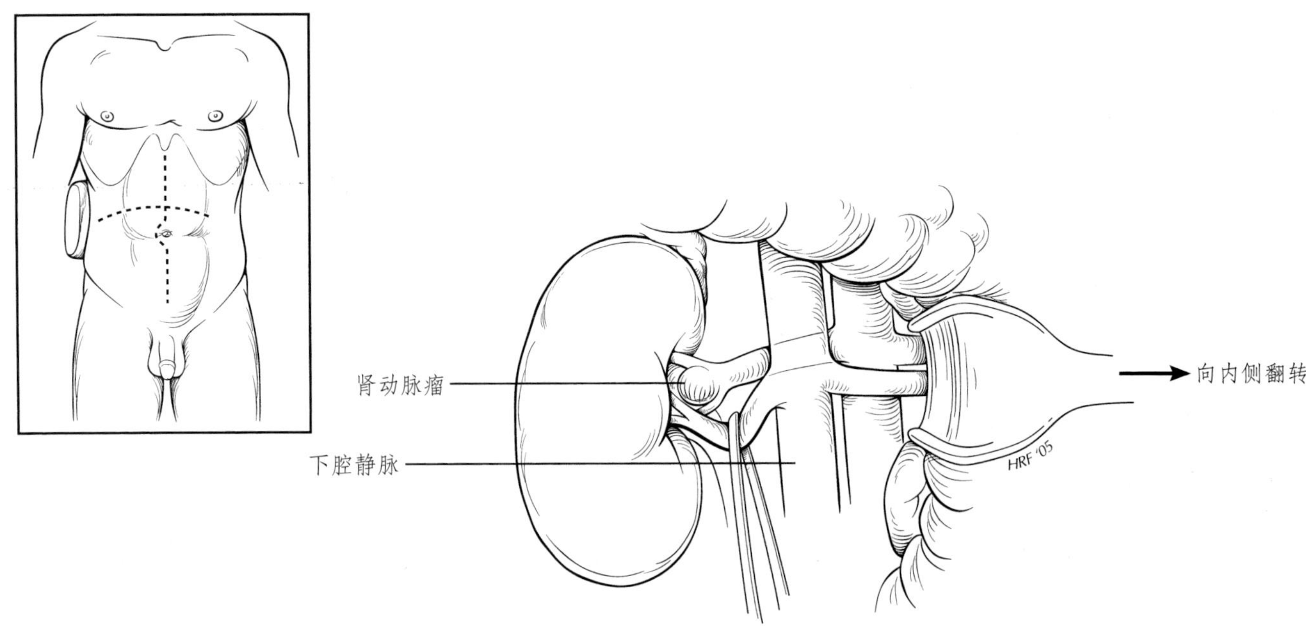

图 23.6 显露肾动脉瘤应经前腹壁脐上横切口，切口从动脉瘤对侧锁骨中线延伸至同侧腋中线。当行双侧重建手术时，切口应至双侧胁腹。将结肠和前肠结构向内侧翻转，从腹膜后显露肾动脉、肾静脉和大血管。

静脉分支以移开肾静脉。

肾动脉瘤切除及一期或补片缝合术

累及主要肾动脉和偶尔累及主要分支分叉的孤立肾动脉瘤，可以切除并且单纯闭合血管(图 23.7)。一旦完成显露肾动脉和动脉瘤，就应静脉注射肝素系统抗凝。张力在 30~70g 的微血管钳能比传统血管钳更好地阻断动脉瘤邻近的血管。上钳时应该将钳口而非把手朝向术者，这可以减少血管重建中缝线缠绕在血管钳上的可能性。

在系统抗凝和阻断所有血管后切除动脉瘤。用细的心血管缝线单纯连续关闭动脉缺损。缝合血管时应包括 1~2mm 的动脉组织边缘。如果缝合血管可能引起管腔狭窄，那么必须行补片移植物血管成形术。缝合小血管时，自体隐静脉补片比人工材料更好。获取静脉应大于实际所需，如此可以操作静脉边缘，在缝合缺损后切去边缘。动脉成形术中应尽量减少剩余静脉的损伤。缝合应该从分支动脉切开的远端定点开始，方便观察补片移植物和血管边缘，减少缝合时管腔狭窄的可能。用放大镜方便精确缝合。

肾动脉瘤切除和再移植术

约 10%的肾动脉瘤与节段性分支关系密切，治疗应包括正式重建这些小血管。在特定情况下，将节段性血管再植回到其供应血管(图 23.8)比主动脉–肾动脉旁路术更好。沿受累肾血管长轴方向的有限铲形可以形成更宽松的吻合。处理如此小口径动脉时需要间断缝合。

多节段动脉受累常常需要在再移植前侧面吻合这些小分支使之初步靠拢。在移植之前，朝向节段性血

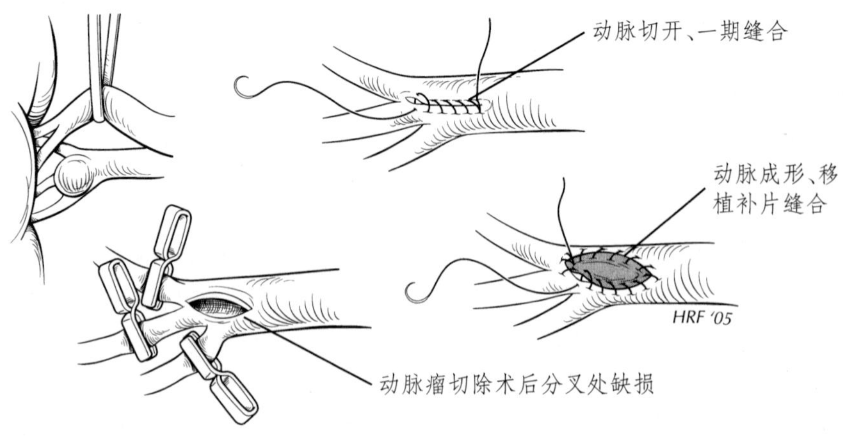

图 23.7 肾动脉瘤切除术、肾动脉缝合术和肾动脉成形术。向上牵拉肾静脉通常便于观察远端肾动脉瘤。微血管钳用于阻断动脉及其分支。如有可能，动脉瘤切除术后应一期缝合。当动脉缝合可能引起狭窄时，应使用补片移植物行动脉成形术。自体隐静脉是合适的补片移植材料。

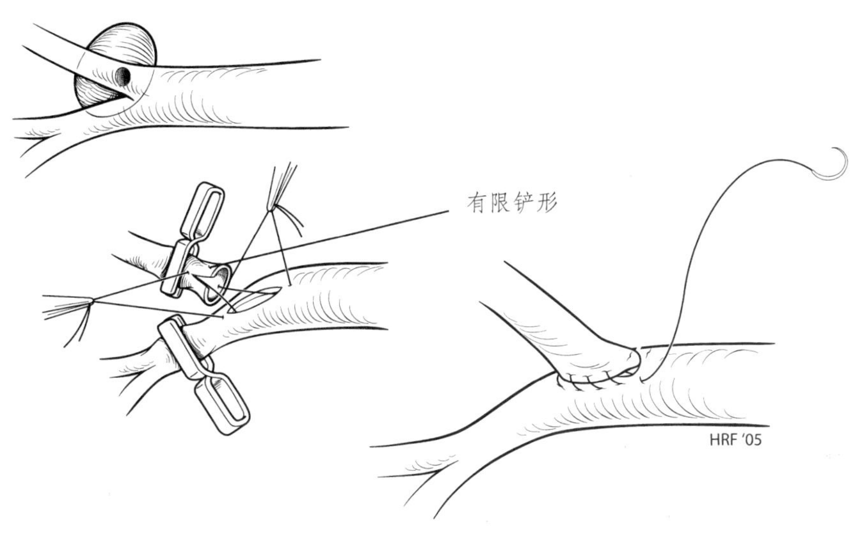

图 23.8 肾动脉瘤切除和再移植术。重要的节段血管受累时,血管重建成为必需。切除动脉瘤常常需要切断节段血管。肾动脉主干延长轴切开,节段血管修剪成有限铲形。吻合用细单丝缝线血管先缝合顶端。吻合小动脉时需要间断缝合。

管的铲形技术以及形成共同开口是有用的。虽然这些技术可以成功进行原位操作,但在某些情况下最好在体外修补,尤其预期原位重建导致肾缺血时间延长。

肾动脉瘤切开术

直径 2~3mm 很小的肾动脉瘤可以用细单丝缝线连续缝合折叠缩小闭合动脉瘤。这些动脉瘤本身不需要手术，可能在治疗其他较大和临床相关的动脉瘤时遇到。

肾动脉瘤切除和主动脉–肾动脉旁路术

多数影响肾动脉主干的近端动脉瘤，以及伴有动脉硬化或纤维发育不良性狭窄的远端动脉瘤，最好以传统主动脉–肾动脉移植物旁路手术治疗(图 23.9)。与小动脉吻合需要精确操作，因此自体隐静脉优于人工血管。移植前静脉移植物应轻柔操作,并用肝素化血液灌洗。不应用灌洗溶液过度扩张，尽量减少对外膜的干扰。

全身肝素化后，无损伤血管钳置于肾下主动脉。动脉切开长度二倍于静脉移植物直径。静脉移植物适当的修剪成铲形，单丝缝线连续缝合吻合主动脉与移植物。

主动脉吻合完成后,注意力应集中于远端吻合口。用微血管钳阻断近端肾动脉与从瘤体发出的分支,然后切除动脉瘤。主动脉肾动脉静脉移植物到右肾最直接的路径是腔静脉后位置,然而腔静脉前位置可以减少吻合成角的可能性。移植物肾动脉行端端吻合。肾动脉前壁和静脉移植物后壁分别修剪成铲形可以方便吻合。此方法可以看到肾动脉内缝合的每一针。吻合包括用两根细缝线将血管铲形的顶端和对侧血管的舌根缝合起来。这两根缝线打结用做定点,以连续缝合技术完成吻合。这些铲形吻合呈卵圆形,增加了缝合线周径,愈合后较少产生远期狭窄。

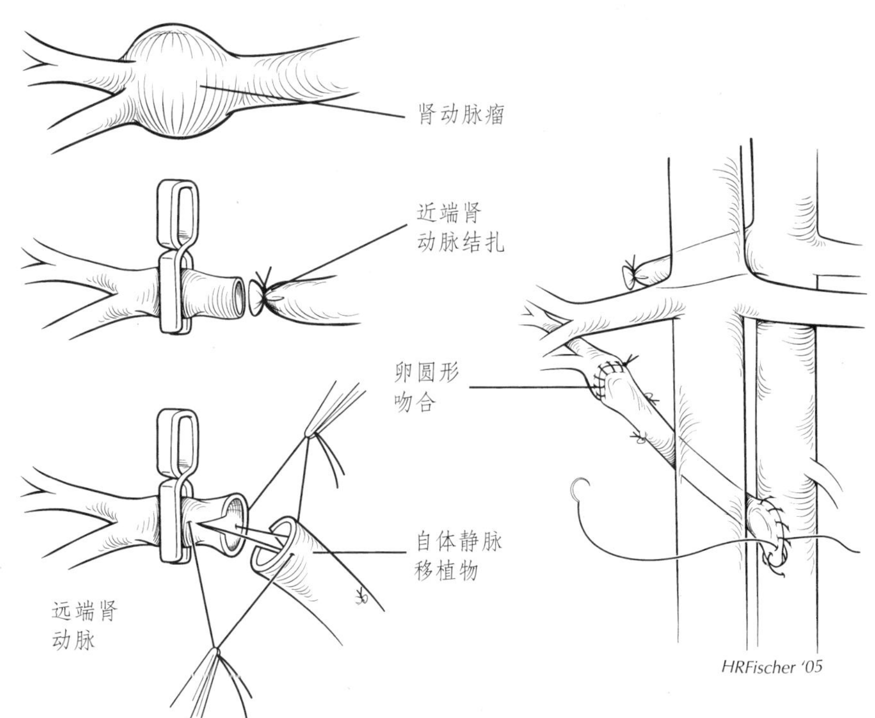

图 23.9 肾动脉瘤切除和主动脉肾动脉旁路术。主动脉肾动脉旁路术适用于近端肾动脉瘤,以及伴有动脉硬化或纤维发育不良性狭窄的远端动脉瘤。上微血管钳后,结扎近端肾动脉,切除动脉瘤。这些血管重建手术的通路血管多用倒置自体隐静脉。主动脉吻合完成后,进行远端肾动脉吻合。肾动脉前壁和静脉移植物后壁分别修剪成铲形。通常细单丝缝线连续缝合完成吻合。

肾动脉瘤腔内介入术

一般而言,导管介入术治疗肾动脉瘤成功的病例有限。然而,对于选定的病例,栓塞实质内动脉瘤是恰当的,比部分肾切除更合适。相似的,腔内支架型人工血管置入术有时是近端肾动脉主干动脉瘤,包括远端止点明确的夹层的合适治疗方法。

推荐读物

1. Graham LM, Stanley JC, Whitehouse WM Jr, et al. Celiac artery aneurysms: Historical (1745–1949) versus contemporary (1950–1984) differences in etiology and clinical importance. *J Vasc Surg.* 1985;2:757–764.
2. Henke PK, Cardneau JD, Welling TH III, et al. Renal artery aneurysms: A 35-year clinical experience with 252 aneurysms in 168 patients. *Ann Surg.* 2001;234:454–463.
3. Lumsden AB, Mattar SG, Allen RC, et al. Hepatic artery aneurysms. The management of 22 patients. *J Surg Res.* 1996;60:345.
4. Shanley CJ, Shah NL, Messina LM. Common splanchnic artery aneurysms: Splenic, hepatic and celiac. *Ann Vasc Surg.* 1996;10:315.
5. Shanley CJ, Shah NL, Messina LM. Uncommon splanchnic artery aneurysms: Pancreaticoduodenal, gastroduodenal, superior mesenteric, inferior mesenteric, and colic. *Ann Vasc Surg.* 1996;10:506.
6. Stanley JC, Fry WJ. Pathogenesis and clinical significance of splenic artery aneurysm. *Surgery* 1974;76:989.
7. Upchurch GR Jr, Zelenock GB, Stanley JC. Splanchnic artery aneurysms. In: Rutherford RB, ed. *Vascular Surgery.* 6th ed. Philadelphia: Elsevier Science, 2005:1565–1581.

编者评述

L. M. M.

内脏动脉瘤和肾动脉瘤常见，但是有症状者罕见。多数无症状的内脏动脉瘤和肾动脉瘤不需要治疗。然而，当这些动脉瘤出现症状时,常常伴随危及生命的并发症。事实上在腹部脏器所有动脉床上都可以发现内脏动脉瘤。外科医师个人很少遇到足够数量的此类动脉瘤以至于较难成为诊断和处理的专家。在处理内脏动脉瘤和肾动脉瘤方面，密西根大学的 Stanley 医师和他的同事无疑拥有最多已发表的经验。由于他们阐明了病理基础、自然病程和理想的处理方法，他们写出如此学术性的章节就不奇怪了,应该作为所有血管外科和血管内科医师的参考。虽然脾动脉瘤是内脏循环动脉瘤中最常见的发生部位,但是据报道由于导管治疗肝脏疾病的并发症，肝动脉瘤发生频率正逐渐增加。虽然脾动脉瘤的病程常常是良性的，但肝动脉瘤却是所有内脏动脉瘤中最致命的。肠系膜上动脉瘤的独特性在于它们基本上是由于心内膜炎继发的菌血症引起的。肠系膜上动脉对细菌感染易感性的原因尚未知晓。本章很好地阐述了内脏循环中其他动脉瘤的临床表现、自然病程和治疗。

目前由于其他疾病而行的磁共振和 CT 扫描的敏感性高,肾动脉瘤发现的频率得以逐渐增加。肾动脉瘤的处理有很多的争议。尽管如此，Stanley 医师和他的同事还是清楚地提出了治疗指征,包括任何有症状的动脉瘤、妊娠妇女的肾动脉瘤或者直径超过 1.5cm 的动脉瘤。此类动脉瘤可以出现在肾动脉主干,但是更多是位于肾动脉及其分支的分叉部位。Stanley 医师在目前美国用于处理此类动脉瘤的成功技术中独占鳌头。

因此,本章不仅描述了此类病变的手术处理方法,而且对内脏动脉瘤和肾动脉瘤的自然病程和治疗指征做出了清晰而简要的总结。

(石赟　译)

第24章

股动脉瘤和腘动脉瘤的治疗

Patrick J. O'Hara

定义与自然病程

累及股腘动脉节段的动脉瘤是最常见的外周动脉瘤。然而，对于此类病变的理想处理方法的争论还在持续，尤其是对那些发现时无症状的动脉瘤。无症状动脉瘤的自然病程数据并不确定，尤其是当它们还小的时候，这部分是由于定义的原因。一般约定，与预期正常动脉直径比较时，局部动脉直径增大至少50%以上时为动脉瘤，实践中由于正常动脉直径随着年龄和性别而变化，小动脉瘤的诊断并不清楚。此外，扩张范围和附壁血栓的存在可能影响此类病变的自然病程。显然，外科治疗累及整个股腘动脉节段动脉扩张，比需要修复的股动脉和腘动脉的散在病变更广泛。

组织学检查方面，真性动脉瘤表现为所有三层动脉壁扩张，为退行性动脉瘤。与之相比，假性动脉瘤壁不包含所有三个微观层次，搏动性肿块是外伤、感染或动脉吻合口破裂引起动脉壁机械性断裂的结果。多数腘动脉瘤是真性或退行性动脉瘤，然而临床实践中遇到的多数股动脉瘤是假性动脉瘤。

累及股腘动脉的真性动脉瘤与对侧肢体或其他动脉节段的动脉疾病有重要联系。例如，约三分之一到一半的股动脉瘤和腘动脉瘤患者会发现累及肾下主髂动脉节段的动脉瘤。相反，累及主髂动脉节段的动脉瘤患者也更可能发现股动脉瘤和腘动脉瘤，这一发现要求仔细评估此类患者的相关动脉瘤。

退行性股动脉瘤的自然病程并不清楚，这是由于此类动脉瘤是罕见病变，通常仅当它们出现症状或因为其他目的在影像学检查中偶然发现才会引起注意。此类动脉瘤被认为是相对良性的病变，很少破裂，但是它们是栓塞物质的来源，偶尔会威胁肢体。然而当它们长大时，它们可能与腿肿胀或因压迫邻近股静脉或股神经刺激的疼痛有关。相反，股动脉假性动脉瘤是更常见的病变，由于它们扩张、破裂、血栓或栓塞的倾向，也被认为会威胁肢体。与之相比，腘动脉瘤通常是退行性动脉瘤，很少破裂。然而，在30%~40%的患者中由于动脉瘤血栓形成或源于动脉瘤的栓子闭塞远端动脉流出道，故它们与威胁肢体的缺血有关。此倾向被认为与腘动脉瘤的尺寸无关，而仅与其存在与否有关。大的腘动脉瘤由于其肿块效应也会引起疼痛或水肿，重要的是手术策略计划。

诊　断

如果高度怀疑，股动脉瘤和腘动脉瘤的诊断常常基于仔细的病史和体格检查。由于腘动脉被小腿肌肉包裹，腘动脉瘤的诊断常常比股动脉瘤更加困难，尤其是当患者肥胖时。然而，在腹股沟或腘窝发现大的搏动性肿块，尤其是当患者已知有主髂动脉瘤时，需要客观影像来评估股腘动脉。有时，囊性病变传导动脉搏动，例如腹股沟淋巴囊肿或腘窝Baker囊肿，可能误以为是动脉瘤。诊断通常由影像学检查确定，用来测量动脉瘤的尺寸和范围。双工超声是最有用的初步影像学手段(图24.1)，而磁共振（MR）和计算机轴向断层扫描（CAT）也是确定动脉瘤尺寸和范围的有用方法(图24.2)。由于动脉造影能显示有关流入道和流出道的闭塞性病变，故其在制定外科治疗计划时有用；然而由于动脉瘤腔内存在附壁血栓，故其在确定动脉瘤尺寸时作用有限。尤其是存在多发性动脉瘤或广泛动脉扩张时，为了制定有效的手术策略，估计需要修复的受累动脉节段的范围很重要。局部病变可以从某节段进入，与需要股腘动脉旁路术的广泛弥散病变相比，可以用较短的动

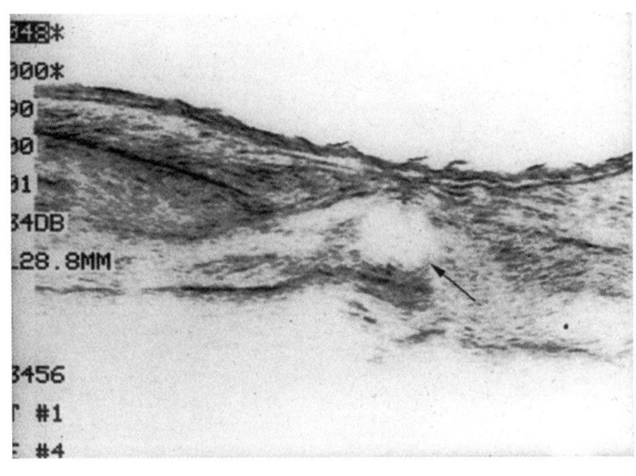

图 24.1 腘动脉瘤(箭头)的多普勒超声影像,矢状位。

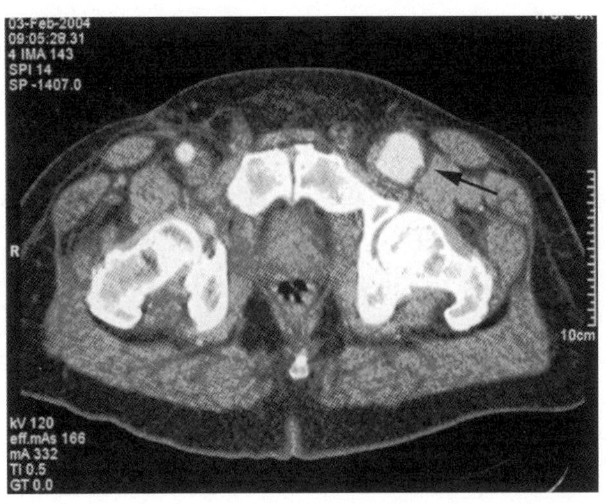

图 24.2 左股总动脉瘤(箭头)的计算机轴向断层扫描(CAT)。多断层用以显示动脉瘤的近远端范围。

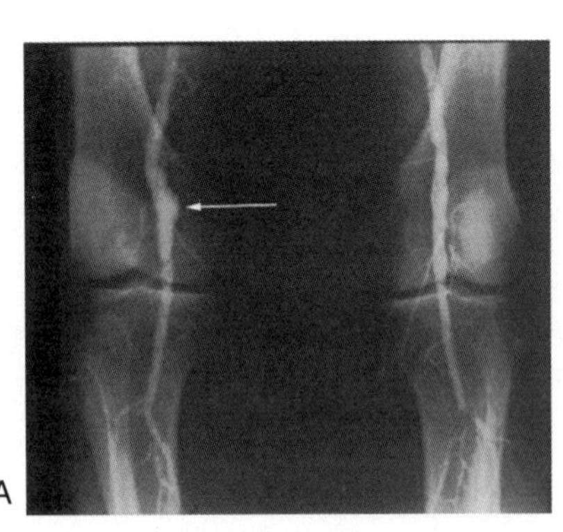

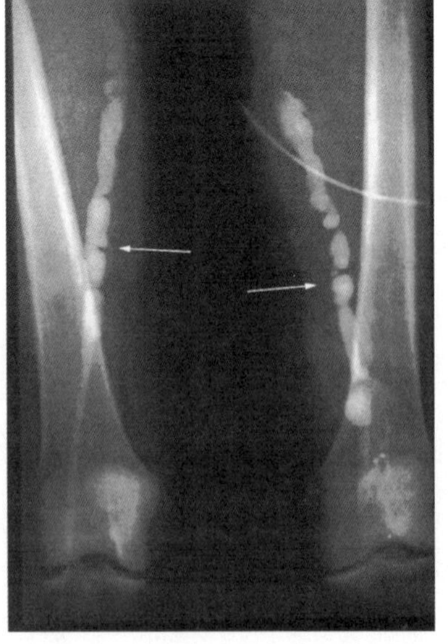

图 24.3 (A)动脉造影显示局限性右腘动脉瘤(箭头)。(B)动脉造影显示弥散性腘动脉瘤和股浅动脉瘤疾病(箭头)。

脉移植物(图 24.3)。对于后者,也需要修复同时存在的股动脉瘤和腘动脉瘤。

治疗原则

治疗股动脉瘤和腘动脉瘤的四项基本原则是:

- 消灭作为栓塞物质的潜在来源或者破裂出血来源的动脉瘤;
- 当动脉瘤大而且压迫其他结构时,消灭肿块效应;
- 持久地维持远端血供;
- 将复发风险降至最低。

存在多发性动脉瘤时,决定同时治疗还是分节段治疗取决于威胁最大的病变的优先权、病变范围和患者条件。总之,如果解剖允许,从有症状或威胁最大的病变开始分节段治疗较好。修复股动脉瘤和腘动脉瘤的重建手术远期成功的其他重要因素有移植物材料的选择、所需旁路移植物的长度和远端流出道血管床的状态。总之,最好选择短段移植物,腘动脉区域足够的自体隐静脉较合适,股动脉部位短段人工血管较合适。

治疗指征

股动脉瘤

无论何种病因,一切有症状的股动脉瘤都需要治疗,这已成为共识。表现为威胁肢体的缺血、出血或局部疼痛、压迫症状的患者需要立即修复手术。无症状真性股动脉瘤的干预指征有些争议,这是由于此类病变的自然病程被认为相对良性。多数人会同意超过 2.5cm 或者系列影像学检查显示逐渐增大的无症状真性股动脉瘤,都应该修复,尤其是当患者有合理的预期寿命而成为良好的外科手术候选人。小的无症状股动脉瘤必须要修复，旨在为远端旁路术修复腘动脉瘤提供平台。相似的，当近端旁路移植物置于股动脉瘤患者的股动脉区域时，股动脉瘤需要修复，这是由于若将移植物肢体直接植到成瘤股动脉上，可能出现吻合口假性动脉瘤。与之相比，股动脉假性动脉瘤，尤其是现吻合口假性动脉瘤，可能更具威胁，无论是否存在症状，除非患者外科风险较高且预期寿命有限，理应采用更主动的方法处理此类病变。

腘动脉瘤

一切有症状的腘动脉瘤都应迅速治疗，尤其是那些表现为威胁肢体的缺血的患者。由于约 40%的患者腘动脉瘤与威胁肢体的缺血有关，其中约半数最终失去肢体，对于大的腘动脉瘤，一致意见是当诊断明确时有指征修复。然而更具争议的是小的腘动脉瘤的修复。虽然因腘动脉瘤引起并发症的发病率看来与动脉瘤的尺寸无关，明确小的腘动脉瘤的诊断可能有困难，尤其当它发生于广泛动脉扩张。尺寸大于 2cm、存在腔内血栓和动脉畸形被认为是与最终血栓有关的因素，是修复术的争论要点，尤其是当病变局限时。

术前评估

由于此类患者年老且常常有多种相关伴发病，术前必须进行仔细的医学评估。如前所述，需要主髂动脉节段的影像学检查来定位此处动脉瘤并允许优先治疗。由于已证明冠状动脉疾病与动脉瘤之间的关系，应优先用应激试验或心导管术评估心脏。理想情况下，术前也应特别考虑使已有的肾和肺疾病达到最佳状态。

建议术前血管造影，能说明受累动脉瘤的范围和有关闭塞性疾病的范围，充分计划重建术。血管造影其他优势在于可以应用辅助溶栓治疗，某些人提倡在急性流出道或动脉瘤血栓时打开流出道血管床。当血栓形成不久时，这方法最有效，其应用需要认真判断，尤其是在严重缺血时。由于动脉瘤含血栓容量，尤其当容量大时，与单独的闭塞性疾病相比，溶栓需要更长时间。

手术技术

虽然某些股动脉瘤和腘动脉瘤建议以腔内血管技术治疗，考虑到腔内血管技术的现状，此类病变最好以开放手术技术治疗。股动脉和腘动脉需要分别随着髋和膝运动大幅度地屈曲和伸展，目前支架型人工血管不能很好适应这些要求。此外，开放外科手术并不要求侵入任何体腔，多数患者都可以很好耐受。

股动脉瘤

某些导管介入手术引起小的股动脉假性动脉瘤，可以在影像学诊断时成功处理，用双工超声引导压迫诱发假性动脉瘤血栓形成而不完全闭塞动脉本身。此方法的加强可以辅助应用双工超声引导将凝血酶直接注入假性动脉瘤加速血栓形成。当动脉穿刺的管道和动脉缺损本身小，上述方法最成功。当动脉缺损大，由于血栓栓塞风险，开放外科手术直接闭合动脉缺损较合适，采用一期修复还是补片血管成形术取决于缺损范围(图 24.4)。开放修复术的优势是可以解除大血肿的压迫，如果预期长期抗凝，还应放置引流。

局限的真性股动脉瘤可以用何种技术处理，取决于动脉瘤和相关闭

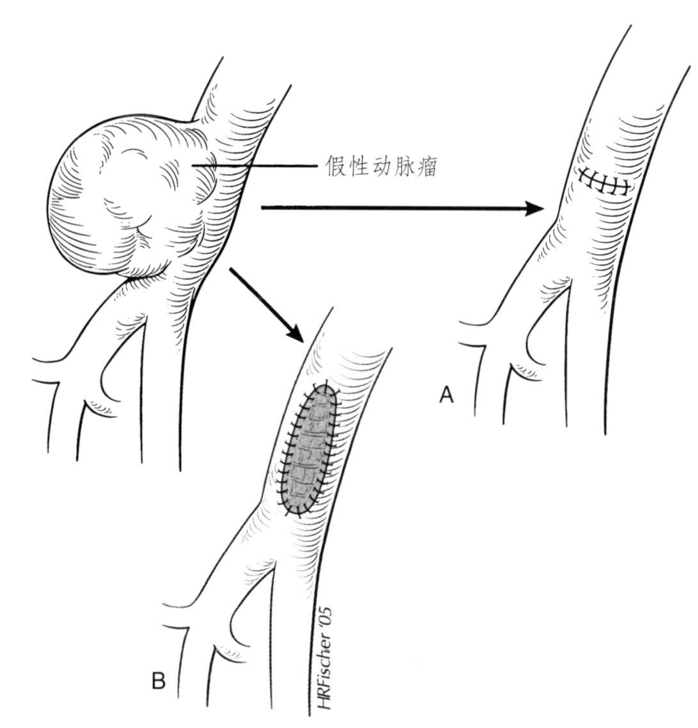

图 24.4 图示按照动脉缺损范围一期缝合(A)或补片血管成形术(B)修复股总动脉假性动脉瘤。

塞性疾病的范围。此类手术通常经股动脉上方纵切口。纵切口向内侧成角约20°便于显露股深动脉，当向远端解剖时特别有用。对局限于股总动脉的动脉瘤，间置短移植物就足够，也可以作为股腘旁路移植物的近端吻合口或主股旁路移植物的远端吻合口。对于范围更广累及股总动脉分叉的动脉瘤（Ⅱ型），近端股深动脉或股浅动脉，笔者倾向于股总股深动脉旁路，并用移植物跳跨至股浅动脉（图24.5）。另一种有用的选择是重新将股深动脉或股浅动脉与间置移植物吻合，但须局部几何学结构适合这种方法（图24.6）。某些人建议股深动脉或股浅动脉形成共同开口，作为间置移植物的流出道，但是可能有困难并且费时，尤其是当动脉有闭塞性疾病时。由于人工移植物材料在股动脉处功能良好，而且与股动脉尺寸匹配，因此适用，除非局部感染需要使用自体静脉材料。

吻合口假性动脉瘤可以用相似的重建术处理，重点在于保留进入股深动脉的动脉血流和缝合足够多的非动脉瘤动脉组织（图24.7）。对于感染性吻合口假性动脉瘤的特殊病例，一般应切除感染移植物材料、建立解剖外旁路或者自体重建术（原文如此，应为自体静脉重建术）。

腘动脉瘤

影响腘动脉瘤修复入路的技术因素包括累及动脉范围和动脉瘤尺寸。笔者倾向于将患者置于仰卧位后的内侧入路，由于此方法在处理广泛、大或多个动脉瘤时具有灵活性（图24.8A）。大隐静脉和股动脉入路得以保留。内侧入路的其他优点在于允许解剖内侧肌肉组织以完全显露腘动脉，当大腘动脉瘤需要切开以消灭侧支流入道或者可以清除附壁血栓以解除压迫时，这一特征偶尔有用。然后可以修复半膜肌、半腱肌和腓肠肌腱，对膝关节稳定性的负面影响可以忽略不计（图24.8B）。腘动脉后入路可以为局限的腘动脉瘤提供绝佳的显露，但是术中患者应俯卧（图24.9）。此外，无法经股动脉或浅动脉（原文如此）入路，麻醉中患者体位不重新摆放要取大隐静脉有困难。小隐静脉可以备用，但是通常口径小于大隐静脉。

对于小的、局部的腘动脉瘤，可结扎动脉瘤近端和远端以消灭动脉瘤栓塞可能。用短的隐静脉旁路绕过动脉瘤可以重新建立远端灌注，通常用倒置静脉移植物，在腓肠肌腱内侧

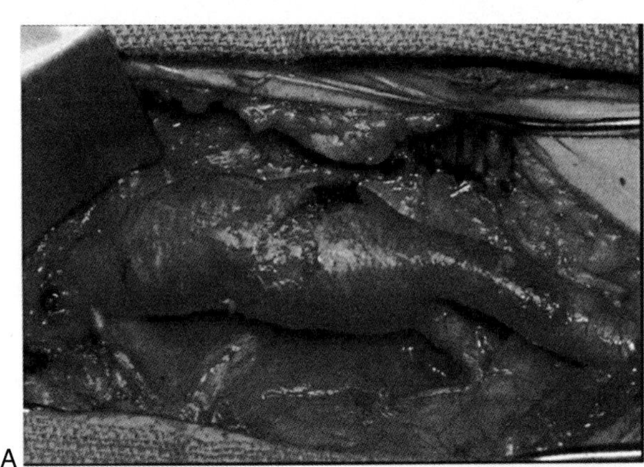
A

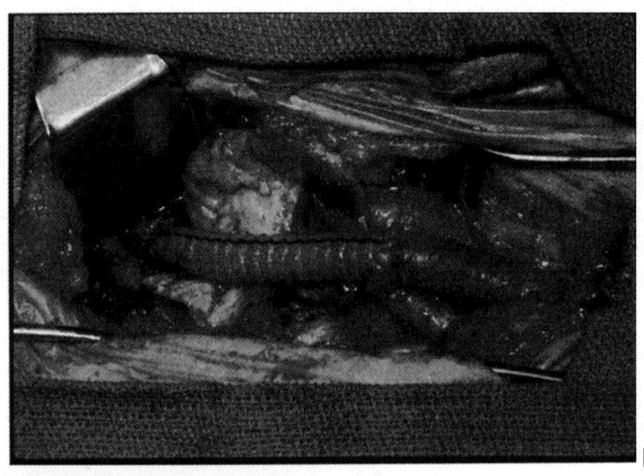
B

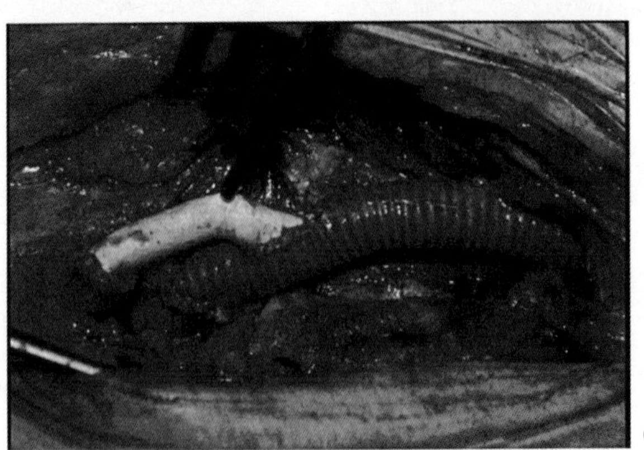
C

图24.5 (A)股总动脉瘤术中照片(患者头向左侧)。(B)用涤纶血管间置修复股总动脉瘤的术中照片。(C)股总动脉瘤修复术中照片，用涤纶血管吻合到股深动脉，再间置PTFE血管(跳跃)吻合到股浅动脉(患者头向右侧)。

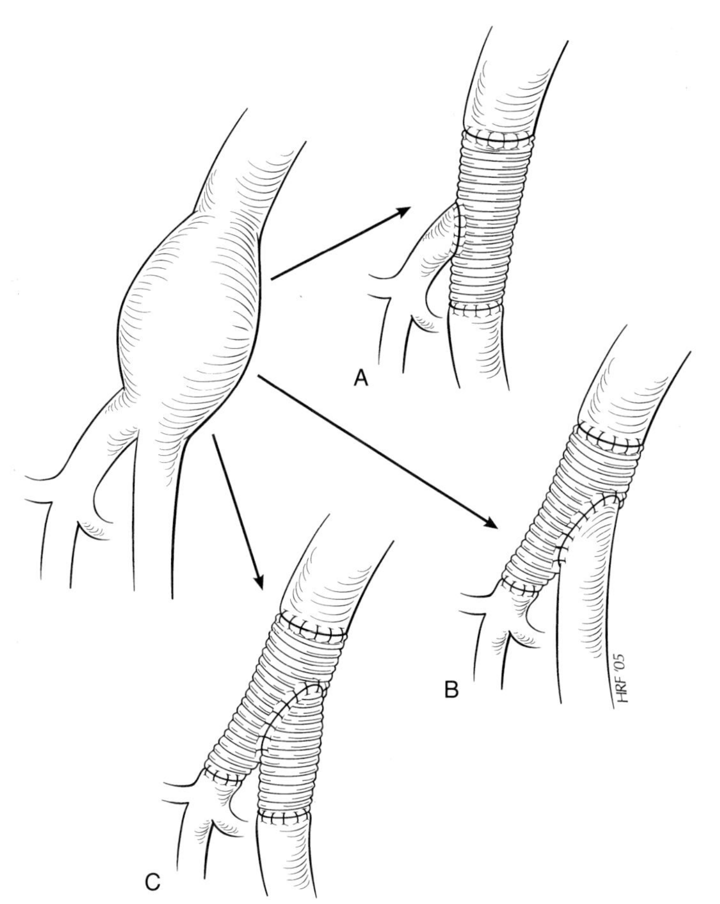

图 24.6　图示股总动脉瘤修复术多种重建方法。(A)间置人工血管至股浅动脉，将股深动脉移植到移植物上。(B)间置人工血管至股深动脉，将股浅动脉移植到移植物上。(C)间置人工血管至股深动脉，人工血管(跳跃)吻合到股浅动脉上。

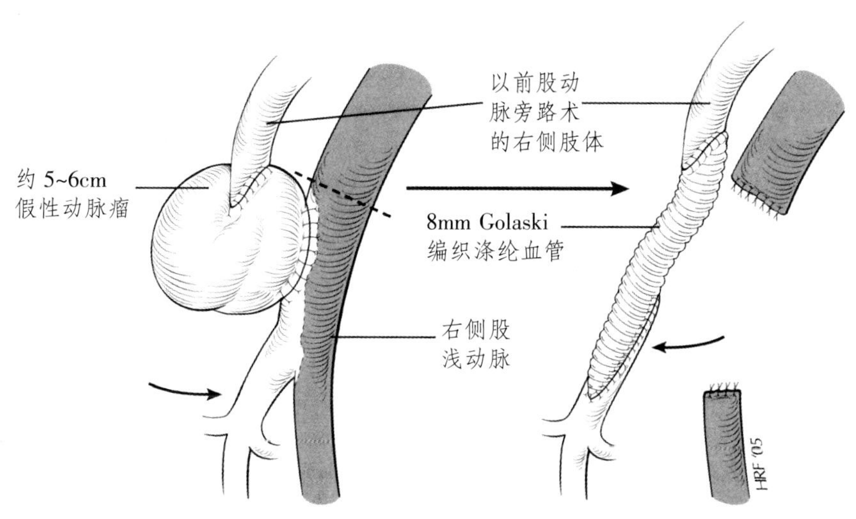

图 24.7　图示股动脉吻合口假性动脉瘤重建术，当股浅动脉慢性闭塞，可以保留股深动脉流入道。

头深面作解剖位隧道。近端常常作端侧吻合，而远端常常作端端吻合，这取决于局部血管几何学结构（图 24.10）。对于大的腘动脉瘤，在清除附壁血栓后有足够空间可以在动脉瘤腔内放置移植物，其形式与腹主动脉瘤修复技术相似。对于累及股浅动脉的更广泛的动脉瘤，需要从股总动脉建立长的隐静脉旁路。这可以根据静脉和动脉尺寸采用原位或倒置静脉移植物技术(图 24.11)。如果自体移植物材料无法取得，人工材料可以作为第二选择。移植物应尽可能短，与隔离动脉瘤节段的目的一致。目前笔者的做法是术中连续动脉造影，在关闭腿部切口前发现与重建术有关可纠正的问题。偶然情况下，远端广泛血栓栓塞需要术中取拴或溶栓治疗。

术后处理

股动脉瘤和腘动脉瘤修复术后，一般不常规抗凝，术后第一天鼓励患者下床活动。当患者不积极走动时，应鼓励抬高患肢以减轻术后水肿。当患者可以走动而且充分控制疼痛后，假如伤口愈合满意而且未置引流，则患者可以出院。如果需要人工移植物，应持续用抗生素直至去除引流。

并发症

股动脉瘤和腘动脉瘤修复术后并发症的特征与患者伴发症有关以及与重建术本身有关。择期真性股动脉瘤的死亡率很低。在我们手术处理的 110 例腘动脉瘤经验中，由于相关冠状动脉疾病，8 例术后早期死亡，由心脏并发症如心肌梗死和充血性心力衰竭导致的有 6 例(75%)。

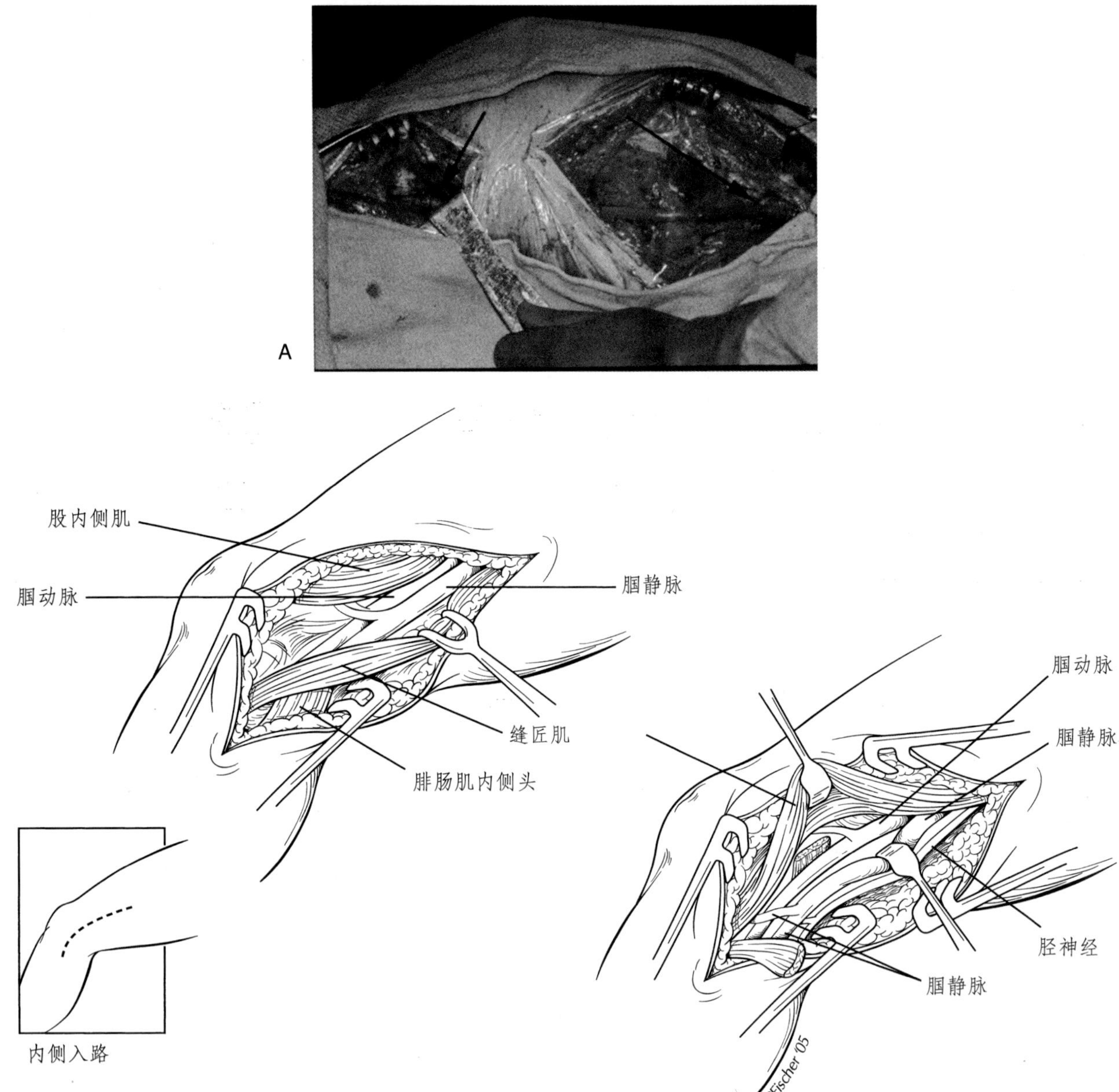

图 24.8 (A)术中照片显示为隔离腘动脉瘤,用倒置隐静脉行远端股浅动脉和远端腘动脉(箭头)旁路术的内侧入路。(B)图示从内侧入路进一步显露腘动脉。

与重建术本身有关的并发症包括移植物闭塞、截肢、出血、伤口并发症和感染。由于血管管径大,流出道条件好以及移植物短,股动脉瘤修复术后很少有早期和晚期的移植物闭塞。腘动脉瘤修复术后通畅率,短自体静脉移植物好于长人工移植物。考虑股动脉瘤或腘动脉瘤修复术,流出道条件好时择期手术肢体挽救率高,动脉瘤血栓形成或远端栓塞导致急性肢体缺血需要急诊手术时肢体挽救率低。

据报道有一种腘动脉瘤修复术并发症发生率增加,即动脉瘤经结扎加旁路术后仍逐渐扩张。此并发症的原因是膝部侧支反流充盈,或者较少见的远端动脉瘤腔不能充分结扎造成反流灌注,动脉瘤受到持续压力。此并发症的病理生理学与Ⅱ型和Ⅰ型内漏基本相似,后二者是主动脉瘤腔内修复术后偶尔引起动脉瘤持续扩张的原因。因此,笔者倾向于在腘动脉瘤修复时,结扎所有灌注小动脉瘤腔的大侧支血管。对于大腘动脉瘤,动脉瘤减压时清除附壁血栓后在动脉瘤腔内完成此操作更容易。

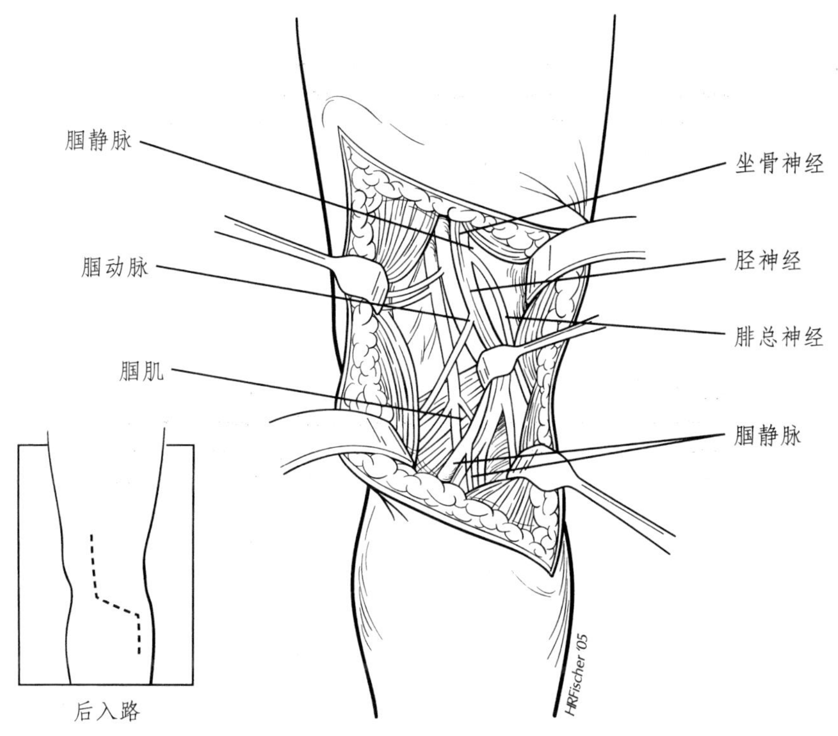

图 24.9 图示从后入路显露腘动脉。

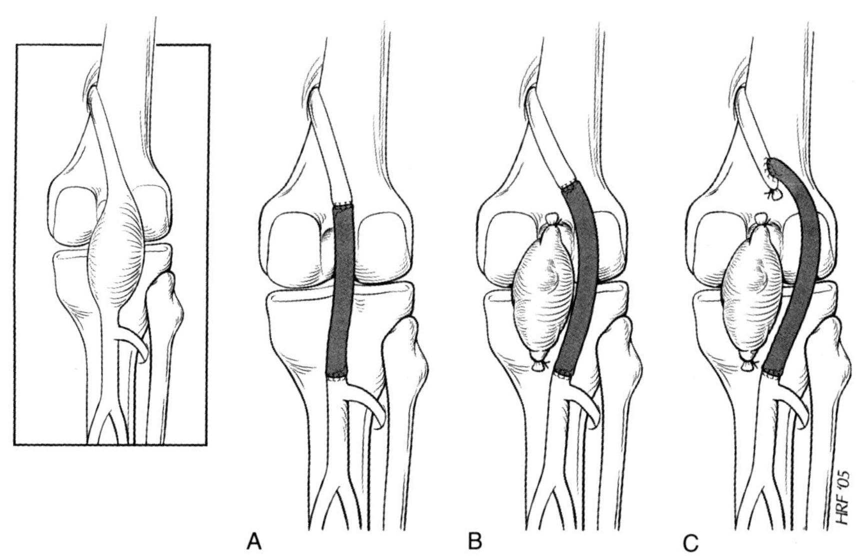

图 24.10 图示腘动脉瘤修复术的多种形式。(A)在大腘动脉瘤内间置移植物。(B)如果移植物与动脉尺寸相符,则结扎动脉瘤并以端端吻合建立旁路。(C)结扎动脉瘤并以端侧吻合建立旁路,用于移植物与动脉尺寸不相符时。

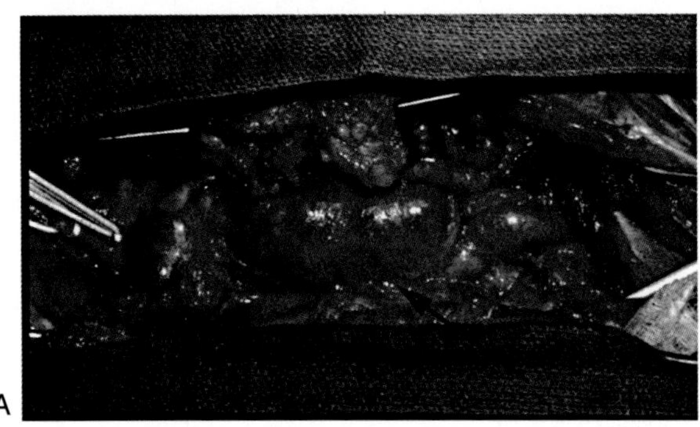
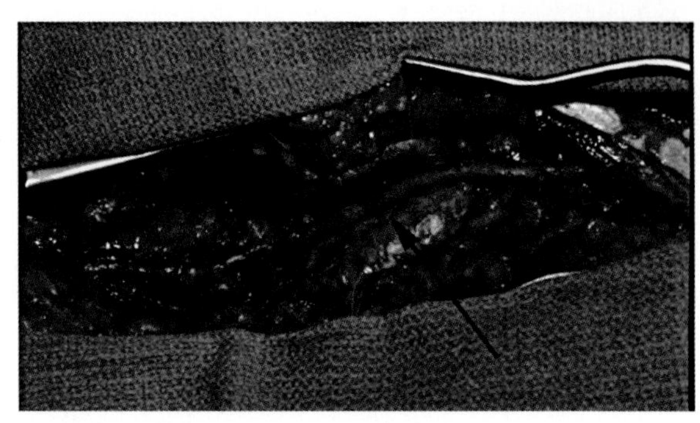

图 24.11 (A)术中照片从内侧入路显露大腘动脉瘤(箭头)。(B)隐静脉(箭头)置于减压后的动脉瘤腔内。瘤腔侧支流入道已结扎。

推荐读物

1. Anton GE, Hertzer NR, Beven EG, et al. Surgical management of popliteal aneurysms: Trends in presentation, treatment and results from 1952 to 1984. *J Vasc Surg*. 1986;3:125–134.
2. Cutler BS, Darling RC. Surgical management of arteriosclerotic femoral aneurysms. *Surgery* 1973;74(5):764–773.
3. Dawson I, Van Bockel JH, Brand R, et al. Popliteal artery aneurysms: Long-term follow-up of aneurysmal disease and results of surgical treatment. *J Vasc Surg*. 1991;13:398–407.
4. Donaldson MC, Conte MS. Femoral and popliteal aneurysms. In: Cameron JL, ed. *Current Surgical Therapy*. 7th ed. St. Louis: Mosby; 2001:1–7.
5. Ebaugh JL, Morasch MD, Matsumura JS, Eskandari MK, Meadows WS, Pearce WH. Fate of excluded popliteal artery aneurysms. *J Vasc Surg*. 2003;37:954–959.
6. Graham LM. Femoral and popliteal aneurysms. In: Rutherford RB, ed. *Vascular Surgery*. 5th ed. Philadelphia: WB Saunders; 2000:1345–1356.
7. Graham LM, Zelenock GB, Whitehouse WM, et al. Clinical significance of arteriosclerotic femoral artery aneurysms. *Arch Surg*. 1980;115:502–507.
8. Gryska PF, Darling RC, Linton RR. Exposure of the entire popliteal artery through a medial approach. *Surg Gynecol Obstet*. 1964;118:845–846.
9. OurielK. The posterior approach to popliteal-crural bypass. *J Vasc Surg*. 1994;19:74–79.
10. Varga ZA, Locke-Edmunds JC, Baird RN. A multicenter study of popliteal aneurysms. *J Vasc Surg*. 1994;20:171–177.

编者评述

L. M. M.

股动脉瘤和腘动脉瘤的恰当指征和技术常常引起争议。人们对关于股动脉瘤的真正自然病程知之甚少。腘动脉瘤自然病程甚至更为复杂。传统上，许多临床医师用腘动脉瘤直径确定无症状患者择期手术的合适阈值。可是小腘动脉瘤是外周动脉栓子和威胁肢体并发症的来源。有症状腘动脉瘤恰当处理的争议也不少。溶栓、手术取栓术或术中溶栓都可以选择。

根据 O'Hara 医师自己的经验和 Cleveland 临床中心的集体经验，他对股动脉瘤和腘动脉瘤的自然病程、诊断、修复技术和外科治疗并发症，进行了具体、富有学术性、实用的综述。

(石赟 译)

第 3 部分

动脉闭塞性疾病

第25章

脑血管阻塞性疾病的自然病史

Ruth L. Bush, Peter H. Lin, Eric K.Peden, Alan B. Lumsden

本章将讨论颅外颈动脉、椎动脉和主动脉弓分支血管疾病的自然病史。这些特殊部位中任何一个发生病变都能导致脑血管事件(CVA),而其在美国每年最主要死亡原因中居第三位，每年死亡人数远高于160 000。CVA 每年消耗约450亿美元的医疗费用，每年出院人数超过1 000 000。中风率约为2/1000,但是并存的危险因素,如年龄、性别和种族等都会显著提高发生率。由CVA导致的疾病比其他动脉缺血性疾病（包括心肌梗死)引起的功能不良更严重。CVA导致的神经系统功能不全，如失语、瘫痪、失明和虚弱严重限制人的日常活动,必定给卫生保健系统带来沉重的负担。

1944年Martorell和Fabre首次描述并出版了上肢血管和(或)颈动脉病变。1951年,Shimizu和Sano描述了两例颈总动脉病变的外科治疗,不久他们又介绍了移植物原位旁路(见后）和解剖外旁路方法治疗高危患者。经皮腔内介入治疗动脉硬化性疾病(包括狭窄和闭塞性病变)的方法,已经用在主动脉弓部血管、椎动脉和颈动脉。现有的循证标准和报道标准并不适用于这一部位病变的腔内治疗。此外,正在进行临床研究以评估颈动脉内膜切除和血管内膜下成形术和支架置入两种方法的优缺点。尽管其微创性很引人注目,写这篇文章时,经皮穿刺方法仍需进一步的调查研究。

缺血性中风和短暂脑缺血发作的病因学

中风（或称局灶性脑缺血性疾病）是指神经系统功能丧失达24小时以上。完全性脑卒中是指神经系统功能严重缺失到极点,不会再有进一步的恶化标志。短暂性脑缺血发作(TIA)指神经系统功能不全持续不足24小时,但是绝大多数在数分钟内而不是数小时内即可缓解。美国TIA的发生率,65~69岁的男性为2.7%,女性为1.6%。当年龄达到75~79岁,发生率也随之上升,男性达3.6%,女性增加到4.1%。

所有中风中约80%由缺血造成,20%由出血性疾病造成。缺血性脑神经功能障碍可以进一步分为前(或半球系)症状和后(或椎基底系)症状。这是因为半球系症状常由来自颈动脉系统的栓塞导致，而椎基底系症状则由主动脉弓分支血管、椎动脉和基底动脉的血流受限或栓塞造成。中风和TIA的最主要原因是颅外颈动脉的闭塞病变，包括颈内动脉血栓形成、影响血流的缺血性事件和脑栓塞。

颈动脉血栓形成意味着严重动脉疾病的终末事件。颈动脉血栓的临床后遗症取决于一系列因素，包括Willis环的状态、已形成侧支血管的数量以及血栓累及范围和形成速度。一旦颈内动脉形成血栓,其数量常常会增加,并扩展到眼动脉,如果侧支循环血流充足,就形成无症状性颈动脉闭塞。然而,在有些情况下,血栓会偶尔扩展到眼动脉以上，到达Willis环,导致大脑半球系统的神经功能障碍,临床症状可以从短暂脑缺血发作进展到严重中风。

很小一部分中风(不足4%)继发于孤立性脑低灌注状态。容易发生这种类型中风的患者包括严重的颈内动脉狭窄、Willis环的侧支循环不足以及继发性突发事件，如急性心脏事件后的低血压状态。血流相关缺血事件通常发生在影响血流动力学的重度狭窄和短暂脑灌注降低同时存在的情况下。这种情况极少发生，因为存在Willis环的侧支循环、对侧颈动脉(除非其也有严重闭塞)以及颈外-内动脉沟通的保护。

大部分(50%以上)的缺血性中风是狭窄颈动脉的胆固醇性栓子或血小板-纤维性栓子栓塞大脑中动脉和(或)大脑前动脉的供血区域造成。这些栓塞事件可能导致短暂性或永久性的神经系统功能障碍，也可能不表现临床症状。Hollenhorst 斑通常在眼科检查时发现，往往由于栓子阻塞了眼动脉(颈内动脉第一分支)的视网膜支所致。

缺血性中风还有其他许多的原因，但不在此次讨论的范围内。其中包括心源性栓子、异位栓子和血液学因素，如高凝状态、恶性肿瘤、动脉炎、纤维肌发育不良、颈动脉夹层、创伤和放射性动脉炎。

临床表现、诊断和治疗

颈外动脉疾病

颈动脉疾病诊断中最重要的手段是详细的病史和完整的神经系统查体，这些基本可以确定与神经系统功能不全相对应的缺血脑组织。神经系统检查的同时应该进行完善的全身检查。绝大部分患者很可能已经并存冠脉或外周动脉的阻塞性疾病。其他致中风和动脉粥样硬化的危险因素应予以筛除，包括急性心律不齐、高血压、糖尿病及吸烟史等。由于颈动脉的位置相对表浅，使得颈动脉更容易进行听诊和触诊，易于颈动脉分叉病变的诊断。颈总动脉是颈部唯一可触及的血管，而且罕有严重病变，因此颈动脉分叉有病变的患者，其颈部颈动脉搏动通常是正常的。颈动脉分叉杂音听诊区在胸锁乳突肌前缘的下颌角附近。只有血管腔直径减小到50%及以上时，才可以听到杂音。然而，极端严重病变时，跨病变血流急骤降低，杂音消失。

非侵入性颈动脉影像学方法可以精确描述颈动脉病变的严重性和病变性质。其中，彩色多普勒检查是诊断颈动脉狭窄中最易获得和性价比最高的检查技术。彩色-血流多普勒扫描使用实时B型超声和彩色-脉搏增强多普勒血流测量，来确定颈动脉狭窄范围，有可信赖的敏感性和特异性。实时B型影像能够定位病变部位，确定斑块有无钙化。狭窄程度的确定主要取决于颈动脉流速。狭窄增加致血管腔变小，因此血流速度在狭窄部位一定会增加，才能保证血管内血流量不变。因此，流速与颈动脉狭窄程度密切相关。颈内动脉表现为低阻力特点，是由于舒张期时颈动脉为顺行性血流。相比之下，由于颈外动脉舒张期仅有极少量的血流，其表现为一个典型的高阻力动脉。标准的彩色血流多普勒扫描除了颈内动脉起始段数厘米外，尚不能评估其余脑动脉循环。一种经颅多普勒已经开始使用，通过一种低频多普勒信号穿透骨质较薄的颞骨和枕骨区域，来评估大脑中动脉和其他颅内血管。

颈动脉超声扫描的准确性主要取决于超声技术员以及所使用的探头的类型。超声波的标准在不同的单位具有差异，在使用多普勒超声作为主要诊断研究前，应该保证每一个血管实验室的检查员的技术资格。在单一机构中，超声扫描结果也应该同另一种影像图像进行比较，以确定这种非侵入性影像学的敏感性和特异性。许多外科医生现只依赖多普勒超声实施颈动脉外科手术。然而，在以下至少一项情况时，磁共振成像(MRA)或诊断性血管造影是必须的：

• 较大钙化斑引起的严重声影。

• 不能采集斑块近远端边界的图像。

• 流入波形的降低提示近端颈总动脉有病变。

• 高阻力颈内动脉波提示远端严重病变。

一些外科医生会对多普勒超声诊断的颈内动脉闭塞病变再次进行确诊性检查，因为有些时候超声看不到几乎完全闭塞性病变或长条状病变。多普勒最重要的优点之一是可以单独用于随访门诊患者。

核磁共振成像和磁共振造影已经可以作为一种评估颈动脉病变的影像方法。磁共振成像在检查急性中风病变时比CT扫描更敏感，因为在脑梗塞发生当时，MR就能检测到脑组织变化，而CT扫描在中风早期没有阳性表现。磁共振造影，是一种正在迅速发展的技术，能够对颅内和颅外的脑血管循环进行评估。尽管不断改善该技术，核磁共振造影在确定狭窄范围的精确性方面仍低于传统的对比剂造影检查。尽管如此，磁共振造影检查在诊断脑血管疾病时会起到越来越重要的作用。

颈动脉造影已经成为评估脑血管疾病的传统诊断方法。然而，现在很少有人在开放手术前进行常规造影检查。对于这一变化有两种原因：其一是血管造影相关的并发症，其二是无创性影像模式的诊断越来越精确。然而，碘对比剂造影检查仍是对颅内和颅外颈动脉及脑动脉循环同时进行全面和详细评估的唯一一种方法。造影相关并发症包括造影剂过敏、肾毒性(尤其是合并糖尿病或肾功能不全时)以及神经并发症，比如中风。颈动脉造影的总并发症率为1%~3%。

疾病的发展

对轻至中度狭窄的颈动脉进行一系列的多普勒超声扫描，以评估疾病进展速度。评估疾病进展的标准多变，所以进展率波动范围大，目前已报道的是从4%~29%，由于进展的定义及随访时间亦不同，因此存在差异。目前认为与疾病进展相关的危险因素有年龄、性别、糖尿病、冠心病、高脂血症、高血压、吸烟、神经病变和连续性斑块。尽管如此，不是每一项研究都认为这些危险因素和疾病发展的关系有显著统计学意义。狭窄程度越低，病变进展的机会就越低，而中度到重度的狭窄会使病变进展明显加快。在退伍军人颈动脉狭窄性病变的自然病史研究中发现，狭窄进展的风险是相当惊人的，且在随访期间发病率增加了 9.3%。假定这些病例的动脉粥样硬化会进一步发展，这些基础病变(比如同侧颈外动脉狭窄和对侧颈内动脉狭窄)就可以预测疾病进展。这就是建议系列超声检查的原因，尤其适用于颈动脉高度狭窄的高危患者。狭窄不足 50%的患者每 12~24 个月进行一次扫描，狭窄 50%以上的每 6~12 个月进行一次扫描的方案，对于这些患者来说更有益。

药物治疗

除了肯定让患者获益的颈动脉剥脱术外，还应制定药物治疗方案。尽管有些危险因素(如年龄、性别和家族史)不能改变，但越来越多的全身性证据可指导临床医生制定最佳药物治疗方案。除了抗血小板药物以外，还应该直接改善血压、戒烟和治疗高脂血症。总之，阿司匹林作为抗血小板药物仍是无可替代的选择，服用剂量应该是 75~300mg/d，对于颈动脉内膜剥脱患者应在围手术期全程维持治疗。meta 分析结果没有证实阿司匹林对中风早期预防有益。然而，对于既往有血管疾病史的患者，服用阿司匹林能够降低约 22%的与血管事件相关的危险因素(如非致死性中风、非致死性心肌梗死或血管源性死亡)。一项近期 meta 分析表明阿司匹林能够使症状性脑血管疾病患者的中风概率降低 15%。

接受阿司匹林治疗的患者再发血栓-栓塞性事件时，应该加服双嘧达莫 200mg 或改服氯吡格雷 75mg/d。仅在不能耐受阿司匹林的患者中，氯吡格雷才较双嘧达莫更好。然而，外科医生应该注意到氯吡格雷会延长出血时间，相比于单用阿司匹林时，阿司匹林联合全量氯吡格雷会使出血时间延长 5 倍。

外科治疗

颈动脉内膜剥脱术，经历了证据为基础的大量考察，同时还有大样本、多中心随机试验支持，这是那些已完成的任何外科手术方案不能企及的。CEA 对预防中风及死亡的效果已经过大量试验肯定。因此，CEA 已经作为颅外颈动脉重度狭窄的标准治疗方案。根据临床研究结果，美国心脏协会确立了 CEA 实施的指导方案。根据已出版的指导方案，如果围手术期中风和死亡率合并后，无症状患者低于 3%，有症状并伴高度狭窄的患者低于 6%时，应该仅仅行 CEA 手术。另一种颈动脉外科手术（颅外-颅内动脉转流)方案，目前正被推崇作为慢性阻塞性颈内动脉病变相关的复发性 TIA 及中风的治疗。这一手术方式在 20 世纪的 80 年代曾一度风靡，但一项随机试验并没有得出从中获益的证据。这一试验已经过方法学的考证，但仍没有几个外科医生照例推崇这一手术形式。

颈动脉血管腔内成形和支架置入

近来血管腔内技术的发展鼓舞了人们极大的热情，去探索颅外颈动脉疾病的治疗方法。随着实施颈动脉支架置入手术的医生数量增加，大量关于颈动脉支架手术效果的文献不断发表。一些有经验的医学小组，不仅报道了单一中心和世界范围内的颈动脉支架置入的安全性，也报道了相比于美国心脏病协会建议指南中更令人满意的中风率和死亡率。由于颈动脉支架置入术的耐用性和有效性还没有得到确认，目前这一手术方案主要推荐用于以下患者：高危解剖、合并有多种禁忌证、同时发生重度颈动脉和冠状动脉疾病、既往颈部手术或放射史、动脉内膜剥脱术后再狭窄、高位远端病变或既往颅神经麻痹。目前，相比于颈动脉内膜剥脱术这一“金标准”的传统治疗方案，一些随机试验正在探索颈动脉支架置入的适用性。目前，对颈动脉支架置入和内膜剥脱术式进行比较的研究已经表明，这两种方案有相同的术后中风及死亡率。而且，SAPPHIRE 预试验的报道提到，与颈动脉内膜剥脱术相比较，接受颈动脉支架置入的高风险患者会有一个显著改善的短期结果。

尽管很多有经验的医生已经报道了喜人的结果，但在颈动脉支架置入过程中的脑栓塞相关神经系统事件仍然令人担忧，这一现状一定会在这种治疗模式普及之前被克服。各种脑保护装置目前致力于降低颈动脉支架置入所致的远端栓塞率。如果不考虑装置的结构，根据脑栓塞预防机制，这些装置可以分为三种类型：近端球囊阻断、远端球囊阻断和远端颈动脉滤网。

主动脉弓部血管病变

主动脉弓上血管主干起始处的粥样硬化性狭窄或闭塞，会导致脑组织、眼或上肢的缺血症状。然而，轻微症状往往会被忽略，或这些患者往往没有症状。当症状表现出来时，就有可能是血流受限性病变导致缺血或"窃血"或由于动脉粥样碎片栓塞远端引起。复杂症状的表现取决于哪支主动脉分支受累。Fisher 在 1961 年描述继发于近端锁骨下动脉病变的椎动脉逆向血流时，首先使用了"锁骨下窃血"这一术语。这些症状是椎基底动脉系的，包括孤立的疲劳性上肢缺血导致的运动或感觉功能不全。受影响的患者在同侧上肢运动时会有症状。两侧上肢血压差别可能是近端血管病变检查的第一标志。"冠脉窃血"这一术语用于描述胸廓内动脉-冠脉旁路术后，同侧上肢运动时诱发的心绞痛发作的情况。此外，这一现象也会发生在导致血流动力学变化的锁骨下动脉近端病变情况。栓塞是唯一证明主动脉弓近端存在病变的证据。在狭窄或有溃疡斑块中，碎片可能阻断肢体的末梢分支动脉，导致急性或慢性缺血。左侧或右侧颈总动脉病变可能导致 TIA 或中风 。

自 DeBakey 和其助手在 1958 年首先报道了胸主动脉直接重建后，外科的血管重建就作为治疗主动脉弓上分支血管主干闭塞性病变的治疗手段。DeBakey 和 Crawford 报道了开胸主动脉弓分支血管重建术相关的严重手术死亡率：6%~19%。其他手术方式已有详细的描述，包括 1964 年 Parrot 的锁骨下动脉-颈动脉转流，1971 年 Dietrich 报道的颈动脉-锁骨下动脉旁路术，及高风险患者的腋腋动脉旁路术。外科手术是有效的，而且有很好的远期通畅性，但同时它们的并发症及死亡率也很高。经胸手术以及胸腔外旁路对择期手术患者来讲有 5%的死亡率，而并发症发病率则达 50%。

总之，锁骨下动脉或无名动脉的近端病变可以通过动脉内膜切除或旁路移植物治疗。这些手术方案的相关细节将在其他独立章节描述。旁路移植物从升主动脉起始，止于导致症状的病变区以远，多个病变时则会使用分叉型移植物。为了避免胸骨中线劈开(右侧病变时)或左侧开胸(左侧病变时)，胸腔外手术已经作为一种可选择的微创模式。这些手术方式都有令人欣赏的长期通畅性，并降低了并发症发病率和死亡率。

经皮介入治疗方法已经作为一种安全、有效的手段治疗锁骨下动脉和无名动脉疾病，并获得了完美的技术和生理结果，以及较低的并发症范围。在临床病例中脑栓塞事件尚没有确定。在大部分病例中，脑栓塞发生率不足 1%。与血管腔内术和支架置入相关的其他非特异性并发症有血管破裂、夹层和急性支架内血栓形成。总之，操作成功率在狭窄性病变中高达 100%，而短段局限性闭塞病变中也可以达到约 90%。

椎动脉疾病

颅外椎动脉粥样硬化性狭窄的人群发生率为 25%~40%，且预后差。此外，后交通循环疾病在缺血性中风中占 25%。最初，人们认为椎基底动脉性中风的预后比颈动脉区域的预后要好，因此，并没有实施激进的治疗。然而，早期数据采集并没有达到像颈动脉闭塞性疾病那样的系统性研究和严格的检验。近年来的 meta 分析也没有找到证据证明椎基底动脉疾病患者的中风率降低，而且事实上，中风风险在急性期甚至比颈动脉疾病还要高。因此，对后循环相关中风进行早期激进的治疗能够使死亡率降低 20%~30%。

颅外椎基底动脉闭塞性疾病可能导致反复的短暂缺血事件，但少见脑干或小脑梗死。椎基底动脉疾病的诊断可能较难，因为一些症状类似于短暂眩晕、复视或头痛发生在孤立事件中并不是可靠的指征。更常见的用于鉴别的症状有共济失调、失语、面神经麻痹和吞咽困难。椎基底动脉功能不全有一个正在变化的临床症状图像，从一个事件到另一个事件，尤其对于老年人更明显。而且，由于颈动脉、甲状颈干和对侧椎动脉提供的丰富的侧支血供，椎动脉单侧起始部狭窄很少导致缺血事件。更常见的诊断是继发于锁骨下动脉近端病变的椎动脉逆向血流。这就是锁骨下动脉窃血，其中 30%患者会有上肢疼痛、麻木或乏力表现。弓部血管疾病将在下一部分讨论。

椎基底动脉缺血的临床评估有一定难度。明确患者的症状确实起源于椎动脉狭窄并不容易。因此，在这种情况下很有可能做出椎动脉狭窄的次级诊断。临床表现发生的机制类似于颈动脉狭窄性病变，这时，椎动脉栓塞性疾病比起始部狭窄相关血流动力学疾病更常见。后循环栓塞的情况已经通过影像学模式予以阐明，但是将症状和病变相互对应时则有难度。尤其在椎动脉有重度狭窄的患者，可能同时存在弥漫性动脉粥样硬化病变。然而，双侧椎动脉病变或单侧病变合并一个二级病变一定会导致后循环症状，这种预定临床症状的发生已经得到很好的证明。

药物治疗已经成为治疗的主要方法，与椎动脉狭窄的外科手术高发病率有关。大部分患者接受抗凝及抗血小板联合治疗。对于保守治疗不成功的患者，介入方法则是其保留节目。鉴于死亡率尚可接受，导管技术，之前的血管重建手术仍在实施。椎动脉血管重建通常采用三种外科技术：椎动脉内膜切除、静脉补片血管成形或者椎动脉转流到锁骨下动脉或颈总动脉的方法，都是已经描述过的干预手段。目前，经皮腔内血管成形和支架置入也成为一种选择，它有较高的成功率和低的再狭窄率。然而，除了回顾性观察病例外，仅少数的前期文献数据是经过同行评议的。目前还没有比较药物治疗、血管腔内治疗或外科治疗的随机数据，而且由于真实后循环症状学的诊断稀缺，获得这类数据也很难。

推荐读物

1. Albuquerque FC, Fiorella D, Han P, et al. A reappraisal of angioplasty and stenting for the treatment of vertebral origin stenosis. *Neurosurgery* 2003;53:607–614.
2. Bauer RB, Boulos RS, Meyer JS. Natural history and surgical treatment of occlusive cerebrovascular disease evaluated by serial arteriography. *Am J Roentgenol Radium Ther Nucl Med.* 1968;104:1–17.
3. Cloud GC, Crawley F, Clifton A, et al. Vertebral artery origin angioplasty and primary stenting: safety and restenosis rates in a prospective series. *J Neurol Neurosurg Psychiatry.* 2003;74:586–590.
4. Flossmann E, Rothwell PM. Prognosis of vertebrobasilar transient ischaemic attack and minor stroke. *Brain.* 2003;126:1940–1954.
5. Fregni F, Castelo-Branco LE, Conforto AB, et al. Treatment of subclavian steal syndrome with percutaneous transluminal angioplasty and stenting: case report. *Arq Neuropsiquiatr.* 2003;61:95–99.
6. Janssens E, Leclerc X, Gautier C, et al. Percutaneous transluminal angioplasty of proximal vertebral artery stenosis: long-term clinical follow-up of 16 consecutive patients. *Neuroradiology.* 2004;46:81–84.
7. Marshall J. The natural history of transient ischaemic cerebro-vascular attacks. *Q J Med.* 1964;33:309–324.
8. Moran KT, Zide RS, Persson AV, et al. Natural history of subclavian steal syndrome. *Am Surg.* 1988;54:643–644.
9. North American Symptomatic Carotid Endarterectomy Trial Collaborators. Beneficial effect of carotid endarterectomy in symptomatic patients with high-grade carotid stenosis. *N Engl J Med.* 1991;325:445–453.
10. European carotid surgery trialists collaborative group. MCR European carotid surgery trial: interim results for symptomatic patients with severe (70-99%) or with mild (0-29%) carotid stenosis. *Lancet.* 1991;337:1235–1243.
11. Endarterectomy for asymptomatic carotid artery stenosis. Executive Committee for the Asymptomatic Carotid Atherosclerosis Study. *JAMA.* 1995;273:1421–1428.
12. Cannon CP. Effectiveness of clopidogrel versus aspirin in preventing acute myocardial infarction in patients with symptomatic atherothrombosis (CAPRIE trial). *Am J Cardiol.* 2002;90:760–762.
13. DeBakey ME. Concepts underlying surgical treatment of cerebrovascular insufficiency. *Clin Neurosurg.* 1964;10:310–340.
14. DeBakey ME, Crawford ES, Cooley DA, et al. Cerebral arterial insufficiency: one to 11-year results following arterial reconstructive operation. *Ann Surg.* 1965;161:921–945.
15. Hobson RW II, Weiss DG, Fields WS, et al. Efficacy of carotid endarterectomy for asymptomatic carotid stenosis. The Veterans Affairs Cooperative Study Group. *N Engl J Med.* 1993;328:221–227.
16. Huttl K, Nemes B, Simonffy A, et al. Angioplasty of the innominate artery in 89 patients: experience over 19 years. *Cardiovasc Intervent Radiol.* 2002;25:109–114.
17. Jenkins JS, Subramanian R. Endovascular treatment for vertebrobasilar insufficiency. *Curr Treat Options Cardiovasc Med.* 2002;4:385–391.
18. Montorell F, Fabre J. The syndrome of obliteration of the supra-aortic branches.. *Anglogy* 1954;5:39–42.
19. Mullenix PS, Andersen CA, Olsen SB, et al. Carotid endarterectomy remains the gold standard. *Am J Surg.* 2002;183:580–583.
20. Roubin GS, New G, Iyer SS, et al. Immediate and late clinical outcomes of carotid artery stenting in patients with symptomatic and asymptomatic carotid artery stenosis: a 5-year prospective analysis. *Circulation.* 2001;103:532–537.
21. Shimizu K, Sano K. Pulseless disease. *J Neuropathol Clin Neurol.* 1951;1:37–47.
22. Sullivan TM, Gray BH, Bacharach JM, et al. Angioplasty and primary stenting of the subclavian, innominate, and common carotid arteries in 83 patients. *J Vasc Surg.* 1998;28:1059–1065.
23. Wholey MH, Wholey M, Mathias K, et al. Global experience in cervical carotid artery stent placement. *Catheter Cardiovasc Interv.* 2000;50:160–167.

编者评述

A. B. L.

这章讨论了颅外血管硬化性病变的自然病史。其中强调了血管外科协会关注损伤危机干预，而我们已经非常精通这一方面的情况。但是我们对于动脉硬化的治疗束手无策。结果我们的患者仍然由于不充分的治疗或无效的治疗，最终死于心血管疾病。对于血管疾病患者的自然病史和死亡率的研究有助于强调纠正危险因素的重要性和改变高胆固醇饮食的重要性。颈动脉常规多普勒随访可以观察大部分人群的疾病进展，而且多普勒随访也可用于评估抗血小板治疗、降脂治疗、降压治疗和戒烟治疗的充分性。

动脉内、中膜厚度的测量被用于许多调节脂质的试验，以评估这些方法的有效性。也许应该提倡联合多普勒超声扫描检查，作为一种强调纠正脂质紊乱的积极方法。

另一方面需要迫切增加的知识是关于颅外颈动脉内不稳定斑块的评估。近期报道表明颈内动脉的低回声性病变会增加颈动脉支架置入时栓塞的可能性。这是一项有用的信息，但我们需要的是能够充分识别处于高风险的病变，它们不仅易于进展，而且亦容易发生纤维帽破裂、栓塞和血栓形成。随着我们进入分子影像学时代，血管外科研究协会也正积极地致力于寻找斑块不稳定性标志。不断的致力于组织学的研究使我们的研究更理想化。

（张佳 郭伟 译）

第 26 章

脑血管闭塞性疾病的血管重建原则

Gerald B. Zelenock

颈动脉外科技术自首次开展之日起已经历了 50 年的改进，但手术的目的从根本上一直是相同的，即预防中风。不断的技术改进(表 26.1)已使死亡率和病死率取得了显著的改善，但颈动脉内膜剥脱的使用频率和临床结果仍存在地区性的差异。在优秀的外科中心，颈动脉内膜剥脱术的中风和死亡率通常不足 2%，且有良好的长期持久性。而且，随着手术程序改进计划的谨慎应用，临床结果会在州界和地区范围内得到增强。而更重要的是(手术)技术的合理进步产生理想的结果时，所有的从业医生了解并阐明了他们的个人统计结果，并且对于技术进步和融合保持认同。

颈动脉外科手术在许多技术方面展示出差异性。本章尽可能客观地演示这些差异性，强调选择顺序。这篇文章也引用了我从医 25 年后的偏爱和至少 1500 例颈动脉内膜剥脱手术。颈动脉支架用于适当选择的患者，其重要性越来越得到认可。当代的血管外科医生一定要熟悉所有颈动脉病理状态为基础的治疗模式。

患者选择

在 NASCET 和 ACAS 研究的极其令人满意的结果激励下，颈动脉内膜剥脱术的实施频率已经显著增加。类似的研究来自于退伍军人管理局和欧洲，其结果同样支持之前提到的假说，即颈动脉内膜剥脱术(CEA)和积极地处置可变危险因素，更优于单纯危险因素的处理。然而，这些研究结果在 10 年前完成，而且并不能反映出当代颈动脉手术的现状。它们也不能代表当代最佳的药物治疗方式，即 β 受体阻滞剂、他汀类药物和有力的抗血小板药物，但强调了药物的功能。尽管如此，NASCET 研究极大地支持了对症状性患者，尤其是那些有高度颈动脉狭窄的患者(≥70%)进行手术治疗这一观点。狭窄程度低的患者 (50%~69%)同样也可受益，但是其获益报道相对较少。ACAS 研究也显著支持颈动脉内膜剥脱术用于选择性狭窄程度≥60%的无症状患者。两项研究都限制年龄在 80 岁以下和合理的手术风险。由于时间限制，这些研究并没有反映当代的外科手术结果，也没有提供关于越来越多的 80 岁甚至 90 岁以上的老人的指导方法，这些老人健康状态总体良好，但又同时合并严重的颈动脉病变。对特殊患者的建议一定要结合当代结果和技术，平衡风险和收益。这就像未知方向的航海一样。我现在的实践是为了使颈动脉内膜剥脱适合于任何年龄的症状性颈动脉病变。大脑 TIA 发作不充分(即头晕、眩晕或后循环症状）时症状不典型。同样，一些患者的 TIA 发作源于颈动脉分叉以外，即心源性、主动脉弓或其大分支的栓子、异常栓子或颅内来源栓子。颈动脉内膜剥脱术对于治疗无症状但颈动脉狭窄≥70%(即理论性风险)的患者也是有保证的。70%这一临界水平比 ACAS 的推荐稍严格，但在实践中可能更实用。另外，选择性手术倡导者所用的“高风险”的定义并没有明确 CEA 的高风险人群。

颈动脉内膜剥脱前动脉系统最佳显像技术

多年来，主动脉弓及四条脑血管造影都作为颈动脉内膜剥脱术前的金标准，用于手术方案的制定和相关解剖的明确。然而，这一诊断性研究有时会有中风危险，等于甚至高于颈动脉外科手术的中风危险。在许多中心，颈动脉超声研究是非常可信的，并以此作为术前研究的唯一基础。来自于合格血管实验室的多普勒扫描对于绝大多数的病例已经足够。来自于实验室或检查室的研究，在没有得到血管实验室验证委员会(ICAVL)的验证时，其结果是可疑的，这是由于颈动脉多普勒扫描的结果可高可低。较新的影像学技术，包括磁共振血管

表 26.1 颈动脉内膜剥脱术技术问题

参数	选项	内容
适应证	有症状患者	NASCET(1991 年,有症状)和 ACAS(无症状,1995 年)都仅限于≤80 岁的理论性危险因素人群。两个试验都比较了危险因素的修正中阿司匹林加量,与修正危险因素、阿司匹林和颈动脉内膜剥脱术
	无症状患者	ACAS 试验认为狭窄在 60%以上的患者在内膜剥脱术中可获益。然而,其获益仅是轻微的,在女性中则更轻微,且获益随着狭窄程度的降低。30 天外科围手术期的风险是 2.3%,且需要 1.5~2 年才能抵消。然而,风险中包括 1.5%的造影风险
		在 ACAS 试验中,同侧中风、围手术期中风或死亡的长期累积风险,在药物治疗下 5 年内仅 11%。CEA 降低但没有消除其长期风险,外科治疗患者的同侧中风或任何围手术期中风、死亡的长期风险 5 年内为 5.1%。因此,对于无症状患者经外科手术治疗的可能获益要 4~5 年才能实现。对于有多种围手术期风险的老龄患者,在其预期寿命减少时,药物治疗可能更合适
		我极少行造影检查,而更倾向于等到狭窄在 70%及以上时再行,更要警惕有严重危险因素的 80 岁以上患者
术前工作	总体评估	我更倾向于依照 Eagle 标准,对大多数患者详细地评估血管,精确地评估心脏风险
	详细的心血管评估	
诊断性影像	超声扫描	在大多数病例中仅运用超声就足够了
	造影	造影的风险很可能超过内膜剥脱的风险
	磁共振	过度评估,费用高
	快速螺旋 CT	新形式,严重的放射性暴露,费用高
麻醉	局麻、区域阻滞	维持心血管反射,易于管理,并不适于所有患者
	全麻	阻止或减弱心血管反射,可能有神经保护作用
术中监测	评估患者苏醒	较容易,可能需要紧急分流处置
	"残端"压和回血	少数围手术期中风是侧支血流不充足的结果,栓子和血栓极易导致围手术期中风。我不再测量残端的反流压力
	脑电图监测	昂贵、繁琐
肝素剂量	无	
	低剂量(30~50μ/kg)	更适合
	高剂量(150μ/kg)	
肝素拮抗	无鱼精蛋白拮抗	我更倾向于采用中等剂量肝素,而不需要鱼精蛋白消除,但需根据临床情况不断进行调整
旁路	术常规	
	禁忌	
	选择性	旁路术并不能预防手术部位栓塞或血栓形成(术中中风的两个最常见原因)。旁路术会导致内膜损伤。后者最典型地常见于内膜剥脱部位的远端。在我的实践中不足 5%的患者需要进行转流术
补片	禁忌	
	常规(大隐静脉、涤纶、PTFE、其他)	事实上,我对每一位患者实施补片技术,总是采用人造补片,但补片成分是各种各样的
	选择性(大隐静脉、涤纶、PTFE、其他)	
术后护理	短期入院	在麻醉后恢复室观察 1~4 小时;第二天出院

*颈动脉内膜剥脱有多种实施技术。对颈动脉外科手术选择有各种评论和个人评价。

成像(MRA)和快速(32 层)及超快(64 层)CT 扫描(CT 血管造影)都得到越来越多的应用,但是还没有与传统的血管造影或超声扫描形成竞争。我个人更倾向于颈动脉超声扫描用于绝大多数患者,而血管造影检查则用于再手术、复杂手术、有典型临床症状、患者存在可疑主动脉弓或颅内颈动脉疾病、超声扫描结果难以理解或得到不确定性结果的情况。我并不看重 MRA 这一检查方法，因为我发现其与超声扫描、传统血管造影及术中情况相比较时,总是过高评估狭窄性病变。超薄 CT 扫描和 CT 血管成像是非常新的技术,因此还没有较多的应用于颈动脉疾病的经验。且这种检查方法还要人们暴露于相当大的放射性环境。CT 和磁共振在不久一定会成为更容易实施的检查方法,用于颈动脉疾病更可信赖的影像学方案将会改进。它们是否可以同其他检查模式相竞争,仍需拭目以待。

术前准备

对于颈动脉内膜剥脱术，一半的并发症或死亡率是由于围术期神经系统不良事件，另一半则是由于潜在的心脏疾病。Eagle 和其助手在第 7 章详细描述了既往非心脏外科手术患者的详细心脏工作计划。要确切地对哪些人进行检查、使用哪种方式检查仍在明确中。会诊意见令人钦佩而且恰当,但最终的决定取决于术者。没有谁比手术医生更能确定各个患者的危险因素，更能明确手术方案的影响和潜在危险因素。

颈动脉手术的麻醉

比较全麻及区域阻滞麻醉，尽管在实际中有很大的倾向性，但在客观数据方面,确没有显著差异。我个人倾向于区域阻滞麻醉，在适当选择的患者中联合静脉镇静。这种麻醉方式能够保留心血管反射，手术全程都能对患者监测,并进行神经系统方面评估。然而，这并不是对所有患者的最佳选择。那些幽闭恐惧症者、情感紊乱者和(或)不能安静平卧 1.5~2 个小时(完成手术所必需时间)的人,都不是这种麻醉方式的合适人选。全身麻醉在颈动脉外科手术中已经使用很长时间，而且仍受到一些人的偏爱。其优点是能够控制通气、进行深度麻醉,这都有利于脑低灌注情况下神经系统的保护。当然,全麻情况下心血管反射减弱或阻断，因此通过反复神经检查监测患者就不可能了。一些累积数据已表明全麻导致大部分恶性心血管事件(MACE)的风险提高。

术中监测和转流法

颈动脉手术过程中的监测，包括血流动力学方面的监测，尤其是动脉测压和心前区心电图描记。再多的有创性监测是不必要的。在一些情况下，没有动脉测压也可以。

神经系统监测包括（区域阻滞麻醉方法下)患者清醒状态的粗略估计、脑电图监测和能谱分析。后者会使手术更复杂和医疗费用更高，而且没有多少可证明的收益。神经系统监测的作用是为了确定是否使用术中转流管。因为绝大多数围手术期神经系统并发症与术中颈动脉阻断时的血流降低无关,而是由于术中微栓子栓塞,或由于技术失误导致的内膜瓣致局部血栓形成。我更倾向于将术中转流管用于区域阻滞麻醉下神经症状有变化的病例或颈动脉钳夹后血压和脉搏指征变化显著的病例。大部分患者可在没有转流管的情况下顺利渡过手术期。在我的工作中，转流管可以用于每一例患者，但实际仅用于其中 5%的病例。既往有中风或对侧颈动脉闭塞的患者,置入转流管的邻界指标应降低。在实施全麻手术的病例中，转流管更常用。我已经不再测量动脉残端压力。

外科治疗的辅助药物

多数外科医生要求颈动脉内膜剥脱患者在围术期使用阿司匹林。阿司匹林过敏或不能忍受小剂量阿司匹林的患者除外。服用波立维和华法林对手术有轻微影响。我更倾向于让患者在术前停用波立维至少 1 周,并要求在整个围术期都服用阿司匹林。由于冠状动脉疾病置入药物洗脱支架的患者需要延长波立维使用时间,使停药有待商榷。由于内科疾病必须要持续使用波立维时,就要准备实施选择性内膜剥脱术,而不是更密切关注血流状态。华法林尤其要在手术前 3~4 天停用,在术后就应开始服用。如果需要,患者需持续服用阿司匹林或依诺肝素。围术期内许多医生使用右旋糖酐,尽管相对安全,其支持性证据并不强。

采用适当积极的围术期药物治疗以降低主要恶性心血管事件,β 阻滞剂效果已取得很好的确认，且他汀类药物和 ACE 阻滞剂也得到越来越多的认同。这些药物和那些正在改进的药物看起来保护了心肌,“固定”了原有的不稳定斑块，并恢复血管正常功能。

颈动脉补片

颈动脉补片的使用频率在过去的 10 年显著增加。目前有各种补片材料,包括涤纶、聚四氟乙烯(PTFE)、自体大隐静脉和牛动脉补片。所有种类似乎都是有效的,而且有相当多的长期和短期的获益(图 26.1)。基本上所有的颈动脉内膜剥脱术中我都用到补片。内膜剥脱技术的精确细节在其他章节描述。其中两个主要方法是动脉纵向切开的标准内膜剥脱术和动脉切横向开的斑块外翻切除术。两者都要求精确的标记终点视野。实践中,将纵行动脉切开,并充分翻转最远端的0.5~1cm内膜以达到一个干净整洁的终点,避免延长动脉切开到颈内动脉。实际上,所有的外科医生在关闭吻合口缝合最后一针前,都会进行顺行和逆行返血检查,并在恢复颈内动脉灌注以前,要经过10~12个心动周期冲刷颈外动脉系统。极少数外科医生采用常规术中造影。一些医生使用术中多普勒,但绝大多数病例则仅使用便携超声检查血流通过情况。

颈动脉阻断过程中肝素剂量

颈动脉阻断时所需肝素用量变化非常大。一些外科医生极少使用或不用肝素。一些使用低剂量肝素(25~50μ/kg),其他医生则更倾向于完全抗凝剂量(即150μ/kg),另一些则根据术中频繁监测TCT或ACT结果来选择中等剂量肝素。对在手术结束时的拮抗肝素方法,不同的医生观点不一。一些外科医生对每一个患者都使用鱼精蛋白,而其他人则更喜欢随时间延长逆转肝素作用。

术后护理和随访

绝大多数颈动脉内膜剥脱术的患者需要住院实施手术。一些外科医生目前尽量缩短住院时间,甚至在门诊患者中开展。非常繁忙的外科单位使用如下方案:如果能维持1~4小时的血流动力学和神经系统稳定期,且在麻醉后监护期没有血肿形成,这种患者会被安排到一个常规的住院床位,经过一个短期的住院观察后出院回家。在出院后,开始随访患者7~14天,进行简单的伤口复查,此后是在术后3个月及以后每年的临床随访,并进行术侧和对侧的超声扫描。

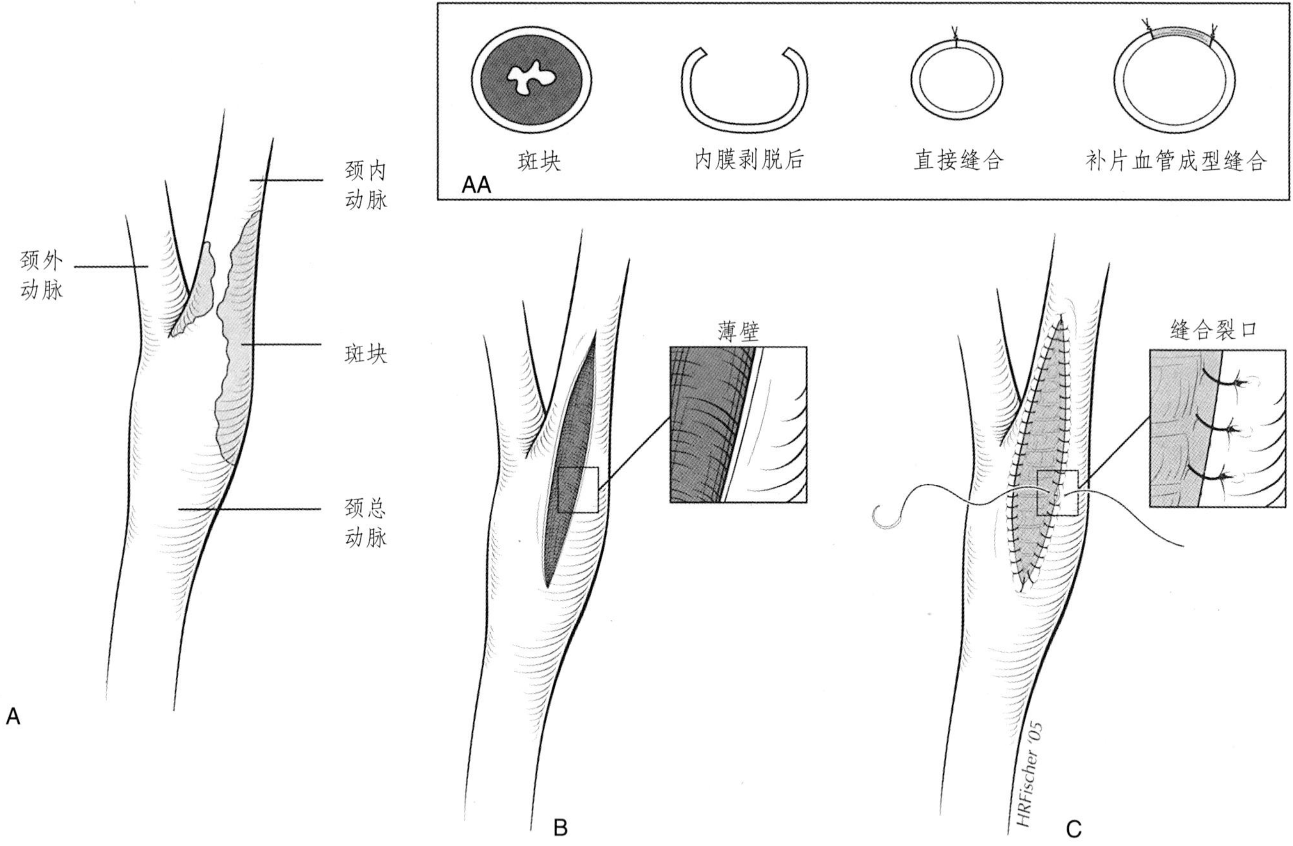

图26.1 (A)标准颈动脉分叉斑块。(B)纵行动脉切开和内膜剥脱,去除病变内膜和中层。残余的动脉壁相对很薄。(C)除了能增加颈动脉直径(或横截面积)以外,补片还能增强已经变薄的动脉壁的稳定性,避免动脉壁的横向线性撕裂,这种断裂是由于没有准确地沿着针的弧度缝合所引起。(AA)有广泛斑块的颈动脉横断面。颈动脉内膜剥脱后,病变内膜和所有或部分中层已经去除。动脉切开的直接缝合总是导致动脉的轻微狭窄。补片成形能够减缓内膜增生,从而维持手术部位最大的横截面积。

表 26.2　颈动脉手术临床：历史的和当前的结果*

患者人数	术后中风和死亡	时间段
有症状		
NASCET 44 个中心 327 名患者	5.8%	33 个月
WBH 616 名患者	2.1%	48 个月
无症状		
ACAS 37 个中心 724 名患者	1.52%	67 个月
WBH 1018 名患者	1.2%	48 个月

*对比了著名的 NASCET 和 ACAS 研究和当前的外科治疗。自从这些研究被组织和公布以来，药物和外科方案以及围手术期护理已经发生了实质性的变化。尽管每个中心的患者很少(NASCE7.43 和 ACAS19.57)，我们所知的患者临床结果也很有限，而这些有组织研究的力量总是越来越显著。每个医生治疗的患者数量必须小于每个中心的患者数量。

遵从这些原则，使我们获得了多年间颈动脉内膜剥脱术患者相当连续的随访结果。我们机构的规律性监测进行了 15 年之久，比 NASCET 和 ACAS 更好地反映了目前的结果。表 26.2 描述了近 4 年的治疗经验。

推荐读物

1. Graham LM, Stanley JC, Whitehouse WM Jr, et al. Celiac artery aneurysms: Historical (1745–1949) versus contemporary (1950–1984) differences in etiology and clinical importance. *J Vasc Surg.* 1985;2:757–764.
2. Henke PK, Cardneau JD, Welling TH III, et al. Renal artery aneurysms: A 35-year clinical experience with 252 aneurysms in 168 patients. *Ann Surg.* 2001;234:454–463.
3. Lumsden AB, Mattar SG, Allen RC, et al. Hepatic artery aneurysms. The management of 22 patients. *J Surg Res.* 1996;60:345.
4. Shanley CJ, Shah NL, Messina LM. Common splanchnic artery aneurysms: Splenic, hepatic and celiac. *Ann Vasc Surg.* 1996;10:315.
5. Shanley CJ, Shah NL, Messina LM. Uncommon splanchnic artery aneurysms: Pancreaticoduodenal, gastroduodenal, superior mesenteric, inferior mesenteric, and colic. *Ann Vasc Surg.* 1996;10:506.
6. Stanley JC, Fry WJ. Pathogenesis and clinical significance of splenic artery aneurysm. *Surgery.*1974;76:989.
7. Upchurch GR Jr, Zelenock GB, Stanley JC. Splanchnic artery aneurysms. In: Rutherford RB, ed. *Vascular Surgery.* 6th ed. Philadelphia: Elsevier Science, 2005:1565–1581.

编者评述

A. B. L.

在这一章中，Zelenock 医生回顾了大范围临床试验得出的重要数据，重新确立颈动脉内膜剥脱术作为一种有效的方法，来降低颈动脉狭窄患者脑血管意外的发生率。当药物疗法预防中风取得显著进步时，他又正确地指出这些辅助药物中，大部分可能增加颈动脉内膜剥脱的效果，如他汀类、波立维、β 受体阻滞剂。作为外科医生，尽管我们对损伤风险实施干预，但在粥样硬化方面的治疗却是不尽如人意。Zelenock 医生指出他的患者越来越多地使用他汀类药物，而且我肯定这一点反映了我们中大部分人的做法。显而易见，患者在没有服用他汀类或降胆固醇药物的情况下接受手术，这从我们的观点来说是完全不合理的。既然我们作为专业人员，一定要在治疗动脉粥样硬化做得更好。否则，我们就没有起到这一简单的把关作用。

颈动脉内膜剥脱术相关并发症和死亡率的一半与围术期神经系统事件有关，另一半则由并存心脏疾病导致，因此详细的危险因素评估、辅助的抗血小板药物和精细的技术都是必须的。

选择性手术的倡导者提到的高风险并没有明确定义出颈动脉内膜剥脱术的高风险人群。选择支架治疗而不是 OEA 方案，是外科医生众多论题的重点。事实上，我们已经对病情严重的患者实施手术，而且结果证实效果不错。Lepore 等则观察他们的病例组(在 NASCET/ACAS 以外的患者)，并认为他们的高风险组和 NASCET 符合组之间没有显著差异。他们认为，颈动脉内膜剥脱术中的高危人群相当普遍，占了大约一半病例。尽管与符合试验组相比，不符合试验组患者没有显著的神经系病死率，但这些危险因素同 NASCET/ACAS 的结果相比仍有很好的可比性。颈动脉内膜剥脱术是一种安全的方法，即使对于高危人群也是如此。既然这样，对于随机颈动脉干预试验中人群，就不应该作为颈动脉支架的指征。

我并不认为进行颈动脉内膜剥脱术不需要动脉测压。考虑到在 SAPPHIRE 试验中一半的死亡患者和来自颈动脉内膜剥脱术组与支架组的全部差异是由心肌缺血导致，我更倡导积极的术中动态监测。

Lepore MR Jr, Sternbergh WC 3rd, Salartash K, et al. Influence of NASCET/ACAS trail eligibility on outcome after carotid endarterectomy. *J Vasc Surg.* 2001;34(4):581–586.

(张佳　郭伟　译)

第 27 章

颅外颈动脉闭塞性疾病的开放性血管重建术

Ali F. AbuRahma

中风仍居美国主要死因的第三位,在女性死亡原因中则居第二位。据报道,有 50%~70%中风的患者存在外科方法能够治疗的颅外颈动脉血管疾病。

不管哪种标准作为实施颈动脉内膜剥脱术的依据,外科医生必须接受围手术期中风率小于 3%~7%的事实(不同适应证有关),正如美国心脏协会的中风理事会特设委员会推荐的那样。

解剖因素

主动脉弓从右到左发出无名动脉 (头臂干)、左颈总动脉和左锁骨下动脉。在无名动脉分为右侧锁骨下动脉和右侧颈总动脉(CCA)之前,其从左侧无名静脉的下方经过。椎动脉起始于锁骨下动脉,距离主动脉弓 2~3cm,但也有许多变异。左侧颈总动脉也可能起自无名动脉,再横跨到达左侧相对正常的位置。左侧椎动脉可直接发自主动脉弓,右侧椎动脉则可起自头臂干分为锁骨下动脉及右侧颈总动脉的分叉处,成为三分叉之一。偶有右侧锁骨下动脉起自较远的左侧锁骨下动脉,再横跨至右侧。

颈总动脉在分为颈内动脉(ICA)和颈外动脉(ECA)之前,走行在颈动脉鞘内,并延续到下颌骨水平。颈外动脉供应面部。值得注意的是,颈外动脉的重要分支甲状腺上支,有时也可从颈总动脉分出。上咽支伴随喉上神经,因此也很重要。舌动脉和枕后动脉与舌下神经接近。颈内动脉在颈部没有分支。

颈动脉窦是一个压力感受器,位于颈内动脉和颈外动脉分叉处。它受 Hering 窦神经的支配,而窦神经是舌咽神经的分支。颈动脉体是一个体积非常小的组织,也位于颈动脉分叉处,功能上作为化学感受器,对血液中低氧或高二氧化碳状态作出反应。它也受舌咽神经分支 Hering 窦神经支配。

眼动脉起自颈内动脉的海绵窦段,其重要临床意义在于与颈外动脉系统沟通,是眶周超声检查的基础。

保护大脑皮层的主要侧支血管来自颅内的 Willis 环。这一独特的环状结构成为颈内动脉、颈外动脉和椎基底动脉系统之间的沟通基础。

病理学和发病机制

动脉粥样硬化

在颅外脑血管疾病的病因构成中,动脉粥样硬化占近 90%,剩余 10%包括纤维肌发育不良、创伤或自发性夹层、动脉瘤和动脉炎(包括 Takayasu 病)。

动脉粥样硬化斑块常首先在血管分叉处形成,这一过程类似于冠状动脉病变(CAD)的发展过程。在颈内动脉范围内则在窦段的后侧壁发生。这些斑块增大方式有胆固醇和成纤维细胞的沉积。斑块中心坏死和血管内膜破裂将会使粥样碎片成为栓子,冲入血管腔。动脉粥样斑块也可作为血小板沉积、血栓形成的病灶基础,将来可引起脑栓塞。动脉粥样硬化斑块的累积会导致颈动脉进行性狭窄或完全闭塞,然后继发颈内动脉远端血栓形成。另一种机制可能是斑块的突然增大,考虑是斑块内出血导致。如果内膜下斑块出血坏死,坏死成分会进入血管腔,导致脑栓塞,表现为 TIA 或脑梗死。颈总动脉分叉和颈内动脉近端病变,占颅外脑血管粥样硬化性病变的50%。椎动脉病变占20%，左侧锁骨下动脉占10%~15%，无名动脉和右侧锁骨下动脉占15%。

症状性脑缺血事件的最常见原因是栓塞。栓子大部分是来源于颈动脉，心脏源性的居第二位。如果栓子由机械力或动脉前列环素导致，症状表现为一过性，如TIA。如果栓子碎片不断形成，将导致局部梗死。颈内动脉血栓通常为柱状，常在眼动脉停止生长，如果有充分的侧支循环通过Willis环时，斑块就能维持稳定状态。在这种情况下，血栓事件则是完全无症状的。然而，如果栓子小，而不是柱状血栓，持续性血流会将其带入颅内血管，之后患者将出现脑组织受损症状，从短暂的黑懵或脑半球事件到严重的永久性半身不遂。如果Willis环的侧支循环不充分，病变颈内动脉在突发血流减少时，会诱发相关脑半球血流突发减少，导致缺血性梗死。

临床症状和诊断因素

下面详细描述已出现的脑血管症状：

短暂缺血发作(TIA)是由于脑缺血导致的局灶性神经系统功能缺陷，会在24小时完全消失。大部分TIA仅持续几分钟至数小时，且大多数病例的栓子起源于颈动脉分叉，并且一定是最初考虑的位置。TIA也可能是其他来源的栓子栓塞造成的，比如颅内病变，颅外颈动脉、颅外主动脉弓血管病变，原发性、心源性或异常栓子。颈动脉血管内的层流会不断传递栓子到同一个区域，因此引发几乎相同的神经不足症状。

颈动脉TIA症状包括短暂的同侧失明或视野受损(黑懵)和对侧感觉或运动功能不全。如果优势半球受影响，就会表现为失语，并会有不同程度的意识改变。黑懵患者描述这一症状时，表述为就像被人遮住了眼睛。眼底镜检查会发现视网膜的Hollenhorst斑，明亮的黄斑即胆固醇结晶。同侧偏盲合并上述症状提示颈动脉TIA。

非半球TIA使血管外科医生处于进退两难的境地。头晕、共济失调、眩晕、双侧神经事件或视觉事件、晕厥的一系列症状可能与以下相关：椎基底动脉系统病变、脑组织血流严重减低或弥漫性脑半球缺血。此类症状常常有一些非血管因素。

进展性TIA是脑半球TIA，类似于渐进性心绞痛。可以在数分钟内完全缓解，但发作频率会越来越高。

可逆性缺血性神经功能不全(RIND)是一种类似于TIA的神经功能不全，但需要几天的时间才能完全缓解。

进展型中风的神经症状是进展性的，并形成永久性神经缺失。症状可以增大和减小，且早期很难同TIA或RIND鉴别。

完全性中风是神经功能缺失，症状不能完全缓解。这可能是较大栓子栓塞或较小栓塞并存附壁血栓的末梢血管，或颈内动脉血栓造成的。

区分导致脑血管症状的各种病因是很重要的。区分方法有超声心动图、脑电图、脑血流检查、24小时动态心电图和脑CT扫描。如果非侵入性血管检查结果不明确，还要进行动脉造影检查。区别诊断包括心脏来源的栓塞、脑组织内或颅内出血、腔隙性梗死和某些血液系统紊乱。

术前评估

首次筛选应该包括来自资格认证过的血管检查室的颈动脉超声检查。根据结果，评估会着重于几个走向。如果超声检查没有发现严重病变，应该进行心脏和全身性的检查。如果有严重的狭窄或溃疡性斑块，而临床症状又不支持其他病因诊断时，患者就可以接受外科治疗，不需进一步的检查决定。最后，对于超声检查提示颈动脉轻度到重度狭窄，并伴有脑半球TIA的，需要行颈动脉磁共振造影、CT扫描、动脉造影或其他诊断性技术。

彩色二维超声评估疾病的严重性

诊断颈动脉系统疾病需要定性和定量资料。密切注意影像检查里的异常回声，可以作为存在疾病的定性指导，还要进行详细的多普勒检查。来自颈总、颈内及颈外动脉区域内的频谱变化，为这些区域的病变严重性诊断提供量化的信息。多个临床研究报道了诊断颈动脉狭窄的准确性可以达到80%~97%。

在多家医学中心，二维超声仍是颈动脉分叉疾病的初次筛选方法。然而，有两种情况使磁共振造影可以作为筛选方法：

• 如果计划行脑组织磁共振成像，评估既往缺血性事件，此时稍稍增加花一点花费就可以同时获得颈动脉分叉处影像。

• 超声检查结果不明确的患者。

单独颈动脉二维超声为基础的颈动脉内膜剥脱

在多家中心，血管造影评估颈动脉病变已不再是常规方法。血管造影过程中的中风率是1%，费用是5000~6000美金。理论上可能会漏检导致相同症状的颈动脉虹吸部、颅内动脉瘤、颅内肿瘤方面的病变。然而，颈动脉管疾病一般不会导致严重的症状。动脉造影中颅内动脉瘤占大约1%~2%，但大部分是小动脉瘤，且不会影响颈动脉内膜剥脱手术。随着影像技术的进步，对隐秘脑肿瘤的关注已经无关紧要了。

总之，当符合如下标准时，颈动脉内膜剥脱手术在没有造影图像的情况下也能安全进行：

• 二维扫描技术能力充足。

• 已知血管实验室的超声精确。

• 颈内动脉和颈总动脉远端无显著疾病（疾病局限于颈动脉分叉病变）。

• 不存在血管畸形、扭曲或血管袢。

CT 扫描

既往 TIA 的患者实际上很可能有小灶的脑梗死。CT 扫描或 MRI 能明确可疑脑梗死，并明确 CEA 前的基础状态。这一方法有助于术中和术后管理。在一些中心，MRI 已经取代了 CT 扫描，因为 MRI 能比 CT 更快地明确急性脑梗死，以及 CT 不能检查到的小的梗死灶。

颈动脉内膜剥脱术适应证

最近 20 年来，很少有外科手术的步骤像描述颈动脉内膜剥脱术那样详细。北美和欧洲设计的几个随机前瞻性研究，用于比较颈动脉内膜剥脱手术和药物治疗之间安全性和有效性。其结果证明，对于症状性或无症状性颈动脉疾病的患者，颈动脉内膜剥脱术比药物治疗更能发挥避免同侧中风的作用。美国心脏协会中风学组召开了一个关于颈动脉内膜剥脱手术适应证的共识会。会议建议，颈动脉内膜剥脱适应证可以按如下标准分类。假定症状性低风险患者的手术病死率和死亡率（中风和死亡）不足 6%，已证明的手术适应证（得到前瞻性随机试验支持）包括：

• 最近 6 个月内 1 次及 1 次以上 TIA，及颈动脉狭窄 70%以上。

• 轻度中风合并颈动脉 70%以上狭窄。

• 最近 6 个月内 1 次及 1 次以上 TIA，及颈动脉狭窄 50%以上。

• 轻度中风合并颈动脉 50%以上狭窄。

可接受但尚未证明的适应证有：

• 同侧 TIA 和狭窄在 70%及以上，合并冠状动脉旁路。

• 进行性中风和狭窄在 70%及以上。

不确定适应证包括：

• TIA 或轻度中风，狭窄不足 50%。

• 症状性急性颈动脉血栓形成。

已证明的不适当适应证包括：

• 中度中风，狭窄不足 50%。

• 1 次 TIA，狭窄不足 50%，没有服用阿司匹林。

• 有多发 TIA 或中度中风的高风险，合并 50%以下的狭窄，没有服用阿司匹林。

• 急性无症状性颈内动脉夹层，接受肝素治疗。

对于无症状低风险患者经外科治疗，其死亡率和病死率（中风和死亡）不足 3%时，颈动脉内膜剥脱术的适应证是：

• 已证明：狭窄 60%及以上。

• 不确定：高风险患者或外科病死率和死亡率在 3%以上；合并颈动脉-冠状动脉手术；非狭窄性溃疡病变。

• 已证明不适合：手术合并中风或致残率在 5%及以上。

颈动脉内膜剥脱的禁忌证

如果患者的一般情况中确实包括增加围手术期风险或缩短生存期的严重疾病，颈动脉内膜剥脱手术是禁忌的。如患者有急性大范围中风，或恶性中风后只有最小程度恢复或严重的意识状态改变，此手术也是禁忌的。在急性颈动脉闭塞情况下，急诊颈动脉内膜剥脱术会使缺血性脑梗死转为出血性梗死，因而导致死亡。对于任何一个中风（或缺血性或出血性）患者，在择期行颈动脉内膜剥脱术前，最好等待其达到最佳恢复状态。

手术技术

术前准备

大部分接受颈动脉内膜剥脱术的患者，要求接受全麻、动脉内压力监测、常规置转流管、有无术中影像学检查的优先补片治疗。尽管一些外科医生更倾向于局部或颈部阻滞麻醉，但全麻的优势在于降低几项代谢需求，增加脑血流。气管内插管法可以提供良好的通气条件，从而缓解患者和医生的焦虑。在颈内动脉狭窄位置高，或患者为再次手术治疗时，经鼻插管法能够充分暴露颈内动脉的远段。阿司匹林治疗通常在整个围手术期服用。大量使用血管升压药或硝酸盐类药物以维持患者血压处于最佳状态，也是很关键的。

技　术

标准的传统内膜剥脱术

患者仰卧位，头转向非手术侧。颈部轻轻靠在肩上。适当的照明是必须的，并常规使用放大镜。颈部切口以颈动脉分叉为中心，位于胸锁乳突肌稍前方，并与之平行（图 27.1A）。对于颈总动脉根部病变，这一切口可以向近端延长到胸骨颈静脉切迹，而高位病变则延长到乳突。切口的上末端应该向后拐至耳垂，以避开腮腺。切口向下经过颈阔肌、胸锁乳突肌侧缘。置入自动牵开器。另一种切口为斜行，跨颈动脉分叉（图 27.1B）。切口向深层经过颈阔肌，颈阔肌及胸锁乳突肌和气管间的空间可以充分利用。较之垂直切口，这一切口更易于美容，却有以下的缺点：

• 较难获得充分的动脉近远端暴露。

• 必须游离皮瓣。

无论哪一种切口，后面的步骤是相同的。暴露颈内静脉，沿着颈内静脉前缘打开颈动脉鞘。将颈内静脉向外侧牵拉，结扎面总静脉(图 27.1C~E)。继续切开到颈总动脉前，避免损伤迷走神经。迷走神经通常位于颈动脉鞘的后侧方，但偶尔旋转位于前方，尤其是切口的下末端位置。应注意各支颅神经，包括Ⅸ、Ⅹ、Ⅺ和ⅫI，以及第Ⅶ颅神经的下颌缘支和直接发自迷走神经、支配声带的罕有的非再生性的喉神经(图 27.1E 和图 27.2A)。这一神经横跨颈动脉前方，常被误认为舌下神经袢，损伤后导致声带麻痹。通常这一变异在颈右侧更常见(图 27.2B)。迷走神经紧密附着于颈动脉膨大部，在近茎突水平则几乎与舌下神经融合。通常近病变部分长度充分，颈总动脉通常活动度好。在颈动脉分叉处局部阻滞麻醉，以阻断颈动脉体神经，预防反射性心动过缓。继续切开，并向上游离出颈外动脉。将颈内动脉游离到正常的部分。舌下神经常被一些小静脉环绕，因此这些小静脉应该仔细结扎。舌下神经会因牵拉受损，因此需要分开在原位束缚舌下神经的组织，如动脉、静脉到胸锁乳突肌、颈袢的舌下神经降支和枕动脉，以充分游离此神经后，近而暴露颈内动脉远端。也应该密切注意喉上神经，其通常位于颈内动脉中间。喉上神经分为外支和内支，内支经过甲状腺上动脉的后方，因此在控制两支血管中任一支时都可能受损。舌咽神经在颅

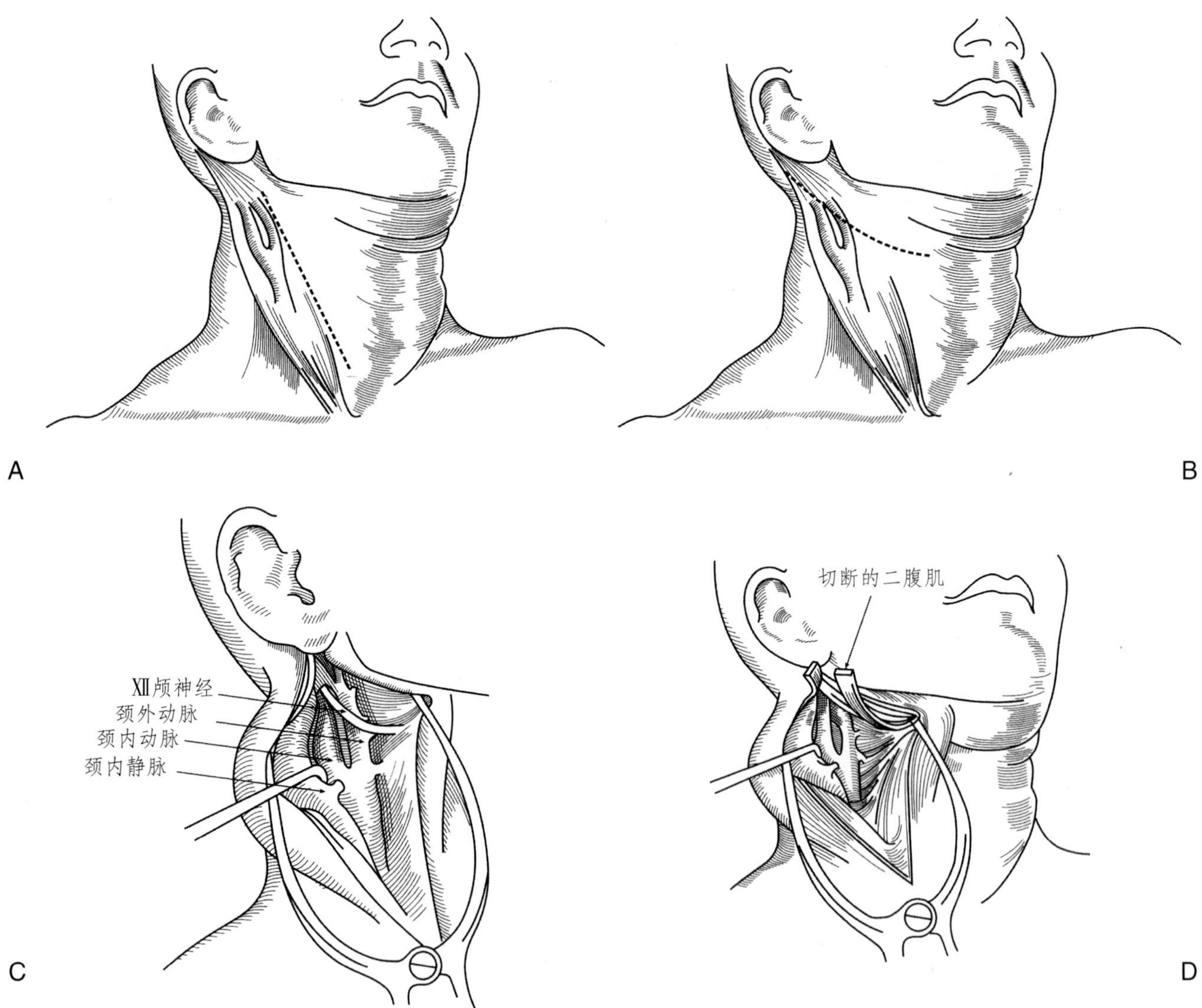

图 27.1 (A)颈动脉内膜剥脱术的切口。(B)颈动脉内膜剥脱术的斜切口。(C) 颈动脉分叉的暴露。(D) 高位颈动脉切口的暴露迫使二腹肌(DM)横断。(待续)

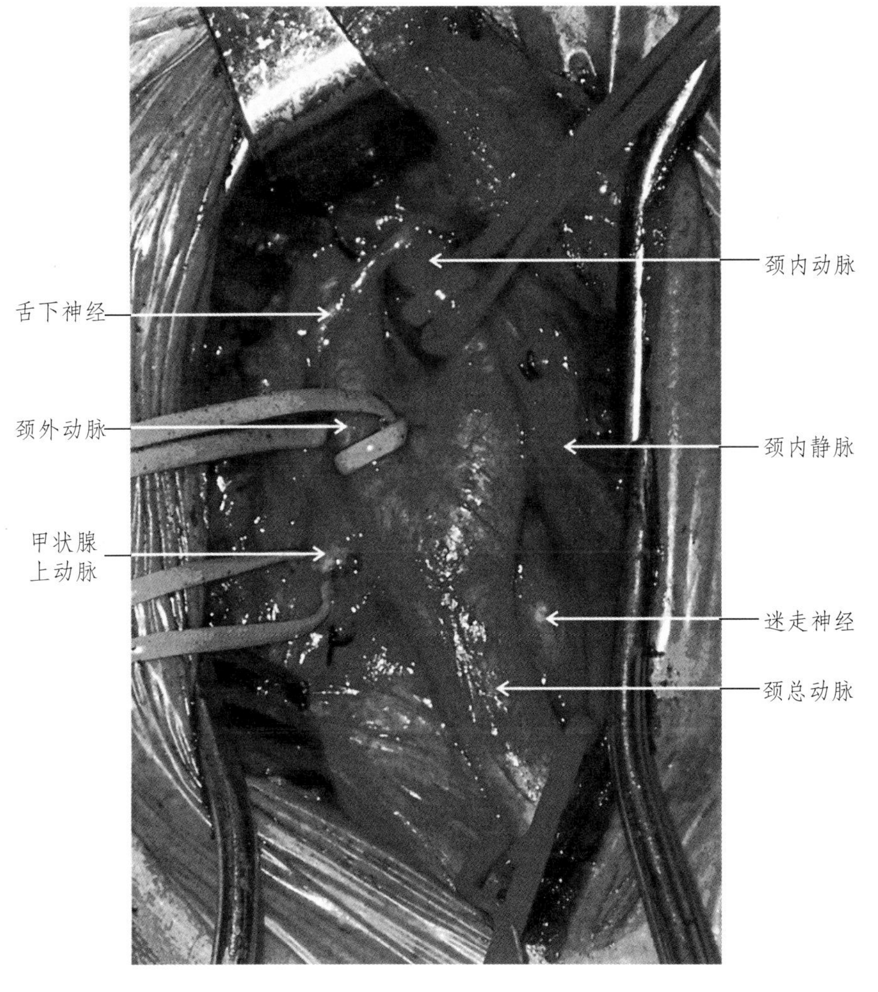

图 27.1(续)　(E)颈动脉分叉暴露后和颈动脉分叉相邻的颅神经照片。

底水平横跨颈内动脉,且如果切口紧贴颈内动脉的前表面时,能最好地保护此神经。切口上端过多的回缩会导致旁侧耳大神经或中间面神经下颌缘支暂时的挤压性损伤。

对于颈动脉分叉高或病变广泛的患者,有几种方法可以充分游离颈内动脉远端。将皮肤切口延长到乳突水平,需要完全游离胸锁乳突肌直至其乳突处的肌腱。重要的是要避免损伤在同一水平融入胸锁乳突肌的部分脊髓副神经。二腹肌可以从前方游离,如果有必要的话,可以离断,以充分暴露(图 27.1D)。如果还需进一步显露,可以横断茎突,而下颌骨可以向前移位。一些机构已经描述了离断下颌骨支以暴露更多的视野。

显露完成后,使用硅胶环控制颈总动脉、颈外动脉和颈内动脉(图 27.3A)。经静脉给肝素 5000~7000 单位进行全身肝素化。阻断颈内动脉、颈总动脉和颈外动脉。用 11 号刀片切开动脉,使用 Potts 剪修整颈总动脉近端直到病变部位,并继续向头端延长,跨过斑块进入颈内动脉。延长动脉切口,远离斑块,直到相对正常的颈内动脉(图 27.3B)。通常我们使用 Argyle 颈动脉转流管,将其远端插入正常颈内动脉,远离病变区域。通过转流管返血,排出气体,然后将其近端适当置入颈总动脉,达到斑块近端(图 27.3B,G)。颈动脉内膜剥脱使用一套 Cannon 刀片或 Freer 剥离器完成。在中层内侧和外侧之间是最佳的剥脱位置。用锐器离断颈总动脉内的斑块,作为剥脱起点。当剥脱至颈动脉壶腹部时,就可以在完全直视下提起斑块。颈动脉斑块在颈内动脉的距离较短时,可从颈外动脉起始处的内侧进行剥离,足以使斑块末端充分的剥离。也可以在颈动脉壶腹处离断斑块,分别进行颈内动脉和颈外动脉的内膜剥脱。离断后,拉紧颈外动脉的硅胶阻断带后进行翻转式内膜剥脱。在颈内动脉,斑块的离断应当到远端正常内膜的临界区。完成内膜剥脱后,所有残余碎片或中层纤维也应予以去除,以免可能造成栓塞或增生性再狭窄(图 27.3C)。内膜切除表面用肝素盐水冲洗,以清晰视野和去除所有碎片。

颈动脉内膜剥脱术的缝合

直到 20 世纪 80 年代晚期, 作者还在使用 6-0 聚丙烯缝线材料直接关闭动脉切口。然而,20 世纪 90 年代早期我们完成了第一个较大前瞻性随机试验, 比较直接缝合和补片缝合。现在, 我们的颈动脉内膜剥脱术常规使用补片缝合。有证据表明,女性患者、纤细颈内动脉患者, 以及持续吸烟的患者,其再狭窄风险是不断增加的。对于这类患者, 补片血管成形降低了其再狭窄的风险。当再狭窄需要再次手术时,应常规使用补片技术。目前已经有各种补片材料,包括自体大隐静脉、颈内静脉、PTFE、涤纶和牛补片。经过近几年的发展,我们更倾向使用 PTFE 补片,尤其是新发展的 ACCUSEAL 补片。6-0 聚丙烯双头缝线用于补片缝合。预留一个小口,以便将来移除转流管(图 27.3E,F,H)。在移除转流管以前,用肝素盐水冲洗颈外动脉、颈内动脉和颈总动脉。转流管取出后,完成剩余的缝合。然后开放颈外动脉血流,其后是颈内动脉。然后止血,切口深层放

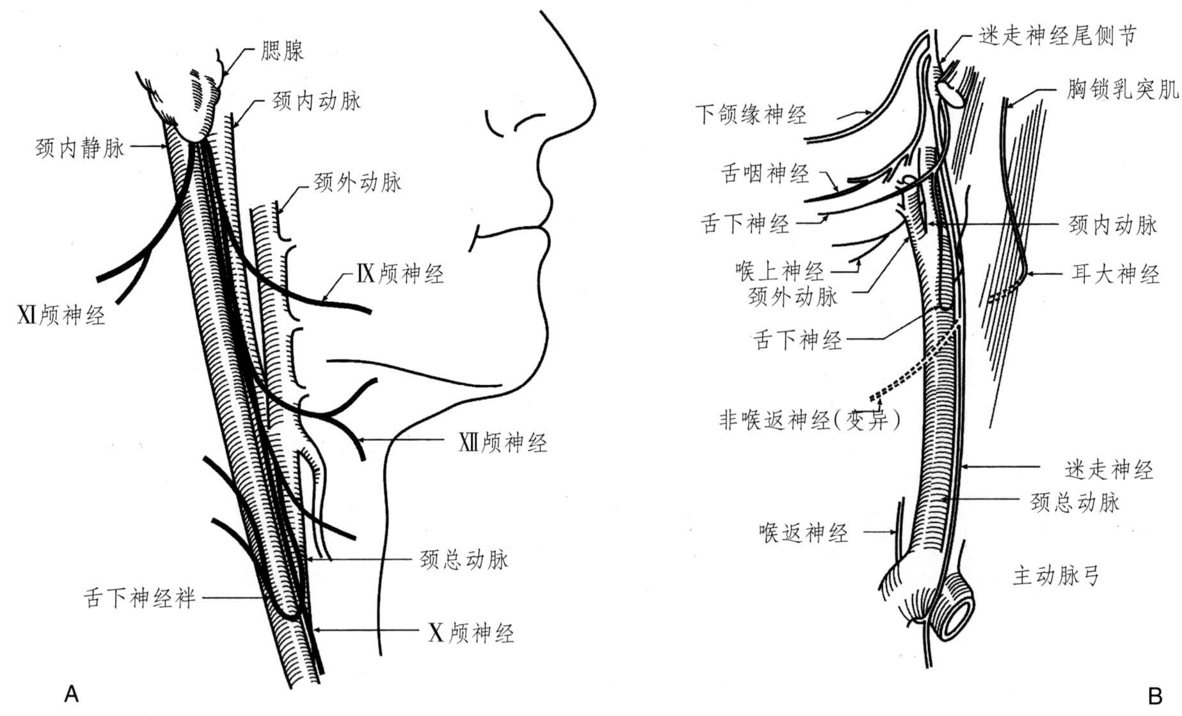

图 27.2 (A)展示了颅神经和颈动脉分叉的相关性。(B)描述各种颅神经和其解剖。

置 Jackson-Pratt 真空引流管。引流管在皮肤上固定,可于次日早晨拔除。常规皮下缝合切口。

颈动脉阻断中脑缺血确认

颈动脉横向阻断时,确定脑血流量的情况有几种方法。

一些人喜欢通过局麻下监测觉醒状态评估,一些人则通过阻断颈总动脉、颈内动脉和颈外动脉阻断约 3 分钟,期间同患者进行交流,并活动其同侧上肢和下肢,如果没有明显的神经系统功能低下或意识紊乱,则认为其脑循环的侧支充分,从而颈动脉内膜剥脱可以往下进行。总之,约 80%~90%的患者有充分的脑侧支循环,且不需转流管。

颈内动脉残端腔内置入 22 号针,将其与压力管道、换能器连接,以测定残端压。近端颈总动脉和颈外动脉同时夹闭后,来自颈内动脉的反流压就被记录下来。通常认为颈内动脉残端压低于 50mmHg 时提示侧支循环不充分,因而需要腔内转流管(图 27.4)。

颈动脉内膜剥脱术中使用经颅多普勒超声(TCP)监测,其优势在于能够同时监测血流动力学变化和栓塞事件,主要是大脑中动脉(MCA)情况。颈动脉阻断后的第 1 分钟,如果大脑中动脉流速降低到基础状态的 15%或更低,就会出现严重缺血症状。如果 MCA 流速降低到基础状态的 15%~40%,就会出现中度缺血,因此需要流速维持在基础状态的 40%以上。置入转流管或释放阻断后,可以发现大脑中动脉流速明显恢复,通常达 80%以上。另一方面,绝对平均流速在 15cm/s,甚至 30cm/s 时,也是建议手术的。

术中行脑电图(EEG)监测和躯体感觉诱发电位(SEP)监测则是复杂的技术。术中脑灌注低于 28mL/100gm 脑组织每分钟时,脑电图监测显示高频活动的衰退及波幅的降低,当处于 15mL/100gm 脑组织每分钟及以下时就会出现等电位表现。颈动脉内膜剥脱术中的躯体诱发电位监测较传统脑电图监测的敏感性和特异性更高,监测整体水平的躯体感觉变化,其中包括了皮层下区域,而且提供了量化的信息。相比较而言脑电图仅探查异常皮层功能,且不能评估深层脑功能。总之,颈动脉阻断时,应用转流管的标准脑电图包括波幅消失,或出现 δ 波。

颈动脉内膜剥脱术时转流管的作用

颈动脉内膜剥脱时应用转流管尚存在争议,一些人倡导常规使用转流管,而另一些人则认为不用转流或选择性转流。根据临床症状和监测指标,本文支持选择性转流或常规转流方案。选择性转流的支持者认为需要转

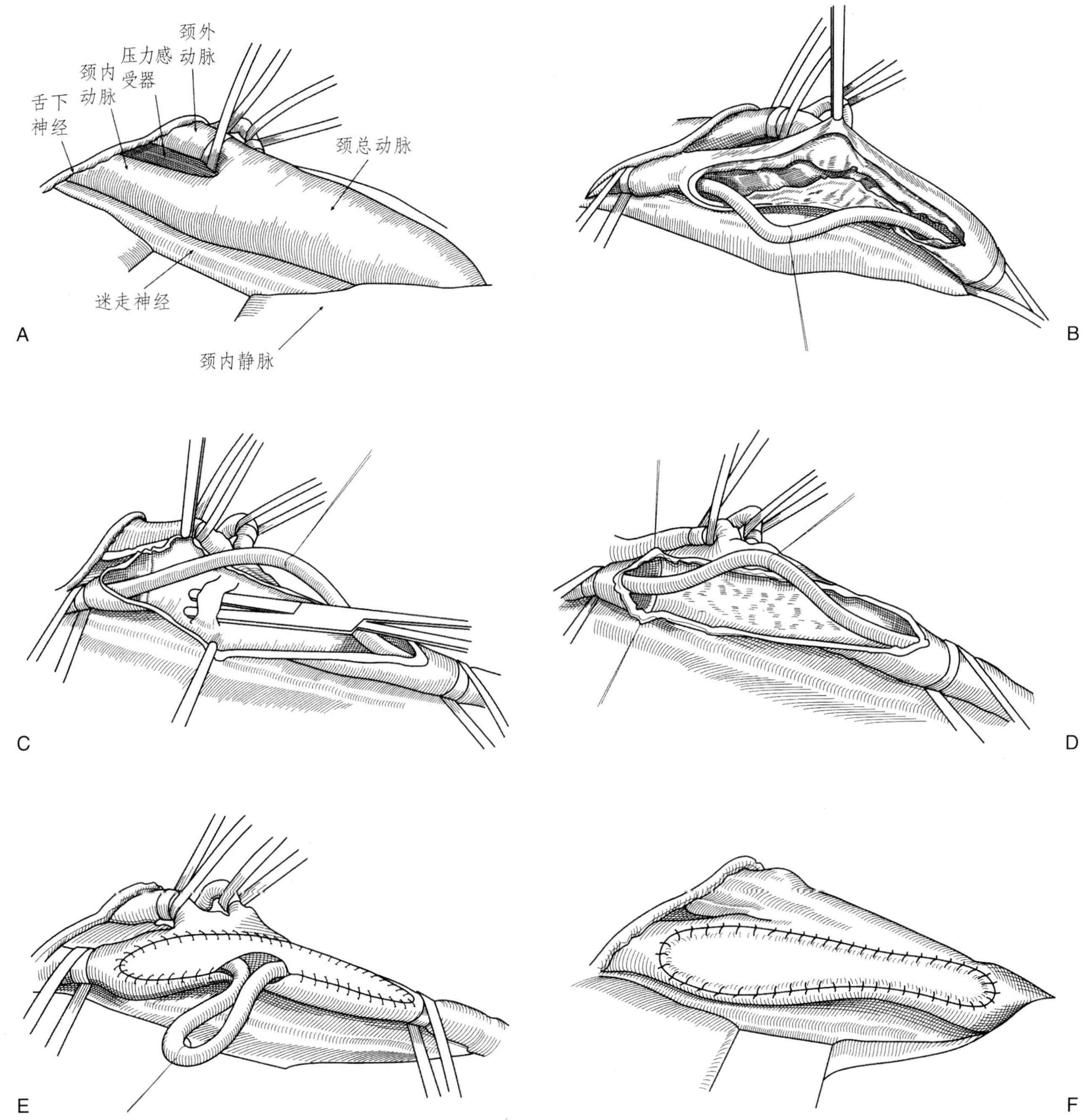

图 27.3　(A)颈动脉内膜剥脱过程中游离颈动脉分叉。(B)动脉内膜剥脱时颈动脉切开。注意插入颈动脉转流管。(C,D)描述斑块去除,包括所有残余碎片或内膜纤维。(E,F)内膜剥脱后补片关闭颈动脉切口,包括去除转流管。(待续)

流的患者不足 15%,是由局麻下实施颈动脉内膜剥脱结果得出的。因此,他们认为剩余的 85%使用转流管会有风险如下:

• 远端内膜夹层会形成内膜瓣,导致血栓-栓塞性并发症。

• 气栓或粥样斑块栓塞。

• 终点显示困难。

常规转流支持者理由如下:

• 没有更好的方法确定哪些患者需要选择性转流。

• 常规转流较突发转流操作容易。

• 最小的并发症。

• 转流管起到支架的作用,有助于颈内动脉切口的关闭。

颈动脉内膜剥脱的术中评估

尽管有详尽仔细的手术技术,颈动脉内膜剥脱术中也会忽略一些血管缺陷情况,如内膜瓣、腔内血栓/血小

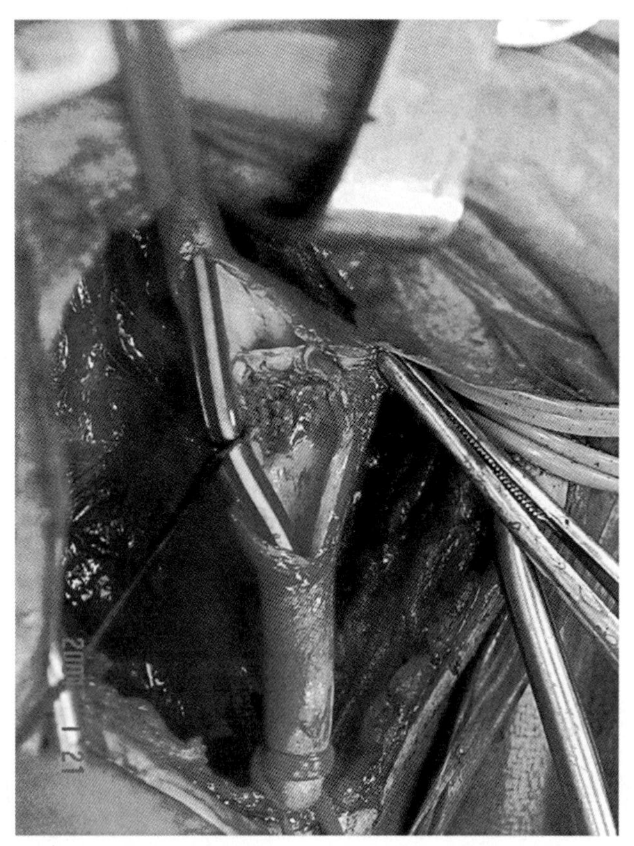

图 27.3(续) (G)颈动脉内膜切除的动脉切开。注意置入转流管。(待续)

板聚集、狭窄等。这些缺陷可能逃脱肉眼检测，补救性触诊也不能发现。这些缺陷会导致中风，继发于血栓形成、血小板聚集或动脉血栓形成、还可能发生术后再狭窄。在所有的修复术中，已明确的累及颈内动脉或颈总动脉的重度缺陷达 2%~10%，且需要即刻纠正。然而，大部分机构并不修复最小的内膜损伤，且其结果也没有不利的影响。

术后造影最初用于确定涉及颈内动脉的技术失误。常规术后造影证明了临床评估的不可考性，同时也暴露了 25%病例有可疑缺陷。颈外动脉内膜瓣常常出现，但通常认为不会导致临床后果。然而，有一些关于内膜瓣导致术后中风的报道，可能是继发性凝血，并逆行性发展导致。基于以上情况，建议修复颈外动脉内膜瓣。

术中二维超声评估方法迅速，不像血管造影那样需后期影像处理。且血管造影还要求注射对比剂，因此会带来一些相关风险，如内膜下注射、血栓-栓塞、并发症和过敏反应。术中研究使用 7.5~10MHz 的单列彩色多普勒射线探头，并用一次性无菌塑料套覆盖，其内有耦合剂，将探针定位于颈部切口，并直接接触颈动脉。无菌盐水缓慢滴入切口，以利于声学上的耦合。颈动脉补片成型产生的血流类型，不应视为异常。小血管损伤在修复术中占 1/3，但仅其中的 1/3 看起来需要再次探查确认。

术中血管内镜检查需要将血管镜插入尚未完全缝合的切口，并指导它向上到达远端颈内动脉阻断处。撤出血管镜时观察动脉腔内表面情况。通过血管镜注入盐水以扩张动脉，且能够模拟血流状态。血管内窥镜在完全闭合切口前直接观察腔内表面，且能够在恢复血流前纠正技术失误。

颈动脉内膜外翻式剥脱技术，近期已经在欧洲广受欢迎，在美国的一些中心也得到推崇。术中颈内动脉从其颈动脉分叉的起始处就开始游离周围剥离内膜。支持这一方法的人认为其能帮助去除颈内动脉水平的斑块，而且较容易探查内膜瓣。他们认为颈内动脉再次吻合到颈动脉壶腹部在技术上是简单的，且能够避免直接缝合颈内动脉的风险，并避免对补片的需求。最后，他们认为这种方法能够降低再狭窄率，尤其对于女性患者。标准技术的倡导者指出外翻式缝合的不足，包括要长段解剖颈内动脉，导致较高的外周神经损伤。较之于传统方法，转流管应用在外翻式中也较困难。较高的内膜瓣使外翻法更难推广。

在外翻法中，颈内动脉从颈动脉分叉点到侧面更接近颈总动脉一点的连线，横断颈内动脉（图 27.5A，B）。一个直径 10~15mm 的窗口残留在颈总动脉上，以便于观察壶腹部病变情况及再次完成动脉的吻合。一般情况下，颈内动脉离断后是过长的，并呈铲状，进一步增加了最终切口的直径。颈内动脉内膜剥脱是从动脉壁周圈剥离斑块。使用良好的抓捕器持住内膜，而助手则稳定斑块。然后外膜被拉掉，或像袜子一样卷起，最终达到斑块末端。助手稳定外膜的内侧，并尽可能靠近末端。颈内动脉横断时偶尔需要去除更多的头侧部分。末端固定后，动脉就不会卷起，检查内部松弛的碎片。灌注肝素盐水使视野更清晰。颈内动脉内膜剥脱后，颈总动脉和颈外动脉的远端也要检查，如果没有显著病变，就可以再次吻合动脉。较多情况下。颈总动脉远端和颈外动脉也应该进行剥脱。斑块在中间断开分段处理，这有利于医生单独处理动脉。颈总动脉的内膜剥脱包括暴露斑块后直接提拉分离和更广泛的斑块脱套法。颈外动脉的内膜剥脱使用标准的内膜剥脱方法。内膜剥脱完成后，颈内

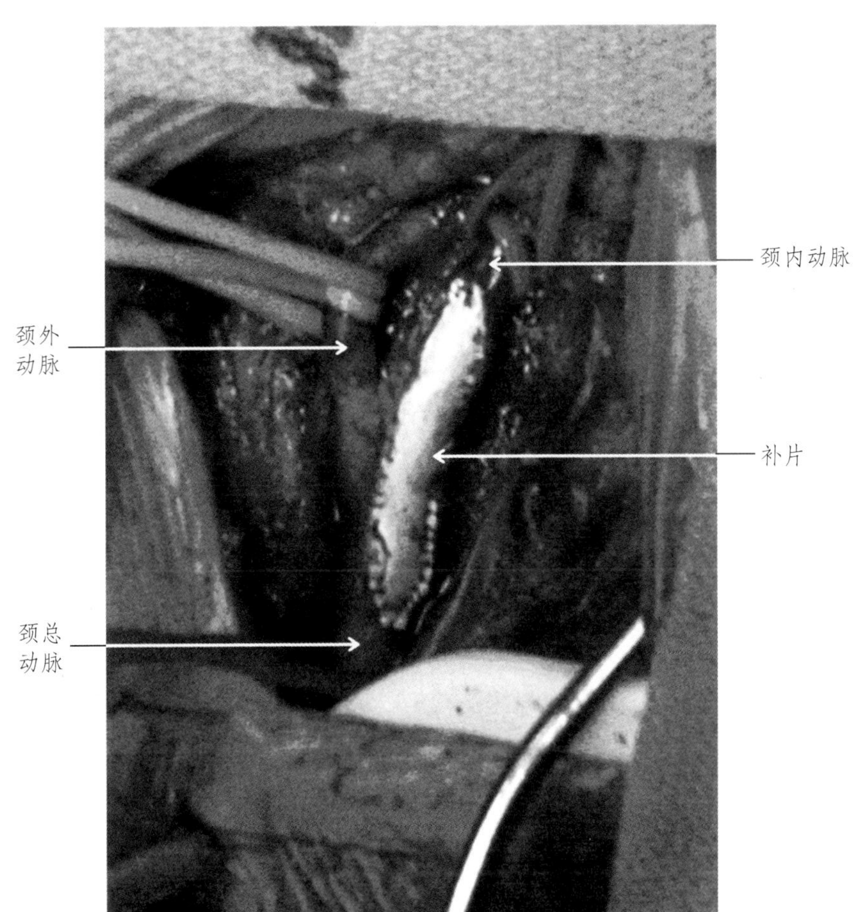

图 27.3(续) (H)PTFE/Goretex 关闭颈动脉内膜剥脱后的切口。

动脉再次吻合于颈总动脉。从颈内动脉切开的最头端部分开始，用 6-0 聚丙烯缝线连续缝合。

目前已经有关于颈动脉内膜脱套剥脱法的可喜结果报道。围手术期 2%的死亡率和 2.9%的中风率引自于 400 例手术，并可与使用补片的标准颈动脉内膜剥脱方法的结果相比。已经有人提出脱套法颈动脉内膜剥脱的再狭窄率高于直接缝合，然而，同补片缝合相比较时结果相同。其他人也报道了相似的结果。

术后护理

颈动脉内膜剥脱术后护理应当包括患者神经系统状态的监测、血压的控制，以及伤口有无血肿形成。所有患者重新开始抗血小板药物治疗，主要是术后即刻阿司匹林治疗，如果对阿司匹林有服用禁忌时，可改用波立维替代治疗。在过去几年间，我们通过颈动脉内膜剥脱术治疗的大部分患者从麻醉恢复后都在过渡护理单元治疗，并在术日夜间接受观察，大部分病患可在次日早晨出院。

颈动脉内膜剥脱术的并发症和术后管理

以下汇总了各种内膜剥脱术围手术并发症。

低血压

在全麻后发生的低血压，通常采用静脉补液和血管加压药物来治疗。颈动脉内膜剥脱术后，颈动脉压力感受器受到刺激导致低血压。在去除颈动脉斑块后，颈动脉壶腹部传导的动脉搏动增加，反馈到窦神经，进而导致心动过缓及低血压，因此压力感受器就会反应性地纠正相对高血压。颈动脉内膜剥脱过程中心动过缓通常需要在颈动脉窦神经周围浸润 0.5%的利多卡因来纠正。应用硫酸阿托品阻断反射弧，容积不足也得到纠正，因此血压也恢复到正常范围。如果心动过缓持续存在，应当即刻明确相关原因，并及时纠正。纠正术前血管内容量不足，对于预防低血压和心动过缓也是关键因素。如果前述方法效果不佳时，应考虑使用血管升压药。

高血压

颈动脉内膜剥脱术后高血压机制尚不明确。但对慢性高血压患者控制不佳时，其围手术期高血压的发生率就会增加。颈动脉窦压力感受器受到干扰时，导致术后血压波动，可能与颈动脉阻断和全麻药物导致脑肾素生成增加有关。术前纠正患者的高血压至关重要，能够最大限度地降低对心脏功能的不利影响，且能够降低其神经系统功能不全的发生。围手术期高血压可以使用硝酸盐类及时纠正。经颈动脉内膜剥脱术的患者低血压的预计发生率为 28%，显著高血压发生率为 19%。相关报道称，有血压波动的人群神经系统功能不全的发生率为 9%，而正常压力患者则无神经系统致残发生。

切口血肿

切口血肿形成，需再手术治疗的不足 1%。使用抗血小板药物及术中肝素抗凝与这种出血有一定的相关性。

较大的颈部血肿可压迫颈内动脉

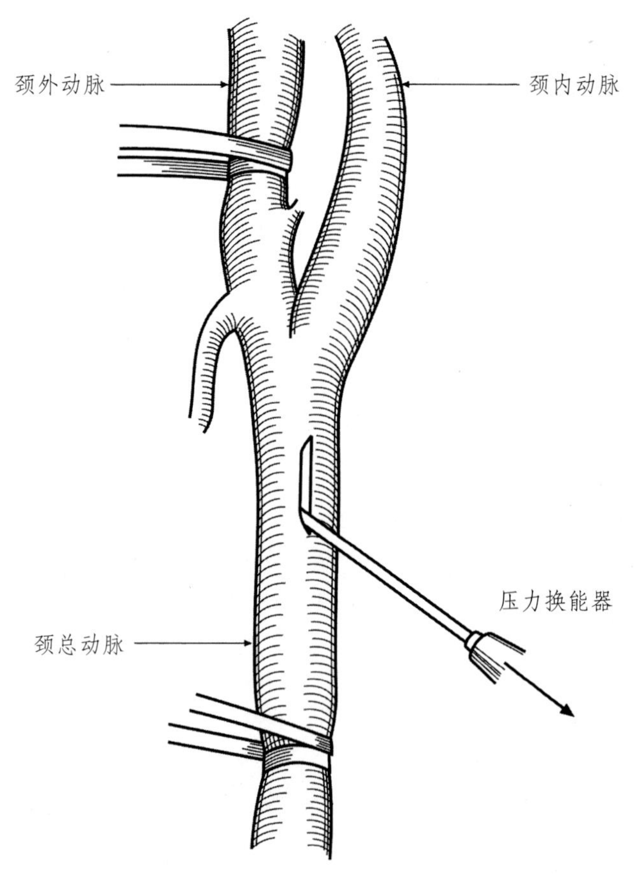

图 27.4 测量颈内动脉残端压力的方法。

和邻近的脑神经，也可累及气道，成为潜在的感染灶。因此，围手术期切口血肿应该在手术当天行二次手术来治疗。

感染和假性动脉瘤

颈动脉内膜剥脱术后切口感染极其少见。感染性假性动脉瘤在历时 8 年的克利夫兰临床试验(2651 例颈动脉重建)中仅 4 例(0.15%)。通常建议感染性假性动脉瘤治疗应该进行多支血管的结扎，除非能够完全去除感染的动脉壁，并用未污染的自体移植物替代。

颅神经功能不全

报道的颈动脉内膜剥脱术后颅神经受损，其发生率从百分之几到 39%。根据临床检查，其中仅 60%的损伤是有症状的。然而，如果在语言病理学家的详细评估后，有症状的发生率增加近 39%，且大部分涉及喉上神

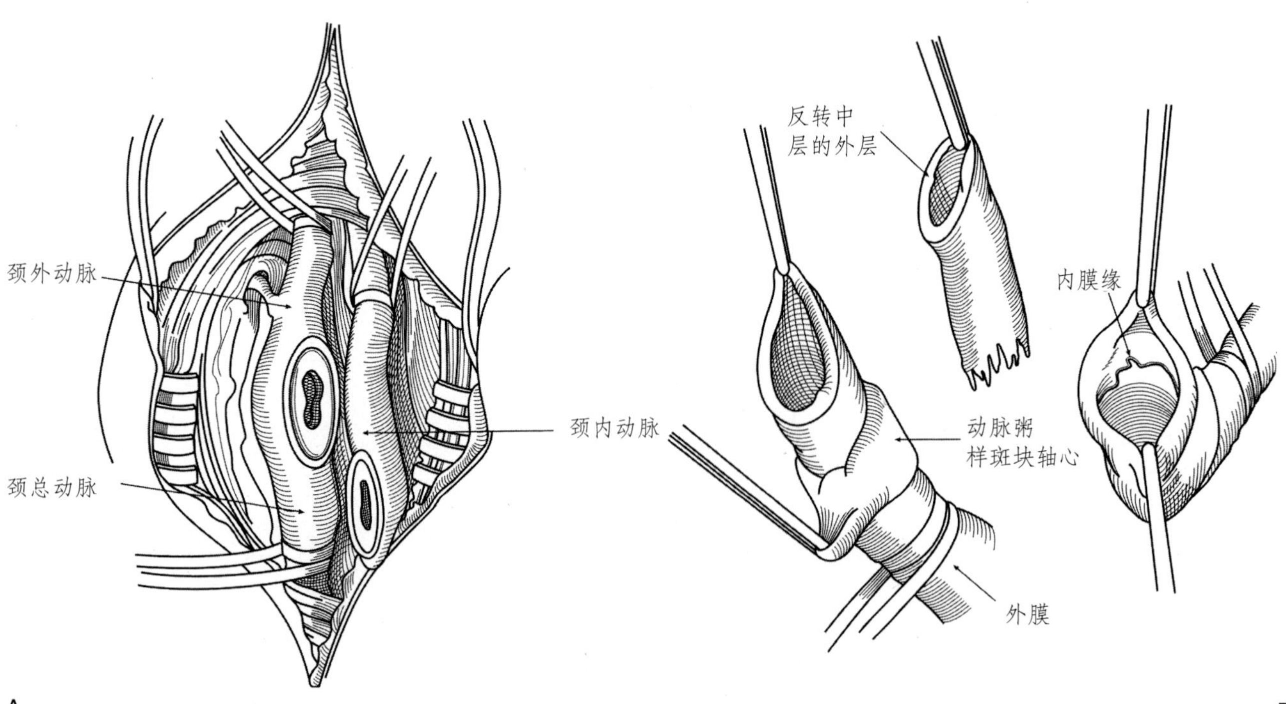

图 27.5 (A)外翻式内膜剥脱方法。(B) 外翻式内膜剥脱技术。

经和喉上神经返支功能不全。这些损伤大多数是暂时性的，在 6 周内重复评估时，发生率降低到 1%~4%。重复颈动脉内膜剥脱手术时颅神经损伤率较高，为 21%。

以下是常见颅神经损伤。

迷走神经及其分支[喉返神经和喉上神经(RLN，SLN)]

迷走神经或喉返神经的损伤可能由切口的自身保护性回缩牵拉造成，与切口过深有关，另外还有血管钳直接损伤、运用电刀或动脉钳夹。大部分声带并发症可能是迷走神经自身损伤，而不是直接损伤喉返神经。旁正中切口时同侧声带麻痹常导致声嘶和咳嗽功能丧失。术后声音嘶哑是由于患者的一侧声带麻痹导致。单侧迷走神经或喉返神经损伤，可能是无症状的，但双侧颈动脉重建时结果会非常严重。当计划双侧颈动脉内膜剥脱时，强烈建议常规喉镜检查声带情况。如果发现一侧声带麻痹，必须延期手术治疗，直到声带麻痹完全恢复，这通常需要几周的时间。常规耳鼻喉科会诊，如果症状持续存在，就需要聚四氟乙烯注射或其他干预方法。

喉上神经负责声音质量，尤其是高音调。仔细游离动脉壁，可以避免损伤喉上神经外支。

舌下神经

颈动脉分叉较高或病变累及颈内动脉范围较广时，需要充分游离舌下神经。切断下方支持性的小静脉和胸锁乳突肌水平的颈外动脉的分支，就能充分游离。牵拉或过度回缩常导致这一神经损伤。这一神经损伤的表现是舌偏向同侧，然而，偶尔会出现咀嚼功能、吞咽或语言功能受损问题。

舌咽神经

在正常颈动脉内膜剥脱术中通常不会看到舌咽神经；然而，当颈动脉分叉较高或颈内动脉病变位置较高时，需要继续向上游离，常导致其损伤。不适当钳夹、切断二腹肌、下颌骨半脱位和高位颈动脉病变游离乳突时都有可能损伤舌咽神经。尽管这支神经的损伤非常少见，但发生后就非常严重。神经损伤后导致中咽缩肌麻痹，进而导致吞咽固态食物时困难。由于鼻咽反射，几乎不能进流食。因为常并存迷走神经功能不全，会发生误吸。这些患者需要数周的静脉营养或肠道内置管营养。

Horner 综合征

损伤舌咽神经区域中交感神经升支纤维将导致 Horner 综合征。

面神经支受损

如果切口过于接近下颌，面神经的下颌缘支就会受到损伤。这支神经受损后会导致同侧嘴角下垂。将切口上段弯向乳突，以及小心切口自身的自行回缩，都会避免这支神经的损伤。

耳大神经的损伤

这支神经经颈阔肌深层，跨过胸锁乳突肌表面，并在切口上段折角转向耳朵。它的损伤会导致耳垂麻痹。

脑高灌注综合征和脑出血

这些症状是颈动脉内膜剥脱术中令人恐惧的并发症。异常高的脑灌注压将导致高灌注综合征。颈动脉内膜剥脱术后，已经明确在同侧脑组织血流量增加 57%，而对侧脑半球则增加 33%。基本在血管重建术后 2~4 天这一现象显著的增加。之后，脑血流量逐渐恢复至正常。慢性重度颈动脉闭塞疾病的患者有相对脑半球低灌注和缺血情况。这类患者将经历最大程度的代偿性血管扩张和正常血管自我调整机制的丧失。颈动脉内膜剥脱术后，由于缺乏自我调节机制，将导致灌注压增加，供应血管扩张区域。结果反应性充血会导致脑水肿、头痛和癫痫发作。当异常高灌注致血管破裂时，就会颅内出血。颈动脉内膜剥脱术后脑高灌注的真实发生率还不清楚。轻度的脑高灌注可能比临床上认识到的更常见。单侧头痛类似于偏头痛，在颈动脉内膜剥脱术后相对普遍，且是此综合征的轻度表现。对于其他的严重类型，如表现为脑出血，则相当少见。已报道的大样本颅内出血发生率为 0.4%~2%。这类患者的病死率是 36%。

已经明确的几项危险因素容易导致患者的脑高灌注综合征。其中包括近期中风史、重度狭窄病变的纠正(90%以上)、严重术中或术后高血压、抗凝治疗、严重慢性脑缺血和对侧颈动脉闭塞。

非复杂性脑高灌注综合征的诊断常常是临床诊断，主要取决于医生对高危患者的怀疑。颈动脉内膜剥脱术后有严重额顶骨疼痛、眶部疼痛、癫痫的患者，应该进行全身性评估。CT 扫描可用于检查颅内出血或伴随高灌注的脑水肿。脑电图有助于诊断癫痫行为。

临床上对被怀疑为高灌注综合征的患者应该进行严格的血压控制。有可能的话，要进行抗凝及抗血小板治疗。对患者神经状态的密切监测也是有指导作用的。简单的止痛药和普萘洛尔对于一些患者是有效的。有癫痫发作或脑电图检查提示类癫痫行为时应该施用抗惊厥药物。有脑水肿症状时施用利尿剂和抗炎症药物。如果CT扫描提示小的脑出血灶，之前描述的治疗方法就足够了。然而，如果发生严重出血，应该考虑神经外科干预，以避免脑疝和死亡的发生。

围手术期颈动脉血栓

已报道的围手术期颈动脉血栓发生率为2%~18%。回顾3062例连续手术，症状性颈动脉血栓发生率仅0.8%，但在66例中风中占40%。通常，建议在围手术期给予抗血小板治疗(阿司匹林，325mg/d)，将这一并发症发生率降至最低。通常在动脉切口闭合前，还建议使用低分子量右旋糖酐(40mg/h)，且对于动脉粥样硬化性溃疡延伸到内膜剥脱层的患者，还应持续至术后一天。对于颈动脉血栓形成的患者，将其送回手术室进行血栓切除并纠正技术失误是合理的。积累的经验表明外科治疗对于动脉内膜剥脱术后血栓是更适合的方案，其与预期的单独护理造成的高死亡率无关。

围手术期中风

中风是颈动脉内膜剥脱术后最严重的并发症。根据内膜剥脱术适应证的不同，专科医院的中风率在1%~3%。社区医院的调查数据显示中风和死亡的合并发生率为6%~21%。对于无症状狭窄病变患者，在颈动脉内膜剥脱术后，手术中风和死亡联合发生率≤3%，TIA发生率≤5%，术前中风≤7%。

颈动脉内膜剥脱术后的中风机制如下：

- 术中颈动脉损伤产生特殊物质的栓塞；
- 黏附于不光滑表面的血小板纤维素血栓或栓子；
- 技术缺陷，如内膜瓣，可能导致血栓；
- 颈动脉阻断导致的低灌注。

对于全麻下颈动脉内膜剥脱术的患者，中风症状较难识别，可能表现为生命体征的不稳定或类库兴氏反应。颈动脉内膜剥脱术后中风患者的处理方式，根据病因类型和神经系统功能不全的时间而不同。在大多数病例中，颈动脉血栓的治疗需要再次手术切除血栓，并仔细探查技术缺陷，同时予以纠正，还要用补片修补动脉切口。事实上，对于所有术中出现缺陷的患者，切口再手术并对剥脱部位进行动脉造影或超声检查都是适当的。对于影像学检查正常的患者，如在麻醉苏醒时有神经系统症状，最可能的原因是栓塞。即刻再手术可能没有益处。抗凝和(或)抗血小板治疗应同时进行。如果不能获得造影数据，颈动脉通畅性检查应该用无创检查的方法。如果阻塞是明确的，即刻手术治疗可能逆转缺陷。如果无创检查时颈动脉似乎通畅，必须明确是否术中发生了栓塞事件，或是否在内膜剥脱区域有技术缺陷的情况。最初神经功能完整，而术后几小时或数天时间发展到同侧神经功能障碍的患者，其治疗方案基本一致。如果无创检查提示通畅，建议行血管造影检查，以明确无创检查尚未发现的病理情况。如果手术严重缺陷或凝血存在，再次手术治疗是必要的。同样，抗凝或抗血小板治疗也是恰当的。如果神经症状继续变化或神经系统功能不全重复发作，应考虑即刻手术治疗。

患者转移到恢复病房，但到达病房后发现一些确实缺陷时，有即刻返回手术室的强烈指征，如果进行诊断性影像检查（多普勒超声或动脉造影），所花费的时间将影响获得最佳治疗结果的时机。

颈动脉内膜剥脱术后的死亡率

颈动脉内膜剥脱术后死亡率的显著减低与术后心肌梗死(MI)发生率降低有关。心源性死亡率仍然是术后早期最常见的死亡原因，尤其对于可疑冠状动脉疾病的患者。

颈动脉内膜剥脱术的外科结果

对外科治疗连续的长期随访结果显示，成功的颈动脉内膜剥脱术能够明显降低患者即刻和远期中风率。无症状患者每年有1.2%的中风危险，包括围手术期致残和死亡。当颈动脉内膜剥脱术的适应证是TIA时，患者最初的围手术期致残率和死亡率是3%，长期中风风险是2%；而以脑梗死作为手术适应证的患者，围手术期致残率和死亡率是5%，长期中风风险是每年4%。这些结果表明疾病自然病史的显著改善，包括抗血小板治疗的作用。

颈动脉内膜剥脱术前瞻随机研究结果

目前已经完成的三个症状性研究：

- 北美症状性颈动脉内膜剥脱研究(NASCET)；
- 欧洲颈动脉外科试验(ECST)；
- 退伍军人机构的症状性研究。

已完成三个无症状性试验：

- 退伍军人机构的无症状颈动脉狭窄；
- 无症状颈动脉狭窄的外科手术对药物治疗研究(CASSANOVA)；
- 无症状颈动脉粥样硬化研究(ACAS)。

NASCET研究

颈动脉内膜剥脱术患者的30天手术发病率和中风死亡率是5%。在18个月随访中，狭窄率≥70%的患者中，外科组致命性和非致命性中风率是 7%，药物治疗组是 24%（$p<0.001$）。这表明颈动脉内膜剥脱术的绝对风险降低了 17%，超过 18 个月以上，相对风险降低 71%。试验提出，在药物治疗组的死亡率是 12%，外科治疗组是 5%（$p<0.01$，在颈动脉内膜剥脱术的支持下死亡率降低 58%）。进一步分析证实，药物治疗组的狭窄率在 70%~99%范围内时，狭窄程度每增加 10%，其发病率和死亡率会进行性增加。这项研究的后期报道表明，狭窄率在50%~69%之间的患者，颈动脉内膜剥脱术会使其受益，但狭窄率不足50%的患者则无受益表现。30天死亡率和无功能性中风率是2.7%，而非无功能性中风率是4%，总中风率6.7%。颈动脉内膜剥脱和治疗患者5年内同侧中风率为15.7%，药物治疗为22%。因此，在这一治疗组（狭窄50%~69%），5年期间15例患者需要接受颈动脉内膜剥脱术以可以预防中风的发生。

ECST试验

这一项研究肯定了NASCET试验已报道的结果。目前仅这一试验使用颈动脉壶腹投照直径作为动脉造影参数，计算狭窄百分比，而不是使用远端颈内动脉的测量直径。这项研究表明，在重度狭窄类型患者中，由于颈动脉内膜剥脱而有显著的获益，尽管围手术期中风和死亡的风险为7.5%。这将使3年期间中风率显著降低6倍（$p<0.0001$）。

ACAS试验

对于外科手术治疗患者，平均随访2.7年后，同侧中风、围手术期任何中风以及狭窄60%以上的患者死亡的5年累积发生率是5.1%，而药物治疗组则是11%。这将导致死亡和中风的绝对风险降低5.9%，相对风险降低53%。

非前瞻随机试验的颈动脉内膜剥脱术结果

Hertzer等总结了近40 000例颈动脉内膜剥脱手术的累积并发症率。这些手术来自于过去5年间已出版的几项报道结果。大型或学术性机构患者的中风和死亡率分别为2.3%和0.9%，似乎比社区医院低（4.3%和1.7%）。总的结果分别是2.8%和1.1%。

颈动脉内膜剥脱术和补片

颈动脉内膜剥脱术切口的关闭类型中，尤其直接关闭和补片成型，仍是一个有争议的议题。大部分外科医生选择静脉补片（大隐静脉或颈静脉）或合成材料（PTFE或涤纶）。那些推崇静脉补片的人提出其理论上的优点是能够扩大血管腔，预防手术区域的内膜炎症反应，即供应一个少血栓、抗感染的表面。静脉补片成型的缺点包括增加了手术时间、获取时间、补片采集的相关发病率、动脉瘤样扩张或破裂。反对合成补片的人担心透过补片材料出血、止血时间长、血管腔内血栓形成和感染。仍有其他人认为常规补片血管成型显著延长阻断时间和转流管使用时间，以及总的手术时间。大部分外科医生使用补片方法，因为他们相信其能够降低技术误差，而这些误差可能导致栓塞或血栓形成，最终导致再狭窄。

6项前瞻性随机试验比较了颈动脉内膜剥脱术使用直接缝合与血管补片成型的结果，在3项支持补片的试验中没有得出差别。3个研究终点分别是术后早期颈内动脉血栓、30天围手术期中风和第1年≥50%再狭窄。术后早期颈内动脉闭塞发生率，直接缝合为4.3%（20/462），大隐静脉补片为0.4%（1/242），其他类型静脉或合成补片为1%（4/399），所有颈动脉内膜剥脱的补片治疗是0.8%（统计学意义显著）。30天中风率方面，直接缝合为3.9%，大隐静脉补片为1.2%，非大隐静脉补片为1.2%，行补片治疗的动脉是1.2%（$p<0.008$）。第三个终点，术后第一年再狭窄程度在50%及以上时，使用补片后效果明显好转：直接缝合为7.4%，大隐静脉补片为2.3%，非大隐静脉补片为1.9%，所有动脉补片为2.1%（$p<0.001$）。

我们的机构近期发表了随机前瞻性研究，证明补片血管成型预防急性围手术期神经症状，包括颈动脉血栓形成和长期再狭窄率的优越性。其中一项试验中，将399例颈动脉内膜剥脱随机分为以下几组：135例PC、134例PTFE和130例静脉补片关闭（大隐静脉补片与颈静脉补片）。同侧中风发生率，直接缝合为5%，PTFE为1%，静脉补片缝合为0%（直接缝合:静脉补片$p=0.008$；直接缝合：PTFE $p=0.034$）。直接缝合的再狭窄率（34%）高于PTFE再狭窄率（2%）和静脉补片缝合（9%，$p<0.001$）。PTFE的再狭窄率低于静脉补片闭合（$p<0.045$）。直接缝合的女性患者再狭窄率比男性高（46%:23%，$p=0.008$）。

推荐读物

1. AbuRahma AF, Robinson PA, Saiedy S, et al. Prospective randomized trial of carotid endarterectomy with primary closure and patch angioplasty with saphenous vein, jugular vein, and polytetrafluoroethylene: Long-term follow-up. *J Vasc Surg*. 1998;27:222–234.
2. Biller J, Feinberg WM, Lastaldo JE, et al. Guidelines for carotid endarterectomy: A statement for health care professionals from a special writing group of the Stroke Council, American Heart Association. *Stroke*.1998;29:554–562.
3. Koskas F, Kieffer E, Bahnini A. Carotid eversion endarterectomy: short- and long-term results. *Ann Vasc Surg*. 1995;9:9–15.
4. Ahn SS, Marcus DR, Moore WS. Post-carotid endarterectomy hypertension: Associated with elevated cranial norepinephrine. *J Vasc Surg*. 1989;9:351–360.
5. AbuRahma AF, Lim RY. Management of vagus nerve injury after carotid endarterectomy. *Surgery*. 1996;119:245.
6. Riles TS, Imparato AM, Jacobwitz GJ, et al. The cause of perioperative stroke after carotid endarterectomy. *J Vasc Surg*. 1994;19:

206–216.
7. Archie JP. Prospective randomized trials of carotid endarterectomy with primary closure and patch reconstruction: the problem is power. *J Vasc Surg*. 1997;25:1118–1119.
8. North American Symptomatic Carotid Endarterectomy Trial (NASCET) Steering Committee: North American Symptomatic Carotid Endarterectomy Trial. Methods, patient characteristics, and progress. *Stroke*.1991;22: 711–720.
9. European Carotid Surgery Trialists' Collaborative Group. MRC European Carotid Surgery Trial: Interim results for patients with severe (70–99%) or with mild (0–29%) carotid stenosis. *Lancet*.1991;337:1235–1243.
10. Clinical advisory: Carotid endarterectomy for patients with asymptomatic internal carotid artery stenosis. *Stroke*. 1994;25: 523–524.
11. Barnett MJM, Taylor DW, Eliasziw M, et al. Benefit of carotid endarterectomy in patients with symptomatic moderate or severe stenosis. *N Engl J Med*. 1998;339:1415–1425.

编者评述

A. B. L.

颈动脉壶腹营造了一个异常的血流动力学环境,容易造成斑块的形成。逆向切应力、震荡切应力和血管外壁的低切应力导致了LDL的转移,斑块逐渐形成。为什么一个稳定的斑块突然导致症状的发作是目前人们集中研究的焦点。斑块"不稳定"很有可能由于纤维帽的活动、斑块内出血和脂质中心的暴露。管腔狭窄继发的高速喷射将诱发斑块的不稳定。

颈动脉内膜剥脱可能是历史上研究最广泛的手术方式。对无症状患者(ACAS)和狭窄率有症状患者(NASCET),颈动脉内膜剥脱手术效果已得到明确的证实。然而,这些研究用到了阿司匹林,而不是更有效且越来越多用于颈动脉支架支持治疗的波立维。同样,这些试验的辅助药物不包括动脉粥样硬化治疗药物,这些都是颈动脉疾病患者的推荐用药。因此,药物治疗效用也有改善作用。

众多的外科医生在大量传统、民俗和习惯的环境中开展他们的颈动脉内膜剥脱手术。我觉得没必要也不希望实施脱套式内膜剥脱术,最好去改善这一技术并将其做得更好些。尽管如此,像大多数外科医生一样,我也有许多必须做的事情,那也是我们必须虔诚遵循的:

- 必须要采用围手术期抗血小板治疗,包括术后即刻的监护病房给予剂量。
- 首先阻断颈内动脉,然后是颈总动脉和颈外动脉。
- 如果患者是清醒状态,可选择性应用转流管。
- 如果患者是睡眠状态,应进行转流。
- 返血冲刷颈内动脉,然后在颈外动脉开放前,再次阻断颈内动脉。
- 所有内膜剥脱术均使用补片,我目前最欣赏的是牛心包型补片。
- 减少切缘呈角,以免切口回缩,以减少面神经麻痹的发生率。
- 如果手术在局麻下进行,则应持续监测患者的特殊运动功能(对侧下肢运动)。

颈动脉侧支循环极难预知,我们在局麻手术下已经充分认识到这一点。甚至对侧血管闭塞的患者,常耐受颈动脉阻断。在另一极端,一些患者在颈动脉阻断时会即刻出现症状,可表现为癫痫和(或)意识状态丧失,但当置入转流管后可即刻恢复。一些患者则直到阻断时间达10~15分钟无症状;尤其之前有不适主诉的患者的任何兴奋症状,一定要考虑为脑缺血的标志,并置入转流管。局麻下实施颈动脉内膜剥脱术,个人认为需要更高水平的麻醉经验和监测。必须避免患者过度镇静,否则患者就无法表达不适或过度激动,而且也很难检查神经功能。

(张佳 郭伟 译)

第 28 章

颅外颈动脉闭塞性病变腔内血管重建

Timothy M. Sullivan

NASCET 和 ACAS 的研究表明，对于大多数患者来说，与最好的药物治疗(减少危险因素和抗血小板)相比，严重的颈动脉闭塞性病变无论是有症状还是无症状，采用外科手术方式动脉内膜切除对于预防中风都是比较有效的治疗选择。仔细核对他们各自的结果，NASCET 认为颈动脉内膜切除术的致残性中风或致死性中风的风险为 1.9%，轻微中风的风险为 3.9%。ACAS 认为如果除去由于诊断性动脉造影可能造成 1.2%的中风风险，严重或致死性中风的风险为 0.6%。随后，越来越多的患者进行了颈动脉内膜切除术(CEA)，并且现在这种术式在血管外科界是最盛行的手术。尽管 CEA 在预防中风方面的效能已经被证实，但是更多的关注被放在颈动脉支架成形术(CAS)中，这种手术有可能替代外科手术。这一章节我们将讨论这一新治疗方式的适应证、技术和结果。

和许多研究一样，包括 ACAS 和 NASCET 都已经证实 CEA 的安全性和有效性，但是对一些类型的患者进行 CEA 治疗可能并不是最理想的治疗。在 Hertzer 等描述的克利夫兰诊所 1989~1995 年 2046 个患者 2228 个连续的 CEA 经验中，中风率和死亡率作为孤立的事件发生率分别是 1.8%和 0.5%，两个事件总的发生率是 2.3%。另外，对于那些表现为一侧大脑短暂性缺血发作(TIA)的无症状患者或者为治疗少量残余症状的中风患者的手术，中风率和死亡率在统计学上没有差异。合并冠状动脉旁路移植术(CABG)的 CEA 围术期较高中风率为 4.3%，死亡率为 5.3%，比单独 CEA 手术要高。需要再次手术的颈动脉也有较高的中风率和死亡率，分别为 4.6%和 2%。这些数据使我们确信颈动脉内膜切除可以在未经筛选的大量的患者中安全完成，但是应该注意有些由于手术的干预增加风险的患者。

克利夫兰诊所的 Ouriel 和 Hertzer 等进行的一项随访研究，试图通过回顾性分析明确患者中的一个亚群进行 CEA 手术会增加风险，所以可能更适合 CAS 治疗。从过去 10 年的数据中检验了 3061 个颈动脉内膜切除术的病例。根据合并疾病定义出一个高风险分层 (n =594，19.4%)，合并疾病包括：严重的冠状动脉疾病(CAD)(CEA 术前 6 个月内需要血管重建或外科搭桥)、充血性心力衰竭病史(CHF)、严重的慢性梗阻性肺部疾病(COPD)，或肾功能不全(血清肌酐大于 3mg%)。中风、死亡和心肌梗死(MI)作为分析的终点，全组的发生率为 3.8%(中风 2.1%，MI 1.2%，死亡 1.1%)。值得注意的是高风险组患者发病率为 7.4%(n=594，19.4%)，远大于低风险组的 2467 个患者的发病率(2.9%，p=0.008)。高风险组的可再细分为单独 CEA 和合并 CABG 的患者。毫无疑问 CEA 合并 CABG 的患者发生中风、死亡和 MI 的几率要比单独 CEA 的患者大得多。值得注意的是在高风险组单独行 CEA 手术的患者死亡的风险明显较高 (p<0.001)，但是重要的是尽管在高风险组中作为分析终点的中风、死亡和 MI 发生率明显较高，但是这种不同并没有统计学差异(p=0.078)。另外，作为单独的分析终点，MI 和中风的发生率在高风险组和低风险组中没有统计学差异。这些来自克利夫兰诊所血管外科登记的数据看上去支持这样一个概念，那就是注册 CEA 的多中心试验(NASCET 和 ACAS)的患者可能类似于低风险患者组，如果包括在多中心试验中，高风险组患者结果将会不同。其他作者已经提出关于“高风险”CEA 的特殊概念；在例如严重损伤、再手术、颈部辐射和对侧颈动脉闭塞等方面存在一些不一致的资料。因此此后的试验强调治疗上不要激进，高风险患者可能从另一个可供选择的治疗中受益，例如 CAS。

表 28.1 高风险患者 CAS 的适应证

1.严重的心脏病
  A.需要冠状动脉 PTA 或 CABG
  B.充血性心力衰竭病史
2.严重的慢性阻塞性肺疾病
  A.需要在家里吸氧
  B.预期 FEV_1<20%
3.严重慢性肾功能不全
  A.血清肌酐>3.0 mg/dL
  B.目前透析治疗
4.颈动脉内膜切除前再狭窄
  A.对侧声带麻痹
5.外科手术无法治疗的病变
  A.病变在第二或超过第二颈椎
  B.病变低于锁骨
6.辐射诱发的颈动脉狭窄
7.同侧颈淋巴结清扫术前

表 28.3 最近的颈动脉血管成形术/支架置入术结果

作者/年份	动脉操作数量	症状%	脑保护装置	中风+死亡
Diethrich 1996	117	28%	否	7.3%
Yadav 1997	126	59%	否	7.9%
Henry 1998	174	35%	混合	2.9%
Bergeron 1999	99	44%	否	2%
Shawl 2001	192	61%	否	2.9%
Roubin 2001	604	52%	混合	7.4%
Ahmadi 2001	298	38%	混合	3.0%
CAVATAS 2001	251	96%	否	10%
Brooks 2001	53	100%	否	0%
d'Audiffret 2001	68	30%	混合	5.8%
Chakhtoura 2001	50	39%	否	2.2%
Baudier 2001	50	98%	混合	6%
Reimers 2001	88	36%	是	2.3%
Paniagua 2001	69	16%	否	5.6%
Criado 2002	135	40%	混合	2%
Guimaraens 2002	194	92%	是	2.6%
Al-Mubarak 2002	164	48%	是	2%
Bonaldi 2002	71	100%	混合	5.6%
Kao 2002	118	75%	否	4.2%
Whitlow 2002	75	56%	是	0%
Qureshi 2002	73	37%	混合	4.1%
Macdonald 2002	50	84%	是	6%
Stankovic 2002	102	37%	混合	0%
Kastrup 2003	100	63%	混合	5%
Cremonisi 2003	442	57%	是	1.1%
Terada 2003	87	80%	是	2.3%
Bowser 2003	52	60%	否	5.7%
Wholey 2003	12392	53%	混合	4.75%
Becquemin 2003	114	33%	混合	7.0%
Dabrowski 2003	73	未说明	混合	5.5%
Cernetti 2003	104	26%	是	4%
Bush 2003	51	29%	否	2%
Lal 2003	122	45%	混合	3.3%
总计 16 758			加权平均值 4.6%	

颈动脉血管成形/支架成形

适应证

颈动脉血管成形和支架成形基本适应证的标准不同于外科手术颈动脉内膜切除的标准：

• 无症状病变通过多普勒超声检查血管狭窄程度可达到 80%~99%，通常这种情况下血管造影检查狭窄的程度至少达到 60%。大多数 CAS 临床试验中无症状患者的血管狭窄程度通过造影检查达到 80%才可以纳入研究范围。

• 有症状（表现为大脑半球的 TIA、一过性黑矇，或者是中风后造成轻微残疾）的患者，造影血管狭窄的程度至少应达到 70%。对于溃疡型狭窄病变，狭窄程度超过 50%的有症状患者颈动脉内膜切除可能获益更多，颈动脉的介入治疗尚未涉及此类病变。高风险患者 CAS 治疗的适应证和相对适应证在表 28.1 和表 28.2 中做了详细的列举。

表 28.2 CAS 的限制和禁忌证

无法获得股动脉入路
主动脉弓解剖特点不适宜行 CAS 治疗
颈总动脉或颈内动脉严重扭曲
严重的钙化或扩不开的狭窄
病变部位有新鲜血栓
狭窄范围较长(超过 2cm)
严重的狭窄(≥99%)
狭窄合并经动脉瘤
对比剂相关的禁忌
•慢性肾功能不全
•曾发生过威胁生命的对比剂反应
前负荷依赖状态的严重主动脉瓣狭窄

CAS 的短期结果

CAS 的短期效果依赖于有无脑组织栓塞的发生和消失。操作过程中发生中风的风险看上去已经由于脑保护装置的使用被降低。但是，很显然装置和技术的改进使得研究的目标不固

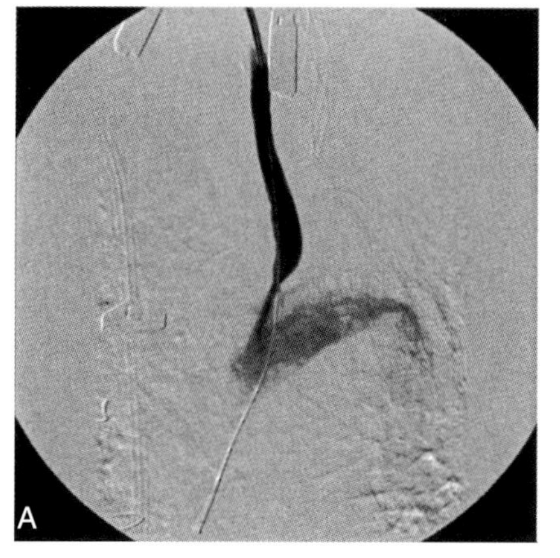

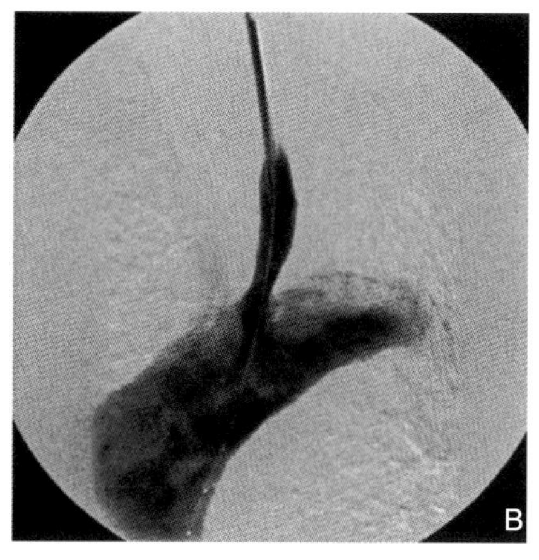

图 28.1 (A)左颈总动脉(CCA)高度狭窄,直视下逆行切开。(B)随后球扩式支架置入血管成形。

定,给结果的评估造成了困难。尽管是这样,通过可利用的文献,对于 CAS 目前的现状还是可以做一个总结的。

表 28.3 中包括了一系列研究,只有那些被同行评议过并且样本含量超过 50 个的研究被收录。

与分叉部位的病变相比,近端颈总动脉的病变相对少见,但是这种病变可能用颈动脉血管成形术或支架置入术治疗更好。根据作者的经验,大多数的治疗经由颈总动脉切开,通过一个 7F 鞘逆行血管成形,放置一个球扩式支架(图 28.1)。克利夫兰诊所连续完成的 14 个病例中有 1 例因医源性夹层手术更改为颈动脉-锁骨下动脉转位,另外 2 例由于手术操作引起颈内动脉血栓形成导致中风。所有的病例都进行了内膜切除重建分叉血管,重新探查时开通颈总动脉并行颈内动脉血栓切除术。

而对于颈动脉支架置入来说并没有发生这种情况,需要注意的是在合并完成其他操作时要格外小心。

再狭窄

表 28.4 列举了 CAS 后随访的再狭窄率情况,同样只有那些被同行评议过并且样本含量超过 50 个的研究被收录。再狭窄率的程度是不同的,大多数研究报道 CAS 后随访两年后再狭窄率为 10%~15%。

多普勒超声随访

新泽西州霍布森团队的 Lal 等人从 90 例支架置入动脉随访中发现:若干个多普勒检查诊断标准中与血管造影最相关的是 CAS 后最大收缩速度。血管造影平均狭窄 4.2% +/- 9.7%,对应的颈内动脉最大收缩速度是 123 +/- 30 cm/s。他们得出结论:CAS 后随访如果最大收缩速度≤150 cm/s,则对应的是正常的管腔(狭窄程度 0% ~ 19%)。下面是关于对 CAS 后患者随访的一些推荐做法。

• 多普勒超声用于识别再狭窄,对于颈动脉放置支架后的随访是一个

表 28.4 颈动脉血管成形术/支架置入术再狭窄随访情况

作者/年份	动脉操作数量	随访	再狭窄+闭塞
Diethrich 1996	110	8 个月	3.4%
Yadav 1997	81	6 个月	4.9%
Henry 1998	174	13 个月	2.3%
Bergeron 1999	99	13 个月	3%
Cremonisi 2000	119	6~36 个月	5.0%
CAVATAS 2001	251	12 个月	14%
Roubin 2001	520	36 个月	3.1%
Ahmadi 2001	320	12 个月	8%
D´Audiffret 2001	83	16 个月	7.2%
Chakhtoura 2001	50	18 个月	8%
Paniagua 2001	62	17 个月	5.7%
Baudier 2001	54	34 个月	28%
Criado 2002	135	16 个月	3%
Guimaraens 2002	194	12 个月	4.1%
Kao 2002	129	16 个月	3.1%
Bonaldi 2002	71	1 年	8%
Willfort 2002	279	1 年	3%
Stankovic 2002	100	1 年	3.4%
Shawl 2002	343	26 个月	2.7%
Cernetti 2003	104	24 个月	1.8%
Dabrowski 2003	80	12 个月	7.5%
Becquemin 2003	114	15 个月	7.5%
Wholey 2003	12392	36 个月	1.7%
Khan 2003	179	12 个月	6.7%
Christiaans 2003	217	48 个月	21%
Wholey 2003	520	36 个月	8%
Deborst 2003	217	8 个月	1.8%
Lal 2003	122	60 个月	6.4%
Bush 2003	51	12 个月	2%
Bowser 2003	52	60 %	16%

非常重要的工具，早期的再狭窄表现为典型的内膜异常增生。

• 对于多普勒随访来说，根据传统的速度标准来解释随访结果很困难，所以一个基线是必须的，这就需要在CAS操作完成后结合血管造影狭窄的程度来确定基线。以后的随访在3、6和12个月完成，此后每6个月或12个月复查一次。

• 最近的证据建议颈内动脉最大收缩速度≤150 cm/s，对应的是正常的管腔(狭窄程度在0%~19%)。最大收缩速度的高度和颈内动脉与颈总动脉之比(>80%或更高)在CAS随访中认定有意义的再狭窄可能是另外的重要的标准。

• 更加明确的高度再狭窄评估要通过对比血管造影术来完成。对于大多数发生再狭窄的患者来说，可以安全地进行再次血管成形术。

CAS的技术现状

关于CAS的安全性和有效性目前尚缺乏良好的可控制数据，因此作者的经验局限于其治疗那些被确信采用CEA存在高风险的患者。这些操作可能被那些对于颈动脉疾病的病理生理学以及自然病史知识掌握非常全面的内科医生，或者当今的外周、心脏或神经介入方面专家完成。对于那些不能参加食品药品管理局认可的试验，此类操作的完成要在公正的监督下完成，监督的标准是当地组建的(IRB)认可的治疗方案，包括术前和术后的神经病学检查，以及前瞻性的病例回顾。而且，制定一个颈动脉支架置入术的规范对于那些渴望参与这一领域的专家之间的合作是非常有帮助的。应当组建一个有经验的团队，包括1~2名内科医生和1名技师，从而确保患者的安全，保证最少的操作者最高效的运转，避免人力资源的浪费。所有决定进行CAS治疗的患者除了要清楚地了解调查研究的程序之外还要履行知情同意程序，要被告之其相对于CEA治疗所面临的风险、收益和最佳内科治疗。另外他们必须同意规范和仔细的随访检查。

解剖学

脑循环的解剖学特点对于CAS的治疗计划是非常重要的。几个解剖学因素与手术操作是密切相关的。主动脉弓的形态可能是需要考虑的第一个挑战。随着年龄的增大，主动脉弓顶部趋向于向远端移位(图28.2)。这种主动脉弓结构的改变使得头臂血管的选择性导管插入更具挑战性，同时影响应用导管的选择。操作者应当更加熟悉各种选择性导管。作者更喜欢选择Simmons Ⅱ导管(图28.3)，因为这种导管能更深地插入颈总动脉，便于导丝通过并交换长鞘。随着起始于半球形主动脉弓的目标血管根部距离的增加，导丝和长鞘通过的困难也逐渐增加。尤其是左颈总动脉起始于头臂动脉的选择性导管插入特别困难，需要操作前造影对照或通过磁共振血管成像来鉴别。因此在完成介入治疗前对于主动脉弓和各个分支血管的起始位置的了解是必不可少的。

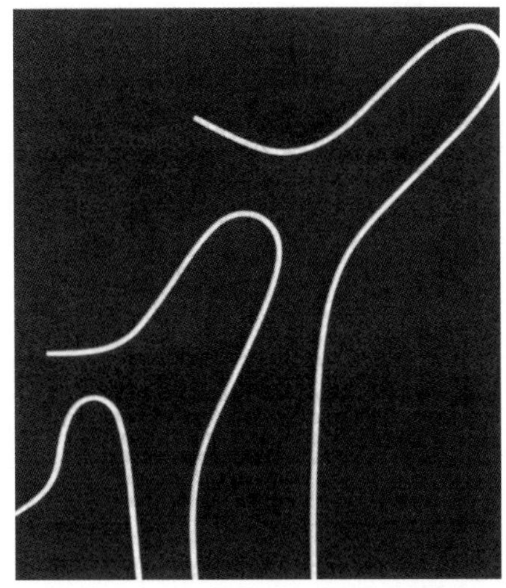

图28.3 对于导管选择性插入比较困难的主动脉弓可以应用更复杂的导管，例如Simmons。

在治疗方案的制定中防止出现脑

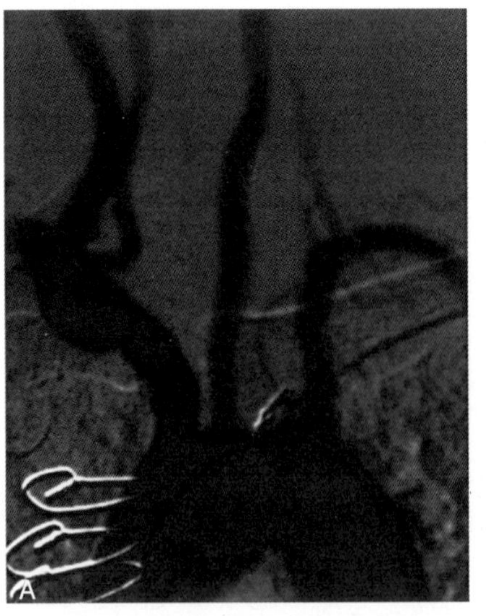

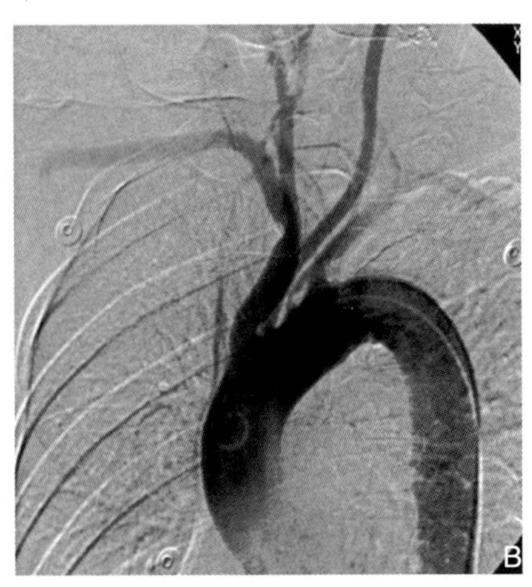

图28.2 (A)主动脉弓造影，左前斜位。头臂干起始于主动脉弓顶部，导管选择性插入比较容易。(B)随着年龄的增大，主动脉弓也“延长”，本质上的改变是头臂动脉根部的移位。导管选择性插入更加困难。同时需要注意四个分支从主动脉弓分出，第三个分支动脉是左侧椎动脉。

循环的任何一个环节的损伤都是同等重要的。在完成颈内动脉的血管重建前，对于近端的颈总动脉病变是需要治疗的，因为这样可以为安全地接近颈内动脉提供保证。扭曲的颈内动脉也是要关注的，因为通常几乎全部的颈内动脉都是相对直的，严重扭曲的颈内动脉妨碍导丝和保护装置的安全通过，不能保证患者安全的介入治疗。在颈动脉的介入治疗中颈外动脉的解剖特点和结构可以不去重点考虑，甚至由于手术的操作造成颈外动脉的狭窄或被裸支架覆盖。

最后，Willis 环的完整与否也是一个需要重点考虑的问题，这可能对治疗策略有重要的影响。对侧颈内动脉、椎基底动脉系统和颅内动脉状况可能影响到栓子保护装置应用的类型。Willis 环的解剖变异是很常见的。在所有的病例中具有完整 Willis 环的不足一半。总的变异率包括发育不全(10%)、A1 段缺失和丛状改变(10%~33%)、重复的前交通动脉(18%)。一半的病例 Willis 环后部分存在变异，包括发育不全(33%)或后交通动脉缺失。需要特别注意术前应通过血管造影或颅内动脉的 MRA，了解前后交通动脉情况。那些侧支循环受限的患者在保护球囊扩张时或血管成形操作过程中可能出现可逆的神经症状。如果在操作过程中出现任何医源性动脉闭塞，这些患者有限的侧支血液供应无法补偿血液的缺失，出现永久性神经病学缺陷的风险也很大。

技　术

术前准备

对于缺乏颈动脉介入经验的医生来说，在计划介入治疗前建议完成诊断性的主动脉弓、颈动脉和脑血管造影；高质量的包括主动脉弓的 MRA 可以作为替代的检查。主动脉弓和头臂动脉根部的结构需要认真仔细的评估。其重要性在于能够明确鞘和指引导管进入颈总动脉的难易程度，这对于成功的操作是一个非常关键的问题。如果头臂干(无名动脉)或左侧颈总动脉根部起始于半球形主动脉弓底部且直径超过正常颈总动脉直径的两倍(大约 2cm)，那么鞘和指引导管进入的难度将会加大。另外，病变的长度、狭窄的最大程度以及颈总动脉和颈内动脉的直径可以通过视野内放置的不透 X 线的标记导管来测量。球形标记的直径从 2mm 至 7mm 是理想的。测量便于操作前对球囊和支架的选择，使球囊和支架的输送更为容易，使操作更为高效，从而实现患者安全和理想的疗效最终目标。

所有的患者应当被详细地询问病史并进行细致的体格检查，密切注意合并的内科疾病情况，并检查作为介入入路的股动脉搏动。由神经科专门医师进行全面的神经系统检查。另外术前的血管造影或 MRA 以及多普勒超声应当在正规的血管检查室完成，最好随访的检查也在相同的检查室完成。患者应至少在术前一周开始每天口服阿司匹林(ASA)325mg，至少在手术前 3 天开始每天口服氯吡格雷（波利维)75mg。所有的患者应在手术操作前即刻输入抗生素(先锋 IV 1g)。

操作细节

如果不考虑操作过程中精确的定位，高质量的成像设备是必不可少的，便携式 C 型臂恐怕不能满足这项需要。作者是通过一套神经介入系统来完成 CAS 操作的，该系统具有双平面成像的优势。CRNA 这种安排避免了人力和设备的重复，操作间内人员安排包括专业操作人员和心电图、血压及持续的脉搏血氧测定人员。患者仰卧位，常规准备双侧腹股沟。头部放置在固定装置中，减少患者在操作的关键时刻头部的运动，保证患者的安全。在患者清醒状态下完成操作，特别焦虑的患者可以给予镇静。

作者的 CAS 技巧经过长时间的演变。目前的操作包括以下步骤，尽管在无法预料的情况下可以进行调整，但建议手术操作者尽可能遵循标准的操作步骤：

1. 5F 鞘逆行穿刺股动脉。

2. 动脉入路建立后，导管进入主动脉弓和头臂动脉前充分肝素化(0.5 mg/kg 体重)。

3. 导管选择性插入同侧中远段颈总动脉（通常用 Simmons Ⅱ导管)，完成颈总动脉分叉部位的造影，要注意选择合适的角度尽量减小颈内动脉和颈外动脉的重叠，最大限度地显示病变情况，如果术前没有完成全脑造影，作为必须的步骤，要完成全脑造影，全脑造影可以鉴别颅内有无病理学改变，例如动脉瘤和动静脉瘘。

4. 两个技术有助于鞘进入颈总动脉。

a. 首选的方法是将一个长的交换导丝放置在颈外动脉终末分支中；作者更喜欢使用硬的、弯头的亲水性导丝（这种导丝滑的特性可以巧妙地实现鞘的交换）。将诊断性导管和 5F 鞘移除，交换为一 90 cm 长的 6F 鞘，携带鞘管扩张器进入颈总动脉(在整个操作过程中要始终保持可以看到颈外动脉内放置的导丝)。如果要用到大的支架(直径>8 mm)，7F 长鞘是一个理想的选择，在支架输送系统与鞘之间的空隙可以允许对比剂的注入。必须注意鞘管扩张器的头端，因为根据所用品牌不同有些扩张器的头端是不透 X 线的，所以可能超出鞘管比较长。显然如果不注意扩张器在颈总动脉中的位置可能会发生灾难性的后果。对于那些颈总动脉短或分叉部位较低的患者，一旦鞘管的边缘（有不透 X 线的标志）超过颈总动脉的根部就可以将鞘管推出扩张器。

b. 另一个技巧是长鞘可以通过导丝进入主动脉弓。退出扩张器,选择一个合适的选择性诊断导管进入颈总动脉。所选的导管要比长鞘长一些,至少应达到100 cm甚至更长。然后加硬导丝进入颈外动脉。用导丝和导管作为支撑(通过在腹股沟固定导丝和导管),将长鞘(去除扩张器)推入颈总动脉。这种操作技巧适用于比较困难的主动脉弓,导管和导丝的支撑力要比单纯的导丝支撑力强,但是这种操作的风险就是鞘的边缘在进入主动脉弓和无名动脉或左侧颈总动脉接合部(无鞘扩张器保护)的时候可能会对局部造成干扰,导致夹层或远端的栓塞。不要小看将长鞘放置在颈总动脉深部并维持这种状态的重要性:一旦撤出0.035英寸导丝(最终交换为0.014英寸导丝),那么保证完成血管成型和支架置入的装置就只是长鞘了。如果在操作过程中长鞘弹回到主动脉弓中,那么通过0.014英寸导丝和脑保护装置将长鞘重新放入颈总动脉是极其困难的。患者的选择和对主动脉弓的识别决定操作的成功与否。在非常困难的主动脉弓,深吸气或深呼气有可能改变头臂干根部的形态,便于导丝进入从而完成长鞘的放置。对于长鞘无法放入颈总动脉的患者来说,另一个选择是预先塑形的导鞘或导管放置在颈总动脉近端;只有在没有其他可行的方法的前提下可以使用这种方法,因为指引导管提供的稳定性比较差,有可能无法完成介入操作过程。

5. 对于颈外动脉闭塞的患者,长鞘放置入颈总动脉可能比较困难。两个技术可以应对这个挑战:

a. 前端塑形的"J"形加硬0.035英寸导丝可以放置在颈总动脉远端,需要注意避免损伤颈总动脉球部和分叉部。"J"形结构避免导丝对病变造成损伤。也可以用前端可塑形的加硬导丝来完成同样的操作。

b. 另一种方法是用前端直径为0.018英寸,逐渐增大到0.035英寸的导丝,通过颈内动脉病变,提供支撑并方便长鞘的置入。虽然这是合理的选择,但最终需要通过病变部位两次。

6. 一旦长鞘放置好之后,可拔除导丝和扩张器。作者倾向于缓慢持续地注入肝素来避免停滞在鞘内的血液形成血栓。然后通过长鞘完成颈动脉分叉部位的选择性造影,再次检查闭塞的程度和长度,以及病变近远端颈内动脉和颈总动脉的情况。如果有可用线路图,对于帮助栓子保护装置或导丝的通过是非常有益的。目前大多数此类操作都借助于栓子保护装置来完成。

7. 在通过病变和完成CAS之前测定活化凝血时间(ACT)是明智的。对于用气囊阻塞颈内动脉(PercuSurge Guardwire, Medtronic AVE)作为栓子保护装置的患者,ACT保持在>300秒是理想的。如果是过滤型装置(Filterwire EX, Boston Scientific)或者标准导丝而不采用保护装置,ACT>250秒可能就足够了。介入组在术前应就细节详细讨论,达成一致意见并按照步骤来完成操作,以使所有操作人员步调一致。球囊应当冲洗并准备好(小心排空球囊中的空气,防止发生球囊破裂),支架打开放置于操作台上,导丝及栓子保护装置都应准备好。对于原发性的病变,静脉给予阿托品0.5~1.0mg,预防性对抗由于球囊扩张颈动脉引起的心动过缓;对于CEA再狭窄的病例可能不需要如此。监护护士或CRNA应当警惕球囊扩张可能导致显著的血流动力学不稳定(心动过缓、低血压)。

8. 借助于线路图帮助,导丝或栓子保护装置(0.014英寸)首先通过病变部位。在导丝或栓子保护装置插入长鞘的活瓣时需要小心,因为导丝或栓子保护装置的前端在这个地方容易被损坏。如果应用保护装置,应当将其放置在颅外颈内动脉的远端,即水平岩部节段之前。对于球囊阻塞装置来说,必须造影证明颈内动脉血流被阻断;对于过滤装置来说,必须造影证明过滤装置在颈内动脉内并且有血流通过过滤装置(而且在整个介入操作过程中每一部操作完成后都要造影来检查过滤装置是否被碎片堵塞)。

9. 用5.0 mm血管成形球囊对病变部位进行预扩张,通常用单轨或快速交换球囊。球囊在通过病变部位前可以通过导丝或保护装置先放置在颈总动脉的远端来节省时间。通常需要相对的低压(4~6 mmHg)可以达到球囊的外形。球囊预扩张后将球囊撤出,通过长鞘造影再一次了解分叉情况(除非远端应用了球囊阻塞,在这样的病例中颈内动脉是看不到的;这种情况下,远端支架的放置必须根据预先的骨性标志和颈总动脉分叉来定位)(图28.4和图28.5)。

10. 确认在准确的位置后支架被释放。目前较好的是镍钛记忆合金支架,通常选择8~10mm(直径)×30mm(长度)支架从颈内动脉放置至颈总动脉,覆盖颈外动脉根部。当快速施放时镍钛记忆合金支架有前跳的趋势(尽管生产厂商并不这样认为),这可能导致支架错过病变部位。因此,施放支架前打开前面两节后等5~7秒,让远端的支架完全膨胀,适当地对抗这种趋势,让支架贴附于病变远端的颈内动脉。而后剩下的支架可以快速地施放,不必担心支架的移位。支架直径的测量要在血管直径最大的位置,通常是在远端的颈总动脉(而不是颈内动脉),避免因支架与颈总动脉贴附不紧密而导致继发血栓形成是非常重要的。支架直径选择至少要比颈总动脉最大直径处大10%(大约1~2 mm)。有时病变局限颈动脉分叉在以上的颈内动脉,这种情况下可以允许选择较短的支架仅放置在颈内动脉内而不跨过颈动脉分叉。

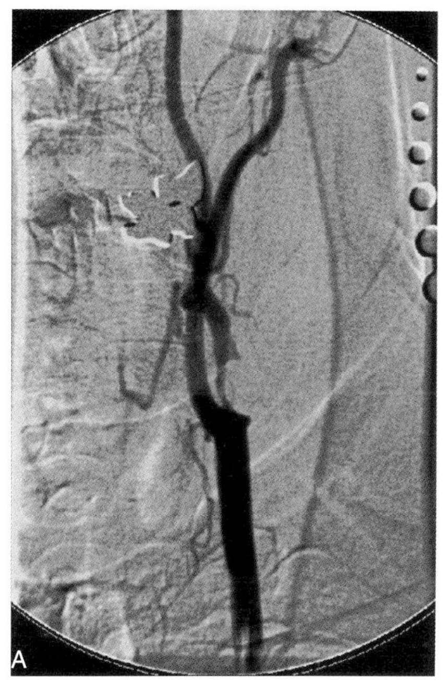
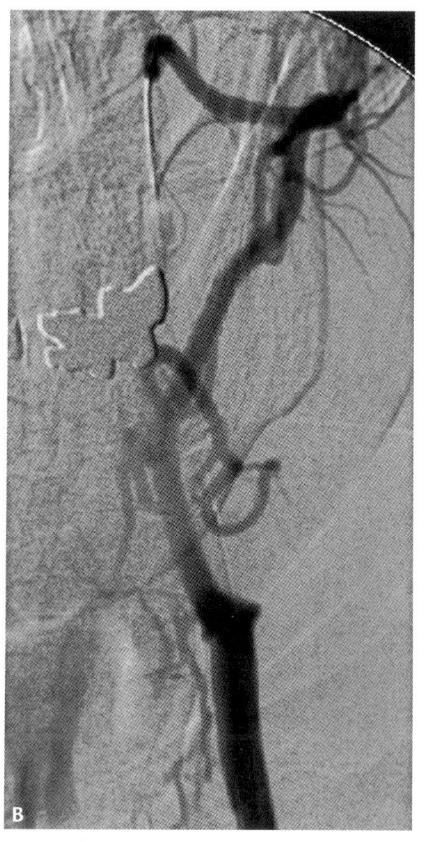
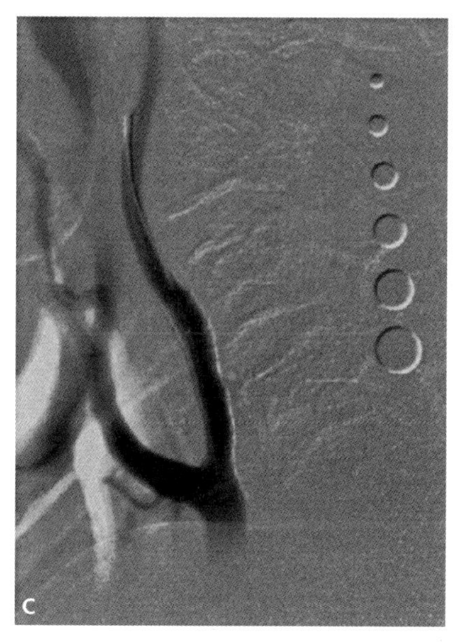

图 28.4　(A)原发性左侧颈内动脉高度狭窄。(B)应用球囊阻断装置,颈内动脉血流不显影,颈总动脉和颈外动脉血流显影,支架根据骨性标志和颈动脉分叉放置。(C)血管成形和支架置入后,颈内动脉内静止的血流被抽出,抽瘪阻塞球囊,血流恢复,完成血管造影摄片。

11. 如果有必要,可以用 5 mm 球囊对病变部位进行后扩张;通常很少用到更大的球囊。目前的趋势是用较大的球囊(直径 5 mm)预扩张,尽量避免后扩张。10%左右的残余狭窄是完全可以接受的,其目的是防止发生栓子引起的中风,没有必要必须达到完美的造影结果。

12. 在拔出导丝和脑保护装置前应当完成颈动脉球部、颈动脉分叉和颅外颈内动脉远端的造影来确定没有夹层和阻塞的发生。有时可以遇到严重的血管痉挛(类似夹层的形态)。除了可以观察不做处理外,有时可通过长鞘给予血管扩张剂(硝酸甘油 100 μg)解决这个问题。通常,必须在血管痉挛完全解除前拔出导丝,但必须是在排除夹层的情况下。导丝拔出后,要分别完成颈动脉和颅内血管的造影。

13. 肝素抗凝是不能停止的,可以通过经皮闭合装置进行止血。

术后注意事项

手术操作结束后,患者要在恢复区观察大约 30 分钟,然后转往监护病房。对于使用穿刺点闭合装置的患者来说,可以在术后 1~2 小时下地活动并恢复普通饮食,所以没有必要住进重症监护病房。偶尔会有患者因刺激颈动脉窦而发生持续的低血压,可以通过静脉输入药物治疗心动过缓,很少有患者需要静脉输入升压药物,例如多巴胺。少数发生低血压的患者必须通过口服药物治疗,这种情况下去氧肾上腺素和甲氧胺福林都是可供选择的药物。

在出院之前多普勒超声检查是必须做的,出院之后应在 6 周、6 个月、1 年分别复查超声,此后每年复查一次。在手术后大约 24 小时应当进行神经系统的评估,此后神经系统的评估要与多普勒超声的复查一同进行。患者要终身口服阿司匹林,口服氯吡格雷 4~6 周。

与外科的 CEA 一样,成功的治疗不仅取决于 CAS 精湛的技巧,还取决于合适的患者选择、操作程序的标准化以及对于操作细节的一丝不苟。

CAS 的术后并发症

据报道 CAS 最常见的并发症是

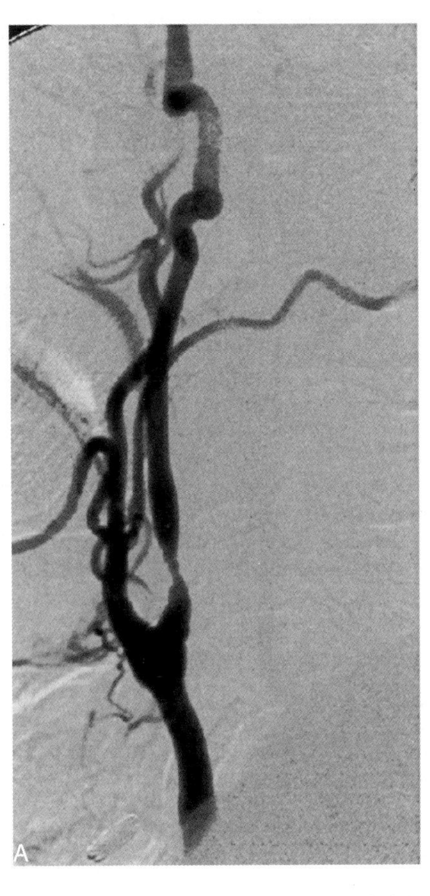

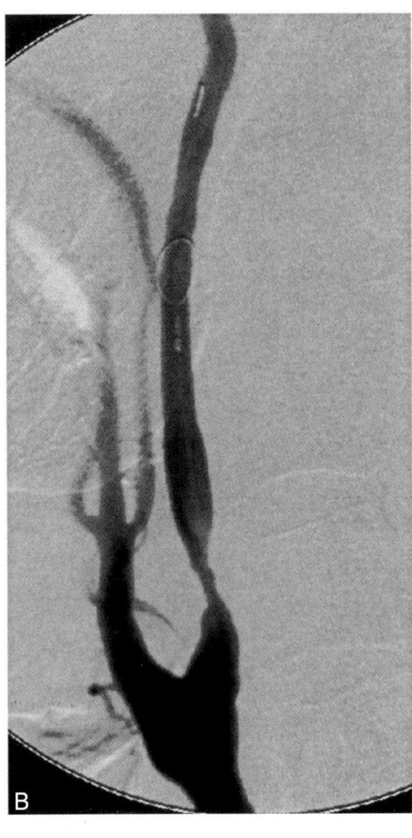

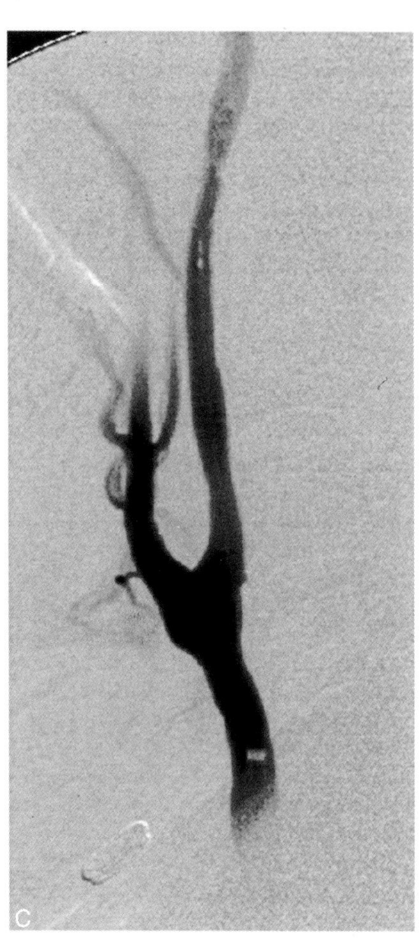

图 28.5 (A)左侧颈内动脉内膜切除涤纶补片血管成形术后 18 个月随访再发高度狭窄。(B)左侧颈内动脉内膜切除涤纶补片血管成形术后 18 个月随访再发高度狭窄。(C)最初放置支架血管成形后完成的血管造影。

栓子造成中风,其发生率可能会受到脑保护装置应用的影响。高龄、长的复杂病变已经被认为是独立的导致中风的风险因素。和所有的操作一样,此项操作的学习曲线非常重要。其他已经列举的并发症包括持续的心动过缓和低血压、球扩式支架的变形、支架内血栓形成以及 Horner 综合征。脑过度灌注伴随颅内出血也有报道,应用糖蛋白Ⅱb ⅢA 抑制剂(如阿昔单抗)的患者可能增加发生此类特殊并发症的风险。

未来方向

根据高风险患者 CAS 临床试验的初步结果来看,在这一亚群患者中 CAS 的结果可能等价于 CEA。脑保护装置的应用、支架的改进和选择更合适的患者将可能增加此项操作的安全性。下一个逻辑性的问题可能是:低风险患者采用 CAS 治疗是否安全?颈动脉内膜切除颈动脉重建与支架置入重建颈动脉(CREST)的比较将提供一个最终的答案。这项重要的研究比较了 CEA 和 CAS 相关的近期结果,例如中风、心梗和 30 天内死亡率,以及随访 4 年内的病变侧中风的发生情况。有资格入选这一试验的基本标准是颈动脉狭窄至少达到 50%,有一侧大脑的 TIA 或非致残性中风。预期将有 2500 个患者被随机分组。二级结果包括:

- 效果在不同性别间的差异;
- 对比并发症发生率和死亡率;
- 再狭窄率;
- 生活质量和费用效益;
- 鉴别 CEA 或 CAS 的不同风险亚群。

注册病例均采用目前使用的方法,CAS 操作要使用脑保护装置,并采用自膨式支架。在多年来并没有得到这项工作预期的结果,而随机性工作是最后能回答这个问题的唯一途径。

什么是无症状患者?美国心脏协会(AHA)的血管外科学会和中风委员会已经发布了 CEA 的实践指南,该指南描述了可接受的 CEA 术后中风和死亡的发生率(CSM)。对于有 TIA 表现或之前有过中风的患者可接受的 CSM 上限是 5%,对于无症状患者来说,最多只能达到 3%。检查一个 SAPPHIRE 的研究结果，一个由企业赞助的 FDA 认可的高风险患者 CAS 与 CEA 疗效比较的随机研究中，随机分法有症状患者的 CSM 为 2.1%，这个结果是可取的。随机分法无症状的患者（大约代表了 CAS 中 2/3 的随机分层），许多未采用随机分法的连续病例与 AHA 公布的标准相比结果类似，CSM 为 5.8%。也许无症状的高风险患者应当药物治疗，除非手术操作者可以提供的结果接近 AHA 指南或比 AHA 指南更优越。

无论 CREST 的结果怎样，CAS 一出现就变得很流行。关于器械的花费、与 CEA 比较相关的花费和偿还问题，这些进一步的研究目前都是由 FDA 批准的付款人来实施的，长期的结果是必要的，可以决定颈动脉疾病患者治疗的最终效用。患者优先仍然是主要原则，特别在 CAS 受到越来越多注意的情况下。另外，无论是国家还是地方，训练和授权是非常重要的事情，特别是对于那些传统上没有涉及颈-脑血管造影和颈动脉介入领域实践的内科医生和专家。

CAS 是一个正在发展的技术，在颈动脉闭塞性疾病患者的治疗方面表现出显著的疗效。但是对于大多数颈动脉分叉病变的的患者来说无论有无症状，CEA 仍然是治疗的选择。当然对于高风险患者，特别是那些合并心肺疾病和不宜手术操作的病变，腔内治疗目前是理想的治疗方式。

虽然有大量的热衷于进行 CAS 治疗的人，特别是那些非外科专业人员，但是对于所有的患者来说 CAS 是否等同与或优于颈动脉内膜切除目前仍然处于调查研究的过程当中。正如 1998 年 AHA 学术指导委员会所提到的，我们必须记住的医疗的首要原则是：不伤害患者。只有通过认真的设计临床试验，不带偏见的检查，我们才能决定 CAS 在颈动脉疾病治疗中所扮演的角色。

推荐读物

1. North American Symptomatic Carotid Endarterectomy Trial Collaborators. Beneficial effect of carotid endarterectomy in symptomatic patients with high-grade carotid stenosis. *N Engl J Med.* 1991;325:445–453.
2. Executive Committee for the Asymptomatic Carotid Atherosclerosis Study. Endarterectomy for asymptomatic carotid artery stenosis. *JAMA.* 1995;273:1421–1428.
3. Hertzer NR, O'Hara PJ, Mascha EJ, et al. Early outcome assessment for 2228 consecutive carotid endarterectomy procedures: The Cleveland Clinic experience from 1989 to 1995. *J Vasc Surg.* 1997;26:1–10.
4. Ouriel K, Hertzer NR, Beven EG, et al. Preprocedural risk stratification: Identifying an appropriate population for carotid stenting. *J Vasc Surg.* 2001;33:728–732.
5. Sullivan TM, Gray BH, Bacharach JM, et al. Angioplasty and primary stenting of the subclavian, innominate, and common carotid arteries in 83 patients. *J Vasc Surg.* 1998;28:1059–1065.
6. Lal BK, Hobson RW, Goldstein J, et al. Carotid artery stenting: is there a need to revise ultrasound velocity criteria? *J Vasc Surg.* 2004;39:58–66.
7. Osborn A. *Diagnostic cerebral angiography.* 2nd ed. Philadelphia: Lippincott Williams & Wilkins; 1999.
8. Mathur A, Roubin GS, Iyer SS, et al. Predictors of stroke complicating carotid artery stenting. *Circulation.*1998;97:1239–1245.
9. Leisch F, Kerschner K, Hofmann R, et al. Carotid sinus reactions during carotid artery stenting: predictors, incidence, and influence on clinical outcome. *Catheter Cardiovasc Interv.* 2003;58(4):516–523.
10. McCabe DJ, Brown MM, Clifton A. Fatal cerebral reperfusion hemorrhage after carotid stenting. *Stroke.*1999;30(11):2483–2486.
11. Chakhotura EY, Hobson RW, Goldstein J, et al. In-stent restenosis after carotid angioplasty: Incidence and management. *J Vasc Surg.* 2001;33:220–226.
12. Hobson RW. CREST: background, design, and current status. *J Vasc Surg.* 2000;13:139–143.
13. Moore W, Mohr JP, Najafi H, et al. Carotid endarterectomy: Practice guidelines. Report of the Ad Hoc Committee to the Joint Council of the Society for Vascular Surgery and the North American Chapter of the International Society for Cardiovascular Surgery. *J Vasc Surg.* 1992;15:469–479.
14. Yadav J, for the SAPPHIRE Investigators. Stenting and Angioplasty with Protection in Patients at High Risk for Endarterectomy: the SAPPHIRE study. *Circulation.*2002;106:2986–2689.
15. Bettman MA, Katzen BT, Whisnant J, et al. AHA Science Advisory. Carotid stenting and angioplasty. *Circulation.*1998;97:121–123.

编者评述

A. B. L.

下面列举的是最近批准的 Guidant Acculink 和 Accunet 颈动脉支架系统植入的标准。在写这篇文章时，Guidant Acculink 和 Accunet 颈动脉支架系统是唯一获得 FDA 认可的颈动脉支架系统。

颈动脉支架植入高风险或者 Guidant 标准如下：

病变评估

解剖学特点的评估采用血管造影或 MRA。

有症状病变：

- ≥50%的狭窄。

无症状病变：

- ≥80%的狭窄；
- 血管直径在 4~9 mm 之间。

包括内科或外科的并存疾病的高风险标准

至少 1 项符合高风险：

- EF <30% 或 NYHA 功能级别≥Ⅲ；
- FEV_1 <30%（预计）；
- 依靠透析的肾衰竭；
- 未受控制的糖尿病；
- 之前 CEA 后的再狭窄。

至少 2 项符合高风险：

- 30 日内需要 CABG 或瓣膜外科手术的；
- 2 个或更多的冠状动脉血管狭

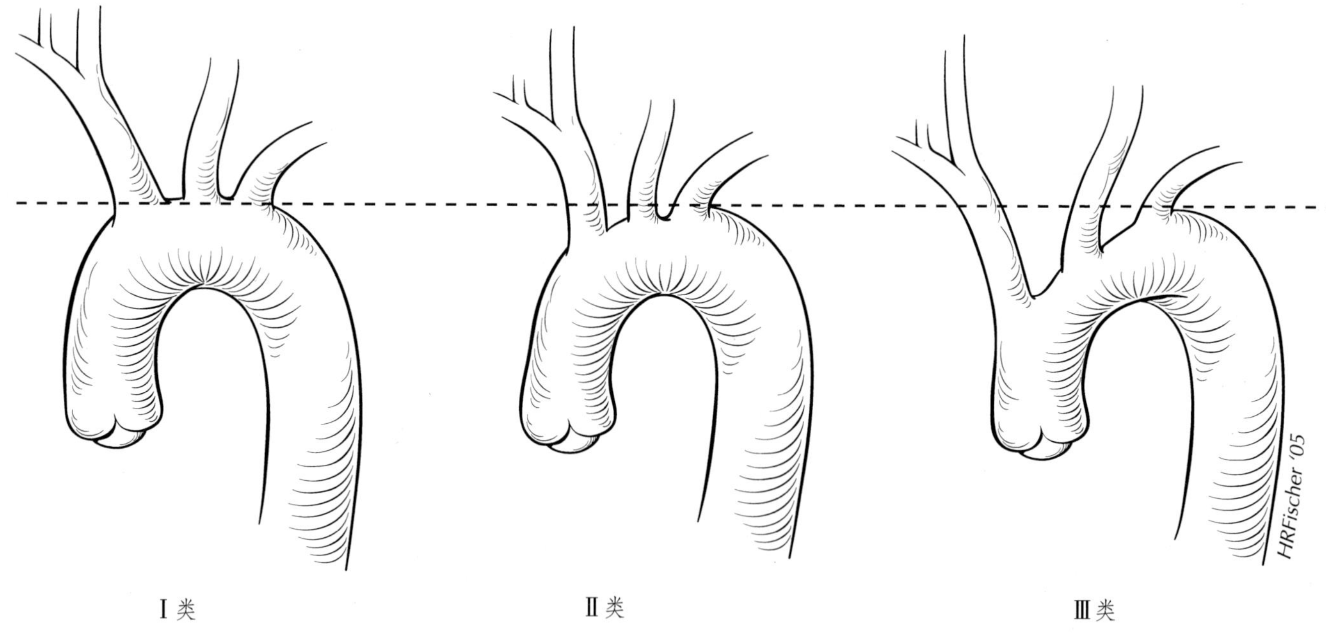

图 28.6 主动脉弓分型。

窄≥70%；

- 30 天前发生过 MI；
- 不稳定性心绞痛；
- 对侧闭塞。

解剖学的高风险标准

至少 1 项符合高风险：

- 颈部外科手术史；
- 放射治疗病史；
- 外科手术方法无法达到的病变；
- 强直性脊柱；
- 气管造口术；
- 对侧喉神经麻痹。

根据这些标准来选择病例是有条件的。

对于 CEA 来说颈动脉的解剖学特点并不是主要的决定因素，而对于颈动脉支架植入术来说却是一个非常重要的因素。治疗计划制定是从主动脉弓的结构开始的。距离主动脉弓顶点的距离越远，导管插入的难度越大。根据分支动脉距离主动脉弓顶端的距离将主动脉弓分为Ⅰ～Ⅲ型（图 28.6）。对于Ⅲ型主动脉弓患者，反向曲线导管（例如 Simmons 2）可能是必需的。同样，颈总动脉的扭曲程度越大，放置鞘管和实现稳定的支架施放的难度就越大。对于颈内动脉起始部呈直角从颈总动脉发出，特别是合并起始部狭窄的患者，通过脑保护装置是非常困难的。在这种情况下，双导丝技术可能是必需的。最后，远端扭曲的颈内动脉可能增加放置脑保护装置的难度并导致支架与动脉壁贴合不紧密。

狭窄的部位与颈动脉分叉的关系影响支架直径的选择。距离分叉较远的病变，可以根据颈内动脉的尺寸选择支架，无需跨过颈总动脉。相反，开口病变支架需要进入颈总动脉，因此必须根据颈总动脉决定支架的尺寸。最近允许使用的 Accustents 是一种逐渐变细的支架，特别适合这种支架需放置在尺寸不匹配的颈内和颈总动脉内。

CAS 的并发症如下所述：

- 血管造影的并发症；
- 穿刺点并发症；
- 颈动脉血管入路挑战；
- 中风；
- 缺血性；
- 出血性；
- 血管痉挛；
- 急性支架内血栓形成；
- 颈动脉损伤；
- 解剖；
- 破裂；
- 低血压或心动过缓；
- 造影剂脑病；
- 支架内再狭窄；
- 器械相关性并发症；
- 血管破裂；
- 夹层；
- 痉挛；
- 保护装置阻塞。

（王伟 马晓辉 熊江 郭伟 译）

第 29 章

关于颅外段颈动脉闭塞性病变需要额外考虑的问题

Peter A. Schneider

自然病史、治疗原则、开刀和腔内重建颅外段颈动脉闭塞性病变的手术技巧在前面的章节已经做了描写，下面的两个章节将讨论再狭窄和颈动脉体瘤。在作者看来，对于颈动脉闭塞性病变即将发生的重要转变是首选的治疗方式从颈动脉内膜切除向颈动脉血管成形和支架成形转变。为了应对这个转变，本章节将就以下几个问题进行阐述：CAS 的必要技能；CAS 时代颈动脉造影的适应证；颈动脉成形的手术方法；脑保护装置的技术问题。

颈动脉血管成形术和支架成形术的必要技能

血管外科医生对于颅外段颈动脉闭塞性病变的自然病程、临床评价、外科处理、无创检查及随访工作是非常熟练的。的确，血管外科医生可能知道的太多了，对颈动脉分叉部位动脉硬化的管腔情况的熟悉使我们怀疑 CAS 的安全性和有效性。从其他位置获得的血管腔内技术直接转移到颈动脉系统病变的治疗可能是受限制的(表 29.1)。在过去 10 年，随着颈动脉多普勒和其他无创成像技术的发展，对于颈动脉闭塞性病变进行的血管造影(包括主动脉弓、颈动脉、脑动脉)越来越少。未来的治疗将基于主动脉弓和其解剖结构的特点。血管外科医生可以熟练地完成颈动脉造影是非常重要的。

主动脉弓的评估

大多数评估主动脉弓的方法能够得到主动脉弓的大体形态。随着年龄的增长，以及长期的高血压，主动脉弓的形态趋向于延长。由于近端降主动脉被纵隔和肋间动脉固定，主动脉弓趋向于倾斜的形态，主动脉瓣在胸腔的位置逐渐降低，主动脉弓的顶峰在转向尾端前逐渐向远端延伸(图 29.1)。使用最多的主动脉弓分类方法就是通过主动脉弓顶点画一水平线。如果分支动脉的根部在主动脉弓的顶端，即为 1 型主动脉弓。如果分支动脉的根部距离这条水平线的距离为 1 或 2 个颈总动脉直径的长度，则分别为 2 型或 3 型主动脉弓（图 29.2)。主动脉弓的斜度越大，分支动脉起始部距离主动脉弓顶部越远，那么导管插入和长鞘通过的难度就越大。然而，如果将颈动脉支架置入作为目标的话，只需要长鞘通过一个颈总动脉，所以这支颈总动脉局部的情况是至关重要的。另外，主动脉弓顶点的局部情况对于外科医生来说是有一些影响的。决定腔内操作难易程度的最重要因素是主动脉弓局部的支点（在主动脉弓小弯侧内部的顶点)与分支血管的关系。特别是一旦导管或长鞘跨过这个支点，从支点到靶血管的轨道情况决定了难度的大小。“Surf and turf”分级方法把这些解剖学因素考虑了进去(图 29.3)。从主动脉弓小弯侧内部顶点做一水平直线，经主动脉弓顶点做一垂直线，左上象限做一平分斜线将左上象限分为二等份，这样，主动脉弓节段被分为Ⅰ、Ⅱa、Ⅱb、Ⅲ四个区域。对于分支血管根部在Ⅲ区的患者来说，导管和鞘管插入最具挑战性。

颈动脉导管插入术

颈动脉导管插入术不仅需要熟悉简单曲线的导管，还要熟悉复杂曲线的导管。几乎所有Ⅰ区和Ⅱ区的血管的导管插入只需要简单曲线的导管。越趋向于Ⅲ区，越有可能需要更为复杂曲线的导管。如果需要一个复杂曲线导管，第二个曲线通常在主动脉弓与颈总动脉的结合部，应用导管选择的造影通常是

表 29.1 颈动脉血管成形和支架成形所需技能

评估和判断主动脉弓情况
颈动脉选择性导管插入术
颈动脉和脑血管造影
远程通过鞘管的能力
熟悉快速交换或单轨系统
脑保护装置的技术问题

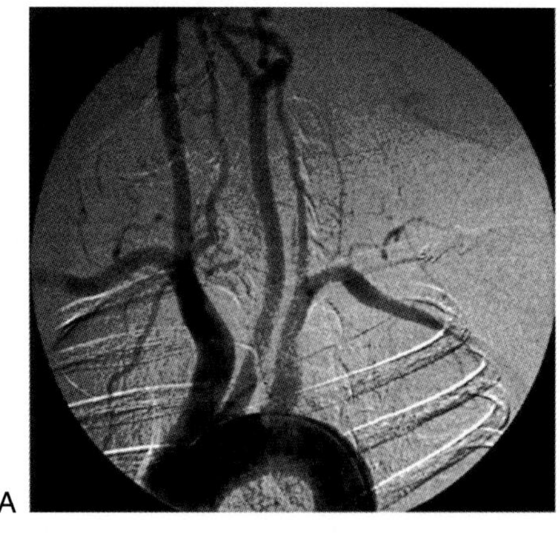

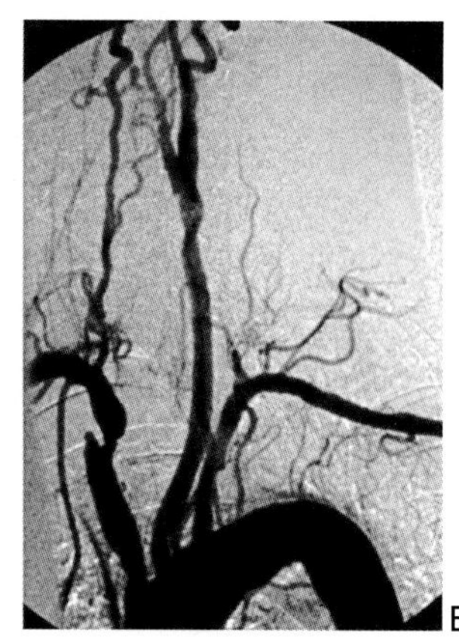

图 29.1 正常主动脉弓与延长的主动脉弓。(A)相对正常形态主动脉弓。(B) 这个主动脉弓的造影显示一个老年高血压男性延长的升主动脉和主动脉弓节段。主动脉弓远端与近端降主动脉形成一个峰形的结构,此处主动脉被纵隔固定。主动脉的分支根部排列在其向上的斜坡上。

在这个位置完成。如果要完成颈动脉支架的置入,转弯的地方或导管的第二个曲线必须进入动脉的根部来交换导丝进入颈总动脉。颈动脉导管插入术将在下面更详细地讨论。

颈动脉的导鞘入路

从远端入路操作(股动脉入路)将面临若干个挑战(表 29.2)。因为长鞘要通过的路线很长,这样一个长的线路中可能会产生很多麻烦,从而给鞘管的插入造成无法预料的困难,同时对导管的交换也是一个巨大挑战。从经验上来讲,远端入路可以用于对侧股动脉入路行膝下病变介入,或肱动脉入路行肾动脉或髂动脉手术。远端入路操作依赖血管内导丝或导管的支持。如果长鞘有许多扭曲,当指引导丝或导管撤出后,长鞘可能弹回主动脉弓内。长鞘的头端在颈总动脉内是否处于稳定或正确的位置,取决于长鞘进入的角度。在颈动脉分叉放置支架时,长鞘的顶端应当进入到颈总动脉的中部,这样长鞘和脑保护装置(放置于颈内动脉远端)才能涵盖在视野内。长鞘必须足够深地进入颈总动脉,这样才能保证稳固的锚定,这与随后的交换导管的撤出是密切相关的。在长鞘进入的时候需要注意避免扩张器的前端机械性的扩张病变位置。

选择导管插入颈总动脉之后,图像增强器应放置在颈动脉分叉完全打开的位置(图 29.4)。需要注意的是不同的患者角度是不同的,但通常是在直侧面和倾斜这两个方位之间。颈动脉分叉行线路标出,260cm 长,导丝 0.035 英寸 (Boston Scientific,Natick, Mass.),进入颈外动脉。选择性导管进入颈外动脉而后撤出导丝。导管的头端必须进入颈外动脉几厘米,这样才能避免由于患者的呼吸或主动脉的动

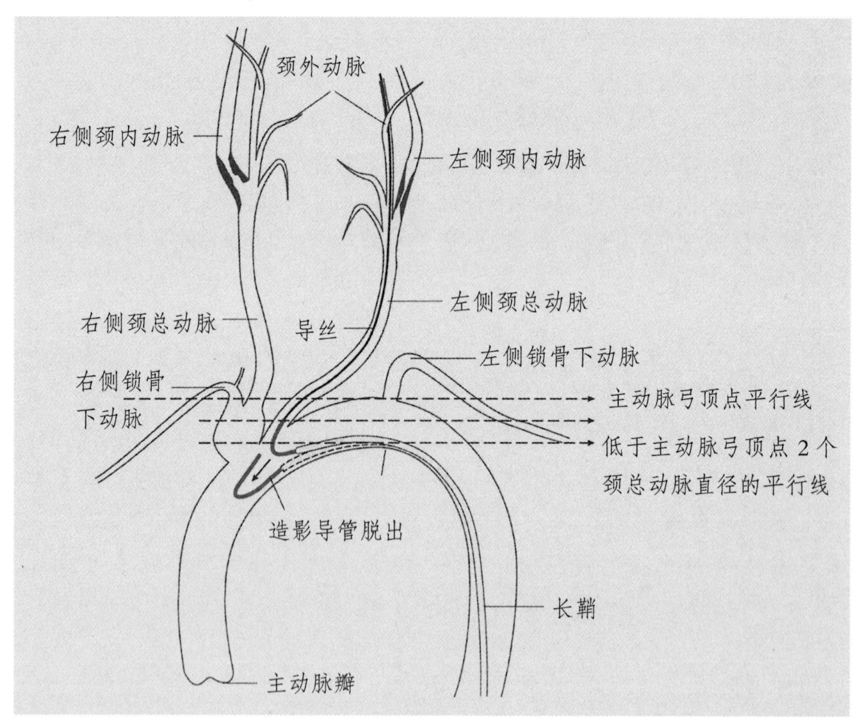

图 29.2 这个简图显示了主动脉弓 1、2、3 型的设定。从主动脉弓顶端做一水平线。1 型主动脉弓其分支沿这条水平线起源于主动脉弓顶部。2 型主动脉弓其分支起始部位距离主动脉弓顶端这一水平线的距离超过一个颈总动脉的直径。3 型主动脉其分支起始部位距离主动脉弓顶端这一水平线的距离超过两个颈总动脉的直径。(Reproduced with permission from Myla S. Carotid access techniques: an algorithmic approach. *Carotid Interv.*2001; 3:2-12.)

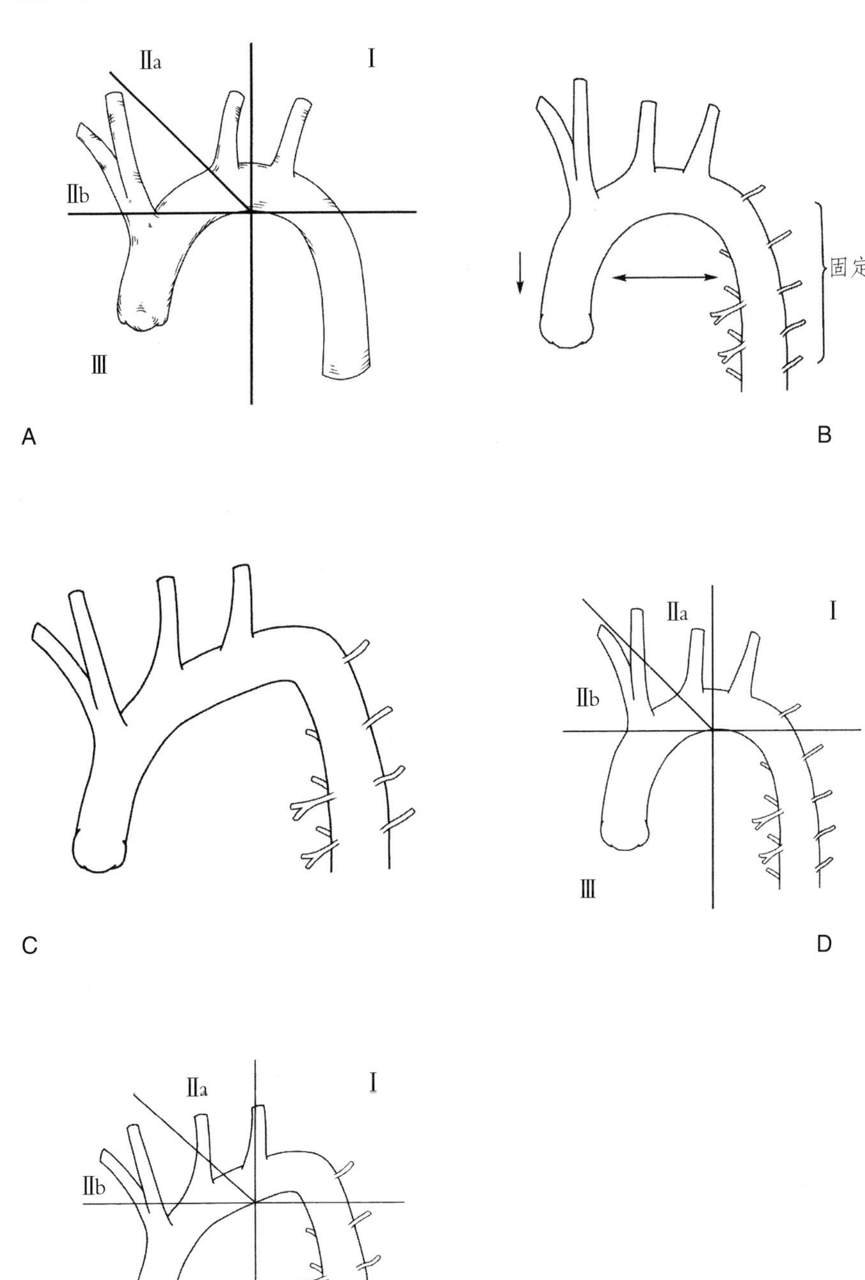

图 29.3 “surf and turf”主动脉分级方法。(A)从主动脉弓小弯侧顶点做一水平线。这一点形成一个支点是导管跨过主动脉弓进入颈动脉的重要的位置。通过主动脉弓顶端做一垂直线。通过水平线和垂直线交点做一斜的平分线。这样,主动脉弓被分为Ⅰ、Ⅱa、Ⅱb 和Ⅲ四个区域。分支血管的根部朝向患者右手侧越深,导管插入和鞘管的放置所面临的挑战越大。(B) 正常主动脉弓。(C) 延长的主动脉弓,分支血管的根部较深并且主动脉弓远端成角严重。这种情况通常表现在老年长期高血压患者。(D) 当“surf and turf”分级方法应用于正常主动脉弓,左侧颈总动脉根部位于Ⅱa 区域,无名动脉和右侧颈总动脉根部位于Ⅱb 区域。(E) 当“surf and turf”分级方法应用于延长的主动脉弓,显示无名动脉和右侧颈总动脉根部位于Ⅲ区域。(Reproduced with permission from Schneider PA.Carotid arteriography. In: Schneider PA,Bohannon WT,Silva MB Jr,eds. *Carotid Interventions*. New York: Marcel Dekker Inc,2004:36.)

导致导管不小心滑入颈总动脉。颈外动脉行线路标出，选择最恰当的分支血管作为颈动脉鞘的锚定区。导丝进入颈外动脉分支而后跟进导管,随后撤出导丝。选择性脑造影导管必须回抽避免导管内残留空气。经常需要轻柔地撤出导管，因为导管的头端常常会进入远端小的分支当中。交换导丝放置在颈外动脉,常用的交换导丝是 Amplatz(Cook,Inc., Bloomington,IN) 或 extra-stiff (Boston Scientific), Supracore (Guidant,Menlo Park,CA),Microvena Nitinol(Microvena Corp.,White Bear Lake,MN), 或 Stiff Glidewire (Boston Scientific)。当交换导丝进入颈外动脉时与选择性导管交替进入比较有效，因为这样操作可以更少地拽出导丝。交换导丝放置到位后退出选择性导管，插入指引长鞘。在长鞘进入之前,用 x 线透视检查导丝的情况,保持导丝的顺畅。6F 鞘应用非常普遍，包括 Shuttle Sheath (Cook),Destination (Boston Scientific) 和 Vista Brite Tip (Cordis Corp.,Miami Lakes,FL)。用均匀向前的力量使长鞘通过导丝。监视器的视野应涵盖导丝从主动脉弓进入颈总动脉的全程,包括导丝的顶端,从而确保导丝没有向远端移位。在长鞘的顶端距离主动脉弓进入颈总动脉处最后几毫米时可以通过让患者深吸气来使长鞘要通过的角度变得不锐利。

快速交换或单轨系统

快速交换或单轨系统,特别是使用不引人注意的 0.014 系统,在将来可能成为所有颈动脉介入操作的平台。值得注意的是,远端的过滤和闭塞球囊脑保护装置都是通过 0.014 平台。与共轴系统的全长管腔相比单轨系统的管腔只有远端的一段比较短的距离 (130cm 长的导管只有 30cm 的管腔)(表 29.3)。单轨系统的

表 29.2 与远程入路及通过长鞘操作相关的一些潜在的危险

必须有长度足够的交换导丝可以到达靶血管从而保证长鞘的通过
当鞘管进入颈动脉时必须注意鞘管的前端,防止其对病变区域造成扩张
鞘管的前端进入靶血管的长度要足够长,从而防止其弹回主动脉弓
一旦鞘管内的扩张器被撤出,不能再向前推进鞘管。可以回撤鞘管,但是这个距离不好掌握,常常鞘管回跳的距离比预期的要大
鞘管内的导管和导丝可能发生缠结。如果可能必须解除这种情况发生
鞘管内的导管或导丝一旦发生缠结会阻碍支架或其他装置的通过
在放置鞘管时必须透视下完成,如果碰到障碍,鞘管可能发生扭折或导致动脉损伤
当撤出导丝时必须透视下观察鞘管,因为当支撑导丝撤出时鞘管可能发生卷曲或向下移位
鞘管内没有加硬导丝的支撑其形态通常会发生改变

优点是减少了与通过导管相关的摩擦力。单轨系统的主要缺点是其必须通过一个长鞘来直接送入(而不是通过大口径导丝)。关于单轨系统的应用还需要进一步研究,但是有经验的血管外科专家认为与共轴系统相比,此系统更容易和快捷。

颈动脉造影的适应证

颈动脉内膜切除术前,与通常的可靠的颈动脉多普勒检查相比,颈动脉造影是可以选择的检查。颈动脉多普勒检查作为颈动脉手术前唯一的检查应基于以下两个原则:

• 对于狭窄程度测量的精确度更精准。

• 对于降低开刀手术并发症的发生率,动脉搏动描记图的优势,并不胜于它的低风险。

CAS 的出现增强了颈动脉造影的作用,当前认为颈动脉造影是选择患者进行 CAS 治疗最佳而且是常规需要完成的影像检查。非常重要的是需要强调如果为了测量狭窄的程度而重复进行颈动脉造影是没必要的,因为要达到这个目的,非侵袭性的成像技术已经可以满足要求。之所以颈动脉造影的应用在增加,是因为该操作安全性的提高并且重要的是在 CAS 治疗前可以知道主动脉弓上发出的三个分支的结构和颈内动脉颅内段的情况。颈动脉造影包括许多与 CAS 相同的步骤,不能耐受颈动脉造影的患者同样不能耐受 CAS 的治疗。对于选择颈动脉内膜切除的患者来说选择行颈动脉造影仍然是适当的。目前的颈动脉造影适应证列举在表 29.4 中。血管外科专家在治疗颈动脉闭塞性病变时必须熟练掌握颈动脉造影技术。

颈动脉造影技术

颈动脉造影的入路和设备器械

首选入路为股动脉(任何一侧)。如果股动脉入路存在禁忌,可用左侧肱动脉。患者身上覆盖手术巾,准备局部麻醉、解剖刀、穿刺针、导丝、4F 或 5F 长鞘。髂前上棘至耻骨结节标记腹股沟韧带,定位近端股动脉。皮肤及皮下组织局部麻醉成功后,穿刺针 45°角穿刺股总动脉。优势手将导丝柔软一端插入穿刺针。造影监视下将导丝插入腹主动脉。用防漏血的短鞘是明智的。短鞘可以简化导管的交换和减少由于在选择性颈动脉造影时导管的旋转和推进时对于穿刺点局部的摩擦。4F 或 5F 短鞘可通过起始导丝放

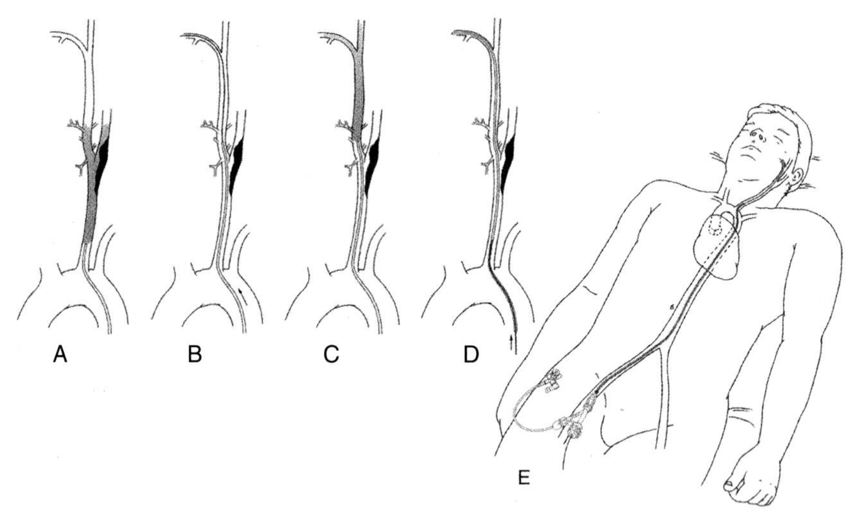

图 29.4 鞘管放置图解。(A)选择性导管插入颈总动脉,旋转图像增强器到合适的角度使颈动脉分叉完全展开并形成线路图。(B) 将一个可操控导丝放入颈外动脉,选择性导管跟随进入。(C)用选择性导管完成颈外动脉的线路图,选择一个较长的颈外动脉分支作为加硬导丝的锚定区。(D) 选择性导管进入颈外动脉分支的远端,放入加硬交换导丝。(E)去除短的股动脉鞘,换成长的颈动脉指引鞘管,将长鞘的前端放置在颈总动脉。(Reproduced with permission from Schneider PA. Access for carotid interventions. In: Schneider PA, Bohannon WT, Silva MB Jr, eds. *Carotid Interventions.* New York: Marcel Dekker Inc, 2004:100–102.)

表 29.3 同轴及单轨系统的比较

同轴	单轨
容纳导丝的导管腔长	容纳导丝的导管腔短
导丝通过导管腔摩擦阻力高	导丝通过导管腔摩擦阻力高
抛面高	抛面低，通常使用 0.014 导丝系统
通过大口径导丝	通过导引鞘管
需要长导丝	比较适合短导丝

置。短鞘的冲洗管侧朝向术者，用非优势手持续压迫动脉穿刺处，直到短鞘完全进入动脉。

颈动脉造影所需器械在表 29.5 中已列出。180cm 长，0.035 英寸直径前端柔软的导丝（如 Benison）前进入主动脉弓。90 或 100cm 长，4F 或 5F 冲洗导管（如 pigtail）在透视下放置在主动脉弓，完成主动脉弓的造影。根据主动脉弓的形态选择一个选择性脑造影导管。通过一个具亲水性、易操控的 260cm 长，0.035 英寸导丝（如 Glidewire，Boston Scientific）将冲洗导管交换成选择性脑造影导管。选择性脑造影导管直径通常是 4F 或 5F，单孔，远端具有特殊的外形，90 或 125cm 长。通过易操控导丝将选择性脑造影导管放置入主动脉弓分支。

导丝和导管的处理手法

按照规范的要求，合格的导丝和导管必须在颈动脉成形过程中防止血栓的形成和栓塞的发生。所有的导丝在放置入血管前和撤出血管之后都要用肝素盐水擦拭。同样，导管在每次插入血管和交换后要用肝素盐水冲洗。导管插入后应当将注射器保持垂直位，轻轻回抽和冲洗来防止气泡进入动脉。将导管通过连接管与高压注射器连接时，避免管腔内残留气泡。从导管中撤出导丝时要轻柔，不要抖动，避免产生抽吸现象（有潜在的产生气栓的风险）。

选择性导管的操作有很多不同的技巧，包括推、拉、旋转。导丝进入导管的长度可以不同，甚至可以伸出导管的前端。改变导丝的位置可以决定导管的操作方法。主动脉弓是少数几个完全不需要导丝引导就可以进行选择性导管操作的地方之一。只用当导丝退出选择性导管的前端塑性区后导管的前端才会恢复其原来的形状。导管的前端插入颈总动脉后导丝跟进颈总动脉。选择性导管操作要仔细，因为任何导管头端的运动都可能导致血栓形成。对于严重的主动脉弓疾病，最好避免选择性导管插入术。

进行选择性颈动脉造影的患者要用肝素抗凝（50~75 U/kg），操作过程中要检测活化部分凝血酶原时间。需要注意的是，在操作过程中需要追加肝素，因为全脑造影的操作比较复杂，双侧颅外段和双侧颅内段的循环状态都要检查，导管在动脉内滞留时间较长。颈动脉造影时，导管在血管

表 29.4 当前颅外段颈动脉闭塞颈动脉造影的适应证

病史	物理检查	颈动脉超声	治疗
症状体征与疾病不匹配	血压升高	颈动脉分叉较高	计划行支架治疗
表现为不同区域的症状和体征	颈部的杂音	严重的扭曲	颈总动脉病变
非局部的症状和体征	肱动脉搏动减弱	远端 ICA 疾病	

表 29.5 颈动脉造影所需辅助材料

普通材料
穿刺针
11 号手术刀片
纱布垫
止血钳
帷幕
无菌图像增强器罩
隔离衣
手套
10 和 20 mL 注射器
局麻药
22-标准穿刺针
废品容器
无菌连接管
肝素盐水
导丝
转力矩设备
导丝
Bentsori 180 cm，软头，0.035 英寸
Glidewire 260 cm，弯头，0.035 英寸 (Boston Scientific)
鞘
5 F，15 cm 长，止血鞘
造影导管
猪尾 100 cm，4F（流速 15 mL/s）
猪尾 100 cm，5F（流速 27 mL/s）
选择性脑血管造影导管
简单曲线
Angled taper Glidecath 100 cm，4 F，5 F (Boston Scientific)
Angled taper Glidecath 120 cm，4 F (Boston Scientific)
Vertebral 120 cm，5 F
H1 Headhunter 100 cm，5 F
复杂曲线
Simmons 1100 cm，4 F，5 F
Simmons 2100 cm，4 F，5 F
Simmons 3100 cm，5F
JB2 100 cm，5 F
virex 100 cm，125 cm，5F (Cook)

内滞留时间越长，血管病变越严重，血流速度越缓慢，血栓形成的风险就越大。

主动脉弓造影

导丝进入升主动脉后，前端下垂，跟进猪尾造影导管，将其放置在升主动脉距离冠脉较远、接近无名动脉的位置。图像增强器旋转至左前斜位(LAO)30°~45°，使主动脉弓和导管尽可能展开。导丝可以放置在导管内以便于观察，直到最合适的左前斜位置被确定。如果主动脉弓延长了，无名动脉的根部可能更靠近近心端，位于呈斜坡状主动脉弓的第Ⅲ节段。在撤出导丝后，导管进入主动脉弓的路径形态可能揭示主动脉弓的形态。这种情况下，在完成主动脉弓造影、明确无名动脉位置前，猪尾导管的进入要轻柔。如果猪尾导管的曲线缓和，那么导管远端放置的位置不必靠近主动脉瓣，因为无名动脉可能起始于主动脉弓第Ⅱ节段。在高压注射器连接时，要用肝素盐水冲洗猪尾导管并回抽见回血。尽管选择性颈动脉造影可以通过手推造影完成，但是主动脉弓造影必须用高压注射器。排除气泡后，导管与高压注射器通过连接管连接。再次通过高压注射器回抽检查有无气泡。

调整视野，显示范围从升主动脉中部至颈动脉分叉。主动脉弓造影充当线路图显示分支血管的根部。视野上部的近端局部分支情况可以为后续的导丝通过提供路标。图像采集时要求患者屏住呼吸。对比剂注射速率为15mL/s 持续2秒，或者20mL/s 持续2秒。图像采集通常每秒采集4~8幅图像，直到对比剂冲完。

选择性脑血管造影导管

脑动脉造影所需导管的外形可以分为简单曲线导管和复杂曲线导管两类(表29.4和图29.5)。大多数血管外科医生有自己的偏好，在完成大多数操作时只需要几个不同类型的导管。简单曲线导管在其前端有一基本的曲线。将导管推过分支动脉的近端起始部，回撤并旋转使其头部进入动脉的开口(图29.6)。简单曲线导管头端不需要重新塑性，但是这样的导管不适合主动脉第Ⅲ节段血管的操作。复杂曲线导管至少有两个曲线，第一个基本曲线在导管前端，第二个曲线(或拐弯)距离第一个曲线很近，第二个曲线使导管反向，改变导管的前端指向相反的轨迹，第二个曲线必须在大动脉中重新塑性，通常是在升主动脉，导丝撤出后导管前端迅速恢复其原来形状，或在导管进入主动脉弓前通过主动脉瓣或通过锁骨下动脉塑性(图29.7和图29.8)。自相矛盾的是，在导管头端进入颈总动脉后向前推送导管，导管会脱出颈总动脉进入升主动脉，因为导管要恢复第二个曲线的形态。如果导管脱出，应将导管头端矫正并进入颈总动脉更远的地方，直到第二个曲线完全展开。复杂曲线的导管可以用于简单曲线导管无法完成的解剖形态的导管插入术。由于第二个曲线有保持其形态的趋势，所以复杂曲线导管通过导丝的引导进入颈总动脉是不太容易的。常规的选择性颈动脉造影通常可以通过复杂曲线导管前端放置在无名动脉根部，而第二个曲线在主动脉弓内完成。但是如果当计划行CAS治疗时，复杂导管必须进入并锚定在颈外动脉来完成导丝的交换。要想使复杂曲线导管进入颈动脉，导丝进入的长度必须足够长。这可能需要导丝进入颈外动脉或更换更硬的导丝。非常重要的是在此过程中要注意导管前端的位置。这可以通过手推造影剂造影来完成。

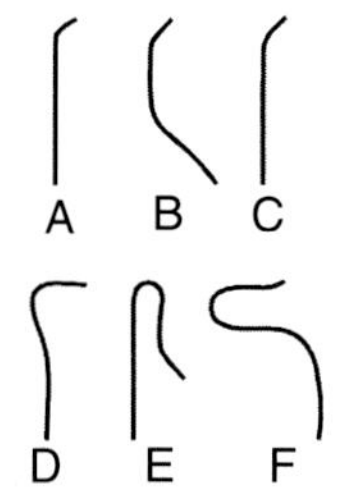

图29.5 几种简单和复杂曲线脑血管造影导管。(A) Angled taper Glidecath (MedTech). (B) H1 Headhunter. (C) Vertebral. (D) JB2. (E) Simmons 2. (F) Vitek (Cook). 简单曲线导管(A,B,C)在前端只有一个曲线。复杂曲线导管(E,F,G)除了有前端的第一个曲线外，还有第二个曲线。复杂曲线导管在导丝撤出后必须重新塑形。(Reproduced with permission from Schneider PA. Carotid arteriography. In: Schneider PA, Bohannon WT, Silva MB Jr, eds. *Carotid Interventions*. New York: Marcel Dekker Inc, 2004:45.)

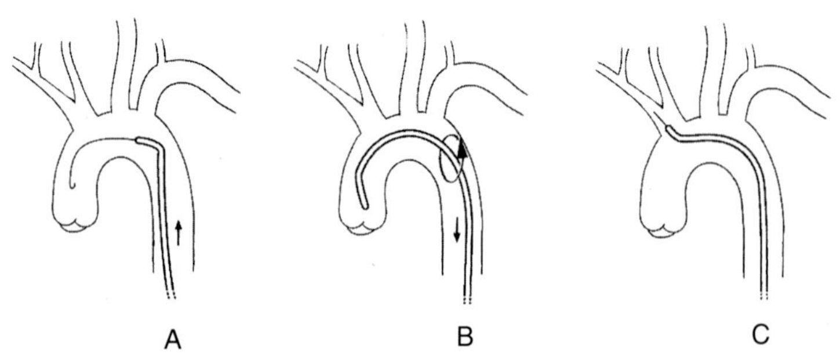

图29.6 应用简单曲线型脑血管造影导管进行的选择性导管插入。(A) 将一个导丝放入升主动脉，将简单曲线导管跟随导丝进入升主动脉。(B) 导丝回撤入导管，使导管前端恢复形态。回撤导管并旋转。(C) 导管前端进入主动脉弓分支后导丝随后进入。(Reproduced with permission from Schneider PA. *Endovascular Skills*. New York :Marcel Dekker Inc, 2003:93.)

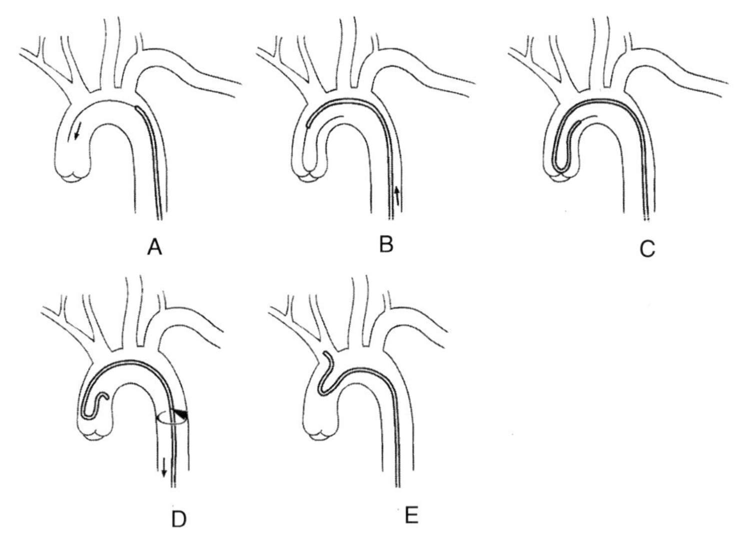

图 29.7 应用复杂曲线导管选择性导管插入(Simmons)。(A) 导丝放置在升主动脉,复杂曲线导管通过导丝进入。(B)导丝被主动脉瓣反弹回主动脉弓。导管进入升主动脉。(C)导管跟随导丝进入主动脉弓。(D) 撤出导丝,导管前端重新塑形并进入升主动脉。回撤并旋转导管。(E) 随着导管前端的旋转,其前端进入主动脉弓分支血管的开口。(Reproduced with permission from Schneider PA. *Endovascular Skills.* New York: Marcel Dekker Inc,2003:94.)

通常,简单曲线导管的结构适宜主动脉弓分支在第Ⅰ和第Ⅱ节段的导管插入,而对于第Ⅲ节段分支的插入来说通常需要复杂曲线导管。关于如何选择脑血管造影导管的指导策略列于表 29.6。在同一个病例中可能需要选择不同的导管,因为无名动脉根部可能在第Ⅲ节段,而左颈总动脉根部可能在第Ⅰ 和第Ⅱ节段。对于主动脉的操作来说,形态最简单的导管往往是最好的选择。

选择性颈动脉造影

分支血管从主动脉弓的起始位置可以通过骨性标志来定位。选择性导管进入升主动脉弓后将导丝撤入导管内,使其前端完成塑型。简单曲线导管可通过轻柔地旋转和回撤使导管前端接近分支血管的根部(图 29.6)。当选择性导管进入分支血管时,导管的前端通常会出现一个可感知的弹跳动作。顺时针旋转导管容易进入无名动脉,逆时针旋转通常容易进入左侧颈总动脉,因为左侧颈总动脉的根部相对于无名动脉稍微靠后一些。

导管进入分支血管开口后,缓慢推进导管,在推进导管时可以轻柔持续地旋转。这一步很重要,可以避免之后的操作中导管的移动。这时,将弯头的可操控 0.035 导丝 (Boston Scientific)(通常在导管插入的时候就放置在导管内) 插入并超出导管前端进入靶血管的管腔。当导丝接近导管前端时,导丝头端的形状会改变,这可能导致导管的移位。另外,如果导丝头抵住了血管壁 (而不是通过血管的管腔),继续向前用力推送导丝可能导致导管弹回主动脉弓。导丝可能无法到达颈动脉分叉或狭窄部位。当导丝到达合适的位置,用持续向前的力量轻柔地推进导管。

在导管向前推进时,导丝可能发生冗余弯曲,这可能导致导管和导丝突然向前倾斜。操作者必须在整个操作过程中准备好随时调整导丝的位置。导管也可能弹回主动脉弓而不能沿着导丝的路径进入颈总动脉,这可能导致导管使导丝脱出。当导管向前推进时,观察其前端来确定其沿着导丝的路线前进。如果遇到上述问题,不要鲁莽地推进导管,可以考虑选择另外的治疗方案。将导丝进入病变血管几厘米是有益的,因为这样可以帮助导管跟随导丝越过病变血管更硬的的节段。如果颈动脉扭曲或呈牛型结构,

表 29.6 颈动脉造影导管的选择

	节段Ⅰ	节段Ⅱa	节段Ⅱb	节段Ⅲ
首选	Angled glide 导管	Angled glide-导管	H1 Headhunter	JB2
次选	H1 Headhunter	H1 Headhunter	JB2	Simmons 2
三选	JB2	JB2	Simmons 2	Vitek

应用"suit and turf"分级方法根据主动脉弓形态选择造影导管。(Reproduced with permission from Schneider PA. Carotid arteriography. In: Schneider PA, Bohannon WT, Silva MB, eds. *Carotid Interventions.* New York: Marcel Dekker Inc, 2004:44.)

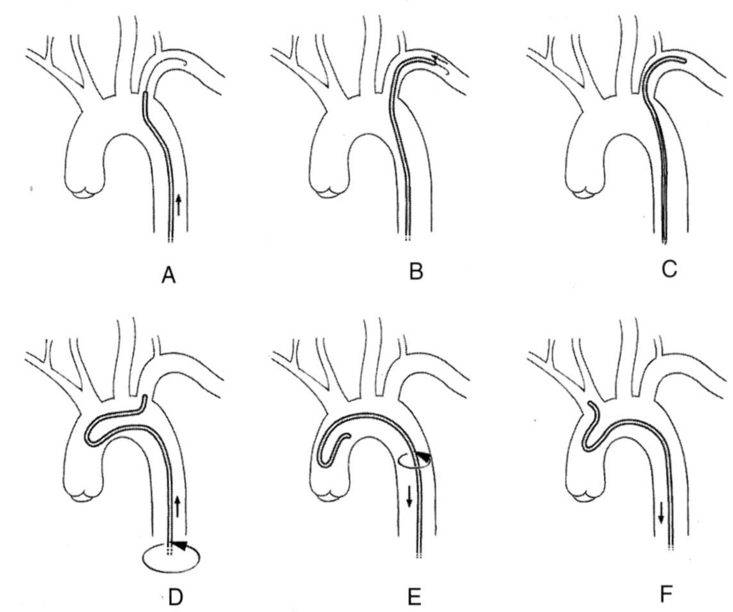

图 29.8 应用复杂曲线导管选择性导管插入(Simmons)锁骨下动脉。(A)简单曲线导管放置在锁骨下动脉交换成一个复杂曲线导管。(B)导丝回撤后,导管前端恢复其曲线结构。(C)导丝回撤至导管的第二个曲线。(D)向前推进导管,让导管的前端在主动脉弓塑形。塑形完成后旋转并推进导管进入升主动脉。(E)回撤并旋转导管使其进入分支动脉。(F) 在导管的头端进入分支动脉后,轻轻牵引导管使其前端变直。(Reproduced with permission from Schneider PA. *Endovosculor Skills.* New York: Marcel Dekker Inc,2003:95.)

通过改变患者头部的位置或改变动脉的成角便于导管和导丝的进入。通过让患者深呼吸并屏住气几秒也可以达到同样效果。有时轻柔地、均匀地向前用力足以让导管前进，因为导管被体温预热后会变得柔顺。

无名动脉是一支较大的血管,相对比较容易插入。一旦进入无名动脉,导管前端通常可以明显地看到弹跳。导丝通常可以直接进入右侧颈总动脉。当无名动脉较短或扭曲时,导丝可能先进入锁骨下动脉。导管应当跟随导丝进入锁骨下动脉。而后导丝撤入导管,将导管和导丝一并退入无名动脉,当导管前端进入无名动脉时通常也可以看到一个小的弹跳。当可操控导丝进入右侧颈总动脉时,导管头部向内侧和前端旋转。另外的选择方法是慢慢地回撤导管同时手推对比剂。当导管前端接近无名动脉时，对比剂会逆流进入右侧颈总动脉。右前斜位通常显示无名动脉分叉最理想的角度。

左颈总动脉通常起源于主动脉弓的第Ⅰ或第Ⅱ节段。骨性标志和主动脉弓造影可以指引操作。选择性导管放置在主动脉弓接近分支血管根部可能的位置。回撤导管并向头端旋转。当导管头端进入分支血管后，用前面提到的方法进入导丝。分支血管开口在此位置的间隔可能相当短，所以辨别哪个分支血管是我们想要的成为了一个挑战。当导管头端进入分支血管后,推进导管,撤出导丝,手推对比剂确认血管。当从一个分支血管移动导管到另一个分支血管时，导管有时会错过左侧颈总动脉。甚至有时会进入左侧锁骨下动脉。

大约有 25%的患者表现为牛型主动脉弓，这对于导管插入是一个挑战(图 29.9)。通常表现为无名动脉和左侧颈总动脉共干，或左侧颈总动脉作为一个独立的分支起源于无名动脉。JB2 导管最适用于这种结构。导管放置在升主动脉,回撤导管,导管的头端就会指向这一共干分支，在此过程中旋转导管头端要比直接推进导管更好。另一种方法就是将导管放置在无名动脉或右侧锁骨下动脉，回撤导管同时手推对比剂。导管前端旋转进入左侧颈总动脉并推进导丝。如果用 Simmons 导管，根据无名动脉的长度选择导管的形态 (Simmons 1 最短，Simmons 3 最长)，通常 Simmons 2 就

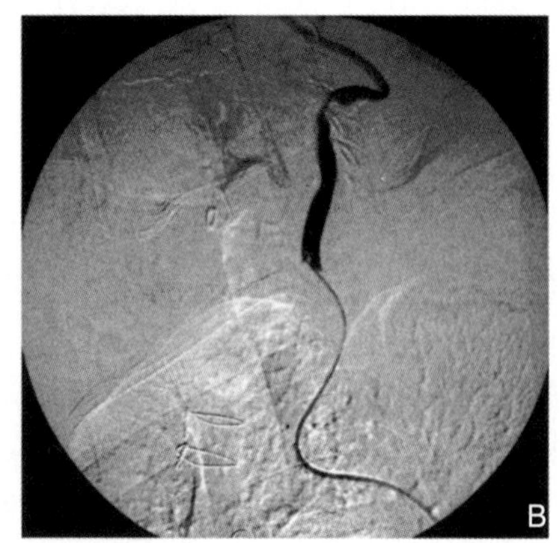

图 29.9 牛型主动脉弓选择性导管插入术图示。(A)主动脉造影显现牛型主动脉结构。为了使导管插入左侧颈总动脉,导管必须通过的路线是从患者右侧返回向左侧且成角锐利。(B)用一个 Simmons 2 导管在升主动脉塑形来选择性插入左侧颈总动脉。

足够了。Simmons 导管重塑型后，首先旋转使导管前端指向主动脉壁。然后将其前端转向患者头部方向导管就可以进入无名动脉。如果 Simmons 导管进入了右侧颈总动脉，可以通过直接向前推进使 Simmons 导管第二个曲线脱出而进入升主动脉。这样可以使导管前端从右侧颈总动脉退出，这时可以轻柔地旋转导管的角度，通常此角度小于 45°，以使导管进入左侧颈总动脉。

在选择性脑血管造影导管进入目标血管后撤出可操控导丝。回抽导管，检查有无气泡，轻轻地用肝素盐水冲洗导管，连接高压注射器，用高压注射器回抽再次检查有无气泡。导管的位置被确认后通过高压注射器造影。

颈动脉造影顺序

通过单孔选择性导管注射造影剂时，高压注射器压力升高的速率应当调整到 0.2~0.5 秒，也就是说高压注射器压力升到最高水平时应当用时 0.2~0.5 秒。对于单孔导管来说注射器的压力应调整在 300~500Psi 之间，对于标准造影导管(多孔)来说，压力应调整在 800~1200Psi 之间。低压造影降低了可能对动脉造成的损害。无名动脉造影对比剂注射速率为 5~8mL/s，持续 2~3 秒，图像采集每秒采集图像 4~8 帧，直到对比剂注射完毕。通常采用右前斜位投射角度来展开无名动脉分支来评估右锁骨下动脉和右侧颈总动脉的起始部。颈总动脉造影对比剂注射速率为 4~6 mL/s，持续 2 秒。注射对比剂的速率和流量根据颈动脉的解剖学特点来定。例如，对于有颈外动脉闭塞或颈总动脉分叉位置高度狭窄的患者应当采用低速率和低流量造影。这种情况下适当地延长注射时间，可以清楚地显示远端的颈内动脉和其分支。高速率造影可能导致斑块的破裂，速率过低可能导致图像显示不清晰。对于对侧颈动脉闭塞或存在动静脉瘘的患者，可能需要增高对比剂的速率和流量。

除了要完成主动脉弓造影外，每一支颈动脉都应进行颅外段前后位(AP)、侧位和斜位的评估，颅内血管应进行前后位及侧位的评估。颅外段颈动脉造影要求进行斜位的检查，这是因为动脉粥样硬化闭塞性病变多数在动脉的后壁最严重。脑血管的造影图像的获得是通过选择性导管放置在近端颈总动脉来完成的（与颅外段造影图像获得的导管放置的位置相同），并且图像采集要持续到造影剂注射完毕且出现静脉像。如果需要进行颅内动脉的超声造影，选择性导管应当进入近端颈内动脉，而且必须相应调节对比剂的流量和速率，因为没有颈外动脉的径流。大脑后循环要通过主动脉弓或用特殊的选择性导管在锁骨下动脉或椎动脉单独地评估。后循环的评估应根据患者的临床表现来决定。只有当有明确的适应证时才应当进行椎动脉系统的导管插入，因为近端的椎动脉通常可以通过锁骨下动脉造影评估。如果进行椎动脉造影应当降低高压注射器压力升高的速率，而且在整个操作过程中患者要获得很好的抗凝，因为椎动脉容易发生痉挛和夹层。可以通过让患者屏住呼吸、停止吞咽和沉肩增加颈部的长度来提高获得图像的质量。

颈动脉造影的技术提示

可能对外科医生完成操作有帮助的一些技术列举于表 29.7 中。大多数技术已经在前面的章节中讨论过，这里不再重复。在动脉造影之前应当完成多普勒检查，有助于明确狭窄程度和治疗计划的制定，对比剂的压力和流速应当根据相应的狭窄程度来调节。选择性导管插入是一个挑战。导管插入的技巧可以增加操作成功的可能性，谦虚的态度以及懂得在什么情况下应该停止操作可以避免并发症的发生。颈动脉造影的并发症可能包括局部入路并发症、全身并发症和神经系统并发症。后者可以导致短暂性脑缺血发作引起致残性的中风。幸运的是，根据近期的经验，严重狭窄病变患者颈动脉造影中风的发生率<1%。前面提到的技巧可以使中风的发生率降低到最小。形成的栓子可能包括血栓、空气气泡或动脉粥样硬化的碎片。抗凝、及时的冲洗导管、限制对比剂的用量和充分的补液可能使血栓形成的风险降到最低。这些都

表 29.7　颈动脉造影技巧

- 造影前完成颈动脉超声检查
- 清除导管内所有气泡
- 注射器进行分类
- 应用鞘管
- 肝素的应用
- 回撤导丝不要太快
- 选择最适宜的选择性导管
- 为了便于导管进入动脉需要患者协助做的事情
  - o 深吸气
  - o 旋转头部
  - o 咳嗽
- 始终要控制导丝
- 放置导丝前端发生前跳
- 如果所选的导管不合适，尝试其他导管
- 造影前回抽导管确定有回血
- 在实施高压注射器造影前手推低压造影确认导管位置
- 根据具体情况调整对比剂的压力和流量
- 不要过多造影
- 除非必须，否则导丝不要跨过颈动脉分叉病变
- 全体操作人员相互沟通，密切警惕，检查每一个注射器和管道中的气泡
- 不要把导管前端太靠近严重的动脉硬化斑块病变
- 关注需要的信息细节
- 尽量保证操作的简单化

可以通过团队成员之间的相互沟通来实现。血栓也可以由于局部血管的夹层或闭塞病变的崩解引起。除非绝对必要,否则导丝不要穿过有病变的颈动脉分叉。直接选择最有用的导管,减少导管的交换和操作。导管的前端不要太靠近病变部位。不要随意穿过病变血管。最后,在高压注射对比剂之前要确认导管前端的位置。

表 29.9 根据临床表现选择脑保护装置

远端封闭球囊	远端保护装置	近端封闭球囊
接近闭塞病变	普通病变	分叉部位新鲜血栓
颈内动脉或颈总动脉扭曲	不能耐受阻断	逐渐增加的TIA
	狭窄但未接近闭塞	严重远端颈内动脉扭曲
		颅内动脉狭窄

脑保护装置的技术现状

对于相同风险的患者,CAS与CEA相比是否具有更高的安全性和有效性最终依靠脑保护装置。每一个颈动脉支架试验都包括脑保护装置。目前有三类通用的脑保护装置:远端封闭球囊、远端保护装置和近端封闭球囊(sump系统)。每一类装置的优缺点在表29.8中列出。远端封闭球囊要通过病变部位后再膨胀,因此远端颈内动脉被封闭,血流停止。在恢复向前的血流之前要将支架放置节段内的不溶解的残渣抽出。远距滤网型装置放置在严重病变头部,可以在整个操作过程中捕获脱落的所有残渣。近端闭合系统包括一个巨大的颈动脉入口鞘,其前端有一个封闭球囊。在通过鞘之后,球囊膨胀阻断颈总动脉向前的血流。鞘的末端与一个静脉导管连接在颈内动脉内创造出一个sump(或者使血流反向),理论上可以阻止所有的残渣进入颅内循环。如果颈外动脉有明显的大量血液反流,那么额外必须在颈外动脉放置一个闭塞球囊。尽管存在一些并发症,但是近端封闭球囊还是有希望的,此章将不再进一步讨论这一装置。

很有可能近几年就会有几种不同类型的脑保护装置可供选择使用。而根据临床表现来选择最合适的脑保护装置将是一个新的挑战。有关如何完成这一步骤的几点看法列举在表29.9中。在剩下的章节中将系统讨论远端封闭球囊[PercuSurge Guardwire (Medtronic)]和远端保护装置[Filter Wire EX (Boston Scientific)]。这两种装置都被批准用于冠状动脉静脉移植物再狭窄的治疗,在CAS中的使用正在评估中。值得注意的是,目前两个装置尚未被批准用于CAS。

表 29.8 不同脑保护装置的优缺点

远端封闭球囊	远端保护装置	近端封闭球囊
优点		
直径小	维持血流	通过病变前即可保护
柔顺性好	可间断造影	治疗接近闭塞病变
统一规格	及时捕获残渣	可选择不同导丝
缺点		
血流中断	通过需要直径较大	较大的鞘管
颈内动脉夹层风险	对于扭曲血管过于僵硬	颈总动脉损伤风险
支架放置过程中不能造影	可能被碎屑堵塞	脑部血流反向

颅内动脉狭窄

PercuSurge远端封闭球囊

PercuSurge系统包括0.014导丝和一个顺应性球囊,球囊安装在距离前端几厘米的位置。其膨胀后的直径可以达到3~6mm。在球囊未扩张情况下其外径是0.036英寸或大约2.8F。目前来说不仅是外径设计最小同时也是柔顺性设计最好的装置。导丝穿过病变部位,其后段放置在一个手动控制盒内。导丝上有一个可膨胀的部分(0.009英寸)可以通过移除导丝内芯打开。球囊可以通过与控制盒相连的膨胀装置(EZ Flator)加压。非常重要的是要用合适浓度的对比剂使球囊膨胀,如果浓度过高,黏稠的对比剂会残留在球囊内使球囊无法恢复原来的形状。球囊被充起之后要观察一分钟来确定没有漏液。因为在支架释放的过程中,球囊如果失去了压力,后果将无法预料。可以预扩张球囊,在膨胀装置和球囊之间找到最精确的压力和尺寸之比。当抽瘪球囊的时候,非常重要的是要确定控制盒上的直径标识处于"0",这样才能保证球囊恢复原状。

由于PercuSurge装置具有较小的直径、较好的柔顺性和前端的可塑性,可以通过大多数病变。溃疡、动脉瘤样表现、近端严重动脉硬化或几乎闭塞的病变对于通过PercuSurge装置可能会有一些问题,因为对于这些脆弱的病变导丝可能会卷曲而无法通过。有许多技巧有助于PercuSurge装置的通过。通常可以将用于放置颈动脉鞘的交换导丝放置在颈外动脉。这样可以改变颈动脉分叉的形态,可能有助于 PercuSurge 装置的通过。这种双导丝技术特别适用于扭曲的颈动脉和需要脑保护装置优先进入颈外动脉的病例。另一个可供选择的方法是用一个选择性导管指引导丝的进入。虽然球囊的外径只有 0.036 英寸,可是因为顺应性球囊摩擦的原因却不能通过 5F 的导管。但是 5F 导管可以在 PercuSurge 装置的前端放置在远端颈总动脉后,再通过 PercuSurge 装置的 0.014 英寸导丝放置。这样导管的前端就可以用来指引导丝进入颈内动脉。

PercuSurge 球囊应放置在颈内动脉病变远端几厘米无病变和相对比较直的节段。导丝松软的前端应超出球囊,放置在颈内动脉的岩部,应当避免导丝放置位置过远。图像选择涵盖下方的鞘的前端和上方 PercuSurge 导丝的前端。球囊膨胀后,将无法看到颈内动脉,所以必要的标记要在之前完成。在 PercuSurge 球囊膨胀之前,要把球囊通过导丝放置在颈总动脉并完成预扩张来减少阻断时间。控制盒安置在导丝上,打开内芯,球囊膨胀到 1mm。球囊每膨胀 1mm,都要通过鞘注入对比剂观察颈内动脉血流情况。其重要性在于防止过度膨胀闭塞球囊引起动脉痉挛或导致夹层。球囊的压力要缓慢增加,因为球囊的膨胀要延缓几秒。球囊阻断后,图像增强器和患者要保持不动来维持之前所做的标识。预扩张、支架置入和后扩张要按步骤完成。通过导丝将输出导管向前推进,将闭塞球囊至鞘的前端范围内的血液回抽。鞘管内也要回抽。至少要抽满三个大的注射器,直到回抽比较困难。如果在抽出物有明显的残渣,回抽要更充分。当抽出物没有残渣时,将球囊抽瘪。在完成造影之后撤出 PercuSurge 装置。通常闭塞的时间为 10~15 分钟。有比较多的患者(<15%)无法耐受闭塞而产生症状。在这种情况下可能的选择包括快速完成操作、抽瘪球囊在无脑保护装置下完成操作或者放置远端保护装置继续操作。对于颈外动脉闭塞的患者,球囊阻断在鞘管前端至阻断球囊之间产生了一段血液不流动区,另一种脑保护装置更适合这种情况。

FilterWire EX 远端保护装置

FilterWire EX 是一个镍钛环携带一个风向袋形状的收集系统,安装在 0.014 系统上。环形结构打开后最大可以适合于 6mm 直径的血管。装置的外径适合 4F 的输送导管,但是不久会有 2.9F 的型号可以应用。导丝装填在输送导管内,导管和导丝都要用肝素盐水浸泡来排出空气。无论是输送导管(4F)还是回收导管(5F)都是单轨系统。整个装置(导丝携带镍钛合金环的滤网与输送导管一起)通过颈动脉鞘进入并穿过病变。滤网放置在颈内动脉较直的节段,至少要在准备放置支架的位置远端 2cm。在闭合的滤网放置在病变远端后,握紧导丝(连接滤网装置)缓慢地回撤输送导管。将镍钛环打开,目的是使镍钛环垂直于颈内动脉血流方向并贴紧动脉壁。旧型号的这个装置需要垂直视图来确定展开的环形结构垂直于血流方向。在完成动脉造影前要完全撤出输送导管,因为 4F 导管可能阻断临界狭窄的前向性血流。一旦滤网被打开就要通过鞘推入对比剂确定血流的持续性。而后按步骤放置支架和后扩张,每一个操作步骤完成后都要造影来确认血流的持续性。由于 CAS 过程无法避免导丝导管的交换,可能导致滤网在动脉内上下浮动。尽管这种情况几乎不可能避免,但是要采取一切办法来使滤网的移动降到最小,因为这样可能导致血管痉挛和夹层。如果滤网被碎渣或血栓填满,在取回滤网之前一定要用 5F 导管回抽,因为这些内容物可能会泄露。完成造影后回收导管通过导丝穿过支架回收滤网。回收导管口径比输送导管口径大,但通常操作不会有问题,因为 CAS 后颈动脉的管腔变大了。很显然回收滤网的目的是除去所有的栓子和碎屑。镍钛环必须完全回撤入回收导管来防止碎屑的溢出和不小心被支架挂住。回收导管的前端也有可能被支架挂住,特别是在应用开环镍钛合金支架时。在这种情况下,长的指引导管可能有助于滤网的回收。不要扭曲回收导管的前端或将其前端切拉,这样将妨碍镍钛环的回收。对于扭曲的颈动脉可以用头端有曲线的回收导管。在回顾最后一次造影时要谨记这些事情。如果在镍钛滤网撤出后还有一些追加的操作,那么需要重新放置一个新的滤网装置。滤网或球囊撤出后导致连续的血管痉挛这种情况是比较少见的,这种情况下应用硝酸甘油可能是有帮助的。

* 作者并不认可应用任何一种保护装置。只是将这些有关保护装置的使用细节和技术现状提供给读者。

推荐读物

1. Osbourne A,ed. *Diagnostic Neuroangiography*. Philadelphia: Lippincott Williams & Wilkins, 1997.
2. Cooperative study between ASITN, ASNR, and SCVIR. Quality improvement guidelines for adult diagnostic neuroangiography. *AJNR Am J Neuroradiol*. 2000;21:146–150.
3. Schneider PA, Bohannon WT, Silva MB Jr, eds. *Carotid Interventions*. New York: Marcel Dekker Inc, 2004.

编者评述

A. B. L.

对于颅外段颈动脉闭塞病变治疗的几个额外因素的介绍,Schneider 博士做了极好的工作,并很好地补充了前面有关CAS的章节。虽然我不像Schneider博士那样热衷于CAS,并且仍然不确信CAS将代替CEA作为颈动脉闭塞性病变的首选治疗方法,但是CAS已经受到血管外科专家和普通大众的广泛欢迎。在美国食品和药品管理局批准最初的CAS系统之前,对于CAS的使用申请大量增加,尽管事实上大多数支付者尚支付不起高昂的费用。此外,五个单独的学科(血管外科、神经外科、心脏病学、介入放射学、神经病学)已经把CAS纳入他们的临床实践和训练范畴。对于治疗颅外段颈动脉闭塞性病变,血管外科协会要义不容辞地保持它的主导地位。很显然我们适合这个角色,因为我们有CEA的治疗经验并清楚这个疾病的自然病程,尽管我确信其他学科也能证明它们在此领域内的作用。作为一个血管外科医生,急待解决的是掌握必要的导管技术和安全有效完成此项操作的专门技术。作为从业医生的集合体来说,重要的是我们要关心颈动脉闭塞的患者,为检验CAS的疗效完成必要的研究。

本章节很好地讨论了脑血管造影的相关技巧构成,我的观点与作者相同。确实,这并不奇怪,因为作者的《腔内血管技巧》一书是我的腔内技术训练的基础。但仍然有几个有价值的事情要进一步说明。在整个脑血管介入操作过程中适宜的导管和导丝操作方法的训练是非常有必要的。这包括用肝素盐水擦拭导丝冲洗导管,确认在整个系统中没有气泡,轻柔地回撤所有的导丝可以避免真空的发生(这将产生气泡)。脑循环允许发生的错误的余地与外周循环相比要小得多,事实上CAS的最大优势就是更少涉及中风的发生。本文开始撰写时,Rx Acculink颈动脉支架系统和Rx Accunet血栓保护装置已经允许商业销售。Rx Accunet是基于0.014英寸导丝的滤网装置,有一个回收导管。相关的技巧和使用方法与本文提到的相似。

(王伟 马晓辉 熊江 郭伟 译)

第 30 章

再发性颅外段颈动脉闭塞性病变的治疗

Gregory A. Carlson, Timothy F. Kresowik

“再发性颈动脉狭窄”通常是指接受过外科手术治疗或腔内治疗的患者再次发生颈动脉狭窄。在近十年明确手术效果颈动脉内膜剥脱(CEA)的手术量增加迅猛,CEA手术已经被认为是有效的治疗手段。颈动脉介入治疗的增加且无创并相对廉价的随访方法(多普勒扫描)的应用导致再发性颈动脉狭窄检出率增高。再狭窄的准确发生率由三个因素决定，包括再狭窄的定义、首次操作的技术水平和随访的间隔时间。在无症状颈动脉硬化的研究(ACAS)中,包括预期的多普勒检查结果,60%或更高水平的残余狭窄或再狭窄5年发生率为12%。

根据多重前瞻性和随机对照临床试验研究,原发颈动脉狭窄的治疗明显与再狭窄相关,而这种相关性也被回顾性研究所证实。目前还不清楚未治疗的再狭窄病变是否与原发狭窄性病变一样具有相同的发生中风的风险,有证据证明在相似的狭窄程度下,这种风险对于再狭窄的病变可能更低一些。是否采取干预需要认真考虑每个患者的具体情况。重新行CEA要充分考虑颈部的解剖情况,因为有发生局部并发症的风险,例如在切开瘢痕组织时颅神经损伤会增高。所有发生颈动脉再狭窄的患者必须谨慎处理,认真权衡治疗效果和潜在的风险。

诊断要点

大多数再狭窄病例是通过常规多普勒检查发现的。所检出的这些病例中很少合并新发的神经系统症状。如果计划进行治疗,那么全面的多普勒检查是必须的。患者的局部解剖学特点、病理学表现类型以及最优化的治疗方法都可以通过多普勒检查进行评估。

多普勒评估颈动脉再狭窄不仅仅包括狭窄的程度。应当用B型超声全程检查病变以区分肌内膜增生的长的平滑或狭窄和动脉硬化的不规则斑块。了解狭窄的病因不仅有助于预测发生神经病学事件的风险，同时也有助于外科手术或腔内介入治疗方案的制定。通过超声检查,根据斑块的形状可以预测可能发生的症状。另外,可以评估病变长度和部位。非常重要的是,颈内动脉远端之前做过内膜剥脱的终点发生再狭窄，颈部病变将会向上延伸，这种情况下如果对这些患者再次行CEA,手术暴露将面临更大的挑战和风险。

虽然对于再发性颈动脉狭窄的患者来说做如动脉内数字剪影血管造影（IADSA)、磁共振血管造影术(MRA)、计算机断层扫描血管造影(CTA）进一步的图像检查并不是必须的,与原发颈动脉狭窄患者相比这些患者可能更需要这些额外的检查。对于表现出与再发性颈动脉狭窄,特别是内膜增生型症疾的患者,出现典型的神经病学事件要高度怀疑颈动脉的问题。再狭窄病变可以表现出症状,但并不如原发病变常见,特别是增生性病变。所以应考虑患者是否有其他位置的栓子,如主动脉弓和颅内循环。另外,一些病变在颈部的位置比原发病变要高,多普勒检查可能不足以获得全部血管的图像。最终,如果考虑进行血管内介入治疗,这些造影图像可评估主动脉弓和近端颈动脉,如牛型主动脉弓,这将使颈动脉支架成形(CAS)面临更大的挑战。由于二次介入治疗风险的增加和对于这些患者神经病学风险缺乏了解,在任何治疗前外科医生应当最低限度地来安排这些额外的诊断检查从而确保对病变有一个全面的了解。MRA和CTA血管造影检查的出现使我们避免了必须通过IVDSA来获得有用的信息,同时也大大降低了患者的风险。

发病机制

再狭窄的病因学分类通常根据首

次动脉内膜切除后经过的时间长短来决定。可以分为三个类型。第一类病变(残留病变)在外科手术后立即发生,第二类病变(早期再狭窄)发生在术后2年之内,第三类病变(晚期再狭窄)发生在治疗2年后。这个暂时性的分类方法有助于评估病变的类型,但病变的进程可能被看做是一个连续的过程,需要进行相关的影像学研究。病变的发病机制可能是选择最优治疗方法的一个非常重要的工具。

第一类病变是术后立即发生的,不是真正意义上的再狭窄。在一些连续的规范的前瞻性随访中,残余狭窄占“再狭窄”的1/3。这些病变通常继发于技术问题或者是外科手术期间或立即发生的血栓形成,这些问题可以通过细致的手术操作来尽量避免。残余病变和支架贴合不紧密在最终血流恢复时都会导致片状悬垂物形成和再狭窄(图30.1)。围手术期的抗血小板治疗包括手术操作过程中的充分抗血小板治疗,它对于降低颈动脉内膜切除位置血栓形成的发生率是非常重要的。动脉内膜切除手术操作位置中的血栓形成,不仅可以导致围手术期的中风,还可以引起残余和再发狭窄。与直接缝合血管相比,补片血管成形术不仅可以降低围手术期中风的发生率、还可以减低残余狭窄和再发狭窄的发生率。动脉内膜切除和血管闭合之后应当检查被修复血管的血流情况。这项工作可以通过术中多普勒或血管造影来完成。通过这些方法检查出的任何严重的病变血管都应当重新切开、检查并修复。认真仔细的操作可以大大降低残余狭窄的发生。

第二类狭窄(早期再狭窄)发生在CEA后2年内,患者出现新的狭窄。经过动脉内膜切除,血管壁经过一次修复的过程,其间局部内膜肌细胞开始增殖,并沿动脉损伤的节段产生胶原蛋白和黏多糖。有些患者由于不明原因这一过程增强,导致颈动脉纤维性增生使管腔狭窄。这种病变是指内膜或内膜肌层异常增生。尽管“早期再狭窄”是指CEA后2年内出现的病变,但是典型的由内膜肌层异常增生引起的早期再狭窄通常可在6个月之前出现,甚至许多病例3个月内即可观察到某些异常。早期再狭窄可能进一步发展,但是第一年内很少出现症状或闭塞。典型的病变表现为平滑表面纤维状,这也是为什么血栓形成可能性小的原因。

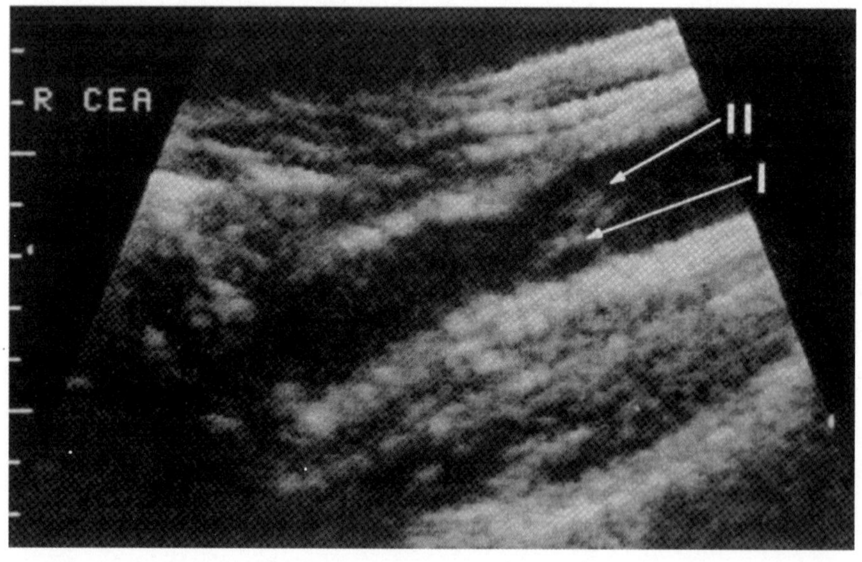

图 30.1 术中B型超声显示一个残留斑块(Ⅰ)和伴随的血小板栓子(Ⅱ)。Reprinted with permission from Kresowik TF, Hoballah JJ, Sharp WJ, et al. Intraoperative B-mode ultrasonography is a useful adjunct to peripheral arterial reconstruc lion. *Ann Vasc Surg.* 1993; 7(1):33–38.

技术因素可能是早期再狭窄的一个问题。血流紊乱可能是另一个因素,但是没有发现残余狭窄的水平与早期再狭窄高发相关。早期再发性狭窄多见于女性患者,这可能与女性血管普遍较细有关。抗血小板治疗看上去并没有降低早期再狭窄的发生率。目前唯一清楚的与再狭窄率降低有关的因素就是应用补片血管成形术而非原发性闭合。到底是由于变宽的血管腔维持了较好的血流,避免了血流紊乱,还是由于血管腔的扩大使得无论内膜增生如何严重都不会造成狭窄,目前尚不是很清楚。与补片有关的再狭窄发生率降低最有可能是两者共同造成。

初次CEA治疗2年后出现更大的狭窄(晚期再狭窄)通常是由于进行性动脉硬化造成的。必须指出早期再狭窄和晚期再狭窄之间的区别有一点容易混淆。引起早期再狭窄的内膜肌层增生可能是动脉粥样硬化斑块进一步发展的前兆。这些损伤可在其位置发生不同改变。在一些病例中,动脉硬化斑块可发生在颈内动脉远端更接近头部的位置。在另外一些病例中,动脉硬化直接发生在手术操作之后的位置。进行性动脉粥样硬化的危险因素与原发性颈动脉疾病是一致的,即高血压、高胆固醇血症和糖尿病,患者的这些危险因素应当积极地进行控制。另外,戒烟对于帮助避免再发动脉粥样硬化非常重要。除了上述危险因素以外,对于一些患者,CEA手术过程中的血管壁损伤可能加速动脉粥样硬化的过程。进行性疾病发生的位置恰好在动脉内膜切除术操作的远端可能与操作过程中的钳夹有关。通过运用无损伤血管钳,钳夹一次到位,避免粗暴的操作可能使造成这种损伤的风险降到最低。

适应证和禁忌证

再发颈动脉狭窄的治疗仍然存在争议。虽然一些报告显示与首次CEA手术操作相比，二次CEA手术有更高的中风发生率，但是有证据证明，当调整患者的危险因素后，二次CEA手术与首次CEA手术的中风率和死亡率相似。而与二次CEA手术密切相关的是局部并发症，特别是颅神经的损伤发生率较高。这是很容易理解的，因为二次手术区域瘢痕的因素使正常的解剖结构很难辨认。在二次CEA手术操作中常常需要切开更高的位置也增加了颅神经损伤的几率。决定是否手术干预及采取何种方式的干预手段，需要权衡外科干预的风险与单纯药物治疗发生中风的风险。

对于有症状的再发狭窄，普遍接受应进行治疗。首先需要注意，应当明确没有其他的病变导致神经病学事件。这种神经系统症状在动脉的类型和分布上相关。另一方面，无症状的再狭窄如果决定治疗将存在极大的挑战。这些损伤的自然病程很少有预测。很显然，一部分病变随着时间的延长会发生进展，但狭窄进展很小，而另外一些病变会维持稳定，还有一些病变会进展得更狭窄甚至闭塞。由于技术原因造成的问题在首次内膜切除后会立即发现而且几乎都会被解决，而此后出现的损伤应个别进行评估。因为内膜肌层增生性病变已经发现可以逆转，一些保守治疗方法被确信对于第一年发生的早期再狭窄有效。

除了再狭窄的可能性之外，在决定干预早期再狭窄时一些其他因素也要引起注意。第一点，再狭窄病变引起神经病学事件的风险低于其相应的动脉硬化病变。平滑表面的肌内膜增生病变可能降低血栓形成的风险。对于发生早期再狭窄的患者进行二次CEA手术，术后发生再狭窄的几率可能更高。这些患者可能会有特定的细胞应答，从而使他们对于肌内膜细胞的反应更剧烈。如果没有这些因素，增生性病变不会造成威胁。我们确信由内膜肌层增生引起的无症状的颈动脉再狭窄在第一年应当保守治疗，除非狭窄进展的程度比较高(80%或更高)。第一年后对于大多数再狭窄我们将按照同等严重程度的原发性狭窄来进行处理。病变表现为持续的进展或达到较高的水平时需要进行治疗。稳定的中度狭窄(60%~80%）甚至是低风险患者都应当密切观察。

与狭窄程度相同的继发于内膜肌层增生的病变相比，再发性动脉粥样硬化(晚期再狭窄)无症状病变，所造成的神经病学事件的风险增加。其局部发生再狭窄的自然病程与首次病变相似，都是由动脉粥样硬化引起的。和原发性损伤一样，外科医生必须保证二次CEA或CAS能够在尽可能小的神经病学事件发生率和死亡率的前提下完成。另外，为了从这种降低长期风险的操作中获益，患者应当有一定的生命预期。对于无症状患者的继发性病变，尽管与原发病变相比我们推荐的治疗方法有些保守，但是对于低风险患者我们将进行治疗。

CEA的禁忌证很大程度上是相对的，并且根据治疗方案的类型而有所不同。正如前文所提到的，如果无症状患者的预期寿命不到5年或者不可能从显著的低风险中获益，那么不应进行治疗。没有证据表明，无症状患者不进行治疗发生中风和闭塞的风险比原发病变更高。虽然ACAS试验已经确定单纯内科治疗5年内90%未发生同侧的中风，但这点不应被忽视。对于合并严重内科疾病的患者，腔内治疗也没有改变这种概率。对于高风险患者，无神经病学症状的患者不应行腔内或手术治疗。

对于入选进行治疗的再狭窄患者来说，CAS可能比CEA更有优势。一些解剖学危险因素增加了二次CEA的风险。包括：颈部放射治疗的病史、之前做过颈部淋巴结清扫、病变处于颈部较高的位置。这些解剖学危险因素增加了与CEA相关的颅神经损伤和血肿形成的可能性。避免局部颈部的并发症的发生使腔内治疗对于这些患者更具有吸引力。对于内膜肌层增生的病变来说应用CAS治疗似乎风险更低，即在操作过程中血栓形成的风险更低。这些考虑都使CAS成为颈动脉再狭窄理想的选择。我们认为这种操作的选择应当基于病变的性质和患者的个体解剖学特点。管腔平滑性病变、局灶性病变、肌内膜增生性病变、由于颈动脉分叉较高或远端病变不适宜行CEA治疗的病变都适宜行CAS治疗(图30.2 A,B)。但是对于不规则病变、不均匀病变，在颈部的中部容易显露，而且没有首次CEA瘢痕的干扰，没有局部禁忌证的再狭窄患者我们应当毫不犹豫地选择二次CEA治疗。

如果决定行腔内治疗，另外需要关注的问题出现了。首先CAS需要良好的路线从远端入路进入颈动脉。主动脉弓的形态提示将鞘管放置于颈总动脉从而从股动脉入路完成CAS操作的能力。另外，严重的主髂动脉和股动脉闭塞性病变将阻止这一入路。我们可以通过其他的入路来克服这些困难，这使得治疗变得更加吃力并可能增加风险。对于CAS治疗更有优势的远端病变来说（股动脉入路无法完成时)，有一种方法应该考虑，那就是切开颈总动脉为CAS提供通道。即使是瘢痕组织，与远端颈动脉相比，近端颈动脉发生颅神经损伤的风险要小得多。众所周知，导丝和导管在主动脉弓中操作不当容易导致栓子脱落造

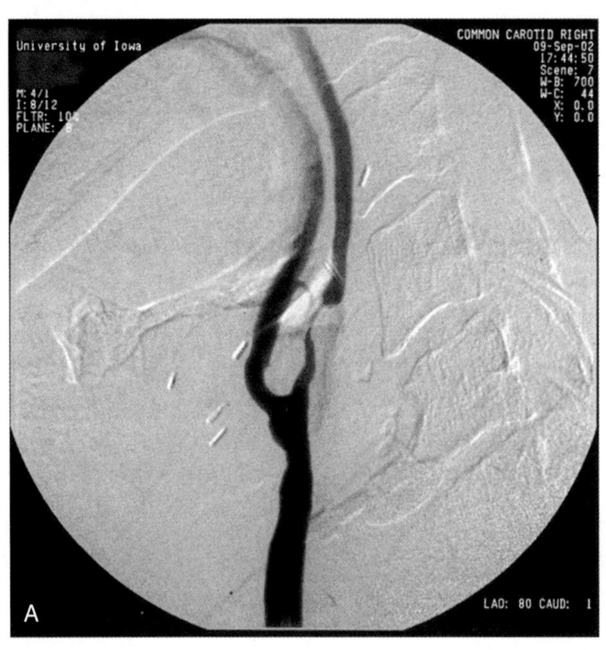

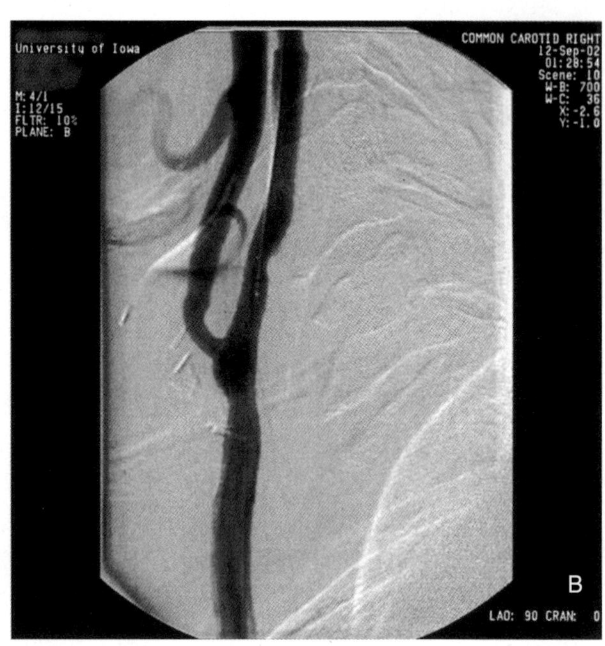

图 30.2 这个患者首先使用涤纶补片方法进行了 CEA 治疗,术中造影和术后 1 个月多普勒检查正常。患者 7 个月后出现右眼短暂性视觉改变,多普勒检查出现再狭窄。造影提示一个长段的平滑的狭窄,符合内膜肌层增生性改变。(A) 由于患者合并严重的充血性心力衰竭,在右侧颈总动脉和颈内动脉放置支架。(B) 术后 14 个月多普勒检查随访未出现再狭窄,患者无症状。

成中风,采用这种方法将可避免此种情况的发生。在权衡 CAS 风险时另外一个需要考虑的因素是病变的性质。极端狭窄或不规则的病变,无法确保导丝、脑保护装置、血管成形球囊和(或)支架的安全。当存在一些因素无法进行 CEA 治疗时，有时也是 CAS 的禁忌证,所以在建议患者接受最佳的治疗之前要认真仔细地评估。

解剖学因素

对于二次 CEA 来说,颅神经的解剖和颅神经损伤的可能性是需要考虑的最重要解剖学因素。掌握典型的颅神经解剖知识包括首次 CEA 手术中出现的非典型的相关神经(舌咽神经、脊髓副神经、面神经下颌缘支、喉上神经)是非常重要的(图 30.3)。颅神经解剖可能会因之前的内膜切除而受到影响。迷走神经可能严重粘连在颈总和颈内动脉侧面或前面。舌下神经也可能形成瘢痕，所以几乎不可能离开损伤路径向上和中间回缩。另外，二次 CEA 通常需要向头侧游离更远的距离,这可能增加舌咽神经损伤的风险。

舌咽神经位于茎突的后方，有肌肉从茎突发出。神经从颈内动脉前方走行并从颈内动脉和颈外动脉之间穿过。神经支配咽部的感觉,舌咽支配的肌肉可以在吞咽动作中升高喉头和咽部。由于吞咽和再呼吸时的明显损伤,舌咽神经损伤成为一种破坏性的功能损伤。另一种在首次 CEA 操作中遇到的非典型的颅神经是脊髓副神经。脊髓副神经伴随颈动脉鞘走行，但是可能在剥离颈内静脉内侧时受损，也可能因牵开器造成损伤。脊髓副神经功能障碍与斜方肌和前锯肌的去神经支配相关,可导致肩痛、肩下垂、上臂无法平举超过水平线和翼状肩。面神经的下颌缘支损伤通常是由于牵开器的压迫造成的。需要更远端的解剖和暴露将增加这一神经损伤的风险，并导致同侧嘴角下垂和垂涎。喉上神经在颈部较高的位置发自迷走神经，在颈内动脉和颈外动脉的后方向下走行。瘢痕形成常对喉上神经造成损伤。喉上神经损伤可以导致声音质量的改变和声音变小，这对于歌手和演讲者是至关重要的。

当打算行二次 CEA 手术时,其他与首次 CEA 手术相关的解剖学因素也很重要。例如:需要向头方向更远的解剖才能实现所需要的暴露范围。颈部短粗的患者和颈部的活动范围有限的患者进行二次 CEA 手术时需要更高的技术要求。正如前文所述,之前曾做过放射治疗、广泛游离(如颈淋巴结清扫术、肿大的淋巴结和瘢痕组织),都会妨碍二次 CEA 手术时暴露范围的增加。

术前评估

不同于初次 CEA 手术只需要简单评估手术风险,对于决定二次 CEA 手术的患者要全面评估内科合并疾病的治疗情况，心脏的评估应当包括内科药物治疗心脏疾病是否已经非常充

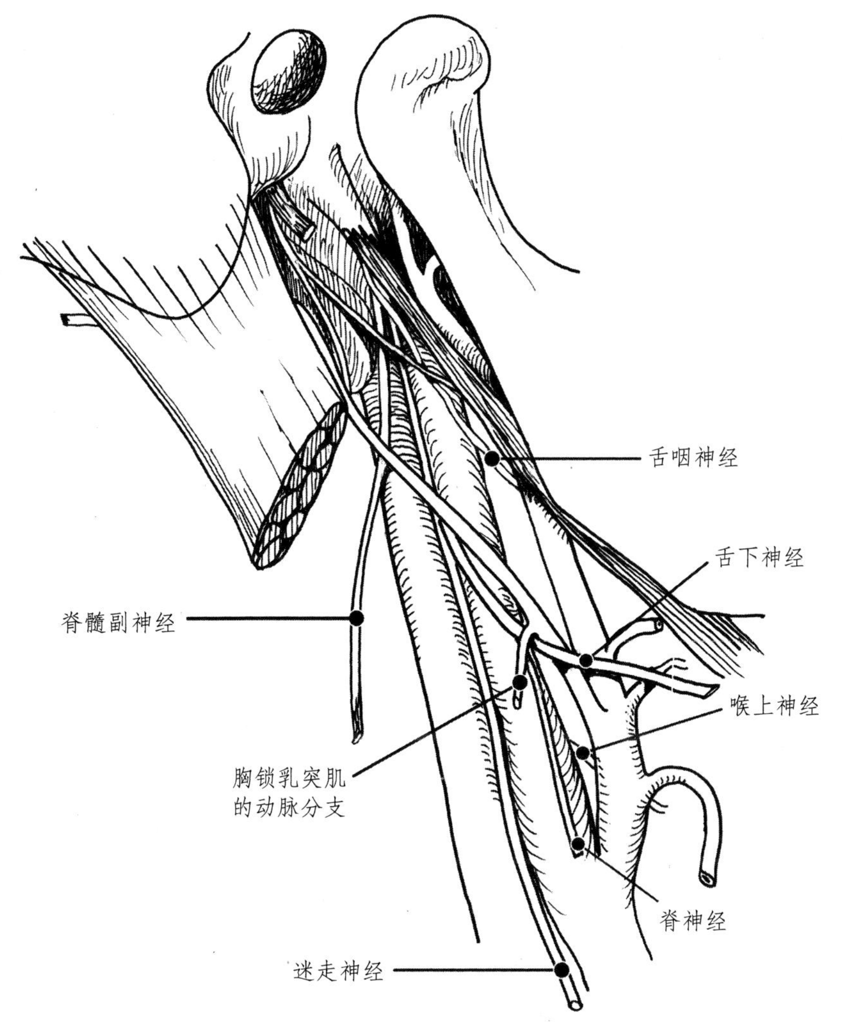

图 30.3　解剖颈动脉时可能遇到的颅神经。

分。所有的患者应当每天口服阿司匹林，手术时也应继续服用。这不仅仅能保护心脏，还有助于颈动脉治疗之后抗血小板治疗的效果。围手术期应当加强 β-受体阻滞剂的应用。即便是那些有严重肺部疾病的患者，短效的 β-受体阻滞剂可以手术时通过静脉途径给药。同时，应当控制血压并维持血压的稳定。

在二次 CEA 手术前要研究首次的手术记录。从手术记录中可以获得很多重要的信息，包括解剖范围。对于在首次手术中解剖位置较高或颈内动脉切开的位置较高的患者，在二次手术时可能需要解剖更高的位置。外科医生可能也要考虑准备将下颌骨半脱位的技术来提供更远端的暴露。初次手术中动脉关闭的方法也是很重要的信息，这将影响二次手术中采取何种方法关闭动脉。按照一般的规律，重复相同的方法来获得不同的结果是不合理的。如果第一次是用补片成形的方法，那么二次 CEA 也应当采用这个方法。如果之前使用的是假体补片，那么二次手术最好用静脉补片。如果之前使用的是静脉补片，那么二次手术可以考虑静脉血管移植。如果考虑采用静脉补片或静脉血管移植，术前要用多普勒检查明确有足够的大隐静脉。要检查首次手术记录当中任何与正常操作技巧不同的地方，以及首次动脉内膜切除术中的解剖学异常，这对于二次手术的操作可能是非常重要的。首次手术中需要选择转流位置在二次手术 CEA 当中同样需要。

患者术前的准备包括更详细的知情同意程序，需要被告知前面所提到的增加的颅神经损伤风险。另外，一些再发颈动脉狭窄的患者可能已经实施过对侧的 CEA 操作。在这些病例当中，应当通过喉镜检查来记录声带的功能和位置。如果对侧的喉返神经已经损伤，声带麻痹处于中线的位置，那么二次 CEA 操作可能造成类似的损伤，从而引起气道的阻塞。

手术技巧

二次 CEA 手术的技巧与首次手术非常相似。由于二次手术增加了颅神经损伤的风险，所以在解剖前需要一丝不苟地注意所有的细节来确认每一个结构。就像通常我们在颈动脉外科手术时一样，在仔细评估之前任何结构都不能任意钳夹、切开或游离。在解剖胸锁乳突肌深部时要用双极电凝而不是单极电凝。需要着重强调的是从开始解剖到关闭刀口都要防止血肿的形成。虽然作者更喜欢用局部麻醉处理，但几乎所有的首次 CEA 和二次 CEA 患者，如果在预计刀口很长或更远端的解剖在采用全麻时应有一个最低限度。

首次解剖应使用之前的皮肤切口。如果在切口的瘢痕组织影响切开，应当考虑用记号笔标记疤痕组织并切除这一障碍，否则对于显露需要的解剖结构产生困难。二次手术最重要的是要通过鉴别典型的解剖学标志进行系统的解剖。在皮肤切口超过颈扩肌后，非常重要的是要鉴别胸锁乳突肌的内侧缘。按照计划全程切开胸锁乳突肌内侧。在这个平面唯一具有意义的神经是在切口上端的耳大神经。尽管耳大神经是一支感觉神经，但是损伤会导致令人讨厌的耳廓感觉障碍。

下一步就是辨认需要全程解剖的颈内静脉内侧缘。虽然在第一次手术时内静脉已经被结扎切断，但是在进行更远端的解剖时会碰到一些它的属支，如果在解剖过程中不注意可能会导致有颅神经的区域出现出血。游离好颈内静脉后，解剖将被限制在其内侧这一狭窄的区域内，脊髓副神经走行于紧贴静脉的深部。颈内静脉的中部边缘游离后，可以看见颈总动脉。游离颈总动脉的最佳位置是其远端的前外侧中央动脉。经过颈总动脉分叉起始位置的解剖将增加舌下神经损伤的风险，而且在这个位置迷走神经伴随颈总动脉走行可能是在颈部最表浅的位置。游离颈总动脉的外侧缘，应仔细分离动脉外膜。除非已经瘢痕化，迷走神经肯定在动脉外侧深一点的位置。游离开迷走神经充分暴露颈总动脉的近端，远端到达颈内动脉。

游离完颈总和颈内动脉外侧缘，应当从侧面向中部解剖前次手术区域的颈总和颈内动脉。如果需要向远端解剖，越向上和靠近中部就越容易碰到舌下神经和舌咽神经。为了使这一解剖操作更容易，在二次手术中经常需要切断二腹肌。如果用这种方法进行解剖，就可以避免因无法看到神经而造成的损伤。如果颈外动脉通畅，解剖只需达到有足够的长度可以阻断颈外动脉就可以了。

一旦暴露了颈动脉，应当在之前内膜切除位置的近端和远端控制动脉。血管的暴露之所以重要是因为不仅可以实现再狭窄位置的近端和远端进行钳夹阻断，而且便于在原来内膜切除范围的动脉上延长动脉的切口。是否放置转流管要根据患者的监测情况来定。对于全麻的患者，通过EEG监测来决定转流管的应用。沿颈总动脉和颈内动脉侧切开动脉，与颈外动脉开口相对。因为颈动脉血管典型弯曲的原因，用补片关闭动脉切口后会使扭曲的趋势降到最小。如果首次手术操作采用了补片成形术，通常需要将动脉切开术直接穿过补片延长至原补片位置近端和远端更远的地方。

再狭窄颈动脉的治疗方法根据病变的类型来选择。动脉粥样硬化性病变可以采用与首次手术一样的内膜切除术治疗。首次CEA手术操作，通常用聚酯补片关闭所有动脉切口。对于二次手术中明显的是由于典型的动脉粥样硬化引起的病变(晚期再狭窄)我们同样应用合成补片。对于内膜切除位置的内膜肌层增生或动脉粥样硬化性再狭窄，经常很难确定采用传统的内膜切除是否合适。这种情况下，可以选择几种方法，对于大多数平滑的内膜肌层增生性病变，我们更愿意行补片成形术而不去尝试内膜切除。尽管文献中没有明显的证据证明静脉补片在颈动脉位置有优势，但是根据下肢的假体与自体移植的经验，我们相信自体组织会更少地刺激内膜增生而引起再狭窄。如果之前的补片成形术使用的是合成材料，在此材料上切开和用涤纶缝线缝合时，我们认为是安全的。虽然补片可能因纤维组织与血管黏合，但是合成补片不会永久愈合。如果之前的静脉补片看上去与动脉壁完全愈合，就没有必要再去加强它。

在一些情况下，例如由于内膜肌层增生引起的长节段向心性的高度狭窄，前面提到的方法可能不够。对于这种病例，自体间置血管移植将是一个理想的选择。虽然已经描述了很多不同的移植物材料，但是作者更喜欢从大腿取大隐静脉。静脉是与动脉最匹配的材料，它的强度足以承受动脉血流，且具有较低的瘤样改变率。

在关闭动脉切口时要更加关注手术操作技巧。应避免过多应用电凝，特别是单极电凝，也要避免损伤颅神经或造成颅神经挛缩。由于出血增加了风险，所以常规放置闭合式吸引引流管，并在术后12~24小时拔除。总之，再发性颈动脉狭窄的操作技巧与首次手术一样，需要更加注意细节和避免失误。

对于再发性颈动脉狭窄，CAS的操作技巧与首次病变治疗技巧没有任何区别。对于平滑的由于内膜肌层增生引起的病变，我们认为操作过程中不必放置脑保护装置。每一种脑保护装置都有可能造成医源性损伤，而且典型的早期再狭窄看上去形成血栓的可能性很小。我们仍然采用自膨式支架，放置位置跨过再狭窄病变的近端和远端的边缘。球囊扩张避免超过支架的边缘，这将在支架边缘增加内膜增生的风险。

并发症

与二次CEA相关的并发症与首次CEA的并发症相同。一旦症状发生和死亡率风险被很好评估后，没有明显的证据表明与二次CEA相关的中风发生率和死亡率与首次CEA有任何不同。与二次CEA相关的是局部并发症的发生率增加，大部分是前面所提到的颅神经的损伤。但是颅神经的损伤可以通过认真仔细的操作降低到最小。

术后管理

就像并发症与首次CEA相同一样，二次CEA术后管理与首次操作后的管理相同。大多数患者可以在术后24小时内出院。虽然术后管理能降低再狭窄发生率的证据还不充分，但所有早期再狭窄的患者在二次手术后应该积极进行抗血小板治疗。在治疗后除了阿司匹林外，我们会选择氯吡格雷治疗 90 天。我们不会应用华法林,因为缺乏证据证明华法林在防止再狭窄方面有优势,而且华法林治疗在增加风险方面的问题尚不明确。再狭窄治疗后要更密切的随访。第一年我们会在术后 1 个月重复使用多普勒扫描,此后一年每 3 个月进行一次。如果患者在 1 年内没有再次出现再狭窄,此后每年将进行一次复查。

结　论

总之，对于血管外科医生来说，再发性颈动脉狭窄在临床上是一个挑战。在决定哪些患者需要治疗时，每一个患者都要做个体化分析,因为病因、解剖学特点、患者的健康状况、神经症状等因素非常重要。一旦选择进行治疗,这些因素将决定治疗方式(外科手术或腔内血管成形)的选择。CAS 理论上对于再狭窄的患者治疗有优势,而且对于在颈中部不容易接近的病变应当首先考虑。颈动脉扭曲的患者增加了颅神经损伤的风险,需要一丝不苟地解剖和采取 CEA 治疗。虽然风险有可能增加,但是 CEA 对于再发性颈动脉狭窄的患者来说是一个可以降低神经病学事件的有效方法。未来的挑战包括继续防止再狭窄的发生,更进一步明确哪些患者发生神经病学事件的风险最高,以及更好地定义在这些复杂病例的治疗中CAS 的地位。

推荐读物

1. Moore WS, Kempczinski RF, Nelson JJ, et al. Recurrent carotid stenosis: results of the asymptomatic carotid atherosclerosis study. *Stroke.* 1998;29:2018–2025.
2. Reilly LM, Okuhn SP, Rapp JH, et al. Recurrent carotid stenosis: a consequence of local or systemic factors? The influence of unrepaired technical defects. *J Vasc Surg.* 1990;11: 448–460.
3. Clagett GP, Robinowitz M, Youkey JR, et al. Morphogenesis and clinicopathologic characteristics of recurrent carotid disease. *J Vasc Surg.* 1986;3:10–23.
4. Hobson RW II, Goldstein JE, Jamil Z, et al. Carotid restenosis: operative and endovascular management. *J Vasc Surg.* 1999;29:228–238.
5. Frericks H, Kievit J, van Baalen JM, et al. Carotid recurrent stenosis and risk of ipsilateral stroke: a systematic review of the literature. *Stroke.* 1998;29:244–250.
6. Das MB, Hertzer NR, Ratliff NB, et al. Recurrent carotid stenosis. A five-year series of 65 reoperations. *Ann Surg.* 1985;202:28–35.
7. Archie JP, Jr. Reoperations for carotid artery stenosis: role of primary and secondary reconstructions. *J Vasc Surg.* 2001;33:495–503.

编者评述

A. B. L.

这是一篇由经验丰富的血管外科医生完成的有关再发性颈动脉狭窄的出色综述。在文章中讨论细致、深刻，起点较高，特别是治疗方法选择策略的计算方面。Drs. Carson 和 Kresowik 注意到大多数再发性颈动脉狭窄首先是由多普勒检出。他们还提到了动脉内数字剪影血管造影(IADSA)、磁共振血管造影术(MRA)、计算机断层扫描血管造影(CTA)以及传统血管造影的地位。明确区分了残余狭窄、早期再狭窄和晚期再狭窄在发病机制和病因学方面的不同。他们对内膜肌层增生性病变的描写非常简洁，并且临床上的重要性也已经被广泛认知和描述。他们还对残余和进行性动脉粥样硬化的形成进行了讨论。列举了性别、吸烟、高血压、高胆固醇血症、糖尿病对再发性颈动脉狭窄的影响。强调了无损伤解剖的重要性和首次手术中颈动脉处理的重要性。在有关降低再发狭窄的讨论中指出按照“目前的常规”进行补片血管成形的原则。聪明的读者会很快得出结论：作者对于普通的和再发性颈动脉狭窄的治疗有非常丰富的经验。他们用智慧和某种合适方式来撰写这个章节。再发性颈动脉狭窄与原发性狭窄不完全相同，纤维性内膜肌层增生性病变也与动脉硬化病变不同。作者注释了有症状和无症状患者之间的区别，指出需要至少 5 年的预期寿命才能从任何方式的治疗中受益。他们强调对于外科医生来说实施二次颈动脉内膜切除手术时详细掌握颅神经解剖学知识的重要性，并详细描述了进行再狭窄手术的方法和解剖过程潜在的陷阱,支持静脉补片、人工合成补片以及应用静脉血管间移植。最后强调了再发性颈动脉狭窄术后密切随访的重要性。这篇文章将使那些接受颈动脉内膜切除或腔内方法治疗再发性颈动脉狭窄的患者受益。

(王伟　马晓辉　熊江　郭伟　译)

第 31 章

颈动脉体瘤的治疗

Elliot L. Chaikof

诊 断

颈动脉体瘤(CBT)发病率大约为1/30 000，首发年龄多在40~50岁之间,男女发病率大致相等。然而,已有报道CBT也可发生在小到12岁的青少年和居住在高海拔地区的人群中，且女性比男性更易患CBT。CBT多为零星散在发病,但是也有10%~20%的患者有家族史。家族性CBT的特点有:多为双侧病变,可以两侧同时发病也可先后发病，可以同时合并有其他部位的副神经节瘤。虽然家族性CBT并不常见,但是仍然要注意对CBT患者的家族成员进行筛查，已期望获得早期诊断和治疗。虽然家族性CBT为常染色体显性遗传的模式已经被接受，但是最近已有报道父系基因起源的多发性副神经节瘤综合征与家族性CBT有关。

CBT的典型表现为颈前三角区可触及无痛性肿物,常无震颤和杂音。鉴别诊断包括颈淋巴结类疾病、颈动脉瘤、腮裂囊肿、喉癌和转移肿瘤等。CBT的肿块常可以横向移动，但不能沿颈动脉纵向移动。而且横向移动的肿块可带动颈总动脉(搏动)的移动。这种体征被称为Fontaine征，使我们通过体检就可诊断出CBT。当肿块直径超过5 cm时,常有颅神经麻痹的表现，最常受累的神经为迷走神经和舌下神经。

CBT最典型的组织学特征为网巢样聚集排列的细胞结构，这种细胞主要为细胞质内包含神经内分泌颗粒的主细胞，还有就是肿瘤细胞间的支持细胞以及丰富的毛细血管基质。但是大多数CBT没有内分泌活性。由于肿瘤血供丰富,手术前尽量避免活检。多普勒超声及CT扫描检查常能帮助做出诊断(图31.1)。

发病机制

发生于颈动脉分叉处的CBT是最常见的头颈部副神经节瘤。这些肿瘤来源于神经外胚层的副神经节细胞,可分布在上至颅骨下至主动脉弓的区域。颈动脉体的副神经节细胞能感受到血pO_2、pCO_2和pH值变化的化学感受器细胞。因此,有报道在高原缺氧地带CBT的发病率相对较高,这可能与慢性缺氧刺激了颈动脉体细胞的增生有关。虽然副神经节细胞有分泌儿茶酚胺的功能,但是事实上CBT很少具有内分泌活性。在散在发病的地区,不到5%的患者为双侧发病,而家族性病例中双侧发病率则可占到30%。需要特别提出的是,CBT的生长速度缓慢。只有约5%~10%可发生远处转移的恶性事件,并且可发生在原发病变切除后的数年。一般情况下,肿瘤扩散只发生在局部的淋巴结，罕见肝、肺转移。已经有CBT转移扩散后长期带瘤生存的报道。

适应证和禁忌证

虽然总体上CBT是良性病变,但其会持续生长,并且也会有恶性变转移发生的可能。此外,逐渐增大的肿物会影响到迷走和舌下神经。因此,早期诊断小的肿瘤,在颈动脉没有发生硬化性病变时期进行手术治疗,会达到最小的潜在手术风险,并得到相对彻底的治愈。总体上说，所有的CBT患者一经诊断,都应该考虑外科切除的手术治疗。但是,对于身体状况不好且无症状的老年患者,应当选择观察治疗。对于那些手术切除一侧肿物时已经损伤了颅神经的双侧病变患者,另一侧的肿物也应当尽量选择保守治疗。

术前评估

多普勒超声检查对检测CBT的

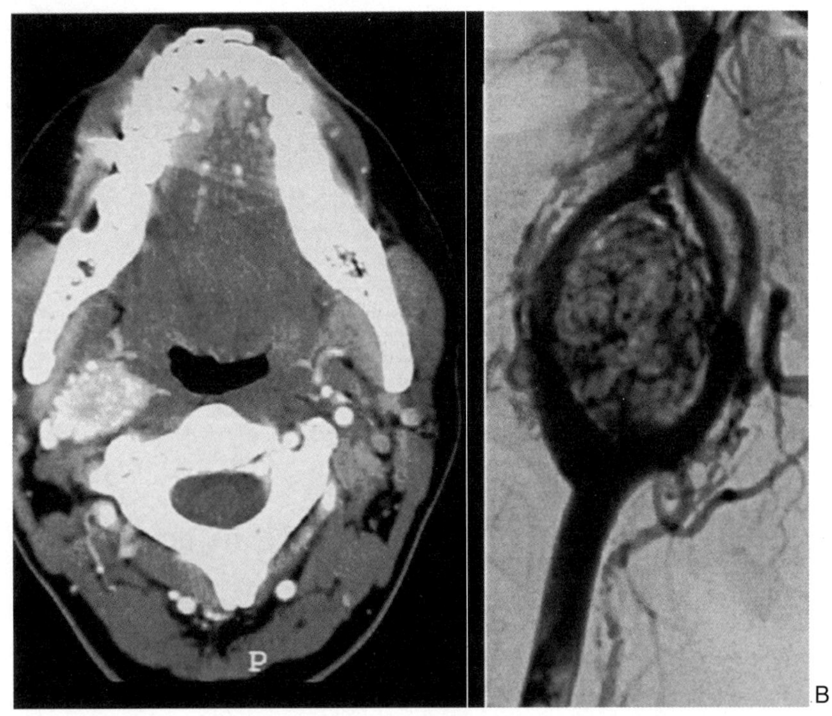

图 31.1　典型的颈动脉体瘤的 CT 扫描(A)和血管造影(B)表现。

存在很有帮助,另外我们推荐在血管造影后行 CT 扫描，这两项检查对正确的诊断及手术方案的设计都很重要。CT 扫描检查对确定肿物大小及范围有特别的意义,同时也能识别对侧是否有肿物的存在。血管造影不但能显示颈动脉分叉处丰富血供的肿物,而且对直径大于 5 cm 的肿物制订手术计划也很重要。试验性阻断颈总动脉可以预测术中是否需要转流（分流),并判断当颈内动脉需要切除时,是直接血管重建还是钳闭。此外,在少部分复杂病例中,当颈内动脉不能够直接重建时,颈外颈内动脉的旁路术就显得非常有必要。一般情况下,CBT 患者同时存在颈动脉重要部位的动脉粥样硬化对手术治疗是非常不利的。

有些人提倡手术前的栓塞治疗以减少手术中的出血，特别是对肿瘤直径大于 3~5 cm 的病例。然而,我们并不认为这有特别的帮助。栓塞术本身就有一定的风险，手术中的出血量也并没有明显减少，而且栓塞引起的肿瘤周围炎症反应反而增加了肿物解剖游离的难度。

解　剖

传统的 Shamblin 分类法仍然是划分 CBT 分型的非常有用的方法,通过这种分型能帮助我们了解并预见手术切除肿瘤时可能发生的颅神经损伤以及哪些颅外颈动脉需要结扎和重建(图 31.2)。利用 CT 扫描图像可以将 CBT 按 Shamblin 分类法分为三型。Ⅰ 型肿瘤体积较小,手术切除容易。Ⅱ型肿瘤体积较大,常与颈动脉血管有粘连并部分包裹颈动脉。Ⅲ型肿瘤完全包裹颈内动脉,并可能包括邻近的颅神经。一般情况下,当肿瘤的直径大于 4 cm 时，多数已经是 Shamblin 法的Ⅱ型或Ⅲ型。另外,CBT 的主要血液供应来源于颈外动脉及其分支,而且这种富含血管组织的肿瘤单位体积的供血量明显多于其他肿瘤组织。

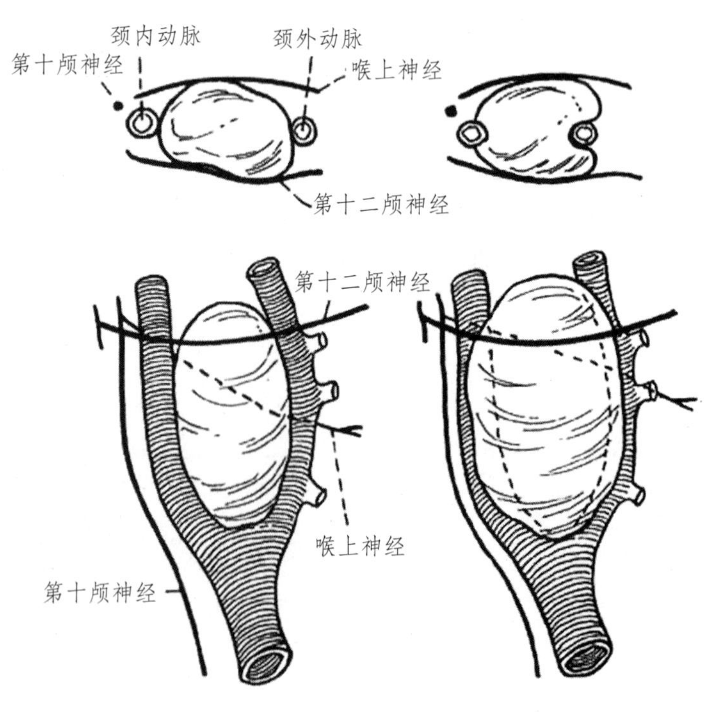

图 31.2　颈动脉体瘤的 Shamblin 分类法。Ⅰ型肿瘤体积较小,手术切除容易。Ⅱ型肿瘤常与颈动脉血管粘连或部分包裹颈动脉。Ⅲ型肿瘤完全包裹颈内动脉。(见参考文献 2)

手术技巧

1903年,美国人Scudder在保持颈动脉完好无损的情况下完成了第一例CBT的成功手术切除。从那以后,外科切除的手术技术经历了不断修改完善,但是最初的保留颈动脉分叉和避免神经损伤的基本原则得以保留。在切除CBT的手术技术上要注意肿瘤与血管和神经的粘连,还要注意肿瘤周围的新生血管组织,以及肿瘤向颅底难以显露方向的扩展。

CBT切除术时需要遵循的一个重要外科原则是沿着动脉外膜周边平面进行解剖分离,多数病例能够完整地去除肿瘤而不损伤颈动脉的完整性。沿着动脉外膜周边平面解剖游离,因为肿瘤通常与动脉血管壁粘连。在分离解剖的过程中,约有10%的患者需要单纯地缝合修补动脉裂口。约有25%的患者需要人造血管补片修补动脉裂口。通常,使用双极电凝(刀)能减少对周围颅神经的损害。另外,经鼻气管插管(麻醉)可在游离肿瘤时使下颌有一定的活动空间而利于显露,有时为增加显露术野,临时的下颌关节脱位术也是非常有帮助的。

手术时患者的体位为仰卧位,头部转向对侧。选择标准的沿胸锁乳突肌前缘的颈前切口显露颈动脉。先分别控制颈总、颈内及颈外动脉,同时分辨清楚舌下神经及迷走神经予以保护。应用双极电凝(刀)从颈动脉分叉处肿瘤的下缘开始建立分离平面,向头部分离颈内和颈外动脉(图31.3)。由于外科操作使肿瘤充血或出血,使肿物肉眼看起来像轻度晒黑的肉样外观。结扎颈外动脉及其分支能减少肿瘤的供血而利于把肿瘤从颈内动脉上分离出来。这种技术适用于切除Shamblin Ⅰ型和Ⅱ型病变,而对于完全包裹或浸润了颈内动脉的则常常需要切除受累的动脉段,并实施自体大隐静脉的置入重建(图31.4)。在高位显露肿瘤时要注意辨别面神经及其下颌支神经并注意保护,同时还要注意肿大的腮腺,有时需要分离切断二腹肌后腹及舌骨肌,必要时可切除下颌腺以帮助显露伸展入颅底的肿瘤。极特殊的情况下也可以切除颅底的茎突以帮助显露。

为减少由于手术入路而造成的血管神经副损伤,可把手术野分为三个区域(图31.5)。一区包括颈动脉分叉处及相邻的迷走神经。二区包括颈外动脉走行区域及横卧表面的舌下神经,还有走行在下方的喉上神经。三区包括颈内动脉、面神经的下颌支、舌下神经的近端、迷走神经的上段、迷走神经的咽喉支、副神经和舌咽神经。在一区,游离或阻断颈总动脉时可误伤迷走神经。在二区,舌下神经容易在分离肿物的表面时被损伤。枕动脉的胸锁乳突肌支动脉位于手术野上外侧区域,结扎切断该动脉能有利于舌下神经的显露(图31.6)。喉上神经常位于肿物的后方,沿肿物的右侧缘解剖利于其保护免受伤害。在三区,由于Ⅶ、Ⅸ、Ⅹ和Ⅻ颅神经在此区域汇合,大多数的血管神经损伤发生在此区。多数的颅神经只是与肿物表面有伴随,通常能从肿物的表面分离开来。

并发症及术后处理

我们手术治疗的经验是,手术后

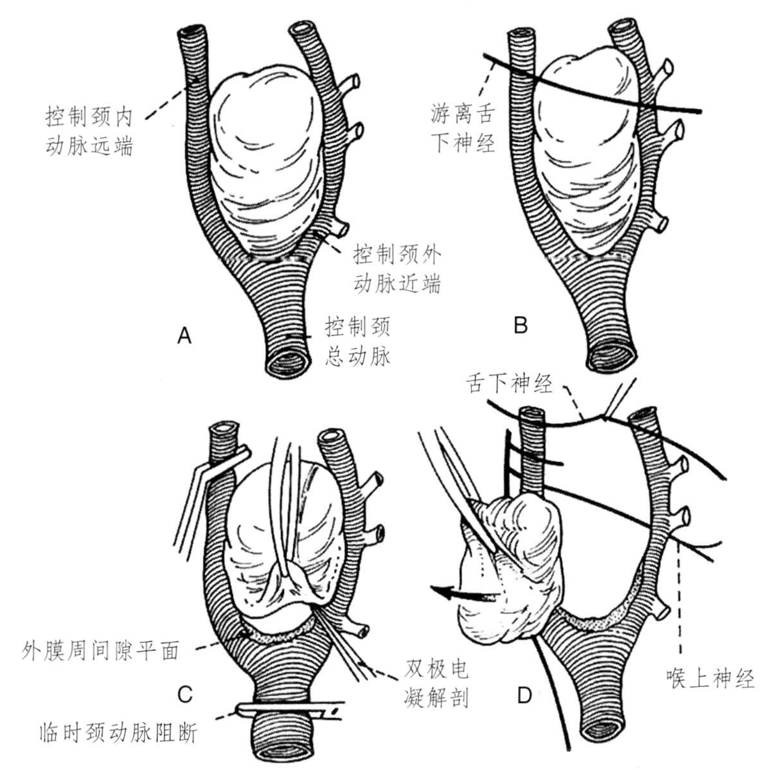

图31.3 小颈动脉体瘤的切除。(A)第一步,控制近远端的颈动脉。(B)分离肿瘤表面的舌下神经。(C)双极电凝能控制在沿外膜解剖游离时肿瘤表面的出血。颈动脉的临时阻断可使解剖游离肿瘤与颈动脉分叉之间时更安全和容易。(D)肿瘤从颈动脉分叉处游离开后,其后方的喉上神经就容易被鉴别到。沿着颈内动脉外膜周围间隙继续向上解剖就可游离出肿瘤。(见参考文献2)

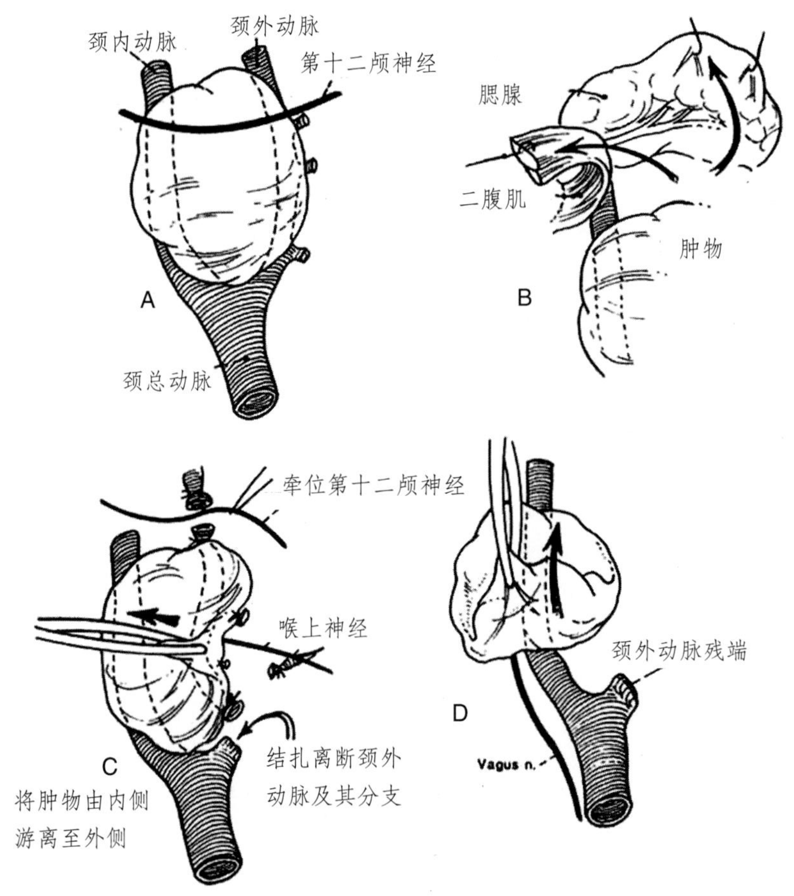

图 31.4 切除大的颈动脉体瘤。(A)大的肿物常常包裹颈外和颈内动脉及部分颅神经。(B)注意面神经的保护，牵拉开腮腺及离断二腹肌有利于安全显露。(C)牵拉开舌下神经后，结扎颈外动脉及其分支，有利于减少在分离肿瘤与颈内动脉时源于肿瘤的出血。(D)沿着颈内动脉的外膜平面解剖分离出肿瘤。(见参考文献 2)

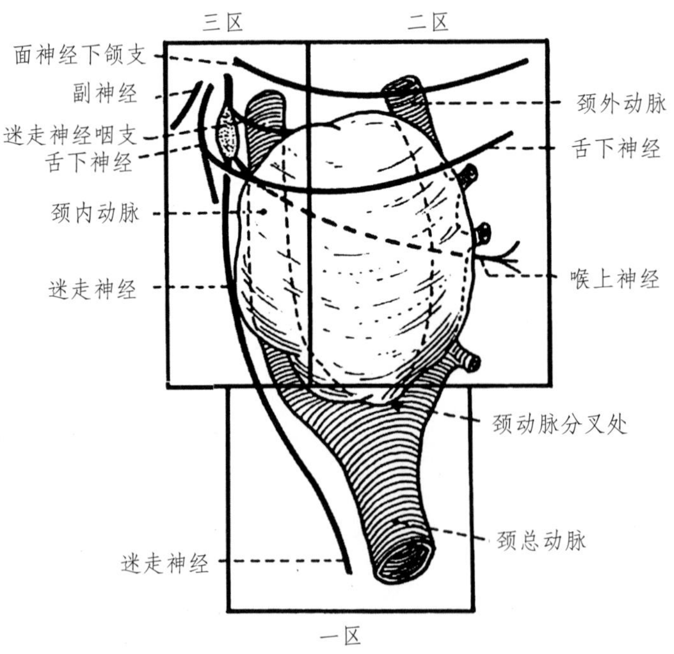

图 31.5 解剖分区。三区血管神经损伤的高发区。(见参考文献 2)

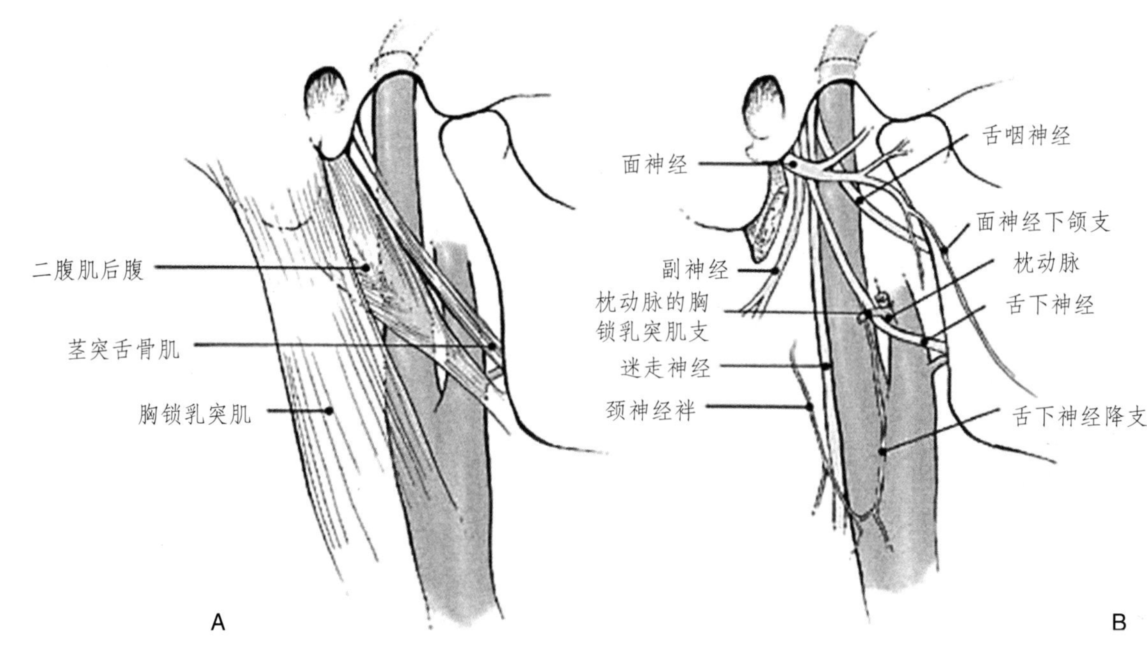

图 31.6　(A)保留二腹肌和茎突舌骨肌时下颌关节半脱位后术野的扩大。(B)去除二腹肌和茎突舌骨肌后的术野。注意颅神经和手术边界的密切关系。结扎切断枕动脉的胸锁乳突肌支后能方便舌下神经的显露。(见参考文献 4)

30 天内死亡发生率小于 1%,通常累及舌下神经和迷走神经的颅神经损伤的发生较常见,发生率为 25%。颅神经损伤的概率随着肿物的增大、同时去除相伴随的交感神经节瘤以及双侧肿物的切除等因素而增加。在双侧的 CBT 切除时，不论肿物大小都应该注意自主神经功能紊乱的发生,特征性的表现为持续的动脉血压急剧变化和高血压危象。这些综合征已经被冠名为激惹反射衰竭综合征。头痛、头晕、心动过速、出汗、面色潮红等在血压升高时常常出现，而血压显著降低或心率减慢也可以发生。多数患者还会有极度的情绪不稳定。一种假说认为双侧颈部的解剖游离可以导致颈动脉窦和压力感受器反射弧的去神经作用，而使颈动脉体的压力感受器的功能永久丧失。安静时,压力感受器反射的传入激发抑制了交感信号的传出。这种激发抑制作用的中断将导致由血液中儿茶酚胺水平增高引起的血压极度不稳定。其他手术并发症包括霍纳综合征、颈部的血肿和中风等。我们爱莫瑞大学医院的最近的经验是,28 例手术患者中有 2 例发生了中风(7%)。

有 5%~10%的患者会发生局部或远处的转移,而且可发生在原发灶切除手术后的数年。因此,对手术后的患者应当终身随访。对那些不适合手术切除的、手术后复发不能切除的或远处转移的患者可以考虑放疗。通常认为 CBT 对放疗是不敏感的,但是已经有报道发现放疗有促进肿瘤衰退从而达到局部控制肿瘤生长的作用。

推荐读物

1. Shamblin WR, ReMine WH, Sheps SG, et al. Carotid body tumor (chemodectoma): Clinicopathologic analysis of ninety cases. *Am J Surg.* 1971;122:732–739.
2. Hallet JW Jr, Nora JD, Hollier LH, et al. Trends in the neurovascular complications of surgical management for carotid body and cervical paragangliomas: A 50-year experience with 153 tumors. *J Vasc Surg.* 1988;7:284–291.
3. Westerband A, Hunter GC, Cintora I, et al. Current trends in the detection and management of carotid body tumors. *J Vasc Surg.* 1998;28:84–93.
4. Simonian GT, Pappas PJ, Padberg FJ, et al. Mandibular subluxation for distal internal carotid exposure: Technical considerations. *J Vasc Surg.* 1999;30:1116–1120.
5. De Toma G, Nicolanti V, Plocco M, et al. Baroreflex failure syndrome after bilateral excision of carotid body tumors: An underestimated problem. *J Vasc Surg.* 2000;31: 806–810.
6. Van der Mey AG, Jansen JC, van Baalen JM. Management of carotid body tumors. *Otolaryngol Clin North Am.* 2001;34:907–924.

编者评述

A. B. L.

颈动脉体

颈动脉体是位于颈总动脉分叉处偏背面的外膜鞘内，直径约 3~6 mm 的化学感受器。颈动脉体的血供主要来自颈外动脉，由 Meyer 韧带内的小动脉输入供血，该韧带由动脉外膜的线样结构演变而来，同时也起到固定颈动脉体于动脉壁上的作用。颈动脉体来源于中胚层的第三鳃弓和外胚层的神经脊细胞。起源于神经脊的主细胞或副神经节细胞是 CBT 的主要细胞成分,有化学感受器的活性作用。起源于中胚层的支持细胞分布在主细胞的周围,副神经节瘤中很少有支持细胞。颈动脉体对血中低氧刺激最敏感,其次对高碳酸血症和酸中毒刺激也有反应。颈动脉体还对氧张力 (而不是氧含量)的降低、血二氧化碳温度及血液温度的升高有反应。这些刺激诱导颈动脉体内神经介质的释放, 继而引起呼吸加快,进一步引起血压和心率的升高。

家族综合征

与 CBT 有关的家族综合征包括:多发内分泌瘤综合征的ⅡA 型和ⅡB 型及以胃平滑肌肉瘤、肺软骨瘤和功能性肾上腺外的副神经节瘤为三联症的 Carney 复合体型。癌基因 c-myc、bcl-2 和 c-jun 在 CBT 中的异常表达可能与 CBT 的发病有关。由于肿瘤的大小与手术的难易程度有直接关系,因此强烈建议对有家族史病例的所有家族成员进行临床筛查。

局部淋巴结或远处组织转移灶的存在决定着 CBT 的恶性情况。组织学的形态表现(细胞的多形性、核分裂象等) 和血管浸润程度等常与 CBT 的恶性生物学行为无关。转移灶的扩散通常发生在局部区域的淋巴结,也有报道转移发生在肾脏、甲状腺、胰腺、小脑、肺、骨、臂丛、腹部和乳腺。多数 CBT 生长缓慢,表现为良性肿瘤的特点,有 5%会发展成远处转移。做出 CBT 诊断时的症状和肿瘤的大小对其远期预后有一定的预测作用。

外科技巧

先游离肿瘤的四周以评估肿瘤的范围,游离时注意保护舌下神经和迷走神经以避免损伤。在血管中膜层与肿瘤之间的相对无血管区,被 Gordon-Taylor 称为“白线”的外膜下层分离切除肿物。外膜下的解剖始于后外侧,由下向头侧游离,这一区域与肿瘤浸润较少。然而我们个人常用的方法是由远近端分别向动脉分叉处双向游离。双极电凝是非常有帮助的。当某一区域渗血不止时,我们可以先用外科方法或止血纱布控制,而去另一区域解剖直到渗血停止。如果在动脉的中膜层解剖游离容易造成血管壁薄弱而发生术中出血或术后颈动脉破裂。颈动脉的破口处通常很薄弱,多发生在颈动脉分叉处。在处理这一区域的出血前应当先控制动脉血管。以 6-0 普罗纶血管缝线间置止血纱布缝合是一种比较好的修补出血破口的方法。

(刘小平 郭伟 译)

第32章

椎动脉的重建

Alan B. Lumsden, James P. Gregg, Eric K. Peden

椎动脉的解剖

双侧椎动脉(VA)的起始部位都在颈根部，都是锁骨下动脉的第一个分支。解剖上把VA分为V1~V4四段(图32.1)。V1段为第一段,从锁骨下动脉起始垂直向上进入第6或第5颈椎横突孔段。其起始部多出现在发出胸廓内动脉的近端的锁骨下动脉,位置稍微偏后方。V2段为颈椎骨内向头侧上行段，位于由第6至第2颈椎横突孔组成的保护性管道内。椎动脉末梢颅外段为V3段，由第2颈椎横突孔斜上行进入第1颈椎横突孔，然后在右转角处向后方弯曲缠绕寰椎外侧上方组织,动脉从这里穿过寰枕膜、硬脑脊膜和蛛网膜,最终到达颅内。动脉在枕骨大孔阶段处进入脑脊髓池的蛛网膜下区域。第4段为颅内段,自寰枕膜至两支椎动脉汇合而成的基底动脉,走行于骨髓前外侧表面前方,并与对侧动脉在连接部分的尾端结合形成基底动脉。V4段的分支包括小脑后下支动脉、脊髓前动脉支,脊髓前动脉支在中线汇合构成脊髓前动脉。

在椎动脉的起始和行走过程中有多种解剖上的变异。在起始处最常见的变异是左侧的椎动脉直接起源于主动脉弓(约占5%),并且不是进入通常的颈6而是进入颈5的横突孔。其他的变异包括椎动脉起源于左锁骨下动脉远处的主动脉,罕见的变异包括椎动脉起源于左颈总动脉或者左颈外动脉。右椎动脉起源于无名干或者右颈总动脉比较罕见,可发生于食管后位右锁骨下动脉变异的患者。在健康人群中有约15%的人一侧的椎动脉是不通的（直径< 2mm),基本不向基底动脉供血。左侧椎动脉为优势供血的占大约50%,而右侧椎动脉为优势供血的只占大约25%,其余的25%则为左右血管直径大体相同。当椎动脉开口处或锁骨下动脉近段有狭窄时,这些变异才会有临床意义。双侧的椎动脉通常都是在颈6椎体水平进入横突孔。但是入口处可低在颈7椎体,也可高在颈5或颈4椎体。V1段椎动脉进入横突孔的位置有85%是两侧对称的,另15%则两侧不对称,多为右椎动脉进入点低。异常的高位进入横突孔常与椎动脉段周围分支有关。在V3段可以发生分支或在颈1或者颈1和颈2之间的更尾端处进入硬脑膜,而不是在寰枕膜处。由于脊髓在蛛网膜下腔的空间狭小,这种走行可以产生一些压迫症状。

椎动脉的解剖相对应有几点重要的临床相关意义(表32.1)。首先,椎动脉的骨间段(V2段)和颅内段(V4段)的显露技术面临挑战，外科手术多集中在V1和V3段寻找方法。其次,V1段常常发生的是动脉粥样硬化，尤其是在起始开口处。第三,在颈7椎体而非颈6椎体的低水平横突入口常提示V1段较短,倾向于不适合做颈总动脉的血管移植手术。第四,在颈4或颈5椎体高水平进入颈横突孔，构成动脉走行的锐角，这种情况下周围肌腱结构的外压作用是相当危险的。还有,V2段椎动脉行走在骨间隧道内给周围的骨赘和肌腱结构的压迫提供了可能。此外,自然弯曲走行的V3段被认为是一个“安全的袢”,因为它的冗长为颈部活动时寰枕和寰枢关节的移动提供了伸缩的空间。这一区域最常出现的问题是动脉夹层、动静脉瘘和动静脉瘤。另外,由于椎动脉进入硬脑膜后血管变得纤薄并失去了外膜弹力层,这就容易使动脉的夹层在此部位破裂到血管外而造成蛛网膜下腔出血。最后,由于来源于颈外动脉的枕动脉分支有侧支循环效应，尤其是在椎动脉近端有狭窄或闭塞时，可使椎动脉的远段(V3和V4段）和基底动脉保持有血供。这些侧支循环作用在外科手术修复椎动脉时，也能提供倒流维持血供的作用。

病理学特征

椎动脉常见的病理变化为动脉粥

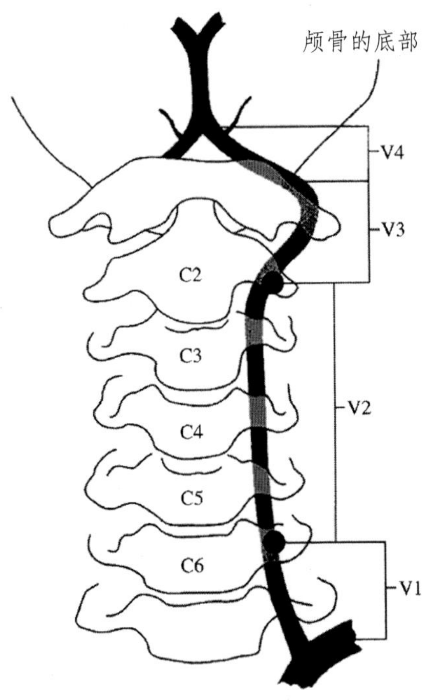

图 32.1 椎动脉的四节段。

样硬化、夹层、大动脉炎、巨细胞性动脉炎、肌纤维发育不良、外力压迫改变以及钝性或锐性创伤等。椎基底动脉系统供应 12 对颅神经中 10 对的血供，还为听力、视力和前庭区及部分大脑半球提供血供，所有的脊髓升降神经鞘索的血供也来自椎基底动脉系统。引发椎基底动脉系统缺血(VBI)的原因有血栓栓塞机制和血流动力学机制(动脉硬化狭窄、夹层、外压和创伤)。VBI 的常见原因见表 32.2。

当双侧椎动脉都存在病变时，VBI 可以由微栓塞或血流量受限引起。栓子可来源于心脏和与基底动脉相关的动脉(无名动脉、锁骨下动脉近段、椎动脉)。栓塞可以表现为短暂性缺血发作(TIA)或基底动脉相应区域的梗死。虽然症状相似，但血流动力改变引起的 VBI 要比血栓栓塞因素引起的常见，直接原因是动脉粥样硬化患者的缺血是由于椎动脉狭窄或闭塞以及对侧椎动脉和(或)通过威力环的动脉代偿不足。

动脉粥样硬化是 VBI 最常见的原因，超过 25%的缺血性中风与后循环或椎基底循环障碍有关。椎动脉狭窄可以发生在颅外或颅内段，占到后循环缺血性中风的 20%以上。动脉硬化斑块最常见的部位在由锁骨下动脉发出的椎动脉起始处，其次是在骨性管道(横突孔)内行走的 V2 段。在白种人男性中，最常见的部位是在 VA 起始处，其次是近段锁骨下动脉、颅内段 VA 和基底动脉。V3 段很少被累及。绝经前期的妇女、非洲后裔的美国人和亚洲人的 VBI 倾向于累及椎动脉颅内段和基底动脉，很少包含椎动脉起始处。由于椎动脉是成对的，一侧闭塞对侧血流正常时并未减弱后循环的血供。然而，当椎动脉病变为远端栓塞时，不论是否有对侧椎动脉的闭塞，都会引起 TIA 或局部梗死。由于椎动脉有成对的特性，以及当椎动脉近段闭塞时远端椎动脉能有丰富的侧支循环建立，因此由血液动力学改变造成的中风不常见。而来源于心脏或颅外椎动脉狭窄的栓子造成的近端后循环性中风（脊髓小脑区域的中风)较常见。在严重的有症状的颅内椎动脉段病变中，主要的发病部位在末梢至小脑后下动脉的起始处。同时伴随有基底动脉病变就会有远端后循环性中风这一恶性后果发生。最常见的梗死部位在小脑和大脑的枕叶。

颅外颈部动脉（椎动脉和颈动脉）夹层是年轻成年人(30~50 岁)非动脉粥样硬化性脑梗死最常见的原因。1/5 的年轻成人的中风是由于夹层引起的，平均年龄 45 岁时年发生率为 2.6/100 000。颈部动脉夹层起源于动脉壁中层的出血，该出血起因于动脉内膜撕裂使血流进入动脉中层，或者动脉中层原发性痉挛出血。夹层接近内膜处可以引起血管腔的狭窄，并可以发展造成血管腔完全闭塞。椎动脉的夹层通常会累及远端的颅外段，并常在颈部剧烈旋转活动时发生。夹层可以进一步扩展至颅内段，椎动脉穿过硬脑膜进入颅内段后由于动脉壁纤薄，故夹层累及此段后容易造成蛛网膜下腔出血。无论是内膜下或是外膜下的撕裂均可使血管壁的基底膜暴露在血液中从而引发血小板的聚集，继而引发血栓形成。三种病理机制可以引发动脉的夹层：钝

表 32.1 椎动脉病理解剖特点
V1 段(第一段)：椎动脉的起始处到进入骨间孔段
• 动脉粥样硬化狭窄(常见于近锁骨下动脉的开口处)
• 变异时入骨间孔处过低(C7)，造成长度不够手术置换
• 变异时入骨间孔处过高(C4–5)，造成进入处角度大而容易受到压迫
• 引起外部受压：颈长肌、前斜角肌、颈部星状神经节、颈椎横突孔
V2 段(第二段)：为骨内段部分，由颈椎横突孔内向头侧上行至第 2 颈椎段
• 难于解剖显露，仅有短段可用来做吻合
• 老年后容易受增生的骨赘压迫
V3 段(第三段)：第 2 颈椎到入硬脑膜孔处
• 自然弯曲提供足够的长度供颈部运动
• 动脉夹层、动静脉瘘、动静脉瘤的好发部位
压迫：第二椎间神经、寰枢关节、横突孔的边缘、纤维脊、枕骨缘、寰枕关节
• 来源于颈外动脉的枕动脉分支为 V3 和 V4 段提供病理状态时的侧支循环
V4 段(第四段)：入硬脑膜孔到与对侧椎动脉汇合成基底动脉处
• 动脉纤薄缺乏外弹力层，当出现夹层时容易造成蛛网膜下腔出血
• 动脉瘤形成，夹层扩展造成

表 32.2 引起椎基底动脉缺血的原因

血栓栓塞机制
- 心脏源性(心律不齐)
- 供应基底动脉的动脉:来源于动脉夹层的栓子或血液的高凝状态

血液动力学的机制
- 动脉粥样硬化
- 动脉夹层
- 外压
- 外伤
- 血管炎性疾病:大动脉炎、巨细胞性动脉炎、放射性动脉炎
- 肌纤维异常增生症

性、穿透性或者医源性的损伤,自发的事件(包括微小的损伤)和一些相关的潜在性疾病,如纤维肌性发育不良、动脉中层囊性变、马方综合征、四型艾登综合征(EDS)等。椎动脉的夹层有 80% 以上与颈部运动、扭转或小的创伤有关,颈部指压按摩、剃须、打喷嚏、咳嗽、仰头作画、快速转头、轻微车祸等均可以诱发椎动脉夹层的发生。真正的自发性夹层很少见,相关的因素有:高血压、口服避孕药、偏头疼等。典型的椎动脉夹层的临床表现是相对年轻的人发生剧烈的单侧后脑疼痛,同时有脊髓侧索缺血的相关神经症状。头痛通常为单侧,定位在枕骨或者顶枕区域。颈部疼痛也较常见,通常定位在颈后部。超过 85%的患者随后会有神经的症状和体征出现,特点是要间隔数小时至数年才会出现。TIA 可以先于梗死的发生,但是多数的梗死会快速表现出进行性加重的神经症状或中风,表现为部分或全部的侧索综合征。疼痛或者同侧眼睛或面部痛苦表情、眩晕、剧烈的呕吐等特别多见。由于临床表现的多样性,对于有颅颈疼痛的年轻人,无论有无神经症状都应考虑颈部动脉夹层存在的可能。诊断夹层需依靠体格检查和血管造影,后者被列为诊断的金标准。血管造影常见的表现依次是:管腔狭窄、闭塞、假性动脉留、管腔的不规则、由栓子引起的远端分支闭塞、内膜片的摆动和颈内至大脑中动脉血流的缓慢等。光滑锥形变细的血管腔被称为“线样征”,是夹层的典型特征。这也是区分动脉粥样硬化病变向心性局限狭窄的主要特征。夹层的磁共振影像表现是血管壁内的缺血,在 T1 加权像上较明显,显示动脉的直径增加,狭窄的血管腔周围有高密度影。夹层的治疗主要是抗凝血治疗,只要患者度过了初始的危机,预后多数较好。

大动脉炎是一种动脉的慢性炎症,常累及大的血管,主要受累血管是主动脉及其大的分支。这种疾病在亚洲国家比较常见,多见于 10~40 岁的女性。其发病机制和诱发原因等还不清楚。最初的临床表现常无特异性(发热、疲劳、消瘦、骨节痛等),诊断通常依靠一些异常的体格检查(不相等的血压、无脉搏或者血管杂音的存在)。疾病的进展分为三个阶段:一期(无脉前期)主要表现为体质上的一些症状。二期是血管炎症期,以血管的脆弱为标志性特点。三期(终末期或者纤维化期)是非活动期。血管杂音和缺血症状是纤维化期的主要表现。通常是颈总动脉比椎动脉更容易受累。病理组织学上,活动期病变特征性表现为节段性动脉内膜增厚,并有动脉中层肉芽肿和巨细胞等混合细胞的浸润。诊断大动脉炎的六项标准是:发病年龄在 40 岁左右或更小,肢体的缺血表现,减弱的肱动脉搏动,双上肢的收缩期动脉血压差大于 10 mmHg,锁骨下动脉或主动脉区域闻及血管杂音,动脉造影可见动脉血管的狭窄或闭塞。上述六标准满足三项或更多诊断大动脉炎的敏感性为 90.5%,而特异性为 97.8%。动脉造影是诊断的金标准,可以显示头臂动脉和锁骨下动脉的锥形膨大狭窄的区域。治疗方法是使用皮质类固醇激素,并且在病变的活动期不要试图进行介入或外科手术治疗,因为操作多数会失败。

巨细胞(颞)动脉炎是一种累及大动脉中层的动脉炎,如主动脉、大的颈部动脉和颈外动脉的分支。发病率随年龄的增长而增加,很少见 50 岁以前发病。女性患者的颞动脉炎发病率是男性的 3 倍,几乎都发生在白色人种中,并有地域分布的特点,多见于美国的北部和斯堪的纳维亚国家。炎症导致受累血管狭窄、闭塞或者动脉瘤。颞动脉炎与近穿入硬脑膜处的 1/3 段椎动脉相关。患者的典型表现为颞动脉触痛和化验检查血沉的增快。诊断巨细胞性动脉炎的五项标准为:发病年龄 50 岁或者更大,新近出现的头痛,颞动脉的触痛或者颞动脉非源于颈动脉硬化原因的搏动减弱,血沉(韦氏法)大于 50 mm/h 和动脉活检的异常。上述五项标准至少要满足三项才能帮助诊断,诊断的敏感性为 93.5%,特异性为 91.2%。颞(浅)动脉活检是诊断的金标准,组织学显示动脉内弹力板炎性肉芽肿伴坏死表现,常掺杂有多核的巨细胞。该疾病的治疗方法是使用皮质类固醇激素。

纤维肌发育不良是一种非炎症性、非动脉硬化性的血管疾病,很少累及椎动脉。该病常发生在女性和年轻人中,常双侧同时发病,病因及病理变化尚不清楚。椎动脉的 V3 段常可受累,特征性的表现为动脉造影显示膨大和狭窄交替出现的串珠样改变。不论颅外或者颅内的纤维肌发育不良,都可能导致较高的颅内动脉瘤风险。

非创伤性的椎动脉 V2 段的狭窄多是由于老年人颈椎骨质增生引起,但很少引起椎基底动脉缺血的症状,除非同时伴有对侧椎动脉发育不良或闭塞。在这些情况下,由于颈椎位置的移动导致低血流状态并诱发血栓形成,当颈椎回位后可造成栓塞的发生。造成椎动脉不同节段部位受压的解剖因素有:V1 段有颈长肌、前斜角肌、颈部星状神经节和颈椎横突孔;V2 段有

增生的骨赘,V3段有第二椎间神经、寰枢关节、横突孔的边缘、纤维脊、枕骨缘和寰枕关节。

临床表现

后脑缺血或梗死的症状和体征变化较大,表现因相应受累的动脉床不同而异。通常的表现有头昏眼花、眩晕、后脑部头痛、晕厥发作史、耳鸣或耳聋、记忆力下降、复视、步态不稳、站立不能、感觉异常、双侧麻木和肢体无力等。体格检查时发现的体征包括眼球震颤、凝视头顶的瘫痪、交叉运动减弱、双侧肢体无力、第十一或十二颅神经的瘫痪、偏盲和健忘等。

Berguer及其同事报道了连续的369例颅外椎动脉的重建手术经验。临床上只为椎基底动脉症状的占60%,同时有半球和椎基底动脉症状的占30%,而只有大脑半球症状的只占4%。病因方面有动脉硬化(300例)、夹层(7例)、放射性动脉炎(5例)、内膜增生(3例)、纤维肌发育不良(2例)、以往手术结扎(3例)、动脉瘤(2例)和其他(5例)。

后脑的缺血可以表现为脊髓中索和侧索综合征。脊髓中索综合征是由椎动脉、椎动脉分支或者低位的基底动脉闭塞引发,表现为舌偏向病变同侧,对侧触觉和本体感觉的损害,对侧上下肢体的麻痹,但是通常面部不受累。脊髓侧索综合征是由下列五支血管闭塞引发的:脊椎动脉、小脑后下动脉、小脑上动脉、小脑中动脉和脊髓下动脉。表现包括病变同侧的疼痛、麻木、半侧面部感觉减退;肢体共济失调;眩晕,恶心和呕吐;眼球震颤,复视,幻视;霍纳综合征(瞳孔缩小、眼睑下垂、无汗);吞咽困难,声音嘶哑,声带麻痹,咽反射减退,味觉丧失;同侧上肢、躯体、下肢的麻木。脊髓侧索综合征也可以产生对侧半边身体痛觉、温度感觉的减退,有时还包括面部。

任何降低基底动脉平均动脉压的全身机制都可能与引起椎基底动脉缺血的病因相混淆。椎基底动脉缺血常见的全身性原因必须排除以下这些因素:体位性的低血压、降压治疗不利、心率失常、心功能衰竭、起搏器失灵和贫血。用快速站起时,收缩压降低至少20mmHg来诊断体位性低血压。如果患者的症状由特异性的头部旋转或外伸所引起,在体格检查时就需要让患者重复做这个动作。药物使用方法和剂量可能是降低灌注压的原因,应该进行评估。

诊断检查

应当对所有患者进行24小时动态心电图(ECG)或者Holter监测仪检查以排除心律失常,并评估是否为血流动力学机制的VBI。还应当进行CT扫描检查,以排除脑肿瘤或其他颅内病变。椎动脉的动脉造影非常必要,整体的位置及成像可以评估从起始到基底动脉远端的整个椎基底动脉系统。主动脉弓部的造影可以掌握每一侧椎动脉的情况,是否一侧缺如,是否一侧为优势动脉以及是否有起始处的变异。为了充分评估椎动脉V1段的情况,主动脉弓部造影需要左或右前倾斜的投照角度。标准的主动脉弓部造影由于椎动脉起始处与锁骨下动脉重叠,VA起始处有狭窄时常容易被遗漏。故当椎动脉的起始1厘米处有可疑的狭窄后扩张表现时,应当注意起始处狭窄的存在。

选择性锁骨下动脉内注射造影剂的倾斜角度弓部投影被用来评估从C6到C2横突的V2段椎动脉。VA进入脊髓腔段的最佳效果为未减影的影像。骨赘外在压迫的评估应用颈部旋转引发症状的颈部右和左转的体位进行动脉造影。

由C2颈椎横突至顶枕关节的椎动脉V3段需要评估其侧支情况。当椎动脉近端闭塞时,动脉血管在V3段通常可以有通过与枕动脉重建侧支循环。

椎动脉的第四段很少受动脉粥样硬化的影响。然而基底动脉老年性硬化疾病禁忌进行椎动脉的重建。基底动脉在侧位或倾斜位显影清楚,侧位时减影是必要的,以消除颞骨的影响。

适应证

多数VA的重建手术是为了缓解V1段的狭窄,也包括V2或V3段的狭窄、夹层或者闭塞。以往的经验是VA的重建要考虑临床症状和相应的解剖结构情况。重建修复的适应证有:唯一通畅的椎动脉、优势椎动脉或者双侧椎动脉的面积狭窄率≧ 75%;合并有双侧颈内动脉闭塞,椎动脉面积狭窄率≧ 50%;任何可疑的栓塞性病变,不论狭窄程度及对侧椎动脉是否正常。其他适应证包括为了增加有症状并伴有颈动脉闭塞患者大脑的血流量,针对椎动脉的动静脉漏或自发的和外伤性的夹层而进行治疗。

外科技术

外科技术修复VA可以分为近段或远段重建两部分(表32.3)。近段VA重建的首选方法包括:V1段移植到颈总动脉;锁骨下动脉与V1段搭桥;V1段移植到锁骨下动脉或者甲状颈干上。其中V1段移植到同侧颈总动脉是修复近段VA病变的主要方式。锁骨下动脉与V1段搭桥是在同侧颈总动脉有病变或闭塞时采用的。由于V2段在椎间孔走行难于显露,很少直接重建V2段。因此,当弥漫的动脉粥样硬化或者骨赘多处外压V2段时,首选V3段

表 32.3　修复椎动脉的手术

近段椎动脉的修复	远段椎动脉的修复
V1 段移植到颈总动脉	颈总动脉到 V3 段旁路搭桥
锁骨下动脉与 V1 段搭桥	颈外动脉移植到 V3 段上
V1 段移植到锁骨下动脉或者甲状颈干上	V3 段移植到颈内动脉上
颈动脉到 V1 段的搭桥	颈外动脉到 V3 段的旁路搭桥
经锁骨下动脉的椎动脉内膜切除	锁骨下动脉到 V3 段的旁路搭桥
血栓切除+尿激酶溶栓结扎	移植物动脉瘤替换结扎
从颈部桥血管上 V1 段旁路搭桥	椎板切除减压
主动脉弓到 V1 段的旁路搭桥	枕动脉 V3 段搭桥

的搭桥或移植。远段 VA 的重建首选颈部前外侧入路，具体术式包括：选择倒转的大隐静脉作为桥血管，从颈总、颈内或者颈外动脉向在 C1–2 或 C0–1 椎体水平的椎动脉第三段搭桥，将颈外动脉的枕动脉支移植到 V3 段上，或者将 V3 段移植到远段颈内动脉上。如果夹层或动脉瘤扩展到 C1 颈椎横突孔或更远处，或者 VA 的外压发生在枕骨和第一颈椎横突板之间时，矫正术需要显露顶骨平面或者第一颈椎上方的 VA。切除 C1 颈椎椎板时使用的枕骨下入路至顶骨能提供颅外段 C1 颈椎上方椎动脉的较好显露和控制。

把椎动脉的 V1 段移植到颈总动脉上是近端椎动脉的常用重建方法。V1 段的解剖入路通常选择锁骨上横切口。因为该处距颈总动脉很近，可以直接进行血管吻合。切断胸锁乳突肌的胸骨和锁骨头，或者在这两个头之间解剖分离(图 32.2)。解剖包括分离舌骨肌和颈动脉鞘。将颈内静脉和迷走神经向侧面牵拉开，颈总动脉游离得越靠近近端越好。注意认清在颈动脉后方伴行的交感神经链。在左侧还要注意胸导管的存在，可以远近端结扎后切断。还要认清副淋巴导管，结扎切断以防止淋巴囊肿的发生。当移植在右侧进行时，必须注意避免损伤喉返神经，因为右侧的喉返神经刚好在椎动脉开口处绕过锁骨下动脉回返。整个分离解剖除去前斜角表面的脂肪垫，该区域的结构包括前斜角肌和膈神经等应保留以免分离时受到可能的损伤。结扎切断甲状腺下动脉。注意辨认椎静脉，它起自颈长肌与前斜角肌的夹角处，横过椎动脉和锁骨下动脉表面，结扎离断。必须注意辨认整个交感神经链并避免损伤，因为它就分布

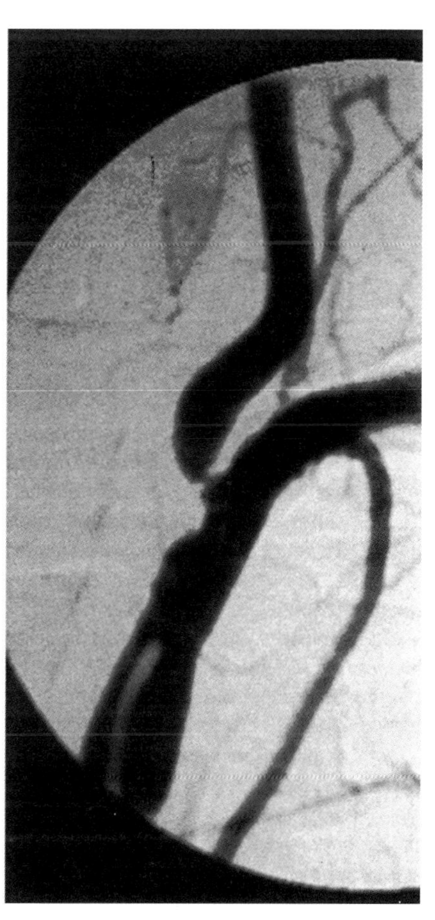

图 32.2　近端椎动脉重建的显露。

在 VA 的前表面。游离解剖出椎动脉上至颈长肌腱，下至锁骨下动脉，上的开口处。当 VA 显露完毕、颈总动脉的吻合地点也选择好以后，给患者全身肝素化。在颈长肌的下缘阻断 V1 段的远端。近端 VA 紧贴狭窄的上缘钳夹阻断，并在阻断钳的上缘横行切断，断端缝扎。远端椎动脉从交感神经干上游离开，牵引到颈总动脉处。横行阻断颈动脉，直视下以 6–0 或 7–0 聚丙烯血管缝线连续缝合吻合口。收紧松弛的缝线，常规冲洗释放血流，缝线打结，重新建立血流。

远端 VA 重建的入路通常选择在 C1 至 C2 颈椎水平。对于发生在 V1 或 V2 段的弥漫性闭塞病变更倾向于选择在 V3 段进行重建。上述的一些技术也都适用于在 C1 和 C2 颈椎间的 V3 段重建血管。这一平面的 VA 入路过程都是一样的。将切口在胸锁乳突肌的前缘向上扩展直到耳垂的下方(图 32.3)。副神经在颈静脉和胸锁乳突肌的前缘间显露。解剖该神经到 C1 颈椎横突与颈静脉汇合处。二腹肌可能需要切断以方便显露。把覆盖表面的纤维脂肪组织去除后就能显露穿过 C1 颈椎横突的提肩胛肌，注意辨别。解剖游离出提肩胛肌，向后牵拉显露第二颈神经干的前支。横断第二颈神经干的前支、提肩胛肌和下方的颈夹肌以帮助显露 V3 段。切除提肩胛肌近段到其进入颈横突孔处。要非常仔细地分离出椎动脉表面的椎静脉丛，因为此处的出血很难控制。在 V3 段上后侧，有来源于颈外动脉枕动脉分支的重要的侧支交通。在控制 V3 段时必须注意避免损伤这些分支。分离出 V3 段后，就可以选择翻转的大隐静脉作为桥血管行同侧的颈总、颈内或者颈外到 V3 段的搭桥；移植颈外动脉或其枕动脉支到 VA；移植 V3 段到颈内动脉；或者当枕动脉支代偿增粗时，直接进行枕椎动脉吻合。为防止手术中技术上的失误可以使用术中动脉造影。

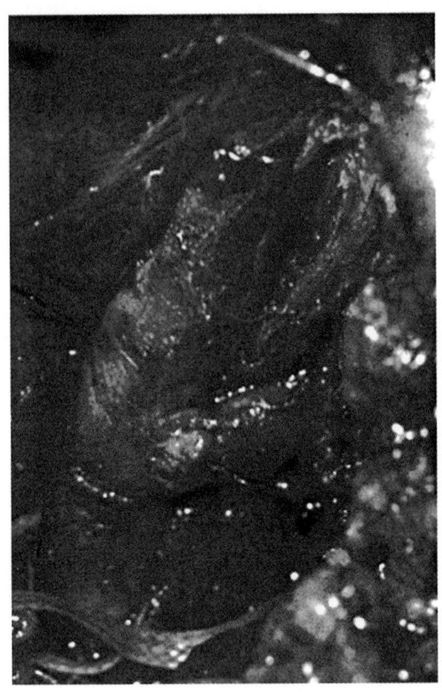

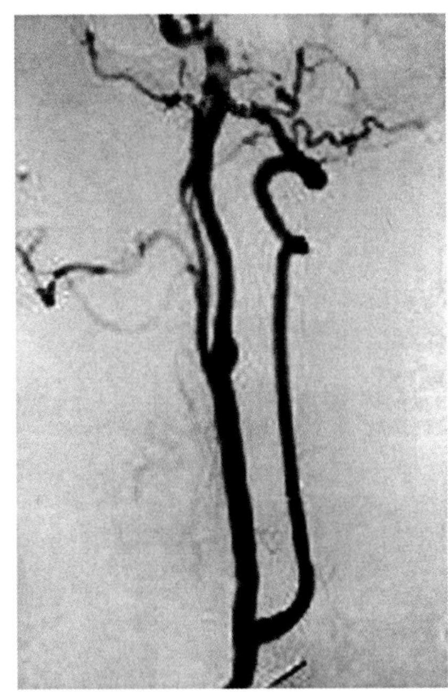

图 32.3 远端椎动脉重建的显露。

结果和并发症

Berguer 等详细描述了他们在椎动脉重建方面的长期临床经验。在 369 例椎动脉重建中，252 例为近端重建（218 例移植术，42 例搭桥，2 例其他），117 例为远端重建(85 例搭桥，25 例移植，7 例其他)。临床资料分两个独立的部分（1991 年以前的 215 例，1991 年后的 154 例）进行总结分析。之所以要分成两部分，是因为 1991 年以后这一治疗团队有了专门的麻醉队伍，并在手术室里安装了数字动脉造影机，而且对颅外椎动脉疾病的处理原则建立了统一的治疗方案。结果是中风、死亡和中风死亡率分别由 4.1%、3.2% 和 5.1% 减少到 1.9%、0.6% 和 1.9%。报道的并发症包括喉返神经麻痹、Horner 综合征、淋巴结囊肿、乳糜胸、急性血栓形成、创口的血肿和中风等。5 年通畅率为 80%，5 年生存率为 70%，随访期间多数的死亡原因为心源性事件。生存者中有 97% 未再发生中风。基于这些经验，他们得出的结论是椎动脉的重建比颈动脉的重建风险要小。

推荐读物

1. Begelman SM, Olin JW. Nonatherosclerotic arterial disease of the extracranial cerebrovasculature. *Semin Vasc Surg*. 2000;13(2):153–164.
2. Berguer R. Vertebrobasilar ischemia: indications, techniques, and results of surgical repair. In: Rutherford R, ed. *Principles of vascular surgery*. 1823–1837.
3. Berguer R. Suboccipital approach to the distal vertebral artery. *J Vasc Surg*. 1999;30:344–349.
4. Berguer R, Flynn LM, Kline RA, et al. Surgical reconstruction of the extracranial vertebral artery: management and outcome. *J Vasc Surg*. 2000;31(1):9–18.
5. Berguer R, Morasch MD, Kline RA. A review of 100 consecutive reconstructions of the distal vertebral artery for embolic and hemodynamic disease. *J Vasc Surg*. 1998;27:852–859.
6. Best IM, Bumpers HL. Anomalous origins of the right vertebral, subclavian, and common carotid arteries in a patient with a four-vessel aortic arch. *Ann Vasc Surg*. 2002; 16:231–234.
7. Buckenham TM, Wright IA. Ultrasound of the extracranial vertebral artery. *Br J Radiol*. 2004;77:15–20.
8. Calloe AD: Vertebrobasilar syndromes. In: Callow AD, Ernst CB, eds. *Vascular surgery theory and practice*. Stamford, CT: Appleton & Lange, 1995:515–518.
9. Caplan L, Hier D, D'Cruz I. Cerebral embolism in the Michael Reese Stroke Registry. *Stroke*. 1983;14:530.
10. Chang AJ, Mylonakis E, Karanasias P, et al. Spontaneous bilateral vertebral artery dissections: a case report and literature review. *Mayo Clin Proc*. 1999;74(9):893–896.
11. Cloud GC, Markus HS. Diagnosis and management of vertebral artery stenosis. *Q J Med* 2003;96:27–34.
12. Edwards WH. Vertebral artery reconstruction: indications and techniques. *Semin Vasc Surg*. 1996;9(2):105–110.
13. Giuffre R, Sherkat S. The vertebral artery: developmental pathology. *J Neursurg Sci*. 1999; 43:175–189.
14. Kline RA, Berguer R. Vertebral artery reconstruction. *Ann Vasc Surg*. 1993;7(5): 497–501.
15. Molnar RG, Naslund TC. Vertebral artery surgery. *Surg Clin North Am*. 1998;78(5): 901–913.
16. Moore KL. *Clinically oriented anatomy*, 2nd ed. Boston: Williams & Wilkins, 1984: 879.
17. Stahmer SA, Raps EC, Mines DI. Carotid and vertebral artery dissections. *Emerg Med Clin North Am*. 1997;15(3):677–698.

编者评述

A. B. L.

Lumsden、Gregg 和 Peden 医生被推荐来总结有关椎动脉重建的临床资料。即使业务繁忙的血管外科医生也不常完成椎动脉重建的手术。事实上，有些血管外科医生从来就没做过椎动脉重建的手术。然而，还是有一些分散的优秀中心在研究椎动脉重建的应用，并已经做得非常专业。本章简明概括了相关的解剖知识，包括手术中可能出现的问题、各种综合征的临床表现以及基本的病理生理学知识。作者还提供了椎动脉重建手术的步骤的详细描述。

虽然 VA 重建不是一个普通的手术，但是重建所需要的显露和操作技术对多数血管外科医生来说是相当熟悉的。特别是在近端的 V1 段。通过标准的锁骨上切口入路行颈动脉到锁骨下动脉的搭桥（或者锁骨下动脉到颈动脉的搭桥）对血管外科医生来说都非常熟悉。中线切口入路通常需要横断胸锁乳突肌的锁骨头或者在胸骨头和锁骨头之间解剖游离，也能很好显露锁骨下动脉和椎动脉起始部。椎动脉的远端和近端游离后可以直接移植到颈总动脉侧壁上。如果甲状腺颈干大小合适，并且在作为椎动脉和甲状腺动脉起源的锁骨下动脉内没有其他并存疾病，那么甲状腺颈干是另一个可选择的再植入位置。用大隐静脉行颈动脉到椎动脉搭桥在 VA 相对较短、难以游离或在 C6 下方进入横突孔时尤其有用。其他的移植物植入位置有甲状腺颈干、锁骨下动脉等。

一般很少使用外科的方法进入 V2 段。而显露 VA 的远段，即 V3 段，应该被大多数血管外科医生所掌握。做颈动脉内膜切除时应用的标准的垂直于颈部的切口向耳垂的方向至乳突。仔细分离胸锁乳突肌的附着处以避免损伤第十一对颅神经（副神经），就可以显露颅外的远端 VA。虽然将颈内动脉的远段作为椎动脉的直接吻合处或者搭桥血管的一端吻合处在文献中有很详细的描述，作者也完成了部分病例，但是我还是尽量避免应用颈内动脉，而选择应用颈总动脉（和）或颈外动脉，或者颈外动脉的分支（常选择枕动脉）来完成搭桥等。当有多处血管闭塞和狭窄时，我更会避免使用颈内动脉。

有了具有挑战性的患者，才有相应的外科治疗措施。而外科方法的相对不平常则需要谨慎苛求。只有选择合适的患者，才能很好地发挥外科方法的作用。腔内血管外科也许会为 VA 的狭窄和闭塞疾病提供更多的选择，读者应当关注腔内血管外科的进展。

（刘小平 郭伟 译）

第33章

主动脉弓和大血管闭塞疾病的开放性外科手术血管重建

Kenneth Cherry

诊断标准和发病机制

发生于无名动脉、颈总动脉、锁骨下动脉的大血管闭塞性疾病相比发生于颈动脉分叉、主髂及股腘动脉处疾病少见。在美国,头臂血管闭塞性疾病最常见的病因是动脉粥样硬化，其次是大动脉炎和放射性动脉炎。动脉胸廓出口综合征也可引起锁骨下-腋动脉动脉瘤和闭塞病变，伴或不伴有上肢动脉粥样硬化栓塞损害。这类情况在其他章节讨论。

具有症状的头臂干动脉粥样硬化闭塞是最普遍的大血管重建指征。无名动脉闭塞病变是正中胸骨切开术和主动脉起始段重建最常见的原因。另一方面，锁骨下动脉闭塞是大血管病变中最常被干预的血管病变，而颈总动脉闭塞最少见。患者前来就诊时通常五六十岁。男女比例相当,在某些人群中多为女性。有意义的危险因素包括吸烟和高血压。冠状动脉病变是公认的伴随疾病。

在美国，大动脉炎是大血管闭塞性疾病第二常见的病因，女性远较男性多见，并且一般发生于<45岁的女性。Ⅰ型和Ⅲ型大动脉炎累及大血管，Ⅲ型最常见，病变发生于主动脉弓及其分支、远端胸主动脉和上段腹主动脉及其分支。动脉炎累及冠状动脉开口者罕见。

放射性动脉炎引起的大血管闭塞是美国第三常见的病变类型。这与针对许多恶性肿瘤进行上纵隔及颈部放疗有关。放射线诱发的改变包括血管内膜增生、纤维化和弹力层断裂。脉管壁血管破坏引起动脉壁缺血性坏死。疾病类型完全与照射野和照射剂量相关。

当患者表现为大脑和(或)上肢缺血或微血栓形成的症状时应怀疑头臂血管闭塞。大脑症状包括单侧前胸循环的症状，如短暂性脑缺血发作(TIA)、一过性黑矇及脑卒中,以及非单侧症状，如双向视觉障碍、共济失调、眩晕或椎基底动脉病变的诸多表现。头臂动脉闭塞的脑血管症状可为前循环(颈内动脉)或后循环(椎动脉)障碍的表现；由于无名动脉及其主要分支的特殊解剖,上述两类症状(全脑缺血）可由于无名动脉狭窄而同时出现。全脑缺血也可见于累及颈总动脉和锁骨下动脉的多发性大血管损害。头臂动脉大血管病所致的神经症状多由病变累及无名动脉引起。

上肢活动后缺血性疼痛、疲乏或广泛酸痛(均归为“跛行”),或伴有微栓子或溃疡形成的手指缺血，特别是症状如为单侧，则预示锁骨下或无名动脉闭塞。其可表现为孤立症状,也可与神经综合征同时发生。

随着利用胸廓内动脉进行冠状动脉血运重建技术的广泛应用，冠脉缺血或“冠脉循环窃血”被认为是锁骨下(或无名）动脉病变所表现的症状,患者多主诉心前区绞痛。

最后，多数大血管病特别是左锁骨下动脉病变可无症状，而是在查体时或对颈动脉分叉或冠状动脉疾病进行检查时发现。

对于准确诊断头臂动脉闭塞而言，详细的病史和体格检查是最重要的。突然出现的手指疼痛、变色、浅蓝色病损,特别是累及单侧时,提示锁骨下动脉疾病。大脑的缺血可表现为由于椎基底动脉和局限性大脑前循环缺血所导致轻度不耐受的症状。出现颈动脉近端或纵隔杂音,上肢脉搏减弱、不均或无脉，或单侧手指微栓子或坏疽提示临床医师上述血管确实存在狭窄的可能。鉴于颈动脉分叉处的查体不一定会有意义的发现，而仔细检查大血管起始部，包括触诊和听诊上纵隔、胸廓、颈部近端和上肢能够很好地预判病变部位，并且有时还可判断其严重程度。存在网状青斑、微栓子或甲床下出血提示临医师微栓塞的可能。能够触及桡、尺动脉搏动并不能排除这些病损可能。“跛行”通常存在于锁骨下动脉或无名动脉高度狭窄或闭塞时,微栓塞较少见于狭窄病变。双侧指坏疽或双上肢缺血多提示全身性病变而非血管闭塞病变，应立即进行血管胶原和类风湿病等方面的检查。

超声可显示近端颈总动脉、锁骨下动脉流速增加或是闭塞，以及椎动脉逆向血流。然而,上纵隔多骨骼的结构——肋骨、胸骨和锁骨——限制了超声在大血管病变诊断中的精确度及有效性。主动脉弓及弓上四个分支的动脉造影已成为诊断的必要条件。它不仅能提供准确的病变影像和手术计划，还可以鉴别动脉粥样硬化和大动脉炎。动脉造影很有可能被能够提供彩色重建的电脑断层血管造影(CTA)所取代。CTA 没有常规动脉造影带来的脑卒中的风险，并且它提供的清晰详细的影像有利于准确诊断和制定手术计划。将来 64 排 CT 的出现会增加此种检查的有效性。患大血管疾病和神经综合征的患者除了血管方面的检查之外还应进行脑部 CT 检查。对于上肢缺血的患者的检查应包括前臂远端、手和指的图像。

适应证和禁忌证

头臂血管闭塞手术适应证包括前述脑血管症状，以及存在相应的大血管闭塞或狭窄的上肢症状。并存的颈动脉分叉病变需同时处理。对于存在多发的近端病变及颈动脉分叉病变的患者，如果没有同侧近端颈总或无名动脉狭窄，推荐先行处理颈动脉分叉病变。如果通过手术症状缓解,则避免了正中胸骨切开术和近端重建。约 3/4 行无名动脉重建的患者有可能发生神经症状，其中 50%归因于大脑前循环障碍,40%为后循环,10%两者均有。上肢及神经系统症状合并存在的情况预计会出现在 20%~40%的患者身上。单侧肢体末端微栓塞尤其需要紧急处理。锁骨下动脉及无名动脉较其他部位易于发生远端栓塞，且远端缺血的程度与狭窄程度无关。冠状动脉盗血综合征患者可行颈动脉-锁骨下动脉旁路移植术或导管介入治疗。不推荐对这些患者行锁骨下动脉置换，因为靠近内乳动脉钳夹和分离会导致冠脉缺血时间延长。另一方面,旁路移植术可在远离内乳动脉钳夹的情况下完成，从而使原本的血流保持连续直至重建的动脉开放。无症状无名动脉及颈总动脉病变患者通常不建议手术，因为这些病变的自然病史尚不清楚。因此，根据关于颈动脉分叉病变的自然病史及手术后病史的研究数据推得的结论并不正确。不适用非手术原则的情况包括头臂动脉狭窄需要冠状动脉旁路移植术的患者及伴发有颈动脉分叉病变且狭窄超过 80%并要求手术的患者。此外,特别是年轻、健康的多发高度狭窄的患者手术应慎重。

无症状锁骨下动脉闭塞是大血管闭塞最常见的病变。约 70%累及左锁骨下动脉,其余病例为右侧受累。孤立的锁骨下动脉病变本身很少导致严重的需手术处理的跛行症状。大多数有跛行症状的左锁骨下动脉闭塞为多发大血管病变,除了锁骨下动脉外,病变还存在椎动脉或颈动脉分叉。在大范围人群中，所遇到的 2/3 至 3/4 患者中，多发大血管病变可存在于任何部位。在左锁骨下动脉病变患者中见到的椎动脉反流本身并不是手术指征，其代表一种正常的侧支形式。区分是椎动脉放射影像(或超声影像)的盗血还是有症状的盗血是很重要的，前者只是一种影像学发现而非手术指征。

另一方面,来自于孤立锁骨下或无名动脉病变的微栓子是手术指征。这种病变通常不伴有其他大血管损伤。

大多研究组中最常见的早期及晚期死亡原因仍为冠脉疾病。无法行重建的冠脉病变的患者应考虑内科治疗和（或)——如果可行——导管治疗。

此外,有些亚组的患者无法像多数患者一样承受直接经胸骨的血管重建。肾功能不全的患者手术期间并发脑卒中及死亡的发生率增加。有易栓倾向的患者增加了手术期间脑卒中发生率及重建晚期血栓的发生率。放射性动脉炎的患者晚期脑卒中和死亡的风险主要因晚期感染率的增加而升高。

解剖学因素

大血管占据上纵隔。通过正中胸骨切开术很容易到达无名动脉、右颈总动脉、右锁骨下动脉和左颈总动脉。左锁骨下动脉可通过此切口到达,但是其更难暴露，因为主动脉弓不仅自右向左横过纵隔,同时自前向后走行。左锁骨下动脉闭塞病变最好通过左锁骨上切口到达。

孤立的锁骨下动脉病变如果同侧颈总动脉通畅，最好通过锁骨上切口到达。同样,颈总动脉病变如果同侧锁骨下动脉通畅，最好经相同的切口到达。当一侧血管情况不佳时,可行对侧颈动脉-锁骨下动脉重建,从而避免正中胸骨切开术。

术前评估

充分的术前评估包括上述详细的病史及体格检查。主动脉弓及其上四个分支动脉造影或 CTA，包括上肢流出道影像是必不可少的。有神经症状的患者应行脑部 CT 检查。40%~50%的患者可有冠状动脉疾病，因此必须评估冠状动脉循环情况。心脏应激试验加冠状动脉造影是可取的检查方法。有些作者更倾向于对所有患者进行术前冠状动脉造影。冠状动脉病变及大血管病变并存的患者通常是先前经过冠状动脉血管成形术及支架置入,而后行大血管重建处理,或者两者同时手术处理。重复的胸骨切开术非同寻常，因此不推荐使用阶段性的常规手术。

手术技巧

除了颈动脉-锁骨下动脉或锁骨下动脉-颈动脉重建及置换之外,不推荐解剖学外的重建途径。腋-腋动脉及锁骨下-锁骨下动脉旁路移植术通畅率低，微栓塞的问题易造成胸骨的侵蚀，且会成为随后的冠状动脉或大血管的重建或气管造口术的障碍。这些方法现在很少使用。如果患者确实不适合经胸骨行主动脉根部修复，腔内解决方案或内科处理较此种迂曲的、有缺陷的移植术更吸引人。

孤立的锁骨下动脉病变的患者，特别是如果同侧颈总动脉广泛通畅，则锁骨下动脉置换或颈动脉-锁骨下动脉旁路移植术的效果很好。

孤立的颈总动脉病变且同侧锁骨下动脉通畅的患者通常行锁骨下-颈总动脉旁路移植术，或更少见的颈动脉置换术进行重建。

具有症状的无名动脉病变的患者或多部位大血管病变的患者，最好行经胸骨主动脉根部重建。通常是升主动脉至无名动脉或颈总动脉移植。与以往相比,现在做的更少的无名动脉内膜切除术也可取得满意的远期效果。

颈动脉-锁骨下动脉重建(锁骨下动脉病变)

取锁骨上大约 2~2.5cm 平行锁骨切口,分离胸锁乳突肌外侧头,并向侧上游离斜角肌脂肪垫。单纯电灼术不足以预防淋巴漏的发生，因此不推荐使用，更正确方法的是应将其分离结扎。从此入路，臂丛正位于前斜角肌旁。两者均可通过斜角肌脂肪垫触及,从而更容易准确地解剖。应辨别并保护自外侧向内侧向下走行的膈神经。锁骨下静脉通常位于该区域下方。切开前斜角肌可暴露处于其下的锁骨下动脉。充分暴露锁骨下动脉的最高点以便舒适安全地阻断及切开动脉。锁骨下动脉很脆弱,暴露、阻断及缝合过程中必须操作轻柔、细致。

通过同一切口内侧，暴露颈总动脉。仔细辨别并保护迷走神经,其通常位于此入路的后方或下方。在颈静脉及胸锁乳突肌深面建立隧道，该隧道通常在迷走神经前方，可能位于膈神经前或后。作者更倾向于在大多数病例中将移植物置于两神经之前。手术记录应清晰描述移植物与神经的关系。如果需要再次手术,此信息非常重要。

患者予肝素化，此时麻醉师应维持血压正常或轻度升高。可于颈总动脉外侧壁行动脉切开术，使用冠状动脉打孔器可使动脉切开变得容易。选择一个 7mm 或 8mm 的聚酯或聚丙烯假体移植物。作者更喜欢聚酯移植物,因为其卷曲并容易操作。静脉移植物对于此手术效果不佳，应仅用于特殊情况下。使用 4-0 或 5-0 单丝不可吸收线行端侧吻合。近远端适当放血,阻断钳移至移植物,恢复颈动脉血流。

将移植物通过皮下隧道。控制锁骨下动脉并于其顶点行垂直动脉切开。再次使用 4-0 或 5-0 单丝不可吸收线行端侧吻合。吻合完成之前再次近远端适当放血。吻合完成后先恢复远端血流然后恢复近端血流，这样做是为了使椎动脉栓塞机会降到最小。

用抗生素溶液冲洗伤口后，将斜角肌脂肪垫放回其正常位置。用吸收性皮下缝线关闭颈阔肌，皮内缝合皮肤。患者在手术室中保持清醒。

锁骨下动脉置换(锁骨下动脉病变)

切口与起初暴露方法同颈动脉-锁骨下动脉旁路术。需游离锁骨下动脉使其更接近内乳动脉和椎动脉起始部,如前述暴露颈动脉。使用窄而深的拉钩如 Wylie 肾静脉拉钩,可使暴露近端锁骨下动脉变得容易。暴露后,手术医师应立即判断移植物是否会成角,在此位置椎动脉及内乳动脉是否均充盈良好,以及锁骨下动脉本身是否会扭结。适合与否主要取决于椎动脉及内乳动脉起始部的准确位置。如这些可能产生相对的动脉起始点,并且可能起自锁骨下动脉的任何位置。这些动脉起始部更靠近近端,会造成移植困难无法完成或者血流动力学不良,从而必须折叠锁骨下动脉本身来获得安全、结构良好的吻合。此类病例实行颈动脉-锁骨下动脉移植物重建更可取。患者肝素化。如果手术医师确定患者解剖确实适合锁骨下动脉置换,则于锁骨下动脉靠近椎动脉起始部置两把阻断钳,于其间锐性离断锁骨下动脉。近侧锁骨下动脉残端用聚丙烯缝线水平重叠缝合。确实止血非常重要。远端动脉沿颈总动脉置于最佳位置。此手术中，膈神经仍保持其动脉前的原位。吻合可位于迷走神经之前或之后,这取决于其在颈动脉鞘中的精确位置。如果需行接近于并包括椎动脉起始椎动脉起始部在内的锁骨人动脉内膜切除术,则应此时完成。接着,应阻断颈总动脉并切开其外侧壁。使用 4-0 或 5-0 单丝缝线将锁骨下动脉端侧吻合至颈动脉上。远近端适当放血，吻合部位用肝素盐水充分清洗。先恢复上肢血供,然后再恢复颈动脉血供。

锁骨下动脉-颈动脉旁路移植术(颈总动脉病变)

锁骨上切口暴露同前。如果需做颈动脉分叉处内膜切除术,颈动脉分叉应采取标准方式通过一个单独的纵行切口暴露。两个切口不应相交,以避免皮瓣产生时出现的问题。患者肝素化,应首先控制锁骨下动脉,通常位于其最上界,然后行垂直动脉切开。选用制备好的适于端侧吻合的移植物。静脉移植物在颈动脉-锁骨下动脉旁路移植术中(锁骨下动脉疾病变)应用效果很差,反之在颈总动脉重建时却并非如此。其在锁骨下动脉-颈动脉旁路移植术中应用效果非常好,尤其是用于颈动脉分叉处。因此,这类手术既可使用假体也可使用静脉。吻合至锁骨下动脉完成。再次远近端适当放血并恢复远端锁骨下动脉血流,阻断移植物。

如果需吻合至颈总动脉,则须通过同样的锁骨上切口暴露动脉。再次仔细辨别迷走神经。移植物于颈静脉及胸锁乳突肌深面经隧道通过。控制颈动脉并行动脉切开,端侧吻合。吻合完成前,远近端适当放血。吻合处彻底冲洗,吻合完成。先恢复近端动脉血流,然后恢复远端颈动脉。

如果患者除颈总动脉病变之外还存在颈动脉分叉处病变且拟行颈动脉分叉处动脉内膜切除术,颈动脉分叉应采取标准方式通过一纵行切口暴露。颈动脉内膜切除后移植物于胸锁乳突肌、颈静脉及皮桥深面穿过隧道,将其修剪成铲形并缝合至动脉内膜切除处行血管成形。如果使用静脉且其大小与颈动脉内膜切除部位不一致,那么采用一个标准的补片-血管成型的静脉,将旁路移植物缝合至该静脉补片上,可以得到一个更合适的吻合口。如果需要,可在内膜切除处行端端吻合。如果做端侧吻合,近端颈总动脉通常结扎,从而形成一个有功能的端侧吻合。恢复血流之前远近端适当放血,先恢复颈外动脉血流,再恢复颈内动脉。

经胸骨修复(无名动脉病变,双侧颈总动脉病变)

可采用胸骨全长切开术式,一些作者也描述使用部分胸骨切开术式。皮肤切口沿右胸锁乳突肌边缘呈曲棍球棒状倾斜向上。如有残余胸腺予切断。分离并结扎甲状腺下静脉。左头臂静脉可先行离断,也可将其拉起而暴露大血管及升主动脉。中心静脉导管不能从患者左侧置入,因为需要广泛的操作范围或需要离断静脉。尽可能向近端及侧面解剖暴露升主动脉。如果需要,可抑制心包反射,因为位于心包内的升主动脉通常为粥样硬化病变的主动脉的功能储备部分。远端小心游离无名动脉或其主要分支,以保护迷走及喉返神经。此处选择单臂移植物较两分叉型主动脉移植物更好。使用部分阻断钳可能更好地“咬住”主动脉,用更小的移植物可使吻合更安全。此外,使用单肢移植物比分体移植物占纵隔的体积更小,因此关闭胸骨后其被纵隔内容物压迫的可能更小。移植物应在患者主动脉解剖及体形允许的范围内位于升主动脉侧面尽可能远的地方。某些病例可应用咬骨钳使胸骨柄后部变薄,从而防止过度压迫移植物。如果左头臂静脉被完整保留,移植物的肢通常自其下方通过。某些病例中,静脉可能压迫移植物。这种情况下移植物应置于静脉前,或是如果有必要的话离断该静脉。

如果多个血管需被重建,在需要时将分支接在单肢移植物上。通常移植物主体直径为 10mm,分支直径为 8mm。我们更倾向于聚酯移植物。为了容易使分支吻合至最佳部位及移植物位于最适合位置,此时须松开胸骨牵开器从而尽可能模拟关闭后的纵隔。如果要行双侧颈总动脉重建,应先重建闭塞较重的一侧,因为这样可较少阻断患者既定的脑血流模式。如果需要,移植物可置于颈动脉分叉处。大动脉炎患者颈动脉分叉通常备选。在左侧,一个独立切口是必要的,移植物通由颈部隧道穿过。在右侧,尽管作者更倾向于做一个独立切口,但也可延长原切口。当希望延长缺血的时间和(或)侧支血流很少的情况下可采取神经保护麻醉措施,这些措施包括异氟醚或其他吸入性神经保护药物、静脉注射巴比妥类药物及提高全身血压。

如果存在双侧锁骨下动脉病变,此次应修复右锁骨下动脉,以便准确评估患者术后血压。有些手术医师常规重建全部狭窄的大血管。左锁骨下动脉病变,除非其为微栓子的来源,否则若有必要可取锁骨上切口晚期修复。然而,通常情况下,来自于重建的颈动脉的侧支血流避免了修复左锁骨下动脉的需要。

头臂干病变要求双侧颈总动脉重建。

无名动脉内膜切除术远较旁路移植术应用的少,且与过去相比该术式的应用也大为减少。对于有经验的医生来说,它能够取得安全、完美的效果,适用于原发无名动脉粥样硬化的患者。大动脉炎及放射性动脉炎的患者因为该病的慢性特征不适用动脉内膜切除术。动脉内膜切除技术对于复发的动脉粥样硬化患者效果也不好。多发病变的患者采用旁路治疗效果更好。

无名动脉基底部的粥样硬化,特别是钙化妨碍了对主动脉进行可避免血小板破坏及栓塞风险的阻断,是内膜切除术的禁忌证。如果左颈总动脉起始部与无名动脉起始部靠得过近,而使后者必须通过切断或减少左颈总动脉血流才能阻断,则不应尝试动脉内膜切除术。无名动脉切开应延至主动脉,这样在内膜切除及恢复血流后不会存在无名动脉开口处狭窄。应用好的缝线如 4–0 或 5–0 的聚丙烯缝线。很少需要补片。技术操作必须精确,无名动脉甚至比锁骨下动脉更脆弱,不能承受粗糙的操作。在内膜切除部位近端特别是内侧行钉合缝合以预防主动脉夹层形成。在吻合完成前,远近端适当放血。吻合完成。此时松开锁骨下动脉阻断鉴别吻合口漏,用更好的聚丙烯缝线缝合。先恢复锁骨下动脉血流,然后恢复颈总动脉。于合适位置放置纵隔引流管。金属线关闭胸骨,可吸收线缝合皮下组织,皮内缝合皮肤。

并发症及术后管理

如果患者未使用巴比妥类药物则可能于手术室清醒，否则通常于恢复室或重症监护室清醒。监测常规的术后指标，特别是神经系统检查及评估远端脉搏。动脉管道通常置于右腕,因为这一侧锁骨下动脉更常被修复。它能够准确评估患者全身血压。并发症包括心肌缺血、TIA、脑卒中及移植物血栓形成,但这些并不常发生。头臂血管多根重建还特异性地存在过度灌注可能。严重多发大血管闭塞的患者行修复时需仔细监测，术后 2~3 天其收缩压应在其能耐受范围内维持于低水平或平均压适当低于其正常水平。如有任何血压升高的迹象或头痛主诉，应使用硝普钠。术后不必抗凝。

这些手术的效果很好。所有手术远期通畅率及远期无脑卒中情况令人满意。它们提供了很好的远期保护,特别是同侧脑卒中或上肢缺血。通畅率和无症状生存率令人满意。

特别是锁骨下动脉重建是非常精巧的操作,与腔内重建相比,其效果更佳更持久。

推荐读物

1. Stoney RJ, Messina LM, Azakie A, et al. Current surgical diseases of the great vessels. *Problems in Surgery.* 2000;37(2):69–164.
2. Rhodes JM, Cherry, KJ, Clark RC, et al. Aortic origin reconstruction of the great vessels: risk factors of early and late complications. *J Vasc Surg.* 2000;31(2):260–269.
3. Kieffer E, Sabatier J, Koskas F, et al. Atherosclerotic innominate artery occlusive disease: early and long-term results of surgical reconstruction. *J Vasc Surg.* 1995;21:326–337.
4. Berguer R, Morasch MD, Kline RA. Transthoracic repair of innominate and common carotid artery disease: immediate and long-term outcome for 100 consecutive surgical reconstructions.
5. Reul GJ, Jacobs MJHM, Gregoric ID, et al. Innominate artery occlusive disease: surgical approach and long-term results. *J Vasc Surg.* 1991;14:405–412.
6. Cherry KJ, McCullough JL, Hallett JW, et al. Technical principles of direct innominate artery revascularization: a comparison of endarterectomy and bypass grafts. *J Vasc Surg.* 1989;9:718–724.
7. Azakie A, McElhinney DB, Higashima R, et al. Innominate artery reconstruction. *Ann Surg.* 1998;228:402–410.
8. Berguer R, Morasch MD, Kline RA, et al. Cervical reconstruction of the supra-aortic trunks: a 16-year experience. *J Vasc Surg.* 1999;29:239–248.

编者评述

A. B. L

Cherry 医生基于 Mayo 诊所的宝贵经验对主动脉弓及大血管闭塞病变的外科治疗进行了专业回顾。在全部上肢及颅外脑血管闭塞病变中这些病变相对少见。多数血管外科医生对此经验相对不足，因为此类疾病一般被转至较大的临床医院诊治。

动脉粥样硬化病变、大动脉炎及放射性动脉炎是目前为止最常见的病因,其他病因有创伤、微动脉瘤及罕见的先天病变。血管实验室诊断、CTA、常规血管造影及 MRA 被详细讨论。经胸骨及锁骨上入路及许多迅速重建的技术步骤也都被详细讨论。Cherry 医生的讲解非常好，但我要对进行这些操作的外科医生提出某些额外的问题来思考。当钳夹升主动脉时,在完成移植物吻合至升主动脉的过程中,麻醉师应将收缩压降至约 100mmHg。这将使钳夹主动脉期间主动脉搏动程度减弱。此时较深的 U 型侧壁钳夹可被安全放置,部分阻断升主动脉。这是一项危险的操作：钳夹太多影响远端血流，太少可导致钳夹滑脱或失去钳夹的价值,并且补救并不容易。Cherry 医生也已强调升主动脉、切除内膜的无名动脉及锁骨下动脉都是非常脆弱的结构，使用脱脂缝线开始缝合避免了张力过高及线性撕开。由于锁骨下动脉–颈动脉旁路与颈动脉–锁骨下动脉旁路在某些关键方面（包括移植物材料的选择)不同,因此进行了详细的描述,颈部血管置换操作也是如此。

本章基于 Mayo 诊所的丰富临床实践，由一位非常有经验的外科医生介绍了开放手术修复主动脉弓及大血管闭塞病变的方法。这将使所有进行这些手术的医生获益。

（朱雅亭 熊江 郭伟 译）

第 34 章

大血管闭塞病变的腔内血运重建

Alan B.Lumsden, James P.Gregg

头臂动脉（无名动脉、左颈总动脉及锁骨下动脉）闭塞病变与大约17%的有症状的颅外脑血管病变相关。目前对头臂动脉闭塞病变的治疗仍以外科手术为主，但其正迅速地受到腔内治疗的挑战。近端头臂动脉管径粗、血流量高，适于血管腔内治疗。常规球囊扩张最常用的方法仍是弓上血管腔内再通，但应用支架已使结果更加完美。腔内治疗的结果只见于病例报告及一些小样本量的报道，因而需要对大的多中心的随机对照试验进行长期随访，以便描绘外科手术与腔内治疗之间可能存在的差别。上肢血管重建的腔内技术最佳应用取决于发病率和死亡率、远期通畅率及临床医生的个人经验。应用腔内技术治疗头臂动脉病变是最近开始的，然而结果却令人鼓舞，甚至有人建议支架成为上肢血管近端闭塞病变、有症状的无名动脉、锁骨下动脉狭窄及短段闭塞的治疗选择。

尽管动脉瘤、创伤、解剖异常及动脉炎也可导致病理学表现，但动脉粥样硬化是上肢闭塞病变的首要原因。烟草滥用见于75%上肢闭塞病变的患者。根据病变部位及严重程度可预测症状进展的方式。

脑栓塞也是主动脉弓上介入治疗可能的并发症。原发支架植入术（展开支架而不行球囊预扩张的方法）被用来减少锁骨下动脉及无名动脉病变介入治疗造成栓塞的风险。原发支架植入术可捕捉因单纯血管成形术而移动的血小板及碎片，增加手术的成功率，降低介入治疗复杂病变，如偏心或钙化的闭塞病变时栓塞的风险。

无名动脉病变

病因及临床表现

无名动脉闭塞病变少见，可表现为右上肢软弱及疲劳、短暂性脑缺血发作（TIA）或椎基底动脉供血不足。多数患者表现为脑部动脉粥样硬化栓塞事件，如一过性黑矇、TIA 或中风。椎基底动脉供血不足或后循环症状与锁骨下动脉窃血综合征的进展相关。Ouriel 等人在一个预测存在非半球症状的患者进行颈动脉内膜切除术的成功率的研究中，推荐了典型的椎基底动脉供血不足或后循环症状的标准（表 34.1）。不符合此标准的患者为不典型的，表示更严重的脑灌注不足状况。无名动脉病变增加了前、后循环栓塞或灌注不足的风险。无名动脉病变临床表现多样：20%可无症状，仅在常规体检时发现双侧脉搏不均或血压不同。除了指端坏死可提示栓塞发生外，即使是严重的狭窄甚至完全闭塞，上肢症状同样罕见。

最初想到无名动脉狭窄或闭塞通常基于临床发现。上肢脉搏有差别，双上肢触诊或血压不同提示此诊断。双侧肱动脉压相差超过 20mmHg 或桡动脉搏动波幅不等证明存在严重的血管动力学上的狭窄。标准多普勒超声技术提供评估无名动脉、颈总动脉及锁骨下动脉的间接数据。可疑动脉低血流伴有对侧血流正常或增加提示存在近端病变。多根主动脉弓上血管弥漫性病变的患者需要更具有决定性的检查，这在任何有计划的介入治疗之前应用。标准的血管造影对比仍是最常用的诊断方式，但另一种影像技术如计算机断层血管造影及核磁共振血管造影（MRA）提供了栓塞风险更低的备选方案。

表 34.1　后循环病变的“典型”症状
非半球运动缺陷
非半球感觉缺陷
同侧视觉丧失
共济失调
眩晕、复视或与单个或多个上述症状同时存在而非单因素的构音困难
合并上述症状

外科手术治疗的选择

上肢动脉病变的患者手术治疗的目的是消除动脉栓塞的风险并且恢复脑部和上肢的血流。无名动脉病变的手术选择包括间接(超解剖学的)及直接途径。间接修复的进步避免了正中胸骨切开术导致的发病率和死亡率，特别是对于高危的患者。因为某些原因,超解剖途径不是最佳选择,如胸骨对于移植物的形态是不利的；弓上血管为双上肢及椎动脉提供足够血流的能力是不可靠的；潜在的由于外压造成移植物扭折的难题;远期效果不佳。直接途径被认为具有良好的远期效果，无名动脉病变首选经正中胸骨切开的途径。直接重建手术的选择受到病变范围及其他技术因素的影响。无名动脉内膜切除术对于远离主动脉壁的无名动脉病变是合适的。累及主动脉弓的弥漫性动脉粥样硬化病变使动脉钳夹及动脉内膜切除术不安全,因此是绝对禁忌证。此外,左颈总动脉起始部必须距无名动脉起始部至少1.5cm,从而允许行不影响左颈总动脉血流的安全钳夹。如果动脉壁不适于动脉内膜切除术或钳夹，必须转为直接的无名动脉旁路术。无名动脉管口处病变最常见的手术是用8~10mm涤纶移植片自升主动脉行端侧吻合并端端吻合至无名动脉分叉。主动脉心包内部位没有钙化是允许侧壁钳于主动脉安全钳夹的先决条件。

腔内治疗的选择

无名动脉腔内治疗文献中并未有很好的报道，并且并无大宗试验确定此方法的安全性及有效性。无名动脉与髂总动脉之间相似的动脉壁成分、分支解剖及血液动力学环境提示能够进行成功的腔内治疗。病例报道很好地描述了早期的获得了最小的发病率及死亡率的技术成功。然而,远期随访资料却很难得到。

腔内治疗对于局部小于3cm的狭窄病变是理想的选择。经股总动脉可进入血管腔。第一步是获得左前斜位良好的主动脉弓造影。主动脉弓必须最大限度地展开，以避免弓上各干开口的重叠。首先将导丝通过无名动脉病变。导管及导丝的选择完全取决于主动脉弓的类型(Ⅰ至Ⅲ型,于颈动脉支架部分进一步阐述)。一些介入专家开始先单纯用球囊行血管成形术，如血管成形结果欠佳则放置支架。放置支架的指征包括持续的血液动力学压力差,残留可见的超过30%的狭窄,或动脉壁闭塞型夹层。如果有可能,我们主要应用支架(球扩式支架)治疗所有主动脉弓上分支病变，以减少栓塞的风险。

球囊及支架要超过无名动脉病变部位约20%。通常球囊直径为9~12mm,长度接近病变动脉段,通常2cm或4cm。栓子保护装置有可能将会得到发展并广泛使用。当用较大的球囊较难通过病变时需要用较小的球囊预扩张。

经右侧肱动脉逆行入路是一种选择。优点是操作时间较短及通过病变的推进能力更佳。缺点包括穿刺处并发症发生率更高，难以成功穿刺摸不到的肱动脉，以及由于主动脉高速血流很难确定病变近端。

脑干及上肢栓塞可能是无名动脉血管成形术的并发症。文献记载的降低栓塞风险的方法包括在扩张过程中外部压迫右侧颈总动脉，及在颈总动脉中常规放置第二个(阻断)球囊。栓塞的危险因素之一是通过右侧椎动脉的顺行血流。术后要求血管造影不但能确定满意的影像结果，也能排除脑循环栓塞。有报道的并发症包括脑梗死(2%)、TIA (6%)及死亡(0.2%)。

Greenberg 及 Waldman 认为长久以来的直接外科修复无名动脉病变仍是治疗的选择。尽管经皮球囊血管成形术的初步结果看来很有前途，但是患者数量不足及缺少长期随访妨碍了得出明确的结论。对于无名动脉病变直接修复与间接(超解剖学)修复的比较存有偏见，因为手术入路的选择取决于患者各自的特点及手术医生的偏好。超解剖学旁路远期移植物通畅率不很高，尽管超解剖旁路术中手术期间并发症的发生率较直接修复低。对于能够耐受正中胸骨切开术的患者，采用无名动脉直接修复是一种手术选择。对于原来做过胸部手术或患有显著的并存病的患者，超解剖学旁路术可获得更好的结果。

锁骨下动脉病变

尽管尸检研究显示锁骨下动脉病变分布均衡,但左锁骨下动脉狭窄较右侧更加常见,这可解释超过50%的临床有意义的锁骨下病理改变。锁骨下动脉近端病变多数无症状,常于常规体检时发现双侧脉搏或血压不对称。多数近端病变是由动脉粥样硬化引起。锁骨下动脉远端更常受动脉炎、放射损伤、外伤及解剖异常引起的压迫影响。

锁骨下动脉近端病变的患者可表现为锁骨下动脉窃血综合征。由于近端锁骨下动脉狭窄或闭塞,同侧椎动脉血流逆流至上肢,因此从后脑循环"偷走"血液。其他症状表现包括上肢软弱及疲劳、继发于栓塞的伴有疼痛的"蓝指",以及当内乳动脉在冠状动脉旁路术中被利用时出现的心绞痛。椎动脉正向血流可间歇出现,并且是脑干及后脑循环栓塞病变的必要条件。灌注不足较常见,常出现在逆流时。灌注不足综合征的发展需要超过一根血管有病变,包括伴发的颈动脉、椎动脉或大脑 Willis 环的病变。当缺少伴发的颈动脉分叉病变时,脑半球的 TIA 很少见。

手术选择

恢复椎基底动脉系统及上肢血循环，并且去除动脉粥样硬化栓塞来源是手术的目的。经锁骨上横切口行锁骨下动脉至颈动脉置换为首选，但其可能对于体形大的患者很困难，且对于广泛的闭塞病变或对侧椎动脉闭塞的患者是禁忌。颈动脉至锁骨下动脉旁路是最常用的术式，经由相同的锁骨上横切口完成。颈总动脉暴露于正中，采用标准的至锁骨下动脉的入路。使用 8mm 的涤纶或聚四氟乙烯移植物行旁路术。锁骨下至颈动脉置换及颈动脉锁骨下动脉旁路仅在近端颈动脉没有病变时可行。对于近端左颈总动脉病变有许多手术选择：锁骨下动脉至颈动脉旁路，颈动脉至颈动脉旁路，或颈总动脉置换至合适的供体血管。对于累及多个大血管的病变，正中胸骨切开术加上自升主动脉行旁路搭桥是最佳的治疗选择。

腔内选择

经皮腔内修复较开放手术修复的发病率及死亡率更低。直到 1980 年球囊血管成形术应用于治疗锁骨下动脉窃血综合征前，锁骨下动脉病变完全是外科手术处理，。自从第一次应用后，经皮腔内血管成形术在许多病例报告中都有报道。报道并未详细说明锁骨下动脉病变确切的部位或原因，尽管粥样硬化病变的近端部位被描述为手术最有可能被修复的。近端锁骨下动脉狭窄导管置入及扩张在技术上已被证明是可行的，并且包括上肢远端栓塞或脑栓塞等在内的并发症发生率很低。选择腔内手术的患者不能与选择外科手术的患者相比，因为某些患者应用 PTA 治疗无临床症状。这种表面上过于积极的对无症状患者的治疗包括对于上肢血压不一致、范围自 30~190mmHg 的患者的治疗，以及对病变有累及脑血管循环可能性的患者的治疗。

腔内技术

脑栓塞是锁骨下动脉、椎动脉及颈动脉介入最让人担心的并发症。各种阻断方式都可能被应用于血管成形术过程中，从而阻止栓子进入脑循环。致命及非致命脑栓塞事件据报道是在非闭塞动脉中应用血管成形技术造成的；较低的事件发生率是由于推迟恢复正向血流，通常持续 20 秒至数分钟。此外，有目的的诱导逆向血流可给予一定保护。逆向血流通过给受累肢体上的测血压袖带充气，使其气压超过心脏收缩压，随后于球囊扩张前立即放气来实现。给予受累锁骨下动脉内 30~60mg 罂粟碱可药物诱导逆向血流。

完全闭塞的锁骨下动脉在导丝通过病变、远端栓塞、降行近期和远期的手术失败率方面较之狭窄病变的治疗会遇到更多的困难。典型的锁骨下动脉闭塞是自锁骨下动脉起始部延及椎动脉。经皮穿刺球囊血管成形术的通畅率在狭窄病变高于闭塞病变。对于闭塞病变，外科手术仍是首选。

远端锁骨下及腋动脉病变

远端锁骨下及腋动脉狭窄较近端病变少见。远端病变也常由动脉炎、放射损伤及创伤而非粥样硬化造成，更常表现为动脉供血不足及肢体疲劳的症状。常见远端缺血、锁骨上血管杂音、肱动脉或桡动脉搏动减弱或消失，及双侧血压不一致。

放射性损伤最常发生于乳腺癌及霍奇金淋巴瘤治疗后。症状可在治疗后数月至数年后才显现。放射性损伤累及动脉壁全层。动脉内皮及内膜的破坏易于使血管形成早期动脉粥样硬化，动脉中层及动脉外膜的破坏导致动脉纤维化及向心性狭窄。特征性血管造影表现包括短段向心性狭窄或长段粥样硬化病变。

各种动脉炎的表现取决于动脉炎的类型及病变严重程度。大动脉炎累及主动脉及其近端分支。诊断取决于临床选择标准。大动脉炎中，动脉壁外侧两层肉芽肿改变导致中层变性及外膜纤维化，从而导致动脉狭窄。患者可表现为远端脉搏减弱或消失。巨细胞动脉炎见于老年人群，常累及远端锁骨下动脉及腋动脉。此病表现为头痛、颞动脉压痛及视觉障碍。多核巨细胞对于此病相对特异，常见于动脉壁。典型的血管造影表现为动脉逐渐变细并伴有间断狭窄。血栓闭塞性动脉炎是第三位也是最少见的累及上肢的动脉炎形式。此病典型见于年轻吸烟者，累及下肢远较上肢常见，侧支血管造影有一个典型的螺丝锥样表现。

手术选择

腋-锁骨下动脉病变的治采用取决于病因。放射性损伤旁路是最好的治疗方式，因为动脉炎对药物治疗不敏感。当使用可能是最短的移植物时可获得最佳效果，这是一条适用于自最远端正常动脉搭桥至最近端正常动脉的原则。关于使用外源性还是内源性移植物材料哪个更优越的问题还存在争论。颈动脉-锁骨下动脉旁路或移位不能用于锁骨下动脉第三部分，但可用于第二部分。对于更广泛的锁骨下动脉病变，推荐使用颈动脉-腋动脉旁路。腋-腋动脉旁路可在缺少适当的颈动脉供体血管时可应用。弥漫性腋动脉远端病变通过搭桥至靠近肘窝的肱动脉可获得最佳治疗。

腔内治疗选择

腔内治疗的成功取决于病因。弥

漫的长段病变较短的局限性狭窄效果更差。远端病变暂认为较近端病变的腔内治疗效果更差。由于缺少外科手术与腔内治疗相比较的数据，因而很难对两者直接进行对比。远端血管成形术仅限于少数病例报告的经验。临床经验提示更远端的病变不应进行腔内治疗。远端血管腔内治疗失败的原因是因为潜在的病理生理学因素还是病变本身的特性仍然未知，其是否与远端病变的部位相关也未知。当存在进行性的或未经干预的炎性疾病时，血管成形术或血管成形加支架术以及任何直接手术入路都是禁忌的。

主动脉弓上分支血管腔内再通的一般技术

主动脉弓上分支腔内再通的技术已被介绍。作者更喜欢局麻加静脉内给镇静药物，但全麻偶尔也被使用。更倾向于通过有限的开放手术切口显露入路动脉，因为经皮穿刺有形成血肿及夹层的风险。切口包括颈部短切口（暴露颈总动脉）或上肢中上部切口（暴露肱动脉）。颈部及臂部切开是更常用的入路，因为主动脉弓多变的角度可能妨碍支架经股入路输送。应用Potts-Cournand 18G穿刺针逆行穿刺动脉，导入导丝并在透视下前进。静脉内给予肝素抗凝后置入输送鞘。手推造影剂以确认鞘的定位及对闭塞病变造影。导丝通过狭窄或闭塞病变后进入主动脉弓管腔。经导丝交换置入5F造影导管来评估主动脉弓的位置，导管可注入少量造影剂。应用适当大小的球囊进行扩张。如果起始部完全闭塞或有溃疡形成，通常适于置入支架。血管成形术效果不佳产生的夹层、动脉内膜漂浮、残余压力差或管腔回缩也是置入支架的指征。支架送至目标位置，并在透视下定位。主动脉弓部支架展开的理想定位要求支架伸展超过管口约2mm进入主动脉弓。置入后动脉造影评估管腔轮廓。通过压力读数评估压力差，确保没有压力梯度存在。移除输送鞘后，首先修复穿刺部位以确保止血。全身肝素化不必拮抗，分层修复关闭切口。Craido建议所有患者术后应静脉给予低分子量右旋糖酐治疗约24小时。患者出院后根据医生指导每日服用325mg阿司匹林。随访治疗方案开始于术后1个月，包括治疗后动脉的彩色多普勒超声检查及多普勒节段测压。监测试验每四个月重复一次，持续监测一年，一年后每六个月监测一次。新发或复发症状应行动脉造影术，此类表现是更多侵入检查的指征。

介入技术的某些方面对于获得最佳效果是决定性的：通过病变、支架释放，以及脑保护。亲水导丝对于大多数血管节段中穿过狭窄或闭塞部位是首选的。经股动脉顺行进入主动脉弓上分支行再通术是一种血管置管术式，尤其对于累及左锁骨下动脉的完全闭塞钙化病变是非常有用的技术。精确的支架释放具有决定性作用，因为支架必须完全覆盖病变从而获得最佳的再通效果，且典型的病变位于分支开口。最理想的再通包括支架伸入主动脉弓管腔内，部分支架并不接触血管壁。支架自由漂浮部分理论上可导致血栓形成及栓塞。精确的支架放置要求利用精确的X线透视血管造影确定主动脉弓各分支开口。单纯经鞘逆行注入造影剂造影对于狭窄病变是足够的，但是对于完全闭塞病变则要求从主动脉弓直接注入造影剂。最后，整个支架展开，必须在支架展开后证实支架外周完全贴附于血管壁。支架展开可经血管内超声或跨病变的动脉内压力差测量来确认。脑保护技巧及保护装置已被描述，但缺少有效性证据。脑保护技术在头臂血管成形术中可能不必要，因为头臂血管血运重建中中风的风险很小。然而，包括血栓或松动的粥样硬化组织在内的复杂病变，在行腔内再通尝试时必须应用脑保护技术，尤其是无名动脉及颈总动脉受累时。

亚利桑那心脏病医院的临床经验显示锁骨下动脉及无名动脉支架放置的即时成功率接近100%。经皮肱动脉穿刺较切开入路更优先，支架展开前几乎都需要血管成形术。然而，当存在溃疡时，为避免栓塞应先放置支架。每个放置支架的病例都存在的主要问题是，支架当通过高度狭窄病变时可能在球囊上移位。支架展开前的血管成形术能减少支架移位的机会，应当用于存在高度狭窄病变时。血管成形及支架释放后行血管内超声检查可为测量动脉管腔提供高清晰度、实时测量的成像，从而证实准确的支架展开及其相对动脉壁的位置，并能确定病变部位与椎动脉及锁骨下动脉起始部的接近程度，以及病变在主动脉弓的确切边际。

腔内治疗的预后

对于112名患者的151处病变（包括无名动脉、锁骨下动脉、颈动脉及椎动脉）进行治疗的一个5年回顾性分析显示成功率93%，标准为症状消失及血流增加50%以上。一项对于主动脉以上分支闭塞病变的血管成形及支架置入术近、远期效果的前瞻性研究，记录了83名患者进行的87次手术修复锁骨下动脉、无名动脉及颈总动脉病变。初期技术成功率为94.3%。技术失败包括四次尝试通过完全闭塞锁骨下动脉病变不成功及一例医源性颈总动脉夹层。完成73例锁骨下动脉及无名动脉手术。全组并发症包括穿刺部位出血及两例远端栓塞，全组30天死亡率为4.8%，35个月时手术后通畅率达84%。该前瞻性研究得出结论：锁骨下动脉及无名动脉血管成形术及支架置入术操作相对安全，中期成功率令人满意。另一个研究将

18 例有症状的弓上血管狭窄或闭塞患者腔内治疗的结果与已公布的外科手术治疗结果进行对比。尽管样本量很小,作者仍得出结论:支架外科手术并发症更少，对于锁骨下或头臂动脉闭塞病变,支架应被考虑作为一线治疗。

来自亚利桑那心脏病医院的经验提示慢性闭塞病变较狭窄更难治疗，因为导丝通过慢性闭塞病变更加困难,尽管导引导管多少能缓解此问题。腹股沟血肿及其他穿刺相关的并发症可通过对拔除鞘管及凝血状况高度重视来预防。很少有证据表明栓塞是头臂血管介入的并发症，支架减少了栓塞事件的发生，降低了动脉夹层的不良后果。支架还可用来克服病变回缩及流量限制解剖。远期随访观察包括多功能多普勒超声扫描和(或)动脉造影。69 名锁骨下动脉狭窄经血管成形及支架治疗的患者,1~6 个月的初期通畅率达 100%,12~18 个月时为 92%,46~56 个月为 73%。

推荐读物

1. Greenberg RK, Waldman D. Endovascular and open surgical treatment of brachiocephalic arterial disease. *Semin Vasc Surg.* 1998;11(2):77–90.
2. Ouriel K, May AG, Ricotta JJ, et al. Carotid endarterectomy for nonhemispheric symptoms: predictors of success. *J Vasc Surg.* 1984;1(2):339–345.
3. Criado FJ, Twena M. Techniques for endovascular recanalization of supra-aortic trunks. J Endovasc Surg. 1996;3:405–413.
4. Diethrich EB. Endovascular management of brachiocephalic arterial occlusive disease. *Ann Vasc Surg.* 2000;14(2):189–192.
5. Keshava SN, Falk A. Revascularization of aortic arch branches and visceral arteries using minimally invasive endovascular techniques. *Mt Sinai J Med.* 2003;70(6):401–409.
6. Brountzos EN, Petersen B, Binkert C, et al. Primary stenting of subclavian and innominate artery occlusive disease: a single center's experience. *Cardiovasc Intervent Radiol.* 2004;27:616–623.

编者评述

G. B. Z.

Lumsden 和 Gregg 医生介绍了他们进行大血管腔内重建的宝贵经验。无名动脉、锁骨下动脉及颈总动脉手术在当今大多数血管外科实践中相对少见。然而,这些血管的狭窄病变却是常见的。作者阐明 17%有症状的颅外脑血管病是由此类病变引起。这个数字对我来说似乎很高。虽然我非常同意伴发的头臂动脉病变(如果定义为存在斑块或狭窄）发病率很高，但多数病例中这些病变只是伴发而非必然的病因。我在 Beaumont 及原来在 Michigan 大学的经验是:介入治疗有临床意义的症状性头臂动脉狭窄病变低于相似的颈总动脉分叉病变的 1/120。多数临床系列研究报道的比例为全部经历手术重建的人群的 5%~10%。

作者强调头臂动脉闭塞病变的治疗正在迅速发展为腔内方法。头臂血管管径粗、血流量相对较大,并且侧支循环丰富,因此非常适合进行腔内治疗。开放手术修复造成更大的生理学应激，因此手术风险相对更高,技术挑战更多。

累及头臂血管最常见的病理改变是动脉粥样硬化。所有典型的血管危险因素都常见。另外一部分有意义的头臂动脉病变是创伤后造成的,由于胸廓出口综合征、放疗或脉管炎引起。症状表现不明确,诊断困难。症状几乎从不包括脑半球性的短暂性脑缺血发作。实质上,这些症状有相当部分表现为上肢、后循环或“非半球”症状。椎底动脉供血不足、全脑缺血、各种“盗血”综合征,以及诸多的多样性临床表现意味着经验丰富的临床医生必须具备并且能够根据病变的疑似指标作出判断及处理。脉搏减弱、双上肢血压不一致,以及可听见杂音是多数病例仅有的提示性物理检查体征。当患者存在上肢远端血管栓塞并有指端病变或中风时,更容易想到此诊断。通常存在全身性动脉粥样硬化的证据。年轻的患者更有可能存在外伤、胸廓出口或脉管炎等作为临床症状产生的病因。

主动脉弓及大血管造影术是可供选择时的现代诊断方式。规定行自主动脉瓣水平至指端并且包括颅内循环的动脉造影。作者指出高速及超高速 CT 扫描及 MRA 能够快速获得需要的影像,并且不存在导管直接动脉造影可能有的并发症。从治疗的角度来说,相对简便的腔内重建是很突出的。是选取经股动脉入路还是逆行肱动脉入路,取决于病变特点及术者的个人偏好。每种方式在某些方面都有优点,并且对于有经验的腔内血管外科医生来说两者都容易做到。作为与经皮入路相对的上肢动脉切开方式有其拥护者。此种方式的目的是减少腋动脉鞘血肿的发生,并有助于穿刺相对较细的上肢动脉。严重狭窄或完全闭塞的预扩张,是安全放置支架并避免支架从输送球囊上移位的一项技术。然而,对于存在溃疡的病变,尤其是如果位于颅外脑循环时，多数人更喜欢直接放置支架，从而固定潜在的栓塞颗粒。保护装置的发展几乎肯定会进一步减少此风险。到目前为止,还没有比较腔内治疗与标准开放手术的随机前瞻性实验研究。然而,由于腔内技术越来越成熟，其几乎将肯定成为头臂动脉病变治疗的主要方式。作者关于此问题的深刻分析及经验的介绍应受到赞扬。

(朱雅亭　熊江　译)

第35章

上肢闭塞性疾病的治疗

R.Clement Darling Ⅲ, Benjamin B. Chang, Philip S.K.Paty, John A. Adeniyi, Paul B.Kreienberg
Sean P. Roddy, Kathleen J.Ozsvath, Manish Mehta, and Dhiraj M.Shah

上肢闭塞性疾病可解释不到5%的上肢缺血。累及掌、指动脉的小血管疾病是多数上肢缺血的原因，而只有不到10%的上肢动脉闭塞是由于大血管病变累及靠近腕部的动脉造成的。本章讨论累及上肢内的动脉(腋动脉、肱动脉、桡动脉、尺动脉、掌动脉及指动脉)的闭塞病变。关于主动脉弓和大血管胸廓出口阻塞及闭塞病变的内容见第33、34及36章。

病因及诊断

最初怀疑患者存在有意义的上肢动脉病变的理由总是来源于病史及查体。相对于下肢病变更可预料的病因而言，上肢病变有更复杂多样的病理改变，因此，与对怀疑下肢动脉粥样硬化的患者更有针对性地询问病史相比，对上肢病变的患者须更全面了解病史及更详细地查体。病史中需记录症状表现、持续时间及发作的快慢。通常那些之前发生过栓塞或微栓塞事件的患者能够提供症状突然发作的具体时间点。是否存在雷诺症状显然是要记录的，特别是这些症状是否长时间存在并且缓慢恶化，或是否最近出现，或是否有使其恶化的因素。应询问全面详细的既往病史，特别要寻找如心血管病变、动脉粥样硬化病变、肾衰等危险因素这类明显的问题，也要关注是否存在提示结缔组织病的情况：提示硬皮病的吞咽障碍、关节炎样症状、皮疹或其他皮肤病变，如系统性红斑狼疮(SLE)。此外，上肢病变更常与凝血问题相关，应全面仔细地记录关于出血方式的病史，包括月经紊乱或既往与其他外科手术相关的不寻常的出血或凝血。这种情况下追问凝血功能障碍的家族史也是有用及必要的。

既往外伤或环境暴露病史应详细记录。有冻伤史的患者，除非直接问及，否则可能不会主动提供此信息。类似地，小鱼际锤打综合征常常与职业相关性或生活方式相关性创伤有关，这类创伤通常并不立刻显现，患者不一定主动提供此信息。根据我们的经验，患者很可能因为职业的原因导致小鱼际锤打综合征，如典型的如空手道爱好者导致其尺动脉损伤。

医源性损伤的其他类型可能与上肢闭塞病变的发生有关。既往涉及肱动脉的心导管插入术是该处闭塞病变的常见原因，起初可能被忽略，随着时间推移会有明显的临床表现。类似地，应指出直接针对外伤的问题，如车祸；甚至少见的类似座位保护装置弯曲引起的外伤也可能导致前斜角肌损伤并随之出现胸廓出口症状。

患者服药情况应密切注意，这能提示临床医师某些可能的危险因素或与患者的复合症状有关的伴发疾病。某些药物，如β-受体阻断剂，有时可能在患者不知情的情况下加重上肢症状。此外，动脉内注射给药，如α-肾上腺素能药物或可卡因，可导致指血管闭塞及慢性疼痛症状。

查体应包括触诊腋动脉、肱动脉、桡动脉及尺动脉。通常要做艾伦试验。另一方面，我们发现爱德生试验并非特异性且不常规应用。应记录手指紫绀或变色，以及触痛。溃疡形成及坏疽显然应记录。臂部视诊可能发现既往在肱动脉处进行的穿刺进针点或为行心导管插入术而做的切口，桡动脉导管插入术，或既往为治疗肾衰竭而构建的动静脉通路置管，所有这些都可能与患者主诉症状相关。

指端明显缺血的患者也可能出现感觉功能减退、感觉异常或感觉迟钝。这些症状需与原发性神经系统病变相鉴别。应检查胸廓出口、腕部正中神经及肘部尺神经。

特别需要记录症状是单侧或双

侧。两侧对称的症状多提示系统病变,如硬皮病;反之,单侧性病变可指引医生寻找栓子来源。

实验室检查

除非病史及体检明确支持诊断,否则患者应进行一系列实验室检查以寻找结缔组织病和凝血的证据。表35.1列出一些推荐的血液检查,表35.2列出一些如果怀疑有凝血病可能时需进一步检查的项目。心电图有助于判断及监视心律,颈、胸片有助于评估颈肋的存在。有时候锁骨下动脉或无名动脉动脉瘤内钙化可能在这些片子中也很明显。几乎所有患者均行包括臂部及手指容积描计术在内的血管实验室检查,同时获得节段压。正如Nielsen等推荐的那样,数字脉搏容积记录仪(PVRs)对反应性充血的监测有时更能清楚描绘出有意义的闭塞病变的存在,且为非侵袭性检查。我们通常将腋动脉、肱动脉及前臂动脉的多普勒超声作为进一步检查的方法,这对于评估初诊时病史、查体或PVRs发现的可疑病变有时是很有用的非侵入性方法。

表35.1 评估胶原血管病的免疫指标检测
类风湿因子(乳胶颗粒)
抗核抗体
血清蛋白电泳
冷凝集素试验
性病研究实验室检查
Hep-2抗核抗体
抗DNA抗体
可提取性核抗原
全溶血补体
补体C3、C4
免疫球蛋白电泳
冷球蛋白类(冷沉淀比容)
冷纤维蛋白原
直接Coombs试验
乙肝抗体
乙肝抗原

表35.2 评估高凝状态的实验室检查
完全血细胞计数
凝血酶原时间
部分凝血活酶时间
Leiden V因子
抗磷脂抗体
狼疮抗凝物
蛋白C
蛋白S
活化蛋白C抵抗力测定

血管造影术

对于有明显组织缺损且实验室检查提示更为近端来源的闭塞病变,或上肢存在相当于跛行症状(由于闭塞导致患者不适或无法忍受的劳累性上肢疼痛)的患者,需行血管造影检查。常应用磁共振血管造影(MRA),但我们已发现其对于确实存在的腋-锁骨下动脉段病变的显示并不可靠。其对远端桡、尺或掌动脉闭塞的显示也不够敏感。常规对比动脉造影术更适合于确诊及术前准备。对于表现为单侧症状提示有栓塞的患者,应做受累侧动脉自主动脉弓起始的双平面视图。尽管如此,患者仍可能存在动脉造影不明显的动脉栓塞来源,因为在一个相对较大的动脉内,栓塞部位可能太小而无法显示。

组织损伤的处理

对远端累及手指的溃疡进行良好的局部护理对于结缔组织病患者尤为有益。正如Porter与Taylor等人证实的那样,许多这类损伤当予以适当的治疗及良好的伤口护理后会自发痊愈。除了清创及应用湿敷料,加用如西洛他唑等药物对某些病例很有效。应经常监测患者的症状或溃疡是否有所改善。改善不明显或皮肤损伤加重的患者通常适用于血管造影术来进行更全面的检查。

医源性创伤的处理

心导管插入术导致的肱动脉假性动脉瘤或闭塞是上肢动脉手术最常见的原因之一。穿刺部位肿块、远端闭塞或栓塞证据,或与鞘内挤压作用有关的通常表现为感觉异常的神经系统并发症,可提示存在假性动脉瘤。多普勒超声通常可明确诊断,并可于局麻下直接抽空压迫正中神经的血肿。与导管置入有关的肱动脉闭塞常需要更广泛的重建,通常涉及利用同侧肢体的隐静脉或头静脉进行的节段性旁路手术。如果能相对及时地意识到闭塞近端或远端可能发生蔓延性血栓,则其可很容易地利用Fogarty球囊导管取出。较迟想到这个问题,通常会导致需要利用自体静脉进行更长节段的旁路术。

桡动脉是第二常见的由导管术造成的上肢医源性损伤的部位。幸运的是,由于通常有来自于尺动脉的通过掌部灌注的良好侧支循环,受累的手掌可能临床表现为苍白及PVRs压低,但手指通常仍有活力。除非有明显的严重发绀或界线的证据,否则我们常建议拔除动脉导管后观察一段时间。肝素化是合适的选择但并不强制使用。许多这样的病例通过保守治疗会好转。对于那些表现为急性或亚急性手部缺血的少数病例来说,用一段短的自体血管行旁路术跨过穿刺点修复桡动脉通常能使其好转。

非医源性损伤

钝器伤或穿透伤造成的血管创伤不幸成为上肢病变的常见来源。穿透伤在急诊室通常表现得很明显，损伤的修复通常较简单；这些病例最难之处通常是修复之前控制动脉。锁骨下动脉损伤可能要求前侧剖胸术和(或)合页状切口。腋动脉损伤通常先自锁骨上入路暴露锁骨下动脉处理为最佳。近端控制肱动脉通常通过一个更靠近中央的上肢切口处理。尽管暴露肘部的肱动脉也是一种选择，但桡动脉及尺动脉损伤通常采用相对局限的控制处理。孤立桡动脉或尺动脉损伤的患者如果临床证据表明手部灌注良好，可单纯通过结扎受累动脉处理。然而，利用局部静脉单纯修复受累动脉并不是更困难的事。

未及时认识到穿透伤所致的动脉损伤，有时会导致假性动脉瘤形成。这类损伤有时也可形成动静脉瘘。因此，我们对于进行动脉成像检查的门槛相对较低，任何有潜在产生动脉损伤可能的穿透伤都应做此检查。许多玻璃切割造成的前臂损伤可造成隐藏的桡或尺动脉损伤，初始检查时未被发现，但在肢体受累几天后可导致进一步出血及患肢骨筋膜室综合征的发展。由于这些患者的病情经常不可靠，初次评估时的影像值得花时间和精力来采集，以避免由于没有及时认识这些损伤所造成的医疗和法律上的难题。

钝器伤造成的动脉损伤，由于诊断及定位困难所以在处理上更为复杂一些。这些患者经常得益于术前的动脉造影。通常进行性出血并不是问题，实际上暴露伤处也更为直接。然而，其也更可能存在伴发的广泛静脉损伤，并伴随动脉损伤重建后进行性静脉高压。这些病例中，或者修复静脉，或者更经常利用隐静脉行旁路术跨过受损静脉段，这对于减低受累肢体的静脉高压有效，从而减轻肿胀及伤口连续出血。

胸廓出口综合征动脉并发症的处理

胸廓出口综合征是公认的由于引起了神经、静脉或动脉损伤而产生的不同的几组症候群。动脉性并发症是胸廓出口综合征最少见的合并症。通常表现为由于多发微血栓形成导致的指端缺血，常伴有雷诺氏症状。锁骨下动脉在经过前斜角肌下方及第一肋时受到压迫导致损伤是其病因。通常可见到狭窄后扩张伴有动脉瘤形成。通常病理表现为一个动脉内膜的断裂，是由于通过狭窄的胸廓出口处时动脉血流冲击血管侧壁所致。这种内膜破坏类似溃疡，伴有血栓和血小板的聚集从而易于形成栓塞。由于这些问题相对少见，患者在确诊前通常存在数周或数个月的具有症状的病史。

触诊胸廓出口及锁骨下区很少能发现提示动脉瘤的搏动性肿物。多普勒超声能提示此类病变，尽管这些检查都不是决定性的。动脉造影通常很有用，对于明确存在动脉瘤的病例，动脉造影能显示原发病变部位以及远端动脉树因为多发栓塞导致的破坏的范围。对于有栓塞而无动脉瘤形成的患者，动脉造影加上计算机断层扫描或核磁共振成像(MRI)，对显示正常管径动脉上的小的溃疡区的存在是必要的。存在单侧指端缺血症状的患者需要非常仔细的检查，因为很容易漏掉上述损害。

这些损害的治疗通常包括受累动脉段的置换。如果远端锁骨下动脉存在一局限损伤，其通常可通过经锁骨上入路切除第一肋及前斜角肌并且置换锁骨下动脉的方法处理。然而，我们发现更常见的是动脉损害从远端锁骨下动脉延伸至近端腋动脉，因此需要锁骨上及锁骨下均做切口来控制动脉及修复。重建可应用自体静脉，尤其是如果锁骨下动脉相对较细而近端隐静脉相对较粗时。对于自体静脉无法获得或是与锁骨下动脉严重不匹配的病例，应用聚四氟乙烯(PTFE)可获得不错的效果。对于存在明显的指端缺血，特别是伴有疼痛或溃疡的患者，初次手术时即应做颈交感神经切除术。

远端闭塞病变的处理取决于通过观察肱动脉及其远端而判断的闭塞程度。肱动脉大栓子的切除术通常可直接通过肘部切口完成。微血栓形成造成的严重手部缺血，有时可通过溶栓治疗或较少应用的位于腕及掌部水平的旁路术而改善。

累及无名、锁骨下及腋动脉的病变

动脉粥样硬化

累及上肢的有症状的动脉粥样硬化病变通常是由于弓上血管受累引起，特别是左锁骨下动脉近端。动脉粥样硬化闭塞可导致两种常见的综合征。一是典型的前臂或整个臂部的劳累性疼痛，相当于腿部的跛行。上肢动脉更严重的受累（包括伴有或不伴有微血栓形成的多级病变）可导致静息痛、溃疡或坏疽。后一些症状在上肢较下肢更少见。

因为椎动脉发自锁骨下动脉，任何一侧椎动脉起始部近端的锁骨下动脉闭塞均能导致锁骨下动脉盗血综合征。这是由于同侧椎动脉作为上肢的侧支逆流造成的。症状是椎基底动脉缺血性质的，并且通常在受累上肢劳累后出现。这类患者多数存在伴随的前循环狭窄病变，从而影响了椎动脉代偿受累肢体的能力。

纠正严重的颈动脉狭窄可明显降低患者伴随的椎基底循环障碍症

状的发作频率及严重程度。因为临界的颈动脉病损本身对患者来说是一个潜在的主要威胁,我们更倾向于先于锁骨下动脉病变来纠正颈动脉病变。许多患者存在锁骨下动脉窃血综合征的解剖学必要条件(近端锁骨下动脉闭塞,伴有椎动脉反流),但无明显临床表现。这类患者通常可检出患肢肱动脉搏动减弱或血压较对侧减低,和(或)由偶然进行的颈动脉超声检查发现椎动脉反流。无症状患者通常应随访而不治疗。

许多近端左锁骨下动脉病变的病例通过血管成形术及支架置入术能够成功治疗。与闭塞相比,这对于短段狭窄病变而言效果显然是非常理想的。椎动脉栓塞尽管有可能发生,但相对较罕见。因为椎动脉逆向血流在最初导丝及导管置入时保护了脑循环。球囊扩张及支架放置与外科重建相比自然能很好耐受,且显而易见创伤更小,但正如预料的那样,其多少会降低即时成功率及远期通畅率。

近端左锁骨下动脉狭窄或闭塞外科处理通常最简单的方法是颈动脉-锁骨下动脉旁路,或更少见的离断锁骨下动脉并再植至颈动脉侧壁。这通常要求于同侧锁骨中1/3处之上做横切口,通过切断斜角肌脂肪垫及前斜角肌暴露锁骨下动脉。应避免切割前斜角肌中部及靠近颈内静脉处的淋巴组织,因为来自于破裂的胸导管及伴随的淋巴窦的淋巴漏很难处理。因为受累血管相对较粗,通常首选8mm PTFE移植物。如果同侧颈总动脉受累并且不适于作为流入道,则可选择对侧颈动脉、锁骨下动脉,甚至腋动脉跨接,尽管这种方式并不最令人满意。

无名动脉粥样硬化性闭塞远较有症状的左锁骨下动脉病变少见。尽管采用将移植物植于胸主动脉上的外科处理方式有很高的通畅率,但这也是创伤最大的修复方法,且伴有可观的发病率和死亡率,甚至是现代实验观察也是如此。因此,涉及到超解剖学重建的手术治疗通常按照最初的治疗方式,这通常包括对侧颈动脉至同侧颈动脉及(或)锁骨下动脉旁路术或腋-腋动脉旁路术。

无名动脉狭窄可选择性做血管成形术或扩张术,但存在颈动脉和(或)椎动脉微血栓形成的风险。一般情况下,我们更喜欢手术暴露血管,逆行于无名动脉置入支架。这样做是否确实会减少大脑内并发症的发生率仍需观察。

多发性大动脉炎及巨细胞动脉炎

多发性大动脉炎及巨细胞动脉炎通常累及锁骨下动脉及腋动脉。多发性大动脉炎典型发生于十余岁或二十几岁的年轻女性,且伴有急性或亚急性发热、全身乏力、关节痛、腹痛、体重减轻及肌痛。此发病过程可持续数周。实验室检查可有血沉增快及贫血。病理上多发性大动脉炎表现为血管外膜炎症,并继发累及中膜。中膜可退变并继发形成动脉瘤。利用CT及MRI寻找弓上血管周围的炎症有时能更好地判断受累动脉被累及的范围。

巨细胞动脉炎的不同之处在于其更常见于40岁或以上的女性(图35.1)。组成症状更多是包括头痛、发热、体重减轻及乏力。肌痛及关节痛也与此病相关。眼动脉及睫状后动脉受累常见。血沉通常受影响,确诊可依靠颞动脉活检。

上述两种疾病的治疗通常依赖皮质激素和(或)免疫抑制药物。巨细胞动脉炎特别对于单一疗法或皮质激素敏感,而多发性大动脉炎更多需要附

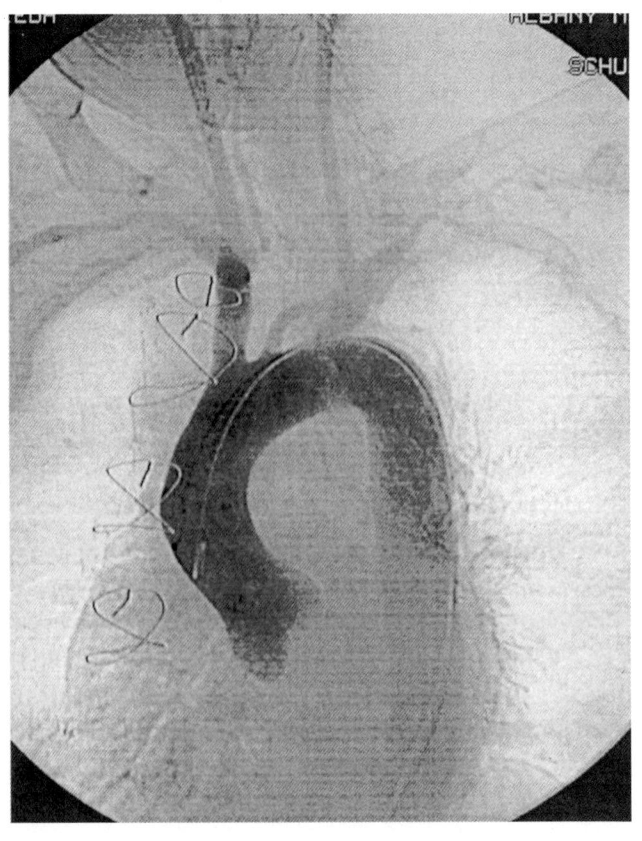

图35.1 巨细胞动脉炎。注意左侧远端锁骨下动脉及右侧腋动脉闭塞。

加其他药物，如环磷酰胺。通常治疗需持续几周，直到血沉恢复正常且患者全身症状改善。进行数年支持疗法通常对阻止复发有效。

这类患者在急性期治疗后的动脉重建通常更加成功。因此，如果可能手术应该推迟采用。急性炎症期时手术更易导致移植物急性闭塞，应予避免。远端锁骨下动脉和(或)腋动脉病变的治疗既可使用假体移植物也可采用隐静脉，取决于动脉与可利用的静脉之间的相对大小。累及主动脉弓及弓上血管的Ⅰ型大动脉炎可能需要经正中胸骨切开行主动脉重建，或在某些病例中需行股动脉至腋动脉旁路术。

累及手和前臂的闭塞病变

雷诺综合征

雷诺综合征是指由于寒冷或情绪紧张引起异常的指动脉痉挛。手和手指比足和足趾更常受累。典型的受累指(趾)出现苍白、青紫、潮红的间歇性改变。去除刺激后，症状通常于15~45分钟之内消退。许多人缺乏明确症状，仅有少许手指发凉和(或)苍白，而无青紫及潮红。指动脉痉挛的病因可能与异常的α2肾上腺素受体、内皮缩血管肽-1及降钙素基因相关肽水平有关，但确切的病理生理学改变仍不清楚。

雷诺综合征多见于寒冷潮湿的天气，且最多见于女性。相反，男性，尤其是老年男性，如表现为雷诺综合征则更有可能存在潜在的闭塞病变。

雷诺综合征患者大致可归为两类：有雷诺综合征表现而无任何动脉闭塞的原始证据，以及有综合征状表现且进一步检查发现存在某种形式的确定的闭塞病变，雷诺综合征的血管痉挛表现叠加其中。

雷诺综合征患者应特别询问结缔组织病的症状和体征，尤其要寻找如关节炎、毛细血管扩张、指端硬化、言语障碍症、皮疹、肌痛、关节痛及口干燥症等问题。存在血管痉挛的雷诺综合征患者有近50%可能性会发现患有结缔组织病，可能在就诊时也可能在10年后的随访时发现。患有原始的梗阻闭塞型雷诺综合征的患者有73%的可能性存在或会发生结缔组织病。表35.3列出了可能与雷诺综合征有关的结缔组织病。除结缔组织病的相关检查之外，动脉栓塞的证据或其他动脉粥样硬化来源，或心血管疾病危险因素应详细调查。应问及提示振动性损伤的职业或环境暴露史。冻疮也可导致永久性动脉损伤，并可发生雷诺综合征。药物暴露史包括保健用药及处方药应被问及，尤其要寻找保健药物注射及处方药beta阻滞剂、节育药丸或细胞毒类药物等暴露证据。慢性肾脏功能衰竭及凝血功能障碍的患者也易发展为雷诺综合征和(或)伴有溃疡或坏疽的指端缺血。

血管实验室方面评估此类患者至少需要使用手指及上肢脉搏容积记录仪进行节段测压。这对于诊断梗阻型雷诺综合征患者有帮助，但对于单纯血管痉挛型雷诺综合征患者检查结果显示正常。对于静息时有可疑发现的患者，利用止血带诱导反应性充血可有助于发现确切的梗阻病变和雷诺综合征表现更少的一类患者。参考更多文献，特别是对于血管痉挛型雷诺综合征患者，如Nielson和其同事描述的那样，寒冷激发试验能准确诊断雷诺综合征。然而，临床实践中，仅根据来自于可信的患者的单纯病史及查体资料便足够明确诊断。

对于存在组织缺损或破坏或重度疼痛的患者，或是存在闭塞型雷诺综合征证据的患者，应做使用血管扩张剂的CTA检查。MRA此种情况下还不能够代替常规动脉造影，因为其会在腋动脉-锁骨下动脉处人为造成

表 35.3　与雷诺综合征相关的病变

免疫及结缔组织病变	不伴有脉管炎的药物诱导性雷诺综合征
硬皮病	麦角
混合性结缔组织病	β-受体阻滞剂
系统性红斑狼疮	细胞毒性药物
风湿性关节炎	避孕药
皮肌炎	**其他方面**
多发性肌炎	氯乙烯病
乙肝抗原诱导的脉管炎	慢性肾衰
药物诱导的脉管炎	冷凝集素
干燥综合征	冷球蛋白血症
过敏性脉管炎	新生物形成
未分化结缔组织病	内分泌紊乱
闭塞性动脉病变	神经系统病变
动脉硬化	中枢性
闭塞性血栓性脉管炎	外周性
胸廓出口综合征	
环境条件	
振荡损伤	
直接动脉创伤	
冻伤	

病变假象，且不能够详细显示掌指动脉闭塞的结构。

雷诺综合征的治疗很困难，尤其是在非常寒冷的环境中。闭塞型雷诺综合征的患者如果能够行重建术，则可从中获益。虽然多数患者知道必须戴手套，但还是应该强调全身保暖对将雷诺综合征的发生率降至最低是非常重要的。应努力戒烟，但很显然患者对此的接受程度是参差不齐的。改变环境看起来比避免寒冷更有效，但并无对照研究。我们建议过部分患者搬至较温暖的气候区，少数按照建议做的患者报告其症状得到明显改善。

雷诺综合征的药物治疗常用钙通道阻滞剂硝苯地平。尽管应用硝苯地平缓释片30mg可产生更加持久的作用且头痛、水肿、瘙痒的副作用更少，初始剂量仍为10~20mg，每日3次。前列腺素类药物在欧洲已被首选应用，即伊洛前列素静脉给药。约50%患者应用此药有效，尽管静脉给药方式使其常规使用不很方便。α肾上腺素能激动剂拮抗剂如普里科林和利血平及其他血管扩张剂如硝酸甘油、罂粟碱及酮色林应用效果均不一致。这些药物应用的顺序排在改变环境和使用钙通道阻滞剂及戒烟之后，为次选或第三选择。最后，经皮电刺激神经疗法(TENS)及生物反馈治疗被一些人推广，但目前为止其应用更加缺少对照观察。

对于患有闭塞型雷诺综合征但无适合旁路术的闭塞病变的患者，颈交感神经切除术已应用许多年。然而，在上肢，交感神经切除术似乎仅产生暂时的皮肤血流改善作用，此作用平均持续6个月。因此，交感神经切除术仅限用于严重溃疡伴有严重疼痛，且其无法经保守治疗(包括换药、清创以及之前提到的环境及药物治疗)缓解的患者。对于此类患者，交感神经切除术可提供暂时的效果，能够帮助溃疡愈合及控制疼痛。然而，原发病变仍会存在，患者将来容易造成组织缺损。

我们临床实践中在此水平的旁路手术应用越来越多（图35.2）。动脉粥样硬化患者甚或动脉粥样硬化栓塞病变患者常行旁路术，常自肱动脉或近端桡动脉或尺动脉向下至远端指动脉或桡动脉，跨过腕关节水平甚或掌弓或指总动脉。最常采用旁路术治疗的患者存在闭塞病变且伴有钙化和慢性肾功能衰竭（图35.3和图35.4）。硬皮病患者已经应用外科旁路术治疗。此类手术有双重目的。存在疼痛及溃疡的患者(典型的存在结缔组织病的患者)通过此手术可有效治愈溃疡及缓解疼痛。这要求使用放大镜及9-0聚丙烯缝线缝合的高超手术技巧。说到此，掌动脉和指总动脉很可能不小于较细的足背动脉，并且必定不小于很多血管外科医生在远端下肢动脉重建中乐于处理的跗动脉。

动脉粥样硬化患者，或更有针对性地指那些存在钙化的患者，其治疗多少更有争议。存在钙化的患者生命预期有限，但通常存在更加严重的累及指或掌的坏疽。此种坏疽不仅导致强烈的疼痛，而且通常是脓毒症的根源，因此需要患者为控制疼痛及应用抗生素而一直住院。对于此类患者，旁路手术的目的为既要获得更好的镇痛，又要使对坏死斑和其导致的感染的治疗更容易。我们发现旁路血管在此类患者中效果持久，尤其是对这类患者相对较短的平均生命期而言。成功的旁路术不仅能大大减少镇痛药物的用量，也将使控制受累手部的感染更加容易。若此类患者生存期足够长，坏疽部位的清创术和(或)截肢术经常会获得良好的手术伤口的愈合效果。总之，我们对此水平的旁路术结果很满意，并且认为其应更广泛地应用于此类病例。

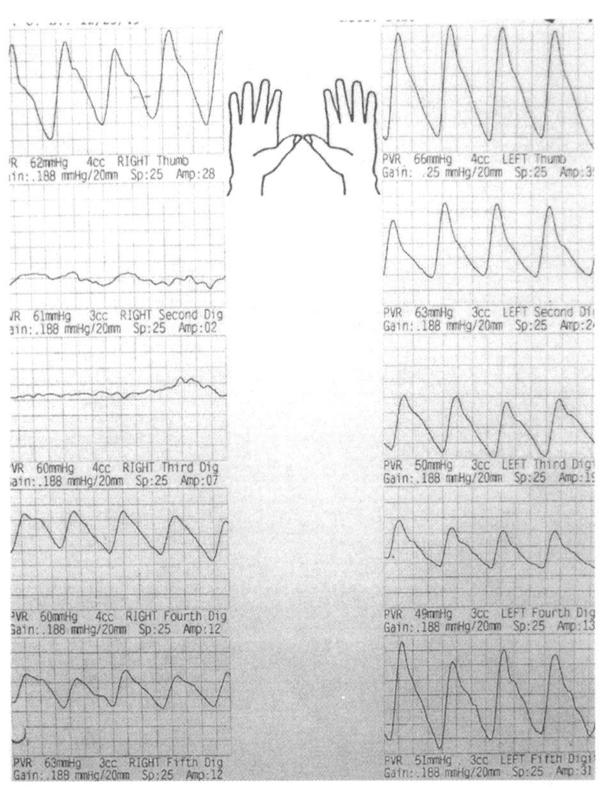

图35.2 脉搏容积记录仪(PVR)显示右手第二、三指明显的闭塞病变。

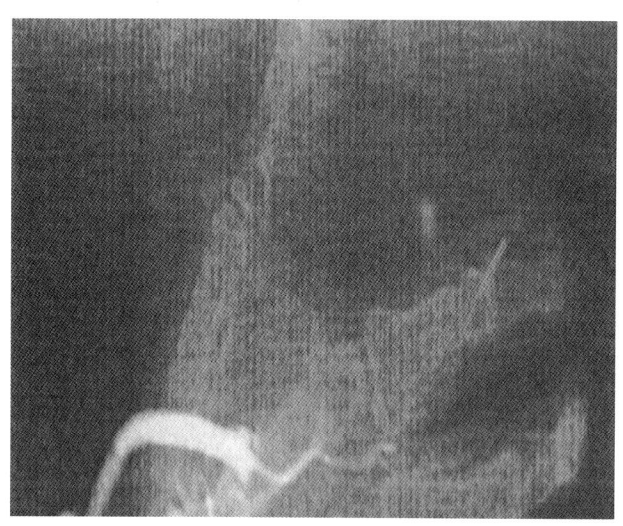

图 35.3　血管造影显示桡动脉及尺动脉由于钙化引起的闭塞，伴有指动脉至第二及第三指异常表现。

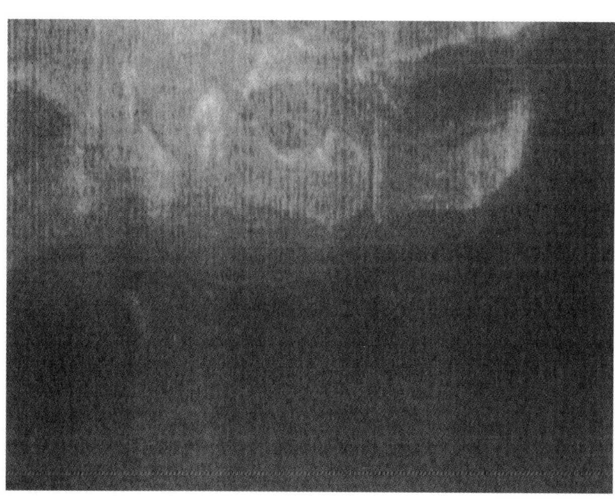

图 35.4　桡动脉至指总动脉旁路。

推荐读物

1. Silcott GR, Polich VC. Palmar arch arterial reconstruction for salvage of ischemic fingers. *Am J Surg*. 1981;142:219–225.
2. Machleder HI, Wheeler E, Barber WF. Treatment of upper extremity ischemia by cervicodorsal sympathectomy. *Vasc Surg*. 1979;13:399–404.
3. Lie JT. Classification and immunodiagnosis of vasculitis: A new solution or promises unfulfilled? *J Rheumatol*. 1988;15:728–732.
4. Porter JM, Rivers SP, Anderson CJ, et al. Evaluation and management of patients with Raynaud's syndrome. *Am J Surg*. 1981;142:183–189.
5. Chang BB, Maharaj D, Darling Rc III, et al. Upper extremity bypass for limb salvage in end-stage renal failure patients. *J Vasc Surg*. 2003;38:1313–1315.
6. Williamson K, Edwards JM, Taylor LM, et al. Small artery disease of the upper extremity. In: Machleder HI. *Vascular Disorders of the Upper Extremity*. New York: Futura Publishing; 1998:289–314.

编者评述

A. B. L.

这是由 Darling 医生及其同事对上肢缺血完成的内容丰富的综述。在我们实践中，上肢缺血最常见的原因是血液透析穿刺后出现的盗血综合征、上肢栓塞及某些被归类为非闭塞性指端缺血的患者。后者通常患有严重的全身疾病：脑膜炎球菌血症、肺炎球菌性肺炎、弥散性血管内凝血或严重的结缔组织病。这些患者通常可触及桡动脉及尺动脉搏动，然而可有破坏性的、多发的坏疽。尽管主干动脉是通畅的，但闭塞确实存在于指动脉水平，常由痉挛、微血栓或微栓子形成引起。此病经常累及双上肢，并随着进展累及足趾。治疗包括抗凝，如果能够耐受也可以使用硝酸甘油，但主要的干预是纠正潜在的病变。决定截肢范围应当推迟，因为早期决定会高估需要截肢的水平。

肱动脉医源性损伤偶尔可见。然而，经桡动脉入路的心导管术的应用增多及使用 4F 系统减少了此事件的发生。由肱动脉穿刺造成的正中神经伤、动脉出血或假性动脉瘤是肱动脉穿刺非常重要的并发症。掌部桡侧 3 个半手指麻木或拇收肌无力，提示应探查及修复动脉并行正中神经减压。如果不处理，损伤会成为永久性的，并出现严重的疼痛综合征。

（朱雅亭　熊江　郭伟　译）

第 36 章

胸廓出口综合征

Darren B. Schneider

胸廓出口综合征(TOS)是指上肢神经血管结构在经过胸廓出口时受到压迫所产生的一组症候群。更准确的说，压迫或卡压实际上出现在斜角肌间和肋锁间隙，神经血管结构自胸部及颈部穿过其中并越过第一肋到达上肢。传统上,根据臂丛(神经性 TOS)、锁骨下动脉(动脉性 TOS)及锁骨下静脉(静脉性 TOS)是否受累将其分为三类。神经性 TOS 是血管外科最有争议的话题之一，其原因是缺少准确的诊断测试,而且由于这个原因甚至其是否存在都仍在不同学科医师之间存在争论。神经性 TOS 占全部 TOS 病例的大约 90%,表现为上肢及颈部疼痛和感觉异常。相反的,动脉性 TOS 及静脉性 TOS 则很容易通过客观检验明确诊断。静脉性 TOS 最常表现为臂部肿胀及疼痛，这是由于锁骨下静脉血栓造成的,也是指锁骨下静脉“肌紧张后血栓形成”或“佩-施综合征”。动脉性 TOS 为最少见的类型，典型表现为由于锁骨下动脉病变的远端血栓栓塞造成的同侧掌指部缺血，有时可表现为由于锁骨下动脉血栓形成造成严重的急性上肢动脉供血不足症状。神经性及动脉性 TOS 的手术处理将在此章专门讨论，表现为锁骨下静脉血栓形成的静脉性 TOS 将在第 70 章单独论及。

诊断标准及发病机制

神经性 TOS 好发于 20~40 岁,女性较男性常见。颈部或上肢的外伤或重复劳损是其易发因素。许多病例存在解剖学异常,这揭示了 TOS 症状进展的潜在原因。重要的是,仅仅存在胸廓出口解剖学异常并不与症状的进展相关，而时常是创伤或职业影响叠加于解剖学异常之上导致临床症状的加重。长期从事臂部外展或上举的工作可导致臂丛神经的职业重复劳损。长期使用电脑键盘或鼠标的人、技工及油漆工职业重复劳损的危险及神经性 TOS 进展的危险增加。投掷运动员也因为反复的过顶投掷运动而存在 TOS 进展的危险。

始发症状为颈部疼痛及感觉异常,向受累上肢放射。疼痛症状以近端明显，而感觉异常更常见于远端。感觉及运动缺陷可见于更晚期的病例,但其并不是诊断必需的。严重的病例可出现肌萎缩。臂丛神经下干(C8 及 T1)常受累,表现为沿前侧臂尺神经分布区的症状,延及尺侧两个半手指。臂丛上干(C5 至 C7)受累相对少见,其特征为前臂正中、拇指及示指感觉异常, 颈部及上背部疼痛和头痛常见。雷诺综合征也可伴随神经症状。臂部上举过头、提物及反复运动的某项活动时症状加重, 休息及静止时症状减轻。

诊断特别有赖于病史及体格检查(通过刺激手法引出症状)。诊断主要为一种排除法,辅助检查主要是为了鉴别诊断。许多改变颈部及肩部位置的激发试验已被提及，包括:Adson 试验(臂部外展时吸气并将头部偏离受累侧，如桡动脉搏动消失则为阳性),Roos 试验(臂部外展 90°,前臂屈曲 90°,快速握拳与松开,如症状出现则为阳性),上肢拉伸试验(仰卧位，被动外展臂部及伸直肘及腕部,如症状出现则为阳性)。Adson 试验阳性表明斜角肌间或肋锁间隙紧密,但其对于 TOS 诊断敏感性及特异性较差,可见于 5%的正常人群。检查应包括彻底评估腕管或肘管内周围神经卡压的可能性,还应对颈肩部进行彻底的骨科检查。超过 50%的患者可能还有远端神经卡压的证据,如由于双向挤压机制而造成的腕管或肘管综合征。多数病例胸部及颈部平片正常,但其可鉴别骨骼异常,如颈肋、巨大 C7 横突或外生骨疣。MRI 及磁共振(MR)神经造影有助于评估颈神经根及臂丛神经、斜角肌及锁骨下静脉。臂丛神经走行偏离正常路线意味着卡压或碰撞。核磁共振或许是排除显著的颈椎病变最有价值的检查。电生理诊断法检测价值不一，通常检查无异常，但其可鉴别少数病例存在的周围神经病。

与其他几型TOS类似，动脉性TOS最常见于15~40岁的年轻人。投掷运动员（如棒球投手）由于肌肥大及臂部强力外展及旋转过程中的动脉反复损伤而使患病的危险增加。不同于神经性TOS，动脉性TOS常有潜在的多骨异常，颈肋或其他多骨异常常见于动脉性TOS的患者。与动脉性TOS加重相关的其他多骨畸形包括：颈肋、巨大C7横突或锁骨或肋骨骨折后骨痂形成。由于臂部外展或旋转导致的锁骨下动脉动态压缩是动脉性TOS的潜在病因。动脉慢性压缩创伤可导致动脉狭窄及狭窄后扩张，其最终可进展形成锁骨下动脉真性动脉瘤。重复的锁骨下动脉挤压性损伤可导致孤立的或与动脉瘤相关的动脉溃疡。症状进展多由于来自锁骨下动脉瘤或溃疡形成的血栓的远端栓塞，临床表现为指端疼痛、溃疡形成或坏疽。患者偶尔表现为由于急性锁骨下动脉血栓形成导致的更严重的上肢缺血。有病例报道，由于锁骨下动脉向右颈动脉或椎动脉形成逆向栓塞而导致中风。

动脉性TOS的诊断基于客观的体格检查发现远端血栓栓塞及臂部上举及旋转时上肢脉搏消失的位置（Adson试验）。锁骨下动脉搏动及锁骨下动脉杂音的增强也支持诊断。X线平片可鉴别相关的多骨异常，如颈肋。双功超声检查能够证实锁骨下动脉瘤或臂部外展时的动脉狭窄及流速增加。患肢内收及外展位MRA能够发现锁骨下动脉受压及显著的锁骨下动脉病变。不过对比血管造影术仍然是诊断金标准，常在鉴别细小动脉的畸形及血栓造成的远端动脉闭塞是必需的。血管造影术应在双臂外展及内收位进行，应获得锁骨下动脉放大的图像。

适应证和禁忌证

神经性TOS通过强调物理疗法、校正姿势、休息、避免诱发症状的活动及改善工作环境等保守治疗获得很好的治疗。超过90%的患者在完成适当的保守治疗计划后就能够成功地避免手术。外科手术通常适用于具有长期的症状及残疾的经过长期的保守治疗没有明显改善的患者。除外电生理诊断法测验阳性的患者或由于臂神经丛病造成手部固有肌肉外观明显萎缩的患者，其他都应早期手术治疗，从而避免进行性功能缺失。社会心理的问题是老生常谈，神经性TOS的手术治疗是最受争议的外科手术之一，因此，术前充分的知情同意及对精神病学问题的关注是必须的。

与神经性TOS形成鲜明对照的是，外科治疗通常适于动脉性TOS患者。手术几乎适用于全部动脉性TOS及血栓或缺血并发症的患者。对于缺乏有记录的血栓栓塞病史的情况下，有锁骨下动脉瘤及狭窄或溃疡病变的患者也应手术，以防止缺血性并发症的发生。对于无症状且锁骨下动脉造影正常无受压部位的患者，若缺少血栓并发症或有记录的锁骨下动脉病理改变，手术是有争议的，应试图说服患者不要手术。

术前评估

多数TOS患者年轻且身体健康，通常不需要进行术前心脏评估。神经性TOS患者在决定手术前通常都经历过详细的评估及长时间的治疗，仅个别病例需做附加试验。通过荧光镜检查膈肌得到的膈神经功能记录有助于排除将要重做胸廓出口减压术的患者，以及曾经做过对侧胸廓出口减压的患者预先存在的膈神经损伤。

动脉性TOS手术前血管造影是必要的，从而明确锁骨下动脉解剖及上肢动脉血流方式。由于血栓并发症而致上肢严重缺血的患者需要额外的周围上肢血管重建术，如旁路或栓子切除术。对严重远端缺血及前臂动脉大面积闭塞而使其不能行手术性血管重建的患者，术前经导管溶栓也可考虑。

手术技巧

胸廓出口压迫造成的神经性TOS的手术目的是解除颈神经根的外源性压迫。此目标通过以下方式实现：

- 前中斜角肌切除术。
- 通过切除神经周围瘢痕组织的臂丛神经松解术。
- 异常骨组织切除。
- 部分患者行完整第一肋骨切除。

是否需要行第一肋切除应在术中判断，若有证据表明上肢外展时臂丛神经于肋锁间隙受到压迫，则应行此切除术。可常规行第一肋切除术，从而使单做斜角肌切除术后症状无改善的患者不需要二次手术切除第一肋。然而，通过对有肋锁间神经卡压征记录的病例行选择性第一肋骨切除术，并且我们假设不切除第一肋骨可能增加由于术后瘢痕形成造成症状复发的危险的情况下，我们进行选择性切除获得了非常好的效果。完整前中斜角肌切除术，以及有指征的为预防术后纤维束附着而进行完整肋骨切除术是使TOS复发可能降到最低的重要原则。

动脉性TOS手术的目的是松解锁骨下动脉受到的外压、锁骨下动脉修复以及如果有必要的话，恢复上肢灌注。这些目标通过以下方式实现：

- 斜角肌切除术及多骨畸形的切除，如颈肋。
- 锁骨下动脉修复，通常采用PTFE插补移植物。

• 当治疗上肢缺血时需要的额外进行的上肢重建（血栓切除术或旁路术）。

常规第一肋骨切除并非成功治疗动脉性 TOS 所必须，除非第一肋骨确实是锁骨下动脉外压之原因的病例。

我们更喜欢选择锁骨上入路行神经性及动脉性 TOS 的手术。此入路可直视臂丛并可直接切除颈肋及其他多骨异常。锁骨上入路也是动脉修复时控制锁骨下动脉近端所必需的。当认为必须行完整第一肋骨前部切除时的神经性 TOS 病例，额外的锁骨下对口切开可被使用。相反的，于锁骨下暴露腋动脉成为动脉性 TOS 治疗中锁骨下动脉修复时的常规做法。

手术在全麻下进行，但不使用麻痹制剂，这样神经刺激仍可探及。双极电凝术及神经刺激器应毫不迟疑地使用，手术借助于放大镜进行。患者仰卧位，颈部伸展，头转向偏离手术侧。颈部、胸壁及同侧上肢应消毒，手术野铺单。上肢内收置于合适的位置，使用无菌吊腕带使肘部屈曲 90°。同侧上肢置于手术野中并可外展，肩部抬高，这是为了术中评估肋锁间神经卡压从而决定是否需切除第一肋骨。

锁骨上一横指处自胸锁乳突肌锁骨头取锁骨上横切口，向侧方沿长至锁骨上两横指处斜方肌前缘（图 36.1）。小心操作避免切断切口两侧皮下脂肪中的皮肤感觉神经。切断颈阔肌，将颈阔肌下皮瓣向上下翻起，游离胸锁乳突肌外侧缘，肌肉向中间收缩。切断肩胛舌骨肌，暴露颈内静脉并沿其外侧缘游离。仔细游离斜角肌脂肪垫，将颈内静脉及锁骨作为解剖的内界及下界。由于组织被切断从而游离斜角肌脂肪垫，所有淋巴管应仔细结扎从而预防术后淋巴漏形成。左侧手术时胸导管也由于同样的原因须仔细辨别及结扎。游离脂肪垫过程中，膈神经须于前斜角肌前方仔细辨别。斜角肌脂肪垫向侧方收缩从而暴露其下的胸廓出口（图 36.2）。使用固定好的全能牵开器（Omnitract Surgical，MN）可使暴露更加充分。

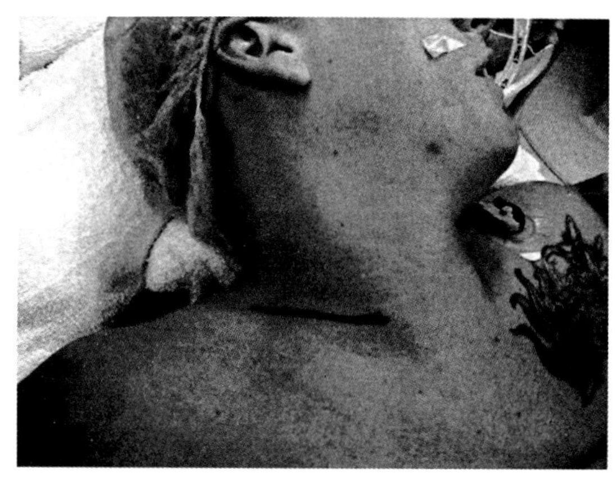

图 36.1 胸锁乳突肌锁骨头至斜方肌前缘的锁骨上切口位置，患者仰卧位，颈部伸展，头偏离切口侧。

自前斜角肌前方仔细游离膈神经，用剪刀自前斜角肌连接第一肋骨处锐性离断前斜角肌。偶尔膈神经分叉或存在副支走行于前斜角肌内。必须避免粗暴操作从而防止偏侧膈轻瘫。此时前斜角肌整体完全游离并自颈部横突从其起点切断。切除前斜角肌，锁骨下动脉暴露于斜角肌间隙中。

中斜角肌界线此时可确定。解剖过程中，胸长神经见于中斜角肌外侧，出现在中斜角肌纤维中。两支胸长神经并非罕见。向上及向外侧解剖的最大范围决定于通过中斜角肌中的胸长神经的走行，平行于中斜角肌内胸长神经的走行方向横断中斜角肌。此时通过锐性切断中斜角肌与第一肋骨连接处可牵开中斜角肌。

臂丛神经 C5 至 T1 神经根及神经干此时被游离。游离神经根及干的过程中，应完全切断任何通过神经之间的肌纤维带，从而消除可能的神经卡压（图 36.3）。很少需要做包括神经外膜切除术的完全神经松解术，除非存在大面积的病例瘢痕组织。在适当的时候，游离神经元可使第一肋骨被安全切除。

一旦神经元游离，是否需要肋骨切除要通过外展上肢后将手术医生的手指沿臂丛神经走形置于肋锁间隙中来

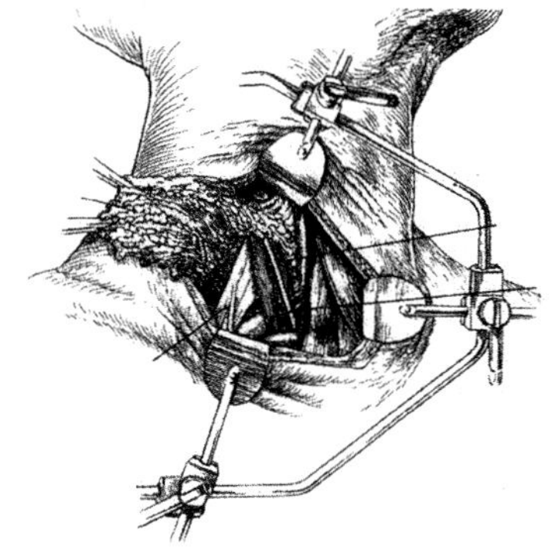

图 36.2 游离斜角肌脂肪垫进入胸廓出口。沿颈内静脉及锁骨边界游离斜角肌脂肪垫，并使其向侧方收缩从而暴露其下的胸廓出口。(From Effeney DJ and Stoney RJ. *Wylie's Atlas of Vascular Surgery Disorders of the Extremities*. Philadelphia: J. B. Lippincott, 1993: 224.)

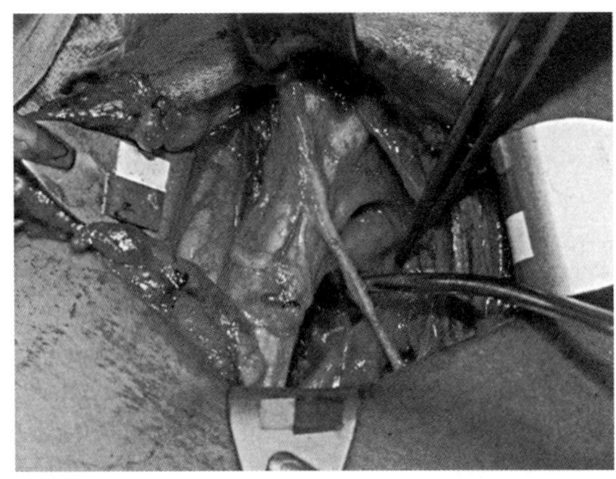

图 36.3 完全胸廓出口减压及神经松解。前中斜角肌已被移除。臂丛神经 C5 至 T1 神经根及神经干已被来自周围的组织游离。

估计。若间隙狭窄或手指于外展位时受压，则应完全切除第一肋。肋锁间隙若无压迫则不应行第一肋骨切除术。用骨膜起子分离第一肋骨上的软组织，小心操作避免穿透其下胸膜。然后用骨钳离断肋骨。整个肋骨后部及其骨膜必须用骨钳完全切断，从而防止异位骨再生或侵及喉返神经的瘢痕组织附着。也可自肋骨中部切断并一点一点地切除，从而避免损伤臂丛神经或锁骨下动脉。术中遇到的额外的可能造成神经压迫的多骨异常，如巨大 C7 横突或真性颈肋，也应完全切除。

为完全切除第一肋骨前部需做单独的锁骨下对口切开时，在第一肋骨与胸骨柄连接处之上，低于锁骨头处做皮肤横切口。分离胸大肌纤维但不切断。用骨膜起子将第一肋骨前部自软组织中游离，用骨钳自肋软骨与胸骨柄连接处切断软骨。为切除第一肋骨而作锁骨下对口切开是我们临床实践中静脉性 TOS 手术中最常应用的，从而获得锁骨下静脉肋锁间卡压的完全松解。

通过锁骨下暴露腋动脉可帮助动脉性 TOS 手术中的锁骨下动脉修复。于锁骨中部下方 1 cm 行锁骨下横切口。游离胸大肌纤维但不切断。胸小肌向侧方收缩。辨别腋动脉，游离并用 Silastic 管环围绕。必须小心避免伤及腋动脉周围的臂丛神经束及分支。锁骨下动脉切除及人工血管置换适用于治疗锁骨下动脉病变。偶尔为治疗局部狭窄或溃疡而行动脉切除及一期再吻合或动脉内膜切除术及补片成形术，但最常见需行人工血管置换术。应用血管夹

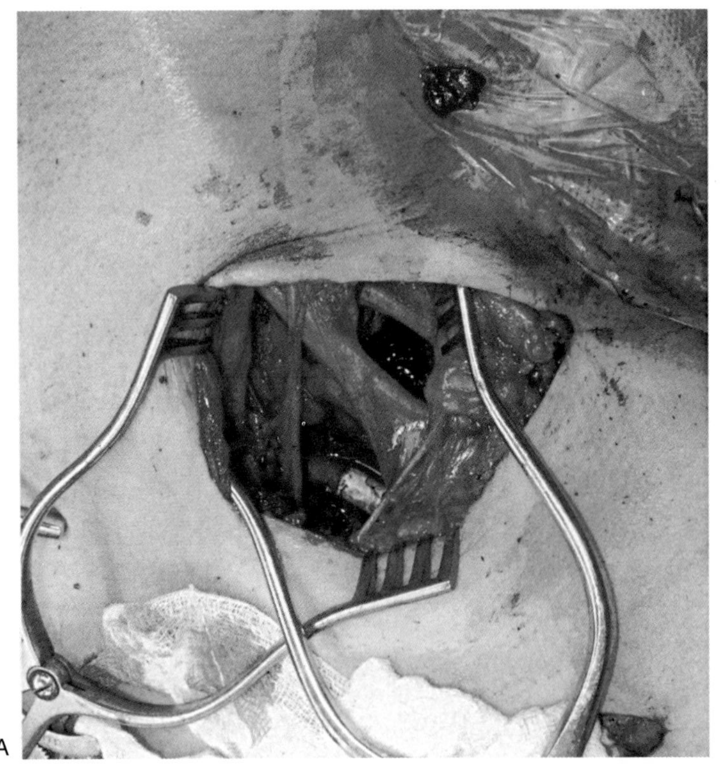

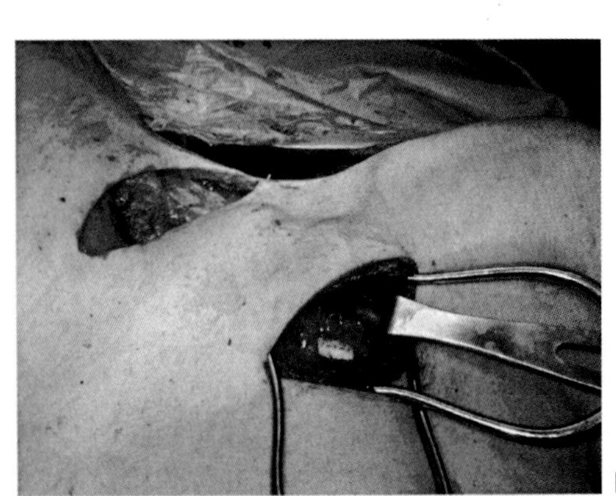

图 36.4 动脉性 TOS 胸廓出口减压及用 PTFE 插补移植物行锁骨下动脉瘤置换。(A) 经锁骨上切口行近端端端吻合至锁骨下动脉。(B)经锁骨下切口暴露，人工血管自锁骨下方穿过皮下隧道，端端吻合至腋动脉。

之前先给予肝素。6~8mm 直径的 PTFE 插补移植物用于血管置换并能够获得很好的远期通畅率。完成近端的端端吻合后,将人工血管自锁骨下方穿过皮下隧道,端端吻合至腋动脉(图 36.4)。

关闭切口前,用生物可吸收膜(Genzyme Biosurgery, MA)包裹暴露的颈神经根及臂丛神经,使术后粘连的可能性最小。如果肋骨切除过程中造成胸膜撕裂伤,应用可吸收线连续缝合。放置闭式引流,单独戳孔穿出皮肤。复位斜角肌脂肪垫并用可吸收缝线间断缝合固定。连续缝合复位颈阔肌,关闭皮肤。

术后管理

于恢复室行胸片检查排除明显的气胸。床头抬高 24 小时预防水肿形成。尤其是对于神经性 TOS 及有慢性疼痛问题的患者来说,足够的术后镇痛是必须的。引流量少于 30 mL/d 时拔除闭式引流管。允许患者术后进行温和的能够耐受的关节活动锻炼,也可进行温和的切口周围区域的按摩。神经性 TOS 的患者正规的物理疗法对于术后的最佳恢复非常重要,这种方法通常自术后两周开始实施。

并发症

最重要的并发症包括术中损伤神经血管结构。通过精确的手术技术及对于胸廓出口解剖的熟悉可最大限度地避免这种损伤。术中发现的神经损伤应立即修复,这可能要求使用易位神经移植物及显微外科技术。膈神经及胸长神经损伤或机能性麻痹是最常见的神经损伤,幸运的是,多数患者无症状。胸长神经损伤可通过翼状肩识别。显著的胸膜或肺损伤需要行管状胸廓造口术。切口感染少见,但淋巴漏会很麻烦,在斜角肌脂肪垫游离过程中彻底结扎淋巴管这种麻烦可最大限度的避免。偶尔对于处理持续大量淋巴漏,二次探查是必要的。

推荐读物

1. Schneider DB, Azakie A, Messina LM, et al. Management of vascular thoracic outlet syndrome. *Chest Surg Clin N Am.* 1999;9:781–802.
2. Urschel HC, Razzuk MA. Neurovascular compression in the thoracic outlet: changing management over 50 years. *Ann Surg.* 1998;228:609–617.
3. Sanders RJ, Hammond SL. Complications and results of surgical treatment for thoracic outlet syndrome. *Chest Surg Clin N Am.* 1999;9:803–820.
4. Mackinnon SE, Novak CB. Evaluation of the patient with thoracic outlet syndrome. *Semin Thorac Cardiovasc Surg.* 1996;8:190–200.
5. Reilly LM, Stoney RJ. Supraclavicular approach for thoracic outlet decompression. *J Vasc Surg.* 1988;8(3):329–334.

编者评述

A. B. L.

Schneider 医生回顾了 TOS 的三种形式:动脉性、静脉性及神经性 TOS,详细描述其临床表现及诊断检查。动脉性及静脉性 TOS 的诊断相对简单,而神经性 TOS 却并非如此。神经性 TOS 临床表现非常多样,不能很好的定义,并可与许多其他疾病相重叠,包括颈椎病变及腕管综合征。没有病理诊断能够对临床印象进行确诊。Schneider 医生提出了许多精细的病史及体格检查所见,这些对于临床医生区别 TOS 的三种形式及进一步鉴别诊断非常有用。TOS 为动静脉异常而减压相对无争议。不过,对于神经性 TOS 的减压对部分患者确实有益,但不是全部患者都如此。这是临床医生进退两难的关键所在。

本章详细描述手术方法,图解尤其有帮助。这些对于诊治此类患者的手术医生有很大的帮助。锁骨上入路的有关步骤及临床解剖特征将帮助外科医生避免在此区域进入可能的误区。San Francisco 的研究组对各型 TOS 都具有大量的临床经验,笔者的观点与他们大多数人的观点相同,对每个病例往往用锁骨上入路。引流是选择性放置而不是常规放置,除此之外笔者赞同他们所描述的每一个手术的技术细节。本章有助于医生确定适合手术的患者,并清晰的描述了此类患者评估及治疗的全部必要步骤。

(朱雅亭 熊江 译)

第 37 章

急性肠动脉闭塞性疾病的治疗

Peter H. Lin, Ruth L. Bush, Alan B. Lumsden

肠系膜血管的闭塞性病变相对比较少见，但一旦发病病情可能急剧恶化。肠系膜血管闭塞性病变的患者常有潜在的全身血管粥样硬化。由于血管粥样硬化可导致血管腔进行性狭窄，本病的发展也可能是慢性过程。另外，肠系膜缺血症状也可能会因栓子栓塞而突然发作。尽管近年来围手术技术不断进步，对本病的病理生理学了解得也更加透彻，肠系膜缺血病变仍然被认为是最具灾难性的血管疾病之一，死亡率高达50%~70%。诊断及治疗的延误是导致死亡率如此之高的主要原因。据估计，美国每1000名入院患者中有1例是肠系膜缺血性病变。发病率不断提高部分是因为对本病的认识程度有所提高、人口的老龄化以及老年患者严重的共患病。早期诊断此病并在不可逆肠缺血出现之前立即治疗是改善预后最关键的手段。

解剖学和病理生理学

肠系膜动脉血液循环的特点是侧支循环非常丰富。胃肠系统血供的来源主要是三支血管：腹腔干动脉(CA)、肠系膜上动脉(SMA)、肠系膜下动(IMA)脉。一般来说，腹腔干动脉供应的范围包括：前肠区(食管远端至十二指肠)、肝胆系统和脾脏；肠系膜上动脉主要供应中肠区(空肠至中结肠)；肠系膜下动脉主要供应后肠区(中结肠到直肠)。腹腔干动脉和肠系膜上动脉起自膈下肾上腹主动脉的前方，而肠系膜下动脉起自肾下腹主动脉的左外侧。当进行血管造影明确肠系膜血管是否通畅时，了解血管解剖起源同主动脉的关系是很重要的。为了使腹腔干和肠系膜上动脉根部完全显影，常需要从前后位和侧位投射主动脉，因为大部分动脉闭塞性病变出现在这些肠系膜血管干的根部。

由于肠系膜动脉间的侧支循环非常丰富，只要未受累肠系膜动脉能代偿增粗从而提供足够的血流，进行性的血流减少发生在一条主干甚至是两条主干时都可能没有症状。相反，如果任何一支肠系膜动脉发生急性闭塞，由于缺乏足够的侧支循环，则会导致严重的缺血症状。腹腔干和肠系膜上动脉之间的侧支循环主要是靠胰十二指肠上动脉和胰十二指肠下动脉的交通。肠系膜上动脉和肠系膜下动脉之间的侧支循环主要靠Drummond边缘动脉、Riolan弓和其他未命名的腹膜后侧支血管。最后，侧支血管也许是通过髂内动脉和直肠动脉网来向肠系膜下动脉和后肠区提供重要的血供。

肠系膜的血流主要是通过神经刺激和激素来调节，这在调节全身血流量上是特有的。而且肠系膜的循环血量也依赖于胃肠内容物的变化。激素调节通过内脏血管扩张剂来介导，例如氧化亚氮、胰高血糖素和血管活性肠肽。某些内在的血管收缩素，比如垂体后叶加压素，可以减少肠系膜的血流。另外，神经调节也可以通过广泛的内脏自主神经体系来调节。

肠系膜缺血的临床表现主要是进食后腹痛，这表示胃肠的侧支循环血流不足以满足消化食物时所需的氧。腹痛常见的位置是腹部正中，这可能提示肠系膜上动脉的血流转移来供应胃，从而使小肠供血减少。这样就导致了小肠一过性的无氧代谢和酸中毒。持续或严重的肠缺血会导致黏膜坏死，释放出细胞内物质和无氧代谢的副产物到内脏和全身血液循环。损伤的肠黏膜可能会使肠腔内的毒性物质进入血液导致全身反应。如果小肠壁全层坏死，继发肠穿孔，将会导致腹膜炎。伴随的心血管或全身的动脉粥样硬化疾病常常会干扰肠系膜缺血的诊断治疗。

肠系膜动脉闭塞性病变的类型

涉及肠系膜动脉的内脏缺血病变主要有以下四类：

- 急性栓塞性肠系膜缺血。
- 急性血栓形成性肠系膜缺血。

- 慢性肠系膜缺血。
- 非阻塞性肠系膜缺血。

尽管症状各有不同，但疾病发展过程中，解剖病理学大致相同。在急性肠系膜缺血中，肠系膜上动脉是最容易受累及的血管。急性血栓形成性肠系膜缺血的患者常有潜在的进展性肠系膜动脉硬化，硬化常累及肠系膜动脉起始部而侧支常不被累及。动脉硬化闭塞缓慢发展时侧支容易代偿，而当有急性病变时侧支不容易代偿。当出现急性血栓性肠系膜缺血时，血栓通常是心源性，患者通常有房颤或继发的心肌梗死(MI)。非阻塞性肠系膜缺血的特点是血液低灌注但肠系膜动脉正常。相反，慢性肠系膜缺血是长期动脉硬化进展的结果。长期动脉硬化的典型特点是至少累及腹腔干动脉、肠系膜上动脉、肠系膜下动脉这三支肠系膜动脉中的两条。

几种少见的累及肠系膜动脉导致内脏缺血的症状也可以引起严重的乏力。慢性肠系膜缺血也可能是由于横膈对腹腔动脉的压迫引起的，称之为“正中弓状韧带综合征”。主动脉术后的患者可能会出现急性内脏缺血，因为结扎肠系膜下动脉后尚未形成足够的侧支循环。此外，急性内脏缺血可以在主动脉夹层累及肠系膜动脉后出现。最后，其他罕见的缺血病因包括肠系膜动脉炎，放射性动脉炎和胆固醇栓塞。

临床表现

急性肠系膜缺血患者的典型表现是同查体体征不成比例的腹痛，病因常常为急性栓塞或血栓形成导致的肠系膜上动脉缺血。在患有潜在的心血管或动脉硬化疾病的患者身上，临床表现包括突发的腹部绞痛。腹痛常伴随黏膜缺血脱落而导致血性腹泻。发热、腹泻、恶心、呕吐和腹胀是常见但非特异的临床表现。全腹压痛、反跳痛和腹肌强直都是病情恶化的征兆，常预示着肠坏死。

与栓塞性肠系膜缺血相比，血栓形成性肠系膜缺血起病时症状较隐匿。大概70%的慢性肠系膜缺血患者有腹部绞痛病史。这些患者中，肠系膜动脉硬化的缓慢发展对患者意义重大，因为这使得侧支得以代偿。导致慢性肠系膜缺血发展成血栓形成性闭塞的诱发因素常常是不相关的疾病，这种疾病最终导致脱水，例如腹泻或呕吐。这可能进一步混淆真实诊断。如果无法迅速诊断，症状可能会加重，有可能会导致进行性加重的腹胀、少尿、液体需求加剧和严重的代谢性酸中毒。

大概70%的非阻塞性肠系膜缺血患者腹痛症状。腹痛通常比较剧烈，但疼痛的位置、性质和程度常常不相同。如果没有腹痛症状，则进展性的腹胀伴随酸中毒也许是肠缺血的早期征兆，并且即将面临肠坏死。如果老年患者出现急性腹痛且有任何以下危险因素：充血性心力衰竭、急性心肌梗死伴随心源性休克、血容量减少性或出血性休克、败血症、胰腺炎和应用洋地黄或血管收缩剂(如肾上腺素)，就需要考虑非阻塞性肠系膜缺血的诊断。

诊断研究

当患者出现急性剧烈腹痛时首先要想到各种临床可能疾病，如：胃十二指肠溃疡穿孔、肠梗阻、胰腺炎、胆囊炎和肾结石。这些病变都比急性肠系膜缺血更为常见。实验室检查在排除这些鉴别诊断时的敏感性和特异性都不强。当患者肠系膜缺血时，全血细胞计数(CBC)可能显示血液浓缩和白细胞增多。厌氧代谢导致出现代谢性酸中毒。血清淀粉酶和乳酸水平升高是一些非特异的表现。高钾血症和氮质血症在肠系膜缺血最后阶段出现。

腹部平片可以提供一些有助于诊断的信息，从而排除其他原因引起的腹痛，比如肠梗阻、肠穿孔或肠扭转，这些疾病的症状都容易干扰肠系膜缺血的诊断。气腹症、肠壁囊样积气症和门静脉气体都提示肠管坏死。相反，如果患者腹腔内未发现气体，且放射学检查结果未发现无力性肠梗阻，则高度提示患者有可能是急性肠系膜缺血。

在评估急性肠系膜缺血病变时，胃镜、肠镜及钡造影都无法提供有用的信息。而且，如果考虑患者有肠系膜缺血，禁忌行钡造影。因为肠腔内的钡剂可能在血管造影时干扰肠系膜血管的准确成像。如果肠穿孔可导致钡剂漏至腹膜外，这就使重建肠系膜血运变得更加困难。

一旦怀疑患者有肠系膜血管病变，需要立刻行肠系膜动脉造影术来明确诊断肠系膜血栓。最典型的表现是肠系膜上动脉和腹腔干动脉的起始部完全或接近闭塞。大部分病例的肠系膜下动脉发病之前已经因广泛的肾下主动脉硬化而闭塞。将肠系膜动脉闭塞病变分为4类需行肠系膜动脉双切面造影术。肠系膜栓塞的典型表现是血栓常堵塞在结肠中动脉的开口。造影时出现“人字征”，即在肠系膜上动脉自腹主动脉发出几厘米正常的血管后突然出现截断。肠系膜上动脉血栓形成性闭塞则正好相反，常在肠系膜上动脉自腹主动脉发出1~2 cm处闭塞。慢性肠系膜血管闭塞的患者容易形成侧支循环。非阻塞性肠系膜缺血患者的造影显示阶段性肠系膜血管痉挛，主干显示相对正常。

行肠系膜动脉造影也起到治疗的作用。一旦通过造影明确非闭塞性肠系膜缺血的诊断，就可以把导管放到肠系膜上动脉开口处，直接将血管扩张药物(如罂粟碱)注入动脉。术后肠系膜动脉再灌注较易出现持续性血管痉挛，这时可以继续输注罂粟碱来治疗。插管溶栓在血栓形成性肠系膜闭塞病变中的应用价值较小。虽然溶栓药物可暂时再开通闭塞的血管,而潜在的闭塞病变通常需要确切的治疗。而且,溶栓治疗需要较长的时间来恢复灌注,而此时难以评估肠是否坏死。

治疗策略

介入目标是及时重建肠系膜血运,缓解肠系膜缺血并预防肠坏死。恢复肠系膜血运可以通过手术或介入两种方式。急性肠系膜缺血患者的最初治疗包括补液和全身肝素抗凝来预防进一步的血栓蔓延。严重的代谢性酸中毒需要输注碳酸氢钠来纠正,中心静脉置管补液,外周动脉穿刺监测血流动力学以及留置尿管。手术探查前应适当给抗生素。急性肠系膜的手术处理应根据梗阻的结果做出。手术前需要有一个肠系膜动脉造影来明确诊断和制定手术方案。一旦确诊急性肠系膜缺血,必须立刻进行治疗来恢复肠系膜血液循环,并预防不可逆的肠坏死。人们仍在讨论的焦点就是急性肠系膜缺血的治疗策略到底应该是开刀还是介入。慢性肠系膜缺血的手术处理我们将在下一节讨论。

急性栓塞性肠系膜缺血的手术取栓术

急性栓塞性肠系膜缺血的治疗目的是通过取出血管内的栓子来恢复动脉灌注。肠系膜动脉栓塞病例常选择手术探查。肠系膜上动脉发出后的近段是栓子最容易累及的部位。栓子通常也会栓塞在中结肠动脉的开口,中结肠动脉是肠系膜上动脉附近的一个大分支。腹部探查开始时会发现从空肠中部到升结肠、横结肠的不同程度的缺血。当术前没有动脉造影而只是临床表现可疑时,空肠或只是部分肠管色泽、蠕动正常高度提示是肠系膜动脉栓塞而不是肠系膜动脉血栓形成。

肠系膜上动脉取栓术常采用腹部正中切口。通过目测腹腔内容物常能发现从空肠中部到升结肠、横结肠不同程度的缺血。将横结肠上翻,把小肠拉到右上象限。在小肠肠系膜根部可以探查到肠系膜上动脉,通常是由于肠系膜上动脉的特点是起自胰腺下方,穿过十二指肠第三段、第四段连接部(图 37.1)。接下来,分离屈氏韧带后在左肾静脉上方分离肠系膜上动脉。肠系膜上动脉有活动度的近端位于它刚发出的地方,处于胰腺下方到结肠动脉根部的位置。在此处,肠系膜上动脉向上走形然后向右,跨过左肾静脉及十二指肠(图 37.2)。当栓子位于肠系膜上动脉远端时,就需要从小肠肠系膜根部分离部分空肠及回肠支来暴露肠系膜上动脉远端,只有这样才能更好的清除血栓。肠系膜上动脉血栓清除术通常用标准的球囊取栓导管,手术操作时需要夹闭肠系膜上动脉近端和远端。然后横向切开动脉,插入球囊取栓导管到远端,拉出血栓。当取完血栓,近端血流及远端返血良好时,用 7–0 丙纶缝线间断缝合切口(图 37.3)。

重建肠系膜上动脉血运后,需要马上评估小肠活力。如果有失去活力无法恢复的肠管,必须切除。评价肠管活力的方法有以下几种:术中静脉注射荧光素、紫外光照射观察、小肠系膜动脉多普勒检查等。如果不确定肠管是否还有活力,血栓清除术后 24~48 小时需要考虑二期手术探查。二期手术主要是为了确定肠管是否有活力,而刚取完血栓时不容易立刻作出判断。如果二期手术中发现明确的肠管坏死,就需要在此时再做坏死肠管切除术。

急性血栓形成性肠系膜缺血的主动脉–肠系膜上动脉旁路术

急性血栓形成性肠系膜缺血的治疗与栓塞性肠系膜缺血不同,部分原因是由于其病因为肠系膜动脉粥样硬化的进展,尤其是累及肠系膜上动

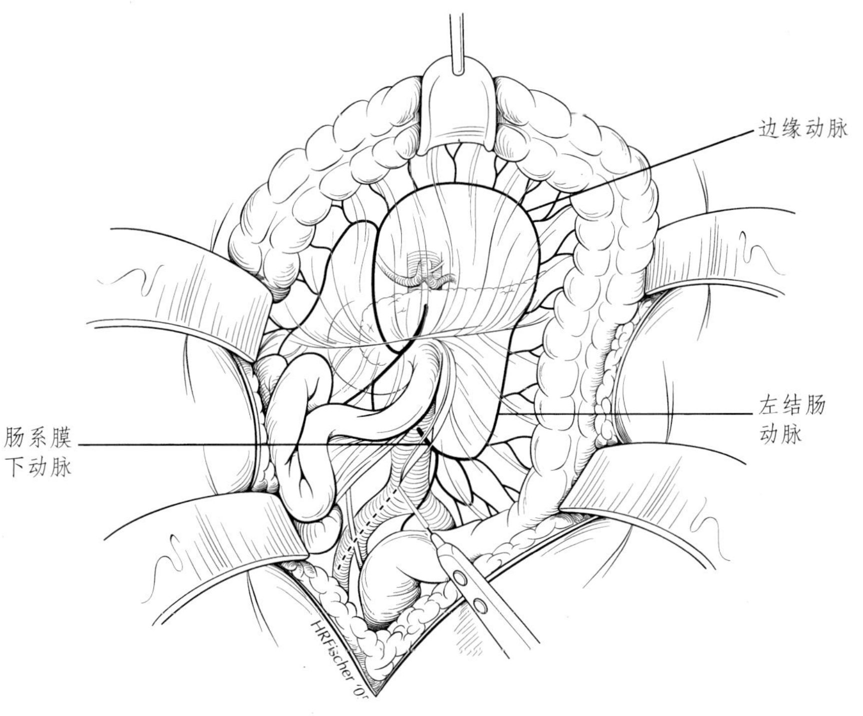

图 37.1 完成肠系膜上动脉的暴露需要先将横结肠上翻,把小肠拉到右上象限。在这个主动脉区域的上方分离后腹膜。

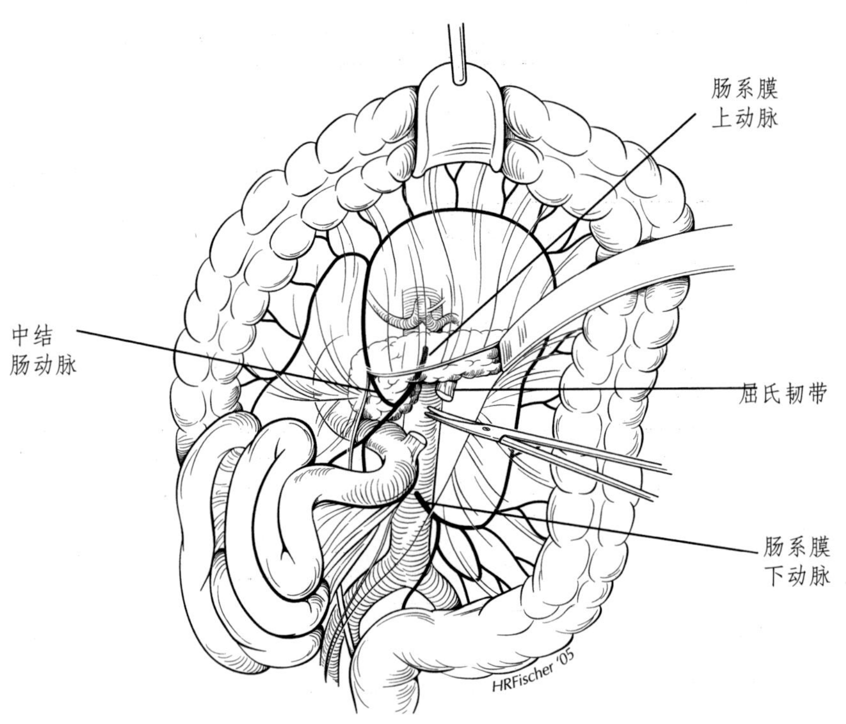

图 37.2 分开屈氏韧带,在小肠系膜根部,肠系膜上动脉穿过十二指肠第三段、第四段连接部将肠系膜上动脉分离出来。

脉的病变。栓塞所致的肠系膜缺血,肠系膜上动脉本身是正常的,血栓清除后通常足以恢复肠系膜血运。然而,血栓形成性肠系膜缺血通常累及腹腔干、肠系膜上、肠系膜下动脉三根中的至少两根。这就导致了从十二指肠到结肠远端的广泛缺血。成功的治疗需要肠系膜血管旁路术来恢复足够的血运。

急性血栓形成性肠系膜缺血的外科治疗必须个体化。大部分外科医生提倡,如果可能,尽量从主动脉上建立短的旁路重建两根血管,把血管搭到病变的腹腔干及肠系膜上动脉上。但是仍然有许多其他的可选方案,如从主动脉或髂动脉重建一根血管到肠系膜上动脉上,这种术式适用于急诊(图 37.4)。对急性肠系膜缺血,腹主动脉-肠系膜上动脉搭桥是最迅速的治疗方式而且远期预后较好。尽管经主动脉对腹腔干和肠系膜上动脉行动脉内膜切除术是治疗肠系膜缺血的一个可选治疗方案,但是操作起来需要更多的时间来做必要的暴露。这种术式对慢性肠系膜缺血来说是一个更适合的可选手术方案。

重建肠系膜动脉所搭的血管可以是肾上膈下的主动脉、肾下主动脉或髂动脉。这几种方法各有优势。肾上膈下腹主动脉一般不会有严重的硬化,这样就降低了吻合血管前夹闭钙化动

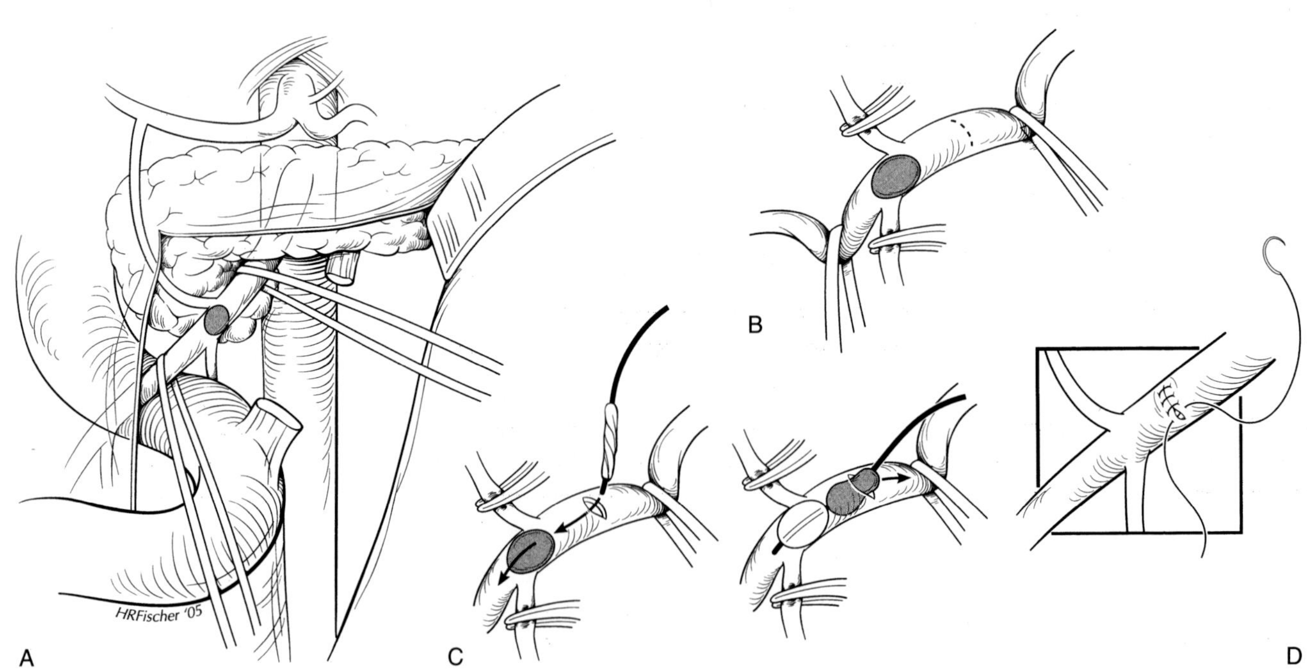

图 37.3 肠系膜上动脉手术取栓术。(A)分离肠系膜上动脉,控制近端和远端。(B)横行切开肠系膜上动脉。(C)用标准的球囊导管取栓术取出血栓。(D)间断缝合法关闭肠系膜上动脉切口。

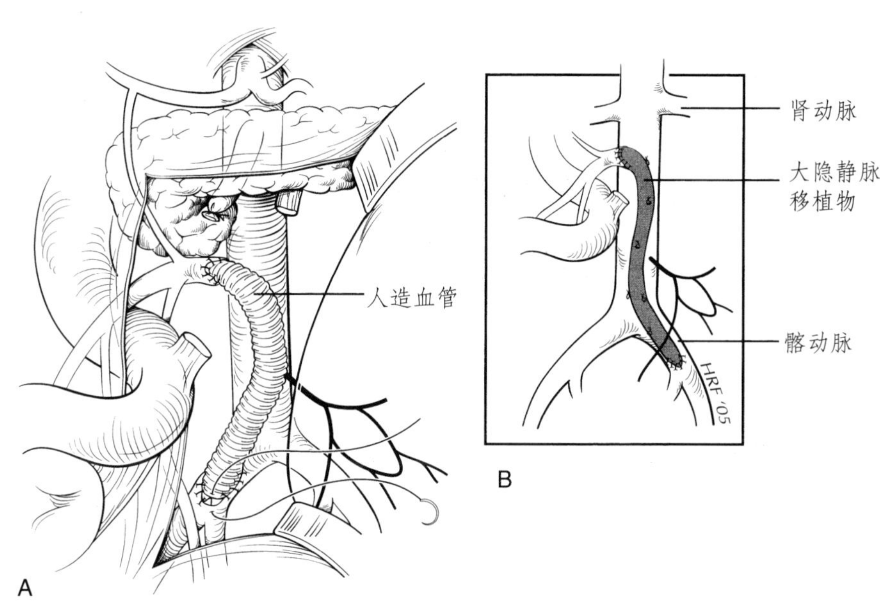

图 37.4 急性肠系膜缺血的肠系膜上动脉血管重建术。(A)未出现不可逆肠缺血时可以使用人造血管来搭桥。(B)当有明显的肠缺血或坏死时,自体大隐静脉移植物也是一种选择,它可以搭到肾下腹主动脉或髂动脉上。

脉相关的并发症。而且,这样可以使搭桥的人造血管短且顺行,降低了吻合完之后小肠和结肠回原位引起人造血管扭曲的可能性。另一方面,肾下腹主动脉或髂动脉作为搭桥的供体,与腹腔干和肠系膜上动脉的搭桥为逆行,但它的优势是充分显露、分离容易。对肥胖患者或胃肝术后严重肠粘连的患者来说,这种选择是必要的。

在对急性肠系膜缺血患者的腹部探查过程中,如果发现整个肠段已完全坏死,则患者死亡的可能性极大。碰到这种情况时,就不必去尝试重建血管,因为这是毫无意义的。然而,如果肠缺血可逆,只有部分肠段坏死,就应该立即重建肠系膜血运。重建肠系膜血运的操作首先应当在横结肠系膜根部显露肠系膜上动脉根部。当患者肠系膜动脉严重硬化时,单纯切除肠系膜上动脉血栓常常不能恢复足够的血运。如果术前有动脉造影证实病变的腹腔干和肠系膜上动脉是急性肠系膜缺血的主要原因,那主动脉-肠系膜动脉人造血管旁路术就是治疗的一种选择。

大隐静脉也是可选的移植物之一。为了降低细菌感染和移植物感染的风险,当患者有失去活力的肠管时禁用人造材料作为移植物。同样,如果在重建肠系膜血运时考虑切除相关的肠管,也不要用人造血管。当肠缺血不明显时,使用小口径带外支撑环的编织血管或 PTFE 人造血管是行单支血管重建的最佳选择。也可以选用分叉型人造血管(10 mm 和 5 cm 或 12 mm 和 6 mm)来重建腹腔干和肠系膜上动脉。

用人造血管做一个从腹主动脉到肠系膜动脉的顺行搭桥,需要翻起肝左叶和贲门部来分离腹主动脉。分离完毕后用两把动脉钳夹闭两端控制腹主动脉,然后纵行切开腹主动脉。先将人造血管一端剪成斜面,再用 PTFE 缝线连续缝合到主动脉上。然后修剪人造血管的远端,并剪成合适的长度,以端端吻合法将远端吻合到腹腔干和肠系膜上动脉上,吻合的部位要跨过动脉硬化狭窄段。重建完毕后仔细检查肠管的活力。坏死肠段必须切除。如果不能确定肠管是否有活力,术后24~48小时后可以行二期手术来再次探查。

肠系膜缺血的腔内修复

肠系膜动脉的狭窄或短段闭塞可以通过球囊扩张或支架植入来进行腔内修复,这种治疗创伤小,特别适宜于那些疾病较多手术风险很高的患者。腔内修复也适宜于那些复发的患者或那些肠系膜血管重建术后吻合口狭窄的患者。近端肠系膜动脉狭窄的特点是从邻近的主动脉处就有硬化斑块,这种病变应该放支架而不是单纯球囊扩张。

腔内修复的操作步骤是先从股动脉穿刺进入血管腔。导管鞘置入股动脉,置入猪尾造影导管至膈的水平,进行前后位和侧位造影,来确定腹腔干和肠系膜上动脉的开口。然后用弯形导管帮助进入肠系膜动脉,各种可选的弯形导管包括 RDC、Cobra-2、Simmons I 或 SOS Omni 导管。一旦导管插入肠系膜动脉后应立即经静脉全身注射肝素 5000 IU。然后做一个选择性肠系膜动脉造影来确定病变节段,随后以 0.035" 或 0.014"~0.018" 的指引导丝通过狭窄段,再小心地将导管沿着导丝通过病变段。如果肠系膜动脉发出主动脉后严重成角,就需要通过导管交换加硬导丝(Amplatz 或 Rosen Guidewire, Boston Scientific),再放置 6 F 指引鞘管(Pinnacle,Boston Scientific)。

将球管投射角度转换到侧位,完全显影肠系膜动脉开口,然后沿导丝穿过指引鞘管将球囊置入狭窄段。球囊直径应参考邻近正常血管的大小进行选择。一旦完成球囊扩张术,必须做一个造影来证实囊扩张的效果。如果造影显示残余狭窄或夹层,说明球囊扩张效果不佳,需要置入支架。而且,粥样硬化累及肠系膜动脉近端或开口的病变应置入球扩式支架。置入支架时应使用内支撑导丝为 0.014" 或 0.018"

的指导导丝系统。推送球扩式支架时最好保持支架在指引鞘内，导管鞘放置在肠系膜动脉开口处，支架要跨过狭窄病变。然后扩张球囊到指定气压，释放支架。然后抽空球囊，缓慢从导管鞘中撤出球囊。

通过指引鞘管手推少量造影剂完成造影。在获得满意的造影图像之前保持指引导丝不动很重要。如果最后造影结果不够满意，例如有残余狭窄或夹层，可以通过同一根指引导丝再次行介入操作。这些操作包括再次球囊扩张残余狭窄或在夹层处置入支架。

急性肠系膜缺血的溶栓治疗

导管溶栓治疗对急性肠系膜缺血可能有效，在诊断性动脉造影确诊时就可以通过导管直接将溶栓药物作用到肠系膜血栓上。各种溶栓药物，包括尿激酶或重组组织型纤溶酶原激活剂，已经在很多临床病例报告中证明是有效的。当症状出现后12小时以内时，导管溶栓恢复肠系膜血运的可能性非常高。成功溶解肠系膜动脉血栓有助于辨别潜在的肠系膜动脉硬化闭塞过程。溶栓治疗后可以继续做手术重建肠系膜血运或行肠系膜动脉球囊扩张、支架植入术，从而解决肠系膜动脉狭窄的问题。肠系膜缺血的溶栓治疗有两个主要缺点。经皮导管溶栓无法在恢复肠系膜血运之后监测可能缺血的肠袢。另外，成功的导管溶栓需要较长的时间。还有一部分原因是溶栓开始后需要不断行造影检查来观察溶栓效果。溶栓不完全或不成功可能会延误手术，这可能导致不可逆的肠坏死而不得不做肠切除。因此，急性肠系膜缺血患者考虑溶栓时应非常慎重。

非阻塞性肠系膜缺血的治疗

非阻塞性肠系膜缺血治疗方案首先是药物治疗，可以选择性的将导管插入肠系膜动脉然后注入血管扩张药物，如妥拉唑啉或罂粟碱。一旦肠系膜造影确诊，就可以经导管直接向肠系膜动脉注入罂粟碱。剂量为每小时30~60 mg。给药时不得用血管收缩药物。同时可静脉给肝素防止导管导致血栓。根据患者对罂粟碱的反应来决定下一步的治疗策略。如果腹部症状减轻，就再次造影记录罂粟碱的效果。在给罂粟碱过程中必须监测患者的血流动力学变化，因为导管移位进入主动脉后罂粟碱会进入全身循环，会导致严重的低血压。手术探查的指征是患者有持续肠缺血或穿孔的体征（如反跳痛或肌紧张）。这种情况下，术中和术后都应继续输注罂粟碱。手术室应该尽量保持温暖。温暖的冲洗液及开腹垫可以防止术中进一步的肠血管收缩。

腹腔动脉压迫综合征的治疗

腹腔干动脉的起始部狭窄所导致的腹痛可能是因为外源性压迫或正中弓状韧带的挤压。这种情况称为腹腔动脉压迫症或正中弓状韧带综合征。本病与各种慢性肠系膜缺血相关。大部分患者是年轻女性，年龄在20~40岁。腹部症状是非特异性的，但疼痛部位局限在上腹，进食后多发。治疗的目的是松解压迫腹腔干起始端的韧带结构并解除人造血管的持续压迫。

推荐读物

1. Kazmers A. Operative management of acute mesenteric ischemia. *Ann Vasc Surg.* 1998;12:187–197.
2. Vicente DC, Kazmers A. Acute mesenteric ischemia. *Curr Opin Cardiol.* 1999;14:453–458.
3. Chang JB, Stein TA. Mesenteric ischemia: acute and chronic. *Ann Vasc Surg.* 2003;17:323–328.
4. Lin PH, Chaikof EL. Embryology, anatomy, and surgical exposure of the great abdominal vessels. *Surg Clin North Am.* 2000;80:417–422.
5. Schoots IG, Koffeman GI, Legemate DA, et al. Systematic review of survival after acute mesenteric ischaemia according to disease aetiology. *Br J Surg.* 2004;91:17–25.
6. Cho JS, Carr JA, Jacobsen G, et al. Long-term outcome after mesenteric artery reconstruction: a 37-year experience. *J Vasc Surg.* 2002;35:453–461.
7. Park WM, Gloviczki P, Cherry KJ Jr, et al. Contemporary management of acute mesenteric ischemia: Factors associated with survival. *J Vasc Surg.* 2002;35:445–451.
8. Park WM, Cherry KJ Jr, Chua HK, et al. Current results of open revascularization for chronic mesenteric ischemia: a standard for comparison. *J Vasc Surg.* 2002;35:853–856.
9. Murray SP, Stoney RJ. Chronic visceral ischemia. *J Cardiovasc Surg.* 1994;2(2):176–181.
10. Rapp JH, Reilly LM, Qvarfordt PG, et al. Durability of endarterectomy and antegrade grafts in the treatment of chronic visceral ischemia. *J Vasc Surg.* 1986;3:799–804.
11. Rubin GD. Three-dimensional spiral computed tomographic angiography: An alternative imaging modality for the abdominal aorta and its branches. *J Vasc Surg.* 1993;18(4):656–661.

编者评述

A. B. L.

正如Lin所强调的，肠系膜缺血病变是一种突发事件，死亡率较高的灾难性事件。本病病情变化快，稳定的患者可能在进行肠系膜缺血评估的时候就迅速发展到急性腹痛、肠系膜闭塞，以至于需要急诊处理。笔者认为一旦确诊就要立刻手术重建肠系膜血运。

考虑到文章的完整性，肠系膜静脉血栓也值得一提。肠系膜静脉血栓是肠系膜缺血中最少见的原因，大概只占到肠系膜缺血患者中的10%和急性缺血中的18%。通过CT，特别是腹部血管增强CT，使肠系膜静脉血栓的诊断率变得越来越高。大部分病例与原发性易栓症相关，其中只有10%的病例为特发性。CT显示肠系膜上静脉或门静脉显影不清是诊断的依据。侧支代偿增粗可能非常明显，而且肠管水肿。

肠系膜静脉血栓常常是节段性的，

表现为肠壁水肿淤血，局部肠黏膜坏死。可能出现出血性腹泻。血栓常起自静脉弯曲处，然后逐渐变大，延续到附近更多的血管。当肠管内血管被累及后可出现出血性栓塞。手术时在肠系膜上静脉经常可以触及血栓。静脉血栓很少累及肠系膜下静脉和大肠。与动脉栓塞或血栓形成性闭塞相比，静脉血栓导致的从正常肠管到缺血肠管的变化比较平缓。但是，静脉血栓容易导致肠管色泽改变和出血。这种情况下难以判断肠活力，外科医生需要在静脉血流重建之后才决定是否切除肠管。

急性肠系膜静脉血栓患者的死亡率大概是 30%~40%，治疗方法包括单纯抗凝或导管置入肠系膜上动脉溶栓，后者做的越来越多。开刀手术切除血栓非常有挑战性且很容易血栓复发。

肠系膜缺血的其他少见病因还有纤维肌性疾病，如果年轻患者有这些症状时高度怀疑此病。最初治疗此病常做球囊扩张成形术。结节性动脉炎可能会随着缺血出现，但更常见的是肠系膜动脉的小的动脉瘤。

(杨晓冬　熊江　郭伟　译)

第38章

慢性肠系膜缺血的血运重建

Thomas S. Huber, W. Anthony Lee

诊断要点

慢性肠系膜缺血患者通常先去找他们的初级护理医师看病，或是因腹痛和(或)体重减轻去看消化科时发现。尽管疼痛往往位于中上腹并且放射到后背，但没有与疼痛相关的特异性表现。腹痛通常在饭后15~30分钟出现，可以持续1~3小时。疼痛可以从开始的进食某种特定的食物后腹痛发展到持续的不间断的疼痛，不过后者令人担心，有可能预示急性肠系膜缺血和肠梗死。由于进食后疼痛，患者相应地出现厌食，从而最终导致体重减轻。这种情况称为"恐食症"。这种慢性肠系膜缺血所致的体重减轻主要是因为摄入量不足而不是肠吸收功能异常。据几个较大临床试验报告，患者术前体重平均减轻9.07~13.61 kg。有些患者因经口摄入量减少而主诉便秘，也有些患者主诉进食后立刻出现腹泻，但排便情况与肠系膜缺血无典型的相关性。

慢性肠系膜缺血的患者一般有其特点，通过患者的一般表现通常可以帮助诊断。有吸烟史的恶病质的中年女性是最典型的患者。事实上，肠系膜缺血是女性高发的少数心血管疾病之一。尽管患者通常有全身血管硬化并可以听到腹部血管杂音，但体格检查没有特异性体征。然而，患者没有全身血管疾病也不能排除此诊断，因为患者的血管硬化可能只累及单支动脉。

肠系膜缺血患者通常因腹痛和体重减轻就诊，相关的鉴别诊断很多，最先要考虑的就是腹腔内肿瘤。每个患者都应该做一些必要的检查，包括腹部或盆部CTA扫描、胃镜、肠镜和腹部超声检查。大部分患者在做过一系列检查之后作出诊断，然后到血管外科就诊。值得注意的是，平均的诊断延误时间通常超过1年，在这段时间内患者做过三项诊断性检查和(或)手术。通过胃镜检查通常能发现胃溃疡，有可能被误认为是腹痛和体重减轻的原因。胃溃疡可能是胃缺血的后遗症，一般是慢性肠系膜缺血的特异性病症。

慢性肠缺血的确诊需要明确的影像学证据以及相应的临床表现。超声检查对内脏动脉闭塞性病变来说是良好的筛查工具，同造影相比具有大于80%的敏感性和特异性。据报道，肠系膜上动脉超过70%狭窄时，收缩期高峰和舒张期末的流速分别大于275 cm/s和45 cm/s。同样，腹腔干动脉超过70%狭窄时，收缩期高峰和舒张期末的流速分别大于200 cm/s和55 cm/s。然而，亟待解决的问题是，每个研究机构对严重的血管狭窄应该像标准动脉造影那样确立自己的超声标准。但是，肠系膜动脉超声有几项限制，包括技术上的挑战、检查者的水平和较低的普及率。而且，超声检查还受血管的深浅、呼吸的变异、超声检查角度和腹腔内气体的影响。标准的动脉造影术是一种明确的影像学检查，可以来确定超声得出的诊断、计划手术方案并为介入操作提供帮助。磁共振和CT增强检查尽管目前还不具备优势，但有可能在将来取代超声和造影。

发病机制

慢性肠系膜缺血的发病机制是不能在餐后为小肠提供充足的血运。正常人消化系统的血流量在餐后明显增加，一般在餐后30~90分钟后血流达到最大值。这种血流增加的反应持续4~6小时，血流增加的程度和食物的成分、多少有关。如果患者肠系膜动脉在血流动力学上表现为明显狭窄，那餐后血流量增幅变小，不能满足组织的需要，而出现内脏缺血、餐后疼痛或肠系膜绞痛。

内脏动脉和髂内动脉之间有着广泛的侧支循环网。侧支循环网的功能是在血流动力学上有狭窄时维持肠的血供。腹腔干动脉和肠系膜上动脉通过胰十二指肠上动脉(来自腹腔干动脉)和胰十二指肠下动脉(来自肠系膜上动脉) 来形成侧支循环,而肠系膜上动脉和肠系膜下动脉通过Drummond边缘动脉和迂曲动脉来形成侧支循环。后者是最重要的侧支,沟通左结肠动脉升支和中结肠动脉中间支。迂曲动脉位于肠系膜根部,在显露肾下腹主动脉时有被结扎的风险。肠系膜下动脉通过直肠动脉与髂内动脉沟通。在患者出现症状前,三支内脏动脉中的两只常常已出现严重闭塞性病变;但是这不是绝对的必要条件,患者有可能只有单支血管病变。值得注意的是,开刀手术重建血管的患者中的绝大部分都有腹腔干动脉和肠系膜上动脉的双支严重病变。

动脉粥样硬化是引起肠系膜缺血内脏动脉闭塞性病变的主要原因,但是肠系膜缺血也可以由其他病变引起,包括:纤维肌性疾病、主动脉夹层、神经纤维瘤病、类风湿关节炎、大动脉炎、放射性损伤、血栓闭塞性脉管炎、系统性红斑狼疮和药物(如可卡因,麦角等)。内脏动脉闭塞的患者常同时患有与大动脉病变类型一致的肾动脉闭塞。但是,应该强调的是,内脏动脉闭塞性病变对肠系膜缺血来说却是相对常见的。尸检研究已经发现,超过10%的个体有内脏动脉单支不小于50%的狭窄,而外周动脉血管重建术前行造影的患者中25%的人有肠系膜上动脉或腹腔干超过50%的狭窄。

适应证和禁忌证

所有慢性肠系膜缺血的患者都应该行血运重建术,因为患者的自然转归是因营养不良或肠梗死而死亡。已被公认的是,自然转归尚未被很好的明确,因为患者经常在诊断后行血运重建术,因此就没有非治疗对照组。即使是对相对高风险的患者来说,慢性胃肠外营养和保守治疗收效甚微。对无症状的内脏动脉闭塞患者来说,是否需要血运重建术仍无定论。一些报告已经建议:三支内脏动脉都有闭塞性病变的患者和那些已做过主动脉重建术的患者都是肠梗死的高危人群,应仔细考虑是否行血运重建术。

慢性肠系膜缺血患者重建血运的最佳术式是过去的几十年里一直在争论的话题。中心问题是重建血运的方式(腔内修复还是开刀手术)和开刀手术的类型/模式。腔内修复治疗具有相当大的吸引力,因为它创伤更小而且有减小患病率、死亡率、住院时间和费用的潜力。但是远期结果目前仍不清楚。从腹腔干上方腹主动脉顺行搭桥和从肾下腹主动脉/髂总动脉逆行搭桥是最常见的外科开刀术式。顺行搭桥的优点包括血液直接流经移植物,保持正向血流和动脉粥样硬化一般不累及腹腔干上方腹主动脉。逆行搭桥的优点是这种术式相对容易、简单,且夹闭肾下腹主动脉/髂总动脉后不容易发生血流动力学不稳和远端栓塞。逆行分流术的主要缺点是移植物不得不逆行,而且有可能导致扭曲打结。

慢性肠系膜缺血患者经开刀或腔内治疗后的手术期及远期结果见表38.1和表38.2。尽管患者人数和治疗存在不均一性,但人们还是得出了一些结论。对内脏动脉闭塞性病变的腔内治疗来说,技术上的和即时的临床成功率都非常好。同时,腔内治疗的死亡率和并发症出现率看起来都较低。公认的是,尽管腔内治疗组的不良结果看起来集中在范围内的低区间而且并发症的严重程度较低,但是开放手术治疗和腔内治疗的死亡率和并发症出现率的范围是差不多的。手术后患者的远期临床成功率、移植物通畅率和患者的生存率用生命表或Kaplan-Meier法客观地记录,结果都很好。腔内治疗后患者的类似结果没有很好地统计,但是有限的数据表明这些远期数据与手术的差别不大。

术前评估

肠系膜搭桥手术的术前评估和其他主要的血管外科手术差不多。应优化所有活动性的内科疾病,由于随时可能出现并发症而需要急诊手术,没必要做全部的检查。同样,全面进行心脏检查可能没必要,除非患者有潜在的症状,伴随不稳定心绞痛和(或)心绞痛类型的转变,这时可考虑行介入处理。内脏动脉造影常常是准确的诊断方法,也有助于计划手术方案。顺行搭桥之前应有一个腹腔干上方腹主动脉的增强CT来确定此处的腹主动脉是一个适合搭桥的流入道。踝臂指数、大隐静脉和股浅静脉检查是术前常规的检查,用来明确下肢动脉硬化的水平,以及当人造血管禁忌时所有可用的自体移植物。餐后轻度疼痛的患者可以允许继续进食,不过建议患者不要吃大块的食物或加重症状的食物,而持续腹痛的患者除了药物外不要进食任何食物。住院患者手术前先开始完全胃肠外营养,但是不要为了试图恢复营养储备而延误手术。由于理论上可能促使急性肠系膜缺血,一般不做机械性肠道准备。

腔内治疗的术前评估基本上和旁路术相同。实际上,尽管腔内修复的并发症很少见,但一旦发生就需要行急诊开刀手术,所以患者要进行同样的准备。造影剂过敏的患者需要用适当的类固醇治疗。而被认为是由于造影剂影响而造成血肌酐水平上升的患者(肌酐:1.5~2.5 mg/dL)需要进行缓慢的水化治疗和乙酰半胱氨酸或碳酸氢钠治疗。

表 38.1　慢性肠系膜缺血患者开放手术血运重建术后的围手术期和远期的结果

作者	病例数	适应证（% CMI）	手术	技术成功率	死亡率	并发症	即刻的临床成功率	远期的临床成功率 - 客观	通畅率 - 客观	5 年生存率 - 客观
Johnston *Surgery* 1995;118:1	21	100%	AB—5，RB—16	NA	0	19%	NA	NA	NA	79%
McMillan *J Vasc Surg* 1995,21:729	25	64%	AB—10，RB—15	NA	全部—12%，CMI—6%，AMI—22%	全部—30%，CMI—12% AMI—57%	NA	NA	5 年初次—89%	75%
Moawad *Arch Surg* 1997;132:613	24	100%	AB—17，RB—7	NA	4%	NA	NA	NA	5 年初次—78%	71%
Mateo *J Vasc Surg* 1999;29:821	85	100%	RB—34，AB—24，EA—19，其他—2	NA	8%	33%	100%	5 年—87%	NA	64%
Kihara Ann *Vasc Surg* 1999,13:37	42	100%	AB—35，RB—1，EA—4，其他—2	NA	10%	30%	NA	3 年—86%	3 年初次—65% 3 年第二次—67%	70%
Foley *J Vasc Surg* 2000;32:37	49	52%	RB—43，AB—6	NA	全部—12%，CMI—3%，AMI—24%	NA	100%		5 年辅助的初次—79%	61%
Jimenez *J Vasc Surg* 2002;35:1078	47	100%	AB—47	NA	11%	66%	100%	NA	5 年初次 69% 5 年辅助的初次—96%，5 年第二次—100%	74%
Park *J Vasc Surg* 2002;35:853	98	100%	AB—77，RB—14，EA—1，其他—2	NA	5%	NA	98%	5 年—92%	NA	62%
Cho *J Vasc Surg* 2002;35:453	48	52%	AB/RB—30，EA—18	NA	全部—29%，CMI—4%，AMI—57%	全部—60%	NA	5 年—79%	5 年初次—57%	54%

AB：顺行搭桥；RB：逆行搭桥；EA：动脉内膜切除术；NA：无法获得；CMI：慢性肠系膜缺血；AMI：急性肠系膜缺血。客观—生命表或 Kaplan - Meier（From Huber TS，Lee WA，Seeger JM. Chronic mesenteric ischemia. In：Rutherford RB，ed. *Vascular Surgery*，6th ed. Philadelphia：Elsevier Science，In press.）

表 38.2 慢性肠系膜缺血患者腔内修复术后的手术期和远期的结果

作者	患者数	适应证（% CMI）	手术	技术成功率	死亡率	并发症	即刻的临床成功率	远期的临床成功率 - 客观	通畅率 - 客观	5 年生存率 - 客观
Hallisey *J Vasc Interv Radiol* 1995;6:785	16	88%	PTA—15，PTA/支架—1	88%	全部—6%，CMI—0	全部—6%	全部—88%，CMI—93%	NA	NA	NA
Allen *J Vasc Surg* 1996;24:415	19	100%	PTA—19	95%	5%	5%	79%	NA	NA	NA
Maspes *Abdom Imaging* 1998;23:358	23	100%	PTA—23	90%	0%	9%	77%	NA	NA	NA
Nyman *Cardiovasc Interv Radiol* 1998,21:305	5	80%	PTA—2，PTA/支架—3	100%	0%	40%	100%	NA	NA	NA
Sheeran *J Vasc Interv Radiol* 1999; 10:861	12	100%	PTA/支架—12	92%	8%	0	92%	18 个月初次 74% 18 个月辅助初次 83%	NA	NA
Kasirajan *J Vasc Surg* 2001;33:63	28	100%	PTA—5，PTA/支架—23	100%	11%	18%	NA	3 年—66%	NA	NA
Stein metz *Ann Vasc* Surg2002;16:693	19	100%	PTA—12，PTA/支架—7	100%	0%	16%	94%	NA	NA	NA
Cognet *Radiographics* 2002;22:863	16	100%	PTA—11，PTA/支架—5	100%	0%	12%	100%	NA	NA	NA
Pietura *Med Sci Monit* 2002;8:R8	6	100%	PTA—5，PTA/支架—1	100%	0%	N/A	100%	NA	NA	NA
Matsumoto *J Am Coll Surg* 2002;194:S22	33	100%	PTA—21，PTA/支架—12	81%	0%	16%	88%	NA	NA	NA
Sharafuddin *J Vasc Surg* 2003,38:692	25	84%	PTA/支架—25	96%	4%	12%	88%	4 年初次—72% 4 年辅助初次 92%	30 个月初次 65% 30 个月辅助初次 82%	NA

PTA：经皮腔内血管成形术；CMI：慢性肠系膜缺血。客观—生命表或 Kaplan - Meier（From Huber TS, Lee WA, Seeger JM. Chronic mesenteric ischemia. In Rutherford RB, ed. *Vascnlar Surgery*, 6th ed. Philadelphia: Elsevier Science, In press.）

手术技巧

顺行腹主动脉/肠系膜上动脉旁路术

患者在手术台上仰卧位,不需要其他的摆体位附件如体位垫等。通过持续多普勒超声来监测患者的外周动脉搏动,为了后续的监测在皮肤上标记出搏动最佳的点。手术区域包括胸部、腹部、腹股沟部和双下肢,都要按标准方式准备出来。可采用腹部正中切口或双侧肋缘下切口,因为术中需要显露的解剖结构都位于身体正中。腹部正中切口最主要的优点是关切口时比较简单迅速。双侧肋缘下切口最主要的优点是最容易显露上腹部的解剖结构,特别是对肥胖的人益处更大,因为这群人的腹腔干上方腹主动脉位置靠后且相对较深。进腹后常规探查腹腔来排除任何其他的腹腔内病变并评估肠袢的状态。但是,我们不推荐用太长时间探查或解除广泛的粘连,除非诊断有不明确的地方。

手术过程中,下一步是显露腹腔干上方腹主动脉(图 38.1)。切断肝左三角韧带,拉开肝左外侧段。这一步操作时要小心,避免损伤分离范围旁边的肝静脉。将肝左外侧段拉到患者的右侧。使用带一个大圆环的 Bookwalter 自固定牵开器来帮助显露,沿着双侧肋缘下切口放置四个中直角拉钩或深直角拉钩。使患者处于头较高的体位,让内脏结构落入手术视野,这样更容易显露。小心切断肝胃韧带,保护变异的肝左动脉,肝左动脉在大概 25%的患者中起自胃左动脉。在可伸展牵开器或肾静脉拉钩的帮助下将食道和胃拉到患者的左侧。通过胃管或经食管超声心动图的探头来辨别和避免分离过程中对食道的损伤。然后沿着主动脉长轴剪开正中弓状韧带,再水平剪开膈肌的两个外侧脚。右肺的胸膜有时会进入这一步解剖分离的术野。但通常很容易发现,很少产生严重后果,因为术后会立即做胸片来确定肺是否完全扩张。然后剪开后腹膜,直接显露腹腔干上腹主动脉。此处的腹主动脉需要解剖出大概 6 cm 的长度, 以便于钳夹控制。在腹主动脉两端将要钳夹的部位游离,不需要解剖动脉壁四周。但是在主动脉上套上弹性胶带是有益的,使最初的钳夹更容易,在出现麻烦时可以作为一个提手。

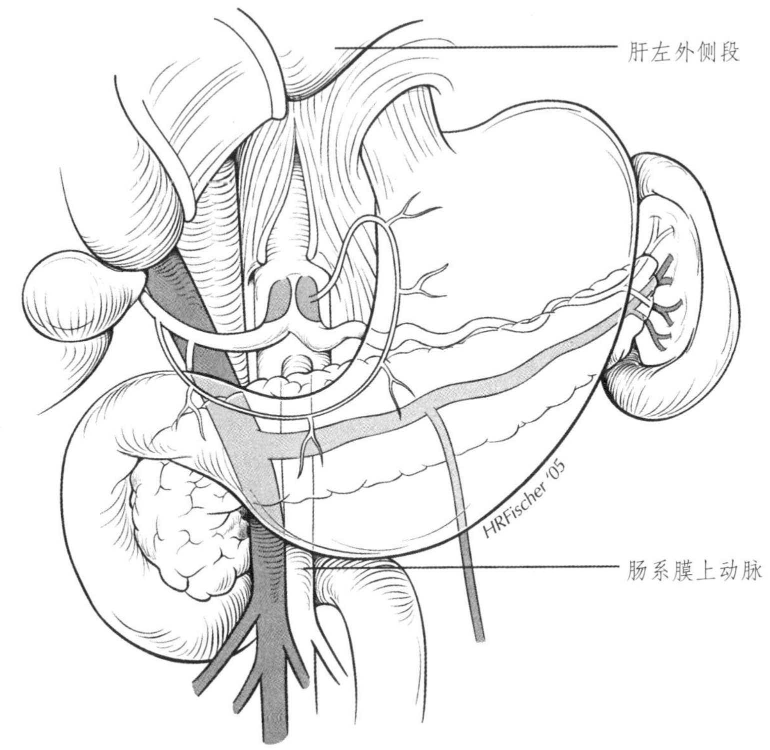

图 38.1　显示的是显露好的腹腔干上腹主动脉和腹腔干。用自固定牵开器将肝左外侧段拉到患者的右侧。切开正中弓状韧带、膈肌脚和围绕主动脉的密集神经组织以便于显露。暴露腹腔干上方腹主动脉后,沿主动脉前方从尾部解剖,完全显露腹腔干和其近端的分支。

手术操作的下一个主要步骤是沿着主动脉表面前方解剖尾部显露腹腔干动脉。这需要切开膈残留的纤维和围绕近端腹腔干的密集、纤维性的神经组织(称为腹腔神经节)。在直角钳的钳尖之间用电刀切开纤维,使显露腹腔干动脉变得更容易。用手或可伸展牵开器把胃肠拉到下方。这是我们解剖腹腔干起始部和近端分支四周、端端法吻合腹腔干的首选方法。为了方便吻合并留有足够长的近端血管来缝合,腹腔干和近端分支必须显露出大概 3 cm。有时为了便于吻合需要牺牲腹腔干近端的肝动脉和胃左动脉分支。这样做很少出现临床症状,因为相关器官有广泛的侧支循环并且腹腔干开口可能已经闭塞或严重狭窄。一个可选的方案是用端侧吻合法将移植物吻合到肝总动脉上(而不是腹腔干上),为了便于操作,可以沿着肝门处的胃小弯解剖周围的肝总动脉、肝固有动脉、胃十二指肠动脉。虽然解剖起来比较容易,但是我们不提倡这种方案,因为这么做难以适当地定位移植物和动脉来进行吻合。

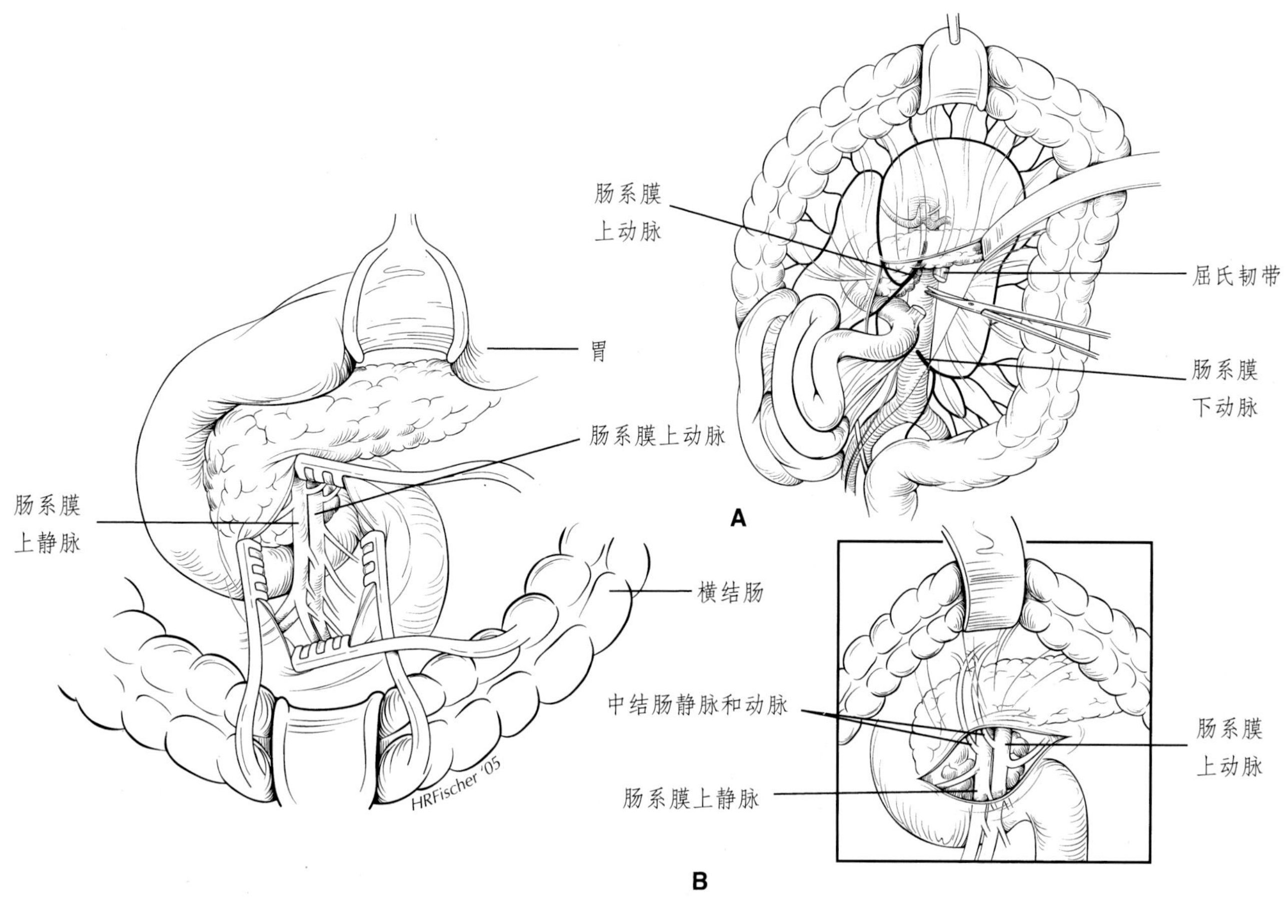

图 38.2 在胰腺下缘纵向切开腹膜后组织正中来显露肠系膜上动脉。把胃拉到上方并用可伸展牵开器将小肠/结肠拉到下方。两个自固定式 Weitlander 拉钩被用来分离腹膜后脂肪,以便显露动脉。毗邻的肠系膜上静脉可以被用来找寻动脉的路标。(A)通过水平切开肠系膜在横结肠根部显露腹主动脉。(B)切开屈氏韧带和其他腹膜附件,使第四段十二指肠完全游离来显露肠系膜上动脉。

然后显露肠系膜上动脉适当的一段（图 38.2)。这一步操作时有很多技巧。我们推荐的方法是在胰腺下缘尾部将肠系膜上动脉游离。解剖血管的方案可以沿着小网膜囊切断胃结肠韧带或是将胃小弯拉到下方、穿过肝胃韧带。在胰腺下缘纵向切开腹膜后组织正中来显露肠系膜上动脉。可以把胃拉到上方并用可伸展牵开器将小肠/横结肠拉到下方以便显露肠系膜上动脉。覆盖在肠系膜上动脉上方的腹膜后组织和静脉可以用两个自固定式 Weitlander 拉钩以相互垂直的方向拉开。对腹膜后脂肪组织过多的患者来说,发现肠系膜上动脉存在一些困难。有助于鉴别的技术要点包括发现毗邻的肠系膜上静脉或逆行寻找中结肠动脉。要解剖出肠系膜上动脉大概 2~3 cm 的长度以便吻合，但是完成这一步操作时要十分小心,因为肠系膜上动脉的多个分支十分脆弱，容易受到损伤。还有一个办法是在横结肠根部显露肠系膜上动脉(图 38.2A)。提起横结肠，水平切开附近的肠系膜。最后,切开屈氏韧带和其他腹膜附件后完全显现出第四段十二指肠,从侧支分出肠系膜上动脉。显露好肠系膜上动脉后,做一个胰腺后方逆行的隧道,以便通过移植物的分叉。常常可以用双手手指轻柔地分开显露的腹腔干上腹主动脉和肠系膜上动脉,分出一条通道。不用说，这一步操作时必须非常小心,因为通道毗邻位于脾静脉深面的肠系膜上静脉和它们共同汇合成的门静脉。可以将一把直的动脉钳穿过此通道并留在这个位置,以便于后来通过人造血管分支。

下一个步骤是将移植物近端吻合到腹腔干上方腹主动脉上（图 38.3)。阻断主动脉前先对患者行全身肝素化(100 U/kg),刚开始为了保护肾脏给予一定剂量的多巴胺 [3~5 mg/(kg·min)]，再给 25 g 甘露醇抗氧化和利尿。我们选择的移植物是分叉型涤纶人造血管，主体直径 12 mm,分支直径 7 mm(12*7)。但是这个型号的移植物并不是通用的，可以用 12*6 或 14*7 的代替。所有的 PTFE（聚四氟乙烯）人造血管和自体股浅、腘静脉都是合适的供体，因为最佳的血管替代物尚未确定。近端吻合主动脉时常用部分阻断钳。我们实际的经

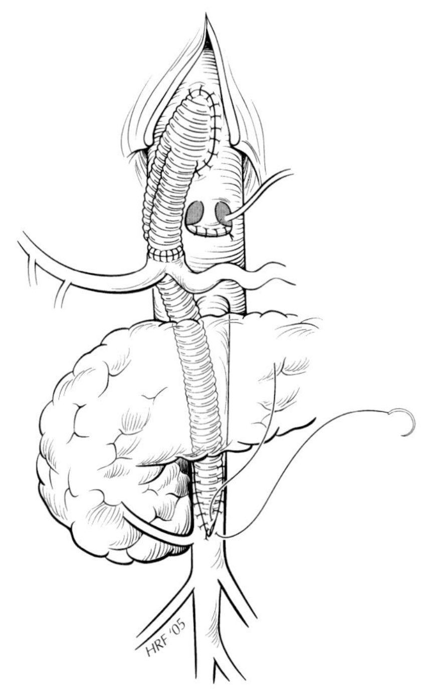

图 38.3 显示的是已经完成的从腹腔干上腹主动脉顺行搭桥到腹腔干和肠系膜上动脉上。注意人造血管的两个分腿互为上方，以区别于主双股动脉搭桥的两个分腿并排的构型。用端端法吻合腹腔动脉，用端侧吻合法吻合肠系膜上动脉。移植物主体非常短是因为非常贴近腹主动脉和腹腔干。实际上，移植物分腿的后支构成了主动脉吻合口的后跟。移植物分腿的后支从胰腺后面的隧道穿过。

验是用 Lambert-Kaye 钳，这种血管钳经改良后带有使接头更安全的锁定装置。当由于动脉钙化和(或)动脉粥样硬化无法部分阻断主动脉时，两把动脉直钳就足够用了。不用说，虽然完成近端吻合的必要时间通常很短（小于 15 min)，但是由于伴随内脏及下半身缺血，完全阻断主动脉不是最佳的选择。沿着腹主动脉长轴切开动脉，将移植物做成蛇口状，两个分叉相互都在上方（与主双股动脉搭桥的两个分叉并排相反）。进行吻合操作时用 3–0 或类似的 5–0 不可吸收的单纤丝缝线，需要用纱布来处理缝线处出血。移植物主体应尽可能地短，使吻合的后根部实际上在下位分支血管的起始处。这样做是必须的，因为主动脉吻合口和腹腔干吻合口之间的距离非常短。偶尔需要做有限的主动脉内膜切除术。但是操作时必须小心，防止因主动脉过薄支持不住缝线。近端吻合在比较肥胖的患者身上是有挑战的，因为这类患者的主动脉相对腹壁来说非常深。通过以下办法可部分降低这些困难：在主动脉切开处的旁边(3 点和 9 点的位置)放置牵开用的支持缝线，降落伞式吻合，用单针缝合法缝合。

按顺序吻合腹腔干和肠系膜上动脉，移植物头端的分叉用来吻合腹腔干，尾端的分叉在预先放置的动脉钳的帮助下通过胰腺深面的通道。用微血管阻断钳控制腹腔干的多个分支，而用直角动脉阻断钳控制近端。在最近处横断腹主动脉，用 4–0 不可吸收性单纤丝缝线缝合残端。将腹腔干修剪成宽大的蛇口状，用 5–0 或 6–0 血管缝线吻合。腹腔干和人造血管分叉的大小常常存在较大差别。用端侧吻合法以同样的 5–0 或 6–0 缝线吻合肠系膜上动脉，靶血管和它们的分支血管都用持续多普勒超声进行监测，来确定手术效果和内脏灌注的充盈情况。尽管有人提倡术中用双功彩超并报道说持续的异常与早期移植物失败、再次干预、死亡的风险相关，但我们的良好的长期结果数据表明只用持续多普勒超声作为手术完成时的评估即可。用 3–0 可吸收缝线间断缝合肠系膜上动脉吻合口的腹膜后组织，不过我们尚没有覆盖近端吻合口的常规方法。

逆行主–肠系膜下动脉旁路术

逆行旁路术的原则和入路与顺行旁路术差不多(图 38.4)。但是有几个

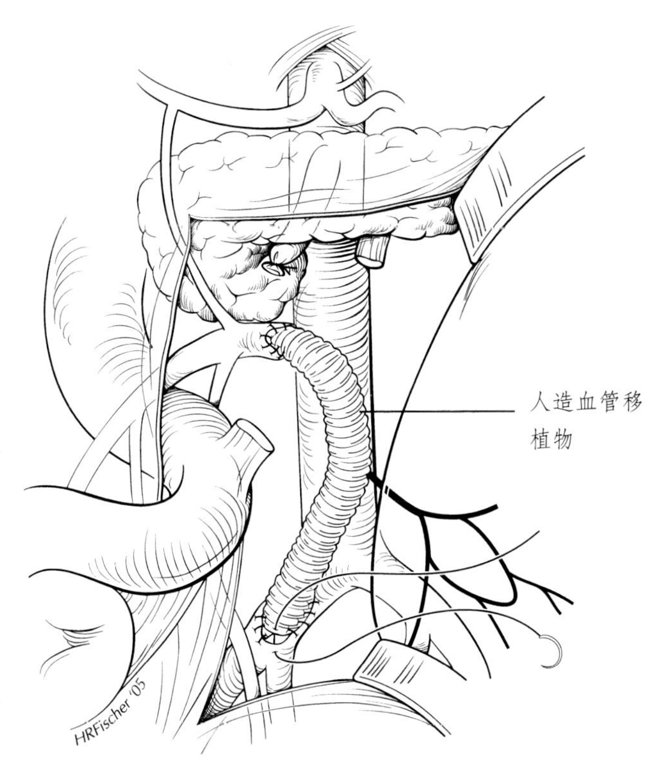

图 38.4 图中显示的是已完成的从腹主动脉末端/近端右髂总动脉到肠系膜上动脉的逆行搭桥。近端吻合口采用端侧法，而远端吻合口采用端端法。当移植物从尾到头、从后往前穿过时，移植物应该呈缓和的曲线或 C 环的形态。用端端法吻合肠系膜上动脉是为了保持血流通过血管时顺行。

值得进一步讨论的技术要点。近端吻合可以吻在右髂总动脉的近端、肾下腹主动脉、左髂总动脉的近端或主髂动脉连接处。我们推荐把人造血管的末端放到远端主动脉上，吻合点在右髂总动脉上。但是由于移植物的解剖位置和血管粥样硬化、动脉闭塞的程度,最终的选择是临时决定的。通过切开肾下腹主动脉中段的腹膜后组织，延伸切开到选定的髂总动脉来显露流入道血管。手术入路和肾下腹主动脉瘤的手术是一样的。充分解剖流入道血管以便能使用血管钳。没必要环形解剖开主动脉和髂总动脉，这样做的风险是损伤周围的静脉。尽管近端吻合用的是端侧吻合法，但这里不太可能用部分阻断钳。实际上常常需要完全阻断肾下腹主动脉和两侧髂总动脉来止血。通过切开屈氏韧带及其他腹膜附件来显露肠系膜上动脉,然后拉起十二指肠。一根直径6 mm或7 mm的涤纶人造血管是合适的供体，但是大小相当且外带支撑环的PTFE人造血管可能是一个更合适的选择，这是由于它在理论上有抗打折的能力。一个具有宽大吻合瓣的合适的移植物可以通过切除分叉的一支来塑形。我们通常先行近端吻合,不过有些专家为了简化移植物通过隧道的过程提倡相反的做法。远端吻合可以是端端吻合或端侧吻合，但是如果是端端吻合的话，移植物的解剖路线应更有利。在两个吻合口之间，当移植物从尾到头从后往前横行穿过时，移植物应该以缓和的曲线或C环的形态通过隧道。为了肠系膜上动脉吻合以顺行的方式重建,塑形成环的形态。移植物不能扭结和吻合口不能有张力是非常重要的。重建血管完毕用多普勒超声监测后,缝合主动脉上的腹膜后组织、屈氏韧带和肠系膜上动脉上的腹膜来包裹移植物,以免移植物和肠接触。有些学者也建议游离网膜用来保护移植物。

腔内血管成形术

用微穿技术(21号针,0.018"导丝)和短5F指引鞘经肱骨内侧头附近的左肱动脉开始行内脏动脉造影。可以选择双侧股动脉入路,但是鉴于内脏动脉的方向和相关的导管导丝技巧,用左肱动脉入路更好。用软头的联合导丝(如Bentson)和猪尾造影导管来指引导管进入降主动脉,因为未经引导的导丝常常进入升主动脉。值得注意的是,所有的导管应有大于80 cm的工作长度,导丝长度应该大于260 cm，因为相对股动脉入路来说,肱动脉入路的所需的操作距离更长。把猪尾造影导管放置到12胸椎椎体水平，进行最初的诊断性动脉造影。从前后位和侧位进行DSA减影。20 mL的造影剂、15 mL/s的注射速度通常就足够了。除非怀疑远端病变或不能确定病变的程度,一般不需要超选入腹腔干和肠系膜上动脉进行造影,因为大部分闭塞性病变是开口病变且位于近端的2 cm以内。伴有严重的狭窄和明确的闭塞时,造影时间需要适当延长,以便血管通过已知的侧支循环来达到后期的充盈。如果不能充分显影远端的血管,可以超选入腹腔干或肠系膜上动脉，通过侧支循环显影其他血管(造影剂用量10~15 mL,速度7 mL/s)。当无法超选入腹腔干和肠系膜上动脉时,可以通过超选入肠系膜下动脉来进一步显影它们的远端。不管是否累及腹腔干,只要肠系膜上动脉直径小于正常值50%,临床上就认为是重度病变。相反,只有腹腔干狭窄并不能做出肠系膜缺血的诊断。值得注意的是,正中弓状韧带可以出现异常压迫腹腔干。本病可以通过诱发吸气、呼气相的造影来与原发性病变进行鉴别。

一旦明确诊断,可以明确用腔内方法治疗有症状的内脏动脉狭窄(图38.5)。把猪尾导管和短5F鞘换成90 cm 6F指引长鞘,用加硬导丝(如Rosen)进入肠系膜上动脉开口。常常先治疗肠系膜上动脉而不是腹腔干，甚至在两支都有严重病变时也是如此。和肾动脉病变相似,植入支架是开口病变最佳的治疗方案,中段病变可用球囊扩张和选择性支架植入。置入鞘后经静脉给一个肝素的冲击剂量(5000单位),但是不需要监测ACT或

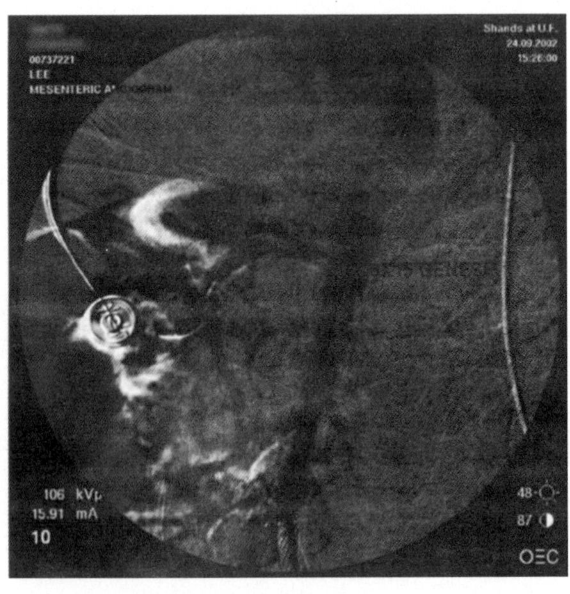

图 38.5 图中显示的是已经完成的肠系膜上动脉支架术。一个直径7 mm长度、20 mm的球扩式支架释放完毕,其近端伸出主动脉管腔大概2 mm。

根据体重调整剂量。联合应用 100 cm 长 5F 弯头导管(如多功能造影导管)和弯头亲水导丝(如 Guidewire)来通过狭窄。把导管换成 4F 亲水导管(如 Guidecatheter),沿导丝前进通过病变。撤出亲水导丝,手推造影剂进行选择性动脉造影。这样做的目的是为了排除串联的病变,更重要的是确定导管在血管内而且血管没有被导管、导丝的操作损伤。可以经动脉内注射硝酸甘油(200~400 mg)或罂粟碱(10~15 mg)来缓解血管痉挛、扩张远端血管床,但这一步并不是必要的。如果病变部位的血流动力学差异可疑,则同时转换成同轴 4F 导管和 6F 指引鞘来测量主动脉和肠系膜上动脉之间的压力阶差,大于 5 mmHg 汞柱或峰收缩梯度大于 10 mmHg 汞柱就认为是有意义的病变。选择性造影或测压完毕后重新将导丝插入导管,将导丝头推进得尽可能的远。在操作过程中,始终密切监视导丝头的位置是非常重要的,因为它可能在不注意时穿破血管或造成靶血管夹层。在处理腹腔干时要特别注意这一点,因为导丝在前后位投照位于肝动脉或脾动脉时,实际的操作则是侧位投照。通过指引鞘管来进行对照造影,定位病变。关键是让投照角度最佳(侧前方斜位),来准确地定位相对主动脉来说真正的开口。可以用一个直径 5 mm,长 20 mm 球囊预扩张病变处。还有一种方案就是用指引鞘穿过狭窄处,不过越标准的球囊扩张技术越简单、创伤越小。靶血管的直径可以通过电子测量来估计,但是直径为 6~7 mm 的支架(包括超过正常直径的 10%)通常是足够的。值得注意的是,根据参考文献,建议后扩张靶血管的狭窄。指引鞘管缓慢前进,在狭窄之外遮住球囊。将一个 15~20 mm 长的直径合适的球扩式支架推送到刚才预扩张的病变处,撤回鞘管到正好靠近球囊的位置。反复造影确定支架位置合适,保证其近端伸出主动脉管腔大概 2 mm 来保证支架完全覆盖住近端的“主动脉”病变。球扩式支架优于自膨式支架的原因是良好的径向作用力和释放更可控。尽管支架的垂直变形能力历史上被认为是自膨式支架的一个特点,球扩式支架根据网孔设计也可以弯曲 5%~15%。在支架选择和释放时应该考虑这一点。

为了使患者充分清醒来感知手术中的任何明显的疼痛,调整镇静深度很重要。患者可能有典型的上腹部和背部轻度不适,但是剧痛可能预示着过度扩张并可能是动脉破裂的征兆。不用说,如果一旦发生应该立刻将气囊放气。植入支架后维持导丝不动小心移动球囊。通过指引鞘管进行选择性造影来确定支架位置合适和完全展开。如果支架看起来稍小或没有完全展开,患者在最初释放时没有不适,可以用更大的球囊进行后扩张(通常用 0.5mm 或 1mm 的较大球囊)并再次进行造影。技术上的成功治疗包括不到 10%的残余狭窄、远端流速增快、未出现夹层和渗出。

肠系膜血管闭塞病变的再通与其他动脉床的相似,如果完全闭塞长度小于 2 cm 并且开口处有一个“桩”时可以尝试。虽然闭塞通常位于开口,但是用以上技术确定远端动脉通畅和闭塞程度很重要,因为病变的程度影响成功率。开口处的“桩”非常有利,因为平面性闭塞的血管的开口很难定位。而且,在平面性闭塞的情况下,难以通过支撑导管就位来帮助导丝通过。假如病变可以再通,中等硬度的亲水导丝(如 Roadrunner)联合弯头选择性或指引性导管可以用来轻柔地指引闭塞段的开口。当导丝通过病变时,关键要使导管(如 4F Glide 导管)穿过闭塞到远端,来确认导引导丝确实进入了血管腔内。接下来的操作步骤前面已经进行介绍。

并发症和术后处理

开放血运重建术

慢性肠系膜缺血患者经手术后要立即进行监护,患者经常伴有多器官功能衰竭的发生。相关的机制可能是内脏缺血和重建血运后的再灌注损伤。据报道,这个过程的确能诱发复杂反应,包括一些可能引起局部及远端器官损伤的相关炎症介质。虽然几乎每一个器官都可能被累及,但是肝脏系统、血液系统和肺系统是最相似的。血清转氨酶在术后通常立即升高 90~100 倍,在 7~10 天内一直处于异常,而凝血酶原和部分凝血酶时间的指标提高,并维持升高 3~6 天。血小板计数在 12~24 小时内经常低于 40 000 单位并且在 3~6 天内维持低水平。最值得注意的是,大部分患者出现平均肺分流分数升高和放射片显示急性呼吸窘迫综合征,急性呼吸窘迫综合征在 1~3 天出现,持续 5~8 天。

最佳的处理策略是支持各个器官直到功能恢复。当患者指标满意时可以拔除气管插管,虽然相当一部分需要再次行气管插管。血小板减少和凝血功能紊乱很常见,有严重血小板降低和临床出血倾向的患者可以输注血小板及血浆。术后恢复期的患者在肠功能恢复前要维持完全胃肠外营养。由于大部分患者严重营养不良,这一点尤为重要。但是一些患者术后有持续的肠梗阻,需要一段时间的静脉营养。出院前应用双功超声检查搭桥,以确定重建后的血流是否充足。临床情况急剧变化的患者应行内脏影像检查确定移植物是否通畅。很难区分急性肠系膜缺血和再灌注损伤导致的多器官功能衰竭后遗症和继发于移植物血栓的急性肠系膜缺血。血清乳酸水平也许在这两者的鉴别上有所帮助。

所有经过手术的慢性肠系膜缺血患者需要进行长期的随访。患者在手术后早期要经常到医院检查，然后可以每隔6个月随访1次。每6个月随访时做一次肠系膜双功超声来确定移植物通畅性并辨别有无移植物、吻合口相关的问题。移植物通畅性的客观评价很关键，并且比用作代言词的“症状复发”更好。所有超声发现的异常都值得做进一步的影像或介入检查。术后腹泻是常见的症状，可能持续几个月。术前有腹泻的患者出现腹泻更常见，而且腹泻可能非常严重，以至于需要完全胃肠外营养。腹泻的发病原因尚未确定，但是它可能与肠萎缩、菌群失调和肠系膜神经丛破坏有关。

腔内血管成形术

肠系膜血管成形/支架植入术后的监护和肾动脉术后、主髂动脉术后的监护差不多。患者收入院观察一夜然后开始口服氯吡格雷30天(75 mg/d)，在恢复时的起始剂量为150 mg。允许患者在4~6小时后恢复正常饮食。可以注意到，大多数患者术后的餐后症状立即有显著的改善。术后次日清晨让患者禁食后行肠系膜超声检查作为一项常规检查。尽管动脉造影结果显示十分满意而且餐后症状完全改善，但超声检查偶尔会发现血流流速增高。尽管我们对这些异常的超声发现没有明确的解释，但是对这些患者的临床过程一直追踪并在病情明显变化时再次行动脉造影和（或）介入处理。一个月后再次行超声检查，此时口服阿司匹林（325 mg/d）替代氯吡格雷。随后的一系列的超声随访和前面所说的开放术后随访相同。

推荐读物

1. Foley MI, Moneta GL, Abou-Zamzam AM Jr, et al. Revascularization of the superior mesenteric artery alone for treatment of intestinal ischemia. *J Vasc Surg*. 2000;32: 37–47.
2. Thomas JH, Blake K, Pierce GE, et al. The clinical course of asymptomatic mesenteric arterial stenosis. *J Vasc Surg*. 1998;27:840–844.
3. Jimenez JG, Huber TS, Ozaki CK, et al. Durability of antegrade synthetic aortomesenteric bypass for chronic mesenteric ischemia. *J Vasc Surg*. 2002;35:1078–1084.
4. Matsumoto AH, Angle JF, Spinosa DJ, et al. Percutaneous transluminal angioplasty and stenting in the treatment of chronic mesenteric ischemia: results and longterm followup. *J Am Coll Surg*. 2002;194:S22– S31.
5. Moneta GL, Lee RW, Yeager RA, et al. Mesenteric duplex scanning: a blinded prospective study. *J Vasc Surg*. 1993;17:79– 84.
6. Kasirajan K, O'Hara PJ, Gray BH, et al. Chronic mesenteric ischemia: open surgery versus percutaneous angioplasty and stenting. *J Vasc Surg*. 2001;33:63–71.
7. Harward TR, Brooks DL, Flynn TC, et al. Multiple organ dysfunction after mesenteric artery revascularization. *J Vasc Surg*. 1993; 18:459–467.

编者评述

G. L. M.

本章有许多实用技巧，十分巧妙。从我处理肠系膜缺血患者的经验里得到一些发现。

第一，这些患者病情较重，血管情况不稳定。典型的患者特点是女性，瘦弱，有全身多系统血管病变，医生一般不愿意对这种患者进行手术。但是有句古话讲“人不会病到不能做这种手术的程度”，这句话在这里非常合适！这让我想起不稳定的自然环境。我已经看到患者在医院里进一步调整时发展到梗塞。我认为继续尝试对改善营养、呼吸、心脏状况没有意义。

第二，患者术后很少没有并发症的。肠梗阻比较常见，腹胀、不适合胃肠功能恢复缓慢都影响移植物的通畅性。术后患者只需花点钱做一种CT扫描就可以很好地显示出移植管的开放性！患者感觉和术前差不多但外科医生感觉改善显著。

第三，我认为腔内修复是短段肠系膜上动脉闭塞病变的首选治疗方案。对完全性闭塞和长段的不规则钙化狭窄来说，我仍然认为要选择旁路术。

第四，血管外科认为三条内脏动脉的两只病变后才出现症状。我不这么认为！我已经对肠系膜上动脉进行了研究。单纯肠系膜上动脉病变的患者会有轻度的肠缺血。我不太确定这是否适用于腹腔干。但是，我经常假定患者是没有这种情况。当怀疑有腹腔干压迫导致前肠区缺血时，我们已经用腹腔干支架植入作为诊断性治疗。

最后，对已经发展到急性或慢性肠缺血的患者，我会选择大隐静脉作为移植物。不可能从腹腔干上腹主动脉搭两个移植物。（原因是我曾经尝试过一次以懊恼告终）最好是做一个动脉吻合而不是把静脉到静脉上作为侧支。有一个大分支的大隐静脉可以修剪成一个分叉型移植物；可以破坏它的瓣膜或用顺行的方法搭桥。

（杨晓冬 熊江 郭伟 译）

第39章

肾动脉阻塞性疾病的自然病史

David B. Wilson, Kimberley J. Hansen

目前，还没有定义粥样硬化性肾动脉疾病(RVD)的自然发展过程的前瞻性数据。现在,我们所了解到的关于动脉粥样硬化性肾动脉病变的信息都是推断得出的，其可以通过病例系列性血管造影，回顾性综述中的超声检查，或针对高血压患者进行前瞻性的超声检查获得。这些研究结果及图像阅读的质量具有很大差别。人们对于动脉硬化性肾动脉病变的一般理解，普遍认为该病变在解剖方面的进展是确定的，而且此种变化将导致不可避免的肾脏萎缩和肾功能减退。根据这观点，无论动脉硬化性肾血管疾病的诊断是否明确，其治疗理念都是介入治疗，而且随着导管介入技术的引入,这似乎成为人们常见的方案。

本章首先回顾性讨论以往关于肾血管疾病自然病史的相关报道。然后在无症状性肾血管疾病条件下进行讨论，以分别评估传统开放性手术和导管介入技术的价值。

血管造影的回顾性临床研究

序列主动脉造影的相关报道已经持续了35年。回顾性的观察内容有反复主动脉造影的临床适应证和详细描述入组患者。表39.1总结了这些研究的结果。

1968年,Wollenweber和他的助手在Mayo诊所记录并报道了109例粥样硬化性肾血管疾病的临床发展过程。其中大部分造影检查主要是用以评估继发性高血压。造影患者中，30例由于临床症状恶化需要多次连续造影检查。在平均28个月的病程中,22名患者中有13例（约59%)在没有进行手术治疗的情况下,他们的肾血管损伤已经进一步恶化,其中有3例原本正常的肾动脉发生一定程度的闭塞。

在同一年,Meaney和他的助手报道了一组肾血管性高血压患者的系列造影。39例有动脉粥样硬化性疾病,其中14例(36%)在为期6个月到7年的随访过程中发现病变有进行性发展。3例(8%)发生肾动脉闭塞。1984年,Schreiber等更新并扩充了这个报道。回顾1960~1979年间，所有接受过治疗的患者,要求确诊肾血管性疾病,并经过系列血管造影检查。其中85例有动脉粥样硬化性疾病,37例(44%)在平均52个月期间，其病变进行性恶化,126支动脉中14支(11%)发展到闭塞程度。在平均随访时间13个月时，其中一半已经闭塞，而先前造影证实狭窄75%以上。肾血管疾病在解剖方面从一种类型发展到另一种更高级的类型,往往伴有肾功能的恶化和肾脏的萎缩。大部分有疾病进展的患者同没有疾病进展的患者相比,经证实都有两侧肾脏功能的恶化(54%对25%,P<0.02)和肾脏萎缩(70%对27%,P<0.001)。

这些早期的研究报道的疾病进展情况令人吃惊。然而,这些观察结果是否适用于大宗人群还不够明确。这些研究报道了一些选择性的人群，他们都有严重的临床合并疾病，并且证实需要进行一系列有创检查。所有的病例都可能患有肾血管性高血压，而且恶性高血压也是再次研究常见的适应证。是否相同的恶化速度适用于所有肾血管性病例还没得到完全肯定。

1991年,Tollefson和Ernst回顾了48例确诊肾血管性高血压患者的系列血管造影。63%的动脉狭窄程度不足50%，但在7年随访期间仍维持稳定不变。总的来说,53%的动脉表现为恶性进展。且平均每年狭窄增长率为4.6%。7支动脉发展到闭塞程度,其中5支在早先的造影中显示80%以上的狭窄,2支分别狭窄60%和70%。有意思的是,7例动脉发展到闭塞的患者中,4例的全身血压一直控制良好,仅有2例的血清肌酐升高。尽管早期并没有认为这些患者有肾血管疾病,但这项研究还是偏重于选择那些需要系列血管造影的患者，以评估动脉粥样硬化的临床意义。但每次造影的时间

表 39.1 回顾治疗过的动脉粥样硬化性狭窄肾动脉的造影

	年	病例数#	病变肾动脉数#	平均随访时间(月)	解剖上进展比例(占患者数%)	闭塞肾动脉数(占动脉数%)	血压变化	肾脏萎缩例数(占患者数%)	SCr增加例数(占患者数%)*	GFR降低患者(占患者数%)**
Wollenweber[1]	1968	109	252	42	59	–	–	–	–	–
Meaney[2]	1968	39	78	34	36	4	–	–	–	–
Schreiber[3]	1984	85	126	52	44	11	NS	46•	38	–
Tollefson[4]	1991	48	–	54	53⁺	9⁺	–	–	–	–
Crowley[6]	1998	1178	–	30	11	0.3	–	–	‡	–
Chabova[5]	2000	68	–	39	–	–	NS	–	15	–

* SCr:血清肌酐。
** GFR:肾小球滤过率。
NS:不显著。
• 肾脏长度上1.5 cm偏差。
⁺% 初始肾动脉狭窄程度或随访中狭窄程度。
‡动脉狭窄发展到75%以上时肌酐增加值。

间隔是不统一的，使恶性进展度很难评估。在早期的研究中，并不是每次都评估肾功能，而且没有详细地描述抗高血压事件的相关信息。

Chabova和他的助手报道68例患者，平均年龄72岁，造影显示狭窄都在70%以上。其中97%的患者显示在肾门外局部有弥漫性动脉粥样硬化性病变。在平均39个月的随访期间，没有发现明显的平均血压的变化，但是平均服药数量从1.6增加到1.9。尽管32%患者使用ACEI类药物，47%患者使用襻利尿剂，85%的患者在36个月的随访期间内仍维持肌酐的稳定，但8.8%(6例)的患者发展成终末期肾病。在6例终末期肾病患者中，5例有糖尿病肾病或急性肾衰竭。尽管这组患者中有35%患有糖尿病，但与肾功能不全中糖尿病原因所占比例却不相称。肌酐增加50%以上患者中有1/2及终末期肾病中2/3的患者有糖尿病。21例患者有双侧肾血管疾病，或单侧肾脏病变，其中仅有4例(19%)在36个月期间发生肾功能减低。相比于单侧病变的患者，这些患者常表现为较高的年龄和较高的基础肌酐水平(43%对21%，P=0.07)。47例单侧病变患者中，在40个月随访期内，6例(13%)血清肌酐有所增加。这项研究提示较严重的单侧或双侧肾血管疾病，在肾动脉不经介入治疗时，高血压状态也可以得到充分的控制。不良结果经常由于并存的冠脉疾病和糖尿病造成。在大多数病例中，死亡率或终末期肾病并非由肾血管疾病本身造成。没有连续造影检查，尽管临床研究结果相对有意义，也不能对病变进展的形态学变化做出明确的描述。

Crowley和其助手报道了大宗病例，都进行过系列血管造影检查，而且都同时进行了冠状动脉造影检查。在1989~1996年间，实施了14 000例主动脉造影，同时完成了32 000例心脏造影检查。在这些病例中，1178人接受了两个相隔至少6个月的独立研究，用以分析平均2.6年间疾病进展。这些病例中，不足50%的狭窄开始时占2.4%，随访中增加到13.5%。疾病恶化的独立预测因素有女性、年龄增加、冠状动脉疾病和研究间隔时间延长。1090例在开始时有正常肾动脉，且在狭窄不足50%的情况下，没有一例血清肌酐增加。在这一组中，狭窄发展到75%以上病例中，肌酐显著增加(从97±44 μmol/L到141±114 μmol/L)。这些作者认为在这个高选择性病例组中，绝大部分患者都会发生肾动脉狭窄。而且，疾病的恶化看起来与肾功能恶化相关。这些数据证实了肾动脉狭窄在心脏造影中占到2%~13%。然而，在肾动脉狭窄和肌酐升高之间的因果关系尚未得到证实。尽管这项研究的回顾性特点，以及他自身的缺陷，这些数据已经由一些学者作为依据，用以支持无症状性肾动脉损伤的预防性介入检查。

前瞻性血管造影临床研究

几个随机研究已经对肾动脉介入治疗和药物治疗进行比较。关于药物治疗结果的分析提出了疾病恶化的指征。表39.2总结了这些试验的结果。

早在25年多以前，Dean和他的助手报道了肾血管性高血压患者随机化的药物治疗和血管重建手术治疗结果。41例患者有严重粥样硬化性肾动脉狭窄和肾血管性高血压(经肾静脉肾素检测及分肾肾功能检测证

表 39.2　前瞻性血管造影研究动脉粥样硬化性肾动脉狭窄的自然病史

	年	病例数 #	病变肾动脉数 #	平均随访时间(月)	解剖上进展比例(占患者数%)	闭塞肾动脉数(占动脉数%)	血压变化	肾脏萎缩例数(占患者数%)	SCr 增加例数(占患者数%)*	GFR 降低患者(占患者数%)**
Dean[7]	1981	41	–	44	17	12	–	37	46	3⁺
Plouin[8]	1998	26	–	6	–	–	–24/+12	–	NS	NS
Webster[10]	1998	30	–	–	13‡	0‡	–28/–16•	–	NS	–
van Jaarsveld[9]	2000	50	100	12	20	5	–17/–7	–	NS	NS
Pillay[11]	2002	85	159	30	–	–	NS	NS	–	–

* SCr:血清肌酐。
** GFR:肾小球滤过率。
⁺30 例增加 50%以上。
‡8 例患者有系列造影检查。
• 从开始分配到最后一次随访。
• 单侧病变组有显著增加,双侧病变组没有增加。
NS:不显著。

实),被随机地采用药物治疗。这些患者经 44 个月随访,期间,17 例(41%)交叉分配到手术治疗组。尽管 17 例患者中有 15 例有可控性高血压,但每一例患者都有肾功能减低是指其肾脏长度减小 10%,血清肌酐增加 100%,或肾小球滤过率降低 50%,或肌酐清除率降低 50%。在这些接受药物治疗的患者中,22 例(54%)没有血肌酐的增加,47%同位素检查肾小球滤过率和肌酐清除率时也没有明显的变化。此外,37%肾小球滤过率降低小于 50%,1 例患者 (2%) 降低大于 50%。值得注意的是,4 例(13%)患者在一系列的检测中证实肾小球滤过率或肌酐清除率有过改善。尽管肾血管疾病的损伤严重,但肾功能减低程度范围也很广泛,97%的患者肾小球滤过率不足 50%。

三个周期的随机试验比较了确诊和疑似肾血管性高血压患者的药物治疗和肾血管成形术的效果。对于接受药物治疗的患者组,3 项试验都表明试验期间稳定或改善的高血压状态。一项试验提供了随访 12 个月时的血管造影情况。在完整的系列造影检查的 DRASTIC 试验中的 25 例患者中,5 例狭窄程度增加 20%以上,16 例没有变化,4 例狭窄程度降低 20%以上。

Pillay 和他的助手近期进行的前瞻性研究,描述了肾血管疾病患者随访期间的血压及肌酐的变化。在这个多中心非随机化观察研究中,采用主动脉造影评估外周血管疾病时 98 例肾动脉狭窄达 50%以上。其中 85 例有完整数据,平均年龄 71 岁,最短随访时间为 2 年。这些病例中,64 例是单侧肾动脉狭窄,21 例是双侧肾动脉狭窄,都进行了药物治疗。12 例双侧肾动脉病变接受了血管腔内成形术或开放性血管成形手术,其原因是血清肌酐升高(10 例),顽固性高血压(1 例)和一过性肺水肿 (1 例)。2 年死亡率评估为 32%。药物治疗组和肾血管成形术组的死亡率评估是相同的。大部分死亡原因是冠状动脉疾病,然而,3 例(11%)是由于肾衰竭。肾衰竭中 2 例发生在单侧肾血管病变中,提示肾实质性疾病。对于幸存者来说,其血压中位数、抗高血压药物种类或肾脏大小没有明显的变化。在此项研究过程中,单侧狭窄组和双侧狭窄组中都发现血清肌酐有少量但有显著意义的增加,这些患者都进行了狭窄段血管的治疗。双侧病变且接受药物治疗组患者在 2 年内血肌酐水平保持不变。这项研究没有肾小球滤过率的检查,但它表明双侧肾血管病变接受药物治疗时,血清肌酐和肾脏大小维持不变,血压也可控制,而且他们并没有明确的进行血管重建治疗的指征。

前瞻双功超声临床研究

肾动脉双功超声检查,经证明既能准确又能重复测量导致血流动力学改变的肾动脉狭窄或闭塞病变。同血管造影、MRA 或 CTA 相比,超声是最低风险,更少费用的检查手段。因此患者的依从性在临床实践和系列临床研究中得到增强。表 39.3 总结了已经发表的双功超声检查的系列情况。

由 Zierler 等发表的一系列文章描述了一项前瞻性的调查研究。这些作者报道了 80 例高血压患者的系列肾动脉双功超声检查。肾动脉病变情况分为四类:正常、狭窄小于 60%、狭窄

表 39.3 前瞻性双功超声影像研究动脉粥样硬化性肾动脉狭窄的自然病程

	年	病例数 #	病变肾动脉数 #	平均随访时间(月)	解剖上进展比例(占患者数%)	闭塞肾动脉数(占动脉数%)	血压变化	肾脏萎缩大于 1cm 例数(占患者数%)	SCr 增加例数(占患者数%)*	GFR 降低患者(占患者数%)**
Zierler[14]	1994	80	134	13	8⁺	3	–	8	–	–
Zierler[15]	1996	76	132	32	20	7	–	–	–	–
Caps[17]	1998	170	295	33	31	3	–	–	–	–
Caps[18]	1998	122	204	33	–	2	–	10	‡	–

*SCr:血清肌酐。
**GFR:肾小球滤过率。
⁺12 个月时的进展。
‡7 例双肾萎缩患者的肌酐增加 0.33mg/(dL·y),其他患者无改变。

大于 60%或肾动脉闭塞。3 年随访期间，由正常肾动脉发展到 60%以上的占 8%,由不足 60%狭窄发展到以上的占 43%。少见的肾动脉闭塞事件只在早期狭窄超过 60%的患者中发生。3 年间发生闭塞的风险是 7%。与病变进展有关的原因有:患者高龄、收缩压的升高、吸烟、女性和血压控制不佳。

肾动脉狭窄从 60%以下发展到 60%以上的主要诊断标准是由肾动脉-主动脉比值(RAR)(肾动脉收缩期峰速和主动脉收缩期峰速比值）达到 3.5 以上,且患者的肾动脉收缩期峰速在 180 cm/s。然而,作者认为在 RAR 和肾动脉狭窄之间并没有相关性,无论是在人群普查，还是在临床研究中。尽管如此,RAR 仍可作为一项似乎相关的指标。肾血管疾病的有无完全与肾动脉收缩期峰速有关。在一项心血管心脏研究(CHS)中,834 例老年志愿者的肾动脉超声支持了这种观点。但是,这项研究中并没有支持主动脉和肾动脉收缩期峰速的相关性观点(图 39.1)。根据这组数据,狭窄度评估在 60%以下的，其 RAR 小于 3.5，但是肾动脉收缩期峰速大于 1.8 m/s，就可以认为有导致血流动力学变化的重度狭窄存在。

也许，最有意义的动脉粥样硬化性肾血管疾病的研究是 Caps 等开展的，它包括了对 170 例患者的 295 个肾脏的长达 5 年的随访研究。在这项从华盛顿大学发起向外延续的随访中，疾病进展定义为肾动脉收缩期峰速较最初的检查增加 100 cm/s。发生疾病进展的有 91 例(31%)在肾动脉。9 例(3%)动脉闭塞,所有的 9 例中在最初的检查中,都是有病变的。作者建立了一个模型，用于预测 2 年间疾病进展的累积发生率。对于非糖尿病患者,没有同侧或对侧肾动脉狭窄,收缩压低于 160 mmHg，其累积进展的风险为 7%。对于糖尿病患者,伴有同侧或对侧肾动脉重度狭窄，收缩压高于 160 mmHg,其风险评估为 65%。关于此组患者的一项独立报道中,Caps 和其助手发现，在 33 个月随访期间,其中 16%的肾脏长度减少了 1 cm 以上。

无症状肾动脉狭窄的治疗

无论是在心脏血管评估还是在外周血管评估中发现肾血管的动脉粥样硬化性改变，都提出了如何适当治疗的问题。越来越多的人将上述报道作为治疗偶然发现的肾血管疾病时,采用传统手术治疗还是导管介入治疗的依据。一些人认为目前可获得的数据都支持肾动脉介入治疗且没有导致任何的后遗症。在完全没有高血压或肾功能不全时进行介入治疗（即预防性治疗),是假定无症状性肾血管疾病的治疗对于预防不利事件的必要性的前提下进行的。根据上述回顾的报道,作者在主动脉开放性治疗中并没有实施预防性肾动脉治疗，也没有将其作为独立导管介入治疗。

上述回顾性研究中的数据总结在表 39.1 至表 39.3 中。在没有高血压时，一定要想到肾动脉的损伤首先会在解剖上发展到有意义的功能异常(即产生高血压)。普遍的观点认为,同侧肾血管疾病的进展发生率为 44%的肾血管性高血压患者,12%在药物治疗过程中发生闭塞。根据已有的数据,“静止的”肾动脉损伤发展到血管性高血压预计发生在大约 44%的正常血压患者中。

30 例肾血管性高血压患者随机分配接受药物治疗，在 15~24 个月的随访期间,40%的患者肾功能减退,反映在肾小球滤过率降低至少 25%。因此，药物治疗在这些患者中被认为是失败的。这些患者随后转入手术治疗组。然而,在其中接受手术治疗的 13%的患者，继续表现肾功能的进行性恶化。因此,对于这仅有的 36%随机分配到药物治疗组的肾血管性高血压患者，早期的干预治疗可能会起到预防肾功能损伤的作用。而且,必须要考虑到肾功能减退并接受药物治疗的患者，在随后的干预治疗中有多少会取

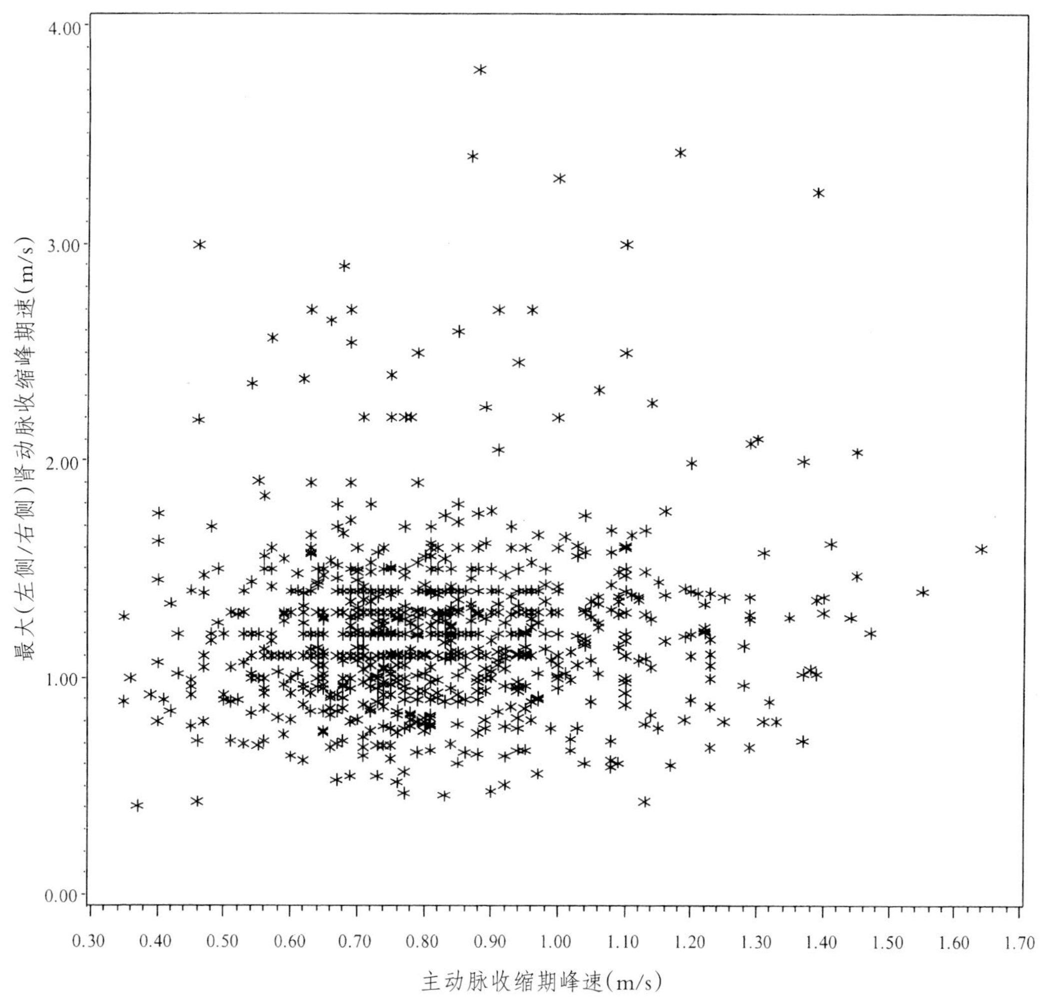

图 39.1 心血管心脏研究中的 Forsyth County 参与者的肾动脉收缩期峰速与主动脉收缩期峰速。

得肾功能的恢复。鉴于这一点,Novick 和其助手报道,在适当选择的患者中,67%经开放手术的肾血管重建后,肾功能得到恢复。

预防性肾血管重建的可能受益,可以通过主动脉治疗过程中确诊的肾动脉狭窄但不伴有高血压的 100 例假定患者得到证实(表 39.4)。如果肾动脉病变没有进行预防性治疗,大约 44%的患者将会发生解剖方面的进展和少有的血管重建性高血压事件。44 例中 16 例(36%)随访期间会有可预防的肾功能降低。但是,延期手术可能只恢复 11 例(67%)肾功能。理论上讲,仅有假定的 5 例可能有独立的受益是来自于预防性开放手术介入治疗。

这个独立受益应当考虑到开放性手术修复和腔内介入治疗的发病率和死亡率。在作者所在治疗中心,外科治疗单侧肾动脉疾病的手术死亡率大约为 1%,然而,联合主肾动脉重建时围手术期的死亡率达 5%~6%。如果直接主肾动脉重建联合术中完成双功超声检查,早期技术失败率为 0.5%,晚期重建失败率预期达肾动脉修复的 3%~4%(见第 40 章)。预防性血管腔内介入治疗死亡率应该可能达到忽略不计的,但存在 1%的技术失败率和 12 个月时 21%的再狭窄率(见第 40 章)。因此,在联合开放性主肾动脉旁路术或血管内介入治疗时,预防性干预的不利结果预计是 10%~23%,而独立受益仅有 5 例。根据可获得的数据,作者并没有找到支持预防性肾动脉干预治疗的证据,或作为开放手术联合主动脉修复,或作为独立导管介入治疗方案。

总 结

动脉硬化性肾血管疾病自然病程的数据目前仍不完备。最好的数据来自于肾血管性高血压患者(即一种严重肾动脉病变导致严重高血压和正反馈的研究)。在这个例子中,粥样硬化性损伤在大部分患者中表现出解剖血的进展,而解剖学的进展似乎与肾萎缩和肾功能减退相关。在其他临床情

表 39.4 预防性肾动脉介入干预的风险和获益对比

风险或受益	病患数
受益	
进展到肾血管性高血压 (44/100 或 44%)	44
肾血管性高血压患者发生肾功能减退 (16/44 或 36%)	16
肾功能通过后期手术得以恢复的 (11/16 或 67%)	11
肾功能通过后期手术没有恢复的 (5/16 或 33%)	5
独立受益	5
风险(开放性主肾动脉旁路联合主动脉重建)	
手术死亡率(5.5%)	5
早期技术失败率(0.5%)	1
晚期血管重建术失败率(4.0%)	4
不良转归	10
风险(经皮肾动脉腔内支架血管成形术)	
死亡率(0.3%)	0
早期技术失败率(1.0%)	1
晚期(12个月)经皮腔内血管成形术失败率(21%)	21
不良转归	22

况时，肾动脉粥样硬化性狭窄病程描述都不明确。在无症状患者中，没有严重高血压和(或)肾功能不全，目前可得到的数据并不支持预防性开放手术治疗或导管介入治疗。

推荐读物

1. Wollenweber J, Sheps SG, Davis GD. Clinical course of atherosclerotic renovascular disease. *Am J Cardiol*. 1968;21(1):60–71.
2. Meaney TF, Dustan HP, McCormack LJ. Natural history of renal arterial disease. *Radiology*. 1968;91(5):881–887.
3. Schreiber MJ, Pohl MA, Novick AC. The natural history of atherosclerotic and fibrous renal artery disease. *Urol Clin North Am*. 1984;11(3):383–392.
4. Tollefson DF, Ernst CB. Natural history of atherosclerotic renal artery stenosis associated with aortic disease. *J Vasc Surg*. 1991;14(3):327–331.
5. Chabova V, Schirger A, Stanson AW, et al. Outcomes of atherosclerotic renal artery stenosis managed without revascularization. *Mayo Clin Proc*. 2000;75(5):437–444.
6. Crowley JJ, Santos RM, Peter RH, et al. Progression of renal artery stenosis in patients undergoing cardiac catheterization. *Am Heart J*. 1998;136(5):913–918.
7. Dean RH, Kieffer RW, Smith BM, et al. Renovascular hypertension: anatomic and renal function changes during drug therapy. *Arch Surg*. 1981;116(11):1408–1415.
8. Plouin PF, Chatellier G, Darne B, et al. Blood pressure outcome of angioplasty in atherosclerotic renal artery stenosis: a randomized trial. Essai Multicentrique Medicaments vs Angioplastie (EMMA) Study Group. *Hypertension* 1998;31(3):823–829.
9. van Jaarsveld BC, Krijnen P, Pieterman H, et al. The Effect of Balloon Angioplasty on Hypertension in Atherosclerotic Renal-Artery Stenosis. *N Engl J Med*. 2000;342(14):1007–1014.
10. Webster J, Marshall F, Abdalla M, et al. Randomised comparison of percutaneous angioplasty vs continued medical therapy for hypertensive patients with atheromatous renal artery stenosis. Scottish and Newcastle Renal Artery Stenosis Collaborative Group. *J Hum Hypertens*. 1998;12(5):329–335.
11. Pillay WR, Kan YM, Crinnion JN, et al. Prospective multicentre study of the natural history of atherosclerotic renal artery stenosis in patients with peripheral vascular disease. *Br J Surg*. 2002;89(6):737–740.
12. Hansen KJ, Tribble RW, Reavis SW, et al. Renal duplex sonography: evaluation of clinical utility. *J Vasc Surg*. 1990;12(3):227–236.
13. Hansen KJ, Reavis SW, Dean RH. Duplex scanning in renovascular disease. *Geriatr Nephrol Urol*. 1996;6(2):89.
14. Zierler RE, Bergelin RO, Isaacson JA, et al. Natural history of atherosclerotic renal artery stenosis: a prospective study with duplex ultrasonography. *J Vasc Surg*. 1994;19(2):250–257.
15. Zierler RE, Bergelin RO, Davidson RC, et al. A prospective study of disease progression in patients with atherosclerotic renal artery stenosis. *Am J Hypertens*. 1996;9(11):1055–1061.
16. Hansen KJ, Edwards MS, Craven TE, et al. Prevalence of renovascular disease in the elderly: a population-based study. *J Vasc Surg*. 2002;36(3):443–451.
17. Caps MT, Perissinotto C, Zierler RE, et al. Prospective study of atherosclerotic disease progression in the renal artery. *Circulation* 1998;98(25):2866–2872.
18. Caps MT, Zierler RE, Polissar NL, et al. Risk of atrophy in kidneys with atherosclerotic renal artery stenosis. *Kidney Int*. 1998;53(3):735–742.
19. Novick AC, Pohl MA, Schreiber M, et al. Revascularization for preservation of renal function in patients with atherosclerotic renovascular disease. *J Urol*. 1983;129(5):907–912.
20. Benjamin ME, Hansen KJ, Craven TE, et al. Combined aortic and renal artery surgery. A contemporary experience. *Ann Surg*. 1996;223(5):555–565.
21. Cherr GS, Hansen KJ, Craven TE, et al. Surgical management of atherosclerotic renovascular disease. *J Vasc Surg*. 2002;35(2):236–245.

编者评述

A. B. L.

关于肾动脉狭窄的自然病程一直存在争议。“纯粹全解剖主义者”认为，通畅的肾动脉远远好于大量研究中证实的进展性狭窄肾动脉，在回顾性造影研究中发生率 11%~53%，前瞻性造影研究为 13%~20%，前瞻性超声研究为 8%~31%，其随访时间大概为 12~54 个月。疾病的进展显然是动脉阻塞的高危因素，而且阻塞将导致肾脏的减退。

“纯粹功能主义者”则认为介入本身就带来风险，支架导致的再狭窄高发，且肾功能的保留并没有得到保证(在全体治疗组范围内)。同时动脉硬化导致的死亡率将会抵消任何方面正在享有的益处。

尽管我是一名外科医生，但在推崇肾动脉旁路方案过程中也举步维艰。正如那些作者所提到的，联合主动脉重建的同时，额外死亡率也增加 3%~5%。

当今是进行腔内治疗的时代。对于现代血管外科医生来说，倡导血管旁路反对血管腔内成形术和支架技术是两种毫不相关事件的斗争，类似于颈动脉支架对颈动脉的关系一样。在血管外科会议上最大的议题是继续血管重建计划，而其他的专家则在暗自发笑，并依旧开展导管介入方法。我讲这一点是由于目前介入导管技术的不足(肾动脉夹层、栓塞、再狭窄、二次介入治疗、粥样硬化性进展和伴随的并发症)混淆我们作出正确的决定。作为血管外科医生，我们将毕生致力于改善靶器官血液供应的工作。我相信，通畅肾动脉肾功能将会更好！我完全接受，现代技术并不能提供完全的获益，这一概念。然而，我们必须学习其他血管床的研究经验。以下是颈动脉的发展趣闻：

- 拥有完美的外科结果，尽管是小手术——这是永远不可取代的。
- 颈动脉腔内成形——高中风率，会成为颈动脉介入治疗的终点吗？
- 颈动脉支架——对于降低中风有重要意义。
- 栓塞保护装置——一项全新的技术，强调了栓子的捕获的概念——仍在证明它的有效性。

作为外科医生，我们需要参与到手术技术的改进过程中去，以明确不足并提出解决方案。换句话说，肾动脉支架将成为未来发展的方向，整个过程将得到精炼：

- 非侵入性影像检查将会明显提高确诊率和精确度。
- 药物洗脱支架会降低再狭窄率。
- 保护装置可能降低栓塞的发生，但是肾脏专用装置也是必须的。
- 最后，也许是最重要的，控制粥样硬化的策略将会使我们寿命更长，降低肾实质病变进展，和增强装置的耐用性。
- 最大的问题在于是否控制动脉粥样硬化能够使疾病稳定和（或）逆转，以至于介入治疗都变得不必要了？

（张佳　郭伟　译）

第 40 章

肾动脉闭塞性疾病的直接开放血运重建

David B. Wilson, Kimberley J. Hansen

关于导致高血压和肾功能不全的动脉粥样硬化性肾动脉疾病的最佳处理方式这个问题还没有确切的答案。因为目前尚没有进行对比各种治疗方法的前瞻性随机试验。由于缺乏 1 级的证据数据，药物治疗、经皮腔内肾动脉成形(PTRA)或开放手术的支持者都没有足够证据支持他们各自的观点。

治疗动脉粥样硬化性肾血管疾病的外科手术有多种方式。从实际操作的角度而言，以下三种基本手术方式是最常用的：主动脉—肾动脉旁路术、肾动脉内膜切除术和肾动脉移植术。但是这三种方法中的任意一种方法都不能完美解决所有类型的肾血管疾病。使用自体大隐静脉的主动脉-肾动脉旁路术可能是最常用的一种方法；然而，对于存在副肾动脉的肾动脉开口病变来说特别适合于行内膜切除术。有时如果肾动脉足够长，可以行肾动脉移植，这可能是修复肾动脉的最简单的技术了。

手术显露方法

肾动脉手术最常用的是剑突至耻骨联合的腹正中切口。采用距剑突 1~2 cm 的高位切口是为了充分暴露腹主动脉上段和肾动脉各分支。当介入治疗重建肾动脉分支血管失败或行内脏动脉-肾动脉旁路时，则需要行腹侧肋缘下延长切口。当腹腔干上方腹主动脉作为桥血管源头时，同侧的胁腹需要抬高，作从半月线到肋缘-髂嵴中点的延长切口。游离左侧或右侧内脏动脉后，就能到达肾血管及主动脉裂孔处。膈肌脚可以离断，从胸膜外游离降主动脉，显露 T9 至 T10 胸主动脉，近端控制和吻合之用。

若使用剑突-耻骨的腹正中切口，则应纵向裁开主动脉前方的后腹膜，在曲氏韧带处游离十二指肠（图 40.1）。在完成这些操作的时候，检查这个水平的内脏动脉侧支非常重要（如有没有发生肠系膜上动脉的扭曲等）。最后将十二指肠翻向患者的右侧暴露左侧肾静脉。通过扩大后腹膜切口至胰腺左侧下缘就进入了胰腺后方的无血管区域暴露了整个左侧肾门（图 40.1）。当肾动脉远端存在病变需要处理时，这种暴露方法尤为重要（图 40.2A）。肾动脉位于肾静脉的后方，在一些病例中，可以向患者头端牵拉肾静脉暴露动脉；在另一些病例中可能向下牵拉的显露效果较好。通常，汇入左肾静脉的生殖静脉和肾上腺静脉必须结扎离断以方便肾动脉远端的暴露。有时，会有腰静脉从后方汇入左肾静脉，如果不小心操作很容易将其损伤(图 40.2B)。在肠系膜根部向右牵拉左肾静脉和腔静脉就能显露出肾动脉开口处(图 40.2C)。不过，右肾动脉远端的显露则较为复杂，需要游离十二指肠和右半结肠；游离右肾静脉后向头端牵拉就能显露右肾动脉。

右侧肾动脉分支的显露需要游离结肠和十二指肠。首先在腹膜反折处游离结肠肝曲。将右半结肠向左下牵拉，用科克尔手法游离十二指肠和胰腺头部，暴露下腔静脉和肾静脉。典型的右肾动脉位于肾静脉的下方，轻微牵拉肾静脉就能很好的暴露肾动脉。尽管分支血管可以从主动脉或髂动脉的任何一个水平发出，但几乎所有从腔静脉前方发出的动脉分支都有可能是右肾副肾动脉，操作中应当仔细保护(图 40.3A，B)。

当双侧肾动脉病变都需要处理，或右肾、双肾动脉病变合并主动脉重建时，这些显露技术就需要改良了。为了扩大主动脉暴露，小肠系膜根部的游离可以移去所有小肠、右结肠和横结肠。为了大范围的显露，后腹膜切口应起自曲氏韧带，沿系膜根部到达盲肠，而后沿结肠旁沟到达温氏网膜孔(图 40.4A)。充分游离胰腺下缘进入胰后间隙，就能从肠系膜上动脉上方暴露主动脉了。通过这种改良显露法，就可以在完全显露整个主动脉及其分支血管的情况下进行双侧肾动脉内膜切除、主动脉-肾动脉移植物旁路术、肾

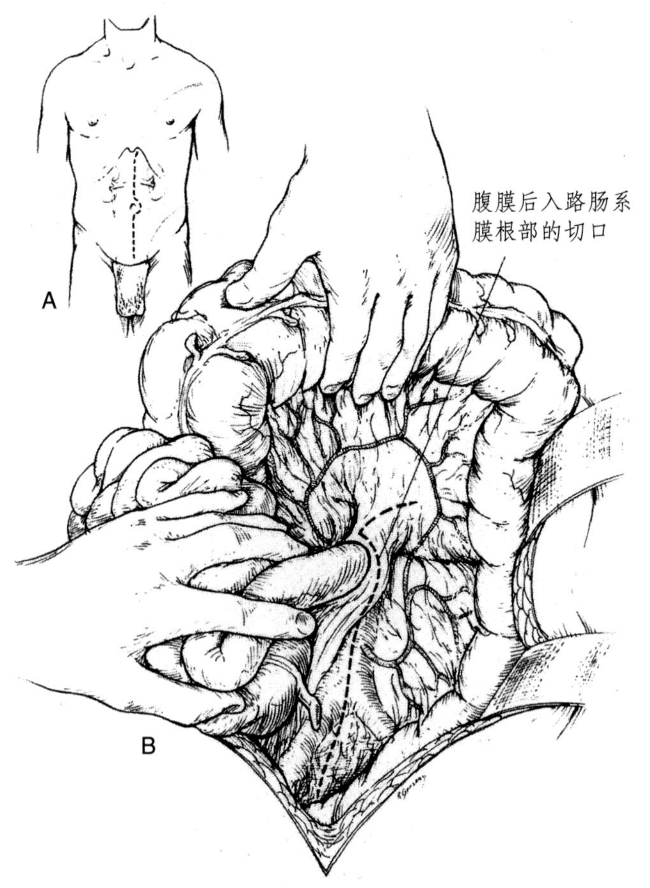

图 40.1 通过肠系膜根部暴露主动脉和左侧肾门。沿胰腺下缘向左延长腹膜后切口，进入胰后无血管区域。该法可以极好的暴露整个左侧肾门和右侧肾动脉近端。(From Benjamin ME, Dean RH. Techniques in renal artery reconstruction: part I. *Ann Vasc Surg* 1996; 10(3):306–314.Used by permission.)

动脉-主动脉移植物旁路术等手术了。另一项有用的肾动脉上方主动脉显露方法是部分游离双侧膈肌位于肾动脉后方的与脊柱的连接处。这种方法容易使肠系膜上动脉上方的主动脉显露,以阻断肾动脉上方的主动脉。

主动脉-肾动脉旁路术

适合于做主动脉-肾动脉旁路移植物的材料有三种:自体大隐静脉、自体腹下动脉和人工合成血管。选用何种移植物视具体情况而定。大多数情况下,笔者喜欢选用自体大隐静脉。但是,如果静脉太细(直径小于 4 mm)或存在硬化,最好选用人工血管。如果肾动脉远端直径满意(3~4 mm),最好选用 6 mm 薄壁聚四氟乙烯人工血管。对小孩来说,如果肾动脉移植不成功,可以选用髂内动脉-肾动脉移植术。

尽管远端也可以使用端侧吻合,但是移植物和远端肾动脉之间最好选用端端吻合以便重建的更好 (图 40.5)。在旁路术中,先做近端吻合再做远端吻合可以减少肾缺血时间。不论远端采用何种吻合方式，近端的主动脉-肾动脉吻合最好先在主动脉上裁出椭圆形孔再吻合。当主动脉硬化柔韧性差的时候这一点尤为重要。在多数病例中,使用 5.2 mm 的打孔器就可以在主动脉上打出非常满意的椭圆形孔。不管是近端还是远端吻合口,动脉切开的长度都应当是较小管径的三倍以避免近期的吻合口狭窄。

血栓内膜切除术

在双侧肾动脉开口硬化病变中,最合适的术式是同期行双侧肾动脉内膜切除术。内膜切除可以经主动脉也可以经肾动脉。在后一种方式中,横向切开主动脉，并从主动脉一直切开至肾动脉的非硬化段。这种方法可以干净切除内膜，如果需要还可以在直视下固定内膜。切除内膜完成后,关闭切口。在大多数患者中都使用人工补片对肾动脉近端进行扩大成形术以保证其通畅。其实对大多数肾动脉内膜切除术来讲,最常用的是经主动脉技术。经主动脉技术尤其适用于副肾动脉多支开口病变患者。在这种情况下,所有可见和可触及的硬化都应该在开口 1 cm 之内。经主动脉内膜切除通过纵向切开主动脉,袖套样剥离主动脉内膜,然后外翻剥离肾动脉斑块(图 40.6)。主动脉内膜剥离至光滑外膜时，通常不需要进行内膜固定。如果准备同时进行主动脉置换，经主动脉内膜切除术则应当横向切开主动脉。当使用经主动脉技术时，一定要充分游离肾动脉以便于其外翻进入主动脉。

所有解剖部位的动脉内膜切除术都有同一个禁忌证,即主动脉瘤样扩张或存在透壁性钙化。后一种情况表现轻微,容易被忽视。动脉硬化合并透壁性钙化触诊时类似于质量上乘的砂纸。在这种情况下行内膜剥脱后的特点是血流再通后血管表面出现多个针尖样出血点。

肾动脉移植

当肾动脉从腹膜后组织游离出

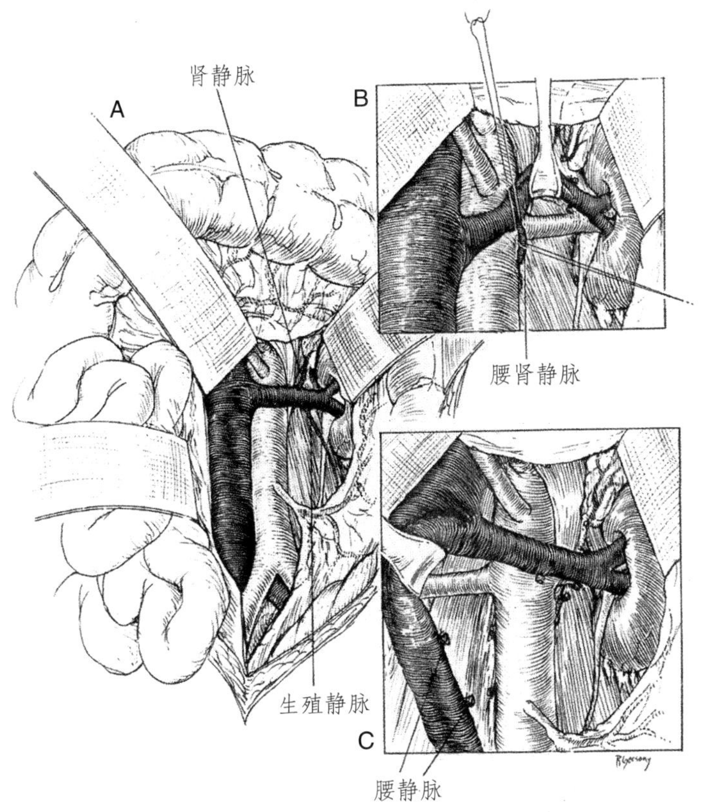

图 40.2　(A)经肠系膜根部暴露右肾动脉近端。(B)结扎离断肾上腺静脉、生殖静脉和腰肾静脉,使左肾静脉游离,暴露至肾门的整个左肾动脉。(C)两对腰血管被结扎离断,使下腔静脉能够向右牵拉,良好显露肾动脉近端。(From Benjamin ME, Dean RH. Techniques in renal artery reconstruction: part I. *Ann Vasc Surg*. 1996;10(3):306–314. Used by permission.)

来后,长度可能有冗余。如果肾动脉狭窄仅存在于开口且血管足够长,可以切断肾动脉并移植回主动脉稍低水平。切断肾动脉时应当取蛇形口并带部分主动脉壁。如果同时进行主动脉置换,在主动脉近端吻合好以后就应当进行肾动脉吻合,最后再吻合主动脉远端。

内脏动脉-肾动脉旁路

内脏动脉-肾动脉旁路和其他一些间接血管重建方法逐渐引起人们关注。笔者认为这种方法的耐久性并不等同于直接的主-肾动脉旁路,但是在一些高危患者,这种方法很有用。

肝肾旁路

肝肾旁路通常采用右侧肋缘下切口。用切开网膜最少的方法暴露胃十二指肠动脉近远端的肝动脉。然后游离十二指肠降部,确认下腔静脉和肾静脉,而后显露肾动脉。

通常使用自体大隐静脉来创建旁路。肝动脉和大隐静脉的吻合口可以选在胃十二指肠动脉残干上;但是这根血管可能是肠灌注的重要侧支。因此,通常在肝总动脉上做近端吻合口。完成吻合后,切断肾动脉并将之绕过下腔静脉前方与大隐静脉行端端吻合。

脾肾旁路

脾肾旁路可以使用腹正中或左侧肋缘下切口。游离胰腺尾部。进入胰后间隙将脾动脉从胃左动脉发出处游离出来,在分离出肾上腺动脉后就可以向左肾静脉上方牵拉出左肾动脉。脾动脉游离后远端离断取蛇形口与横断的肾动脉行端端吻合。同样在此方法中可以使用大隐静脉作为桥血管。

离体重建

有时肾动脉修复的手术策略根据显露需要和预计的肾缺血时间不同而不同。当重建可以在 40 分钟内完成时,通常使用没有特殊肾保护措施的原位修复。如果预计缺血时间较长,则应当考虑使用低温肾保护措施。这包括游离肾脏、不离断肾静脉或离体修复,在肾囊内原位实施。

当预计缺血时间长,且需要广泛暴露时有必要使用离体方式重建肾动脉。离体修复仅在肾动脉分支病变介入治疗失败或伴随肾动脉分支动脉瘤时进行。离体低温灌注和重建的方法有多种。剑突-耻骨腹正中切口最常用,肾动脉重建后的自体肾移植以及联合主动脉重建的手术首选这种切口计划行正位的孤立肾动脉置换时,可以行平行于下肋缘的延长肋腹切口直至腋后线,输尿管通常被游离到骨盆边缘,使用弹性吊索围绕输尿管以阻断其侧支血管防止肾脏复温。

十字形切口打开筋膜,将肾脏完全游离并切断肾血管(图 40.7),将肾脏装入塑料袋,埋入冰块中,使用冷却的肾脏保护液灌注肾脏。使用灌注泵在肾缺血时期持续灌注以延长肾保护时间。如果缺血时间较短(2~3 h),则间断的灌注效果等同于持续灌注。这项技术的要点是,在前一夜冷藏保

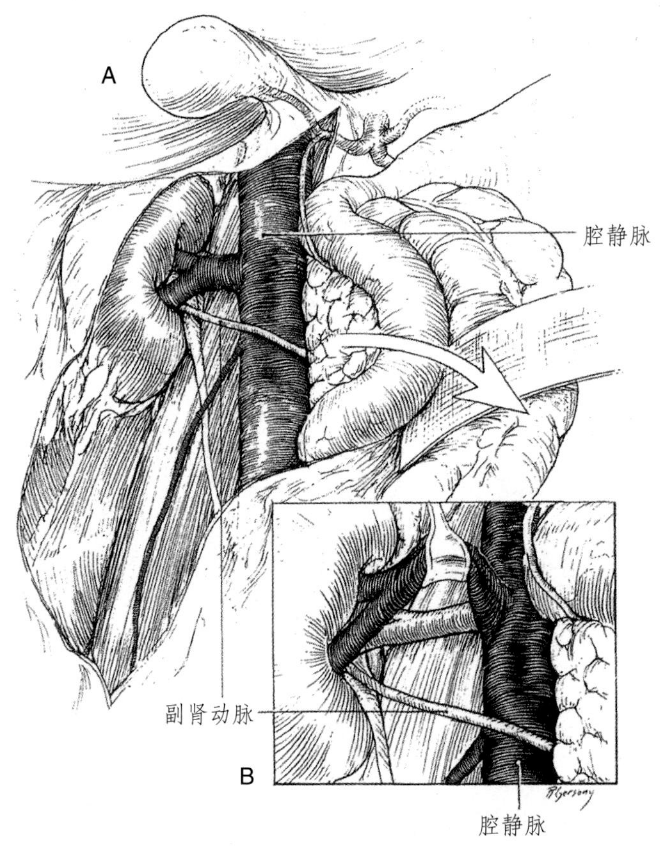

图 40.3 (A)常见的右侧副肾动脉起自腹主动脉前方,并从前方跨过腔静脉。(B)右肾静脉典型的向上游离牵拉暴露右肾动脉远端。(From Benjamin ME, Dean RH. Techniques in renal artery reconstruction: part I. Ann Vasc Surg. 1996;10(3):306–314.Used by permission.)

护液，并在使用前加入添加成分（表40.1)制成1L溶液,并将此5℃~10 ℃的冷藏过的溶液悬挂在至少2m的高度。肾脏取下后,立即用300~500 mL溶液灌注直至静脉流出液清澈。每个吻合口完成后，肾脏给予额外灌注150~200 mL溶液。为了保持满意的低温，可以在植入前反复灌注检查修复缝线处是否渗漏。使用这项技术,在整个血管重建过程中，肾脏的核心温度可以维持在10 ℃或以下。

术中评估

选择最好的重建方式修复肾动脉后，较短的肾动脉行程和高血流量有利于它的通畅,因此,完美的肾动脉修复决定了术后效果的好坏,过程较短、血流速较高等肾脏重建的特征有助于肾动脉的畅通。因此,完全的手术修复在确定术后成功率方面起主要作用。技术失误的负面影响可能要等术后1年出现重建血管血栓时才能发现。

大多数动脉重建后都使用造影进行术中评估。不过这种方法有严格的局限性，血管造影提供的静态图像能评估重建后血管情况。但是,对比剂引起的血管痉挛可能造成远端血管闭塞的假象。同时,75%的肾动脉硬化患者都存在肾功能不全，造影增加了术后对比剂肾病的发生。

术中双功超声检查

术中双功超声检查不存在血管造影完成那些风险和内在局限性。因为超声探头可以置于血管修复部位的邻近处，载波频率高可用于提供优质的B扫描清晰度,敏感度达到1.0 mm的解剖缺陷。还可以在不影响血流的情况下使用多个投照角度发现缺陷部位。除了提供极佳的清晰度外,使用多普勒血流频谱分析能获得解剖信息外的完美血流信息。动态显示、无潜在肾毒性的对比剂以及血流动力学数据使得术中双功超声成为非常有用的评估肾血管修复的方法。

为了充分利用这些优势，血管外科医生应当与技师密切配合从而得到准确的手中评估。术中尽管是由外科医生操作探头进行扫描,在可能出现技术误差的部位得到最佳的B扫描图像，但是超声探头的功率和时间增益调整是由经验丰富的技师完成的。密切的配

表 40.1 保护肾脏的冷灌注溶液

混合物 (gm/L)		离子浓度(mEq/L)		使用时加入到930mL溶液中的添加剂
组分	量	电解质	浓度	
K_2HPO_4	7.4	钾	115	70 mL50%葡萄糖;2000单位固体肝素
KH_2PO_4	2.04	钠	10	
KCl	1.12	磷酸盐(HPO_4^-)	85	
$NaHCO_3$	0.84	磷酸盐($H_2PO_4^-$)	15	
		氯化物	15	
		碳酸氢盐	10	

Electrolyte solution for kidney preservation supplied by Travenol Labs,Inc., Deerfield,IL.

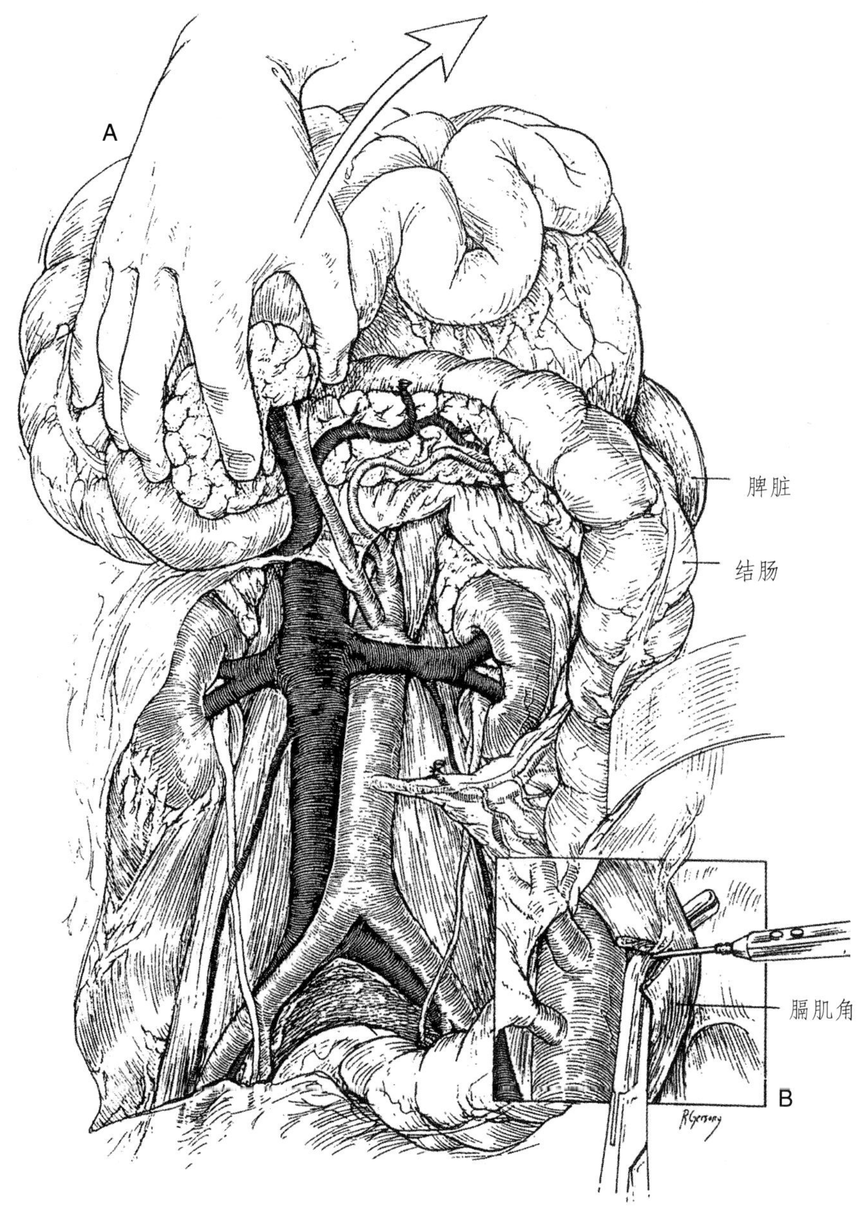

图 40.4 (A)双侧肾动脉重建联合主动脉修复,游离盲肠和升结肠扩大暴露。整个小肠和右半结肠翻到右上 1/4 象限至胸壁上。(B) 离断膈肌脚小路肠系膜血管根部。(From Benjamin ME, Dean RH. Techniques in renal artery reconstruction: part I. *Ann Vasc Surg*. 1996;10(3):306–314. Used by permission.)

合有利于发现异常情况。此外超声技师参与术中检查后有利于其未来开展满意的超声随访工作。术中超声评估和技师参与可以使扫描时间缩短至 5~10 分钟,并获得 98%的成功率。

目前笔者就在使用专为术中评估设计的可以采集多普勒彩色血流信号的 10/5.0 MHz 的密集线阵探头。探头涂上凝胶后装入无菌套中，术野使用温盐水湿润，先使用纵向投射获得整个腹主动脉上段和修复的肾动脉开口二维图像，发现有异常再使用横断面扫描观察确认存在的解剖表现评估管腔狭窄情况。然后在病变近远端扫描评估血流受干扰情况。笔者关于 60%以上直径狭窄或闭塞的标准已经在各种肾动脉狭窄的犬科动物模型上得到了验证(表 40.2)。这些标准在人体的回顾性研究中也被证明为有效。

笔者已经检验了 249 例进行解剖随访评估的术中双功超声检查结果，241 例获得了完美的二维多普勒信息。157 例术中评估结果正常,84 例(35%) 存在一个或多个扫描缺陷,其中 25 例(10%)收缩期血流峰值大于 1.8 m/s,且远端血流波形紊乱,大多数都是这样定义的。每个主要缺陷血管都进行了松解，发现确实存在重大缺陷。超声缺陷微小的血管都没有进行再次修复。12 个月时的随访发现,97%的血管通畅，其中术中超声缺陷微小的血管 100%通畅，松解后的血管 88%通畅。5 例超声检查失败的病例中,3 例为体外肾动脉分支修复。56 个月时初次通畅率仍达到 96%。

根据多普勒流速标准确定的超声缺陷为术中松解提供了准确的信息。此外,也有值得讨论的特殊情况。也有较少的研究发现当没有解剖狭窄时，血流峰速也可能超过严重狭窄时的速度。在这些病例中应当在整个修复过程中都检测收缩期血流峰值，有时可能会发现没有局部的流速变化及远端波形紊乱，这种情况在肾动脉术后最为常见,孤立肾的肾动脉修复后,血流速度也是全程增高的。肾动脉修复术后主干向分支肾动脉过渡处也可以探测到血流峰值增高，但是同样在远端不会出现波形紊乱。

开放手术治疗结果

在笔者的中心,从 1987 年 1 月至 1999 年 11 月所有的手术总结都见于表 40.3。在这个时期中,500 例患者中进行了 720 例的肾血管重建和 56 例的肾切除术。在第 56 个月随访时，3.9%术后出现再狭窄或血栓形成,导致了 3.7%的患者高血压复发和肾功

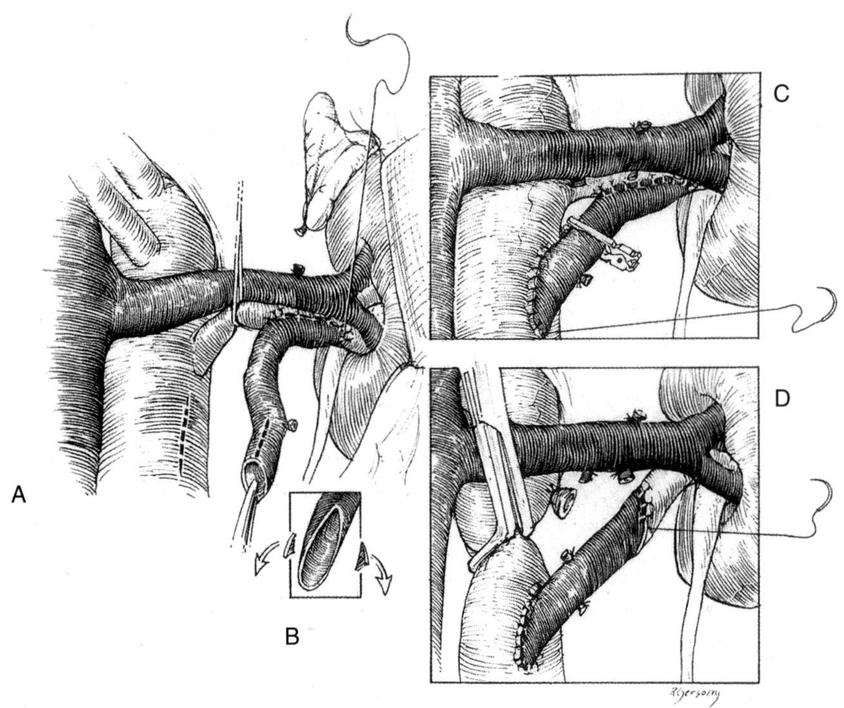

图 40.5 (A,B,C)端侧吻合技术,(D)端端吻合的主动脉肾动脉分流术。裁开的动脉长度至少是动脉直径的三倍以防止吻合口再发狭窄。吻合口使用6-0或7-0的单丝丙纶缝线在放大镜下作连续缝合。如果缝合边距和针距过大,可能造成狭窄,导致后期移植物血栓。(From Benjamin ME, Dean RH. Techniques in renal artery reconstruction: part I. *Ann Vasc Surg*. 1996;10(3):306-314.Used by permission.)

表 40.3 开放手术总结(n= 500 例患者)

操作	肾脏数目
主动脉肾动脉分流术	384
静脉	204
PTFE	159
Dacron	21
内脏-肾动脉旁路	13
自体移植	56
内膜切除术	267
肾切除术	56
原位肾脏	13
对侧肾脏	43
总的肾脏数	776

From Cherr GS, Hansen KJ, Craven TE, et al. Surgical management of atherosclerotic renovascular disease. *J Vasc Surg*. 2002;35: 236-245.

能减退。与其他一些肾血管修复报道的结果相比,我们的结果有力支持了我们采用的开放手术技术。

这500例患者术后的血压和肾功能情况见表40.4和表40.5。总体而言,85%的高血压动脉硬化术后得到治愈(12%)或改善(73%)。58%的缺血性肾病患者(如术前血清肌酐>1.8 mg/dL)肾小球滤过率也至少改善了20%,35例透析患者中有28例摆脱了透析。

与介入治疗的比较

一些学者认为,大量的经皮球囊扩张成形的经验已经是介入治疗成为治疗肾血管性高血压的有效治疗选择。然而,累积的资料显示其只适合选择性应用。也就是说,与开放手术相比,非开口动脉硬化性病变和中层肌纤维发育不良的介入治疗效果欠佳。换句话说,介入治疗不适于作为以下病变的首选治疗:先天性疾病、累积肾动脉分支的肌纤维病变和开口硬化性病变。PTRA治疗这些疾病效果较差且并发症发生率高。

PTRA术联合肾动脉支架置入的疗法于1988年在美国首次使用。同期,Palmaz®和Wallstents®支架开始在欧洲使用。但目前,在美国仍没有FDA批准使用的肾动脉支架。不过,支架使用的最常见适应证包括:

- 球囊扩张后血管立即弹性回缩。
- 球囊扩张后肾动脉形成夹层。
- 球囊扩张后的再狭窄。

一项263例患者入选、多中心的试验结果显示1年随访时,61%的患者高血压治愈或改善。1年中有32.7%的患者出现血管造影可见的再狭窄。由于单独使用PTRA治疗开口硬化性病变的糟糕即时结果,支架被建议用

表 40.2 肾动脉修复术中多普勒流速标准 *

B超显示缺陷	多普勒标准
次要的	
<60% 直径狭窄	整个动脉PSV<1.8 m/s
主要的	
≥60% 直径狭窄	局部PSV≥1.8 m/s和远端波形紊乱
闭塞	肾动脉内无多普勒信号变化,B超图像
研究不充分	动脉修复过程中未能获得多普勒图像

*Modified from Hansen KJ, O'Neill EA, Reavis SW, et al. Intra-operative duplex sonography during renal artery reconstruction. *J Vasc Surg*. 1991;14:364.

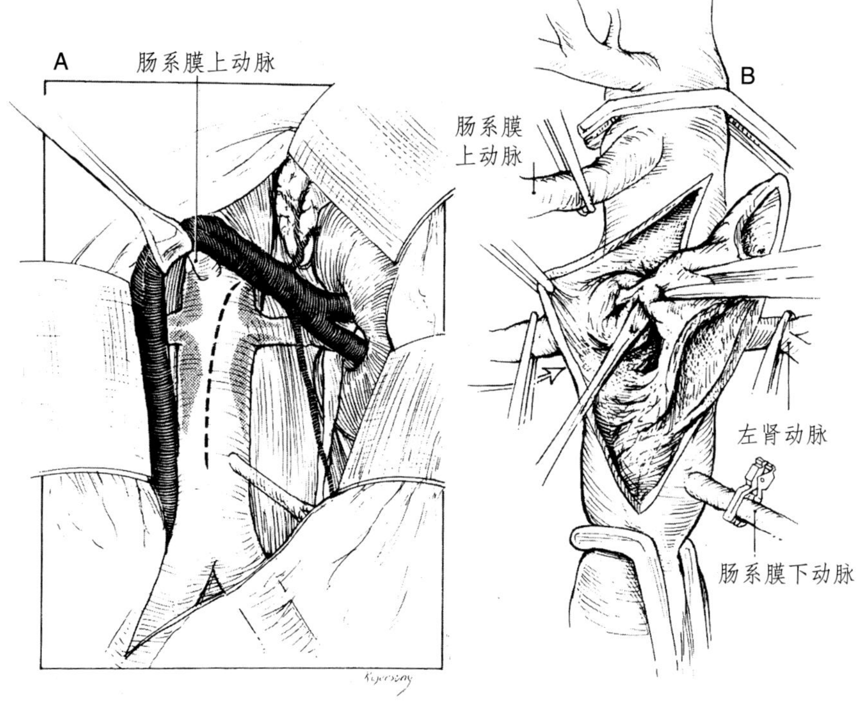

图 40.6　经腹入路的纵向经主动脉内膜切除术的暴露方法。游离十二指肠获得标准显露，更广泛的显露需游离升结肠和小肠。SMA:肠系膜上动脉。(A)虚线显示主动脉切开部位。(B)近远端的内膜切除，肾动脉外翻，去除两侧肾动脉开口处斑块。切开处使用4-0 或 5-0 的丙纶缝线关闭。(From Benjamin ME, Dean RH. Techniques in renal artery reconstruction: part I. *Ann Vasc Surg*. 1996;10(3):306–314.Used by permission.)

于这些病变中。

表 40.6 总结了 PTRA 联合腔内支架植入治疗肾动脉开口硬化性病变的肾功能和血管造影的单中心随访报道。但这些研究对于开口病变的标准定义不同，治疗后的临床评价标准和显著再狭窄的标准也各不相同。尽管存在这些差别，这些越来越多的结果有效评估了治疗后早期的高血压、肾功能变化及初次开放率情况。从这些数据中可以看到，即时的技术成功率达到 99%，高血压改善率为 63%(治愈或改善)。肾功能不全的改善情况则仅有 15%，甚至还有 16%的患者在介入治疗后肾功能恶化。在血管造影随访的 5.8~16.4 个月中，再狭窄发生率为 21%。这些数据表明，在血压、肾功能和解剖结果方面，PTRA 联合支架植入的结果不如同期的开放手术结果。此外，目前尚没有初次或二次 PTRA 加或不加支架植入的远期肾功能结果和免透析存活率数据。因此，笔者认为对于存在高血压并发肾功能不全的肾动脉硬化的低风险患者初次治疗最好还是选用开放手术修复。

表 40.4　开放手术后的血压变化(n=472 例患者)

反应+	患者数(%)	术前血压(mmHg)	术后血压(mmHg)	术前服用药物数	术后服用药物数
治愈	57(12)	195±35/103±22	137±16*/78±9*	2.0±1.1	0+0*
改善	345 (73)	205±35/107±21	147±21*/81±11*	2.8±1.1	1.7+0.8*
失败	70(15)	182±30/87±13	158±28*/82±12+	2.0+0.9	2.0±0.9
总数	472(100)	201±35/104±22	148±22*/81±11*	2.6±1.1	1.6±0.9*

+见正文定义。

* 与术前值比较 $p<0.001$; 与术前血压和服用药物数比较 P=.001 平均值±标准差。From Cherr GS, Hansen KJ Craven TE, et al. Surgical management of atherosclerotic renovascular disease. *J Vasc Surg*.2002;35:236–245.

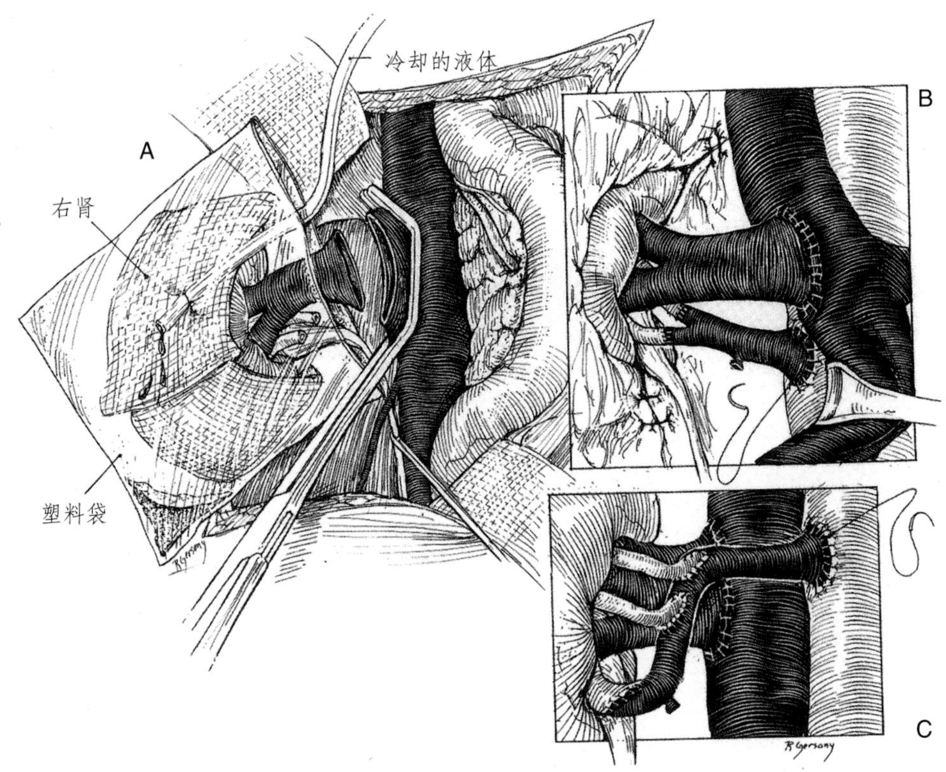

图 40.7 (A)包含肾静脉开口的腔静脉椭圆形补片在大的部分阻断钳钳夹后切下。离体分支血管修复后，肾静脉被植回，保证无吻合口狭窄。(B)经体外修复后原位肾脏移植。Gerota 筋膜缝合为植入肾脏提供稳定性。动脉重建使用端端吻合的方式(如 B 图)或端端吻合结合端侧吻合使用(C)。(From Benjamin ME, Dean RH. Techniques in renal artery reconstruction: part II. *Ann Vasc Surg.* 1996;10(3). Used by permission.)

表 40.5 与术前血清肌酐相比的肾功能反应(n = 469 例患者)

	术前 SCr⁺				
肾功能反应⁺	<1.8 mg/dL	1.8~2.9 mg/dL	≥3.0 mg/dL	透析依赖	总数
改善	71(29%)	75(54%)	29(58%)	28(76%)	203(43%)
无变化(%)	142(58%)	52(38%)	17(34%)	9(24%)	220(47%)
恶化(%)	31(13%)	11(8%)	4(8%)*	0(0%)	46(10%)

*p<0.0001 与术前血清肌酐相比有改善。

⁺见正文定义。

SCr:血清肌酐。

From Cherr CS, Hansen KJ, Craven TE, et al. Surgical management of atherosclerotic renovascular disease. *J Vasc Surg.* 2002;35:236–245.

表 40.6 肾动脉开口粥样硬化性狭窄首次支架植入术的结果

参考文献	开口病变的患者数(n)	肾功能异常患者数(n)	肾功能变化(%)			高血压反应(%)			再狭窄(%)
			改善	无变化	恶化	治愈	改善	失败	
Rees CR(1991)	28	14	36%	35%	29%	11%	54%	36%	39%
Hennequin LM (1994)	7	2	0%	50%	50%	0%	100%	0%	43%
Raynaud AC (1994)	4	3	0%	33%	67%	0%	50%	50%	33%
MacLeod M (1995)	22	13	15%	85%	0%	31%	69%	20%	
van de Ven PJG (1995)	24	n/r	33%	58%	8%	0%	73%	27%	13%
Blum U (1997)	68	20	0%	100%	0%	16%	62%	22%	17%
Rundback JH (1998)	32	32	16%	53%	31%	n/r	n/r	n/r	26%
Fiala LA (1998)	21	9	0%	100%	0%	53%	47%	65%	
Tuttle KR (1998)	129	74	16%	75%	9%	2%	46%	52%	14%
Gross CM (1998)	30	12	55%	27%	18%	0%	69%	31%	12%
Rodriguez - Lopez JA (1999)	82	n/r		SCr平均值未改变		13%	55%	32%	26%
van de Ven PJC (1999)	40	29	17%	55%	28%	15%	43%	42%	14%
Baumgartner I (2000)	21	n/r	33%	42%	25%	43%	57%	20%	
Giroux MF (2000)	34	23		70%	30%	53%	47%	n/r	
Lederman RJ (2001)	286	106	8%	78%	14%	70%	30%	21%	
合计	828	337	15%	69%	16%	5%	58%	37%	21%

n/r:未报道; SCr:血清肌酐。

推荐读物

1. Dean RH, Benjamin ME, Hansen KJ. Surgical management of renovascular hypertension. *Curr Probl Surg.* 1997;34(3):209–308.
2. Cherr GS, Hansen KJ, Craven TE, et al. Surgical management of atherosclerotic renovascular disease. *J Vasc Surg.* 2002;35(2):236–245.
3. Fergany A, Kolettis P, Novick AC. The contemporary role of extra-anatomical surgical renal revascularization in patients with atherosclerotic renal artery disease. *J Urol.* 1995; 153(6):1798–1801.
4. Hansen KJ, Reavis SW, Dean RH. Duplex scanning in renovascular disease. Geriatr Nephrol Urol. 1996;6(2):89.
5. Hansen KJ, Deitch JS, Oskin TC, et al. Renal artery repair: consequence of operative failures. *Ann Surg.* 1998;227(5):678–689.
6. Rees CR, Palmaz JC, Becker GJ, et al. Palmaz stent in atherosclerotic stenoses involving the ostia of the renal arteries: preliminary report of a multicenter study. *Radiology* 1991;181(2):507–514.
7. Rees CR. Renovascular interventions. 311. 1996. 21st Annual Meeting Society of Cardiovascular and Interventional Radiology Seattle, Washington.
8. Hennequin LM, Joffre FG, Rousseau HP, et al. Renal artery stent placement: long-term results with the Wallstent endoprosthesis. *Radiology* 1994;191(3):713–719.
9. Raynaud AC, Beyssen BM, Turmel-Rodrigues LE, et al. Renal artery stent placement: immediate and midterm technical and clinical results. *J Vasc Interv Radiol.* 1994;5(6): 849–858.
10. MacLeod M, Taylor AD, Baxter G, et al. Renal artery stenosis managed by Palmaz stent insertion: technical and clinical outcome. *J Hypertens.* 1995;13(12 Pt 2):1791–1795.
11. van de Ven PJ, Beutler JJ, Kaatee R, et al. Transluminal vascular stent for ostial atherosclerotic renal artery stenosis. *Lancet* 1995; 346(8976):672–674.
12. Blum U, Krumme B, Flugel P, et al. Treatment of ostial renal-artery stenoses with vascular endoprostheses after unsuccessful balloon angioplasty. *N Engl J Med.* 1997; 336(7): 459–465.
13. Rundback JH, Gray RJ, Rozenblit G, et al. Renal artery stent placement for the management of ischemic nephropathy. *J Vasc Interv Radiol.* 1998;9(3):413–420.
14. Fiala LA, Jackson MR, Gillespie DL, et al. Primary stenting of atherosclerotic renal artery ostial stenosis. *Ann Vasc Surg.* 1998;12(2): 128–133.
15. Tuttle KR, Chouinard RF, Webber JT, et al. Treatment of atherosclerotic ostial renal artery stenosis with the intravascular stent. *Am J Kidney Dis.* 1998;32(4):611–622.
16. Gross CM, Kramer J, Waigand J, et al. Ostial renal artery stent placement for atherosclerotic renal artery stenosis in patients with coronary artery disease. *Cathet Cardiovasc Diagn.* 1998; 45(1):1–8.
17. Rodriguez-Lopez JA, Werner A, Ray LI, et al. Renal artery stenosis treated with stent deployment: indications, technique, and outcome for 108 patients. *J Vasc Surg.* 1999; 29(4): 617–624.
18. van de Ven PJ, Kaatee R, Beutler JJ, et al. Arterial stenting and balloon angioplasty in ostial atherosclerotic renovascular disease: a randomised trial. *Lancet* 1999;353(9149): 282–286.
19. Baumgartner I, von Aesch K, Do DD, et al. Stent placement in ostial and nonostial atherosclerotic renal arterial stenoses: a prospective follow-up study. *Radiology* 2000; 216(2): 498–505.
20. Giroux MF, Soulez G, Therasse E, et al. Percutaneous revascularization of the renal arteries: predictors of outcome. *J Vasc Interv Radiol.* 2000;11(6):713–720.
21. Lederman RJ, Mendelsohn FO, Santos R, et al. Primary renal artery stenting: characteristics and outcomes after 363 procedures. *Am Heart J.* 2001;142(2):314–323.

编者评述

A. B. L.

本章的内容非常有用，有很多肾动脉重建方面的宝贵经验，这些建议显然是某位在肾动脉血运重建中颇有建树的专家提出的。我曾派两名医学生使用大的Deaver拉钩试图显露近端肾下腹主动脉，不要介意在显露肾动脉重建的术野时付出的巨大努力。显露、显露、再显露是保证肾动脉重建的三条主要原则。就自限性牵拉器而言，我最喜欢使用的是Omni牵开器。使用内脏刀片横断横结肠系膜（我用一条毛巾包裹横断结肠）非常必要。不过，我也经历过过度牵拉导致的结肠坏死。可用肾静脉牵拉器刀片边向前后提拉肾静脉。剑突下切口的延伸则有利于舒适的吻合。游离肾动脉前，我在肾动脉开口处夹上两把大的动脉夹，并使用长的C形夹夹上肾动脉，使我能向上轻微翻起肾动脉。不要忘记返回去平式缝接肾动脉残支。我也发现Castroviejo针持非常便于困难角度的血管吻合，斑块远端的肾动脉组织非常脆，一定要小心操作避免撕裂动脉壁。

本章作者没有提到的一项术式是髂动脉–肾动脉旁路术，在放置腹主动脉瘤支架时常常采用该术式将肾脏移植到低位。该手术，我们通常采用长侧腹切口腹膜外入路，切口从左下象限向侧上方延伸。同样，我们也做过肝肾、脾肾旁路术。

至于移植物的选择，我最常用6 mm的Dacron人工血管，因为我发现这种移植物吻合口渗血少、裁剪方便，呈渐细状，可避免血管的任何扭结。唯一的例外是是否有疑似的感染，只有在肾动脉血运重建时有必要（这种情况很少见）。

本章作者描述了经主动脉横切口切开主动脉和肾动脉的技术。在2年的学习和10年的实践生涯中，我还从未做过该类手术，更不用说双肾动脉旁路需要同时置换主动脉的手术了。当我们做这类手术时，会采用肾动脉移植物交错的方式吻合到主动脉移植物上。这样可以交替钳夹保证先完成的肾动脉灌注，同时缩短第二个肾脏的缺血时间。

肾动脉支架的许可使用

自从我刚开始撰写本章，Medtronic就有一款肾动脉开口支架获准上市了。尽管作者有怀疑支架效果的正当理由，但不能做井底之蛙。基于0.014"导丝的微型支架系统目前越来越常见。栓塞保护装置也在进一步的实验中以减少栓塞发生率（肾动脉专用，与颈动脉保护装置不同），控制再狭窄的药物洗脱支架也已在进行临床试验。

（杜昕 郭伟 译）

第 41 章

肾动脉阻塞性疾病的替代开放治疗

James C.Stanley

肾素-血管紧张素系统的激活和肾血管性高血压的病因是肾动脉硬化和肾血管肌纤维发育不良导致肾动脉血流变化而引起的。医生已经清楚地认识到儿童和成人的肾血管性高血压临床表现,其中 80%~95%的患者可以通过临床检查确诊。

对伴随心室功能不良或者预示发生心脏事件的主动脉阻塞的患者进行常规旁路手术或内膜剥脱术,可能诱发严重事件。对于伴有严重主动脉疾病或不宜手术的腹膜后病变行相似的手术也是不安全的。虽然目前此类患者用腔内介入成功治疗越来越多,但是仍有部分病变需要开放手术修复。对于高风险患者可选择的替代治疗包括:脾-肾、肝-肾、髂-肾、肠系膜-肾动脉旁路术。

充分显露是非解剖旁路手术成功的必要条件。手术切口采取从对侧锁骨中线到重建肾动脉侧的腋后线的上腹横行切口(图 41.1)。此切口明显有利于复杂手术时血管钳平行于肾动脉长轴控制肾动脉,而且容易行脾动脉、肝动脉、肠系膜上动脉或髂动脉入路。摆体位时腰椎下垫体位垫有利于患者腰前弯,但是有些外科医生喜欢腹部正中直切口,进入腹膜腔后,将小肠推向对侧。在对体形小的成人、儿童、婴儿手术时,将小肠置于腹腔外可以更好显露肾血管,内脏置于塑料袋内有利于避免脏器干燥和热量损失。

脾-肾动脉旁路术

脾-肾动脉旁路术是替代主-左肾动脉和左肾动脉内膜剥脱手术的常用方法。此手术通常采用脾动脉-肾动脉端端吻合(图 41.2)。在术前行主动脉侧位造影确认腹腔干动脉没有严重狭窄。有时也可以采用脾肾动脉间行静脉间置。

降结肠、远端十二指肠和胰腺向内侧翻转可以显露左肾动脉。此入路首先切开降结肠侧腹膜,然后应用手指在肾和大血管表面的无血管腹膜后间隙钝性分离。随着不断向内侧游离,胰腺逐渐抬起,向上牵拉。游离脾脏是应该避免过度牵拉,避免其被膜或实质的撕裂。推荐使用固定牵引器进行术野暴露。而腹膜外入路建议通过腹膜后的切开结肠系膜根部直接暴露。

游离结扎切断肾表面肾静脉的生殖静脉和肾上腺静脉有利于显露肾动脉。通常应用弹性环状管缠绕肾静脉并牵拉可以更好显露下方的动脉。肾动脉应该游离 3~4 cm 便于与脾动脉吻合时形成缓和的弯曲。

在胰腺上缘左肾动脉前上方几厘米可以触及脾动脉。游离脾动脉时一般需要结扎数条进入胰腺的动脉分支。在脾动脉迂曲和钙化使得将脾动脉移至没有迂曲的肾动脉并进行吻合有困难。由于吻合有困难,在完成吻合前,仔细摆放脾动脉的位置是取得好效果的重要环节。这就要求在将胰腺、小肠还原到原来位置时辨认重建之后血管的位置。

如果使用脾动脉、肾动脉或备间置的静脉移植物应该修剪成相对的斜面以便创建一个宽敞的卵圆形端端吻合。虽然有报道在脾动脉肾动脉直径相差较大时应用脾动脉-肾动脉端侧吻合,但一般不推荐此术式。由于血管痉挛相关血栓的早期问题,以及儿童成年引起腹腔干动脉狭窄等晚期问题,也不赞成在儿童期行脾肾动脉旁路术。目前已经发现在较年轻的患者中,因后者的原因导致高血压复发。

当不能实施供血血管和肾动脉直接吻合时,大隐静脉是最常使用的替代物。尽可能切取包括属支的大隐静脉根部。伴随主干切取属支有利于与主干连接的动脉开口可以完整保留。尽可能在末端切取带属支的大隐静脉。沿着属支临近主干侧切开从而可以有较大的开口与动脉吻合。如果没有大的属支,可以将静脉对侧修出数毫米的弓形口便于吻合。应用上述两种方法吻合时,不管供血血管来源于脾动脉、肝动脉或髂动脉均可以降低移植物-供血动脉吻合口狭窄的可能性(图 41.3A)。同样技术可以应用于

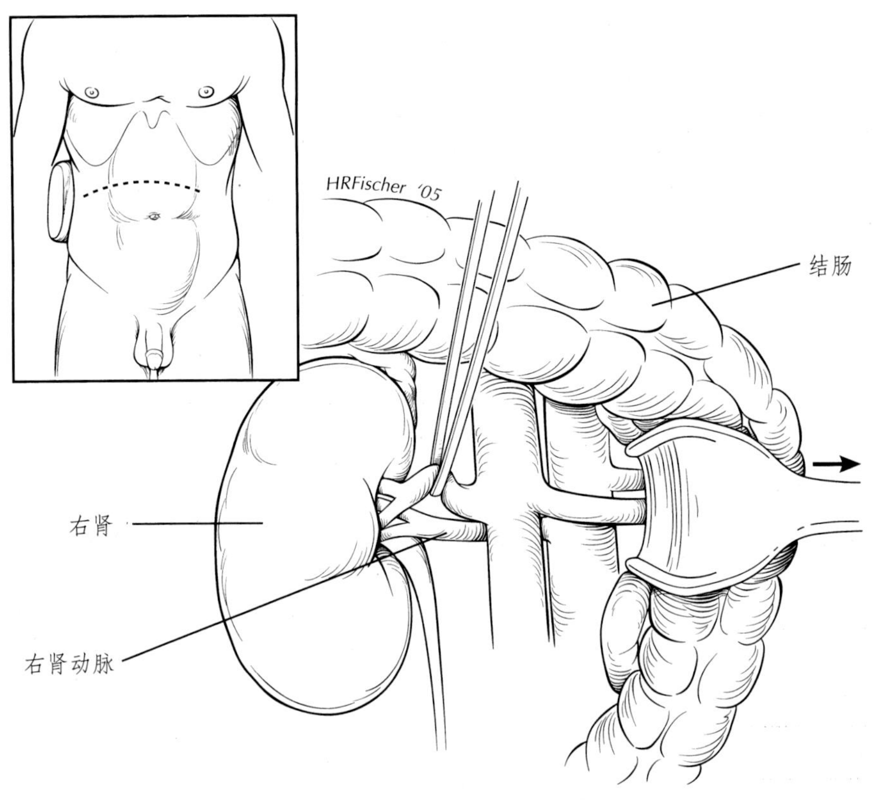

图 41.1 右肾动脉的手术入路,采用一个脐上的横行切口,经腹膜外分离并将结肠和小肠牵至内侧。

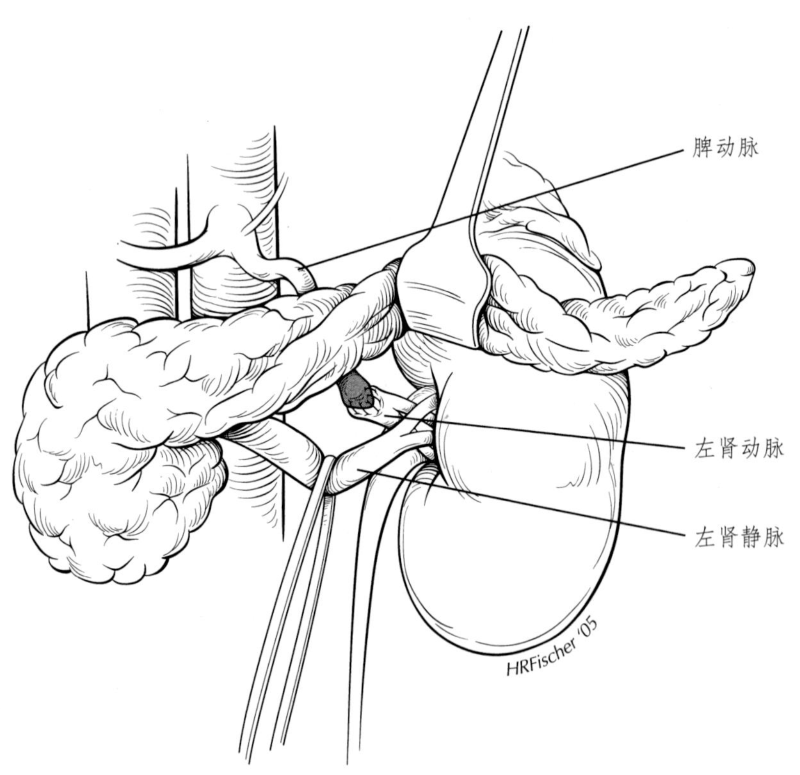

图 41.2 游离脾动脉远端与横断的左肾动脉行端端吻合来完成脾肾动脉旁路术。

带分支部位的髂内动脉作为游离端血管的准备。如果没有足够的静脉,较少使用的人工血管(通常为聚四氟乙烯树脂血管)将成为移植物。

脾-肾或移植物-肾动脉端端吻合时,供血血管后壁修剪、肾动脉前壁修剪(图 41.3B)。这样可以观察肾动脉内侧,便于每一针缝合内膜。支持线缝在弓形口的顶端,连续缝合相对血管的舌部。此方式吻合口一般为卵圆形,降低了愈合后再狭窄的可能性。成人吻合时应用连续缝合。小血管采用间断缝合可以减少连续缝合收线潜在的影响。微血管 Heifetz 夹控制压力范围在 30~70 gm,适用于传统微血管夹或即将闭塞的肾动脉弹性环。这种微血管夹引起动脉损伤的可能性小,而且由于尺寸小,不影响手术野。

肝-肾动脉旁路术

肝-肾动脉旁路术已经成为公认的治疗部分右肾动脉疾病患者的另一种肾血管重建方法。此手术方式通常需要大隐静脉移植物插补术,大隐静脉近端与肝总动脉端侧吻合,而与肾动脉采取端端吻合(图 41.4)。由于肝脏由肝动脉和门静脉供血的双重性,有学者认为对于无原发肝脏疾病的适宜患者当肝动脉和右肾动脉毗邻时可以直接吻合。

切开肝曲到盲肠的侧腹膜,可以进入右肾动脉根部、主动脉和下腔静脉。采用类似 Kocher 的方法将右半结肠、十二指肠和胰头翻向内侧。用相似的方法显露左肾和其血管,应用手指钝性在结肠和后腹膜无血管间隙游离。

将右肾静脉的肾上腺和输尿管支结扎横断后,将其游离并仔细分开,有利于暴露右肾动脉。在解剖肾动脉以前应该先游离肾静脉。为了提供足够的长度以便肾动脉常轻度弯

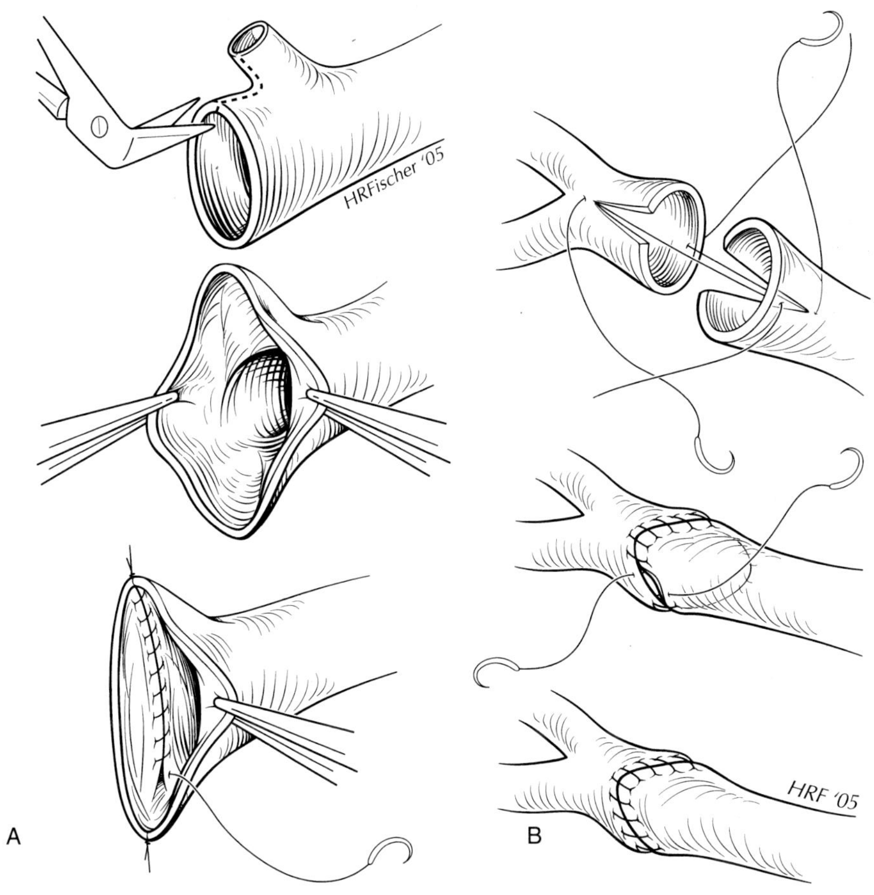

图 41.3　(A)将用于移植的大隐静脉垂直横断面剪开，采用“分支补片”技术，将大隐静脉的主干和分支制作成一个具有广口的吻合口。(B) 端端吻合的技术，将静脉移植物和自体动脉的吻合口分别裁剪为前弓形和后弓形的两个面，进行端端吻合。

曲并向上直行到肝循环部位而不会打结，常沿着腔静脉后间隙分离肾动脉。

沿着肝胃韧带在小网膜囊内可以很好地显露肝动脉。在小网膜囊走行区可容易触及肝动脉搏动。首先游离肝总动脉近段，向远端游离直到可以辨认胃十二指肠动脉。在胰腺后方临近部位解剖肝总动脉远端以及胃十二指肠动脉近端和肝固有动脉，它们环绕成环。它们通常应用微血管夹(Heifetz)来控制。静脉血管吻合起始部根据解剖进行个体化设计。行下端的动脉切开术通常在肝总动脉远端开口。静脉前后壁修剪成弓形便于与肝动脉行端侧精细吻合时成为宽阔的补丁。

移植物置于已经游离的十二指肠后方，与肾动脉行端侧吻合。二者均修剪成弓形结构，从而吻合口呈卵圆形。偶尔也采用人工血管作为移植物，但是由于邻近十二指肠，不推荐使用这种方法。有些患者的肾动脉足够长采用直接端侧吻合；而有些患者采用胃十二指肠动脉-肾动脉端端吻合更合适，尤其是当再血管化小片段或副右肾动脉时。

髂肾动脉旁路

无论采用自体大隐静脉或人工血管行髂肾动脉旁路术仅仅适用于主动脉或者上腹不适合行常规主肾动脉重建或脾肾动脉、肝肾动脉旁路手术的患者(图 41.5)。

髂肾动脉旁路血管通常起自髂总动脉近端的前壁或前侧壁。在此位置即使髂动脉严重硬化，也可以找到没有钙化的一段血管。不必游离髂动脉全周，在钙化严重的情况下，推荐使用腔内球囊阻断动脉而不使用动脉夹。

移植物应该修剪成弓形或向下斜以便在髂动脉端侧吻合时形成大的腔隙。移植物放置于主动脉旁的腹膜后，在肾脏水平血管端端处吻合形成柔和的弯曲。如果重建应用人工血管，腹膜后薄层组织应该解剖，吻合后缝合封闭后腹膜，避免人工血管与肠道直接接触。在既往行主动脉人工血管吻合的区域分离可能引起难以处理的并发症，因此建议髂肾动脉动脉旁路术起始吻合于分叉血管的臂，避免使用近端移植物主体。

处理累及多支肾动脉或多片段分支的狭窄性病变时，需要分别将肾动脉都种植到一根血管上。第一支动脉采用端侧吻合到移植血管近端，第二支采用端端吻合到移植血管末端。如果瓣膜已经切除的非倒转大隐静脉无可以保留的属支或髂内动脉有可供吻合的分支时，可以进行多个端端，移植物到肾动脉的吻合。对一些患者，用移植物和肾动脉行侧侧吻合，形成一个单独通道，然后其他移植物与这个通道吻合，这样使得吻合更加容易。

肠系膜动脉-肾动脉旁路术

当腹主动脉、脾动脉、肝动脉和髂动脉均不适合吻合时，间置静脉从肠系膜上动脉到肾动脉旁路有时是可以采用的方式。使用腹膜外入路并旋转中段肠道的方法暴露肠系膜上动脉，这样可以在主动脉开口到通过胰腺后方的 3 cm 范围内解剖动脉。如果要在这种方法下肠系膜上动脉重建成功，肠系膜上动脉必须没有闭塞性动脉粥样硬化。行动脉侧方切开，然后采用类似肝肾动脉旁路术的方式行与弓

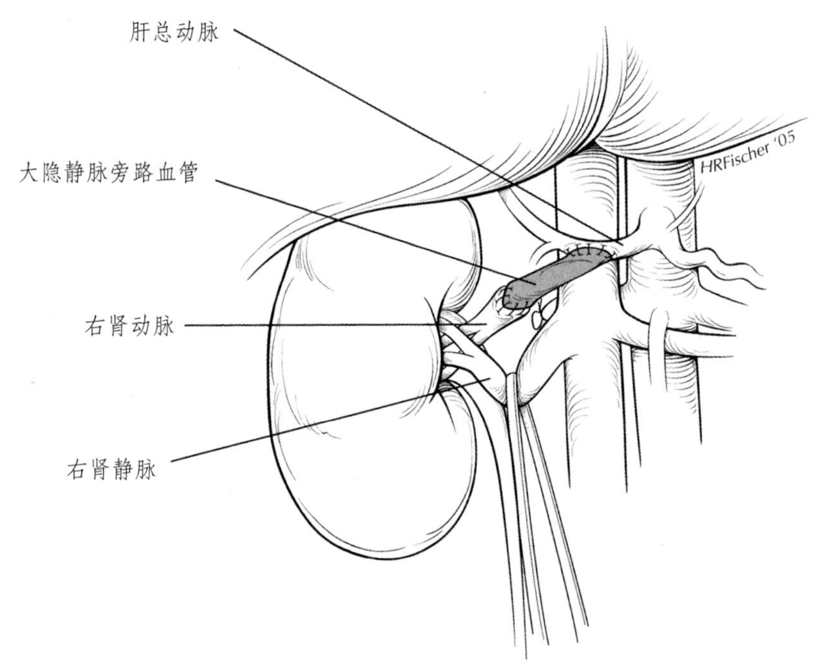

图 41.4　肝肾动脉旁路术，用一段大隐静脉作为移植血管，一端与肝总动脉行端侧吻合（大隐静脉是端，肝总动脉是侧），一端与游离的右肾动脉行端端吻合。

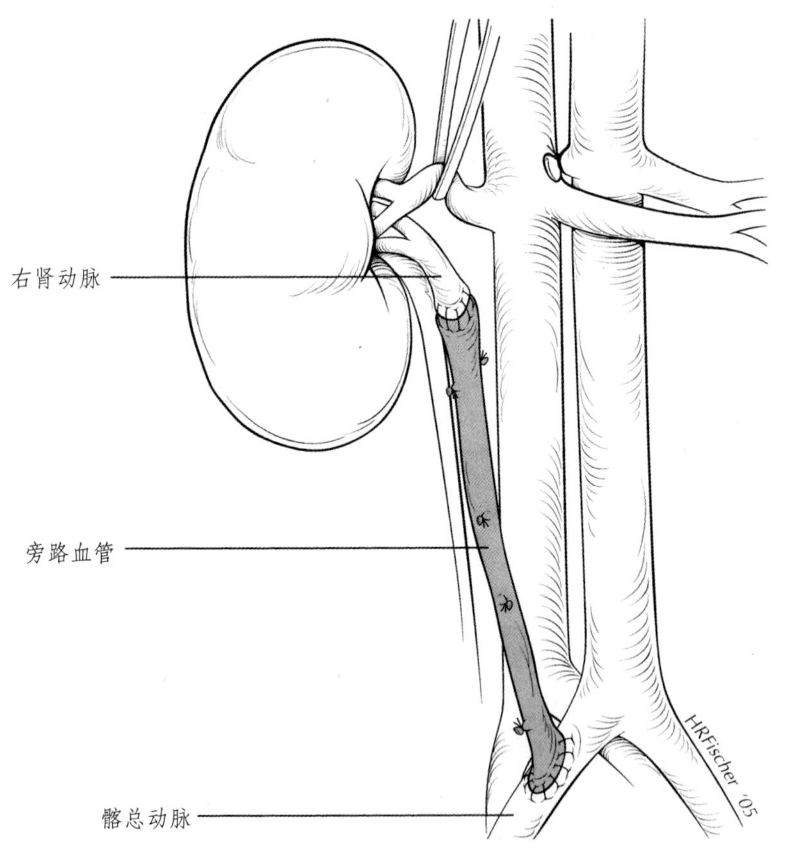

图 41.5　髂肾动脉旁路术，用一段大隐静脉作为移植血管，一端与髂总动脉行端侧吻合（大隐静脉是端，髂总动脉是侧），一端与肾动脉行端端吻合。

形开口的静脉吻合。因为胰十二指肠下动脉与结肠中动脉分支有充分的吻合支，在重建手术时可以保证肠系膜上动脉远端血运。

肾动脉与肠系膜上动脉直接吻合是肾动脉重建的一种方法，特别是在儿童。操作成功的关键是肾动脉有足够的长度。右肾动脉重建特别重要的是肾动脉移位成前向位置。肾动脉修剪成弓形便于形成大的补片样开口。根据患者的体型和年龄，儿童一般采用间断吻合，但是老年人大的吻合口采用连续缝合。

推荐读物

1. Khauli RB, Novick AC, Ziegelbaum M. Splenorenal bypass in the treatment of renal artery stenosis: Experience with sixty-nine cases. *J Vasc Surg*. 1985;2:547–551.
2. Moncure AC, Brewster DC, Darling RC, et al. Use of the splenic and hepatic arteries for renal revascularization. *J Vasc Surg*. 1986; 3:196–203.
3. Chibaro EA, Libertino JA, Novick AC. Use of the hepatic circulation for renal revascularization. *Ann Surg*. 1984;199:406–411.
4. Novick AC, Banowsky LH. Iliorenal saphenous vein bypass. An alternative to renal revascularization in patients with a surgically difficult aorta. *Urology*. 1979;122: 243–245.
5. Khauli RB, Novick AC, Coseriu GV, et al. Superior mesenterorenal bypass for renal revascularization with infrarenal aortic occlusion. *J Urol*. 1985;133:188–190.
6. Stanley JC. Alternative renal artery reconstructive techniques: hepatorenal, splenorenal, mesorenal, and iliorenal bypass procedures. In: Ernst CB, Stanley JC, eds. *Current Therapy in Vascular Surgery*. 4th ed. St. Louis: Mosby; 2001:749–753.

编者评述

A. B. L.

这篇短文给外科医生提供进行复杂肾动脉重建有益的临床经验和有帮助的提示。Stanley 医生是治疗肾血管疾病的权威专家并且在外科文献中作出了许多深层次的贡献。他审慎地的指出有心脏严重疾病主动脉或后腹膜不适合手术的患者进行常规肾动脉重建可能是危险的。这时虽然可以采用腔内介入治疗，但是仍然有部分高风险的患者需要开放手术修复。他建议这种情况下可以应用替代旁路术。Stanley 医生在文中详细描述了脾-肾、肝-肾、髂-肾和肠系膜-肾动脉旁路术。文中的图片非常有帮助。他推荐使用延长到腋后线上腹横切口。切开和向内侧游离升结肠和（或）降结肠可以容易暴露肾血管和旁路血管的起始部。他推荐采用弓形吻合，特别是近端的双弓形技术或者远侧分叉或分支的弓形吻合。常规使用微血管 Heifetz 夹，特别在分支血管或儿童，在间断缝合产生良好结果。这篇简洁的文章出自一位权威的肾血管外科专家，他来自某个对这种问题有丰富经验的医疗中心。这篇文章将对这类患者治疗的外科医生提供巨大帮助。

（尹太　郭伟　译）

第 42 章

肾动脉闭塞性疾病的腔内血运重建

Peter H. Lin, Ruth L. Bush, Alan B. Lumsden

闭塞性肾动脉疾病可引起肾血管性高血压,此类型高血压是易于治疗的最常见高血压类型。在美国,人们确信肾血管性高血压发生率占全部高血压患者的5%~10%。肾血管性高血压患者如果血压无法得到药物很好控制将可能发生不可逆的肾功能不全。大多数此类患者存在影响肾动脉的动脉粥样硬化或肌纤维发育不良。肾动脉近段病变表明动脉粥样硬化结果的最常见部位。人们对肾动脉介入治疗(手术或腔内血运重建)可以取得控制血压和肾功能改善的效果。治疗方案的制定必须考虑影响风险-效益平衡的病变整体情况,其中包括临床、解剖、一般状况等。

肾动脉狭窄的病理学

近80%的肾动脉闭塞性疾病是由动脉粥样硬化引起的,其典型表现为肾动脉开口病变而且通常病变长度<1 cm。影响肾动脉起始部的动脉粥样硬化占报道肾动脉性高血压的95%。此类疾病通常发生于50多岁的患者。男性是女性发病率的2倍。另外他们一般伴有其他部位动脉硬化疾病,如冠状动脉、肠系膜动脉、脑血管、周围动脉循环。累及肾动脉近端的动脉硬化梗阻性病变典型表现是弥漫性主动脉硬化的外延性发展,双侧病变超过2/3。如果为单侧病变,左右发生率相似。此类型肾动脉的典型表现为中层和内膜纤维板和富含胆固醇的泡沫细胞的堆积。在晚期动脉硬化,并发动脉硬化斑块的特征表现,如出血、坏死、钙化和腔内血栓,常见于肾动脉壁。

肾动脉狭窄的第二类常见病因为肌纤维发育不良,约占20%。肌纤维发育不良为一种血管壁不同部位(内膜、中层和外膜)成分混杂的病变。最常见的变化由中层纤维发育不良(中层增厚的肌纤维嵴与变薄的中层交替出现)组成,造影时出现典型的串珠样表现(图42.1和图42.2)。虽然中层肌纤维发育不良的病因尚不清楚,但是表现出与动脉平滑肌细胞对生育期雌激素刺激的反应有关,靶血管异常收缩,和滋养血管血流不足导致血管壁缺血。肌纤维增生一般位于肾动脉主干远端三分之二,右侧多于左侧。该类疾病多发生于年轻人,尤其是多产妇。

其他肾动脉狭窄少见病因包括肾动脉动脉瘤(压迫邻近正常肾动脉)、动静脉畸形、神经纤维瘤病、肾动脉夹层、肾动脉损伤、大动脉炎和肾动静脉瘘。

肾动脉闭塞性疾病的临床表现

肾血管性高血压是肾动脉闭塞性疾病最常见的后遗症。虽然高血压人群中此型只占不足5%,但是它是可以治愈的几种类型之一。在舒张压高于100 mmHg的患者中发病率约为2%。严重舒张压增高的患者中此型发病率更高,在舒张压高于125 mmHg时,发病率提高到30%。

提示肾血管性高血压的临床特点:

- 上腹部收缩期和舒张期杂音。
- 舒张压高于115 mmHg。
- 50岁以上突发高血压。
- 轻到中度的高血压突然恶化。
- 儿童期高血压。

体格检查可以提供肾血管性高血压的重要诊断依据,特别是在季肋部或者上腹部的任何一个象限有血管杂音。在肾血管高血压中这种所见的发生率高于75%,然而其他特发性高血压患者的发生率不足5%。发生药物抵抗的高血压患者也多与肾血管性高血压有关。另外,患者使用多种降压药物特别是血管紧张素转换酶抑制剂发生肾功能恶化时,也暗示潜在肾动脉阻塞性疾病。

所有严重高血压患者,特别是舒张压增高时,必须考虑存在肾血管疾病的可能。如果肾血管性高血压能够被诊断和纠正,患有高血压的年轻人就应该努力增进健康避免终身治疗。对原发性高血压患者到医院就诊时应该及时建立

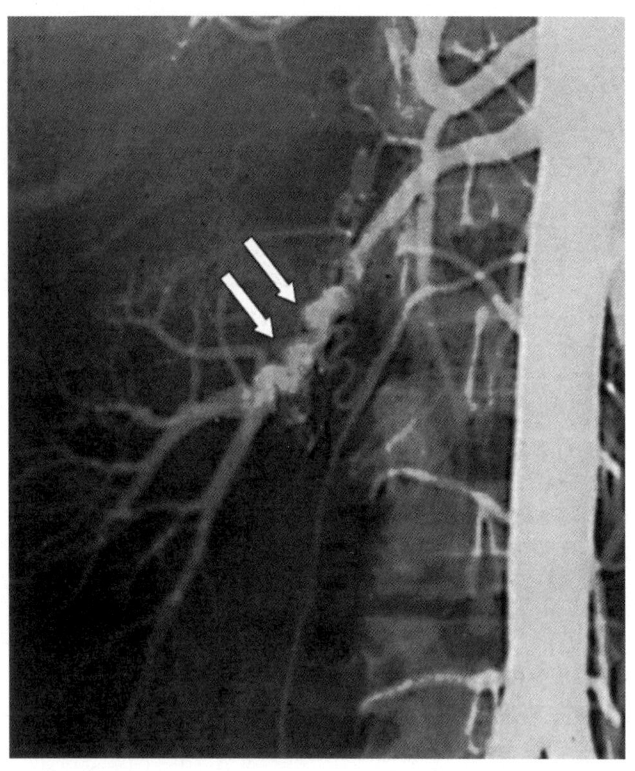

图 42.1 在血管造影上见到的肾动脉肌纤维发育不良的典型“串珠”样改变(箭头)。

合适诊断调查和介入方法去检查是否存在肾血管性高血压的可能。

肾动脉疾病的治疗适应证

肾血管性疾病治疗目的包括两个方面。首先是治愈或改善高血压，从而阻止高血压对靶器官（如脑、心脏、肺脏和周围血管)引起的长期不良系统性后遗症。

1990年以前对肾动脉闭塞性病变最常应用的治疗方法包括旁路或内膜剥脱的手术。随着近十年来腔内技术的发展，各种治疗高血压和改善肾功能的微创技术不断产生，如肾动脉球囊血管成形术、支架置入。腔内治疗的适应证有：单侧或双侧肾动脉狭窄至少70%和至少有下列临床标准之一：

• 应用合适的药物不能控制血压。

• 与单侧有功能肾动脉狭窄或双侧肾动脉闭塞有关的慢性肾功能不全。

• 存在肾动脉狭窄但没有其他明确原因的终末期肾病需要依赖肾透析治疗的肾衰竭。

• 非活动性冠状动脉缺血或其他心脏本身疾病引起的复发性充血性心力衰竭或一过性肺水肿。

肾动脉腔内重建

1978年Grüntzig首次介绍腔内治疗肾动脉闭塞性疾病，他使用球囊导管成功扩张肾动脉狭窄。此技术需要在放射线引导下经过股动脉入路将导引导丝通过肾动脉狭窄病变。球囊扩张导管沿导引导丝到达肾动脉狭窄部位，然后球囊充盈可控性扩张动脉壁。另外球扩式支架可用于首次扩张肾动脉狭窄。通常在完成血管造影术后可以评估即时效果。下面介绍腔内治疗技术。

肾动脉入路和引导动脉鞘放置

虽然人们认为在严重的主髂动脉狭窄、动脉瘤或严重的肾尾动脉成角是可以从肱动脉入路，但是股动脉入路是肾动脉腔内重建通常的入路方式。一旦放置引导动脉鞘成功后，首先将猪尾导管放置于肾动脉上主动脉内，进行前后位(AP位)主动脉造影可显露最佳左肾动脉。然而右肾动脉最佳显露是将管球置于左前侧斜(LAO)15°~30°。如果患者肾功能不全，应避免主动脉造影，选择性地插

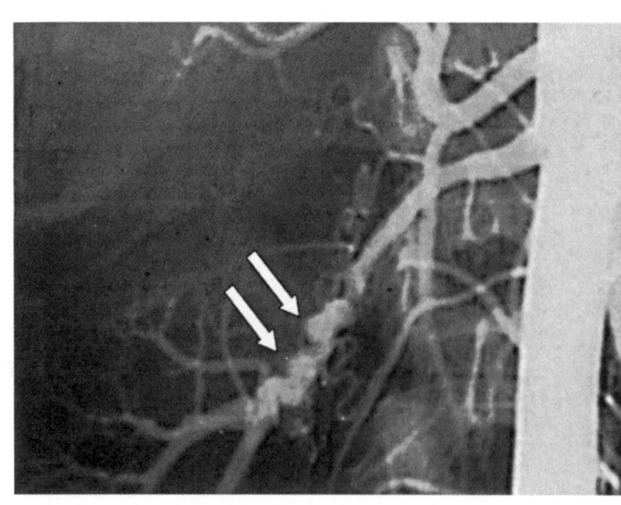

图 42.2 典型的肾动脉闭塞性疾病累及肾动脉流入道，是主动脉病变进展的结果。

入肾导管。不过此时其他部位病变或多肾动脉情况将被漏诊。在肾功能不全或造影剂过敏时,应用非碘造影剂(如 CO2、钆剂)替代进行腔内治疗。

肾动脉最初的插管可以选用的各种带角度导管有:RDC、RC-2、Cobra-2、Simmon I、SOS Omni 导管(BostonScientific/Meditch,Natick,MA;Cook,Bloomington.IN;Medtronic,Santa Rosa,CA;Cordis,Warren,NJ; Argiodynamics,Queensbury,NY)。一旦放置肾动脉选择导管成功,静脉注射肝素(5000 IU)。然后手推技术应用等渗造影剂(Visipaque 270,Nycomed Amersham,Princeton,NJ)行肾动脉造影。一旦明确病变后,使用 0.035"或 0.018"~0.014"较小规格指引导丝通过病变。导丝通过后,仔细旋转导管沿着导丝前行通过病变。血管扩张剂(如硝酸甘油 150 μg)通过导管注射到肾动脉防止肾动脉痉挛。如果肾动脉与主动脉成角严重,就可以通过导管更换应用第二根硬导丝(如:Amplaz 或 Rosen 导丝,Boston Scientific),以方便安置 45 cm 6 F 肾指引鞘(Pinnacle,Boston Scientific)。这些操作中最重要的是维持导丝远端不动减少发生导丝进入肾分叉引起穿孔可能性。一旦带内芯指引鞘,沿着导引导丝到达肾动脉,就撤出内芯,这样以便指引导管刚刚到达肾动脉开口。进行选择性肾血管造影以确保指引鞘的位置合适。

肾动脉球囊成形术

调整图像增强器的角度放大肾动脉近端的可见性,血管成形球囊沿着导丝通过动脉指引鞘穿过肾动脉狭窄部位。基于病变附近正常肾动脉直径选择球囊直径。肾动脉球囊扩张成形术可以使用各种顺应性的血管成形术球囊导管(CrossSail,GuidantSt. Paul,MN; 或 Gazelle,Boston Scientific)。我们建议选择小于 4 mm 的成形球囊首次进行肾动脉扩张。通过测量已知完全膨胀的球囊的直径,并将其与肾动脉大小比较,可以进一步评估肾动脉腔直径。这样的比较可提供一个参考,以确定肾动脉是否有必要需要更大的球囊扩张。

肾动脉支架置入术

一旦肾动脉球囊血管成形术完成,进行成形术后血管造影判断治疗效果。造影显示无论是残余狭窄或肾动脉夹层造成血管成形术不佳结果,都值得立即置入肾动脉支架(图 42.3)。此外,动脉硬化性疾病通常影响肾动脉开口,这时通常需要置入球扩式支架。在这种情况下可以考虑各类球扩式支架(Express SD,Boston Scientific;Racer,Medtronic;或 Palmaz Genesis,Cordis Endovascular)。这些支架可以使用 0.014″或 0.018″导引导丝系统。更可取的做法是采用腹股沟入路通过指引鞘输送球扩式支架。该指引鞘放置于刚刚达到近肾动脉开口部位,球囊支架向前推进通过肾动脉

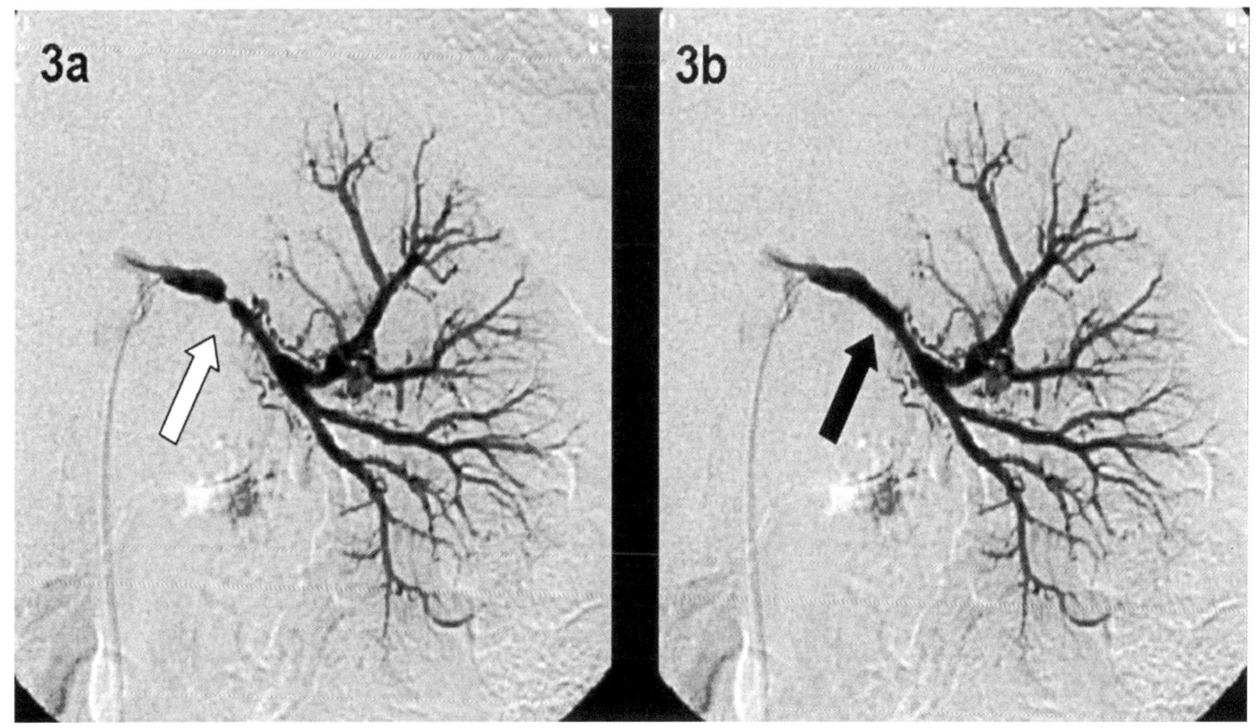

图 42.3　肾动脉支架置入。(A) 肾动脉的局部病变(白色箭头)。(B) 支架置入术后血管造影显示肾动脉置入部位效果良好(黑色箭头)。

狭窄。经指引鞘注射少量的造影剂以便确保支架位置合适。下一步通过膨胀球囊释放支架，球囊压力通常小于8个大气压。然后回吸球囊，并通过指引鞘仔细回撤。

通过指引鞘手注小剂量造影剂完成血管造影。维持指引导丝通路直到取得满意造影结果是至关重要的。如果完成后的造影显示残余狭窄或夹层等不佳效果，可以通过同一根导引导丝再次进行球囊扩张。这些操作可能包括反复球囊血管成形术治疗残余狭窄或额外支架治疗肾动脉夹层。

血管内肾动脉重建术的临床结果

经皮穿刺球囊成形术

肾动脉的肌纤维发育不良是经皮经腔球囊成形术最常见的治疗适应证。患有如高血压或肾功能不全等症状的肌纤维肌肉发育不良患者通常对单纯肾动脉球囊成形术治疗效果好。相反，由于单纯球囊成形术再狭窄发生率高，肾动脉狭窄或肾动脉近端闭塞性疾病的患者一般对球囊扩张成形术治疗无效。他们首选的血管内治疗是肾动脉支架置入术。

Surowiec和他的同事报道了肾动脉球囊扩张成形术在肌纤维发育不良治疗的长远效果。他们随访了经19次治疗18条肾动脉的14例患者。肌纤维发育不良球囊成形术治疗成功率为95%。2,4,6和8年首次通畅率分别为81%,69%,69%和69%。2,4,6和8年辅助治疗后通畅率分别为87%,87%,87%和87%。8年再狭窄率为25%。根据高血压治疗改善或治愈标准评估，临床总体受益率为79%，并且三分之二的患者保持这种受益达8年。作者得出结论认为：球囊扩张成形术对有症状的肌纤维发育不良非常有效，有极好的长期功能受益。

球囊扩张成形术在肾动脉狭窄的作用也有临床研究。Jaarsveld和其同事对球囊扩张成形术在肾动脉狭窄患者进行了前瞻性临床研究，他们将患者随机分为药物治疗组或球囊扩张成形术治疗组。等于或大于50%狭窄伴有高血压或肾功能不全共106例患者，进行随机分组。分别在治疗后3个月和12个月例行随诊。作者报告指出，球囊扩张成形术治疗组和药物治疗组基础血压分别是179/104 mmHg和180/103 mmHg。在3个月时，两组血压对照没有明显差异。然而，球囊扩张成形术治疗组降压药的强度和剂量略有降低。因为尽管有三种或三种以上药品治疗仍然存在持久性高血压或因为肾功能恶化，在3个月有22例药物治疗组患者改为进行血管球囊扩张成形术。在12个月时，在收缩压和舒张压、每日药物剂量或肾功能三方面，球囊扩张成形术组和药物治疗组没有显著差异。作者的结论是，在治疗高血压和肾动脉狭窄患者，单纯行经皮经腔球囊扩张成形术比降压药物治疗仅提供最低限度的优势。

肾动脉支架置入术

血管内支架置入术是治疗有症状或高度肾动脉闭塞性疾病的又一种选择。这部分是由于单纯行球囊扩张成形术后再狭窄发生率高，特别是肾动脉开口病变。肾动脉支架置入术也是治疗因球囊扩张或其他腔内导管介入引起的夹层的方法。许多研究清楚地表明，在高度肾动脉狭窄肾动脉支架置入术比单纯行球囊扩张成形术更有效。目前有两个球囊扩张支架已得到美国食品和药物管理局批准用于肾动脉置入。他们是Bridge Extra Support球扩式支架(Medtronic)和Palmaz球扩式支架(Cordis Endovascular)。

怀特和他的同事进行了一项研究，以评估肾动脉内支架置入术治疗血压控制不佳和球囊成形术效果不佳患者的作用。连续100例133支狭窄肾动脉放置球扩式支架。67例单侧肾动脉狭窄和33例双侧肾动脉狭窄的患者进行了肾动脉支架治疗。技术的成功率达99%。术前平均血压为173± 25/88±17 mmHg，支架置入术后6个月血压为146± 20/77 ±12 mmHg ($p<0.01$)。血管造影随访67例(平均8.7 ± 5个月)患者，其中15例(19%)发生再狭窄(管腔狭窄50 %或更大)。研究的结论是：肾动脉支架置入术治疗肾血管性高血压是非常有效的，血管造影再狭窄率低。在另一项类似的研究中，Blum和同事对肾动脉开口狭窄和血管球囊扩张成形术疗效不佳的68例(74个病灶)患者进行肾动脉支架的前瞻性研究。随访平均27个月，测量血压及血肌酐，进行多普勒超音和动脉造影检查。5年通畅率为84.5 %(平均随访27个月)。74条肾动脉发生再狭窄8支(11%)，但再行腔内治疗，二次治疗5年通畅率为92.4%。78%的患者血压治愈或改善。作者得出结论认为，肾动脉开口狭窄首次行支架治疗有效。

有多项研究分析了肾动脉支架对维持肾功能所起的作用，这些研究测量连续血清肌酐水平来确定肾功能对血管腔内治疗的反应。在一项研究中，Harden和他的同事在肾功能不全的32例患者放置33个肾动脉支架，他们发现22例(69%)肾功能改善或稳定。在另一项类似的研究中，Watson和他的同事通过比较由血肌酐倒数与时间推导出的回归线的斜率评估肾动脉支架置入术对肾功能的影响。作者发现，33例患者行61支肾动脉支架置入术中，支架置入术后18例肌酐倒数(l/Scr)的斜率提高，7例略有降低。该研究得出结论认为，在由于阻塞性肾动脉狭窄引起的慢性肾功能不全患者，肾动脉支架置入术能够起到有效的改善或稳定肾功能的作用。

表 42.1 列出几个大型肾动脉支架置入术治疗肾血管性高血压或慢性肾功能不全临床研究结果。这些研究一致认为肾动脉支架置入术技术成功率高、再狭窄或操作有关并发症发病率低。Leertouwer 和他的同事得出类似的分析报告。他们采用荟萃分析比较了肾动脉支架置入术和肾动脉球囊扩张成形术治疗肾动脉狭窄，其中包含 678 例患者的 14 项研究。研究发现,肾动脉支架置入术证明非常成功,初步成功率为 98 %。高血压整体治愈率为 20%，而高血压改善率为 49%。肾功能得到改善和稳定分别为 30%和 38%。6~29 个月再狭窄率为 17%。与单纯球囊扩张成形术相比，肾支架置入术是技术成功率较高和再狭窄率较低的一项技术。

最近血管腔内技术的发展，促使人们对腔内介入治疗避免栓塞的保护装置的研制和改进。远端保护装置的目的是抓住球囊血管成形术或支架置入术造成的任何动脉粥样硬化的碎片,避免肾实质栓塞。Henry 和他的同事在 28 例 32 条肾动脉高度病变中使用了保护装置。他们在肾脏内支架置入术中使用 Percusurge Guardwire 装置(Medtronic)。此装置包括暂时性阻断球囊,当其充盈时对肾实质提供保护。远端保护装置操作和肾动脉支架成功率均为 100%。所有患者的可见碎片均被取出。6 个月随访时四分之三的患者的血压或肾功能得到改善。这项研究提示肾动脉腔内治疗时防止血栓装置的可能作用。进一步的临床研究正在进行,以验证肾动脉支架置入术应用保护装置的受益。

结　论

经皮经腔球囊扩张成形术是一种治疗肾动脉肌纤维发育不良有效的方法。相反,肾动脉支架置入术是肾动脉开口狭窄所造成的肾血管性高血压和缺血性肾病的一种行之有效的治疗方式。血管腔内治疗肾动脉闭塞性疾病具备很好的技术成功率和肾脏功能的持久受益。肾动脉腔内治疗使用的装置,如导引导丝、指引鞘、血管成形球囊和支架，正不断地进行更加精致的改进,以便规格更小,使用更方便。将来可能使用肾动脉远端保护装置来减少远端栓塞。这些技术的进步可能会获得治疗肾动脉闭塞性疾病更高的技术和临床成功率。

推荐读物

1. Zoccali C, Mallamaci F, Finocchiaro P. Atherosclerotic renal artery stenosis: epidemiology, cardiovascular outcomes, and clinical prediction rules. *J Am Soc Nephrol.* 2002;13 Suppl 3:S179–S183.
2. Klassen PS, Svetkey LP. Diagnosis and management of renovascular hypertension. *Cardiol Rev.* 2000;8:17–29.
3. Gill KS, Fowler RC. Atherosclerotic renal arterial stenosis: clinical outcomes of stent placement for hypertension and renal failure. *Radiology* 2003;226:821–826.
4. Chade AR, Rodriguez-Porcel M, Grande JP, et al. Distinct renal injury in early atherosclerosis and renovascular disease. *Circulation* 2002;106:1165–1171.
5. Vuong PN, Desoutter P, Mickley V, et al. Fibromuscular dysplasia of the renal artery responsible for renovascular hypertension: a histological presentation based on a series of 102 patients. *Vasa.* 2004; 33:13-8.
6. Mounier-Vehier C, Lions C, Jaboureck O, et al. Parenchymal consequences of fibromuscular dysplasia renal artery stenosis. *Am J Kidney Dis.* 2002;40:1138–1145.
7. Krijnen P, van Jaarsveld BC, Steyerberg EW, et al. A clinical prediction rule for renal artery stenosis. *Ann Intern Med.* 1998;129:705–711.
8. Gruntzig A. Percutaneous transluminal angioplasty. *AJR Am J Roentgenol.* 1981;136:216–217.
9. Surowiec SM, Sivamurthy N, Rhodes JM, et al. Percutaneous therapy for renal artery fibromuscular dysplasia. *Ann Vasc Surg.* 2003;17:650–655.
10. Mounier-Vehier C, Haulon S, Devos P, et al. Renal atrophy outcome after revascularization in fibromuscular dysplasia disease. *J En-*

表 42.1 肾动脉支架置入术治疗肾动脉高血压和肾功能不全的临床结果

作者	年份	患者数量	技术成功率(%)	随访(月)(%)	肾血管性高血压(%)		肾功能不全(%)		再狭窄(%)	并发症(%)
					治愈	改善	稳定	改善		
Shannon	1998	21	100	9	N/A	N/A	29	43	0	9
Harden	1997	32	100	6	N/A	N/A	34	34	13	3
Rundback	1998	45	94	17	N/A	N/A	N/A	N/A	25	9
Iannone	1996	63	99	10	4	35	45	36	14	13
Blum	1997	68	100	27	16	62	N/A	N/A	11	0
Bush	2001	73	89	20	13	61	21	38	16	12
White	1997	100	99	6	N/A	N/A	N/A	20	19	2
Dorros	1998	163	100	48	3	51	N/A	N/A	N/A	11
Henry	1999	210	99	25	19	61	N/A	29	9	3

dovasc Ther. 2002;9:605–613.

11. van Jaarsveld BC, Krijnen P, Derkx FH, et al. Resistance to antihypertensive medication as predictor of renal artery stenosis: comparison of two drug regimens. *J Hum Hypertens.* 2001;15:669–676.
12. van Jaarsveld BC, Krijnen P, Pieterman H, et al. The effect of balloon angioplasty on hypertension in atherosclerotic renal-artery stenosis. Dutch Renal Artery Stenosis Intervention Cooperative Study Group. *N Engl J Med.* 2000;342:1007–1014.
13. White CJ, Ramee SR, Collins TJ, et al. Renal artery stent placement: utility in lesions difficult to treat with balloon angioplasty. *J Am Coll Cardiol.* 1997;30:1445–1450.
14. Blum U, Krumme B, Flugel P, et al. Treatment of ostial renal-artery stenoses with vascular endoprostheses after unsuccessful balloon angioplasty. *N Engl J Med.* 1997;336:459–465.
15. Watson PS, Hadjipetrou P, Cox SV, et al. Effect of renal artery stenting on renal function and size in patients with atherosclerotic renovascular disease. *Circulation* 2000;102:1671–1677.
16. Harden PN, MacLeod MJ, Rodger RS, et al. Effect of renal-artery stenting on progression of renovascular renal failure. *Lancet* 1997;349:1133–1136.
17. Bush RL, Najibi S, MacDonald MJ, et al. Endovascular revascularization of renal artery stenosis: technical and clinical results. *J Vasc Surg.* 2001;33:1041–1049.
18. Dorros G, Jaff M, Mathiak L, et al. Four-year follow-up of Palmaz-Schatz stent revascularization as treatment for atherosclerotic renal artery stenosis. *Circulation* 1998;98:642–647.
19. Henry M, Amor M, Henry I, et al. Stents in the treatment of renal artery stenosis: long-term follow-up. *J Endovasc Surg.* 1999;6:42–51.
20. Iannone LA, Underwood PL, Nath A, et al. Effect of primary balloon expandable renal artery stents on long-term patency, renal function, and blood pressure in hypertensive and renal insufficient patients with renal artery stenosis. *Cathet Cardiovasc Diagn.* 1996;37:243–250.
21. Rundback JH, Gray RJ, Rozenblit G, et al. Renal artery stent placement for the management of ischemic nephropathy. *J Vasc Interv Radiol.* 1998;9:413–420.
22. Shannon HM, Gillespie IN, Moss JG. Salvage of the solitary kidney by insertion of a renal artery stent. *AJR Am J Roentgenol.* 1998;171:217–222.
23. Leertouwer TC, Gussenhoven EJ, Bosch JL, et al. Stent placement for renal arterial stenosis: where do we stand? A meta-analysis. *Radiology* 2000;216:78–85.
24. Henry M, Klonaris C, Henry I, et al. Protected renal stenting with the PercuSurge GuardWire device: a pilot study. *J Endovasc Ther.* 2001;8:227–237.

编者评述

A. B. L.

Lin，Bush 和 Lumsden 医生对肾动脉狭窄性疾病病理和自然病史进行了详细描述。其原因中动脉粥样硬化占80%，而肌纤维发育不良近20%。少见原因有偶尔发生的肾动脉瘤、动静脉畸形、神经纤维瘤病、肾动脉夹层、直接创伤、肾动脉大动脉炎和动静脉瘘。肾血管性高血压在全体高血压人群所占比例少于5%，但是舒张压超过125 mmHg时所占比例增加至近30%。他们指出肾血管性高血压是可以治愈型的高血压。详细说明了动脉粥样硬化和肌纤维发育不良引起的肾血管性疾病的临床表现之间的区别。回顾了自1990年以来血管腔内治疗的进展，以及详细的操作程序。

作者指出，"肾动脉血管腔内治疗的适应证为至少一侧或双侧肾动脉狭窄达到70%和至少下列其中一项临床标准：

- 应用合适的药物不能控制血压。
- 与双侧肾动脉狭窄或单侧有功能肾动脉狭窄有关的慢性肾功能不全。
- 需要依赖肾透析治疗的肾衰竭，存在肾动脉狭窄，但没有其他明确原因的终末期肾病。
- 非活动性冠状动脉缺血或其他心脏本身疾病引起的复发性充血性心力衰竭或一过性肺水肿。

这样如此公开并详细描述肾动脉腔内治疗的适应证是具有争议的。这是因为许多病变轻的患者按照此标准就不能行腔内治疗。对于轻度狭窄和缺乏临床适应证的患者，即使进行微创治疗也不能提供合理的缘由。

血管腔内治疗似乎变成了治疗大多数肾动脉狭窄的首选。但是，其有效性和长效性还有待验证，因为血管腔内治疗仍是相对新型的治疗手段。预防肾动脉狭窄引起的高血压的并发症和缺血性肾病是治疗的目的。肾动脉腔内治疗技术精细化一定能够进步，并且有希望在将来获得治疗肾动脉狭窄的成功。

（尹太 郭伟 译）

第 43 章

下肢动脉闭塞性病变的自然病程和非创伤性治疗

M.Burress Welborn III, Franklin S.Yau, James M.Seeger

流行病学

周围动脉闭塞性病变是老年人群的常见疾病。虽然在儿童时就可以找到动脉粥样硬化病变的迹象，但是一般在60岁以前很少会出现临床表现严重的病变。可以预测的是，随着年龄的增长，周围动脉闭塞性和间隙性跛行的发病率逐渐升高（图 43.1）。约 20%的老年人有下肢动脉硬化闭塞性病变的证据，但是出现和这些病变相关症状的概率较低（<5%）。新近的研究显示，确诊的周围动脉闭塞性病变患者的下肢肌肉骨骼症状和功能限制较为常见，即使没有出现间跛的典型症状。虽然随着间跛症状的加重（如距离更短）或者有糖尿病病变等显著危险因素时，患者发生肢体丢失的可能性升高，但是大部分患者的症状仅仅是轻微的间跛，10 年内进展至肢体丢失的可能性通常较小。因此，周围动脉硬化闭塞性病变是一种相当常见的良性病变，截肢的可能性很小。只有很小一部分具有明显临床症状的患者需要干预。因为周围动脉闭塞性病变是其他血管床病变的标志，罹患者具有较高的脑卒中和心血管死亡风险，因此对其进行筛选至关重要。

危险因子

外周动脉闭塞性病变的危险因素十分明确，包括高龄、吸烟、高血压、高血脂、家族史和炎症介质。高龄是一个独立的危险因素，老年人在诊断时通常 ABI 数值都比较低。既往吸烟和正在吸烟患者都有较高的发生外周动脉闭塞性病变的风险，既往吸烟者风险仅有轻度的升高，而正在吸烟者的风险约是既往吸烟者的 2 倍。据估计，吸烟是超过 50%的患者的致病因素。开始吸烟的年龄也作为一个危险因子就不令人吃惊了，开始吸烟年龄越小，出现动脉硬化闭塞性病变的可能性也就越大。

高血压和糖尿病引起外周动脉硬化闭塞性病变的风险与吸烟相当。已经表明，高血压相关的风险随收缩期高血压升高。重要的是，糖尿病也是下肢病变进展到威胁肢体性缺血的一个独立危险因子。通过饮食即能控制的糖尿病患者的危险性较需要口服降糖药物或者胰岛素治病的患者小。高脂血症的危险性较吸烟、高血压和糖尿病小。脂蛋白数据的分析比总胆固醇水平更重要，较高的高密度脂蛋白（HDL）水平降低外周动脉硬化闭塞性病变的风险，而低密脂蛋白（LDL）水平升高会增加危险。

似乎存在某种遗传性因素导致外周动脉闭塞性病变的产生。有一部分年轻患者（<55 岁），他们就罹患一种特别严重的动脉硬化病变。虽然上述患者通常都是烟抽得多的人，但是无论与吸烟或者不吸烟患者比，他们的无症状直系亲属一般都有很高的隐性动脉硬化闭塞性病变的发病率。这些观察间接地证实了这样一个假说：这些遗传因子不仅在这小部分患者并且在整个人群的发病中都起作用。不幸的是，具体是哪个遗传危险因子导致这一疾病迄今为止仍不清楚。但是很明显动脉硬化闭塞性病变是一种炎症性疾病，和炎症反应相关基因的多态性可能与风险指标相关。

血浆中 C 反应蛋白和纤维蛋白原水平升高与动脉硬化闭塞性疾病的发病相关。纤维蛋白原和 C 反应蛋白是一种急性期反应物，在炎症反应的时候释放。IL-6 是这些蛋白的重要信号，IL-6 水平升高一般伴随着较高的冠状动脉病变可能。IL-6 在外周动脉病变中的作用目前仍不清楚。炎症前期的细胞因子（如 TNFα 和 IL-1β）的可溶性受体在具有外周动脉病变患者血浆中的水平升高，表明这些炎症前

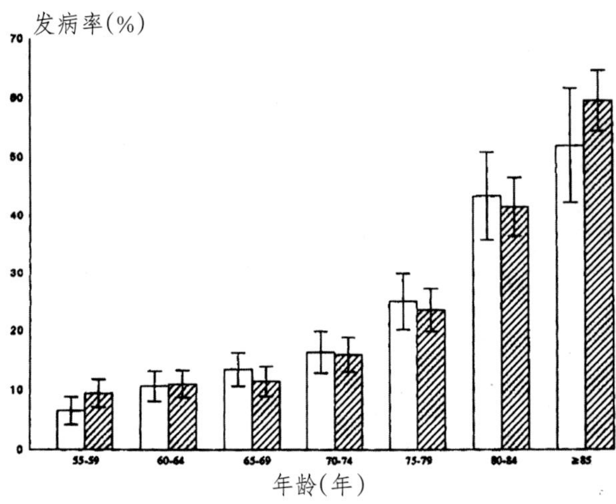

图 43.1 外周动脉闭塞性疾病发病率作为年龄的函数。男性以空心柱形表示。发病率随年龄增大显著升高。(Reproduced with permission from Meijer WT, Hoes AW, Rulgers D, et al. Peripheral arterial disease in the elderly: The Rotterdam Study. *Arterioscler Thromb Vasc Biol.* 1998;18:185-92.)

期因子的生产过剩。半胱氨酸和脂蛋白也增加发生外周动脉硬化性病变的可能性，不过他们之间的相关性没有其他一些炎症蛋白明显。

处理原则

外周症状性动脉硬化闭塞性病变的处理一般都是姑息性的，主要的目的是缓解症状和防止截肢。虽然他汀类药物(HMG-CoA 还原酶)可逆转冠状动脉病变，但是目前仍没有药物或者非创伤性方法可以逆转外周动脉硬化性病变。非创伤性治疗的目的是处理症状和/或尝试延缓病变的进展。血管腔内治疗的优点在于可以微创的处方式处理症状性的患者，因此潜在地拓展了可以治疗的人群，大部分可以通过腔内治疗受益。患者病变程度不重，一般可以通过药物治疗获益。只有那些根据病程严重程度预计的症状十分严重或者截肢风险较高的患者才适合接受创伤性手术治疗。而且需要在仔细评估风险/效益后才决定是否行手术治疗。通常所有的患者都有明显的、并发的冠状动脉病变，这些病变增加他们手术的风险，限制他们的预期寿命。动脉硬化闭塞患者围手术期死亡率为 1%~5%，而其他并发症(如伤口感染、出血和截肢)的风险仍旧很高。因为考虑到这些因素，因此彻底地了解动脉硬化闭塞性病变的自然病程和创伤性处理的危害是十分重要的。

几乎全部患者的病变均会累及到踝关节近侧的血管，包括糖尿病者。有一个常见的误区是，糖尿病患者累及足部的小血管因此将它们排除在血管重建之外。虽然糖尿病患者确实具有很高的腘下动脉病变发生率，但他们并不会影响患者足部的微循环和微动脉疾病。而且几乎所有的糖尿病患者的缺血性溃疡者具有合适的解剖条件以行介入手术。

诊断和血管实验室检查

外周动脉硬化性病变的诊断主要依靠病史、体格检查和无损伤检查，通常是明确的。这些因素也常用来衡量病变过程的严重程度，其有助于预测自然病程。

间跛的简单定义为运动后下肢某一相关肌肉群出现疼痛。常描述为腓肠肌痉挛性感觉或者“四头肌僵痛”，有时也会影响到大腿上段或者臀部。患者抱怨运动后腿沉重感或者像“死掉”一样的情况不常见，有时甚至会发生摔倒。由于症状表现较多，其他病理过程，特别是椎间盘突出引起的椎体退行性病变导致神经根或者脊髓压迫，表现可类似间跛。间跛症状者一般在行走一定距离后发作，休息后可完全消失(<10~15 分钟)。任何需要增加能量支出的运动，如爬楼梯，在斜面上行走，或在不平稳的地面上行走，可缩短引起症状的距离。症状的分布和病变的程度相关，受累肌肉的范围通常比闭塞段低一平面(如腓肠肌的间跛最常见是股浅动脉闭塞，而股部或者臀肌的间跛表明更近主髂动脉的病变)。不过，腓肠肌病变是主髂疾病最常见的症状。

静息痛与更加严重的闭塞性病变和血流动力学损害有关，它通常出现在灌注不足以满足基本的组织代谢需要时，影响到最远端的血管床和前趾。患者常主诉环绕跖骨头(即跖骨痛)的疼痛，一般累及足趾。疼痛可只发生在抬高的时候，经常造成患者于半夜中被疼痛催醒。在诊断时，引导患者主诉疾病的病程时询问患者的睡眠习惯很重要。患者常常通过体位改变来增加远端灌注量，最常见的方法是将脚斜挂在床边，不过减少行走距离也可减轻疼痛。这些方法通过增加引力和增加的心脏搏出量，来增加足部血流。罹患外周动脉神经病变时可表现出类似于缺血静息疼痛的症状，不过很容易通过症状、疼痛与位置的关系来鉴别。外周动脉神经病变引起的疼痛通常表现为类似于烧灼或者麻刺感，疼痛持续存在，不随体位而改变，抬高后略有缓解，呈双侧袜状分布。而神经病变患者在走路时常会抱怨异物感，描述为鞋内有石块存在。缺血性静息痛发展到最后对体位改变无反应（即依赖性），此时很难通过镇痛药控制。

缺血性静息痛的进一步发展可以导致组织缺损，不过一些表现为组织缺损的患者并没有以上提到的那种静息痛，通常出现在损伤之后。组织缺损的表现可以从浅表溃疡至足前（趾）部大面积坏疽。浅溃疡的疼痛较为典型，累及足（趾）即便有适当的护理措施，仍可以维持 4~6 周不能愈合。坏疽是缺血性组织损伤的最严重类型，可表现为干性或湿性坏疽以及脓毒血症。特别指出的是，足部软组织感染是一种危及生命的急症，在试图任何血管重建之前需要清创，控制脓毒症。

体格检查可以帮助诊断以及确定病变解剖水平。主动脉髂动脉疾病的患者会存在股动脉搏动的缺失，而股浅动脉疾病的患者存在腘动脉搏动缺失，股动脉搏动正常。可触及股动脉和腘动脉搏动但足背动脉搏动缺失，提示病变部位在单侧的腘下动脉。有轻微跛行的患者，其足背动脉搏动在静息是可触知的，运动后缺失。慢性肢端缺血伴随一系列适应性改变，包括毛发脱落、趾甲肥厚和皮肤干燥/蜕皮、肌肉萎缩和皮肤潮红（缺血诱发的皮内血管扩张和淤滞）。在皮肤潮红者，小腿与足部的皮肤可呈红色或紫色，这种颜色常与蜂窝织炎相混淆。抬高腿部症状减轻（即上举变白），可以与蜂窝织炎引起的慢性患肢缺血相鉴别。有皮肤色素沉着者一般不出现皮肤的顺从性潮红，但是色素沉着过度并且并发其他一些缺血症状时，我们仍需考虑慢性缺血的存在。

无创血管检查对于诊断外周血管闭塞性疾病具有重要意义，起到辅助病史和体格检查的作用。在严重的外周血管闭塞性疾病中，病史和体检存在 44% 的假阳性率和 19% 的假阴性率。最基本的无创血管检查是静息状态下的踝肱指数（ABI），可以量化每个下肢的血流动力学变化以及判断疾病的自然病程。临床症状与 ABI 的关系见图 43.2。跛行患者的 ABI 通常在 0.4~0.8，而那些患有缺血性静息痛和组织损伤的患者，其 ABI 通常小于 0.4。然后，在这些临床分类中存在许多交叉。运动后检查 ABI，有助于量化跛行患者症状的严重性，也有助于鉴别因其他腿部疼痛疾病引起的跛行（如神经源性跛行、外周神经疾病）。医生要求患者用固定速率在固定坡面（通常是水平面）行走（如 2.4 km/h），直到他无法行走或者行走至最大路程（如 402 m）。随后以分钟为间隔反复测量 ABI，并与基线和运动前的测量值作比较。记录行走总路程和症状开始出现时的路程。运动后出现 ABI 下降 15% 并持续 2 分钟可以判断试验阳性。不过，与运动相关的任何 ABI 下降都是异常反应。伴有胫动脉内膜钙化的患者，因胫动脉在压力下无法正常收缩，ABI 可能会出现假性升高（并不可靠）。在糖尿病患者和（或）终末期肾病患者中尤其典型。通过测定足趾动脉压力结合肢脉冲压积记录或速度波形有助于诊断及量化动脉闭塞疾病的严重程度。趾肱指数（TBI）正常情况下大于 0.6，而组织缺损的患者趾压小于 60 mmHg。虽然缺乏明确的界限，但一般来说，糖尿患者趾压<60 mmHg、非糖尿患者趾压<40 mmHg 时疾病较难治愈。

虽然有创动脉造影在外周动脉闭塞患者中经常使用，但它应视为解剖学检查，为实施治疗计划作准备。重要的是，我们要记住那些有症状的外周血管闭塞疾病是由血流动力学改变（不必有多种影像学诊断其血管狭窄）引起的，而我们的治疗目标是纠正血流动力学的异常。CTA，MRA 和彩超都可以精确地显示动脉及其分支而无有创血管造影引起的风险，因此我们正试图用此类检查方式作诊断报告。它们同样也是解剖学研究报告，但不能提供血流动力学损害的程度，判断血流动力学紊乱的范围。尽管技术发展日新月异，但是这些无创检查对于腹股沟和腘窝下血管成像，其质量仍然低于有创检查，因此我们不能把它们用在足底血管成像来判断是否可作血管旁路重建或者截肢。这些微创成像检查更适合运用于脑血管、内脏血管以及主动脉髂动脉闭塞疾病并可以判断是否可以行腔内治疗。最后，血流动力学比起解剖改变与外周血管闭塞疾病的自然病程更加密切相关。

自然病程

一般来说，病程中出现间歇性跛行并无大碍，不过有些患者有发展为可致肢体丢失缺血的显著风险。Muluk 等

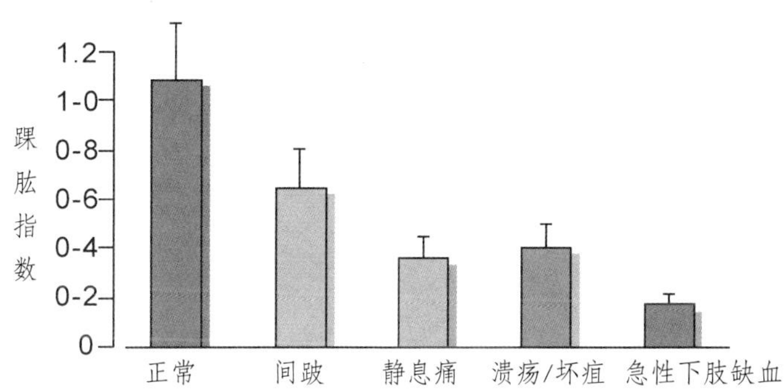

图 43.2 外周动脉闭塞性疾病临床症状和 ABI 之间的关系。可见不同症状相关的 ABI 范围。（Reproduced with permission from Ouriel K. Peripheral arterial disease. *Lancet*. 2001;358(9289):1257-1264.）

学者报道包括 2777 例跛行患者的研究,累计的 10 年截肢发生率为 10%,而血管重建的发生率为 18%。在这些患者的随访报告中,作者指出进展为缺血性静息痛和溃疡形成的 10 年累积发生率分别为 30%和 23%。他们进一步报道，这些患者的 ABI 每年平均下降 0.014,对于 ABI<0.5 的患者威胁肢体性缺血的发生速度大于 ABI>0.5 的患者。此外,在 12 年中,接近 45%的糖尿病患者进展为缺血性静息痛,60%的患者进展为缺血性溃疡形成。另一些研究运用客观性试验在跛行患者中对血管闭塞疾病的严重性进行论证,结果显示 2.5~8 年中进展为威胁肢体性缺血的概率为 20%~80%。疾病进程的相关因素包括:长期吸烟、糖尿病、严重基础血管闭塞疾病,与 ABI 值所反映出的相同。

患者出现皮肤顺从性潮红、低趾动脉压力和(或)低 ABI 的表现则说明他们是另一个亚群，这类患者将更快地进展为威胁肢体的缺血，并且需要及早行血管重建术。出现皮肤顺从性潮红的患者，接近 25%将会在 4 年后进展为威胁肢体的缺血，而无潮红表现者,只有 9%发生这种情况。接近 30%~50%低趾动脉压力(<40 mmHg)或 ABI<0.40 患者在 4 年后有进展为威胁肢体性缺血的危险。我们可以预测，那些在多普勒超声检查中不能探查到足部信号(ABI 为 0)的患者,其结果更差。相对而言,ABI>0.8 者很少进展为可致肢体丢失的缺血。

虽然间歇性跛行对于下肢来说并不十分危险,但是其与患者生存有着重要的内在联系。外围血管重建之前行常规冠状动脉造影已经证实超过 90%的患者存在严重的冠状态动脉疾病。动脉粥样硬化是一类全身性疾病，可以影响其他血管床（图 43.3),记住这一点重要。Muluk 等人的研究显示,跛行患者 1 年的病死率为 12%,5 年和 10 年病死率分别为 42%和 65%。66%的患者死于缺血性心血管事件也就不足为奇了。患者的长期生存率随着下肢缺血性疾病的严重性而变化。轻度跛行的患者,5 年生存率接近 90%，需要外科干预的 5 年生存率为 80%,需要血管重建的威胁肢体性缺血患者为 50%,需要再次手术者仅为 12%。相对而言,年龄校正的美国男性预期 5 年死亡率约为 15%,10 年死亡率约为 25%。因此,和患肢的最终结果相比,间歇性跛行的诊断与患者长期生存率的内在联系更重要,因此治疗目标应该是兼顾全身和局部一起治疗。

人们推测缺血性静息痛和组织缺损的后果是严重的，如果无法动脉重建,截肢就不可避免。事实上多数患者都接受血管重建术，然而他们的自然病程并没有被很好地明确。Wolfe 和 Wyatt 分析了 6118 例重症下肢缺血患者,将其分为低风险组[静息痛和(或)踝部压力>40 mmHg]和高风险组(组织缺损和(或)踝部压力<40 mmHg)。结果发现在未行血管重建的条件下，75%的低风险组患者和 85%的高风险组患者在 1 年后需要截肢。当然此结果可能存在偏倚，因为不接受血管重建术的患者治疗方式通常较为保守，且与其他低截肢率的报道背道而驰。而最近一项前列腺素在重症下肢缺血中的作用的研究发现，未接受血管重建术患者,半年截肢率为 18%。缺血性静息痛和组织损伤的自然病程可能为这些极端情况所共有，在没有干预的情况下,1 年中有 25%~40%的静息痛患者和 80%的组织缺损患者面临截肢是一种合理的估计。另外,像上文提及的那样(5 年生存率 50%),威胁肢体性缺血对患者生存率有重要并发症,未行血管重建患者其生存率较低。诚然，重症下肢缺血患者截肢后的 1 年生存率也仅接近 60%而已。

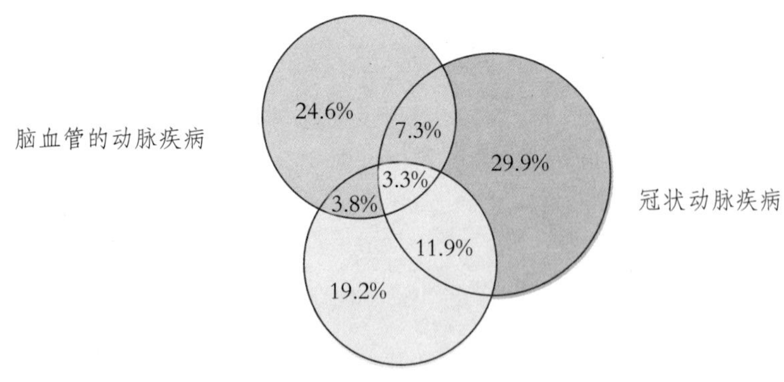

图 43.3 据 CAPRIE 试验报道,动脉粥样硬化病变累及 3 个主要脏器系统的症状性疾病的发病率和它们相互之间的重叠情况。(Reproduced with permission from Ouriel K. Peripheral arterial disease. Lancet.2001;358(9289):1257-1264.)

药物治疗

外周血管闭塞患者的药物治疗包括全身血管疾病治疗和改善下肢功能的尝试。目标是减少急性颈心综合征的风险,稳定粥样硬化斑块,以及潜在地促进斑块重构或退化。特异性的针对跛行的药物治疗能使大约 50%的患者改善肢体功能。

抗血小板治疗

抗凝治疗试验专家合作组最近完成了一项关于抗血小板治疗对于高危

人群疗效的荟萃分析。该荟萃分析专注于阿司匹林和氯吡格雷在预防非致死性心肌梗死、非致死性中风和血管源性死亡方面的效果。该研究回顾了 195 个试验，编入 135 640 名患者。抗血小板治疗导致了非致死性心肌梗死比率下降 34%，非致死性心肌梗死和死亡比率下降 26%，非致死性中风比率下降 25%，以及血管源性死亡比率下降 15%。对于有外周血管疾病的患者，严重血管事件比率下降 23%。推荐的阿司匹林剂量为每日 81~325 mg。氯吡格雷与单用阿司匹林相比可获得额外的主要血管事件下降 10%的收益。尽管有氯吡格雷与单用阿司匹林相比可以增加获益的证据，而终身治疗的费用却可能超过收益。所有的血管疾病患者均可通过服用阿司匹林获益，而氯吡格雷需在已有冠状动脉症状的极高风险患者考虑。

抗血小板治疗可能在四肢动脉粥样硬化进展方面有额外收益。几项非随机前瞻性试验已经提示阿司匹林治疗可以减缓动脉造影可见的阻塞性病变的进展，增加行走距离，并提高静息时的 ABI。不过尚没有人重复这些研究，他们在证明阿司匹林在外周血管疾病的疗效方面的证据仍较弱。相反，噻氯匹定已得到证实能显著减少跛行患者的血管重建手术量，然而由于其副作用大，目前已基本摒弃不用。氯吡格雷被证明是对外周血管疾病有效果的唯一治疗方法。然而，正如前文所述，考虑到终身服用氯吡格雷的费用，是否常规应用目前仍不清楚。

β 受体阻滞剂

人们已经证实，β 受体阻滞剂对于治疗充血性心力衰竭和减少心肌梗死后死亡率有效。它们还能减少选择性的高风险群体周围血管手术后的死亡率。尤其是，比索洛尔以及其他 β 受体阻滞剂已被发现能减少接受主要外周血管手术患者多巴酚丁胺继发试验超声心动图异常者的心脏事件。需要注意的是，初始的效果是在术后 6 到 8 个月减少心源性死亡率，而早期撤药会导致心血管死亡率和术后心肌梗死的增加。

尽管有这些围手术期心脏保护效果，所有外周动脉阻塞性疾病的患者是否应该终身服用 β 受体阻滞剂治疗尚不清楚。有趣的是，开始时认为 β 受体阻滞剂对于有症状的跛行患者有副作用，不过没有数据支持该看法。观察显示，几乎所有外周动脉闭塞性病变的患者都患有冠状动脉疾病，因此有理由假设所有患者均能从 β 受体阻滞剂治疗中获益。然而，只有一项对于曾发作心肌梗死的外周血管疾病患者的观察性的研究证实，β 受体阻滞剂对于预防非手术患者的心脏事件有益。此外，没有心肌梗死史的血管病患者是否能从长期服用 β 受体阻滞剂中获益尚不清楚。然而，β 受体阻滞剂对于阻塞性疾病的症状没有副作用，人们假设它可减少外周动脉阻塞性疾病患者的心脏事件，并能被大多数患者很好地耐受。因此，终身服用 β 受体阻滞剂对治疗所有闭塞性疾病患者是合理的。有效的 β 受体阻滞剂在所有接受血管手术的患者中必须使用，并代表了所有曾发作心肌梗死的患者的标准治疗。

他汀类药物治疗

HMG-CoA 还原酶抑制剂，即他汀类药物（如辛伐他汀、阿托伐他汀、普伐他汀），阻断内生性胆固醇生物合成酶。越来越多的证据显示这些药物对于粥样硬化的自然进程有广泛的作用。他汀类介导的胆固醇水平下降通过增加 NO 的产生改善内皮功能，抑制多种促进血栓形成的途径，并阻断胆固醇介导的肝素硫酸蛋白多糖的变性。另外，人们推测他汀类治疗能提供稳定斑块的长期收益，通过减少动脉壁摄入胆固醇并减少斑块内炎症，降低斑块破裂的风险。

辛伐他汀已被证实能显著减少冠状动脉病患者的整体死亡率、心血管相关死亡率以及中风。人们已经证实，他汀类还显示对于有症状的外周血管疾病有直接的疗效，而且能减缓跛行症状的进展，增加行走距离，以及改善静息时 ABI。尽管有这些令人信服的证据，他汀类制剂可能在外周闭塞性疾病患者中不常使用。人们认为，它们应作为减少心源性死亡率和减缓外周疾病进展的主要治疗药物。最近的建议包括每年筛查血清胆固醇水平，使得所有患者目标总胆固醇水平 <200 mg/dL，甘油三酯目标 <150 mg/dL，HDL 目标 >40 mg/dL，总的 LDL 目标 <100 mg/dL，对于那些血管疾病患者，目标可低一些（LDL<70 mg/dL）。

血管紧张素转换酶(ACE)抑制剂

新出现的证据显示肾素-血管紧张素系统在外周动脉闭塞性病变的产生和发展中起了关键性作用。血管紧张素转换酶将血管紧张素 I 裂解为血管紧张素 II。人们认为，血管紧张素 II 在粥样硬化的发病机制方面起着改变内皮功能的作用，并显示出多种效果。它是一种强效的血管收缩剂，一种血栓形成前制剂，其通过激活纤溶酶原激活物抑制剂起作用，后者是平滑肌移位和增殖的促进剂，它同时也是血管扩张剂缓激肽的抑制剂。动物研究已经证实，ACEI 通过其抗增殖和抗有丝分裂机制起到抗粥样硬化的作用。此外，它们还能通过减少细胞质和胆固醇含量稳定粥样硬化斑块，因而潜在地减少了斑块破裂的相关危险性。

ACEI 提高充血性心衰患者生存率并改善症状，还被证实减少具有已知心脏病患者整体死亡率、心源性死亡率和接受心/外周血管重建手术的可能性。最近的研究已经提示，ACEI能提供心脏保护作用，超出了它们在控制血压方面预期的疗效。推荐ACEI用于外周动脉闭塞性病变的患者仍在进展。降低血压是修正风险因素的基石，也是心血管发病率/死亡率的二级预防措施，目标值应为小于130/85 mmHg。由于它们其他有益健康的疗效，ACEI被推荐用于所有外周血管疾病患者，不管是否有高血压，前提是没有特异的禁忌证。

跛行的药物治疗

修正危险因素、预防性的足部治疗以及锻炼治疗是跛行非手术治疗的主要方法。修正危险因素必需包括戒烟、积极治疗高血压、高脂血症以及糖尿病。外周动脉闭塞性疾病患者的药物治疗已在前部分中大量描述，但还需要进一步的评价提供证据。戒烟往往是困难的，并且常常反复。然而，停止吸烟的患者的5年生存率相比于那些持续吸烟者还有疑问。多数患者缺乏一个有条理的计划而无法戒掉，这个计划包括尼古丁替代和抗镇静治疗。最乐观的估计，能够坚持戒烟的患者不超过30%。药物治疗跛行的治疗目标见表43.1。

锻炼是跛行最有效的无创治疗。锻炼治疗需要患者行走直到出现跛行症状，休息以得到恢复，然后以设定的时间间隔重复该过程。多项研究已证实锻炼治疗的疗效，并且受鼓励的患者有望增加行走距离最大达到原来的2倍。锻炼还能够增加健康感、减轻体重以及改善心血管功能。

己酮可可碱和西洛他唑已被广泛用于改善跛行患者的行走距离。不幸的是，这种药理学方法代表了“最弱的抵抗途径”，并且几乎不需要患者和内科医生的努力。此外，这些治疗方法对于患者来说较昂贵，社会支出巨大，因此，应该为那些严重跛行和那些锻炼治疗失败的患者所保留。

己酮可可碱是一种较弱的抗血栓制剂，其机制仅为推测，包括提高血红细胞形变，减少纤维蛋白原的浓度，减少血小板附着性，以及减少全血粘度。许多临床试验已经评估了己酮可可碱，但还没有得到相互抵触的结果。一些试验得出的结论是，己酮可可碱较安慰剂组在改善踏板行走距离方面效果显著得多，但是其余试验未能证实持续的益处。在许多这类试验中，使用安慰剂的患者同样显示出显著的改善。因此，行走距离的实际改善归功于己酮可可碱是不可预测的，可能没有临床显著性。根据最近的数据资料，己酮可可碱很可能在处理跛行方面没有作用。

西洛他唑是III型磷酸二酯酶抑制剂，其抑制血小板聚集，起到直接动脉血管扩张剂的作用，并且在血清甘油三酯和HDL胆固醇水平有显著的效果。其治疗跛行的活性机制还没被充分认识，但可能是多因素的。尽管如此，多项研究已证实西洛他唑是治疗跛行的有效方法，对于有反应的患者(大约50%接受治疗的患者)行走距离有望增加50%。目前对于锻炼治疗和西洛他唑治疗跛行患者还没有直接的比较。然而，可获得的数据提示锻炼改善行走距离较西洛他唑更持久。西洛他唑应该作为治疗跛行的二线药物，并且应该总是与锻炼计划联合使用。西洛他唑对于外周动脉闭塞性疾病(除跛行外)进展的效果还需要进一步调查研究。由于其在血脂方面和血小板功能方面令人满意的效果，西洛他唑可作为基本的治疗制剂。一项多中心临床试验最近正在进行，旨在检验西洛他唑在预防冠状动脉成形术后再狭窄方面的作用。

结 论

美国超过65岁人群的比例和外周动脉闭塞性疾病的总患病率在未来的数十年内会继续上升。外周动脉闭塞性疾病的自然进程对于下肢的影响是相对良性的。然而，其相关的全身性血管病变的危险性，尤其是心血管和脑血管事件，是显著的，血管方面的医务人员要义不容辞地寻找到局部的(如下肢)和全身性的进程。所有外周动脉闭塞性病变的患者都有必要接受阿司匹林、β受体阻滞剂、他汀类药物以及ACEI治疗。只有一小部分患者将需要手术干预其闭塞性病变，因为大多数患者可通过锻炼和纠正危险因素成功地给予治疗。药物治疗跛行应该为那些锻炼治疗失败的患者所保

表43.1 跛行药物治疗的治疗目标

药物干预	抗高脂血症药物治疗
	抗血小板治疗
	高高胱氨酸血(症)
	控制血糖
	抗高血压治疗
生活方式的纠正	锻炼计划
	戒烟
	减肥

(Reproduced with permission from Ouriel K. Peripheral arterial disease. Lancet.2001: 358(9289):1257-1264.)

留。手术干预,包括微创的腔内治疗,应该为那些严重病变和(或)有威胁肢体的缺血性患者所保留。

推荐读物

1. Muluk SC, Muluk VS, Kelley ME, et al. Outcome events in patients with claudication: a 15-year study in 2777 patients. *J Vasc Surg.* 2001;33:251–257.
2. Aquino R, Johnnides C, Makaroun M, et al. Natural history of claudication: long-term serial follow-up study of 1244 claudicants. *J Vasc Surg.* 2001;34:962–970.
3. Wolfe JH, Wyatt MG. Critical and subcritical ischaemia. *Eur J Vasc Endovasc Surg.* 1997;13:578–582.
4. Bertele V, Roncaglioni MC, Pangrazzi J, et al. Clinical outcome and its predictors in 1560 patients with critical leg ischaemia. Chronic Critical Leg Ischaemia Group. *Eur J Vasc Endovasc Surg.* 1999;18:401–410.
5. Ubbink DT, Spincemaille GH, Reneman RS, et al. Prediction of imminent amputation in patients with non-reconstructible leg ischemia by means of microcirculatory investigations. *J Vasc Surg.* 1999;30:114–121.
6. Collaborative meta-analysis of randomised trials of antiplatelet therapy for prevention of death, myocardial infarction, and stroke in high-risk patients. *BMJ.* 2002;324:71–86.

编者评述

T. S. H.

作者很好地概括了下肢动脉闭塞性疾病的病程发展和治疗选择。强调该类疾病的治疗目标由三部分组成,包括:缓解缺血症状,预防截肢,和改善长期生存率。外周动脉闭塞性疾病的临床表现从间歇性跛行到静息痛,再到组织缺损。幸运的是,绝大多数患者只表现为间歇性跛行。虽然从患者的角度看,症状并不算最轻,但是对于该病来说,此症状并无大碍,也不需要血管重建和截肢。在 Muluk 等的报道中,只有 10%~20%的患者在十年中需要行血管重建和截肢。另外,患者戒烟后,很少由间歇性跛行发展至肢体威胁性缺血。相反,表现为缺血性静息痛和(或)组织缺损的患者在无干预措施的条件下,有很高的截肢风险(静息痛——1 年 25%,组织缺损——1 年 75%),因此除非存在禁忌证,他们需要行血管重建术来挽救患肢。有一个跛行患者亚群有较高的风险进展为肢体威胁性缺血,其表现包括皮肤潮红、短距离跛行(<30.48 米)和(或)ABI 显著降低(<0.4)。据估计,大约有 25%的患者在 1 年中可进展为肢体威胁性缺血。这些患者的治疗上,血管重建术的指证可放宽,并且需要密切随访。

锻炼是间歇性跛行患者治疗的基础。随机多中心对照试验和荟萃分析已经证实锻炼的收益,显示至症状出现的行走距离和最大距离相对于基准距离增加 1 倍。我们并不是期待患者能够慢跑很长的距离,只是希望增加的距离足以使患者完成日常活动,并能参加他们喜爱的休闲活动。虽然笔者在日常工作中劝告患者,每天坚持行走 20 分钟,并建议他们直到能够忍受的最大痛楚后再休息,能够得到监督的锻炼项目可能在绝对距离上占优势,受益似乎可维持更久。尽管有临床实验证实药物治疗对于症状控制有效,笔者然不赞成间跛患者运用药物治疗。笔者从未开具己酮可可碱,很少开具西洛他唑。他认为药物治疗在效果上的受益不及经济上的损失和副作用的损害。在他那里,只有很少的患者服用西洛他唑因其实在无法完成锻炼项目。笔者赞同作者的观点,药物治疗只不过是“最弱抵抗途径”而已。类似的,手术治疗可能也有微弱的效果,代表另一种“最弱抵抗途径”。虽然笔者很愿意为那些贫穷患者行手术治疗(介入或开放手术),但是手术效果的报道还是令人多少要谨慎。几项随机对照试验已经报道,对于跛行患者,经皮血管手术的效果等于或劣于锻炼。如果手术后患者选择“坐着”的生活方式,那么其行走的距离不能持续改善也就不足为奇了。

从外周动脉闭塞患者的存活率看,校正危险因子是治疗的最重要组成部分。令人费解的是,最显著的受益是减少心脑血管事件发生(而非外周血管)。美国心脏病协会已经发表了一篇名为《关于预防心脏病发作和冠状动脉粥样硬化性心脏病指南》科学评述。《指南》中的治疗目标和判断方法在此就不重复了,与本章的内容相似。治疗措施包括彻底戒烟,控制血压,调脂,体育活动,控制体重,控制血糖,抗血小板/抗凝治疗,ACEI 和 β 受体阻滞剂。重要的是,《指南》中确定了外周动脉血管病的患者,进一步证实了抗血小板药物、ACEI、他汀类药物和 β 受体阻滞剂的常规应用。我们作为血管科医务工作者,我们的患者也面临同样的问题,我们也需要接受指南的意见。我们必须负责,谁也不能从这一团队中单独撤离。

(王利新　符伟国　译)

第44章

主髂闭塞性疾病的直接、开放血运重建术

David C. Brewster

肾下腹主动脉和髂动脉是闭塞性动脉粥样硬化病变最常累及的部位之一，可导致有症状的下肢动脉功能不全。粥样硬化是一个系统性的过程,有主髂病变的患者通常在腹股沟韧带下有并存的病变。主髂病变常呈节段性分布,需要进行有效的外科治疗。甚至在合并有严重腹股沟下病变的患者,成功的主髂节段的血运重建通常可获得有效的缺血症状的改善。

自从40多年前引入主髂动脉重建手术以来,外科技术、移植物材料以及围手术期监护的改善都有助于降低围手术期致死率/致残率,提高移植物通畅性和症状改善方面等的长期效果。这些结果显示:主双股旁路术是适合大多数主髂闭塞症患者的手术方式。

适应证

常见的主髂血运重建的适应证是严重的间跛和累及肾下主动脉及双侧髂动脉系统的粥样硬化闭塞症导致的威胁肢体的缺血。几乎所有引起静息痛或者组织丢失的严重缺血患者都有多节段的病变,包括主髂动脉和腹股沟下主动脉节段。对于这些患者,通过主髂动脉重建一开始就纠正流入道疾病是恰当的。建立充分的流入股深动脉的血流,在排除腹股沟水平以下动脉病变的情况下,能够使75%~80%的患者得到满意的临床缺血症状改善。

主髂动脉系统内溃疡型粥样硬化斑块脱落可致下肢动脉远端栓塞(蓝趾综合征)。如动脉造影确认主髂动脉系统内存在这种斑块，即使没有显著的血流动力学改变，仍建议行主双股旁路术以避免进一步斑块脱落。

术前评估

主髂疾病有多种血运重建方式。选择最合适的方法主要取决于两个因素:①患者的手术风险;②闭塞性病变的程度和分布。主双股旁路可靠,能获得长期的效果改善。但创伤较大,可能不太适合同时有严重内科疾病的患者。因此,仔细的术前评估非常重要。对于病变相对局限的患者，尤其是单侧髂动脉病变的,可选择“相对微创”的手术、如经皮穿刺腔内血管成形术、股股旁路术或单侧髂股动脉支架植入术,可能更合适。对于高危的双侧髂动脉病变患者，或是主动脉重建术有禁忌证的患者，如严重后腹膜瘢痕化或是粘连，解剖外腋双股旁路术可能是一种较好的选择。但这些移植物的长期通畅率较低。

术前评估非常重要,用以确认以及纠正有可能潜在的使血管重建手术风险增加的并存疾病。如术前冠状动脉病变(CAD)的评估对于有病史或是心电图显示心脏缺血的患者是很重要的。如果无创性筛选试验(如运动应激试验或者腺苷负荷显像)提示严重心肌缺血,则建议行术前冠状动脉造影。严重的肺、肾脏或者凝血功能明显异常应该常规评估并使其达到最佳状态。

高质量的术前动脉造影仍是主髂动脉重建手术前最重要的影像学检查。除了标准的前后位,尚需采集动脉造影侧位及斜位内脏动脉、髂动脉以及股深动脉影像。建议做完全的、双侧的腹股沟韧带以下动脉造影，有助于制定手术计划和降低技术意外。对于高危患者，要行常规的对侧下肢动脉造影，核磁共振血管成像也可作为一种选择,部分代替动脉造影。

无创性血管试验可以对所有患者施行。下肢节段性测压以及脉搏容量描记(体积描记术)可明确诊断,量化严重程度,以及建立评估血管重建结果的标准。此外,运动应激试验有助于量化间跛的行走距离。

手术步骤

主双股旁路术

术前需定血型并交叉配型 2~4 个单位的红细胞。鼓励术前贡献两个单位的自体血，这在择期手术的情况下是可行的。术前要保证充分的水化，包括临床需要的经静脉输注液体。在术前 1~2 小时经静脉给予广谱预防性抗生素，如头孢唑啉，并在术后持续使用 1~2 天。对于有感染性下肢缺血病变的患者，或是有其他可能的菌血症来源，需要在手术前几天就开始应用敏感的口服抗生素。

患者应仰卧位于手术台上，双上臂以适当的角度外展于搁手板上以保证在麻醉期间进行必要的监测以及建立血管入路。桡动脉插管以持续检测血压及动脉血气。选择性地使用 Swan-Ganz 导管，是否应用取决于术前心脏和肾脏功能的评估。目前多数行主动脉手术的患者接受连续硬膜外麻醉以及吸入药物麻醉（全麻和硬膜外技术结合）。连续硬膜外麻醉有助于术后早期疼痛控制，可降低全麻者的使用量和主动脉术后相关的并发症。术中可使用加温的补液或在输液袋外裹外加热装置，有助于保持体温，避免继发于体热丢失的低体温损害。

术中可应用多种切口显露肾下腹主动脉。最常用的是长的垂直中线切口（图 44.1），因为其快速、易于关闭，可提供最大程度的显露，因此在技术上可灵活运用于多数患者。腹膜外入路是另一种径路，适用于肥胖患者以及腹肌紧张或曾做过主动脉手术的患者。

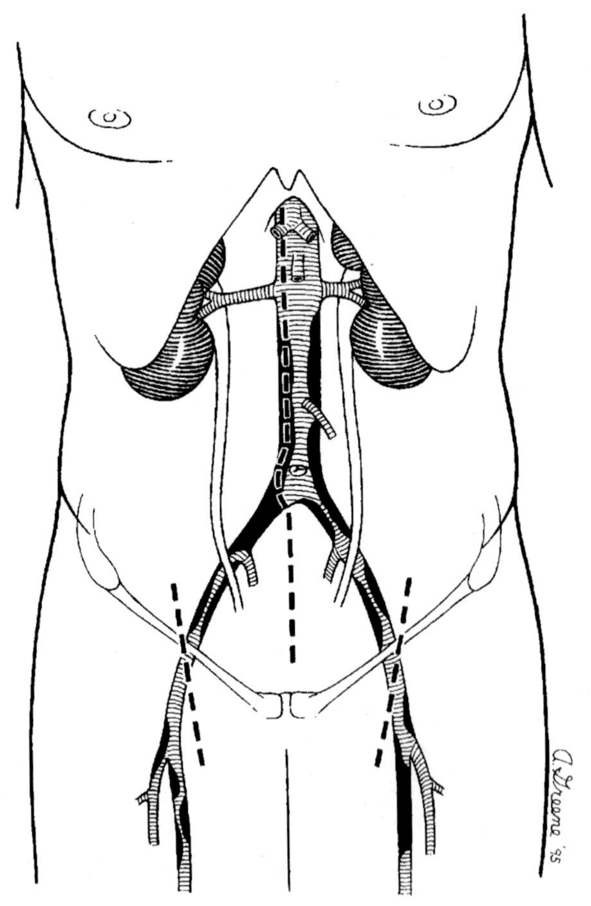

图 44.1 主双股旁路的标准切口。

我通常倾向于在做腹部切口前显露股动脉以尽量减短开腹的时间，从而减少液体蒸发以及热量丢失。如图 44.1 所示，腹股沟切口起始稍斜，这样头侧的 1/3 位于腹股沟韧带以上。当切口位于此处时，显露方便在做股动脉吻合时不需要助手拉钩。

显露时直接在股总动脉前表面上分离。最好用血管钳分离淋巴结和（或）淋巴组织，然后缝线结扎，以减少出现术后淋巴漏的概率，后者容易导致伤口或移植物感染。腹股沟韧带下缘在股动脉上，加以部分分离，以保证移植物肢体隧道有足够的空间而不被压迫。接着向下分离动脉，显露股总动脉分叉，股浅和股深动脉近端都用塑料带环绕（图 44.2）。所有股动脉较粗的分支都应加以保留，并用塑料带控制。如果在术前造影或术中触诊时发现股深动脉近端有显著的狭窄性病变，应进一步向远端显露超过病变段，以便在做股动脉远端吻合时同时行股深动脉成形术。这通常需要显露额外的 2~3 cm 的血管，以及必要时分离一根或更多股深静脉属支，通常跨过股深的前表面。

然后从剑突到耻骨做一条腹部正中切口。在小心探查完腹内脏器后，提起横结肠和大网膜并拉向头端，然后提出整个小肠并移向右侧（图 44.3）。降结肠和乙状结肠拉向旁边或尾端。完成这些操作之后，就可看到覆盖在肾下主动脉上的后腹膜，从患者右侧的十二指肠和肠系膜下静脉之间开始到左侧沿着主动脉的纵轴切开（图 44.3A）。要小心避开沿着肾下主动脉的左前侧面和左髂总动脉近端行走的自主神经纤维丛（图 44.3B）。小心的分离有助于保护这些自主神经，减少术后男性患者性功能障碍的发生。

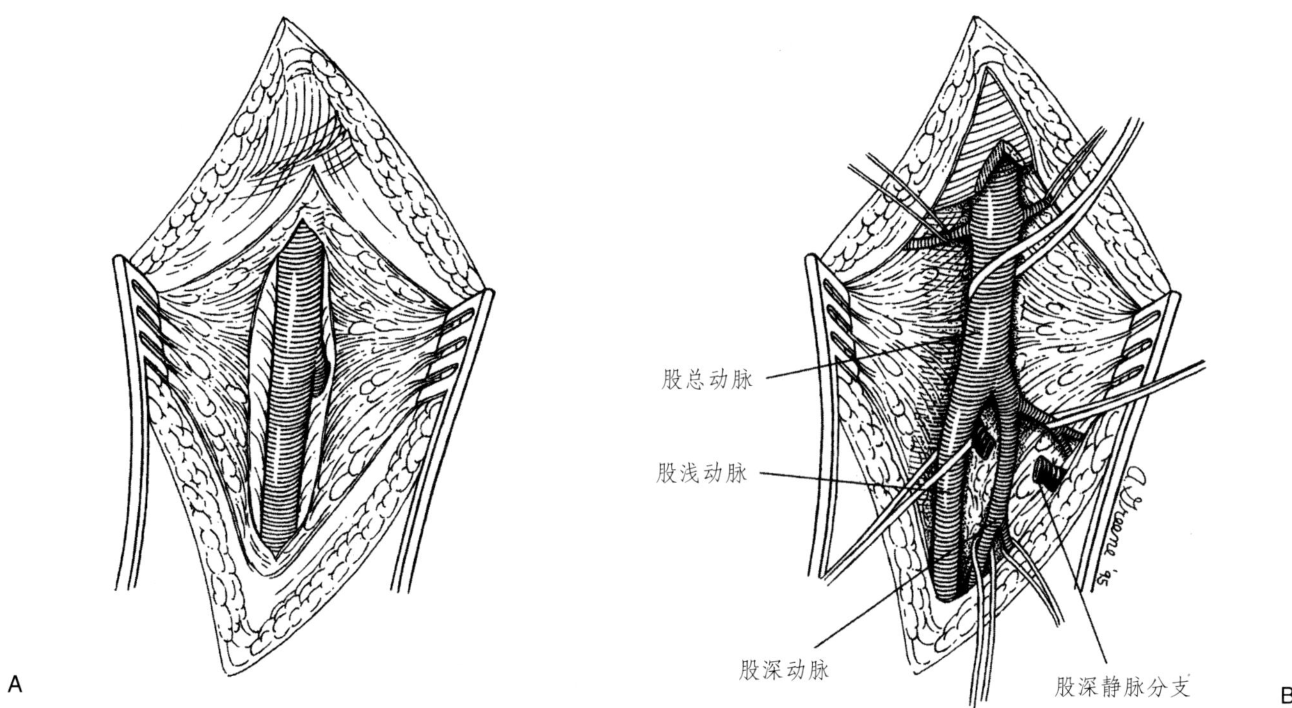

图 44.2　(A)股总动脉从腹股沟韧带开始显露到股浅股深段。(B)如果想显露股深更远端，必须切断一到数只横跨动脉前端的静脉。部分打开腹股沟韧带以提供足够的空间做人工血管的皮下隧道。

切开腹膜后并向头端延伸，分离 Treitz 韧带。此时十二指肠第 4 部分可以在主动脉上活动，并且可以见到左肾静脉就在肾动脉开口下方跨过主动脉前方。左肾静脉是一个重要的解剖标志，近端吻合口应该尽可能靠近它(以及肾动脉)。这有助于减少近端吻合口上方肾下主动脉的再发闭塞性病变发生的潜在可能，而该处的狭窄可影响移植物通畅性。向下分离主动脉超过肠系膜下动脉开口处。这样主动脉显露的长度足以建立合适的近端移植物吻合股沟。此外，这样使得主动脉分叉本身的分离最小，可减少上文所述的自主神经损伤的可能性。

在完成主动脉和股动脉的分离之后，接着做从主动脉到腹股沟的隧道以通过移植物支体。隧道建立时最好用钝性分离并同时用双侧示指协助，一指从腹股沟头端开始，另一指从主动脉分叉尾端开始(图 44.4A)。

分离应保持水平，直接在髂总和髂外血管的前方进行，以保证移植物位于输尿管的后方。这一点非常重要，在输尿管前方通过移植物可以造成输尿管压迫和阻塞，从而伴发肾积水。当隧道开始接近腹股沟韧带时，应该小心避免撕裂恰好在腹股沟韧带上方跨过髂外动脉的髂静脉分支。在双侧腹股沟都完成隧道建立后，通过隧道放一把长的钝头血管钳，穿过隧道放置一根 Penrose 引流管(图 44.4B)。提起引流管两端以便于稍后通过移植物肢体。

有多种人造移植物可供主双股旁路术，包括传统的 Dacron(编织的和针织的)，外涂层的 Dacron(胶原、清蛋白或是明胶)，以及聚四氟乙烯(PTFE)。目前的数据没有揭示任何移植物材料或是结构在通畅性方面优于其他产品，选择主要基于在外科医生的个人喜好上。

使用适当尺寸的移植物可降低血流缓慢和腔内血栓过度沉积的可能性，这可能发生在尺寸过大的移植物上。对于主髂闭塞性病变，最常用的是一根 16 mm×8 mm 的分叉型移植物(主体直径 16 mm，支体直径为 8 mm)，对于主髂节段管径相对较小的患者(主要为女性)，一根 14 mm×7 mm 的人造移植物更为合适。

对于多数患者，端端主动脉吻合作为首选(图 44.5)有以下几种原因。首先，由于所有血流均通过移植物，自体主髂血管的“竞争性”血流较少，从而移植物支体血栓形成率较低。其次，端端吻合在理论上具有血流动力学优势。它产生吻合口周围余流较少，因而发展为复发的粥样斑块或吻合口动脉瘤的可能性更小。此外，端端吻合不易导致远端动脉粥样化栓塞，并易于在植入后用后腹膜组织覆盖，而端侧吻合易于向前突起。这一考虑可能减少潜在的迟发性移植物肠瘘的形成。端侧吻合，如下文描述的，可能在一些疾

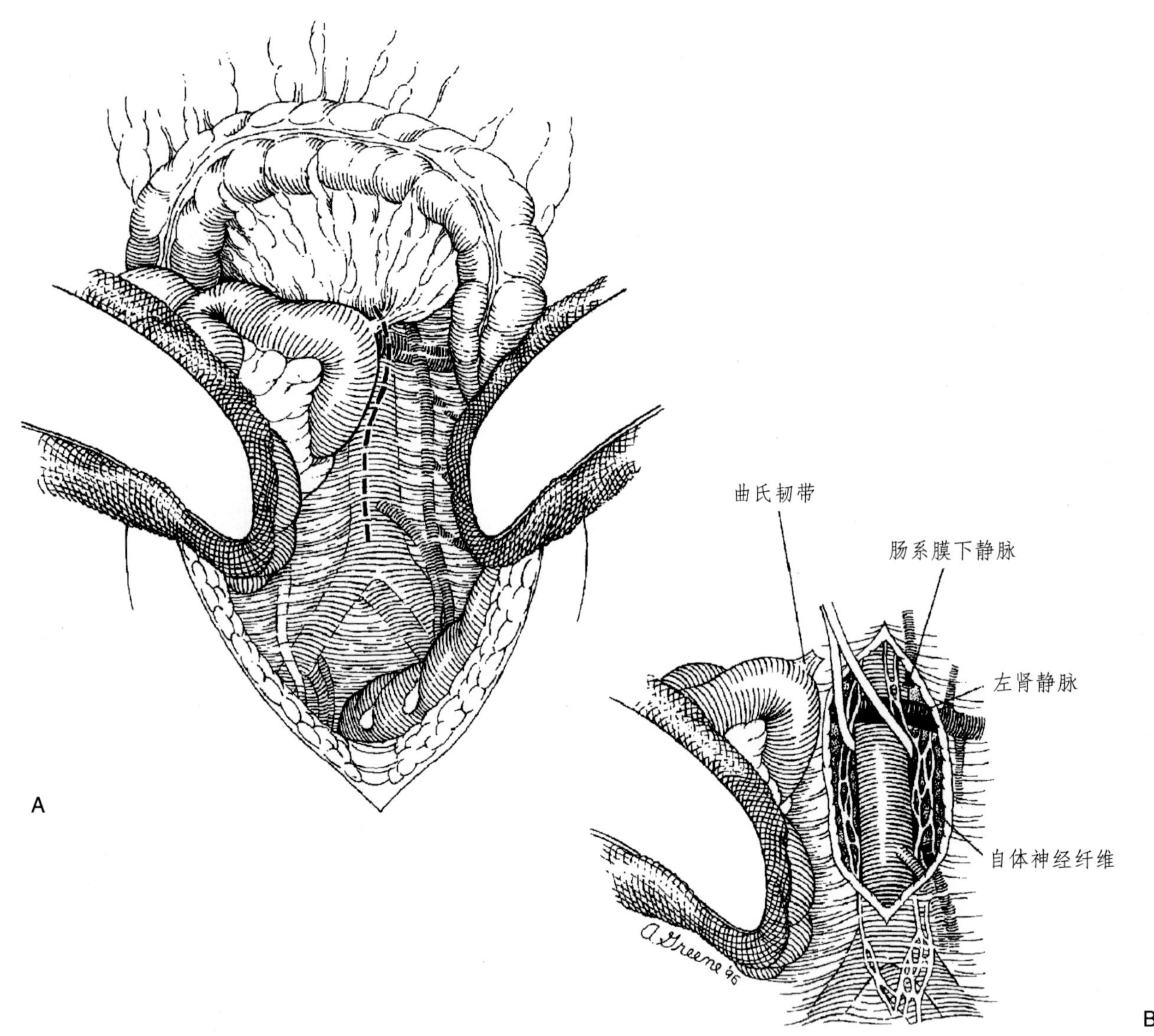

图 44.3 (A)在将大小肠拉到腹腔外后,从腹主动脉分叉开始切开后腹膜到肾静脉水平以上,切开曲氏韧带以便拉开十二指肠。(B)为更好的显露,通常需要切断肠系膜上静脉。尽量保护自主神经丛,避免从腹主动脉分叉开始就切断自主神经。

病的特殊解剖形态上占优势。

在静脉内推注 5000~7500 U 的肝素后, 在主动脉上夹钳夹一把合适的血管钳, 恰好靠近左肾静脉的下缘以及肠系膜下动脉的上缘或者下缘 (图 44.5A)。接着横断主动脉,切断两把血管钳之间 3~4 cm 长的节段。任何从该节段发出的通畅的腰动脉分支都需钳夹结扎。注意在邻近主动脉后壁上保持完整性, 防止毗邻的腰静脉受损以及棘手的出血。

横断的主动脉远端用 3–0 血管缝线缝合两层(图 44.5B)。如该节段严重钙化或病变,有必要做局部的钙化斑块内膜剥脱并使用聚四氟乙烯树脂纱布,以便止血并安全的阻隔血流。裁剪分叉型移植物的主体,从分叉处留出一段长约 3~4 cm。这使短的移植物主体能够定位在切断的主动脉床内,便于缝合覆盖在移植物和各吻合口上的从十二指肠到盆腔的后腹膜。短的移植物主体使得移植物分叉更接近头端,减小移植物支体的叉开角度,从而降低移植物在支体开口处扭结的概率。

探查离断的主动脉近端断端,血栓或疏松的粥样碎屑都应去除。接着用 3–0 单股血管缝线做标准的移植物吻合(图 44.5D)。我通常在后中线用双头缝线开始吻合。吻合以连续的方式在主动脉上同时顺时针和逆时针延伸大约半圈。接着在吻合口的前中线以相同的缝线做类似的反方向吻合。然后将缝线的前股和后股在主动脉的两侧打结,完成吻合。

如果近端的肾下主动脉病变严

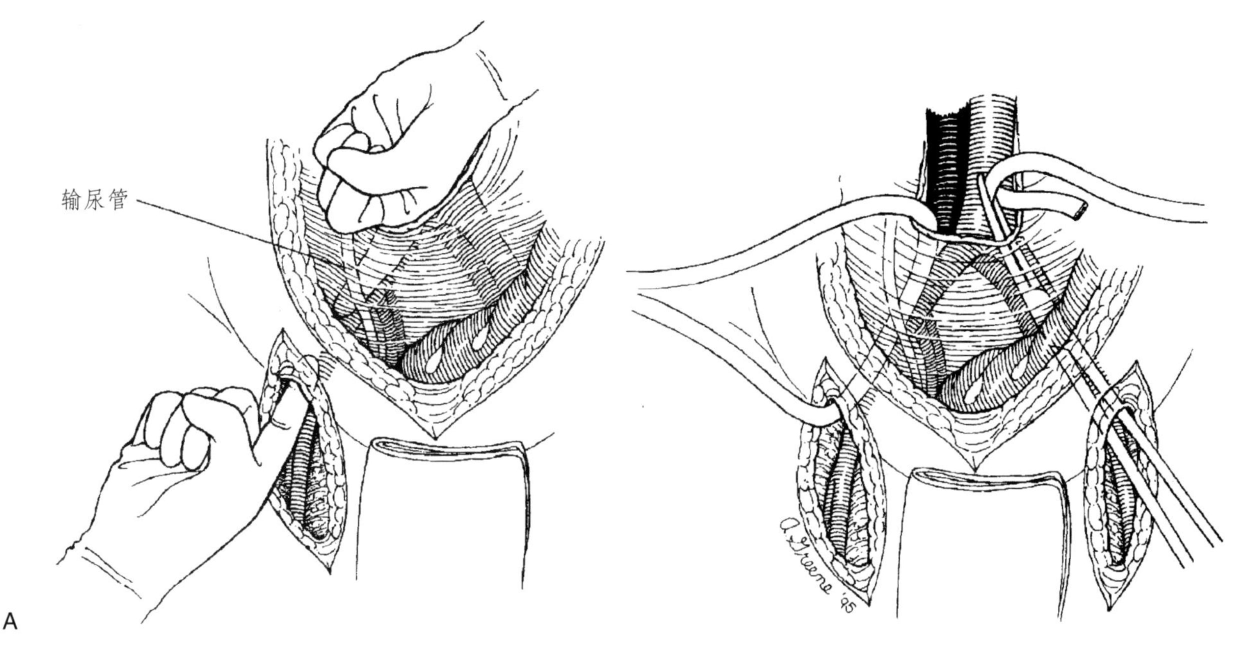

图 44.4　(A)在腹主动脉显露部位和双侧股动脉切开之间个做两个皮下隧道。最好从上至下同时用手指在紧邻髂动脉前表面处进行钝性分离,这样确保以后人造血管支是在输尿管的后面,通常在分叉处跨过髂动脉。(B) 在隧道完成后,通过一个长的血管钳,将一根 Penrose 橡皮引流管拉出。向前拉引流管保证能够在隧道内顺利通过人工血管。

重,且其腔内情况欠佳,我通常做主动脉血栓性内膜剥脱到达近端阻断钳水平(图 44.5C)。留下的外膜层一般很薄,但它通常能很好地固定缝线,完成吻合。这种情况下,可使用间断的带垫片的缝合技术,每一针垫以聚四氟乙烯树脂垫片(图 44.6)。

完成主动脉吻合之后,移植物用无损伤血管钳钳夹(Fogarty 软齿钳),通过缓慢释放近端主动脉钳检测试近端吻合口。如果探查显示有任何漏或缺损,需要用带垫片的间断缝合修补。确认吻合口没有出血之后,再次夹上近端主动脉钳,彻底抽吸移植物内气体及碎屑。

接着应将注意力转移到股动脉区域。提起之前放在移植物隧道的 Penrose 引流管,然后将一根长的稍有曲度的钝头血管钳,如大的 DeBakey 主动脉钳,从两侧腹股沟切口穿过到达主动脉分离区域。然后在直视下抓住两侧股动脉移植物支体远端,每一根支体穿过隧道向下拉(图 44.7A)。需要注意避免支体的扭曲。幸运的是,多数分叉形移植物有标记,有助于保持正确的方向。同时,保证穿过的移植物支体位于输尿管后方也很重要。通过移植物直接在髂血管前方隧行,接着在将移植物支体向下拉的同时提起围绕输尿管跨过腹膜后组织的 Penrose 引流管悬带,就能够完美地完成该操作,在操作过程中可以触及输尿管。两侧支体需保持温和的张力以消除扭转和避免过长,但是必须要避免额外的张力,因为这可能会造成迟发性的吻合口动脉瘤形成。

正确股动脉吻合是主双股旁路术最关键的技术要点,也是移植物长期通畅性的最重要决定因素。这对于保证每一侧进入股深动脉血流无障碍尤为关键。如前文所强调的,绝大多数进行主双股旁路术的患者在手术的同时有股浅动脉的闭塞。在其他患者,逐渐加重的远端闭塞性疾病可导致股浅动脉的闭塞。长期的移植物支体通畅性取决于股深动脉的流出道。因此,在股动脉吻合时探查并纠正股深动脉开口病变非常重要。

股动脉吻合从通过在腹股沟韧带水平阻断近端股总动脉开始,同时也要用合适的无损伤血管钳阻断近端股浅动脉和股深动脉分支。股总动脉前表面中线用 11 号解剖刀片做切口,股动脉切开用 Potts 剪刀同时向近端和远端延伸(图 44.7B)。移植物支体用轻度的张力拉伸,并沿稍呈弧形的斜线剪开,得到一个合适的长度,以匹配主动脉切口的大小 (图 44.7C)。接着用 5-0 单股血管缝线完成标准的血管吻合。可以用带垫片的缝线从移植物足跟部开始缝合。将这根缝线打结,然后继续用连续方式吻合到两侧的中点,也可以应用“降落伞”技术。缝线方向总是在移植物上从外向里缝合,在动脉上从里向外,这样可以尽可能减小斑块或血管壁的病变层掀起或移位,从而形成潜在的阻塞性内膜片。如果在血管壁上缝线由外向里穿过,这种情况更容易发生。在吻合口两端的中

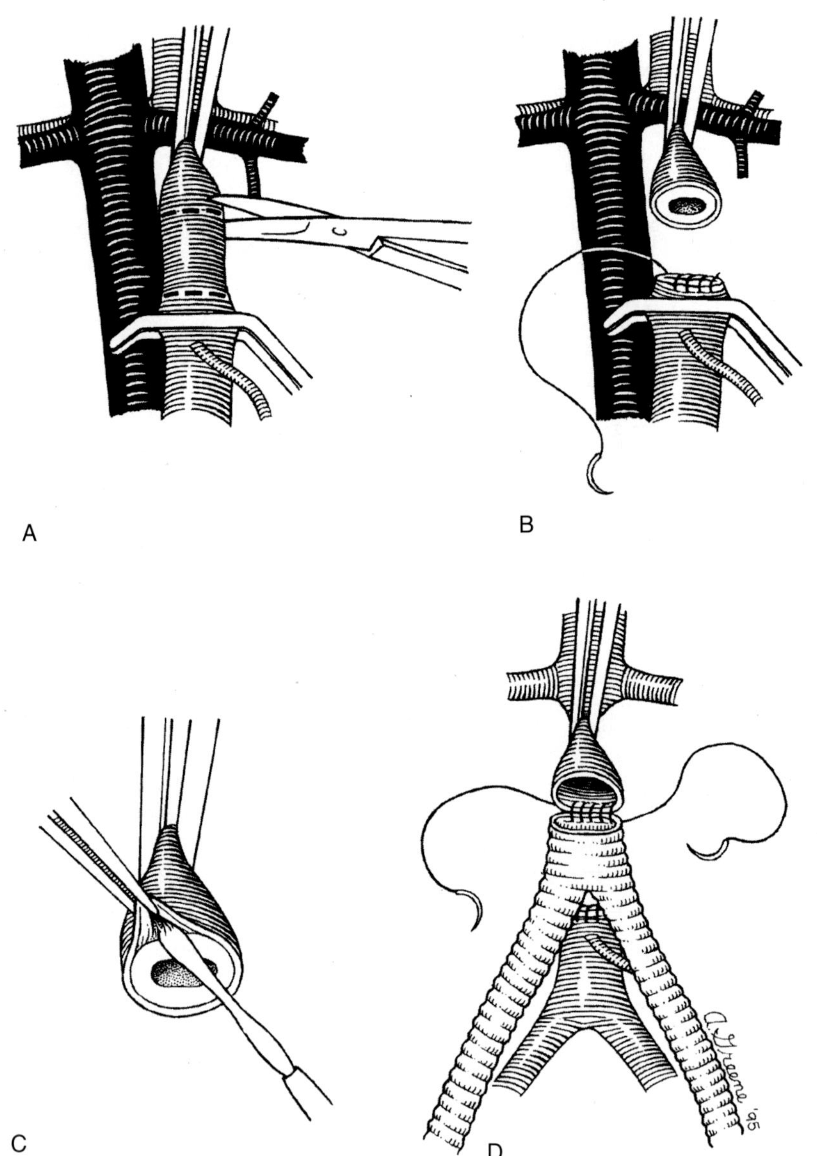

图 44.5 (A)在系统性的应用肝素后,阻断腹主动脉的近远端,切断一段 3~4cm 的动脉段。(B)通过连续缝线法缝合远端动脉。(C)如果增厚或钙化的内膜或中层损伤官腔,则必须对头侧阻断钳下方的近端主动脉切口行血栓动脉内膜切除术。(D)用单丝血管缝线从后侧开始近端吻合。将分叉检查血管切短,使其长度仅有 3~4cm,使其占据此前切去的主动脉段区域。

点，连续的缝线用带橡皮头止血镊夹住以保持一定张力，一根新的缝线从动脉切口远尖端移植物的足趾开始。打结并向两边缝合直至到达中点处刚才打结的缝线处(图 44.7D,E)。

如果股浅动脉闭塞，或是在股深动脉开口处发现存在严重闭塞性病变，不建议仅在股总动脉上做一个简单的吻合。这种情况下,股动脉切口最好延伸到股深动脉近端超过其开口处狭窄(图 44.8A)以便为移植物支体建立一条可靠的流出道。多数情况下,通过修剪移植物，形成一个长斜面可以充分地完成股深动脉成形术（图 44.8B,C)。当移植物吻合口的足趾置于股深动脉上时，建议在尖端做 3~5 个带垫片的间断缝合(图 44.8D)。这些应该在直视下进行，精确定位直到最后一针，尽量减小这一关键的流出管道缩窄的可能性(图 44.7E)。

连续冲洗双侧移植物支体和连续充盈血液灌注下肢很重要，前者可降低远端血栓栓塞的可能性，后者可降低所谓的“再灌注低血压”的发生率。在第一个股动脉吻合完成前 5~10 分钟，外科医生应该提醒麻醉师下肢血流将重新充盈。这让麻醉师有充分的时间使血流充盈最优化，并暂时地给予血管活性药物来克服硬膜外麻醉的血管扩张效应。就在完成股动脉吻合

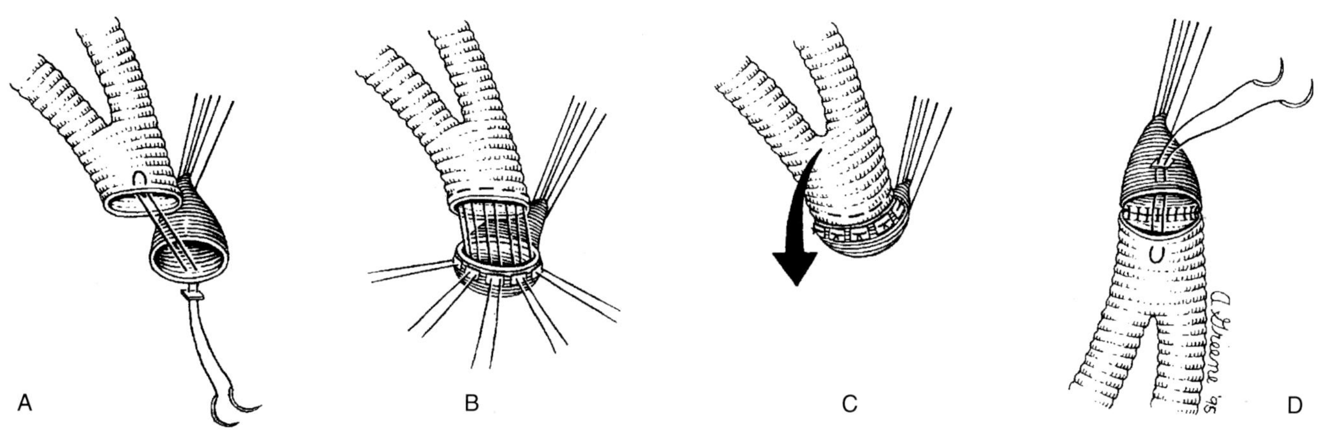

图 44.6 间断褥式吻合技术,适用于进行内膜切除术后的脆弱动脉壁。(A)将人工血管放置在一个分支朝上的位置,采用双臂的间断褥式吻合,每针从人工血管壁的外侧缝向内侧,然后由动脉壁的内侧向外,然后通过一块小的 Teflon 的毡帽。(B)在血管的后半圈缝合 5 个这样的间断褥氏吻合,然后将毡帽压向人工血管,完成后壁的吻合。(C)当后壁吻合结束后,将人工血管放下处于一个合适的位置。(D)通过同样的间断褥式吻合法完成前壁的吻合。

的最后一侧之前,在两根移植物支体的近端各夹上一把无损伤血管钳(Fogarty 软齿钳),并松开主动脉阻断钳以再次保证主动脉吻合没有出血。接着短暂释放移植物支体上的阻断钳,用力地冲刷移植物支体使其通过接近完成的股动脉吻合口(图 44.9A)。再次夹上血管钳,释放股动脉吻合口远端阻断钳使得自体动脉系统回血。然后迅速完成吻合并缓慢开放移植物支体。轻柔地阻断股浅动脉和股深动脉,让所有血流反流入盆腔循环,因此进一步减少血块、碎屑栓塞远端的机会(图 44.9B)。然后通过移去动脉钳重新建立进入股深动脉以及最终进入股浅动脉的血流(图 44.9C)。如果发现任何低血压,移植物支体应用手阻断,必要的话,扩容、滴注碳酸氢钠并使用血管活性药物。如能耐受则缓慢开放支体。然后,用同样方法完成对侧的股动脉吻合,并以同样的步骤冲洗、开放完成移植物植入。

端侧主动脉吻合

人工血管与主动脉端端吻合适合于绝大多数患者,但某些解剖情况下做端侧吻合可能更好。如图 44.10A 所示,这些解剖情况包括有一根粗大的副肾动脉从肾下主动脉发出,或是有一根粗大的通畅的肠系膜下动脉。尽管这些分支血管可以通过移植到端端吻合的人工血管主体上而得以保留,通过端侧主动脉吻合明显更易于实现这一目标,可保留自体顺向主动脉血流。更常见的是,端侧吻合或“外置”人工血管用于那些多数阻塞性病变位于髂外动脉的患者。这些患者中,多数主动脉、髂总动脉以及(下腹部的)髂内动脉相对保存得较好,后者供应同侧下肢血管网。由于这种形式的病变,如果建立端端主动脉吻合,那么从股动脉吻合口反流到髂外动脉的血流可能不足以维持盆腔灌注。潜在的血流动力学结果包括男性患者阳痿,术后结肠缺血,甚至由于腰骶部或尾部缺血而发生的下支神经功能障碍。通过下腹部系统的端侧移植物结构维持正向盆腔循环,在这些情况下是必须的(图 44.10C)。

肾下主动脉如前文描述的那样用同样的方式显露。尽管有时可能需要一把侧咬合钳部分阻断,我发现通常还是使用一把标准的水平主动脉阻断钳完全阻断主动脉节段,以及远端一把斜形阻断钳侧向来阻断毗邻的腰动脉(图 44.10B)更为合适。吻合口尽可能位于肾下主动脉近端。我一般沿着纵向动脉切口的边缘除去一部分主动脉壁,在此处做一个略呈椭圆形的开口作吻合。在主动脉打开之后,通过局限性的内膜剥脱术除去所有疏松的粥样斑块或血栓。然后将人造血管的主体剪到适当的长度,以大约 60°的斜面延伸到接近移植物分叉处。吻合用两根双头的单股 3–0 血管缝线在移植物的足跟和足尖进行缝合。缝合向两个方向延伸(顺时针和逆时针方向),两股在吻合口横向的中点打结。在完成吻合之前尽可能使远端自体主动脉回血以排出粥样碎屑很重要,这些碎屑可用血管钳去除,因为当血流通过自体主髂血管重新充盈时这些碎屑可造成血栓。然后如前文所描述的那样完成人工血管隧道和股动脉吻合。

肾下主动脉闭塞

肾下主动脉闭塞是指主动脉在

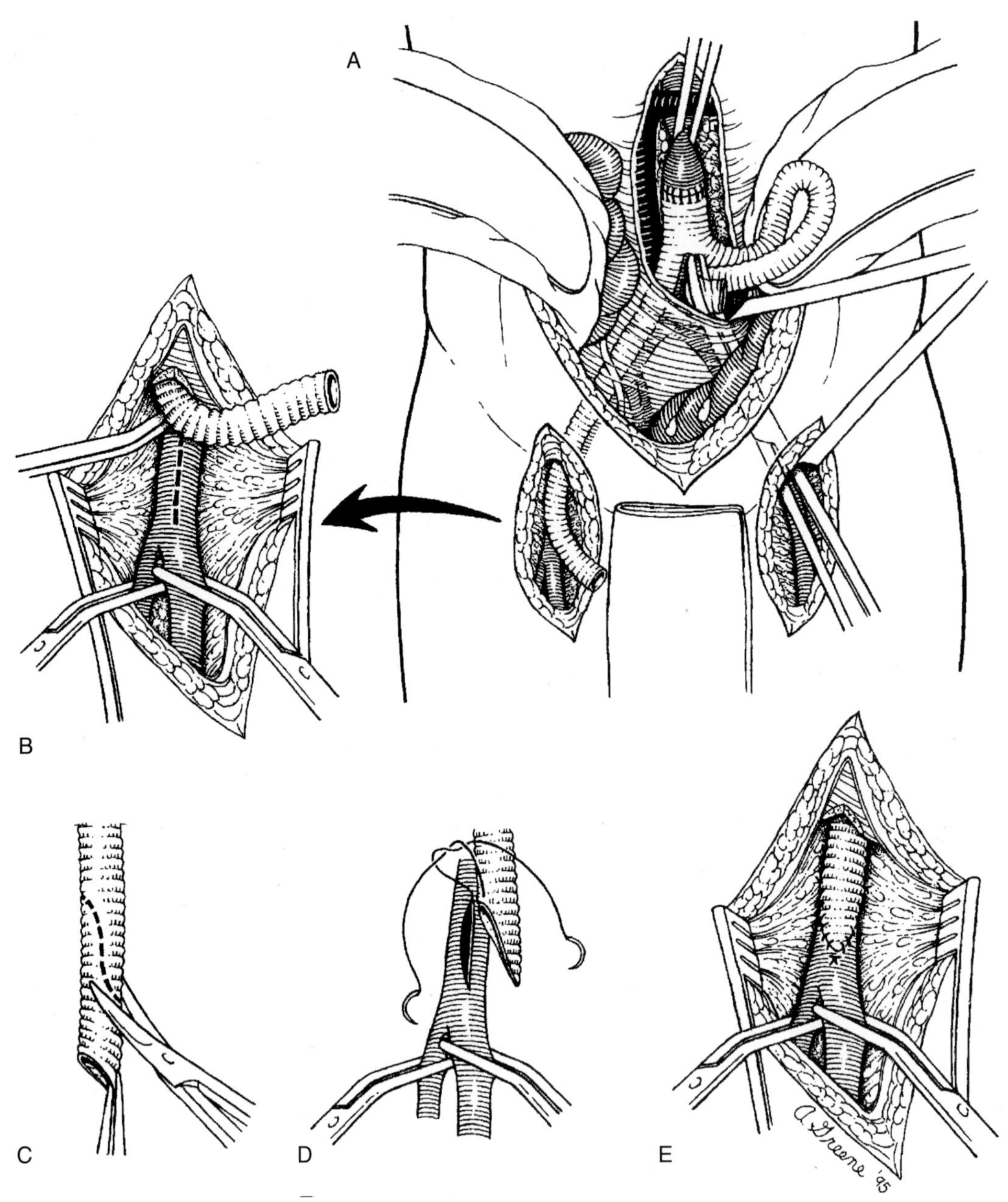

图 44.7 (A)人工血管分支通过后腹膜的隧道。拉起 Penrose 引流管以保证隧道位于输尿管的后面并且能顺利通过人工血管。(B)在没有任何股深动脉开口病变情况下,股总动脉的切口位置。(C–E)切断人工血管分支到一个合适的位置,进行人工血管的吻合。

肾动脉起始水平完全血栓形成。大多数情况下,引起血栓形成的闭塞性粥样硬化病变本身位于更远端。致病损害的进展导致主动脉血栓形成,并且逆行蔓延到肾动脉水平,除非主动脉流出道能够靠患者的肠系膜下动脉或主要的腰动脉维持。尽管主双股旁路术的原则是相似的,但一些技术上的重要改变是需要的。尤其是肾下主动脉应该在去除阻塞的血栓性物质之后再在靠近是肾动脉处钳夹,以防止碎屑会被血管钳推到或"挤"到上方。这对存在阻塞肾动脉,损害肾功能的潜在可能。尽管一些外科医生提倡不用主动脉钳在肾动脉起始以下几厘米处横断主动脉,仅靠血压挤出血栓性物质,但这种方法在排出斑块方面并不令人满意。术中可通过穿过小网膜入路或者在肠系膜上动脉和肾动脉之间于肾动脉以上阻断主动脉,如图 44.11A 所示。通常建议肾动脉本身也要用硅胶管或细的喇叭狗钳暂时地阻断以防止栓塞。在完全横断肾下主动脉近端后,血栓块用内膜剥脱匙挑出(图 44.11B)。要避免深部的内膜剥脱以防止内膜片翻起,这有可能阻塞进入肾动脉的血流。在除去

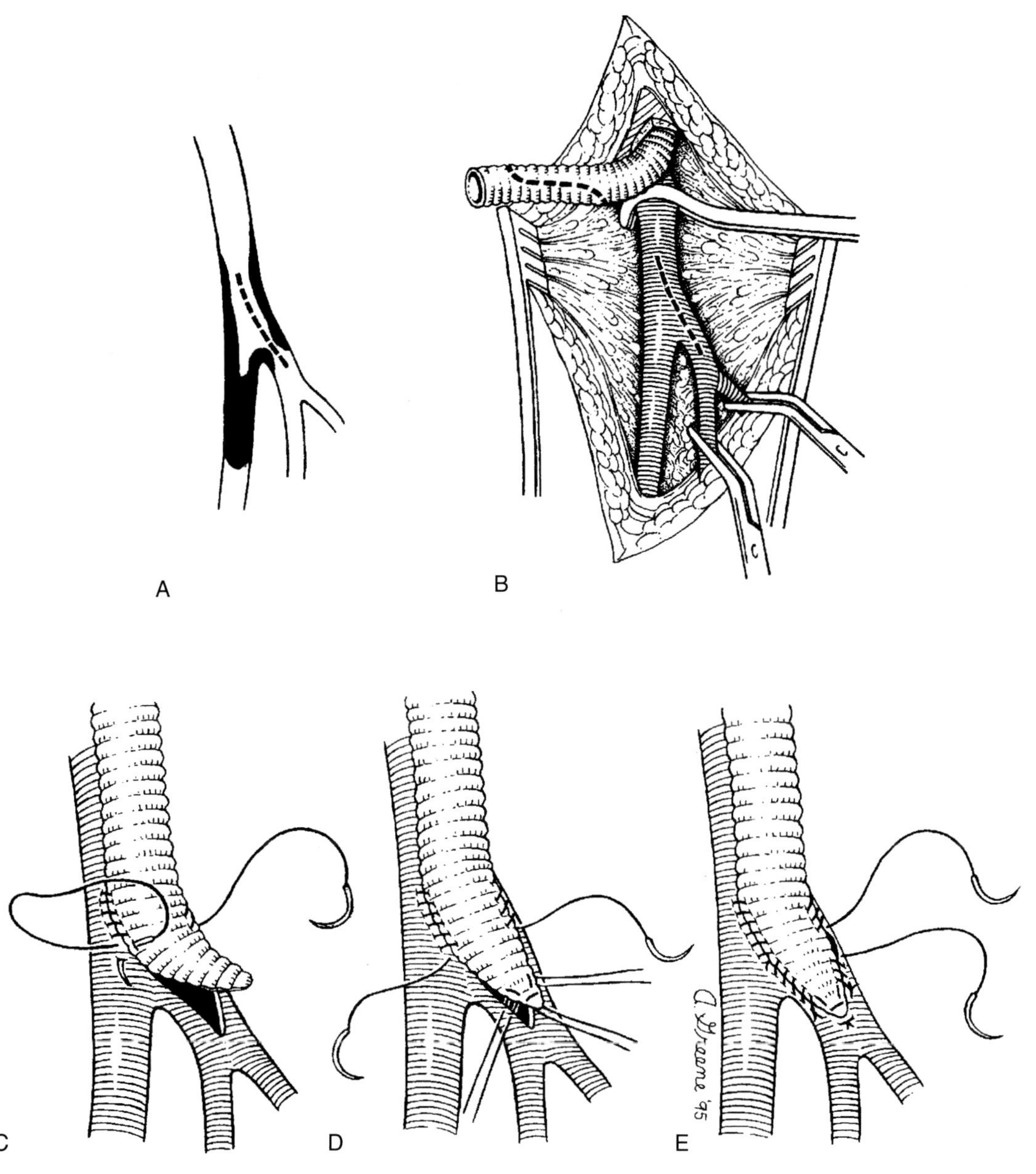

图 44.8　(A)如果有明显的股深开口病变,特别是股浅动脉存在闭塞性疾病,需要将股动脉切口延长至跨过股深开口病变处。(B)人工血管远端裁剪成有合适长度的倾斜的帽状。(C–E)完成吻合。

血栓块后,用“花生米”纱布清理肾下主动脉袖套腔,用力冲刷主动脉,使肾动脉回血。然后在血流重新充盈肾动脉时重新在肾下主动脉夹上主动脉钳。接着用所描述的标准技术将人工血管植入(图 44.11C)。使用这种方法,肾动脉缺血持续时间限制在大约 15 分钟,这些措施可使斑块清除不完全以及肾动脉栓塞的发生概率到最低。

主髂动脉内膜剥脱术

主髂动脉内膜剥脱术对于 5%~10%有明确定位的主髂动脉闭塞症(Ⅰ型,见第 43 章图 43.1)的患者是合适的。内膜剥脱术有几种理论上的优点,包括不用植入人工材料的事实,感染率几乎为零,以及流入腹部下动脉的血流很可能比旁路手术要好,因此可提高男性患者性功能。最后,由于手术完全是自体的,可用于一些特殊情况——污染或是感染的区域需要血管重建。

除了理论上的适应证之外,内膜剥脱术对于有动脉瘤性疾病、近肾主动脉闭塞以及扩展性主髂动脉闭塞疾病(Ⅱ型和Ⅲ型)的患者是禁忌的。它对于动脉瘤性疾病患者禁忌,是因为

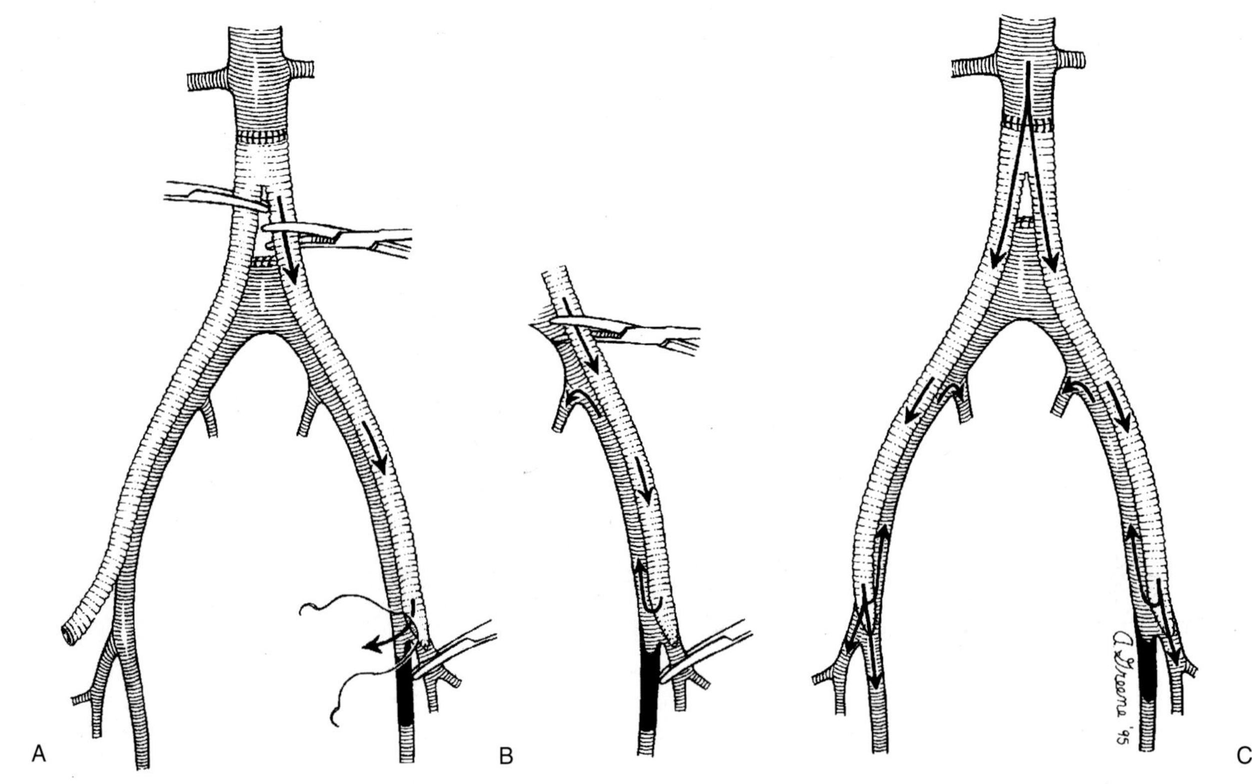

图 44.9 (A–C)人工血管的冲刷和下肢的血供恢复(见正文)。

可能在内膜剥脱节段持续动脉瘤变性;对于近肾主动脉闭塞患者,植入移人工血管后在肾动脉以下简单地横断主动脉在技术上更容易,且效率更高。最后,髂外动脉内膜剥脱术的成功率不如主双股旁路术,并且可能导致早期栓塞的发生率较高和由于再狭窄导致的远期失败。失败可能与髂外动脉直径较小、长度较长、较难暴露以及由于血管壁附着层而使得内膜剥脱比髂总动脉困难等因素有关。扩大的主髂动脉内膜剥脱术已经不再使用,并由主双股旁路术所取代。

选择合适的患者接受内膜剥脱术是重要的,如上文所述。动脉粥样硬化病变的过程应该在髂总动脉分叉处终止,从而使得内膜剥脱术有满意的终点,而不必向髂外动脉延伸超过 1~2 cm。纵向的动脉切开从肾下主动脉向足端延伸到髂总动脉,另一条则局限在对侧髂总动脉范围内(图 44.12A)。在外弹力层水平建立内膜剥脱平面,以反压迫恰当的远端终点进行止血是重要的(图 44.12B 和 C)。后者需要使用间断的小针缝线。动脉切口直接的闭合通常是可行的(图 44.12D),不过偶尔需要用人造物或是静脉补片闭合。当对合适的患者做适当的手术时,主髂动脉内膜剥脱术可获得极好和持久的疗效。然而,局限性主髂闭塞症且适宜行内膜剥脱的患者在最近的实践中通常选择血管成形术和(或)支架植入进行治疗。

髂股动脉旁路术

髂动脉闭塞症的患者偶尔会表现出单侧的症状以及对侧股动脉搏动正常。单侧的髂动脉闭塞症处理方法尚存在争议。可选的手术方式包括标准的主双股旁路术、单侧主股动脉旁路术,髂股旁路术、解剖外股股旁路术以及各种以导管为基础腔内的治疗。需要承认的是,每种方式都有一定的支持者,都能获得一定程度上的改善。

如果病变大部分位于髂总动脉远端或是髂外动脉,那么髂股旁路术是一种合适的选择。如图 44.13 所示,髂总动脉通过扇形的腹部斜切口的腹膜外入路显露,而股血管通过另外的标准的腹股沟直切口显露。近端和远端的吻合都通过一根 8 mm 的人造血管以端侧吻合的方式建立。通常用一对直的主动脉血管钳置于血管的近端和远端有可能实现髂总动脉的血管控制。有时,同时阻断主动脉末端、对侧髂总动脉、同侧髂内动脉和同侧髂外动脉是有必要的,这取决于髂总动脉的长度和阻塞病变的分布及严重程度。需要注意的是,有严重髂总动脉阻塞的患者可能是行主股/主双股旁路的较合适人选。髂总动脉的动脉切口沿着血管的纵轴延伸到两把阻断钳之间,吻合通常用 4–0 的单股血管缝线进行缝合。旁路人工血管沿着髂外动

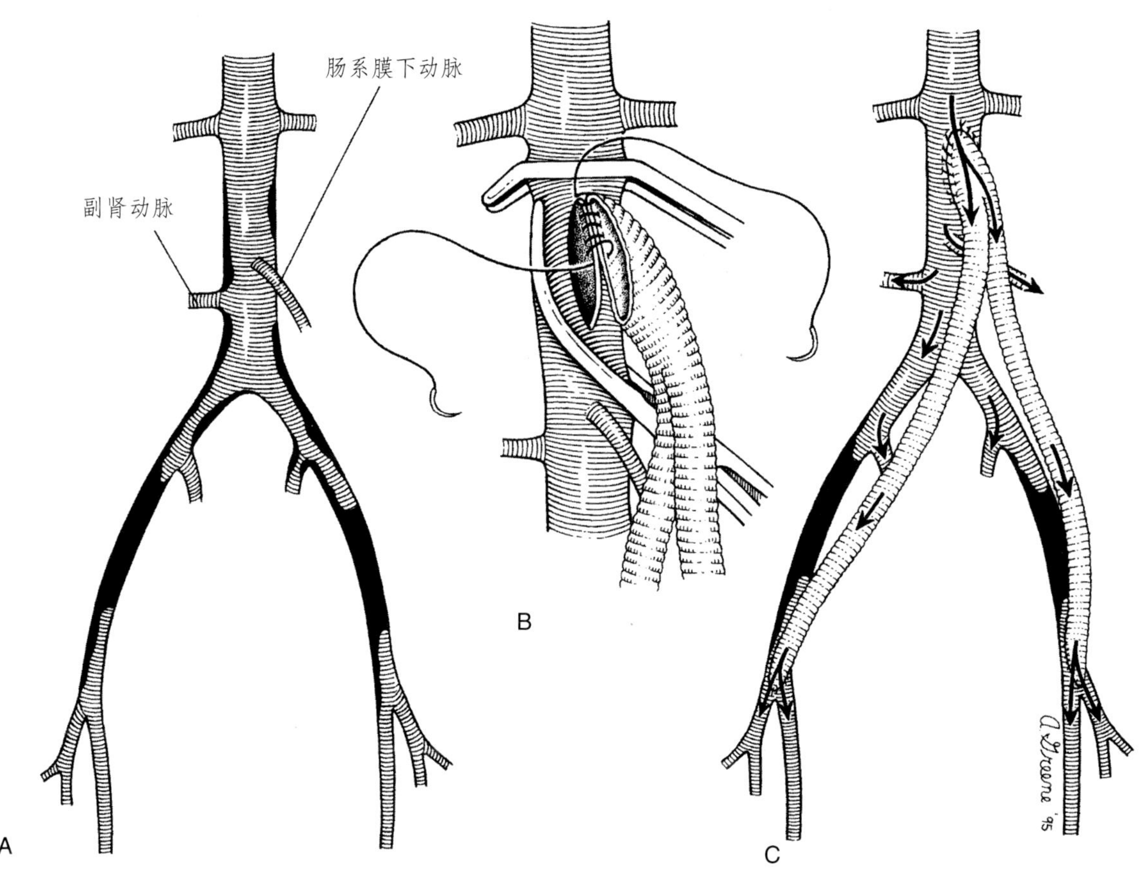

图 44.10 (A)主髂动脉闭塞的类型适合人工血管与腹主动脉行端侧吻合。(B)在肾下腹主动脉两把阻断钳中间切开动脉,和斜形的人工血管连续端侧吻合。(C)完成端侧旁路术后,原来存在的血管继续保留供应盆腔的血流,一根通畅的肠系膜下动脉和一根副肾动脉起自于主动脉。

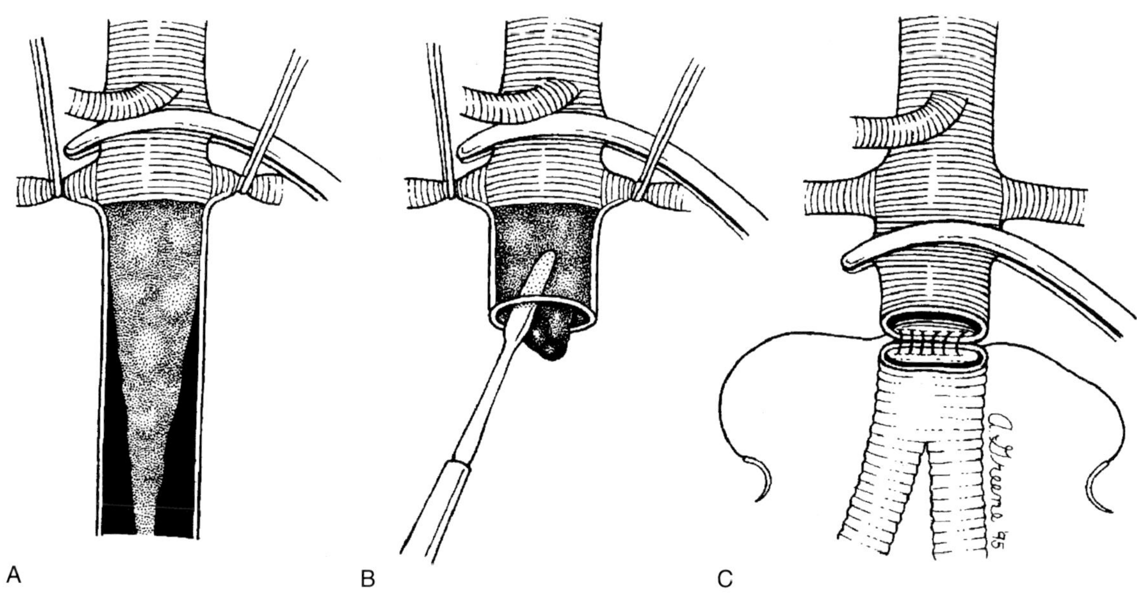

图 44.11 (A)在肾周腹主动脉完全阻塞的情况下,最好在肾上阻断和双肾动脉阻断的情况取栓。(B)在流入道阻塞的情况下,在肾动脉下几厘米处切断腹主动脉,利用内膜切除铲取出血栓,但是要避免真正的内膜切除(见正文)。(C)在切除肾周腹主动脉的血栓后,在肾动脉以下水平加以阻断,恢复肾动脉的血供,进行标准的腹主动脉人工血管吻合。

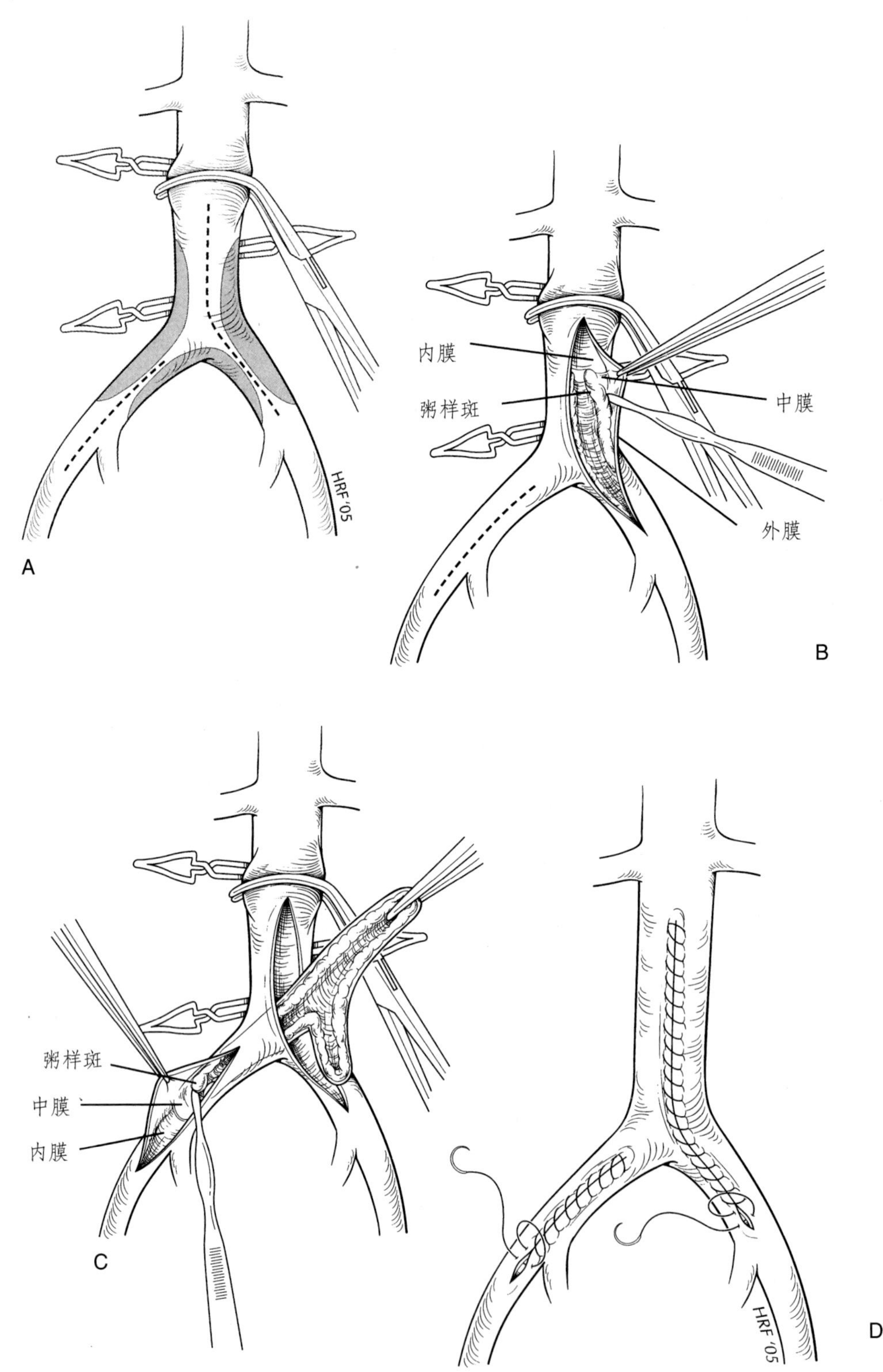

图 44.12 (A)控制和显露肾下的腹主动脉和髂动脉。外科医生应该通过术前的血管造影或者术中触诊确定闭塞性疾病终止在或刚刚超越髂动脉分叉水平。血管造影从一侧髂总动脉开始延伸至腹主动脉。对于对侧动脉,动脉切除术局限在髂动脉的中段和远端。(B,C)做一个合适的深如病变中膜的切口,通过内膜切除铲去除斑块。很重要的一点是在髂动脉找到一个安全的内膜切除终点。如果病变并不向远处延伸,切口可向两侧髂动脉延伸 1~2 cm,然后远端的内膜瓣通过 5-0 或者 6-0 的线加以缝合固定。(D)一般可以直接缝合关闭动脉切口,但是如果血管比较小的话,可以加用补片后再缝合。(Modified from:Hershey FB,Calman CH. *Atlas of Vascular Surgery*. St. Louis: Mosby; 1973:105)

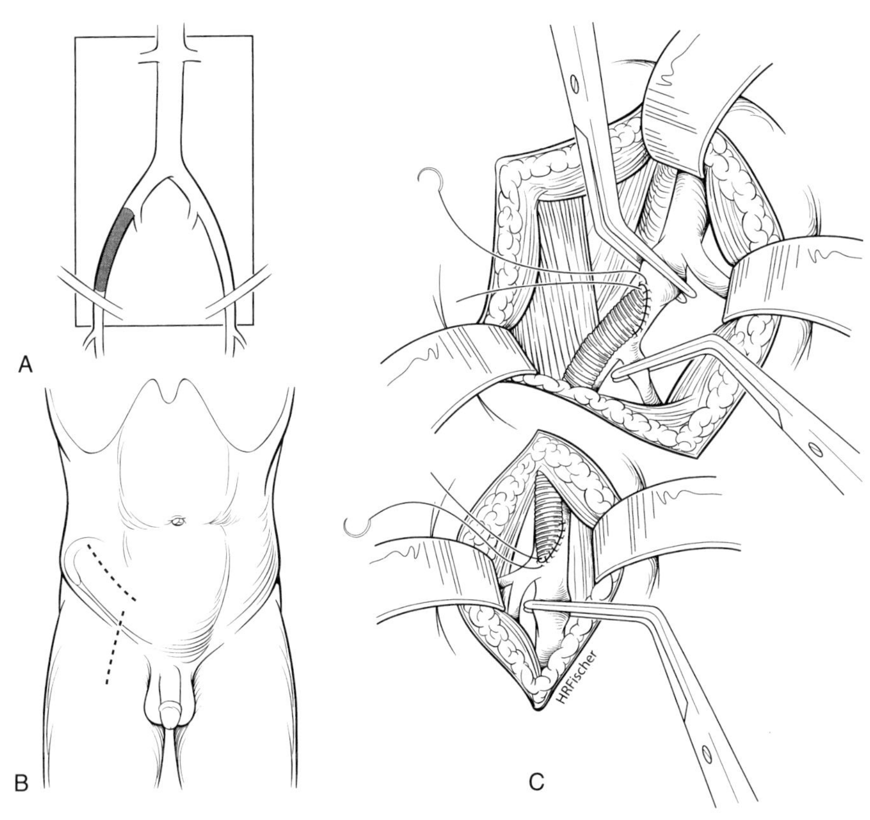

图 44.13　(A)病变必须限制在髂总动脉远端和(或)髂外动脉，这样可以在髂总动脉找到未病变的位置行近端吻合。(B)首先分开行下腹部腹壁切口和腹股沟的直行切口。(C)人工血管在后腹膜间歇(输尿管的后方)，远端与股总动脉行端侧吻合。(Modified from: Rutherfored. R,ed. Vascutar Surgery, 5th. philadelphia:WB Saunders;2000:959)

脉的解剖行径隧道走行于腹股沟韧带的深部。需要注意的是，人工血管穿过输尿管深部，但它通常被忽视，因为肠结构和输尿管常会作为起始腹膜外切口的一部分回缩到中间。如上文所述，在主双股旁路移植物的下方行股动脉吻合。需要注意的是，髂股动脉旁路移植物的长期通畅率还不错，且这项手术死亡率最小。

并发症

主双股旁路术和其他直接的血这重建手术作为主髂闭塞症的主要手术涉及多种潜在的并发症。所幸的是，围手术期总死亡率小于 5%，且对于大多数大型究中心而言，死亡率一般在 1%~2%。与患者人群和系统性的动脉硬化自然病程而言，如所预测的那样，大多数围手术期死亡病例与心脏原因有关。这强调在围手术期评估期间发现和处理那些严重冠状动脉疾病的重要性。整体的并发症发生率应该小于 10%，包括与所有主要的腹腔内血管操作相关的并发症以及和那些与主髂旁路术关系更特异的并发症。前者的并发症“常见”群包括术后脏器系统衰竭(心脏、肺、肾和胰腺)，疏忽所致的术中内脏损伤(小肠、输尿管、主要静脉和脾脏)，腹部伤口裂开，以及腹腔内出血。虽然这些“常见”的并发症无法完全消除，但它们可通过选择合适的患者、认真的术前准备、术中细节的留意以及一份极好的技术上的操作承诺而减少。关于主髂旁路术的特异性的并发症包括结肠/盆腔缺血、动脉硬化性栓塞、下肢动脉缺血、男性性功能障碍以及腹股沟伤口并发症。

尽管主髂旁路术后盆腔缺血风险巨大且不可逆转，所幸的是这种情况极其罕见。它可临床表现为结肠缺血、臀部肌肉和周围皮肤的坏死或是腰神经丛病变（表现为神经功能不全)，致病机制是盆腔血流的阻断。值得注意的是，最近腔内腹主动脉瘤修复技术应用到累及髂总动脉的病变，此时需要行单侧或双侧髂内动脉栓塞。这些技术的进展和处理经验提高了对这种并发症以及对保留至少一侧髂内动脉重要性的认识。盆腔循环的情况应该如上文所述在手术计划时加以评估，可以选择做一个端侧主动脉吻合。另一种选择是，一侧(或双侧)的髂内动脉可通过使用一根分叉的人工血管支体重建血运。

动脉粥样硬化碎屑可能会在手术操作过程的任何时候引起血管栓塞，不过进行血管操作时最容易发生，如分离或行血管钳阻断时。栓塞的后遗症果取决于碎屑的大小，以及受累血管的分布。肉眼可见的颗粒可以阻塞主要的已被命名的血管，碎屑常停留在各种血管分叉处。幸运的是，大多数可通过栓塞切除术导管顺利去除。相反，极小的颗粒留在相应大小的血管内，通常无法去除或治疗。它们可导致大范围的损伤，从典型的“蓝趾”症到臀部和下肢的大面积组织丢失。栓塞的潜在性可以通过应用技术层面的手段降到最低，包括重建股浅动脉血流之前选择性灌注盆腔和重建股深动脉前严格地冲洗血管。

患者可在术中、完成旁路手术后或术后早期逐渐发展成下肢缺血。特殊的相关症状随短暂的表现而不同，可能的原因包括动脉硬化性栓塞、原位血栓形成和技术问题。治疗方法常取决于导致闭塞的原因，所有潜在的技术缺陷，如移植物支体扭曲、打结或吻合口狭窄需首先排除。通常首先质疑股动脉吻合口，需使血栓栓塞切除导管同时穿过近端(移植物支体/主动脉)和远端(股浅/股深动脉)。如果股动脉血栓取出不成功且病因不明白，则需通过显露腘动脉同时行腘动脉及血管取栓。有时需要对持续的下肢缺血患者行腹股沟韧带以下血运重建，不过合并流入道，流出道操作的发病率和死亡率很高。

男性性功能不全可发生在主髂血运重建之后，由于不完全的盆腔灌注或是走行于远端主动脉和髂总动脉的自主神经被切断。报道的发生率为5%~15%。需要注意的是，自主神经损伤可导致膀胱内括约肌瘫痪以及逆行射精。盆腔循环的情况需作为选择手术方案的考虑因素，在操作中应该小心避免损伤相关的神经。此外，应在术前与患者交流可能发生性功能不全。

主髂血管旁路术后伤口并发症的发生率大约为15%。需要注意的是，其中的大多数是伤口裂开或伤口愈合不良，而非真正的伤口感染。局部的伤口护理措施包括除去皮肤钉、局限性的清创和更换敷料通常能够解决问题。

术后处理

主髂旁路术后护理要求与其他重要的腹内血管手术护理类似。患者通常术后当晚转至ICU进行监测，然后再转入普通病房。当转入普通病房最好有相关的理疗医生负责照看，并鼓励他们尽早下床。通常在术后三四天或是肠道功能恢复时拔除鼻胃管。一般在术后七八天出院，但他们必须有足够的自理能力可以自我护理，充分进食，以及有正常的肠道功能。患者每两周到门诊就诊直到伤口愈合，此后大约间隔6个月到门诊诊断。踝肱指数术后早期测量，并每6个月进行随访。

直接主髂动脉重建的长期结果令人满意。主双股旁路术后报道的5年长期通畅率达80%~90%。相应的主髂内膜剥脱术通畅率与其类似，而单侧髂股旁路手术结果稍差。不幸的是，主髂旁路的患者长期生存率仅75%，低于同年龄阶段的长期生存率。晚期死亡的大多数是继发于心血管因素，大剂量的药物治疗冠状动脉疾病和动脉粥样硬化相关危险因素非常重要。大约5%的患者发生吻合口假性动脉瘤，不过发病率取决于随访的持续时间，有可能超出过5%。吻合口假性动脉瘤主要发生在股动脉吻合口，可能与技术失误、缝线断裂、移植物感染以及自体动脉退化有关。主髂旁路术后人造血管感染的发生率大约为1%~2%。

推荐读物

1. Brewster DC. Clinical and anatomic considerations for surgery in aortoiliac disease and results of surgical treatment. *Circulation* 1991;83(Suppl 1):42.
2. Brewster DC. Technical features to simplify or improve aortofemoral or aortoiliac reconstructions. In: Veith FJ, ed. *Current Critical Problems in Vascular Surgery*, vol. 5. St. Louis: Quality Medical Publishers; 1993: 278.
3. Brewster DC. Direct reconstruction for aortoiliac occlusive disease. In: Rutherford RB, ed. *Vascular Surgery*; 5th ed. Philadelphia: WB Saunders; 2000:943.
4. Brewster DC, Cooke JC. Longevity of aortofemoral bypass grafts. In: Yao JST, Pearce WFJ, eds. *Long-term Results in Vascular Surgery*. Norwalk, CT: Appleton & Lange; 1993:149.
5. Brewster DC, Darling RC. Optimal methods of aortoiliac reconstruction. *Surgery*. 1978; 84:739.
6. Brewster DC, Perler BA, Robison JG, et al. Aortofemoral graft for multilevel occlusive disease: predictors of success and need for distal bypass. *Arch Surg*. 1982;117:1593.
7. Cambria RP, Brewster DC, Abbott WM, et al. Transperitoneal versus retroperitoneal approach for aortic reconstruction: a randomized prospective study. *J Vasc Surg*. 1990; 11:314.
8. Corson JD, Brewster DC, Darling RC. The surgical management of infrarenal aortic occlusion. *Surg Gynecol Obstet*. 1982;155:369.
9. Crawford ES, Bomberger RA, Glaeser DH, et al. Aortoiliac occlusive disease: factors influencing survival and function following reconstructive operation over a twenty-five year period. *Surgery*. 1981;90:1055.
10. Flanigan DP, Schuler JJ, Keifer T, et al. Elimination of iatrogenic impotence and improvement of sexual function after aortoiliac revascularization. *Arch Surg*. 1982;117:544.
11. Nevelsteen A, Wouters L, Suy R. Aortofemoral Dacron reconstruction for aortoiliac occlusive disease: a 25-year survey. *Eur J Vasc Surg*. 1991;5:179.
12. O'Hara PJ, Brewster DC, Darling RC, et al. The value of intraoperative monitoring using the pulse volume recorder during peripheral vascular surgery. *Surg Gynecol Obstet*. 1981; 152:275.
13. Pierce GE, Turrentine M, Stringfield SI, et al. Evaluation of end-to-side v. end-to-end proximal anastomosis in aortobifemoral bypass. *Arch Surg*. 1982;117:1580.
14. Szilagyi DE, Elliott JR Jr, Smith RF, et al. A thirty-year survey of the reconstructive surgical treatment of aortoiliac occlusive disease. *J Vasc Surg*. 1986;3:421.

编者评述

A.B.L.

主双股旁路术是有症状的主髂闭塞症患者传统的“金标准”。长期的通畅率令人满意，相关的致残率和死亡率在可接受的范围之内。虽然有这些优点，这一术式的适应证却随着腔内治疗的出现而不断缩小了。的确，根据编者自己的实践，目前这项手术的适应证包括那些不适合腔内治疗的弥漫性病变(Ⅱ型)患者，或是近肾主动脉闭塞的患者。在这一章中，Brewster医生提供了很好的主双股旁路手术的技术描述，以及他根据自己的经验介绍了主髂闭塞症的处理方法。笔者自己的处理方法与此类似，尽管也有某些地方值得讨论。

对于高大肥胖的患者由于血管较深，股动脉的分离可能有点困难。可通过在腹股沟切口内放两把深部Weitlander牵开器获得很好地显露。另一种选择是，可用一把固定的牵开器(如Thompson)，不过由于手术在腹部和腹股沟之间需要转换，这使得手术有些麻烦。通过缝匠肌旁切口靠近股深动脉也是可行的。这对于只有股深动脉通畅的肥胖患者可能特别有用，因为吻合口位置很深，一旦伤口裂开可被覆盖的缝匠肌所保护。如文章中所描述的，我通常不切断腹股沟韧带，不过我常要结扎越过髂外动脉远端的下腹壁和深部静脉。这些静脉，在做移植物隧道或穿过移植物时很易损伤，可造成较多麻烦。

腹部中线切口对于多数行主双股旁路的患者通常足够了，这也是我喜欢的方式，因为这种方式易于关闭。然而，双侧的肋缘下切口可提供更好的显露，可能更适合肥胖患者的。笔者常规情况下不切除小肠，但常用一块湿纱布和可延展的 Bookwalter 牵开器的叶片将它推向腹腔的右侧。笔者认为，这些手段有助于防止体热丢失和限制肠道水肿。我喜欢使用口形的 Bookwalter 环带，它具有可除去的曲线(端)，因为在做股动脉吻合时我能保证腹腔牵开器在原位。笔者做移植物隧道与前文类似，但在做近端吻合时将一把直的主动脉血管钳留在隧道内。在建立隧道时保持格外警惕很重要，以保证他们位于输尿管深部。

主动脉吻合口应该尽可能靠近肾动脉，由于动脉硬化残留的肾下主动脉节段内有进展的可能。其缝合位置和注意事项与肾下型腹主动脉瘤患者类似。常规分离肾动脉或钳夹肾上主动脉不是必须的，肾动脉以下放置一把肾下血管钳就足够了。与 Brewster 医生相反，笔者推荐行端侧主动脉吻合，因为这样可以保证通过自体主髂系统的逆向灌注。需要承认的是，建立端侧吻合并不总是可行的，尽管有端侧的结构，时间久了自体主髂循环常发生闭塞。无论主动脉吻合为何种结构，保持盆腔灌注很重要，有时需要行髂内动脉的旁路手术。

股深动脉对于主双股旁路手术的长期效果很关键。手术成功的一个主要原因是股深动脉相对远离闭塞病变。出于这些考虑，我通常行股深动脉内膜剥脱并将移植物向下盖在血管上，从而行股深成形术。内膜剥脱的范围取决于病变的分布，通常受到管腔大小和近端血管限制。在一些罕见的情况下，当它延伸到更远端的时候，笔者喜欢用静脉而不是长的移植物覆盖物修补股深动脉，笔者的印象是大面积的人造血管覆盖更易于形成血栓。

近肾动脉主动脉闭塞的患者代表了主髂闭塞症患者中一个极端的亚群。笔者的方法同标准的主双股旁路术类似，就在肾动脉水平做一个端端吻合。笔者喜欢靠近阻断两侧肾动脉和以上的主动脉，然后横断主动脉，留下大约 1 cm 的肾下主动脉。然后可通过连续缝合口的尾端。肾旁主动脉可通过移动左肾静脉显露。除了在其周围分离至汇入下腔静脉处还需要结扎生殖动脉、肾上腺动脉和腰动脉分支，。通过切开包绕在主动脉横向水平的膈肌脚，可以简化肾上主动脉钳的应用，不过这并不总是必要的。笔者对于文中的致力于去除肾下主动脉内的血栓和(或)内膜剥脱术，然后在肾下主动脉位置重新上血管钳的技术不甚赞同。笔者的经验是无法完全去除。

熟悉主髂动脉内膜剥脱术和单侧髂股动脉旁路术的操作技巧非常重要，不过正如本文提到的那样，进行上述手术的指征多数情况下并不明显，但掌握这些手术的操作技巧非常重要。

(王利新　符伟国　译)

第 45 章

主髂动脉闭塞症的开放重建术

Alexander D. Shepard, Mark F. Conrad

由于主双股旁路术效果确切、疗效持久，目前其仍然是主髂动脉闭塞症患者的手术治疗方式。然而部分患者因为存在内科高危因素或明显的操作难点，所以不适合行主双股旁路术。此时可选择解剖外旁路进行血管重建，以避免开腹或横向钳闭主动脉所导致的风险。股股旁路和腋股旁路术是这种情况下最常使用的术式。

股股旁路术

股股旁路迄今已经有 40 年的历史，对于那些不适宜血管腔内成形或支架植入的患者来说，它一直是治疗有症状的单侧髂动脉闭塞症最广泛应用的术式。由于其操作简便、致残率和致死率低，因而广为接受。许多早期的报道显示它的通畅率几乎与主双股旁路手术相等，这使得一些权威医师甚至对无危险因素的患者采用这一术式。然而，过去十年中一系列研究质疑了该旁路手术的远期耐用性，建议该手术仅限于高风险的患者或那些存在主股旁路术技术禁忌证的患者。

适应证与禁忌证

股股旁路术的适应证包括继发于严重的单侧髂动脉闭塞而对侧髂动脉病变轻微或正常的失能性跛行或严重的肢体缺血。这一手术也可应用于以下情况：因术野污染或瘢痕化使得髂动脉损伤而必须结扎、医源性损伤(导管插入术后或主动脉内球囊扩张后)，或仅涉及一侧髂动脉的主动脉夹层。其他的适应证包括主双股旁路的一侧肢体栓塞或闭塞无法再次开通、感染的髂动脉瘤，或是治疗腹主动脉瘤时合并有一侧主髂腔内移植物。股股旁路术适用于那些不适宜经皮穿刺治疗(如，血管成形伴或不伴支架植入)单侧髂总动脉病变的患者。对于孤立的髂外动脉病变的患者，髂股旁路术可能是一种较好的选择，或者极少数情况下，动脉内膜切除术可能是一种较好的选择。

由于受到股股旁路手术远期通畅率的限制，我们主要为那些预期寿命较短的高风险患者和严重急性缺血以致不能进行适当的术前评估和术前准备的患者施行该术式。对于预期寿命较长的无高危因素患者，仍倾向于采用直接的主动脉重建(如主双股旁路术)，尤其是当主动脉、对侧髂动脉存在闭塞性病变或者手术的适应证是影响生活方式的跛行时。股股旁路手术潜在地将双下肢都置于危险境地，虽然提高了一侧的灌注，却可能使以后的股骨入路出现问题(如心脏导管手术)。

术前评估

主动脉和对侧髂动脉应该在术前仔细评价。有症状的肢体常存在股动脉搏动的减弱或消失，而对侧肢体应该有正常的股动脉搏动。节段性肢体测压显示三相的股动脉波形和（或）正常的股动脉压力足以证明对侧髂动脉系统相对正常。主动脉造影检查(至少到达胫骨平面)有助于明确是否存在阻塞性病变、病变的位置和严重性。盆腔的双侧斜位造影对于充分评估髂动脉是必要的，因为髂动脉后壁一般情况下都有斑块存在，但在标准的前后位视野可能会被忽略。股动脉分叉处也应该仔细研究以发现股深动脉起始处的病变，这种病变需要在旁路手术时加以纠正。如果狭窄处有明显的血流动力学障碍，应测量狭窄近端和远端的压力。静息状态下任何的压力梯度都是有意义的，可通过激发试验后重复测量远端压力来确认。我们喜欢在动脉内注射血管扩张剂，如罂粟碱。这类试验对于证实可疑病变的髂动脉是否适合作为病变更严重的对侧髂动脉的“供体”是很有意义的。如果在供体髂动脉发现孤立的、明显影响血流动力学的狭窄，可通过血管成形或支架植入加以治疗，以使那些不适合主股动脉术的高危患者能够施行股股旁路术。

研究显示,供体髂动脉成形不会对股股旁路手术的远期结果产生负面影响。供体和狭窄闭塞侧股动脉病变能够而且应该在手术的同时加以纠正。

进行股股旁路术的患者通常都有明显的手术风险，应该在术前仔细评估以明确他们的确存在主股旁路术的高危因素。在过去的十年间,我们成功地对6例股股旁路闭塞的患者进行主股旁路术，这些患者当初接受股股旁路手术的主要原因就是伴有明显的主股旁路术的高危因素。年轻患者尤其需要仔细加以筛查,排查潜在的原因。

操作技术

所有患者都应该在术前接受预防性的抗生素(通常为第一代头孢)。我们更喜欢硬膜外麻醉，尽管低剂量的全麻也可接受。对于瘦的、高风险的急诊患者可采用局麻。全腹部及双侧腹股沟都需备皮、消毒及铺巾。股动脉通过标准的纵行腹股沟切口显露，但要比正常的稍低一点 (不需分离腹股沟韧带)。在切口的上方边界可见到腹股沟韧带，保证吻合在股动脉较远侧的位置上，以避免移植物通过下腹壁穿出腹股沟韧带时急性成角 (图 45.1)。在显露股动脉以结扎横行的淋巴管时应该小心，因为当皮下隧道内有移植物时，任何伤口并发症的后果都很严重。需显露股总动脉从腹股沟韧带到分叉的部分，股浅和股深动脉的起始处必要时加以控制以纠正相关的流出道病变。

在双侧腹股沟之间穿过下腹壁建立一条曲度柔和的皮下隧道 (倒“C”形结构)(图 45.2)。一把大的C形主动脉钳或是隧道装备可能会有帮助。在中线处一般会遇到一些阻力，此处皮肤通过一根很窄的结缔组织固定于筋膜。曾经做过下腹部切口的患者在建立隧道时可能会有一些问题，此时应该注意避免筋膜下隧道形成或不慎误入腹腔。

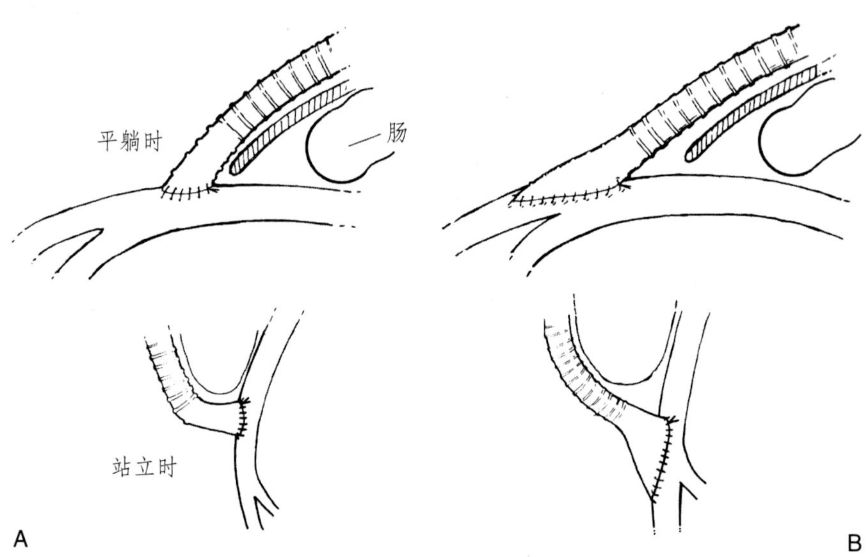

图 45.1 股股旁路移植物的外形显示了股动脉吻合处急性成角的避免。(A)吻合口和腹股沟韧带太靠近，在髋关节屈曲或者站立腹部下垂时人工血管容易成角或者打结。(B)吻合口放置在股动脉远端可以避免上述问题。

当选择移植物在股动脉上的起点和终点时应该非常小心。应避免非常靠近腹股沟韧带，因为当患者处于直立位腹部下垂(尤其是肥胖患者)时，移植物有打结的潜在危险。出于这个原因，股动脉吻合通常做在股动脉分叉水平，跨过股浅或股深动脉的起始处;分叉位置较高时,需要将吻合完全做在股浅动脉上(图 45.3A)。另一种选择是,移植物可穿过腹膜外 Retzius 间隙做筋膜下隧道。斜行的股动脉吻合口延伸至股深动脉，减小移植物弯曲的角度，并纠正股浅动脉起始段的流出道病变(图 45.3B)。不注意移植物起始处和隧道位置关系的细节会导致术后早期移植物打结和(或)压迫,并伴有血栓形成。

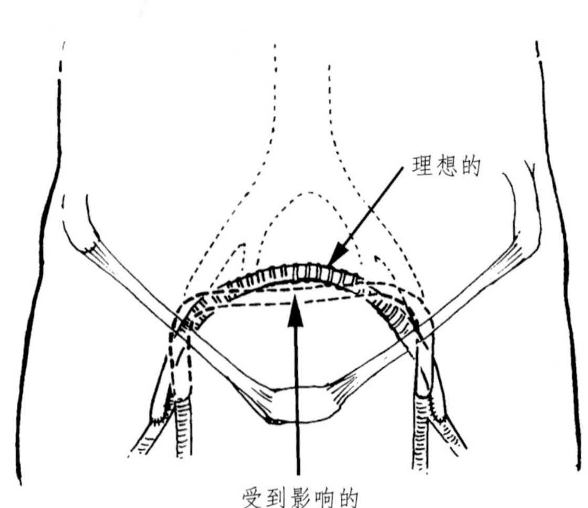

图 45.2 与股深动脉起始处行斜位吻合后股股人工血管和其皮下隧道的外形。

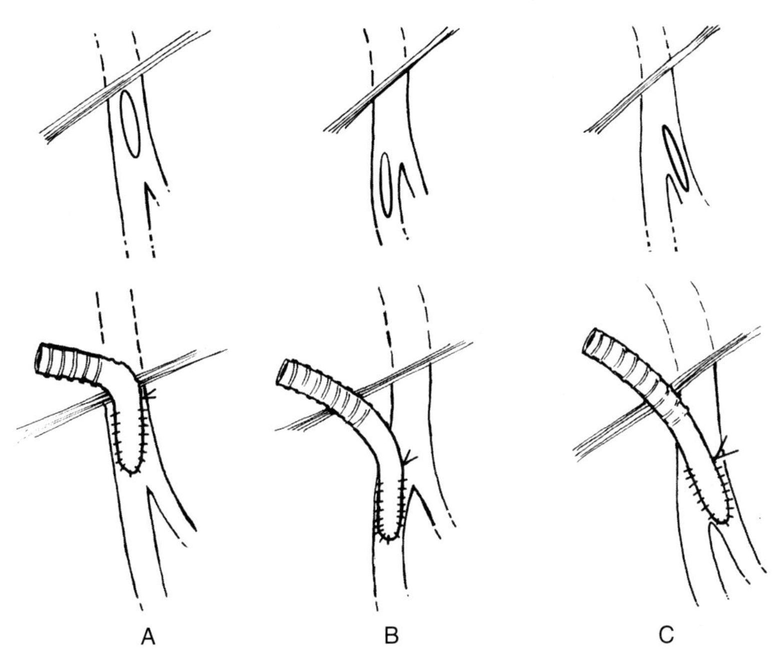

图 45.3　股股旁路术吻合口的形态。(A)股总动脉近端的纵向动脉切口容易导致移植物扭曲或者成角，特别是在股动脉分叉较高的情况下。(B)股动脉切口位置更远，通常超过股动脉分叉水平，切口一般位于股浅动脉或股深动脉上可避免上述问题。(C)斜向股深动脉近端的切口，可以减小移植物弯曲的角度。在这个位置还可以纠正各种流出道病变。

移除供体股动脉(有时是远端髂外动脉)和受体股动脉流出道内的阻塞性斑块是非常重要的。行股动脉或分叉处广泛的内膜切除术后，最好用补片关闭动脉并将移植物缝在补片上，而不是将移植物一端全部吻合在股动脉切口上。采用后种技术常常导致移植物扭结，如上文所述(图 45.4)。当受体侧存在股浅动脉闭塞时，纠正股深动脉流出道病变对于这一手术的成功相当关键，可能需要广泛的内膜切除术或股深动脉成形术。有时股股动脉旁路需要结合股-腘动脉或远端旁路(我们经验不多)。在这种情况下最简单的方法是将远端移植物吻合至股股移植物末端，注意避免远端移植物在跨过近端吻合口时成角。

我们推荐使用一根 7~8mm(对于小的动脉用 6mm)有外部支撑的聚四氟乙烯(PTFE)移植物来做股股移植物手术。然而，最近的 Veterans Affairs 试验显示 PTFE 相对于 Dacron 并没有优势。有支撑的移植物更能抵抗扭结和压迫。担心感染时可选择使用大隐静脉，但是存在管径较小、较易打折的缺陷。常用 5-0 或 6-0 的聚丙烯或 PTFE 缝线行股动脉端侧吻合。受体侧的股总或股浅动脉闭塞时，可在股深动脉上做端端吻合。当皮下隧道内存在人工血管时，发生伤口并发症的后果严重，仔细关闭切口对于避免伤口并发症非常重要。

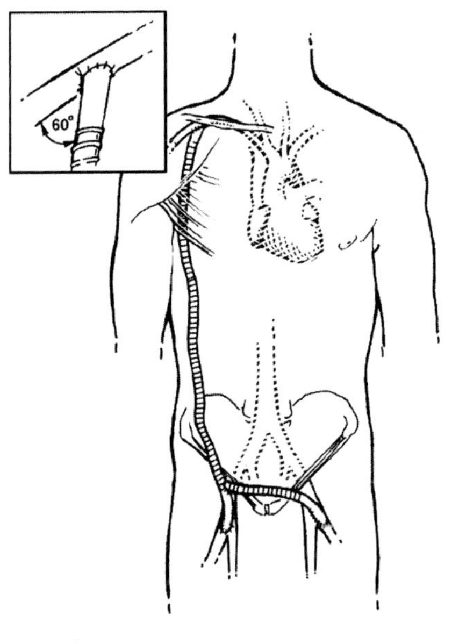

图 45.4　液股旁路的皮下隧道示意图。

并发症和术后处理

股股旁路术操作层次较浅，不打开腹腔，创伤较小，甚至高危患者都能耐受。在最近的系列研究中，股股旁路择期手术死亡率低，平均为 2%~4%，主要并发症发生率同样不高。抗血小板药物(我们喜欢用阿司匹林)在术前即开始服用，并在术后长期使用。除了那些严重左心室功能不全或肾功能不全的患者外，我们一般在围手术期加用右旋糖酐。患者在术后维持卧床大约 2~3 天，以尽可能减小伤口并发症的风险。对于肥胖患者，特别要注意腹股沟卫生。术后早期检查踝肱指数(ABI)，以检验血流动力学改善是否明显。流入道和流出道之间的人工血管内常易出现闭塞性病变，这是移植物失败最常见的可纠正因素，关键在于及时发现，因此患者需至门诊定期随访。随访时的实验检查包括 ABI 和吻合部位的多普勒超声检查。

结果

尽管肢体存活率可与主股旁路手术媲美，但股股旁路的血流动力学改善和远期通畅率不如前者。Dartmouth 小组已证明在多数病例中，供侧肢体的 ABI 轻微下降，受侧肢体的 ABI 虽然有改善，但不如预期的那么高。提示在股股旁路术后，由于主动脉到髂动脉的血液流量不足（即使供侧是明显正常的髂动脉)，不可避免地会发生轻度的“窃血”。各文献报道的通畅率不同，5 年通畅率平均为 50%~60%。早期的系列研究证实多种因素可影响股股旁路术的远期通畅率,包括受侧肢体股浅动脉闭塞、供侧髂动脉需行成形术以及跛行作为手术指征等。然而,最近的研究显示,这些因素都不能可靠地预测移植物的远期功能。与其他指征的股股旁路术相比,主股旁路术后人工血管堵塞的患者行股股旁路术预后差,需要长期服用华法林抗凝。供体髂动脉和受体流出道病变是移植物血栓形成最常见的因素。

股股旁路手术对于治疗单侧髂动脉闭塞疾病仍然是一种有用的手术。成功的结果取决于患者的选择(特别要注意供体髂血管系统的血流动力学)和手术的操作(注意避免移植物打结,并纠正供体和受体动脉的严重病变)。由于其简便性及安全性,股股旁路手术对于高风险的患者尤其有帮助。然而,较差的血流动力学表现和远期通畅率低提示该术式不适合低危、仅有限制生活方式的跛行患者和病变侧肢体血液供应处于临界状态的患者。

髂股旁路术

单侧髂血管病变也可能适于通过髂股旁路手术做直接的解剖重建。这一手术方式相对于股股旁路术有许多优点。相比于股股旁路术,髂骨旁路术应用更短、更直的移植物,因此能够提供更好的通畅性(尽管不如主股旁路术)。此外,髂股旁路术在手术时不会同时干涉到两侧下肢,并且对于冠状动脉病变需要反复股动脉插管时,这是一种较好的“保存入路”的选择。由于需要在腹膜外显露髂血管分叉而造成死亡率略微升高,因而近年来髂股旁路术的应用有下降趋势。适宜髂股旁路术的理想人选是那些有单侧的、髂外广泛病变同时髂总动脉正常的患者。在硬膜外麻醉下通过一道横向低位的扇形腹膜后切口(如肾移植切口)可以充分显露髂动脉系统。由于髂股旁路手术需打开腹膜外腔,恢复要比股股旁路手术时间稍长。这一手术主要的技术限制是在髂总动脉存在非阻塞性的钙化粥样硬化病变,会影响到近端的确切控制。应用球囊阻断导管进行腔内控制有助于解决上述问题。髂动脉内膜剥脱术是另一项可供选择的血运重建方式,但它很少使用,因为这是一项费时且技术上要求更高的操作。

腋股旁路术

腋股旁路术可单独应用,或更多情况下和股股旁路手术联合(腋双股旁路)应用,是另一种可替代主股旁路手术的解剖外旁路手术。如同股股旁路术那样,腋股旁路无需进入到一个较大的体腔,同时可以避免钳夹腹主动脉,该术式治疗主髂闭塞的风险较小,但远期通畅率较低(相对于主股旁路术)。因此,腋股旁路术适合于那些预期寿命有限或有进腹手术禁忌的患者。

适应证与禁忌证

腋股旁路术的适应证包括主动脉人工血管脓毒症或继发于严重主髂动脉闭塞症的影响功能的跛行或严重的肢体缺血。该术式血流动力学改善较差、通畅率低,因此不适合轻到中度影响生活的跛行。只有两种基本的原因适宜行腋股旁路手术:高危患者;解剖显露困难的腹腔。最常见的高危因素包括高龄、严重的心肺疾病(如近期的心肌梗死和严重的肺功能障碍)以及严重的导致预期寿命小于2年的并发症(如未控制的恶性肿瘤)。解剖因素包括:曾多次开腹手术、放疗或恶性肿瘤造成的疤痕;造瘘;曾行主动脉手术;腹腔内脓毒症;以及腹腔内自体主髂或旁路移植物感染。因此仔细选择患者是很关键的。我们对应用腋股旁路术的态度相当保守。并保留其最初作为高危患者或是移植物感染患者抢救肢体的作用。腋双股旁路术较腋单股旁路通畅率高,因为其双重的流出道,血液流出较多(相对于腋单股结构的单流出道)。

术前评估

就像在股股旁路术中,评估流入道是否通畅非常重要,腋股旁路的流入道是腋锁骨下系统。我们发现供侧桡动脉的三相多普勒血流信号是流入道血流正常的合适标志。尽管一些作者推荐常规的腋锁骨下动脉造影,但我们只在上肢波形异常的患者中应用。同时需要像前面提到的一样通过主动脉造影评估流出道情况。腹股沟区的斜位图有助于评估股动脉分叉处斑块的信息,这些斑块可能需要在手术同时加以纠正。多数行腋股旁路术的患者年老体弱,有必要对他们进行全身各脏器功能的评估,尤其要注意那些将他们置于高危状态的疾病情况。对于那些行腋股旁路术的指征只是技术方面原因的患者,应该考虑经左侧腹膜外入路行主髂重建术。在过去的二十多年中,我们已对许多由于技术因素而在外单位不能行主髂旁路术的患者成功地采用该入路进行重建。

手术技术

患者仰卧位于手术台上,供侧臂置于身体旁的一块狭窄搁手板上,避免明显外展(因为那样会导致腋动脉伸长)。对于腋单股旁路术,缺血的下肢作为流入端。同等条件下,流入端通常是下肢病变较重的一侧,这在腋双股旁路术也是一样。而实际上,双下肢缺血程度常常很相似。右侧锁骨下动脉相对不容易发生病变，因此常选择右侧作为流出端。如果有必要放置动脉导管，可置于对侧的上肢。尽管高危患者可在局麻下进行，但要在没有明显疼痛的情况下建立一条皮下隧道是很困难的，因此较浅的全麻比较好。上肢的上半部分、肩、胸壁、腹部以及双侧腹股沟到大腿中段的皮肤都需进行消毒准备。

腋动脉的显露通过锁骨下中线的切口，位于锁骨下一指，从肋胸关节连接处横向延伸到三角肌胸肌沟，平行于胸大肌纤维。胸大肌沿其纤维分离以显露下面的胸锁筋膜，加以锐性分离。首先遇到的是腋静脉的分支，需要沿着胸肩峰动脉的分支分离。腋静脉行于该动脉的下方及稍前方，分离其上缘以显露动脉。分离一段 5cm 的近端腋动脉，使其游离于周围，并用塑料带控制，注意避免损伤该动脉上方和后方的分支丛。我们通常分离胸小肌的内侧部分以便于横向显露。注意确认并控制后方的动脉或静脉属支，它们在分离及吻合时有可能被撕裂从而导致棘手的后背出血。

股动脉分叉通过标准的腹股沟切口显露。至于股股旁路术，股动脉吻合通常较主股移植物植入更为远端，以避免移植物跨过腹股沟韧带至动脉时过度成角(图 45.1)。该成角在坐位时或爬楼梯髋部屈曲时更易发生，对于站立时腹部下垂的肥胖者可引起严重后果。由于存在股浅动脉的严重病变，股深动脉作为主要的流出通道应该尽可能显露以纠正所有的近端闭塞性病变。

用一隧道器来建立腋动脉和同侧腹股沟切口之间的人工血管隧道。隧道横向穿通两侧胸肌，然后沿着胸壁及腹部皮下组织下面的一条光滑的弧线至腹股沟，就在髂前上棘的内侧(图 45.4)。人工血管最可靠的位置是接近腋中线，可以尽可能减小患者腕部屈曲时打结的风险。为方便穿过筋膜沿着胸大肌边缘下方打一条充足的隧道(对于肥胖或高的患者)，有必要在肋缘上做一个小的居中的对切口。第二道切口做在两侧腹股沟之间，如上文股股旁路手术中所描述的那样。

我们选择带 PTFE 外支撑的移植物。经验显示带外支撑的人工血管有助于改善通畅率，可能是由于外支撑保护人工血管免于打结和压迫。对于体型较大的男性，可以用一根 10mm 的腋股动脉人工血管加一根 8mm 的跨股动脉人工血管，对于体型较小的女性，用一根 8mm 的垂直人工血管和一根 6mm 的水平人工血管可能较合适。我们通常使用 8mm 的定制人工血管，加上已经连接起来的腋股动脉肢体。当人工血管放入隧道时，特别重要的是将腋股人工血管留长一点以避免在上臂外展和(或)对侧躯干屈曲时产生张力。

在全身肝素化后，于腋动脉的第一段近端和远端上血管钳，动脉切口做在动脉的前下方表面(肥胖患者要靠前一点)，尽可能居中。选择正中位置是有必要的，可使患者术后外展供体上肢时吻合口破裂的风险降到最低。避免该并发症的额外措施是将人工血管以一条平滑的弧形越过腋静脉。修剪人工血管近端成一个 30°斜面之后进行端侧吻合(图 45.5A)。一些专家最近建议采用更加尖锐的吻合角度，并使人工血管隧道平行于动脉几厘米以使吻合口破裂的风险最小，但我们发现这并不必要（图 45.5B)。没有外支撑的人工血管的上段被修剪到靠近加外支撑段以使无外支撑的人工血管长度最小。我们使用连续的 5-0 聚丙烯缝线从后壁开始建立吻合。

腋股旁路时股动脉吻合采用与股股旁路相同的原则。远端动脉切口相对于主股旁路术位置更远，有时需建立在股浅动脉或股深动脉上以避免人工血管打结。同样，特别要注意当存在股浅动脉狭窄或闭塞时要同时纠正股深动脉病变。

已对腋双股术的股股人工血管部分(水平肢体)的结构做了大量描述。理论上有充分的理由使该血管的近端吻合口尽可能接近股动脉吻合口，使得通过腋股(垂直)血管的血流最大化，因为血流增大可提高通畅率。一些作者提倡将近端股股人工血管吻合做在腋股人工血管的股动脉吻合之上，或是先建立股股旁路，然后将腋股人工血管的远端吻合建立在股股人工血管近端吻合口的末端(图 45.6)。我们不认为这种吻合口“重叠”可以提高手术效果，我们已经摒弃这

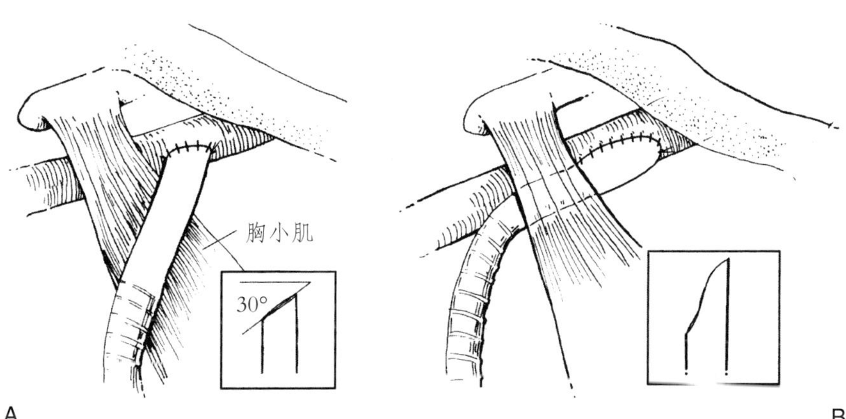

图 45.5 腋股人工血管旁路术近端吻合口的示意图。(A)人工血管被剪成 30°角的标准方法。(B)倾斜较大的改进方法。

一方法，提倡使用预制的人工血管，因为其更为方便。至于股股旁路手术，仔细的关闭切口对于避免任何切口伤口并发症都是至关重要的。

术后处理和并发症

由于手术创伤小，术后恢复通常较快。对于股股旁路术，仔细的伤口处理非常重要，由于皮下隧道内有人工血管，移植物感染是最重要的伤口并发症。我们的常规是让大多数患者接受长期华法林抗凝治疗，尽管还没有研究证实可以提高长期通畅率。同时应该采用抗血小板治疗。尽管采用带外支撑的人工血管后，外在压迫导致的移植物血栓形成的概率已经大大减少，但患者仍需注意睡觉时不要侧卧在有人工血管的一侧。

术后采用ABI和彩色多普勒超声进行监测。腋双股旁路术后ABI的升高不如主双股旁路术。我们认为由于供体腋动脉的口径相对较小、人工血管较长且口径较小造成阻力较大，或是两种因素共同的作用导致腋双股术后血流动力学的改善受到限制。在术后6周及以后每半年采用多普勒对移植物进行监测；对吻合口位置进行成像，观察有无吻合口狭窄的征象。

需要特别注意腋股旁路术后两种不常见但易识别的并发症。在手术后的几个星期内可发生腋动脉吻合口处或其附近血管的急性撕裂。当手臂外展，尤其是当移植物太短或太紧时，或是吻合口位于动脉太远端的时候，会在吻合口产生过高的张力。避免这一并发症的方法是人工血管需要保留额外的长度；吻合口位置需要尽可能居中。另一个并发症是移植物周围血清肿，具体原因不详，任何影响周围组织长入人工血管的因素都可能是病因(如血肿和囊状淋巴管瘤)。没有组织向内生长，人工血管理论上漂浮在积液上。一些作者认为在皮下层而不是在其下层做隧道易于发生这一并发症。其他人则认为这些患者实际上对移植物产生过敏反应——Dacron移植物似乎比PTFE移植物问题更多。有大的血肿形成时，患者主诉感到腹股沟处明显肿块。在罕见的情况下，血肿会向上蔓延至胸壁。多数情况下应保守治疗，应避免反复的抽吸，因为可能导致人工血管感染。如果血肿继续增大，那么可选择的治疗方法是采用不同材质的人工血管穿过健康组织平面替代原来的人工血管（用PTFE替换Dacron，反之亦然）。

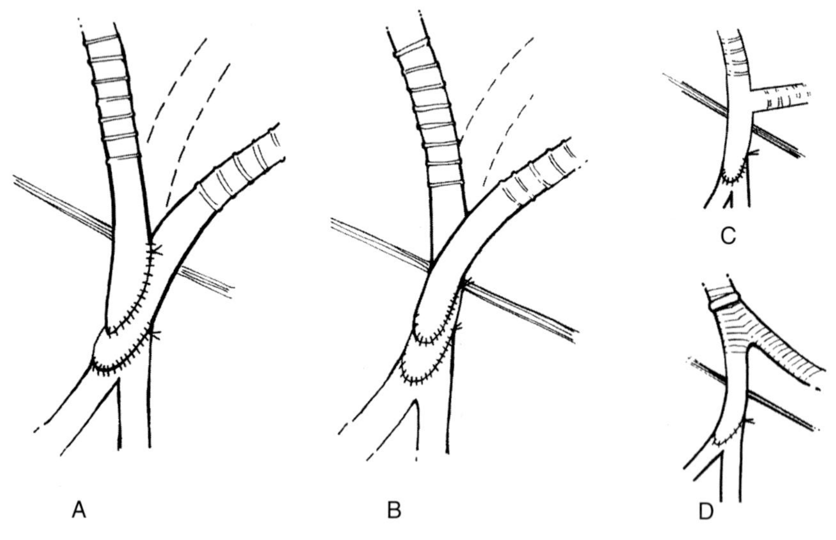

图45.6 腋双股旁路示意图。(A)股股人工血管的近端吻合在腋股人工血管远端的膨大处。(B)腋股人工血管的远端吻合在股股人工血管近端的膨大处。(C)带90°角的股动脉分支预制人工血管，起始部尽量靠近腋股旁路术的远端吻合口。(D)股动脉分支成锐角起自于腋股旁路的预制人工血管。

结果

腋股旁路术的结果根据文献报道差异很大，主要由于患者选择上的不同。当局限于高危患者时，手术伴有7%~8%的死亡率。报道的5年通畅率为35%~80%。几个团队对解剖外旁路的适应证放得很宽。其报道的通常率接近主股旁路手术。有良好流出道的低危患者的通畅率明显高于流出道很差的高危患者。当腋双股旁路术仅用于高危患者时，通畅率不佳(3年通畅率仅为60%)。

有许多影响通畅率的因素，腋双股旁路术的通畅率明显高于腋单股。接受腋股移植物的非闭塞性病变(动脉瘤切除和人工血管置换术后的主动脉移植物感染)患者较闭塞性病变患者的通畅率高。曾接受过失败的流入道纠正手术的患者效果更差。股浅动脉的情况(通畅或阻塞)、当时的症状(跛行或严重的缺血)以及人工血管的材料(PTFE或Dacron)对通畅率有影响。带外支撑的人工血管由于可以避免打结和压迫，效果好于无外支撑者。

腋股旁路手术是一种妥协性的血运重建手术，适用于有危险因素的患者或是主股旁路术有技术上禁忌的患者。该术式血流动力学改善较主股旁路术差，出于这一原因，因此腋股旁路通常只选择性地应用于有严重缺血的患者。尽管如此，腋股旁路术仍然是血管外科医生用于治疗主髂动脉闭塞症的有用方法。

推荐读物

1. Schneider JR, Besso SR, Walsh DB, et al. Femorofemoral versus aortobifemoral bypass: outcome and hemodynamic results. *J Vasc Surg*. 1994;19:43–57.
2. Darling RC, Leather RP, Chang BB, et al. Is the iliac artery a suitable inflow conduit for iliofemoral occlusive disease: an analysis of 514 aortoiliac reconstructions. *J Vasc Surg*. 1993;17:15–22.
3. Taylor LM Jr, Moneta GL, McConnell D, et al. Axillofemoral grafting with externally supported polytetrafluoroethylene (PTFE). *Arch Surg*. 1994;129:588–595.
4. El-Massry S, Saad E, Sauvage LR, et al. Axillofemoral bypass with externally supported knitted Dacron grafts: a follow-up through twelve years. *J Vasc Surg*. 1993;17:107–115.
5. Taylor LM, Park TC, Edwards JM, et al. Acute disruption of polytetrafluoroethylene grafts adjacent to axillary anastomoses: a complication of axillofemoral grafting. *J Vasc Surg*. 1994;20:520–528.
6. Schneider JR, McDaniel MD, Walsh DB, et al. Axillofemoral bypass: outcome and hemodynamic results in high-risk patients. *J Vasc Surg*. 1992;15:952–963.
7. Rutherford RB. Axillobifemoral bypass: current indications, techniques, and results. In: Veith FJ, ed. *Critical Problems in Vascular Surgery*. Vol. 7. St. Louis: Quality Medical Publishers, 1996.

编者评述

T.S.H.

作者在探讨治疗主髂血运重建手术可选择的方法上做出了杰出的贡献,他们的治疗方法与我的经验相似。尽管文中所总结的治疗方法有很多潜在的适应证，因主髂闭塞症的主要适应证是跛行和威胁肢体的缺血。这些技术的潜在作用在过去几年中由于多种腔内治疗的发展已逐渐减少，尽管它们仍然是血管外科医生的治疗装备中很有用的手段。然而,它们应该主要被视为对于“条件较差”的患者所做的“妥协性”手术。股股旁路术、髂股旁路术和腋双股旁路术的远期通畅率都比创伤更大的主双股旁路术要低，所以适当情况下，它们的指征应当是那些不能耐受主双股旁路手术的患者。根据我自己的经验，一个例外是确实存在孤立的单侧髂动脉闭塞的年轻男性患者，这种情况下由于患者存在主动脉分离导致的性功能障碍，因此相比于主双股旁路手术，股股旁路手术可能是一种较好的选择。我个人对于这些替代性技术的选择倾向以降序排列为髂股旁路术、股股旁路术以及腋股结构，尽管选择通常是根据闭塞性病变的分布。我承认髂股旁路和股股旁路的通畅率类似。而我的经验是直接从主动脉入流要优于从对侧股动脉的解剖外入流。

不考虑手术方式的选择，流入道血管近端吻合口位置必需没有明显的血流动力学的狭窄。尽管有经验的医生通过体格检查足以评估流入道,但我喜欢运用血流动力学试验加上一些影像学检查。对于腋动脉,我依靠肱动脉压的测量和波形，加上弓部主动脉造影。主动脉造影非常有用,因为当弓部近端血管存在严重的阻塞性病变时,上肢可以没有任何症状。在肾下主动脉造影及下肢径流显示的同时获得弓部主动脉造影，而花费的时间以及发病率几乎没有增加。对于建立在髂动脉和股动脉上的手术，需要结合节段性测压加上动脉内压力测量，必要的话使用扩血管药，以及标准的动脉造影。血管扩张剂导致的外周阻力下降引起通过流入道的血流增加，因此能够显示显著的血流动力学缺陷。需要注意的是，对于血管扩张剂的反应与在有问题的病变远端加上血管旁路术是一致的，无论是股股旁路术还是腋股旁路术。所有流入道血管中有显著血流动力学改变的病变都应该得到纠正，有许多报道已经证实该方式的安全性和耐久性。

一些关于手术操作的技术要点值得进一步评价。我喜欢在筋膜下建立股股旁路的隧道。这是两侧腹股沟之间最直接的行径，避免患者直立时发生任何移植物下移或下垂的可能。这可通过在腹股沟韧带处做垂直切口并立即在筋膜下钝性分离而实现。在中线处会遇到阻力，但这通常可通过辅以手指分离或使用主动脉钳和稍用力所克服。移植物以一道光滑的弧形跨过内侧上方到对侧腹股沟。这样的曲线可通过延伸移植物向下到股深动脉而轻易地完成。我通常使用一根 8mm 带外支撑的 ePTFE 移植物,只去掉移植物吻合口处的外支撑，尽力限制移植物扭结的可能。如果需要广泛的股深动脉成形术，我喜欢用自体大隐静脉而不是移植物材料修补股深动脉，因为根据无对照病例研究，静脉补片更能阻止血栓形成，更不易导致内膜增生。在一些罕见的情况下人造移植物是禁忌的（如考虑到潜在的移植物感染),我喜欢用股浅或腘静脉作为管道。股浅或腘静脉对股股旁路手术来说有合适的长度，且平均直径大约为 7mm。在关闭腹股沟时应注意避免压迫或扭结移植物。我通常分别关闭吻合口近端和远端的软组织以避免这一并发症，并在关闭每一层时检查移植物的行径。

对于腋股旁路术,我一般放置患者的手臂在外展 90°位。这允许从外展手臂的上方和下方进入腋动脉分离的区域,当辅助一个人分离和吻合时尤其有帮助。供体腋动脉的选择通常取决于血流动力学的测量和造影，虽然当由于左锁骨下动脉起始段闭塞性病变的高发生率使得这一选择显得模棱两可时,我也倾向于使用右侧。腋股旁路术的腋动脉吻合应尽可能位置居中以避免移动手臂时使其破裂的可能。据此,在分离的时候如作者所建议的那样,没有必要不显露或横断胸小肌,因为所需要的腋动脉节段比肌肉更靠内侧。确实,我经常和我们的进修生开玩笑说如果他们在分离时不需要暴露胸小肌,那么他们显露的位置错了。吻合可以建立在腋动脉前方或前下方，我喜欢前者，因为它为移植物提供了一道漂亮柔和的曲线。此外,这使移植物平行于动脉走向的部分有几厘米长。一些作者建议移植物应该置于腋静脉上方以简化接下来的治疗的分离,尽管我选择最适宜的方向放置移植物。和股动脉吻合相似,我将环向上延伸到完整的吻合口。理想的是,应该建立移植物的行径,这样近端吻合口的附近就会有多余的节段以便随着胸廓位置的改变使得移植物延长。然而,我还没有完全对我努力实现这一目标而感到满意,并一直认为如果吻合口和移植物直接放在胸壁上是不合适的。在建立隧道时要特别小心,避免不小心进入腹膜腔,而我通常会在起始处使隧道器头部翘起(从尾端到头端,如腹股沟到腋窝)以避免这种情况的发生。通常需要沿着腋中线做一道独立的戳孔以便于穿过隧道器。腋双股移植物的股股部分如上文所总结的那样建立。尽管关于跨越移植物的方向以及肢体吻合口在腹股沟的建立有大量的文献,但我不确定就移植物远期通畅性而言,实际上这些选择之间有多大不同。和许多流入道手术相似,我常规将移植物向下覆盖在股深动脉上,使得流出最优化。在腋双股旁路术后长期用华法林抗凝的益处还不清楚,我通常为那些移植物内血栓形成和需要再次调节的患者保留这一用法。

(王利新 符伟国 译)

第46章

主髂动脉闭塞性疾病的主-双股动脉改建和胸主-双股动脉旁路术

Joseph J. Fulton, Blair A. Keagy

诊断思维

主-双股动脉旁路术后血管移植物的远期通畅率很高，这一手术一直是主髂动脉闭塞性疾病的标准手术方式。尽管这一手术有良好的疗效，但是仍有一小部分患者最终因移植物血管一侧或双侧肢体闭塞而出现有症状的闭塞性疾病，5年发生率为5%~10%，10年大约为30%。临床表现为轻度跛行至急性肢体缺血症，而且症状往往较首次手术前更严重，常常需要矫正处理。诊断常常依靠病史和体格检查，必要时可行无创检查以确诊。动脉造影检查很少作为必须的诊断手段，常常用于手术方案的制定。CT扫描虽然非常规检查项目，但是有助于排除血管移植物感染或明确假性动脉瘤诊断，考虑到主-双股动脉旁路术具有很好的远期通畅率，因此在行诊断性检查时应考虑这两种诊断。

发病机制

所有动脉旁路，包括主-双股动脉旁路术后移植物血栓形成的发病机制已在其他章节详细探讨(见57章)，本章节将简要论述。移植物血栓形成的发病机制随手术后时间的不同而不同，人为定为早期(术后1~30天)、中期(术后30天~2年)和后期(大于术后2年)移植物血栓形成。

主-双股动脉旁路术后移植物早期血栓形成几乎均与手术技术问题或判断错误有关，包括吻合口狭窄、内膜瓣片形成、移植物肢体的扭曲和(或)打结、未被发现的近端流入道问题和远端流出道较差以及其他问题。早期移植物血栓形成的较少见原因包括心脏疾病导致的全身低血流灌注、移植物致血栓性和高凝状态。值得注意的是这些潜在因素可以在任何时期导致移植物血栓形成。移植物早期血栓形成需要急诊再手术以处理潜在病因，这一主题不是本章节重点。

中期和后期移植物血栓形成常常是由吻合口或远端流出道闭塞性疾病进展所致，术后中期移植物失败和后期潜在动脉闭塞性疾病的进展由内膜增生引起。需要注意的是，腹股沟以下动脉闭塞性疾病进展与常见危险因素(包括吸烟)相关，因此强调了纠正危险因素的重要性。主-双股动脉旁路术后后期移植物失败的其他原因包括股动脉瘤或假性动脉瘤血栓形成、感染、心源性栓子和肾动脉下主动脉闭塞性疾病进展。在后一种情况中，患者常表现移植物双侧肢体均闭塞，而不同于吻合口或流出道障碍所致的移植物一侧肢体闭塞。因为主-双股动脉旁路术近端吻合口在肾动脉下主动脉上的位置过低，所以主动脉闭塞性疾病进展引起的移植物血栓形成会较常出现，因此，需要进一步强调近端吻合口起始位置的重要性。

适应证和禁忌证

流入道手术失败(包括主-双股动脉旁路失败)的患者血管再通手术的适应证与首次手术相同，包括生活方式或经济受限的跛行和威胁肢体的严重缺血。临床上很难决定是否为这些患者行矫正手术，应该基于临床症状的严重程度、成功的可能性或远期疗效以及明确的手术危险性作决定。如上所述，流入道手术失败后患者下肢症状常常更加严重，但是并非必须再次手术；而且，再次手术指征应该较第一次更严格，因为再次手术本身就存在技术困难，尤其是对仅有跛行的患者。

流入道手术失败的患者有多项治疗选择。在适当的临床情况下，可将解剖外或非直接旁路手术(腋-股动脉、股-股动脉旁路术)转变为更耐久、直接的主-双股动脉旁路术。当主-双股动脉旁路的一侧肢体闭塞时，常可以行闭塞肢体血栓切除和纠正肢体闭塞的潜在病因(多为远端流出道阻塞)。以恢复闭塞肢体血流。这常需要翻修股动脉吻合口，沿股深动脉将移植物血管吻合于相对无闭塞性病变的动脉段,这就需要较广泛地分离、结扎股深静脉交通支。如果股深动脉流出道不佳，有时在行腹股沟区动脉重建的同时必须行腹股沟下动脉旁路术。尽管机械和化学方法切除血栓均是合理的选择，但是首选机械方法，因为它简便、有效,而且常需要翻修股动脉吻合口。使用球囊取栓导管常可以取出血栓，然而慢性、柔韧的血栓则需要 Fogarty 黏附血块清除导管(爱德华生命科学公司) 或 Fogarty 人工血管取栓导管(爱德华生命科学公司)才能取出。对主-双股人工血管一侧肢体不能开通的少见病例，可以从对侧肢体行股-股动脉旁路或从同侧腋动脉行腋-股动脉旁路恢复流入道血流。

改建的、直接的主-髂动脉旁路术适用于一小部分主-双股动脉旁路术失败的患者。这部分患者包括近端吻合口上流入道病变进展的和移植物肢体反复闭塞的患者,还包括以往行主-双髂动脉旁路术治疗动脉瘤(髂总动脉瘤)或闭塞性病变(髂外动脉闭塞)(髂动脉吻合口远端闭塞性病变进展)的患者。治疗方法包括用人工血管改建主-双股动脉旁路术、用自体股浅或腘静脉改建主-双股动脉旁路术(NAIS 或新主髂动脉系统)或胸主-双股动脉旁路术。不论使用何种移植物血管,改建主-双股动脉旁路均是一项高难度手术。用下肢深静脉改建新主髂动脉系统虽然明显增加手术复杂性和总的手术时间,但是术后移植物血管的远期通畅率最高,应被作为一种治疗选择,尤其适用于年轻患者(年龄<55 岁)。

作为改建主-双股动脉旁路的一种替代方法,胸主-双股动脉旁路术有很多的优势,而且可能是改建的、直接主-髂动脉血流重建的首选手术。1961 年首次报道采用胸降主动脉作为主髂动脉闭塞性疾病患者重建血流的流入道选择。这以后也有创伤较小的腋-双股动脉旁路术的报道，腋动脉很快成为替代肾下主动脉的理想的流入道选择,减少了胸主动脉的应用。然而最近一些年来,胸主-双股动脉旁路术的总量在增加,手术适应证、技巧和远期疗效也在不断改进。从技术角度来看,与主-双股动脉改建相比,这种手术的主要优点是较直接，避免了肾下主动脉改建手术,避免进入腹腔,并允许移植物肢体被放在侧后腹膜区的深部,这样减少了主动脉肠瘘的发生，而且这种手术利用相对没有闭塞性病变的流入道血管,因此其远期通畅率较高。这一手术的潜在缺点包括与脊髓血供破坏相关的有限但风险较小的截瘫,和在不利情况(移植物感染)下有限的治疗选择。除主-双股动脉旁路失败的患者外,这种手术还适用于有“恶性腹腔”的患者,这类患者一般不能经腹手术(如放射治疗、小肠间质瘤和以前有多次腹部手术史)；还适用于有严重闭塞性疾病累及内脏动脉或肾下主动脉的患者;以及适用于多年前有肾下主动脉移植物感染并出现多次解剖外腋-股动脉旁路失败的患者。胸主-双股动脉旁路术的禁忌证包括动脉瘤或闭塞性病变累及胸降主动脉、严重的阻塞性肺疾病或既往有左侧开胸史。

术前评估

任何改建或直接主-髂动脉血流重建(包括胸主-双股动脉旁路术)的术前评估均类似于任何大的血管外科手术,包括适当的术前检查、不同器官系统的危险性分层和优化所有的并发症。无创影像学检查包括上肢、下肢静脉的影像学评估，以确定其是否适合作为腹股沟下旁路移植物。主动脉和双侧下肢动脉造影虽然不是必须的，但是却有助于评估动脉闭塞性疾病的严重程度和制定手术方案。值得注意的是,主-双股动脉旁路失败的患者由于造影剂无法到达下肢而使得腹股沟以下血管难以显影。主动脉弓造影剂注射可能有助于下肢血管显影，因为下乳动脉常常形成一个到下肢的重要侧支循环。行胸主-双股动脉旁路术前评估的患者还应进行肺功能检测和血气分析检查，以确定是否能承受开胸手术，并进行胸降主动脉 CT 扫描以明确其无动脉瘤和(或)闭塞性病变,适合作为流入道选择。最后,审查起初制定的手术方案以明确我们将要做什么是有帮助的。

手术技巧

主-双股动脉旁路改建

包括改建主-双股动脉旁路术在内的主动脉再次手术是一项很有挑战性的任务。术前准备和术中手术处理与第一次手术类似。皮肤切开前大约 30 分钟预防性应用抗生素。术前应与麻醉医师讨论手术大小，并通知血库适当备血。而且还应准备合适的自体血液回输装置以防止术中大出血,另外还应采取必要措施以保持患者体温稳定。

手术开始先分离股动脉以使腹腔开放时间最短，这样可减少热量和第三间隙液体丢失。尽管腹股沟区再次切开相对较常见,但也颇具挑战。由于第一次手术形成的疤痕组织非常致密,并与血管粘连紧密,因此很难识别和游离股动脉。应该靠近动脉壁分离,使用 15# 手术刀片的“锐性”分离方法常常有助于手术进行。不建议使用手术剪或血管钳进行钝性分离，这样很容易损伤动脉和邻近静脉。分离腹股沟韧带上髂外动脉或人工血管常常可控制近端流入道血流。沿血管长轴在腹股沟韧带上作一长约 1cm 的切口有助于手术进行。在这一步分离中应非常小心，因为容易损伤旋髂动脉或静脉和通过该区域的腹壁下静脉。在手术野的下方常可控制股浅动脉血流。使用标准血管钳腔外阻断或取栓导管球囊腔内阻断可控制股深动脉及其近侧分支血流。血管钳腔外阻断虽然需要额外地广泛分离组织，但是仍然首选这种阻断方式，因为使用腔内球囊很难达到完全止血。在控制血管后，沿血管外膜周围间隙继续进行分离直至充分显露血管用于吻合，常常需要显露所有以前的人工血管吻合口。

腹部切口的选择根据患者以前手术切口和体型而定。尽管腹部正中切口或某些变异的横向切口适合，但是我们认为双侧横向肋缘下切口显露最理想，尤其适用于体型大和需要行广泛盆腔分离的患者。另外，也可选择类似用于肾下腹主动脉瘤手术的腹膜后径路，尤其适用于以前手术所致的明确的严重腹腔内粘连的患者。

主动脉显露方法类似于首次行主-双股动脉旁路术，游离十二指肠并切开其上的腹膜后组织，然而这两步常因腹腔内粘连和邻近疤痕组织而较难处理。类似于腹股沟区的处理，采用“锐性”技术有助于分离。不论第一次手术中主动脉吻合口位置如何，这次手术时主动脉吻合口应做在紧邻肾动脉下方。动脉闭塞性病变分布决定主动脉阻断部位和必需显露的主动脉范围。然而，常常需要控制肾上主动脉。完全游离左肾静脉有助于控制肾上主动脉，并需要结扎其肾上腺静脉、生殖静脉和腰静脉属支。然后用一血管环围绕左肾静脉，并向头侧或尾侧牵拉。也可切开覆盖肾上主动脉侧方的膈肌角，有助于进一步显露和阻断主动脉。如果预计要控制肾上主动脉，应游离双侧肾动脉的近心端，以便在主动脉阻断前应用血管阻断钳，这样可降低粥样斑块栓塞的风险。不管主动脉阻断钳是置于肾上或肾下，我们首选主动脉垂直阻断钳(如 DeBakey 钳)。不必分离主动脉一周，而且这一操作在再次手术时也颇具风险，因为有撕破主动脉后壁、腰动脉或腰静脉的可能。不论第一次手术如何，主动脉几乎总是行端端吻合，实际上这往往是唯一的选择，因为在行端侧吻合的主-双股动脉旁路术后自体主髂动脉系统常常有血栓形成。然而，术前影像学检查时应该明确盆腔血流状况，如有可能，应考虑如何使盆腔血流灌注最佳。

有时必须取出已有血栓形成的血管移植物才能将新的移植物血管置于腹膜后恰当位置。在人工血管上延长后腹膜切口以进入移植物的纤维囊(图 46.1)。在这一间隙中，移植物的主干和肢体均需要游离。使用钝性器械

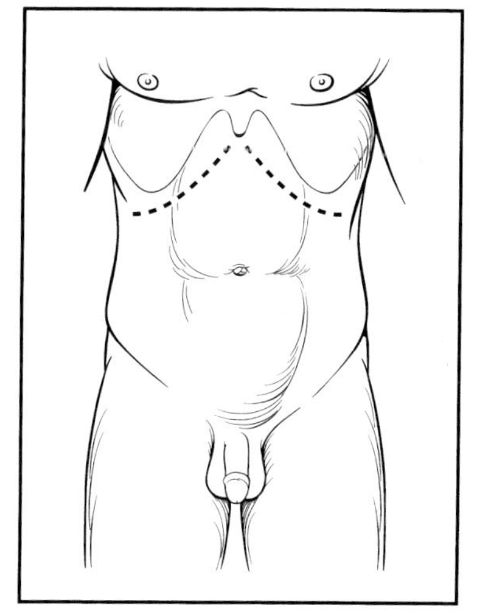

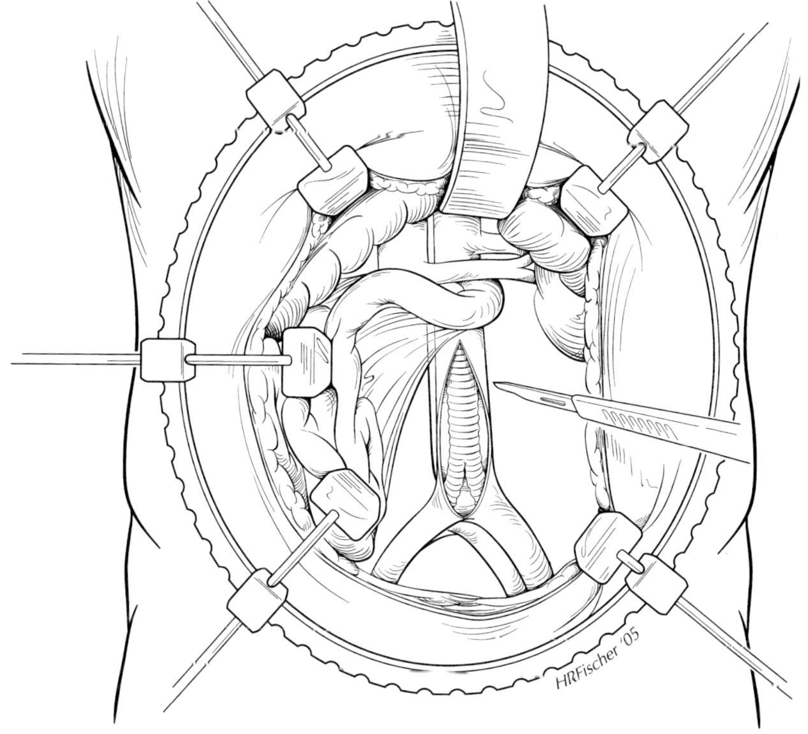

图 46.1 在移植物血管上延长后腹膜切口以进入移植物的纤维囊。一旦进入恰当间隙，常常可以采用钝性方法将移植物与纤维囊分离，常可以在这一间隙内游离移植物主干与肢体。

(如Kelly钳、金属吸引器头)或环形剥离器(图46.2)有助于分离。而且同时行腹股沟区和腹腔分离或牵引更有助于手术进行。如果移植物的肢体与周围囊壁粘连紧密，可以游离盲肠和(或)乙状结肠,直接显露移植物的肢体。这一步手术操作必须识别输尿管以预防其医源性损伤，实际上将移植物肢体上的纤维囊误认为输尿管并不少见,反之也是如此。一旦移植物肢体被成功取出，其残留的纤维隧道可用做新的血管移植物隧道，这样可确保移植物肢体在输尿管后方（深面)行走。有些学者主张在术前放置输尿管支架以便于术中分离时识别输尿管，然而我们并未发现这种方法有什么特别帮助，并未感觉这一方法的得益超过所花费的额外时间和费用。

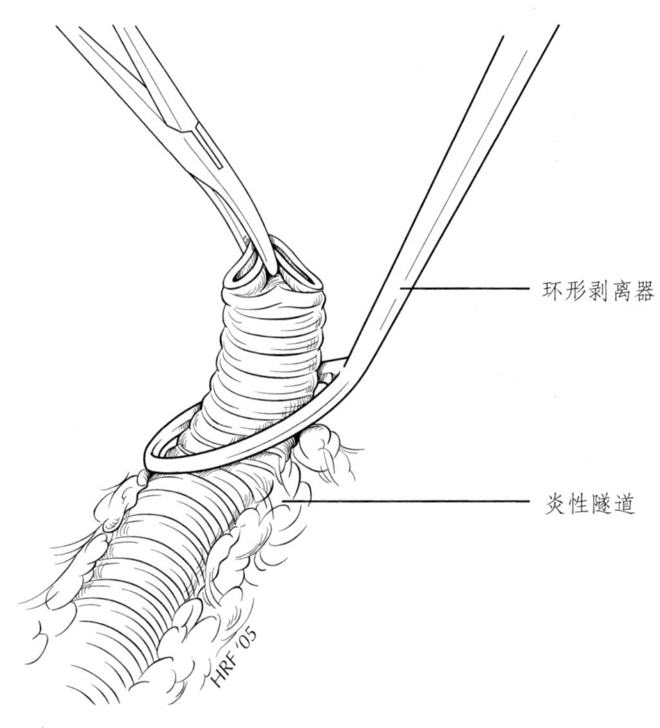

图46.2 采用钝性方法将移植物与其纤维囊分离。使用钝头器械(如Kelly钳和金属吸引器头)或环形剥离器有助于分离。而且,从腹股沟区和腹腔内同时分离或牵引也有助于分离。

适合矫正股动脉吻合口的原则和技术类似于第一次手术，潜在目标就是使得通过髂外动脉、股浅动脉和股深动脉的流出道血流最大。这常常需要在取出以前的人工血管后重建股总动脉及其分支，具体重建方式由动脉闭塞性病变累及范围决定。因为股浅动脉和髂外动脉即使没有闭塞，也常有病变,所以必须重建股深动脉,这就需要将吻合口向股深动脉远端进一步延伸，并行局限性股总或股深动脉内膜剥脱术。如果需要行广泛的股深动脉成形术，我们首选自体大隐静脉补片，然后简单地将人工血管吻合于静脉补片上。另外,也可将人工血管一端修剪成斜长形，尽管我们认为这样发生内膜增生的危险较自体静脉补片更高。在某些罕见的情况下,如股深动脉闭塞或非常细小，应该考虑行腹股沟下动脉旁路术。

胸主-双股动脉旁路术

患者躺在手术台上，真空袋置于肩部至大腿近侧。麻醉诱导、留置双腔气管内导管后，患者左半侧胸部随手术床抬高至45°~60°,而盆腔尽可能放平,这样有助于腹股沟区切开分离。左上肢置于患者右侧并固定不动，以避免拉伤臂丛神经。右侧腋窝放置棉布团，并排空气袋内空气使其坚硬以进一步稳定体位(图46.3)。膝下放置枕头以防止下肢过度伸展，双腿用安全带固定在手术床上以允许患者或手术床侧转。手术野应准备充分,包括左侧肩胛部和胸椎，这样在必要时可允许充分开胸。

与主-双股动脉旁路改建方法类似，这一手术也是从腹股沟区开始，以尽可能缩短胸腔开放时间和减少相关热量丢失。在腹股沟区采用标准切口显露股血管,包括以前手术疤痕,但是左侧切口需要向头侧延长至腹股沟韧带上大约10cm（图46.4)。如上显露游离股血管，倾斜手术床以克服左半盆腔抬高,有助于股血管显露。股血管显露完全后,经左侧腹外斜肌和腹内斜肌腱膜做一10cm切口并平行腹股沟韧带延长，切口上方距离腹股沟韧带下缘大约2cm。腹内斜肌被沿其纤维方向钝性分离，在切口的外侧切开腹横肌及其筋膜。然后经髂前上棘内侧进入腹膜后间隙,这样有助于接下来准备移植物肢体的隧道。

经第8或9肋间行局限性左后外侧开胸显露胸降主动脉，向患者右侧倾斜手术床有助于手术显露。具体的肋间选择由患者体型决定并在最后固定患者体位时确定。向外侧延长皮肤切口并超过背阔肌边缘，但是不切断肌肉。制备上、下皮瓣后可向后牵拉肌肉，这样就避免了术后因切断肌肉所导致的疼痛。沿肋间隙下方(尾侧)肋骨的上缘(头侧)切断肋间肌后进入胸腔，这一操作中应小心避免损伤或切割肺实质。然后装上肋骨撑开器,缓慢打开以避免肋骨骨折。遗憾的是,如果

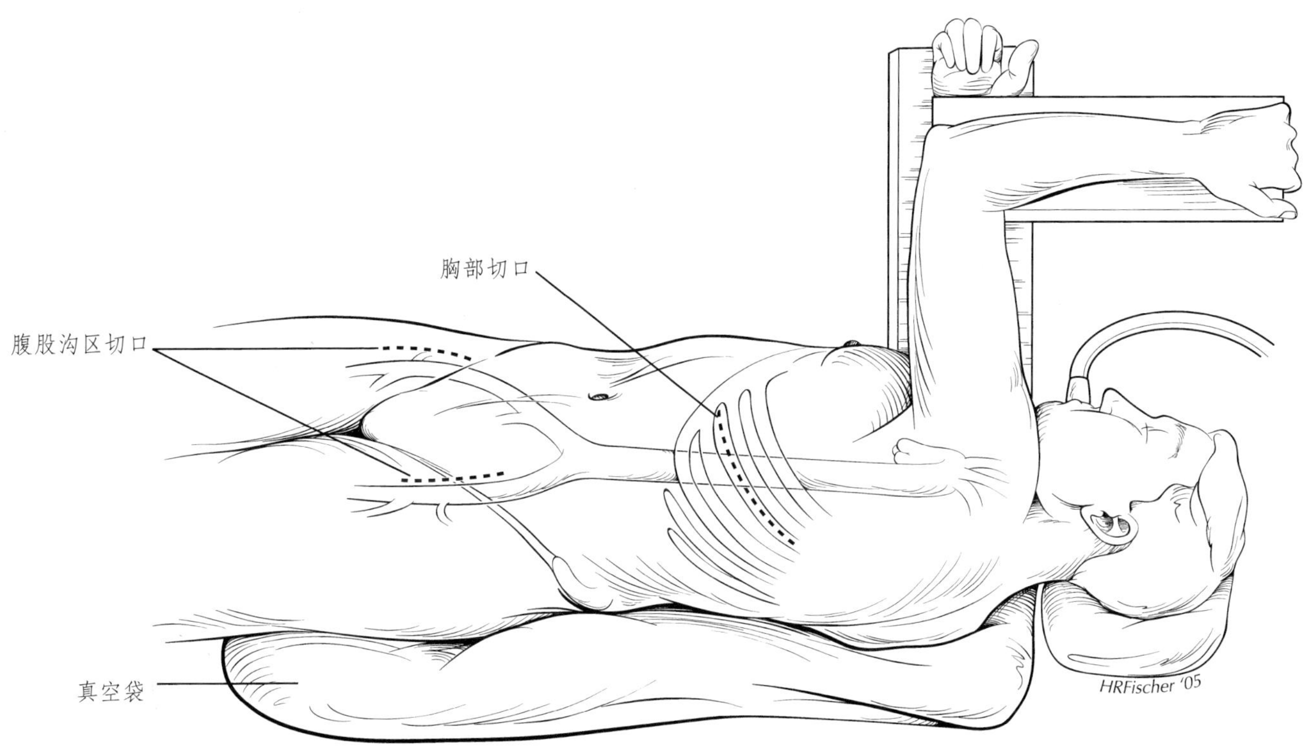

图 46.3 患者躺在手术台上,真空袋置于肩部至大腿近侧。麻醉诱导、留置双腔气管内导管后,患者左半侧胸部随手术床抬高至45°~60°,而盆腔尽可能放平,这样有助于腹股沟区切开分离。左上肢置于患者右侧并固定不动,以免拉伤臂丛神经。右侧腋窝放置棉布团,并排空气袋内空气使其坚硬以进一步稳定体位。手术野应准备充分,包括左侧肩胛部和胸椎,必要时以便充分开胸手术。标记预定的胸部和腹股沟区切口。

过度打开撑开器就相对容易发生肋骨骨折。实际上切除头侧肋骨或在切口后缘横断肋骨可增加显露程度。一旦进入胸腔,使左肺萎陷并从术野牵开,使用机械性牵开器有助于在这一点的显露,如 Bookwalter 牵开器,它可以向多个不同方向灵活牵拉。下肺韧带被牵至肺下静脉水平,肺脏可被进一步向上牵拉。膈肌被向下牵拉,小心避免损伤其下方的脾脏和内脏器官。切开覆盖在远侧胸降主动脉上的胸膜,显露膈肌上方大约 6cm 的胸主动脉。轻柔触摸主动脉,选择没有明显粥样硬化病变的"柔软"点作为近侧吻合部位。尽管不是必须,但是我们常常环周游离主动脉至足够长度以通过脐带线,这可以作为一个"把手",有助于固定主动脉阻断钳。在这些操作中保留所有肋间动脉非常重要,因为脊髓前动脉发自第 8 至第 12 胸椎之间某处的一条肋间动脉。

腹股沟区和胸腔的分离显露完成后,建立腹膜后隧道以通过移植物的肢体。通过开放的胸部切口于肋骨上方左侧膈肌的后内侧行大约 2cm 的切口(图 46.5)。使用同时、钝性手指分离的方法打通连接左侧腹股沟区至胸腔手术野的腹膜后间隙,这一间隙从腹股沟区向上方经过髂外血管和腰肌,从胸腔向下方经过脾脏后内侧和肾脏的后方(图 46.6)。然后引导主动脉垂直阻断钳(如 DeBakey 阻断钳)穿过隧道,用于带过脐带线,最终帮助血管移植物通过隧道。然后在左腹股沟上间隙和右腹股沟区之间建立第二条隧道,正好经过腹直肌后方和腹膜前间隙中的膀胱前或上方(图 46.7)。切开右侧腹股沟韧带的下缘有助于建立股股交叉隧道。另外,如果盆腔存在致密粘连的情况,还可经皮下间隙建立股股交叉隧道,但是这一方法不够理想,也不能保护血管移植物的肢体。

常可以使用部分阻断侧壁钳(Satinsky 钳)来进行胸主动脉吻合。这一方法理论上可以维持主动脉的前向血流,因此可潜在地降低下半身、内脏血管(包括肾动脉)和脊髓前动脉的缺血程度。部分阻断钳的尖端应指向下方以防止其意外松脱,应用连续波超声多普勒探测阻断钳下方的主动脉以证实其确实存在前向血流。根据主动脉和股动脉的口径大小选择适当口径的移植物血管,常规选择 16×8mm(主干直径 16mm,肢体直径 8mm)。我们首选 Dacron 人工血管,而 ePTFE 人工血管可能是另一种合适的选择。行主动脉切开,然后适当修剪移植物主干,重要的是保留足够长分叉型移植物血管的主

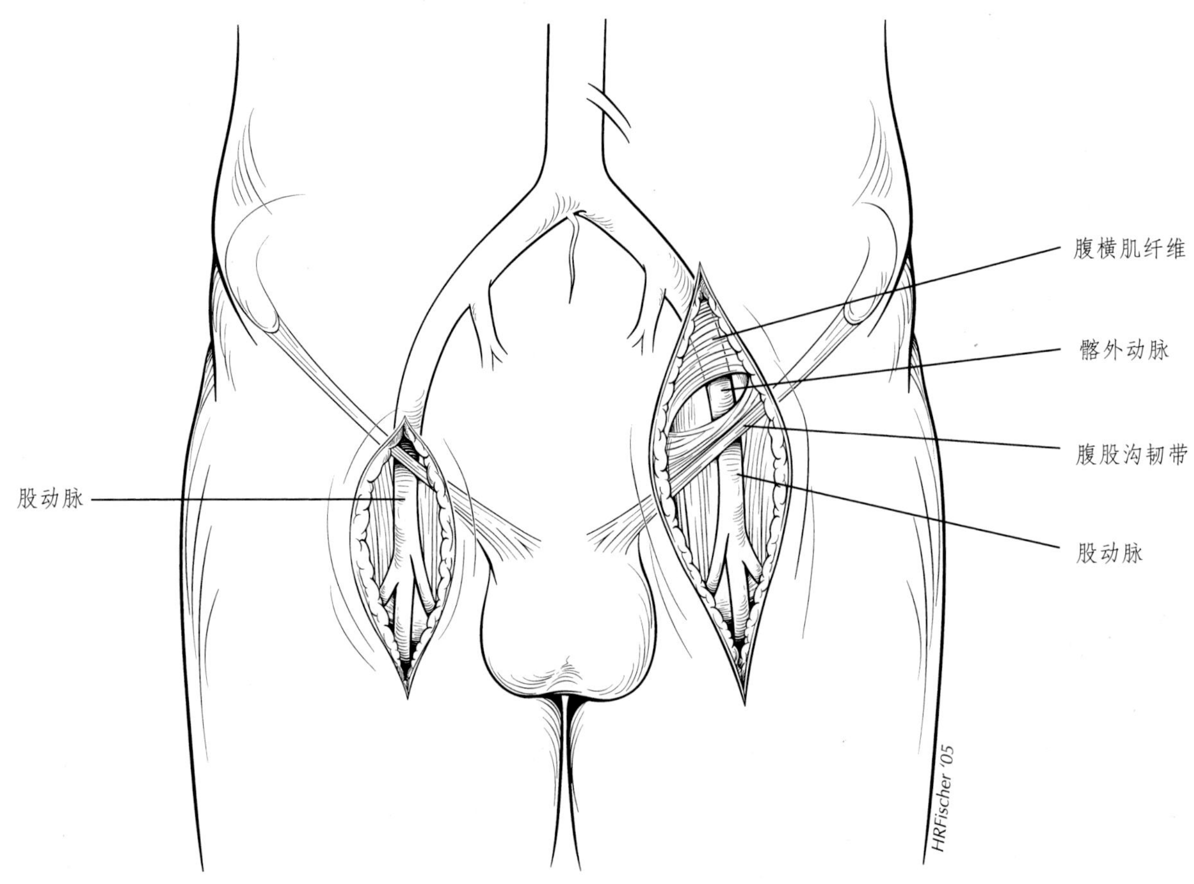

图 46.4 在腹股沟区采用标准切口显露股血管,包括以前手术疤痕,但是左侧切口需要向头侧延长至腹股沟韧带上大约 10cm。如上显露游离股血管,倾斜手术床以克服左半盆腔抬高,有助于股血管显露。股血管显露完全后,经左侧腹外斜肌和腹内斜肌腱膜做一 10cm 切口并平行腹股沟韧带延长,切口上方距离腹股沟韧带下缘大约 2cm。腹内斜肌被沿其纤维方向钝性分离,并在切口的外侧切开腹横肌及其筋膜。

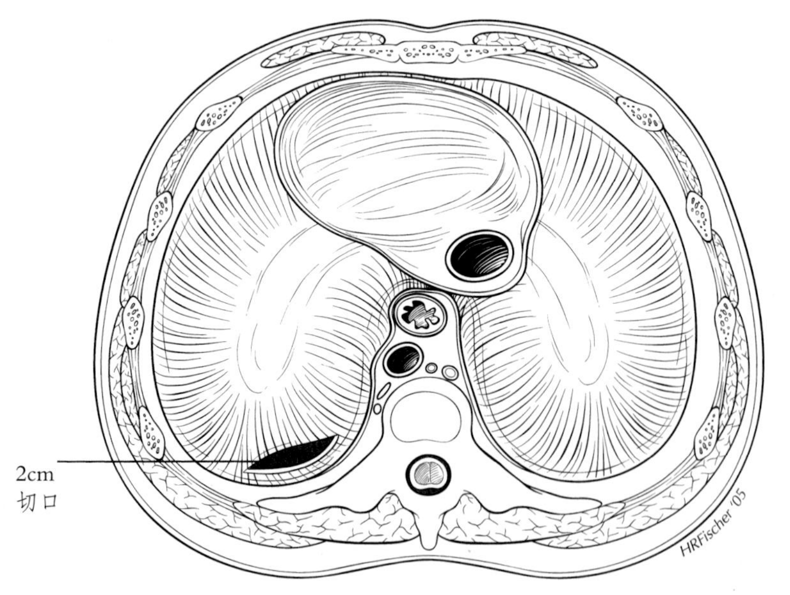

图 46.5 从头侧显示膈肌。完成腹股沟区和胸腔的分离显露后,建立腹膜后隧道以通过移植物的肢体。通过开放的胸部切口于肋骨上方左侧膈肌的后内侧行大约 2cm 的切口。

干(不像标准的肾下主-双股动脉旁路术),以确保有足够的长度到达右侧腹股沟区。有时移植物血管长度不够,但是用左侧多余的移植物很容易弥补,以构建一个复合的右侧肢体(移植物-移植物复合体)。使用 2-0 聚丙烯单股血管缝线连续缝合行主动脉无张力吻合(图 46.8)。另外,如有必要还可以采用间断、加垫缝线行主动脉吻合。主动脉吻合结束,用无损伤血管阻断钳阻断移植物血管,并仔细检查吻合口以发现任何可能的漏血。

利用脐带线将移植物的肢体通过前面打通的隧道达到腹股沟区(图 46.9),这一步操作必须保持移植物肢

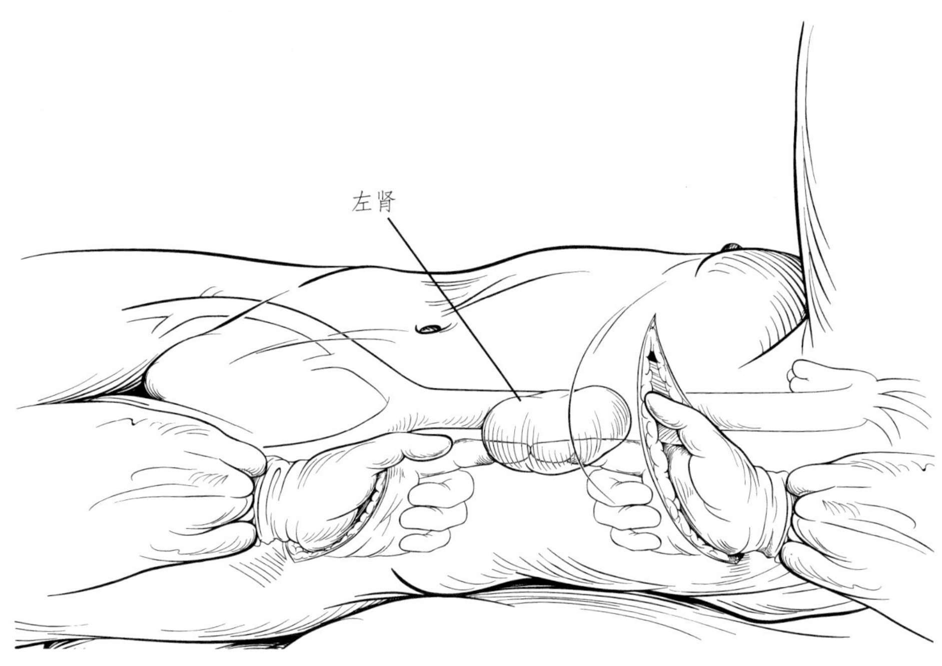

图 46.6　使用同时、钝性手指分离的方法打通连接左侧腹股沟区至胸腔手术野的腹膜后间隙，这一间隙从腹股沟区向上经过髂外血管和腰肌。

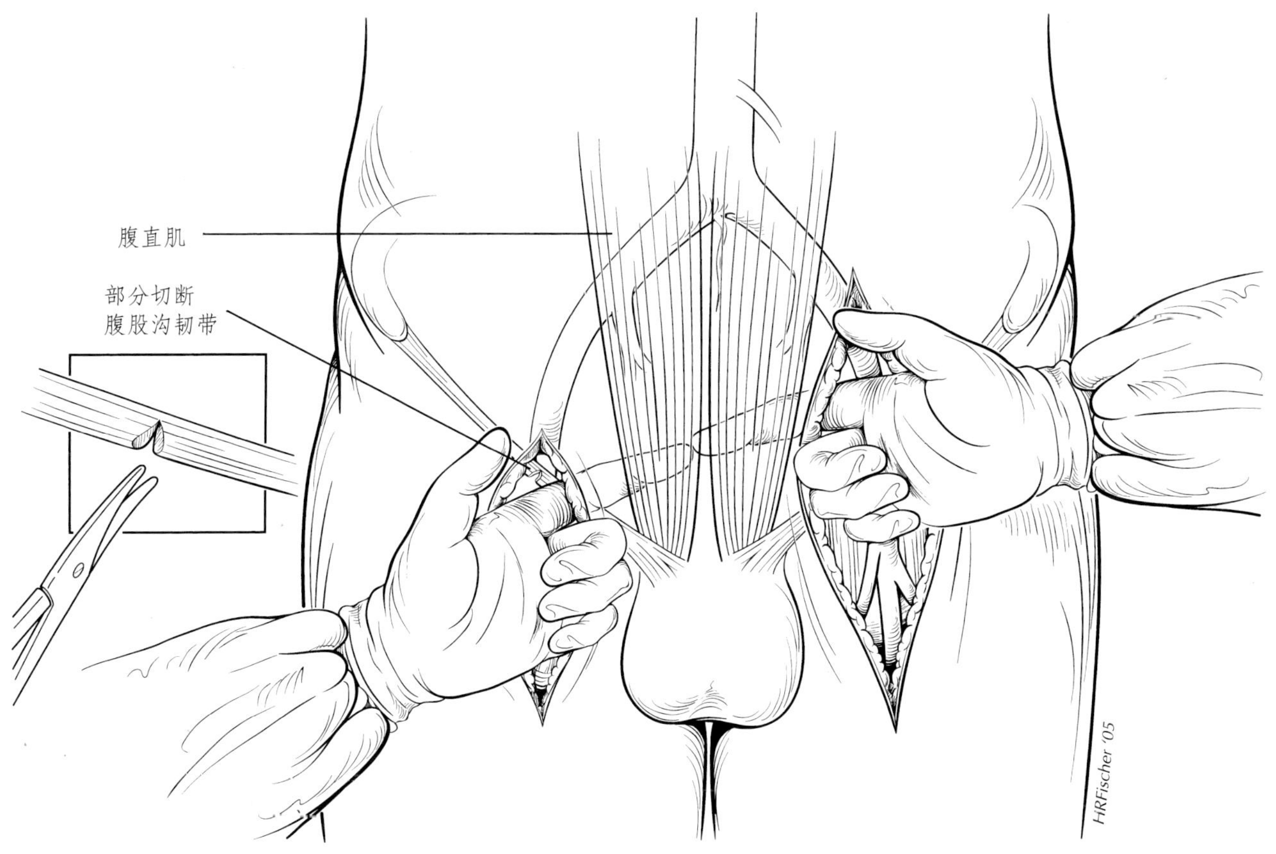

图 46.7　然后在左腹股沟上间隙和右腹股沟区之间建立第二条隧道，正好经过腹直肌后方和腹膜前间隙中的膀胱前或上方。分开右侧腹股沟韧带的下缘有助于建立股股交叉隧道。

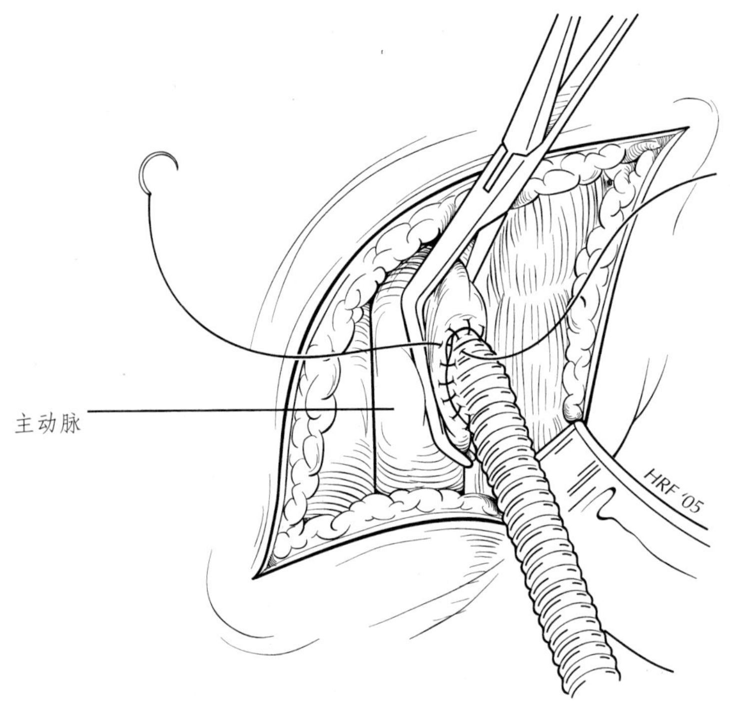

图 46.8 使用 2-0 聚丙烯单股血管缝线连续缝合行主动脉无张力吻合。常可以使用部分阻断侧壁钳(如 Satinsky 钳)行胸主动脉吻合。这一方法理论上可以维持主动脉的前向血流,潜在地降低下半身、内脏血管(包括肾动脉)和脊髓前动脉的缺血程度。部分阻断钳的尖端应指向下方以防止其意外松脱,应用连续波超声多普勒探测阻断钳下方的主动脉以证实其确实存在前向血流。

体正确的方向和合适的张力以避免其扭曲和(或)打结。股动脉吻合按照前面部分所述的主-双股动脉旁路改建的方法进行(图 46.10)。

采用标准的方法关闭胸部和腹股沟区切口,在胸部切口下方从另一切口留置 36F 的胸管,其尖端放在胸腔顶部。然后直视下鼓肺,并用可吸收缝线 8 字间断缝合拉拢肋骨。采用可吸收缝线连续缝合胸壁肌肉。如果需要广泛游离的皮瓣以获得充分显露时,可以将封闭的引流管置于皮下间隙。

并发症

与主-双股或胸主-双股动脉旁路改建相关的术后并发症本质上与首次主-双股动脉旁路术的相同,这在第 44 章已经讨论过。而且相关的死亡率和并发症发生率相当或略高于预期水平,考虑到这种情况,这两个手术常常用于动脉血流重建手术失败的病例。并发症包括与任何大的腹腔或胸腔手术相关的"一般"并发症和旁路手术所特有的并发症,如粥样斑块栓塞、下肢或盆腔脏器缺血、男性性功能障碍、伤口感染和血管移植物感染。行胸主-双股动脉旁路术的患者理论上还有因脊髓血流破坏而导致的脊髓损伤、再灌注损伤或粥样斑块栓塞的风险,但是大宗的临床病例报告其发生率可以忽略不计。

术后处理

主-双股动脉改建或胸主-双股动脉旁路术后的护理与第一次主-双股动脉旁路术或其他腹腔内主动脉重建术后的护理相同。很明显,胸主-双股动脉旁路行开胸手术,因此需要一些额外的护理或关注。重要的是要确保肺完全膨胀和术后即刻胸部 X 线检查时所有相关的管子或连线在正确的位置。应给予患者足够的止痛药物,这样他们就可以使用激励式肺活量计并配合胸部物理治疗,使用硬膜外导管常常有帮助。胸管在术后第二或第三天拔除,这时不再有漏气,而且每日胸腔引流量减至最少。

主-双股动脉旁路改建术后长期通畅率可能与首次手术后的相当或略有降低,尽管已发表的经验相对有限。首次主-双股动脉旁路术后 5 年通畅率为 80%~90%,因此考虑到第二次手术更加困难或患者状态较差的情况,可以预测主-双股动脉旁路改建术后相关通畅率可能在这一范围的下限。正如北卡罗莱纳大学所报道的,胸主-股动脉旁路术后长期通畅率最佳,在行首次和再次血流重建的患者中 5 年通畅率接近 80%,相应的 5 年再次通畅率、保肢率和生存率分别为 84%、93%和 67%。

推荐读物

1. Criado E. Descending thoracic aorta to femoral artery bypass: surgical technique. *Ann Vasc Surg*. 1997;11:206–215.
2. Passman MA, Farber MA, Criado E, et al. Descending thoracic aorta to iliofemoral artery bypass grafting: a role for primary revascularization for aortoiliac occlusive disease? *J Vasc Surg*. 1999;29:249–258.
3. Erdoes LS, Bernhard VM, Berman SS. Aortofemoral graft occlusion: strategy and timing of reoperation. *Cardiovasc Surg*. 1995; 3:277–283.
4. Kalman PG. Thoracofemoral bypass: proximal exposure and tunneling. *Semin Vasc Surg*. 2000;13:65–69.
5. Ligush J, Criado E, Burnham SJ, et al. Management and outcome of chronic atherosclerotic infrarenal aortic occlusion. *J Vasc Surg*. 1996;24:394–404.
6. Barrett SG, Bergamini TM, Richardson JD. Descending thoracic aortobifemoral bypass: an alternative approach for difficult aortic

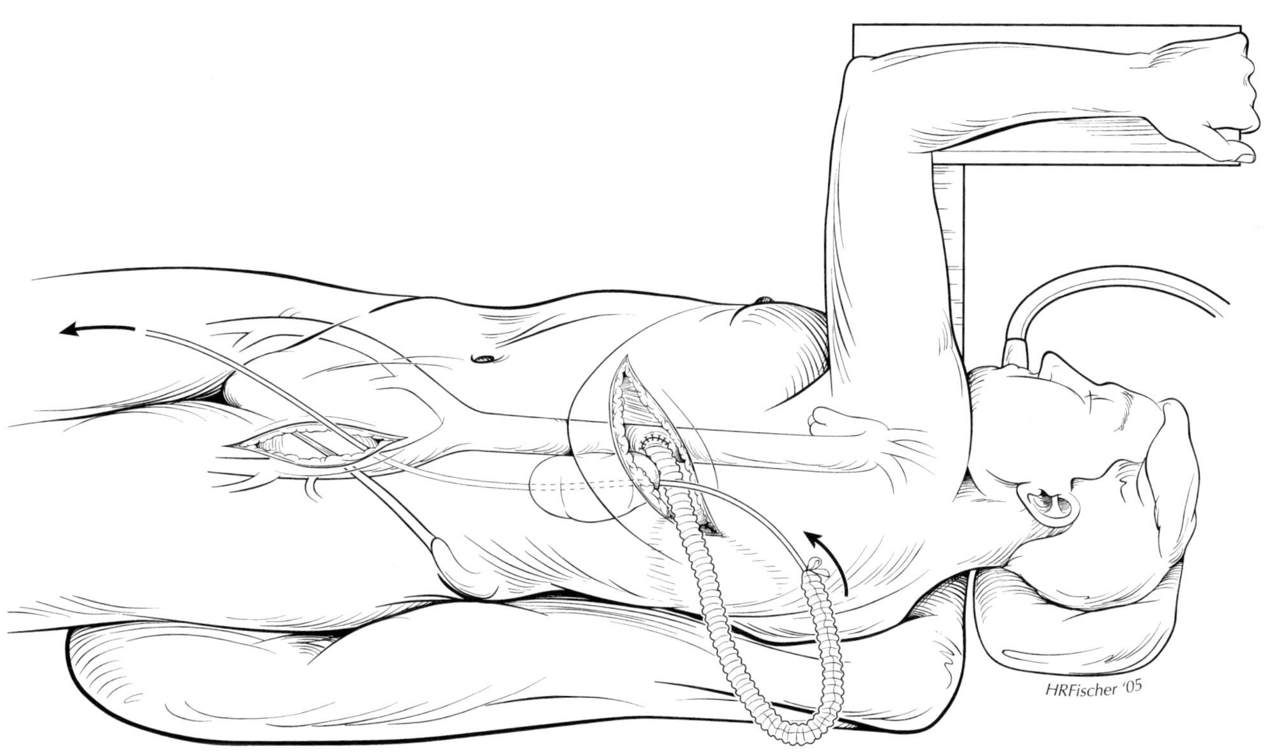

图 46.9 利用脐带线将移植物血管的肢体通过前面打通的隧道达到腹股沟区，这一步操作必须保持移植物肢体正确的方向和合适的张力以避免其扭曲和(或)打结。

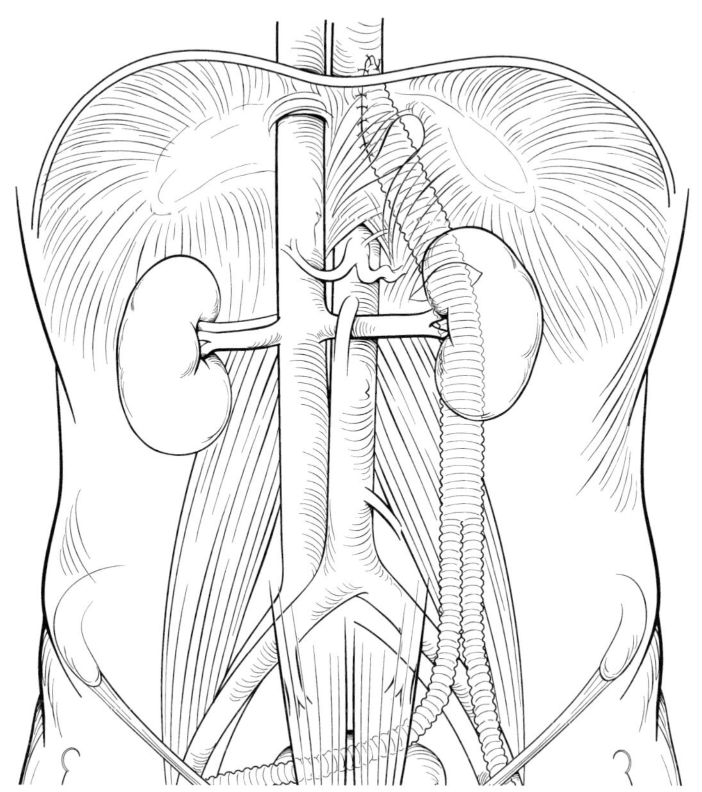

图 46.10 显示已完成的动脉旁路，描述了血管移植物的正确位置。注意移植物血管主干经过脾脏后内侧和肾脏后方，而其右侧肢体正好经过腹直肌后方和腹膜前间隙中的膀胱前或上方。

revascularization. *Am Surg*. 1999;65:232–235.

7. McCarthy WJ, Mesh CL, McMillan WD, et al. Descending thoracic aorta-to-femoral artery bypass: ten years' experience with a durable procedure. *J Vasc Surg*. 1993;17:336–347.
8. Jackson MR, Ali AT, Bell C, et al. Aortofemoral bypass in young patients with premature atherosclerosis: is superficial femoral vein superior to Dacron? *J Vasc Surg*. 2004;40:17–23.

编者评述

T. S. H.

直接、改建主–髂动脉旁路的适应证相对较少，每年在非常大的医疗中心这类手术的绝对数量相对较小。文献中这方面的报道很少，所以这类手术“真正”的围手术期结果很难确定。绝大多数流入道手术因为流出道阻塞而失败，常常需要行移植物肢体的取栓、纠正流出道血流才能挽救，正如本章节作者所述。另外，在不可能打开阻塞肢体的患者，使用交叉股–股动脉旁路（或腋–股动脉旁路）

重建流入道血流常常较容易。剩下非常适合行直接、主髂动脉旁路改建的较少患者就是那些在第一次近侧吻合口上方的肾动脉下主动脉有进展性闭塞病变的患者,以及流出道血管无明显闭塞性病变但是又反复发作血管移植物肢体失败的患者。不幸的是,前组患者可能是第一次手术中处理不当的患者,强调将主动脉吻合口尽可能靠近肾动脉的重要性。后组患者常常是动脉较细且严重吸烟的较年轻患者,对这些患者使用股浅或腘静脉重建新的主髂动脉系统可能是最好的治疗方式,正如德克萨斯大学西南团队的学者所述。然而,考虑到还有一种"创伤性较小"的解剖外旁路手术可供选择,所以在作出临床决策时必须考虑手术大小和患者的并发症以选择最佳的手术方案,即使对最适合行直接、改建主髂动脉旁路的患者也是如此。

尽管本章节作者对胸主-双股动脉旁路术报有热情,但是对于直接的主髂动脉血流重建失败的患者,我还是首选主-双股动脉旁路改建手术,而把胸主-双股动脉旁路术留给第二次主-双股动脉旁路失败的患者(第一次手术:主-双股动脉旁路术;第二次手术:主-双股动脉旁路改建术;第三次手术:胸主-双股动脉旁路术)。正如本章节作者所述,胸主-双股动脉旁路是最佳的手术方式,具有诸多优点,而且其手术大小与第一次主-双股动脉旁路术相当,手术操作较主-双股动脉旁路改建术明显简单。两方面因素限制了我对这一手术的热情:(1)阻断胸主动脉具有潜在的脊髓缺血的危险;(2)不是血管移植物感染很好的补救选择。不幸的是,在我的临床实践中就遇到这样一例并发症,并从高年资同事那里还听到另一例。我承认所报道的这些并发症发生率可以忽略不计,但是我认为每一个系列报道可能因为病例数太少而不能发现所有潜在的并发症。我发现胸主-双股动脉旁路术对有多次腋-股动脉旁路失败的患者是一个非常合适的选择,这些患者以前因主动脉移植物感染而行肾下主动脉结扎;另外对有内脏动脉水平主动脉严重闭塞的患者也是很好的选择,这些患者不能行肾下主动脉吻合。正如一些作者所提到的,因为担心交叉感染,我不愿意将胸主-双股动脉旁路术作为有主动脉移植物感染患者首次的"解剖外"旁路选择,而且我认为标准的主-双股动脉旁路术是肾动脉水平主动脉闭塞的最佳选择。

正如文中所述,就技术难度和总的手术时间而言,主-双股动脉旁路改建是一项很具挑战性的手术。这一手术最有难度的三个部分是腹股沟区分离切开、主动脉分离切开和建立移植物隧道。腹股沟区再次切开是相当普遍的,但是根据疤痕形成的严重程度,这一手术相当费时,使用"锐性"分离技术可以很好地处理。主动脉分离切开也有类似的难度,幸运的是,尽管是再次手术,但是肾下主动脉常常是一"处女地"或没受到干扰,因为第一次的血管移植物吻合口常位于主动脉的远侧。如果第一次近侧主动脉吻合口位置正确,正如作者所述,可以在肾动脉上控制主动脉,这一区域分离切开常常较直接,因为其组织间隙没有被破坏。控制肾动脉和肾上主动脉后,就可以游离肾下主动脉并切开第一次的主动脉吻合口。建立移植物隧道是这一手术最烦心的一步,因为输尿管与第一次的血管移植物周围的纤维囊粘连致密,而且也很难把输尿管与周围疤痕组织鉴别开来。作者所述的方法将移植物肢体与纤维囊切开分离常常有效,而且这一方法的另一个优点在于将同样的隧道用于新的血管移植物。如果这一方法无效,我可以游离乙状结肠和(或)盲肠,直接显露移植物血管和输尿管,以保证将隧道建在适当的位置和输尿管不受干扰。

我行胸主-双股动脉旁路术的方法与作者所述基本相同,但是作了一些改动。实际上,我行第一个手术时把他们介绍的方法作为参考,在我的文献资料中仍然保留这篇文章。我发现没有必要使用双腔气管导管,并感觉在某些情况下确实有害,因为如果考虑到患者需要呼吸机维持时,就需要在手术结束时将双腔气管导管换成单腔气管导管。常常可以使左肺萎陷和(或)用潮湿的开腹海绵简单将其保护在牵开器下。另一个可选择的方法是将阻塞器插入左主支气管,选择性地使右肺通气。手术中我常规使用脑脊液引流,并采用与胸腹主动脉瘤手术中所使用的相同方法。使用侧壁阻断钳常常不能行胸主动脉吻合,因此使用直接主动脉钳(如DeBakey钳)在主动脉切开处上、下方完全阻断主动脉。我发现在大多数患者中,分叉型血管移植物的肢体长度不够,不能到达患者的右侧腹股沟区,因此我常规用血管移植物的左侧肢体的多余部分来延长其右侧肢体。

(施德兵 译)

第 47 章

主髂动脉闭塞性疾病的血管腔内成形术

Matthew J. Dougherty, Keith D. Calligaro

主髂动脉闭塞性疾病的诊断和治疗一直是大多数血管外科医生临床实践中的重要部分。与传统血管外科手术相比，近年来血管腔内技术在血管外科医生中广泛普及和快速发展，使得以导管为基础的血管腔内介入治疗比例大幅度增加。本章节论述我们行血管腔内成形术治疗主髂动脉闭塞性疾病的方法。

诊断思维

绝大多数主髂动脉闭塞性疾病患者表现为跛行或威胁肢体的严重缺血。从诊断的角度来看，严重缺血是相当直接的。症状的特征很容易鉴别，主诉下肢远侧部位疼痛或麻木，常常为脚趾或前脚部分。典型疼痛表现为抬高和夜间时加重，有支撑时减轻。体格检查发现肢端发凉、苍白和压迫受力部位皮肤发红。如伴有缺血性溃疡，典型病变部位位于脚趾的趾端。最有用的初始检查项目是动脉无损伤检查，包括多普勒节段性测压和脉搏容积描记(PVR)。在有静息症状的患者，PVR 波形会显著衰减，常伴有踝肱指数(ABI) 低于 0.40。我们发现对有多平面动脉闭塞性疾病的患者，大腿血压和 PVR 非常有助于定量分析主髂动脉病变的具体分布情况。大腿血压和 PVR 明显降低提示流入道病变是主髂动脉闭塞性疾病的主要因素。

有跛行症状的患者较有严重威胁肢体的缺血患者更难筛选。主髂动脉闭塞性疾病与骨科疾病(如椎管狭窄)在症状学上有明显重叠，两者均为老年患者常见病，因此较难鉴别主要是哪一种疾病导致患者出现症状。跛行症状应该可以很好预测，行走固定的距离就可重复出现。主髂动脉闭塞性疾病的典型表现为行走时出现大腿和臀部疼痛，小腿跛行实际上是更常见的主诉。主髂动脉疾病患者典型表现为上坡行走尤其困难，除了因为腓肠肌血供障碍外，股四头肌血供障碍也是原因之一。继发于主髂动脉闭塞性疾病的跛行患者诉原地站立可缓解不适，这种不适常常在肌肉而不是关节。短暂休息后又可以行走同样距离再出现症状。相比较而言，椎管狭窄患者临床症状多变，有时甚至在站立时出现，体位变化常常会加重症状。常伴有下背部疼痛，患者的典型表现为站立休息时不能缓解症状，但是承重却能使症状减轻。但是以上两种疾病的症状有明显重叠，较难鉴别所出现的症状是由血管疾病还是由骨科疾病所致。

对于威胁肢体的严重缺血，无创性血管实验室检查至关重要。对于跛行患者，重要的检查为运动后 PVR 和多普勒节段性测压。跛行患者运动后，PVR 波形明显压低(常常近乎直线)和 ABI 降低，并再次出现症状。根据我们的经验，观察不到这些表现表明运动方案并非最佳，或者更常见的是其他原因导致症状而非动脉功能不全所致。

一旦血管外科医生确定临床症状确实由主髂动脉疾病所致，行动脉彩色多普勒超声检查有帮助。我们一致认为，一旦前述的功能性血管实验室检查已经确定动脉功能不全的诊断，多普勒超声的作用就像动脉造影一样有助于明确治疗选择。常常可以观察从主动脉至三分叉血管之间的主要动脉。用 B 模式和彩色频谱来确定动脉闭塞，并根据收缩期动脉峰值流速(PSV)对动脉狭窄进行分级。常常根据与邻近通畅动脉段 PSV 比值对动脉狭窄进行定量分析，就像标准化的血管移植物多普勒超声监测方案。

我们使用多普勒超声动脉扫描主要帮助制定以导管为基础的介入治疗。这常使我们提前进行全面的诊断性动脉造影，可移动 C 臂数字动脉造影常常足够用于这些重点检查。然而，高质量影像仍然至关重要，当尚不确定是否把治疗主髂动脉段疾病作为初始治疗时，我们一般进行全面的诊断性动脉造影。

一般来说，要获得两个平面的髂动脉影像。如果动脉狭窄性病变对血流动力学影响尚不确定，需要测定“回拉”

压，15%的收缩压力梯度是有意义的。如果静息状态下压力梯度无意义，向髂动脉注入30mg罂粟碱就可以模拟运动状态，重新测定“回拉”压力梯度，再次确定压力下降大于15%有意义。

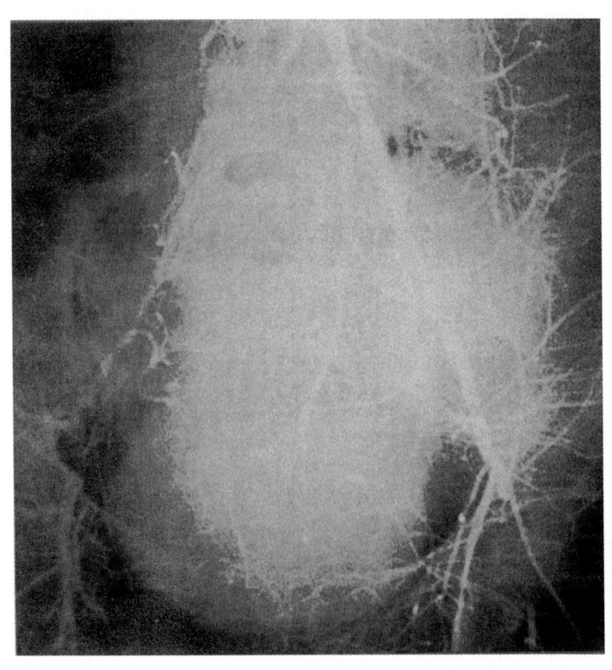

图 47.2 放射性动脉炎。注意髂外动脉弥漫性狭窄。

发病机制

对于绝大多数主髂动脉闭塞性疾病的患者来说，粥样硬化斑块是动脉狭窄或闭塞的原因。动脉粥样硬化是一种全身性疾病，其明确的危险因素包括吸烟、糖尿病、高血压病、高脂血症和基因易感性。影响血流动力学的斑块累及主髂动脉段的频率仅次于外周血管中的股浅动脉。主髂动脉粥样硬化性疾病在有动脉闭塞性病变的年轻患者中更多见。主髂动脉段内粥样斑块的分布可分为三种类型(图 47.1)。

在Ⅰ型病变中，斑块限于肾下主动脉和髂总动脉近端。这一型在年轻吸烟患者中更多见。总体来说主髂动脉闭塞性疾病男性更易感，但是Ⅰ型病变在女性更多见。这一型在主髂动脉闭塞性疾病患者中仅占5%~10%。Ⅱ型更为多见，髂动脉广泛受累，尤其累及髂外动脉。Ⅲ型也较多见，除主髂动脉段受累外，还有股浅动脉和腘下动脉闭塞性病变。

除粥样硬化性病变外，还有一些较少见的动脉病变可累及主髂动脉段。妇科、泌尿生殖系统或直肠肿瘤经盆腔放射治疗后数年可出现放射性动脉炎。这种病变常伴有进行性加重的粥样硬化，病变性质多为纤维组织，以相对单一的形式累及放射区相对较长的动脉段(图 47.2)。主髂动脉段肌纤维发育不良，前面章节已经论述，多累及髂外动脉。创伤，如与插管相关的动脉夹层或血栓形成的医源性损伤是主髂动脉闭塞性疾病另一个少见的病因。血管炎和先天性异常累及肾下主髂动脉段较为罕见。在脚踏车爱好者中可见一种累及髂外动脉的少见疾病，包括内膜纤维化和平滑肌细胞增生，考虑是髂外动脉反复受外伤所致。

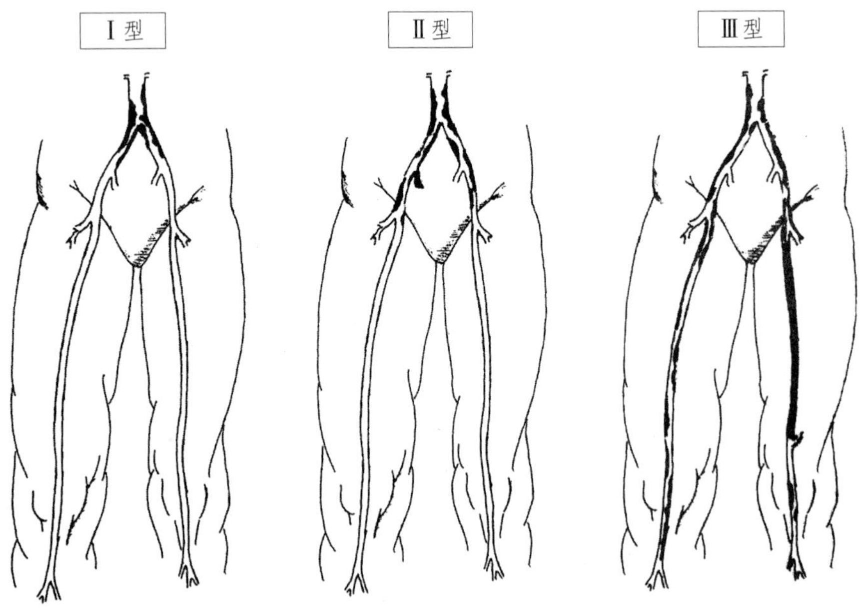

图 47.1 主髂动脉闭塞性疾病的分型。

适应证和禁忌证

治疗主髂动脉闭塞性疾病最常见的适应证为威胁肢体的严重缺血和限制生活方式的跛行保守治疗失败。另一个适应证为维持主髂动脉水平的狭窄性病变远侧现有的旁路血管移植物通畅。最后就是一些患者表现为远端粥样斑块栓塞,斑块限于主髂动脉段,治疗的目的在于预防进一步发生栓塞事件。

对于威胁肢体的严重缺血，最常见的临床问题是单独治疗主髂动脉闭塞性疾病是否能缓解静息痛症状,或者使足部溃疡愈合。在Ⅲ型主髂动脉闭塞性疾病患者中，股腘动脉段经常相继出现病变。通过腔内或开放手术单独治疗主髂动脉闭塞性疾病可能或不能达到治疗目的。我们发现大腿血压与踝部血压的比值对这些患者有帮助。如果肱动脉与大腿处收缩压差较大腿处与踝部收缩压差大，那么较好的选择是单独治疗主髂动脉闭塞性疾病(至少可以缓解静息痛),只要股深动脉通畅，伴有侧支循环通往膝关节区。当我们尚不确定需要血管重建的范围时,我们会分期手术。如果必须要行血管腔内治疗主髂动脉闭塞性疾病和腹股沟下血管重建手术，我们常常行联合手术。这样避免了医疗成本和多次侵入性手术所造成的不便，而且也不会明显增加开放手术的并发症。

对于跛行患者，治疗适应证更为主观。我们一致认为调整危险因素应该作为一线治疗,包括完全戒烟、积极治疗高脂血症,和达到要求后,执行一项每天至少行走 30 分钟的规律的运动方案。对于所有跛行患者,我们还给于培达(西洛他唑)试验治疗。

侵袭性低的导管介入治疗无疑降低了治疗适应证，使得一些医生和患者愿意尝试。但是发生率低而又确实存在的血管腔内治疗的严重并发症以及未控制危险因素的患者远期疗效差又抵制了血管腔内治疗的应用推广。

为维护腹股沟以下血管移植物通畅，血管腔内治疗对主髂动脉闭塞性疾病的作用尚不明确。然而,血管移植物因流入道动脉病变进展而闭塞。机体所能承受且无血栓形成危险的流入道血管狭窄程度可能要根据旁路血管的性能和流出道情况而定。髂动脉存在狭窄时，口径恰当的静脉移植物和良好的流出道血管要比人工血管旁路和有阻力的流出道血管床有更少的失败可能。如果血管移植物的流速随髂动脉病变发展而明显降低，如果患者出现跛行,或者如果患者大腿 PVR 性能降低，应预防性处理主髂动脉闭塞性疾病以保住血管移植物。

位于主髂动脉段的粥样斑块可导致下肢动脉栓塞，因此治疗的目的在于预防进一步发生栓塞事件以及随后发生的组织缺失和截肢(趾)危险。传统外科手术治疗粥样斑块栓塞是因为担心血管腔内治疗时导管引起斑块不稳定和进一步发生栓塞危险，然而近年来有多篇报道介绍了用血管成形、支架和支架型人工血管成功进行血管腔内治疗的经验(图 47.3)。

血管腔内治疗主髂动脉闭塞性疾病的禁忌证主要取决于病变的范围和部位。要使技术成功转变为持久的临床疗效需要选择合适的患者。纵向研究一致认为经血管腔内成形术的持久性劣于主-股动脉旁路术,所以预期寿命长和手术风险小的年轻患者除了非常适合行腔内治疗外均应首选传统手术血管重建。类似的,病变长度和动脉口径大小是初始和后期腔内治疗成功的关键因素。弥漫性病变和动脉口径小是血管腔内治疗的相对禁忌证。因为股动脉分叉处病变用简单的外科手术就可直接获得更好的治疗，所以腹股沟折皱处病变不应行支架植入术。最后，有些病变不适合用导管方法进行治疗。尽管髂动脉完全闭塞有时可以获得再通,尤其是短段病变,但是我们的经验是绝大多数髂动脉闭塞不适合行导管再通手术，或这种治疗的长期通畅率可能很差。

解剖学研究

所有三型主髂动脉闭塞性疾病均可以考虑行血管腔内治疗。尽管多普勒超声和磁共振血管造影可以很好了解动脉解剖,但是还不能很好地确定合适的血管腔内治疗方法，除非行动脉造影。理想的患者的血管口径大,而且髂动脉为局限狭窄性病变。对于非理想患者,病变是否需要治疗取决于是否有好的其他治疗方法(如患者是否适合行外科手术)和症状的严重程度。

术前评估

血管腔内治疗的术前评估和准备包括前面所述的无创伤检查，以及对粥样硬化病变进行的适当内科治疗。由于大多数血管腔内手术可以在局麻和轻度镇静下就可完成，而且很少会转为开放手术,因此与开放手术相比,危险因素分层和心脏干预很少成为血管腔内治疗的问题。然而,要适当保持警惕，血管腔内治疗患者常常并存冠状动脉、脑血管、肾动脉和其他动脉血管床粥样硬化。常规的术前检查包括血清电解质、尿素氮、肌酐和凝血检查。有肾功能损害的患者(血清肌酐在 1.6~2.4) 要进行静脉内水化和 N-乙酰-胱氨酸提前治疗 24 小时，并且术中使用非离子造影剂(iododixol)。更严重的肾功能损害需要行肾脏病学评估。

至少术前 48 小时开始给予口服阿司匹林,每天 325mg,这主要是来自冠状动脉支架术的证据，认为这样治疗可降低术后再狭窄和闭塞的风险。

手术技巧

在制定主髂动脉闭塞性疾病的血管腔内治疗方案时，对技术难度的预测和准备是关键的一步。首要的问题就是动脉入路。

对于单侧病变，如果受累股动脉

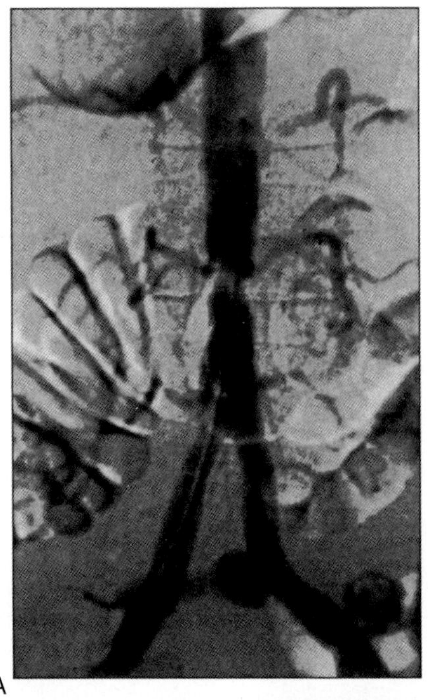

A

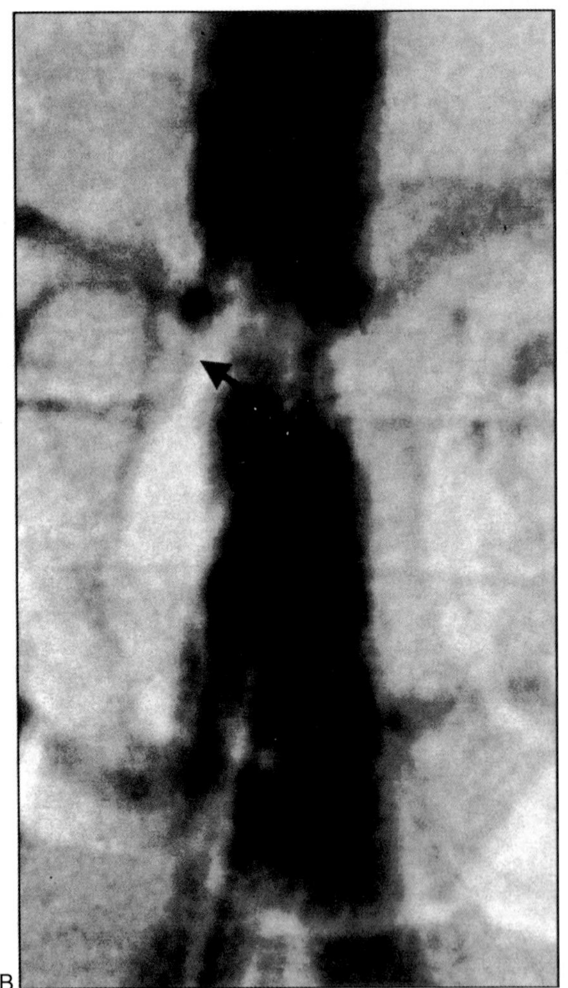

B

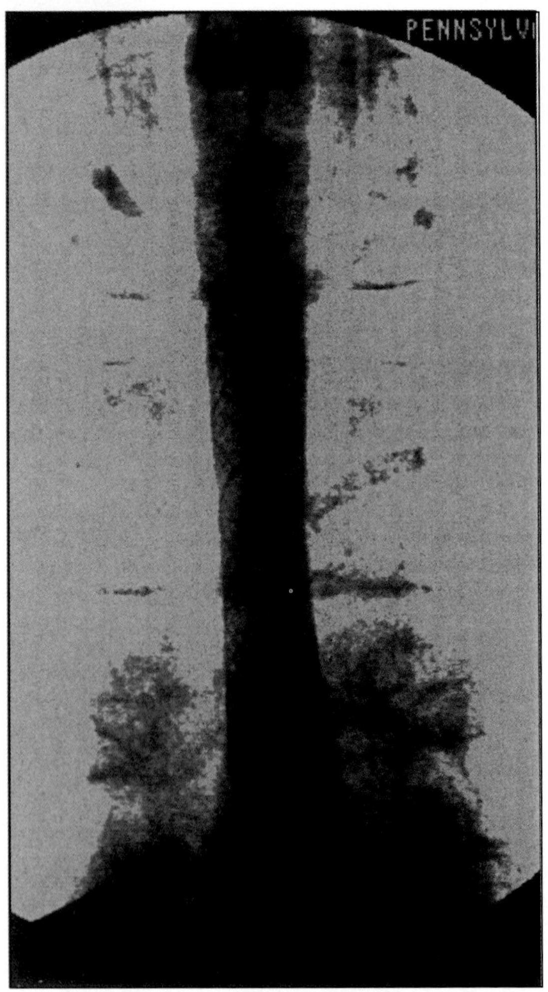

C

图47.3 (A)外周动脉粥样斑块栓塞患者的肾下主动脉斑块。(B)放大显影。(C)覆膜支架(Wallgraft,Boston Scientific,Natick,MA)植入后行球囊血管成形术后。

可扪及搏动，我们首选该侧股动脉入路，这样可简化导丝、导管和支架的行程。由于病变严重而不能采取逆行入路，我们会选择对侧股动脉入路。我们保留左侧肱动脉入路以防止双侧股动脉均不能进入，因为上肢入路发生神经损伤的风险更高，尤其当需要口径大的导管鞘时。

我们采用 Seldinger 技术于腹股沟韧带下首先逆行置入 4F 导管鞘，透视下定位 0.035 亲水导丝，并将多孔猪尾型导管放置在 L1 水平。使用高压注射泵在 2 秒内注入 30mL 造影剂行数字减影主动脉造影，常常可以获得从肾动脉到腹股沟水平的良好影像。根据患者和影像放大器的大小，当使用可移动 C 臂机时，可调节的 X 线透视床有助于单次注入造影剂后这段血管的充分显影。

为使髂外和髂内动脉重叠最少，且更好地评估交界性病变，可将导管定位在髂总动脉开口处，然后 1 秒注入 10mL 造影剂行髂血管段前斜位显影。当评估单侧髂血管时，经导管鞘逆行手推造影剂就可充分显影。

一旦显影充分，我们常常选择性放大需要治疗病变的图像，使用路径图有助于血管成形球囊和支架的恰当定位(图 47.4)。

一旦动脉入路成功，行主髂动脉造影，评估动脉狭窄和闭塞性病变。正如前文所述，一旦确定病变对血流动力学有明显影响，就应考虑行血管腔内治疗。对于病变非常弥漫的患者，尤其髂动脉口径小(<6mm)的患者，不适合行导管治疗，应考虑其他治疗方法。广泛钙化病变可能不适合行血管腔内成形，可能轻度增加血管壁穿孔的风险，但是病变本身不是血管腔内治疗的禁忌证。我们对主动脉分叉处环形钙化病变非常谨慎。

一般来说，可以通过导引钢丝的大多数粥样硬化性病变可以成功进行血管成形治疗，但是也常常需要辅助性的支架植入术。钢丝通过复杂或完全闭塞性病变较为困难。对于这些病变，我们发现将稍微成角的亲水导丝与扭矩装置一起使用非常有帮助。将导引导管插入距离病变 1~2cm 内可以为导丝通过闭塞性病变的黏膜下和血管再通提供支撑。另一方面应该避免导丝通过狭窄性病变的黏膜下，因为这样就可能导致动脉夹层和闭塞的发生。如果导丝在黏膜下间隙，就可观察到该导丝推进到主动脉分叉处时发生卷曲。为证实这种可能性，送入一 4F 导管并注入 1~2mL 造影剂，如果造影剂可以持续推入而不是流出，那么应该退出导丝直到血管腔重新显影。

如果经对侧腹股沟区入路，“交叉”导管鞘有助于通过球囊、支架，和进一步行动脉造影。一旦导引钢丝顺利通过病变，就可进行球囊血管成形术。所选球囊较病变血管略长，其直径应该较病变远端血管直径大 10%~15%。一般来说，我们首选小口径、非

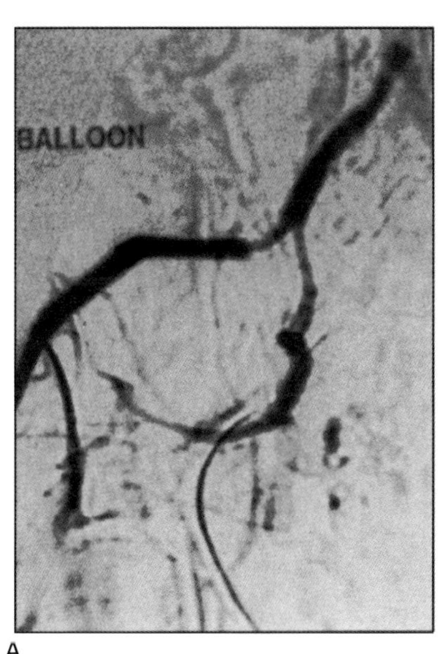

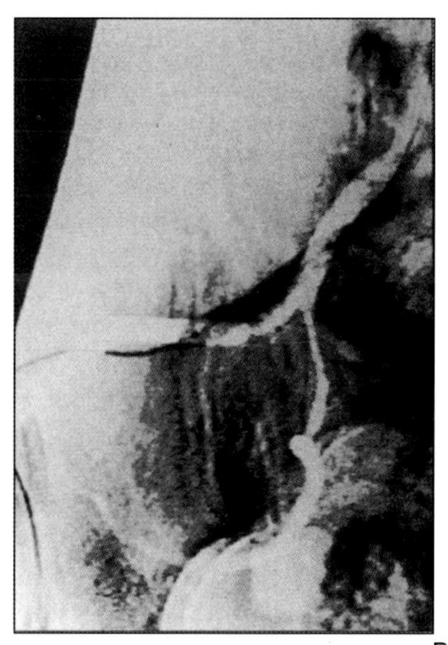

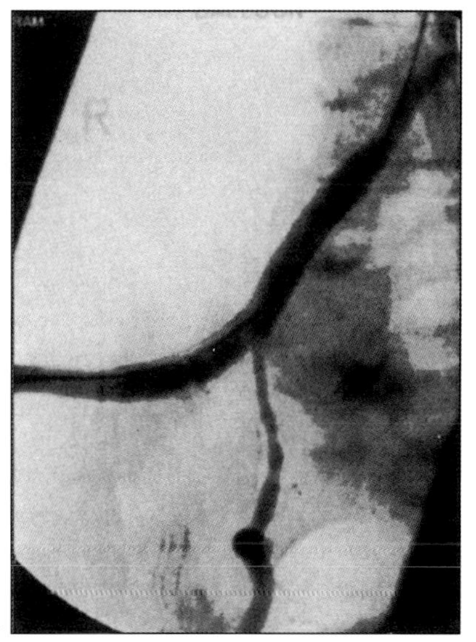

图 47.4 (A) 髂外动脉狭窄。(B) 数字显影路径图行血管成形球囊扩张。(C) 辅助支架植入后效果。

顺应性球囊。对于重度钙化病变,我们常常使用较小口径的球囊预扩（如8mm动脉使用6mm球囊)。用带压力计的注射泵扩张球囊(直径6mm及以下球囊使用等张造影剂,6mm以上球囊使用半张造影剂)。应该注意到在病变水平球囊产生“腰凹”征象。对于粥样硬化病变，常常在3~4个大气压时球囊腰凹征象突然消失，表明斑块破裂和血管外膜的顺应性调节。纤维性病变如新内膜增生常常伸展缓慢,需要更高的扩张压力才能达到完全扩张。这些病变需要高压球囊,行2次扩张,每次持续30秒,术后不撤出导丝,并经导管鞘对治疗的病变血管重复行动脉造影。

髂总动脉开口处病变需要特别慎重。髂总动脉起始处行血管成形术可能会损伤对侧髂总动脉。因此,可以使用“双球囊”技术,这样两个球囊被平行放置并延伸至主动脉下端后同时扩张。

对于什么才是血管成形术的良好疗效一直存在争议。一般,不能接受相对于远端动脉来说口径缩小30%以上的残余狭窄。即使用双平面显影观察也很难确定有足够好的血流动力学疗效。我们实际上采用测量血压方法,首选前面所述的用导管测量“回拉”压力梯度的方法,以证实血流动力学疗效。

尽管一些中心一直进行粥样斑块切除术,尤其对于严重钙化病变,但是我们认为粥样斑块切除术在主髂动脉段并无显著意义。

与单独使用血管成形术相比,支架植入术可明显提高技术成功率。还没有证据显示在髂总动脉水平一期植入支架的疗效优于单独行血管成形术，但是对于髂外动脉病变应常规行支架植入术。支架植入术在血管成形术后出现弹性回缩、偏心性病变和夹层时可明显提高技术成功率。对于大多数病变我们首选自膨式支架，支架的长度应刚好覆盖狭窄性病变，这样使得非狭窄区域的动脉内膜损伤最小。对于严重弹性回缩和需要高压才能扩张的病变（如纤维病变和肌内膜增生病变）则首选硬度大的球扩式支架。我们会毫不犹豫地将支架从髂总动脉一直放至髂外动脉，覆盖髂内动脉开口，在这样的情况下我们也没有观察到髂内动脉后期闭塞的情况。

肾下主动脉很少出现明显影响血流动力学的狭窄。对这些病变的处理原则同髂动脉病变。如果病变延伸至髂总动脉，应该首先使用适合髂动脉大小的球囊治疗髂动脉病变，然后用口径较大的球囊治疗主动脉病变,小心避免将球囊肩部伸入至较细的髂动脉内。通过髂动脉留置导引钢丝至主动脉以保护对侧髂总动脉，然后采用双球囊技术。

支架型人工血管治疗主髂动脉闭塞性病变的作用尚不明确，虽然理论上认为其治疗长段病变很有效，但是到目前为止还没有报道显示其疗效优于单独行支架植入术。根据我们的经验,新生内膜增生仍然是主要问题。支架型人工血管一个显著的缺点就是阻塞治疗段动脉的侧支血管，因而限制其用于动脉闭塞性病变。

并发症

多数文献报道血管腔内方法治疗主髂动脉闭塞性病变的严重并发症发生率小于5%。最常见的并发症发生在动脉穿刺部位，多为血肿,较为少见的是假性动脉瘤。这些并发症的危险性与所使用动脉鞘的大小、抗凝剂的使用、穿刺部位活动以及最为重要的是拔出动脉鞘后压迫的充分性等因素相关。

为了使这些并发症降低到最少，我们使用能达到所需疗效的口径最小的血管介入器材。大多数情况下，可以使用6F动脉鞘行主髂动脉闭塞性疾病的血管腔内治疗。对于诊断性操作我们不会全身使用肝素,而只在血管介入手术时使用(常常静脉推注3000~5000单位，并频繁经动脉鞘和导管用肝素溶液冲洗)。如果特别担心出血风险(如腹股沟区肥胖或动脉穿刺困难)，在拔除动脉鞘之前检测活化凝血时间并用鱼精蛋白拮抗肝素。我们不使用穿刺点封闭装置,也不使用被动压迫装置（如“C形夹钳”)。经验丰富的手术者手指直接压迫穿刺点至少15分钟往往有效。腹股沟区穿刺患者保持仰卧位4小时，活动后出院。

如果患者确实发生穿刺部位血肿,多数可进行观察和卧床保守治疗。血肿持续增大、低血容量性低血压、出现神经受压症状或张力大的血肿导致的皮肤坏死均是外科引流的适应证。超声检查可以发现直径小于1.5cm的假性动脉瘤，这种假性动脉瘤往往会引起血栓形成。我们首选超声引导下凝血酶注射而不是人工按压来治疗较大或持续存在的假性动脉瘤，这些治疗方法失败后我们才考虑行外科手术修补。

血管成形术治疗主髂动脉闭塞性疾病的动脉并发症包括动脉夹层、动脉血栓形成或破裂，动脉夹层相对较多见。始终保持导引钢丝跨过病变段血管，直至确定不再行进一步的介入治疗,这已成为一条普遍认可的原则。当导引钢丝发生移位时就会出现问题,很难使血管真腔再通。植入支架可有效治疗动脉夹层，我们甚至在动脉夹层没有出现明显血流动力学影响时就使用支架。

血管成形部位的血栓形成较罕见，可能是由抗凝不充分和血流阻断时间较长所致。机械性取栓导管或者溶栓剂(经脉冲喷射导管快速应用)常常是有效的血管腔内介入治疗。还会出现穿刺部位闭塞，尤其是口径小且有病变的股动脉易于发生，这一部位最好的治疗方法为直接探查和修补。

血管成形术可发生动脉破裂，这可能是由于过分估计所需合适球囊的大小，或更为常见的原因是所治疗的血管严重钙化和扭曲。在动脉扭曲段应使用短球囊以避免拉伸钙化的血管壁而出现破裂(图 47.4)。如果全身情况稳定的患者出现造影剂外渗，我们首选的治疗方法是在损伤动脉段植入支架型人工血管治疗。当获得合适的器械时，可以在损伤动脉段或其近端扩张血管成形球囊以尽可能减少出血。如果能及时识别动脉损伤并给予治疗，很少需要开放手术修补。

应用血管腔内方法治疗主髂动脉闭塞性疾病的另一个并发症为粥样斑块栓塞(图 47.5)。所幸这一并发症较为罕见，但是一旦发生却是灾难性的，可导致足坏疽和罕见的盆腔缺血，出现乙状结肠和马尾的坏死。对于外生性表现的主动脉斑块，我们避免使用以导管为基础的血管腔内治疗，但是质脆易于破裂的斑块常常在血管造影时不易被识别。在重复使用血管成形球囊时，我们使用长的输送导鞘以尽可能减少导管和导丝的操作。

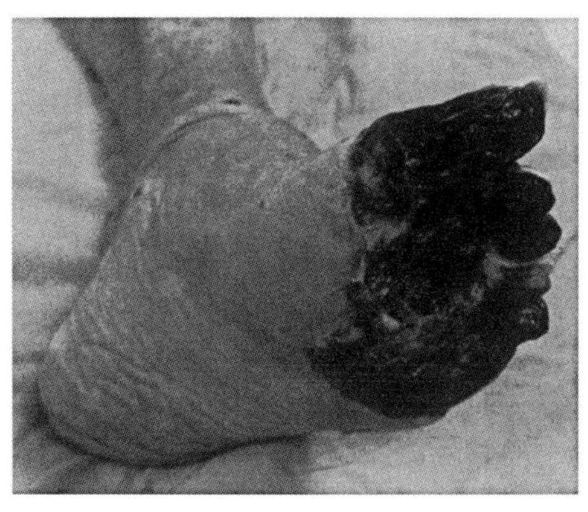

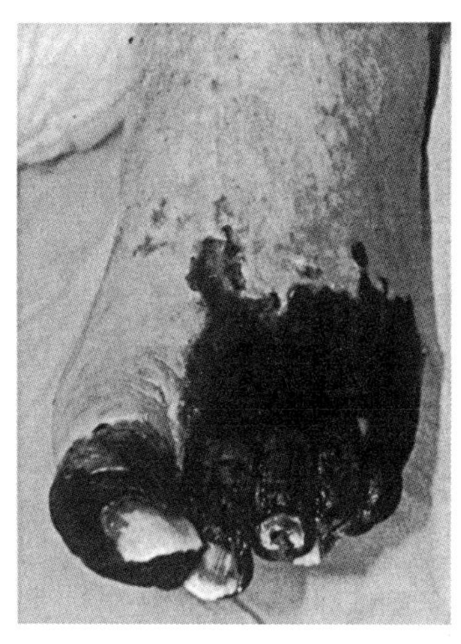

图 47.5　主髂动脉闭塞性疾病经血管腔内治疗后出现的粥样斑块栓塞。

术后处理

经股动脉穿刺入路植入支架型人工血管的患者术后卧床休息 24 小时，而经肱动脉穿刺入路的患者应悬吊术侧上肢，并于术后第二天恢复正常活动。我们长期使用阿司匹林治疗，每日 325mg，以使新生内膜增生的发生率降为最低。肌内膜增生导致再狭窄一般出现在手术后 3~12 个月，常伴有跛行症状再次出现。我们的经验是，在这段时间内人约 30%的患者会发生再狭窄。我们收集了手术后 2 周内的治疗部位超声检查基线数据和下肢动脉无创检查数据，以及术后 6 个月和 12 个月时的随访检查数据。女性患者、动脉较细的患者、治疗段动脉较长的患者以及髂外动脉部位较常发生再狭窄。再狭窄发生后往往可行再次血管成形术和支架植入术，但是较第一次手术后出现再狭窄的危险性更高。

主髂动脉闭塞性疾病的进展是后期血流动力学障碍的常见原因，是随访 5 年时后期成功率下降到 50%~60%的主要因素。根据症状的严重程度、患者的并发症和个人偏好情况，可以考虑与第一次治疗相同的血管腔内方法再次治疗。

推荐读物

1. Deitrich EB. Percutaneous interventions for aortoiliac occlusive disease. In: Ascher E, ed. *Haimovici's Vascular Surgery*. 5th ed. Malden, MA: Blackwell Science; 2004: 522–533.
2. Johnson KW. Factors that influence the outcome of aortoiliac and femoropopliteal percutaneous transluminal angioplasty. *Surg Clin North Am*. 1992;72:843–850.
3. Powell RJ, Fillinger M, Walsh DB, et al. Predicting outcome of angioplasty and selective stenting of multisegment iliac artery occlusive disease. *J Vasc Surg*. 2000;32:564–569.
4. Schneider PA, Rutherford RB. Endovascular interventions in the management of chronic lower extremity ischemia. In: Rutherford RB, ed. *Vascular Surgery*. 5th ed. Philadelphia: WB Saunders; 2000:1035–1069.
5. Timaran CH, Stevens SL, Freeman MB, et al. External iliac and common iliac artery angioplasty and stenting in men and women. *J Vasc Surg*. 2001;34:440–446.

编者评述

T. S. H.

正如本章节作者所述，血管腔内治疗是大多数主髂动脉闭塞性疾病的一种初始治疗方法。实际上越来越多的传统主-双股动脉旁路手术已经退居为次选手术方式，正在成为一种过时的方法。作者详尽描述的方法与我自己的临床实践几乎完全一样，应该成为所有从事外周血管疾病诊治的血管外科医生的基本技能。

主髂动脉闭塞性疾病是一种血流动力学障碍，其诊断和治疗应分别以发现和纠正这些血流动力学异常为中心。无创的血管实验室检查对于诊断至关重要，正如作者所述，ABI、血流速度波形、节段性测压和运动试验是评估的基础。对于节段性测压的解释应谨慎，因为在肥胖患者由于不能压迫血管，以及在同时有股浅或股深动脉闭塞性疾病的患者，这一检查有误导作用。在静息状态和血管扩张(使用罂粟碱)后行股总动脉内测压有助于进一步明确诊断，但是这种方法限用于同时有股浅或股深动脉闭塞性疾病的患者。

对血流动力学有明显影响的主髂动脉闭塞性疾病和威胁肢体的严重缺血(静息痛、组织缺失)患者的治疗适应证相当明确。出现这些情况的大多数患者存在多平面动脉闭塞性病变(主髂段、股或腘动脉段和胫动脉段)。然而,对于多数病例而言,纠正有明显血流动力学影响的流入道病变就足以缓解威胁肢体的严重缺血。对于有广泛组织缺失和股深动脉存在严重闭塞性疾病的患者需要行第二次腹股沟下手术(联合或分期)。在这种情况下我一般避免联合行选择性流入道或流出道开放手术，因为我们团队曾报告这样并发症的发生率明显增高。联合行流入道血管腔内手术和腹股沟以下血管重建的开放手术或分期行开放手术(主髂动脉段和腹股沟以下)可能是较好的治疗选择。

主髂动脉闭塞性疾病血管腔内治疗的出现降低了跛行患者的治疗指征。我将血管重建的开放手术用于内科治疗失败并有真正意义上的生活方式受限和(或)经济困难的跛行患者,而对于症状并不严重的合适患者,我也会选择血管腔内治疗。这一明显的折中方案反应了血管腔内技术新的平衡,就并发症和(或)安全性而言,血管腔内技术可以以相对较低的成本获得明显的收益。确定采用何种血管重建方法(开放手术或血管腔内技术)时,我不会考虑患者年龄因素。主髂动脉闭塞性疾病的血管腔内治疗远期疗效可能不理想,虽然这一方法创伤较小,相关并发症的发生率明显降低,对于大多数患者是一种合适的治疗选择。

尽管作者所述的方法几乎与我的完全一样,但是仍有一些技术要点值得进一步探讨。第一,对于完全闭塞性病变,必须确保在行任何介入治疗前导引钢丝在血管腔内。导引钢丝在穿过闭塞性病变时所经过的路径阻抗常常最小,它可以完全在血管腔内(常常在高度狭窄性病变和相对新鲜的血栓情况下)或内膜下。对于后一种情况,必须保证导引钢丝在病变另一侧“重新进入”真腔,如作者所述,这可以用导管交换导引钢丝并注入少量造影剂来证实。第二,对于髂总动脉病变尚不清楚血管腔内成形/支架植入是否优于单独行血管腔内成形。我赞成单独行血管腔内成形，因为缺乏令人信服的证据支持常规行支架植入术。然而,我的支架植入指征相对较低，而且首选球扩式支架，因为它有良好的径向扩张力,并且在扩张时短缩较小。相比较而言,对于所有髂外动脉病变我常规行血管腔内成形/支架植入,并使用自膨式支架,因为其柔顺性好。第三,对于有主动脉远侧和髂总动脉近侧明显闭塞性病变的患者应该使用“双球囊”或“双支架”技术进行治疗。需要特别当心的是治疗一侧髂总动脉可能会影响对侧髂总动脉管腔。这一技术包括同时放入球囊和(或)支架,两侧均需要导入导引钢丝并需要一名助手。重要的是在选择球囊大小时需要考虑远侧主动脉直径，因为它们的直径随着在主动脉内重叠的程度而逐渐增加（常常为球囊长度的一半)。第四,髂动脉血管成形术常常会出现夹层。一般不会有严重问题，植入支架就可简单处理，需要保持导引钢丝在原位置不退出。相比较而言,如果导引钢丝已退出就较难通过夹层病变,因此强调保持导引钢丝在原位置不退出直到手术结束的重要性。第五,我的所有患者行各类血管腔内治疗后在恢复室时均接受150mg氯吡格雷治疗,以后每天被给予75mg,持续治疗30天。虽然这样长期的治疗有其合理性，但是较高的相关费用使其应用受限。

(施德兵 译)

第48章

主动脉缩窄综合征的治疗

James C. Stanley

主动脉缩窄综合征是一种少见疾病,表现为腹主动脉缩窄或发育不全。尽管早期文献对此病变有所报道,但综合个人或医疗机构所讨论的病例总共不超过10例。

发病机理

主动脉缩窄综合征的缩窄或狭窄病变主要由动脉发育异常或主动脉动脉炎性变引起。狭窄可以是局部或弥散性的。肾动脉间的主动脉缩窄是最常见的发病部位,约占52%;肾下型占25%;腹主动脉弥散病变占12%;肾上型占11%。发育异常引起的主动脉狭窄在缩窄区域常常呈沙漏型。这些缩窄病变在血管中层可见显著的内膜下纤维增生,嗜碱性基质增加,但没有急性或慢性炎症的证据。而炎性病变导致的狭窄主要表现为一种活动性或慢性的血管外膜或外膜周围纤维化和相关炎性细胞浸润的病变过程。炎性病因可能仅见于少数的主动脉缩窄综合征患者,通常见于变异型的Takayasu病患者。

腹主动脉缩窄的发育异常起始于胚胎发育第25天。上下两条背侧主动脉在此时相互移行、融合,两血管间壁逐渐消失,最终形成一独立的管腔。研究显示最低位一对腰动脉起源为单根的年长患者其主动脉的直径减小,表明胚胎期两条背侧主动脉在腹部的融合或过度融合。超过70%的主动脉缩窄患者可见多根肾动脉,无论单侧或双侧,这一现象也进一步证实了发育异常的病因。两条背侧主动脉正常融合时期与多根通向后肾的侧支血管消失的胚胎发育时期(因此65%~75%的个体仅留单根肾动脉)近似。单根肾动脉的保留主要归因于其在后肾管腔之外的血流动力学优势。如果主动脉缩窄在其主要的肾动脉附近存在血流紊乱,那么将减少其血液动力学优势,从而使附近的后肾管腔持续开放。

从细胞和分子机制上看,主动脉发育异常可能由病毒介导或与神经纤维瘤患者具有相同的病变。病毒介导病变可能阻碍胎儿间充质组织向血管平滑肌的转化或者改变平滑肌的形成和生长。这种机制可能损伤宫内背侧主动脉的发育或婴儿早期融合的主动脉,从而引起主动脉缩窄。支持这一假说的事实表明,确定的病毒,包括风疹病毒,引起细胞自杀及抑制细胞复制,并且发现在妊娠期感染风疹的患儿存在主动脉发育异常。神经纤维瘤患者表现出高频率的动脉异常,包括腹主动脉缩窄和肾动脉狭窄。神经纤维瘤患者初期的血管病理显示与腹主动脉内层平滑肌异常具有相关性,而不是神经因素侵犯了动脉壁。神经纤维瘤患者的主动脉缩窄发生机制尚未明确,但是很可能与血管腔发育异常有关。

潘氏主动脉炎是腹主动脉缩窄的少见病因,表现为血管外膜及外膜周围纤维化并且伴随炎性细胞浸润。有观点提出这些炎症伴随的狭窄代表了Takayasu病的一种变异。但是这一假说存在许多争议,不被组织学的发现所肯定,而且大多Takayasu病患者没有多发的肾动脉的事实(将这些患者与非炎性的主动脉缩窄综合征患者相比较)也不支持这一结论。

诊断学因素

腹主动脉发育异常导致的缩窄的临床症状在10岁或20岁时开始显现。典型的临床三联征包括严重的高血压、减弱或消失的股动脉搏动、腹部血管杂音。约有25%的患者出现下肢跛行。发育异常引起的患者没有明显的性别差异,而胸峡部主动脉缩窄的患者中男性较多,炎症性主动脉狭窄的患者中女性较多。行动脉造影是必要的,可以明确诊断并且确定是否累及内脏动脉。直接导管测压和(或)非损伤性的多普勒动脉超声已用来明确主动脉病变的血流动力学特点。

适应证和禁忌证

患有主动脉缩窄综合征且未进行治疗的患者预后不佳，大多数患者在成年早期即死于心衰或脑血管意外。有文献显示，55%的未治疗患者死亡的平均年龄为34岁。因此，对所有的存在主动脉缩窄或胸腹主动脉、腹主动脉上段等节段发育异常的高血压患者必须评估严重并发症的风险及治疗的价值。

手术技术

腔内血管治疗

由发育异常和炎性浸润所引起的主动脉缩窄患者潜在的病变过程限制了经皮穿刺腔内成形术的成功。发育异常引起的狭窄部位球囊扩张通常仅使管腔瞬时扩张，并随球囊的缩小而立即回缩。这很可能是因为病变血管壁含有过量的弹性组织。有时过度扩张这些缩小的管腔会导致破裂。同样，采用球囊扩张治疗透壁的纤维变性改变和伴随的炎性损伤往往难以成功。相应的，有丰富腔内血管治疗经验的医师不推荐采用经皮血管成形和(或)支架植入术治疗主动脉缩窄综合征引起的病变。

开放性外科治疗

胸腹主-主动脉旁路术和补片主动脉成形术，并根据需要辅助肾动脉和内脏动脉重建，已成为标准的治疗手段。这一手术要求广泛暴露主动脉及其内脏分支。对大多数近端腹主动脉病变的患者来说，通过胸腹联合切口暴露主动脉是容易的，此切口在左侧第6或第7肋间隙自腋后线横过肋缘到达腹部。腹部切口可以选择斜式至脐右侧或沿腹中线至耻骨上部。远端胸降部主动脉的显露采用沿左半膈外周的环形切口。在膈的中心腱部位做放射状切口是有利的，因为可以保护膈的神经不受损伤。近左半结肠的侧壁切口腹膜外入路可提供充分的手术空间以到达近端腹主动脉及其内脏分支。对于低位和中段腹主动脉病变，采用横向的脐上部的切口延伸至双侧腋后线，并联合腹内脏器的保护性位移可较腹中线切口经腹膜入路更具优势。

胸腹部主动脉旁路联合肾动脉和(或)内脏动脉重建在过去一直是最常用的手术治疗方式(图48.1)。膨体聚四氟乙烯(ePTEE)和尼龙材料都可以用于血管移植物的制作。移植物的近端与主动脉吻合口的建立采用端侧吻合方式，使用3-0或4-0的心血管缝线进行连续缝合。旁路血管通过后半膈及左肾后方隧道到达未受累的肾下腹主动脉水平。远端腹主动脉的吻合方式与近端胸主动脉相同。与大多数的血管手术相似，在主动脉钳闭前应予肝素抗凝，计量为150U/kg。如果预计术中必须阻断肾上腹主动脉，则应使用甘露醇利尿。在动脉重建后需通过静脉缓慢滴注硫酸鱼精蛋白来拮抗抗凝药物的作用（1.5mg鱼精蛋白拮抗100U肝素）。

目前对于年轻的腹主动脉缩窄患者的主要治疗手段为主动脉成形术(图48.2)。该手术方法采用膨体聚四氟乙烯补片修补主动脉，并联合内脏动脉或肾动脉(病变节段之外)移植至腹主动脉主干。使用3-0或4-0的心血管缝线缝合补片移植物。为适合血管生长的需要，应选择足够大补片，但是如果过大可能造成动脉瘤，从而导致血栓形成和远端血管栓塞。这一手术的优点包括避免在腹主动脉主干和胸腹主动脉旁路内出现窃血，并减少所需吻合的数量。

患者的年龄大小对于手术的选择及动脉成形术的时机十分重要。一个大于5岁的儿童在术后很可能有很好的长期预后。但是对于小于两岁的婴儿可能后期需要再次手术纠正复发的狭窄，因为初次手术的补片较小。相应的，初次动脉成形术失败后

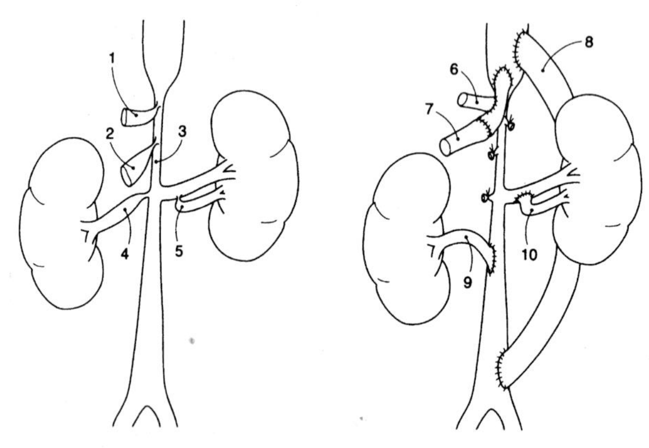

图48.1 对1例5岁女童进行的复杂性主动脉、内脏动脉及肾动脉重建:1: 腹腔干狭窄;2:肠系膜上动脉狭窄;3:肾上腹主动脉中段缩窄;4:右肾动脉开口狭窄;5:左侧肾动脉狭窄;6:腹腔干移植至主动脉-肠系膜上动脉旁路(自体髂内动脉移植物);7:重建后的肠系膜上动脉;8:ePTFE 胸腹主动脉旁路;9:右肾动脉移植至主动脉;10:左段肾动脉移植至邻近段肾动脉上。(Reproduced with permission from Upchurch GR Jr, Henke PK, Eagleton MJ, et al. Pediatric splanchnic arterial occlusive disease: Clinical relevance and operative treatment. *J Vasc Surg.* 2002;35:860-867.)

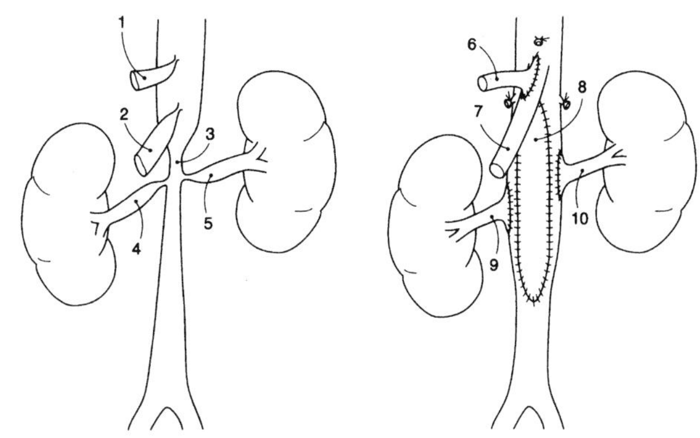

图 48.2 对 1 例 12 岁女童进行的复杂主动脉、内脏动脉及肾动脉重建：1：腹腔干狭窄，；2：肠系膜上动脉狭窄；3：肾间腹主动脉中段缩窄；4 和 5：左和右肾动脉狭窄；6：腹腔干移植到狭窄的肠系膜上动脉开口；7：扩大后的肠系膜上动脉；8：ePTFE 主动脉补片；9 和 10：双侧肾动脉重建至主动脉。(Reproduced with permission from Upchurch GR Jr, Henke PK, Eagleton MJ, et al. Pediatric splanchnic arterial occlusive disease: Clinical relevance and operative treatment. *J Vasc Surg.* 2002;35:860–867.)

再次治疗的选择可能优于失败的初次胸膜动脉旁路术。的确，动脉成形术失败后可以再行动脉旁路术，而胸腹主动脉旁路术失败后需要在重建的肾动脉区域行再次主动脉成形术或行旁路移植物的替换。

开放性外科手术治疗主动脉中段缩窄具有良好的临床效果。尽管确定的初次手术具有手术大、复杂性高的特点，但大多数外科经验还是支持一期手术。一篇文献比较了 42 例胸腹主动脉旁路术、13 例主动脉成形术和 18 例复合主动脉重建术的情况，其中接近 1/3 患者伴行肾动脉重建或肾切除术。所有的手术死亡率为 8%。89%的存活患者拥有良好的手术效果。在密歇根大学医学中心，胸腹主动脉旁路或补片血管成形术联合内脏及肾动脉重建术已在 93%的主动脉发育异常的年轻患者身上产生了良好的效果。

伴有肾动脉狭窄的处理

主动脉近端缩窄可能引起主动脉缩窄综合征相关高血压，肾动脉重建往往是必要的，因为可以改善高血压的状态并提高患者长期的生存率。伴随的肾动脉狭窄可以导致肾素-血管紧张素激活，并引起血压的升高。儿童中腹主动脉发育异常伴随的肾动脉病变是继发的发育异常，常呈沙漏型。这些狭窄病变最常见的组织学特征为疏松的内层组织、内膜纤维组织形成和外膜弹性组织的过度表达。

在这些病例中肾血管病的手术治疗必须个体化，针对受累的管腔、手术耐受程度及选择范围综合采用动脉移植重建和旁路手术。不管手术方法如何，对肾动脉进行分离时，首先要从黏附组织中分离出位于其上的肾静脉，并将肾静脉牵开。在处理远端肾动脉之前先分离近端肾动脉，防止不小心损伤小动脉分支。

当狭窄病变局限于血管的起始部，重建受累的肾动脉于腹主动脉或者邻近的未受累的动脉（例如第二肾动脉或肠系膜上动脉）对于主-肾动脉旁路是很重要的选择。在这些情况下，应对横断的肾动脉进行前后修剪以形成一个宽大的补片。主动脉侧方切开口或其他动脉切开口的大小应稍大于受累肾动脉直径的两倍，以便能建立足够大的吻合口。这些吻合口通常采用心血管缝线进行间断缝合。

采用髂内动脉作为移植血管进行主-肾动脉旁路术是最常见的旁路手术。取下的髂内动脉应当保留其远端的分叉部分。这样可以形成比较大的补片状吻合口，并将其吻合于主动脉及其侧支上。人工血管移植物很少采用这种吻合方式，因为容易感染，而且将其吻合于小的肾动脉上具有技术上的限制。同样，静脉移植物也很少用于儿童和青少年，因为它们具有发展成动脉瘤样扩张的倾向。肾动脉与移植物的吻合多采用端端方式。将两条血管均修剪成铲形可以创造有力的吻合条件。在成人，这一技术使吻合口呈卵圆形，可以防止吻合口愈合后的狭窄。在儿童，用 3-0 或者 4-0 心血管缝线进行间断吻合，因为这关系到其后面的生长发育。如果狭窄影响到多根肾动脉，将这些管腔横断彼此吻合形成一个共同的通路，然后与髂动脉的移植物进行吻合。

PTA 和使用坚硬扩张器的开放外科血管成形术治疗主动脉缩窄综合征引起的肾动脉发育异常不能得到理想的预后。不幸的是，这两种最常用的球囊成形方式治疗狭窄病变可引起血管腔的破裂或者扩张狭窄段失败。在后一种情况中，使用球囊扩张明显成功后紧接着出现狭窄的再发，可能因为在小型的动脉上存在过度的弹性蛋白表达。相同的，主动脉动脉炎引起的血管口部病变对球囊扩张的反应不大。与成人的纤维发育不良和动脉粥样硬化病变不同，PTA 在治疗主动脉缩窄综合征引起的肾动脉狭窄中作用十分有限。

伴有肠系膜动脉狭窄的处理

大约 25%的腹主动脉缩窄或者发育不全患者伴有内脏动脉闭塞疾病。但是，真实的发病率可能更高，因为动脉造影、诊断的选择还没有在所有医疗机构的术前检查中应用。与肾血管性高血压机制相似的是,发育异常和炎症性主动脉缩窄及肾动脉开口狭窄引起的血流紊乱可以导致肠系膜的缺血。

在这些病例中内脏动脉狭窄的临床重要意义仍然没有很好的认识。因为存在广泛的肠系膜侧支循环，所以内脏动脉发育异常很少可以引起肠系膜缺血。但是,考虑到通常有严重的腹腔干、肠系膜上动脉狭窄和肠系膜下动脉作为侧支的重要性，这些患者和(或)他们的父母应该清楚地意识到他们的内脏动脉解剖,并且能够将这些信息传递给那些后来经受腹部手术的患者。阻断重要的肠系膜下动脉侧支，例如通常在左半结肠切除术中切断 IMA，可能由于肠系膜的梗死导致严重的后果。腹腔干和肠系膜上动脉应当在主动脉修复（例如主动脉成形术或者主-主旁路术)时重建,如果术后可能危及脏器的灌注。这与主动脉补片成形术特别相关，但是其与胸腹主动脉旁路关系不大，因为主动脉的吻合口与内脏血管的开口较远。

内脏动脉重建需要仔细的计划，特别是关系到主动脉的重建。一般来说,主动脉成形术或者主-主旁路术应当在内脏动脉或者肾动脉重建之前进行。这一措施通过改善远端的侧支血流减少了肠和肾脏的缺血时间，有利于内脏和肾血管的相继修复。内脏动脉狭窄的治疗选择与肾动脉病变的处理相似。在将血管开口修剪成铲形后重建腹腔干、肠系膜上动脉是目前的最佳方法。然而，使用髂内动脉作为移植物的旁路术主要用来治疗较长的狭窄病变。当重建小口径动脉（直径 2~3mm)时吻合口采用心血管缝线间断缝合。这些缝线在缝合后马上打结并剪断残余线,而不是使用可选择的“降落伞”技术,在后者中,血管不靠近,直到所有缝合完毕才一起打结。对于口径较大的内脏动脉常使用连续缝合建立吻合口。

推荐读物

1. Graham LM, Zelenock GB, Erlandson EE, et al. Abdominal aortic coarctation and segmental hypoplasia. *Surgery* 1979;86:519–529.
2. Lande A. Takayasu's arteritis and congenital coarctation of the descending thoracic and abdominal aorta: A critical review. *Am J Roentgenol*. 1976;127:227–233.
3. Messina LM, Reilly LM, Goldstone J, et al. Middle aortic syndrome: Effectiveness and durability of complex arterial revascularization techniques. *Ann Surg*. 1986;204:331–339.
4. Stanley JC, Graham LM, Whitehouse WM Jr, et al. Developmental occlusive disease of the abdominal aorta, splanchnic and renal arteries. *Am J Surg*. 1981;142:190–196.
5. Stanley JC, Zelenock GB, Messina LM, et al. Pediatric renovascular hypertension: A thirty-year experience of operative treatment. *J Vasc Surg*. 1995;21:212–227.
6. Wada J, Kazui T. Long-term results of thoracoabdominal bypass graft for atypical coarctation of the aorta. *World J Surg*. 1978;2:891–896.
7. Upchurch GR Jr, Henke PK, Eagleton MJ, et al. Pediatric splanchnic arterial occlusive disease: Clinical relevance and operative treatment. *J Vasc Surg*. 2002;35:860–867.

编者评述

T. S. H.

主动脉缩窄综合征是一种罕见的临床病变，其特点是胸降主动脉和(或)腹主动脉狭窄或缩窄,并伴随内脏动脉和(或)肾动脉开口狭窄。这一综合征有很多命名,包括“腹主动脉缩窄”,但是考虑到不同表现,主动脉缩窄综合征可能是最合适的命名。像作者记录的一样，个体报道及机构的经验是非常有限的，甚至在学术研究中心也是一样。的确,这种病变在主动脉缩窄中仅占不到2%。因为这个病变的稀有性,所以其潜在的病因尚不清楚,发病机理也仅在推测中。

主动脉中段狭窄的临床重要意义在于通过激活肾素-血管紧张素系统引起相关高血压。高血压本身通常是帮助评估和诊断该病的因素。主动脉中段狭窄相关高血压通常十分严重，药物难以控制,并且可伴随其他病变，例如充血性心力衰竭、脑部病变、肾功能不全/衰竭等。的确，考虑到大约70%的发病率，儿童患者中高血压的出现是诊断该病例的第二大素因。主动脉缩窄综合征患者还可以表现为生长发育异常、跛行和(或)肠系膜缺血，可通过引起血流动力学改变的主动脉狭窄的存在进行预测。但是,相关的跛行和内脏动脉狭窄很少值得干预。然而,内脏灌注必须在诊断时研究评估，而且研究者要告知患者(或其父母)这些情况。动脉造影作为诊断的选择已成为术前评估的重要组成部分。但是考虑到 CT 的简单性，特别是对于儿童,以及无创性的特点,其可能将取代诊断性的动脉造影。

考虑到病程及造成的后果，所有的主动脉缩窄综合征患者应当接受治疗。治疗的目的包括纠正主动脉狭窄和建立肾动脉的正常灌注。的确,考虑到高血压的发病机制，处理所有的肾动脉狭窄是必须的。预防性的内脏血管重建通常不被建议，而且显著地增加了手术的复杂性。然而,对于所有的肠系膜缺血患者应当进行肠系膜血管重建。开放手术治疗仍然是主动脉中段缩窄患者的最佳治疗方式，尽管近期的数例报道支持 PTA 联合支架的治疗。考虑到潜在的狭窄的特点,单独行 PTA 的远期预后结果不理想。尽管有许多积极的病例报道，但是腔内治疗(无论用不用支架)效果仍然没有被证实。尤其没有单独治疗的有效方法。

外科手术方案的选择应当个体化。胸腹主动脉主-主旁路术和补片主动脉成形术都是可行的选择。治疗的考虑包括疾病分布(肾和(或)肠系膜动脉受累)、患者年龄、体型、主动脉生长潜力（如主动脉成熟时的直径)、后期手术治疗的潜在需要和潜在病理条件(如发育异常或炎症)。目前公认手术的选择是复杂的。考虑到所有因素，补片主动脉成形术作为年轻患者的手术选择可能更加有利,而主-主旁路术对于年长患者更加理想。这两种外科方法已经被作者很好地概括，反映了他有着丰富的经验。本人目前的治疗方法与作者是相似的，这并不令人惊奇，因为作者在资格训练中是本人的启蒙者。我发现了一种完全腹膜外的入路方法,通过胸腹上切口(针对这种病变和肾上主动脉瘤）到经腹膜方法伴内侧脏器保护性翻转，已在本章概括。

已报道的外科治疗围手术期和长期随访结果相当理想。然而,已报道的来自“优秀中心”的小样本可能反应不出整个国家的经验。考虑到病变的罕见性,必须集中这些中心的经验。考虑到不确定的病变潜在情况和血管重建手术,所有接受治疗(腔内治疗和开放手术)的患者需要进行长期的随访。治疗程序通常是必须的，特别是接受主动脉成形术的年轻患者。

（司逸　符伟国　译）

第 49 章

感染性主动脉移植物的处理

Thomas S. Huber

感染性主动脉移植物是血管外科医生所面对的一个最困难的问题，合适的治疗通常需要一些创意。幸运的是其总体的发病率相当低。治疗目标包括控制任何可能发生的脓毒症、感染移植物的移除、躯干或下肢的血管重建以及控制主动脉肠道瘘(AEF)的出血。大多数和最重要的移植物感染包括肾下腹主动脉，其治疗将在此章详细介绍。感染的肾上/胸腹主动脉移植物的治疗选择是有限制的，通常需要原位置换。

诊 断

感染性主动脉移植物患者可能表现出非特异性症状及脓毒症的任何症状。在有引流窦道和(或)暴露的移植物存在的情况下诊断是简单的，但这些情况并不常见。事实上，仅有5%的患者在发病时血培养阳性。大多数的患者表现出非特异性的症状，包括低热、白细胞计数轻度升高、血沉升高、不适及全身症状，因此早期诊断是困难的。低毒性的表皮葡萄球菌在这些感染中占有显著的比例，这不令人特别惊讶。必须注意的是，一旦移植物感染的可疑性增高，应当开始进行合适的评估以确定或者排除这一诊断。初期的手术记录和术后的即时过程应当被回顾检查以明确可能的感染并发因素。所有的伴有胃肠道出血的人工主动脉移植物患者应当被认为存在主动脉肠道瘘，直至可以明确排除。值得注意的是，主-股动脉旁路术后的股动脉假性动脉瘤和肢体血栓可能是由移植物的感染所引起，最近的资料显示这些并发症的发病率达到25%。

增强CT扫描是敏感性和特异性均大于90%的诊断性检查（图49.1）。提示主动脉移植物感染的特殊征象包括移植物周围液性聚集和(或)软组织水肿、异位气体、假性动脉瘤(主动脉或股动脉吻合口)、腹膜后脓肿、肠壁增厚或输尿管积水。诚然，在没有其他征象时发现输尿管积水提示移植物感染，而且通常有特异性。值得注意的是，在术后早期诊断移植物感染是比较困难的，因为很多正常的术后改变与移植物感染表现相似。正常情况下，移植物周气体的吸收多在术后2周以内，而移植物周的积液可以持续至3个月以上。

各种其他的影像学手段已经被用于明确移植物感染的诊断。虽然大多数医生对MRI经验欠缺且对CT影像更加熟悉，但是因为MRI对软组织具有更好的分辨力，其可能较CT更具优势。超声可以辅助明确移植物外周积液，特别是在腹股沟区，还可确定假性动脉瘤的存在。造影剂可以尝试从任何行程接近移植物的腔道注入（如窦腔X线照片），确定是否与移植物本身存在交通。许多放射性核素功能的研究已经应用于这些影像学诊断，铟-标记的白细胞应用最多。尽管相关的敏感性和特异性是合理的，但是所有的放射性核素研究可能面临不利因素，即炎症区域可能导致假阳性结果，抗生素治疗亦可导致假阴性结果。不管怎样，它们能对可疑的病例有所帮助。动脉造影不能用于移植物感染的诊断，但是可常规用于手术计划中。外科探查具有确诊意义而且有时是必须的，发现移植物没有与周围的软组织结合可以确定存在感染可能。

AEF代表移植物感染一个小的类型。与大多数普通的、无明显异常的感染性主动脉移植物不同，AEF患者有胃肠道出血的临床表现。尽管可出现大量出血，但是通常表现为中等、自限的或“前哨性”出血。如上所述，除非可以明确排除，所有的接受人工主动脉移植物的胃肠道出血患者应当被认为继发AEF，相关的临床评估应立即开始进行。值得注意的是，大约40%的AEF患者将在首次出血的24小时内

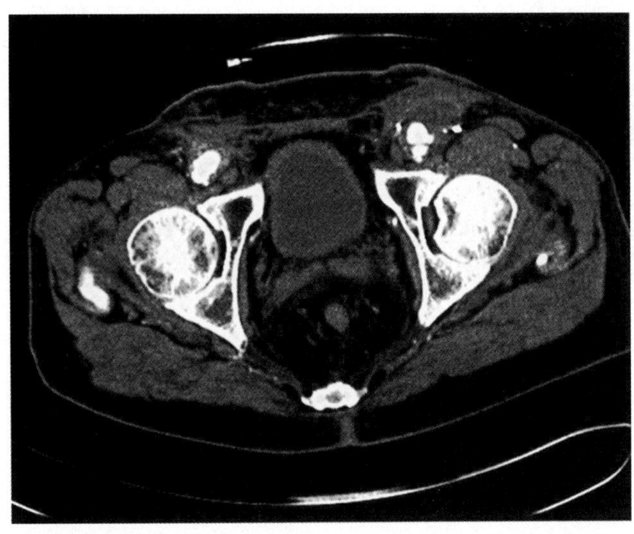

图 49.1 腹股沟处增强 CT 显示感染的主双股旁路移植物。注意两侧移植物周围的渗出液及炎性组织。

再次出血。出血的来源或者与感染移植物的交通可能发生于胃肠道的任何部位,但是越过主动脉移植物处的十二指肠段(第3、4部分结合处)是最常见的部位,大约75%的病例出现此处出血。应当进行食道、胃、十二指肠镜(EGD)检查来明确诊断和(或)确定其他出血来源。外科医生高度怀疑AEF时,应与内镜医师沟通,这点很重要,而且最好在检查过程中有外科医生在场。检查应当包括一个对十二指肠的3、4段完全的排查,并且可能需要使用儿科的结肠镜。重要的是,胃或近端十二指肠出血部位确定后(如胃炎、胃溃疡),不宜过早结束检查。有大量出血证据的患者应当尽可能在手术室进行检查,而且需要保持黏附的凝血块的稳定,以防再次出血。不幸的是,正常的上消化道内镜检查不能排除AEF的诊断。应当结合EGD进行增强CT扫描来帮助确诊。有时为明确诊断,剖腹探查是必须的,而且要求在控制主动脉近远端后完全游离十二指肠,使之离开主动脉或主动脉移植物。使用结肠镜检查结肠可以帮助完成胃肠道出血的评估。

病　因

人工主动脉移植物感染率在肾下型主动脉重建中约为1%~2%。腹腔内移植物(主-主旁路、主-髂旁路)感染的发生率约为0.5%~1%,累及腹股沟部移植物(主-股旁路)感染发生率约为1.5%~3.0%。

移植物感染的病因包括围手术期外科切口或移植物的污染,来自于菌血症的移植物种植,肠道或泌尿生殖道的腐蚀,以及临近感染过程的累及。围手术期移植物的污染是最常见的病因并且与无菌技术的破坏有关,常并发于足部感染、腹股沟切口裂开及急诊手术。值得注意的是,15%~40%的患者中细菌可以被在腹主动脉瘤和主动脉粥样斑块中的血栓隔离,但是这一对移植物感染的隔离作用的影响仍然是不明确的。AEF可以由缝线的直接接触、吻合口假性动脉瘤的接触或者人工血管侵蚀至肠腔内引起。在大多数的病例中,移植物感染发生在AEF之前。

大多数(约60%)人工主动脉移植物感染由金黄色葡萄球菌、表皮葡萄球菌和大肠杆菌引起,伴随存在的病原体包括革兰阴性菌、拟杆菌和非溶血性链球菌等。病原体随着感染时间而改变,如金黄色葡萄球菌在术后早期占据优势,而后期则是表皮葡萄球菌占有优势。值得注意的是,在明显存在移植物感染的病例中超过25%的患者未能检测出病原菌。大多数的这种病例可能由表皮葡萄球菌引起,需要特殊的培养技术去破坏其表面生物膜并分离病原菌。

讨论人工移植物感染的病因有利于评价各种预防策略。这些策略由标准的外科技术组成,包括严格的无菌技术、围手术期的皮肤准备、术中必要的预防性抗生素的应用以及防止人工移植物与皮肤和移植物与肠道之间的后腹膜组织的接触。

适应证和禁忌证

所有的主动脉移植物感染的患者均需手术治疗。特别是作为唯一的治疗方案——长期抗生素治疗无明显效果。此外,未治疗的AEF的死亡率实际上为100%。

术前评估

感染的主动脉移植物患者通常具有明显的并存疾病。这些并存的疾病应当予以最大程度的治疗。所有的患者应进行无创的踝肱指数检查。这包括节段性上肢压力和速度波形的检测,以确定腋动脉是否合适作为流入动脉及隐静脉、股腘浅静脉的测量。应当进行标准的主动脉造影和双侧下肢动脉造影以制定血管重建手术。简单的移除移植物而不重建下肢血供是不可行的。因为感染的移植物通常已位于最佳的解剖位置,因而补救性血管重建往往是复杂的。应同侧的对股深动脉行单独斜位摄片。另外,如果计划采用腋股动脉旁路则应进行相应的主动脉弓造影。医生凭经验对患者术前预防使用抗生素，之后根据培养结果进行调整。

手术技术

普通技术

治疗感染性主动脉移植物的可能选择包括不行血管重建的移植物移除,移植物移除伴解剖外旁路,以及移植物移除伴原位置换。在这些选择中,解剖外旁路可以单独进行手术或分期进行,而人工血管、低温保存的同种异体移植物及自体静脉可以用于原位置换。这些不同的选择应当在考虑移植物感染的前提下根据外科医生的医疗设备进行,并且需要全面考虑,因为它们代表着根据不同的个体及临床特点进行合适的选择。考虑到潜在的动脉闭塞疾病的严重性，不行血管重建的移植物移除是相当少见的选择。影响手术选择的因素是广泛的，并且包括解剖外旁路的可行性（腋动脉和股腹股沟下的流量情况）、患者的并存疾病、生存预期、脓毒症的存在、可疑的病原体感染、AEF 的存在、AEF 患者中出血的严重度以及不同手术的远期成功率。

分期行解剖外旁路、其后数天行移植物移除代表了治疗移植物感染患者最保守、传统的方法。一期联合手术(解剖外旁路合并移植物移除)已经被广泛放弃是因为随访显示分期手术具有明显的安全性。此外,在主动脉移植物移除前的时间间隔中解剖外旁路移植物可能被感染的观念没有获得证实，但是真实存在的风险是解剖外旁路将会血栓形成，因为通过直接的动脉重建通路存在竞争性的血流。解剖外旁路的构型由感染性主动脉移植物决定,腋双股动脉旁路(腋股-股股)适合于仅在腹部使用的移植物，而双侧腋股动脉旁路适合于那些通过腹股沟的移植物。值得注意的是,腋股旁路的流出道为股深动脉或者股深-浅动脉,管腔置于未受累的组织。腋腘动脉旁路的通畅率不佳,此手术应被淘汰。

使用自体股浅-腘静脉或者新主髂系统进行原位替代感染移植物对年轻的、健康的患者或者不适于使用解剖外旁路的患者（如严重的腋动脉闭塞疾病)来说是绝佳的选择。尽管这是一个大手术，但其长期通畅率十分理想,细节将叙述如下。虽然移植物感染复发的可能性很大，但是对伴多种并存疾病和(或)低毒性的病原体的患者来说，人工血管或者同种异体移植物原位替换是合理的选择。事实上,在移植物成功获救与感染过程的强度/毒性之间表现出相反的关系。

AEF 患者的治疗选择在本质上与非 AEF 患者是一致的。但是,治疗选择通常被出血的严重性和患者的血流动力条件所决定。如果患者血液循环稳定并且没有出血，分期的解剖外旁路伴移植物移除是最佳的选择。对此类患者使用股浅-腘静脉进行原位替换也是合理的选择，但是这篇文章的经验则对此有所保留，并且被通路耐用性及出血复发和主动脉破裂的潜在可能所影响。对 AEF 伴血流动力不稳定的患者首要关心的是控制出血的来源。特殊的治疗将在下文叙述,但是选择包括单独修复瘘的手术、纠正出血来源以及立即行解剖外旁路术后移除感染移植物。对于此类患者吸引人的选择是原位使用人工血管纠正出血来源和修复瘘道。此措施基本上可以将 AEF 患者的不稳定状态转变成带有感染移植物的半选择性状态，而感染的移植物可以在稍后处理。这种方式强调了处理主动脉移植物感染患者的一个重要原则，那就是采取系列的小的手术而不是独立的大手术来处理患者通常更加安全。

分期行解剖外旁路术后移除感染移植物

腋股动脉旁路手术在第 45 章(主髂动脉闭塞症的开放重建术）已详细叙述。移除感染性主动脉移植物的方法与补救性的主双股动脉旁路术是相似的,此过程在第 46 章(主髂动脉闭塞性疾病的主-双股动脉改建和胸主-双股动脉旁路术)已广泛讨论。但是,许多技术要点需要进一步的指出和(或)强调。

手术患者的术中体位为仰卧位同时上肢外展 90°。这样可以允许主刀医师和助手站立于手臂的两侧并且特别有助于指导年轻医师。可沿脊柱轴线放置软垫,使双肩下降,充分显露锁骨中部区域。准备手术野并常规铺巾,皮肤消毒范围自下颌至脚趾。

游离腋动脉，首先于锁骨下 1cm 做切口,具体位置为锁骨中 1/3 段(图 49.2)。沿皮肤切口向下切开胸大肌浅面的软组织及筋膜，钝性分离肌肉纤维。游离腋静脉并用血管拉钩将其拉开，腋静脉的多条分支需要横断以便游离。腋动脉位于腋静脉的后方头侧,通常可轻易触及。大约需要游离 3cm 腋动脉以便进行吻合，因为需要数毫米的血管用于钳夹阻断血流。与静脉相似，有许多小动脉分支发自需要的节段,可将其结扎和(或)剪断而不必担心后遗症的出现。重要的是,腋动脉应当游离至与胸壁分离以便尽可能将吻合口置于中间部位，从而减少因肩部位置的改变所致的吻合口破裂的可能。通常不需要横断胸小肌来显露腋动脉。事实上,需要此操作意味着管腔的游离距离太远。

股部切口的位置由主动脉移植物感染的范围和是否累及腹股沟决定。当主动脉重建限于腹部（即主-主或主-髂重建)，位于股总动脉之上的标

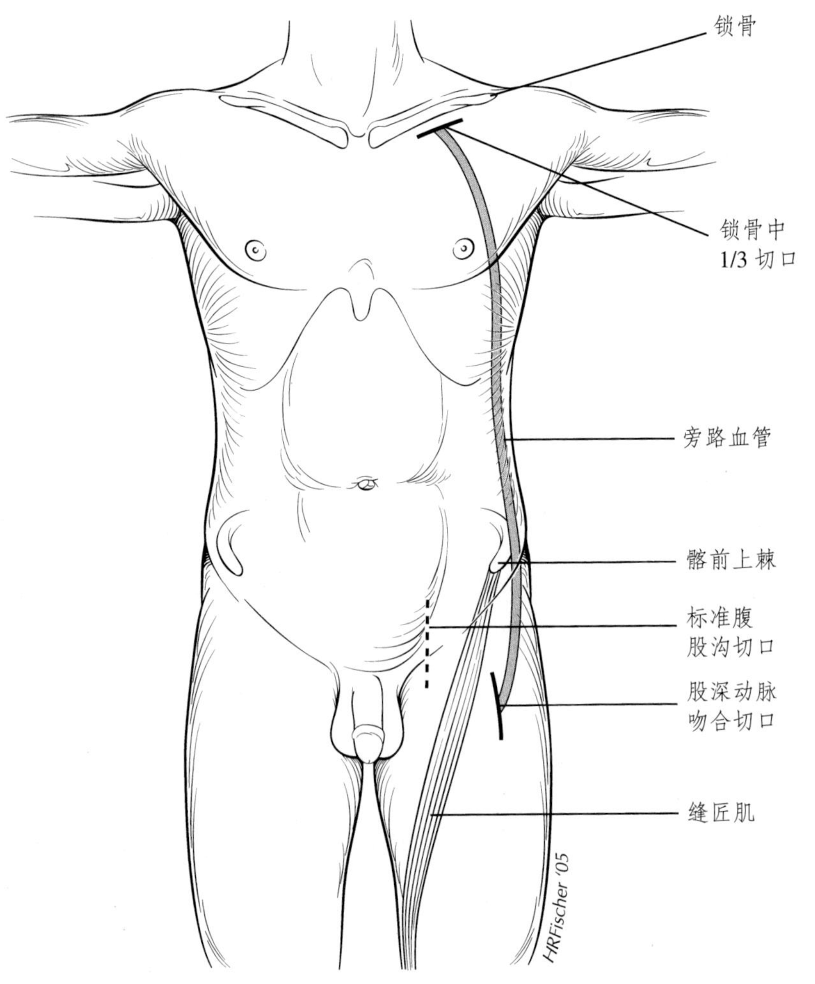

图 49.2 单侧腋股旁路至股深动脉手术的切口和解剖外旁路行径示意图。锁骨中 1/3 段下 1cm 处切开分离探查腋动脉。缝匠肌外侧缘做 10cm 纵形切口暴露股深动脉，通常在常规腹股沟切口的远侧及外侧端。两切口间隧道位于髂前上棘外侧，沿腋前线走行。

准切口可以用于准备行腋股旁路的股股部分。在最常见的腹股沟移植物感染情况中，股深动脉应当显露使用沿缝匠肌外侧缘切口，长 10cm，位于标准腹股沟切口的后外侧(图 49.2)。虽然股深动脉位于皮下数厘米，但是能够沿着切口平面通过其后方进行游离显露(图 49.3A)。股浅动脉往往更加浅表可见，并且可能在开始时将其误认为股深动脉。合适的股深动脉节段应当充分游离，其通常包含了数支小分支，这些小分支可以使用血管带或缝线进行保护和控制。同样应当游离可见的合适的股浅动脉节段。

对比沿解剖学标志从中间穿过的更加传统的腋股旁路，腋股动脉旁路至股深的隧道应当位于髂前上棘的后外侧(图 49.2)。皮下隧道可以通过于腹股沟切口沿腋前线推进 8mm 的隧道器建立，术者位于患者对侧更利于操作。隧道器应当通过外侧腹壁的皮下组织并且沿着前外侧胸壁推进，以防止不小心进入腹膜腔和（或）胸膜腔。隧道器沿胸肌下胸壁推进并且穿过腋切口。从腋部切口使用另外一只手的手指钝性分离胸肌深面引导隧道器的头端，这一过程可以被简化。8mm 带环的 PTFE 人工血管可以通过这一隧道，通常不需要将移植物缝于隧道器的内套管上，因为带环的人工血管有足够的纵向力量来推进自己。我更喜欢在腹壁的筋膜下做股股人工血管的隧道。通过经过腹股沟韧带的垂直或斜切口使用长手指在筋膜下进行钝性分离，更便于建立该隧道。在中线部位可能遇到阻力，这可以通过增加力量或者使用主动脉钳来克服。

根据人工血管所能取得的最佳位置，腋部吻合口可以定位于动脉的前面或者前下面(图 49.4)，人工血管可自腋静脉前面或者后面穿过。在腋静脉顶部建立隧道有理论支持的优势，因为这可以简化后面的游离过程。但是，此方法很少使用，我通常在腋静脉后方做隧道，因为看上去吻合得更好。另外，人工血管的近端应当采用柔和的曲线形式置于胸壁，先向外侧再向下方走行。这样增加了少许人工血管长度，但可以允许体位改变时不增加吻合口的张力。尽管大家都很担心术后吻合破裂，但是一般可以通过把吻合口重建于沿胸壁的腋动脉中部来预防。人工血管无环的部分被用来进行吻合，靠近吻合口的环应被置于适当的位置。值得注意的是，腋动脉质脆且容易受到损伤，当建立吻合口时，对其需要进行恰当的保护。

股深动脉的吻合口应当采用标准技术来重建(图 49.3B)。股浅动脉若通畅也应重建。潜在的选择包括游离近端股浅动脉、将其吻合于股深动脉的吻合口部，或者使用 8mmPTFE 人工血管间置于股深吻合口与股浅动脉构建旁路。这两种技术是可行的并且可以取得较吻合于股总动脉分叉更好的效果。从外侧方法吻合于股深动脉的一项额外优势是位于其上的缝匠肌能提供软组织覆盖于人工血管上，并且可以作为缝匠肌瓣保护移植物。

二期手术或者说感染的主动脉移植物移除术应当在患者从解剖外旁路术中恢复之后进行，2~3 天通常已足够。患者在此间隔期应当进行抗凝治疗，以防止腋股动脉旁路人工血管血

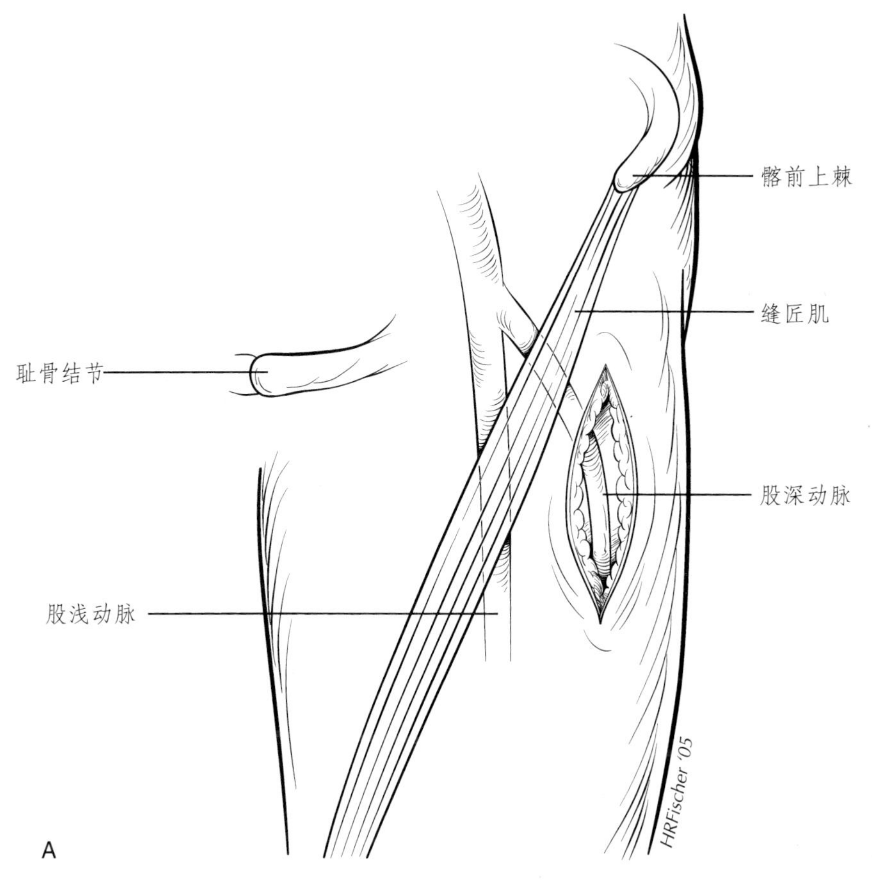

图 49.3 (A) 虽然股深动脉位于皮下数厘米,通常沿切口下方向后侧游离。股浅动脉比较表浅,可能会被误认为股深动脉。(待续)

栓形成，因为竞争性的血流大量通过直接的主髂和主股动脉重建通路。可以预见,二期手术的创伤是相当大的,所有与主动脉重建有关的步骤和预防措施应当仔细遵守。尤为重要的是,必需的血制品和自体输血装置应当准备完善，并且正确使用辅助控制体温设施。一些外科医师喜欢使用输尿管支架帮助确认输尿管，但是我没有发现这些措施特别有效并且觉得它们增加了不必要的手术时间。与治疗未感染的、血栓形成的移植物所采取的主双股手术过程不同，感染移植物是相当容易从黏附在输尿管周围的软组织中分离的。

在感染的主双股旁路中，二期手术开始于腹股沟部。采用先前的腹股沟切口，但是它们需要向头尾侧进行延长以利于暴露。补救性的腹股沟分离通常具有挑战性，并且这一挑战在治疗感染性的移植物上进一步加强。应当首先进行人工血管、髂外动脉、股浅动脉和股深动脉的血管控制。理想的，管腔应当沿周缘进行充分分离以方便血管夹的使用。也可以使用取栓球囊导管进行腔内控制，并且在分离过程中出现大量出血时特别有帮助。感染性的假性动脉瘤患者，人工血管应当在进入假性瘤体之前于腹股沟韧带以下进行分离。在具有非常大的假性动脉瘤患者可能需要从后腹膜切口去控制移植物。一旦管腔游离完全,立即采用各种血管器械来控制血管。我更喜欢用股深动脉夹来控制股深动脉和股浅动脉，小的 Satinsky 夹控制髂外动脉,Fogarty 夹控制人工血管。在夹闭动脉前行抗凝治疗并不是必须的，因为下肢还可以由解剖外旁路进行灌注。

股动脉吻合口应当完全闭合并且切除所有的移植物。管腔的处理根据软组织感染的范围和动脉闭塞病变的程度而定。理想的,股动脉应当使用宽大的静脉补片重建以通过腋股人工血管至髂外动脉维持倒流的盆腔灌注。但是,这并不总是可行的。简单的在管腔口部进行结扎是经常使用的唯一选择，而我通常使用 5-0 或者 4-0 血管缝线和合适型号的夹子进行操作。人工血管应从周围组织进行分离，尽可能向头侧做广泛分离并深至腹股沟韧带下方。

腹部切口的选择根据初始手术、先前的手术切口及外科医师的偏好而定。我发现双侧的肋下切口在大多数的情况下是最合适的，并且能得到最大限度的显露。依常规进入腹膜腔暴露腹部，术中常遇到因既往手术引起的粘连。肾下主动脉重建的相同起始步骤应被遵守，包括游离和翻转十二指肠和小肠（图 46.1）。Bookwalter 或者其他的预先保留拉钩系统能在术中给予很多帮助。因为存在破坏近端吻合口的可能性，人工血管上方的主动脉应在切开移植物上的后腹膜组织之前行阻断。分离及阻断主动脉的目标位置(即肾下、肾上)由近端吻合口的位置决定。令我印象深刻的是,在肾下主动脉，原先的移植物通常向下牵拉很多,因此,通常在肾动脉下即获得阻断位置。在此区域平面的组织已经因初次手术而受到侵犯，因此术中经常能遭遇很多的斑痕组织，在这一过程中需要锐性分离技术。当近端吻合口起始处紧邻肾动脉下时，必须在肾上控制主动脉。通过完全游离左肾静脉,并且缝扎肾上腺静脉、性腺静脉和腰静脉,可有助于在肾上控制主动脉。膈肌脚可以从双侧切开以利于钳夹的使用。在阻断主动脉之前双肾动脉应行

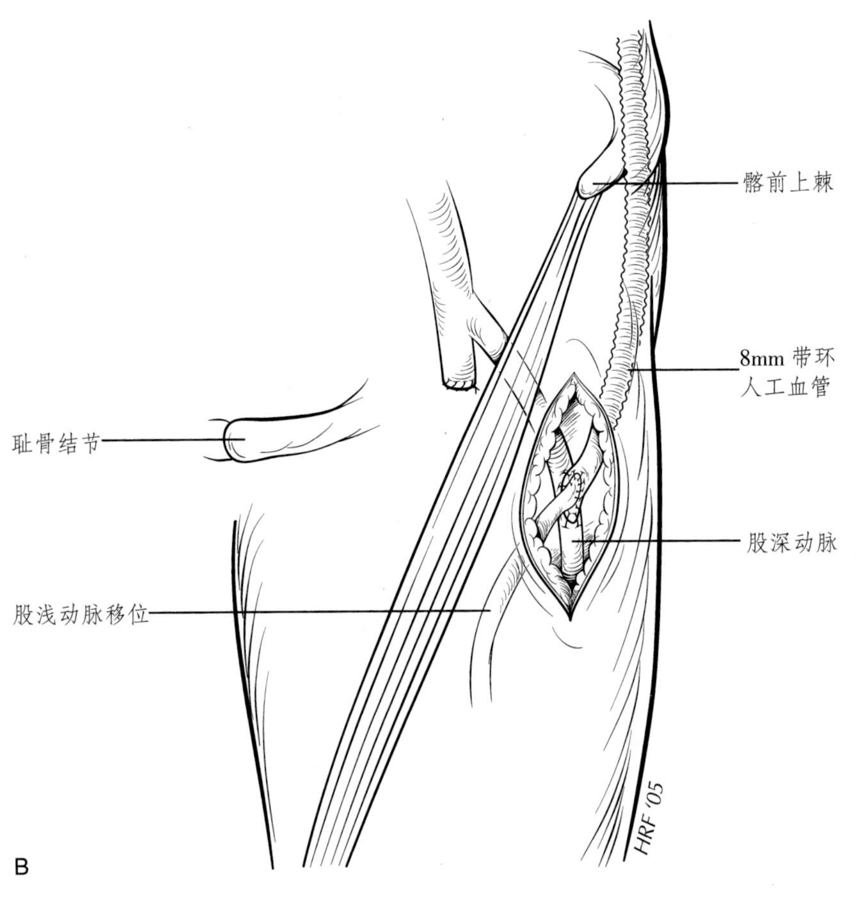

图 49.3(续) (B)股深动脉的吻合口应当采用标准技术来重建。股浅动脉若通畅也应重建。潜在的选择包括游离近端股浅动脉,将其吻合于股深动脉的吻合口部或者使用8mmPTFE 人工血管插入股深吻合口与股浅动脉构建旁路。

分离并用血管夹阻断(如 Grogory 血管夹)以防止来自肾上主动脉的血栓栓塞。在术中分离肾下或者肾上主动脉周围组织是不必要的(实际上是危险的)。与初次手术不同,我更加喜欢使用垂直的主动脉钳(如 Debakey)。可在此处阻断肾下主动脉(即在后腹膜组织分离之前),但是我更喜欢延迟肾上主动脉钳闭,尽可能缩短肾缺血的时间。此外,仅仅当必须阻断肾上主动脉和肾动脉时,对患者进行抗凝治疗。

人工血管可以通过切开其上方的从近端吻合口到主动脉分叉的后腹膜组织显露。通常有一组织囊包绕于移植物周围,这一平面可以通过使用手术刀或者电刀简单地切开组织向下分离而进入。近端吻合口可以在主动脉阻断后封闭,并且移除所有的人工移植物。在盆腔中感染的、未紧密结合的移植物通常可以从其上的贯穿走行的组织囊中被分离出来。使用血管钳(如 Kelly)或者环状的剥离器行钝性分离,有助于达到此目的(图 46.2)。

肾下主动脉应清除至健康的、未受累的组织。感染主动脉移植物治疗之后早期死亡的一个主要因素是主动脉残端破裂。主动脉残端应被严密缝扎,我最喜欢的技术是使用水平垫和简单的反复缝合技术,3-0 血管缝线两层关闭(图 49.5),同时利用正常的主动脉组织辅助缝闭。偶尔需要行解剖外肾血管重建(即脾肾、肝肾旁路)以便于充分关闭。人工填充物应避免使用于主动脉残端的关闭,因为其有潜在感染的可能。自体的填充物可以使用筋膜、肌肉或者静脉构建。几名作者报道了采用网膜或筋膜来强化主动脉残端的关闭,但是我没有发现其必要性。在小部分限于腹部的主动脉移植物感染的患者中,需要考虑使用自体静脉行髂血管补片以维持髂外动脉(和腋股旁路)至盆腔的反流血供。与股动脉重建相似,可行性需根据软组织感染的范围和管腔的状况而定。

腹膜后腔应被广泛清创,而且所有的坏死组织须被移除。股血管隧道可以通过纱布或者海绵穿过隧道进行清除。负压引流通常不是必须的,但是其能通过股血管隧道置于主动脉移植物管床中。相似的,腹股沟部感染组织应被清除而且邻近的软组织也需要清除。尽管有一定的吸引力,但缝匠肌瓣不是必须的,而且由于广泛、粘连的斑痕组织使得手术有时具有挑战性。腹部及股部的伤口采用标准的方式关闭,但是我通常将最后的皮肤层开放。在离开手术室前使用多普勒超声评估足部灌注(和解剖外旁路的通畅率)十分重要。尽管采取了抗凝治疗,解剖外旁路在移植物移除前的间隔期内偶尔会闭塞,而这需要单独消毒行取栓术。

新主髂系统(NAIS)原位替换

对一些合适的患者来说 NAIS 是一种优秀的手术。手术具有时间长、复杂及步骤多的特性,但是能够采用二组方法进行简化,并且已成为我们的标准治疗方式。手术在部分分离股浅-腘静脉之后同时进行腹股沟分离。当两组同时行静脉处理具有困难时,一组开始腹部手术而另一组完成静脉操作并准备自体血管的移植。主动脉吻合和股部切口关闭及股部吻合也可以由两组同时完成。上文已详细描述过涉及腹股沟显露和感染移植物的移除的特殊的步骤,此处不再重述。

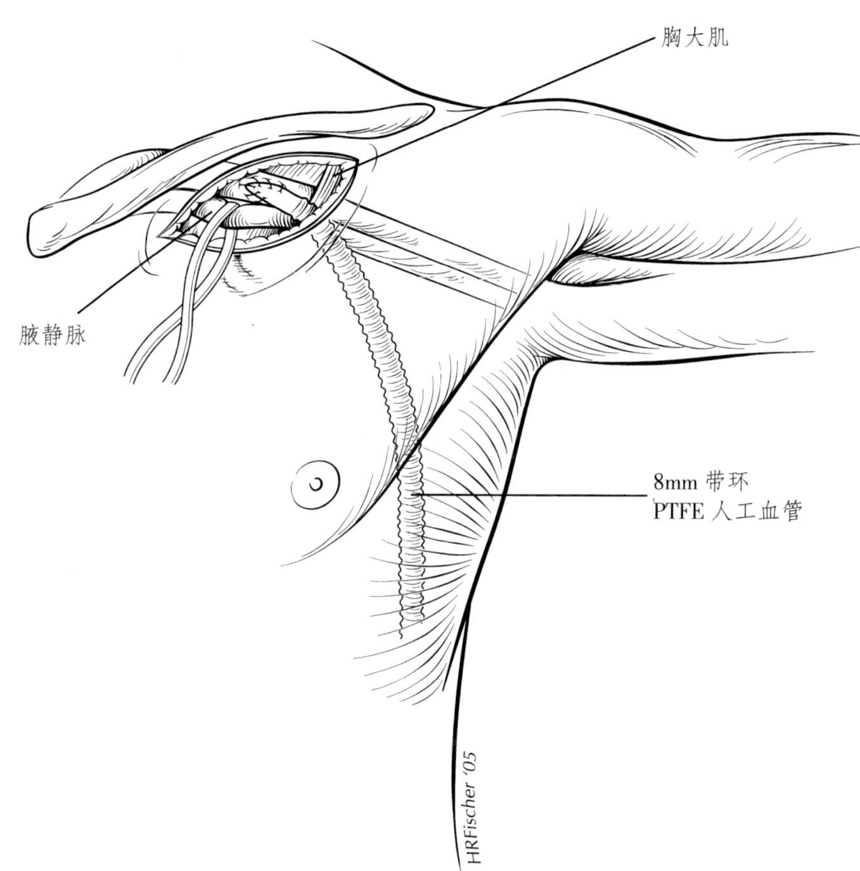

图 49.4 根据人工血管所能取得的最佳位置，腋部吻合口可以定位于动脉的前面或者前下面，人工血管可自腋静脉前面或者后面穿过。人工血管的近端应当采用柔和曲线形式置于胸壁，先向外侧再向下方走行。人工血管无环的部分被用来进行吻合，靠近吻合口的环应被置于适当的位置。

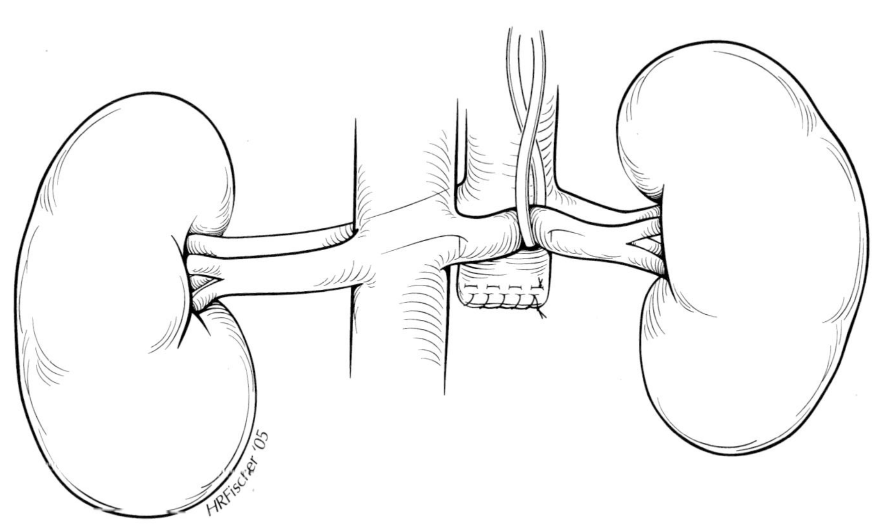

图 49.5 肾下主动脉应清除至健康的、未受累的组织。主动脉残端应被严密缝扎，我最喜欢的技术是使用水平垫和简单的反复缝合技术，3–0 血管缝线两层关闭，同时利用正常的主动脉组织辅助缝闭。

股浅–腘静脉可以使用缝匠肌中部或者外侧切口取得(图 49.6A)。我更喜欢使用的是缝匠肌中部切口，因为能方便延长切口用于显露股部血管。静脉需要从其与股深静脉的交联中进行分离直至腘窝中部（图 49.6B)，以保证有足够的长度去横跨从主动脉至股动脉的距离。股浅–腘静脉的分支管壁相当薄，较大的分支应使用 5–0 血管缝线进行缝扎。分离本身是相当单调的，特别是在收肌管的周围区域。应采取保护措施防止来自附近股浅–腘动脉分支的损伤以便能维持相关的动脉网，因为患者通常有伴随的下肢动脉闭塞病变。切除后，使用 5–0 单纤血管缝线结扎近端和远端的残留静脉。股浅静脉的股深静脉会合处应被结扎以防潜在的深静脉血栓形成。

股浅–腘静脉随后转移至后面工作台上。静脉逐段行扩张并且对所有的缺损行修补。我更喜欢以顺行的形式使用静脉，因为管径逐渐变细。因此，可以使用瓣膜刀松解静脉瓣膜或者行静脉倒置及瓣膜切除。我更倾向于后面的方法，因为靠近分支点的静脉壁相当薄并且在瓣膜松解术中极易受到损伤。可以使用两段静脉构建分叉的移植物(图 49.7)。取下的静脉在其大的近端(股端)做 5cm 长纵向切口。切口顶端及两铲形静脉的末端使用 4–0 双臂单纤血管缝线拉近。连续缝合由三处定点开始向移植物的中点进行。静脉顶端的两定点的第二针用于主动脉的吻合。Texas 大学西南组率先行 NAIS 术并且描述了各种其他的移植线路，包括单侧主股旁路后股股转流，以及起始于一条肢体动脉终止于主股旁路移植物中部(不是形成一个共同体)。但是我更喜欢所描述的裤型共同体，因为该移植物具有更大的接近于主动脉的直径。

主动脉吻合口采用端端吻合形式，在主动脉清除至健康组织后以 3–

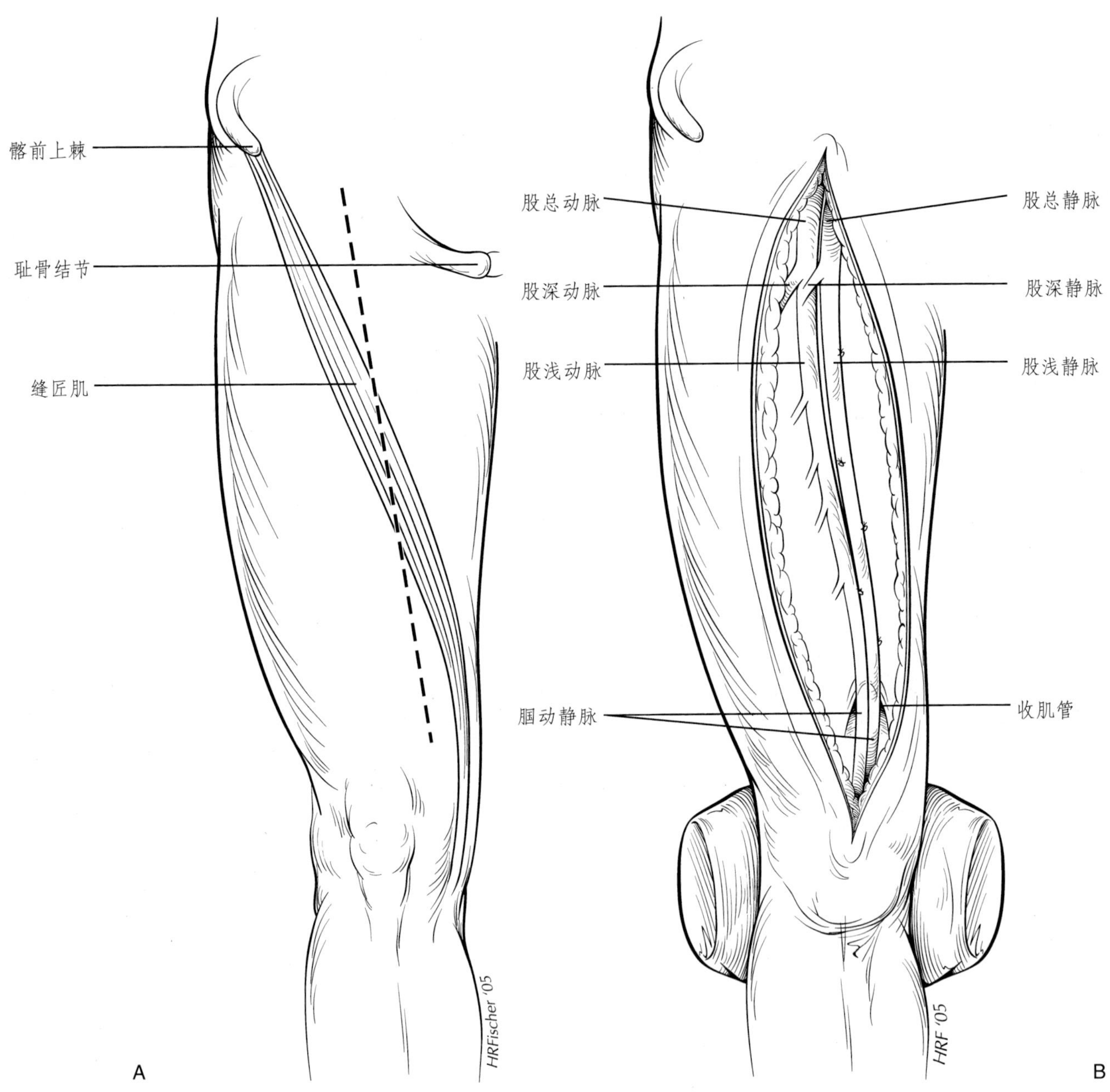

图 49.6 (A)股浅-腘静脉可以通过缝匠肌中间或者外侧切口而获取。(B)静脉需要从其与股深静脉的交联处进行分离,直至腘窝中部。分离通常从缝匠肌近端中段向其远端近腘窝处外侧进行。必要时可切开收肌管。大的静脉分支需要缝扎。值得一提的是,股浅-腘静脉的分支管壁相当薄。切除后,使用5-0单纤血管缝线结扎近端和远端的残留静脉。另外股浅静脉的股深静脉会合处应被结扎以防潜在的深静脉血栓形成。

0单纤血管缝线连续缝合(图49.8)。使用4-0单纤缝线固定移植物于3点和9点位置。我更喜欢使用两根单独的3-0缝线于12点及6点位置锚定移植物,随后用6点位置的双股缝合线向两侧上方连续缝合。3-0缝线与4-0缝线在主动脉外面打结。尽管具有裤型结构,主动脉的直径通常仍大于移植物,这可以通过将静脉移植物内置于主动脉(缝合部分较平时要大些)来克服。如果两者之间有更大的直径差距,主动脉可以用单纤血管缝线行褶皱处理或者使用静脉补片将静脉扩大。

扩张后的移植物穿过初始的盆腔隧道达腹股沟部。对移植物前面进行标记以保持正确的方向,并且用主动脉钳自下引导移植物穿过隧道。值得注意的是,移植物共同体在主动脉吻合部朝向彼此顶部(而不是侧侧)。每一根移植物可以通过对应的腹股沟

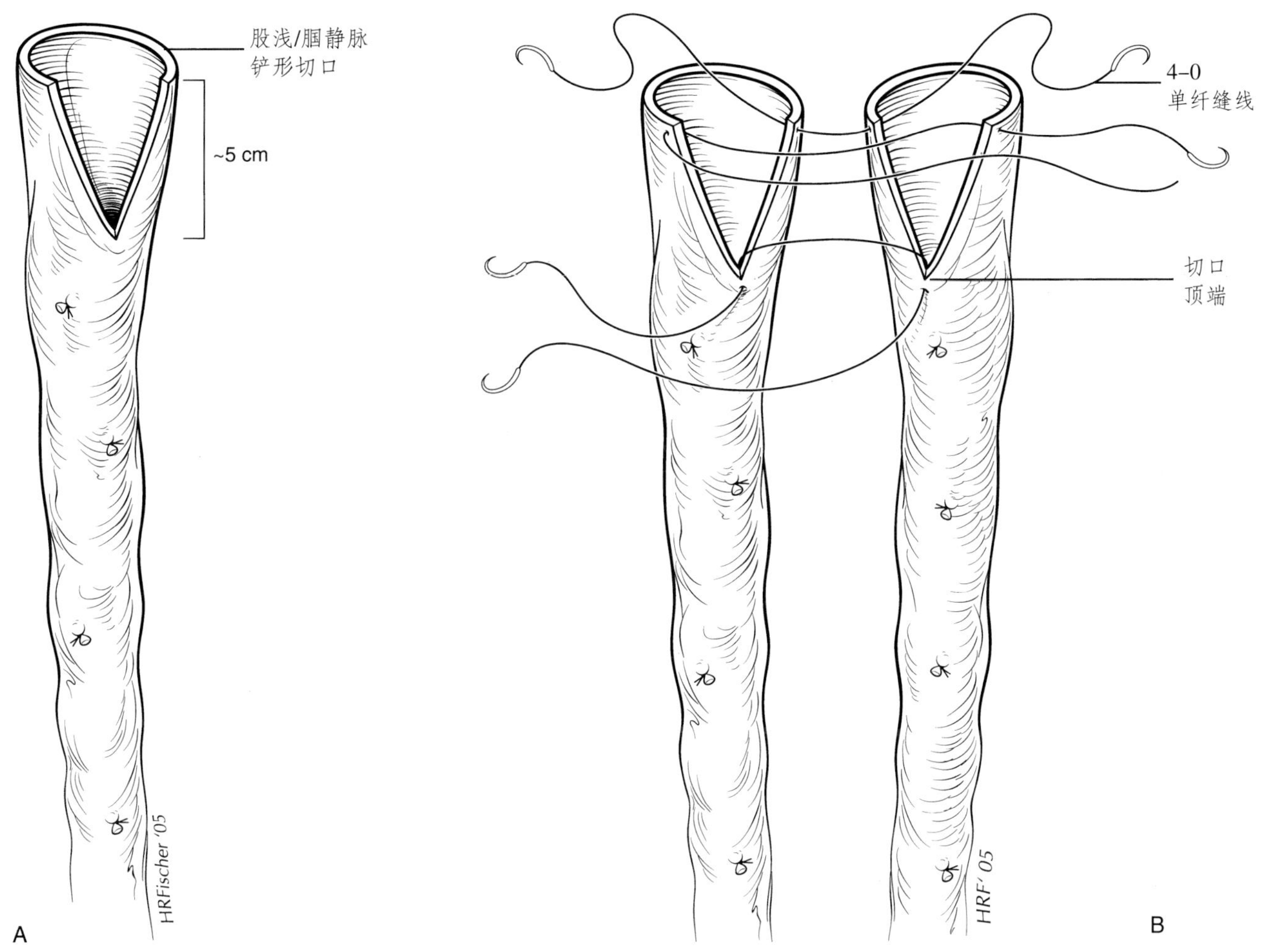

图 49.7 股浅-腘静脉段可予以分叉型移植物重建。**(A)**取下的静脉在其大的近端(股端)做 5cm 长纵向切口。**(B)**使用 4–0 双臂单纤血管缝线拉近切口顶端及两铲形静脉的末端。(待续)

部,但是需要考虑移植物的方向、位置及静脉的绝对长度。事实上,其中一条静脉通常较另一条长些，如果需要补片并行广泛的股深动脉成形术时,要考虑到这些因素。如前所述,股部吻合口需以标准方式完成并可同时进行。

股部的长切口需要进行两层关闭，包括较深的筋膜层和较浅的皮下层。不幸的是,此切口的关闭可引起一个相当大的无效腔。可以使用一对引流管部分解决该问题（如 10 号 Jackson-Pratt 引流管),其可以从切口尾部下方独立的穿刺孔中穿出。一根引流管置于腘窝并经过收肌管，另一根置于缝匠肌下方并靠近股浅静脉的残端。因获取股浅静脉和腘静脉而引起静脉高压和筋膜室综合征时，需要考虑行腓肠筋膜切开术。在严重的动脉闭塞患者中这一问题相当重要。我个人经常行筋膜切开术。

冷藏保存的同种异体移植物或者人工血管的原位替换

冷藏保存的同种异体移植物或者人工血管的原位替换技术与先前所述的原位替换技术仅移植物不同，步骤相同且前面已详述,不再重复。但是，还是有很多需要讨论之处。这些技术的成功可能是由于恰当的患者和临床背景偶然造成，并且应限制用于局限的感染及低毒性的致病菌。以利福平药液浸泡的人工血管可能减少移植物的继发感染。南佛罗里达大学组已起草一个草案，是关于预铺明胶的聚酯移植物浸于利福平药液(45~60mg/mL) 15 分钟的试验。该试验步骤简单,且鉴于无明显的副作用而具有价值。

冷藏保存的同种异体移植物必须预先获得并且需要经过系列步骤进行处理,整个手术需要考虑这一过程。移植物具有抗原性，已有报道可导致排异反应，从而阻碍了后来的实体器官的移植。对于低流量的动脉旁路(如腹股沟下旁路),同种异体移植物需要供

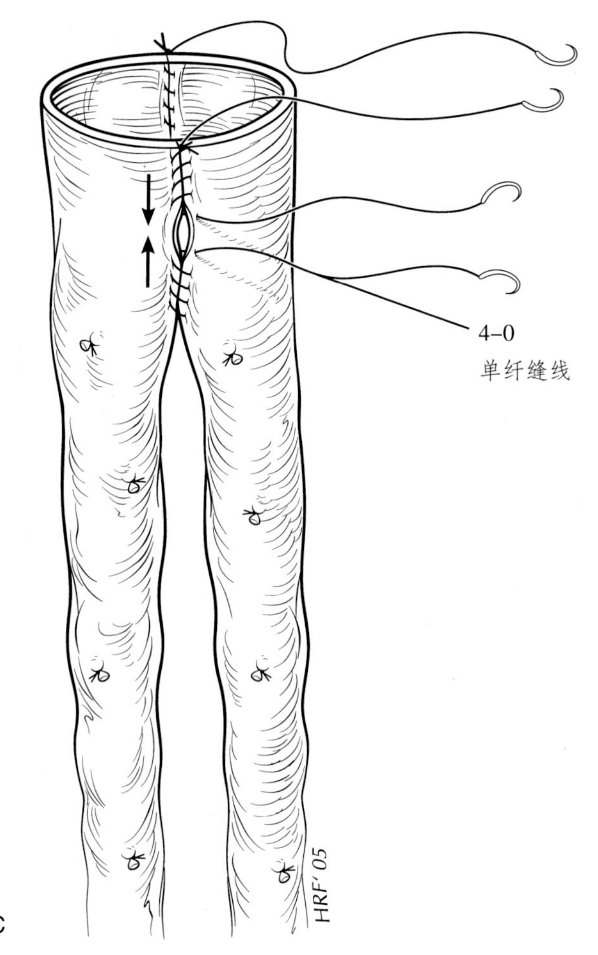

图 49.7(续) (C)连续缝合由三处定点开始分别向移植物的中点进行。静脉顶端的两定点的第二针用于主动脉的吻合。

受体 ABO/Rh 血型一致，但是在应用于主髂动脉时不需如此严格。

主动脉肠道瘘

如上所述,AEF 患者的手术方法由其出血的严重性及血流动力学情况所决定。AEF 的治疗选择与无 AEF 的主动脉移植物感染的患者的治疗选择是一致的。AEF 患者面临两项其他的挑战：获得起始动脉的控制及修复肠道损伤。

在尝试修补 AEF 之前必须对近端、远端的血管加以控制（图 49.9）。如上所述,AEF 源于缝线的接触,吻合口假性动脉瘤的侵蚀或者人工血管侵蚀肠道本身。尝试在无血管控制下简化处理 AEF,可能导致大出血。获得近端主动脉控制的合适部位由 AEF 的特殊位置所决定。腹腔干上方主动脉控制与破裂的腹主动脉瘤的处理步骤一致。即切开肝胃韧带,钝性分离主动脉前的肋膈脚。需要注意的是,钝性分离的手指需适度用力,因为肌纤维相当密集。我通常使用一只手来分离主动脉前间隙,然后沿着手臂、手及手指的方向置入直型主动脉钳(如 DeBakey)。如前所述，可通过游离左肾静脉并切开肋膈脚获得肾动脉上方的控制。感染移植物的控制可通过简单切开其上方的后腹膜组织并游离移植物而获得。这些原则与十二指肠、近端主动脉吻合口(最常见)之间的 AEF 最具相关性。但是,这些原则与胃肠道其他部位的 AEF 也相关。

AEF 的肠窦道通常较容易修补。清除坏死端,使用缝线和(或)肠道吻合器修补破口(图 49.10)。切除较多肠道通常是不必要的。我常规引流所有的十二指肠瘘口并且禁食,直至经口服造影剂检查肠道完全恢复。可以考虑置入胃管引流，如果存在广泛的肠道损伤,可置空肠造口管行肠内营养。

单侧移植物感染

尽管大多数的主双股旁路移植物感染(75%)累及两侧旁路,但单侧移植物感染的处理值得进一步讨论。此类患者通常具有单侧移植物感染或炎症的临床表现(如蜂窝组织炎、窦道或假性动脉瘤),而在 CT 上没有明显累及另一侧。初始治疗需要确定感染是否仅限于单侧，这可以经过下象限腹膜外切口直接检查同侧支的腹部、盆腔组成而完成。如果这些部位受到感染则提示整个移植物（即体部和对侧支)被感染,可行择期处理。虽然如前所述，患者对一系列较小的手术更具耐受性，但是不可否认这一过程使患者承担了额外的手术。

如果移植物侧支与周围组织有很好的结合而且没有表现出被感染的征象,在同样的环境下可以进行最终的治疗。这要求排除未受累侧支的近端部分,重建下肢血供并且在腹股沟区定位感染部分。患者需行抗凝治疗并切断移植物侧支。移植物的近端残端应使用单纤血管缝线缝合,关闭其上方的腹膜后隧道将其与感染区隔绝。横断侧支的远端经游离后被纳入腹股沟韧带下方,大量冲洗后腹膜腔并关闭切口。使用腋股旁路至股深动脉和股浅动脉重建下肢血供,如前述选择缝匠肌外侧切口。这要求在腹膜外显露的同时准备合适的术野,并且依据恰当的术前影像学检查了解

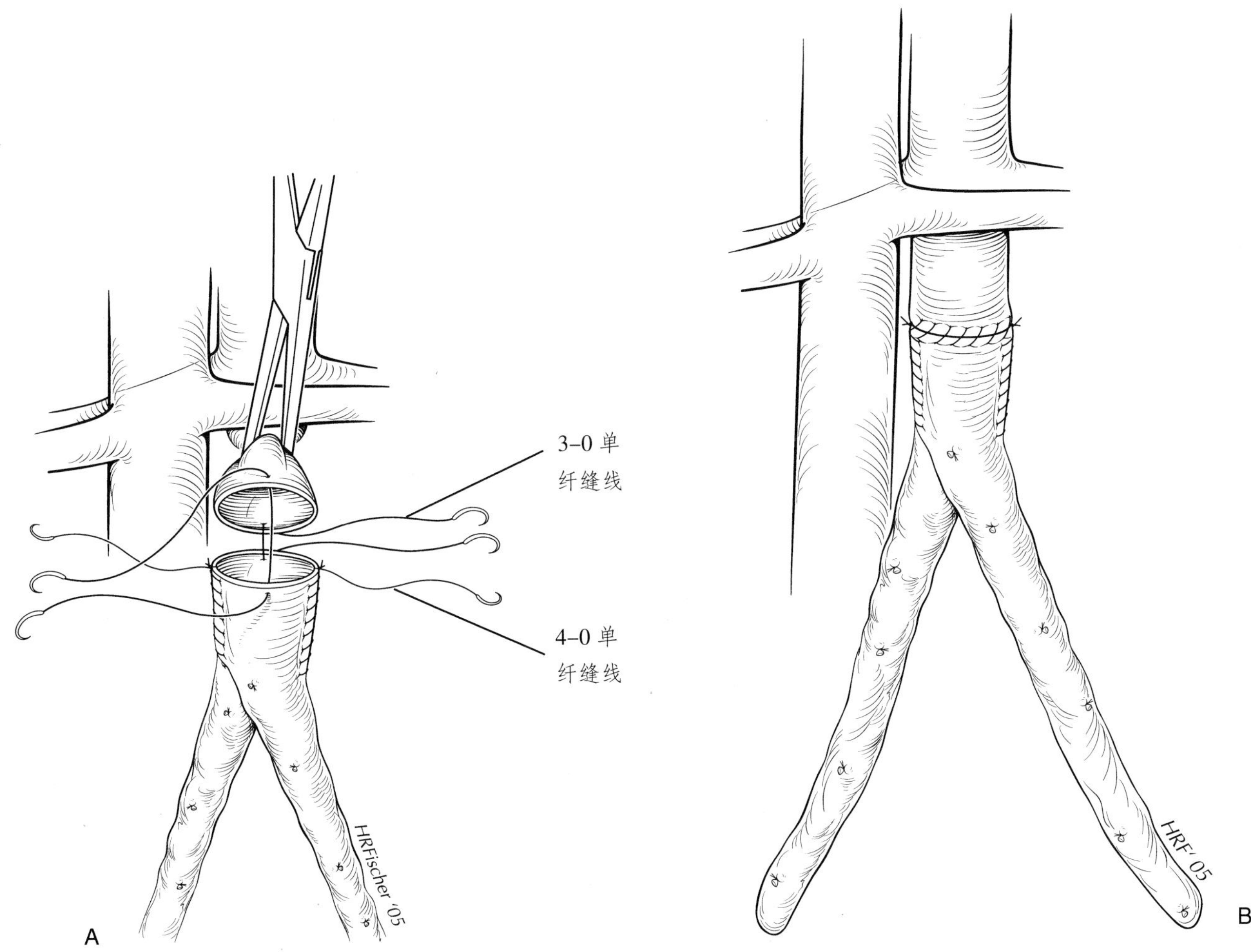

图 49.8　主动脉吻合口采用端端吻合形式，在主动脉清除至健康组织后以 3-0 单纤血管缝线连续缝合。(A)使用 4-0 单纤缝线固定移植物于 3 点和 9 点位置。用两根单独的 3-0 缝线于 12 点及 6 点位置锚定移植物，随后用 6 点位置的双股缝合线向两侧上方连续缝合。3-0 缝线与 4-0 缝线在主动脉外面打结。(B)完成后的吻合示意图，注意静脉肢体的开口方向。

解剖外旁路是可行的。最后，在已消毒的或未受累的区域(如腋部、后腹膜及股外侧)铺置手术巾，之后对感染的腹股沟进行手术。许多作者已描述借用未受累及的人工血管至股浅动脉中段，通过闭孔重建旁路。虽然闭孔旁路是一项优秀的手术，但是其存在较高的感染复发率，而且保留了腹股沟部的感染灶及可接受的流入道。使用其他的人工血管行原位替代腹股沟部感染移植物已经有所报道。但是，这些方法的效果仍不明确，其可能仅用于来自表皮葡萄球菌的轻度感染患者。

并发症

治疗感染性主动脉移植物的大部分并发症是非特异的，与手术过程(如主动脉重建、解剖外旁路)相关。更多特殊的并发症包括主动脉残端破裂、移植物或移植物侧支血栓形成等。

术后治疗

与并发症的情况相似，术后即刻关心的仍是一些手术本身产生的非特异性问题，而不是原有的基础疾病的问题。但是，有一些特殊需要关心的问题。采用分期解剖外旁路术及移植物移除的患者在两次手术间期需要系统的抗凝治疗。长期抗凝的结果不明确，但对欠佳的腹股沟下流出道和移植物存在血栓形成风险的患者，我保留其应用。在 NAIS 术后将闭式负压引流管置于股浅和腘静脉床，直到引流量减少(<50mL/8h)，在床旁关闭筋膜切开的切口。下肢水肿可能在 NAIS 术后出现，但是可采用标准的治疗方法来减轻静脉高压以控制水肿。所有的

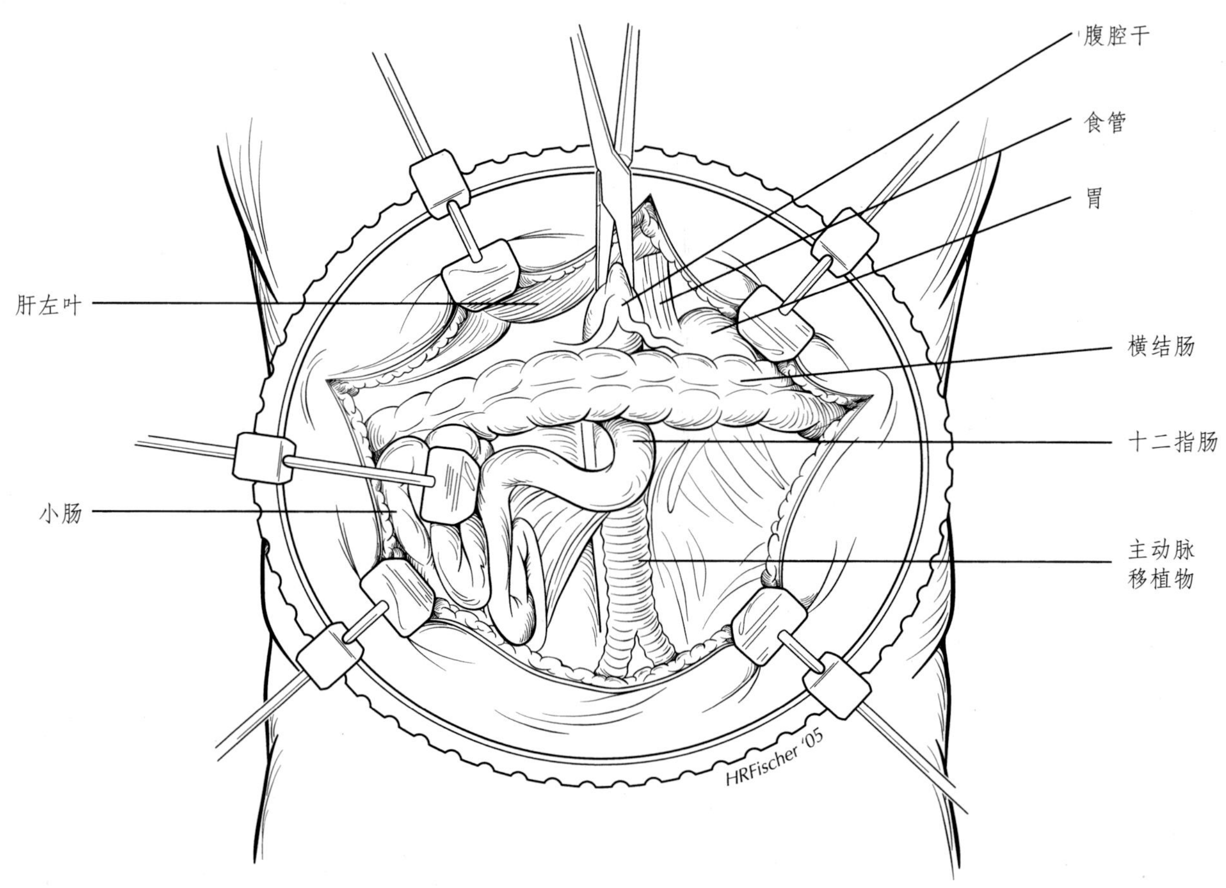

图 49.9 在尝试修补 AEF 之前必须对近端、远端的血管加以控制。腹腔干上方主动脉控制与破裂的腹主动脉瘤的处理步骤一致。即切开肝胃韧带，钝性分离主动脉前的肋膈脚。感染移植物的控制可通过简单切开其上方的后腹膜组织并游离移植物而获得。

AEF 患者在恢复进食前需行造影，并且在修复的瘘口附近应置引流管，直到引流量减少且患者可以进食后再拔除。如果引流量多的话，十二指肠旁引出的引流液应送淀粉酶检测。

感染移植物移除术后的抗生素治疗选择是根据经验的。患者应接受至少两周的非肠道的抗生素治疗，抗生素根据推测的病原体或者培养结果确定。但是，我的经验是使用6周的抗生素，这通常需要留置中心静脉导管或者外周中心静脉导管(PICC)。分期解剖外旁路术后移除感染移植物或 NAIS 术后抗生素可能不需要继续使用。但是，我坚持对使用人工血管或者同种异体移植物行原位替换治疗的患者终生使用抑制性的抗生素（如甲氧苄啶、磺胺甲噁唑），尽管效果不明确。

患者应在门诊定期随访其外周动脉闭塞性疾病和感染问题。我通常在术后1周或者2周随访一次患者，直到其切口完全愈合且他们的重要问题得到解决。在此之后，于3个月、6个月及此后每半年进行随访。患者每6个月需检查踝肱指数，而那些接受人工血管或者同种异体移植物行原位替换的患者需要接受 CT 检查。

各种治疗策略的随访结果见表 49.1。考虑到个体特点的限制，比较各种手术的效果是比较困难的，但是可以进行几点概括。首先，各种方法的死亡率可以进行比较。第二，在接受解剖外旁路的患者中截肢率是最高的。考虑到其他可选择的方法中包含直接的动脉重建，此点并不特别令人惊讶。依据我们自身的经验，截肢率在解剖外旁路之外的方法已处于较低的范围。值得一提的是，假设感染过程已完全结束(即自移植物移除术后>6个月)，解剖外旁路术后发生反复移植物失败患者适合行胸主-双股旁路手术。报道的 NAIS 术后移植物的通畅率（和对应的截肢率)显示非常理想，且令人吃惊的是静脉长期的病变率相当低。第三，使用人工血管或者同种异体移植物行原位替换治疗的患者存在较高的感染复发的风险，此点强调了长期检测的重要性。最后，各种方法的1年生存率是可比较的。值得注意的是，对照历史报道由主动脉残端破裂导致的死亡在当前相当罕见。我所遭遇的唯一的主动脉残端破裂患者，其感染累及肾动脉旁主动脉，并需要行内脏血管的重建以便于缝合主动脉。

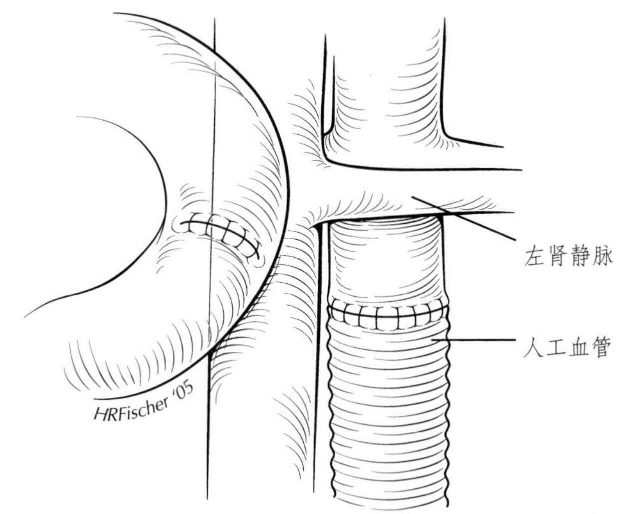

图 49.10　AEF 的肠窦道通常较容易修补。清除坏死端，使用缝线和(或)肠道吻合器修补破口。

表 49.1　主动脉移植物感染的治疗结果

手术方式	手术死亡率(%)	截肢率(%)	再感染发生(%)	存活率，>1 年(%)	评价
解剖外旁路术和移植物整体移除	11~24	5~25	3~13	73~86	被认为是金标准，特别是对于 GEF 患者
深静脉原位替代术和移植物整体移深静脉(NAIS)	7~15	2~5	0~1	82~85	手术过程复杂，部分患者不适合该手术
同种异体移植物	6~25*	5	10~15	70~80	可发生移植物破裂和晚期退化
利福平–聚酯纤维或 PTFE 移植物	0~15*	<5	10~20	80~90	桥接移植物或在生物膜感染时用作原位替代

* 当治疗 GEE/GEF 患者时，死亡率高达 25%~50%。
GEE：移植物肠道糜烂；GEF：移植物肠道瘘；PTFE：聚四氟乙烯。
(Reproduced with permission from Bandyk DE, Back MR. Infection in prostheic vascular grafts. In: Rutherford RB, ed. *Vascular Sugery*, 6th edition. Philadelphia: Elsevier Science, 2005:886.)

推荐读物

1. Bandyk DF, Novotney ML, Back MR, et al. Expanded application of in situ replacement for prosthetic graft infection. *J Vasc Surg*. 2001;34:411–419.
2. Bandyk DF, Back MR. Infection in prosthetic vascular grafts. In: Rutherford RB, ed. *Vascular Surgery*, 6th ed. Philadelphia: Elsevier Science, 2005:875–893.
3. Cendan JC, Thomas JB, Seeger JM. Twenty-one cases of aortoenteric fistula: lessons for the general surgeon. *Am Surg*. 2004;70:583–587.
4. Clagett GP, Valentine RJ, Hagino RT. Autogenous aortoiliac/femoral reconstruction from superficial femoral-popliteal veins: feasibility and durability. *J Vasc Surg*. 1997;25:255–266.
5. Kashyap VS, O'Hara PJ. Aortoenteric fistulae. In: Rutherford RB, ed. *Vascular Surgery*, 6th ed. Philadelphia: Elsevier Science, 2005:1732–1747.
6. Kieffer E, Bahnini A, Koskas F, et al. In situ allograft replacement of infected infrarenal aortic prosthetic grafts: results in forty-three patients. *J Vasc Surg*. 1993;17:349–355.
7. Reilly LM, Stoney RJ, Goldstone J, et al. Improved management of aortic graft infection: the influence of operation sequence and staging. *J Vasc Surg*. 1987;5:421–431.
8. Seeger JM, Pretus HA, Welborn MB, et al. Long-term outcome after treatment of aortic graft infection with staged extra-anatomic bypass grafting and aortic graft removal. *J Vasc Surg*. 2000;32:451–459.
9. Seeger JM. Management of patients with prosthetic vascular graft infection. *Am Surg*. 2000;66:166–177.
10. Wells JK, Hagino RT, Bargmann KM, et al. Venous morbidity after superficial femoral-popliteal vein harvest. *J Vasc Surg*. 1999;29 282–289.

编者评述

G. B. Z.

经验丰富的血管外科医师都会对临床工作中遇到的移植物感染心有余悸，几乎没有比其更令人感到棘手的并发症了。该病死亡率高，导致截肢或其他严重情况相当普遍。

标准的外科处理需要把控制感染灶作为首要原则。多年来的标准术式就是切除感染的移植物同时行解剖外旁路重建血管，死亡率和并发症相当高。由于在移植物切除时所致的缺血时间较长，常常会威胁生命及肢体，因而推荐先行解剖外旁路重建血管，而后再行感染移植物的切除，这样比原先的方法减少缺血时间。再后来，新的替代性技术发展起来，包括自下肢获取深静脉原位重建(NAIS)或者应用人工血管或含抗生素和(或)银离子的人工血管原位重建血管。后者在局部低毒力的移植物感染中尤为有效。

通过控制感染灶而预防长时间缺血的基本外科要求就是需要个体化治疗。如果通过移植物的切除和延迟的血管重建可安全控制住感染，那么这种处理就是适宜的。这种情况通常见于缺血性疾病中重建血管发生的感染。在这种情况下，良好的侧支循环比移植血管能更为有效地治疗动脉瘤样疾病。

Claggett 和其同事大力推广以自体组织重建感染的主动脉移植物。最典型的就是利用深静脉，这一过程费时费力，最好由两组人员同时进行，临床结果非常有效。尽管这一方法临床经验不多，但在重建感染的主动脉移植物的情况中不失为一出色的途径。在许多情况下可以采用切除感染的主动脉移植物并行解剖外腋双股旁路重建血管，该方法尤其在先前没有良好的侧支循环和切除感染移植物所致缺血时间较长时更为有利。一些学者推荐抗生素或银离子绑定的人工血管原位移植，就我个人而言不推荐为首选。若存在主动脉肠瘘，强调必须关闭肠瘘口。同时利用自体组织覆盖移植物这一细节也是非常重要的。广泛游离腹膜后组织并利用大网膜可促进创面的愈合。对那些病情严重的患者，适当的抗生素治疗和重症监护也是非常重要的。

对于主动脉单侧移植物或下肢人工血管的感染，并发症的发生相对少见。尽管这些对肢体仍存有威胁，但死亡率明显减少。在这类情况下，手术医生通常都可以找到未受感染的区域，并通过其重建血管通路。此时切除感染的血管而后重建是可行的。对于移植物的选择，通常推荐自体组织，如果有必要时也可选用人工血管。移植物感染，不论是传统的主动脉移植物、外周血管旁路或是补片材料，都需要精心处理。一名经验丰富的血管外科医生和一支专业的血管外科小组方可保证良好的预后。

我完全赞同 Huber 医生，他提到“长期单独使用抗生素治疗移植物感染是不当的”。但是，必须承认在某些情况下还是需要中期至长期的使用抗生素。举例而言，我诊治的一例患者预期寿命仅为 14 个月，对其则予以抗生素而未选择手术治疗。另一例患者行冠状动脉旁路移植术(CABG)，在切除感染性主动脉移植物之前的恢复期内一直使用抗生素治疗。我亦有过腋动脉-膝上动脉腘旁路手术成功的报道。最后，腔内移植物的感染已有报道，介入途径和封堵装置的感染也屡见不鲜。在经皮介入手术成功处理下肢血管病变后(包括使用关闭装置)而出现截肢的病例亦有报道。每一位有机会诊治下肢病变的外科医师都应警惕封堵装置污染的可能性。这种情况往往组织层次不是非常清楚，而且血管壁相当脆弱。包括血管移植物、器械或人工修补物的感染是非常严重的临床问题，需要主管医生的极大关注与投入。Huber 医生在此方面是一位经验丰富的专家。

(司逸 符伟国 译)

第 50 章

开放性腹股沟下血管成形术的原则

Eric D. Endean

需要下肢血管重建的肢体缺血患者往往具有广泛的多节段的动脉闭塞病变。手术能够达到满意的减轻症状、恢复肢体功能以及移植物的长期通畅率是目前存在的挑战。每个患者具有的独特的变异及解剖特点可能令外科医师感到畏缩。然而，注意到细节并彻底的理解所建立的基本原则将给患者带来最好的结果。传统的成功指标是移植物通畅率，通常要达到 5 年。移植物通畅率基于寿命表法，允许评估一段时间后的通畅可能性。移植物以初次、二次及辅助初次通畅率被报道。初次通畅率指的是术后具有功能且不需要附加介入处理的移植物所占的比例。二次通畅率指的是所有保持通畅的移植物所占的比例，包括那些血栓形成行介入处理通畅率恢复的移植物，如溶栓或者取栓术（伴或不伴修复）。辅助初次通畅率指的是那些通畅的移植物和那些有过介入处理修正威胁通畅的异常因素的移植物所占的比例。例如包括使用补片行血管成形术来纠正移植物狭窄或者通过流入道的血管成形术来改善流量。四个影响通畅率的基本因素是流入量、流径、血管移植物以及高凝状态。本章将讨论这些因素并需要将其应用于患者以得到最好的结果。

流入道评估

动脉流入在大多数情况下指的是腹股沟韧带水平的流量，或者换句话说，主动脉和髂动脉管腔中的特殊流量。本章中流入所指的是进入移植物的流量。直觉告诉医生，如果因动脉闭塞致使旁路移植物近端的血管流量减少，那么旁路移植不再通畅。一个明显的例子是髂外动脉闭塞，其同侧的股浅动脉也存在闭塞。在这种情况下，在没有解决髂动脉闭塞的情况下，股腘旁路手术是不能进行的。不过，在其他情况下，计划进行旁路移植手术的起点的近端存在狭窄，这点经常被忽视，即使注意到了，它是否具有血流动力学方面的意义仍然令人质疑。在这些情况下，必须进行仔细评估以便实行正确的手术。

临界性狭窄被定义为引起流量减少或压力降低的狭窄。管腔直径减少 50%与横截面减少 75%是相当的。狭窄的百分比与流量之间的关系非常复杂。流量不仅受限于狭窄度，而且受远端阻力的影响。随着阻力的减少，例如在狭窄远端植入旁路移植物，流量曲线将会发生左移。因此，在还没有出现相关压力下降的狭窄，其远端植入旁路后可能变得血流充足，因为血流通过移植物将减少剩余阻力。如果当远端阻力降低，狭窄处血流充足，在行旁路术前必须进行评估，否则存在移植物失败的风险。

外科医生有诸多工具来判定狭窄对血流动力学的影响程度。动脉造影可在术前用来评估手术方式，通常以此显示狭窄的血管节段。由于动脉粥样硬化斑块常常形成于动脉后壁，单一的前后位摄片往往会低估或不能显示血管的狭窄程度，因而除了前后位外还应行多种角度（如右前斜位、左前斜位等）摄片。有经验的医师可发现狭窄远端的动脉搏动是减弱的。然而临床体检是主观的，也是有局限的。例如肥胖患者的正常动脉搏动似乎是减弱的，相反，在瘦弱患者中，尽管动脉搏动触及看似正常，但其近端实际上已有狭窄。除体检外，无创性的实验室检查也可提供客观的信息。节段性测压可定位血流动力学上有显著异常的部位，但在某些血管钙化严重的病例中，因袖带无法完全封阻血流，节段性测压变得不可靠，多普勒超声则在判定这类病例中有帮助。正常的波形是三相的，显示动脉血管内流量正常，准确率高达 95%。对于两相波的患者，85%也有正常的血流。如果是单相波，则动脉血流工常的比例下降至 50%，甚至更低。尽管有了这些无创性检查，仍有部分患者在此类检查时没有异常或仅为可疑表现，但在动脉造影时则会发现狭窄。这时,如果流出道阻力减少,外科医生就需要判断病变是否有血流动力学上的显著改变。最明显的就是如果在这种情况下移植人工血管,那么形成血栓的危险就相当大了。在髂动脉病变时这种情况非常多见。提倡在动脉造影时通过动态回拉测压来认真评估压力。任何跨狭窄段的压力下降都应引起注意,并在移植血管前判断该段血管是否适合作为流入道。然而,如上所述,除非远端流出道阻力下降,否则并非全部病例均可见压力梯度。注射血管扩张剂如罂粟碱(即罂粟碱实验)会降低远端阻力。罂粟碱实验可在术前造影也可在术中完成。充足的剂量(通常为30~60mg)方可保证动脉的两倍血流。连续性波形多普勒的峰值频率通常近似于血流。注射血管扩张剂后,频率至少应成倍增长,即提示血流的成倍增长。在注射血管扩张剂的前后,压力可传导至狭窄的远端。由于血管扩张剂的全身效应,需要通过桡动脉置管或肱动脉袖带来监测血压,并以此与动脉传导的血压相比较。在罂粟碱注射前计算该值,注射后于全身效应最大时再次计算。如果动脉/全身血压比值下降超过15%,则提示狭窄具有显著的血流动力学影响,应当在使用该血管作为流入道重建旁路之前予以治疗。治疗狭窄的办法包括内膜剥脱、旁路手术以及有或无支架的血管成形术,这些将在其他章节予以讨论。

血管移植物的选择

影响下肢血管重建结果的第二个因素是血管移植物的选择。很多血管移植物可以用于下肢血管的重建。一般来说,有三种类型的移植物:合成材料、生物材料或混合材料。移植物类型的选择取决于行何种手术,是否存在感染或细菌污染及已公布的特定旁路的各个类型移植物的通畅情况的数据。

理想的人工血管移植物有诸多特征,包括持久性、与宿主的生物相容性、抗感染性、易于制备、多种口径规格、低成本、易于储存、不渗透及抗血栓性。重要的是所有的合成血管都具有孔隙性。孔隙的存在有利于成纤维细胞移入血管的间隙并予以黏附(即血管移植物的愈合)。目前仅少部分合成移植血管在使用中,包括涤纶(Dacron)、聚四氟乙烯(ePTFE)、聚氨酯和生物可吸收材料。其中涤纶和聚四氟乙烯应用最为广泛。生物可吸收材料仍处在试验阶段,本章不予讨论。

涤纶是一类纺织型血管移植物,根据其结构可分为机织和针织两种。机织型移植物孔隙率小、硬度大,同时强度也大,但难以加工处理,边缘易磨损,由于其机织紧密,与组织的结合不牢固。另一方面,针织型移植物顺应性好,易于处理。因其孔隙率高,所以使用前应予以预凝。孔隙率高的另一个优势就是利于组织的迁移生长和血管的自体化。纺织型血管通常需要在其表面加绒处理,可改善其弹性及血管的加工性,并可为纤维蛋白及成纤维细胞的黏附提供结构。腔内面的结构可使得纤维结构有序排列,具有一定的抗血栓性。为了充分利用针织型血管的优点,同时避免预凝,血管通常以胶原或明胶进行预处理,这样可防止移植后出血。另外其也可迅速吸收,利于组织生长。

ePTFE与纺织型血管不同,是通过熔融挤出拉伸合成的,肉眼看更像固态物。微观下可见其孔隙由固体结节组成,结节间距30μm。一些学者认为其优点在于不需预凝,不会随时间而扩张,不易感染,即使形成血栓也易切除。最大的缺点就是在远端吻合口容易出现内膜增生,包括了吻合口远端的自体血管,导致移植失败。单纯的取栓术会影响长期通畅,并需要移植物桥架至更为远端的血管上。另外,也要考虑到其价格较纺织型血管高。

生物型血管包括同种血管(动脉、静脉、脐静脉)、异种血管(牛)和自体血管。同种血管和异种血管都有免疫反应,必须预防排斥反应。此类血管随时间增长具有形成动脉瘤的倾向。与大隐静脉相比,脐静脉桥架至膝下时通畅率低。如果有感染和(或)没有自体血管时,可考虑脐静脉移植。下肢最常用的自体血管是大隐静脉,在先前有大隐静脉手术史(既往冠脉搭桥、大隐静脉剥脱)或既往浅静脉血栓静脉炎、管径狭小的患者中可考虑其他静脉,如小隐静脉、上肢静脉(头静脉或贵要静脉)和股浅静脉。使用连续的静脉移植物比使用多段拼接的静脉移植物手术效果好。

腹股沟上方的旁路手术通常选用合成血管移植物。腹股沟韧带近端的血管较粗,流量大,因而移植物通畅率高,主动脉与两侧股动脉旁路的5年通畅率可达90%。在某些特殊的情况下,如细菌污染或必须置换感染的血管移植物时,选用口径较大的移植静脉如股浅静脉,手术效果好。相比而言,腹股沟以下的旁路血管选用自体静脉时疗效也令人满意。文献中关于膝上腘动脉旁路术究竟是静脉理想还是合成血管理想一直有争议。关于任意一种血管都可找到相应的文献支持。另一方面,对于膝下的静脉旁路,有令人信服的数据支持使用静脉移植。

对于可移植至膝下腘动脉或胫血管的隐静脉,两种手术技术可供选择,一种是倒转吻合,另一种为原位重建。研究表明,只要注意到技术细节方面,两种方法在术后通畅率方面并无显著差异。如果使用原位技术,更多的大隐静脉被原位保留,同时破坏其内瓣膜并结扎属支。手术切口可以相对较小,也可以完全暴露血管进行手术。静脉近远端完全游离以利吻合。原位技术的优势在于吻合动静脉的口径比较匹配。由于移植物潜行于皮下,可利用多普勒超声予以随访。如果发现问题,再次手术也较方便。然而表浅位置在术后早期也有一定的不利因素。如果发生切口并发症，移植物则处于危险之中。与肌肉相比，皮下组织相对缺乏血供，因而容易发生感染。比较而言，大隐静脉通常选用倒转方式。游离并切下全部静脉，其远端吻合至近端动脉，这样可确保静脉瓣膜不会阻塞血流。倒转后的移植物往往是走行于血管神经束的隧道中，因此周围被肌肉组织所包裹。与原位技术相比，这一技术对术后监测随访有一定的要求，但也为移植血管提供了更有效的保护。若静脉取自于远离吻合动脉的部位（如手臂），通常采取倒转技术。最终，技术的选择取决于静脉的可利用性、静脉的质量和所取部位、重建的具体动脉旁路以及手术医师的偏好。

目标血管的选择

为达到理想通畅率所考虑的第三个因素是目标血管的选择。如果流径阻力较低移植物将有好的功能表现。判断流出道阻力最佳的方法是确定流径管腔的数量及质量。如果旁路搭至腘动脉，通畅及正常的胫部血管的数量将减少流出道阻力并改善径流。令人期望的是，构建于腘动脉的移植物具有三根胫部血管作为流出道。其阻力将小于仅有腓动脉作为流出道的旁路。同样地，对于行胫-足动脉旁路，通畅的足弓动脉的存在可以减少流出道的阻力。当所有其他的因素相当时，旁路移植物应重建于管腔的近端位置，这是为缩短移植物所需的长度，因为流量与移植物的长度呈反比(Poiseuille 定律)。对于有组织缺失(坏疽或者未治愈的溃疡)且有指征行手术治疗的患者，可行移植物旁路绕开闭塞病变以保证建立正常或者近正常的足部血供。另一方面，伴有静息痛的近端和远端病变并存的患者，通常仅行近端病变的旁路术就可缓解患者症状。目标管腔的选择也由血管的质量所决定。在严重钙化的血管上行吻合，在技术上是困难的，有时甚至不能进行。胫部或者足部的血管管径较细，在技术上是一个挑战。

手术的选择

外科医师往往有多种选择恢复具有多节段动脉闭塞患者的血供。当选择行哪一种术式时，需要考虑多种因素。首先要考虑的是手术想要解决的根本问题是什么。一般来说，伴有组织缺失的患者较仅有静息痛的患者需要更完全的血管重建手术。例如，一例患者表现出髂动脉和股浅动脉闭塞同时伴静息痛，可能仅解决髂动脉的病变即可缓解其静息痛症状。但是，如果患者存在足部坏疽，两节段病变(髂动脉和股浅动脉）的旁路手术很可能是最合适的选择。对一段病变行旁路手术，在旁路完全跨越病变并且有足够的流出道时，移植物长度宁短勿长。由于股深动脉可以提供很好的径流，即使股浅动脉闭塞，旁路搭于股深动脉也有着很高的通畅率。同样地，如果胫后动脉作为流出道，其全长均保持通畅，并且在起始部位没有狭窄，那么可以建立一条搭至膝下腘动脉的旁路，甚至可以直接搭于胫后动脉。延长移植物，在踝部靠近组织坏死的区域进行远端吻合手术，未见任何优点。既往的手术史可以影响手术术式的选择。如果患者前面进行过股动脉的分离，那么股深动脉外侧可作为腹股沟下移植物的起点。同样地，先前的主动脉手术可能影响外科医师考虑行解剖外方法改善血供，如股股旁路术。

在这里要提及血管外科医生可能碰到的某些特殊情况。有时，外科医生需要利用通畅的股浅动脉为患有胫血管疾病的患者行旁路手术，但造影证实股浅动脉存在动脉粥样硬化。先前的研究表明如果股浅动脉狭窄不超过30%，起自于股浅动脉远端或腘动脉的旁路移植物的通畅率不受影响。文献报道的另外一种偶尔出现的情形发生在严重下肢缺血的患者中，在其下肢没有适当的胫血管作为旁路目标血管，但有一段孤立的正常腘动脉。这提示闭塞发生在股浅动脉近端、腘动脉远端或者三分叉部位。如果这段腘动脉长度达 7cm，造影显示有良好的侧支循环，而且手术目的不是为挽救失活组织，那么旁路手术能获得较好的效果。最后，在有严重的多节段动脉闭塞患者中，血管造影有时很难准确显示远端的胫血管及足部血管的解剖形态。如果手提式多普勒能够探测到患者足部血管的信号，那么应考虑行术中动脉造影。术前动脉造影提示远端血管(如腘动脉或胫动脉)通畅的患者，术中可考虑在相应的部位暴露这些血管，以细针穿刺血管注入碘造影剂行血管造影。另外一种选择是直接显露足部血管行血管造影，在足部血管显露后，直接检测此血管的尺寸和质量，血管造影能够帮助评估足部的流出道质量。

术后评估

在旁路术后，有很多的检查可以帮助评估手术是否成功。初始的评估是触诊移植物及远端流出道的搏动。在术后应首先触诊足背动脉，足背动脉搏动良好证明患者移植物远端的踝及足部血管通畅。足部缺血也可以发展成反应性的充血，及毛细血管的快速充盈，这在手术室即可发现。手提式多普勒超声可以用于诊断，但对多普勒超声信号的解释往往主观性强。高频信号意味着如同狭窄病变一样的无层流血流的存在。多普勒也可以用于明确原位旁路术后是否存在动静脉瘘。很多外科医师推荐常规使用术中多普勒超声检测移植物及吻合口。相对于手提式多普勒，术中超声检查可以测量动脉内血液流速，并可以鉴别引起移植物内不正常血流的原因。这些原因包括：瓣膜松解不完全、静脉移植物损伤没有被发现或者静脉移植物发生硬化。如果某节段静脉移植物内发现有不正常血流，术中应及时处理以期获得更高的长期通畅率。如果有条件行血管内超声(IVUS)检查，部分医师提倡此项检查，尤其适用于评估腔内血管成形及支架置入术后的血管情况。血管内超声可以帮助判断腔内血管成形术后是否发生需要行支架置入的严重夹层，或者帮助评估支架与周围血管壁贴附是否牢靠。血管镜也已用于评估腹股沟下血管旁路。在行瓣膜松解时，血管镜可以直接用于评估瓣膜松解是否完全。通过血管镜的侧孔可以导入弹簧圈至静脉的属支以预防动静脉瘘的发生。血管镜还可以用于在直视下评估吻合口。手术完成后一般常规行远端移植物的造影，可以通过移植物远端吻合口的术中造影来证实远端流出道有没有受到挤压，移植物内血流能否快速进入远端流出道。另外，术中造影还能辨别保留的静脉移植物属支是否会导致动静脉瘘、静脉瓣膜松解是否完全或者移植物是否扭曲。

对于行腹股沟下旁路的患者来说，长期随访是必需的，患者应有一完整的移植物多普勒随访方案。一般术后第一年随访3~4次，第二年6个月一次，只要移植物没有异常发现，以后每年一次。随访期间，脉搏特征及踝肱指数也应纳入常规检查。如果发现异常情况，在再次手术干预前应该行血管造影。当多普勒证实局部移植物有病变时，根据多普勒结果行手术治疗也是合理的。目前，已证实正确的移植物术后监测能提高移植物的长期通畅率。

高凝状态

影响移植物通畅的最后因素是潜在的血液高凝状态。在旁路术后对患者的标准处理是抗血小板治疗（最常用阿司匹林）。外科医师可能没有意识到患者存在潜在的术中发生高凝的条件。这一情况在术后早期可能变得十分明显，即移植物血栓形成。早期血栓形成提示技术因素是主要因素。类似的问题可能包括不完全松解的静脉瓣膜、未发现的静脉硬化节段、未发现的流入道狭窄、吻合腔的分流或者移植物打结或缠绕。在行移植物取栓时，应对潜在存在的技术问题进行彻底检查，包括重新评估流入道的质量、术中对移植物及吻合口行造影检查，必要时行血管镜以及术中多普勒检查。如果发现异常，应马上予以纠正。但是，若在移植物取栓时，没有发现技术问题，应怀疑存在潜在的高凝紊乱。即刻的目标是从移植物及流出道中取出血栓并重建血流。抗凝治疗应在围手术期进行以保证二次通畅。初始采用治疗剂量的肝素，随后长期使用华法林治疗。可能引起高凝状态的情况包括潜在的恶性肿瘤、长期雌激素的使用、骨髓增生性疾病、肝素诱导的血小板减少症、激活的蛋白C抵抗、蛋白C缺乏、蛋白S缺乏、V因子缺乏、同型半胱氨酸血症、纤维蛋白原异常以及纤溶酶原或者纤溶酶原激活因子缺乏。如果怀疑高凝状态，需进一步确认异常的来源。

结　论

注重细节，特别是对流入道的评估，确认合适的具有最佳径流的目标血管以及选择合适的移植物来进行血管重建手术将产生最佳的结果。每一个因素都必须进行系统的评估。早期的移植物失败可能提示患者存在高凝状态，需要长期抗凝治疗。特殊的手术技术或者血管重建的联合技术将在其他章节叙述。

推荐读物

1. Baker WH, String ST, Hayes AC, et al. Diagnosis of peripheral occlusive disease: Comparison of clinical evaluation and noninvasive laboratory. *Arch Surg*. 1978;113:1308–1310.
2. Flanigan DP, Williams LR, Schwartz JA, et al. Hemodynamic evaluation of the aorto-iliac system based on pharmacologic vasodilatation. *Surgery* 1983;93:709–714.
3. Flanigan DP, Ryan TJ, Williams LR, et al. Aortofemoral or femoropopliteal revascularization? A prospective evaluation of the papaverine test. *J Vasc Surg*. 1984;1:215–222.
4. Brewster DC, Darling RC. Optimal methods of aortoiliac reconstruction. *Surgery* 1978; 84:739–748.
5. Veith FJ, Gupta SK, Ascer E, et al. Six-year prospective multicenter randomized comparison of autologous saphenous vein and expanded polytetrafluoroethylene grafts in infrainguinal arterial reconstructions. *J Vasc Surg*. 1986;3:104–114.
6. Burger DHC, Kappetein AP, van Bockel JH, et al. A prospective randomized trial comparing vein with polytetrafluoroethylene in above-knee femoropopliteal bypass grafting. *J Vasc Surg*. 2000;32:278–283.
7. Jackson MR, Belott TP, Dickason T, et al. The consequences of a failed femoropopliteal bypass grafting: comparison of saphenous vein and PTFE grafts. *J Vasc Surg*. 2000;32: 498–504.
8. Taylor LM, Edwards JM, Phinney ES, et al. Reversed vein bypass to infrapopliteal arteries. Modern results are superior to or equivalent to in-situ bypass for patency and for vein utilization. *Ann Surg*. 1987;205:90–97.
9. Ascer E, Veith FJ, Morin L, et al. Components of outflow resistance and their correlation with graft patency in lower extremity reconstructions. *J Vasc Surg*. 1984;1:817–828.
10. Peterkin GA, Manabe S, LaMorte WW, et al. Evaluation of a proposed standard reporting system for preoperative angiograms in infrainguinal bypass procedures: Angiographic correlates of measured runoff resistance. *J Vasc Surg*. 1988;7:379–385.
11. Kaufman JL, Whittemore AD, Couch NP, et al. The fate of bypass grafts to an isolated popliteal artery segment. *Surgery* 1982;92: 1027–1031.

编者评述

T. S. H.

一个成功的下肢动脉旁路需要五个条件:流入道、流出道、合适的血管移植物、旁路途径和一个可以从手术中获益的患者。通过手术治疗腹股沟下动脉闭塞疾病,Endean 医生完成了出色的工作,并提出以上五个条件。尽管没有特别声明,旁路途径和可从该过程中获益的患者是决定手术必不可少的条件。如笔者指出,对于一根成功的重建血管,通畅一直被视为最根本的因素。但从患者来看,还有其他一些与其一样重要或者更为重要的因素,比如说伤口愈合、下床活动、独立生活和生活的总体质量。

近端、远端吻合的选择是根据动脉闭塞疾病的解剖位置来决定的。近端吻合口的选择应注意,在吻合口的向头侧不应存在引起血流动力改变的病变。尽管股总动脉是腹股沟下旁路最常见的选择部位,但是只要满足血流动力学标准,动脉行径上的任何地方均可选取(如股浅动脉、腘动脉)。动脉流入道可以通过体检、动脉造影等无创性和有创性检查进行评估。通过罂粟碱直接测压结果是最为肯定的,也可以在有疑似病变的时候使用。尽管该方法通常是在手术室或者行动脉造影时进行,直接测压也可通过使用动脉内导管、压力传感器和血压袖套等完成。所有下肢血管重建的最终目标就是改善血流动力,或者改变压力梯度。虽然伴有外周阻力减少的次要病变或多个次要病变也可引起血流动力的改变,但是病变部位直径减少50%通常被认为是血流动力改变的重要指标。

远端吻合口的选择标准基本上和近端相反:目标血管远端不应有引起血流动力改变的病变,吻合口尽量靠近目标动脉近端。当胫后动脉、胫前动脉和腓动脉都可作为选择时,我则倾向于先选胫后动脉,然后胫前动脉,最后是腓动脉。优先考虑胫后和胫前动脉因为其可以直接通到足部,而我首选胫后动脉的原因是其容易显露。关于选择小腿上的腓动脉还是足背动脉有一些争论(假设两者均适合)。我认为从伤口愈合的角度出发两者皆可,但我更倾向于腓动脉,因为其所需通路途径更短。在术前影像学评估中,膝下血管并不总是清晰可见。此类情况往往发生在多节段闭塞的患者身上,主要是由于造影剂无法下行至通畅段或血管本身就已闭塞。此时术中旁路术前造影可有助于评判,通常仅需 23 号的蝶形针穿刺并推注造影剂即可。笔者所在的手术组早期报道中就发现,此种方法可缩短近 1/4 手术时间,同时避免了部分患者术前拟定为截肢的厄运。对于需截肢的患者应仔细动脉造影以明确其是否缺乏适合的流出道,做出决定时应慎重。

对于腹股沟下的血管重建,我更倾向于自体的血管通路,主要是由于其通畅率好且易在大多数病例中实行。诚然,对于膝上腘动脉旁路人工血管和自体静脉并无明显差别,但是在人工血管通路失败后患者不太可能恢复至术前的水平,且面临截肢风险。我推荐的自体血管依次为大隐静脉、小隐静脉、臂静脉和股浅/腘静脉。尽管术前可评估小隐静脉的行径,但我很少应用其作为血管通路。因而在某些复杂类型而不适合用隐静脉时,我常常用各种臂静脉(如头静脉和贵要静脉等)。尽管臂静脉很合适,但因其壁薄,获取相对足够长度的臂静脉是一项具有挑战性而费时的手术。考虑到口径匹配问题,在自体动静脉非倒转手术中推荐大隐静脉(股总动脉——隐股点的隐静脉等)。但在需倒转手术时推荐臂静脉,主要是避免破坏静脉瓣。由于臂静脉常用做静脉补液通路,因此在移植前我常会用血管镜了解一下静脉腔内情况,观察是否有被破坏的瓣膜及有缺陷的血管壁。对于无法获得自体血管的患者,我倾向于使用低温保存的尸源性血管,但是与其他血管移植物相比,其通畅率很低。另外我并不推荐在人工血管上附加静脉袖套的做法。对于需要做肾移植的终末期肾病患者不推荐使用尸源性静脉,因为这样做会引起排异反应。

关于手术操作过程的选择,我的观点与本章作者所阐述的一致。在多节段动脉闭塞的患者中,对流入道病变的处理非常重要,而对一些股深动脉严重闭塞或是大范围组织缺失的患者可能是例外。理论上,所有血流动力学上存在显著差异的病变都应接受治疗。手术过程越短意味着采用的是折中方案进行手术,其结果会受到影响。膝下旁路术也可用于挽救严重缺血的肢体。

还有一些值得进一步讨论。术中评估是必须的,对此可采用多种方式。其中动脉造影由于其相对简单和可行而最为常用。多普勒彩超也具有一定的优势,但其较为复杂且需有必要的设备和经验丰富的操作人员。高凝状态对移植物早期失败的影响不得而知,但可能作用不大。实际上移植早期失败可能是由于技术问题或是术前评估不当造成。在腹股沟下的旁路中,我推荐长期抗凝。对于移植物失败高风险的人群,如二次手术、血管行径扭曲以及动脉流出道条件差的患者更应如此。

(司逸　符伟国　译)

第51章

股腘段和腘以下动脉闭塞性疾病的外科开放性血管重建术

David K. W. Chew, Michael Belkin

现代血管外科手术涵盖范围广泛，包括从经皮血管腔内介入术到开放性外科血管成形术，其中，能否胜任腹股沟下血管重建手术是区分血管外科医生与其他能处理周围血管疾病医生的标志。为什么腹股沟下血管重建术能为血管外科医生赢得荣誉呢？一个重要原因就是这种手术的结果主要取决于外科医生的手术技巧，而手术的结果不是成功的保肢就是截肢。因此，血管外科医生不仅要掌握腹股沟下血管重建术，而且要能够完美地完成这种手术。本章主要讲述标准的腹股沟下血管重建术及其进展。

适应证和禁忌证

慢性股腘及腘下动脉闭塞性疾病患者常表现有不同程度的下肢缺血症状，临床主要症状有小腿间歇性跛行、缺血性静息痛和足部组织坏死。外科血管重建术的常规适应证是严重跛行和严重肢体缺血需要保肢的患者（严重肢体缺血定义为缺血引起的静息痛、溃疡及坏疽）。不常见的适应证有创伤（如膝关节后脱位引起的腘动脉阻塞）、腘动脉陷迫综合征及股腘动脉瘤引起的血栓栓塞。

对于中度跛行、有严重并发症不宜手术、长期卧床或者有严重关节挛缩的患者，不适合行腹股沟下动脉重建术。对于那些不能走动但在轮椅和床上需要肢体协助保持平衡的患者(如脊髓损伤造成的截瘫)，为保肢可考虑行腹股沟下动脉重建手术。

术前评估

临床上诊断为严重下肢缺血的患者需行血管非侵袭性检查以进一步证实，如节段性测压、踝肱指数(ABI)和脉搏容积记录(PVR)等。这些检查一般能够明确肢体缺血水平(如髂股段、股腘段或胫段)和严重程度，而且，上述术前检查也有助于手术后随访。

当有手术适应证时，正确的处理取决于动脉病变的解剖部位。最好是通过主动脉造影来明确下肢血管病变，造影获得的信息通常非常可靠，但它是一种侵袭性操作，而且有造影剂过敏及肾毒性的风险。在糖尿病和慢性肾功能不全患者中，造影剂造成的肾功能不全危险性显著增加，可通过术前水化，口服乙酰半胱氨酸及使用新一代等渗、非离子型造影剂（如Visipaque™)等措施来降低这种风险，但并不能完全消除这种风险。二氧化碳和钆也曾被应用为替代造影剂，但是其动脉影像不是很满意，而且气泡可造成狭窄病变的假象。

最近，通过使用时间飞跃序列和钆增强技术，磁共振血管造影(MRA)逐渐成为术前评估的替代性选择。这种非侵袭性技术可以提供动脉解剖的完美影像，而且无肾毒性及暴露射线风险。在现有技术条件下，影像的质量主要取决于操作者的经验，随着标准操作程序的使用及经验的积累，影像的质量会逐步提高。部分医生在制定术前计划时采用胫动脉多普勒超声检查，但这种诊断性检查技术要求高且非常耗时，在患者较多的血管中心难以大范围使用。

一旦明确血管病变、准备行血管重建手术，评估患者是否适合手术变得非常重要。心肌梗死是围手术期的主要并发症和死亡原因。在严重下肢缺血患者中，冠状动脉疾病的发生率高达50%，由于这些患者对于运动试验耐受力差，需要行心脏负荷试验对心脏危险性做出客观评价(如潘生丁-甲氧异腈心肌扫描、多巴酚丁胺负荷超声心动图)。对于检查提示有潜在心肌梗死可能的患者，都需要行冠状动脉造影进行评估。通常情况下，在腹股沟下动脉旁路手术前要预先处理好冠状动脉疾病，常规的处理措施包括控制血压、β受体阻滞剂控制心率、阿司匹林抗血小板治疗、他汀类药物降脂治疗以及对糖尿病患者控制血糖。吸烟患者至少在术前2周戒烟。

在双侧大隐静脉缺失或疑似有病变（如血栓形成、硬化或静脉曲张）的患者中，术前使用彩色多普勒超声标记出浅静脉的路径对指导选择自体静脉作为血管移植物大有益处。标记浅静脉时，肢体下垂，于其近端上止血带使浅静脉扩张。在无大隐静脉可供取材时，可考虑使用头静脉、贵要静脉及小隐静脉。

开放性腹股沟下血管重建术的原则

首先，腹股沟下动脉重建术成功的前提条件是旁路移植物起始部的动脉有足够的流入量。如果流入量不够，在进行动脉重建前，可预先采用球囊扩张或支架打通髂动脉，也可采用外科手术建立一流入道。然后，选择流入道血管远端的合适部位作为旁路移植物的近端吻合口。

第二，作为流出道的血管应该是足部主要供血血管中病变最轻的一条。在有组织坏死的情况下，恢复足部搏动性血流的目的是为了增加创面修复的机会。目前不认为远端吻合口的部位会影响移植物的远期通畅率（如腘动脉与胫动脉/足背动脉比较）。如果是因小腿间歇性跛行为主要症状而行手术治疗，那么旁路移植物与远端胫动脉或足背动脉吻合将不会减轻症状。

第三，动脉重建的最佳血管移植物是大隐静脉，包括膝上的腘动脉重建。在有严重并发症的高龄患者中，如果不考虑长期通畅率，在腘动脉上重建，也可选用人工血管，如聚四氟乙烯（PTFE）或Dacron。如果同侧大隐静脉缺失，对侧下肢不存在因严重缺血而需旁路手术的可能，那么可考虑选择对侧大隐静脉作为血管移植物。当双侧大隐静脉都不能使用时，可选用其他静脉替代（如头静脉、贵要静脉及小隐静脉），也可选用自体合成静脉。由于人工血管在膝下动脉重建中效果不理想，所以只有在无法获取自体静脉的情况下才考虑使用人工血管。

大隐静脉的获取从腹股沟皮肤皱褶下方开始，逐步向远端游离。大隐静脉的使用方式有：

- 原位转流。
- 翻转转流。
- 不翻转、移位转流。

这3种手术方式的远期疗效相似。原位转流术强调在血管床上原位离断大隐静脉的各分支及切除其瓣膜。这种术式理论上的优点是对管壁的营养供应影响最小，且大隐静脉与预吻合的动脉两端管径更加匹配。然而，我们更倾向于应用不翻转、移位转流手术方式，这种手术方式不仅能够使吻合的动静脉管径匹配，而且大隐静脉能够与更远端的流出道吻合。我们仅在移植静脉的上下端管径差不多时使用翻转技术。理想的静脉移植物是：静脉直径不小于3.5mm，冲洗后易于扩张，以及没有明显的管壁增厚、硬化和血栓形成。不符合上述标准的静脉段应予以除去，可使用合成静脉技术。移植静脉最好放在皮下，以利于术后使用彩色多普勒超声随访以及必要时进行移植物翻修。最后，采用血管造影和（或）彩色多普勒超声来评价各种旁路手术的效果。

手术技巧

术前准备

腹股沟下动脉重建术可在局麻（如持续性硬膜外麻醉）或全麻下进行，麻醉方式主要取决于患者的生理条件及有无必要获取上肢静脉。患者取平卧位，上肢外展，保留导尿。使用聚烯吡酮碘手术区消毒，常规铺无菌单。静脉预防性使用抗生素。桡动脉穿刺监测血流动力学变化，并抽取血标本行活化凝血时间（ACT）的监测。

显露动脉

显露下肢动脉及大隐静脉的皮肤切口见图51.1。

股总动脉

在腹股沟韧带以下，股动脉搏动点上方做一短的纵行或斜行皮肤切口。尽可能避免在腹股沟区皮肤皱褶上切开，因为屈髋时容易造成切口裂开。手术切开应以股总动脉为中心，避免形成皮瓣。为防止术后淋巴漏和血清肿，可从侧方分离淋巴结，而不直接横断，所有从淋巴结流出的淋巴管在分离前都应结扎。Weitlaner自动撑开器在显露过程中非常有用，但时间过长可造成切口皮缘坏死。游离出股总动脉、股浅动脉及股深动脉，分别绕阻断带。注意避免损伤越过股深动脉近端上方临近股总动脉分叉的静脉，这些静脉可在游离后以3-0丝线结扎，从而获得良好显露。

当股总动脉有严重钙化不能钳夹时，可切断腹股沟韧带，于腹膜后暴露髂外动脉。术毕间断水平褥式（如使用0号Vircyl线）修补腹股沟韧带，防止术后发生股疝。严重病变的股总动脉在吻合前，有时需要行动脉内膜切除术，并用补片（如牛心包）做血管成形术。可以通过切除股深动脉内的闭塞斑块、固定远端内膜或者延伸股总动脉补片至股深动脉（股深动脉成形术），使股深动脉恢复通畅。若将来旁路移植物阻塞，通畅的股深动脉对保证下肢供血将发挥重要作用。

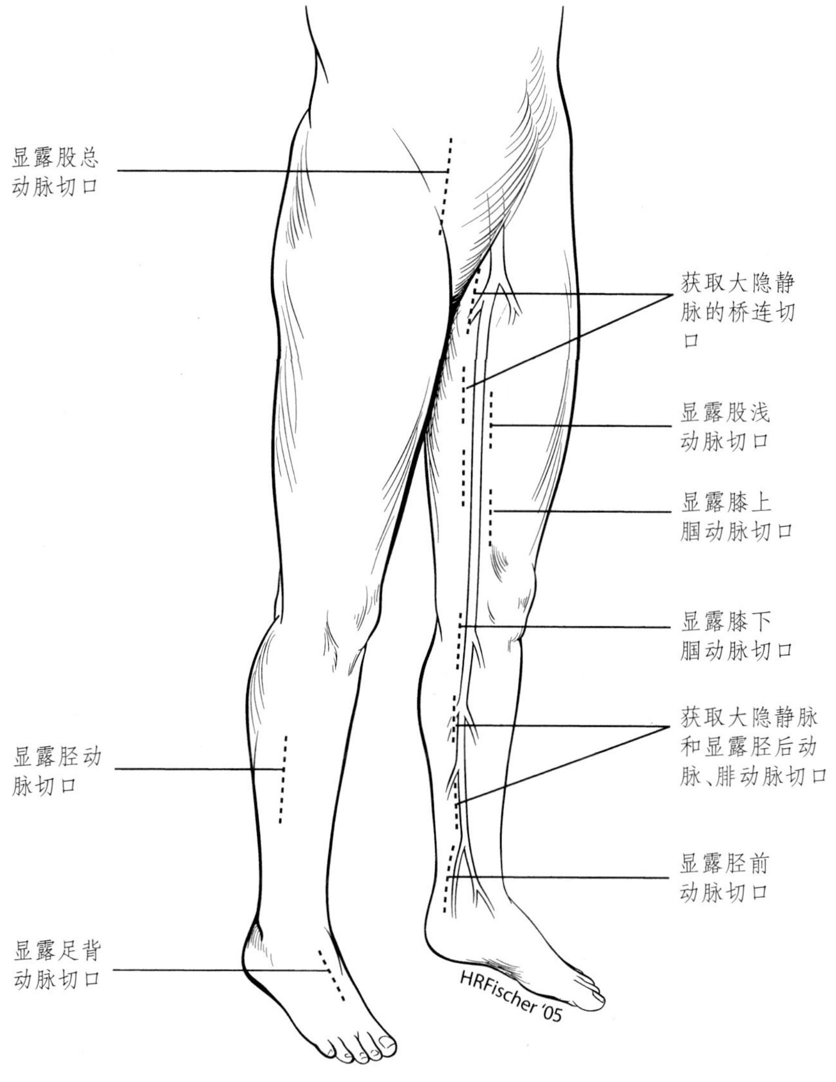

图 51.1　显露腹股沟下动脉和大隐静脉的皮肤切口位置示意图。

股浅动脉

当选择股浅动脉作为流入道时，可在大腿前内侧缝匠肌上方做一纵切口。为显露股浅动脉近端，把缝匠肌向外侧牵拉，显露远端时，可把缝匠肌向后牵拉。必须注意与股浅动脉伴行的股浅静脉和隐神经，损伤隐神经可引起下肢神经痛及前内侧的麻木。

膝上腘动脉

在小腿下垫枕，使膝关节处于屈曲位。于股内侧肌肌腹下大腿远端内侧做一纵切口，把缝匠肌向后牵拉，进入膝上腘窝脂肪垫下方，于近股骨的后侧分离，可看到大收肌肌腱。股浅动脉穿过收肌腱裂孔进入腘窝后移行为腘动脉。在使用自动撑开器显露腘窝时，要注意避免损伤隐神经。

膝下腘动脉及其胫腓干

在大腿远端下方垫枕，使膝关节处于屈曲位。于小腿上部内侧大隐静脉走行的上方做一纵切口，游离出大隐静脉并牵开，用电刀切开筋膜，将腓肠肌内侧头推向后方，游离进入膝下腘窝，最好使用带角度的 Weitlaner（即“cerebellar”）或 Adson-Beckman 自动撑开器牵拉切口。首先看到腘静脉，其深面是胫神经，在成对的腘静脉旁可见腘动脉。使用 Metzenbaum 手术剪进行锐性分离，可用阻断带轻轻牵拉腘动脉有利于其移动。

用电刀切开比目鱼肌在胫骨上的附着处，沿腘动脉向远端游离显露胫腓干，胫前静脉需用 3–0 丝线结扎离断，把包绕胫腓干的腘静脉远端分开以显露胫腓干。于比目鱼肌附着处上后方游离出胫前动脉起始处后，绕阻断带。

胫后动脉和腓动脉

沿小腿内侧大隐静脉上方做一纵向切口，仔细游离出大隐静脉并牵开，用电刀切开深筋膜，断开比目鱼肌胫骨后方附着处，进入小腿后深肌室。胫后动脉位于后深肌室浅面（趾长曲肌上方）与成对静脉伴行，最好用 Metzenbaum 手术剪仔细分离。

腓动脉位于后深肌室的深面，临近腓骨。沿小腿上部踇长曲肌深面游离，可见成对伴行静脉包绕腓动脉，游离静脉后，动脉更易显露。在使用止血带情况下，只需游离出胫部血管的后面和侧面部分，对于这些小动脉，没有必要游离出血管全周。胫血管解剖入路见图 51.2。

在某些情况下，在腓骨前方切开能从外侧面显露腓动脉最远端，通过切除一段腓骨可以有更好的显露。

胫前动脉

沿小腿前外侧做一纵形切口，切口恰好位于胫前肌肌腹外侧，沿胫骨上方肌和趾长伸肌之间分离，在骨间膜上方可见胫前血管及其伴行的腓深神经(图 51.2)。因为其近端有大量肌束，所以可以放低下肢暴露部位来使血管变得更表浅，从而有利于手术操作。

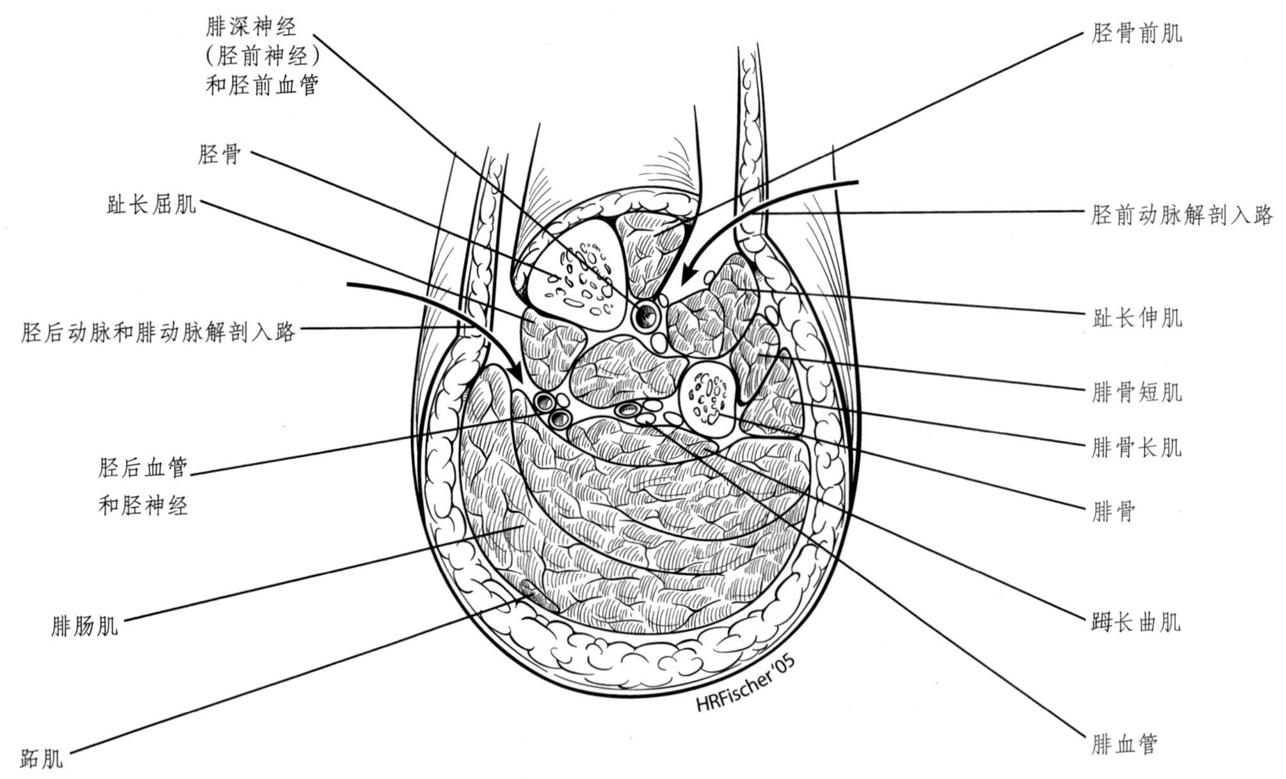

图 51.2 小腿中段横断面,图示胫后动脉/腓动脉和胫前动脉解剖入路。

足背动脉、胫后动脉远端及足血管

这些血管多位于足部浅面，可以通过足背蹞长伸肌腱外侧做一小的纵向切口显露足背动脉，因其位于伸肌支持带深面，切口可自伸肌支持带向下延伸。为显露踝部的胫后动脉,可在跟腱与内踝后方之间做一弧线切口，于屈肌支持带深面可见胫后动脉,分离出蹞展肌,沿胫后动脉向远端游离,可见其分为足底内侧动脉和足底外侧动脉。操作时要避免过度牵拉皮缘,以免造成难以处理的伤口并发症。

血管移植物准备

静脉取材

在腹股沟皮肤皱褶下方向内做一45°斜形切口,于隐股静脉交界处开始游离大隐静脉，间隔1~2英寸皮肤桥取跳跃式切口，可以减少连续长切口导致的并发症。以3–0丝线结扎并离断大隐静脉属支，结扎点不要过于靠近静脉主干。目前已能通过内镜取材静脉以减少相关并发症。 由于隐神经紧邻大隐静脉，所以在手术过程中要避免损伤隐神经。于隐股静脉交界处切断大隐静脉,股静脉用5–0聚丙烯线连续缝合。

相对于大隐静脉,上肢静脉血管壁薄、扭曲、难以操作。在肘窝可辨认静脉部位做一连续长切口(图51.3),切开肘前筋膜，仔细游离出静脉属支,这些静脉属支容易被撕脱,造成静脉主干上不易修复的损伤,因此应以4–0丝线小心结扎。头静脉可以游离至三角肌肌间沟。由于静脉穿刺及腔内置管操作多在肘横纹下方进行,易导致此部位前臂静脉硬化和血栓形成。尽管如此,如果静脉合适,应该继续向远端游离。由于贵要静脉位置较深,在上肢静脉中质量比较好。在游离贵要静脉过程中,注意不要损伤其邻近的臂内侧皮神经、正中神经和尺神经。贵要静脉近端可以游离至腋窝。

获取小隐静脉时患者最好取俯卧位，在外踝后方切开并向小腿后方延长，手术时要注意保护邻近的腓肠神经。小隐静脉获取后，患者转为仰卧位,下肢常规消毒铺无菌单。

瓣膜松解

一旦静脉从血管床上取下后,立即放入含肝素和罂粟碱的溶液中,然后用溶液冲洗并轻柔地扩张，检查移植物有无渗漏和未结扎的属支，如果发现渗漏，用7–0聚丙烯线做纵行缝合。我们更喜欢用肝素或罂粟碱溶液逆向冲洗静脉，使其轻微扩张后用改良Mill瓣膜刀行瓣膜松解（图51.4),切除不符合标准的静脉段。

静脉–静脉吻合

有时为了获得足够长的移植物,

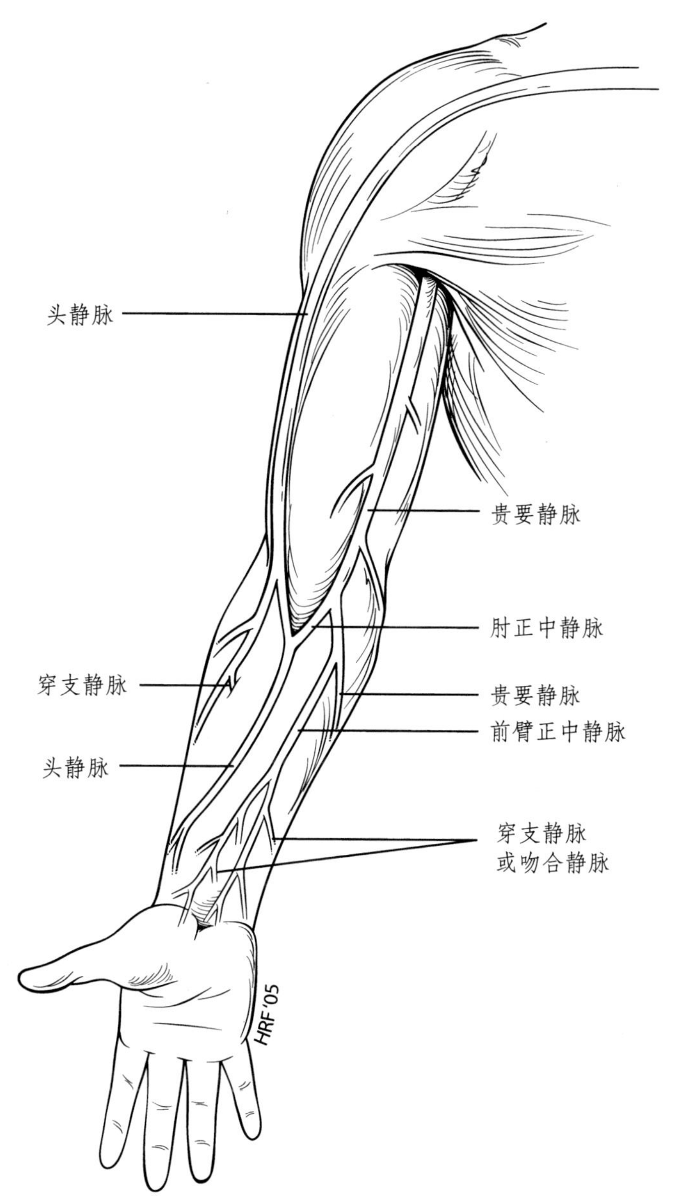

图 51.3　上肢浅静脉示意图，图示贵要静脉和头静脉经肘正中静脉相连。

需要行静脉-静脉吻合以连接数根静脉段。正确摆放静脉段，使其从近端向远端逐渐变细。静脉末端剪成 45°斜面，呈匙状，用两根 7-0 聚丙烯线行端端吻合。缝合时要做到内膜对内膜的外翻缝合(图 51.5)。在完成吻合前，冲洗扩张静脉移植物以防止静脉-静脉吻合的“荷包”缩窄效应。

原位旁路技术

如果选择大隐静脉作为移植物，从隐股交界处开始沿大隐静脉走行做一连续切口，除了头尾两端(以便与流入及流出动脉相接)，其主干不需要从血管床移开。丝线结扎后离断属支。大隐静脉游离出足够长度后，在隐股交界处离断，缝合股总静脉切口。在直视下切除大隐静脉第一对瓣膜，近端修剪成匙状后与股总动脉行端-侧吻合。松开股总动脉阻断后，血流会被大隐静脉内完好瓣膜阻止，这时可使用瓣膜刀松解瓣膜。改良的 Mill 瓣膜刀可以从属支进入大隐静脉后连续松解瓣膜。目前已有几种导管介导的瓣膜刀，可通过大隐静脉末端进入管腔，逆行回撤时切除所有的瓣膜。

建立皮下隧道

移植物最好置于皮下以利于术后随访和修复。也有例外情况，如在做膝下旁路手术时，需要与远端动脉进行吻合，为了防止移植物成角，我们更喜欢把移植物远端置于腘窝（从膝上至膝下）。有时为了预防潜在的伤口并发症，移植物也可置于更深的部位（如筋膜下）。皮下隧道位于预计的近、远端吻合口之间，可使用一带弧度的长的主动脉阻断钳建立隧道。若不能一次通过隧道器，可在隧道行程上另做皮肤切口。阻断钳头端要充分张开以建立一个合适的隧道。隧道建立后，可用胶布带穿过隧道利于后期对隧道的识别。

吻合旁路移植物和胫前动脉时，可以通过小腿骨间膜建立隧道。在胫前动脉吻合口上方 2cm 处的骨间膜上开窗，大小约 1.5cm，通过此窗与膝下腘窝之间建立一隧道。

建立旁路

患者首先静脉给予肝素 5000IU，术中根据情况追加肝素(使 ACT 时间维持在 200 秒以上)。用 Fogarty 软腭阻断钳阻断流入道动脉，11 号刀片切开后，以带角度的 Pott 手术剪扩大切口。静脉移植物近端斜形 45°修剪成匙状，直视下切除其第 1 对瓣膜。用 2 根聚丙烯线分别锚定吻合口的前后两端，然后依次向中心缝合，缝合过程中要确定是内膜对内膜的外翻缝合。缝合线的粗细一般取决于动脉血管的部位：股总动脉，5-0；股浅动脉/腘动脉，6-0；胫动脉/足动脉，7-0。

完成近端吻合后，松开动脉阻断，静脉移植物因血流充盈变直。血管夹

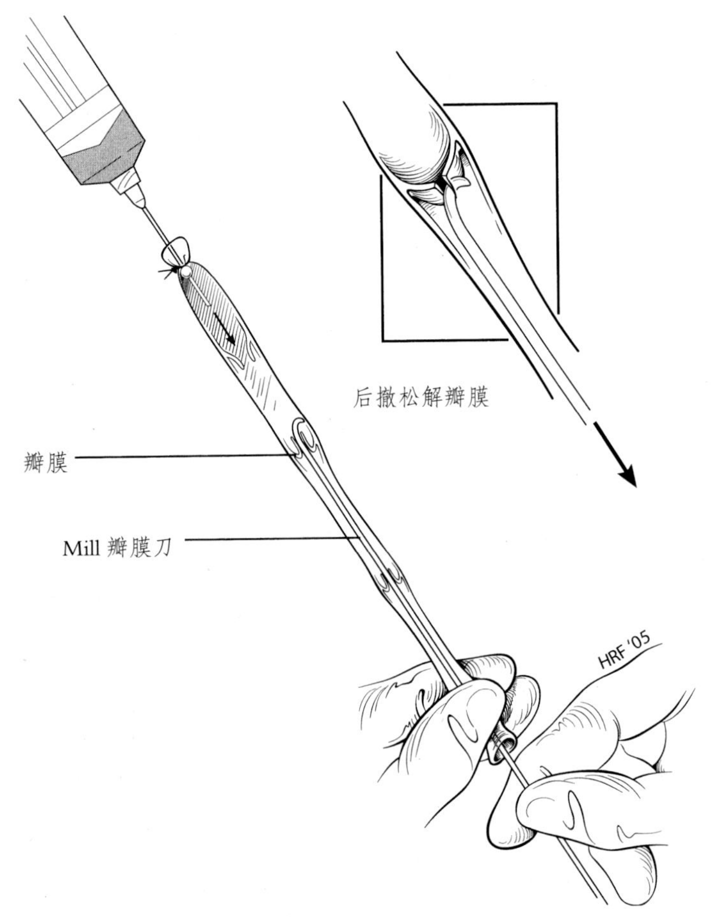

图 51.4 使用改良 Mill 瓣膜刀松解静脉瓣膜。用含肝素或罂粟碱溶液逆行冲洗和轻柔扩张静脉，瓣膜刀通过瓣膜后，后撤松解瓣膜。

阻断其远端，标记好移植物的方向，通过皮肤上的切口依次穿过皮下隧道。当移植物通过皮下隧道后，通过检测血流可发现有无弯曲和扭结。

对于远端吻合，尤其与钙化且难以阻断的胫动脉吻合时，上无菌止血带也许有帮助。一般根据远端吻合口部位，在小腿上段或大腿下端裹数层棉纱布后置止血带，首先用 Esmarch 驱血带驱血，然后将止血带压力升至 250~300mmHg。对于相对正常的胫动脉近、远端可以用小血管夹控制，严重钙化的动脉有时也可以用球囊导管完全阻断血流(如 2 号或 3 号 Fogarty 取栓导管)。

动脉远端吻合口用 11 号或 15 号刀片切开后，以 Pott 手术剪扩大切口。如果流出道远端有狭窄，以 1mm 冠状动脉扩张球囊扩张。如果吻合口部位有严重狭窄，切口应扩大超过病变部位，并做动脉内膜切除和(或)使用静脉补片(Linton 补片)，最后将静脉移植物缝合于静脉补片的中间。根据需要的长度裁剪静脉移植物，其末端斜形 45°修剪成匙状。在远端吻合时，我们更喜欢用 7-0 聚丙烯线以降落伞技术把移植物开口尾端与动脉切口连续缝合 5 针，然后一边向头端连续缝合，再转向对侧的中点与另一边缝线打结(图 51.6)。缝合过程中，尤其是在缝合吻合口头端时，要注意小边距、内膜对内膜的外翻缝合。完成吻合之前，松开止血带，待流出道见血液反流、移植物内有血液溢出后再次阻断，完成最后的缝合。

移植物术中评估

术中可用多普勒探头探测远端流出道内血流来判断旁路移植物是否通畅，也可通过 20G 导管于移植物近端注入 10~20mL 造影剂行移植物造影进行评估。如果多普勒探头在移植物内发现有高回声信号，造影前应注入血管扩张剂(如 20mg 罂粟碱)。造影的异常表现包括充盈缺损（如固定的瓣膜尖端或血栓)、移植物的扭结或弯曲、肌腱造成的外压或筋膜束，这些异常应在术中及时处理。最后，可用多普勒超声检测静脉移植物（尤其是上肢静脉或自体合成静脉)，不仅可以显示血管内细微的血流动力学病变（如其他方法不能发现的硬化性斑块)，而且所获得的移植物基础流速可作为术后监测参考指标。

切口缝合

完成创面止血后，正确的切口缝合可以避免术后切口裂开、感染及移植物暴露。在腹股沟区，股鞘、皮下脂肪和 Scarpa 筋膜均用 3-0 Vicryl™ 间断缝合。不要遗留任何潜在的无效腔，防止术后血清肿或血肿生成。如果有明显的毛细血管渗出，放置密闭引流（如 Jackson-Pratt)可以防止术后血肿生成。因为下肢皮下脂肪层比较薄，皮下可以用 3-0 Moncryl™ 间断缝合。横跨髋关节或膝关节的皮肤切口应该用 3-0 尼龙线做间断、垂直褥式缝合，踝关节或足部的切口也应该用尼龙线缝合，其他部位的切口可以用皮肤钉关闭。

术后处理

在没有禁忌证的情况下，术后仅服用抗血小板药物（阿司匹林或氯吡格雷)。术后第 1 天开始皮下注射肝素

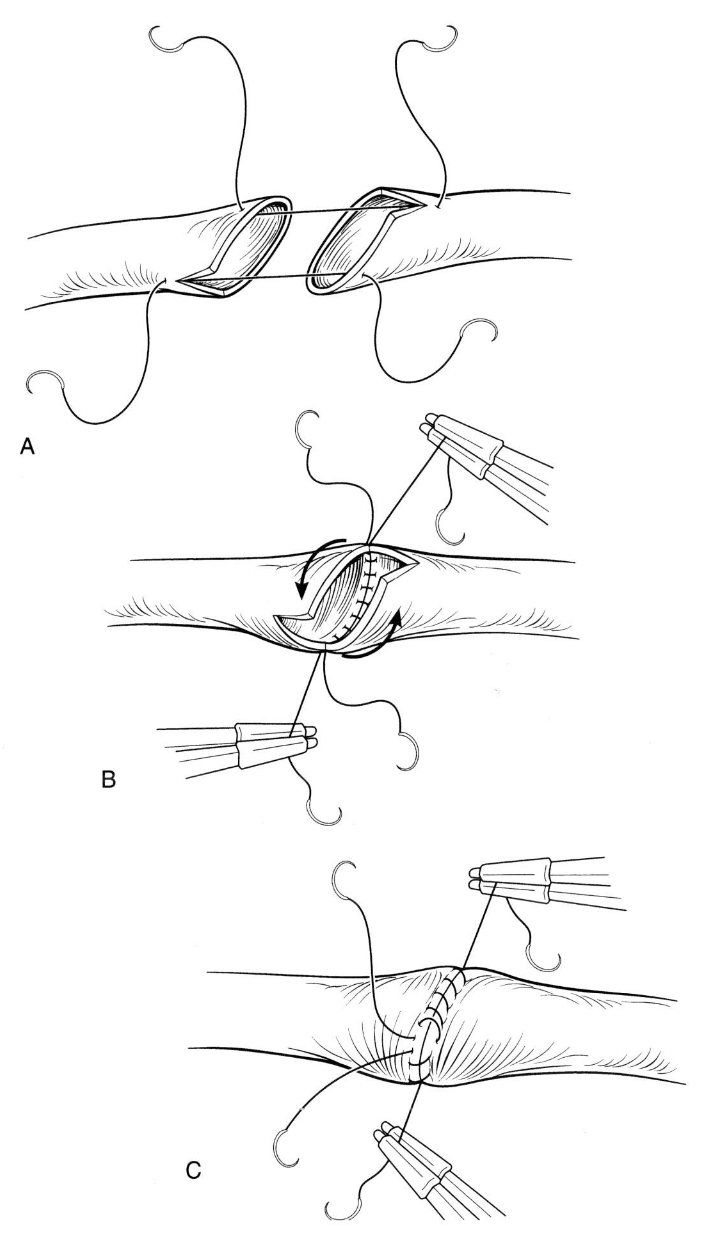

图 51.5　静脉-静脉吻合示意图。静脉末端修剪成匙状并以 2 根 7-0 聚丙烯线固定,小边距吻合可保证内膜对内膜的外翻吻合。完成吻合前,扩张静脉防止“荷包”缩窄效应。

预防深静脉血栓形成，仅对一些特殊患者使用肝素或香豆素充分抗凝治疗,如高凝状态、远端流出道条件不理想、移植物条件不理想(如腘下人工移植物)、多处血管重建及既往有重建失败的患者。肝素一般从小剂量开始使用,逐渐增加到治疗剂量(PTT 维持在 50~60 秒)。术后 24 小时内预防性应用抗生素。

足部创面大的患者应在床上抬高患肢数天以减轻术后水肿,术后 48 小时揭开敷料,每日用聚烯吡酮碘消毒。缝线一般在切口愈合后才拆除，如足部切口缝线至少保留至术后 2 周。

移植物监控

造成静脉移植物失败的常见因素见表 51.1。早期失败(术后 1 个月内)常由于术中技术原因,中期失败(术后 1~18 个月)常由于内膜增生,远期失败(超过 18 个月)多由粥样硬化疾病本身引起。

术后定期做彩色多普勒超声检查可及时发现移植物内血栓形成的亚临床病变,从而有利于做预防性处理,改善移植物的通畅程度。一般在术后 1 月、3 月、6 月、9 月和 12 月各随访一次,以后每年随访一次。移植物狭窄的常见表现有:症状复发、移植物和远端血管搏动改变、踝肱指数降低超过 0.1 及脉搏容积记录波形改变等。提示移植物失败的彩色多普勒超声标准有:移植物全程速率降低［正常管径移植物内收缩期速率峰值（PSV）小于 25cm/s］，或者局部速率增加（PSV>300cm/s,或一节段 PSV 速率超过邻近节段 3 倍)。血管造影或 MRA 可以明确静脉移植物的通畅情况。病变移植物的处理方法有:经皮球囊扩张、静脉补片血管成形术、移植物间置以及旷置病变移植物的移植物旁路。近期移植物闭塞(4 周内)可以再次切开移植物,纠正吻合错误,并予以溶栓治疗。远期阻塞的移植物难以再次利用,需要另做一旁路手术治疗。

并发症

我们机构腹股沟下动脉旁路手术并发症及其发生率见表 51.2。由于患者常合并冠状动脉疾病，术后最主要致死原因是心脏并发症。术前改善心功能、常规使用 β 受体阻滞剂、避免过多失血以及注意围手术期补液等措施能够降低风险。

糖尿病和慢性肾功能不全的患者术后易并发肾衰竭(指血肌酐升高>3mg/dL、血肌酐超过基准值 2 倍或需要透析)。维持机体液体平衡、控制失血量以及减少肾毒性造影剂和药物的应用是预防术后肾衰竭的重要措施。

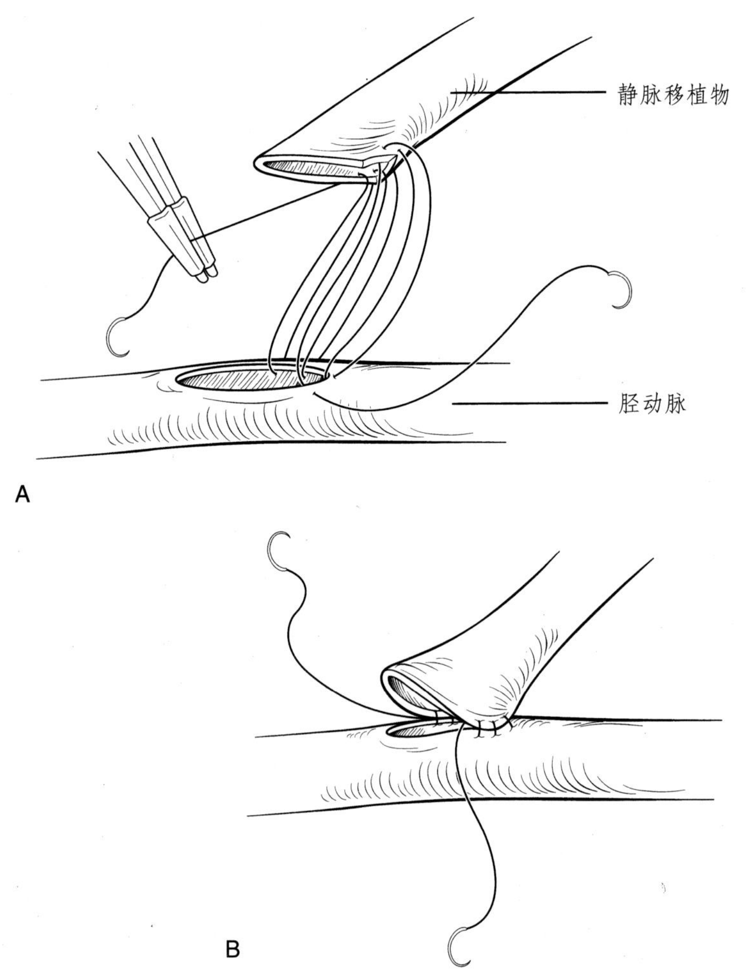

图 51.6 远端降落伞吻合技术示意图。以 7–0 缝线把移植物开口尾端与动脉切口连续缝合 5 针，然后沿一边连续缝合，再转向对侧的中点与另一边缝线打结。

表 51.1 造成静脉移植物植入失败的常见因素
A.早期失败(术后1个月内)
1.流入不足(如近端流入道存在严重病变)
2.管道因素
(1)本身因素：瓣膜尖端固定、静脉质量不佳
(2)外在因素：筋膜及血肿造成的压迫
3.流出不足(如流出道质量不佳)
4.全身因素(如高凝状态、低心输出量、软组织感染)
B.中期失败(术后1~18个月)
1.内膜增生：近/远端吻合口、静脉–静脉吻合口、移植物本身
2.全身因素(如高凝状态、低心输出量、软组织感染)
C.远期失败(超过18个月)
1.流入不足(如近端流入道动脉硬化持续进展)
2.移植物因素(如静脉移植物硬化及瘤样病变形成)
3.流出不足(如远端流出道动脉硬化持续进展)
4.全身因素(如高凝状态、低心输出量、软组织感染)

术后感染（蜂窝组织炎/脓肿）、切口裂开和皮瓣坏死的发生多是由于切口过长及手术时间过长造成。预防手段有：轻柔操作、获取静脉时做桥连切口、避免制造皮瓣和长时间牵拉皮缘、预防性使用抗生素及正确缝合切口。

如果术中正确操作，围手术期很少发生移植物血栓形成，移植物血栓形成绝大多数发生在手术过程中(常见于不理想的移植物)。如果术后诊断有移植物血栓形成且有挽救可能，应该及早行血栓切除，并纠正既往手术中不合理的处理。

搏动性血肿或出血常见于静脉移植物结扎线滑脱或吻合口破裂引起，这种危及生命的并发症需立即再次手术处理。毛细血管或静脉渗漏可导致少量慢性出血并形成血肿，术中仔细止血、使用止血凝胶、放置引流等措施可减少这种并发症发生。大的血肿应该予以手术引流以免引起皮肤坏死、伤口裂开、移植物压迫以及远端肢体水肿。有时腹股沟、大腿及腘窝部位的切口可并发伴血清肿的淋巴漏或形成淋巴囊肿，结扎所有的淋巴管及缝合切口时不留无效腔可减少这种并发症的发生。有持续淋巴漏时，需要再次手术结扎淋巴管，重新缝合切口。

结 果

我们机构超过 20 年 1624 例下肢自体血管旁路术经验总结已于不久前报道。在这篇报道中，尽管患者的年龄、合并疾病、缺血程度及手术复杂程度不同，但术后 30 天手术死亡率和并发症发生率分别稳定在 2%和 23%，严重并发症(心肌梗死、中风、肾衰竭、呼吸功能衰竭)发生率为 6%。

在另一篇关于腹股沟下自体血

表 51.2　腹股沟下血管旁路手术并发症	
1.系统	
A.心脏(心肌梗死、充血性心力衰竭、心律失常)	9%
B.中枢神经系统(脑血管意外、短暂性脑缺血发作)	1%
C.肾衰竭	2%
2.肢体	
A.伤口(感染、裂开、坏死)	6%
B.早期移植物血栓形成	7%
C.术后出血	<1%
D.血肿/血清肿	5%

管旁路手术的报道中，其手术适应证主要是严重肢体缺血（93%）,60%病例是二次重建，术后移植物通畅率及保肢率见表 51.3。数据显示大隐静脉移植物优于上肢静脉及自体合成静脉,然而,随着常规使用彩色多普勒超声监测移植物及正确的移植物处理，上臂静脉及自体合成静脉的二次通畅率和肢体保存率与大隐静脉已无明显差异，必须指出的是这里包含所有形式的自体合成静脉,如大隐静脉之间、上肢与下肢静脉之间等。对于首次或因禁用跛行而行重建手术的患者,其远期通畅率更好。为保存肢体而行的首次重建，高质量的大隐静脉能够取得极好的 5 年结果(首次通畅率 70%，二次通畅率 80%,肢体保存率 90%)。只要遵循上述基本原则，作者我们认为相对于患者和术中操作，移植物的形式(如:翻转,原位或非翻转、移位)对通畅率影响较小。

随访表明腹股沟下旁路手术有较好的长期生存率。各种报道的 5 年生存率范围在 40%~70%之间,这可能反映了一个实际情况：严重肢体缺血患者多是高龄患者且伴有进行性动脉硬化疾病。

总之，腹股沟下旁路手术能够取得很好的结果，围手术期并发症发生率及死亡率较低，移植物长期通畅率和肢体保存率令人满意。尽管有较好的长期生存率，但相对于高龄患者的大截肢来说，对合适的患者选择肢体保存可以提供较好的生活质量和生活自理能力。

推荐读物

1. Conte MS, Belkin M, Upchurch GR, et al. Impact of increasing comorbidity on infrainguinal reconstruction: A 20-year perspective. *Ann Surg*. 2001;233:445–452.
2. Chew DKW, Conte MS, Donaldson MC, et al. Autogenous composite vein bypass graft for infrainguinal arterial reconstruction. *J Vasc Surg*. 2001;33:259–265.
3. Chew DKW, Owens CD, Belkin M, et al. Bypass in the absence of ipsilateral greater saphenous vein: Safety and superiority of the contralateral greater saphenous vein. *J Vasc Surg*. 2002;35:1085–1092.
4. Chew DKW, Conte MS, Belkin M, et al. Arterial reconstruction for lower limb ischemia. *Acta Chir Belg*. 2001;101:106–115.

表 51.3　不同类型自体血管 5 年随访结果			
比率	**大隐静脉 (71 例)**	**单节段上肢静脉 (43 例)**	**自体合成静脉 (102 例)**
首次重建通畅率	61%±7%	50%±9%	39%±6%
首次-辅助重建	65%±7%	62%±11%	58%±7%
二次重建通畅率	73%±7%	60%±12%	63%±7%
肢体保存率	81%±7%	81%±8%	78%±5%

编者评述

T. S. H.

作者详细描述了腹股沟下血管重建手术的手术方式，并论及各种手术方式的复杂程度。他们的手术步骤和我的基本类似，并获得了引人注目的长期随访结果。我同意他们关于手术技巧与结果之间关系的表述，我也认为手术结果与外科医生的思路有关，好的结果表现为大量使用自体移植物(如上肢静脉)和术后认真监测。值得注意的是,作者的长期随访表明,单节段上肢静脉或合成上肢静脉作为移植物能达到与大隐静脉相同的效果。

成功的腹股沟下血管旁路手术需遵循的原则是:选取合适的流入道、流出道及移植物。这些原则已在本章叙述,故不再重复。然而,有几点值得强调。腹股沟下血管旁路术尤其是腘下血管旁路手术的合适移植物是自身静脉，包括人造血管与自身静脉段的合成静脉在内的非自身静脉远期效果都不佳,而且人造血管旁路术一旦失败,患者再也不能回到术前状态。最好使用同侧大隐静脉作为移植物，但是有时由于长度不够或者已被既往手术取材(用于心脏或下肢旁路手术),应考虑选择对侧大隐静脉。在闭塞程度重的患者,考虑到切口愈合,我们一般不在膝下获取静脉。为获取最佳静脉移植物，我们可以不考虑将来是否需要使用对侧大隐静脉。但 Dartmouth 小组通过多因素分析得出,对有糖尿病、冠状动脉疾病、踝肱指数<0.7、年龄<70 岁的患者来说,5 年内其对侧下肢需要行旁路手术的概率是 30%。大隐静脉的位置和方向(即翻转、不翻转或原位）与移植物的长期通畅率无明显

相关，主要根据个人喜好、流入/流出道及移植物的长度决定。同作者一样，由于不翻转静脉的近/远端与流入/流出道口径更加匹配，我也喜欢使用这种方法。实际上，因为难以游离出足够长的同侧大隐静脉，所以在我的治疗实践中很少用到原位转流。相对于移植静脉的位置，质量和粗细对手术长期效果影响更大，静脉直径不应小于3mm或大概与中等尺寸止血夹的直径相同。

头静脉和贵要静脉都可作为合适的移植物，当它们被取尽后才考虑使用非自体血管移植物。但由于它们的壁相对较薄、取材耗时，使用上肢静脉可能有一定挑战性。贵要静脉与深静脉之间有广泛交通支，离断时要仔细结扎。由于瓣膜刀容易损伤或戳破薄壁血管，为了避免瓣膜切除，我经常翻转使用上肢静脉。取贵要静脉和近端头静脉也可通过保留肘前静脉作为一条管道使用，此时，要切除贵要静脉或头静脉内瓣膜（贵要静脉壁厚，最好切除其内瓣膜）。在做腹股沟下血管旁路手术时，我常规使用血管镜检查静脉管道，尤其是对上肢静脉管道非常有用，血管镜可以评估血管腔内面和瓣膜切除效果。最后，需常规以10号Jackson-Pratt引流管引流贵要静脉创面来减少术后并发症的发生。

手术步骤本身很简单。第一步我喜欢游离出远端流出道，做旁路血管吻合前，在动脉内插入23号穿刺针行动脉造影进一步明确其作为流出道是否合适。如同文章所述显露血管，我发现在再次手术时，腓动脉从侧方显露更容易，腓动脉走形在腓骨的下方，切除腓骨后即可显露，但要小心不要损伤周围的静脉丛。显然，膝下腘动脉也可通过切除腓骨头从侧方显露。为防止伤口并发症，选择切口位置时要考虑到静脉和动脉流入/流出端的位置，避免大范围游离皮瓣，术前彩色多普勒超声可以标记出静脉位置从而帮助选择切口位置。我倾向于在软组织深面建立静脉移植物隧道，避免表浅外伤对它的破坏。尤其是在膝部时，旁路远端隧道建立在大腿缝匠肌下方，沿着膝部腘动脉走行，延伸至小腿比目鱼肌深面。相对于皮下隧道，软组织下隧道一个不利方面是在其内修复静脉移植物比较困难。移植物通过隧道时，必须维持正确的位置，可以通过扩张隧道及标记静脉前壁来保证。对于远端流出道动脉的控制，主要根据血管的质量采用不同的方法。如果血管壁严重钙化，可通过腔内插入3号Fogarty取栓导管控制，如质地较软，用微血管夹钳夹阻断。尽管彩色多普勒超声监控移植物效果可能更好，但手术结束时我常规做远端动脉造影。

腹股沟下血管旁路术后伤口并发症非常显著，一回顾性分析报道其将近40%。我的印象是大部分伤口未愈合，而不是伤口感染。尽管并发症发生后，可以对伤口采取一些特殊处理，包括大面积清创，但主要还是靠细致的手术操作来预防这些并发症。

自体移植物的远期通畅率非常高。围手术期移植物闭塞多是由手术操作失误（如远端吻合口狭窄）或判断错误引起（如硬化静脉段的使用）。早期失败的患者需抗凝治疗，并返回手术室做处理。治疗的目的包括取栓和纠正手术错误。由于问题多发生在远端吻合口，所以首先打开此处切口。移植物监测是术后管理的一个重要内容，代表了整体术后管理水平。我们机构一随机研究结果表明在可能发生闭塞的高危患者（即复合静脉移植物、二次手术及远端流出道不佳）中，长期抗凝是有益的，根据这一研究，我为长期使用抗凝药物而设置的门槛较低。

（方征东 符伟国 译）

第 52 章

腹股沟下动脉闭塞性疾病的腔内血管成形术

Daniel G. Clari, Amir Kaviani

下肢周围动脉闭塞性疾病是一种常见疾病，且随着人口老龄化其发病率逐渐增加。流行病研究表明在60岁以上高龄人口中，近5%男性和2.5%女性有下肢缺血症状，而且高龄患者诊断明确时多合并其他疾病且肌体处于虚弱状态，不适宜行传统的开放血管重建手术。因此，就凸现出对下肢动脉闭塞性疾病的腔内治疗的重要性。

直到最近，血管外科医生仍然认为腔内治疗仅适用于膝上动脉的灶性病变，这些观点多是基于20年前发表的下肢血管经皮腔内成形术(PTA)的报道，这些报道表明PTA对短段、局限性病变与开放血管成形术效果相似，而对长段病变尤其是膝下血管病变疗效不佳。显然，早期PTA治疗患者中只有少数(15%)是因严重肢体缺血症状而进行的挽救肢体治疗，据此认为微创的腔内血管治疗不是一很实用的术式。这也导致大部分血管外科医师直到最近才具有腔内手术的经验，手术经验的缺乏必然会限制他们在治疗腹股沟下动脉闭塞性疾病中选择这种术式。当血管外科医生熟练掌握这门技术后，就会认识到它的优点，从而在某些合适的患者中选择腔内治疗而不是行开放手术。

本章主要论述腹股沟下动脉闭塞性疾病的血管腔内治疗，包括腔内治疗的指征及手术技巧，另外，还要讨论内膜下血管成形术（伴或不伴植入支架）、经皮腔内斑块切除术等手术方式。我们的经验是合适的患者经过血管腔内治疗后，90%的患者下肢血流量能得到改善。

发病机理

进行性动脉粥样硬化是下肢动脉闭塞性疾病的主要病因。尽管动脉粥样硬化的确切发病机制仍不清楚，但已明确胆固醇在斑块形成和疾病进展过程中起重要作用。血浆内胆固醇水平升高首先启动内皮细胞的激活，沉积在血流动力学应激的血管壁的胆固醇微粒被内皮细胞氧化/激活，这些被修饰的脂质再激活内皮细胞，从而启动血小板和巨噬细胞与“损伤”的内膜黏附。黏附的血小板和巨噬细胞进一步激活内皮细胞，同时巨噬细胞进入血管壁吞噬激活的脂质微粒，成为通常所指的“泡沫细胞”(含有高活性的脂质微粒，并具有氧化潜能)。血管壁内的泡沫细胞进一步激活内皮，促进血小板和炎性细胞黏附。大量炎性细胞的黏附/激活可以使炎症过程持续存在，导致组织破坏，释放活性氧和氮类物质分解血管壁的细胞间基质。正常血管壁结构的破坏导致血管壁重构，管腔消失及管壁失稳定性。病变血管由于管壁的脂质沉积或壁内出血(即斑块内出血)，可造成严重狭窄。此外，还可能并发病变部位的破裂，导致远端栓塞、致栓物质的暴露以及病变的进一步进展。尽管脂质沉积被认为是动脉粥样硬化的首要病因，但是目前也逐渐认识到，炎症在斑块形成过程中有着重要作用。

临床表现

下肢动脉闭塞性疾病的临床表现取决于股浅动脉狭窄造成的血流动力学障碍的程度。股浅动脉常见病变部位是内收肌孔或收肌管（Hunter管），这个特殊部位发生动脉粥样硬化的机制目前仍不明确，可能与周围肌腱等解剖结构有关，也可能是由于血管壁剪切力改变引起，因为下肢和全身其他部位的动脉粥样硬化常见发病部位是动脉分叉部位(如：颈总动脉分叉、股总动脉分叉)。

下肢动脉粥样硬化的危险因素和其他部位血管相同，包括家族史、高血压、高脂血症、糖尿病、吸烟及肥胖。控制危险因素能够改变疾病的进程，但不能消除发病的风险。在处理显著的血流动力学的病变以前，医生应该控制患者的危险因素从而降低疾病进展程度和复发概率。

下肢动脉闭塞性疾病有各种不同的临床表现,从轻微间歇性跛行到严重的肌体坏死,以至于不能保全肢体。典型的间歇性跛行是运动诱发的肌肉疼痛、痉挛或乏力。根据狭窄部位不同,这些症状可发生在臀部、髋部、小腿或足部,腹股沟韧带以下部位的病变常表现在小腿或足部。诱发症状出现还取决于运动幅度,如行走速度、斜坡角度和患者心血管系统的总体状态。严重间歇性跛行患者,其行走距离小于30m,不能够进行任何室外活动。这些症状有可能被糖尿病引起的外周神经疾病所掩盖,有时很难区分这些症状是由外周神经病变还是由血管病变引起的,而且动脉供血不足可促进神经病变进一步发展。糖尿病还使伤口难以愈合,足部易于感染,行血管成形手术应该对这些问题予以重视。

严重动脉闭塞的患者常表现为不能愈合的溃疡或进行性组织坏死,如不通过手术改善肢体缺血便将面临截肢。此外,部分患者足部小手术(如嵌甲拔除)即可造成伤口不愈合。为了避免更多的组织坏死和截肢，这些患者需要行血管成形术。

适应证

治疗的适应证很明确且由临床缺血症状所决定。在无手术禁忌证的情况下,如不处理就可能导致截肢的严重肢体缺血患者应行血管成形术。对于间歇性跛行患者的适应证还不是很明确,但是对短距离间歇性跛行（小于30m)或者因生活方式、经济限制的间歇性跛行患者,血管成形术可予以考虑。

同所有的医学处理原则一样,对于血管疾病的患者，医务工作者也需要考虑治疗的风险和受益。当能够用较低风险的治疗取得相同效果，也就是治疗的风险-受益比发生了改变时，手术的适应证也要发生变化。实际上,这同样适用于使用血管腔内治疗,对于有经验的腔内血管外科医生来说，经皮腔内血管成形术风险已显著降低，因此证明了这是一种更积极的治疗方法。这对于因潜在的并发症而不能行开放手术的整体健康水平差的患者尤其有益。

为降低围手术期的并发症，研究者探索了各种血管腔内治疗方法。在目前的治疗方案中，首先进行诊断性动脉造影决定是否行经皮血管腔内成形术,如果可行则同时行腔内治疗。决定治疗的主要因素有闭塞的范围和流出道的情况,病变仅累及一段血管(如股动脉、腘动脉或胫动脉)且远端流出道无病变的患者是腔内治疗的首选。随着病变累及的血管节段增加，治疗成功的可能性逐渐降低，在三段血管均累及时,成功可能性极低。必须认识到在不同解剖部位，血管腔内治疗并发症的发生率是不同的。例如,相对于股总动脉和股浅动脉，腘动脉部位发生穿孔和夹层的风险显著增加。这些因素在进行血管腔内治疗尤其是处理多节段病变时要予以考虑。

血管成形术的制定一定要与临床情况相符,这是非常重要的,腔内血管外科医生应能胜任不同的治疗方式。随着血管腔内器械的研究进展（如腔内斑块切除器械、低温成形球囊),腔内治疗的适应证和应用范围将进一步扩大。下述部分将会介绍腹股沟下动脉腔内治疗步骤，制定治疗计划时应考虑到患者临床症状、手术者经验和操作的舒适程度。

血管腔内治疗技术

下肢血管经皮腔内成形术有一系列基本技术。最常用的技术有:PTA、内膜下血管成形术、血管内支架成形术和腔内斑块切除术。许多情况下,使用这些技术中的一种或联合应用几种技术可获得满意效果。下面将逐个详细描述这些技术。必需认识到为了获得理想的治疗效果，必要时可同时使用多种技术。熟练掌握这些技术非常重要，因为如果首选的血管成形术失败或有并发症发生，那么就需要其他技术来进行紧急援助或补救。

经皮腔内血管成形术

下肢血管成形术的操作步骤和其他部位血管成形术基本相同。尽管近年来PTA技术有很大改变(如小口径球囊、高压球囊),但其基本原则没有改变。手术入路可以选择腹股沟区顺行或逆行穿刺。尽管大部分医生喜欢逆行穿刺，但顺行穿刺具有其自身优点,应该予以考虑。顺行穿刺时,从穿刺部位到病变部位路程相对较短,所需要的导丝/导管/球囊输送系统的长度也就短一些,更利于操控,而且能够避开主髂动脉扭曲。但顺行穿刺时,股浅动脉操作距离相对较短，因此禁忌在肥胖和近段股浅动脉病变的患者做顺行穿刺。在进行血管腔内治疗前,必须确认有操作所需的各种器械，尤其在逆行穿刺处理膝下血管时，要考虑到工作距离的长度。

经皮逆行穿刺是通过穿刺对侧股动脉来进行操作(图52.1A~G)。操作时我们喜欢使用21G穿刺针和0.018英寸导丝进行穿刺，这两者结合很安全,相关并发症少。随后,交换成3F导管鞘并通过造影确认导管鞘在血管内,在透视下插入0.035英寸导丝,3F导管鞘交换成5F导管鞘。在L1-2椎体水平放置4F倒转弧度冲洗导管后，于前后位行主动脉造影，然后后撤导管至主动脉分叉上方于前后位行盆腔动脉造影。必要时,可加做斜位造影排

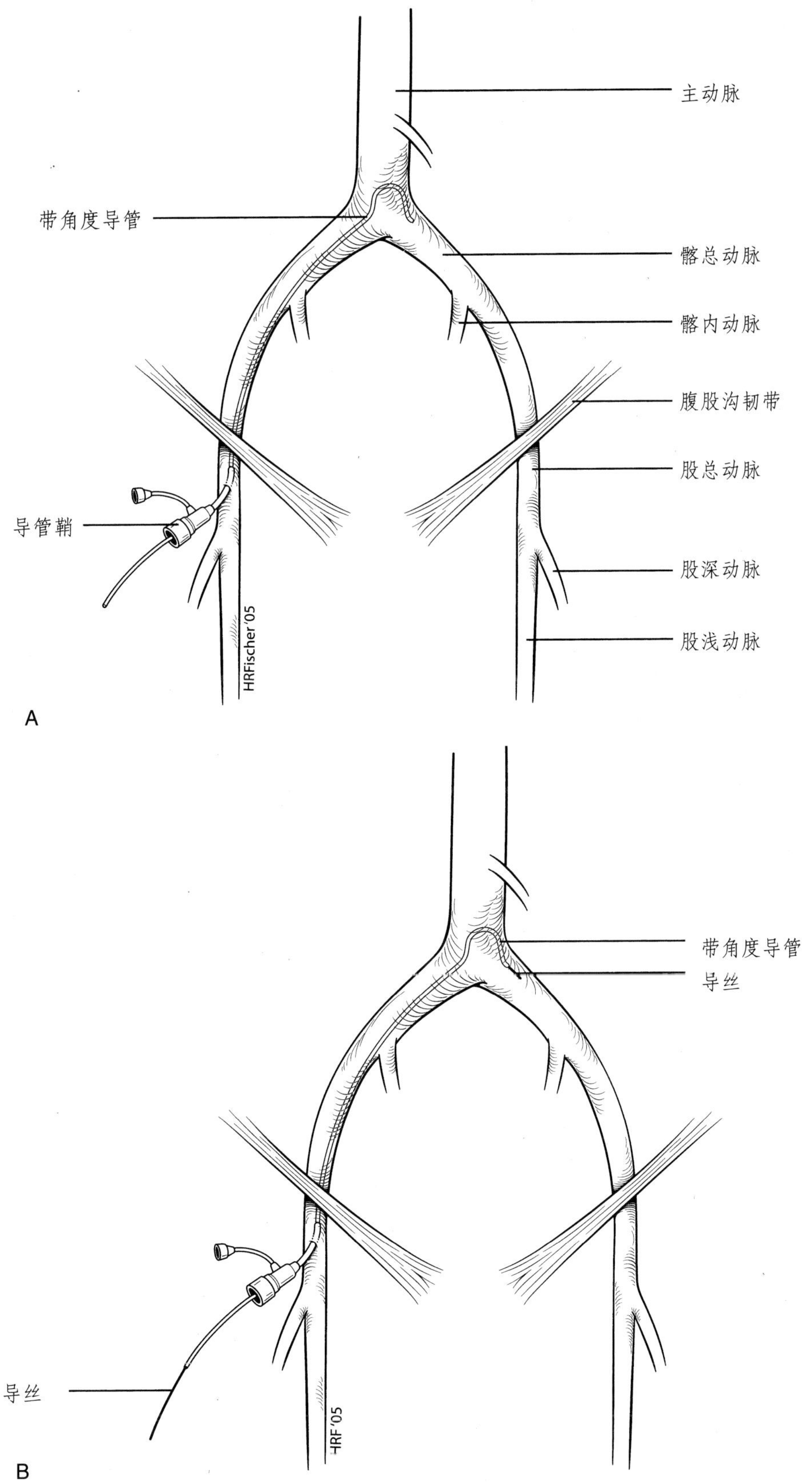

图 52.1　(A)经皮腔内血管成形术的开始:主动脉和盆腔动脉造影。图中一根 4F 倒转弧度冲洗导管放在主动脉分叉上方以便行盆腔动脉造影。(B)通过 0.035 英寸导丝张开导管的弧度,随后导管导丝置于主动脉分叉处,选择进入对侧髂动脉和股动脉;导丝进入股动脉,导管置于髂外动脉远端。(待续)

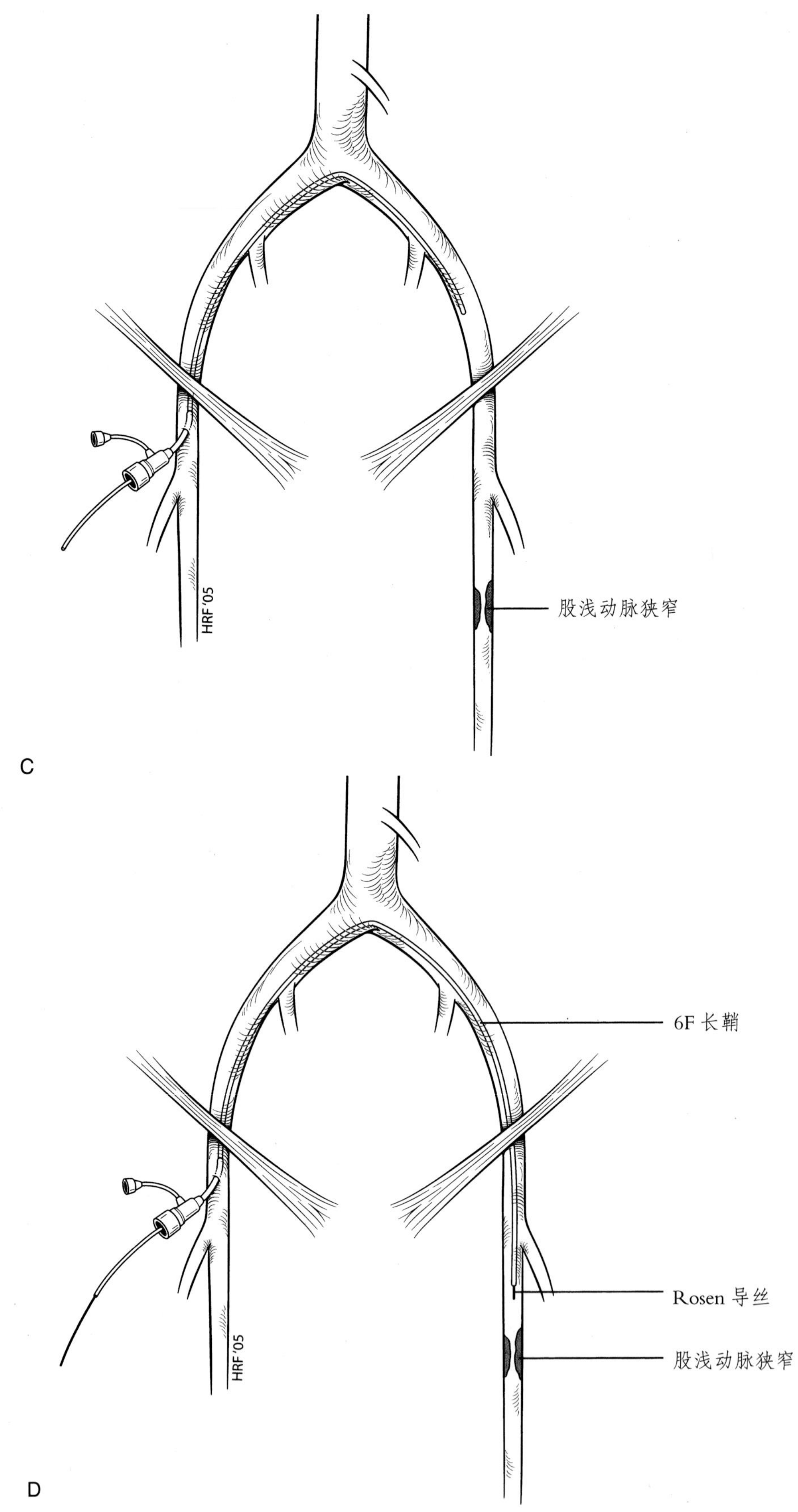

图 52.1(续) (C)股浅动脉中段显示严重狭窄。(D)6F长鞘越过主动脉分叉进入到距狭窄病变约10cm部位,经常需要通过长鞘交换超硬导丝(如Rosen导丝)。(待续)

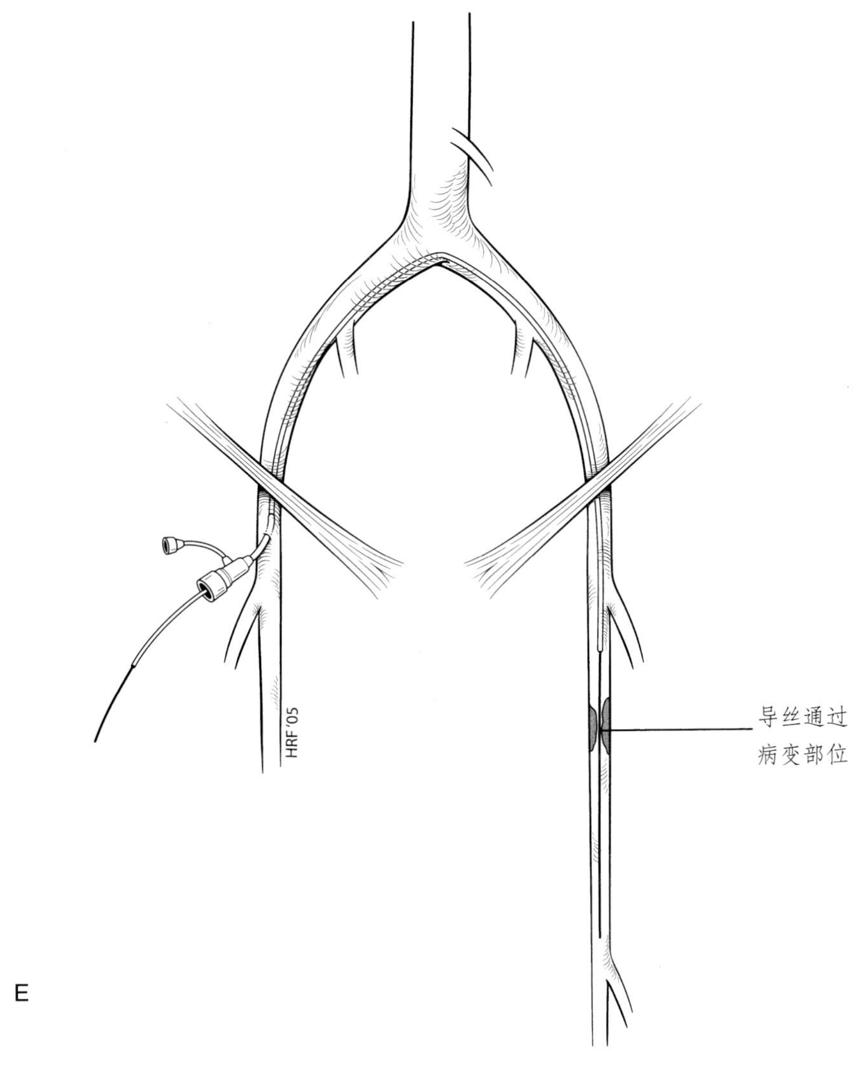

图 52.1(续) (E)狭窄部位通过一亲水性导丝(如 Glidewire),导丝进入更深部位以利于后续操作。(待续)

除主髂段的可疑狭窄。任何怀疑有病变的部位，都应测量其在静息状态和使用血管扩张剂时的压力差。

然后通过操作弧度冲洗导管和导丝选择进入对侧股动脉。导丝插入导管展开导管头端弯曲部分，回撤展开的导管和导丝,置于主动脉分叉处。插入导丝使其通过髂外动脉进入股浅动脉或股深动脉,固定住导丝,将导管沿导丝经主动脉分叉送入至股动脉分叉上方的股总动脉。为了清晰显示股总动脉、近端股浅动脉和股深动脉,造影时取同侧 20°斜位，余下的下肢部分取前后位造影，作为随后腔内治疗的对比资料。

如果造影证实有需要腔内治疗的血管病变,则应将 5F 导管鞘交换成长鞘管(如 55cm 的 Rabbe)。一般根据计划的腔内治疗方式选择长鞘管的直径(即单纯的球囊扩张或球囊扩张结合支架植入),通常选用 6F 或 7F,并换用 0.035 英寸超硬导丝 (如 Rosen)以利于长鞘管通过主动脉分叉。最好是将长鞘管送达距病变 10cm 处，但从对侧股动脉途径进入有时难以到达。长鞘提供了诸多益处，包括不需要移出导丝而进行多次造影、增加了导管的机械强度以及开通了一条易于进入的通道。选用 0.35 英寸亲水性导丝(如 Glidewire)通过病变部位,必要时使用 4F 带角度亲水性导管(如 Glidecatheter) 可能更容易通过病变部位。导丝通过病变部位后应进一步插入至合适位置，以避免后续操作时引起其移位。必须注意的是在操作过程中要注意导丝的位置以免损伤远端血管。一般在股浅动脉和腘动脉用 0.035 英寸导丝,而为与小口径球囊匹配,在膝下用 0.014 英寸导丝。然而,相对于大口径系统，小口径系统的推送性能和跟踪性能不是很好。成功通过病变部位后,患者开始肝素化[首剂 100U/kg,随后调整剂量维持活化凝血时间(ACT)大于 250 秒]。

通常根据受累血管节段来选择血管成形术的术式和球囊大小。显然,在肢体旁放置显影标记有利于选择球囊长度,交换导管能够帮助选择球囊的输送杆长度。通常根据邻近病变部位的正常血管选择球囊直径,但也可通过解剖部位做一大概判断:一般股浅动脉选择直径为 5~6mm 球囊,腘动脉选择 4~6mm 球囊,小腿动脉选择 2.5~3mm 球囊，足动脉选择 2mm 球囊。研究者的非对照研究的经验是,长球囊扩张很少导致流速限制性夹层。在股浅动脉和腘动脉,建议球囊扩张 2~3 分钟，以避免造成可引起严重血流动力学障碍的夹层。相反,在小腿动脉及足动脉,球囊扩张 30~40 秒就够了。相对于股浅动脉和腘动脉,小腿动脉和足动脉发生夹层的危险性较低,但血栓形成的概率较高。

经皮血管腔内治疗一般从远端病变部位开始,逐渐向近端延续。先用最小直径球囊顺行通过病变部位，在首次扩张后以逆行方式回撤，逐渐有序扩大球囊直径直到所有病变部位获得合适的处理。然后,重复造影,在处理不满意的部位必要时可用球囊再次扩张。显然,股浅动脉和腘动脉的血管成

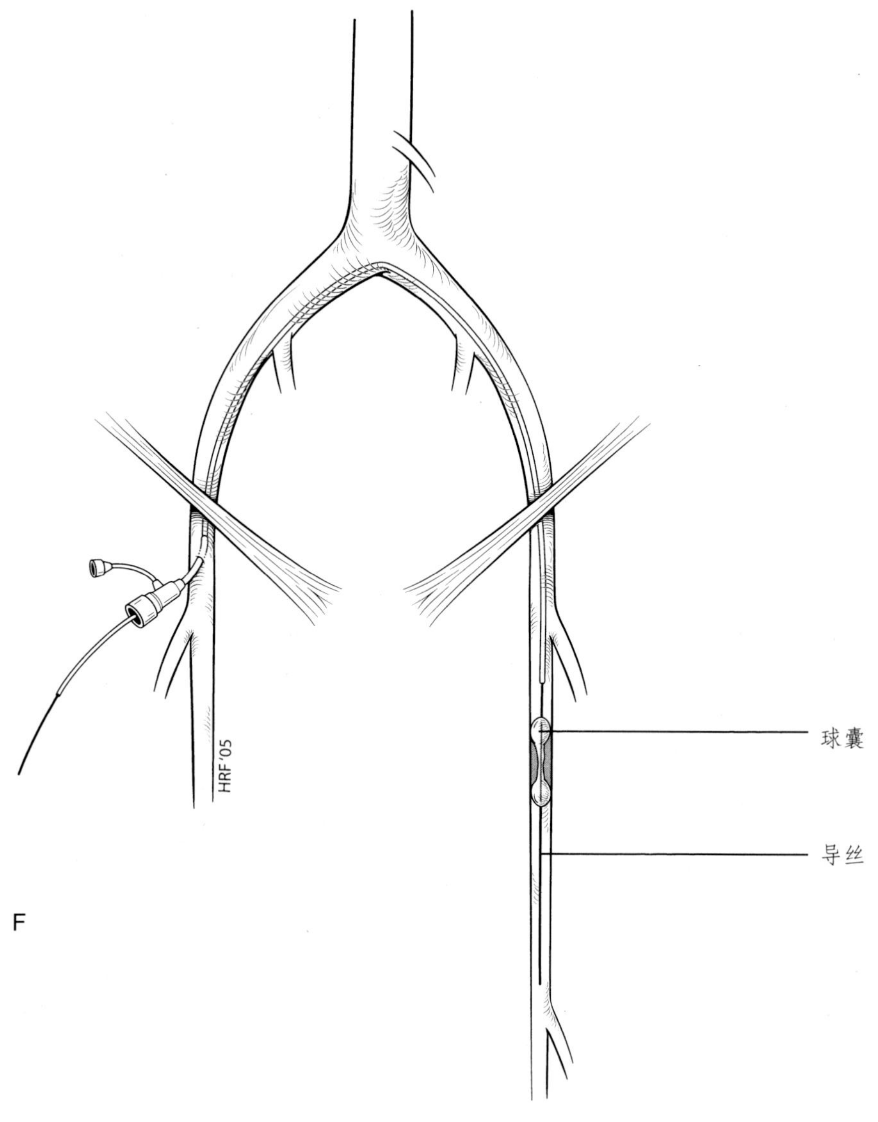

图 52.1(续) (F)以合适口径的球囊扩张病变部位(通常股浅动脉/腘动脉选择直径为 5~6mm 球囊)。(待续)

形术可导致某些类型夹层，这些夹层大部分都能自行愈合，不需要处理。如果夹层造成了血管严重狭窄或闭塞(流速限制性夹层)，那么必须在夹层部位植入支架。

经皮内膜下血管成形术

腹股沟下动脉特别是股浅动脉的长段慢性闭塞可通过内膜下血管成形术治疗。Amman Bolia 最早于1990 年将这种技术命名为经皮血管腔外内膜下再通术(PIER)，近年来作为 PTA 在长段闭塞中的替代技术而获得重视，其操作成功率和中期随访结果目前看来还比较满意。重要的是，如果这种手术操作失败不会影响传统的开放手术。图 52.2A~D 描述了手术过程，主要是以导丝环形通过斑块阻塞段的内膜下方。实际上，首次应用这种技术是次意外，系手术过程中导丝无意中进入内膜下并越过病变段再次进入远端真腔。

内膜下成形术开始步骤与标准PTA 类似，即通过造影获得下肢血管影像。如上所述，完全闭塞比较适合内膜下成形术，但闭塞远端应有一合适再入点，近端应有一段能够开创内膜下夹层的正常血管。在股浅动脉闭塞病例中，近端至少应有 5mm 长度，股浅动脉完全闭塞的病例手术成功率较低。首先通过 5F 带角度导管(如Berestein) 插入 0.035 英寸亲水性导丝(如 Glidewire)，以导丝在闭塞段近端血管壁上开创一夹层入口，审慎操作导丝使其在内膜下形成一夹层，随后导管跟随导丝前行。尽管有穿破血管的可能，但概率相当小，一旦穿破，应回撤导丝，重新选择入路。Bolia 在操作过程中，更喜欢单纯用导管而不联合应用导管与导丝来开创内膜下通路，他认为可以通过轻微旋转导管获得前行，且通路形成之初可感到轻微的“突破感”。在此步骤中，应尽量避免使用造影剂以免夹层通路变得模糊不清。

然后随着导丝的延伸，导丝在内膜下逐渐形成一大环状，实际上，导丝环很坚硬，其功能类似于开放手术时的环状剥脱器。导丝环逐渐通过病变部位，使血管壁的中膜与深层分离。掌控导丝前行的力量非常重要，有时需要导管前行给予导丝支撑，如果遇到很大的阻力，应该回撤导管、导丝，重新选择入路。导丝环在内膜下循阻力最小的路程前行，大部分呈螺旋状路径。尽管内膜下路径已成功地用于膝下血管，但坚硬的导丝环容易导致此部位薄壁血管的撕裂，在此部位用 0.014 英寸和 0.018 英寸导丝开创内膜下夹层有着同样的风险，因此在膝下血管使用此种技术时要非常小心。

根据前面造影结果决定再入点，导丝环要刚刚越过再入点。导丝环变得狭窄及前行阻力降低都表明内膜下夹层已超过闭塞段，这时导管跟进至再入点并回撤导丝除去导丝环。导

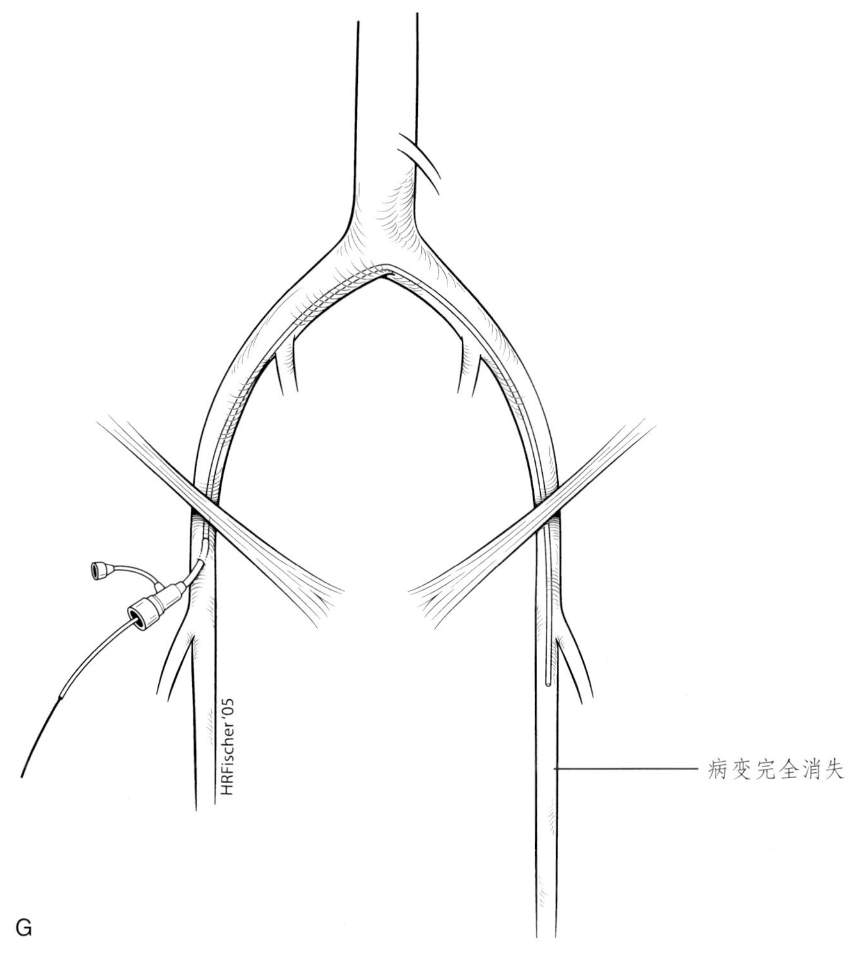

图 52.1(续)　(G)手术完成后通过鞘管造影证实闭塞病变完全消失。

丝与带角度导管指向血管腔后进入真腔,导管逐步插向远端血管,并予造影证实是否在真腔内。证实导管在真腔后,向远端插入导丝越过病变部位以便放置球囊导管,这时有可能需要一根新导丝,因为开创内膜下夹层时可能使原导丝变形。遗憾的是,内膜下成形术失败的一个主要原因就是不能够再次进入真腔,其发生率大约有 20%。现已开发出一种能克服此类问题的 Outback 再入导管,是一种头端带有可控针头的单腔导管,远端可控针头可以指引导丝再进入血管腔。尽管使用经验不多,但初期的效果令人满意。在再入通路建立后,患者如前面所述方案使用肝素。

类似于传统的血管腔内成形术操作程序,扩张内膜下通道,不同的是,成形球囊要越过导丝和病变部位,在内膜下从动脉远端向近端逐渐扩张建立通道。内膜下成形术球囊直径选择与前述的腔内治疗球囊直径选择相同,使用小口径球囊时,0.035 英寸导丝必须交换成细导丝(即 0.014 英寸或 0.018 英寸)。

手术结束时造影通常表现为螺旋形夹层路径(图 52.3)。虽然有异常影像表现,但夹层内血流速度很快,其内膜瓣很少引起严重的血流动力学障碍。尽管我们认为夹层部位没有必要植入支架,但为了维持内膜下夹层通畅,许多人在此部位植入支架。内膜下成形术预后与远端流出道、初始效果以及吸烟有关,与闭塞段长度无明显相关。

血管内支架

对于流速限制性夹层及血管成形术后的弹性回缩,可以使用血管内支架处理。相对于其他部位,腹股沟下血管植入支架的效果欠佳,因在膝关节做屈伸运动时,可造成远端股浅动脉及腘动脉发生延长/收缩、扭曲、受压和屈曲等构象改变。在股浅动脉/腘动脉植入长段支架,支架断裂、闭塞及再狭窄的发生率相对较高。带节段环设计的自膨式支架由于易于植入及较好预后,适合于在股浅动脉/腘动脉植入,由于短段支架预后相对较好,因此要尽量限制支架长度。球囊扩张式冠脉支架是目前唯一能植入胫动脉的支架,这些支架容易被压伤,因此在使用血压表套袖测量血压时要小心操作。目前,尽管药物洗脱支架已用于腹股沟下血管病变的治疗,但仍处于研究阶段,效果还有待于证实。

腹股沟下血管内自膨式支架和球扩式支架的植入技术与其他部位支架植入基本相同(图 52.4A~C)。在植入自膨式支架时,支架直径一般要比正常血管直径增加 1~2mm,支架长度尽可能短,以能覆盖病变即可。通常为了适合支架的输入系统,必须换用大一号的长鞘(即 6F 换为 7F)。支架开始释放时要超过病变数毫米,然后头端逐渐打开精确定位于病变处,支架释放后可予以合适直径的球囊扩张,术后常有残留狭窄。

辅助技术

对于 PTA、内膜下血管成形术或者支架植入术处理无效的动脉硬化病变,可以通过经皮腔内斑块切除术来减小病变体积。这种技术尤其适用于严重钙化、偏心性及局限性斑块,而且在缩小病变体积后可以重新行 PTA

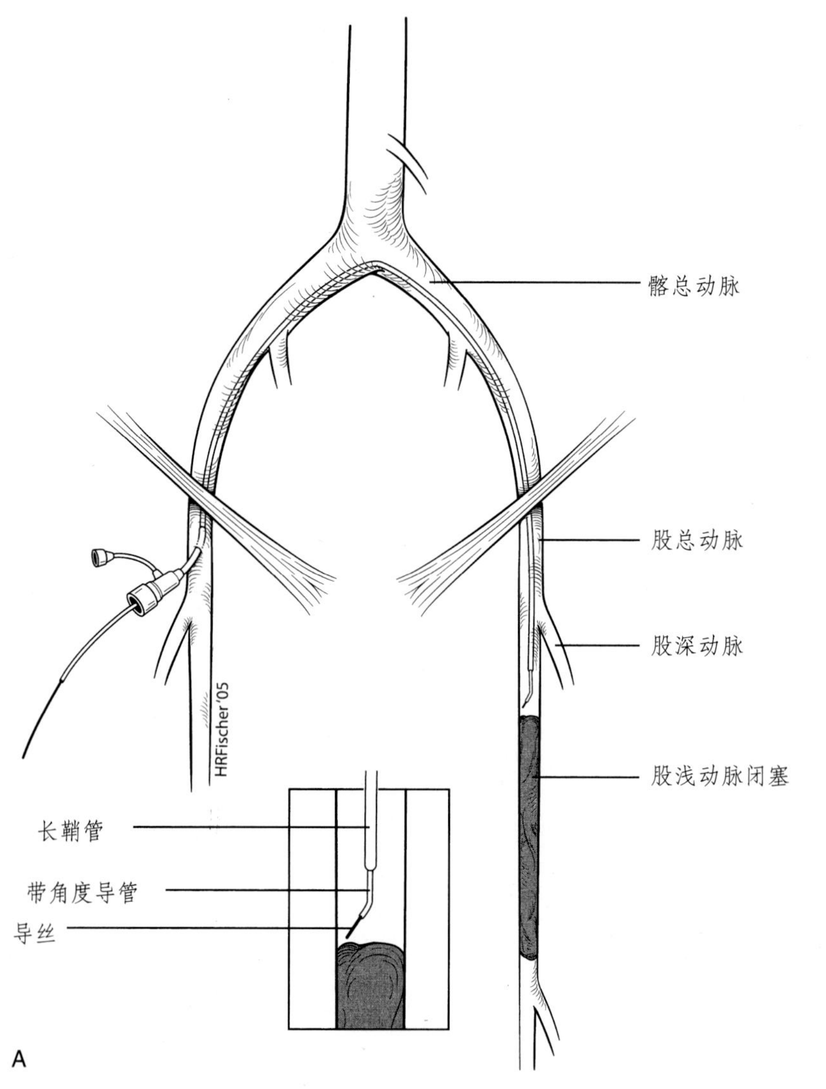

图 52.2 (A)通过5F带角度导管(如 Berenstein)内 0.035 英寸导丝(如 Bentson)在闭塞段近端开创一夹层入口,审慎操作导丝使其在内膜下形成一夹层,随后导管跟随导丝前行。(待续)

治疗。最常用的器械是准分子激光或冷激光和机械破碎。激光导管可通过其内纤丝传输紫外线能量脉冲(波长308nm)到达病变部位,接触斑块后使其“破碎”,这些纤丝被编织成同心圆状或偏心状,以利于不同形状病变的治疗。SilverHawk 机械内膜切除装置有一高速旋转刀片可以纵形切除血管上的病变。理论上,斑块切除后,可恢复正常血管腔,且器械植入过程中不产生如同球囊扩张或支架植入所产生的气压伤。器械制造商不建议联合使用机械内膜切除术和球囊血管成形术,因为后者能增加再狭窄的概率。由于不易控制切除深度,所有内膜切除技术都存在穿破血管的可能性,尽管这样,它们还是可以作为经皮治疗的一种选择,而且随着产品更新换代,治疗的可靠性会逐步提高。由于各种不同内膜切除器械(包括其他辅助器械)厂家不同,使用方法也不相同,在此不予以详述,可从各厂家获得产品介绍和培训资料。

近来在治疗腹股沟下血管闭塞性疾病中,低温血管成形术逐渐引起人们注意。在这种技术中,通过血管成形球囊导管注入液态冷冻剂(一氧化氮),液态冷冻剂进入球囊后逐渐向气态转化,通过蒸发作用产生制冷效果。输入制冷剂可维持球囊压力和制冷效果。理论上低温(-10℃)血管成形术可以产生均匀一致的扩张力、低弹性回缩,并能通过诱导血管壁细胞的凋亡减少内膜增生。

血管成形术切割球囊最早应用于冠状动脉疾病的治疗,近来在腹股沟下动脉疾病中使用也逐渐增多。切割球囊表面沿长轴方向安装了4个微型金属刀片,可切开狭窄斑块或病变。理论上,这种切割避免了球囊扩张时压力导致的血管扩张、伸展和夹层的形成,尤其适用于弹性回缩造成的狭窄病变,例如腹股沟下自体血管旁路手术失败时产生的内膜增生。

并发症

经皮腹股沟下血管成形术的术后并发症与修复的血管无特殊相关性,而更多与穿刺方式有关,主要包括穿刺部位的并发症、药物/造影剂过敏、栓塞及血管壁损伤。发生动脉闭塞和夹层时,只要导丝能通过病变部位,就可以如前所述通过血管腔内治疗予以处理。

术后处理和结果

如同术后并发症一样,经皮腹股沟下血管成形术的术后处理与其他血管腔内治疗类似。患者在恢复室内即给予150mg 氯吡格雷,然后每天给予75mg,持续1月后氯吡格雷改为阿司匹林(325mg),并于术后1月门诊随访踝肱指数(ABI)。如果是因间歇性跛行而手术的患者,还要做运动踏板试验,随后每间隔半年门诊以非侵袭性检查随访。我们对血管腔内治疗的

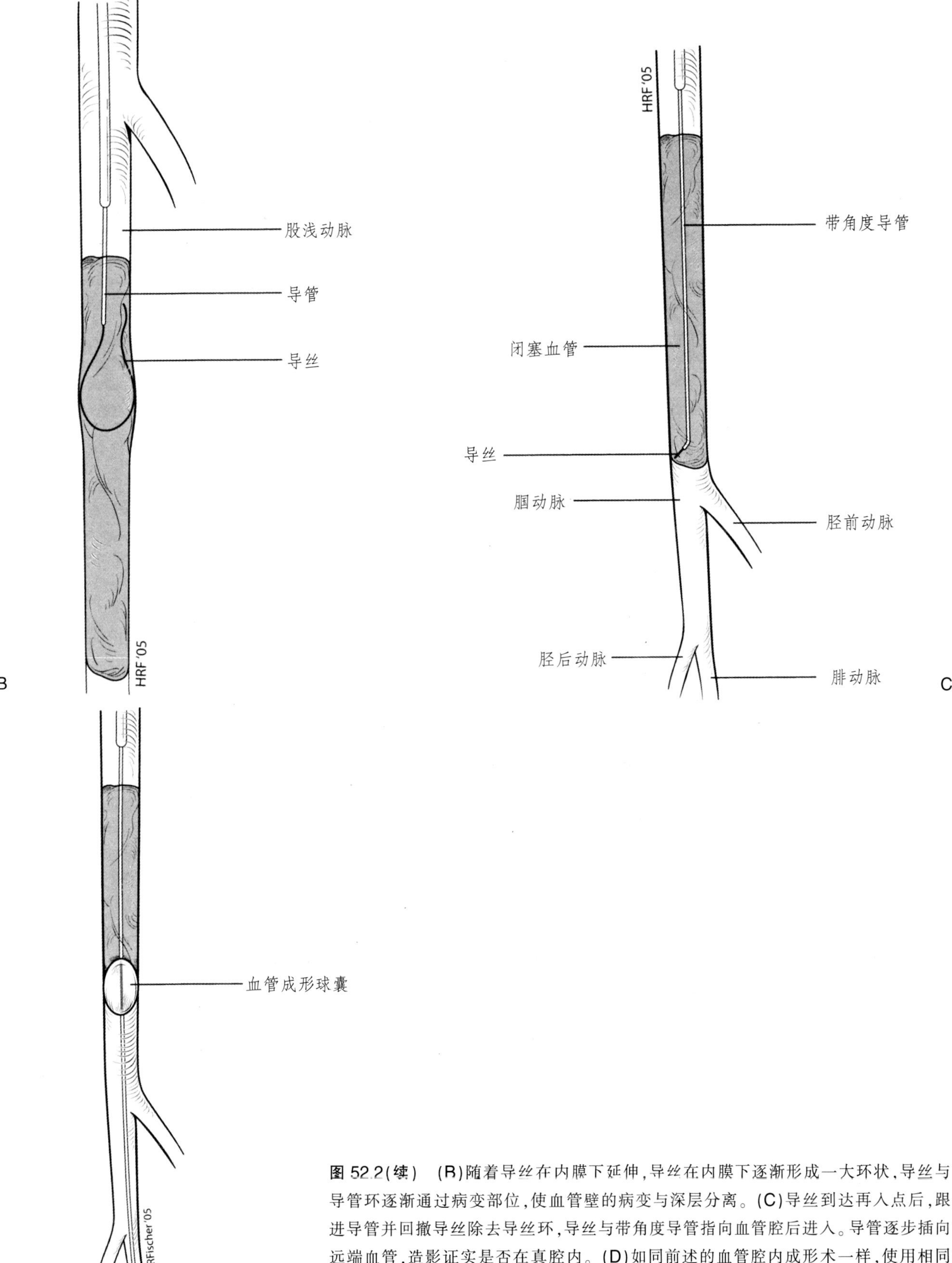

图 52.2(续)　(B)随着导丝在内膜下延伸,导丝在内膜下逐渐形成一大环状,导丝与导管环逐渐通过病变部位,使血管壁的病变与深层分离。(C)导丝到达再入点后,跟进导管并回撤导丝除去导丝环,导丝与带角度导管指向血管腔后进入。导管逐步插向远端血管,造影证实是否在真腔内。(D)如同前述的血管腔内成形术一样,使用相同技术和球囊扩张建立内膜下通道。

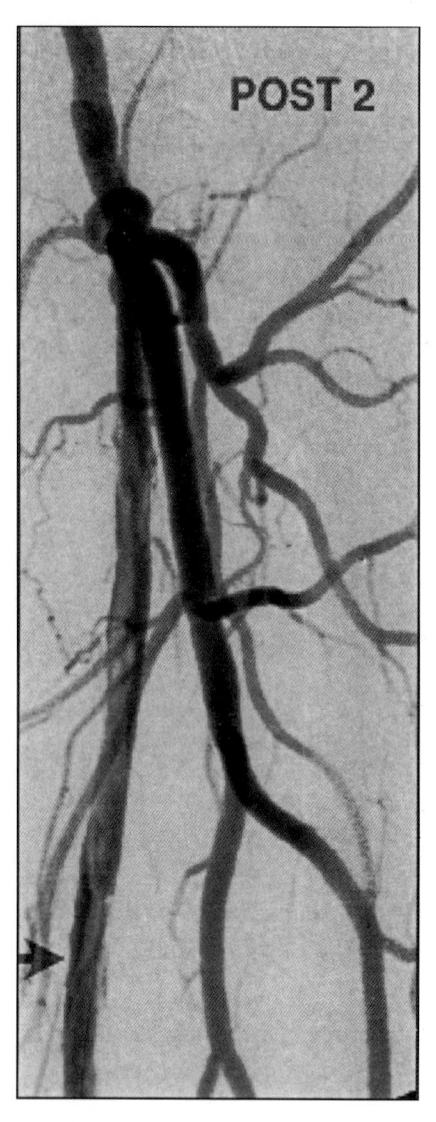

图 52.3 内膜下血管成形术后动脉造影,可见螺旋形夹层路径。

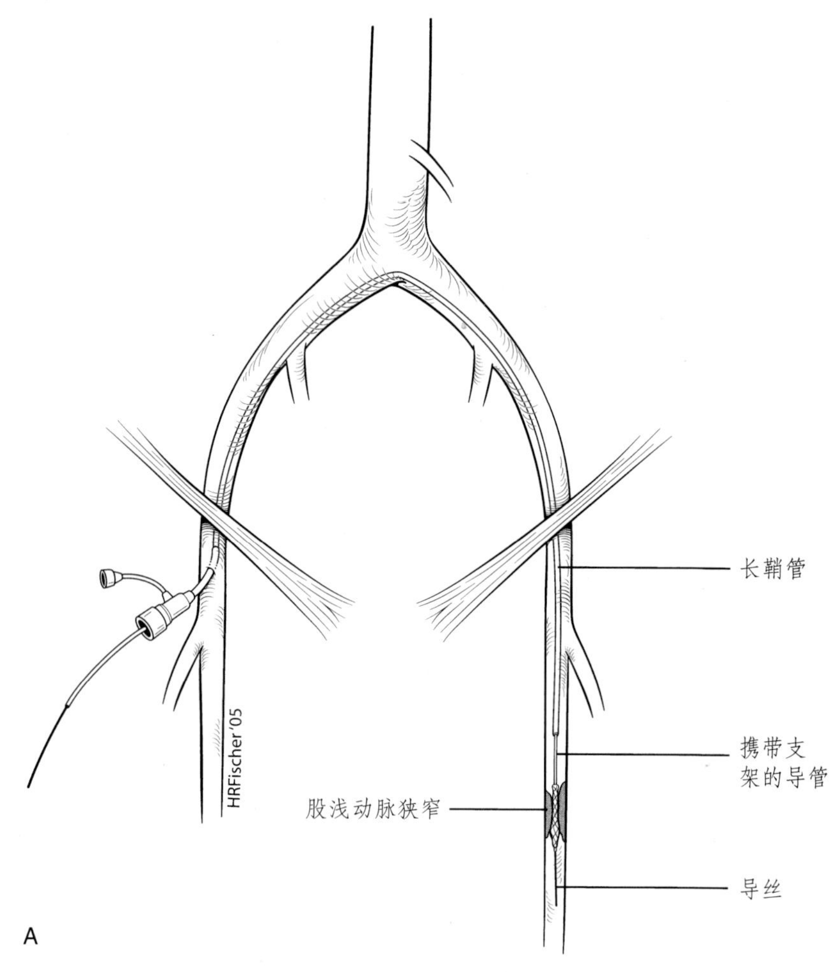

图 52.4 (A)图示通过对侧途径在狭窄股浅动脉中段植入支架,借助长鞘管支架输入导管通过病变部位。(待续)

患者没有采用与开放手术相同的监测方法,这对某些患者可能有益。存在严重肢体缺血症状时(如间歇性跛行距离短、有威胁肢体的缺血),需要治疗干预。与"移植物植入失败"处理不同,我们认为在无明显临床症状时,不需要对复发的病变或失败的血管腔内治疗予以处理。

腹股沟下动脉闭塞性疾病经皮血管成形术预后总结见表52.1。从表中可以看出,单纯PTA治疗有最好的预后。实际上,早期一项256例病例的回顾性研究表明PTA治疗有令人鼓舞的结果,其首次技术成功率达96%。再一次介入治疗的适应证范围从中度间歇性跛行到坏疽,其中20%患者有威胁肢体的缺血症状。技术并发症发生率为13%,但这些患者中仅有6.3%有严重的临床症状,1.2%需要手术处理。影响手术成功的主要因素有临床症状(间歇性跛行>严重缺血)、术前ABI>0.57、病变类型(狭窄>闭塞)以及流出道状况(好>差)。其中,病变类型是影响早期预后的主要因素,而流出道状况是影响晚期预后的主要因素。多个其他研究均取得了类似的结果,下肢PTA首次成功率达82%~98%,5年通畅率为25%~78%,长度超过10cm的病变疗效不佳。

腹股沟下动脉支架治疗随访效果差异较大,1年通畅率为22%~81%,再狭窄发生率为10%~43%。目前,没有任何资料支持腹股沟下血管疾病首选腔内支架治疗,而且股浅动脉支架植入后2年随访结果表明有近50%的患者发生支架内狭窄。

尽管缺乏内膜下血管成形术的试验资料,但其已成为治疗腹股沟下动脉闭塞疾病的成熟技术,股腘段病变

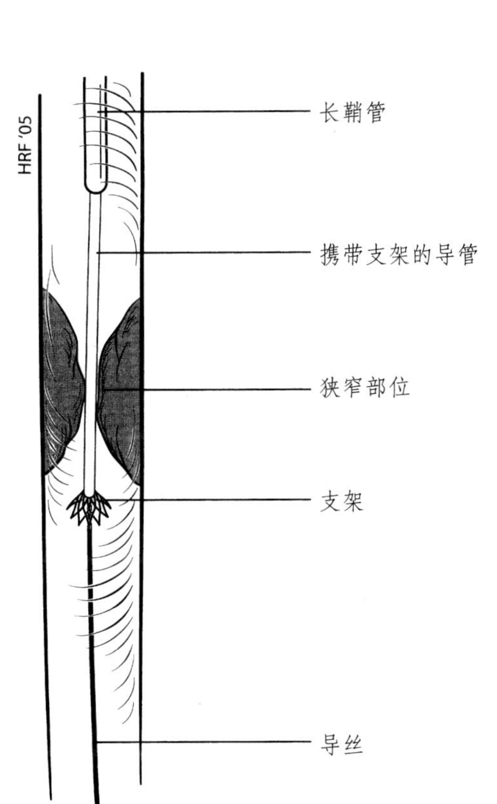

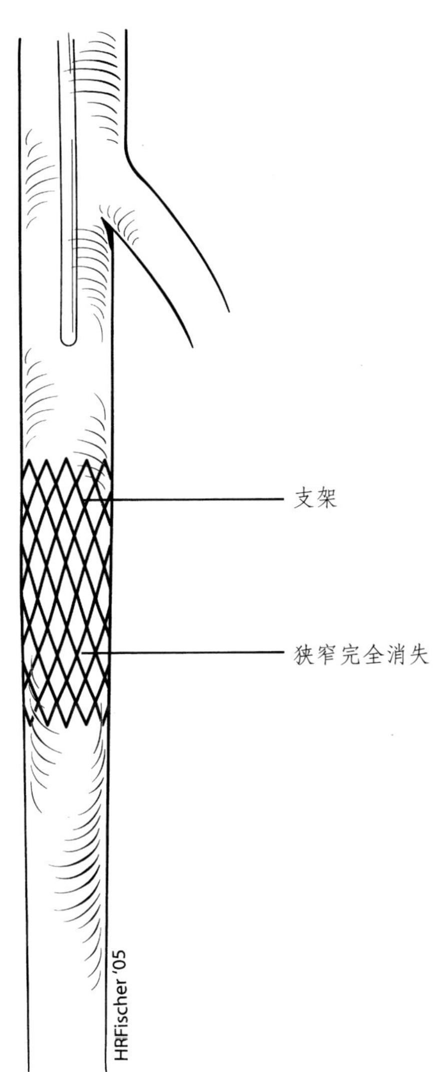

图 52.4(续)　(B)支架植入时超过病变头端数毫米,在支架头端打开后予以精确定位,再完全释放支架,然后以合适口径球囊扩张。(C)术后动脉造影显示支架在病变部位的精确定位。

表 52.1　腹股沟下动脉闭塞性疾病腔内治疗资料总结

	首次通畅率(%)	1年通畅率(%)	再狭窄率(%)	保肢率(%)
血管成形术	76~96	30~74	28	39~77
血管成形术+/–支架植入术	78~96	22~81	37	55~96
内膜下血管成形术	94	42	无	74
旋转内膜切除术	96	无	无	88
激光内膜切除术	91	无	无	78
低温血管成形术+/–支架植入术	79	无	无	无
切割球囊血管成形术	76	58	28	无

的技术成功率接近90%，手术操作并发症也较低。有严重肢体缺血的腘下动脉病变也可通过此方法处理，并有较好的结果。考虑到内膜下血管成形术的诸多优点，如麻醉要求低、微小侵袭性操作、住院时间短及花费低，其有可能在慢性下肢缺血治疗中继续发挥作用。

机械性内膜斑块切除术早期效果令人满意。有报道术后6个月的通畅率为76%，再次介入治疗的比率明显小于其他经皮腔内治疗方式，术后再狭窄发生率与PTA结合支架植入术后再狭窄无明显区别，然而，本组病例中手术的大部分患者(>80%)都无症状，或者仅有通过改变生活方式6个月内能够缓解的间歇性跛行症状。

推荐读物

1. Johnston KW, Rae M, Hogg-Johnston SA, et al. 5-year results of a prospective study of percutaneous transluminal angioplasty. *Ann Surg*. 1987;206:403–413.
2. Treiman GS, Treiman RL, Ichikawa L, et al. Should percutaneous transluminal angioplasty be recommended for treatment of infrageniculate popliteal artery or tibioperoneal trunk stenosis? *J Vasc Surg*. 1995;22:457–463.
3. Gray BH, Sullivan TM, Childs MB, et al. High incidence of restenosis/reocclusion of stents in the percutaneous treatment of long-segment superficial femoral artery disease after suboptimal angioplasty. *J Vasc Surg*. 1997;25:74–83.
4. Lipsitz EC, Veith FJ, Ohki T. The value of subintimal angioplasty in the management of critical lower extremity ischemia: failure is not always associated with a rethreatened limb. *J Cardiovasc Surg* (Torino). 2004;45:231–237.
5. Zeller T, Rastan A, Schwarzwalder U, et al. Midterm results after atherectomy-assisted angioplasty of below-knee arteries with use of the Silverhawk device. *J Vasc Interv Radiol*. 2004;15:1391–1397.
6. London NJ, Srinivasan R, Naylor AR, et al. Subintimal angioplasty of femoropopliteal artery occlusions: the long-term results. *Eur J Vasc Surg*. 1994;8:148–155.
7. Reekers JA, Bolia A. Percutaneous intentional extraluminal (subintimal) recanalization: how to do it yourself. *Eur J Radiol*. 1998;28:192–198.
8. Dormandy JA, Rutherford RB. Management of peripheral arterial disease (PAD). TASC Working Group. TransAtlantic Inter-Society Consensus. *J Vasc Surg*. 2000;31:S1–S296.

编者评述

T. S. H.

从上世纪90年代以来，随着血管腔内技术和微创技术的发展，周围动脉闭塞性疾病的治疗取得了重大进展，就像本章所描述的那样，这些治疗方式已在腹股沟下血管疾病中大量应用，然而在应用过程中仍有许多问题有待解决。实际上，评价这些技术优于传统开放血管成形术是基于患者的选择及操作的便利，而不是实际数据。数据显示腹股沟下动脉血管腔内治疗技术是可行的，并有理想的短期结果，但不能取代开放性血管成形术。其实在20世纪80年代初期，包括PTA和内膜斑块切除在内的诸多技术已在大量应用，但由于远期效果不理想，这些技术被逐渐放弃，我也有了像Yogi Berra所描述的“似曾相识”的感觉。必须承认的是，近年来腔内治疗技术及设备取得了重大进展，包括小口径系统和高压力球囊的使用，使得处理更远端病变及难治病变成为可能。但由于血管腔内治疗引起的生物学反应没有改变，对于兴起的应用该技术治疗腹股沟下血管闭塞性疾病的这股热潮能否维持还需继续观察。

腹股沟下闭塞性病变血管腔内治疗的指征取决临床症状、病变的部位/范围以及患者的意愿。血管成形术(开放或腔内)适用于有静息痛或肢体坏死的患者，对于少部分因生活方式或经济限制的间歇性跛行患者也可采用手术治疗。因为血管腔内治疗表现为一种微创手术，其适应证有扩大至大部分间歇性跛行患者的趋势，但我仍然持保留态度，这是基于多个随机试验表明对于间歇性跛行患者血管腔内治疗效果不优于运动治疗。此外，由于远期效果差，我对腘下血管造成的间歇性跛行患者不提供任何形式的手术干预，仅对有威胁肢体缺血症状者予以手术干预。尽管对于腘下闭塞性病变来说，血管腔内治疗的远期效果差，但对于有多种合并疾病不宜开放手术的患者，选择腔内血管成形术可以避免或延迟大截肢。

我一般根据泛大西洋洲学会联盟(TASC)推荐的治疗准则选择手术方式。简而言之，短段、局限性病变选择血管腔内治疗，广泛、弥散病变选择开放手术治疗。但是，必须坦言，有时很难在术前清晰地将病变进行分类。最近有多篇报道支持TASC治疗建议，但我期待有更多新的随访结果出现。

患者的意愿可能是血管腔内技术应用的一个推动力，作为血管医生，必须承认我们还是把血管长期通畅率作为手术成功的主要标志。尽管血管通畅非常重要，但患者的生活质量可能更加重要，在做治疗决定时应予以考虑。实际上，俄勒冈健康科学小组报道过，在因威胁肢体缺血而行开放血管成形术的患者中，尽管通过生命表分析5年通畅率达到77%，但仅有14%获得了理想结果，如手术不复杂、症状减轻、功能状态维持以及未再次干预。正如作者表述的那样，作为微创手术的血管腔内治疗技术改变了干预措施的风险–收益平衡，但做决定时我们应考虑干预措施的长期效果。对于某些病变，如果需要反复多次血管腔内治疗才能维持其通畅，那么开放手术的恶化–收益比有可能更好。

我操作时使用的技术与作者描述相差无几，但仍有几点需要强调。第一，虽然股动脉顺行穿刺对某些血管外科医生来说不是很适应，但其简化了手术操作，应多予以考虑。第二，通过一侧腹股沟区操作来处理对侧病变时，应使用长鞘管，如同作者所述其能提供很多益处。实际上，所有的诊断和治疗操作，我都使用鞘管。第三，在内膜下血管成形术中，再入真腔是整个操作过程中最具有挑战性的一步，也是整个过程中致命的弱点，Outback 导管可能使这一步变得相对容易些。第四，对于腹股沟下血管病变，直接植入支架没有显示非常好的结果，但作为一种很好的辅助治疗手段，我们应掌握植入技术，并配备好相应器械。由于在远端股浅动脉和腘动脉存在机械应力作用，在此部位植入支架容易出现问题，可能情况下可植入短段、柔韧性好的支架。最后，相对于 PTA 技术，其他辅助技术（即低温血管成形术、内膜斑块切除术）仍有一些问题需要解决，就像其他新的医疗器械一样，制造商对使用评价非常高，但还缺乏坚实的数据支持。

（方征东　符伟国　译）

第 53 章

非粥样硬化性腹股沟下动脉闭塞性疾病的治疗

Gregory J. Landry

动脉粥样硬化是下肢动脉闭塞性疾病最常见的病因。大多数动脉粥样硬化患者都有大家所熟知的危险因素，包括高龄、吸烟史、糖尿病、肾衰竭、高血压、高脂血症等。偶尔，有些患者虽表现出下肢动脉闭塞性疾病的典型症状(如间歇性跛行、静息痛以及缺血性溃疡等)，但却缺乏常见的动脉粥样硬化特征。于是，一些少见的非粥样硬化性的下肢动脉闭塞性疾病逐渐进入人们视野。掌握这些非粥样硬化性动脉疾病的诊断和治疗，对于那些与血管疾病打交道的医师是十分必要的。

腘窝陷夹综合征

诊断学因素

腘窝陷夹综合征，系因发育障碍导致腘窝内腘动脉和肌肉结构之间解剖关系异常。典型的腘窝陷夹综合征病例中，90%为 30 岁以上的男性，20%~30%为双侧受累。患者最初表现为间歇性跛行的典型症状。足背屈和跖屈时，足背动脉搏动常会消失，但无特异性。诊断的关键是运用 CT、MRI 等断层影像来明确腘动脉和腓肠肌的异常关系。

病因学

腘窝动脉陷夹始于胚胎发育期。随着腓肠肌内侧头自位于其后方的腓骨和侧方的胫骨发出，并向中央移行，腘动脉也逐渐成为下肢血液供应的优势通路。腘窝陷夹综合征的诸多表现都是这一发育阶段发生变异的后果，但这些异常通常直到青春期或成年早期才被发现。而腘动脉因反复损伤而出现纤维化和狭窄，并最终导致血栓形成。

适应证和禁忌证

腘窝陷夹综合征一经诊断，无论有无症状，都应进行修复。鉴于罹患该病的多为健康的青年人群，且存在继发动脉损伤和缺血的风险，所以保守治疗是不允许的。

解剖学因素

实施腘窝陷夹综合征手术前，必须对腘窝的正常解剖有全面的掌握(图 53.1A，B)。腘窝陷夹综合征至少可分四种解剖亚型：Ⅰ型(图 53.2A)，发生率 50%，以腓肠肌内侧头位置正常，腘动脉偏离至其内侧为特征；Ⅱ型(图 53.2B)(25%)，腓肠肌附着点异常，腘动脉在其内侧走行，但移位较Ⅰ型少；Ⅲ型(图 53.2C)(6%)，腘动脉位置正常，但被腓肠肌内侧头的肌纤维压迫；Ⅳ型(图 53.2D)，是因腘肌肌纤维束压迫腘动脉所致。

术前评估

大多数腘窝陷夹综合征患者都很年轻，并且其他方面也很健康，一旦诊断明确，几乎不需要术前评估。如果要用静脉移植物来修复动脉，术前有必要行多普勒检查大隐静脉，以确定理想的取材部位。术前动脉造影可明确动脉狭窄或闭塞的程度，并有助于制定手术方案，这是因为狭窄或闭塞的动脉可能需间置静脉移植物来修复，而非狭窄性的动脉可能只需要去除压迫即可。

手术技巧

腘窝陷夹综合征手术最常用腘窝后方入路，它可以清楚地显示解剖异常所在。如果计划修复腘动脉，建议先行仰卧位，于大腿近段切取大隐静脉(因为长度较长，大腿近段的大隐静脉最理想),缝合切口后再改为俯卧位;或于俯卧位切取中段大隐静脉,也是可行的。由于患者年轻,且下肢非自体移植物通畅率低,故应避免使用人工血管。

患者取俯卧位,膝部微曲,然后切开腘窝。大多数作者建议做S型切口,以避免术后瘢痕挛缩;当然,也有人做直行纵切口,却无明显切口挛缩。分离皮下组织后,首先见到小隐静脉,可在结扎后离断,以便进一步解剖。切开深筋膜,进入腘窝,在深筋膜下方即可见到腓肠神经,后者向外侧走行。胫神经是第一个显露的深部结构,腓总神经在其外侧斜向走行,两个神经都向外侧走行。顺着小隐静脉残端探查,可见其汇入腘静脉,后者位于腘窝深部,纵向走行于腓肠肌的两头之间。正常情况下,腘动脉毗邻腘静脉,且在其内侧(图 53.1A,B)。腘窝陷夹综合征中(图 53.2A~D),压迫性肌肉位于腘动脉和静脉之间,而腘动脉位置更靠近内侧。腘动脉可于腘窝近段穿出内收肌管处显露,解剖动脉远段即可确认解剖异常所在。

腘窝陷夹综合征的修复方法取决于其解剖分型。对于Ⅰ型病变,腓肠肌位置正常,可横断腘动脉,在腓肠肌两头之间的正常解剖位置重新吻合;或间置静脉移植物来修复。对于肌肉附着点异常的病变,则可在其跨越腘动脉处完全横断该压迫性肌肉。术中,腘动脉全径均须游离。尽管有人建议将腓肠肌内侧头重新缝合到股骨内侧髁上,但如果动脉尚正常,则无需进一步处理。常见的情形是腘动脉已严重纤维化、狭窄或闭塞,这就需要修复该动脉或用移植物来间置移植。

患者需全身肝素化,近、远端血流需用硅胶管或血管夹来控制。腘动脉异常的部分应切除,并将正常的近、远端修剪成匙型,以避免吻合口狭窄。静脉移植物两端也要修成匙

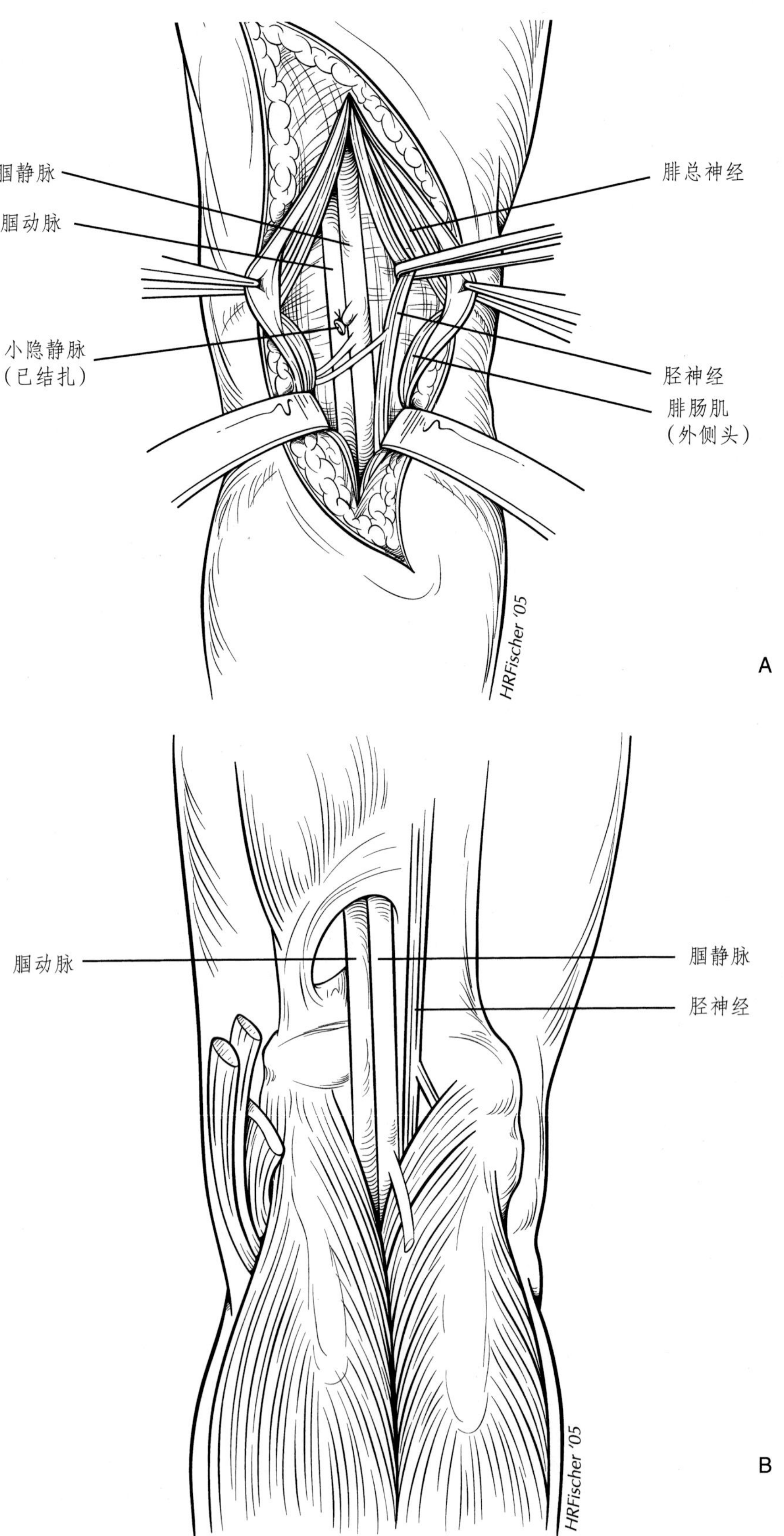

图 53.1 (A)S形切开膝后,软组织可见正常腘窝解剖,向外侧牵开皮肤、皮下组织、深筋膜和腓肠肌各头。(B)移除皮肤和皮下组织后的腘窝所见。

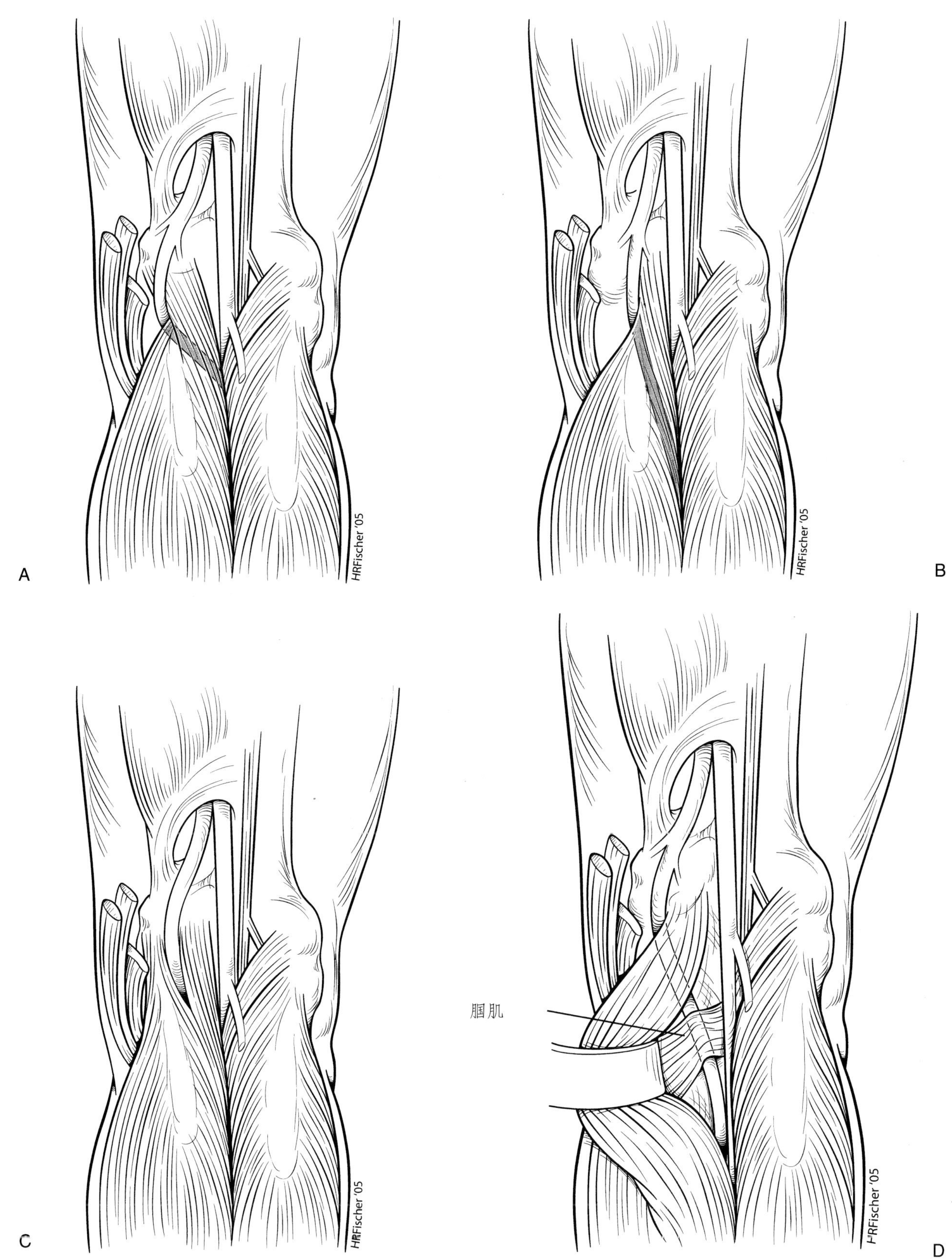

图 53.2　(A)Ⅰ型,腘动脉陷夹(腘窝后面观),已移除所覆皮肤和皮下组织。可见腘动脉偏离至正常腓肠肌内侧头的内侧。(B)Ⅱ型,腓肠肌内侧头附着点异常,导致腘动脉向内侧偏移。(C)Ⅲ型,腘动脉向内侧偏移,并从腓肠肌内侧头的肌纤维中穿行。(D)Ⅳ型,腘动脉同时还受腘肌压迫。

型,用5-0或6-0单股血管缝线,倒置后行端端吻合。

并发症和术后处理

只要细心操作,周围血管、神经损伤很少出现。患者术后第一天即可下床走动。即便切除腓肠肌内侧头,功能也会恢复得很理想。可能的围手术期并发症还有出血、感染、移植物血栓形成、下肢深静脉血栓形成(DVT)等。随访方面,建议下肢动脉旁路术后的患者,术后第一年每3个月行一次多普勒超声检查,以监测移植物;此后,每6个月复查一次。

动脉外膜囊性变

诊断学因素

动脉外膜囊性变少见。与腘窝陷夹综合征类似,当年轻患者出现间歇性跛行时,鉴别诊断应注意该病可能。由于动脉壁的外膜下层出现单发或多发的滑囊样囊肿,因而压迫动脉管腔,引起动脉狭窄。囊内通常有黏液性退行性碎屑,或清亮的胶状物(与腱鞘囊肿内容物相似)。典型患者年龄多介于20~50岁之间。在间歇性跛行患者中,动脉外膜囊性变约占1:1200。腘动脉最常累及,髂动脉次之。

体格检查可有腘动脉杂音,屈膝时腘动脉搏动可消失。动脉严重狭窄或闭塞的患者,患肢踝肱指数(ABI)可降低。可利用超声波检查、CT、MRI和动脉造影确诊。动脉造影可明确腘动脉节段性闭塞。当血管位置正常且无其他闭塞性疾病时,由于管腔因囊性病变受压,可表现出典型的"弯刀征"(取名自弯形的中东刀)。

病因学

动脉外膜囊性变病因未明。病因包括有与毗邻的膝关节有关,或类似于真性腱鞘囊肿,或反复外伤所致。不过,通常所接受的病因机制是外膜囊性变是一种发育障碍,即动脉外膜中出现源于相邻关节间充质的黏液性细胞。

适应证和禁忌证

动脉外膜囊性变通常出现症状才会被发现。一经诊断,即应行外科治疗,原因同腘窝陷夹综合征。

解剖学因素

动脉外膜囊性变的解剖学因素也同腘窝陷夹综合征。在动脉外膜囊性变中,腘动脉解剖位置正常,但收肌管内的腘动脉管壁出现囊性结构(图53.3)。

术前评估

该病患病人群与腘窝陷夹综合征类似,因此,后者的术前评估也同样适用于该病。

手术技巧

该病的治疗方法不少。小囊肿可在CT或超声引导下行针刺抽吸或囊肿摘除术,但大约10%可能复发。严重病例应行节段性动脉置换。腘动脉闭塞需行旁路移植。鉴于该病的

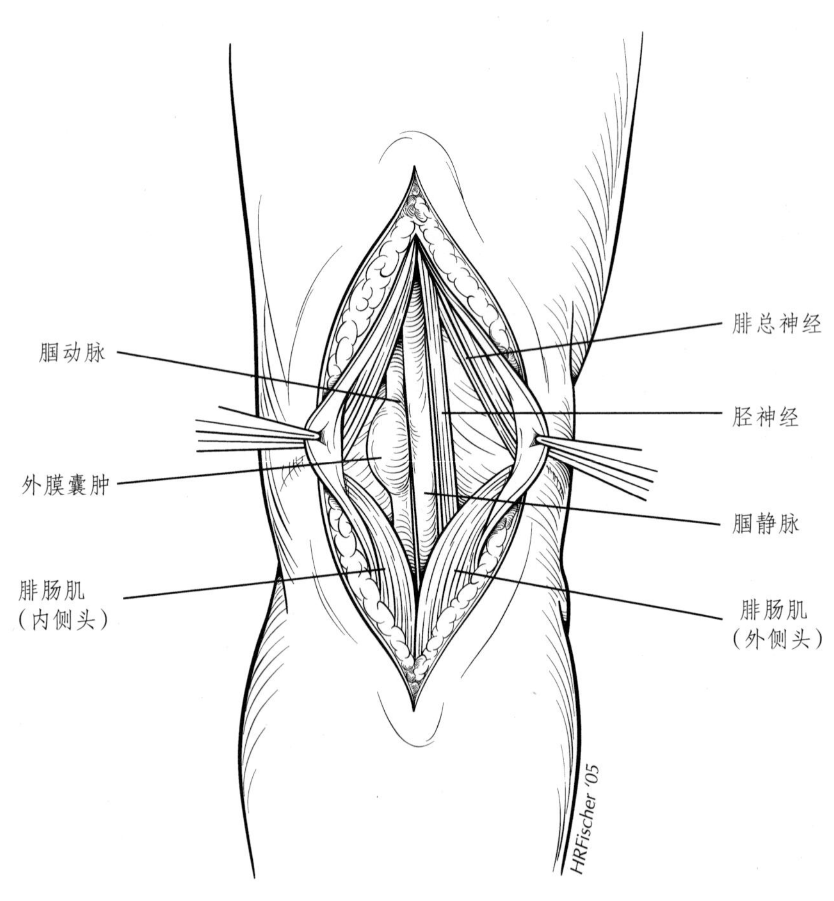

图53.3 腘窝后面观,垂直切开并向外侧牵开皮肤、皮下组织、深筋膜、腓肠肌各头,可见腘动脉的外膜层有含有黏液的囊肿形成。腘动脉管腔被囊肿压迫,产生动脉造影上典型的"弯刀征"。

局部情况,常选用后方入路,这与前述腘窝陷夹综合征类似。外膜囊肿呈不连续膨出，而腘动脉其他部位外形正常,故很容易辨认。在囊肿近远端,可用硅胶管阻断动脉,切除囊肿累及部分动脉，并用静脉间置移植。静脉移植物的取材同腘窝陷夹综合征中所述。

并发症和术后处理

术后处理和可能并发症同腘窝陷夹综合征。因为无肌肉结构累及,术后恢复时间要较后者快。

遗存坐骨动脉

病因学

遗存坐骨动脉(Persistent Sciatic Artery）是一种罕见的发育异常,血管造影显示其发病率仅为 0.05%。在胚胎期，坐骨动脉由髂内动脉分出,是下肢血液供应的优势通路。正常发育情况下，在妊娠第 3 个月股动脉即会代替坐骨动脉。极少数情况下,坐骨动脉会持续存在,并到出生以后。它从坐骨大孔穿出,沿臀部和大腿后方一直下行。由于血管结构不成熟,该动脉有成瘤倾向。如果股动脉发育正常，很少会发生下肢缺血症状，但有些患者股动脉未形成，而坐骨动脉和腘动脉之间的吻合支又不完整，结果导致缺血症状。

诊断学因素

遗存坐骨动脉若形成动脉瘤,可因在臀部或大腿后方触及搏动性包块,或因坐骨神经受压而产生神经症状来发现。CT、MRI 和动脉造影可证实动脉瘤，并明确动脉的解剖异常。当然,在下肢缺血的患者中诊断遗存坐骨动脉是非常困难的。通常遗存坐骨动脉的症状要到 50 岁或以后才显现,这就增加了其与粥样硬化性外周动脉疾病的鉴别难度。无创性动脉检查结果一般与动脉粥样硬化疾病的患者相似。CT、MRI 和动脉造影有助于鉴别诊断。

适应证和禁忌证

遗存坐骨动脉行外科和腔内治疗的指征有两条:动脉瘤样退行性变、下肢缺血。

解剖学因素

遗存坐骨动脉的典型解剖如图 53.4 所示。异常动脉经坐骨大孔穿出,沿臀部和大腿后方下行，可合并或不合并有髂股动脉发育不全。

术前评估

手术前必须行血管造影。这是因为患者动脉发育不全的程度各异,且对于有缺血症状的患者,血管造影可了解吻合口近远端情况,以便于动脉重建。有动脉瘤形成的患者,血管造影显示动脉瘤体的位置,及其与髂内动脉其他分支的关系;还可明确动脉瘤被隔绝后，是否需要继续动脉重建。

手术技巧

对有下肢缺血症状的患者,应行标准的下肢动脉旁路手术。旁路的类型取决于术前血管造影中股动脉发育不全的程度。大多数情况下,该病患者髂外动脉和股动脉近段正常，仅股浅动脉发育不全,这些患者可自股总动脉起,行标准的股-腘动脉旁路术。也有非常少见的髂股动脉发育不全的情况,则需从正常的髂动脉开始做髂-腘动脉旁路术。

通常，遗存坐骨动脉的动脉瘤样退行性变，一般发生在臀部或大腿近段的部分,有三种治疗方法:切除动脉瘤,直接吻合两动脉断端,或用移植物间置移植；近、远端结扎以隔绝动脉瘤;腔内栓塞治疗。

如果遗存坐骨动脉是下肢血流的唯一来源,阻断动脉瘤后,则需重建一伴行的股-腘动脉旁路。

取仰卧位,经腹膜外入路控制髂外动脉，可控制动脉瘤的近端血流；而取俯卧位,经臀部入路,能更直接地显露动脉瘤体。可在搏动区域直接垂直切开。动脉瘤通常位于臀肌纤维中央,适当分离撑开,即可显露下方的瘤体。控制动脉瘤近、远端血流需用标准的血管技术。结扎流入道和流出道血管且切除动脉瘤体要优于血管重建手术。

随着腔内技术的发展,动脉瘤腔内栓塞逐渐成为有优势的治疗手段。常规通过髂内动脉进入动脉瘤腔,也有通过股动脉、腘动脉和上臂动脉入路,这些取决于正常动脉结构的发育不全程度。利用微导管技术,用弹簧圈栓塞动脉瘤的近远端分支。偶尔,仍有必要经臀部手术切除动脉瘤以解决其占位效应。

并发症和术后处理

术后应密切观察患者有无下肢和臀部缺血的症状。术前仔细制订计划,包括必要时行下肢动脉重建,可预防下肢缺血的发生。臀部缺血可能是髂内动脉终末分支栓塞所致,或可发生臀部皮肤和肌肉坏死。此外,还应监测神经功能,特别应注意坐骨神经功能障碍的发生，这可能系动脉瘤手术时牵拉所致。鼓励患者术后第一天下床步行。所有旁路手术后都应行常规多普勒超声随访。

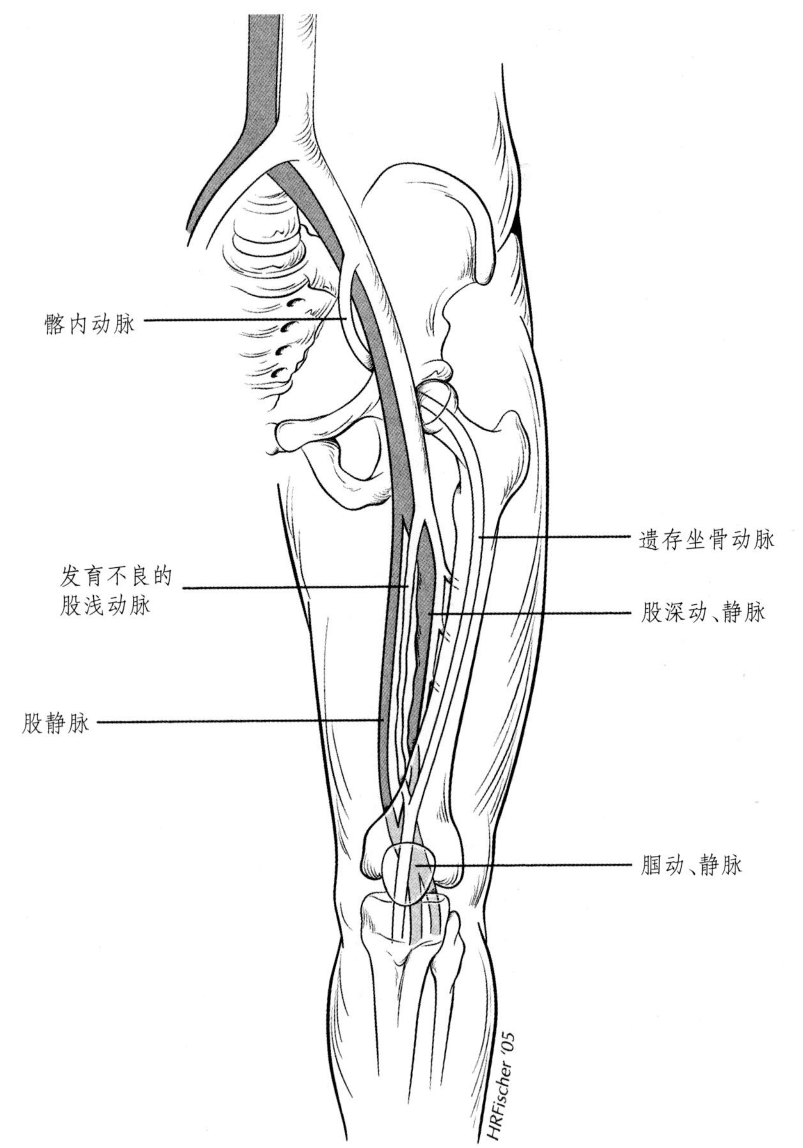

图 53.4 遗存坐骨动脉是髂内动脉的延续，降到臀部或大腿后侧，并在膝部与腘动脉沟通。股浅动脉通常有发育不良。

Buerger 病

诊断学因素

Buerger 病，又称血栓闭塞性脉管炎，是一种以下肢中小型动脉节段性的血栓性闭塞为特征，并导致坏疽和组织缺如的临床综合征。Buerger 病患者多为男性，且几乎无一例外地发生在年轻的吸烟人群中。过去 Buerger 病诊断较多，目前发病率似乎有所下降。这可能与目前诊断标准更加严格有关，主要包括起病年龄小于 45 岁，有吸烟史，远端动脉闭塞性疾病，而腘动脉、上肢动脉近段动脉正常，无动脉粥样硬化或相关危险因素。其他支持诊断的症状有雷诺综合征、浅表性游走性静脉炎和跛行。

病因学

Buerger 病伴有明显的动脉壁炎症细胞浸润，但组织学上与动脉粥样硬化及其他形式的动脉炎有区别。Buerger 病的急性病损表现为血管壁的非坏死性炎症，伴有管腔内明显血栓形成。慢性病损主要有细胞增生减少、血管周围纤维化，管腔内血栓再通也很常见。尽管临床上发现该病与吸烟有密切关系，但因果关系尚未被最终阐明。

适应证和禁忌证

Buerger 病的患者只有很少有手术指征。如果动脉造影提示远端血管有合适的吻合口部位，可实施标准的下肢动脉重建手术（尽管这种情况很少）。一般需将旁路吻合到踝以下血管，包括踝以下的胫后动脉、足背动脉或其足底/跗骨等处分支。通常，持续吸烟的患者是不宜手术的，因为与任何治疗干预措施相比，患者的长期病程与吸烟的关系要更为密切。

累及下肢的 Buerger 病患者通常可从腰交感神经节切除术中获益，这与上肢神经节切除恰好相反，后者效果一般很差。腰交感神经节切除的手术指征有已戒烟，合并难以控制的溃疡或疼痛。鉴于上述的原因，不建议仍在吸烟的患者行该手术。但因为患者戒烟后症状通常会有所改善，所以，很少有患者需行腰交感神经节切除术。例如在作者所在的单位，过去 15 年里没有开展一例 Buerger 病腰交感神经节切除术。

解剖学因素

鉴于 Buerger 病动脉闭塞的分布，掌握足部的动脉解剖知识十分必要。足背动脉是胫前动脉在足背的延伸，通常位于第一和第二跖骨之间，足背动脉在足近段分出跗内、外侧动脉。踝下的胫后动脉向后走向内踝，再弯向前到足底。胫骨后肌和趾长屈肌的肌腱,以及胫后动、静脉走行在同一个凹陷(踝管)内。胫后动脉最后分为足底内、外侧动脉。

术前评估

术前评估与动脉硬化闭塞症的下肢动脉旁路手术相同。术前动脉造影是必要的,以便来了解远端的解剖条件是否合适。动脉造影常显示下肢动脉近腘窝和末梢分支水平正常,近段的动脉粥样硬化和血管发育不良也少见,从正常、平滑的血管到闭塞部位会有一骤变。受累病变一般节段性较弥散性多见,通常呈对称性。在上肢,尺、桡动脉常闭塞,指动脉和掌固有动脉闭塞少见。在下肢,膝下动脉病变广泛,足底动脉也会有弥散性闭塞。侧支循环弯曲呈螺旋形,常使末梢动脉恢复通畅,虽无特异性,但也可提示 Buerger 病的诊断。

手术技巧

手术显露近端吻合口(一般为股浅动脉、膝上或膝下腘动脉)的步骤和标准旁路手术是相同的。做足背动脉和跗骨分支旁路,需行足背纵切口,我们建议在足背动脉稍外侧做切口,避免切口直接跨越吻合口。切开血管上方筋膜后,可见足背动脉位于第一和第二跖骨中间,游离动脉后,近、远端用硅胶管圈套控制。跖背动脉向外侧和内侧走行,必要时可在较远端游离。足背动脉分出的小分支可用丝带或小的血管夹控制,方便以后移除。胫后动脉旁路可在内踝后方做一弯形切口,在筋膜下方可见动脉及伴行静脉。进一步分离远端,可见足底内侧动脉向足背走行,足底外侧动脉在足底走行并形成足底弓。然后使用隧道器从选好的近端吻合口部位做隧道到足部。对于胫后动脉和足背动脉的旁路,隧道要从大腿内侧 (皮下或筋膜下)走行;到足背动脉的旁路,可在大腿远端的内侧对口切开,在跨越胫骨处做皮下隧道,再从膝下切口做隧道到足背动脉。做近远端吻合口应使用标准旁路技术。

并发症和术后处理

术后早期,Buerger 病患者的踝下动脉旁路非常薄弱,因此术后 5~7 天患肢要避免负重。可能的并发症与下肢其他部位的旁路手术相同,有出血、移植物血栓形成、感染和切口裂开等。遗憾的是,Buerger 病旁路术的远期疗效不容乐观,5 年通畅率介于 30%~60%之间。因为结果不太令人满意,故旁路手术仅限于那些已经戒烟、远端有合适流出道,并能接受移植物远期疗效的患者,此标准也使大多数 Buerger 病患者被排除在旁路手术以外。

胶原性血管病

胶原性血管病(或称结缔组织病)常合并血管炎。这类疾病都与免疫机能异常有关,而血管炎通常是由免疫介导性损伤所致。血管炎常并发于硬皮病、风湿性关节炎和系统性红斑狼疮。上肢缺血症状较为常见,但下肢缺血也常多发,常表现为小腿远端、足部以及趾端出现溃疡。

诊断学因素

胶原性血管病引起的下肢缺血,在下肢微血管检查中多表现正常(如踝肱指数正常)。趾动脉闭塞性疾病却很常见,足趾溃疡的患者会出现趾端湿冷或者足趾波形平坦。合并上肢缺血症状(如手指溃疡、雷诺综合征)也很常见。若遇到患者有下肢缺血症状,但微血管检查正常,且既往诊断过胶原性血管病,明确诊断很容易。患者表现出上肢或下肢的缺血症状,往往是潜在结缔组织疾病的最初症状。在上述的无损伤血管检查以外,血液学和血清学检查也有帮助。比如抗核抗体(ANA)、类风湿因子(RF)、血沉都是胶原性血管病的有效鉴别手段。同时,评估患者的相关高凝状态,包括 C、S 反应蛋白和抗凝血酶Ⅲ缺乏,抗磷脂抗体、狼疮抗凝抗体、凝血酶原基因突变,因子 V Leiden 点突变也有价值。

处理

血管炎的处理与结缔组织病相关,以内科治疗为主,包括类固醇和(或)免疫抑制药物。皮肤溃疡建议保守治疗,其包括局部换药和使用抗生素。有时,也可行溃疡、趾端乃至趾骨截除。鉴于疾病在末梢,血管重建几乎是不可能的。

推荐读物

1. Danning CL, Illei GG, Boumpas DT. Vasculitis associated with primary rheumatologic disease. *Curr Opin Rheumatol*. 1998;10:58–65.
2. Flanigan DP, Burnham SJ, Goodreau JJ, et al. Summary of cases of adventitial cystic disease of the popliteal artery. *Ann Surg*. 1979;189:165–175.
3. Levien LJ, Benn CA. Adventitial cystic disease: a unifying hypothesis. *J Vasc Surg*.1998;28:193–205.
4. Levien LJ, Veller MG. Popliteal artery entrapment syndrome: More common than previously recognized. *J Vasc Surg*. 1999;30:587–598.
5. Murray A, Halliday M, Croft RJ. Popliteal artery entrapment syndrome. *Br J Surg*. 1991;78:1414–1419.
6. Olin JW. Current concepts: thromboangiitis obliterans (Buerger's disease). *N Engl J Med*. 2000;343:864–869.
7. Wolf YG, Gibbs BF, Guzzetta VJ, et al. Surgical treatment of aneurysm of the persistent sciatic artery. *J Vasc Surg*. 1993;17:218–221.

8. Shutze WP, Garrett WV, Smith BL. Persistent sciatic artery: collective review and management. *Ann Vasc Surg*.1993;7:303–310.

编者评述

T. S. H.

典型危险因素导致的动脉粥样硬化，是下肢动脉闭塞性疾病的最主要病因。事实上，颇为滑稽的是，其鉴别诊断的三个主要病因，除了动脉粥样硬化、动脉粥样硬化，还是动脉粥样硬化。但是，一小部分患者表现出下肢动脉供血不足的典型症状，而病因确非动脉粥样硬化。虽然这种情况很少见，但确实应在鉴别诊断时引起重视，特别是那些年轻和无常见危险因素的患者。包括有周围动脉瘤、静脉性跛行、肌纤维性疾病、慢性间室综合征、陈旧性外伤、放射性损伤、功能性腘动脉陷夹综合征、脚踏车诱发的髂外动脉狭窄，以及本章所述的情况。此外，即便表现出症状，也不是所有的情况都是因动脉疾病所致。

腘动脉陷夹综合征的诊断，有赖于合适的临床和影像学检查。CT和MRI都可使用，但MRI似乎更合适，因为它在软组织方面有良好的分辨能力。跖屈或背屈踝关节时足背动脉消失可提示诊断，当然，正常人群中也有相当比例的人会有此症状。因而，这一点对于腘动脉已闭塞的患者是没有用处的。检查对侧肢体可能有价值，毕竟相当比例的患者存在潜在的双侧解剖异常。如何治疗有解剖异常但还未出现症状的情况，目前还不确定(虽然手术似乎也可行)。有必要强调的是反复外伤会损伤腘动脉，但未损伤节段往往正常。此外，还存在Ⅴ型患者，其特征是腘动脉和腘静脉都向内侧移位，而腓肠肌内侧头位置正常。功能性腘动脉陷夹一般出现于年轻的运动员，系腓肠肌或比目鱼肌肥大所致。讨论腘动脉陷夹综合征，尤其要强调在腓肠肌各头之间做好膝下旁路隧道的重要性，从而避免医源性亚型的出现。

腘动脉陷夹综合征和外膜囊性变手术，最好是从后方入路显露腘动脉，但是，能够显露的动脉节段很有限，且对于体型大的个体也很难整体显露。考虑到直行切口可能造成切口挛缩，我更倾向于用S型切口。可使用小隐静脉做移植物或补片，这取决于小隐静脉的尺寸。取大隐静脉患者需仰卧，缝合切口后再换成俯卧。虽然有些麻烦，但总比俯卧位取大隐静脉来得简单。

遗存坐骨动脉是否需处理，要看有无持续性症状(缺血、动脉瘤)及其解剖情况。传统的旁路选择通常适于有缺血症状的患者，根据髂外动脉、股总动脉、股浅动脉或腘动脉的口径和质量，来决定入路、出路部位的选择。有动脉瘤的患者通常有搏动性包块，也包括周围动脉瘤的其他常见并发症，如破裂、栓塞、周围性栓塞以及感染。动脉瘤有相当比例会导致肢体残疾，需要相应的治疗。相当比例的遗存坐骨动脉可逐渐动脉瘤化，可获得系列的影像。如果动脉瘤位置毗邻坐骨神经，腔内治疗可能是理想的治疗方法。当需手术解剖才能隔绝动脉瘤时，可能需要血管重建。遗存坐骨动脉常为双侧发病，一旦适应证出现，无症状一侧也可能需要治疗。

Buerger病的最理想治疗是戒烟。血管重建和交感神经节切除似乎有作用，但患者通常会在戒烟后伤口愈合，并可避免截肢。遗憾的是，吸烟易成瘾，成功戒断却很难。旁路手术应选择合适患者(如有适宜的流入和流出道、有合适的通路、不吸烟)，但手术的远期通畅率很低。而且，血管重建手术仅适于缺血已危及肢体的患者。有相当比例的Buerger病患者存在抗磷脂抗体，因而长期抗凝可获益。

继发于胶原性血管病的组织缺损，其外科干预手段通常十分有限。理论上可行传统的血管旁路，但由于疾病累及末梢动脉，适宜手术者很少，还需要使基础内科情况及切口护理最优化。典型患者可行足趾或前半足截除，但相对于动脉硬化闭塞症的患者，伤口愈合要困难得多，因而常需大截肢。

(高斌 符伟国 译)

第 54 章

下肢动脉成形术后的切口和淋巴系统并发症

Christropher M. Alessi，Robert M. Zwolak

腹股沟以下动脉成形术后可能有各种切口和淋巴系统并发症，其中有些后果非常严重(表 54.1)。较常见有浅表切口感染、皮缘坏死、切口小血肿、血清肿和自限性淋巴漏，这些并发症较易处理，通常发病率也不显著。有些并发症少见，但却复杂得多，如持续性皮肤淋巴瘘、假性动脉瘤形成、移植物感染以及吻合口破裂。由于并发症的严重程度悬殊，关于腹股沟以下动脉成形术后切口并发症发生率介于 7%~44%的报道，就显得没什么意义了。例如 Wengrovitz 等的大宗病例报道，回顾性分析了 163 例下肢皮下自体静脉旁路移植物，28 例(17%) 出现切口并发症，其中约半数(57%)为局限于真皮层的感染，或累及皮下脂肪组织，而未致移植物通路暴露或波及；患者通过卧床休息、注射抗生素、局部切口护理 (包括床边清创和换药)均获得治愈。另有 12 例患者(43%)出现深部切口并发症，并继发移植物暴露或感染，通过手术清创和用软组织覆盖来处理，最后，4 例(占所有患者的 2.5%)行大截肢术，并有 1 例死亡。

易感因素

不少研究机构都试图明确增加切口感染的因素，诸如高龄、肥胖、糖尿病、肾衰竭、贫血、类固醇治疗、同侧下肢溃疡以及缺血严重度都在分析之列。在上述因素中，Wengrovitz 等发现两个医疗情况和两个技术相关变量与切口感染存在统计学关系，亦即同侧下肢的溃疡、长期服用类固醇药物、足背动脉的旁路手术和使用大隐静脉原位移植。Schwartz 等也发现了切口感染与一些操作相关变量有显著关系(原位移植中选用连续切口和胫前动脉的旁路手术)；年龄、性别、高血压、吸烟、糖尿病、手术适应证、平均踝肱指数、切口缝合技术以及手术时间则与之无关。Kent 等在运用单因素分析时，未发现明确的切口感染预测因素，但多因素分析显示高龄和肥胖会增加切口感染机会；和其他报道一致，他们也证实了糖尿病和肾衰竭与切口感染无关。

切口血肿和血清肿

切口血肿和血清肿可使皮缘分离、诱发感染，从而影响切口愈合。因此，要求术者技术过硬，并在闭合伤口前彻底止血。估计缝合后有出血可能，如术后需立即抗凝治疗，或在手术室外抗凝，以及服用氯吡格雷和噻氯匹定者，应行伤口负压引流。如果切口血肿和血清肿很大，并出现剧烈疼痛、危及上覆皮肤、血球压积下降等症状，就需入手术室进行引流，以便全面检查切口，充分利用设备和人员条件，处理可能存在的严重出血及其他进一步处置。

假性动脉瘤

假性动脉瘤通常发生在吻合口处，尤其是感染部位。腹股沟区最常见，且统计表明人工材料比自体静脉移植物发生率要高。如果局部感染不重，通常可用自体或人工血管间置移植来修复。

表 54.1　下肢动脉成形术后的切口并发症

- 皮缘坏死
- 血清肿
- 血肿
- 切口表面感染
- 切口深部感染
- 移植物感染
- 吻合口破裂
- 假性动脉瘤
- 下肢肿胀
- 淋巴囊肿
- 淋巴皮肤瘘

即便局部无炎症改变或化脓等典型表现,仍有可能存在感染。无明确感染并修复的股动脉假性动脉瘤中,有超过60%事后分析证实有隐匿性感染。

移植物暴露

移植物暴露,特别是吻合口暴露,易使移植物毁损,并导致致命性出血。无论是PTFE血管和自体静脉重建,都有此风险,但目前还不是很清楚,两者中哪种出现此并发症后患者的预后更差。

移植物暴露的主要处理是用软组织将其覆盖。Wengrovitz等用的是缝匠肌瓣,也有人用股薄肌、腹直肌、股直肌的肌瓣,甚至带蒂网膜来覆盖。Maser等报道,14例患者中,出现15例腹股沟处人工血管暴露、腐蚀或感染,所有病例均用缝匠肌瓣修复成功。Schutzer等最近报道了50例用缝匠肌瓣修复的经验,自体静脉和人工血管的移植物裂开情况很平均,广泛清创后用缝匠肌瓣覆盖;大截肢率8%,围手术期死亡率12%,1例出现后期假性动脉瘤,并予切除,所有手术未进一步发生全身性或移植物脓毒血症;平均随访18个月,未再发生动脉或移植物裂开。他们总结认为,移植物或自体血管暴露的腹股沟及大腿切口,可用缝匠肌瓣来覆盖修复,疗效甚佳。同样,Morasch等用带蒂股薄肌瓣修复了18例腹股沟切口未愈和感染的患者。这些报道特色鲜明,但尚难以界定哪一种更具临床优越性。

处理腹股沟区血管移植物感染,最新方法还有封闭式负压引流技术(vacuum-assisted wound care,VAC)。Demaria等报道,1例老年女性患者,合并有糖尿病,使用倒置大隐静脉行股腘动脉旁路术,术后14天,患者的移植物在清创后暴露,使用VAC后切口愈合,且无并发症。本研究所的血管外科医生已利用VAC成功处理了多例广泛清创后的患者,包括少数PTFE血管暴露的病例。准确评价VAC在处理腹股沟区切口和移植物暴露中的作用,还需进一步研究,但早期疗效显示了该方法具有良好前景。

移植物感染

移植物感染的处理需要视具体情况而定。移植物感染可导致全身性脓毒血症时,需取出移植物并行周围感染组织的清创。当切口并发症不甚严重时,可行适当的术前检查。假性动脉瘤、出血、血清肿和脓肿都可表现为切口肿块,各种影像学检查均可有助于鉴别和处理。CT、MRI和多普勒超声在移植物感染的鉴别诊断上十分有用,可识别移植物累及程度,并为制定手术方案提供帮助。通常,联合应用各种影像学技术可最大限度地提高诊断的准确性。

移植物感染如果没有引起严重的全身感染,可不切除全部移植物。移植物暴露时,病原体的种类是发病率的主要决定因素。Bandyk及其同事指出,凝固酶阴性的表皮葡萄球菌尽管毒力低,但却是不少人工血管移植物感染的病原体,这些细菌很难体外培养,用超声乳化降解切除后移植物表面生物膜可有助于提高检测的阳性率。Bandyk等建议,对于凝固酶阴性表皮葡萄球菌感染,并形成稳定假性动脉瘤的移植物,可用PTFE血管进行原位置换。在病程相对后期,致病菌多为革兰阴性假单胞菌,该细菌与原位术后移植物和动脉反复破裂有关。

Calligaro在如何处理移植物感染方面著述颇多,他的团队曾报道一组33例(28例患者)腹股沟区移植物感染,这些感染后的PTFE移植物或是全部保留,或是部分以及全部切除。他们发现,当移植物仍通畅、吻合口完整时,可保存原移植物;如果移植物已经感染或闭塞,但吻合口仍完整,可行移植物次全切除,在动脉上保留2~3 mm原移植物;如果移植物感染,并有出血或假性动脉瘤形成,应将移植物全部切除。所有患者都应在广泛清创后,于周围的未感染的无菌组织中选择路径,重建缺血下肢的血液循环。

出 血

吻合口或移植物破裂,多因感染所致,可引起致命性大出血。吻合口破裂可导致腹股沟区血肿迅速膨胀或出血,如果血流动力学不稳定,应立即积极复苏和急诊手术。在急诊室,如果看见出血点,用手指直接摁压是最有效的方法,同时积极术前准备。在手术室中,应行传统的近、远端血流控制,有时球囊导管阻断也是有效的。如果出血来自吻合口破裂,多半是移植物感染所致,就需要切除已累及的移植物。明显感染的动脉,必须清创到有活力的节段,有时,这就意味着要结扎动脉。切口清创也是必须进行的。然后需评估下肢的活力,如果存在疑问,可通过另一无菌路径进行血管重建以挽救肢体。为确认手术方案,可能需行动脉造影。

淋巴系统并发症

下肢血管成形术后,淋巴系统并发症主要有下肢水肿、淋巴囊肿、淋巴皮肤瘘等。水肿在血管重建术后很常见。腹股沟以下的动脉成形术后水肿发生率为50%~100%。病因很多,包括淋巴管破裂、间隙液体积聚、感染、营养不良、自我调整机制丧失、静脉离断、下肢深静脉血栓形成(DVT)等。最常见的原因可能是淋巴管的破裂,细致分离可减少术后水肿。出现水肿,可穿弹力袜和定期下肢抬高。水肿会在数周,通常是几个月后逐渐消失。当水肿明显时,需排除DVT的可能,一旦诊断 DVT 即应适当处理。过去认为血管外科手术后不会发生 DVT，现已证实是错误的。

腹股沟区淋巴囊肿和淋巴皮肤瘘较淋巴源性水肿少见。淋巴囊肿确实困扰患者，但从医学上看却并不危险。大多数情况下，小到中型的淋巴囊肿会随着时间自动消失。淋巴囊肿漏出或形成淋巴皮肤瘘，才是令人头痛的。Tyndall 等回顾性分析了 2 679 例需行腹股沟切口的动脉手术，发现淋巴囊肿 13 例和淋巴皮肤瘘 28 例；相对于患者，两者总发生率为 1.5%，相对于切口为 1.2%。其他一些报道的结果也相似。淋巴系统并发症的危险因素有手术技术欠佳、腹股沟淋巴结肿大、反复分离、腹股沟区过度解剖（例如股深动脉扩大成形术）。

淋巴囊肿常表现为无症状肿块，无严重的炎症表现。超声检查有助于鉴别淋巴囊肿和血肿，并有助于采集移植物周围的积液。CT 可了解有无感染及周围组织的位置，同时也可明确移植物周围积液情况。除了体积很大或有症状以外，大多数淋巴囊肿可行保守治疗，包括卧床休息、预防性应用抗生素、认真皮肤护理。如需引流，经皮穿刺并压迫有时就已足够。必要时，可按传统方法行手术引流，仔细缝合各层伤口。

淋巴皮肤瘘表现为伤口内持续有清亮的黄色液体流出，通常在术后几天或数周出现。淋巴皮肤瘘的细菌污染率较高，特别在淋巴管引流区域为坏疽肢体或感染切口时，这也增加了移植物感染和其他继发并发症的风险。处理方面，有人主张同淋巴囊肿一样保守治疗，但 Kwaan 等则主张早期再手术以提高疗效。在大规模回顾性分析后，Tyndall 等也主张一经证实有持续性皮肤淋巴瘘，即早期再手术。早期手术有利于康复、缩短住院时间、并减少感染并发症，尽管这在其综述中，未得到统计学证实。手术处理包括切口探查、冲洗、引流，确定并结扎病变淋巴组织。通常很难确定渗漏的淋巴管所在，不少作者建议用异舒泛蓝淋巴显像。先将染料注射入足部或膝部的淋巴管网，然后打开腹股沟切口，很容易辨认渗漏出的“蓝色”淋巴液，并予缝扎。

切口应多层缝合，通常应使用封闭式负压引流。如果彻底检查仍不能明确管道部位，那应同上述方法缝合切口；这时，组织胶可能会有作用。

总之，腹股沟下动脉成形术后的切口和淋巴系统并发症率低，易于处理。偶尔，小问题也可引起大纰漏，甚至是肢残和死亡。所以，即便很小的问题也应进行彻底和积极的治疗。极少数情况下，切口并发症表现为开放性出血，急诊手术在所难免。不少学者都论述了切口并发症的危险因素，但是最好的预防措施就是细致的手术操作。切口和淋巴系统并发症的处理步骤分别见图 54.1 和图 54.2。

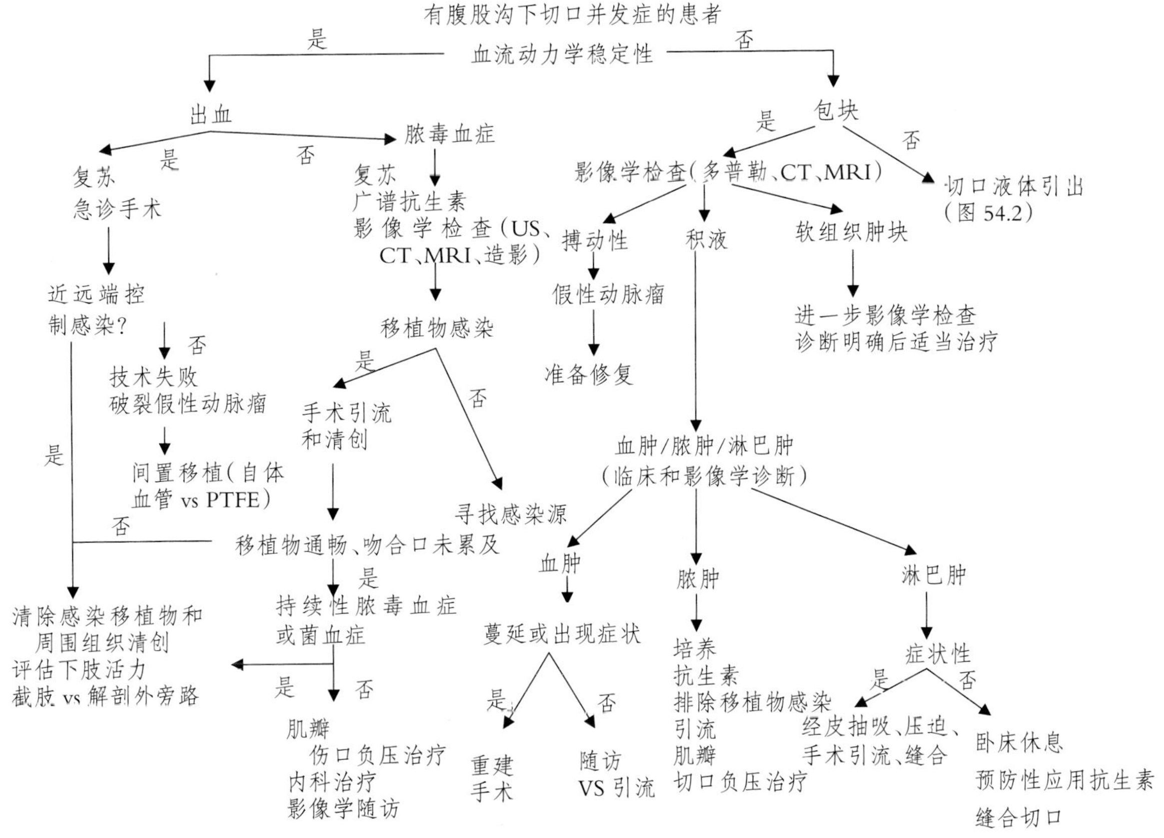

图 54.1　腹股沟以下切口并发症的处理步骤。(Adapted from Callgiaro.)

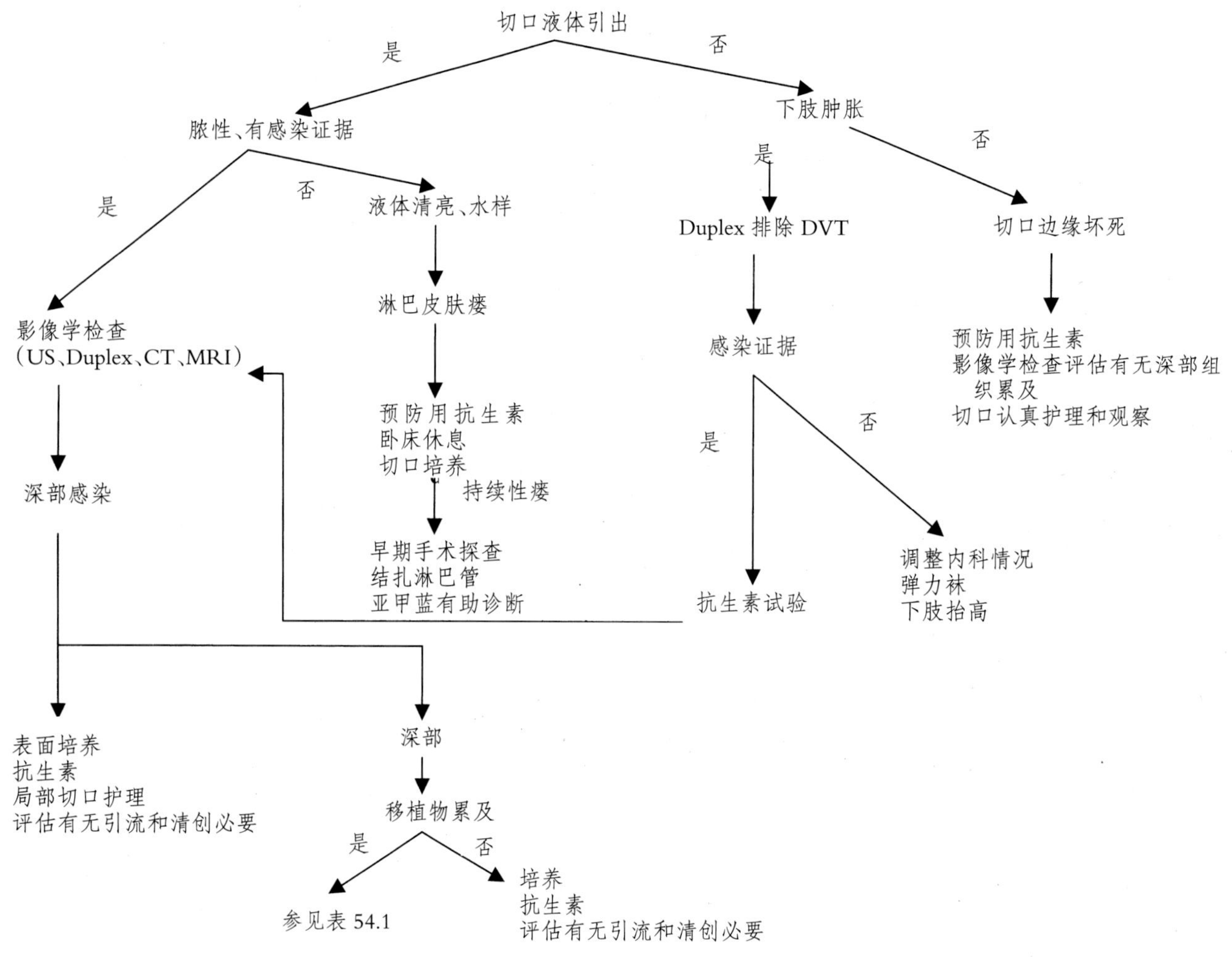

图 54.2 腹股沟以下切口并发症的处理步骤。

推荐读物

1. AbuRahma AF, Woodruff BA, Lucente FC. Edema after femoropopliteal bypass surgery: Lymphatic and venous theories of causation. *J Vasc Surg*. 1990;11:461–467.
2. Bandyk DF, Bergamini TM, Kinney EV, et al. In situ replacement of vascular prostheses infected by bacteria biofilms. *J Vasc Surg*. 1991;13:575–583.
3. Blebea J, Choudry MS. Thigh isosulfan blue injection in the treatment of postoperative lymphatic complications. *J Vasc Surg*. 1999; 30:350–354.
4. Calligaro KD, Veith FJ, Gupta SK, et al. A modified method for management of prosthetic graft infections involving an anastomosis to the common femoral artery. *J Vasc Surg*. 1990;11:485–492.
5. Demaria R, Giovannini UM, Teot L, et al. Using VAC to treat a vascular bypass site infection. *J Wound Care*. 2001;10:12–13.
6. Kent KC, Bartek S, Kuntz KM, et al. Prospective study of wound complications in continuous infrainguinal incisions after lower limb arterial reconstruction: Incidence, risk factors, and cost. *Surgery*. 1996;119:378–383.
7. Kwaan JHM, Bernstein JM, Connolly JE. Management of lymph fistula in the groin after arterial reconstruction. *Arch Surg*. 1979;114:1416–1418.
8. Maser B, Vedder N, Rodriguez D, et al. Sartorius myoplasty for infected vascular grafts in the groin. *Arch Surg*. 1997;132:522–526.
9. Morasch MD, Albert SD, Kibbe MR, et al. Early results with use of gracilis muscle flap coverage of infected groin wounds after vascular surgery. *J Vasc Surg*. 2004;39:1277–1283.
10. Nicoloff AD, Taylor LM, McLafferty RB, et al. Patient recovery after infrainguinal bypass grafting for limb salvage. *J Vasc Surg*. 1998;27:256–266.
11. Schutzer R, Hingorani A, Ascher E, et al. Early transposition of the sartorius muscle for exposed patent infrainguinal bypass grafts. *Vasc Endovascular Surg*. 2005;39:159–162.
12. Schwartz MA, Schanzer H, Skladany M, et al. A comparison of conservative therapy and early selective ligation in the treatment of lymphatic complications following vascular procedures. *Am J Surg*. 1995;170: 206–208.
13. Schwartz ME, Harrington EB, Schanzer H. Wound complications after in situ bypass. *J Vasc Surg*. 1988;7:802–807.
14. Tyndall SH, Shepard AD, Wilczewski JM, et al. Groin lymphatic complications after arterial reconstruction. *J Vasc Surg*. 1994;19: 858–864.
15. Wengrovitz M, Atnip RG, Gifford RRM, et al. Wound complications of autogenous subcutaneous infrainguinal arterial bypass surgery: Predisposing factors and management. *J Vasc Surg*. 1990;11:156–163.

编者评述

G. L. M.

下肢动脉旁路手术后的切口并发症十分普遍，这些并发症也十分普通，且易发生在某些特定人群当中(如肥胖患者)，但如何避免腹股沟以下动脉旁路术后的切口问题发生，还没有共识。Alessi 博士和 Zwolak 博士所撰写的文章非常清晰地揭示了这一点。所有外科医生都认同"细致的外科技术"的重要性，高效的手术——只切除必须切除的、尽可能少的组织损伤、无术后出血——也是人们一直渴望的。然而，不论医生的手术多么细致，切口问题仍在所难免。

Alessi 博士和 Zwolak 博士撰写的文章指出了哪些情况下易出现切口感染，有哪些辅助措施可预防切口并发症。同时，还有其他一些观点可能也值得重视。近年来，在下肢动脉成形术前，用血管路径图来标示大隐静脉全程，在不少研究中已成为常规。当需完全显露大隐静脉，以便行原位移植或倒置移植时，术前标示大隐静脉全程有助于预防皮瓣边缘坏死。做皮瓣的时候，皮瓣中菲薄的部分应予切下，在缝合切口前再移植到血供良好的组织上。利用腔镜技术取自体血管也颇具吸引力，它可缩小切口，并降低切口并发症；但即便是操作者富有经验，该技术仍有损伤静脉的风险。

目前，还没有明显优于其他的缝皮方法，不管用什么方法，使皮缘很好地附着生长才是最重要的。

围手术期抗生素使用常不合理。应当在切开皮肤前给予，但事实常并非如此。对正确应用抗生素的逐渐重视，有助于预防切口感染。

现已明确，术前与术后有效地控制血糖，有助于切口愈合，降低切口感染率。相信围手术期控制血糖水平使其保持平稳，将会成为护理标准之一。术后靠升高血糖来防止低血糖的日子已不复返。

最后，在下肢动脉旁路手术前，应尽可能提高患者的营养水平。当然，这常常难以实现。但如果可能，术前和术后都应该营养支持。

在下肢动脉旁路术后的任何阶段，切口并发症都不会消失。但如果对 Alessi 博士和 Zwolak 博士在本章以及讨论中提到的细节足够重视的话，降低切口并发症发生率还是可能的。

(高斌　符伟国　译)

第55章

下肢移植物旁路术后失败的随访和治疗

Jonathan B. Towne

腹股沟下动脉成形术治疗下肢缺血，其远期通畅情况会因流入道、流出道及移植物的解剖学和血流动力学特征的变化而改变。动脉粥样硬化和纤维内膜增生是影响远期通畅率的两个主要病理过程，通常开始于术后第一个月。发生在术后第一个月内，降低通畅率的因素主要有患者选择不当、旁路手术中的技术失误、移植物因素(如所用自体血管的活力）以及高凝状态等。流入道和流出道的动脉粥样硬化可导致管径缩小性狭窄的发生，进而威胁移植物的通畅。质量欠佳的静脉通路应予修整，技术性失误应尽可能纠正，处理静脉和完成吻合口都应尽可能妥当，否则会导致纤维内膜增生的发生，并发展到管径缩小性病变，最终会导致旁路手术失败。近来，运用自体静脉行原位和倒置的旁路手术，取得了较高的远期通畅率，这归功于外科手术技术的提高、血管外科医生经验的积累，以及术后积极的随访，使狭窄性病变得以在早期检出。

过去的20年里，旨在提高腹股沟下自体静脉旁路的移植物通畅率的着重点已发生演变。最初是侧重于通过改进手术技术来提高手术疗效，提高血管造影水平以优化患者选择。近年来，重点转变为随访期间根据前瞻性连续移植物监测指南，尽早检出危及移植物通畅的病变，从而预防移植物失败。随访期间，超过三分之一的移植物需要进行再干预，原因皆是移植物通路、吻合口，或是流入(出)道血管出现病变并危及通畅。需指出的是，自体静脉本身有活力，只要能在血栓形成前检出这些会导致移植物失败的病变，防止静脉段的透壁损伤，避免再手术修复移植物通路，其二期通畅率也是比较好的。

掌握自体静脉通路的生物学特性，对最大限度提高血管重建术后通畅率是必不可少的。一般来说，影响旁路通畅的特殊病变的部位及自然病程都是可预计的。在术后最初30天内，影响移植物通畅的因素大多与手术过程和患者选择相关，包括吻合技术欠佳、原位移植时瓣膜残留、已存在的和(或)新发生的动静脉瘘等。术后1个月到24个月，移植物失败的最主要病因是纤维内膜增生，通常表现为近、远端吻合口的缩窄，更常见的是静脉通路的狭窄（通常是瓣膜处或是用器械破坏瓣膜时透壁损伤处)。静脉的长段狭窄与取材时损伤有关，或是在旁路术前即有静脉炎，导致局部血管纤维化。24个月后，静脉移植物闭塞的风险，大多得归咎于流入道、流出道血管以及自体静脉移植物本身的动脉粥样硬化不断发展。流入道闭塞的中位时间是旁路术后15个月，流出道闭塞是术后29个月，这些原动脉系统的病变一般比移植物通路病变要来得迟，后者的中位时间是术后8.5个月。

静脉移植物

当手术经验不断丰富，技术性失误便会逐渐减少，静脉的质量就决定了以后是否需重做旁路手术。高质量的静脉移植物要求壁薄、内径大于3 mm、内面光滑。

最近的研究表明，随访期间移植物更容易出现异常。通过对一系列原位静脉移植物的回顾，我们发现，如果旁路重建过程中因静脉损伤而需对移植物加以修整，或需通过间置自体静脉移植来完成旁路，随访期间移植物失败的风险便较高。倒置静脉移植物的结果也类似。近来，Mills和Bandyk指出，在定期移植物监测中，若移植物在术后早期便出现异常，那么日后发生危及旁路病变的风险也相应增加。

目前的研究已证实术后监测对提高移植物术后一年通畅率的价值。若想二期通畅率理想，下肢静脉移植物就需要给予适当的维护，约30%的移植物需要至少一次再干预。即使移植物术后一年血流动力学良好，也有可能出现异常，并导致移植物失败。在我们的研究中，18%的移植物初次干预是在24个月后。因为长期随访中，流入和流出道血管的动脉粥样硬化发生机会不断增加,所以24个月后因为移植物本身异常而再干预的比例下降到63%,而初期则高达85%。

随着随访时间延长,移植物通路本身会有退行性改变。随访超过5年者,有50%以上的静脉旁路有动脉粥样硬化性退变存在。一般,这些改变只出现在内膜增厚区域,但有相当比例造成局部狭窄的病变是继发于动脉粥样硬化。而需行下肢动脉旁路术以挽救肢体的患者,其远期死亡率很高,5年生存率为68%,10年生存率仅37%。这些死亡病例造成静脉移植物失访,增加了研究血管退行性变的完整过程的难度。但是,随着患者寿命的延长,下肢静脉移植物的动脉硬化会逐渐成为远期通畅的威胁因素。随访多年正常的血管也可能有退变。曾行再干预或存在血流动力学异常的移植物,出现危及移植物病变的可能性也非常之高。我们应认识到之前需行再干预的通路更容易继发退行性变,这也凸显了对此类血管通路加强监测的必要性。

也有学者建议,术后早期,如果移植物血流动力学特征正常,或许无需进一步监测。在我们的一项研究中,术后一年后,在67例移植物再干预的患者中,有37例是曾再干预的移植物通路,但还有30例静脉移植物此前并不需再干预。血流动力学正常的血管,超过2年,就有相当比例会出现病变,而需要不断监测。在随访超过两年的静脉移植物中,每年年初通畅的移植物平均有10%会在之后发生初期移植物失败(图55.1和图55.2)。如果血管外科医生想提高移植物的远期通畅率,就必须对其终身监测。

在血栓形成之前,检查出威胁移植物的病变是非常重要的。我们研究所的一项研究显示,血栓形成后再干预的移植物,术后三年二期通畅率为62%,而在血栓形成前再干预者是89%。术后30天内闭塞移植物的预后,比那些围手术期后才需再干预的要差得多(三年通畅率分别是58%、79%)。需早期再干预的移植物提示通路质量差、患者选择欠妥,或是存在技术性失误。晚期病变,则反映了血液循环及静脉通路的退行性变。

虽然,我们的经验仅限于原位旁路手术,但与Nehler等报道的自体静脉倒置移植的结果相似。似乎在长期随访中,倒置静脉移植与原位移植发生异常并失败的风险差不多。两种技术的区别在于原位旁路技术术后30天再干预率较高,原因在于该方法需要破坏瓣膜和结扎动静脉瘘。

在评估移植物存在风险的患者

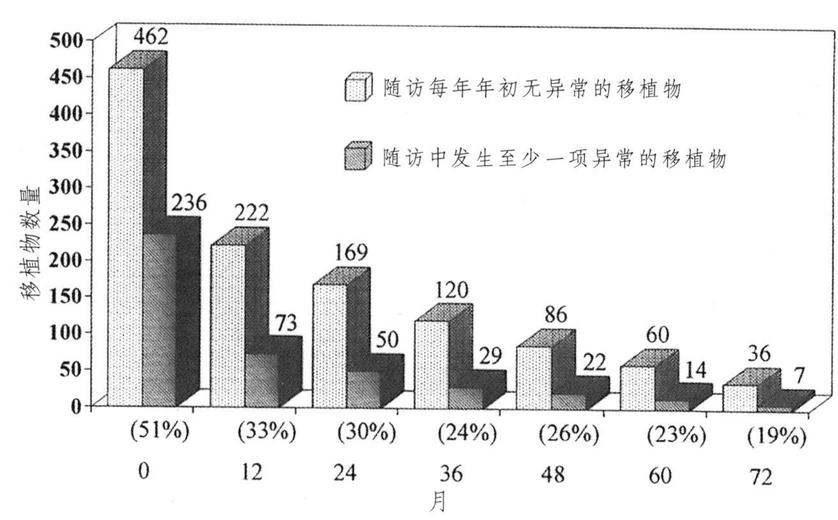

图55.1 随访中,每年年初无异常的原位大隐静脉移植物,在随后的术后监测中,发生至少一项显著性异常的比例。(From Erickson CA, Towne JB, Seabrook GR, et al. Ongoing vascular laboratory surveillance is essential. *J Vasc Surg.* 1996;23:18–27.)

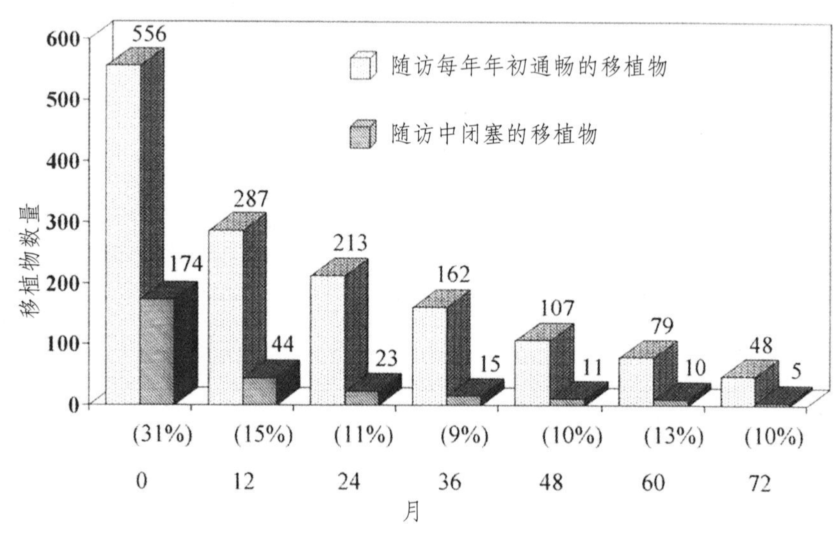

图55.2 随访中,每年年初通畅的原位大隐静脉移植物在随后发生移植物失败的比例。(From Erickson CA, Towne JB, Seabrook GR, et al. Ongoing vascular laboratory surveillance is essential. *J Vasc Surg.* 1996;23:18–27.)

时，应当结合实际情况。需仔细评估血流动力学指标，并将其与已有的流入、流出道造影结果相结合。千万不要将注意力仅放在数值上（如移植物血流速度低于 45 cm/s）。标准的血流动力学规则并不一定适合所有移植物，因此也无法设定一个移植物再干预的绝对门槛。随访期间，有些移植物会发生扩张，也会导致移植物血流速度下降，利用多普勒扫描就能准确地测出移植物直径。如果移植物血流下降，但踝肱指数（ABI）无变化，移植物直径也无增大，此时，再干预显然是没有指征的。如果移植物血流速度有持续降低的趋势，伴有或不伴有 ABI 减少，那么这些患者需要更加密切地监测。外科医生有必要向患者解释这些血流动力学的变化，并为其制定一个监测计划。

监测指南

患者的随访应当在前瞻性的监测建议指南（包括临床评价和连续的血流动力学检测）指导下进行。术后检查包括术后 1 天、1 周、6 周和 3 个月。术后 1 天的检查部位有膝上（股-腘旁路）和膝上-下（股-胫旁路），将结果与术中移植物的血流速率相比较，以评价移植物通路的连续平均血流动力学。术后最初 2 年内，患者应每 3 个月检查一次，2 年后改为每 6 个月一次。监测指南还应包括休息时的肢体和趾端动脉压，每个肢体的 ABI 都要监测。应使用多普勒超声成像在移植物的多个区域监测移植物血流速率和血流模式，以明确移植物吻合口和输入、输出道血管有无特异性的结构异常。彩色血流图的引入，使多普勒可提供移植物内大部分异常血流模式和收缩期峰值流速增加区域（Vp，提示狭窄）的快速成像。移植物再干预或监测到移植物异常以后，随访应改为每 3 个月一次。如果结果可疑或不能确诊，应在 1 个月内重复检查。

术后监测中，有意义的异常结果包括术后动静脉瘘、瓣膜留存、结构性异常（如移植物动脉瘤形成、吻合口假性动脉瘤）、ABI 下降≥0.15，血流速度小于 45 cm/s、局部的高速血流超过 125 cm/s，或从狭窄段前到狭窄段内的收缩期峰值流速比值>3.0~3.5。移植物低流速，是指连续的移植物血流监测到的不能用移植物直径增大来解释的血流变化。监测到低血流或移植物和吻合口狭窄超过 50%就需行血管造影，乃至后续的旁路再干预。流入、流出道动脉的病变，如果影响到移植物的血流动力学，需要加以纠正。如果流入、流出道病变导致 ABI 明显下降（>0.15），或移植物流速明显下降（>20 cm/s）就应行动脉造影，并重建移植物。移植物血流速度小于 45 cm/s，但保持稳定，且有移植物直径增大，不应被视为异常。对于外科医生而言，要想获得最佳的远期疗效，就要为患者制定一个终身的移植物监测计划。

推荐读物

1. Bandyk DF, Schmitt DO, Seabrook GR, et al. Maintaining functional patency of *in situ* saphenous vein bypasses: The impact of a surveillance protocol and elective revision. *J Vasc Surg.* 1989;9:286–296.
2. Belkin M, Raftery KB, Mackey WC, et al. A prospective study of the determinants of vein graft flow velocity: Implications for graft surveillance. *J Vasc Surg.* 1994;19: 259–267.
3. Bergamini TM, Towne JB, Bandyk DF, et al. Experience with *in situ* saphenous vein bypasses during 1981 to 1989: Determinant factors of long-term patency. *J Vasc Surg.* 1991;13:137–149.
4. Buth J, Disselhoff B, Sommeling C, et al. Color-flow duplex criteria for grading stenosis in intrainguinal vein grafts. *J Vasc Surg.* 1991;14:716–728.
5. Erickson CA, Towne JB, Seabrook GR, et al. Ongoing vascular laboratory surveillance is essential to maximize long-term in situ saphenous vein bypass patency. *J Vasc Surg.* 1996;23:18–27.
6. Green RM, McNamara J, Ouriel K, et al. Comparison of intrainguinal graft surveillance techniques. *J Vasc Surg.* 1990;11: 207–215.
7. Grigg MJ, Nicolaides AN, Wolfe JHN. Detection and grading of femorodistal vein graft stenoses: Duplex velocity measurements compared with angiography. *J Vasc Surg.* 1988;8:661–666.
8. Levine AW, Bandyk DF, Bonier PH, et al. Lessons learned in adopting the *in situ* saphenous vein bypass. 1985;2:145–153.
9. Londrey GL, Hodgson KJ, Spadone DP, et al. Initial experience with color-flow duplex scanning of intrainguinal bypass grafts. *J Vasc Surg.* 1990;12:284–290.
10. Lundell A, Lindblad B, Bergquist D, et al. Femoropopliteal-crural graft patency is improved by an intensive surveillance program: A prospective randomized study. 1995; 21:26–34.
11. Mills JL, Bandyk DF, Gahtan V, et al. The origin of intrainguinal vein graft stenosis: A prospective study based on duplex surveillance. *J Vasc Surg.* 1995;21:16–25.
12. Nehler MR, Moneta GL, Yeager RA, et al. Surgical treatment of threatened reversed intrainguinal vein grafts. *J Vasc Surg.* 1994; 20:558–565.
13. Reifsnyder T, Towne JB, Seabrook GR, et al. Biologic characteristics of long-term autogenous vein grafts: A dynamic evolution. *J Vasc Surg.* 1993;17:207–217.
14. Sladen JG, Reid JDS, Cooperberg PL, et al. Color flow duplex screening of intrainguinal grafts combining low- and high-velocity criteria. *Am J Surg.* 1989;158:107–112.
15. Taylor LM, Edwards JM, Porter JM. Present status of reversed vein bypass grafting: Five-year results of a modern series. *J Vasc Surg.* 1990;11:193–206.

编者评述

G. L. M.

腹股沟下的静脉移植物是一种被广泛应用的、有效的下肢严重缺血的治疗方法。目前，胫部旁路 5 年辅助初期通畅率达到 70%已很普遍。静脉移植物目前仍是腹股沟下动脉成形术最佳的通路选择。虽然静脉移植物现时仍是下肢缺血的最佳治疗选择，但它也不是十分完美的。选用静脉进行旁路手术的严重下肢缺血患者，术后 30 天移植物技术失败率大约有 5%~10%；而且，大约有 25%~40%的静脉移植物迟早有一天需要再干预。与高风险的静脉移植物（譬如有多个节段的上肢静脉）相比，高质量静脉移植物（如直径大于 5 mm 的单节段大隐静脉)很少需要再干预。然而,没有任何静脉移植物能逃过发生狭窄，并威胁到移植物通畅的命运。Towne 博士所撰写的文章指出了腹股沟下静脉移植物狭窄存在的问题,并指出,多普勒超声可在导致移植物闭塞之前检测出狭窄所在。静脉移植物的狭窄和此后的移植物闭塞的关系已很明确,所以认为,实施静脉移植物旁路手术，却忽视后续的移植物随访,是不符合护理程序的。

现在，大多数静脉移植物狭窄发生在术后一年内的事实得到普遍认可,但移植物内和流入、流出道狭窄的发展却可能与静脉移植物一直相伴。大家也都知道移植物发生狭窄，但同侧肢体 ABI 却可能无变化。因此,只根据临床检查或 ABI 随访来监测是不可行的。静脉移植物监测一定要建立在影像学技术基础上，多普勒超声是选择之一。

如何提高下肢静脉移植物的远期通畅率,仍旧有许多问题亟待解决。如果能从手术室就开始移植物监测,并在初次手术中就对检出的异常加以修复,那么以后为保持移植物通畅所需的手术就要少许多。这个概念,虽被广泛接受,但此前一直没有得到评估。移植物狭窄的治疗中,哪种是最佳手段,也还不清楚。显然,静脉移植物的手术再干预提供了长期有效通畅的可能性,但再干预部位仍可能发生再狭窄，而手术修复静脉移植物狭窄，特别是移植物有自行再通时,也不是个小手术。

使用腔内动脉成形和其他介入技术处理静脉移植物狭窄，显然疗效欠佳,且复发率高。但有些病变,比如植入三个月的移植物、病变局限的,以及移植物直径仍大于 4 mm 的，看来就很适于腔内动脉成形术。

在本章里,一个有效的静脉移植物监测计划,应当能实现术中监测,并对检出异常加以纠正。移植物监测的频率是第一年每 3 个月一次,以后每 6 个月一次,应包括对移植物、吻合口以及流入(出)道血管的检查。如果任何病变导致收缩期峰值流速大于 300 cm/s,或收缩期峰值流速比率大于 3.0~3.5,就要强烈建议加以修复。对于已明确的病变,手术修复的效果最为持久;而腔内成形术可用在超过 3 个月的、大口径移植物的局部病变。

(高斌 符伟国 译)

第 56 章

急性下肢缺血的治疗

Victor Z. Erzurum, Kenneth Ouriel, Timur P. Sarac

对于血管外科医生来说，如何有效救治急性下肢缺血，仍旧是一个难题。在 20 世纪后半叶以前，唯一可行的治疗选择便是早期截肢。随着 20 世纪的一些医学进展，诸如肝素抗凝的可行性、人工血管的出现、重症护理的发展以及血管外科技术的提高，极大地提高了患者的肢体挽救率和生存率。尤为重要的是，Thomas Fogarty 发明的球囊取栓导管简化了急性下肢缺血的外科处理，这使得可由远处血管入路来进行血栓切除。这项技术和介入溶栓、机械性血栓切除导管的应用，进一步拓宽了急性下肢缺血患者的治疗选择。

尽管取得了上述进展，但与血管外科和腔内血管外科医生常遇到的其他疾病相比，急性下肢缺血的预后仍然很差。究其原因，部分是由于急性下肢缺血患者多高龄、体质虚弱、并发症多。在 Blasidell 等的经典论述中，急性下肢缺血患者的病死率高达 25%以上，截肢率达 20%。近期的一系列报道也未见有所进展，目前病死率仍介于 15%~30%之间，截肢率也与此前的报道相仿。显然，进一步提高急性下肢缺血患者的治疗水平是非常必要的。近年来，新的治疗方法也层出不穷，包括以新型溶栓药物和机械性血栓切除器具研发为中心的微创治疗的发展。

目前，移植物血栓形成是急性下肢缺血最常见的病因，其他常见的有进行性动脉粥样硬化引起的自体血管血栓形成、下肢动脉栓塞。需指出的是，近年来，栓塞作为急性下肢缺血的主要病因已减少，这可能与风湿性心脏病发病率下降有关。

典型患者会表现出下肢缺血的“6P 症”，即无脉、疼痛、苍白、皮温改变、感觉异常、麻痹，但这些典型症状会因病因学而有所不同。动脉粥样硬化过程进展缓慢，最终自体血管的闭塞，但因侧支循环建立，可能仅表现出间歇性跛行。相对而言，因栓塞导致健康血管床的急性缺血，则可能产生严重后果。当然，在临床实践中，我们会观察到介于次两者之间的完整疾病谱。

急性下肢缺血通常会产生严重的代谢性后果，缺血如果发生在正常血管床，6~8 小时内就会有永久性损伤的风险发生。但是，如果之前已经存在有潜在的慢性动脉疾病，或是有侧支循环建立，这段时间会相应延长。重建血液循环反而会加重下肢缺血导致的代谢紊乱，对于那些体弱患者更是难以承受的打击。鉴于此，有学者建议以简单的抗凝、选择性的血管重建，或是仅行选择性截肢为主要治疗措施。但是，多数血管外科医生还是主张积极地处理急性下肢缺血，尝试早期运用介入或外科手段重建血液循环。

发病机制

数十年来，急性下肢缺血的病因发生了变化。以往，风湿性心脏病引起的栓塞是急性下肢缺血的最常见病因，而如今旁路移植物闭塞、自体血管血栓形成渐占主导地位，这可能与风湿性心脏病的发病下降和血管外科手术数量的不断上升有关。观察发现，心源性栓子仍然占很大比重，但多数与心肌梗死和心律失常有关。栓子通常停留在血管分叉处，引起血管管径变化。缺乏有效的侧支循环，是栓塞事件易导致严重缺血的原因。

自体血管的血栓形成通常与动脉粥样硬化斑块的缓慢发展有关，这些斑块的好发部位是可预见的，最常见的闭塞部位是股浅动脉穿行内收肌孔处。闭塞性疾病的发展过程通常缓慢，这使得周围的侧支循环得以建立，使症状可仅限于间歇性跛行。但是，偶尔一些患者病情迅速进展，这可能与动脉粥样硬化斑块的纤维帽破裂，粥样核心释放入血有关，此时，动脉粥样硬化也会导致急性下肢缺血发生，而鉴别系栓塞抑或是血栓形成常很困难，甚至不可能。最后，自体血管的血栓形成也可发生在无基础动脉粥样硬化疾病的情况下，通常是与机体潜在的高凝状态有关，这些患者血管基本结构正常，侧支循环极少，一旦起病，症状都特别迅速和剧烈，很容易与动脉栓塞相混淆。

急性下肢缺血的其他病因很多，也需引起重视。包括动脉粥样硬化性的细动脉-动脉栓塞、外伤、主动脉夹层、湿性坏疽以及腘动脉瘤内血栓形成等。还有两类不常见的腘动脉血栓形成，也应引起重视，即腘动脉陷夹综合征和腘动脉动脉外膜囊性变。

继发于急性灌注不全的变化很多，多数时候与"再灌注综合征"有关。灌注量下降会引起组织梗死和细胞死亡。组织类型不同，发生上述改变的时间也有显著差别。作为下肢最主要的组织，肌肉通常能耐受缺血6小时以上才发生不可逆变化，这有赖于侧支循环的数量。

低灌注也会导致肌肉微循环的改变，包括内皮细胞水肿、微动脉和微静脉内血栓形成。此外，血栓还会累及微循环，导致毛细血管闭塞，加重缺血的程度。

迅速纠正缺血是避免再灌注损伤并发症和后遗症发生的最佳措施，但再灌注本身也会有一些严重的并发症。再灌注会使氧代谢产物、酸、钾离子和其他负性肌力物质释放到微循环，并会导致心律失常，以及再灌注组织的损伤和水肿（最终表现为间室综合征）。此外，再灌注还会导致"无复流"现象出现，这与微循环血栓形成有关。此时，即便有搏动性动脉血流，组织仍然缺血。

上述每一种变化都增加了急性下肢缺血患者治疗的复杂性和难度，也强化了迅速血管重建、合理术后护理的必要性。

诊断、术前评估和初步处理

急性下肢缺血的初步评估要求：

- 迅速明确缺血程度；
- 迅速评估血管重建的必要性；
- 稳定患者的内科状况；
- 努力明确缺血病因。

对患者进行初评时，应对其缺血程度进行分类。1997年，血管外科协会、国际心血管外科学会北美分会制定了肢体缺血的报告标准（表56.1），这个分类也可用于指导血管重建手术的紧急程度。在这个分类中，Ⅰ类指肢体生机良好，Ⅱ类指肢体活力受到威胁，Ⅲ类意味着缺血无法逆转。Ⅰ类缺血的患者无运动和感觉功能减退，动脉的多普勒信号存在，此类患者一般可择期评估和治疗，理由是缺血不严重，不需要急诊处理。例如一患者之前因动脉粥样硬化致股浅动脉闭塞，常会有新发作的跛行，但常在症状出现后数周或几个月才会有主诉。Ⅱ类即肢体活力受到威胁，可进一步分为ⅡA和ⅡB。ⅡA类已经有部分感觉减退（如脚趾），无运动功能减退，受累动脉的多普勒信号消失；ⅡB类患者的感觉减退较ⅡA严重，运动功能消失，动脉也没有多普勒信号。ⅡA和ⅡB的区别非常重要，因为这决定了患者治疗的紧急程度。一旦患者的运动功能有任何程度的减退，都需要立即行血管重建手术，才能挽救肢体及保存功能。如果患者仅有感觉减退，还可做次紧急性处理。Ⅲ类包括皮肤出现花斑、肢体感觉丧失和麻痹，如果尚属早期（<3小时），血管重建仍有价值。不然，损害通常是永久性的，截肢可能成为最佳选择。

在评估肢体缺血程度和修复的紧急程度之余，明确缺血的病因也十分有用，因为这会影响患者的整个治疗过程。我们可根据切口瘢痕了解是否有旁路移植物。在不延误治疗的前提下，可行多普勒超声检查，有助于诊断旁路移植物闭塞。粥样硬化动脉内继发血栓形成，通常有跛行的病史，且常有对侧肢体踝肱指数（ABI）降低。心源性栓子造成的急性缺血，通常有房颤或心肌梗死，可行心电图和心肌酶谱检查来诊断。容易动脉栓塞的老年患者，有时对侧肢体动脉检查正常，仍可能并发有对侧肢体的动脉粥样硬化疾病。在评估急性下肢缺血时，也要考虑到主动脉夹层的可能，患者通常有胸背部的撕裂样疼痛和高血压病史，两侧的上、下肢血压都可存在差异，CT增强扫描和经食道超声心动图可迅速诊断。

在进行体格检查时，应记录脉搏的性状和多普勒测得的ABI值。脉搏检查可指导鉴别诊断和选择手术入路。例如股总动脉栓塞引起股深动脉和股浅动脉闭塞，常会导致大腿中段以远发冷和下肢的严重缺血。此外，栓塞后动脉本身会变得如橡胶般有弹性，近端脉搏会增强（水冲脉）。如果缺血是血栓形成所致，股总动脉会显得硬如"石头"，缺血症状却可能不太重。腘动脉分叉以下血栓形成或栓塞的患者，股、腘动脉搏动仍可触及，从小腿中段以远开始发冷和缺血。这些发现对于指导手术和选择

表56.1 急性下肢缺血的分类概要

分型	感觉减退	运动减退	多普勒信号	处理
Ⅰ	无	无	阳性	择期
ⅡA	很轻	无	缺失	急迫
ⅡB	严重	任何程度	缺失	紧急
Ⅲ	麻痹	瘫痪	缺失	除非病程<3小时

(From Rutherfors RB, Baker C,et al.Recommended standards for reports dealing with lower extremity. *J Vasc Surg*.1997;26:517-538.)

切口是非常重要的。

急性下肢缺血一旦诊断，大多数外科医生会立即使用肝素抗凝。肝素的用法是首剂 100 U/kg，追加剂量为 20 U/(kg·h)，以减少血栓蔓延。对于ⅡB 类缺血患者，只要不延误治疗，应在询问病史、体格检查和制定好诊断计划后，进行节段性肢体测压和多普勒超声。此外，患者进行心肺功能评估（心电图、胸部 X 线检查、心肌酶谱）时，应稳定其内科情况。心肺功能的稳定和心律失常的治疗应和下肢缺血治疗一同进行。极少数情况下，严重的心肺状况会使医生无法对缺血肢体立即手术或腔内治疗。

术前动脉造影正成为下肢缺血患者的诊疗标准，这样就可以获取全腹主动脉、双侧髂动脉、双下肢动脉的影像。最好经对侧股动脉入路，这样既可获得患肢的血管影像，又便于介入溶栓、动脉（支架）成形或机械性血栓切除等。双侧股动脉搏动消失时，可考虑经上肢动脉入路。

对侧肢体的影像有时可提供有价值的诊断依据，譬如对侧腘动脉瘤，患侧腘动脉及其远端闭塞，有理由推测患侧腘动脉瘤血栓形成是下肢缺血的原因。相反，对侧肢动脉完全正常，而患侧下肢动脉弥散性病变，则提示栓塞或原发性自体动脉血栓形成。运用血管造影来鉴别栓塞和血栓形成可能有些难度，即便如此，血管造影常有助于制定治疗策略。

过去，很多急性下肢缺血的患者未经诊断性动脉造影就进行手术。在某种程度上，是否行动脉造影取决于有无相应的资源配置。当然，为行动脉造影而过度延误严重缺血患者的手术是不可取的。目前，腔内血管外科的发展和手术室内高性能影像设备的配置，使得在进行确定性治疗前可立刻行术前血管造影，所获得的信息是值得为之做适当耽搁的（图 56.1）。

综上所述，急性下肢缺血的初步处理包括：

- 认真关注患者的全身内科状况；
- 迅速、适当地评估并稳定心肺功能；
- 迅速、彻底的下肢检查，以确定治疗紧急程度；
- 适时的动脉造影及确定性治疗。

手术技术

一般因素

一旦完成适当评估，患者情况也稳定，就应选定并给予确定性治疗。传统治疗唯有开放手术，包括球囊导管取栓和旁路手术。目前，治疗选择更加广泛，也使得选择更趋两难，但术前动脉造影对于指导决策的价值是无法衡量的。

一般原则：如果流入道良好，流出道尚可，可选用自体血管；有证据认为手术疗效要好过溶栓；合并有多系统内科疾病的患者应除外（不幸的是，这样的患者很多）。比如，一个腘动脉瘤血栓形成的患者，如果足趾流出道良好，可选择行旁路手术来隔绝动脉瘤；反之，若远端流出道无法辨认，则溶栓可能是更好选择，目的不是绕过动脉瘤的手术处理，而是为获得旁路手术的远端流出道。此外，溶栓或介入溶栓失败后，手术仍是重要退路。在下肢缺血手术或溶栓试验（Surgery or Thrombolysis for the Ischemic Lower Extremity trial, STILE）中，78%的患者导丝能成功通过血栓，此外，溶栓以后仍有 55%的患者需要继续手术。

开放手术一般也适合血管闭塞超过 2 周的患者，甚至更长，但这取决于患者的个体情况。如果缺血的原因是人工血管闭塞，即便超出 2 周的时间限制，溶栓治疗仍然有效。而静脉移植物闭塞一旦超过期限，则很少能通过溶栓来挽救。栓塞引起的急性闭塞，并已有神经肌肉性改变，可能更适于开放手术和机械性血栓切除，以便迅速恢复动脉血流。在自体动脉闭塞的治疗中，STILE 实验发现溶栓较手术治疗的再缺血和截肢率要高，特别是股-腘动脉段的闭塞。也有自体动脉闭塞却表现为慢性病程，还未明确此两者的关系是否造成了上述结果的混淆。我们的观点是，溶栓治疗仍适用于自体动脉闭塞的患者，前提是病程为急性。在溶栓或周围动脉外科研究（Thrombolysis Or Peripheral Artery Surgery study, TOPAS）中，血管闭塞的长度也会影响预后。闭塞段超过 30 cm

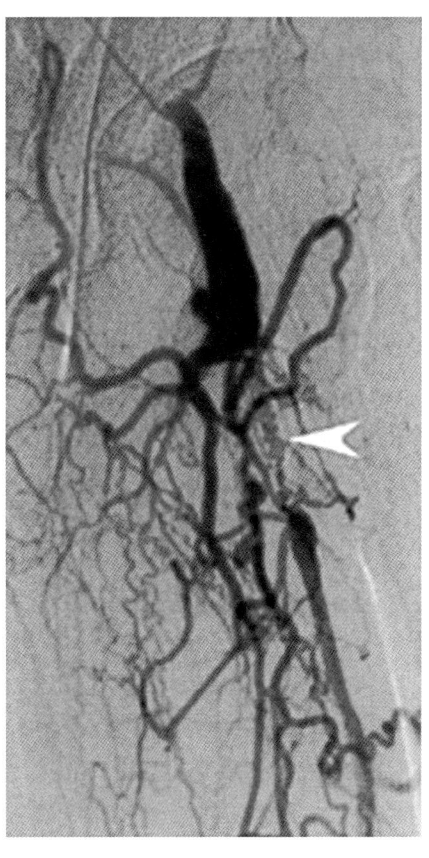

图 56.1　术前动脉造影的价值。患者表现为人工血管内血栓形成、急性下肢缺血、自体血管旁路亦不通畅。开始计划行血管旁路取栓，但术前动脉造影显示股深动脉（箭头）闭塞，最终处理方法包括股总动脉、股深动脉的旁路，彻底纠正缺血。

的患者溶栓更容易恢复,1年无截肢生存率是69.1%,而外科手术只有61.1%;闭塞短于30 cm的患者,外科手术后1年无截肢生存率是78.9%,要高于溶栓组(60.1%),所以,血栓或栓塞病变的长度也可指导选择干预方式。

一旦选择了外科手术,就需要制定详细的手术方案。下肢、腹部、对侧下肢都应皮肤准备和铺巾。如果估计手术限于解剖股动脉(如股动脉栓塞),所有操作可在局麻和镇静治疗下进行。范围更大的手术常需要区域性或全身麻醉。

拟诊栓塞性闭塞患者的治疗

取栓术是拟诊栓塞性下肢缺血患者所需的,绝大多数患者为股总动脉分叉和腘动脉分叉处的栓塞。选择切口有赖于术前的影像学结果,若没有,也可依靠脉搏检查。股动脉分叉处栓塞,需在腹股沟区切开,显露分离股总动脉、股浅动脉、股深动脉。腘动脉栓塞应在膝下内侧切开,阻断腘动脉三根分支的血流。动脉最好纵行切开,除非栓塞诊断非常确定。有明显动脉粥样硬化和(或)很可能需做旁路移植的患者,必须行纵行动脉切开。缝合动脉可使用人工或静脉补片。

动脉切开后,使用球囊导管分别插入近、远端抽拉。通常远端用3号Fogarty导管,近端用3号或4号Fogarty导管。如果估计血栓(栓子)在股总动脉的近端,在球囊导管抽拉时,应用手阻断对侧股动脉,以防止栓子大量脱落。导管通过困难提示可能系血栓形成,并需行旁路术。如果股总动脉血流未恢复,可考虑行股-股旁路(极少数情况需腋-股旁路)手术。取栓后,应从动脉切开处行动脉造影,如果腘动脉远端仍有血栓或栓子,很难从股动脉切口将其取出。这时,需在膝下切开腘动脉,用血管夹控制腘动脉、胫前动脉、胫后动脉和腓动脉。显露腓动脉和胫后动脉的起始部,需要部分分离比目鱼肌。在腘动脉上,从胫前动脉的起始部开始做横切口,然后将球囊导管选择性插入各个分支。操作时必须小心谨慎,因为球囊导管通过时,可能撕裂分叉处柔软的小腿血管(特别是胫腓干终点),而且这样的损伤是很难修复的。结束前,再一次动脉造影,以确定至少有一根流出道到足部。如果用球囊导管不能重建连续性血流,则需要行旁路移植。

旁路移植物闭塞选择手术处理,必须明确是行取栓,还是重建一新的血管旁路。做过人工血管旁路的患者,现有自体血管可用,用自体血管建新的旁路是最佳选择。相反,静脉移植物血栓形成的患者,最好还是设法挽救该旁路。

偶尔,即使用导管选择性经腘动脉通过三个分支,也很难完整地取出胫部血管内的血栓。如果没有到足部的流出道,可从小腿中间或远端切开其中一条胫部血管,进行取栓,并用静脉补片修补或再做旁路到小腿,该技术可能对胫前动脉特别有效。如果血管内充满血栓或栓子,该动脉会从腘窝就突然截断,使球囊取栓导管无法顺利移动。在这些病例中,应尽可能做足部旁路。

如果这些操作仍不能保证有血流供应到足部,则需行术中介入溶栓——经动脉直接注入溶栓药物后,再次血栓和(或)动脉造影。选择性插管到动脉或静脉,或用注射泵向患肢灌注尿激酶。有时候,要从胫部血管或其上方彻底地清除血栓是不可能的。

溶栓治疗

能否用溶栓治疗作为最初干预手段,取决于闭塞原因、缺血时间和患者的一般情况。治疗决策应当个体化,这意味着医生对各种治疗手段的经验起着决定作用。选定溶栓方法后,就要选好溶栓药物。目前有许多溶栓药物可供选用(表56.2)。大多数外科医生会用尿激酶或组织纤溶酶原激活物(TPA)。STILE研究没有发现两者之间的显著性差异,目前两种药物都是许可和可接受的。

溶栓时,通常是经对侧股动脉逆向入路,然后行全腹主动脉和双下肢动脉造影,这对了解闭塞段以远的流出道情况很重要。可使用长鞘翻越主动脉分叉,这样可进入同侧下肢动脉而不需重做切口。在旁路移植物闭塞的患者,移植物近端常可见一"树桩样"残端(图56.2)。只要栓子相对新鲜,就可使用成角导管通过长鞘、亲水导丝,轻柔地探入残端,将导丝送入移植物或自体血管的闭塞段。一旦导丝能通过闭塞段,就可经灌注导丝交换多孔的溶栓导管,将溶栓药物注入闭塞段(可灌注多个剂量的药物)。多中心临床实验已明确,最初4小

表56.2 常用溶栓药物及其特异性

名称	纤维蛋白特异性	纤维蛋白亲合力
链激酶	低	低
乙酰化纤溶酶原-链激酶激活剂复合物(APSAC)	低	中等
尿激酶	低	低
前尿激酶	高	低
组织型纤溶酶原激活物(TPA)	高	高
替奈普酶(TNK-TPA)	很高	高
瑞替普酶(Reteplase)	高	低
吸血蝙蝠唾液纤溶酶原激活剂(Bat-PA)	很高	低

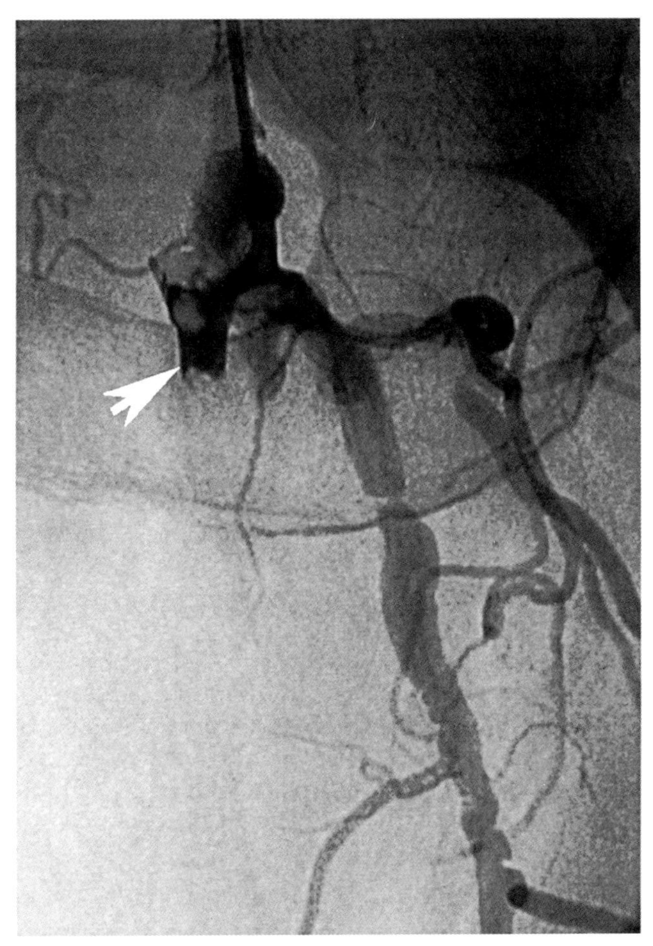

图 56.2　造影显示,旁路移植物血栓形成后"树桩样"表现(箭头)。轻柔地将亲水导丝穿过移植物,然后溶栓成功。

时，以 4000 IU/min 的速度灌注尿激酶,此后降到 2000 IU/min,并维持到血栓完全溶解是安全的。大多数外科医生也会从导管同时注入小剂量的肝素(500 IU/h 或更少)。溶栓期间,应定期监测纤维蛋白原、凝血酶原时间(PT)、部分凝血活酶时间(aPTT),但从未发现纤维蛋白原的降低会增加出血并发症的风险。未向试管中加纤溶抑制物(如抑肽酶)时,可能会有假性的纤维蛋白原降低,这是因为纤维蛋白原可能会在试管中分解。此外,PT 和 aPTT 也会因纤溶产物的存在而受影响,使其数值存在疑问。

完成初步造影和置入溶栓导管之后，术者应判断如何定期重复造影。溶栓应一直维持到血栓完全溶解,最长 48 小时,如果两次动脉造影显示没有进展，则相应缩短溶栓时间。如果血栓完全溶解,应再行下肢动脉造影,发现任何隐匿性病变都应予腔内或手术治疗。

机械性栓子切除术

下肢急性缺血的最新治疗进展是低动力性机械栓子切除导管的出现。这类导管保留了介入溶栓微创的优点,治疗也更加迅速。绝大多数最初是被批准用于治疗血透通路移植物血栓形成,现在被"超适用范围"地用于下肢缺血的治疗。这些装置包括 Angiojet® rheolytic 取栓导管(Possis Medical, Minneapolis, MN)、Hydrolyser® 取栓导管(Cordis, Warren, NJ)和 Oasis® 取栓导管 (Boston Scientific, Boston ,MA)。它们的区别在于液体输送技术不同,Possis 的取栓导管使用了专用液体输送器以获得高流速,后两者用的则是标准造影用注射器。这些装置的缺点是可能会造成远端栓塞，损伤血管壁，并有溶血和液体超负荷的风险。随着使用经验不断积累,相信这些装置在急性下肢缺血治疗中的作用会更加清晰。

术后处理

术后能遇到的许多潜在危险都已提及。许多患者有严重的心肺系统病史,此外有些患者在起病时就有急性心肌梗死发作,同时,下肢的再灌注也会导致一些酸性和负性肌力物质进入系统循环,这些因素的联合作用进一步加重了心肌不稳定性。因此,几乎所有的患者术后都需要重症监护。

坏死肌肉再灌注后也会释放肌红蛋白入血，并在肾脏沉积，引起肾衰竭。大量补液和利尿可减少该并发症,但这也会使原心功能不稳定患者的病情更加复杂化。

肢体的肿胀和水肿可引起间室综合征，建议行低阈值小腿四间室筋膜切开术。

栓塞病例中，应试图找到栓子的源头并在术后加以处理。无动脉粥样硬化的自体动脉栓塞病例，应考虑有无特异性的高凝状态存在。绝大多数外科医生会坚持让患者服用一些抗凝药物,起码是在术后早期。

术后，下列措施有助于使并发症最小化、治疗效果最大化：

- 认真关注心、肺状况；
- 及时纠正酸碱失衡；
- 充分补液,保证足够尿量；
- 低阈值的筋膜切开术。

推荐读物

1. Anonymous. Results of a prospective randomized trial evaluating surgery versus thrombolysis for ischemia of the lower extremity. The STILE Trial. *Ann Surg*. 1994;220:251–266.
2. Blaisdell FW. The pathophysiology of skeletal muscle ischemia reperfusion syndrome: a review. *Cardiovasc Surg*. 2001;10:620–630.
3. Blaisdell FW, Steele M, Allen RE. Management of acute lower extremity arterial ischemia due to embolism and thrombosis. *Surgery*. 1978;84:822–834.
4. Comerota AJ, Weaver FA, Hosking JD, et al. Results of a prospective, randomized trial of surgery versus thrombolysis for occluded lower extremity bypass grafts. *Am J Surg*. 1996;172:105–112.
5. Duran WN, Takenaka H, Hobson RW. Microvascular pathophysiology of skeletal muscle ischemia-reperfusion. *Semin Vasc Surg*. 1998;11:203–214.
6. Edwards JE, Taylor LM, Porter JM. Treatment of failed lower extremity bypass grafts with new autogenous vein bypass grafting. *J Vasc Surg*. 1990;11:136–145.
7. Eliason JL, Wainess RM, Proctor MC, et al. A national and single institutional experience in the contemporary treatment of acute lower extremity ischemia. *Ann Surg*. 2003;238:382–388.
8. Fogarty TJ, Cranley JJ, Krause RJ. A method for extraction of arterial emboli and thrombi. *Surg Gynecol Obstet*. 1963;116:241–244.
9. Garcia R, Saroyan RM, Senkowsky J, et al. Intraoperative intra-arterial urokinase infusion as an adjunct to Fogarty catheter embolectomy in acute arterial occlusion. *Surg Gynecol Obstet*. 1990;171:201–205.
10. May J, Thompson J, Richard K, et al. Isolated limb perfusion with urokinase for acute ischemia. *J Vasc Surg*. 1993;17:408–413.
11. Ouriel K, Veith FJ. Acute lower limb ischemia: determinants of outcome. *Surgery*. 1998:124:336–342.
12. Ouriel K, Veith FJ, Sasahara AA. Thrombolysis or peripheral arterial surgery: phase I results: TOPAS investigators. *J Vasc Surg*. 1996;23:64–73.
13. Ouriel K, Veith FJ, Sasahara AA. A comparison of recombinant urokinase with vascular surgery as initial treatment for acute arterial occlusions of the legs. *N Engl J Med*. 1998;338:1105–1111.
14. Parsons RE, Marin ML, Veith FJ, et al. Fluoroscopically assisted thromboembolectomy: an improved method for treating acute arterial occlusions. *Ann Vasc Surg*. 1996;10:201–210.
15. Pemberton M, Varty K, Nydahl S, et al. The surgical management of acute limb ischemia due to native vessel occlusion. *Eur J Vasc Endovasc Surg*. 1999;17:72–76.
16. Rutherford RB, Baker JD, Ernst C, et al. Recommended standards for reports dealing with lower extremity ischemia. *J Vasc Surg*. 1997;26:517–538.
17. Weaver FA, Comerota AJ, Youngblood M, et al. Surgical revascularization versus thrombolysis for nonembolic lower extremity native artery occlusions: results of a prospective randomized trial. *J Vasc Surg*. 1996;24:513–523.
18. Yeager RA, Moneta GL, Taylor LM, et al. Surgical management of severe acute lower extremity ischemia. *J Vasc Surg*. 1992;15:385–393.

编者评述

G. L. M.

Erzurum博士及其同事就急性下肢缺血的治疗进行了全面的讨论。很显然，在过去20年里，急性下肢缺血这个复杂问题的本身及其治疗都有了明显演变。其主要病因从栓塞变为移植物血栓形成，治疗如今也涵盖开放手术和介入技术。但遗憾的是，不管治疗如何新颖与创新，严重急性缺血患者的预后仍然很差；死亡率和截肢率在过去20年间几乎也没有变化。原因部分是因为急性下肢缺血的病因学不断变化，移植物闭塞的患者通常内科情况都较差，不如单纯栓塞的患者处理来得简单。选择血管重建及其移植物应有时间限制，因为即便是经历适当的、难以避免的耽搁，也会导致缺血肢体的神经、肌肉损伤。基本上来说，严重的急性下肢缺血仍旧是个难题，其预后常是注定的。严重急性下肢缺血患者，在就诊和(或)血管重建过程中只要有一丁点耽搁，结果都可能很差。目前，只有中等程度的急性下肢缺血患者，才能从业已提高的影像水平、外科技术和不断创新的导管技术中获益。

再灌注综合征的治疗仍旧有待于发展。尽管在此领域有无数的实验数据，但没有一个能转化为急性下肢缺血患者临床上的实际成果。再灌注综合征的治疗依旧很局限，即通过增加尿量来对抗尿中的肌红蛋白作用、严密观察酸碱平衡和血钾浓度。

在急性下肢缺血的治疗中，不可以过分强调早期筋膜切开术的作用(可能甚至在重新灌注之前)。不是所有急性下肢缺血的患者都需要行筋膜切开，只有那些近端动脉闭塞，并有明显运动功能丧失的才可能需要。在这些病例中，在血循环重建之前就行筋膜切开是有意义的。筋膜切开一般只需要几分钟，如果证实无需切开，损失也不大；但早期筋膜切开可在再灌注之前提高组织灌注压，这的确是有一定益处的。

总之，急性下肢缺血的治疗在技术层面已提高，但严重缺血患者的预后仍旧很差，仍需要长期研究如何提高再灌注综合征的临床疗效。早期筋膜切开，可使严重急性下肢缺血患者在肌肉坏死前获得足够时间进行血管重建手术。

(高斌 符伟国 译)

第 57 章

移植物血栓

Mohammed M. Moursi

近年来，血管外科领域获得了巨大的变化和进步。但是对于血管外科的重建手术，目前还存在多个实质性障碍和并发症。其中之一就是血管移植物血栓形成，这直接代表患者手术治疗的失败，也是最容易判断的指标。无论是对治疗的患者或是发表的文献，血管手术成败的标准都是移植物血栓形成的发生率。尽管在手术技术、导管导丝、腔内操作和药物治疗等各个方面都存在进展，但是仍有近一半腹股沟韧带下方的血管旁路在术后5年内发生血栓形成。相比之下，主动脉血管旁路血栓形成的发生率明显较低，但是一旦发生可造成严重后果。

血管旁路血栓形成是血管外科医师必须面对的重大挑战之一。为了合理治疗处理该并发症，外科医师必须了解血管旁路血栓形成的机制。另外，因有多种诊断和治疗方法可供选择，因此针对每位患者都应强调治疗的个体差异。

血管旁路血栓形成的发生率取决于多种因素，包括旁路手术的适应证、吻合口的解剖位置、血管旁路材料和口径，以及患者全身的凝血状态等。总体来说，如果血管旁路口径较粗、血流较快，则术后血栓形成的发生率较低。在早期的临床研究中，术后血管旁路血栓形成的发生率为2%~20%，取决于旁路吻合口的位置。晚期血管旁路血栓形成的发生率极少低于10%，在肢体远端血管重建的情况下，血栓形成的发生率可能超过80%。腹股沟以下的人工血管旁路在术后5年内血栓形成的发生率近80%。

病　因

对血管旁路血栓形成进行分类时，应该考虑血栓形成距离旁路手术的时间。随着血管重建术后时间的延长，导致血管旁路血栓形成的主要原因也在发生变化。了解血管旁路血栓形成发生时间与病因基础之间的关系，将有助于诊断和治疗过程，这也是保证获得满意治疗效果的第一步。

发生时间与血管旁路血栓形成的关系可大致划分为：早期（术后1~30天）、中期（术后30天~2年）和晚期（超过2年）。

早期移植失败

这类失败通常是手术操作失误所致，其他的原因包括患者全身血液高凝状态和血管移植物促凝特性等。技术要点包括机械因素，如缝合问题导致血管旁路吻合不佳或吻合口部位产生血管内膜活瓣影响血流。不论是自体大隐静脉或人工血管旁路，都可能在引导牵拉过程中出现扭曲或旋转，从而导致血流受限及血栓形成。原位自体大隐静脉血管旁路实施过程中，可面临一些额外的问题和注意点，如遗漏部分静脉瓣膜或静脉属支。另外，血管旁路手术适应证包括三个主要方面，流入道、血管旁路和流出道，这些因素可影响新建血管旁路中的血流量及血流速度，不合适的病例选择将导致旁路血栓形成的发生。虽然技术操作失误通常是术后早期血管旁路血栓形成的主要原因，但血管移植物材料表面的促凝特性，尤其是管腔内面无血管内皮细胞覆盖的人工血管材料，以及分离自体大隐静脉或破坏静脉瓣膜过程中血管内皮细胞的损伤，对于血管旁路血栓形成的发生也起到了一定作用。如果上述技术失误均可排除，则应考虑患者是否存在血液高凝状态。

中期移植失败

术后2年内血管旁路血栓形成通常是吻合口血管内膜增生所致。目前对于该过程的具体病理生理机制尚不清楚，但是大致包括血管内皮细胞的损伤、血小板的黏附聚集和活化、血管壁中层平滑肌细胞的激活迁移和增殖、动脉管腔中细胞外基质的沉积，最终导致血管腔的狭窄和血管旁路的血栓形成。多数发生在血管旁路的远端吻合口区域，如主动脉-双侧股动脉血管旁路的股动脉吻合口或下肢动脉血管旁路的远端吻合口。由于原位自体大隐静脉旁路术中需要破坏静脉瓣膜并结扎静脉属支，这些操作均可能导致静脉血管内膜的损伤，因此容易发生吻合口血管内膜增生。倒转自体大隐静脉旁路术中，分离静脉以及扩张血管过程中，也可能导致血管内膜的损伤。人工血管旁路吻合口部位血管内膜增生的原因有很多，人工血管材料和自体动脉血管间顺应性不同是其中一个原因。某些旁路血管材料，如脐静脉有导致动脉瘤形成的可能性，并在此基础上形成血栓。由于术中存在阻断损伤的可能，自体动脉在血管旁路的近端和远端也可发生血管内膜的增生。

晚期移植失败

术后超过 2 年血管旁路血栓形成，通常是动脉粥样硬化病变进展所致，可大致分为流入道病变进展、流出道病变进展和血管移植物本身病变三类。主动脉及髂动脉动脉粥样硬化病变的进展，可造成腹股沟以下血管旁路流入道血流减少，最终导致血管旁路血栓形成。同样，流出道动脉粥样硬化病变的进展也可造成血管旁路血流减少并导致血管旁路血栓形成。对于下肢自体静脉旁路，流出道病变导致的血管旁路血栓形成约占 50%。吻合于动脉系统的静脉，可发生“静脉血管动脉化”并发生纤维化或动脉粥样硬化。上述过程的发生发展，与糖尿病、高血压、吸烟、男性患者、高脂血症等危险因素相关。

系统性因素

系统性因素可在术后任何时间导致血管旁路血栓形成，这类病因并不常见，但是应该考虑，包括心肌梗死后心脏输出量的降低、心律失常、瓣膜功能不全等。血管旁路血栓形成可能是心脏事件的唯一表现，因此，对于血管旁路血栓形成的患者，临床医师通常应该检查心肌酶谱。其他系统性因素包括脱水、败血症、真性红细胞增多症等。血管移植物感染最终可导致旁路血栓形成。同样，伤口感染或皮下血肿也可导致旁路血栓形成。在血管旁路血栓形成的鉴别诊断中，应该考虑到存在栓子脱落栓塞血管旁路的可能性。

预 防

对于血管旁路血栓形成最有效的治疗方法是预防或延迟其发生，这包括合适手术病例的选择以及良好的技术判断力，后者又体现在根据流入道、流出道和旁路血管材料构建血管旁路的手术操作过程。另外，血管旁路术后积极的随访可有助于在旁路血管完全血栓形成前及早发现病变。因为患者本身是术后随访计划的重要组成部分，所以应该将血管旁路手术失败的症状和体征详细告知患者本人及其家属，如间歇性跛行症状复发或者血管搏动减弱(原位大隐静脉旁路)。一旦血管旁路手术完成，有多项措施可帮助减少旁路血栓形成的发生率。为了避免新构建的血管旁路中血流量的降低，任何术后血流动力学不稳定都应该避免。一些研究显示，术中及术后立刻使用右旋糖酐 40 可降低旁路血管闭塞的发生率。我们尝试在腹股沟下血管旁路手术前给予试验剂量，并在术后 48 小时内以 15 mL/h 的速度持续给药。血小板抑制剂如阿司匹林和潘生丁的应用，可提高旁路血管的远期通畅率。所有血管疾病患者服用上述药物保护心脏的同时，也为血管旁路的远期通畅性提供了额外的保护。外周血管旁路术后，是否需要应用肝素及华法林行全身抗凝治疗存在大量争议，两种意见均有一定的研究结果支持。作者尝试在跨-膝关节的血管旁路手术之后数小时，即开始全身性肝素抗凝治疗，其后终身服用华法林。

血管旁路的评估

血管旁路血栓形成的评估包括手术适应证的把握，以及血管流入道、流出道和血管移植物的选择。术中血管旁路吻合完毕后，术者应对移植血管仔细评估检查，注意血管搏动情况，这取决于旁路血管与流入道、流出道的吻合情况，以及旁路本身的通畅情况。正常情况下，术毕应可扪及良好的血管搏动，否则应进一步探查明确原因。其他有助于术中评估的措施包括超声多普勒、血管腔内超声、血管造影以及血管内镜检查。上述诊断措施可降低技术失误和术后早期旁路血栓形成的发生率，并提高血管旁路的远期通畅率。术后随访也包括血管旁路的评估。研究证实，发现并及早纠治影响血管旁路远期通畅性的各类问题，效果远好于当旁路血管完全血栓形成后再行治疗。详细的病史询问、踝肱指数及动脉超声多普勒可随访并预计血管旁路失败的可能性。规范的随访检查可识别自体静脉旁路中的血流高速区域，该病变部位可直接行开放手术或介入治疗。

血管旁路血栓形成的影响

了解血管旁路血栓形成的自然病史具有重要的意义，这有赖于血管旁路的手术指征和血管的解剖情况。某些情况下，血管旁路血栓形成可能不会引起严重的临床后果，如应用髂-股动脉血管旁路及股深动脉血管成形术治疗下肢间歇性跛行的患者，如果旁路血管血栓形成，可能不需要对其进行治疗。另一方面，应用膝上人工血管旁路术治疗下肢间歇性跛行的患者，如果旁路血管血栓形成，患者可能会面临患肢缺血坏死的风险。理论上，这是由于血管旁路内的血栓蔓延或旁路术后代偿的侧支血管逐渐消失所引起的。在血管旁路术治疗下肢间歇性跛行的患者中，有 1%~2%的患者因旁路血管血栓形成而截肢。而在血管旁路术治疗下肢重度缺血的患者时，旁路血管血栓形成可导致约 80%的患者面临肢体坏死的风险，这些患者需要再次手术治疗，必要时需考虑截肢。但是也有一部分患者在血管旁路血栓形成后，不需要其他重建血运的手术治疗，而下肢溃疡则自行愈合。

在讨论血管旁路血栓形成的治疗前，有必要了解再次行血运重建手术的影响。首次在手术室中完成血管旁路手术时就应该考虑上述问题，以备发生旁路血管血栓形成的不时之需。但更为重要的是，流出道的质量必须要真实评价。与此有关的因素包括流入道和旁路血管本身的情况。如果旁路血管远端的血管流出道与足背动脉弓并不连续，而旁路手术的目的又是为了治愈并防止进一步的组织坏死，则进一步的血运重建手术的疗效也难以保证。同样，如果旁路血管的质量不佳，则首次手术过程中就应该清楚了解，一旦此旁路血管血栓形成，无进一步的治疗方法可供选择。结合患者预期寿命和患肢情况，制订治疗方案。如果旁路血管血栓形成的患者，由于各种伴发疾病的原因，再次行血运重建的风险很大，则截肢可能是患者最佳的治疗方案。但需注意，患者通常会首先要求对形成血栓的旁路血管进行治疗。

血管旁路血栓形成的诊断

股动脉-胫动脉血管旁路通常构成下肢唯一的供血途径，一旦发生旁路血栓形成，可导致非常明显的临床症状，患者可因下肢急性缺血立即就诊。但是并非所有的血管旁路发生血栓形成后都会出现上述急性缺血的表现。如果患者因下肢间歇性跛行症状行血管旁路手术，旁路血栓形成后，患者可能回复至原先的症状，但程度可较轻或较重。如果患者并非因下肢间歇性跛行或静息痛（缺血性溃疡已经愈合）症状，而是因组织缺血坏死行血管旁路手术，旁路血栓形成后，患者症状可能并不明显。但多数情况下，当血管旁路血栓形成时，患肢将出现缺血症状。如果为主动脉-股动脉血管旁路发生血栓形成，体格检查可发现股动脉搏动消失，如果病变段位于近端主动脉而导致主动脉-股动脉旁路血栓，则双侧股动脉搏动均可消失。如果为原位自体大隐静脉旁路，则原切口下方直接可扪及的旁路血管搏动消失。临床医师应仔细鉴别是否为通过旁路内血栓形成的传导性血管搏动，使用多普勒超声仪可有助于诊断。

一旦怀疑患者血管旁路出现血栓形成，应进行详细的病史询问，包括血管移植物的种类及吻合口部位等信息。必须尽可能获取原始的手术记录，其重要性不容置疑。通过浏览原始的记录，可了解血管吻合口位置以及手术技术考虑等信息，如血管端端吻合或端侧吻合、多节段血管旁路重建、股深动脉情况等。除此之外，还应了解旁路术后可能的进一步治疗措施，以及期间的随访资料，以帮助判断旁路血栓形成的问题所在。术前原始的血管造影资料也有很大的帮助作用，可提供旁路血管流入道和流出道的重要信息。

血管旁路血栓形成的治疗

血管旁路血栓形成的治疗取决于多种因素，包括发生原因、缺血情况、患者对再次手术的耐受程度、移植物的种类位置、最初的手术指征、当前再次手术的指征、旁路血管近远端血管的情况、新的旁路手术的可能性、手术成功率和并发症发生率等。

血管旁路血栓形成的治疗主要可分为两类(两者互有交叉)，包括手术取栓和导管介入溶栓重建血运。实施何种治疗方法取决于许多因素，其中最重要的是患肢状态及缺血情况。对于存在神经系统缺血的患者，及早治疗非常关键，这是积极手术治疗的指征。如果患肢缺血情况并不严重，且暂无组织坏死的风险，则可考虑先行溶栓治疗。术后早期血管旁路血栓形成的原因通常是手术技术失误所致，因此必须通过再次手术的方式进行纠正，而且术后早期(14 天内)是溶栓治疗的禁忌证之一。

手术技术失误导致的术后早期血管旁路血栓形成，需要立即再次手术治疗以纠治技术失误，同时评估是否需要长期抗凝治疗。手术方式包括动脉切开取栓、纠正手术失误以及在病变远端灌注溶栓药物。而术后晚期血管旁路血栓形成，某些情况下可不需要进行治疗，也可选择导管介入溶栓后辨别纠治血管狭窄病变、动脉切开取栓、新建血管旁路或截肢。

主动脉血管旁路一侧单支血栓形成

当主动脉-股动脉血管旁路术后一侧单支血栓形成时，部分患者会表现为急性下肢缺血坏死的症状，而多数情况下患者表现为严重的下肢间歇性跛行或静息痛症状。患者原本存在的股动脉搏动消失，因此根据患者病史及体格检查并不难作出诊断。如果主动脉-股动脉旁路术后一侧单支血栓形成，不需要诊断性检查措施，除非存在其他确定的因素，技术失误是最可能的原因，包括旁路位置不合适导致血管扭曲打折、血管吻合口位置不佳导致远端流出道不畅等。建议行急诊手术取栓并纠正导致血管旁路血栓形成的病因学原因。对于主动脉-股动脉血管旁路术后晚期一侧单支血栓形成，则需要行包括血管造影在内的诊断性检查措施。鉴别诊断时应考虑排除血管移植物感染的可能性，在少数情况下，移植物感染可表现为旁路血管血栓形成。CT检查可显示是否存在近端吻合口动脉瘤病变，血管造影则可清楚显示血管旁路近远端吻合口情况，尤其需要注意股总动脉及股深动脉等远端流出道情况。少数情况下，有必要行主动脉弓部血管造影，通过代偿的侧支血管以显示腹股沟区重建血管的情况。对侧通畅的主动脉-股动脉血管旁路的情况非常重要，可能被用做股-股血管旁路。

通过上述诊断性检查措施获取的信息可帮助决定所需要的治疗方案，如果主动脉-股动脉血管旁路主体和两侧单支均闭塞，或近端吻合口假性动脉瘤是导致血管旁路血栓形成的原因，则应选择经腹途径显露血管旁路的近端并重建血运。如果怀疑感染，则应按照移植物感染进行治疗。

如果仅为一侧单支血栓形成，无证据显示主动脉-股动脉血管旁路近端存在病变，首先选择同侧腹股沟途径进行治疗。对于该类患者，患肢缺血程度的评估很重要。如果患者仅表现为非致残的间歇性跛行症状，则可不行手术治疗。如果患者表现为静息痛症状，则应在数日到数周内进行手术治疗。如果缺血症状有导致患肢坏死的可能，则应进行急诊手术治疗。

对主动脉-股动脉血管旁路术后一侧单支血栓形成行手术治疗之前，应对患者的一般情况以及对手术的耐受能力进行仔细的评估，结合患者的预期寿命和患肢的情况，制订治疗方案。对于急性缺血的患者，应给予肝素系统性抗凝治疗(100 U/kg)，如果条件允许，在血管造影室或手术室行动脉造影检查(图57.1)。每例主动脉-股动脉血管旁路术后一侧单支血栓形成的患者都有其独特性，因此治疗应有个体差异。手术医师应在术前尽可能了解有关信息，重点包括血管旁路近端吻合口的类型（端端吻合或端侧吻合）、血管旁路对侧单支的情况、旁路闭塞段远端流出道的情况。另外，还需要注意患者双侧上肢的血压，必要时可选择行腋动脉-股动脉血管旁路术。

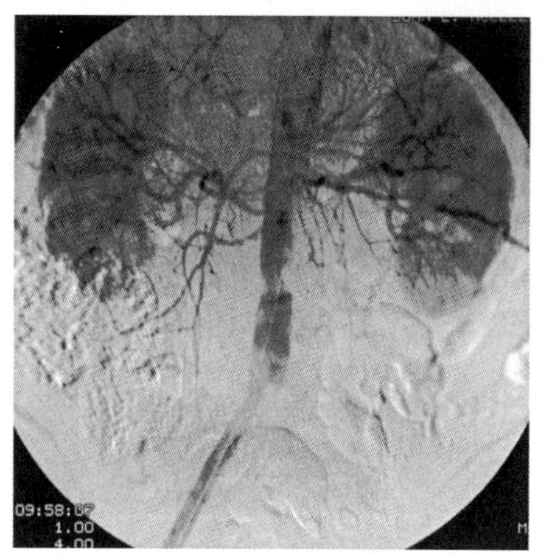

图57.1 主动脉-股动脉人工血管旁路术后左侧单支闭塞。注意患者近端吻合口的近心端自体主动脉的狭窄病变。

手术过程

手术前应进行交叉配血试验。手术应在全身麻醉、半身麻醉或局部麻醉下进行。根据患者凝血状态、伴发疾病及一般情况等因素，决定选择何种麻醉方式。患者应广泛消毒，铺巾范围包括腹部、对侧腹股沟、一侧腋动脉以及患侧下肢。选用的抗生素应覆盖革兰阳性菌群。血液回收机和可用于血管造影的手术台在术中有较大的用处。由于取栓术中存在大出血的可能性，应建立动脉通路以进行有创血压检测。

以往的手术切口通常是直接显露主动脉和股动脉，用塑料带环绕两圈，并在股动脉通过腹股沟韧带下方处放置小星耳钳以备阻断。但是由于以往手术瘢痕的存在，股总动脉的控制通常存在困难，但是仍可尝试并偶有成功的病例。如果在远端吻合口部位存在较大的假性动脉瘤，则应通过腹股沟韧带上方行小切口，经腹膜后途径以控制吻合口的近端部分。手术中需要特别注意血管旁路的远端流出道情况，如果患者股浅动脉通畅，则在原吻合口远端进行阻断，并注意控制股深动脉，以便术中探查股动脉并寻找无病变血管段。分离股深动脉过程中，通常在股深动脉表面会遇到一根横行走向的较粗静脉。自人工血管至自体动脉范围，分离显露远端吻合口，该过程中需要注意分离的层次不宜过深，以免损伤动脉血管。如果股深动脉因手术瘢痕的原因难以分离显露（尤其在股深动脉的开口部位），考虑到损伤此重要流出道的危害，故不应强求。

一旦血管获得控制，且动脉内推注肝素进行抗凝后，可切开血管，而笔者倾向于选择纵切口。行横切口切开时，可一期直接完成缝合；而行纵切口切开时，通常需要加行补片血管成形术以完成缝合，但是切口可延长至远端流出道血管，并可加行股深动脉成形术。此时，如果股浅动脉和(或)股深动脉未能完全阻断，可向近心端插入连有阀门的3F球囊阻断导管控制出血。在血管腔外阻断的情况下，通常股深动脉近端有一分支，还需要血管腔内阻断进行控制。流出道通畅时，通过观察股浅动脉和(或)股深动脉的反血情况，进行必要的评估。4F球囊取栓导管可用来取出人工血管移植物内的血栓(图57.2)。由于脐通常是人工血管移植物在体外的投影位置，因此可通过在体外测量腹股沟至脐的距离进行估计，并在术中探查分离人工血管远端时加倍注意。开始插入取栓导管时，首先插入一半距离以避免取栓过程中，血栓碎屑脱落进入对侧肢体。

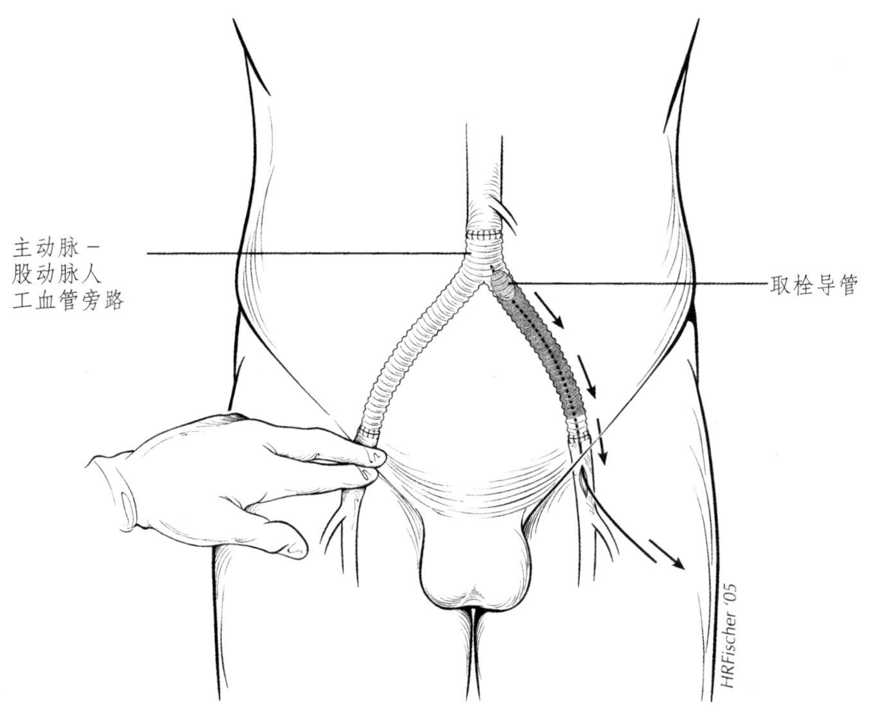

图 57.2　主动脉－股动脉人工血管旁路术后血栓形成闭塞,行左侧单支取栓术。注意送入取栓导管过程中,用手指临时性阻断血管旁路的右侧单支,以避免对侧肢体动脉栓塞的发生。

每次取栓操作过程中,都应用手触摸对侧腹股沟部，估计股动脉搏动情况，以降低对侧肢体栓塞的可能性，同时只有当手术医师能确认取栓导管在人工血管内方能进行操作。然后使用 5F 取栓导管，每个导管回撤之前要进行评估。血液回收机和血管阻断带在术中很有用处。如果取栓后直视下观察发现血流并不满意,根据血管直径可选择是否采用 6F 取栓导管进行尝试。

有时应用 Fogarty 球囊取栓导管数次取栓后，可发现再无血栓取出但仍无血流存在,在这种情况下,考虑为慢性血栓机化后与人工血管内壁粘连,或者血栓构成单向活瓣阻碍血流。当遇到这种情况时，可尝试选用环状血管内膜剥脱器（loop endarterectomy stripper）或陈旧性取栓导管以重新打通人工血管。如果上述尝试失败,则考虑建立解剖外血管旁路,如股－股人工血管旁路术或腋－股旁路术,前者是首选。也可考虑通过腹膜外途径,解剖显露闭塞段以上通畅的人工血管单支,行人工血管单支－股动脉旁路;或者行腹主动脉/人工血管主体－单侧股动脉旁路。

一旦流入道血供获得保证,可将治疗重点转至血管流出道。主动脉血管旁路闭塞的最常见原因是作为流出道的股总动脉或股深动脉闭塞。如果旁路术后短时间内就发生血栓形成闭塞,应考虑人工血管单支扭曲或受压的可能。切开人工血管旁路的远端吻合口并延伸至股深动脉开口后,施行股动脉内膜切除术去除硬化斑块或增生内膜,应用补片血管成形术完成人工血管和股深动脉切口的缝合，笔者更倾向于采用猪心包材料。如果发现存在假性动脉瘤,应行切除重建手术，常间置短段的人工血管。其他重建股深动脉的方法包括在主动脉－股动脉旁路和股深动脉间置一短段人工血管，或者将股深动脉再植于通畅的股浅动脉上。少数情况下,因血管条件不佳,需要进一步行远端血管旁路以改善流出道情况。对于多次主动脉－股动脉旁路术后闭塞的患者,可考虑行腋动脉－股动脉旁路或胸主动脉－股动脉旁路(图 57.3)。

手术疗效应充分评估，检查腹股沟部动脉血管和足背动脉的搏动。如果到足部的血流连续而无中断，血管搏动可在体格检查触诊时扪及或通过多普勒超声检查仪显示血流信号。即使经上述检查评估，笔者还是倾向经同侧或对侧股动脉完成血管造影,尤其可用来判断人工血管单支近端部分的血流情况。如果患者需要行急诊手术，并已通过对侧股动脉行血管造影获得诊断,造影后鞘可不拔除,在术后造影证实血管腔内无充盈缺损后,方缝合血管切口。血管腔内充盈缺损通常位于人工血管单支内，这种情况下可切开人工血管进行取栓或腔内介入

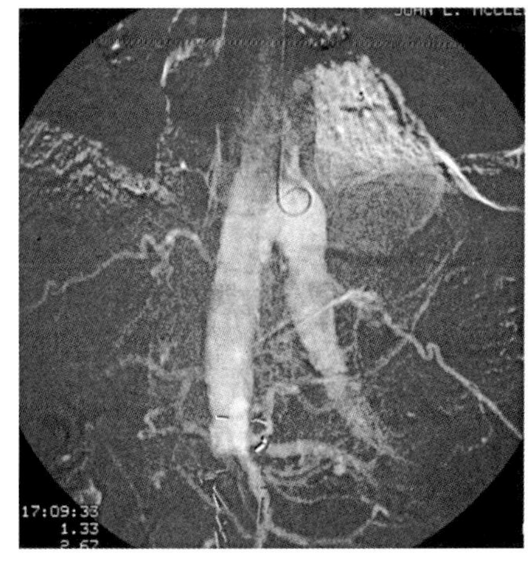

图 57.3　主动脉－股动脉人工血管旁路术后血栓形成闭塞，多次尝试人工血管内取栓及重建血管旁路的手术。患者应用分叉型人工血管行胸主动脉－股动脉人工血管旁路术,近端吻合口位于胸降主动脉,远端吻合口位于股动脉。血管造影显示了近端胸主动脉吻合口。

治疗。如果狭窄病变位于原吻合口近端的主动脉段，也可考虑施行球囊血管成形术或支架放置等治疗。

治疗结果

上述治疗过程的手术死亡率较低，如果取栓手术成功进行，远端吻合口部位短段病变同时得到治疗并且完成股深动脉成形术，血管移植物的远期通畅较高。

血管腔内治疗

主动脉-股动脉人工血管旁路术后一侧单支血栓形成，也可选择介入溶栓治疗来代替取栓手术，部分患者疗效满意。但溶栓治疗起效需要时间，因此不能用于急性下肢缺血的患者。除此以外，一旦溶栓起效后，潜在的病理解剖学因素必须得到纠正，如远端吻合口、内膜增生或股深动脉流出道动脉粥样硬化病变的进展，必要时还需要进行手术治疗。诸如血栓切吸装置等技术进展可能对于主动脉-股动脉旁路术后血栓形成有一定的治疗效果。

下肢动脉旁路血栓形成的治疗(早期)

手术后短时间内发生血管旁路血栓形成，则需要重返手术室进行治疗。所有全身系统性因素都应考虑，尤其是对于旁路术前预期手术效果较好而不需要进一步治疗的患者(见前文)，如血流动力学不稳定，特别是必须排除心肌梗死的发生。应用肝素(100 U/kg)以及作用范围覆盖革兰阳性菌的抗生素。术中需要合适的透视设备及血管造影床。患者术中消毒的范围从脐部至双足。首先探查远端吻合口，控制近远端人工血管及自体血管后，纵形打开旁路血管的远端吻合口。多数情况下，手术医师会发现吻合口部位有新鲜血栓存在，应予取出。如果不能看清远端吻合口内部的全貌，可将人工血管切口延伸至自体血管，该步骤需要充分显露远心端自体动脉血管。通过远端反血情况进行评估，如果远端无反血，可用2F或3F取栓导管进行取栓。如果取栓未能成功，可尝试在病变血管段插管溶栓进行治疗，该过程包括患肢应用驱血带完全阻断动脉和静脉，在动脉血管内直接灌注溶栓药物，并由静脉血管流出。一旦远端流出道通畅，应检查旁路血管的吻合口并纠正任何可能存在的技术失误。血小板聚集形成的“白血栓”提示存在技术失误，如血管内膜瓣。如果技术失误得到确认，可应用球囊取栓导管去除人工血管内的血栓(图57.4)。但是如果远端吻合口无法确认存在技术失误，术者的注意点应转移至近端吻合口。纵行切开近端吻合口，如果技术失误存在，则予以纠正。流入道血供改善后，球囊取栓导管可送至远端吻合口，某些情况下分离血管旁路并通过用手挤压人工血管隧道的方式，也有助于取出血栓。如果未发现解剖方面的技术失误，需要考虑是否存在其他问题，如人工血管扭曲或由于不合适的皮下隧道导致人工血管旁路受压。通过分离松解血管旁路、解除扭曲及重新吻合血管，可以纠正，该过程中如果切开人工血管旁路，则应采用补片血管成形术进行缝合，作者更倾向于采用猪心包材料。手术结束前应实施详细的血管造影检查，以排除其他问题。如果在原旁路血管吻合口远端存在血管狭窄，同时无其他原因可解释血管旁路血栓形成的发生，那么则应再次实施血管旁路手术跨过狭窄病变的血管段。如果未发现技术失误的存在，血液高凝状态则需要排除。可应用低分子右旋糖酐40 (Dextran 40)，以及肝素和华法林进行治疗。

下肢动脉旁路血栓形成的治疗(晚期)

对于术后较长时间发生血管旁路血栓形成的患者，存在多种治疗方法。最佳的选择是应用自体大隐静脉重新行血管旁路重建血供。术前评估包括患肢的缺血程度、血管旁路的类型(自体血管或人工血管)、血栓形成的时间等。对于存在患肢缺血坏死风险或感觉运动障碍的患者，有尽快行急诊手术重建下肢血供的需要。对于缺血程度较轻的患者，可尝试先行溶栓治疗。

血管旁路血栓形成时间超过2周

该类患者应行血管造影检查并接受手术治疗，术前血管造影有助于充分评估流出道和流入道，同时描记自体静脉以识别是否存在合适的自体静脉血管。

对于股动脉-腘动脉(膝上)人工血管旁路术后血栓形成的患者，如果原旁路血管的流入道和流出道均良好，选择自体大隐静脉旁路重建血运是最佳选择。如果可能的情况下，新建的旁路血管应吻合于原血管旁路上，但前提是拟行吻合的部位无瘢痕和(或)动脉粥样硬化病变，从而易于行血管吻合，对旁路血管长度的要求也较低。远端旁路血管吻合口具体位置的选择还取决于血管造影的结果，并依赖于可获取的自体大隐静脉的血管长度。如果需要行股动脉-腘动脉(膝下)旁路，尽可能使用自体静脉血管。当没有另外重建新的血管旁路的条件时，应对原有血管旁路存在的问题进行修正。

手术中从脐部至足趾对双侧下肢进行彻底消毒，并需要使用X线透视仪器和血管造影床。术中首先显露旁路远端吻合口，控制吻合口近远端的自体血管。如果探查区域组织瘢痕明显，在控制旁路血管后，可通过球囊阻断导管达到控制自体血管的目的。在血管旁路的根部纵行切开，通常切口可延长至作为流出道的自体血管。选择纵切口的原因，是因为血管旁路血栓形成的最常见原因是远端吻合口部位流出道受阻，而纵切口易于纠正上述问题。如果反血良好，则可证实远端流出道血管的通畅性。应用 3F 取栓导管逆行送入旁路血管内，直至近端吻合口。如果血管旁路为翻转的自体大隐静脉，由于静脉瓣膜的存在，逆行送入取栓导管可能存在困难。在这种情况下，应通过腹股沟切口显露近段血管，将取栓导管顺行送入血管旁路内。如果为新月形的陈旧性血栓自血管旁路远端开始闭塞，取栓术后通常可取得相当满意的疗效。一旦血管旁路内的血栓清除干净后，开放血管吻合口，通过流出的血流量进行评估，此外，还需要进一步检查血管吻合口的情况，以排除可能存在的血管闭塞性病变。如果发现血管内膜增生等情况，则应行补片血管成形术。如果发现动脉粥样硬化病变阻碍远端流出道血流，可在局部病变部位实施动脉内膜切除术。如果仍未获得良好的血流，则应检查近段吻合口的情况。如果近段吻合口和远端吻合口均未发现问题，作为血管旁路材料的自体静脉血管可能在其中段存在狭窄病变，从而需要行补片血管成形术、血管旁路间置或者球囊血管成形术。任何切开血管旁路或者吻合口的操作，都应应用补片血管成形术进行缝合，笔者更倾向于采用猪心包材料(图 57.5)。

少数情况下，在血管旁路远端吻合口以远存在流出道狭窄病变，需要在原血管旁路和流出道狭窄病变远端间置一新血管旁路以恢复血运。短段小隐静脉或上肢静脉等自体静脉可用作血管旁路的材料。术毕行血管造影，如果术中显露了血管旁路的近段吻合口，可通过股总动脉完成血管造影；如果术中只显露了血管旁路的远端吻合口，可通过同侧或对侧腹股沟经皮穿刺股动脉完成血管造影。血管造影过程中应评估血管旁路吻合口情况，以及病变段的长度。术中超声多普勒检查仪也很有用处，可作为血管造影检查的有益补充，帮助确定旁路血管的吻合口位置。

血管旁路血栓形成时间少于 2 周

通常情况下，近期发生旁路血管

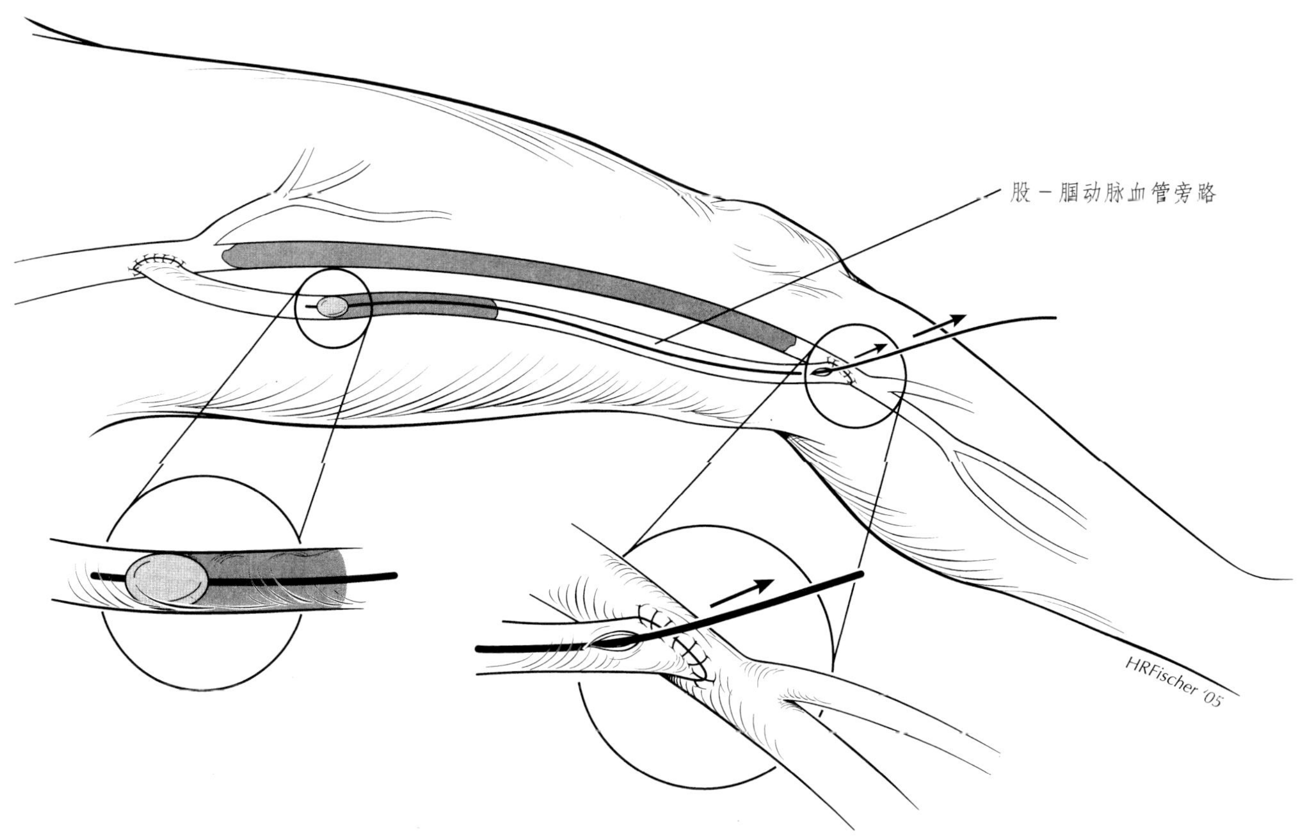

图 57.4　股－腘动脉血管旁路术后导管取栓。靠近远端吻合口切开，应用取栓导管取栓。

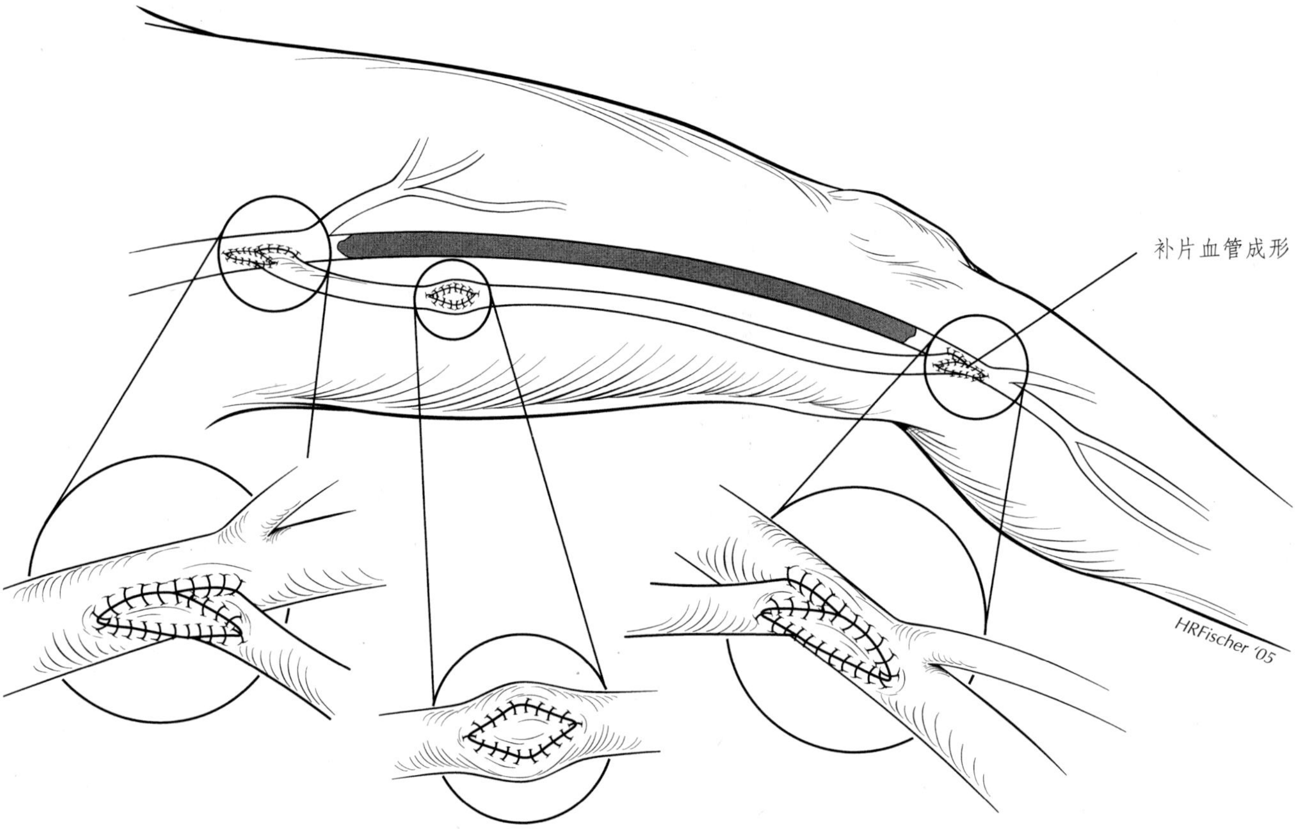

图 57.5 股–腘动脉血管旁路术后血栓形成闭塞,尝试溶栓及机械碎栓治疗未能成功,行补片血管成形术。图中显示了三个常见的需要行补片血管成形的狭窄病变部位。

血栓形成的患者,如果无患肢神经系统的改变,可先行血管造影和药物溶栓治疗。由于手术取栓的便捷性,某些外科医师不主张在任何人工血管旁路中行溶栓治疗。笔者主张先行溶栓治疗,因为如果溶栓治疗起效,潜在的病变部位将清楚显示并可获得直接的手术治疗。另外,合适的病例还可选择球囊血管成形术进行治疗。延伸至旁路血管以远的血栓也可进行溶栓治疗。血管入路可选择同侧或对侧腹股沟区的股动脉,而对侧腹股沟区较佳。术中辨认血管旁路的起始部位,并应用导丝通过旁路血管的全长,继而可导入溶栓导管进行溶栓治疗,这对于预测治疗效果具有重要意义。如果导丝可完全通过血栓部位,则血栓溶解的可能性较大。灌注溶栓药物的溶栓导管应插入血栓中从而获得最大的接触面积,同时溶栓导管应无端孔或侧孔暴露在通畅的血管腔内(图 57.6)。笔者在临床工作中应用组织纤溶酶原激活物(TPA)行溶栓治疗,取得了较好的治疗效果,且出血并发症并无明显增加。患者起始剂量为 1 mg/h,并持续注入。肝素的应用目的为保持部分凝血活酶时间在 60~70 秒。患者术后在重症监护室检测生命体征等指标,实验室检查包括全血细胞计数(CBC)、血小板计数、凝血酶时间(PT)、PTT、纤维蛋白原、肌酸磷酸激酶等。如果纤维蛋白原指标低于 150,则将 TPA 使用剂量减半;如果纤维蛋白原指标低于 100,则应暂停使用 TPA。治疗过程中密切观察患肢的血运及神经系统变化,以及下肢的缺血再灌注损伤。至少每 24 小时通过血管造影观察患肢的溶栓效果。通常情况下,溶栓治疗不应该超过 48 小时。一旦溶栓治疗完毕,应寻找旁路血管血栓形成的原

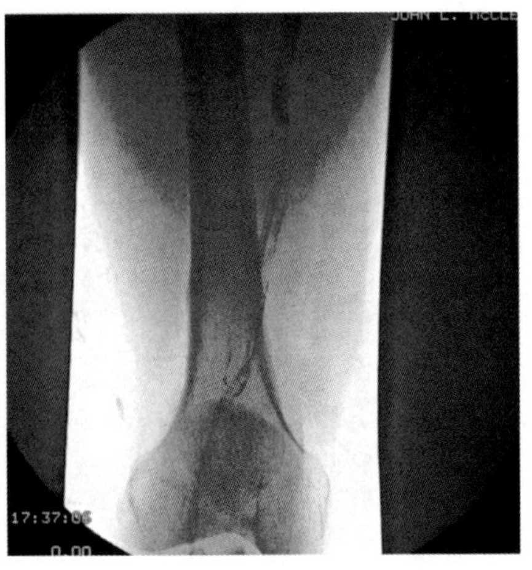

图 57.6 造影显示股–腘动脉(膝上)人工血管旁路术后血栓形成闭塞,血管旁路内充满血栓,溶栓导管已插入人工血管内。

因。如前文所提，通常在旁路血管远端吻合口部位可发现血管狭窄病变（图 57.7）。作者倾向于通过补片血管成形术或远端新建血管旁路等开放手术进行治疗。除远端吻合口狭窄外，其他导致血栓形成的病变包括旁路血管内狭窄、远端流出道动脉粥样硬化病变进展等，均可通过前述开放手术的方式进行治疗。

根据患者伴发疾病情况和血管狭窄病变的位置，也可考虑进行球囊血管成形术进行治疗，中长期疗效满意。但笔者仍较倾向于开放手术。一旦血管病变得到纠正后，应让患者进行长期抗凝治疗并密切随访旁路血管的通畅情况。

必须强调的是上文提到以起病是否满 2 周时间来判断行溶栓治疗或手术取栓，但这仅具有指导意义。每例血管旁路血栓形成患者的治疗，都应具有个体差异。

不管选择何种治疗方式，血管旁路血栓形成后再通的 1 年通畅率只有 50%，因此强调血管旁路患者术后密切随访，以早期发现病变，并在旁路血栓形成前早期进行治疗。

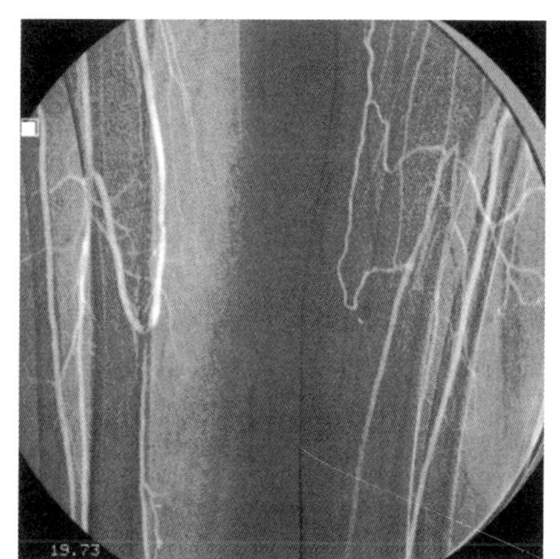

图 57.7 股动脉-胫后动脉自体大隐静脉旁路术后（翻转式）血栓形成闭塞，造影显示溶栓 48 小时的治疗效果，血管旁路内未见血栓，远端吻合口可见狭窄性病变。通过开放手术及补片血管成形进行治疗。

推荐读物

1. Nehler MR, Mueller RJ, McLafferty RB, et al. Outcome of catheter-directed thrombolysis for lower extremity arterial bypass occlusion. *J Vasc Surg*. 2003;37(1):72–78.
2. Alexander JQ, Katz SG. The efficacy of percutaneous transluminal angioplasty in the treatment of infrainguinal vein bypass graft stenosis. *Arch Surg*. 2003;138(5):510–513.
3. Ameli FM, Provan JL, Williamson C, et al. Etiology and management of aorto-femoral bypass graft failure. *J Cardiovasc Surg*. 1987; 28(6):695–700.
4. Ouriel K, Shortell CK, Green RM, et al. Differential mechanisms of failure of autogenous and non-autogenous bypass conduits: an assessment following successful graft thrombolysis. *Cardiovasc Surg*. 1995;3(5): 469–473.
5. Davies MG, Hagen PO. Pathophysiology of vein graft failure: a review. *Eur J Vasc Endovasc Surg*. 1995;9:7–18.
6. Conrad MF, Shepard AD, Rubinfeld IS, et al. Long-term results of catheter-directed thrombolysis to treat infrainguinal bypass graft occlusion: the urokinase era. *J Vasc Surg*. 2003; 37(5):1009–1016.
7. Greenburg RK, Ouriel K. A multi-model approach to the management of bypass graft failure. *Vasc Med*. 1998;3:215–220.

编者评述

G. L. M.

Moursi 博士撰写的这一章节描述了血管旁路血栓形成的治疗，包括自体静脉和人工血管旁路。对其观点，编者基本同意，但在某些地方，值得进一步强调和讨论。

对于患者个体而言，血管旁路血栓形成无法完全预测。总体上，治疗尚通畅的血管旁路的疗效远好于治疗已发生血栓形成闭塞的旁路血管。因此，非常强调血管外科手术后对患者旁路血管的随访。

近年来，许多医学中心对于血管旁路血栓形成的患者，几乎主张全部行溶栓治疗，这存在问题。部分发生血栓形成的血管旁路对于溶栓治疗的反应良好，但是对于小口径自体静脉血管、流出道不佳的血管旁路或者非常长段的自体静脉旁路，溶栓治疗效果并不满意，应改用其他的治疗方法。

诸如主动脉-股动脉旁路等大流量人工血管旁路，发生血栓形成后，行动脉切开取栓并手术纠正局部解剖学病变，具有良好的疗效。通畅的股深动脉为主动脉-股动脉或腋动脉-股动脉旁路提供了良好的流出道。但在股深动脉通畅度不佳和股浅动脉闭塞的情况下，行主动脉-股动脉旁路或腋动脉-股动脉旁路取栓治疗的同时，应新建远端血管旁路。

抗凝治疗在预防血管旁路血栓形成中的作用存在争议。作者的临床治疗工作中，对于腹股沟下自体静脉血管旁路和腋动脉-股动脉旁路的患者，应用华法林治疗反而增加了血管旁路血栓形成的风险。虽然理论上不可能发生华法林导致血栓形成的可能，但是华法林治疗仍可能导致一种两难的临床情况出现，即血管旁路血栓形成的风险增加，而华法林无效或并非十分有效。

注意到血管旁路血栓形成通常是由于某一确定的原因，这一点十分重要。找到并纠正存在的血管旁路流入道及流出道问题，对于保证血管旁路的二期通畅率非常重要。如果存在的问题不能纠正，则应放弃原有的血管旁路并新建血运。在笔者的临床工作中，除主动脉-股动脉血管旁路的一侧单支血栓形成外，其他多数人工血管旁路血栓形成后，都需要重建新的旁路血管进行替代。另外，考虑到自体静脉旁路血栓形成闭塞后，远期的二次通畅率较低，因此，多数情况下，如果患者一般情况尚可，能耐受手术，且自体静脉条件可满足旁路手术，建议手术移除原血管旁路再行重建。

用于治疗动脉粥样硬化闭塞及其并发症的血管旁路，随访足够长的时间，几乎所有旁路血管均会发生闭塞。对于血管旁路血栓形成的系统治疗，阅读 Moursi 博士的这一章节是一个不错的开端。

（唐骁 符伟国 译）

第 58 章

腹股沟下动脉旁路并发症的处理

Llloyd M. Taylor, Jr., Gregory J. Landry, Gregory L. Moneta

本章节主要讲述了在股总动脉及其远端使用人工血管移植物后并发症的治疗，其中提到的人工血管移植物主要包括聚四氟乙烯(PTFE)和聚酯(Dacron)，并非特指生物源性的血管移植物，如戊二醛处理的人类脐静脉和冷藏保存的人类同种血管，虽然上述材料与人工聚合材料具有部分的相似性。

特殊并发症（及其治疗）包括闭塞、感染、动脉瘤形成和移植物旁血清肿形成。在考虑上述并发症前，首先应注意其预防措施。

预防血管移植物并发症

手术适应证

不行手术就不会发生并发症，在笔者的临床实践中，相当一部分患者因间歇性跛行而行血管旁路手术治疗，但在术后出现移植物相关的并发症。对于幸运的患者而言，血管移植物闭塞的结果是回到初始状态并出现症状。但不幸的情况下，腹股沟下血管旁路血栓形成导致的肢体缺血将比术前更加严重。对于此类患者或发生血管移植物感染的患者，手术前肢体坏死的风险很小，而手术后反而因并发症导致肢体坏死的可能，此时患者(包括其手术医师）很自然会希望原手术并未进行。

对于间歇性跛行的患者，避免其进展至威胁肢体的严重缺血的最佳方法是不要在间歇性跛行期进行手术，尤其是应用人工血管行旁路手术。对于治疗间歇性跛行的腹股沟下血管旁路手术，都应非常仔细地评估，同时在术前详细告知患者，手术有可能导致患肢存在缺血坏死的风险，且可能性高于疾病本身。

人工血管与自体静脉的比较

预防旁路术后血管移植物并发症的最有效办法是采用自体静脉血管。完整的高质量的自体大隐静脉是旁路手术的最佳选择，而高质量的小隐静脉、上肢静脉和下肢深静脉也是合适的旁路血管材料。即使多段静脉血管相互吻合以达到所需的旁路血管长度，其疗效仍优于人工血管材料。技术方面有两个关键点，可提高血管旁路术中自体静脉的使用率。第一个是应用多普勒超声检查仪来选择最佳的静脉血管，第二个是应用多个手术小组来完成复杂的血管旁路手术。一般情况下，主刀医师及其助手（通常是主治医师和住院医师)可在 3~4 小时内应用同侧自体大隐静脉完成胫动脉血管旁路手术。当再次手术时，需要从双侧手臂分别获取三段自体静脉血管以达到足够的长度，手术时间可能为原来的两倍或者更多，而伴有多种伴发疾病的老年患者常难以耐受。这一难题主要是人工移植物的来源。两个以上的手术小组同时工作可有效缩短手术时间，从而在与初次手术相同时间内完成复杂的再次手术。使用自体静脉血管的优势明显，因此无足够外科医师配备的医疗中心需要认真考虑，是否将一些复杂的再手术患者转至能完成手术的医疗中心。

技术成功的证实

在缝合手术切口并送离手术室前，通过客观检查手段证实流入道、血管旁路、近远端吻合口和流出道情况良好。在最低限度下，暂时性阻断血管旁路前后，超声多普勒检查踝部血流信号应有差异。术毕血管造影较为麻烦，但该检查可提供较详细的解剖学信息。如有异常应在手术完全结束前进一步检查并纠正。

药物治疗

动脉粥样硬化的患者应行抗血小板药物治疗，如阿司匹林或氯吡格雷，且在围手术期也应继续使用。笔者还主张在围手术期应用肝素抗凝，并在血液高凝的患者术后使用华法林抗凝。血液高凝患者中，最常见的是心磷脂抗体阳性，约占血管旁路术后再手术患者中的三分之一。围手术期应用肝素治疗可导致术后伤口血肿发生率的增加，虽然需外科手术切开引流进行治疗，但对于提高旁路血管通畅率而言是值得的。

感染的预防

不管按照何种标准判断，腹股沟下血管旁路术后移植物感染都是严重的外科事件。治疗通常包括多次额外手术和密切住院治疗，大多数情况下都会导致患者截肢。为预防该并发症的发生，首先应避免使用人工血管材料，在必须使用的情况下，预防性应用合适的抗菌药物，并在旁路术前清除术侧患肢的感染病灶，绝对必要的情况下方同期行人工血管旁路手术。对于围手术期需要行抗凝治疗的腹股沟下动脉旁路患者，术后伤口血肿的发生率较平常更高。笔者认为对于人工血管旁路术后伤口血肿的患者，都需要行手术去除。血肿引流可导致伤口延迟愈合，并诱发移植物感染。

腹股沟下动脉旁路闭塞的治疗

术后血管旁路急性闭塞

在本章节中，术后血管旁路急性闭塞指患者术后且在出院前发生的并发症。在这段时间内，血管闭塞通常可迅速发现并获得治疗。可预计的是血管旁路的通畅性将可能得到恢复，并且远期通畅率也较为满意。但如果患者已经出院再发生上述问题，情况将显然不同。

最初治疗

术后血管旁路急性闭塞将导致踝肱指数(ABI)回复至原先术前水平甚至更低，术前下肢缺血症状将重新出现。如果血管旁路手术的适应证是下肢间歇性跛行，对于活动受限的卧床住院患者，也可能不出现症状。旁路术后短时间内任何ABI的降低都应详细讨论原因。对于部分患者，血管造影有助于发现血管旁路闭塞，或虽然血管旁路通畅，但存在其他问题，如近端旁路吻合口狭窄、移植物狭窄、旁路流出道闭塞等。一旦获得诊断，除非患者存在某些特殊原因，如心梗、肺炎或其他较紧急的情况从而不能耐受再次手术，或存在胃肠道出血而不能行抗凝治疗，术后血管旁路急性闭塞最合适的治疗包括，全身肝素化并立即送至手术室准备手术。如果再次手术不能马上进行，原旁路血管再通的可能性基本上不存在。因此，在手术方面任何的延迟都应有充分的理由。

手术方案

除患肢外，手术范围还包括自体静脉取材的部位，以获得足够长的血管替代或延长原血管旁路。患者安置于可对包括腹主动脉分叉到足趾动脉的整个下肢动脉都可进行透视检查的手术台上。全身肝素抗凝直至引起血管旁路闭塞的原因被找到并纠正。通过检测激活凝血时间(ACT)可帮助监测术中肝素剂量。

首先打开近端和远端吻合口表面的手术切口，判断血管旁路闭塞的原因。如在流入道(血管旁路近端)扪及正常血管搏动，则流入道闭塞可排除。开放旁路远端吻合口，有血液喷出则可排除旁路远端闭塞性病变。局部血管腔内附壁血栓通常存在原因，病变多位于该部位。

围手术期行人工血管内取栓是直接的治疗方法。术中动脉造影可显示闭塞血管段的位置，术前忽视的血管旁路近端或远端闭塞性病变必须得到纠正，也可选择延长血管旁路跨过病变段。吻合技术不佳的血管吻合口也是人工血管闭塞的原因，在初次手术中就应该通过各项检查措施提前发现，从而保证手术的技术成功率。一旦血管旁路血栓形成的原因被发现并得到纠正，笔者还是倾向于重建新的血管旁路。人工血管内取栓永远不能达到令人满意的程度，且血管旁路内壁已被血栓所改变。

不考虑血管旁路闭塞原因和治疗方法，旁路血管急性血栓形成治疗术毕都应进行血管造影检查。一旦最终证实血管重建效果满意，笔者倾向于在术后一段时间内继续予肝素抗凝治疗，预防早期再发血栓形成。

再发血栓形成

进行上述治疗后，人工血管旁路再发血栓形成闭塞，此时即使再行手术取栓，旁路血管也不会保持通畅。如果有不同的手术方式可供选择（不同的吻合部位、新的旁路血管），可考虑再次手术，同时也要注意患者的一般情况可否耐受手术。如果患者一般情况欠佳，再次手术价值不大。

晚期腹股沟下动脉旁路闭塞的治疗

对于患者出院后发生的血管旁路闭塞的治疗，主要包括以下四类：

- 保守治疗；
- 经皮穿刺血管腔内介入治疗[溶栓治疗后通过球囊血管成形和(或)支架植入治疗血管狭窄病变]；
- 血管旁路手术取栓并治疗血管狭窄病变；

• 再次手术重建新的血管旁路。

决定手术方案的因素包括：

• 血管旁路血栓形成术后患肢缺血的严重程度；

• 患者对于血管旁路通畅度的依赖性；

• 治疗方案的远期通畅率。

尽管存在上述客观标准，但多数外科医师在其临床工作中存在明显的主观倾向性，对于血管旁路术后血栓形成的患者，通常首先考虑通过各种治疗恢复其原有血管旁路的通畅性，笔者颇不认同这种治疗方式。

患肢缺血的严重程度

治疗轻度和中度间歇性跛行的血管旁路，一旦发生闭塞，部分患者可不出现缺血症状，尤其是在术后多年以及患者的活动度均发生变化的情况下。治疗重度间歇性跛行和(或)有肢体缺血坏死风险的血管旁路，一旦发生闭塞，将会导致明显的缺血症状。起病初期患肢缺血情况可能非常严重，肢体远端血液循环很差且伴有神经肌肉受损的表现。这些初期症状可能导致医师误以为患肢缺血严重需要急诊手术，且在数小时内重建血运，以免患者截肢。有经验的血管外科医师发现并非如此，首先发现该规律的是 Blaisdell。对于血管旁路急性血栓形成患者，大多数情况下，严重的初始缺血症状可很快获得改善，神经肌肉功能也将很快得到恢复，因此可在仔细决定后择期手术进行治疗。作者认为住院手术、卧床休息以及静脉推注低分子量肝素都具有一定的疗效。一旦上述治疗措施都未见效果，则需要考虑急诊手术，但这样患者非常罕见。

保守治疗

如果血管旁路最初的手术治疗指征是间歇性跛行，那么对于血管旁路闭塞的患者，保守治疗也是选择之一。旁路血管建立后间歇性跛行症状减轻好转的患者，血管旁路闭塞虽然可能导致患者间歇性跛行症状加重，但并非全部患者均要求积极的有创治疗。保守治疗尤其适合于人工血管旁路术后闭塞的患者，自体静脉血管旁路又因各种条件而受限制。部分糖尿病患者，为帮助神经性/感染性溃疡的愈合，可因轻度血管闭塞性疾病而行血管旁路术。一旦患肢溃疡愈合，患者对于血管旁路闭塞就具有良好的耐受能力。很明显，对每个不需手术的保守治疗患者而言，相关治疗方案的制定都具有个体化的特征。可以想象的是，在闭塞期间将出现的缺血症状是最严重的，但几乎每个患者其患肢缺血情况的都可获得不同程度的自发改善。

经皮穿刺介入治疗

在血栓形成的血管旁路中灌注溶栓药物通常可恢复旁路血管的通畅性，并缓解患者的缺血症状，这点非常具有诱惑力。血管旁路血栓形成，患肢缺血，溶栓药物应用，旁路血管恢复通畅性，患肢缺血症状好转。患者避免急诊手术可能是最有吸引力的部分，血管旁路重新恢复通畅而外科医师也可重拾自信。经过溶栓治疗后，可进一步发现导致血栓形成的血管狭窄性病变，通过经皮穿刺介入治疗的方法进行纠正，如球囊血管成形术和支架植入。因此血管旁路血栓形成这一临床上灾难性的事件，可通过简单的介入手术治疗而得到有效治疗，其所需要的时间多数情况下也只是留院一夜。从 1981 年文献首次描述了腹股沟下血管旁路血栓形成的溶栓治疗，至今已积累了大量的研究结果。溶栓治疗本身在各个方面也取得了进展：更好的溶栓药物、更熟练的手术技术、更合理的用药剂量等。每个进步都增加了溶栓治疗的成功率，并提高了溶栓速度和治疗安全性。但是尽管有上述进步，溶栓治疗本身仍有一定危险性。大宗病例报道均出现了颅内出血这一少见的致命并发症，而非致命性出血并发症则更为常见。溶栓治疗血管旁路血栓形成闭塞的主要问题，是溶栓术后旁路血管的远期通畅率较低。既往20 余年中，多个研究都证实，溶栓术后 1 年内，不论是否采用其他的方法治疗了血管狭窄性病变，但血管旁路的远期通畅率仍少于一半。一单中心随机对照临床研究(STILE 研究)比较了溶栓治疗和外科手术治疗腹股沟下血管旁路血栓形成。即使多个手术采用了外科取栓治疗，而未采用最理想的手术方案，外科治疗组的结果仍显示出明显的优越性，从而导致研究提前终止。

溶栓治疗的支持者也承认上述问题，但指出至少溶栓治疗可以缓解患者的急性缺血症状，从而为实施择期手术争取时间。如果血管旁路血栓形成后，患肢急性缺血的确有导致肢体坏死的风险，溶栓治疗确有优点，但是多数情况下并非如此。几乎所有血管旁路血栓形成的患者都可以通过住院治疗、卧床休息、抗凝治疗、择期血管造影，以及重建血运手术的方式进行治疗，而非费用昂贵且存在风险的溶栓疗法。

对于不打算进一步行血运重建手术的患者，以及既往有血管旁路血栓形成史且排除血管狭窄病变的血液高凝状态的患者，笔者认为溶栓治疗可以实施，但是在临床实践中，上述情况较为少见。

血管旁路取栓

人工血管旁路内取栓通常容易实施，即使旁路闭塞已发生数周之久。但是大量研究显示，旁路取栓术后旁路血管很少能够保持长期通畅。如果发现导致血栓形成病变的狭窄血管段，并且在取栓术中得到治疗纠正，术后1年通畅率仍低于50%。尽管存在上述数据，但在特别合适的患者中，仍可通过血管旁路内取栓及进一步手术，暂时性恢复原有旁路血管的通畅性。笔者不主张在术后早期腹股沟下血管旁路血栓形成的治疗中采用取栓手术方式。目前现有的信息提示择期行自体静脉血管旁路重建的患者生存率、患肢保全率以及旁路血管长期通畅率最佳。

择期手术重建新的自体静脉血管旁路

腹股沟下血管旁路血栓形成导致的缺血程度各不相同，部分患者为急性起病。笔者基于下述三个因素来决定患者是否需要急诊住院治疗：

- 存在患肢缺血导致的静息痛症状；
- 踝部无超声多普勒血流信号；
- 神经肌肉功能障碍。

上述三者任何一条都是立即急诊住院并行肝素抗凝治疗的指征。缺血情况较轻的患者可安排择期手术治疗。

一旦住院并行抗凝治疗，绝大多数患者的症状将获得改善。通常在1~2天内踝部超声多普勒血流信号得到恢复。治疗期间可对患者进行详细的手术风险和健康情况评估。超声多普勒对静脉血管进行检查，可准确描记自体静脉以备血管旁路术中使用。作者主张在血管旁路急性血栓形成闭塞发生至少2~3天后，再行血管造影检查。该时间间隔可使原缺血痉挛的血管得到恢复，并使得侧支动脉充分开放。旁路血管急性血管形成闭塞后立即行血管造影，其结果通常并不令人满意。更长时间间隔再行择期血管造影的目的，通常是为了充分显示旁路血管远端流出道的情况。

一旦血管造影完成，可开始详细地计划应用自体静脉重建缺血患肢的血运。上肢静脉使用频率较高，可将多段静脉吻合以获得足够长度的旁路血管材料。股总动脉因原发病变和既往手术的原因，通常情况下血管条件较差，可通过股总动脉切开并间置血管旁路的方式进行治疗，中远期疗效满意。

再手术过程手术范围通常较大，包括多个术野(患肢)，以及分离困难的既往手术区域。该类手术非常适合多个手术组同时治疗。无法由多个手术组同时治疗的情况下，部分手术范围广泛的术式，的确不能在合理的时间限制内完成。该类困难病例的治疗结果，与文献报道的溶栓和(或)取栓手术的死亡率、并发症发生率以及远期通畅率相似，对于多次行血管旁路手术而失败的患者也是如此。DeFrang及其同事报道，在经过高度选择的病例组，术后3年新的自体静脉血管旁路的一次通畅率为80%，而保肢率为70%。

在治疗腹股沟下血管旁路血栓形成闭塞方面有着丰富经验的血管外科中心，对于合理治疗方面也有着相似的意见。纽约Montefiore的Veith及其同事、波士顿的Brewster及其同事也建议再次手术新建自体静脉血管旁路进行治疗，效果最佳。

腹股沟下血管旁路感染的治疗

术后血管旁路感染可分为两类：在手术伤口愈合前发生的感染和术后晚期发生的感染。通常前种情况可能保留血管旁路，而后种情况保留已基本不太可能。

术后早期血管旁路感染

术后早期血管旁路感染多数属于伤口并发症。当典型的术后伤口感染发生在有血管旁路的情况下，感染可累及旁路血管。在这种情况下，积极处理感染伤口可能保留原血管旁路。治疗的关键是充分引流以及感染组织彻底清创，其后在伤口及血管旁路表面覆盖正常的带血管组织(通常是肌肉)。

在笔者的临床工作中，术后伤口感染累及血管旁路的患者，如果脓毒血症得到控制且缝合区域无血肿，则可考虑行保留血管旁路的手术治疗。多数患者采用分期治疗的手术方式，首先打开感染伤口并行细菌培养，感染区域彻底清创，伤口敞开引流。

2~3天后行二期手术，同时根据细菌培养及药敏结果使用合适的抗菌药物。术中在感染区域放置合适的带血管肌瓣并完全覆盖旁路血管。术后根据药敏结果通过静脉使用抗菌药物6周，其后改用口服抗菌药物3~6月。

术后晚期血管旁路感染

对于伤口已经愈合却在术后晚期发生血管旁路感染的患者，旁路血管很少能得到保留。CT检查可清楚显示旁路血管周围的积液和(或)积气。对于全身性脓毒血症尚未得到控制的患者，首先应行脓肿引流并进行脓液培养。彻底治疗包括完全切除血管移植物，并用自体静脉血管重建血运。虽然最理想的情况是切除感染的血管旁路后，不需要再重建血供以避免血管缝合部位再次发生问题，但这种情况极少发生。即使发生感染的原血管旁路治疗的是间歇性跛行病变，手术切除旁路血管后通常导致有肢体坏死可能的严重缺血。少数情况是血管旁路已闭塞且患肢对缺血耐受性较好，此时可不需要行血运重建手术。

在上文中，对于应用超声多普勒仪从多个部位描记静脉血管、手术部位再分离和多个手术组同时手术已有描述，这些检查治疗方法同样适用于血管旁路移植物感染的治疗。由于手术范围较大和手术过程较长,需要通过多种手段来保证手术在合理的时间内完成。

笔者主张首先行血运重建的手术,使用自体血管经过无感染区域,近远端分别与既往未行手术的血管段进行吻合。在新的手术切口缝合后,手术切除感染的血管旁路,伤口敞开引流。如果解剖外血管旁路不能实施,在感染得到控制并且周围组织良好的情况下,可考虑在原感染的血管旁路切除后,在原位应用自体血管重建血运,然后用带血管的自体组织覆盖。术中和术前抗菌药物的应用同前文所述。

移植物旁血清肿

旁路血管周围的无菌性液体慢性积聚称为移植物旁血清肿。聚四氟乙烯和涤纶两种材料都可能发生,与感染或其他已知的原因无关。这些积聚的液体可称为"血清"。较小的移植物旁血清肿不会产生明显的症状,而较大和(或)有症状的移植物旁血清肿,则需要治疗。虽然引流、四环素及胶原的应用都可见相关文献的报道,但是彻底消除移植物旁血清肿的唯一方法是手术切除原血管旁路,并通过不同途径重建新的旁路。

吻合口动脉瘤形成

当旁路血管全部或部分从吻合的动脉上脱离时,将会导致慢性吻合口假性动脉瘤的形成。部分患者可无明显症状,但是一些患者假性动脉瘤会增大迅速并出现疼痛症状。症状可能与邻近组织受压有关,如腘静脉受压导致下肢水肿。吻合口动脉瘤破裂的发生率很低,但是不进行治疗的情况下可能发生血栓形成和(或)栓塞。

由于吻合口动脉瘤可因移植物感染而产生,笔者主张在手术前对受累的旁路血管全长行 CT 扫描。如果 CT 检查中未发现移植物周围积液,且在手术探查中未发现感染证据,最佳的治疗方法是切除病变血管段并重建新的吻合口。当感染存在的情况下,按照前文所述的原则进行治疗。

结 论

在腹股沟下动脉旁路中,人工血管要差于自体静脉。与人工血管有关的并发症包括旁路血管闭塞和移植物感染等,最好的预防方法是手术时应用自体静脉血管作为血管旁路材料。当上述并发症发生时,旁路闭塞及移植物感染的最佳治疗方法是应用自体静脉血管再次行血管旁路手术。而移植物旁血清肿是较少见的并发症,只见于人工血管旁路,最佳的治疗方法是切除原血管旁路。吻合口假性动脉瘤最佳的治疗方法是切除原病变血管段并用新的血管重建血运。

推荐读物

1. Robinson KD, Sato DT, Gregory RT, et al. Long-term outcome after early infrainguinal graft failure. *J Vasc Surg*. 1997;26:425–438.
2. Taylor LM, Jr, Chitwood RW, Dalman RL, et al. Antiphospholipid antibodies in vascular surgery patients: a cross-sectional study. *Ann Surg*. 1994;220:544–551.
3. Blaisdell FW, Steele M, Allen RE. Management of acute lower extremity arterial ischemia due to embolism and thrombosis. *Surgery*. 1978;84:822–834.
4. Graor RA, Risius B, Denny KM, et al. Local thrombolysis in the treatment of thrombosed arteries, bypass grafts, and arteriovenous fistulas. *J Vasc Surg*. 1985;2:406–414.
5. Graor RA, Risuis G, Young JR, et al. Thrombolysis of peripheral arterial bypass grafts: surgical thrombectomy compared with thrombolysis. *J Vasc Surg*. 1988;7:347–355.
6. Gardiner GA, Harrington DP, Koltun W, et al. Salvage of occluded arterial bypass grafts by means of thrombolysis. *J Vasc Surg*. 1989;9:426–431.
7. Belkin M, Donaldson MC, Whittemore AD, et al. Observatioins on the use of thrombolytic agents for thrombotic occlusion of infrainguinal vein grafts. *J Vasc Surg*. 1990; 11:289–296.
8. Faggioli GL, Peer RM, Pedrini L, et al. Failure of thrombolytic therapy to improve long-term vascular patency. *J Vasc Surg*. 1994;19: 289–297.
9. Comerota AJ, Weaver FA, Hosking JD, et al. Results of a prospective randomized trial of surgery versus thrombolysis for occluded lower extremity bypass grafts. *Am J Surg*. 1996;172:105–112.
10. Ascer E, Collier P, Gupta SK, et al. Reoperation for polytetrafluoroethylene bypass failure: the importance of distal outflow site and operative technique in determining outcome. *J Vasc Surg*. 1987;5:298–310.
11. Lombardi JV, Dougherty MJ, Calligaro KD, et al. Predictors of outcome when reoperating for early infrainguinal bypass occlusion. *Ann Vasc Surg*. 2000;14:350–355.
12. Nehler MR, Taylor LM Jr, Lee RW, et al. Interposition grafting for reoperation on the common femoral artery. *J Vasc Surg*. 1998; 28:37–44.
13. DeFrang RD, Edwards JM, Moneta GL, et al. Repeat leg bypass following multiple prior bypass failures. *J Vasc Surg*. 1994;19:258– 278.
14. Veith FJ, Ascer E, Gupta SK, et al. Management of the occluded and failing PTFE graft. *Acta Chir Scand*. 1987;538: 117–124.
15. Brewster DC, LaSalle AJ, Robison JG, et al. Femoropopliteal graft failures: clinical consequences and success of secondary procedures. *Arch Surg*. 1983;118:1043–1047.

编者评述

G. L. M.

如同 Taylor 博士在本章节中指出的,避免手术并发症的最好方法是不要进行手术。腹股沟下人工血管旁路的绝对适应证很少,而多数情况下是为了治疗间歇性跛行。因此,很大一部分行腹股沟下人工血管旁路治疗间歇性跛行,但在术后发生并发症的患者,原可通过放弃手术而避免并发症的发生。

真正因股浅动脉闭塞而导致生活受影响的患者,需要行人工血管旁路手术治疗(如膝上人工血管旁路术)非常少。当患者被详细告知人工血管旁路手术的风险,并与间歇性跛行自然病史之间进行比较后,多数患者会选择保守治疗。对于的确需要行血管旁路治疗股浅动脉闭塞导致的间歇性跛行的患者,应选择自体静脉旁路,以避免潜在的手术并发症,如移植物感染、假性动脉瘤和移植物周围血清肿,这些并发症通常仅见于人工血管旁路。最常见的争议是患者的大隐静脉血管应得到保留,以备冠状动脉血管旁路手术所需,但是尚无证据能证实该治疗策略的有效性及其价值。

如果治疗下肢间歇性跛行的人工血管旁路发生闭塞,除非导致了远端动脉栓塞,否则通常没有行急诊手术治疗的必要。多数患者只是简单回复到行血管旁路手术之前的状态。其中一部分患者,因其他伴发疾病的恶化,不再需要行血管旁路手术治疗间歇性跛行,或者已经不能从手术中获益。对于这类患者,放弃手术恢复旁路血管的通畅性的努力,不处理闭塞的血管旁路是最好的方式。

对于导致患肢严重缺血的人工血管旁路闭塞,最佳的治疗方法是行自体静脉血管旁路。如果没有合适的静脉来源,自体静脉血管质量较差或需要采集多个部位的静脉血管,也可考虑行导管基础上腔内介入治疗,以恢复患肢血管旁路远端动脉的血流灌注。当导管基础上的介入治疗和自体静脉血管旁路都无法实施时,可考虑新建人工血管旁路来代替。溶栓治疗可恢复闭塞血管旁路的通畅性,但是旁路血管内的血栓通常无法彻底清除。另外,导致血管旁路血栓形成的根本原因,还需要腔内介入或传统手术进行治疗。在笔者的临床实践中,应用新的血管旁路以取代原来发生闭塞的血管旁路,比溶栓治疗更为有效及可靠。

(唐骁 符伟国 译)

第59章

诊断性和治疗性腔内血管操作的并发症

Paul G. Bove ,Graham W. Long

如同血管外科开放手术一样,腔内介入操作也有威胁患者肢体甚至生命的潜在并发症，而且部分并发症仅见于腔内介入操作。在本章中,将会提及在所有的腔内介入操作过程中导致并发症发生的一般机制；以及如何预防和避免这些并发症的方法。与特殊介入操作有关的并发症将会在本书的其他章节详细讨论。

一般机制

下文所述的是腔内介入操作过程的基本原则，遵守这些原则将有助于减少并及时发现并发症的发生。

术前全面了解患者的健康状况非常必要。在手术前了解患者的伴发疾病情况,如肾脏病变、糖尿病、造影剂过敏、哮喘、结缔组织疾病和凝血功能紊乱,以及先前的血管操作,可有助于提高手术的安全性。此外,应进行全面的血管检查，所有的腔内介入操作术前都应进行，包括从简单的诊断性检查到复杂的腔内手术。患者病史可提示手术入路、造影剂种类及用量的选择，对于决定围手术期水化和选择特殊入路很必要。

一些基本原则，如注意在透视下进行导丝导管操作，有助于预防或降低动脉夹层、血管穿孔或脏器损伤等并发症的发生。这些并发症的表现可能十分明显，但当手术医师粗暴操作导丝或手感不佳时，可能发生医源性动脉穿孔或夹层分离，这是一个潜在的威胁患者生命或患肢的并发症。

各种导管导丝在结构设计上存在各自的技术优点，应合理选择用于不同的适应证。虽然各种导丝有不同的长度设计,但均有一个较软的导丝头,从而可以通过血管腔而不会对血管壁造成损伤，同时导丝的轴向支撑力还可以为其他同轴器械提供一个操作的平台。不同形状的导管设计有助于导丝选择进入目标动脉。手术医师应具有使用多种介入器械的经验，从而提高手术成功率,降低并发症发生率。成像质量也是减少手术并发症发生的另一个重要因素。成像设备应达到手术医师的要求，从而保证手术的顺利进行。合适的成像设备不仅可允许手术医师更好地完成预期操作，而且有助于及时发现介入并发症。为了加强腔内介入操作的准确性，应注意调整成像角度以更好地显示解剖结构。放射成像辅助设备，如数字减影血管造影和路图模式，可显著改善诊断和治疗的准确性。各种介入治疗，从球囊血管成形和支架植入到肾动脉下人工血管内支架腔内植入，再到探查和治疗内漏,都需要上述成像设备和技术。足够的能量有助于放射线穿透肥胖患者。足够的视野范围有助于辨认评估解剖结构。如同其他学科的医师,介入手术医师应坚持使用具有良好状态的设备仪器。

血管通路并发症

为了诊断或治疗的目的，决定进行腔内介入操作，但首先应考虑动脉入路的问题。该问题的核心是有发生动脉通路并发症的风险，其发生率为1%~10%。并发症的类型包括慢性疼痛、血肿、假性动脉瘤、动静脉瘘和血管血栓形成。所有的动脉穿刺操作均可导致不同程度的血管损伤。而血管损伤后可通过机体的凝血机制激活血小板聚集，在静脉系统将导致静脉血栓形成，而同样的情况可发生于动脉系统。血小板聚集,以及过度的人为压迫、血管夹层或不佳的流出道,可最终导致血管血栓形成。临床上血肿发生率为2%~8%,而假性动脉瘤发生率低于2%(图59.1A~C)。动静脉瘘不常见,发生率低于0.5%。较大的输送鞘、入路血管的位置及其原发疾病、外在瘢痕、凝血功能障碍和高血压,是导致动脉通路出血性并发症的最常见因素。选择腋动脉-肱动脉途径作为入路操作，术后出血并发症的发生率高于股动脉入路。另外,上肢穿刺点的出血

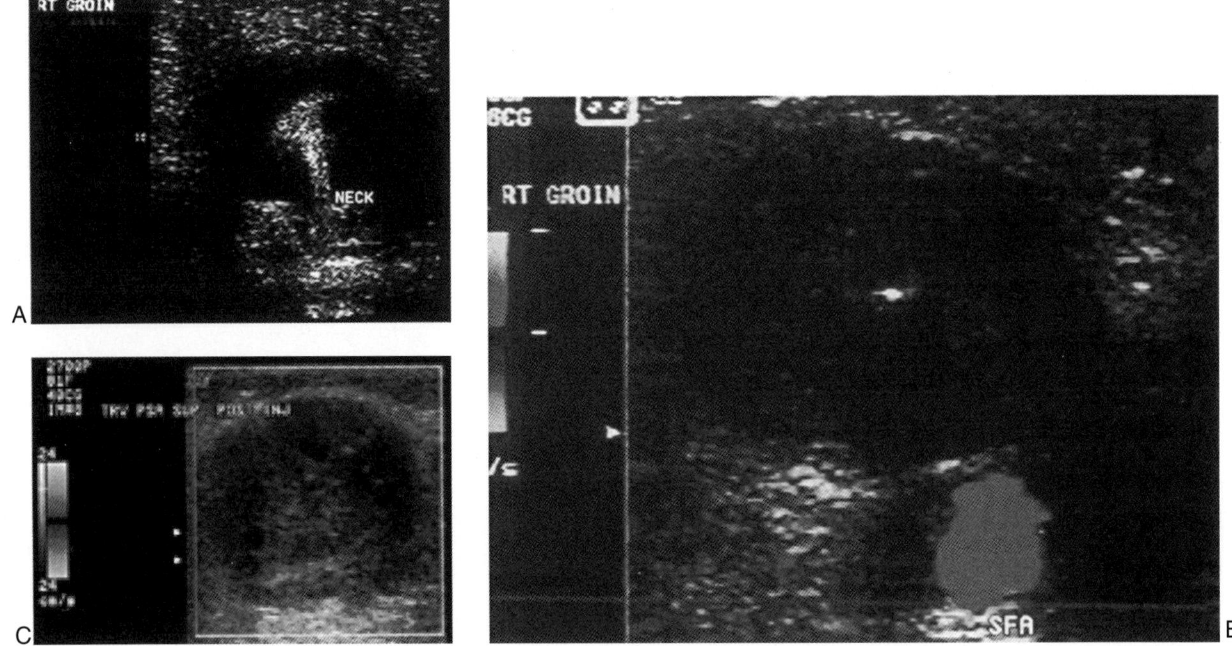

图 59.1 假性动脉瘤。(A)在诊断时,超声多普勒 B Flow 模式显示的假性动脉瘤图像。(B)将凝血酶注入时可见到刺入假性动脉瘤内部呈高回声信号的针尖。(C)超声多普勒成像显示假性动脉瘤成功治疗后内部形成的血栓。

可导致血肿压迫神经鞘,从而引起患肢永久性神经功能损伤。

有许多辅助器械可帮助减少动脉通路并发症的发生率。对于触诊动脉搏动引导穿刺定位的技术,需要穿刺动脉有较好的搏动感。在选择血管入路前,应进行详细的血管检查。应比较两侧的动脉搏动,选择搏动感较强的血管作为入路。肥胖、既往穿刺或手术史等因素会增加经皮穿刺介入操作的复杂性。在这种情况下,可考虑使用包括超声定位下穿刺、在腹股沟韧带而非腹股沟横纹触诊动脉搏动、定位合适的穿刺点,和透视下确定解剖标志(如股骨头)等辅助手段。在更复杂的情况下,可通过其他较远距离的穿刺点,并应用数字减影血管造影技术进行血管评估,并标记可能的入路动脉。例如在股总动脉闭塞的情况下,通过对侧股动脉或肱动脉入路进行远端血管造影,通过延迟相显影评估目标侧股动脉血供。在同侧动脉操作过程中,路图模式可起指导作用。微穿刺系统也可对困难入路病例起帮助作用。

为了减少动脉通路出血并发症的发生,缩短术后制动时间,发展出了多种封堵器。封堵器可在短时间内迅速缝合穿刺点,或通过封堵器顶端的止血装置封堵动脉穿刺点。目前还没有高质量的关于封堵器应用的资料,而封堵器使用后最常见的并发症是使用失败造成血肿、假性动脉瘤或动静脉瘘。对封堵器效果不佳或封堵失败的患者,可能需要立即开放手术修补并取出封堵器。文献报道,更严重的并发症为缝合性封堵器导致感染性动脉炎的发生,该并发症需要手术切除感染动脉和血运重建,通常还需要肌瓣覆盖。最新收集的数据显示,血管封堵器除了可减少止血所需要的时间外,对于降低并发症发生率并无优势,而且因为在体内遗留了异物从而增加了相关并发症的发生风险。

造影剂相关并发症

造影剂相关并发症可能是所有并发症中危害最大的一个,在全世界范围内都是导致肾毒性的主要因素之一。造影剂相关并发症可表现为疼痛、不适和其他较轻的反应,如恶心、呕吐和荨麻疹,使用低渗型造影剂和非离子型造影剂时并发症发生率要低于碘造影剂。虽然严重并发症的发生率并未发生改变,但幸运的是发生率并不高。造影剂过敏发生率低于 1/10 000,死亡率低于 1/50 000~1/25 000。造影剂引起的肾毒性大约占所有医院获得性肾功能不全的 10%。定义为造影后最初 24~48 小时肾功能恶化,通常该情况维持 3~5 天,再经过 3~5 天恢复原肾功能水平。需要血液透析治疗的情况通常仅见于术前严重肾功能不全的患者。造影剂导致的肾实质血管收缩和氧化损伤可能起到了关键作用。

一些因素影响了造影剂肾病的发生率。最值得注意的是术前存在的肾功能不全、糖尿病、年龄超过 60 岁和脱水。其他需要在术前评估中注意的额外危险因素包括充血性心力衰竭、肺和支气管痉挛、造影剂反应史、碘过敏或含碘食物过敏史(如贝壳类食物)。服用二甲双胍的患者需要特别注意,因为二甲双胍经肾脏排泄,因此造影剂导致的肾功能不全可引起二甲双胍血药浓度升高和高乳酸血症。对于服用二甲双胍药物的患者,通常的处理是术前 48 小时停药,监测肾功能,如果术后未发生肾功能不全,则在术后 48~72 小时继续服药。

为降低造影剂相关肾毒性,特殊的措施主要是术前充分水化。另外 N-乙酰半胱氨酸已经被证实可以降低造影剂肾毒性,通常用法是患者在术前一天和手术当天口服 N-乙酰半胱氨酸 800mg(一天两次)。考虑药物的作用机制可能与降低造影剂引起的氧化应激有关。另一种药物是非诺多泮(fenoldopam),是选择性多巴胺-1 激动剂,其作用机制可能与血管扩张作用有关。除这些措施以外,避免使用标准的碘造影剂有明显的益处。二氧化碳血管造影的应用已有许多成功的报道。钆可能作为造影剂使用,其最大剂量为 0.4mmol/kg。最终的改变是钆、非离子型碘造影剂和盐水混合物,应用高压注射器可得到良好的成像结果,而且碘造影剂的使用量很少。

对于既往有造影剂、碘或贝壳类食物过敏史的患者,或者存在支气管痉挛的患者,如果碘造影剂的使用无法避免,可用多种药物进行预防。通常术前预防性应用皮质类固醇激素,并且在手术前即刻应用抗组胺药物。在我们的医疗中心,术前 13 小时、7 小时及 1 小时,分别应用 50mg 泼尼松,同时在术前 1 小时应用 50mg 苯海拉明。当然,在严重的心血管事件发生时,立刻进入高级生命支持系统(ACLS),应用各种药物和器械设备,持续监测患者的心脏呼吸系统状况。

血管破裂

动脉或静脉血管破裂可发生在介入穿刺部位以及操作路径上任意一点。在介入器械通过扭曲钙化血管,尤其当导丝经血管内膜下途径治疗闭塞动脉时,容易发生血管破裂。虽然导丝导管造成的动脉穿孔不容易引起临床出血,但是在人工血管内支架放置过程中需要的大直径导鞘和输送系统可导致严重的出血并发症,尤其在入路动脉具有原发病变或内径较小的情况下更容易发生。球囊血管成形术中过度扩张可导致动脉血管壁撕裂引起出血。患者可表现为与治疗部位有关的腹部、后背部或肢体的疼痛,同时伴有低血压和心动过速。这些症状可在术后较晚时间才出现,伴有进行性加重的腹肌紧张。一旦患者出现上述症状,应进行血管造影评估,根据造影剂外渗部位判断动脉破裂的位置。在抗凝的基础上,应用阻断球囊控制动脉破裂部位的出血。人工血管内支架可能用于治疗动脉破裂,但是如果人工血管内支架不能使用,可行手术探查和动脉破裂修补、血管旁路或补片血管成形术。

动脉栓塞

动脉栓塞是另一种腔内介入治疗术后并发症,发生率为 2%~5%。与血管狭窄性病变的治疗相比,血管闭塞性病变的治疗过程中更容易发生动脉栓塞,应用人工血管内支架治疗动脉瘤的过程中也可以发生(图 59.2A~C)。血管闭塞性病变常伴有血管造影不能显示的血栓栓子存在,在操作导管、导丝、鞘管或进行球囊血管成形和支架放置的过程中,可能导致动脉栓塞。较大的血栓栓子可通过抗凝、溶栓、血栓抽吸、外科手术取栓或血管旁路手术(图 59.3A,B)等方法进行治疗。动脉粥样硬化性栓子通常不引起临床症状,但也可有例外的情况发生。抗凝溶栓治疗在某些病例可取得满意的疗效,但是总体上不如外科手术取栓有效。交感神经切除术可用于缓解患者的静息痛症状,并增加皮肤血供。膝下仅有一条流出道的患者,在腔内介入治疗过程中尤其容易受到动脉栓塞的影响,很少量的栓子就可造成肢体远端严重的缺血。

栓子也可来源于介入器械本身,其中一个例子是亲水导丝经过穿刺针前送或后撤过程中可能被切割。因此导引导丝只能够通过导管、扩张器和导鞘,以预防该并发症的发生。这类脱落的栓子通常可以通过抓捕器取出,或者直接解剖显露栓子所在的血管段,通过外科手术取出。

另外一个例子是支架未完全释放,从而导致远端动脉的栓塞。球扩式支架在通过病变血管段或在靶血管段释放过程中,支架从球囊上滑脱可导致该并发症的出现。而预固定的球扩式支架较少出现该情况,其应用长鞘或导引导管帮助支架到达病变部位,从而起到预防作用。导引导管和支架到达病变血管段后,撤回导引导管,支架在病变部位释放。由支架导致的动脉栓塞,应用导丝通过支架从而将其拖至需治疗病变段以外的其他部位,通常是髂动脉或股浅动脉。而直径较小的支架可通过抓捕器拉至入路动脉,再从鞘管或外科切口中取出。

空气栓塞可发生在冲洗导管、注射造影剂或准备不充分的球囊破裂时,后果可能很严重。预扩球囊可因挂住支架或病变段严重钙化而破裂,这说明了在球囊使用前彻底冲洗,排出其中气体的重要性。尤其在脑血管系统的介入操作过程中,如果发生空气栓塞可导致严重的神经系统症状。在球囊扩张过程中,如果扩张压力超过球囊爆破压,则球囊可能发生破裂。球囊破裂时球囊材料本身还可能导致栓塞的发生。

血管夹层

在介入操作技术合格的情况

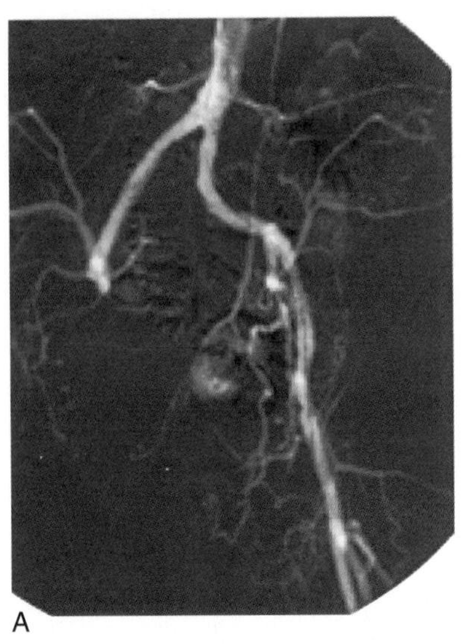

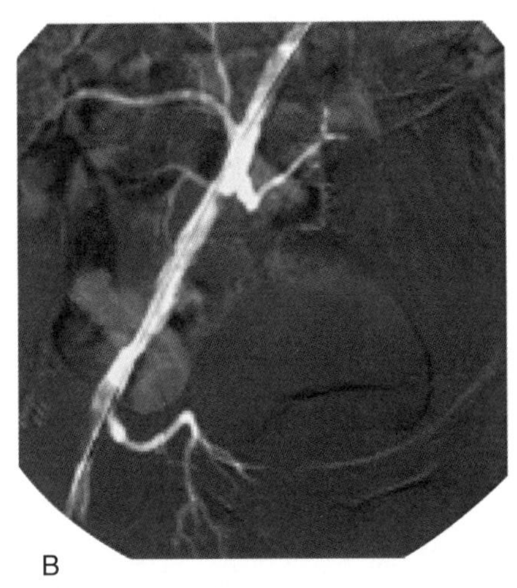

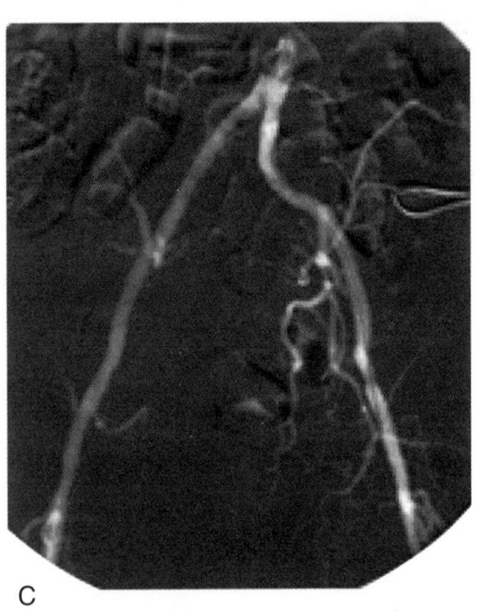

图 59.2 动脉栓塞。(A)诊断性血管造影检查显示右侧髂外动脉中断闭塞。(B)显示近来右侧髂外动脉行介入治疗手术时，在髂外动脉球囊血管成形术后右侧股总动脉栓塞。(C)显示动脉切开取栓及髂外动脉支架植入治疗髂动脉残余狭窄和栓子来源病变，术毕血管造影的情况。

下，血管入路的夹层并不常见。穿刺动脉过程中，应有良好的搏动性回血，前送导丝应非常小心，这是预防该并发症发生的最好方法。但是遇到有病变或瘢痕的入路动脉时，穿刺针头端穿刺深度不够，可引起导引导丝进入血管内膜下。另外，亲水涂层导丝可非常容易地穿入动脉粥样硬化斑块中，如果导管或导鞘随之前送，就会导致入路动脉附近的血管夹层。逆行性夹层通常没有临床症状，但是顺行穿刺时造成的血管夹层，会因顺行血流扩展夹层假腔，从而导致患肢出现缺血症状。如果是非血流限制性夹层，可对患者应用抗血小板及抗凝治疗，并随访疗效。如果是血流限制性夹层，或者导致了动脉血栓形成，可用腔内介入治疗的方式行导管溶栓、血栓抽吸、多次长时间球囊扩张或支架植入。如果上述治疗方法不成功，应行动脉内膜切除及补片血管成形或血管旁路手术。

血管夹层并发症与介入医师的操作经验以及病变复杂程度有关。追求“理想血管造影结果”的目标应根据病变难易程度而调整。小口径血管如股浅动脉、腘动脉和肾动脉的长段钙化病变，容易发生夹层并发症（图 59.4A，B）。上述在入路动脉夹层并发症中的治疗方法也适用于目标病变血管段的夹层。

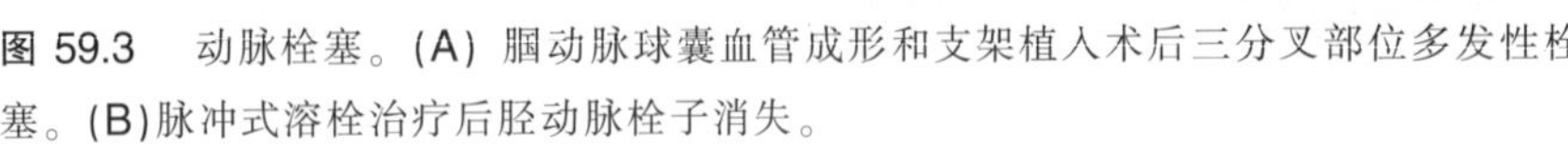

图 59.3 动脉栓塞。(A) 腘动脉球囊血管成形和支架植入术后三分叉部位多发性栓塞。(B)脉冲式溶栓治疗后胫动脉栓子消失。

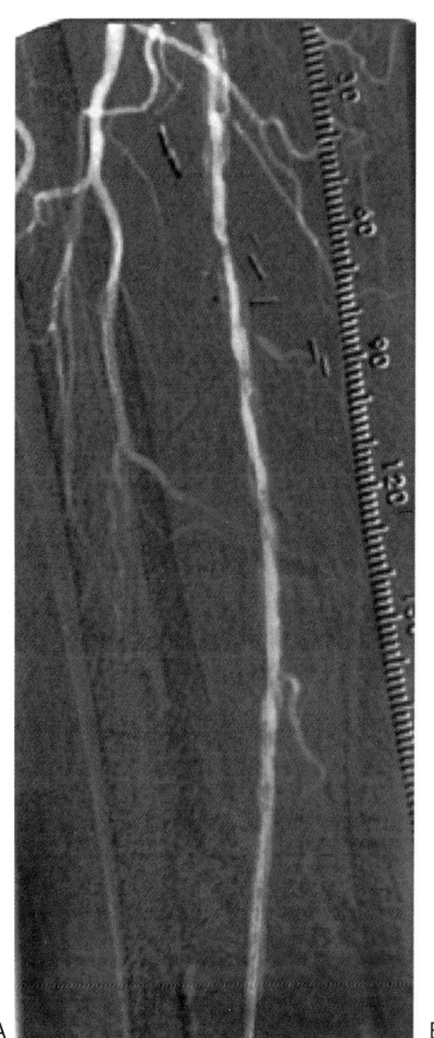

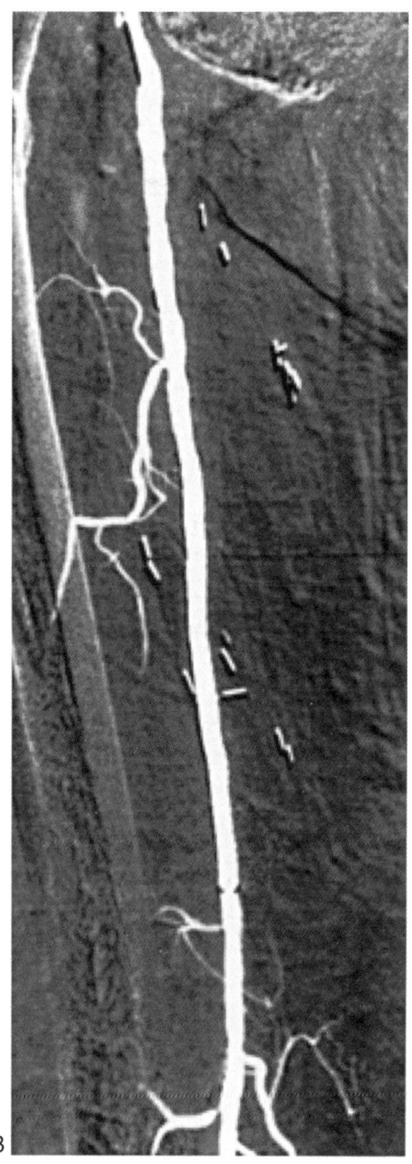

图 59.4　动脉夹层。(A)股浅动脉球囊血管成形术后长段动脉夹层。(B)植入支架治疗前动脉夹层病变,术毕造影结果。

出血并发症

出血并发症是与腔内介入治疗有关的并发症，而与医源性血管损伤无关。术前使用抗血小板药物和抗凝药物较为普遍，这都增加了自发性出血并发症的发生率。其他如溶栓药物、血小板膜糖蛋白ⅡB/ⅢA 受体抑制剂以及患者的伴发疾病，均可能导致致命性出血的发生。显然，上述药物与患者伴发疾病相互作用，如未控制的高血压、胃肠道出血、颅内出血、近期脑血管意外以及高龄患者，均增加了出血的风险。此外，患者经常被给予补充性治疗，如服用维生素 E 或维生素 C，而其可能会改变患者的凝血功能。

结　论

上述内容列举了腔内介入治疗过程中可能遇到的常见并发症，包括发病机制和预防措施，而后者显然更为重要。密切注意患者病史和需要治疗的疾病，以及熟练地掌握导管导丝的操作，是保证手术成功的关键点。还有一点必须提到的是，技术进步尤其是成像设备改进必须得到重视。在我们的医疗工作中，如果技术进步受到限制，则医疗实践本身也将受到限制。尽管预算有限，但当新的医疗器械问世时，临床医师应尽快熟悉其性能。在任何医疗中心，不能因为学科的界限而反对引进最好的介入器械设备。每个患者都应获得所在医疗机构最佳的影像学检查，不管患者的治疗组来自于哪个学科。

推荐读物

1. Dyet JF, Ettles DF, Nicholson AA, et al, eds. *Textbook of Endovascular Procedures*. Philadelphia: Churchill Livingstone; 2000.
2. Valji K, ed. *Vascular and Interventional Radiology*. Philadelphia: WB Saunders; 1999.
3. Koreny M, Riedmuller E, Nikfardjam M, et al. Arterial puncture closing devices compared with standard manual compression after cardiac catheterization. JAMA. 2004; 291:350–357.
4. Alonso A, Lau J, Jaber BL, et al. Prevention of radiocontrast nephropathy with N-acetylcysteine in patients with chronic kidney disease: a meta analysis of randomized, controlled trials. *Am J Kidney Dis*. 2004; 43(1):1–9.
5. Stone GW, McCullough PA, Tumlin JA, et al. Fenoldopam mesylate for the prevention of contrast-induced nephropathy: a randomized controlled trial. *JAMA*. 2003;290(17): 2284–2291.

编者评述

G. B. Z.

Bove 博士和 Long 博士从腔内介入操作过程中获得了丰富的经验，从而深入了解如何降低手术并发症的问题。两位作者强调了血管疾病患者的一般评估方法，包括详细的病史询问和特殊血管检查。选定血管入路的评估以及如何降低手术并发症的方法，在本文中得以详细描述。特别是对股动脉入路和腋动脉–肱动脉入路进行了比较，并详细描述了腋鞘血肿可能导致的潜在并发症。导管导丝的操作技巧以及X线成像设备质量都是减少手术并发症的重要因素，这点毋庸置疑。作者明确告诫手术医师不要使用成像质量不佳的设备，并督促其为了患者的手术安全性而使用最新的设备。作者还强调了成像角度和技术进步的重要性，并强调应用数字减影血管造影，以及减少造影剂的用量。

作者特别关注了一些潜在的手术并发症，包括血肿(8%)、假性动脉瘤(2%)和动静脉瘘(5%)。详细描述了B超引导下穿刺和常规扪及股动脉穿刺两种方法，并进行了比较；还描述了血管封堵器的应用，其可能减少局部并发症的发生率，但是也可导致动脉炎，对于患者和手术医师而言都是非常严重的问题。

文中详细描述了造影剂肾病的发生机制，以及如何降低其发生率和严重程度。对于服用二甲双胍的患者，必须特别注意并防止高乳酸血症的发生。N–乙酰半胱氨酸和非诺多泮在减少造影剂肾病中的作用，其他造影剂类型如二氧化碳和钆的应用，以及稀释造影剂的作用，都在文中有所描述。还阐述了避免造影剂过敏的预防性用药。

动脉破裂的发生率虽然很低，但也是一个必须注意的并发症。相比之下，动脉栓塞的发生率为2%~5%，可能还存在许多亚临床状态的患者未被发现。血栓栓子、动脉粥样硬化斑块、球囊或支架等器械，甚至空气栓子等均可导致动脉栓塞的发生，这是严重的并发症。动脉夹层、抗凝或抗血小板药物导致的出血并发症也在文中详细描述。出血并发症尤其难以定义，服用抗凝或抗血小板药物的患者，如果术后6~8个月方出现出血，可能不属于腔内介入治疗导致的并发症。本章节回顾了腔内介入操作引起的各种并发症以及如何降低其发生率的方法。

(唐骁 符伟国 译)

第 60 章

动脉粥样硬化栓塞的治疗

O. W. Brown

动脉粥样硬化斑块碎屑脱落或病变血管内膜的损伤性操作都可能导致自发性动脉栓塞。该现象称为动脉粥样硬化栓塞,可影响患肢血供,导致肢体远端坏疽或影响内脏血供,如肾脏、胰腺、脾脏和脑。动脉粥样硬化栓塞并不罕见,连续 70 例尸检显示发生率为 8.6%。栓塞物质可能包括胆固醇结晶、血栓及纤维蛋白-血小板聚集物,可能继发于斑块退行性变后发生的斑块破裂。动脉粥样硬化栓塞多见于女性患者,而在糖尿病患者中较为少见。发生动脉粥样硬化栓塞后未进行手术治疗的患者, 有很高的组织缺损和再栓塞发生率。栓子可来源于动脉粥样硬化斑块或动脉瘤内附壁血栓, 也可来源于病变血管的手术或介入操作。在尸检研究中,30%主动脉血管造影的患者和 25.5%心导管治疗的患者, 有胆固醇结晶栓塞的证据, 而年龄匹配的对照组人群的发生率为 4.3%。手术中病变血管操作是栓子的另一个来源。主动脉重建术后死亡的患者中,77%的患者有动脉粥样硬化栓塞的证据。通过切除近心端溃疡性动脉粥样硬化斑块以治疗栓塞, 已经成功地实施了 40 年。

既往稳定性斑块突然破裂可能导致动脉粥样硬化栓塞。栓子的大小部位决定了栓塞血管的位置。栓塞物质可能包括胆固醇结晶、血栓及纤维蛋白-血小板聚集物。胆固醇结晶通常较小,呈针状的双折射晶体。但是由于在标本固定过程中胆固醇结晶常可发生溶解,因此需要特殊技术进行处理。如果胆固醇结晶较大,可导致中等口径的血管栓塞,但更多情况下,由于胆固醇结晶直径较小,因此通常栓塞的部位是微循环血管。红细胞和纤维蛋白-血小板聚集物可黏附至胆固醇结晶上,导致血管闭塞和缺血性静息痛。动脉粥样硬化栓塞可引起急性炎症反应,导致血管周围淋巴细胞聚集和成纤维细胞增殖,少数情况下还可导致巨细胞反应。暴露于血液循环中的胆固醇可激活中性粒细胞聚集,与血管炎症有关。这可能解释了胆固醇栓塞患者中高水平的激活辅助因子。胆固醇结晶可能穿透血管壁,导致纤维蛋白原的沉积,从而引起闭塞性动脉内膜炎的表现,这与慢性动脉硬化闭塞性疾病的表现很难区分。动脉硬化栓塞的临床表现取决于具体受累脏器情况。

颈动脉粥样硬化栓塞

目前认为, 颈动脉分叉部位动脉粥样硬化斑块脱落导致的栓塞是缺血性脑卒中的最常见原因。短暂性脑缺血发作和颈内动脉闭塞性疾病之间的联系, 以及部分脑动脉闭塞患者被发现存在可能是胆固醇栓塞导致的视网膜动脉黄色高亮斑块, 这些对于脑卒中病理生理机制的研究具有极其重要的意义。动脉粥样硬化斑块发生退行性变, 通常与斑块内出血并且导致斑块迅速增大有关, 也可与斑块破裂有关。颈动脉斑块可发生自发性破裂,在这些病例中, 大量的退行性动脉粥样硬化斑块碎屑可释放入血并流入大脑。患者出现黑矇、短暂性脑缺血发作或脑卒中, 这取决于斑块碎屑进入眼动脉或大脑中动脉。通过经颅多普勒检查仪的使用, 证实颈动脉内膜切除或颈动脉支架术中, 颈动脉分叉部位的操作可导致斑块碎屑脱落。颈动脉来源的斑块碎屑可通过 Willis 环,导致对侧大脑半球的神经系统症状。大脑的动脉粥样硬化栓塞可能来源于主动脉弓或近端颈总动脉。颈动脉诊断性血管造影过程中, 导管导致的动脉栓塞发生率在 1%范围内,通常可以接受。随着颈动脉球囊扩张和支架植入的出现, 应用经颅多普勒检查仪或者各种类型的脑保护装置, 可发现球囊扩张过程中很高的栓子检出率。任何在主动脉弓或近端大血管内的导管操作,都可能导致动脉栓塞的发生。

脑部动脉粥样硬化栓塞的治疗,包括近心端病变。在颈动脉系统中,主要指的是颈动脉内膜切除术。少数病例需要行动脉切除加重建手术。当前的热点转至颈动脉球囊扩张和支架植入治疗颅外颈动脉系统动脉粥样硬化栓塞。

肾动脉粥样硬化栓塞

肾脏是受动脉粥样硬化栓塞影响的最常见脏器之一。栓子可能来源于主动脉、肾动脉瘤或血管闭塞性病变，也可能来源于血管造影过程中的导管操作。另外开放手术过程中肾动脉或紧贴肾动脉的主动脉直接手术操作，特别是腹主动脉瘤的手术，可导致肾动脉粥样硬化栓塞的发生。通常认为严重的主动脉闭塞性病变的患者，术后肾动脉粥样硬化栓塞的发生率为15%；轻度的主动脉病变，术后肾动脉粥样硬化栓塞的发生率为4%。这类栓子通常导致肾脏弓形动脉和叶间动脉栓塞。对于发生急性肾功能衰竭、高血压突然发生或急性加重的患者,可考虑肾动脉粥样硬化栓塞的诊断。实验室检查与肾动脉粥样硬化栓塞相一致，包括红细胞沉降率的增加和外周血嗜酸粒细胞增多。尿常规检查通常可发现尿蛋白,以及红细胞和白细胞的增加。肾脏活检可能证实上述诊断。对于所有出现急性肾功能衰竭、高血压突然发生或急性加重的患者，都应怀疑是否存在肾动脉粥样硬化栓塞。对于近期有血管造影手术史的患者，可能很难区分是由于动脉栓塞还是造影剂肾毒性导致的肾功能衰竭。造影剂肾毒性导致的肾功能衰竭通常在术后48小时内表现出来,血清肌酐大约在1周后达到峰值水平,其后缓慢降至正常或者造影前的水平。而肾动脉栓塞导致的肾功能衰竭，起病则相对缓慢并在术后1~4周后达到高峰。该并发症与球囊血管成形和支架植入治疗肾血管性高血压过程中动脉粥样硬化栓塞发生有关。在肾动脉球囊血管成形过程中,使用远端保护装置可改善患者的临床疗效。在术中可发现65%的远端保护装置的滤膜上存在血栓栓子样物质,包括新鲜血栓、陈旧性血栓、动脉粥样硬化斑块碎片和胆固醇碎屑。

不幸的是，胆固醇栓子导致的动脉栓塞没有特殊的治疗方法，预后也不如造影剂导致的肾功能衰竭，需要密切治疗护理，必要时还需血液透析治疗。

下肢动脉粥样硬化栓塞

动脉栓塞是指/趾缺血的最常见原因,尤其是下肢部位。栓子如胆固醇结晶、血栓及纤维蛋白-血小板聚集物,可导致直径在100~500μm内血管的栓塞。患者常表现为单侧或双侧下肢的单个或多个足趾的疼痛伴皮肤发蓝改变。疼痛症状可急性发作但维持较短时间,也可能持续数周时间。如果是广泛性栓塞，患者可出现足趾坏疽或溃疡。可常见网状青斑伴不同程度的大腿及踝部的疼痛。但是伴有神经系统病变的糖尿病患者，可能出现无痛性足趾坏疽的情况。体格检查常显示足背动脉搏动可触及，但是部分足背动脉搏动消失的患者也可发生动脉栓塞，该类患者通常具有丰富的下肢动脉侧支循环。栓子栓塞部位的近心端,如主动脉、髂动脉或股动脉可能听到血管杂音。超声多普勒检查仪在诊断动脉栓塞部位时，可能具有一定优势。足趾动脉血压测定对于辨别区分患肢是动脉栓塞或慢性下肢缺血有一定价值。超声检查有助于判断动脉栓子的来源,如近端主动脉瘤、髂动脉或股动脉瘤。对于动脉粥样硬化栓塞,目前并无特殊的实验室检查可以明确诊断。对于动脉粥样硬化栓塞的患者,血涂片和尿液检查显示嗜酸粒细胞增加。对于双侧肢体均有动脉粥样硬化性栓塞症状和体征的患者，其肾功能必须评估,在下肢动脉栓塞的同时,可能发生肾动脉栓塞。腓肠肌活检可用于证实动脉粥样硬化栓塞的诊断。

逐渐加重的远端血管闭塞可提示存在动脉粥样硬化栓塞性疾病。常见于锁骨下动脉瘤导致的上肢动脉栓塞和腘动脉瘤导致的下肢动脉栓塞。腹主动脉、股动脉和腘动脉均可能是动脉栓塞栓子的来源，但这类栓子直径通常较大。另外聚四氟乙烯人工血管可能成为微栓子的来源。

本病主要是和导致远端肢体缺血的弥漫性动脉粥样硬化闭塞症相鉴别,但是血栓闭塞性脉管炎、雷诺病、冷球蛋白血症、孤立的远端动脉闭塞、冻疮和心源性栓塞的可能性也需要考虑。无糖尿病史的男性吸烟患者,发生指/趾缺血或坏疽,如果有转移性血栓性浅静脉炎和雷诺病的病史，应高度怀疑是血栓闭塞性脉管炎。孤立的指/趾动脉血栓可能继发于糖尿病、血液高凝状态或重复劳动损伤，如使用重锤的工人。肢端发绀可能与心肺功能不佳有关,可表现为唇、鼻、手、耳部位皮肤的发蓝变色，心脏输出量的降低和血液氧合能力的下降可证明手足发绀的诊断。β受体阻断剂的使用可导致下肢皮肤变蓝的发生。但是很少出现疼痛症状。存在反射性交感神经营养不良的患者,也可能存在下肢发冷、变蓝和疼痛症状。但是通常患肢皮肤变色的范围明显不同。几乎不可能仅通过临床检查鉴别上述各类病变。如前所述，体格检查存在下肢足背动脉搏动也不能完全排除动脉粥样硬化栓塞的可能性。“蓝趾综合征”一词用来描述一种因近心端动脉粥样硬化病变产生斑块碎屑导致动脉栓塞，引起下肢足趾缺血的临床征象。对于双侧肢体出现症状的患者，栓子来源通常位于腹主动脉分叉水平以上。但是,对于单侧肢体出现症状的患者，来源于腹主动脉分叉水平以上的栓子只占50%~80%。相应的，对于任何表现为单侧或双侧肢体远端栓塞的患者，都应该仔细检查病变近心端全部的血管系统。

全身性病变的临床表现可能类似于动脉粥样硬化栓塞。血小板增多症、骨髓增生异常综合征、转移性骨肉瘤、需要皮质类固醇激素治疗的结缔组织疾病、红细胞增多症等疾病都具有与动脉粥样硬化栓塞相类似的临床表现。研究已揭示某些发病机制，如血小板计数的升高、血小板聚集率的增加、对二磷酸腺苷和凝血酶反应的增强。

动脉粥样硬化栓塞的自然病史提示很高的再栓塞发生率（80%）和继发组织缺损率(60%)。目前对于下肢动脉硬化栓塞有多种的治疗方式。通常药物治疗主要包括肝素及其后应用华法林抗凝治疗。来源于动脉粥样硬化斑块的栓子，其组成成分通常为血小板和纤维蛋白，因此应用华法林抗凝治疗可能具有益处。但是这类药物治疗对于胆固醇栓塞很少具有治疗效果。

但是单独应用华法林进行治疗很少具有治疗效果，再栓塞发生率高达75%。部分研究人员发现，可能由于抗凝治疗影响了动脉粥样硬化斑块的愈合，因此华法林治疗可导致栓子数量的增加，反而造成不良的影响。

对于近端动脉粥样硬化病变，也可选择球囊血管成形和支架植入进行治疗，部分文献结果也支持此技术。有研究显示单独行球囊血管成形术可能稳定动脉粥样硬化斑块，有研究显示血管内支架可预防栓子脱落栓塞从而提供保护作用，也有研究显示支架型人工血管可用于治疗动脉粥样硬化栓塞。目前尚无综合性数据分析以明确证实上述治疗方法的效果。下肢动脉粥样硬化疾病的腔内介入治疗可引起1.6%~7%的动脉栓塞发生率。开放手术的治疗效果较好，这也是动脉粥样硬化患者治疗的主要依据。非侵入性检查评估方法在排除主髂动脉瘤或外周动脉瘤，以及慢性动脉闭塞性疾病上具有优势，但是很少能据此作出诊断。血管造影敏感性及特异性更高，但是栓塞发生率高达17%。计算机断层成像(CT)检查可能在寻找发现胸主动脉或腹主动脉病变方面，与血管造影相同有效。双侧动脉栓塞可能提示主髂动脉病变，而单侧动脉栓塞提示病变段存在于腹主动脉分叉部以远。但是即使对于表现单侧症状和体征的患者，评估双侧主髂动脉流入道和外周动脉流出道，以避免遗漏未发现的近端病变是非常重要的。

但两个节段的病变同时存在时，一些学者建议首先治疗远心端病变，而另一些学者则建议两个节段的病变同时治疗。同时治疗主髂动脉及其远心端病变可有效消除再发动脉栓塞的可能性。严重的肾动脉上和(或)肾动脉下主动脉疾病应该一期进行治疗。手术治疗包括病变血管段动脉内膜切除、动脉切除或隔绝，通过血管旁路或血管置换重建血运。

主动脉瘤腔内修复术后动脉粥样硬化栓塞

由于对腹主动脉瘤腔内治疗的了解程度增加，与传统开腹手术相比较，后者术后可发生包括动脉粥样硬化栓塞在内的严重并发症，因此腔内治疗手术开展率持续升高。腔内修复术后结肠缺血可能是微栓塞的结果。胆固醇栓塞可能导致主动脉腔内修复术后直肠及乙状结肠坏死，提示腔内介入手术后动脉粥样硬化栓塞的发生率要高于传统开腹手术。手术时间的延长(超过 150 分钟)和血管内操作次数的增多，则是其他可能的发病原因。广泛盆腔缺血坏疽与髂内动脉闭塞有关，有时则可能与需要治疗的腹主动脉瘤有关。主动脉瘤腔内修复术后下肢动脉栓塞及脊髓缺血的发病率为 0.9%，因此手术中需要仔细操作以降低上述并发症的发生率。但是多数情况下，不能完全避免。为了消除或减少术中动脉粥样硬化栓塞的不良效应，必须进一步了解动脉栓塞并发症并采取合理治疗方法。

结　论

动脉粥样硬化栓塞是一个持续存在的临床问题，可能出现在动脉血管系统中的任一部分。但是最常见的影响部位是下肢血管，而早期诊断和治疗对于减少长期不良后果具有重要意义。治疗方法包括动脉切除、血管旁路或球囊血管成形伴(不伴)支架型人工血管植入，最常用于近心端动脉粥样硬化病变。单独应用抗凝治疗很少具有益处，甚至可能起到相反的作用。动脉粥样硬化栓子可能影响末梢动脉，即使诊断和治疗也可能不能纠正其严重的后果。

推荐读物

1. Kempczinski RF. Lower extremity arterial emboli from ulcerating atherosclerotic plaques. *JAMA*. 1979;241:807.
2. Katz SG, Kohl RD. Spontaneous peripheral arterial microembolization. *Ann Vasc Surg*. 1992;6(4):334–337.
3. Crane C. Atherothrombotic embolization to lower extremities in atherosclerosis. *Arch Surg*. 1967;94:96.
4. Karmody AM, Powers SR, Monaco VJ, et al. Blue toe syndrome: an indication for limb salvage surgery. *Arch Surg*. 1976;111:1263–1268.
5. Lin PH, Bush RL, Conklin MS, et al. Late complications of aortoiliac stent placement—atheroembolization of the lower extremities. *J Surg Res*. 2002;103(2).
6. Thompson MM, Smith J, Naylor AR, et al. Microembolization during endovascular and conventional aneurysm repair. *J Vasc Surg*. 1997;25:179–186.

编者评述

G. B. Z.

Brown博士是一个有成就的血管外科医师。本章节关注于动脉粥样硬化栓塞，清楚地讲述了该并发症在目前临床医疗中的重要性。血管外科医师长久以来就已经认识到，动脉粥样硬化栓子是患者术后并发症及其死亡的一个主要原因。动脉粥样硬化栓子主要来源于不稳定斑块，或者腹主动脉瘤、髂股动脉瘤或腘动脉瘤中的血栓碎屑脱落移位。少数情况下,其他来源的动脉粥样硬化栓子，如内脏动脉瘤也可能导致动脉粥样硬化栓塞的发生。动脉粥样硬化栓子的次要来源包括开放血管手术和(或)腔内介入术中对动脉血管的操作。

临床症状包括蓝趾综合征、下肢皮肤变色变冷和疼痛等。文中详细讲述了每个脏器的内脏动脉粥样硬化栓塞综合征。鉴别诊断具有重要的意义，与临床症状和诊断性检查相比，更常用于寻找动脉粥样硬化栓子的来源。多年来影像学检查技术的进步，可用于准确辨认导致病变的动脉粥样硬化栓子的技术,包括血管造影、超声多普勒和CT扫描，这些技术也可用于识别主动脉或外周动脉瘤。增强成像技术包括高速和超高速CT扫描、磁共振血管成像,正改变目前的诊疗现状。非凡的解剖清晰度、高分辨率影像增强技术和三维重建技术，为临床工作提供了巨大的帮助。

动脉粥样硬化栓塞的治疗仅获得部分成功。对于继发性动脉粥样硬化栓塞,预防远比治疗有效。动脉粥样硬化栓子倾向于通过血液循环到达较小的血管，因此不适合直接行外科手术取栓，而特别的刺激性物质栓塞导致的继发性炎症反应可引起显著的疼痛和纤维化病变。随着血管外科继续从以开放手术为主向越来越多的腔内介入治疗转变，同时动脉粥样硬化栓塞的发生率也将显著增加。识别高危病变并行预防性治疗，可能降低原发性动脉粥样硬化栓塞的发生率。预防是降低继发性动脉粥样硬化栓塞并发症的主要手段，但是还需要更有效的治疗方法。

(唐骁 符伟国 译)

第 61 章

糖尿病足的治疗

Scott A.Berceli

糖尿病外周神经病变患者，经常伴有局部组织缺血，导致无意识的反复足部创伤和溃疡发生。大约 15%的糖尿病患者在其一生中会发生足部的溃疡，导致每年有 82 000 例主要肢体截肢 ，相关支出达 11 亿美元。在美国，非创伤性截肢中 60%以上是在糖尿病患者中施行的。

发病机制

糖尿病患者会产生一系列生理和代谢紊乱，可导致皮肤的破损和溃疡的发生(图 61.1)。周围神经病变、血管功能不全、免疫功能受损，这些情况更加重这一病损的发生，溃疡的愈合并不理想，并且易于扩展到周围软组织和骨骼，反复的创伤会促使一个急性的伤口转变为一个慢性创面，以细胞外基质的堆积，基质金属蛋白酶活性增加，以及不能从创伤愈合的炎症期进展为下一步愈合过程为特点。

与糖尿病足发生有关的最顽固因素是周围神经病变的存在。感觉的丧失导致患者感觉不到鞋子里面的异物、不合脚的鞋子而产生的水疱以及洗澡时的足部烫伤。在“袜套”区，运动纤维也受影响。骨间肌和蚓状肌的萎缩导致足弓的塌陷和跖-趾关节稳定性的丧失。这些内部肌肉的薄弱，以及外部肌肉相对的处于支配地位而产生对跖骨头的压缩、足趾的锤状挛缩和踝关节的马蹄状变形。这些变化会导致步态的改变和局部区域足底压力的升高，以及表面剪切力的增加。这些松弛的加重和感觉的丧失共同导致了“火箭底”Charcot 足，以骨折和关节半脱位为特点。足部自主神经的丧失是皮肤破损的原因，因为微循环的热调节能力和汗液分泌功能的受损。干燥粗糙的皮肤给细菌提供了进入的机会，导致感染。

虽然并不普遍存在，由缺血导致的糖尿病足大约占 1/3。外周动脉阻塞性疾病在这些患者中往往累及胫动脉、足和腓动脉相对的保留，这样的话，这些远侧血管可以作为合适的重建血运目标血管。尽管微血管自主神经缺陷在这些患者中也存在，但广泛的“小血管”闭塞并不是这一病变进展的特点，并且也不能阻止足部搏动性血流的恢复，而这是保肢治疗的基石。

虽然并不了解免疫方面的功能障碍在病因中所起的作用，但这是糖尿病足溃疡的第三个主要原因。在糖尿病患者存在的免疫缺陷中，常见的有白细胞行为的改变和补体功能的改变。免疫功能被血糖控制不佳进一步削弱，这也被临床研究表明高血糖是一个独立危险因素而证实。在血糖控制差的患者，丧失肢体的概率会增加两倍。

预防保健

据估计，大约 3/4 的糖尿病患者最后截肢。往往是因为小的创伤导致的皮肤溃疡，接着是伤口不能愈合，最后不得不截肢。在一项研究中，鞋子相关性的损伤造成的占 36%，意外切割伤或者刺伤造成的占 8%，温度性损伤(冻伤或烧灼伤）占 8%，褥疮性溃疡占 8%。

减少这些事件的发生的关键是有经验医生的定期检查足部，并且要对患者如何进行自我检查进行健康教育。最近的临床指南建议对所有糖尿病患者一年至少进行一次全面的足部体检，而对于具有发生溃疡高风险的患者，应该增加检查次数。具有发生溃疡高风险的患者是指具有以下中的一点：

- 足部的肌肉骨骼畸形；
- 外周感觉的丧失；
- 外周血管阻塞性疾病；
- 足部溃疡史。

糖尿病患者的临床检查应包括：

- 检查足底和足趾看有无畸形，愈合伤口，水疱，或者敞开性溃疡；
- 触摸足背动脉搏动；
- 足底感觉检查。

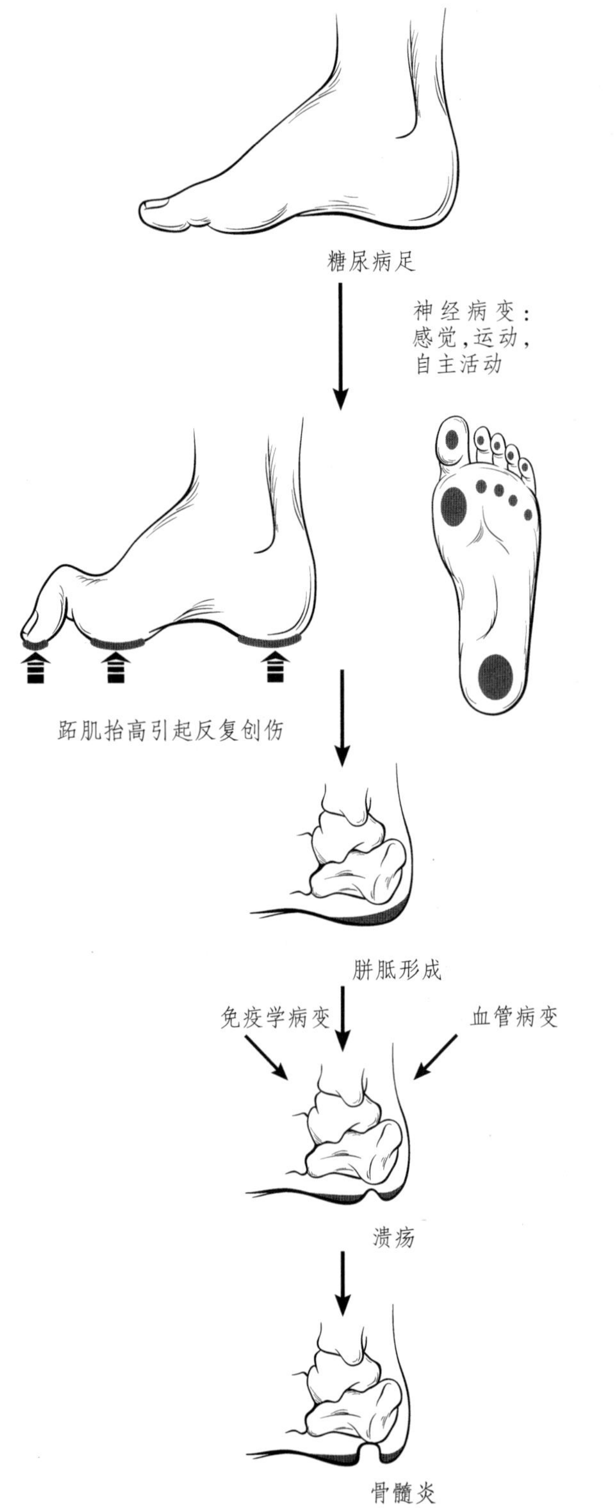

图61.1 在糖尿病足，运动、感觉和自主神经性病变导致足部结构的改变和不正常负重。对无知觉足反复的创伤导致了胼胝的形成，并且因为经常的组织缺血和免疫功能改变而加重，这导致溃疡形成和周围软组织及骨骼的感染。

在用于客观评估感觉最重要的工具中，有一种5.07(10g)Semmes-Weinstein尼龙单纤维是很好的，当用持续、垂直的力作用于足底皮肤时，该纤维在弯曲前可以传导10g的力。尽管用这种工具的检查方法很多，但通过检查第一和第五跖骨头底部的皮肤可以获得足部感觉的情况，这一检查方法有很好的敏感性和特异性。

对糖尿病患者进行健康教育是预防糖尿病足最关键的因素，最重要的是每天自我检查。对于存在活动受限和视力受损的患者，需要家庭成员的积极参与。应用洗剂可以使干燥的皮肤保持湿润，避免破坏这一感染的重要屏障。如果有鸡眼和胼胝，应由专业的护理人员来处理。应避免自己用化学药品和锐器进行“家庭外科手术”。在家里和室外都要穿袜子和鞋子，可以减少足部的创伤，足部出现任何擦伤、刺伤或肿胀，应到医院处理。足部穿着的不合适是溃疡发生的最主要原因，对患者在这方面的指导是非常重要的。鞋子不能太松或者太紧，最好在一天的晚些时候买，并穿着合适的袜子买。合适尺寸的鞋子应该是比脚长1~2cm，高度应能装下锤状趾挛缩，如果存在的话。如患者足部穿着不合适(证据是充血，胼胝，或溃疡存在)，最好定做。

临床检查

恰当的评估患者和足部伤情是制定治疗方案的首要步骤。感染的进展很快，可累及周围骨骼，并且沿筋膜平面和腱鞘扩散。因此，早期的诊断和精确的评估对于肢体的保留是关键的。病史的关键内容应包括确定最初的创伤事件，溃疡持续的时间，治疗方法和伤口进展过程。出现全身毒性表现(发热、不适、白细胞增多，或者血糖控制不佳)应详细检查，这往往是深部感染的征象。疼痛在这些患者中往往缺乏，因此并不能很好地表明感染的范围。最近缺血症状应查清，如间歇性跛行和静息痛。

体检应包括整个足部和大腿，仔细检查有无上行性感染和皮肤的整体状况。详细的描述溃疡，包括大小、深度位置、引流、坏死和周围红斑。触摸皮肤有无捻发音和沿腱鞘的硬块，皮肤破损应用探条确认有无窦道，沿筋膜的扩散程度，及关节腔的累及。用探条探测骨骼可以明确有无骨髓炎，阳性预测值将近 90%。

详细的下肢搏动检查，联合生理性动脉检查，来评估血管阻塞性疾病的存在和分布。但是，随着糖尿病患者中内侧动脉钙质沉着症的患病率增加，踝关节压力检查的诊断价值受限。当胫后动脉和足背动脉的压力达到或超过 100mmHg 时可触及。如果超过此值仍不能触及，应高度怀疑踝部压力测量的准确性。因为足趾动脉极少受钙化的影响，根据趾端血压可评估足部的灌注和愈合潜力。其他生理性检查，例如节段性肢体测压、脉冲体积记录，或者经皮氧分压测量，都可以选择性地应用。

尽管几种影像学检查方法都可以用来评估软组织和骨组织的感染程度，但最常用的还是 X 线平片，X 线可以检查不透射线的异物，软组织内的气体和骨骼的感染。虽然不能早期诊断骨髓炎，足部平片上的皮质侵蚀和骨膜隆起可以高度提示怀疑超过两周的骨骼感染。其他可用的影像学检查不常用。骨扫描对于骨髓炎高度敏感，但特异性不佳，特别是在曾有截肢的情况下。白细胞扫描的特异性较好，但难以施行，并且也很难确定感染的确切部位。磁共振(MRI)的空间分辨率很高，但诊断皮质感染的敏感性低。在诊断糖尿病足感染方面，这几种影像学检查各有优点，从检查成本和方便程度方面考虑，只在特定的时候考虑应用。这些高级检查方法的广泛应用并没有使糖尿病足溃疡的治疗提高多少，因此不应提倡。在全麻下详细的临床检查才是最好的检查和治疗方法。

诊断考虑

糖尿病足损伤最初的临床表现可以是多样的，从表浅的、无感染的溃疡到广泛的坏死，并且感染扩散，肢体丧失甚至全身性的败血症。前者可以在门诊处理，而后者则需要迅速的评估和开始恰当的治疗。缺乏一种简便的诊断方法来明确组织坏死和感染的范围，使得评估这些患者变得复杂。所以，糖尿病足感染的评估和治疗应由经验丰富的医疗工作者尽快完成，根据以下的准则：

• 判断闭合性感染或深部感染：糖尿病足部的感染一旦扩散到跖骨头，就会沿着腱鞘和筋膜平面迅速扩散。这将导致患者临床情况的恶化，表现为败血症和足中部结构的破坏，最终肢体丧失。在这些患者中，除了全身性中毒表现外，体检还可以发现伴有红斑的软组织肿胀和沿着足底皮肤表面存在的坏疽前改变。足中部的足底紧张感虽然不常见，但往往提示存在腱鞘炎。用无菌探针对开放性的伤口进行探测可以证实直接的近端感染扩散而确诊。因为感染过程的持续时间很长，足部 X 线检查的诊断作用不大。患者具有以上的这些表现时表明深部感染的存在，应立即行急诊手术探查和引流。

• 评估软组织感染的程度：同干性坏疽可以分拣并进行择期治疗相比，以广泛液性坏死为特征的湿性坏疽则需要即刻的治疗。湿性坏疽患者可具有败血症的多种表现，体检可见脓液渗出的恶臭伤口。周围的皮肤也会受感染的影响，表现为脱皮，这表明真皮下的全层坏死。当然，足部平片经常看不出什么，譬如磁共振(MRI)这样的检查，临床应用的价值也不大。如果不治疗，感染可以迅速扩散到邻近的足趾，或足底腱膜，这需要在 24 小时内外科手术清除所有的无生命力组织。

• 动脉供血不足的检查：缺乏正常足背动脉搏动的患者应该进行踝部和足趾压力的无创性检查，尽管应用传统的仪器就可以获得踝部压力，但比起那些用来评估足部本身灌注的检查来讲，并不具有很好的预测性。在糖尿病患者中，应该注意的是，踝关节部位的血管常常不易被压迫，并且踝关节的血管阻塞性疾病常常导致前脚的血流灌注降低，尽管踝部压力达到 80mmHg，不愈合率达 20%。足趾压力可以考虑作为愈合可能性的指标，当足趾压力小于 30mmHg 时，伤口往往不会愈合。而足趾压力大于 60mmHg 时，伤口很容易愈合。临床评估患者的手术风险、保肢的益处，以及组织缺失的程度会影响血运重建的进行。对于连续检查表明稳定的、具有最低限度的血流供应且未感染的足部溃疡，开始非手术治疗是合适的，但对于表现为进展的、广泛的缺血组织缺失需要尽快进行血运重建，最好在 48~72 小时内进行。

治疗方法

解除足部负荷

反复局部创伤作为大多数糖尿病足的初始病因，避免伤口所有的机械性压力是伤口愈合的关键。有几种方法可用来达到这一目的，最广泛应用的是各种足部刚性固定系统。完全的接触式管型石膏（从膝部到足趾的管型石膏）是金标准。除了可以直接避免溃疡的压迫，还可以阻止足和踝部的运动。尽管需要的劳动量大，因为一周石膏更换一次，这种方法非常有效，可使 90% 的缺血性溃疡在 6 周内愈合。其他方法的研究较少，有双瓣刚性行走装置,半鞋,泡沫毡足底敷料。但是这些都没有像管型石膏那样可以完全解除足底的压力。其他选择包括拐杖(非负重的行走)或者卧床休息,但患者往往抱怨这些治疗方案影响他们的正常生活。

解除足部负荷应持续到伤口愈合后几周,以使这些脆弱的组织成熟。渐渐恢复正常的负重以避免突然的负重增加,发生 Charcot 骨折。

清创

对于无感染且具有充分血供的糖尿病足部溃疡伤口,精确的清创无生命组织可以促进其愈合。因为神经感觉不灵敏,清创可以在床边用解剖刀和镊子完成。也可以用酶促清创的方法,但应用这一方法的数据还不多。也有人建议用漩涡疗法和足浴疗法作为辅助疗法,但作用不大并且容易浸渍伤口而使组织进一步丧失。

糖尿病足溃疡伴广泛感染则要求尽快外科手术干预,进行引流和去除所有的非活力组织。清创应使伤口充分引流,使感染组织暴露,用小的戳孔引流深部脓肿是不充分的。

敷料

伤口良好的愈合最重要的是保持湿润的环境,这可以通过几种方法获得。多种成品伤口敷料可以买得到,但没有一种敷料的效果是特别突出的。熟练的创伤护理是处理这些伤口最贵的一部分。或者由患者及其家庭成员来施行则在经济上节省许多。

最近出现一种负压(吸尘器辅助型闭合)敷料系统。适合于没有明显脓液或者坏死的伤口,这些装置似乎增加伤口基底部分肉芽组织的形成,降低大块组织缺损完全愈合所需的时间。也能减少足部因经常更换敷料而产生的疼痛。

抗生素

因为所有的皮肤伤口均包含微生物,因此不能以细菌生物的存在来证明感染。虽然有些临床专家支持所有的糖尿病足都应用抗生素(不管是治疗还是预防性的),但研究并不都支持这一观点。所以常规的非感染的溃疡“棉签”培养并进行抗生素治疗临床价值并不高。相反,临床的症状和表现是糖尿病足溃疡感染的最好指标。全身表现(发热、白细胞增多、高血糖)往往提示广泛的感染,局部炎症的表现如红斑、压痛、发硬、脓液渗出等常常是早期感染的指征。表浅的溃疡没有缺血和骨髓炎以及局限的坏死常常可以在门诊处理,口服抗生素和局部创伤护理治疗。最常见的病理微生物是革兰阳性球菌,抗菌谱窄并组织渗透力强的抗生素治疗往往就足够了。有足部伤口感染的患者接受门诊抗生素治疗时应在3~4天后评估治疗效果,对于没有什么明显效果的患者要考虑住院治疗。对于轻中度感染,1~2周的抗生素治疗是足够的了。

严重的威胁肢体的糖尿病足部感染往往是多微生物的。尽管革兰阳性生物(包括甲氧西林抵抗或敏感金黄色葡萄球菌,表皮葡萄球菌)仍然占主要部分,但也经常分离到革兰阴性菌(肠球菌,变形杆菌,铜绿假单胞菌)和厌氧菌(脆弱类杆菌)。虽然直接的脓液培养和手术中深部组织间隙培养能用来指导抗生素的使用,但开始治疗时可根据经验选择广谱抗生素治疗。一旦培养结果明确特定的感染细菌,可以换为抗菌谱窄的特效抗生素治疗。另外,尽管使用了广谱抗生素后伤口持续恶化,应考虑到可能存在抗生素没有覆盖的微生物感染,然后根据经验扩大抗生素覆盖范围。

小截肢和伤口闭合

骨髓炎使糖尿病足创伤的治疗更加复杂,而且存在争议。尽管一些研究表明单独应用抗生素治疗可以使70%的骨髓炎得到治疗,大多数同意清除感染的骨骼是不得已采取的最终措施。这已被一些研究所证实,抗生素联合外科手术比抗生素单独治疗有更高的治愈率。

对于有充足血供的非感染的前足病变,可以切除局部坏死组织,初期缝合治疗,严重感染的伤口需要开发截肢,延迟或二期缝合伤口。值得注意的是,在开始清创时,应尽可能地保留足部结构,而去除所有的无生命力组织。因此,多次手术是必须的,依靠周围有活力组织的恢复。辅助的整形外科技巧,如游离和旋转皮瓣技术,在某些患者中可以加快伤口闭合。

血运重建术

随着局部脓肿的控制,有缺血性足部创伤的糖尿病患者应尽快行血管造影术和血运重建术。在糖尿病患者中胫前/后动脉阻塞性疾病有增加的倾向,而腓动脉和足背动脉阻塞性疾病相对少见,因此常常需要重建远端动脉以恢复动脉血流。有报道在一些中心,有胫动脉血管造影术和旋切术来进行血运的重建,但主要手术方式还是外科血管旁路手术。远端目标血管往往在膝下或足背动脉,人工血管移植物作用有限,自体静脉是较好的选择。应当把远端血管树的最通畅部分作为流入道,流入道可接受最多40%的狭窄。因此,糖尿病患者人群中常见起始于腘动脉的短旁路。血管外科医生对于远端吻合口的位置仍有不同意见,支持用腓动脉旁路的观点认为可以降低移植物长度,避免在足部的切口,并且使胫动脉远端的侧支循环充足的供应足部。足背动脉血管旁路的倡导者认为组织坏死的愈合需要足部搏动性的灌注。虽然这些观点不同，但是在移植物通畅率（5 年通畅率 60%）和保肢率（5 年 85%）方面没有什么不同。

辅助治疗

现在市场已有几种生物工程皮肤替代品（Dermagraft™，Apligraf™）被用来治疗非缺血性糖尿病足溃疡。尽管现在的数据有限，几项小规模的随机的临床试验表明应用皮肤替代品促进更快的创伤愈合和更少的截肢。虽然这几种产品的作用机制并不清楚，但有报道通过生长调节因子和细胞因子平衡的改变而使慢性创伤愈合。伤口的彻底愈合需要多次应用这些产品，使得这一疗法的费用增加。对于持续时间超过 6 个月的溃疡，这些产品可用于其他传统方法失败的患者。

血小板源性重组生长因子（becaplermin，0.1%Rergranex TM 胶）可以刺激细胞化学趋化和增殖而提高创伤的愈合。在一些小规模的临床Ⅲ期试验，其被证明轻度提高非缺血性溃疡的愈合率。考虑到应用这种产品所需的费用不少，需要进一步研究作为一线溃疡治疗方法的性价比。

最后，高压氧舱治疗可以提高缺血性溃疡的氧供。通过这些年零星的应用，效果欠佳。然而，最近几项小规模的、随机对照试验研究表明，在使用高压氧的创伤愈合和保肢方面都有提高。考虑到这种治疗的技术要求和设备并不容易满足，这一治疗也仅限于一些有条件施行的治疗中心。

推荐读物

1. American Diabetes Association. Consensus development conference on diabetic foot wound care. *Diabetes Care.* 1999;22:1354–1360.
2. Frykberg RG. An evidence-based approach to diabetic foot infections. *Am J Surg.* 2003;186:44S–54S.
3. Gibbons GW. Lower extremity bypass in patients with diabetic foot ulcers. *Surg Clin North Am.* 2003;83:659–669.
4. LoGerfo FW, Gibbons GW, Pomposelli FB Jr, et al. Trends in the care of the diabetic foot. Expanded role of arterial reconstruction. *Arch Surg.* 1992;127:617–620.
5. Sumpio BE. Foot ulcers. *N Engl J Med* 2000;343:787–793.

编者评述

G. B. Z.

Berceli 博士给我们一个糖尿病足处理的概观，清晰地表明了糖尿病足是导致截肢的一个主要原因。他注意到，在美国每年有 82 000 例截肢，耗费达 11 亿美元，非创伤性截肢中，超过 60%是糖尿病患者。在糖尿病患者，神经病变、血管病变，以及免疫性的改变都起到很重要的作用。15%的糖尿病患者在一生当中将会发生足部溃疡。他认为，蚓状肌和骨间肌萎缩在导致足弓塌陷和足趾关节不稳定中的作用是关键的，这是生物力学改变导致的病理过程。由此产生的变形，导致压力集中在足趾头和脚尖，并且最后导致 Charcot 足的产生。神经性病变尤其是重要的，患者因为感觉不灵敏而易受机械性创伤。神经性病变也导致自主神经的改变，导致足部无汗、干燥、皮肤皴裂，细菌易侵犯。运动功能不全和神经性病变导致足部的变形和压力的集中。

糖尿病足的最佳治疗包括由专家进行的一年一次检查，特别是神经性病变和循环状态的检查；患者和家属自己的经常性的检查；合适的足部穿着非常重要；避免轻微创伤；必须警告的是不要自己在家处理伤口。这些原则和措施很重要，但往往没有很好地执行。患者和医生都会犯忽视的错误。血管实验室检查要进行 X 线平片检查，就如需要神经检查一样。其他的影像学检查方法作用有限，包括骨扫描、MRI、白细胞扫描等。一旦溃疡形成，对患者和社会来说治疗将是一个花费时间和经费的过程。对患者和医生来说也是很费力费时的，更不用说是花费的问题了。治疗应以减轻伤口负重为中心，包括穿合适的鞋，应用管型石膏、足部刚性固定系统、泡沫毡足底敷料和半鞋。二线治疗是恰当的外科清创和简单或者复杂的辅料，包括负压 VAC 系统（负压辅助性闭合系统）。在本文中也探讨了抗生素对于这些多细菌感染的作用，以及说明了小截肢和伤口闭合技术。明确指明足部搏动性血流是必需的。文中也提到生物工程皮肤替代物的作用，如 Apligraft 和 Dermagraft ，还有重组血小板源性生长因子和高压氧的治疗应用。

（周涛　译）

第62章

下肢截肢

Lloyd A. Jacobs, Gerald B. Zelenock

截肢是最古老的外科手术之一。基本的外科操作在很久以前就被确定,外科截肢技术也没有什么大的提高。但是,对于截肢的疾病需要详细了解,恰当的术前评估(包括截肢平面的选择)是很重要的,综合的康复措施也是取得最好结果的关键。现在的许多治疗方式是军队外科医生和美国退役军人管理局在第二次世界大战期间创造的,并且制定了一些有助于促进截肢患者康复的步骤。但是,就年龄来说,这些步骤是为一些年轻的士兵制定的,必须加以改进。患者生理情况适合或者不适合截肢以及选择恰当截肢平面要求从手术技术、患者生理状况和社会学方面的各种综合因素来考虑。

一般来讲,截肢虽然是一个简单的手术步骤,但也不容易。因为血管疾病而截肢的患者常常是老年的、虚弱的,并且往往存在多种伴随疾病。手术本身是在受损严重的组织内进行,而对软组织、骨组织、创伤的恰当处理原则上保证了良好的结果。截肢的目的是使患者恢复到良好的功能状态,并减少疼痛和去除所有的失活组织。最好是一次手术完成,避免多次手术。不幸的情况是患者的身体状态要求多次手术。如果是术前评估的失败或者是外科技术失败造成的反复手术,那就更糟了。

截肢的流行病学调查表明:美国每年有140 000例截肢术,其中有一半的患者是膝上或膝下的主要截肢。足趾、经跖骨和其他较少的截肢占了剩下的一半。糖尿病、动脉功能不全、慢性感染、创伤是大部分截肢的原因。恶性肿瘤、先天性畸形及其他混杂的情况占小部分。在当代血管外科手术,截肢适应证为:坏疽、持续性疼痛、持续骨髓炎和不愈合的溃疡。

对需截肢患者的评估包括总体的评估,以及特殊检查来确定恰当的截肢平面。一般的原则包括已经采取过恰当的措施来避免截肢,包括再血管化和加强的伤口治疗。标准的医学评估包括详细的询问病史和体格检查。基本实验室检查包括胸部放射学检查、心电图(EKG),以及其他诊断性的检查和会诊。常常联合临床评价应用下肢多普勒检查(用来预测截肢平面能否愈合),结果很准确。其他不常用的检查方法如经皮氧分压检测和(或)其他敏感测量皮肤血流的方法也有好处。因为这些患者往往高龄,体质虚弱,并且受全身系统性疾病的影响,全面的评估是很重要的。要求截肢前进行最佳术前准备,以获得可以接受的死亡率。

截肢肢体特殊处理包括评估肢体能否再血管化以保持肢体的长度和功能,以及同时存在的感染的治疗。如果可能,再血管化可使患者保持较高的功能状态。但是,应该考虑相关的医疗问题和康复潜力,是否值得冒人工旁路手术围手术期的风险。必须考虑人工旁路手术风险、再手术以及最后截肢而增加的死亡率和并发症发生率。恰当地应用血管外科诊断实验室、血管造影和晚期的血管重建技术(开放或者腔内手术),或者可能使血运重建而避免截肢或者截肢平面最小。在大多数下肢血运重建的研究中,死亡率为2%~5%,与膝下截肢的死亡率具有可比性。

因为在需要截肢的患者中,坏疽和(或)其他感染性疾病的存在很常见,必须注意恰当使用抗生素和广泛的清创以及伤口处理。这些患者的感染大多数是多细菌源性的,而糖尿病等疾病造成的免疫功能受损,外周血管阻塞性疾病导致的灌注不足增加了处理的难度。需要仔细注意蜂窝组织炎、淋巴管炎以及感染扩散的表现,可以采取清创,应用抗生素和对脓肿进行引流。对于晚期进展性的患者,应考虑斩断术式的确定截肢治疗。

不同情况下的截肢平面的确定基于几项原则。截肢的目的是去除所有的无生命组织,解除缺血性静息痛的发生部位,确保初期伤口愈合和方便康复治疗。总的来说，越远的侧截肢优于越近侧截肢。最终目的是保留最多的功能肢体。常见的截肢平面见图62.1。对于一名患者施行截肢前，在决定截肢前必须考虑预期的功能结果。截肢平面越靠近近侧，伤口一期愈合的可能性越大，也越有可能成功。同样的，在有限康复潜力的不能行走的患者，或者伴发多种疾病的患者(因为先前的中风而导致的膝关节萎缩和下肢肢体瘫痪)，更倾向于膝上截肢，而膝下截肢存在再次修整的风险。这些应该是根据不同患者的情况来作决定。康复潜能的预期评价也很关键。

对于不同水平的截肢，存在差异显著的能量消耗(表62.1)，这直接影响了康复潜能。同时也要考虑对侧肢体的状态。

在截肢时最容易出现并发症的组织是皮肤，因为在很多情况下，皮肤的血流灌注很难精确评估。对于血管外科医生来说，最常见的分歧点是选择膝下截肢还是膝上截肢。经验丰富的医生在临床决定上可以80%的精确预测患者在膝下截肢时的愈合。应用多普勒技术，愈合预测率可以精确到90%范围。足趾测压、不同水平的体循环动脉压及核医学检查技术也用来评估伤口愈合情况。荧光素皮肤血流测量和经皮氧分压测定及其他几种技术也在使用，但不常用。

最常见的截肢水平包括足趾截肢和近节跖骨基底部截肢术、经跖骨截肢术、膝下截肢术、膝上截肢术和少见的髋关节离断术。各种截肢术的截肢平面和选择标准见表62.2至表62.5及图62.2至图62.5。

手术并发症除了感染和截肢伤口的不愈合外，还有深静脉血栓形成(DVT)，可达35%，以及肺栓

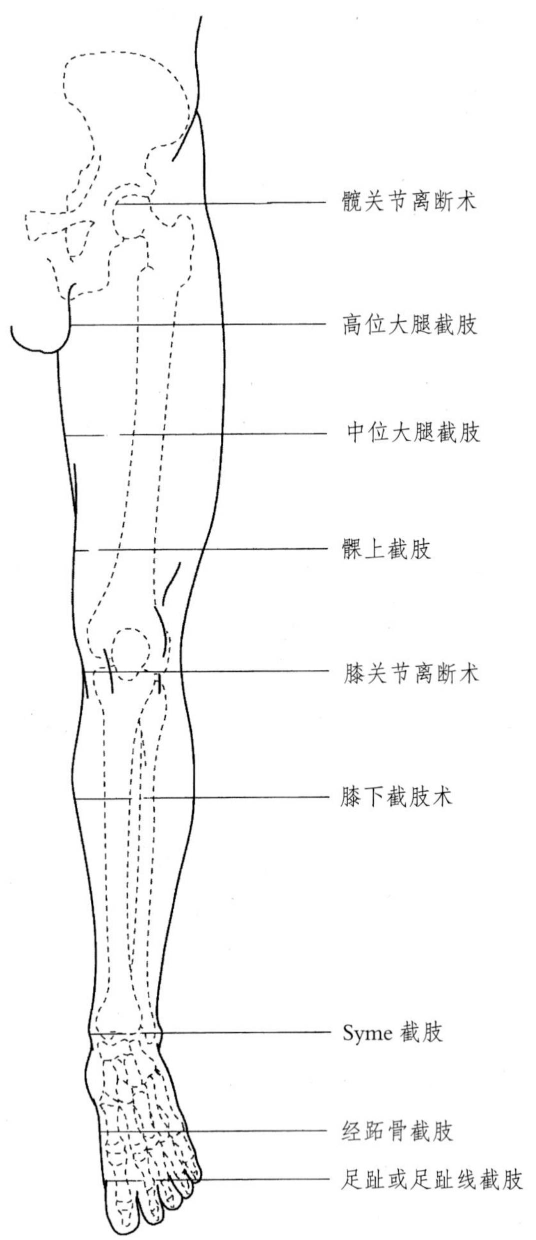

图62.1 常见下肢截肢水平。(From Huber TS. Lower extremity amputation. In: Greenfield LJ, Mulholland M, Oldham KT, et al, eds. *Surgery: Scientific Principles and Practice*. 2nd ed. Philadelphia:Lippincott-Raven; 1997:1826.)

表62.1 不同截肢平面康复所需消耗能量

截肢水平	能量消耗
足趾/足趾线	较小(除第一趾线外)
经跖骨	正常行走时较小
膝下截肢	30%~60%能量增加
膝上截肢	60%~100%能量增加
髋关节离断	100%~110%能量增加

(From Huber TS. Lower extremity amputation. In: Greenfield LJ, Mulholland M, Oldham KT, et al. eds. Surgery: *Scientific Principles and Practice*. 2nd ed. Philadelphia:Lippincott-Raven; 1997:1823.)

塞(PE),可达 3%。每位患者都要预防 DVT/PE。

在物理治疗师和假体治疗师指导下的康复训练在截肢前期就应开始进行。老年血管病中,至少半数的患者膝上截肢后可以得到康复，而膝下截肢患者康复的可以达到 75%。谨慎的选择每位患者的治疗方案可以保证最好的治疗效果。

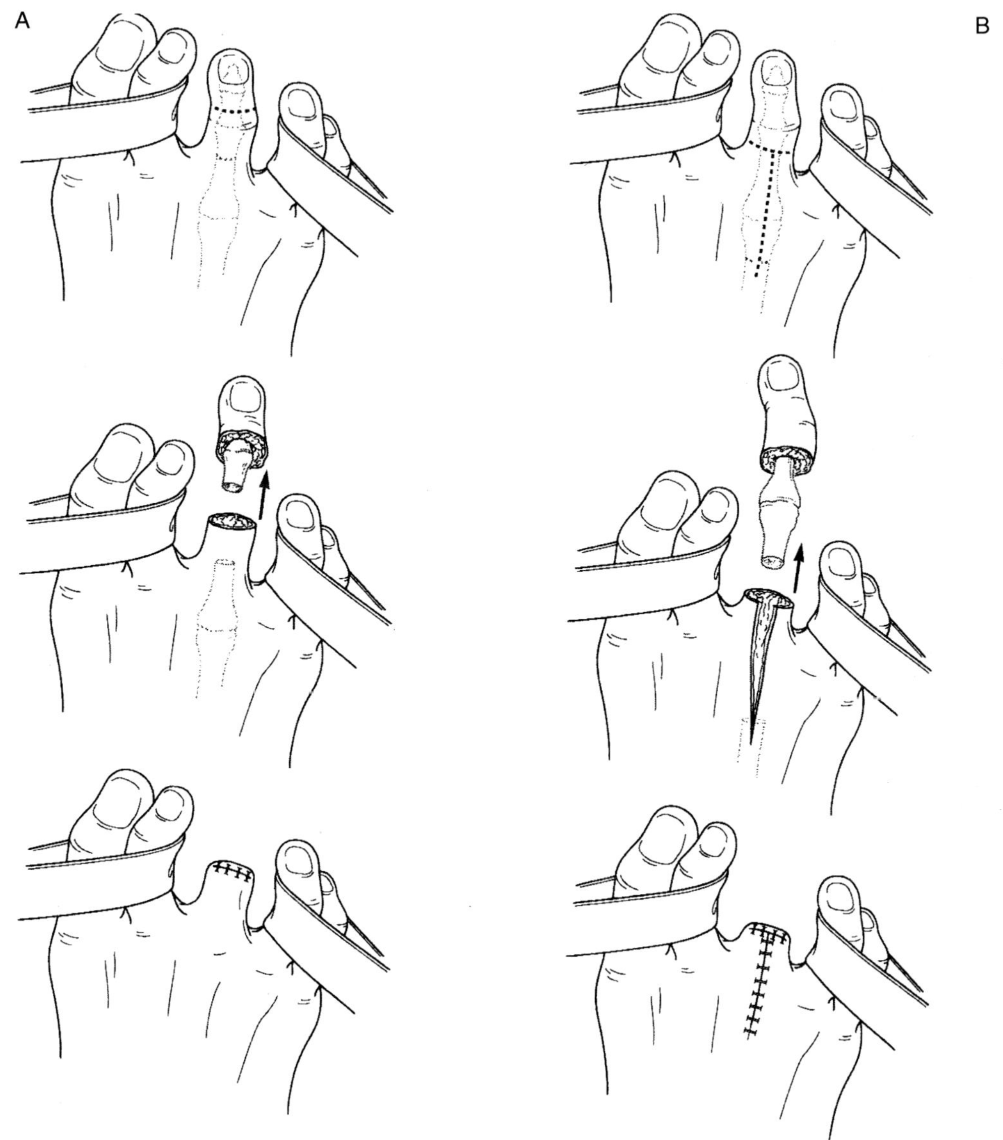

图 62.2　(A)足趾截肢术。在坏疽组织近侧行环形皮肤切口。横断近侧趾骨,使软组织靠拢。(B)跖骨头切除术(跖骨线截肢术)。作一网球拍形皮肤切口，横行切口环形延长，纵向切口近侧延长至跖骨头。跖骨在头近侧横断，软组织靠拢。(From Huber TS. Lower extremity amputation. In: Greenfield LJ, Mulholland M, Oldham KT, et al, eds. Surgery: *Scientific Principles and Practice*. 2nd ed. Philadelphia: Lippincott-Raven;1997:1829.)

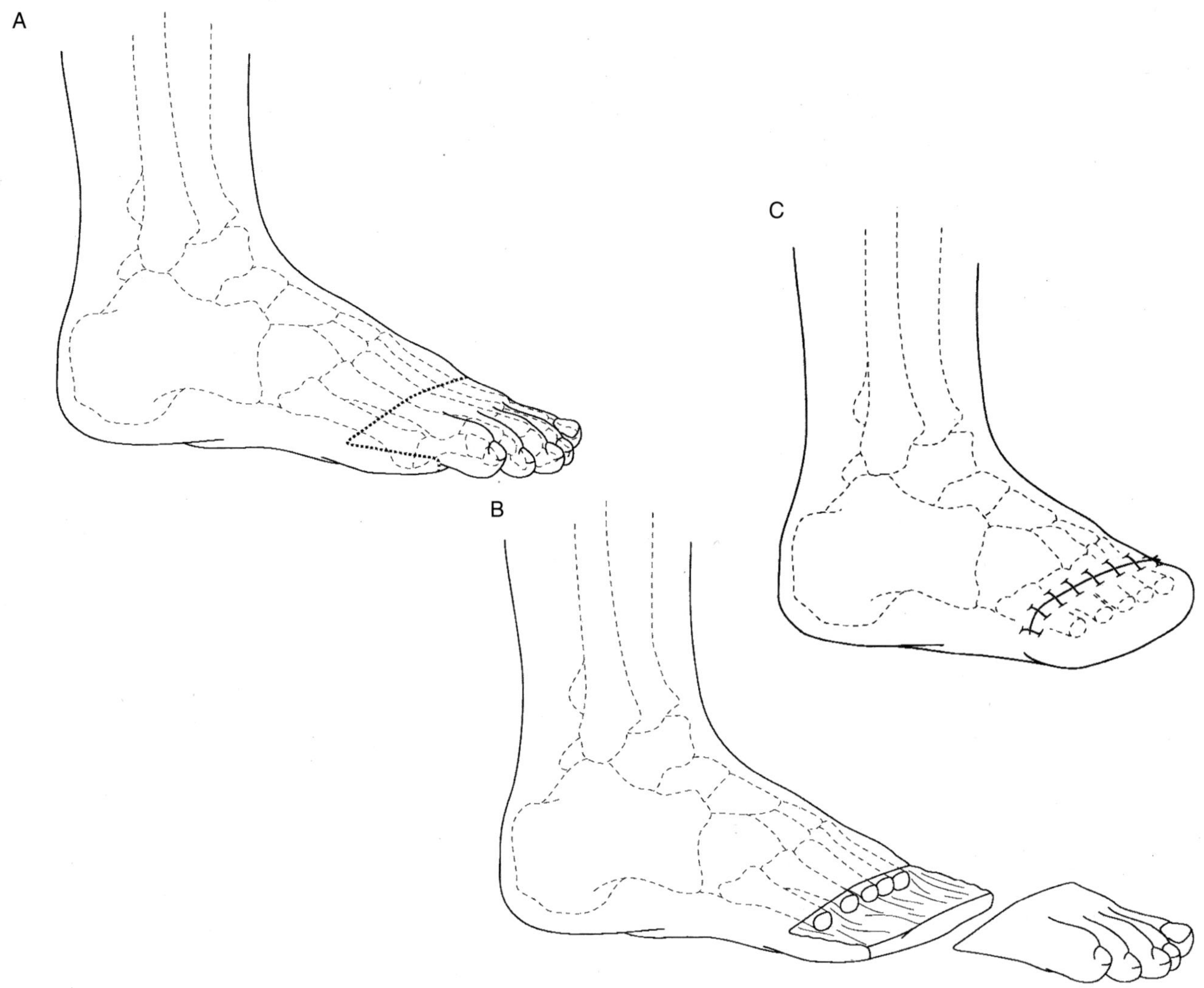

图 62.3 (A)经跖骨截肢术的切口在足背,紧靠跖骨头的近侧,足底则在足趾皱褶内。(B)在皮肤切口近侧横断跖骨头,紧靠骨骼分离足底软组织皮瓣。(C)足底软组织皮瓣向前翻转并靠近。(From Huber TS. Lower extremity amputation. In: Greenfield LJ, Mulholland M, Oldham KT, et al, eds. *Surgery: Scientific Principles and Practice.* 2nd ed. Philadelphia: Lippincott Raven;1997:1831.)

表 62.2 术前截肢平面选择:足趾截肢

选择标准	愈合初期+二期/总
根据经验	86/115(75%)
足背动脉存在	357/365(98%)
多普勒测足趾压>30mm*	47/60(78%)
多普勒测踝压>35mm*	44/46(96%)
光电容积描记足趾收缩压或 TMA 压>20min*	20/20(100%)
^{133}Xe 皮肤血流>2.6mL/100g 组织/分钟	5/6(83%)

* 收缩压(mmHg)。

TMA:经跖骨。

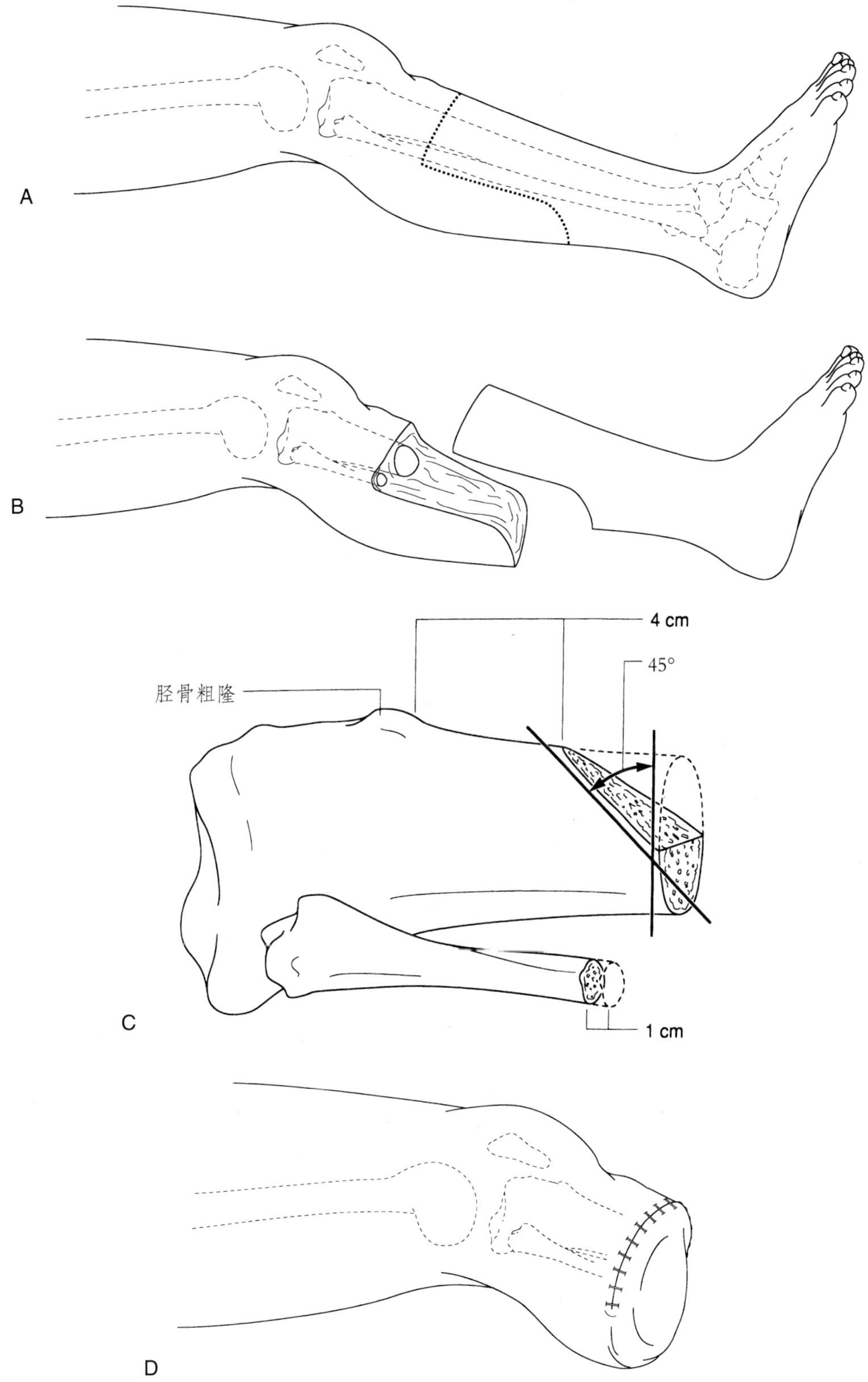

图 62.4　(A)膝下截肢的皮肤切口基于后侧皮瓣胫骨粗隆远侧 11cm，并在内侧和外侧同时向远侧延伸至腓肠肌。后侧皮瓣的长度比近侧切口处的直径长约 2cm。(B)胫骨在皮肤切口近侧 1cm 处横断。腓骨比胫骨横断处再短 1cm 处横断，后侧腓肠肌沿着皮肤切口平面切开。(C)胫骨前面斜截成 45°，锉刀锉平骨缘。(D)后侧皮瓣向前翻转，靠近。(From Huber TS. Lower extremity amputation. In: Greenfield LJ, Mulholland M, Oldham KT, et al, eds. *Surgery: Scientific Principles and Practice*. 2nd ed. Philadelphia: Lippincott Raven;1997:1835.)

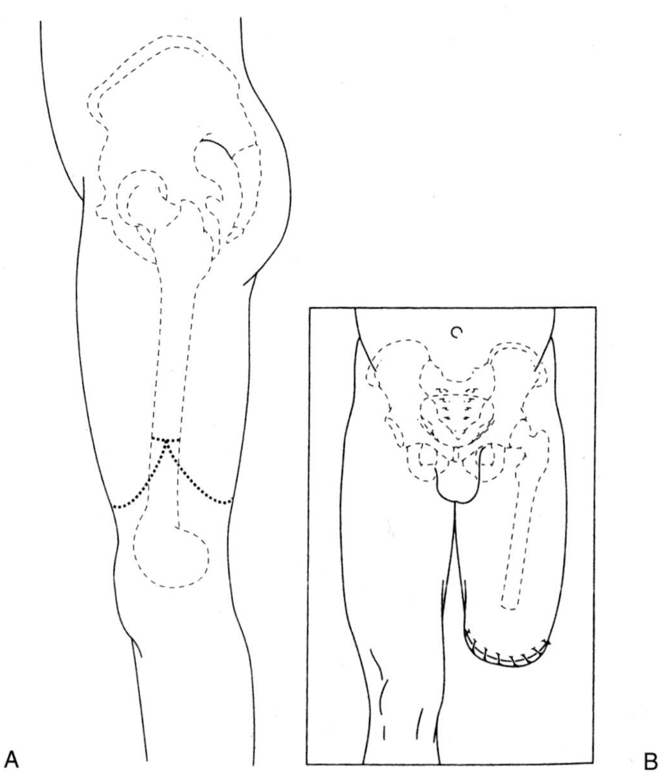

图 62.5 (A) 膝上截肢前后皮瓣的长度要相等。在皮瓣成角处各横断股骨。(B)前和后大腿软组织沿皮肤切口处平面切开,靠拢皮瓣。

表 62.3 术前截肢平面选择:足部和前足部截肢

选择标准	愈合初期+二期/总
根据经验	11/24(46%)
	36/50(72%)
多普勒踝部收缩压	
<40mmHg	5/9(56%)
>40mmHg	20/60(33%)
40~60mmHg	4/5(80%)
>50mmHg	14/21(66%)
>60mmHg	68/91(75%)
>70mmHg	70/93(75%)
多普勒足趾收缩压>30mmHg	4/5(80%)
多普勒踝肱指数	
>0.45(非糖尿病)	
>0.50(糖尿病)	58/60(97%)
光电容积描记足趾收缩压	
>55mmHg	14/14(100%)
>45mmHg 和<55mmHg	2/8(25%)
<45mmHg	0/8(0%)
光纤荧光测定法(荧光染料指数>44)	18/20(90%)
激光多普勒测速	2/6(33%)
^{125}I 皮肤血流>8mL/100g 组织/分钟	18/18(100%)
^{133}Xe 皮肤血流>2.6mL/100g 组织/分钟	23/25(92%)
经皮 Po_2	
>10mmHg	6/8(75%)
>28mmHg	3/3(100%)
经皮 Pco_2<40mmHg	3/3(100%)

表 62.4　术前截肢平面选择:膝下截肢

选择标准	愈合初期+二期/总
根据经验	794/974(82%)
多普勒踝部收缩压	
>30mmHg	66/70(94%)
多普勒腓肠部收缩压	
>50mmHg	36/36(100%)
>68mmHg	96/97(99%)
多普勒大腿部收缩压	
>100mmHg	31/31(100%)
>80mmHg	104/113(92%)
荧光素染料	24/30(80%)
光纤荧光测定法(荧光染料指数>44)	12/12(100%)
激光多普勒测速	8/8(100%)
皮肤灌注压	
^{99m}Tc 高锝酸盐	24/26(92%)
^{131}I 或者 ^{125}I 安替比林>30mm	60/62(97%)
光电皮肤灌注压>20mm	60/71(85%)
^{133}Xe 皮肤血流	
表皮>0.9mL/100g 组织/分钟	14/15(93%)
真皮内>2.4mL/100g 组织/分钟	83/89(93%)
真皮内>1mL/100g 组织/分钟	11/12(92%)
经皮 Po_2=0	0/3(0%)
>10mmHg	76/80(95%)
>10mmHg 和<40mmHg	5/7(71%)
>20	25/26(96%)
>35mmHg	51/51(100%)
经皮 Po_2 指数>0.59	17/17(100%)
经皮 Pco_2<40mmHg	7/8(88%)

表 62.5　术前截肢平面选择:膝上截肢

选择标准	愈合初期+二期/
根据经验	390/430(91%)
光纤荧光测定法(荧光染料指数>44)	6/7(86%)
激光多普勒测速	6/6(100%)
光电皮肤灌注压>21mm	19/19(100%)
皮肤灌注压(^{131}I 或者 ^{125}I 安替比林)	44/48(92%)
^{133}Xe 皮肤血流真皮内>2.6mL/100g 组织/分钟	20/20(100%)
经皮 Po_2	
>10mmHg	15/23(65%)
>20mm	12/12(100%)
>23mm	2/2(100%)
>35mm	21/24(88%)
经皮 Pco_2<38mm	5/5(100%)

推荐读物

1. Huber TS. Lower Extremity Amputation. In: Greenfield LJ, Mulholland M, Oldham KT, et al, eds. *Surgery: Scientific Principles and Practice.* 2nd ed. Philadelphia: Lippincott-Raven;
2. Malone JM, Anderson GG, Halka SC, et al. Prospective comparison of non-invasive techniques for amputation level selection. *Am J Surg.* 1987;154:179.
3. Burgess EM, Mason FA. Current concepts to review: determination of amputation level in peripheral vascular disease. *J Bone Joint Surg Am.* 1981;63A:1993.

编者评述

T. S. H.

下肢截肢是血管外科医生最常施行的手术之一,常常因为外周血管阻塞性疾病和(或)糖尿病的并发症。不过,在过去的几十年里,学术上和技术上并没有多少进展。并且这一手术常常交给年轻医生去完成,虽然这样做并不恰当,因为手术的结果和外科医生的经验相关。重要的是强调一点,绝大多数截肢患者对截肢都心存巨大的焦虑。他们应该被告知:理论上可以恢复到术前的功能水平,他们的康复只受他们活动的限制。确实,截肢后,有慢性、未愈合伤口的患者经常会感觉好转;因为他们不需要再继续更换敷料。

对于严重肢体缺血患者, 治疗目标是减轻相关的疼痛, 重建肢体功能,去除感染组织,使伤口愈合。再血管化和截肢可以达到这些目的。选择再血管化还是截肢依赖于缺血/感染以及下肢的功能。应该尝试所有的再血管化方法, 新的腔内治疗腹股沟韧带以下血管阻塞性疾病提供了一种新的选择。总之,患者有肢体会行动方便一些, 但应避免勉强挽救肢体的努力; 因为这很少成功且会对那些最终截肢的患者生理上和心理上都会有不良影响，这只需要一点点临床判断力。值得注意的是，大截肢在老年患者不再是延长照顾机构的委托任务。

一些试验用来决定各截肢水平的适应性和伤口愈合潜能。但是,这些方法都有一个基本的问题没有解决,就是不能精确地判断能够愈合良好的最远的截肢平面在哪里,因而这些方法的作用尚不明确。截肢水平的选择常常决定于感染/缺血的范围，外周动脉脉搏搏动和侵袭性/非侵袭性血管影像学检查结果。最难的选择也许是选择膝上还是膝下截肢,这要在伤口愈合可能(膝上大于膝下)和假肢行走能力(膝下大于膝上）之间权衡。收缩压>80mmHg和(或）股深动脉无明显狭窄或阻塞是膝下截肢后伤口愈合的指标。当然,无需假体的患者应该行膝上截肢。

所有患者在截肢前都应该从医学观点进行完善评估。值得强调的是下肢大截肢的围手术期死亡率超过了几乎所有其他选择性血管手术的死亡率。尽管让人不舒服,但这反映了患者常常伴随疾病较多及治疗的不全面性。对所有的软组织感染,应联合应用抗生素和清创术在截肢前积极治疗。这些感染实际上是致命的,并且被我们的医生同行低估其危险性。计算机断层扫描和磁共振成像有助于判断软组织感染范围。患者术前咨询假体治疗师有一定帮助,可以缓解一些紧张。

下肢和足部的截肢手术步骤相对已经标准化了，也描述了各种前足截肢方法，几乎不适于糖尿病患者和血管病变患者。在这些患者中,经跖骨截肢的伤口难以愈合，前足截肢的伤口也难以愈合。可以考虑经膝关节的Syme截肢,因为术后的康复治疗较膝上或者膝下都要求少。精湛的外科技术是关键,并往往提高手术的效果。特别强调的是，处理组织应轻柔避免电刀的广泛应用,止血要彻底。实际上,术后血肿往往要求更近端的截肢。另外,截肢应在骨的非关节面进行,并且避免应用止血带。

康复治疗在术后立即进行，在理疗学家和修复学家的指导下;坚硬的、可拆卸的敷料对于残肢是理想的,并且有一些优点:包括保护残肢,防止膝关节萎缩及控制水肿。要强调的是,敷料和残肢应合适 ,否则会造成皮肤的破损。控制疼痛,这样患者可以积极地进行康复训练并防止肌肉和关节萎缩。并且,患者的心血管系统疾病的治疗也要开始。另外,采取预防措施以避免对侧肢体的截肢。

(周涛 译)

第 63 章

下肢筋膜间室综合征的治疗

W.D.Turnipseed

在一个密闭的筋膜室内压力增加到一定程度而导致组织血流灌注受到影响时发生筋膜间室综合征，结果会影响到肢体的肌肉和神经。筋膜间室综合征可以分为急性和慢性，尽管其发生机制和病史不同，但都会影响肢体正常功能。虽然这个问题都了解，但诊断往往延迟或误诊，因为临床症状不典型，很容易和其他肌肉骨骼系统疾病相混淆。避免并发症的唯一方法是外科手术。并发症包括间歇性跛行和截肢。不能正确诊断筋膜间室综合征就不能正确处理和治疗。

急性筋膜间室综合征

下肢正常的筋膜间室压力低于15mmHg，当压力大于25mmHg时，从密闭筋膜室的静脉回流会受到影响，当压力超过30mmHg，静脉完全塌陷，这导致一系列的级联反应，导致肌肉的水肿和筋膜间室压力进一步升高。当筋膜间室压力到达30mm舒张压范围内时，动脉灌注受到影响，当压力超过60mmHg，必定会发生神经肌肉的缺血。

急性筋膜间室综合征往往是先前发生的临床事件的结果，如：钝性或穿透伤，长骨骨折，延迟处理创伤或者动脉栓塞导致的动脉闭塞缺血，严重的软组织挤压伤，外在的肌肉压迫，热源性损伤，或事故导致的碱性物质外渗到皮下组织，将导致永久性的神经肌肉损伤、残疾或者截肢。1881年，Richard Von Volkmann最早描述筋膜间室综合征。他把在青少年中固定石膏治疗肱骨髁上骨折与手的永久挛缩畸形联系起来。1911年，Bardenheuer首先成功应用筋膜切开术治疗筋膜间室综合征。急性筋膜间室综合征的诊断需要密切的临床观察病情变化。当创伤与进行性的肢体运动或感觉障碍相关时应高度怀疑筋膜间室综合征。最常见的早期表现是筋膜室肌肉的肿胀和水肿，并且随后的不成比例的肌肉疼痛，被动运动时疼痛加重，毛细血管充血障碍，最终导致动脉搏动的消失。临床诊断急性筋膜间室综合征很难确诊，尤其在昏迷患者或神智不清的患者，并且可能需要筋膜室测压来确诊。筋膜室压可以通过Wick导管来测量，也可以用Whiteside针，或者现代电脑控制的换能器来测量。但并没有绝对的筋膜室压力与临床上发生筋膜间室综合征有关。特别是在低血压患者。这些患者存在多发伤，使医生的注意力转移，忽略肢体中正在发展的严重病情。因此，持续的观察是必要的，重复测量筋膜室压力和(或)用手持多普勒评估外周静脉血流。当压力超过25 mmHg时，多普勒可以探测到局部的血流消失，超过30mmHg时，血流消失增加。如果伴随这些生理变化肌肉水肿张力增加，就需要行外科手术干预了。总的来说，当临床表现和症状存在的时候，行筋膜室减压比较安全。筋膜切开术减压常常可以减轻缺血并发症，避免永久性的功能障碍和(或)截肢。

急性筋膜间室综合征唯一可以接受的治疗是筋膜切开术和(或)筋膜切除术。在这些患者，无法行局限性皮下筋膜切开术，因为皮肤和皮下组织的伸展能力有限。筋膜室减压的技术有几项。Mubarek首先描述的双切口术是最广泛应用的技术之一，几乎在胫骨前缘和腓骨外侧缘之间的下肢前外侧，做直线形切口以行筋膜切开术或者筋膜切除术可以给前或外侧筋膜间室减压。胫骨后方的中线切口可以用来给后侧深或浅筋膜室减压。为彻底给远侧深筋膜室减压，必须取下比目鱼肌胫骨内侧附着点。其他下肢外科减压方法包括切除腓骨的筋膜切开术，未切除腓骨的外侧四筋膜室筋膜切开术。切除腓骨的筋膜切开术是首先由Kelly和Whiteside在1967年提出。除非腓骨有骨折，这种方法并不广泛应用。成人腓骨并不承担负重功能，而是为肌肉腱膜提供一个附着点，保持踝关节的稳定性，防止外翻畸形。如果膝下四筋膜室的减压是必须的，切除骨折的腓骨并不会发生严重的并发症。切除腓骨的筋膜切开术是一项好技术,但并非常规应用。最适合应用于多发低位长骨骨折，因为腓骨在这种情况下对矫形修复这些损伤并无作用。另外一种方法是完全的肌筋膜减压，从腓骨颈部到外踝上方大约 4cm 行外侧皮肤切口。从这一切口直下超过外侧筋膜室筋膜，纵向打开整个筋膜,撑开皮肤暴露前筋膜,平行行另一切口使前筋膜减压。超过后浅筋膜的皮肤和皮下组织牵开，沿腓肠肌和比目鱼肌长度切开筋膜。分开比目鱼肌腓骨附着处,使后深筋膜得到减压。这一方法有效的，并且保证每一筋膜室得到减压，并且不会发生切除腓骨的筋膜切开术造成的功能受损，并且可以只作一个切口就行了。

在某种程度上，下肢急性筋膜间室综合征减压术的切口受需要治疗的骨或血管损伤的限制。如果可能,切口的位置选择应该使肌皮瓣能覆盖骨骼或者血管的损伤修复。技术上应注意的是，本文作者更喜欢应用筋膜切除术,而不是筋膜切开术。因为前者复发率低，尤其在前侧和外侧筋膜室获得更彻底的筋膜室减压。另外,必要时皮肤移植可以更早地应用于暴露的、灌注良好的肌肉。根据经验,当下肢动脉和静脉损伤同时发生时，或者缺血肢体持续缺血 6 小时以上时，应进行减压手术。

同小腿肌肉相比，急性筋膜间室综合征较少发生于大腿肌肉，因为大腿肌肉体积较大，并且与臀部和髋部肌肉在解剖上相联系。发生于大腿部位的急性筋膜间室综合征往往是积压伤或高速车祸伤的结果。这类患者常见同侧股骨骨折,并头、胸、腹的多发伤。下肢肢体近端的急性筋膜间室综合征，伴广泛的软组织损伤可导致肌红蛋白尿,甚至肾衰竭。大腿部存在 3 个肌筋膜室(前侧、内侧和后侧)。前侧筋膜室内有股四头肌及股部的神经血管。完全伸髋位屈膝可产生疼痛,而且大腿内侧感觉降低。后筋膜室内含腘肌腱和坐骨神经。这一部位的筋膜室综合征表现可在屈髋位时被动伸膝而出现。内侧筋膜室内含内收肌和闭孔神经的皮支。股骨骨折、肌内血肿和(或)挤压伤造成的急性大腿损伤最常和前侧、后侧的筋膜室综合征相关。前侧和后侧筋膜室的外科减压可以通过单一的外侧切口施行。

急性筋膜间室综合征最容易预防、也是最可能被忽视的原因是医源性损伤。医源性急性筋膜间室综合征的延误诊断常常因为患者的病情复杂。通常会增加医学治疗中心的并发症率和诉讼。医源性的急性筋膜间室综合征常见原因包括:MAST 裤等压迫装置的应用;或者骨科矫形石膏,下腹部或者盆腔手术时的截石位时间过长,碱性物质外渗到皮下组织,以及缺血肢体的溶栓药物应用等情况。预防比外科干预更有效。最近的美国外科医师协会 MAST 应用指南表明，恰当地应用 MAST 可以避免急性筋膜间室综合征的发生。在远端肢体闭合性骨折的患者矫形石膏治疗时，患者出现疼痛、紧压感和趾端发生紫绀时,应劈开或打开石膏,或者更换石膏。不像管型石膏，玻璃纤维模型应当分成两半并且暂时性的形成后侧开放的夹板。当静脉应用碱性药物时要特别注意，如苯妥英钠和阿霉素。因为缺血时间的延长和缓慢再灌注，溶栓药物的应用增加发生急性筋膜间室综合征的机会。但这些患者往往是由非外科的医生处理，除非受过训练来识别这一综合征，否则往往忽略正在发生的急性筋膜间室综合征，导致神经肌肉损伤和功能不能恢复的危险。 手术室中手术患者的体位,尤其是远端结肠手术，妇产科手术,泌尿外科手术的截石位，均可导致急性筋膜间室综合征的发生。虽然这一损伤的机制尚不明了,最重要的一个发生因素是手术时间。这一体位发生急性筋膜间室综合征的患者手术时间都超过 5 小时。临床经验表明，最重要的预防下肢急性筋膜间室综合征的措施是减少这一体位时的手术时间。如果手术时间预计延长,那么尽可能仰卧位进行，只有在必须截石位时才把大腿放在柔软的支架上。

慢性筋膜间室综合征

Mavor 首次在 1956 年描述了慢性筋膜间室综合征。这一诊断常常被忽略,因为临床症状表现为多种多样，并且与其他肌肉骨骼疾患所混淆,体检发现也没有什么特别的。这一疾患经常发生于青少年或者较年轻的成人(平均年龄 22 岁),并且症状出现的时间较长(>2 年)。长时间休息后症状缓解或者消失,只有当运动时会再出现。最常见的主诉是间歇性跛行，这与经典的间隙性跛行不同；因为需要时间更长的锻炼后才会出现症状，并且检查也没有动脉或者静脉的阻塞。运动后持续数小时的某一特定筋膜室的肌肉紧张和肿胀常常有助于诊断。感觉异常并不常见,但或许会在前侧、外侧或后侧深筋膜室综合征时出现。慢性筋膜间室综合征的诊断常常根据病史。按临床症状出现的顺序为前外侧、后侧深和后侧浅筋膜室。前外侧筋膜室综合征相关的症状有疼痛和伸肌群张力增加、足背感觉的变化,以及少见的情况——足部伸肌变弱。后侧深筋膜室综合征的症状包括:间歇性跛行，腓骨后肌群的张力增加，间断性的足底内侧感觉的减弱或麻木。

慢性筋膜间室综合征最常见于状态良好的运动员过度损伤，尤其是田径运动员和足球运动员。少见的原因有:远端、同侧的钝性软组织损伤,步态异常造成的骨骼异常，以及极少见的静脉高压。不像急性筋膜间室综合征那样，慢性筋膜间室综合征通常没有先前发生的创伤情况，并极少造成永久性的神经肌肉损伤，这也许是因为不适而限制了患者的行动，从而筋膜室压力不会进一步升高。当症状是由单一的筋膜鞘（前内侧鞘或者后侧浅鞘）引起的时候，筋膜鞘压力测量可以确诊慢性筋膜间室综合征。因为测量针位置放置的不确定性，并有可能损伤神经肌肉，较深的后筋膜鞘压力测量并不常规进行。静息压力在 16mmHg 和 20mmHg 之间的时候提示慢性筋膜间室综合征。静息压力大于 25mmHg 考虑为异常。有特征性临床主诉（单个肌肉的疼痛和足部感觉麻木）和静息压力临界值（在 16mmHg 和 20mmHg 之间）的患者在运动后再次测试，特别是在临床检查之前一个月以上没有进行过运动的患者。因为很多这样的患者通常需要加大运动量以再现症状。我们让患者出去跑一圈，当出现症状的时候回来。也可以做平板运动试验，但常常需要延长时间的高强度的运动量（以>5mph 运动，>15~20 分钟）使症状出现。在一个忙碌的老年血管病检查室安排这样的试验是令人头痛的。初期慢性筋膜间室综合征患者会表现为运动后筋膜室压力增加明显（3~5 倍基础压力），并且恢复基线的时间延长（>10 分钟）。Pedowitz 等制定的指南建议，运动后 5 分钟压力增加超过 20mmHg 可以确诊慢性筋膜间室综合征，95%可信区间。

应该用选择性的无创性检查来排除可能发生在年轻人的血管异常，这常表现为与慢性筋膜间室综合征类似的症状。这些血管异常包括：动脉粥样硬化早期，外膜囊性变，Beurger 综合征，腘窝卡压综合征，神经肌肉病变和慢性静脉功能不全。这些情况通常与静息或者运动后脉搏容积描记术或静脉多普勒检查异常有关。肌电图和神经传导试验适用于有放射性神经肌肉样症状的患者，但不用于检查足部神经病变。当腓骨疼痛与慢性肌肉疼痛有关时，骨扫描也许有用；因为在过度损伤患者，骨膜炎和（或）应力性骨折可以和筋膜室综合征共同存在。外科手术治疗慢性筋膜间室综合征用于强化药物治疗的情况下，运动诱发的症状持续存在，或者间歇性跛行加重到影响日常活动。鼓励有慢性筋膜间室综合征症状的运动员改变运动或调节运动训练强度和时间，作为外科治疗外的治疗选择。不过，很多竞技运动员不愿或者不能接受行为的调节或者训练的改变作为长期控制症状的疗法。

慢性筋膜间室综合征最常用的治疗方法是皮下筋膜切开术。这一手术可以通过在有症状的筋膜鞘远近端局限的多个皮肤切口来完成。然后在皮下用剪刀或尖刀在切口之间切开筋膜。开放的筋膜切除术是皮下筋膜切开术的另一个选择。开放技术使暴露更容易，更易精确地定位解剖结构，可以直接控制出血点，从而更容易彻底地减轻筋膜室压力。小切口（<3cm）愈合后更美观，并发症更少，更易达到完全的长期的症状缓解。我们两种方法都用过，但基于我们在 1989 年所作的二者之间的比较研究，我们提倡用筋膜切除术。皮下筋膜切开术伤口并发症发生率为 13%，神经血管损伤发生率为 5%，复发率为 17%。开放筋膜切除术的伤口并发症率为 5.5%，复发率为 2%，并且没有血管和皮神经损伤。间歇性跛行症状的长期缓解率在皮下筋膜切开术是 85%，而开放筋膜切除术为 92%。

大多数患者可以在门诊局麻下行外科手术治疗，同时加用镇静药。但对于近端后侧深筋膜鞘以及复杂的再次筋膜鞘手术需用全麻。术后患者需用卧床休息 48 小时，伤口加压包扎。如果需要，可以在患者行走后使用拐杖 2~3 天。1 周后患者开始非冲击有氧康复训练项目，包括游泳、固定自行车或振荡跑步器。指导患者运动前拉伸外科伤口，运动后用冰敷伤口。如果非冲击有氧康复训练进行良好，可以进行下一步的损伤跑步训练，这是一种距离和强度逐渐增加的跑步训练。大多数患者在手术后 6~`8 周恢复完全的运动活动。

尽管我们的患者大多数是精力旺盛的年轻运动员，其症状是对称的，但也有很大一部分年龄较大的患者表现为单侧症状，因为骨骼疾病相关的保护性步态，更少见的是慢性静脉功能不全。不幸的是，患者的家庭医生和教练首先接触到这些症状和主诉的时候很少考虑到慢性筋膜间室综合征，以及考虑到手术治疗。这一事实在我们早期的经验已被证实，在到我们诊所就诊前，大多数患者症状出现很长时间才来就诊（平均 24 个月），且多个医生检查没有确诊什么病。我们和我们的运动医学中心建立了紧密的工作关系，结果是在我们局部区域性转诊医疗网内对此病的认识大大提高。教练和训练者把我们的运动医学门诊作为一个到我们外科治疗的通道，外科手术后的康复训练由区域内训练者和教练配合完成。因为对慢性筋膜间室综合征的认识的提高，每年治疗的患者数目明显增加，并且从症状出现到治疗的时间大大缩短，现在大约为 6 个月。在第一个 15 年，我们每年治疗的患者只有大约 15 例，但在过去的 3 年里，我们每年治疗 80~100 例患者。

总之，在肢体创伤，非典型间歇性跛行的年轻患者和无明显的骨骼或血管病变的主诉都应该考虑到筋膜间室综合征的诊断。筋膜室压力测定很容易，并有助于诊断。外科治疗常常可以治愈，延误诊断则有可能造成永久性的功能受损和截肢。

推荐读物

1. Bardenheuer L. *Dutch Zeitz Chir.* 1911; 108:44.
2. Ernst CB, Kaufer H. Fibulectomy-fasciotomy. *J Trauma.* 1971;2:368–380.
3. Fowl RJ, Allers DL, Kempczinski RF. Neu-

rovascular lower extremity complications of the lithotomy position. *Ann Vasc Surg*. 1992; 6:357–361.
4. Hay SM, Allen MJ, Barnes MR. Acute compartment syndromes resulting from anticoagulant treatment. *BMJ*. 1992;305:1474–1475.
5. Jones WG, Perry MO, Bush HL Jr. Changes in tibial venous blood flow in the evolving compartment syndrome. *Arch Surg*. 1989;124: 801–804.
6. Kelly RP, Whitesides TE Jr. Transfibular route for fasciotomy of the leg. *J Bone Joint Surg*. 1967;49:1020–1023.
7. Kunkel JM. Thigh and leg compartment syndrome in absence of lower extremity trauma following MAST application. *Am J Emerg Med*. 1987;5(2):118–120.
8. Mavor GE. The anterior tibial syndrome. *J Bone Joint Surg*. 1956;38B:513–517.
9. Mubarek SJ, Owen CA. Double-incision fasciotomy of the leg for decompression in compartment syndromes. *J Bone Joint Surg*. 1977;59:184–187.
10. Mubarak SJ, Owen CA, Hargens AR, et al. Acute compartment syndromes: Diagnosis and treatment with the aid of the Wick catheter. *J Bone Joint Surg* 1978;60:1091–1095.
11. Orava S, Rantanen J, Kujala UM. Fasciotomy of the posterior femoral muscle compartment in athletes. *Int J Sports Med*. 1998; 19:71–75.
12. Pedowitz RA, Hargens SJ, Mubarek SJ, et al. Modified criteria for the objective diagnosis of chronic compartment syndrome of the leg. *Am J Sports Med*. 1990;18:35–40.
13. Rao VK, Feldman PD, Dibbell DG. Extravasation injury to the hand by intravenous phenytoin. *J Neurosurg*. 1988;68:967.
14. Rorabeck CH, Fowler PJ, Nott L. The results of fasciotomy in the management of exertional compartment syndrome. *Am J Sports Med*. 1988;16(3):224–227.
15. Schwartz JT, Brumback RJ, Lakatos RL, et al. Acute compartment syndrome of the thigh. *J Bone Joint Surg*. 1989;71:392–400.
16. Turnipseed WD, Detmer DE, Girdley F. Chronic compartment syndrome. *Ann Surg*. 1989;210(4):557–563.
17. Turnipseed WD, Hurschler C, Vanderby R Jr. The effects of elevated compartment pressure on tibial arteriovenous flow and relationship of mechanical and biochemical characteristics of fascia to genesis of chronic anterior compartment syndrome. *J Vasc Surg*. 1995;21(5):810–817.
18. Von Volkman R. Die schamisehen muskellohmungen undkontrakturen. *Centralbl F Chir*. 1881;8:801–803.
19. Whitesides TE Jr, Haney TC, Morimoto K, et al. Tissue pressure measurements as a determinant for the need of fasciotomy. *Clin Orthop*. 1975;113:43–51.
20. Winternitz WA, Metheny JA, Wear LC. Acute compartment syndrome of the thigh in sports related injuries not associated with femoral fractures. *Am J Sports Med*. 1992; 20(4):476–478.

编者评述

A. B. L.

Turnipseed 博士详细描述了下肢筋膜间室综合征的解剖和病理生理。大多数血管外科医生能很快意识到在再血管化延迟的患者或者下肢软组织筋膜鞘出血的患者，其急性筋膜间室综合征可以造成严重的并发症。血管外科医生和创伤外科医生也应参与到长骨骨折、挤压伤和电击伤患者的处理。慢性筋膜间室综合征并没有像急性筋膜间室综合征那样被广泛认识。

Turnipseed 博士详细描述了筋膜间室综合征的体征。但在很多病例，关节的屈伸活动检查非常困难或者几乎不可能，医生常常直接去测量筋膜室的压力。Turnipseed 博士的指南对指导治疗非常有用。正常的筋膜室内压力是小于 15mmHg。肌肉筋膜室内压力超过 25mmHg 时毛细血管–静脉血流受到影响；当超过 30mmHg 时，静脉将完全塌陷。当筋膜室内压力在收缩压 30mmHg 以内时，动脉血流灌注受到影响；在 60mmHg 时，就会发生神经肌肉缺血。

几种技术可以减轻筋膜室压力，包括几种筋膜切开术和开放或者皮下筋膜切开–切除术。作者详细描述了手术过程，还清楚地列举了不同方法的优势和缺点。作者也详细描述了患有慢性筋膜间室综合征运动员的康复方法。这一章提供了广为人知的急性筋膜间室综合征和鲜为人知的慢性筋膜间室综合征的诊断治疗方法，对所有治疗和处理这类患者的医生都很有价值。

（周涛 译）

第 64 章

反射性交感神经营养不良：Ⅰ型复合性局部疼痛综合征

Dennis F. Bandyk

自从美国内战以来，由肢体神经骨骼和相关的软组织损伤导致慢性疼痛的临床诊断和治疗有了很大进步。表述这一综合征的名词也根据解剖部位、病因、症状和体检发现而各种各样。如：烧灼痛，交感兴奋，感觉过敏，关节僵硬，肌肉萎缩，肢体损伤后皮肤改变，被描述为多种多样的专称，包括反射性交感神经营养不良，烧灼痛，轻微烧灼痛，肩手综合征，Sudeck 萎缩，创伤后营养不良，反射性神经血管营养不良。慢性疼痛综合征和血管外科医生密切相关，因为很多患者因下肢疼痛、发绀、皮温改变和水肿来就诊，而这些表现与动脉和静脉疾病的表现相似。

1995 年国际疼痛研究协会建议用“复合性局部疼痛综合征”(CRPS)来描述这一类慢性疼痛综合征，并根据具体临床表现分为两类：Ⅰ和Ⅱ型。Ⅰ型 CRPS 用来代替“反射性交感神经营养不良”(RSD)；而Ⅱ型包括具有 RSD 一样的症状，但外周神经损伤是始动因素。因此，伴有外周神经损伤的烧灼痛就是Ⅱ 型 CRPS。因为 CRPS 分型并没有广泛被医生熟悉，所以 RSD 的诊断仍然被医生、患者以及第三方付款人广泛应用，也用于医疗残疾鉴定。

反射性交感神经营养不良(Ⅰ型 CRPS)

肢体烧灼性疼痛的症状和体征、交感兴奋增高、肌肉萎缩、关节僵硬以及皮肤营养不良性改变都是 RSD 的特点，一种发生于创伤后的，但知之甚少并常常未诊断的情况。据估计，CRPS 在外周神经损伤后的发生率是 2%~5%，在骨折后的发生率为 1%~2%，软组织挫伤或外科手术后的发生率为<1%。RSD 的相关病理生理是交感神经功能异常，3 种神经系统机制：

- 对交感神经节后神经元释放去甲肾上腺素敏感性增加或损伤后的刺激导致的外周神经兴奋传入的增加。
- 再生交感神经元的假神经突触发出的再生初级传入兴奋。
- 脊髓前角的联络池的刺激增加，“闸门打开”增加兴奋到脑内感觉为疼痛(图 64.1)。

理论上，交感神经系统功能慢性功能障碍触发炎症反应导致了血管周期痉挛，其结果为皮肤花斑状改变、肿胀和烧灼样肢体疼痛。在儿童和成人中都存在 RSD，好发于较年轻的好活动的成人(20~30 岁)，并且没有性别的差异。RSD 的发生和多种疾病情况相关(表 64.1)，这些情况的共同特点是都存在肢体的损伤。RSD 最佳描述就是创伤、感染、外科手术或反复重复的运动损伤而没有正常愈合，即腕管综合征所导致的肢体损伤。病情的发展似乎与损伤的程度不相关，诊断也常常受到牵制，这通常因为缺乏客观发现或被法律方面的问题，如为得到医疗赔偿而诈病的起诉。

1959 年，Drucker 等根据临床症状的进展和随着时间发生的无法预测的功能障碍将 RSD 上分为 3 期(表 64.2)。RSD Ⅰ期，疼痛局限于损伤点或区域，随着伤口的愈合，疼痛程度也增加。受伤肢体的压痛程度与体检不相符，疼痛被描述为深部疼痛，并有烧灼样的特点。也可出现异常性疼痛(反复轻触疼痛)，升级的触痛在反复触觉刺激的发生处会持续很长一段时间(痛觉过敏)。在其他肌肉筋膜疼痛综合征存在的疼痛触发点也可以在体检时发现。Ⅱ期 RSD 的特点是症状的进展，伴随可见的皮肤改变，包括皮肤干燥、发绀、发红、肌肉萎缩和关节固定。冷感在所有的 RSD 阶段都可出现，伴随其他交感神经兴奋过度的表现包括多汗症和毛发运动的改变(竖毛)。头发和指甲的生长和

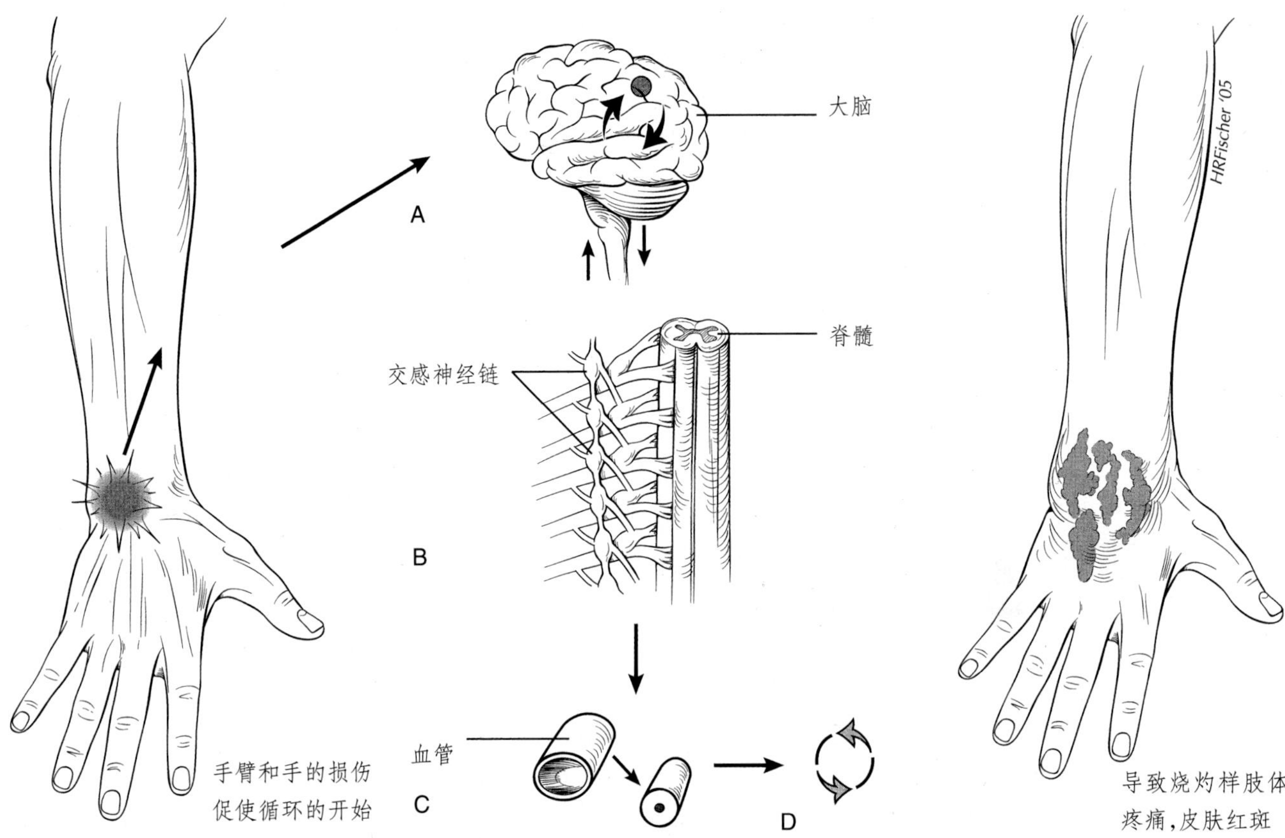

图 64.1 肢体创伤后交感神经系统导致反射性交感神经营养不良的机制。手臂和手的损伤导致了循环的开始。(A)最初创伤造成的疼痛感觉冲动由感觉神经传入中枢神经系统。(B)疼痛感觉冲动反过来引起交感神经系统冲动,并传至受伤处。(C)交感神经冲动触发炎症反应,从而导致血管痉挛,水肿并进一步增加疼痛。(D)疼痛刺激触发另一次反应,形成疼痛和肿胀的循环。导致烧灼痛感、肢体疼痛和皮肤红斑。

外观改变均可在Ⅱ期RSD出现。肢体肿胀是RSD进展的一个常见症状,甚至发展成为肢体疼痛最严重部位硬硬的、淋巴水肿样的严重肿胀。肢体运动受限和肌肉关节的僵硬、非自主抽筋、肢体废用则是晚期RSD表现。

在RSD Ⅲ期,疼痛症状可以扩散

表 64.1 与反射性交感神经营养不良有关的病情

创伤,肌肉骨骼的扭伤和挫伤
反复运动性损伤
软组织感染
腕管/跗管综合征
骨关节炎
颈椎间盘和腰椎间盘疾病
外科手术
血栓性静脉炎
静脉穿刺术

表 64.2 反射性交感神经营养不良严重程度分期 *

Ⅰ期
开始局限于受伤处的严重疼痛
皮肤对接触和轻压感觉过敏(超敏)
局部肿胀
僵硬和运动受限
皮肤对接触和轻压感觉过敏(超敏)
皮肤颜色/温度从红斑/温暖变为发绀/冰冷
多汗症
Ⅱ期
非受限于受伤部位的严重的弥散性疼痛
扩散的肢体水肿并从柔软到较硬
毛发改变(粗糙,分叉),指甲改变(生长改变,脆,弯曲)
点状骨萎缩出现(骨膜炎)
肌肉萎缩
Ⅲ期
A.出现非可逆性肌肉萎缩
B.顽固性疼痛
C.RSD扩散到身体其他部位

*Adapted from Druker et al.Pathogenesis of posttraumatic sympathetic dystrophy.*Am J Surg.* 1959;87:454–465 and Clinical Practice Guidelines of Reflex Sympathetic Dystrophy Syndrome of America(www.rsds.org).

到躯干、面部和其他肢体，这称之为扩散 RSD。肢体首发疼痛往往成为顽固性疼痛，并出现不可逆性的肌肉萎缩。当无明确创伤性原因而在远处出现的症状，称之为“独立型”，这种类型的 RSD 或许和交感兴奋过度有关。当 RSD 症状/体征进展，通过交感神经阻滞减轻症状的可能性降低，即出现交感非依赖性 RSD。

肢体创伤后 RSD 始发症状多种多样，往往在损伤发生后的数周后发生。RSD 疼痛和功能障碍以症状加重、恶化和症状减轻、缓解间断出现为特征。通过药物和康复治疗，包括交感神经阻滞疗法，RSD 症状可以出现自发的缓解。但是，肢体仍然存在几个月或年后再次发生症状的风险。在大多数 RSD 患者，病情会发展成一种慢性的，永久的功能障碍，以至影响患者的日常行动、工作和社会交往活动。

诊　断

RSD 临床特点是与当初创伤不相称的肢体疼痛和运动障碍。RSD 诊断往往延误，因为其临床表现多种多样，且没有一个确诊试验。接诊医生或许不知道 RSD 的临床特点，并常将症状解释为愈合不好或者其他机制，甚至是诈病。病情的贻误诊断还由于症状的部分缓解会被医生和患者理解为治疗药物或者“时间的药酒”在发挥作用。这就需要敏锐的医生能够了解 RSD 周期性发作的特点，需要仔细的回顾患者的通常复杂的病史，并考虑转诊患者到多学科疼痛治疗诊所。诊断过程通常因为患者的疼痛周期和相关的运动功能障碍的发展而会延长。对于 CRPS 患者，建议应用多学科诊断方法来排除其他肌肉骨骼或者外周神经病变，这些都可以导致肢体疼痛、肿胀和功能障碍。

首先应该明确肢体疼痛的原因和严重程度。在每次评估患者疼痛时，疼痛视觉模拟评分很有用。患者根据疼痛的严重程度分为 0~10 级。0 代表没有疼痛，5 代表疼痛影响日常工作和生活，10 代表所能想象到的疼痛程度。典型的 RSD 患者疼痛程度达到 7~8 级，日常也可以加重到 10。这一水平的疼痛影响所有的社交活动，因而患者往往呆在家里。

然后评估损伤处残余的软组织、肌肉骨骼和神经损伤程度。通常的情况下血管检查是正常的，记录正常肢体和指头的收缩期血压，深部和表浅的肢体静脉应用多普勒超声检查其通畅和静脉瓣功能。必须仔细检查骨骼肌肉系统，包括关节腔积液、肢体活动范围和肌肉评估。应进行详细的肌肉萎缩评估，测量肢体周长并同健侧肢体比较。询问患者有关在压力下交感兴奋性提高的问题。神经系统检查应集中于感觉和运动功能的检查，任何神经功能损害都要记录下来。

X 线平片检查骨骼在帮助鉴别关节退行性异常和补丁样骨质疏松，这种骨质疏松见于 CRPS。三阶段锝骨扫描也可以用来诊断骨质疏松。测量静息发汗量、皮肤温度和定量轴突反射试验也被用来诊断 RSD。但是这些试验并不常常方便检查，并且结果也变化多样。相对于健侧肢体的冷感肢体应进行热像描记检查。其他诊断性检查，如神经检查、电子计算机辅助断层扫描(CT)、磁共振成像（MRI），虽然对于 RSD/CRPS 没有什么特异性，但在排除其他疾病鉴别诊断方面很有价值。

RSD 的一项重要的确诊试验是通过阻断星状神经节或者腰交感神经链的交感神经阻断术。选择性的阻断交感神经系统，医生和患者可以获得有用的信息，即疼痛是否由交感神经维持的，交感神经切除术是否有效果。在某些患者，重复进行 3~6 次的连续交感阻断才会有治疗效果或者部分缓解。在交感阻断后疼痛严重程度缓解大于 50%并持续超过 2 天，表明是交感维持性疼痛(SMP)。

药物治疗

对于 RSD 患者，建议参加临床多学科疼痛治疗项目治疗(图 64.2)。患者教育是治疗的一个重要组成部分，特别是通过心理-社会咨询获得疼痛

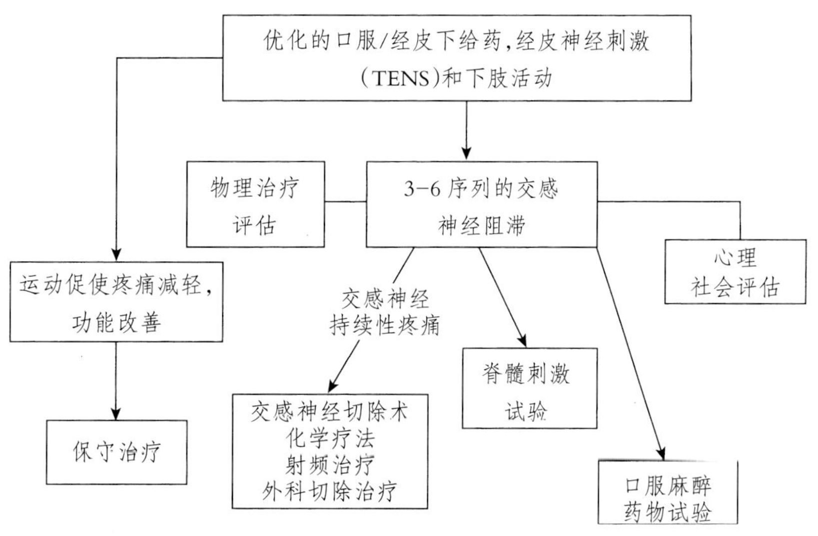

图 64.2　疼痛治疗诊所治疗反射性交感神经营养不良程序：用最短的时间最安全，性价比最高的治疗方法使患者康复。

处理技巧、药物滥用潜在风险、放松技巧和家庭支持措施等知识。要有一位医生作为治疗主任,以防止重复的试验检查、转诊和治疗。进行几种药物的实验性治疗,以便制定最好的疼痛控制治疗方案。理疗师和职业治疗师应致力于尝试提高肢体的功能和降低残疾程度。治疗的目的是尽快地使患者康复,选择安全有效且性价比最高的治疗。患者应参加当地的或国家RSD患者支持组织,并制定现实可行的治疗目标。患者的治疗应个体化,制定多种治疗策略和及时调整治疗。

还有很多其他的辅助治疗方法提供给RSD患者(表64.3)。治疗主要在于维持患肢的"正常"活动。药物治疗的总体目标是提高患者在门诊外的独立性。大多数患者需要口服麻醉阵痛药物来控制疼痛。既然患者的疼痛需要药物来控制,这就要求疼痛治疗医生应在治疗开始时分发这些药品并指导应用。疼痛治疗文书应记录知情同意和药物治疗方面的规则规定。

对于有症状的患者,建议行局麻药3~6次,阻滞局部交感神经链,这可以用来确立诊断SMP-RSD综合征。如果在RSD发作几个月内进行,交感阻滞可以缓解或治疗RSD。交感阻滞使疼痛迅速缓解也可以获得心理上的益处。颈部(星状神经节)或腰交感神经链阻滞可以提供很有价值的诊断信息,这证实患者疼痛是由交感神经调节的。满意的交感阻滞将会提高肢体稳定性,但不会加重麻木、无力和疼痛。根据疼痛量表,患者疼痛降低50%或更多(0为无痛,10为想象中最严重的疼痛)表明为SMP-RSD。总的来说,患者在3个月期间进行3~6次的交感神经阻滞后将获得最大的治疗效果。如果交感阻滞不能降低疼痛,表明"交感非依赖性"RSD综合征。这些患者的疼痛治疗包括硬脊膜外阻滞(扩散性RSD)、脊髓刺激(下肢RSD,和植入鞘内麻醉止痛泵)。

对于下肢RSD患者,可行化学交感神经切除术,即注射酒精和苯酚以硬化交感神经链。效果持续时间和腰交感神经链的阻断有关,即使RSD症状复发,仍然可以行外科手术切除交感神经链。射频消融也可用来去除SMP-RSD患者的星状神经节和腰交感神经链。尽管RSD治疗的基础是药物治疗和康复治疗,一些对交感神经阻滞和化学切除有效果的患者可以得益于交感神经切除术,以彻底长久地消除交感神经系统活动。

外科交感神经切除术

微创的内镜下交感神经链切除术

表64.3 反射性交感神经营养不良的药物治疗

物理治疗
低影响程度的运动锻炼
游泳运动
口服止痛药物疗法
非甾体类抗炎药物
肌肉松弛剂
抗惊厥药物(苯妥英钠,卡马西平)
盐酸阿密曲替林
氟奋乃静
α-肾上腺受体阻断剂
钙离子通道阻滞剂
甾体激素(甲泼尼龙)
麻醉镇痛药(需患者签同意书)
经皮疼痛控制治疗方法
经皮电神经刺激(TENS单位)
肢体静脉注射阿尔法肾上腺受体拮抗剂
局麻药疼痛激发点注射封闭(盐酸布比卡因)
交感神经阻滞
脊髓疗法
硬膜外阻滞
植入麻醉药止痛泵
麻醉药鞘内注射
脊髓电刺激

以代替传统的交感神经切除术,特别是颈背部交感神经切除术。内镜下交感神经切除术的好处是并发症低,而治疗效果可以同传统手术相比。只有进行过几次交感阻滞治疗的患者(疼痛程度降低>50%,且治疗效果至少维持2天)才能行这一手术。在一组行外科交感神经切除术的患者研究中,患者神经阻滞后疼痛程度从8.7±1.4降低到3.5±1.5。因为外科手术切除交感神经是一项有潜在并发症的手术,所以适用于其他治疗方法无效且RSD症状持续的患者。

手术计划,包括交感神经切除后神经病早期后遗症和手术的预期疗效都要和患者及家属进行沟通。据报道,患者1年满意率(即愿意再次行手术以减轻疼痛)为70%~80%。因此,即使是严格选择的患者,手术交感神经切除术用以改善RSD患者疼痛的失败也存在于1/4患者中。患者也要知道,即使获得满意疗效也要继续物理治疗,同时也要考虑心理和行为的因素,继续治疗伴随的肌肉筋膜、骨骼、外周神经疼痛综合征,同时避免新的肢体损伤。

胸腔镜背交感神经切除术

颈部背交感神经切除术用来阻断上肢交感肾上腺素系统的作用。与下肢腰交感神经切除术相比,上肢的去自主神经化较难施行、因为这不仅需要颈背部神经阻断,还有不同水平的动脉周围交感神经切除术。治疗RSD的背交感神经切除范围存在争论,一些作者提倡星状神经节(C7、C8、T1神经节)切除。总的来说,胸腔镜背交感神经节切除应包括切除T2、T3和T4胸交感神经节(图64.3)。

根据报道,电视辅助胸腔镜颈部交感神经切除术的患者体位,器械选择和是否需要单侧肺通气都存在不同。我们喜欢在胸部外侧切口体位,患

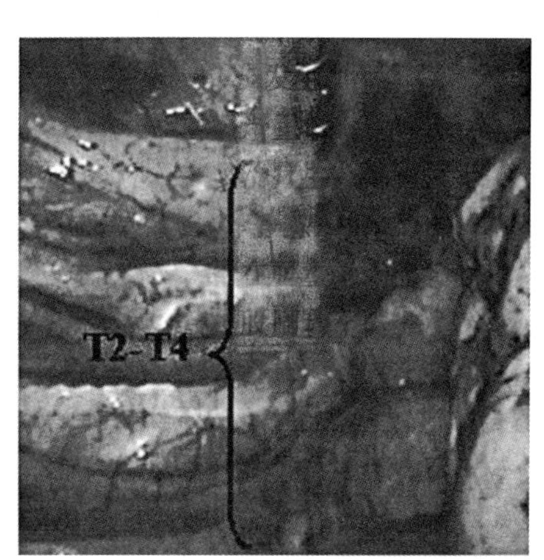

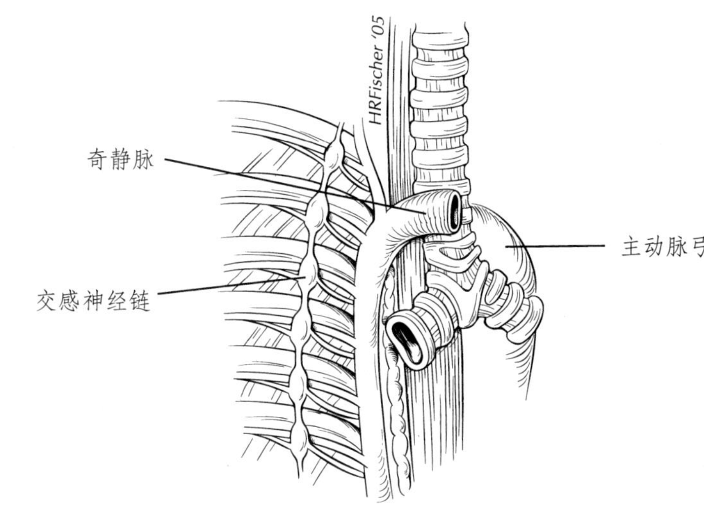

图 64.3　壁层胸膜下的交感神经链内镜下所见(T2–4)。

者躺在袋子上，单侧肺通气，低压(6~8mmHg)二氧化碳充气以进一步使肺萎陷，这样可使交感神经链更容易显露和切除。尽管有人报道说胸腔镜交感神经切除术只使用一个或两个戳孔，但我们更喜欢用构成一个三角形3 个 5mm 的戳孔(图 64.4)，分别在腋窝和乳缘外侧皱褶，在戳孔处皮肤用局麻药加肾上腺素浸润。5mm 端视内镜摄像镜头用来寻找交感神经链。交感神经链往往位于肋骨颈部后方壁层胸膜下。追踪交感神经链到达第一肋，轻柔、钝性分离可暴露星状神经节下缘，此处被胸膜尖顶部的脂肪垫所覆盖。T2 神经节位于第 2 肋和第 3 肋之间，在右侧胸膜腔暴露奇静脉和左侧胸腔暴露锁骨下动脉有助于手术定位。直行刀、弯电钩、或腔镜用剪刀可以用来在交感神经链表面作一纵向长切口。检查确认 T2 神经节后，在星状神经节水平下横断交感神经链。抓住神经链，用轻柔的回缩和提升动作，将和神经连接的脊髓灰质和白质神经支分离。附近肋骨表面的 Kuntz 神经支也应横断。继续分离，直到 T2 到 T4 和 T5 神经节剥除。用低强度的电凝止血后检查创面出血情况。用 0.5%布比卡因阻滞第一到第五肋间神经，以减轻术后疼痛。在直视下使肺部充盈，通过戳孔在胸膜顶部放置 18F 的引流导管。缝合剩下的两个戳孔，将引流管接负压后拔除。缝合戳孔，用黏合胶闭合皮肤。术后行直立位胸部 X 线检查，以确定肺部的张开和没有气胸的存在。术后用吗啡泵控制疼痛 24 小时后，患者改为口服止痛药，第二天可以出院并在门诊随访 1 周。

腰交感神经切除术

腰交感神经链切除术可以用开腹

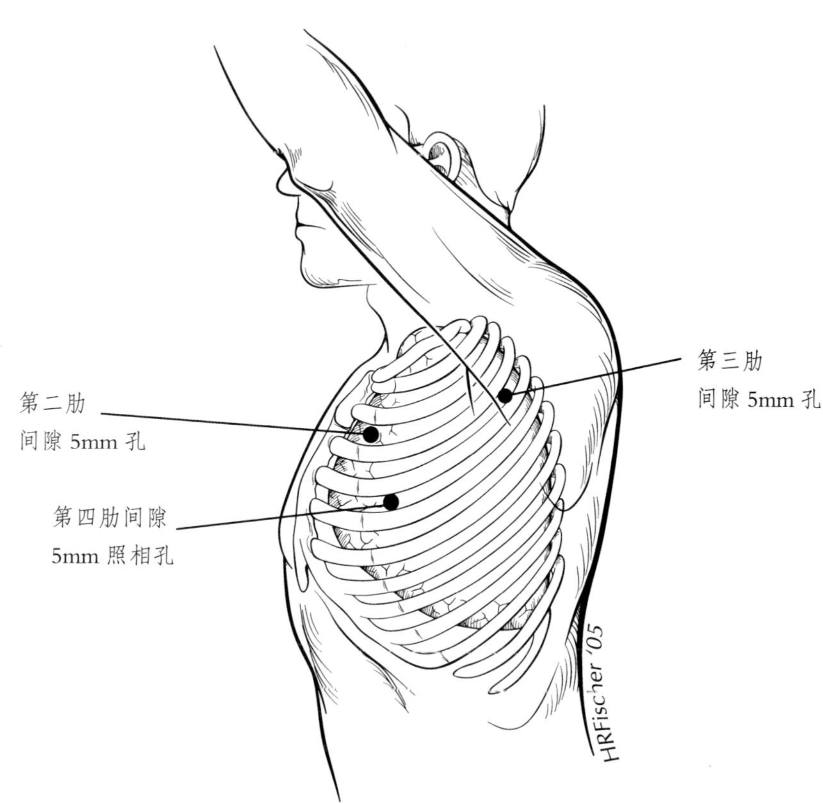

图 64.4　胸腔镜交感神经链切除术所用穿刺点示意图。

手术也可以用腹腔镜手术。患者取卧位并在脐部放置袋子使腰反曲（图 64.5）。在髂脊和肋缘中间沿腋中线作 12mm 切口，钝性分离腹外斜肌和腹内斜肌，暴露腹膜腔，充气系统给腹腔充气。在二氧化碳压力达到 12mmHg 时，置入钝性头端的 10mm 直径套管针穿刺装置和 3~4 个 5mm 直径套管针穿刺装置。一些外科医生建议应用放射荧光检查来确认开始交感神经切除的椎间盘位置(L4)。可以用一小滴亚甲蓝在后腹膜上标记确定好的腰椎位置。用扇形撑开器以帮助钝性分离和暴露腹膜后结构，包括腰大肌、输尿管、生殖股神经和生殖腺血管。交感神经链位于腰大肌内侧缘，在右侧位于下腔静脉下方，在左侧紧靠主动脉。在沿脊柱分离交感神经链时，其上方的腰静脉要用金属夹分离。L2-3 交感神经节和交感神经链需用金属夹在近远侧分别夹住并切断。闭合时，较大戳孔的筋膜缺陷要缝合。在戳孔局部应用 0.5%的布比卡因局麻药物，可以减少伤口疼痛。术后疼痛控制和处理同胸腔镜交感神经切除术。

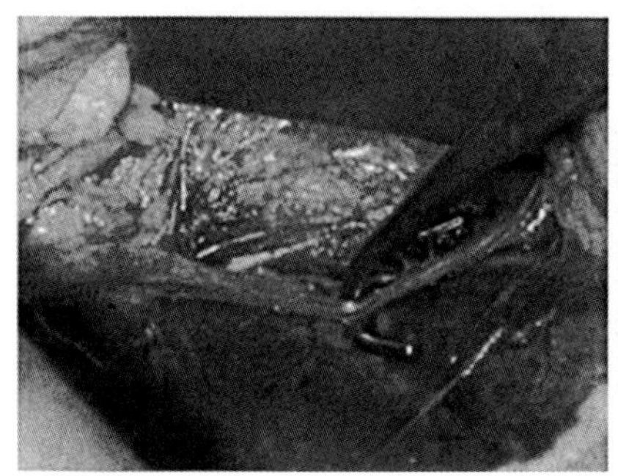
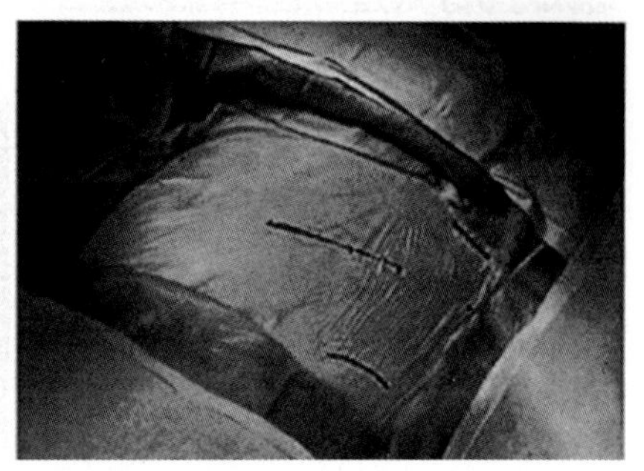

图 64.6 开放腰交感神经切除术位置，外侧到脐/腹直肌，在髂脊和肋缘下中间。

对腔镜手术不熟悉的外科医生可以行劈开肌肉的切口来施行腰交感切除术(6~8cm 长)，切口位于脐部外侧、肋缘和髂脊之间(图 64.6)。进入腹膜后腔，暴露腰大肌，用撑开器暴露术野。用手指经过 L4 椎体水平触摸定位交感神经链，感觉就像吉他弦。头侧到膈肌脚，尾侧到骨盆缘分离交感神经链，范围同腹腔镜手术。

手术并发症

交感神经切除术的绝大多数手术并发症和术中没有确认交感神经链以及其和周围结构的解剖关系有关（表 64.4）。在开腹和腔镜手术均可以发生操作损伤和交感神经链的误认。外科手术交感神经链切除术最常见的并发症是交感切除后的神经痛和交感痛，常在术后 7 天发生，发生率为 20%~30%，可在 3 个月内缓解。总的来说，口服止痛药在大多数患者就足够了。颈背部交感神经切除术后行星状神经节阻滞术或许可以减轻疼痛程度。在 50%的患者，会有肩胛骨上方的疼痛，疼痛程度从轻微到严重以至影响肢体运动。但通常可在最初几个月疼痛得到缓解，但也可能持续一年。往往口服止痛药有效，严重、反复发作的患者也可以行神经阻滞。影响面部、背部和其他肢体的代偿性多汗综合征可见于 10%交感神经切除术后的患者，但很少是患者不满意的一个原因。

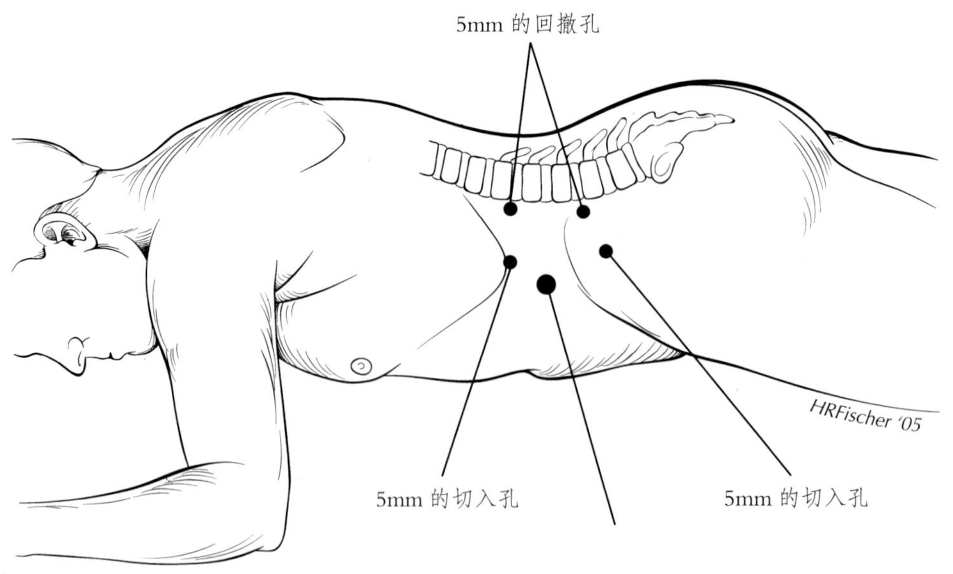

图 64.5 腹腔镜交感神经链切除术所用穿刺点示意图。

表 64.4　胸和腰部交感神经切除术的外科并发症

胸腔镜背侧交感神经切除术
交感神经切除术后神经痛-肩胛背上疼痛
代偿性出汗-累及下背部或面部
气胸
由奇静脉或肋间动脉损伤引起的出血
由长段胸部神经损伤引起的翼状肩
腔镜下腰交感神经切除术
交感神经切除术后神经痛-累及大腿前部和侧面的疼痛
由于腰静脉损伤引起的出血
生殖股神经损伤
输尿管损伤
肠道损伤

RSD 患者交感神经切除术和结果

大多数患有交感神经维持性 RSD 的患者(70%~80%)将会受益于外科交感神经切除术，这体现在患者疼痛自评程度的降低（不参加患者治疗的独立观察者结果)，肢体活动的增加，和患者满意（愿意再次施行这一手术)。不足 1/4 的患者报告交感神经切除术后没有症状缓解或者效果不明显(疼痛程度评分 2 或更少)。术后 3 个月内疼痛严重程度降低 3 分是典型的,并且平均在 1 年内增加到 4 分。患者年龄、患病时间长短,以及 RSD 疾病分期并不影响手术后结果，并且开放和腔镜手术的结果差不多。

但也不是所有的患者报告交感神经切除术后效果较好。大约有 10%的患者即使存在 SMP-RSD 综合征的证据,早期 3 个月内仍会失败。随着时间延长,严重疼痛(水平>7)复发的患者也在增加。1 年内,交感神经切除术失败的发生率在 20%的范围内,在Ⅱ(22%)和Ⅲ(26%)期患者差别不明显。疼痛治疗专家认为，对于治疗 CRPS 的患者，长期的大于 50%的疼痛缓解就是治疗成功。手术没有效果的患者可尝试其他的治疗,如植入式吗啡泵和脊髓刺激。

治疗成功的 RSD 患者容易发生“新”的 CRPS。我们的经验是,这种情况发生于 7%的患者,需要强调的是教育患者创伤后发生 CRPS 的重要性。告诉患者在术后理疗期间必须避免肢体的再次创伤。

总　结

在肢体创伤后患上 RSD,即Ⅰ型 CRPS 的患者，行外科手术切除交感神经可以降低疼痛，改善患肢功能。在愈合过程中出现进展性的烧灼痛和交感兴奋提高的患者要考虑诊断 RSD。在推荐患者交感神经切除术治疗之前,应该详细记载患者对交感神经阻滞的反应,是否为交感神经维持性疼痛。微创手术可以减少住院时间和切口疼痛,值得推荐。患者的治疗医生应该和多学科疼痛治疗诊所合作,行药物和手术治疗,以获得最好疗效。教育患者疼痛处理技巧和在日常生活中使用患肢也是治疗不可缺的组成部分。

推荐读物

1. Mitchell SW, Morehouse GR, Keen WW. *Gunshot wounds and other injuries of nerves.* Philadelphia: JB Lippincott Co; 1864:164.
2. Merskey H, Bogduk N. Classification of chronic pain syndromes and definition of pain term. 2nd ed. Seattle: ISAP Press; 1994.
3. Stanton-Hicks M, Baron, et al. Consensus Report. Complex regional pain syndromes: Guidelines for therapy. *Clin J Pain.* 1998;14:155–166.
4. Bandyk DF, Johnson BL, Kirkpatrick AF, et al. Surgical sympathectomy for reflex sympathetic dystrophy syndromes. *J Vasc Surg.* 2002;35:269–277.
5. Singh B, Moodley J, Shaik AS, et al. Sympathectomy for complex regional pain syndrome. *J Vasc Surg.* 2003;37:508–511.
6. Drucker WR, Hubay CA, Holden WD, et al. Pathogenesis of post-traumatic sympathetic dystrophy. *Am J Surg.* 1959;97:454–465.
7. Schwartzman RJ. New treatments for reflex sympathetic dystrophy. *N Engl J Med.* 2000;343:684–686.
8. Beglaibter N, Berlazky Y, Zamir O, et al. Retroperitoneoscopic lumbar sympathectomy. *J Vasc Surg.* 2001;35:815–817.
9. Olcott C, Eltherington LG, Wilcosky BR, et al. Reflex sympathetic dystrophy–The surgeon's role in management. *J Vasc Surg.* 1991;14:488–495.
10. Kemler MA, Barendse, GA, et al. Spinal cord stimulation in patients with chronic reflex sympathetic dystrophy. *N Engl J Med.* 2000;343:618–624.

编者评述

G. B. Z.

下肢痛患者，特别是伴有肢体颜色和温度改变的是血管疾病的固有的特点，往往可以由血管外科医生来治疗。Bandyk 博士总结了这种复杂的令人困扰的患者特点，并阐述了其临床治疗方法。排除内在的动脉或者静脉血管性疾病总是合适的。但是,临床医生的责任不能仅限于此，重要的是他们认识这种复杂的局部疼痛综合征，并提供合适的、早期的转诊或者治疗，特别是在一个多学科的、以疼痛治疗为主的医疗中心。更好地理解疼痛的机制和疼痛综合征的临床表现才能更好的治疗这一综合征。

在过去的几十年里，关于神经解剖、神经生理和药理学方面的知识呈指数增加。这些构成了更好地理解这一综合征及制定更合理的治疗计划的基础。疼痛是生理情况或者受伤后的反应,并在一段时间内消失,这是正常的人体反应。但慢性疼痛综合征常常有名称,从本质上讲,被人们认识到很久,但知之甚少。轻度或者严重烧灼样痛、肩手综合征、创伤后营养不良、反射性神经血管营养不良及交感神经营养不良是几种常见名称,用来描述这种令人头痛的慢性疼痛综合征。血管主治医生必须对这一综合征有所了解;因为皮肤颜色改变,包括发绀、花斑以及皮肤温度改变伴随水肿和动脉及静脉疾病症状很相似。很多这样的患者会到繁忙的血管外科医生那里去就诊。建议用现代的名称即Ⅰ型和Ⅱ型复杂区域性疼痛综合征(CRPS)代替反射性交感营养不良,但还没有完全替代旧的名称。对于和初发创伤不成比例的肢体疼痛和运动障碍应该考虑RSD的可能。严重下肢痛、交感神经高兴奋性、肌肉废用、肌肉和关节僵硬伴随皮肤营养不良改变有助于临床诊断。现在也没有一种放射学的或者实验室检查能够确定诊断。标准的下肢X线检查也可以排除退行性关节病变或者补丁样骨膜炎,此种骨膜炎可见于慢性局部疼痛综合征。三期锝骨扫描也可以确诊见于慢性局部疼痛综合征补丁样骨膜炎。热成像描记检查可以发现患肢比健侧温度相对低,其他的检查如静息发汗量、皮肤温度、神经轴反射检查也可以用来辅助诊断。交感神经阻滞、星状神经节阻滞或者腰交感神经链阻滞都是重要的诊断检查,也可以有治疗作用。如果患者疼痛严重程度降低大于50%,将会有好的结果。在几周内进行一系列的3~6次的阻滞或许会治疗或者部分缓解疼痛。

Bandyk博士仔细描述了治疗这些复杂患者客观量化的疼痛评分和多学科疼痛诊所的作用。当需要止痛药治疗严重疼痛的时候后者更重要。治疗疼痛的各种方法包括:低影响的物理治疗,口服止痛药物,口服麻醉类镇痛药物,此外还有肌肉松弛剂、抗惊厥药物、盐酸阿米替林、钙离子通道阻滞剂、甾体类激素及非甾体类抗炎药物。交感神经阻滞在很多时候是很有效的。经皮的疼痛治疗包括TENS单位、自控注射器,交感神经阻滞剂和脊髓疗法也是可选择的治疗方法。Bandyk博士还详细描写了开放或者腹腔镜、胸腔镜颈部和腰部交感神经切除术。本章内容对于那些在平时医疗工作时常遇到复合性局部疼痛综合征的患者的医生来说非常有用。

(周涛 译)

第 4 部分

静脉和淋巴系统疾病

第 65 章

静脉疾病的自然病史

Ramin Jamshidi，Rajabrata Sarkar

在过去 30 年间，随着认识的深入和影像学技术的普及，下肢静脉疾病的自然病史受到越来越多的关注。19 世纪病理学家 Rudolph Virchow 首先认识到肺栓塞起源于肢体，并以“栓子”命名了这一栓塞的物质。Virchow 最先描述了与静脉血栓形成有关的 3 个基本因素（Virchow′s triad）：血液淤滞、内膜损伤和高凝状态，这也是公认的 3 个要素。Homan 和 Trendelenburg 很早就提出了静脉反流和肺栓塞的外科治疗观念，然而随着现代医学技术的发展，动脉闭塞性病变及动脉瘤治疗技术上的进步，使得血管外科的研究重心转移到了动脉系统上。虽然目前血管外科的培训和工作的重点仍在动脉疾病上，但是静脉疾病所占比重也有实质性的增加。在美国和欧洲，慢性静脉疾病占卫生保健总费用的 2%，因处于工作年龄段的慢性静脉疾病致残的人数明显高于动脉疾病，而这一现象在高龄人群中更为常见。静脉疾病的自然病史具有高度的变异性并有易患因素，其保守治疗及外科治疗也是如此。关于静脉系统的解剖学、生理学的几项研究及最新的分子生物学研究，对血栓形成倾向高凝状态从遗传角度给予诊断，给我们提供了更为准确评估这一常见的易致残的静脉疾病病史的方法。

静脉疾病广义上可以分为 3 类：先天性畸形、反流、闭塞。单纯的静脉畸形较为罕见，较多见的是 Klippel-Trenaunay-Weber 综合征。此病常累及单侧下肢及臀部，包括皮肤血管瘤（葡萄酒色痣）、下肢浅表静脉曲张、肢体生长不一致（患侧肢体通常长于健侧肢体，偶有短于健侧）。研究表明，此病不累及动脉，仅为患肢静脉系统的缺陷或者畸形。虽然对曲张的浅静脉（这可能是患肢仅有的血液回流通路）进行切除的方法会使慢性静脉功能不全的症状加重，不过此病从自然病史上讲通常为良性。静脉畸形详见本书 76 章。

最常见的静脉疾病是静脉反流、静脉闭塞和深静脉血栓。反流主要为静脉瓣膜功能障碍造成，主要有两点相关因素。第一，家族性浅静脉瓣膜功能不全，表现为年轻的患者出现明显的静脉曲张及浅静脉反流症状，常常有类似病史的家族史。第二，年龄相关性静脉瓣膜功能不全，随年龄增长静脉瓣膜功能逐渐减退。某些诱因可以促使家族遗传性和年龄相关性静脉反流的加重，比如妊娠、久站、浅静脉及深静脉血栓（下文详述）。然而很明显，对静脉瓣膜功能不全来讲，这些诱因只是出现静脉反流症状的潜在因素，因为很多孕妇和长期从事站立工作的人并没有出现静脉反流的症状。

针对静脉症状及反流的大规模人口筛查证实，年龄相关性慢性静脉瓣膜功能不全在男性发生率为 9.4%，女性为 6.6%。浅静脉系统和深静脉系统在静脉瓣膜功能不全和反流的症状上有很大的相关性。在有症状的慢性静脉瓣膜功能不全的病例中，有 1/3 被证实有浅静脉系统的反流。

浅静脉系统的反流在解剖学上较有特点，大部分患者的静脉反流发生在大隐静脉。当然这一反流现象也可以发生在小隐静脉，4%~5%的静脉溃疡患者有单纯性小隐静脉反流。小隐静脉反流的患者，半数同时伴有隐股静脉瓣的反流（大隐静脉反流），1/4 的患者小隐静脉的反流来自于穿静脉功能不全。

那么静脉反流患者的自然病史是怎样的呢？此类特殊人群的长期的自然病史研究较难开展，有两项观察报告针对此问题进行了阐述。第一项观察指出，半数有静脉溃疡的患者被证实有浅静脉系统的反流。因此不是所有的浅静脉反流的患者会发展成静脉溃疡，而有一组患者仅存在轻度的浅静脉反流结果也发展成了静脉溃疡。第二项是关于浅静脉反流导致可逆性深静脉反流的观察。25%的浅静脉反流患者会有深静脉系统的反流，而这其中又有 30%~90%的患者会在浅静脉反流得以治疗后，深静脉反流也会消失。

我们可以用静脉超负荷再循环理论解释这一现象，即静脉反流会从浅静脉流向深静脉。一系列的超声方面的研究提示长期的浅静脉反流可以影响到深静脉系统。在浅表静脉系统,反流开始于与深静脉系统连接的轴向走行的静脉段。血流从浅静脉反流到下肢,再经过穿静脉流入到深静脉内,然后再经过隐股静脉连接处或隐腘静脉连接处反流到浅静脉系统。这样造成血容量的相对增多，深静脉直径进一步增大，导致深静脉瓣膜相对关闭不全,引起继发性深静脉反流。同样,近端深静脉反流,如股总静脉,会造成远端静脉直径增大，引起远端静脉的反流。同原发性静脉瓣膜功能不全相比,这种继发性深静脉反流在理论上讲,会因为浅静脉的治疗减少了深静脉系统的血容量而得以恢复。通过治疗浅静脉能使深静脉反流消失，也进一步支持了浅静脉反流会引起深静脉反流的理论。

静脉反流的临床表现多种多样,但究其根本都是血液动力学的原因，也就是进行性行走时浅静脉系统压力增大。有的患者表现为较粗静脉的曲张和疼痛，有的则表现为蜘蛛状血管或者难愈的踝部溃疡，而没有静脉曲张和其他症状。同样对于浅静脉高压引发的不适和疼痛症状来讲，每个患者的程度也是不一样的。相当一部分患者患有静脉曲张但是没有不适症状，而也有一部分患者仅有轻度的静脉曲张或者蜘蛛状血管，却有很重的疼痛等不适症状。出血往往发生在较细小的曲张静脉，而在较为粗大的曲张静脉罕见。静脉反流的临床症状也是较为多样的。有严重静脉曲张的患者，未经治疗可能也不会发展成静脉溃疡、这种静脉曲张的程度或者皮肤的病变（如毛细血管扩张、蜘蛛状血管)可以维持几十年不变。因此,有静脉曲张的自然病史或者有浅静脉反流的患者,如果没有症状,是不应该去干预治疗的。

静脉血栓是成年人另一种常见静脉疾病。同静脉反流不同,此病具有一定的死亡率。局限于浅静脉的血栓可以称为血栓性静脉炎。这个词有一定的误导性,它通常用来描述非感染性血栓和浅静脉炎,但是容易与感染性静脉炎混淆(如感染性血栓性静脉炎)。感染性及非感染性静脉炎的高危因素包括机械性创伤(针刺或塑料置管)、上肢或胸部静脉置管、静脉药物化学性损伤、下肢静脉曲张、激素替代疗法、血栓闭塞性脉管炎(Buerger病)、结节性多发性动脉炎。一种名为特鲁索综合征(Trousseau syndrome）的特殊的复发性和游走性血栓性浅静脉炎的亚型具有类肿瘤性特点。在感染性血栓性静脉炎的病例中,尽管更多常见的细菌甚至真菌造成的免疫产物被认为是致病原因，最为常见感染源的是表皮葡萄球菌和金黄色葡萄球菌。

静脉炎的自然病程在很大程度上取决于是否伴有血栓内的感染。非感染性血栓性静脉炎（浅静脉血栓）的病程通常具有自身限制性，在2~3周内症状可消失。这类患者最常见的症状是大隐静脉属支血管的曲张。根据报道,此类病例的12%~23%血栓经过大隐静脉的隐股静脉连接处向近端延伸,不过很少会发生肺栓塞。其复发率约为15%。感染性血栓性静脉炎的患者,如果不能被及时的诊断和治疗,那么其病程的进展是迅速而严重的。血栓中的细菌性感染会刺激静脉壁而产生严重的炎症反应,这会造成周围原本未受累的静脉产生新的血栓。对于那些有严重疾病或者免疫功能减退的患者,如果不能认识到这种可能导致败血症的血栓性静脉炎将会是致命的,特别是那些发生于肺部的感染性血栓更是如此。

美国每年有200 000的患者死于深静脉血栓(DVT),仅次于肺栓塞。它可以引起严重的血栓后遗症及慢性肺功能不全。深静脉血栓的高危因素包括高凝状态（分为家族性和获得性),下肢、盆腔、腹腔手术,创伤,妊娠,下肢骨折,恶性肿瘤。这些高危因素可以分为两类，即暂时性和持续性。这一分类可以评估患者是否具有血栓再形成和DVT并发症的风险。不论家族性还是获得性,这种高凝状态就像潜在的恶性肿瘤一样,具有很大的风险。而诸如创伤、妊娠、外科手术都只是形成血栓的暂时的条件性因素，不具有长期反复导致血栓的风险。家族性高凝状态包括蛋白C、蛋白S、抗凝血酶Ⅲ缺乏或者Leiden V因子、凝血酶原突变。

DVT形成的始发因素有两个机制。静脉非直接损伤或手术的患者,形成血栓的机制是血流淤滞及血液高凝状态。而这往往发生在腓肠肌间的静脉。这一过程常始于瓣膜的近端,此处会发生局限性的血流淤滞和湍流,从而更易形成血栓。静脉直接受损伤、手术或挤压的患者，血栓形成于静脉内皮细胞的损伤。其他DVT的形成因素还包括股、腘动脉瘤造成静脉的继发性受压，盆腔手术中静脉周围手术操作造成髂静脉血栓，骨折附近静脉的血栓形成等。

围手术期DVT是最佳研究对象，由于DVT发生于医院,使得对血栓的形成和进展的研究非常有利。早在1969年Kakkar的报告中就指出DVT的发病率与外科手术相关。此研究选取了132例接受外科手术并且未使用抗栓药物和机械预防血栓的患者,静脉造影显示有30%发生了血栓。这其中有1/3的患者出现自发性血栓溶解消失。1/2的患者DVT后有腓肠肌间的残余血栓,有7%的患者血栓延伸至股腘静脉。下肢近端静脉血栓的患者有1/2发生了临床意义的肺栓塞。此后关于肺栓塞的研究表明，在有症状的下肢近端(髂、股、腘)DVT 的患者中,40%~50%的病例用通气灌注扫描的方法来检测,结果为阳性。肺通气/灌注显像对于急性肺栓塞的阳性漏检率为 50%(为肺动脉造影所证实)。因此虽然很多人没有肺栓塞的症状,但是大多数有症状的 DVT 患者可能都有肺栓塞的发生。

如果被漏诊或诊断不及时,肺栓塞会有很高的死亡率。在有症状的肺栓塞患者中大约有 11%于出现症状的第一个小时内死亡。肺栓塞早期接受抗凝治疗的患者生存率为 92%。绝大部分死于肺栓塞的患者(93%,200 000/年)都是因为诊断不及时而并不是因为治疗的失败(主要是误诊)。因此,有症状的肺栓塞虽然凶险,但是如果能得到及时的抗凝治疗,仍然能获得很好的疗效。

肺栓塞的预后相关研究较多,表现为右心室功能不全、肌钙蛋白升高或休克与住院期间高死亡率相关。多数肺动脉栓子会逐渐溶解 (2~4 周内溶解 50%)。大概有 4%的患者会在 2 年内发展成慢性肺性高血压,其预后不良。特别是那些反复发作的肺栓塞更易发生严重的并发症。

手术中腓肠肌处于麻痹状态,失去了肌肉泵的功能,所以多数外科相关的 DVT 发生在术中。DVT 也会发生在术后卧床期间。一项研究表明,普通外科手术后 DVT 的患者中,有 1/3 在出院时血栓消失。有大约 15%的关节置换手术的患者出院时没有 DVT,但在院外 3 周内发生了 DVT,这就提示我们此类手术的患者术后应该接受长期的抗凝治疗。

一旦肢体发生了 DVT,应当行抗凝治疗,这在预防肺栓塞及血栓再形成上已经被证明是有效的。一些恶性肿瘤的患者即使接受抗凝治疗也容易反复发生 DVT。这类患者纤溶系统功能减退,并且超声常可见残留的血栓。一旦抗凝治疗结束 (通常在 6 个月后),静脉血栓的危险因素在很大程度上取决于持久危险因素的存在 (相对即时危险因素)。假如危险因素为即时性的,比如外科手术、妊娠等,那么每年 DVT 再发的风险低于 3%,然而在持久性的危险因素存在下,这种风险则达到 10%。这种持久性的危险因素包括血液高凝状态、恶性肿瘤,或者是未发现有即时性的危险因素但患有 DVT(比如原发性 DVT)。

DVT 发生后,由于内源性纤溶系统的作用,血栓会逐渐被吸收并再通,同时闭塞静脉周围的侧支血管会代偿性增粗。肢体生理性静脉血流的恢复依靠侧支循环的建立及栓塞血管的再通,之后血栓完全消失。溶栓治疗能够加速这种溶栓作用,保护血栓引起的深静脉瓣膜损伤及静脉反流。一个随机前瞻性的研究表明,同规范的抗凝治疗相比,髂股 DVT 的溶栓治疗能够更好地保护静脉瓣膜的功能。

DVT 后最主要常见的并发症是血栓后综合征,包括疼痛、水肿及皮肤的各种改变,如慢性静脉性溃疡。血栓后综合征的发生率估计从 25%~75%不等。幸运的是血栓后综合征出现严重表现的较为少见,发生率为 5%~10%。血栓后综合征会导致残疾、患者明显的不适,并且增加卫生保健费用。几项研究证实了 DVT 后综合征的严重性。复发 DVT 对血栓后综合征的风险增加了 6 倍;因此,有持久性血栓危险因素(如恶性肿瘤、高凝状态)的患者由于 DVT 反复发作并长期存在,有着更高的风险发展成血栓后综合征。DVT 后压力梯度袜的使用使得血栓后综合征临床症状的发生率降低了一半。这也证实了下肢 DVT 的长期自然病程可以被外界因素所影响。

DVT 后综合征的发病率和症状类型与 3 个因素有关。尤为重要的是血栓发生最初的部位和范围;其次是 DVT 后持久性危险因素的存在;再次是 DVT 发生前合并无或轻度症状的原发性的静脉反流。

髂股静脉的血栓发生血栓后综合征的风险很高,并且经超声检查提示其再通率较低。平板实验检查发现,髂股静脉血栓的患者有着较高的静脉跛行的发生率(43%),并且 15%的患者日常活动受限。静脉跛行的患者常常描述自己的症状为大腿或者小腿后侧"发紧"、"胀感"或疼痛,并且这些不适在休息和抬高患肢后缓解。静脉性跛行在下肢静脉回流受阻时发生,或者发生于长期闭塞的静脉及侧支不能缓解因剧烈运动时出现突然血液回流的增多。研究表明,在患病 5 年后,髂股静脉血栓的患者还会逐渐影响其躯体活动功能、全身健康状况、社交能力、心理健康。

髂股 DVT 发展为血栓后综合征的风险很高,且形成血栓的潜在危险因素也影响其预后。一项 25 例患者 16 年的随访研究证实,妊娠相关性 DVT 预后较好,其深静脉反流发生率为 36%,无一例静脉性溃疡形成;而另一项大样本研究表明,所有髂股 DVT 的患者中 81%有深静脉反流。无症状 DVT 预后较好,在膝或髋关节成形术后发生下肢 DVT 的无症状患者中,患病 5 年后仅有 5%发展成血栓后综合征。DVT 的研究证实血栓后综合征的预后与最初血栓的范围无关,但是与静脉再通的时间和静脉反流的程度有关。另外,血栓后综合征的预后也与浅静脉或腘静脉反流的程度有关。

关于浅静脉反流与 DVT 后综合征的症状和严重性的关系,有两点可能的原因。第一,在血栓形成前有潜在的下肢静脉反流。一些项目研究了对侧浅静脉存在反流与患肢血栓后综合征严重性的关系。这些研究表明,轻度静脉反流影响着下肢 DVT 后综合征的程度。而另一个 DVT 后浅静脉的反流的原因是血栓造成了浅静脉系统瓣膜的破坏。假如超声对每一个DVT的患者进行检查，就会发现有40%的患者在DVT急性期就合并有浅静脉的血栓，这会造成浅静脉瓣膜的破坏，导致浅静脉反流及血栓后综合征的发生。DVT后深静脉反流的程度和范围与血栓后综合征的症状无相关性，这更加支持了血栓后综合征是由浅静脉反流造成的。而一个类似的调查显示了腘静脉反流与血栓后综合征是具有相关性的，并由此推测腘静脉瓣的破坏影响着血栓后综合征的程度。但是在爱丁堡人口问卷调查中，腘静脉反流的发病率为10%~12%，这提示腘静脉反流在血栓发生前可能就已经存在了。一项研究显示，DVT后40%的患者存在患肢腘静脉的反流，但是这其中有一半的患者合并有对侧下肢腘静脉的反流，说明相当一部分反流现象并不能证实是与DVT有关的。

总之，静脉疾病的自然病程是多样的，并且受个体患者结构因素(如原发性静脉反流)影响，比如DVT的临床表现，有着多种解剖学与生理学上的变化。双功超声技术和静脉生理学研究为这些常见致残的疾病提供了细致的研究。静脉疾病自然病程的准确定义是评价浅深静脉反流及血栓情况以及治疗收益的重要依据。

推荐读物

1. Ruckley CV, Evans CJ, Allan PL, et al. Chronic venous insufficiency: clinical and duplex correlations. The Edinburgh Vein Study of venous disorders in the general population. *J Vasc Surg*. 2002;36:520–525.
2. Labropoulos N, Giannoukas AD, Delis K, et al. The impact of isolated lesser saphenous vein system incompetence on clinical signs and symptoms of chronic venous disease. *J Vasc Surg*. 2000;32:954–960.
3. Shami SK, Sarin S, Cheatle TR, et al. Venous ulcers and the superficial venous system. *J Vasc Surg*. 1993;17:487–490.
4. Puggioni A, Lurie F, Kistner RL, et al. How often is deep venous reflux eliminated after saphenous vein ablation? *J Vasc Surg*. 2003;38:517–521.
5. Labropoulos N, Tassiopoulos AK, Kang SS, et al. Prevalence of deep venous reflux in patients with primary superficial vein incompetence. *J Vasc Surg*. 2000;32:663–668.
6. Dalen JE. Pulmonary embolism: what have we learned since Virchow? Natural history, pathophysiology, and diagnosis. *Chest* 2002;122:1440–1456.
7. Kearon C. Natural history of venous thromboembolism. *Circulation* 2003;107:122–130.
8. Piovella F, Crippa L, Barone M, et al. Normalization rates of compression ultrasonography in patients with a first episode of deep vein thrombosis of the lower limbs: association with recurrence and new thrombosis. *Haematologica* 2002;87:515–522.
9. Laiho MK, Oinonen A, Sugano N, et al. Preservation of venous valve function after catheter-directed and systemic thrombolysis for deep venous thrombosis. *Eur J Vasc Endovasc Surg*. 2004;28:391–396.
10. Meissner MH, Caps MT, Zierler BK, et al. Determinants of chronic venous disease after acute deep venous thrombosis. *J Vasc Surg*. 1998;28:826–833.
11. Prandoni P, Lensing AW, Cogo A, et al. The long-term clinical course of acute deep venous thrombosis. *Ann Intern Med*. 1996;125:1–7.
12. Brandjes DP, Buller HR, Heijboer H, et al. Randomised trial of effect of compression stockings in patients with symptomatic proximal-vein thrombosis. *Lancet* 1997;349:759–762.
13. Delis KT, Bountouroglou D, Mansfield AO. Venous claudication in iliofemoral thrombosis: long-term effects on venous hemodynamics, clinical status, and quality of life. *Ann Surg*. 2004;239:118–126.
14. Haenen JH, Janssen MC, Wollersheim H, et al. The development of postthrombotic syndrome in relationship to venous reflux and calf muscle pump dysfunction at 2 years after the onset of deep venous thrombosis. *J Vasc Surg*. 2002;35:1184–1189.
15. Saarinen JP, Domonyi K, Zeitlin R, et al. Postthrombotic syndrome after isolated calf deep venous thrombosis: the role of popliteal reflux. *J Vasc Surg*. 2002;36:959–964.

编者评述

G. L. M.

DVT是重要的公众卫生健康问题，每年至少有200 000死于肺栓塞。因此，DVT的早期作用对健康的影响是显而易见的，而且我们目前尚不明确急性DVT后综合征的影响时间究竟多久。DVT可以是无症状的，也可以是有症状的，或者是伴有DVT后慢性静脉功能不全的症状；而这些都没有得到患者和医生足够充分的认识。甚至有时诊断血栓后综合征是十分困难的；因为很多时候血栓后的静脉功能不全症状往往不典型。而且也不是所有的与静脉功能不全相关的症状就一定是由静脉引起的。事实上，多数静脉功能不全的患者都没有DVT病史。

如果去了解DVT后慢性静脉功能不全的发展过程，那么可以看到有85%的DVT患者在此后的静脉功能的相关检查上是有异常的。大约有50%~60%的患者会出现慢性静脉功能不全的症状；约50%会出现慢性静脉功能不全的体征；15%~30%会发展成为皮肤色素沉着；静脉性溃疡的发生率在3%~5%。

Jamshidi和Sarkar医生做了DVT后慢性静脉功能不全的相关研究。这些研究包括血栓的部位、血栓的延伸、复发及再通率。他们指出慢性静脉功能不全是由静脉反流造成的。反流的部位(近端或远端)和反流的程度都是十分重要的。另外，DVT后残余的静脉阻塞导致了慢性静脉功能不全的症状。还可以明确的是，在静脉反流和残余阻塞的共同作用下，慢性静脉功能不全的症状更为严重。

所有这些因素导致了慢性静脉功能不全的发生，而静脉血栓复发的危害更为重要。Prandoni等证实静脉血栓的复发与慢性静脉功能不全的危害比为6.4 (Ann Intern Med. 1996;125:1–7)。Meissner等指出，假如反流是慢性静脉功能不全的危险因素，那么血栓复发则也是其危险因素 (J Vasc Surg. 1995;22:558–567)。他们还发现DVT患者血栓复发会进一步造成静脉的反流。

认为特殊部位的反流会导致慢性静脉功能不全的观点则有更多的疑点。一些研究表明小腿腓肠肌和腘静脉的血栓是最重要的因素。另一些研究表明大隐静脉的反流与慢性静脉功能不全相关（Haenen et al. J Vasc Surg. 2002;35:1184–1189）。

如本章节引用的资料一样，近期的研究认为，髂股静脉血栓与远期静脉性跛行有关（Ann Surg. 2004；293:118–126）。有资料显示，髂股静脉的溶栓治疗会降低慢性静脉功能不全发生的风险，但这一点仍有待证明。

如果一个人患有 DVT，那么如何才能降低发生慢性静脉功能不全的风险呢？前文所提到的 Prandoni 证实，预防血栓复发是降低慢性静脉功能不全发生的最有效手段。两项研究表明 DVT 患者使用压力梯度袜也可以降低慢性静脉功能不全的发生（Brandjes et al. Lancet. 1997，349:759 –762 和 Prandoni et al. Ann Intern Med. 2004；141:249–256）。

预防 DVT 病程的不利因素的措施包括：迅速发现 DVT 的相关体征和症状，采取早期、有效的抗凝治疗。在一些存在血栓复发可能的高风险患者中（原发性 DVT 和有不可逆危险因素 DVT 的患者），抗凝治疗的时间要足够长。另外，如上所述对于静脉血栓的患者，其隐静脉反流的治疗有助于限制慢性静脉功能不全的发展。溶栓治疗也是一种重要的治疗手段。最后，压力梯度袜能够帮助 DVT 患者改善 DVT 的自然病程，减少慢性静脉功能不全的发生并降低其严重程度。

（徐明　熊江　郭伟 译）

第66章

深静脉血栓的预防

John E. Rectenwald，Thomas W. Wakefield

近来一项5000例患者的调查表明，尽管深静脉血栓（DVT）具有严重的不良后果，但是只有42%的患者在DVT前30天内接受了预防性的治疗。此项调查显示，未手术患者比手术患者更少地接受了预防性治疗。显然内科医生在DVT的风险及血栓后综合征的认识上有待提高。

正确治疗和预防DVT有几个关键概念。首先，认识到DVT相关的潜在高危因素，从而明确哪些高危患者能从预防治疗中获得最大的收益。其次，通过了解DVT的多种高危因素来判定哪些患者具有DVT发生的倾向因素，比如既往有DVT病史或血液高凝状态等。最后，对DVT自然病程的理解能够更好地评估抗凝治疗以及治疗时间长短的风险与收益比。

预防DVT和肺栓塞（PE）的措施包括药物、机械及药物机械联合的方式。传统的预防DVT及PE的方法包括术后早期下床、使用气压装置（PCD）、低分子量肝素（LMWH）以及华法林钠等。另外，腔静脉滤器也可以作为预防PE的措施。近来出现了一些新的治疗方法，比如磺达肝素（fondaparinux，Arixtra™）等为抗凝治疗提供了新的选择，这在将来DVT及PE的预防和治疗上具有深远意义。

病理生理学

上世纪80年代中期，Virchow提出了静脉血栓形成的3个重要条件：

- 静脉血流异常；
- 血液异常；
- 血管损伤。

这3个条件与当前的血液淤滞、高凝状态、静脉内皮损伤的观点相符。虽然这一理论很好地阐述了静脉血栓的发病机制，但是目前新的研究认为，DVT的发病机制是反复出现的多种因素，甚至是多种孤立的因素造成的（表66.1）。当然，DVT最根本的机制是凝血的级联效应和细胞间相互作用的结果。充分理解机体易栓、抗栓因素及血小板之间的相互作用能够更好地理解DVT预防和治疗的作用机理。

静脉血栓形成的过程是复杂的，它与分子间的相互作用有关，这需要理解静脉内皮细胞的功能以及它与血液循环中各种因素的关系。另外，资料表明血栓和炎症之间是相互作用的，静脉血栓形成后会导致炎症的产生，而炎症又使得血栓进一步扩大。这一过程会导致静脉壁及瓣膜的破坏，最终出现慢性静脉功能不全的症状。

近来，静脉血栓病程的4级模型被提出来。首先，血栓形成于局部的促凝血事件，如静脉分叉或者瓣窦处较小的内皮损伤。中性粒细胞及血小板在损伤部位被激活。其次，由于内皮细胞的损伤使基底膜暴露，更多的中性粒细胞和血小板在此处被激活。这些活化的中性粒细胞及血小板会释放出炎症因子及促凝物质，进一步激化这一过程。再次，凝血复合物如X因子及凝血酶原形成于血小板表面，加速了血凝块的形成（图66.1）。最后，中性粒细胞、单核细胞及血小板形成血栓，促进血凝块进一步扩大，产生炎症反应。这和伤口愈合的过程十分相像。以中性粒细胞为主的白细胞、单核细胞

表66.1 深静脉血栓和肺栓塞的危险因素划分
年龄超过40岁
长期的固定和瘫痪病史
既往静脉血栓病史
恶性肿瘤
大手术
肥胖
静脉曲张
充血性心力衰竭（CHF）
心肌梗死（MI）
休克
严重骨折
炎性肠炎
肾病综合征
使用雌激素
股静脉置管
高凝状态

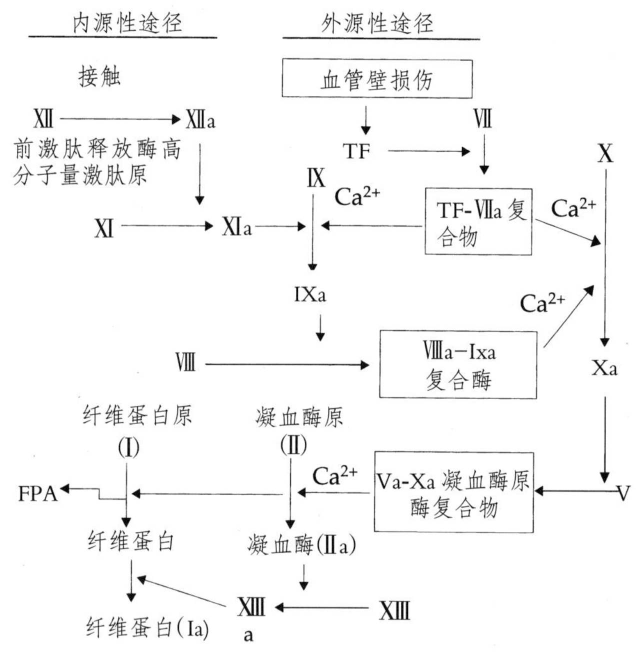

图 66.1 凝血级联效应。血管壁损伤激活外源性途径，生成组织因子(TF)，激活 FⅦ并形成复合物。在钙的作用下，TF-Ⅶa 复合物直接激活Ⅸ因子和Ⅹ因子。凝血酶(Ⅱ因子)激活纤维蛋白原(Ⅰ)和ⅩⅢ因子。ⅩⅢ因子决定了早期形成的纤维蛋白凝块的稳定性。Ⅸa 因子、Xa 因子和Ⅻa 进一步促进活化了Ⅶ因子。这些凝血因子再加上Ⅷa 因子，有助于扩大凝血级联效应。

等从血管腔内及外膜周围渗入静脉壁内，并附着于血栓与静脉壁连接处。这种白细胞的聚集是由静脉壁中呈梯度的细胞因子/趋化因子介导的。

白细胞与静脉壁的相互关系包括白细胞的逆向滚动并且和内皮细胞紧密黏附，游走出血管壁，并在血管外趋化。静脉损伤可能发生于血液淤滞；诸如外科手术后静脉扩张的发生；静脉壁的直接损伤；通过凝血因子的相互作用产生很少量、却很重要的凝血酶。通过选择素受体，中性粒细胞迅速地与完整的内皮细胞及血小板相互作用。通过凝血酶、组胺，肿瘤坏死因子及其他细胞因子和化学因子上调 P 和 E 选择素，同时 L 选择素是中性粒细胞表达的组分。开始白细胞沿着激活的静脉内皮细胞滚动，并通过细胞黏附分子(ICAM-1，CD11b/CD18)紧密贴附，随后白细胞渗出导致的静脉炎症促使 DVT 形成。这种有害的炎症反应对血栓形成和纤溶作用非常重要。例如在 DVT 后早期，通过实验研究中发现中性粒细胞的作用对限制静脉壁的纤维化非常重要。

在凝血系统复杂的机制中，某些由后天获得及遗传缺陷造成的出血、凝血和纤溶系统失衡的最终结果是使机体处于高凝状态，更易发生 DVT。凝血和抗凝系统之间失衡的现象较少，用来筛查的诊断性检测具有一定的意义，但却价格昂贵。然而这些检测可以及时地对 DVT 做出诊断。在年龄小于 45 岁的 DVT 患者中，其阳性检出率为 15%。具有原发性血栓栓塞家族史的患者、不明原因发生动静脉血栓的年轻患者及无解剖学上的异常却发生多次血栓事件的患者，应当进行大量的诊断性检测来明确 DVT 发生的病因。

总之，凝血是一个非常复杂的过程，它包括了凝血和抗凝的平衡、血小板参与的调控和复杂的细胞学机制，它是以上所有的整合与交叉。可以明确的是，凝血和出血的平衡对患者来说有极为重要的临床意义，不仅对出血异常，而且对一个具有 DVT 高危因素的患者的生理应激都具有重要的临床意义。

临床因素

为了考虑到哪些人能从血栓的预防中受益，哪些是最为恰当的预防措施，可以将患者按照危险因素的等级作如下划分：低危、中危、高危、极高危(表 66.2)。其依据是 ACCP 关于预防 DVT 的指南(参见推荐读物)。按照这一划分，在不同危险因素下，如果不采取预防措施，那么小腿 DVT 的发病率分别为 2%、10%~20%、20%~40%、40%~80%，大腿处为 0.4%、2%~4%、4%~8%、10%~20%，PE 发病率分别为 0.2%，1% ~2%，2% ~4%，4%~10%。对这些组而言，致死性肺栓塞的风险分别降低 0.002%，0.1%~0.4%，0.4%~1%和 1%~5%。普外手术的患者倘若不采取预防，其 DVT 的发病风险达到 25%。而在这些患者中，PE 发生率为 1.6%，死亡率为 0.9%。应根据患者的风险等级确定正确的预防 DVT 措施。

正如前面所说，DVT 和 PE 的预防措施包括药物、机械及药物机械联合的方法。药物方面传统上有普通肝素、低分子量肝素(LMWH)、华法林、右旋糖酐及阿司匹林。新的药物有希美加群(ximelagatran/melagatran，Exanta™)和磺达肝素(fondaparinux，Arixtra™)。机械方法有术后早期下床活动、PCD 和弹力袜 (TED 抗血栓袜)。对于 DVT 的患者却存在抗凝禁忌或者其他方法无效的时候，可以使用腔静脉滤器来预防 PE 发生。

表 66.2　DVT 及 PE 已知的危险因素

深静脉血栓危险因素分级 *	
低	• 常规小手术
	• 年龄<40 岁
	• 无危险因素
中	• 年龄 40~60 岁且无其他危险因素
	• 年龄<40 岁，大手术，且无其他危险因素
	• 小手术且有其他危险因素
高	• 年龄>60 岁且行大手术，无其他危险因素
	• 年龄 40~60 岁且行大手术，有其他危险因素
	• 心梗，有内科疾病合并其他危险因素
最高	• 年龄>40 岁，行大手术，有血栓、恶性肿瘤、血液高凝状态病史
	• 较大的下肢骨科手术
	• 髂骨骨折
	• 中风
	• 复合外伤
	• 脊髓伤

*Modified from Wakefield TW, Proctor MC. Current status of pulmonary embolism and venous thrombosis prophylaxis. In: Rutherford RB, Ouriel KO, eds. *Seminars in Vascular Surgery*. Philadelphia: WB Saunders; 2000:171-181.

DVT 的风险可以依照患者采取了何种手术及外伤来评估。众所周知，DVT 有多种危险因素，比如那些全髋关节置换术后或者多器官损伤具有更高的 DVT 和 PE 风险。实际上，骨科全髋关节置换手术的患者 DVT 发生率高达 45%~57%，全膝关节置换的患者达到 40%~84%，髋骨骨折而未预防的患者达 36%~60%。而这三组患者中 PE 的发生率分别为 0.7%~30%、1.8%~7%、4.3%~24%，致死性肺栓塞分别为 0.34%~6%、0.2%~0.7%、3.6%~12.9%。

下文要讨论普通外科、骨科和神经外科在预防 DVT 上的原则。推荐创伤患者，比如脊髓损伤患者，以及内科药物治疗的患者 DVT 预防的措施。

普通外科 DVT 的预防

对于普通外科血栓低危的患者最好的预防措施就是术后早期下床。中危患者可以给予适当预防性用药，比如小剂量普通肝素（LDH）、LMWH、PCD 或者穿 TED 抗血栓袜。对于高危患者推荐给予大剂量的普通肝素或 LMWH 加 PCD。而对于极高危的患者来说，推荐使用足量的华法林，当然普通外科的医生很少愿意使用足量的华法林，因为这会增加出血的风险。要指出的是，外科患者并不推荐单独使用阿司匹林抗血栓。

LDH 已证实可以将普通外科手术患者 DVT 总发病率从 25%降低到 8%，并且能够降低致死性 PE 的风险。进一步的研究表明，每日一次的 LMWH 可将 DVT 风险降低至大约 7%，并且有更低的出血风险，以及更低的肝素诱导的血小板减少症的风险。机械方法如 PCD、弹力袜可以降低 DVT 发生，但是在减少 PE 发生方面还未被证实。此外，患者对 PCD 和弹力袜的接受性较差。静脉给予右旋糖酐并不像给予肝素那样有效，其使用后 DVT 的风险仅降低至 18%，但是它在预防 PE 方面的效果与 LDH 相同。研究证实阿司匹林在预防 PE 方面无明显效果。华法林可以有效地预防 DVT 及 PE 发生，但是其使用和检测较为繁琐，并且会有出血的风险。

骨科 DVT 的预防

全髋关节置换术后推荐使用 LMWH、足量或两阶段的华法林或者调整至合适剂量的普通肝素。通过比较 LMWH 和适当剂量的华法林发现，它们在预防致死性 PE 上疗效相等，发生率均降至 0.1%。有趣的是，临床中预防有症状的静脉血栓时，使用华法林的血栓发生风险（1.1%）要高于 LMWH（0.3%），并且大出血的风险也要比 LMWH 高（1.2%比 0.6%）。与抗凝治疗协同使用机械的方法如 PCD，能够更有助于预防血栓的发生。存在抗凝禁忌证的患者实施全髋关节置换术，常采用 PCD、弹力袜或者腔静脉滤器的方法。存在抗凝禁忌证的全膝关节置换的患者，可以采用单独的 PCD 方法，如果血栓进一步发展，可考虑腔静脉滤器。

总的来说，假如髋骨骨折的患者在 24 小时内得到正确的治疗，那么致死性 PE 的发生率是可以降低的。术前、术后使用 LMWH 或华法林也是值得推荐的。髋或膝关节置换术后预防 DVT 没有一个明确的时间，院外也需要持续很长时间的抗凝治疗来预防 DVT 和 PE 的发生。近来的一项研究显示，一组全髋关节置换术后的患者，接受 PCD 治疗直至出院，同时使用肝素直到完全替代为华法林，华法林于术后继续口服 1 个月，其 DVT 的发病率为 15.2%。在这些患者中约有 1/3 于术后 1 周发生 DVT，其余 2/3 发生 DVT 在术后 1 个月内。国际化标准比值（INR）在术后第 2~4 周内较低的患者，其 DVT 的发生率明显高于 INR 在 2.0~3.0 的患者。

神经外科 DVT 的预防

DVT 和 PE 常常发生在神经外科的患者中，其风险与普通外科相仿。神经外科患者的 DVT 和 PE 的危险因素包括颅内手术、恶性肿瘤、有下肢瘫软症状(下床困难)和时间较长的手术。

虽然 PCD 联合肝素或者 LMWH 的方法能够更有效地预防血栓，但是对于不能接受抗凝治疗的患者，却只能采用 PCD 伴或不伴 TED 长袜治疗的方法。研究表明，这种联合预防的方法能将 DVT 和近端 DVT 的发病率降低 50%。PE 是脊髓损伤的患者常见的致死原因之一，LMWH 伴或不伴机械的措施是 DVT 预防的推荐方法。理想的预防性治疗时间为 3 个月。LDH、PCD 和 TED 长袜均不适合单独使用，因此，在血栓恢复期推荐使用华法林和 LMWH。

创伤患者 DVT 的预防

关于创伤患者 DVT 预防的文献较少，预防的有效性方面缺少随机性研究。如果不去预防，那么 DVT 的发病率至少在 50%以上，PE 是患者在度过创伤第一天后的第三位致死因素。正如意料之中，创伤合并 PE 的患者比不合并 PE 的患者死亡率高。创伤患者 DVT 和 PE 特有的危险因素包括：

- 脊髓损伤；
- 下肢、骨盆或脊柱骨折；
- 高龄；
- 严重颅脑损伤；
- 股静脉或主要静脉的损伤及修复；
- 长期制动；
- 合并外科手术。

如果存在绝对或相对的足量抗凝禁忌证时，可以采取的预防方法有 LMWH 和 PCD。当存在完全抗凝禁忌的时候可以采用双功超声来诊断 DVT。这就允许早期放置下腔静脉滤器来降低这类患者 PE 发生的风险。单独使用 LDH 同不抗凝基本上没有差别，不过这也不是绝对的。LMWH 很有必要用在创伤的患者中的，其禁忌证包括颅内出血、不完全的脊髓损伤、脊髓旁血肿，难以控制的出血及严重的无法纠正的凝血障碍。

内科患者 DVT 的预防

总的来说，内科患者 DVT 的预防目前了解不多。心肌梗死的患者 DVT 的发病率高达 25%，LDH 对此治疗有效。此类患者如果存在肝素禁忌，可以用机械预防的方法来替代肝素。脑梗死和下肢瘫痪的患者，推荐使用 LDH 和 LMWH，也可以使用 PCD 和 TED 长袜来治疗。对于充血性心力衰竭的患者，LDH 和 LMWH 可以有效地预防 DVT 的发生。在一项研究中，曾使用超声监测了内科重症监护病房的患者四肢血栓的发生情况，从中发现，尽管这些患者中有 80%采取了预防 DVT 发生的措施，但是静脉血栓的发病率仍高达 39%。在这些患者中，所有的上肢静脉血栓都是与中心静脉置管及颈部操作有关的。对于长期中心静脉置管特别是合并恶性肿瘤的患者，应该给予小剂量的华法林 (1mg/d)或者 LMWH。

其他治疗及预防措施

对于创伤和骨科高风险的患者，虽然我们推荐放置下腔静脉滤器来预防 PE 的发生（在少量患者中获得良好的效果），但是并没有大样本的随机对照研究来支持这一观点。最近，美国食品和药物管理局指出，应当合理使用肝素(特别是依诺肝素)。因为这些药物可能会造成脊柱和硬膜外置管的患者发生置管部位的血肿。其发生的原因为：此类患者可能存在凝血障碍、置管/穿刺针造成的损伤、反复穿刺、放置硬膜外导管、过量使用抗凝药物，特别容易发生在那些本身就有出血、脊柱异常、高龄、女性的患者中。另外值得一提的是，完全抗凝的患者拔除置管时也有发生血肿的可能。

依诺肝素和达肝素是 LMWH，这已被美国食品和药物管理局所证实。依诺肝素的预防剂量为每 12 小时皮下给药 30mg 或者每日一次给药 40mg，而达肝素的剂量为 2500U 或 5000U，每日一次，皮下注射。FDA 公布的 LMWH 还有纳屈肝素、亭扎肝素，其余还有类肝素药物。所有的 LMWH 和类肝素药物都有一套预防大手术后血栓的安全有效剂量和使用方法。比较 LMWH 之间差别的研究较少，目前有限的资料显示，LMWH 之间存在任何的差别和不同试验使用相同的 LMWH 存在的差异性，两者之间是相似的。如果按照推荐的标准剂量和时间间隔来使用 LMWH，那么即使没有实验室监测及剂量调整，其使用也是安全和有效的。

机械预防也可降低 DVT 的发生。虽然还有不少争论，但是机械方法的确可以用来改善静脉血流淤滞的状况，促进下肢血液回流。机械性压迫借助设备可以有 3 种模式：快速逐步连续加压法(RGC)、逐步连续加压法和间歇性加压法。RGC 设备的长度仅到小腿，而其余两种方法可以用于小腿或大腿。用一个长的加压设备好，还是用同种或不同种设备覆盖另一种好，尚缺乏此方面的资料。通常设备之间的比较依据的是压力的峰值和压力上升的平均速度，但是比较的结果却与临床上 DVT 发生率的降低值没有任何关系。在 1350 个随机选择腿部梯度气压仪治疗的病例中，DVT 的发病率为 3.5%。在 48 例患有 DVT 的病例中，有 19 例同时采取了药物预防措施。显然，就目前预防 DVT 的措施来说，即使是联合预防的方法，也不能完全避免 DVT 的发生。

因为患者术中及术后一段时间身体仍处于麻醉状态、不能活动，所以推荐术前皮下注射小剂量的肝素以减少术后 DVT 的发生。这种使用小剂量肝素的方法是一种经验性给药。基于对骨科患者此方面的研究，在美国和欧洲，这一方法在认识上是存在一定差异的。美国方面认为骨科患者术前不应当使用小剂量肝素，因为这会增加出血的风险，而欧洲方面则不这么认为。值得注意的是，虽然预防的措施不同，但是美国和欧洲 DVT 的发病率却相近，这是否提示术前使用小剂量的肝素并没有什么效果。而这一看法也被近来的一项研究所支持，此研究随机将病例分为 3 组：术前和术后使用达肝素组，仅术后使用达肝素组，术后使用华法林组。出院前静脉造影显示，使用达肝素的两组在 DVT 的发病率上无明显区别，但是华法林组 DVT 的发病率相对较高。另外，研究发现，使用达肝素的初期较为重要。这项研究是由 Hull 及同事进行的，对髋关节置换术的患者采用随机研究，第一组于术前 2 小时给予达肝素 2500 IU 皮下注射并与术后 4 小时再次给予达肝素 2500 IU，第二组术前 2 小时给予安慰剂、术后 4 小时给予达肝素 2500IU，第三组于术后当夜给予华法林。达肝素治疗的患者于术后第一天给予 5000IU 达肝素皮下注射。服用华法林的患者根据 INR 值(2.0~3.0)调整用量。研究发现 DVT 的发病率为第一组 10.7%，第二组 13.1%，第三组 24%。近端 DVT 发病率分别为 0.8%、0.8%、3%。虽然术前给予达肝素的患者术中术野出血相对较多，但是各组术后发生严重出血并发症的风险相近。但是其他关于术前或术后 12 小时给予 LMWH 的多项研究却没有得出与 Hull 相同的结果，这也提示术前 2 小时和术后 4 小时用药应该是能够降低 DVT 发生的。

新的治疗药物

希美加群是最新的直接口服的凝血酶抑制剂，它不需要监测凝血的指标及调整剂量。近来一项随机的双盲试验对希美加群和华法林在预防血栓作用进行了比较。研究对象选择了全膝关节置换术的患者，在术后第一天晨起开始口服希美加群 24~36mg，一天两次，共 7~12 天，并与华法林(INR 目标值 2.5)比较。用静脉造影或者双功超声来评价其结果，主要了解治疗末期的出血、静脉血栓及死亡情况。就发生主要的并发症来讲，口服希美加群（36mg，每日两次）要优于华法林(20.3%比 27.6%，p=0.003)。两者之间出血的发生率相近。然而希美加群组的患者丙氨酸氨基转移酶的水平增高，有 3 例患者发生了致死性肝中毒。

磺达肝素是一种合成的抗血栓药物，具有特殊的抗 Xa 因子活性的作用，简单的药代动力学只需要每日皮下注射一次，且剂量固定。此药也不需要监测凝血功能，在几项关于髋、膝关节手术后预防 DVT 及 PE 的研究中，其效果优于依诺肝素。一个 1200 例患者的双盲随机对照试验比较了磺达肝素(术后开始 2.5mg 皮下注射，每日 1 次)和依诺肝素(术前开始 40mg 皮下注射，每日 1 次）在髋关节术后 DVT 的预防情况，发现术后 11 天静脉血栓的发病率为：磺达肝素组是 8.3%，依诺肝素组是 19.1%(p<0.001)。磺达肝素血栓发生风险下降了 56.4%，且在死亡及出血风险上没有太大不同。第二项研究比较了 724 例膝关节术后的患者使用依诺肝素 30mg、皮下注射每日两次，以及磺达肝素皮下注射 2.5mg、每日 1 次的差异。这项研究表明，术后 11 天 DVT 及 PE 的发病率，磺达肝素组比依诺肝素组更低(12.5% 比 27.8%，p<0.001，风险降低 55.2%)。然而磺达肝素组出血风险要高（p=0.006)。不过两组在出血相关的死亡率及再手术率上无明显差别。

有两项关于择期髋关节术后磺达肝素和依诺肝素预防静脉血栓的研究(EPHESUS 和 PENTATHALON 2000)令人关注。在 EPHESUS 试验中双盲随机对照研究了 2309 例髋关节置换的患者。一组患者于术后开始给予磺达肝素 2.5mg，皮下注射，每日一次；另一组于术前开始给予依诺肝素 40mg，皮下注射，每日一次。研究发现，到术后 11 天为止，磺达肝素组比依诺肝素组 DVT 和 PE 的发生率低(4% 比 9%，p<0.0001，风险降低 55.9%)，并且在死亡率及出血风险上无明显差别。PENTATHALON 2000 试验，也采用了双盲随机对照研究，研究对象也是择期髋关节置换的患者；磺达肝素组给予标准剂量，依诺肝素组给予 30mg 皮下注射每日两次，均为术后给药。术后 11 天发现两组在影响 DVT 及 PE 发病率方面没有明显差别；磺达肝素组为 6%，依诺肝素组为 8%。而且在用药相关性出血及死亡率方面也是差别甚微。

回顾目前的研究结果，总的来说，磺达肝素是一种很好的预防髋、膝关节等手术后 DVT 和 PE 的药物，具有一定的优势。然而，磺达肝素和我们理想中的最佳的外科手术预防 DVT 的药物尚有一定差距。我们还需要对更多的其他药物进行研究和评估，找到适用于每一个患者的最佳的 DVT 预防用药。

结 论

总之，DVT 合并或不合并 PE 在临

床当中的发病率和死亡率均较高。临床上应尽量预防 DVT 的发生，从而降低慢性 DVT 并发症的风险，如 DVT 后综合征、反流和急性 PE 等。准确地对患者进行风险分级，充分理解凝血途径以及选择合适的预防措施是预防 DVT 和 PE 的最佳方案，而不是要把重点关注在 DVT 后综合征的治疗上。需要强调的是，内科医生必须根据每一个患者 DVT 的风险来制定预防 DVT 的方案，不仅术后的患者要预防，内科药物治疗的患者也要预防。那些新药的应用还需要长期的临床检验。对于 DVT 的预防和治疗需要进一步研究出新的药物和新的方案，来降低静脉血栓的发生。

推荐读物

1. Wakefield TW, Proctor MC. Current status of pulmonary embolism and venous thrombosis prophylaxis. *Semin Vasc Surg.* 2000;13(3): 171–181.
2. Geerts WH, Heit JA, Clagett GP, et al. Prevention of venous thromboembolism. *Chest* 2001;119:132S–175S.
3. Greenfield LJ, Proctor MC, Wakefield TW. Coagulation cascade and thrombosis. In: Ernst CB, Stanley JC, eds. *Current Therapy in Vascular Surgery.* 4th ed. St. Louis: Mosby; 2001:813–817.
4. Francis CW, Berkowitz SD, Comp PC, et al. Comparison of ximelagatran with warfarin for the prevention of venous thromboembolism after total knee replacement. *N Engl J Med.* 2003;349(18):1703–1712.
5. Schulman S, Wahlander K, Lundstrom T, et al. Secondary prevention of venous thromboembolism with the oral direct thrombin inhibitor ximelagatran. *N Engl J Med.* 2003;349(18): 1713–1721.
6. Hull RD, Pineo GF, Francis C, et al. Low-molecular weight heparin prophylaxis using dalteparin in close proximity to surgery vs. warfarin in hip arthroplasty patients. *Arch Intern Med.* 2000;160:2199–2207.
7. Eriksson BI, Bauer KA, Lassen MR, et al. Fondaparinux compared with enoxaparin for the prevention of venous thromboembolism after hip-fracture surgery. *N Engl J Med.* 2001;345(18);1298–1303.
8. Bauer KA, Eriksson BI, Lassen MR, et al. Fondaparinux compared with enoxaparin for the prevention of venous thromboembolism after elective knee surgery. *N Engl J Med.* 2001;345(18):1305–1310.
9. Lassen MR, Bauer KA, Eriksson BI, et al. Postoperative fondaparinux versus preoperative enoxaparin for prevention of venous thromboembolism in elective hip-replacement surgery: a randomized double-blind comparison. *Lancet* 2002;359:1715–1720.
10. Turpie AG, Bauer KA, Eriksson BI, et al. Postoperative fondaparinux versus postoperative enoxaparin for prevention of venous thromboembolism after elective hip-replacement surgery: a randomized double-blind trial. *Lancet* 2002;359:1721–1726.

编者评述

G. L. M.

无一例外，化学药物是预防 DVT 的最有效方法，这已经被大量 I 级临床试验所证明。I 级科学试验向我们展示了药物在各种患者身上体现出的 DVT 预防的效果。这种疗效已被临床所接受。当前，DVT 预防的重点是从治疗的有效性转为治疗的简便性。现代的药物每天只需要口服 1~2 次，不需要实验室监测，用药的剂量不再依赖于患者的体重，而是同样的疾病都使用同样的剂量。

尽管如此，DVT 的预防仍然是有欠缺的，表现在内科医生对出血并发症的恐惧，以及每个内科医生对 DVT 预防的理解局限上。血栓预防的其他欠缺还有对预防技术存在的风险和急性并发症认识不够。

有许多预防 DVT 的药物和机械方案，这在 Rectenwald 和 Wakefield 的章节里已经有所描述。医生按照已知的危险因素去评估每一个患者，能够得到更适合个体化的预防 DVT 的方案。考虑其副作用、危险因素、费用，从而制定出适合每一个患者的方案。毋庸置疑，如果本章节的 DVT 预防方案被使用，那么静脉血栓性疾病相关的致残和死亡将被综合性预防。

在术后静脉血栓的预防方面最令人关注的是，术后的患者发生 DVT 风险的时间要超过住院时间。具有静脉血栓危险因素的患者在整个住院期间及出院以后均具有较高的风险。高危患者静脉血栓的预防需要进一步的发展，其预防措施将会是更加联合和连续的并超越住院时间。这将更加适合外科术后患者预防静脉血栓的发生，比如下肢骨科手术。另外，那些做过较大手术出院后仍具有 DVT 高风险的患者，比如恶性肿瘤或者创伤的患者，即使在院外也具有血栓发生的不稳定性。将来的研究不仅仅要关注新的、有效的方法，还要关注整个 DVT 预防期间的方案的优化。

（徐明 熊江 郭伟 译）

第 67 章

急性下肢深静脉血栓的诊断和治疗

Timothy Liem, Gregory L. Moneta

深静脉血栓的危险因素

深静脉血栓(DVT)危险因素的评估对建立 DVT 的诊断模式和急性 DVT 的治疗指南都非常重要。DVT 的危险因素包括:易栓症年龄>40,恶性肿瘤(特别是腺癌),创伤,外科手术(特别是髋、膝关节置换术),瘫痪,制动,长时间飞机旅行;另外肥胖也是次要危险因素。高凝状态也是其重要的危险因素。遗传性及获得性血栓,如凝血因子 V Leiden (FVL)变异、凝血酶原 20210A 突变、抗磷脂抗体异常,都会明显增加 DVT 的风险。FVL 变异杂合体的 DVT 相对危险度是普通人群的 5~7 倍, 而纯合体是普通人群的 50~80 倍。同时有 FVL 变异和凝血酶原缺陷的患者血栓形成的风险超过了 50%。其他的标记物, 如同型半胱氨酸、抗凝血酶、C 蛋白、S 蛋白缺乏等多项缺陷的患者, 其血栓发生的风险增加 70%~90%。

下肢 DVT 复发的最主要的危险因素是既往血栓患病史。因为残留血栓的存在增加了血栓复发的风险(10.5%/人年), 另外一些持续存在的危险因素也增加了血栓复发的风险, 如恶性肿瘤 (风险比 8.76) 和易栓症(8%/人年)。D-二聚体水平增高,反映了血栓形成及纤溶激活, 同时也增加了预知 DVT 复发的危险因素水平。

诊 断

超声

静脉超声是一种用来诊断急性 DVT 的最为常用的检查方式。超声包括按压式超声(单纯 B 型成像)、双功超声(B 型成像和多普勒波形分析)、彩色多普勒超声。这些不同类型的静脉超声可以互相替换; 但是事实上它们对急性 DVT 的检查有着不同的敏感性和特异性。按压式超声最适合用来评价股静脉情况。双功超声适用于膝以下病变,彩超可以用于检查髂静脉,而按压式超声不适用于此。

静脉双功超声和彩色多普勒超声现在被多数医院用来诊断下肢 DVT。无论任何时候,都推荐使用双功超声来检查大腿及小腿静脉 DVT。不过,静脉超声检查并不是唯一的标准。正如前面提到,从按压式超声到完全的双功超声再到彩色多普勒超声,其方法是多种多样的。而在检查中每个患者都有自己的特殊情况,比如肥胖、水肿、对超声探头的压力敏感度不同,以及下肢使用绷带、制动设备等。这些因素造成了临床上对某些 DVT 的患者不能做出明确的诊断。那么超声的最终报告中就要记录下这些影响结果的限制性因素。下肢静脉造影是临床医生诊断高度怀疑的 DVT 患者的仅次于超声的方式。关于这一点在后面几个章节还要做更详尽的说明。

准确性

对于有症状的近端 (膝以上) DVT 来讲,静脉超声的敏感性及特异性与静脉造影比较分别为 97% 和 94%。如果在超声检查时没有限制因素,那么即使不做其他的进一步明确诊断的检查,也可以单凭超声的高度特异性做出诊断并开始治疗; 反之,如果是阴性结果,由于超声高度的敏感性可以决定停止治疗。当检查结果不确定时,系列检查或影像学检查将被强烈推荐。对于高度怀疑为 DVT 的症状性患者, 检查却为阴性的,同时静脉造影是禁忌的或不适用的,反复地进行静脉超声检查是合理的。即使开始的检查很充分,如果患者的症状有较大的变化,那么后续的复查也是有必要的。

使用彩色多普勒 B 超可以诊断 80%~90%的小腿静脉病变的患者。由于技术上的发展, 具有高度的敏感性和特异性的多普勒彩超在小腿孤立性血栓的诊断率上超过了 90%。在不怀疑有肺栓塞症状的情况下，患者下肢静脉超声检查结果为阴性，则可以不考虑抗凝治疗。这在后面的章节还会具体提到。对于小腿DVT的患者应当做一系列的检查以了解血栓有无延伸及脱落。临床医生以此为根据来确定是否要抗凝治疗。在一些研究中发现，孤立性小腿静脉血栓只有20%有症状,在有症状却未治疗的患者中,会有1/4于患病1~2周内发生血栓的进一步延伸。

联合应用超声及临床、实验室评估

据统计，美国每年仅用来排除DVT的超声检查就超过100万次。这里面只有12%~25%的患者被诊断为DVT。由于相当一部分花费用于阴性诊断的排除检查及医生的加班费用，所以减轻医疗负担应该从如何减少这种阴性诊断的检查着手。结合临床评估和D-二聚体的超声诊断方法正在评估中。然而没有大宗、随机多中心的研究来对比这些各种诊断方式结合的结果，其中包括每个诊断方式终端足够的样本数量。不过却有一些精心设计的队列研究。

仅根据体征和症状是不能诊断DVT的，因为有些疾病的临床表现和DVT很相似。根据血栓的危险因素、临床体征和症状可以将患者诊断DVT的可能性分为3级:低、中、高。在门诊患者中,至少有一种危险因素、且单侧肢体肿痛的，诊断为DVT的可能性为85%。未发现有危险因素、DVT症状不典型的患者,患DVT的可能性为5%。有一项对593例患者在做超声检查前预测其发生DVT的可能性的临床试验。仅用超声来检查那些被预测DVT发生可能性低的患者。超声阴性的结果则用来排除一些急性DVT。诊断阳性的患者会进一步行静脉造影证实。半数以上的患者被划分可能性低,1/3为可能性中,另外14%为可能性高。在这3组(可能性低、中、高)中,最终被超声确诊为DVT的比率分别为3%、17%、75%。

D-二聚体是一种特异性的纤维蛋白降解产物，可以用来检测内源性纤溶过程中产生的交联纤维蛋白。然而,D-二聚体检测作为超声诊断DVT的辅助项目仍未被确立。因为D-二聚体检测对孤立性小腿静脉血栓的患者来讲,其敏感性较低。D-二聚体阴性预测值在预测DVT中不确定性较多。这一阴性预测值在低风险患者中较有价值，但是在高危险因素的患者中没有太大的意义。有很多的方法去检测D-二聚体，这些方法的敏感性和特异性也不尽相同。与其他方法比较,D-二聚体检测的结果均不能作为预测DVT发生的方法。

有几项通过对可疑DVT的门诊患者的临床评估,做出D-二聚体评价的试验。其中一项是对1096例连续可疑DVT的门诊患者按照诊断DVT的可能性进行分级。然后对这些患者随机行单一的超声检查,或者行D-二聚体检测后再行超声检查。如果试验中对D-二聚体结果阴性而且考虑不太可能为DVT的患者,则不再行超声检查。在这些患者中,仅有0.4%的DVT未予诊断。由此认为,当临床上不考虑为DVT且D-二聚体检测为阴性的时候,就可以排除DVT的诊断。也就是说,在DVT可能性很低并且D-二聚体检测为阴性时，即使不使用超声检查也是可以的。

尽管这一试验说明不必要的超声检查是能够减少的，但目前这种按照DVT的可能性分级再进行D-二聚体检测,从而减少超声使用的方法,仍然不被多数医生所接受。即使是DVT可能性很低并且D-二聚体检测结果为阴性，医生仍然会采用超声检查来进一步排除DVT的诊断。出于对这一方法的复杂性和医疗法规的考虑，阴性诊断的超声检查仍被广泛使用。不过在将来，这种方法应该会被越来越广泛的使用。

可选择性的诊断性检查

对于DVT的诊断,除了静脉超声以外尚有容积记录描述和纤维蛋白原测定等,但这些只是一些辅助性检查。如果静脉超声不能够明确诊断，那么可以考虑选择核磁静脉成像(MRV)、CT或者静脉造影。

MRV

MRV可以无造影剂而使用相位对比或时间飞跃技术来诊断DVT。也可以用钆来作为静脉成像的对比剂。对比增强技术能够使采集时间缩短，并且使血流缓慢或静脉迂曲的部位的准确性增高。MRV在评价髂静脉和腔静脉时是最为实用的一项技术；而超声往往很难检查这些血管。MRV能够十分准确地评估近心的大血管，如盆腔静脉及股总静脉，其敏感性高达100%、特异性高达98%。但是在检查远心的小血管如小腿静脉上却没有什么用处。目前这项技术仍然由于高额的费用、实用性、逻辑性约束而受到一定的限制。

CT静脉成像(CTV)

CTV有较强的实用性，其CT肺动脉成像(CTPA)对于诊断肺栓塞有很大价值。CTV的CTPA技术能够快速地得到大腿及腹部静脉的图像。从CTV到CTPA技术只需要增加几分钟的时间。在近心大静脉的DVT诊断上CTV的敏感性和特异性均在90%以上。其缺点在于:需要使用对比剂、有辐射、有条纹状伪影、费用高、小腿静脉血栓诊断率低。

静脉造影术

静脉造影术的指征包括用于 DVT 介入治疗前的造影检查、超声不能明确诊断、预计要放置腔静脉滤器或者需要得到更为清晰的小腿静脉图像时。静脉造影是诊断下肢 DVT 的金标准。不过目前这一技术费用较高,有静脉炎和静脉血栓的并发症,需要专业的导管介入技术训练,这些都使得其应用受到了很大的限制。

静脉造影分为顺行及逆行造影两种。多数患者采用穿刺足部浅表静脉的顺行造影。一般来,说如果深静脉没有得到很好的图像,那么应该尽量避免往隐静脉内注射造影剂,因为这会造成浅静脉的提前显影,影响深静脉的显像。如果患足水肿较重影响静脉穿刺,可采用在超声引导下穿刺腘静脉或胫后静脉的方法。

静脉血栓典型的图像是静脉管腔边缘的充盈缺损,另外一种典型图像是对比剂呈弧形的突然中断。而仅仅是静脉未能显像并不能证明发生了血栓,因为此时有可能是对比剂流入到与之伴行的深或浅静脉中。

高凝状态的检查

以下患者需要做血液高凝状态的检查:原发性或多发性 DVT,有 DVT 家族史,DVT 发生在肠系膜静脉、门静脉、大脑静脉等。检查项目包括抗凝血酶活性、蛋白 C 和蛋白 S 活性,Ⅷ因子活性,Leiden Ⅴ因子数量,是否有凝血酶原 20210A 位置突变及同型半胱氨酸、抗磷脂酶抗体、狼疮抗凝物测定。Leiden Ⅴ因子和凝血酶原 20210A 位置突变测定应该是筛查项目的首选,因为它们采用 PCR 技术检测,因此不受急性血栓、肝素、华法林的影响。而急性血栓形成和华法林的使用会影响抗凝血酶、蛋白 C、蛋白 S 的活性。因此,华法林停药几周后是检测的最佳时期。

治 疗

抗凝

DVT 治疗的主要目标是预防肺栓塞造成的死亡。抗凝治疗在预防血栓形成方面是一种非常有效的方法,并且所有的急性下肢 DVT 患者都采用了这种治疗方法。(另外,对接受抗凝治疗的患者来讲,腔静脉滤器也是一种重要的治疗手段。其他治疗还有溶栓和静脉切开取栓。这在以后的章节中还会详细阐述。)抗凝的方法有静脉给予普通肝素(UH)或者皮下注射低分子量肝素(LMWH)。

按照 UH 的剂量使用方法(80U/kg IV 一次给药,然后以 18U/kg·h 维持),能够迅速有效地达到抗凝目的。调整肝素的剂量使部分活化凝血酶原时间(aPTT)到正常值的 1.5~2.5 倍。这样就与血浆中 0.3~0.7IU/mL 的肝素抗 X 因子活性的水平相符。

LMWH 的抗凝效果并不低于 UH。而且,资料显示 LMWH 在某些方面要优于 UH,其优势体现在抗血栓进展和减少肝素诱导的血小板减少症(HIT)等多个方面。LMWH 为皮下注射,按剂量给药。它能更少地与血浆蛋白结合,生物可利用率更高,其治疗中的不良反应更容易被预测和控制。因此,绝大部分使用 LMWH 抗凝的患者不需要实验室检测凝血功能,相当一部分门诊急性 DVT 的患者使用 LMWH 抗凝并且是安全的。

肾衰的患者使用 UH 更为安全,因为 LMWH 主要是经肾排泄的。使用 LMWH 的儿童、肥胖患者、孕妇要监测抗 X 因子活性。对使用 LMWH 每天 2 次的患者来讲,抗 X 因子活性应该控制在 0.6~1.0IU/mL。治疗初期至少使用 5 天 LMWH 或 UH,其中与华法林共同使用 2 天后验血,达到抗凝标准后由华法林替代。

对静脉血栓的患者来讲,维生素 K 拮抗剂是长期抗凝的主要用药。华法林钠及其他维生素 K 拮抗剂能够阻止Ⅱ、Ⅶ、Ⅸ因子的羧化作用,也能够作用于蛋白 C、S。它们的半衰期在 7~72 小时。使用华法林 4、5 天后也未必能达到治疗剂量,这也就是为什么开始要使用至少 5 天的 UH 或 LMWH。使用华法林通常需要监测凝血酶原时间和国际化标准比值(INR),并将其维持在 2.0~3.0 之间。

抗凝方案

目前已经越来越认识到,治疗过程中是要根据其 DVT 的危险因素来分级抗凝的。孤立性小腿静脉血栓比近端肢体静脉血栓所需要的抗凝时间更短。对于低危险因素的孤立性小腿静脉血栓的患者来说,LMWH 使用 10 天及连续的超声观察就可以达到治疗要求。而对于具有较高危险因素的孤立性小腿静脉血栓的患者来说,这种抗凝治疗则要使用 6 周。

那些危险因素具有可逆性及时限性的患者,如手术、创伤、短期制动(空中旅行),发生近端肢体 DVT,则至少要行 3 个月的口服华法林治疗,将 INR 控制在 2.0~3.0 之间。首次 DVT 为原发性的患者,ACCP 美国胸科协会建议口服华法林至少使用 6~12 个月。然而他们也认为这类患者应该考虑终生抗凝治疗。抗凝 6 个月后继续延长治疗时间,给予低强度的抗凝治疗(INR1.5~2.0)能够将再次血栓的风险降低 60%以上,而继续给予标准强度的抗凝治疗(INR 2.0~3.0)能将这种风险降低 90%以上,且无出血等严重并发症。

DVT的轻度易栓症患者，蛋白C、蛋白S缺乏，Leiden Ⅴ因子或者凝血酶原基因突变，高同型半胱氨酸血症，Ⅷ因子活性增强，需要至少6个月的抗凝治疗。高度易栓症患者(如抗凝血酶缺乏、抗磷脂酶抗体综合征、两个及以上致栓因素、同型纯合子Leiden Ⅴ因子或者凝血酶原基因突变）则需要终生抗凝治疗。

大多数DVT患者在使用UH或LMWH抗凝治疗后1~2天开始使用华法林逐渐替代治疗。然而，越来越多的资料表明，恶性肿瘤的患者使用LMWH抗凝有着更好的生存期。近来ACCP美国胸科协会已经推荐恶性肿瘤的DVT患者前3个月至第6个月使用LMWH，然后逐渐替代为华法林口服治疗至终生或至恶性肿瘤被有效控制。

可供选择的抗凝药物

UH、LMWH和华法林均为有效治疗DVT的抗凝药物。但是某些特殊患者需要选择其他的抗凝药物，如HIT或华法林诱导的皮肤坏死。可选择的其他抗凝药物在数量上可以满足临床需要，但是大部分仍处于临床研究阶段。

直接抗栓药物重组水蛭素及阿加曲班被美国食品和药物管理局(FDA)所推荐，可以用于HIT患者的抗凝需要。这两种药物为静脉给药，并且需要监测aPTT。水蛭素经肾排泄，对于有肾功能不全的患者要注意其用量。而阿加曲班经肝脏代谢，对于肝功能不全的患者来讲也要减少用量。比伐卢定也是一种直接抗栓药物，可以作为血管腔内介入手术期肝素的替代物。

希美加群为一种口服抗凝药物，它与血浆蛋白亲和性较低。该药生物利用度可预测，并且不需要监测其抗凝效果。每天定量口服两次。据研究表明，希美加群无论是在DVT急性期还是在预防静脉血栓再发生方面都有很好的疗效。出血并发症同其他抗凝药物类似。希美加群会导致大约4%~10%的患者肝脏的丙氨酸氨基转移酶短暂的升高。即使是停止用药，这种酶的升高还会持续4个月左右。由于极少病例出现急性肝衰竭，FDA目前仍未批准此药。其远期疗效有待观察。

磺达肝素是一种合成抗栓药，具有特异的抗X因子活性的能力。与肝素相似，它是一种戊多糖结构，但是没有肝素那些能够与血小板因子4（与HIT发生相关)发生交叉反应的成分。所以理论上讲磺达肝素能够减少HIT的发生率。磺达肝素为每日一次皮下定量给药。二期临床试验显示此药与LMWH、达肝素相比，在近端肢体DVT的治疗方面有着近似的疗效。对于在血流动力学上稳定的肺栓塞患者，磺达肝素与UH有着等同的疗效。

溶栓治疗

溶栓治疗是抗凝治疗之外的另一种用于治疗急性髂股DVT的方法。目前临床应用的溶栓药物有链激酶和组织型纤溶酶原激活物。在美国尿激酶已不再常用。溶栓治疗的目标是缓解急性肿痛、预防静脉血栓性坏疽、降低肺栓塞风险、避免或者降低血栓后综合征的长期影响。

对于治疗下肢DVT来讲全身用药效果较差，此时往往采用插管溶栓术。插管溶栓术可以使大约85%的发病10天以内的患者的血栓完全消失。

插管溶栓术可以联合经皮穿刺置入静脉内支架，来治疗静脉狭窄引起的静脉血栓。较为常见的是右髂动脉压迫左髂静脉造成狭窄，临床上称为May-Thurner综合征。

总的来说，溶栓治疗在当前急性DVT的治疗中应用较少。价格昂贵、禁忌证、并发症等使其应用相对受限，而且目前仍缺乏有力的长期随机对照研究来支持其应用价值。

静脉切开取栓术

静脉切开取栓术同插管溶栓术的目的和指征在本质上是相同的。术前行静脉造影以排除腔静脉血栓是很有必要的。常规于术前使用抗生素。腹部及患肢备术，术中采用全麻、正压PEEP通气。最好在能够造影的手术台上完成手术。如果术前造影发现腔静脉内有血栓形成，可于术中放置腔静脉滤器，以预防手术操作可能导致的肺栓塞(如果没有临时滤器，是不能用永久滤器来代替的)。然而我们的观点是，如果存在腔静脉血栓，那么是不提倡行髂股静脉切开取栓术的。对于静脉性溃疡或者严重股青肿的患者，要切开下肢4个筋膜室以减轻筋膜室局部的压力，改善组织灌注，而后再考虑行静脉切开取栓。

股总静脉的手术往往采用腹股沟直切口。髂静脉血栓常采用球囊取栓导管通过血栓段至下腔静脉的办法取栓。取栓后应当完成髂静脉造影，对于静脉残余狭窄的部位可以用球囊扩张和支架置入的方式来解决。

下肢远端的血栓可以因为腿部肌肉的收缩或者穿弹力绷带而脱落。如果股静脉血栓不易完全去除，或者血栓较为广泛变成慢性血栓，那么也可以采用结扎静脉的方法治疗。在大隐静脉和股浅动脉之间行端侧吻合术建立的动静脉瘘，以后可以通过经皮穿刺的方法关闭瘘口。手术期间全程肝素抗凝，术后口服抗凝药物至少6个月。

术后腹股沟血肿是常见的并发症，一旦其压迫股静脉则需要清除血肿。在没有动静脉瘘时，静脉再血栓的发生率为35%；合并动静脉瘘时，其发生率为12%。在现今的病例中，致死性肺栓塞十分罕见，与其相关的死亡率也极低。

髂股静脉血栓切除术的远期效果的试验报道较少。在这些试验中，很多存在着方法学问题，并且随访不完整；不过都认为这种方法能够使血栓后综合征的静脉血液动力学得到改善，降低其发病率，减轻其症状。

推荐读物

1. Anderson FA Jr, Spencer FA. Risk factors for venous thromboembolism. *Circulation.* 2003;107(23 suppl 1):I9–I16.
2. Frederick MG, Hertzberg BS, Kliewer MA, et al. Can the US examination for lower extremity deep venous thrombosis be abbreviated? A prospective study of 755 examinations. *Radiology.* 1996;199:45–47.
3. Kearnon C. Natural history of venous thromboembolism. *Circulation.* 2003;107[23 suppl 1]:I22–I30.
4. Salles-Cunha SX, Beebe HG. Direct noninvasive tests (duplex scan) for the evaluation of acute venous disease. In: Gloviczki D, Yao JST, eds. *Handbook of Venous Disorders.* New York: Oxford University Press; 2001:110–131.
5. Well PS, Anderson DR, Bormanis J, et al. Value of assessment of pretest probability of deep-vein thrombosis in clinical management. *Lancet.* 1997;350:1795–1798.
6. Tick LW, Ton E, van Voorthuizen T, et al. Practical diagnostic management of patients with clinically suspected deep venous thrombosis by clinical probability test, compression ultrasonography, and D-dimer test. *Am J Med.* 2002;113:630–635.
7. Well PS, Anderson DR, Rodger M, et al. Evaluation of D-dimer in the diagnosis of suspected deep-vein thrombosis. *N Engl J Med.* 2003;349:1227–1235.
8. Loud PA, Katz DS, Bruce DA, et al. Deep venous thrombosis with suspected pulmonary embolism: detection with combined CT venography and pulmonary angiography. *Radiology.* 2001;219:498–502.
9. Andrews RT. Contrast peripheral phlebography and pulmonary angiography for diagnosis of thromboembolism. *Circulation.* 2004;109[12 suppl I]:I22–I27.
10. Lensing AW, Prins MH, Davidson BL, et al. Treatment of deep venous thrombosis with low-molecular weight heparin: a meta-analysis. *Arch Intern Med.* 1995;155:601–607.
11. Büller HR, Agnelli G, Hull RD, et al. Antithrombotic therapy for venous thromboembolic disease. *Chest.* 2004;126:401S–428S.
12. Ridker PM, Goldhaber SZ, Danielson E, et al. Long-term, low-intensity warfarin therapy for the prevention of recurrent venous thromboembolism. *N Engl J Med.* 2003; 348(15):1425–1434.
13. The Matisse Investigators. Subcutaneous fondaparinux versus intravenous unfractionated heparin in the initial treatment of pulmonary embolism. *N Engl J Med.* 2003;349:1695–1702.
14. Eriksson H, Frison L, Schulman S, et al. A randomized, controlled, dose-guiding study of the oral direct thrombin inhibitor ximelagatran compared with standard therapy for the treatment of acute deep venous thrombosis. THRIVE. *J Thromb Haemost.* 2003; 1:41–47.
15. Eklof B, Kistner RL, Masuda EM. Surgical treatment of acute iliofemoral deep venous thrombosis. In: Gloviczki P, Yao JST, eds. *Handbook of Venous Disorders.* 2nd ed. London: Arnold; 2001:202–208.

编者评述

G. L. M.

本章节有两点需要再次特别强调。为明确急性 DVT 的诊断，静脉超声是首选检查。超声是一种被广泛使用的，准确、简便、可行的检查手段；但是已被过度使用。多数血管检查室用超声诊断出的下肢急性 DVT 阳性率只有 20%。另外有 20%的下肢类似 DVT 症状的患者，则发现是血肿或腘窝囊肿。而超过半数的怀疑为 DVT 的患者则是什么也没查出。基于此点，Wells 等提出了提高超声诊断阳性率的方法。这些方法在保证患者安全的基础上排除了一定数量的阴性诊断患者。

使用超声诊断为急性 DVT 却未能诊断出 PE 的患者，也是一个容易出错的领域。多普勒能够诊断伴随肺部症状的 DVT 患者，该结论并不能支持多普勒具有诊断伴随 PE 的 DVT 的能力。50%的造影诊断为 PE 的患者超声提示合并下肢 DVT。因为多数肺栓塞起源于下肢 DVT，其他来源还有上肢静脉、盆腔静脉等。加入怀疑为 PE，那么患者应该接受诊断 PE 的检查，而不只是下肢 DVT 的检查。目前大部分医院诊断 PE 的首选检查仍是增强 CT。

对于 DVT 的治疗来讲，目前已经明确的是，不是所有的 DVT 治疗都是一样的。上肢 DVT 比下肢 DVT 发生 PE 的可能性要低。如果下肢 DVT 的危险因素不是短暂的，那么这样的患者则需要治疗至少 2 年以上。关于预防 DVT 的复发方面，不仅要降低 PE 的发生风险，而且要降低血栓后综合征的风险。

总之，未来 5 年我们将看到超声在使用指征上会更加的完善，治疗急性 DVT 的抗凝药物也会更加适合患者的需求。

（徐明　熊江　郭伟　译）

第 68 章

血栓性浅静脉炎

Anil Hingorani, Enrico Ascher

血栓性浅静脉炎

虽然血栓性浅静脉炎(SVT)是一种复发率高的常见疾病,并且有蔓延和引起肺栓塞 (PE) 导致的潜在致命风险,但是它被认为是深静脉血栓(DVT)中无关紧要的病变,并且在文献报道中只受到有限的关注。据报道,美国每年有将近 125 000 人发生急性 SVT。然而 SVT 的实际发病率要远远高于这个数字, 有很多的患者并未在此报道之中。传统的教学认为,SVT 是一种自限性疾病,是一种小病,没什么危险,这种认识让许多医生对其不重视,临床漏诊率较高,或者往往是一句话“没什么大事”就把患者打发了。为了改变这一错误认识,本章引用了一些最新的资料来阐述 SVT 及其治疗。

临床表现

被诊断为 SVT 的患者中将近 35%~46%的人是男性,并且平均年龄在 54 岁左右,而女性的平均发病年龄为 58 岁。静脉曲张是 SVT 的易患因素,62%的 SVT 患者合并有静脉曲张。其他一些 SVT 相关因素包括:年龄大于 60 岁、肥胖、吸烟、既往 DVT 或 SVT 病史。SVT 蔓延的相关因素有:年龄大于 60 岁、男性、DVT 病史。

SVT 的典型体征是血栓静脉局部的红斑和压痛,并有条索状的血栓。疼痛和发热也是其临床表现, 严重水肿是甚至无 DVT 患者的临床表现。患者出现间歇性红斑、疼痛和压痛以及下肢呈条索状,超声可为确定 SVT 或者 DVT 提供诊断依据。这类患者要同蜂窝织炎和淋巴管炎相鉴别。

病因学

早在 100 年前 Virchow 就总结了静脉血栓发生病因为: 血流动力学改变、静脉血管壁病变、血液性质的异常改变。血液淤滞和血管内皮的损伤是引起 SVT 的因素,而高凝状态尚需证实。此外,因为 DVT 常被忽视与 SVT 有关,假定的 DVT 的机制是血栓从浅静脉系统直接蔓延到深静脉系统,这一点需要被质疑和进行系统性的 SVT 病理生理学研究。

为了明确高凝状态是否导致 SVT 的发生, 研究了使用抗凝药物未达到治疗水平的急性 SVT 患者。该研究包括 29 例 SVT 患者。所有患者均适用超声评价深、浅静脉系统。SVT 患者仅使用非类固醇类抗炎药,DVT 患者使用肝素和华法林。所有患者均要检测以下项目:

- 蛋白 C 抗原及其活性;
- 活化的蛋白 C (APC)抗体;
- 蛋白 S 抗原及其活性;
- 抗凝血酶Ⅲ(ATⅢ);
- 狼疮治疗抗凝药。

12 例(41%)患者表现为异常高凝状态。5 例(38%)同时合并有 SVT 和 DVT,7 例 (44%)SVT 诊断为高凝状态。4 例仅表现为 AT Ⅲ减少,4 例为 APC 抵抗。1 例为蛋白 C 和蛋白 S 减少,3 例有 ATⅢ、蛋白 C 和蛋白 S 缺陷。其中最多的是 ATⅢ不足。此外,一些 SVT 反复发作的患者中抗心磷脂抗体缺乏占 33%。这一研究表明,高凝状态是 SVT 的高危因素。

病理学

大量的文献描述了发生在白细胞和血管壁之间相互作用的多种变化,细胞因子和细胞趋化因子的作用,以及多种其他因素包括 DVT 的进展和消退的关系,然而有关 SVT 的调查资料目前尚未明确。虽然有学者认为 SVT 的病理学与 DVT 类似,但是这一观点仍未被资料所证实。

创伤

创伤造成 SVT 的最常见原因是留置静脉套管针。SVT 会出现红斑、局部发热及压痛。此时首先应该将套管拔除，然后给予热敷。即使是这样，SVT出现的皮下硬结仍然会存在数月。

化脓性病变

化脓性SVT(SSVT)也和静脉置管的使用有关，然而SSVT引起的败血症甚至是致命的。SSVT的体征和症状包括静脉内脓液、发热、白细胞增高和局部剧烈疼痛。治疗首先应去除血管内异物，在静脉给予抗生素。静脉切除几乎不需要清创。

游走性病变

游走性SVT早在1845年就被Jadioux所报道认为不同部位反复发作的浅表静脉血栓，其特征是下肢最为常见。这一特征还与癌症相关，在前几年还用在癌症的早期诊断上。结果是诊断游走性SVT后，就要排查是否有隐匿的癌症。

蒙道尔病

蒙道尔病是一种胸壁浅表血栓性静脉炎，常发生在乳房和胸壁的静脉。虽然这些病例都没有可依据的原因，但是此病被认为与乳癌及血液高凝状态有关。近来有研究表明阴茎背静脉也可发生SVT。其保守治疗包括热敷和非类固醇类抗炎药。

小隐静脉SVT

当人们大量关注与大隐静脉(GSV)SVT之时，小隐静脉(LSV)SVT在临床上也不少见。小隐静脉SVT可继发腘静脉血栓。在56例小隐静脉SVT的患者中，16%发生过PE及DVT。其诊治与大隐静脉SVT相同，主要是超声检查、随访、抗凝。如果SVT靠近腘静脉时则采用结扎手术。

SVT与静脉曲张

据报道，只有3%~20%的合并静脉曲张的SVT患者可以发展为DVT，而没有静脉曲张的SVT患者为44%~60%。也就是说，合并静脉曲张与无静脉曲张的患者在病理生理学上是存在差异的。然而，近几年一项186例SVT患者的研究表明，合并与不合并静脉曲张，在DVT或PE的发生率上并无明显差别。于是SVT的患者的分级，是否仍按合并或不合并静脉曲张为标准，存在着争议。

对这些SVT合并静脉曲张的患者进行随访是有必要的。这一类型的SVT局部会有成团的曲张静脉，有时可以蔓延至大隐静脉。静脉曲张合并SVT可以发生在无创伤患者，由于静脉血流的淤滞SVT常见于曲张静脉周围。SVT的程度可能比临床查体要重，故其诊断需要超声进一步支持。其保守治疗包括热敷和非类固醇类抗炎药。

上肢SVT

上肢SVT较少发生，往往为静脉注射刺激性药物破坏血管内皮细胞造成。值得注意的是，上肢静脉SVT发展为上肢DVT或者PE的病例比下肢少得多。其治疗为拔除静脉置管，给予加压、保暖和非类固醇类抗炎药等保守治疗。

诊断

有少数学者认为，SVT除非症状难以控制，否则不需要特殊治疗。这一观点忽视了SVT与DVT相关性的特点。

自1982年由Talbot报道以来，超声成为诊断DVT和评估SVT的首选检查手段。超声在检查DVT及SVT方面具有可靠性高和实用性强的特点。深、浅静脉系统都可以使用超声做出准确的评估。但是它对近心端静脉的评估效果较差。超声是一种便宜、无创的检查方法，可以反复用于随访中。虽然静脉造影的诊断准确率更高，但是并不被推荐。超声诊断SVT的患者同时被查出有DVT的占5%~40%。这些患者的DVT发生率最高到25%，与SVT发生具有不连续性或出现对侧下肢的DVT。

治疗

SVT的部位决定了治疗方案。SVT累及大隐静脉分支、远端大隐静脉或者近端大隐静脉的治疗方法会有不同。传统治疗SVT累及大隐静脉分支及远端大隐静脉的方法有：下床活动、湿热敷和非类固醇类抗炎药。对于较少数反复发作的病例在药物治疗无效时，可采用外科切除术。但是这种处理方式并不能控制栓子延伸或大隐静脉SVT近端DVT进展的可能。

单纯浅静脉血栓进展成DVT已经被重视。一项研究发现，单纯浅静脉血栓的患者，超声提示深静脉未见异常，在随访过程中发现血栓发展到下肢深静脉。此项为平均6.3天的随访研究，使用超声对股腘静脉和小腿深静脉做出整体性评估。

此研究选取263例单纯浅静脉血栓的患者，30例(11%)发展为深静脉血栓。最容易受累的部位是大隐静脉刚进入股静脉处(21例患者)，18例为非完全闭塞，12例为漂浮性血栓，有3例患者血栓从膝上隐静脉通过大腿的穿静脉延伸至股静脉。3例患者膝下隐静脉SVT延伸至腘静脉，还有3例通过小腿穿静脉将膝下血栓延伸至胫腓静脉。所有30例患者均为接受抗凝治疗。此试验结论表明，SVT患者应该间隔48小时反复进行超声检查，了解大隐静脉或整个隐静脉的情况。

距离隐股静脉瓣1cm的SVT由

于血栓可能延伸至深静脉或引起栓塞，治疗上可行隐静脉高位结扎，隐静脉剥离与否均可。43 例患者，采用大隐静脉高位结扎，伴或不伴股总静脉血栓切除或大隐静脉剥离术，只有 2 例于术后发现对侧 DVT，1 例诊断为 PE。86%的患者 3 天内出院。4 例患者发展为蜂窝织炎予以抗感染治疗。1 例术后血肿但不需要治疗。大部分治疗满意，几例症状未予解决。虽然看上去似乎切除 SVT 的血管后患者的疼痛会减轻，但是高位结扎的患者是否行大隐静脉切除术，目前仍有争议。结扎术可以通过阻断血栓通过股隐静脉瓣来阻止 DVT 的进展。但 DVT 可以是非连续的发生，以及结扎术后对 DVT 的患者 PE 的发生无改善，所以仍需要选择更好的治疗方法来解决这一问题。

一项前瞻性非随机化研究用来评估股隐静脉瓣血栓性静脉炎（SFJT）非手术治疗而使用抗凝治疗的效果。试验时间从 1993 年 1 月至 1995 年 1 月超过 2 年，20 例连续的患者入选。患者住院期间给予正规的、系统的肝素治疗。收住院前其诊断依据超声结果，并且对其深静脉进行评估。入院 2~4 天后再次行超声检查评估 SFJT 进展及深静脉情况。仅 SFJT 的患者给予华法林治疗 6 周。SFJT 合并 DVT 的患者华法林治疗 6 个月。并发 DVT 的发生率和部位被标记。通过监测 SFJT 的消退、SFJT 复发及 PE 的发生情况，对抗凝效果进行评估。

SFJT 合并 DVT 的发生率为 40%（20 例中有 8 例）。在这 8 例患者中 4 例为单侧 DVT，2 例为双侧，2 例 DVT 进一步发展需要抗凝治疗。5 例患者 DVT 发生的部位与 SFJT 部位延续，另外 3 例为非延续。在 2~8 个月的随访中，7 例被超声证实为 SFJT 部分好转，5 例痊愈，1 例无明显变化。在此后最多 14 个月的随访中无 PE 发生，无复发及抗凝并发症出现。随访证实，抗凝治疗对于 SFJT 的治疗是有效的，并且对于预防复发、PE 也有效。SFJT 相关 DVT 发生率如此之高，这就要求我们在治疗过程中要仔细评估深静脉系统。值得注意的是抗凝治疗中，预防 DVT 的短期效应或者预防局部复发的远期效应过程中并未进行这种评估。

关于 SFJT 比较静脉高位结扎手术和系统抗凝治疗 6 个月两种方案，似乎前者具有更好的性价比。但问题是 SVT 的患者是否需要抗凝治疗 6 个月尚不确定。近十几年来，我们都是给予抗凝治疗 6 周，且未见 PE 和抗凝并发症的发生。而且，如果门诊患者使用低分子量肝素来替代静脉持续给予普通肝素的话，其花费会更低。另外外科手术并未改变患者血液的高凝状态，且会容易损伤股隐静脉瓣处的血管内皮。故而至少在理论上，外科手术并不被看好。

有一项用来比较抗凝和外科手术的前瞻性研究，选取了 444 例患者，分别随机给予 6 种不同的治疗方案（单纯加压、早期静脉结扎剥脱手术、静脉结扎非剥脱手术、小剂量皮下肝素、低分子量肝素、口服抗凝药物）处理浅表血栓性静脉炎。选择有大量静脉曲张且无明显症状的 SVT 患者。入选标准如下：静脉瓣膜关闭不全（经超声诊断），沿浅静脉位置有质韧或质硬的条索状物，其局部有发红、发热表现。排除标准有：肥胖、心血管病、肿瘤、长期卧床、骨/关节病、制动、年龄>70 岁、血栓性浅静脉炎但不合并静脉曲张。发病后 3、6 个月常规行彩超检查，用来评估 SVT 范围的延伸或缩小，以及监测是否有伴发的 DVT。

治疗后 3 个月和 6 个月随访发现，单纯加压及静脉结扎手术组 SVT 范围扩大的发生率更高（$p<0.05$）。所有治疗组中，3 个月 DVT 发病率无明显不同。病变静脉剥脱术组血栓进展率最低。单纯加压的费用是最低的，低分子量肝素是最为昂贵的。穿弹力袜治疗的方案，会造成休假不上班、活动减少，所以其社会开销最高。

然而，检查显示，研究的结果很难被评估，因为治疗方案的细节方面难以具体化。而且排除标准使得许多临床已经证实为 SVT 的患者不被入选，因为几乎每一个患者都被排除标准所涵盖，少数入选的患者其表现也是多变的。

为了解决上述问题，有人尝试研究膝上 SVT 外科治疗的 Meta 分析。然而要得出规范的 Meta 分析是不现实的，因为每组的可比数据都有资料缺乏的问题。回顾性资料认为，抗凝治疗能更为有效地减少 SVT 的并发症，并预防 DVT 及 PE 的发生。静脉结扎剥脱手术能更有效地减轻疼痛症状。基于此点，笔者认为，在没有禁忌的情况下，抗凝治疗应为首选。

虽然近端大隐静脉 SVT 较为常见，但根据其根本的病理生理学采取的最佳治疗方案和溶解率仍有争议。虽然近来更多的研究给我们提出了一些指导性的意见；但如何及时诊断 SVT，从而避免 DVT 并发症的发生仍需关注。有关 SVT 仍有许多问题有待解决。

推荐读物

1. Ascher E, Lorensen E, Pollina RM, et al. Preliminary results of a nonoperative approach to saphenofemoral junction thrombophlebitis. *J Vasc Surg*. 1995;22:616–621.
2. Belcaro G, Nicolaides AN, Errichi BM, et al. Superficial thrombophlebitis of the legs: a randomized, controlled, follow-up study. *Angiology* 1999;50:523–529.
3. Bergqvist D, Jaroszewski H. Deep vein thrombosis in patients with superficial thrombophlebitis of the leg. *Br Med J*. 1986; 292:658–659.
4. Blumenberg RM, Barton E, Gelfand ML, et al. Occult deep venous thrombosis complicating superficial thrombophlebitis. *J Vasc Surg*. 1998;27:338–343.
5. Chengelis DL, Bendick PJ, Glover JL, et al. Progression of superficial venous thrombosis to deep vein thrombosis. *J Vasc Surg*. 1996;24:745–749.
6. de Godoy JM, Batigalia F, Braile DM. Superfi-

cial thrombophlebitis and anticardiolipin antibodies—report of association. *Angiology* 2001;52:127–129.

7. Gjores JE. Surgical therapy of ascending thrombophlebitis in the saph nous system. *Angiology* 1962;13:241–243.
8. Hanson JN, Ascher E, DePippo P, et al. Saphenous vein thrombophlebitis (SVT): a deceptively benign disease. *J Vasc Surg.* 1998;27:677–680.
9. Jorgensen JO, Hanel KC, Morgan AM, et al. The incidence of deep venous thrombosis in patients with superficial thrombophlebitis of the lower limbs. *J Vasc Surg.* 1993;18:70–73.
10. Lofgren EP, Lofgren KA. The surgical treatment of superficial thrombophlebitis. *Surgery* 1981;90:49–54.
11. Lutter KS, Kerr TM, Roedersheimer LR, et al. Superficial thrombophlebitis diagnosed by duplex scanning. *Surgery* 1991;42–46.
12. Plate G, Eklof B, Jensen, et al. Deep venous thrombosis, pulmonary embolism and acute surgery in thrombophlebitis of the leg saphenous vein. *Acta Chir Scand.* 1985;151: 241–244.
13. Prountjos P, Bastounis E, Hadjinikolaou L, et al. Superficial venous thrombosis of the lower extremities co-existing with deep venous thrombosis. A phlebographic study on 57 cases. *Int Angiol.* 1991;10:263–265.
14. Sassu GP, Chisholm CD, Howell JM, et al. A rare etiology for pulmonary embolism: basilic vein thrombosis. *J Emerg Med.* 1990; 8:45–49.
15. Skillman JJ, Kent KC, Porter DH, et al. Simultaneous occurrence of superficial and deep thrombophlebitis in the lower extremity. *J Vasc Surg.* 1990;11:818–823.
16. Sullivan V, Denk PM, Sonnad SS, et al. Ligation versus anticoagulation: treatment of above-knee superficial thrombophlebitis not involving the deep venous system. *J Am Coll Surg.* 2001;193:556–562.

编者评述

G. L. M.

同DVT一样,不是所有的SVT都是相同的。SVT的患者需要被关注的是有否存在高凝状态以及是否有发展为DVT的可能。正如本章提到的,SVT有与高凝状态相关的可能性。然而笔者并不认为这种血栓形成倾向的建立一定是与导管相关SVT、静脉曲张相关SVT或者直接静脉创伤造成SVT有关。但考虑及评估所有原发性SVT的患者是否具有血栓形成倾向，包括累及下肢大隐静脉、小隐静脉或者上肢贵要静脉、头静脉的患者,这一点是合理的。无法解释的复发SVT且病变不局限于曲张静脉，此类患者必须要被怀疑是否有血栓形成倾向的可能。切记:某些SVT与一些吸烟的年轻人患有的Buerger病表现相似。

大隐静脉的SVT最易发展为DVT。这一现象常为超声随访发现,特别容易发生在SVT位于大隐静脉近端部分，以及SVT未行大隐静脉切除、剥脱或者抗凝的患者。超声也被推荐用于大隐静脉小腿及大腿下段的随访。在那些发展为DVT的病例中,可经过穿静脉累及小腿深静脉、腘静脉或股静脉。只发生在曲张静脉的SVT也可发展为DVT，但是并不常见。因此笔者认为，此类患者没有必须进行超声随访的必要。

Hingorani和Ascher医生对大隐静脉近股静脉段SVT的抗凝、静脉结扎、静脉剥脱治疗进行了争论。在过去，我们对此类患者最常用的处理方法是大隐静脉结扎或剥脱治疗。然而我们也观察到,在这些患者中,一些原发性大隐静脉SVT的病例在SVT表现出症状的时候就出现了DVT或者最终发展为DVT。而且与SVT相关的DVT不只会发生在患肢。因此，在超声随访中要注意双下肢的检查。我们从DVT的资料中得出了未必一定正确的结论,就是对于SVT累及大隐静脉近端的时候，应该给予至少3个月的抗凝治疗。而大隐静脉切除的方法可以用于那些症状非常重的患者,因为对此类患者仅行抗凝治疗不会缓解其局部的不适感。

（徐明 熊江 郭伟 译）

第 69 章

肺栓塞的诊断和治疗

Jeffrey V. Garrett, Thomas C. Naslund

肺栓塞一直被认为是卫生保健的一个关注重点。回顾性研究已经证实：未治疗的肺栓塞死亡率大概是 30%；然而，研究设计的多样性使这些研究结果难以解释。尽管临床上严重肺栓塞的发病率大概在每年 60 万例，诊断的不准确性和多变的临床表现使一般人群中真正肺栓塞的发病率难以统计。

毋庸置疑的是，每年临床上严重的肺栓塞会引发较高的患者发病率和死亡率。客观的检查很重要，由于临床评估或简单的实验室检测是不可靠的，并且肺栓塞误诊所带来的后果非常严重。对肺栓塞的不明确诊断会让患者冒不必要的治疗风险，对肺栓塞的漏诊则意味着死亡风险的提高。

肺血管造影一直被认为是肺栓塞诊断的金标准，准确性达 90%。然而，血管造影是有创性检查且费用较高。为了克服这些限制，肺通气–灌注扫描作为一个无创性检查是一个可替代方案。尽管它一开始被认为不够精确，许多研究也已经证实这种方法的局限性。1990 年提出的肺栓塞诊断前瞻性调查研究（PIOPED）被认定为一种方法。该方法在 96%的患者中诊断有无肺栓塞方面具有相当理想的准确性。然而在临床环境中，肺栓塞前瞻性调查研究的方法很少见。由于在临床评价中的不一致性，肺栓塞仍然是极易漏诊或误诊的疾病。本章主要是回顾目前的肺栓塞诊断方法及治疗方案。

临床特征

肺栓塞的临床特征常常是多变、不明确和非特异性的。任何患者如果出现急性呼吸困难、胸痛、晕厥或休克，都应该想到肺栓塞。患者常见的症状按出现频率高低依次是：呼吸困难、胸膜炎性胸痛、呼吸频率加快、咳嗽、咯血、大汗、非胸膜炎性胸痛和晕厥。常见的体征按出现频率高低依次是：呼吸急促（呼吸频率>16 次/分）、心动过速（心率>100 次）、发热、静脉炎、奔马律、大汗、水肿、紫绀。许多肺栓塞还合并有低血压及缺氧。一项深静脉血栓的回顾性调查报告，大概 30%的患者合并有肺栓塞。超过 90%的肺栓塞患者的栓子来源于下肢深静脉血栓；尽管只有 10%的深静脉血栓患者有明确的临床体征。腹部体征非常少见。

诊断方法

一个可疑肺栓塞的患者最开始的检查包括动脉血气分析、心电图和胸片。这些检查在诊断肺栓塞上是不可靠的；但是这些检查为排除或证明其他鉴别诊断提供了非常重要的信息。诊断肺栓塞的特异性检查包括肺通气灌注扫描、肺血管造影、超声心动图和螺旋 CT。

动脉血气

前瞻性调查研究中发现没有心肺疾病的患者，大概有 38%血气分析正常。在有基础心肺疾病的患者中，14%的肺栓塞患者血气分析正常。尽管血气分析价值有限，但肺栓塞患者的典型血气分析表现是低氧、低二氧化碳分压和肺泡血氧压差增大。

心电图

在有记录的肺栓塞患者中，不到 10%的患者心电图完全正常。然而，经典的 $S_1Q_3T_3$ 型心电图只有 12%的患者才有。一个或多个胸导 T 波倒置经常被认为是肺栓塞最常见的心电图发现。溶栓后 T 波恢复常预示着预后较好。

胸片

胸片对肺栓塞的敏感性和特异性较低，因此在单项检查时胸片的价值较小。然而，一个简单的胸片检查是最初检查肺栓塞时必不可少的，因为胸片可排除许多鉴别诊断。在前瞻性肺栓塞调查研究中，12%的患者胸片正常。最常见的发现是肺不张，但这不是肺栓塞的特异表现。进一步的放射学体征包括胸腔积液、肺动脉突出、心脏扩大、膈肌提高、肺梗死和肺门扩大。

D-二聚体检查

当纤溶酶将交联的纤维蛋白溶解开后形成 D-二聚体。当肺栓塞发生时 D-二聚体水平会持续升高。D-二聚体的意义在于其结果阴性可以基本排除肺栓塞。然而,发现住院患者 D-二聚体升高没有特异性。最近,D-二聚体的酶联免疫吸附试验已经显示出其对静脉血栓栓塞 98%的敏感性。但是,特异性不高,假阳性频繁和出报告较慢限制了它的临床应用。

下肢静脉评估

大多数的肺栓塞栓子来源于下肢深静脉血栓,但是下肢静脉超声没有发现血栓并不能排除肺栓塞的可能。因为有可能下肢静脉新形成的血栓已经脱落并栓塞到了肺。而且,给出阳性诊断时必须要非常小心,因为超声的阳性也许只是慢性的深静脉血栓。当可疑的肺栓塞患者出现高度深静脉血栓证据时,超声价值最大。人群中的调查如果出现下肢深静脉血栓超声阳性,不需要进一步检查就可以进行治疗。如果结果阴性则需要进一步检查。

肺通气灌注扫描

PIOPED 研究是一项多中心前瞻性研究,它把肺血管造影和肺通气灌注扫描做了一个比较。以血管造影作为金标准,PIOPED 研究发现:通气灌注检查显示高概率的患者中的 87%有肺栓塞。中概率、低概率以及正常的患者的肺栓塞发病率分别是 30%、14%和 4%。通过联合内科医生对临床可能的预测,肺通气灌注扫描的诊断准确率有了一定改进。然而,中概率患者中的 33%和低概率患者中的 16%有通过肺血管造影记录的肺栓塞。此外,长时间制动、下肢外伤、近期手术的患者或经中心静脉发现低概率的患者,他们的肺栓塞风险是没有这些风险因子的患者的 4 倍。从这些发现中我们得出明确的结论:对那些临床现象符合肺栓塞的患者来说,通气血流比的最大价值在于那些发生率很低或是很高的肺栓塞。通过 PIOPED 分析,大多数患者需要做肺血管造影来做出最终的诊断。

最近越来越多的综述显示:通气灌注扫描正常的患者基本可排除肺栓塞,但是这只发生于大概 25%的患者。肺栓塞导致灌注缺损的可能性随着栓子数量和体积的增加,楔形梗死灶的存在而增加。高度可能的灌注缺损是指呈片段性或者更大的那些同通气显像不匹配的灌注缺损。单个不匹配的灌注缺损,肺栓塞可能性为 80%。3 个或更多的灌注缺损,肺栓塞可能性为 90%以上。但是通气灌注检查提示,中概率或低概率的肺栓塞患者中的 65%需要进一步的检查。

CT

肺血管增强 CT 已经越来越成为诊断肺栓塞的程式化选择。与肺通气灌注扫描、肺血管造影不同,它对血栓有一个更好的成像,对那些支持诊断肺栓塞或提供鉴别诊断的肺实质异常也有很好的显示。而且,发病之前就已经存在的肺疾病(通气灌注扫描经常会落入这个陷阱)不会影响 CT 诊断阴性的患者。较早的研究证实,CT 在诊断肺分支动脉及较大动脉里的大血栓上与血管造影是不相上下的(图 69.1)。然而,CT 在肺动脉亚分支及周围动脉上的显影有所限制,因此,CT 阴性的患者并不能排除肺栓塞。进一步的缺点包括放射线、造影剂的暴露,活动伪影导致的显影受限。重症患者做 CT 过程中的搬运以及生命体征监测也存在很多问题。

CT 技术在近年的发展已经大大提高了肺动脉亚分支及周围动脉血栓的敏感性。薄层、多探头、螺旋 CT 已经被证明在诊断急性肺栓塞上有 96%的敏感性和 98%的特异性。这些高质量探测器上最重要的发展就是小的外周栓子的显影。尽管仅在 6%~30%的患者身上出现,临床关联性仍然存在争议。然而肺周围动脉栓子的存在可能预示着并发深静脉血栓,为下一步治疗提供依据,有助预防更严重的栓塞事件。

CT 的一个优势是可以在等剂量造影剂的情况下看腔静脉、髂静脉、股静脉和腘静脉的情况。尽管没有得到有效的验证,动静脉联合增强 CT 会简化诊断流程。而且,CT 对 B 超检查结果不准确的静脉(如腔静脉、髂静脉等)的显影效果较好。

最近的一些研究通过患者预后来评价肺栓塞患者的诊断金标准。大部分的血栓复发出现在发病后的几周之内,50%的血栓复发和 90%的肺栓塞相关死亡事件发生在发病后两周之内。CT 检查阴性的肺栓塞患者随后的临床诊断概率很低,几项研究显示 CT 检查的阴性率(98%~100%)与肺动脉造影差不多。因此,如果高质量 CT 结

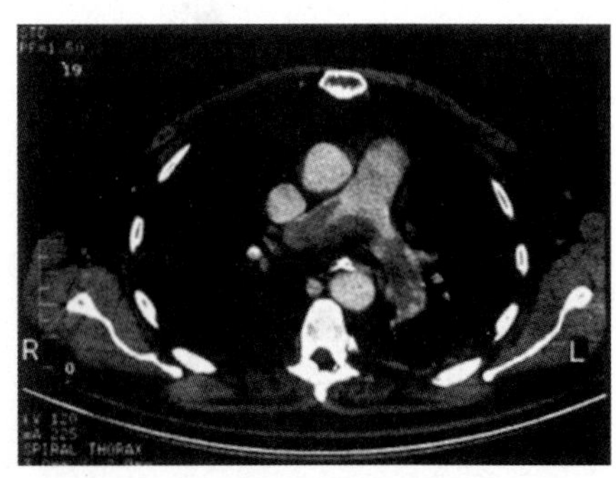

图 69.1 CT 扫描显示中央肺动脉栓子。(Adapted and reprinted with permission from Wells et al. *Thromb Haemost*. 2000;83:416–420.)

果阴性，不抗凝就比较安全。

肺血管造影术

肺血管造影一直被认为是诊断肺栓塞的金标准。在 PIOPED 试验中，肺血管造影相关的死亡率是 0.5%，发病率在 0.8%。尽管肺血管造影比较安全，但还是需要比较娴熟的操作技术，而且造影是有创性检查。而且，这比 CT 更浪费时间。近来的研究证实了诊断肺动脉分支血栓的限制。当然，肺血管造影在很多中心无法实现。

超声心动图

超声心动图通过显示心内血栓或右心室功能不全提供了肺栓塞的间接证据。超声也许能在血管分叉口看到血栓，但根据报告，敏感性大概只有 50%。因此，超声心动检查只限于那些血流动力学不稳定无法行 CT 的患者以及怀疑有严重肺栓塞的患者。

诊断策略

准确诊断肺栓塞首先是临床可疑。当患者出现肺栓塞的症状和体征时，首先应行下肢静脉超声。如果检查阳性，就可以避免其他过多的检查并提供治疗依据。

使用临床预测工具可以根据血栓发生的概率对患者进行分类（高、中、低，表 69.1）。在评估肺栓塞风险的计算方法中，把临床可能性和诊断检查联合起来考虑是最合适的。以下是一个最近的根据临床可能性来设计的策略。

表 69.1　预测栓塞可能性的原则

变量	指数
危险因子	
深静脉血栓的临床体征和症状	3.0
一项可能性低于深静脉血栓的鉴别诊断	3.0
心率>100 次/分	1.5
前 4 周做过手术或制动	1.5
既往深静脉血栓或肺栓塞	1.5
咯血	1.0
肿瘤	1.0
临床可能	
低	<2.0
中	2.0~6.0
高	>6.0

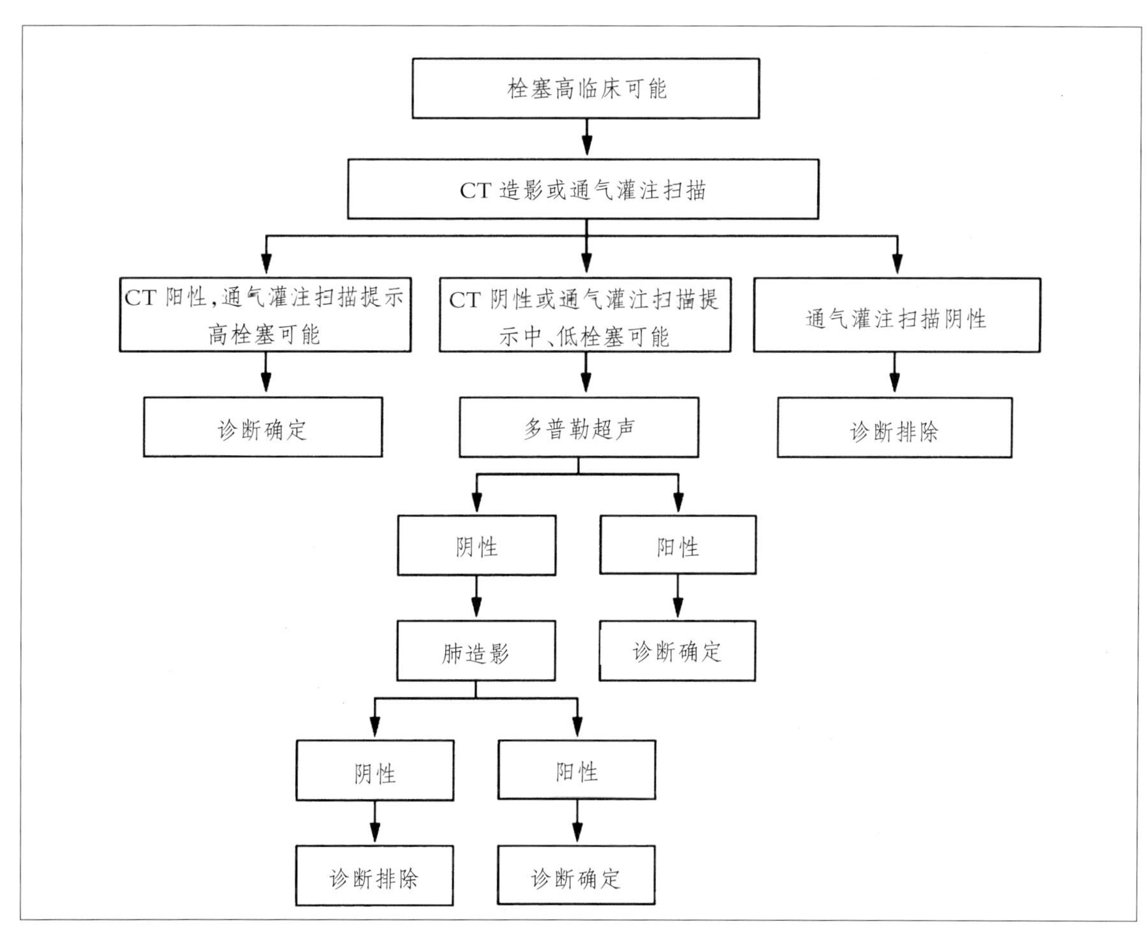

图 69.2　对肺栓塞高临床概率的患者的诊断流程，用螺旋 CT 或通气灌注扫描作为最初的诊断研究。[With permission from Fedullo PF. *N Engl J Med*. 2003;349(13):1247-1256.]

高临床可能

用此工具来评估肺栓塞风险,高临床风险患者的范围是 70%~90%。通气灌注扫描检查提示高患病概率或螺旋 CT 检查阳性可以确诊。其余的患者可以根据图 69.2 用合适的策略来排除。

中临床可能

这个组中的肺栓塞患病率大概在 25%~45%左右。唯一的单纯诊断性研究是 CT 阳性或通气血流比阴性的患者。剩下的患者可以根据图 69.3 再评估。

低临床可能

这个组中的肺栓塞患病率约为 5%~10%。结果数据表明很多诊断策略都是安全的。在门诊患者中,高灵敏度的 D- 二聚体如果为阴性可以排除此诊断(图 69.4)。一个弱阳性的通气

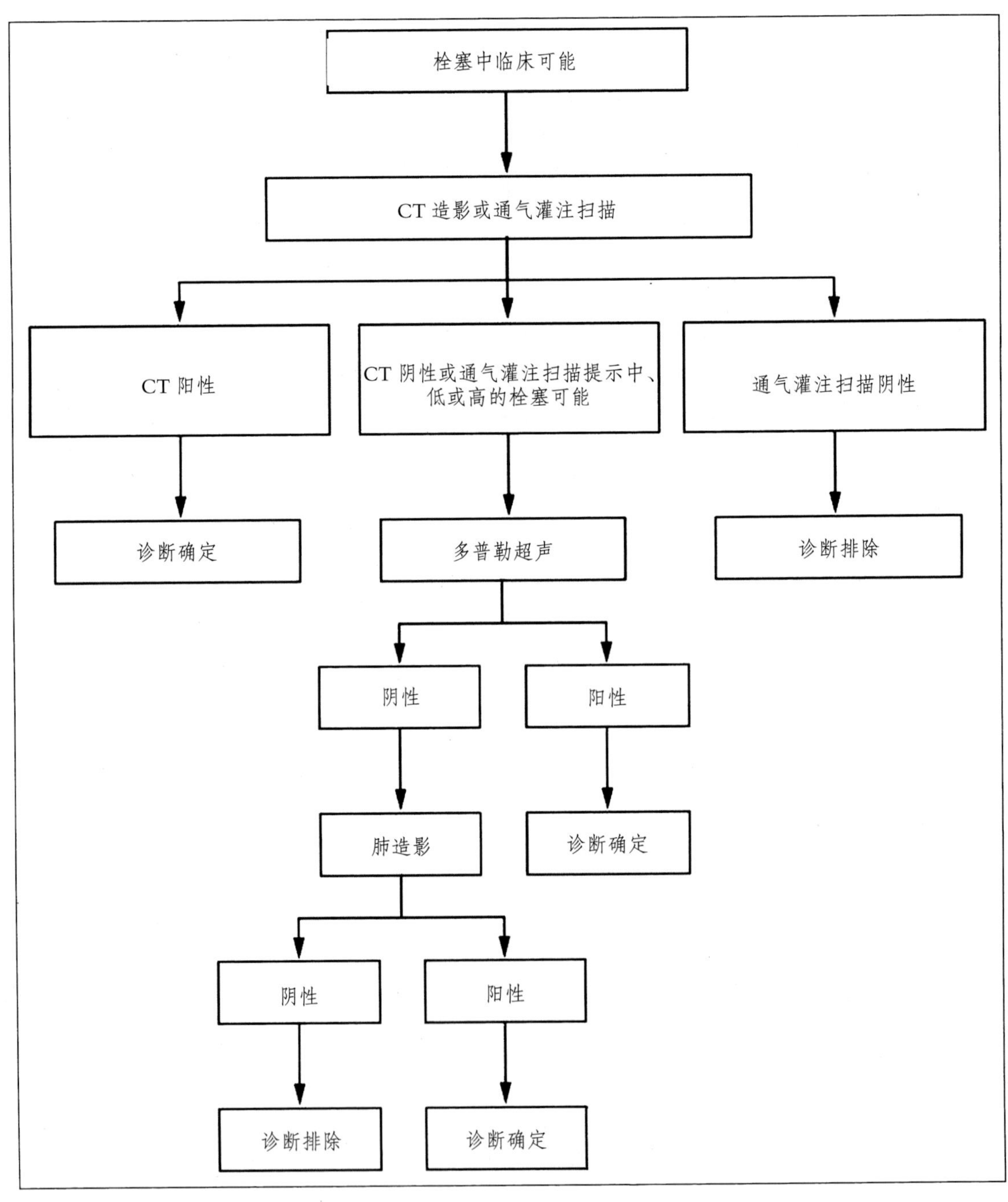

图 69.3 对肺栓塞中临床概率的患者的诊断流程，用螺旋 CT 或通气灌注扫描作为最初的诊断研究。[With permission from Fedullo PF. *N Engl J Med*. 2003;349(13):1247–1256.]

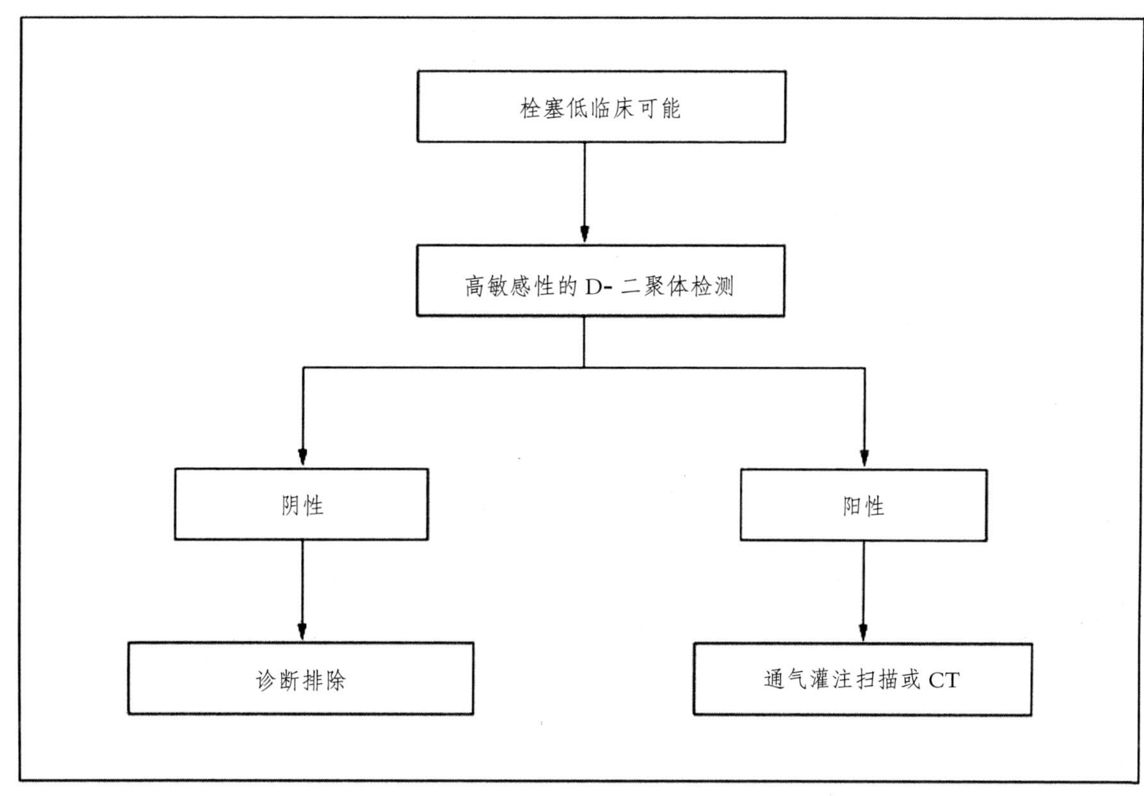

图 69.4 对肺栓塞低临床概率患者的诊断流程，用 D- 二聚体作为最初的诊断方法。[With permission from Fedullo PF. *N Engl J Med*. 2003;349(13):1247-1256.]

血流比或一个阴性的 CT 也可以排除肺栓塞诊断。对剩下的患者来说，根据图 69.5 来选择一个合适的诊断策略。

治　疗

最初治疗方案的选择取决于患者病情的严重程度。中度或高度怀疑肺栓塞的患者，应该首先进行抗凝而不是观察，因为肺栓塞的风险大于抗凝的风险。其他的一般治疗方案包括高浓度吸氧、补液和保证右心足够的充盈压以及选择性的溶栓药物。

抗凝

对病情稳定的肺栓塞患者来说，当务之急的治疗是用肝素达到治疗性的抗凝效果。抗凝可以通过内源性纤溶促使血凝块溶解，并阻止血栓蔓延。传统的用药方式是起始给一个肝素冲击量然后持续缓慢输注。为了达到足够的抗凝效果，通常需要监测 APTT，使指标达到正常指标的 1.5~2.5 倍。口服抗凝药物使 INR 达到 2~3。一旦 INR 指标在治疗范围，静脉输入的肝素就可以停止了。

近年来，在治疗下肢深静脉血栓和肺栓塞时，低分子肝素和普通肝素相比已经显示出同样甚至更好的疗效。几项临床研究已经证实了低分子肝素与普通肝素相比具有更低的出血并发症。低分子肝素的剂量效应能够预测，半衰期较长，可以每天用一次或两次，所以低分子肝素使用起来就没必要进行实验室监测。而且低分子肝素可以自我给药或门诊用药。根据临床效果，刚开始就可以口服抗凝药物，当 INR 到达治疗窗时就可以停用低分子肝素。抗凝时间取决于临床情况。大部分研究建议抗凝至少半年。

溶栓治疗

几项研究调查了肺栓塞治疗过程中溶栓的效果。早期的溶栓药物主要是链激酶和尿激酶；后来的研究常用的是重组组织纤溶酶原激活剂。尽管溶栓药物与肝素相比溶栓作用更快（但不完全），但随访数据证明溶栓无法带来显著的临床收益。而且，与肝素相比，溶栓相关的出血并发症（尤其是颅内出血）风险大大增高。未发作休克的患者经注射肝素和口服抗凝药后死亡率在 2%以内，溶栓治疗不作为肺栓塞的常规治疗。当患者血流动力学不稳定时可以考虑溶栓，但此时溶栓、肺栓子切除术或抗凝的疗效不明确，因此治疗必须根据临床情况而定。

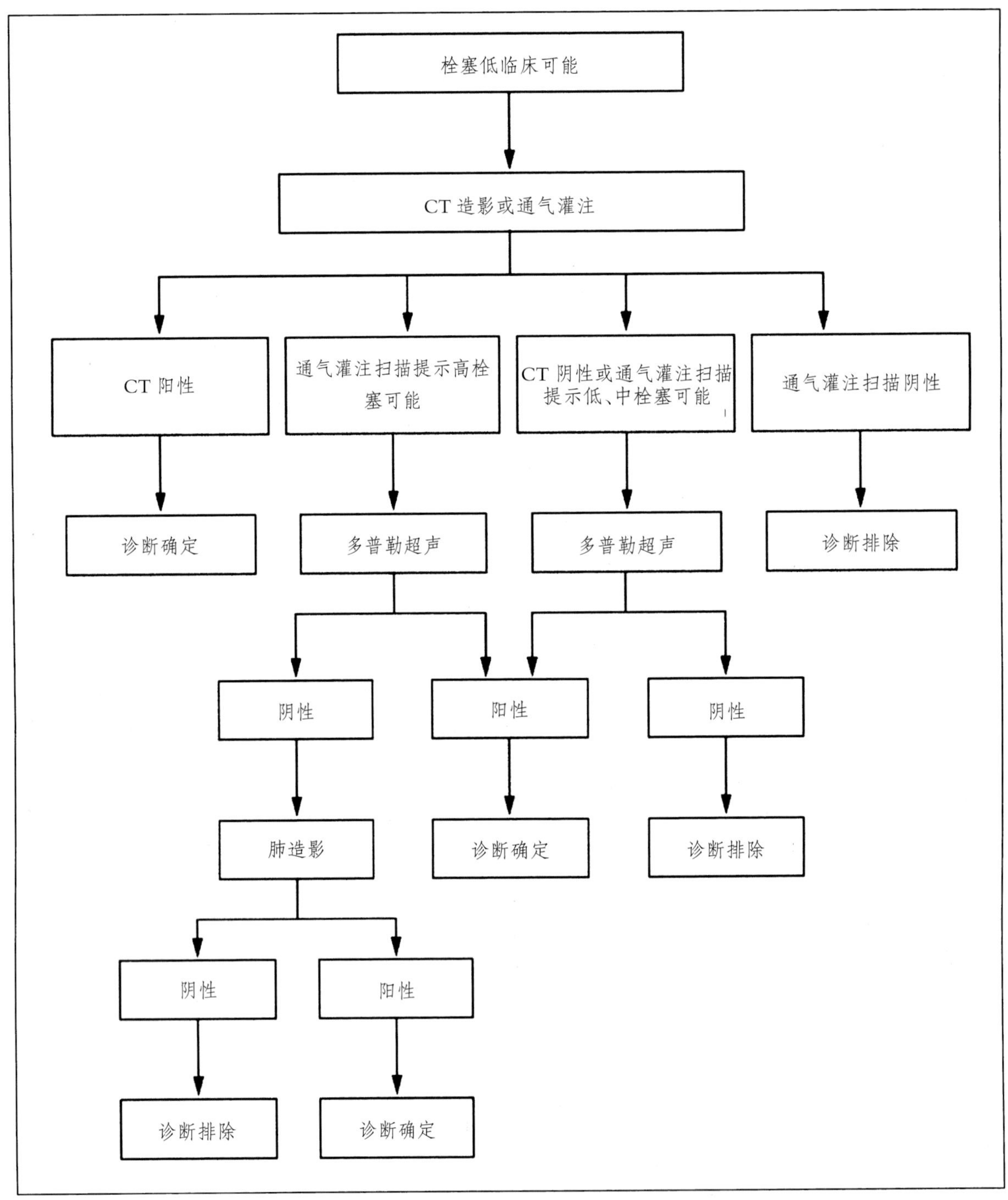

图 69.5 对肺栓塞低临床概率患者的诊断流程，用螺旋 CT 和通气灌注扫描作为最初的诊断方法。[With permission from Fedullo PF. *N Engl J Med*. 2003;349(13):1247–1256.]

肺动脉栓子切除术

尽管心肺转流术和重症监护的技术不断进步，肺动脉栓子切除的死亡率仍高达 30%~40%。手术的唯一适应证是重症肺栓塞并发休克。更多的新进展包括经静脉导管肺动脉栓子切除术，尽管成功取出栓子的死亡率降低到了 17%，但是这项技术的学习曲线很长，适用范围较小。总之，这种术式受限并且只有在重症肺栓塞患者血流动力学不稳定时才考虑使用。

腔静脉滤器植入术

下腔静脉滤器用于那些有抗凝禁忌或者抗凝无效的患者来降低肺栓塞

的再发风险。对那些经过足够抗凝却仍再发肺栓塞的患者来说，下腔静脉滤器植入是有益的。这项操作耐受性很好，很少出现并发症。

总　结

急性肺栓塞仍然是卫生保健的一个重要问题。随着 D- 二聚体监测以及胸部 CT 的发展，确诊或排除肺栓塞的水平已经取得了很大进步。临床预测模型使诊断更合理，尤其是非住院患者。多探头 CT 的技术进步使其成了新的诊断金标准。抗凝仍然是治疗的基本方案，并且抗凝的用药方式对门诊患者非常合适。溶栓和对不稳定患者进行肺血栓切除术的效果仍然不够理想。将来还需要进行更多这方面的研究。

推荐读物

1. Dalen JE. Pulmonary embolism: What have we learned since Virchow?: Treatment and prevention. *Chest* 2002;122(5): 1801–1817.
2. Fedullo PF, Tapson VF. The evaluation of suspected pulmonary embolism. *N Engl J Med.* 2003;349(13):1247–1256.
3. Goldhaber SZ, Elliot BC. Acute pulmonary embolism: Part II: Risk stratification, treatment, and prevention. *Circulation.* 2003; 108(23):2834–2838.
4. Johnson M. Current strategies for the diagnosis of pulmonary embolus. *J Vasc Interv Radiol.* 2002;13(1):13–23.
5. Kavanagh EC, O'Hare A, Hargaden G, et al. Risk of pulmonary embolism after negative MDCT pulmonary angiographic findings. *AJR.* 2004;182:499–504.
6. Kearon C. Diagnosis of pulmonary embolism. *CMAJ.* 2003;168(2):183–194.
7. Schoepf UJ, Philip C. CT angiography for diagnosis of pulmonary embolism: state of the art. *Radiology* 2004;230:329–337.
8. The Pioped Investigators. Value of the ventilation/perfusion scan in acute pulmonary embolism: results of the Prospective Investigation of Pulmonary Embolism Diagnosis (PIOPED). *JAMA.* 1990;263:2753–2759.
9. Wells PS, Anderson DR, Rodger M, et al. Derivation of a simple clinical model to categorize patients' probability of pulmonary embolism: increasing the model's utility with the SimpliRED D-dimer. *Thromb Haemost.* 2000; 83:416–420.

编者评述

G. L. M.

Garrett 和 Naslund 对肺栓塞的诊断和处理进行了简短的回顾。因为这是一部外科书，对肺栓塞的外科治疗倾向性多一些。较早时期的治疗方案包括 John Hunter 提倡的单侧股静脉结扎术和 Homans 的双侧股静脉结扎术。但是，这些术式预防肺栓塞的效果不够完善，许多通过开腹手术阻断腔静脉的术式逐渐发展。但是，令人难以接受的是，大范围深静脉血栓患者进行腔静脉阻断的开放手术后死亡率很高。腔静脉阻塞和广泛的远端深静脉血栓患者经常伴随难治性长期慢性静脉功能不全。

腔静脉滤器是目前预防肺栓塞最主要的工具，腔静脉滤器植入始于 1960 年，当时是通过小切口经由股静脉或颈静脉将永久性滤器植入腔静脉。滤器设备不断改进，目前技术操作上经常是经皮操作。型号较新的滤器是可回收的，只要滤器上未附着大块栓子，就可以在植入后 3 个月以内回收。滤器植入的位置可以在肾静脉以下，也可以在肾静脉以上，甚至是在上腔静脉，都是安全的(尽管我认为植入上腔静脉的适应证极少)。

必须正确地植入滤器，应保持滤器长轴同腔静脉长轴平行。如果滤器倾斜仍可能发生肺栓塞。如果放置适当，腔静脉滤器就可以非常有效地捕获潜在的肺栓子。但是，尽管腔静脉滤器广泛应用于临床且有 500 多篇相关文章发布，却仍没有一级证据支持腔静脉滤器的使用。从临床上来说有许多腔静脉滤器植入的适应证，包括有抗凝禁忌的深静脉血栓患者或经有效抗凝仍再发肺栓塞的深静脉血栓患者。

预防性植入腔静脉滤器是否为适应证更具争议。当患者患深静脉血栓风险较高却有抗凝禁忌时可以提倡预防性植入腔静脉滤器。这一类患者中的大多数是多发伤的患者或脊髓损伤的患者（为了防止脊髓出血不能口服抗凝）。腔静脉滤器植入后短期回收的方法可能消除这些争议。反对预防性植入腔静脉滤器的观点认为，腔静脉滤器有许多长期的并发症，包括：移位、穿孔，以及可能性很小的腔静脉后期阻塞继发热。当然，腔静脉滤器可以在深静脉血栓风险和肺栓塞消失后回收，这就使预防性腔静脉滤器植入更有吸引力。肺栓塞高风险的持续时间仍然需要定义，并且预防性腔静脉滤器植入的费用效益比仍不明确。

腔静脉滤器的植入技术正在不断进步。一般在导管室里进行操作，也可以在具有透视导向功能的外科手术室，术前应有腔静脉造影评估下腔静脉血栓并观察有无解剖变异，例如双下腔静脉或左下腔静脉。这些情况对滤器的植入都有影响。近来还提出了一种新的技术，通过经皮超声指引或血管内超声指引来床旁植入腔静脉滤器。这些技术都依赖于鉴别左肾静脉、右肾静脉开口作为标志来帮助导引滤器植入。因此，经皮超声指引技术比较困难，对某些过胖或腹腔内气体过多的患者来说，经皮超声指引技术无法完成。对这种患者来说，可以使用血管内超声来指引，但是这需要专门的设备而且价格相当贵。根据超声显像来合理地选择患者后，超声引导下腔静脉滤器植入成功率超过 90%。但是，临时滤器仍需要在透视下回收。

抗凝治疗仍然是治疗肺栓塞的基本方案。腔静脉滤器在治疗肺栓塞方面已经明确成为一个可接受的辅助手段。可回收滤器好像提高了腔静脉滤器植入的“所谓”的相对指证。但是我们仍非常需要支持腔静脉滤器植入广泛使用的一级证据。

（杨晓冬　熊江　郭伟　译）

第 70 章

劳力诱导型上肢静脉血栓

John K. Karwowski, Cornelius Olcott, IV

锁骨下静脉血栓（SVT）分为两类。第一类是劳力诱导型静脉血栓，本章主要讨论这类血栓，这类血栓也称作原发性锁骨下静脉血栓综合征或 Pagetvon Schrotter 综合征。这类血栓常常出现在年轻、精力旺盛的健康人群中。第二类锁骨下静脉血栓包括放射、创伤、置管、操作等因素导致的血栓，比如中心静脉导管或起搏器导线所导致的血栓。尽管对原发性锁骨下静脉血栓的最佳治疗方案目前未达成共识，但毫无疑问的是，有症状的患者如果不治疗会因为静脉闭塞导致慢性残疾。此外，劳力诱导所致血栓的患者如果不治疗，肺栓塞的发病率虽然比较低，但也相当可观（10%~15%）。

我们认为：对劳力诱导型锁骨下静脉血栓患者来说，最佳的处理方式是多原则方案，包括静脉造影、置管溶栓、抗凝、胸廓出口减压以及其他的静脉成形术。

诊断方案和非手术治疗方案

原发性锁骨下静脉血栓的典型患者为活力旺盛的年轻人。在我们的调查中，平均发病年龄为 29 岁。这很大程度上与上肢的反复运动相关，举个例子，高发人群包括棒球投手、举重运动员和背较重背包、肩袋的人。这些活动都加重了对锁骨下静脉的压迫。锁骨下静脉血栓在专业和业余运动员中是最多发的血管疾病。

锁骨下静脉血栓患者的典型症状为突发的上肢水肿、疼痛以及皮肤紫绀。患者的动脉检查正常。多普勒超声可以来确诊。

超声诊断阳性的患者应当立即行静脉造影术来确定阻塞的程度以及侧支的状态。应使患肢处于中立位以及外展位、外旋位时分别行静脉造影(图 70.1 至图 70.3)。后者能更清楚地看到锁骨下静脉和侧支静脉的受压程度。我们的实践表明：如果在行静脉造影时发现血栓，立即行溶栓治疗是有益的。溶栓治疗有双重收益。一方面，它去除了静脉血栓，加强了上肢的静脉回流；另一方面，在血栓融掉后，静脉造影术能更清楚地显示锁骨下静脉的阻塞部位和受压程度。

大部分专家认为：溶栓治疗越早，成功的可能越大。然而，在我们的研究中，有些患者即使 1 个月后才溶栓，也获得了收益。因此，我们强烈建议：即使患者就医时已经延误仍然要进行溶栓治疗。我们用过的溶栓药包括：尿激酶、tPA、TNK。溶栓药物应通过多孔导管直接注入到血栓的位置。用药持续输注时间一般是 24~72 小时。同时需要使用肝素，来防止导管周围血栓形成。溶栓的成功需要通过每隔 12~24 小时进行静脉造影来评估。溶栓治疗在以下情况时需要停止：

- 两个连续的静脉造影显示血栓没有变化；
- 发生出血并发症；
- 出现弥散性血管内凝血或全身纤溶；

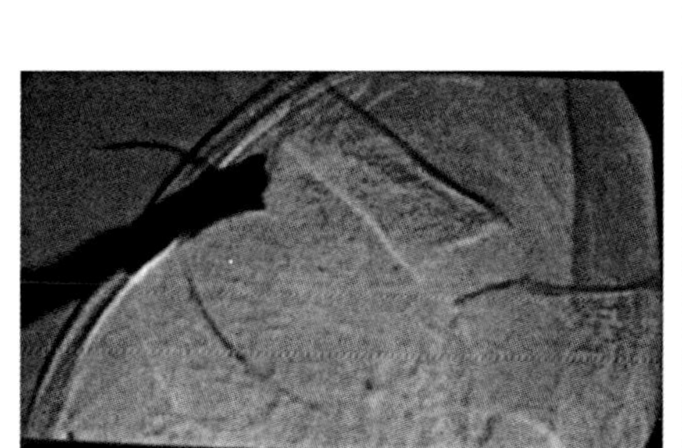

图 70.1 锁骨下静脉血栓患者最初的静脉造影。

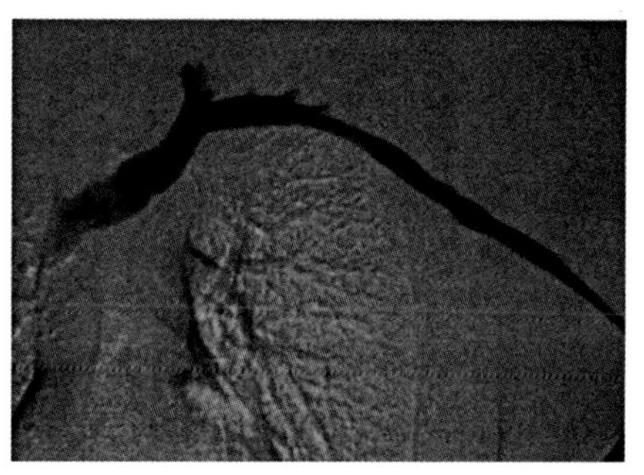

图 70.2 中心位的静脉造影。未发现外在压迫。

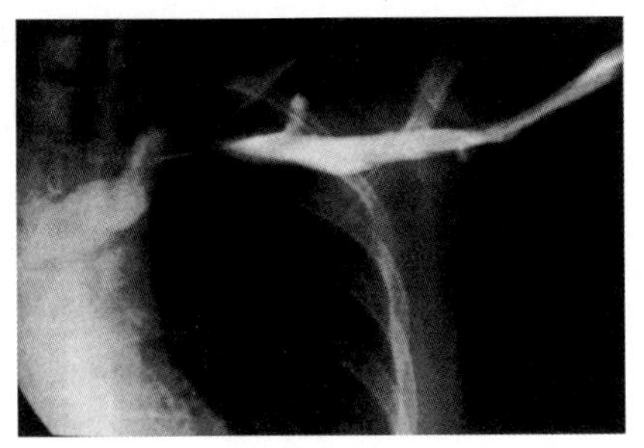

图 70.3 图 70.2 中显示的患者处于上肢外展位。可见胸廓出口处对锁骨下静脉的严重压迫。

• 72 小时的持续溶栓完成。

除了化学性溶栓,机械性溶栓也可能很有价值。病情发展到不同的阶段,各有相应的机械性溶栓设备,有些已经上市。尽管经验有限,但我们认为,对药物溶栓不敏感或有禁忌证的患者来说,机械溶栓设备有一定的作用。

如上所述,应在大剂量溶栓后重复对闭塞部位造影,从而更好地证明病理学。例如:血栓阻塞的位置、长度和侧支状态,以及锁骨下静脉及侧支受压的程度(图 70.4 和图 70.5)。一旦血栓消除,就能非常容易地确定血栓的原发病因。部分原发性锁骨下静脉血栓患者的静脉阻塞部位位于胸廓出口(图 70.1 和图 70.3)。

劳力诱导型血栓的鉴别诊断包括:继发性 SVT,近端的静脉血栓或阻塞(如肿瘤引起),淋巴水肿和创伤。

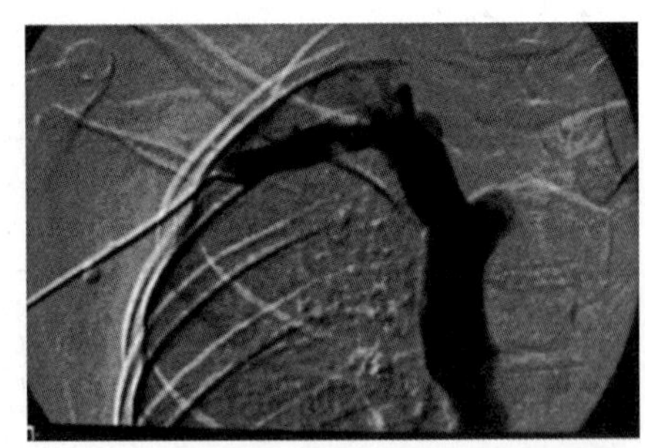

图 70.4 图 70.1 中的患者溶栓后的静脉造影。可见残留的少部分血栓和沿着胸廓出口水平下方的静脉瘢痕。

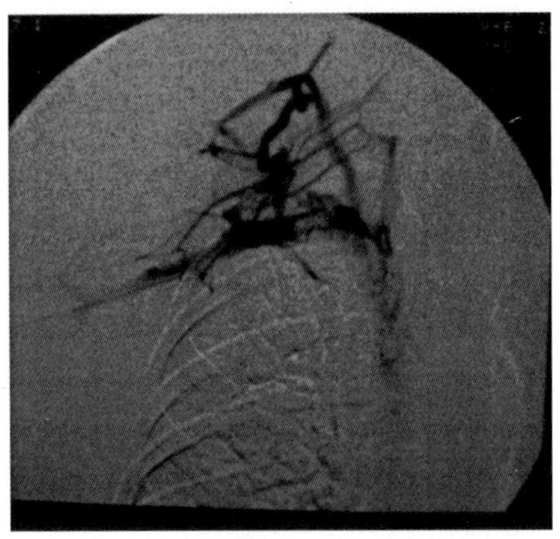

图 70.5 正在溶栓的患者的静脉造影。可见血栓部分溶解和阻塞区周围丰富的侧支。

发病机理

原发性锁骨下静脉血栓的患者常在肋锁区域有解剖异常,使得肋锁区血管极易因外源性压迫受损,反复的重体力活动常导致血管损伤而出现此病。反复的损伤最终导致了静脉的增厚和狭窄,如果被忽视,有可能最终导致锁骨下静脉及侧支突发严重血栓。可能压迫到锁骨下静脉的解剖结构包括:第一肋骨、锁骨、前斜角肌、锁骨下肌以及异常的纤维束或瘢痕。

适应证和禁忌证

所有原发性 SVT 的患者都应该行导管溶栓及抗凝治疗,以及考虑胸廓出口减压及静脉松解术。然而,经验证实,不是每个患者都需要外科干预。我们目前的治疗规则详见表 70.6。我们和大部分学者认为腔内血管成形术并不优先于外科减压。骨骼及肌肉导致的外源性压迫用球囊扩张无效。然而,对胸廓出口减压术后遗留血管内狭窄的患者来说,血管成形术有一定的作用。对未做胸廓出口减压的患者来说,支架植入是绝对禁忌的。我们以及其他学者已经发现继发于胸廓出口解剖结构压迫导致的支架断裂。支架断裂增加了再血栓的风险并使再次尝试开通静脉变得非常困难。

患者在大剂量溶栓治疗后需抗凝治疗,起先可用肝素,然后可改用华法林。当患者的 INR 指标达到治疗范围后可以出院治疗。随后患者可每月来血管外科门诊,特别要记录下锻炼对产生静脉高压的影响。根据患者活动以及劳动能力丧失的程度可以做出鉴定。同时通过静脉多普勒超声来确定受累静脉的状态来明确没有更多的血栓发生。

患者持续 3 个月没有症状后可以重新开始正常活动并停用华法林。那些保守治疗无效的患者建议行胸廓出口减压术或静脉松解术。特殊的手术适应证如下:

• 持续或反复发生的静脉高压症状;

• 复发的静脉血栓形成;

• 锁骨下静脉阻塞伴随侧支广泛栓塞;

• 外展外旋位锁骨下静脉严重压迫。

我们通常一个月以后才外科干预。反对这种做法的观点认为,这需要第二次住院,延长了患者的恢复时间。还让患者在等待期间冒着再血栓的风险。但是大部分学者认为延迟手术带给患者的受益如下:

• 让那些不需要手术的患者免受手术之苦;

• 使静脉内皮有所恢复;

• 使血栓导致的静脉周围炎症反应消失。

这就使外科手术从技术上变得更简单更安全。我们已经发现再血栓的发生率非常低(1/22)。

所有原发性 SVT 患者不立即手术的做法仍处于争论,但这种做法正被越来越多的人所接受。很明显不是所有患者都需要外科手术,尽管非手

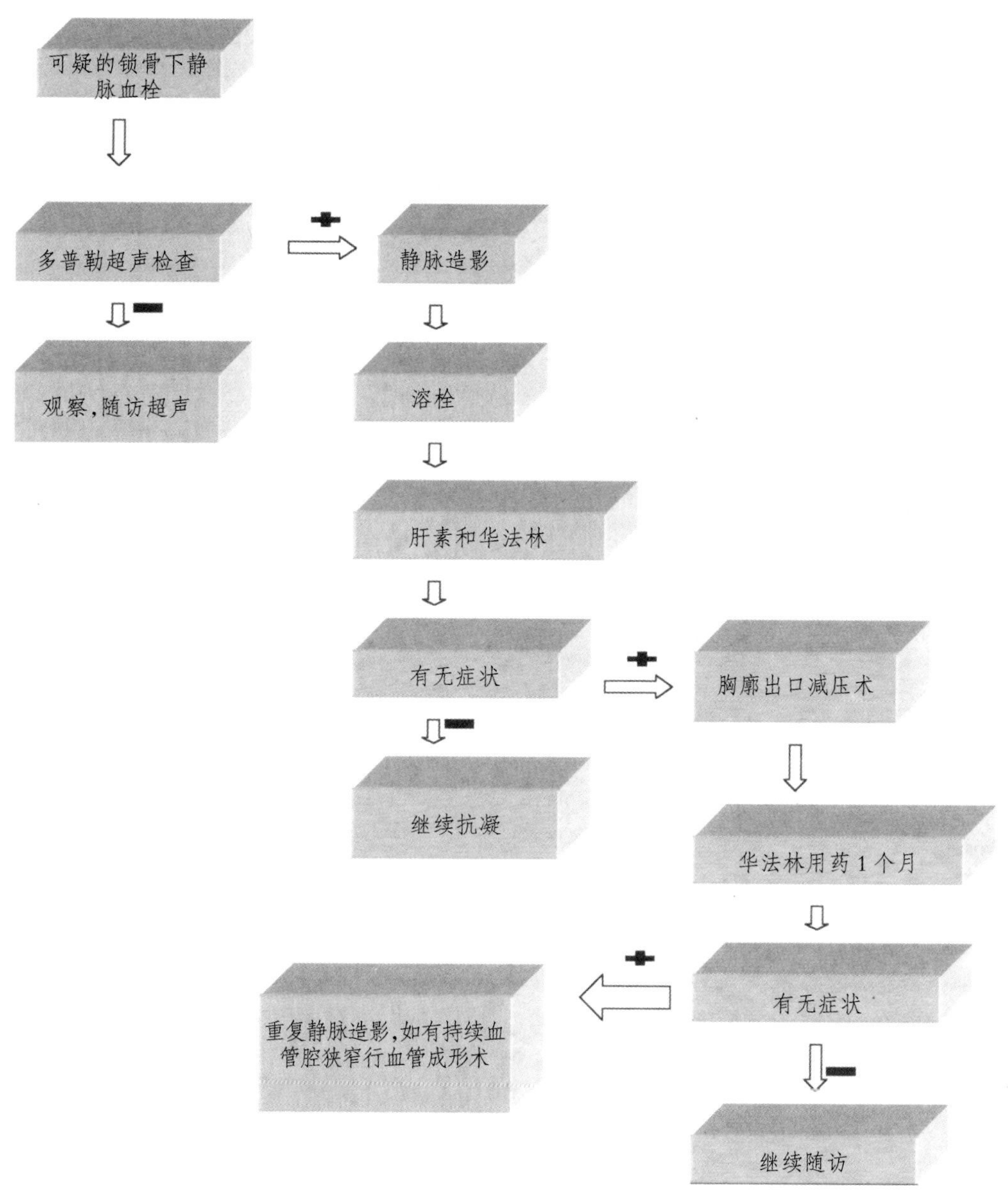

图 70.6 原发性锁骨下静脉血栓的治疗原则。

术疗法失败的那些患者确实需要进一步的明确原因。然而，鉴于外科手术可能发生的严重并发症，比如臂丛损伤和慢性疼痛综合征，我们认为在手术前应该非常谨慎，在确信患者会从手术中受益后才考虑手术。

解剖因素

下肢静脉血栓常常是血液高凝状态的结果，而上肢静脉血栓常常继发于机械性问题，常由于胸廓出口的异常解剖引起。这些解剖异常可能包括颈肋、外生骨疣、异常纤维束、肌肉肥大。当选择外科入路时要充分考虑这些解剖异常。

术前评估

所有可疑 SVT 的患者首先要行多普勒超声来明确诊断。如上述讨论，超声结果阳性的患者就考虑行静脉造影术，如果确实发现血栓则考虑行溶栓治疗。好的术前评估有助于完全溶栓后重复造影，记录静脉及侧支受外源性压迫后的阻塞部位及程度。如果患者有胸痛或呼吸系统症状，必须行胸部 CT 来排除肺栓塞。所有患者应该行血液高凝状态检查。

手术技巧

胸廓出口减压术的完成可以通过

锁骨上入路。我们倾向于锁骨上入路，因为我们认为这种入路可以更好地看到此区域的重要解剖结构。良好的照明也很关键。因此经常需要用头灯。我们一般用双极电凝剪刀来切断斜角肌和分离第一肋周围的软组织。这些剪刀在剪开组织时有好的止血作用，可以提供一个更干净的术野。

体位

患者取仰卧位，颈部尽量展开，体位类似颈动脉内膜剥脱术或胸骨切开术。头部转向手术侧的方向。

技巧

切口选在锁骨上方1.5cm处，与锁骨平行，切开皮下组织及颈阔肌层，切断胸锁乳突肌锁骨头，留下足够的长度以便关闭切口时重建胸锁乳突肌锁骨头。切断斜角肌脂肪垫，辨别膈神经并注意保护。膈神经一般横向穿过前斜角肌。左侧手术时要特别小心，注意辨别主要的淋巴管，需要结扎淋巴管预防术后淋巴瘘。在第一肋骨斜角肌附着点处分离前斜角肌，切断前斜角肌及周围组织。用双极电凝剪刀分离肌肉，此区域视野不好，注意控制出血量。切断前斜角肌3~4cm，把锁骨下动脉及臂丛与第一肋分离开，以预防摘除第一肋时损伤。注意保护臂丛，防止牵引肌肉时损伤臂丛。一旦动脉和神经与肋骨分离开，中斜角肌就暴露出来了。再用双极电凝剪刀剪开，把中斜角肌放至胸长神经的层面，注意保护神经。将肋骨周围的软组织分离，小心分离肋骨后方预防损伤胸膜。一旦肋骨游离后，可用电锯锯开肋骨。我们从臂丛后方到锁骨下静脉前方切除肋骨。如果肋骨前方不能从此入路切除，需单独在锁骨内侧头做一个切口，以暴露这部分肋骨。如果患者有颈肋，也需要切除颈肋。切除肋骨后，锁骨下静脉就分离干净了。锁骨下肌也常压迫静脉，也需要切除。

在胸廓出口减压及静脉溶栓后，我们通过正压通气、盐水冲洗切口，检查有无气胸发生。最后间断缝合胸锁乳突肌，关闭颈阔肌，皮内缝合皮肤。

结　果

1999年，我们按照图70.6的治疗原则，报道了以此原则治疗的22个病例，这是最初的经验。在这个治疗原则中，例外的情况是13例按参考方案开始接受治疗的患者，有4例未行溶栓治疗。1例患者在溶栓后观察期发生血栓复发，其INR在血栓复发时未达到治疗范围。其他的9例患者血栓未复发。在13例做了胸廓出口减压术的患者中，11例症状明显改善，2例无明显变化，无一例症状加重。13例患者术后随访中，无一例发生血栓复发。

并发症和术后管理

手术后的患者需口服华法林使INR持续一个月达到治疗指标。在这一个月期间需做一个术后的超声检查。如果没有发现再血栓的证据且患者无症状，就可以停用华法林并鼓励患者逐渐恢复正常活动。

对所有患者来说，理疗也是非常重要的，尤其是术后的患者。在完全恢复之前一直要保持肩关节和上肢的运动，加强锻炼支持胸廓出口的肌群。

最常见的胸廓出口减压术后并发症包括气胸、淋巴瘘、一过性膈神经功能障碍。小的气胸通常不需要任何治疗，经常可自愈。那些保守治疗无效的患者需要胸腔闭式引流，淋巴瘘也经常可以自行痊愈。然而，较大的、症状明显的淋巴瘘和几周后仍未自愈的淋巴瘘最好重新开刀，结扎渗出的淋巴管。术中要小心辨别和保护膈神经，然而尽管已经很小心，有些患者还是发生了一过性膈神经麻痹。通常在2~3个月可以恢复。然而，当对侧也考虑行手术时，膈神经功能的术前评估应优先考虑。

更严重的并发症包括锁骨下动脉或静脉以及臂丛损伤，如果术中损伤了血管，需要立即修补。臂丛的损伤仍然是一个严重的并发症。

我们认为锁骨上入路有利于防止并发症发生。可以小心辨别并保护重要的解剖结构。任何血管的损伤可以及时并有效地被修补。但如果碰上臂丛过度牵拉就不那么幸运了。比如经腋入路时可能因臂丛过度牵拉导致上肢萎缩。我们自从采取锁骨上入路后至今未碰到臂丛损伤。

总　结

所有劳力诱发型锁骨下静脉血栓的患者都应该立即行静脉造影，随后给予溶栓及抗凝治疗。外科治疗建议推迟1个月后进行。无手术指征的患者应该行抗凝保守治疗至少3个月。有手术指征的患者可以考虑行胸廓出口减压术和血管松解术。我们建议采取锁骨上入路，因为这更有效且暴露更好。

推荐读物

1. Hicken MB, Ameli FM. Management of subclavian-axillary vein thrombosis: a review. *Can J Surg*. 1998;41:13–24.
2. Lee WA, Hill BB, Harris EJ, et al. Surgical intervention is not required for all patients with subclavian vein thrombosis. *J Vasc Surg*. 2000;32:57–67.
3. Machleder HI. Evaluation of a new treatment strategy for Paget-Schroetter syndrome: spontaneous thrombosis of the axillary-subclavian vein. *J Vasc Surg*. 1993;17:305–315.
4. Meissner MH. Axillary–subclavian venous thrombosis. *Rev Cardiovasc Med*. 2002;3:S76–S83.

5. Rutherford RB, Hurlbert SN. Primary subclavian-axillary vein thrombosis: consensus and commentary. *Cardiovasc Surg*. 1996;4: 420–423.
6. Rutherford RB. Primary subclavian–axillary vein thrombosis: the relative roles of thrombolysis, percutaneous angioplasty, stents and surgery. *Semin Vasc Surg*. 1998;11(2):91–95.

编者评述

G. L. M.

原发性腋–锁骨下静脉血栓的命名有很多种，最常见的就是劳力诱导型血栓，即 Pagetvon Schrotter 综合征。这也是血管外科领域最有争议的问题之一。本病主要发生在上肢活动较多的年轻男性身上，也可发生在女性和没有特定诱发事件的患者身上。

被广泛用于治疗腋、锁骨下静脉血栓的导管溶栓疗法让我们更好地了解了本病的病理生理学。溶栓后大部分患者残留静脉狭窄，狭窄位置在锁骨和第一肋水平，锁骨下静脉和颈静脉结合处，程度大概 1~2cm。静脉可能被锁骨头和第一肋压迫。

近年来虽没有长期的数据支持，但以下疗法已越来越普遍。腋、锁骨下静脉血栓的基本治疗是导管溶栓，随后手术切除第一肋骨，再用导管疗法治疗腋锁骨下静脉残余狭窄。溶栓疗法在重开通静脉的疗效上是显著成功的，在减轻急性血栓引起的症状方面也是理想的。溶栓已经取代了尝试很多但短期通畅率较差的外科血栓切除法。

尽管溶栓治疗联合随后的胸廓出口减压手术是受推荐的方法，但是 Karwowski 和 Olcott 指出：许多患者都可以通过溶栓达到治疗效果而不需要行胸廓出口减压术。我们的经验就是如此，经过溶栓治疗后再进行 6 个月的抗凝，患者很少会症状不缓解或再发血栓。我也同意以上做法。

导管技术在治疗静脉狭窄方面的发展，使外科医生在治疗腋锁骨下静脉血栓患者时，比应用常规的胸廓出口减压术更有吸引力。当然，没有外科治疗的辅助，单纯腔内方法治疗静脉狭窄也不可能成功。不做胸廓出口减压单纯放支架是失败的。支架本身也可以被同样的压迫静脉的结构所压迫。对腋锁骨下静脉血栓的患者来说，我们的处理经验与 Karwowski 和 Olcott 一样，先溶栓治疗，再进行 6 个月到 1 年的抗凝，抗凝的时间取决于腋锁骨下静脉血栓初发的范围。如果血栓复发，则需要继续溶栓并行胸廓出口减压术。

当我们进行手术时，我们常采取锁骨上入路，切除第一肋骨，可能还需要切开锁骨下软组织来保证腋、锁骨下静脉的减压。随后对患者进行球囊扩张成形术。在没有足够的长期数据证明立即行胸廓出口减压术可以明显改善症状及提高腋、锁骨下静脉通畅率之前，我们仍然建议使用这种常规方案。这种做法看起来比较合理。在通过保守治疗后，很少有 SVT 患者出现肿胀及上肢症状。

（杨晓冬 熊江 郭伟 译）

第 71 章

导管相关的上肢深静脉血栓

JimBob Faulk, Mark A. Passman

关于下肢深静脉血栓已有详尽的描述。但按以前的观点,上肢深静脉血栓比较少见,临床意义也不确定。可引起上肢深静脉血栓的因素很多,最常见的是导管相关的上肢深静脉血栓,并随着经中心静脉导管进行治疗的患者数量增加而越来越多。将导管经上肢静脉途径直接进入中心静脉,是门诊和住院患者的主要治疗途径,可以用来抽血、注入药物、中心静脉监测、静脉营养和血液透析。但是,中心静脉导管也存在一些问题。在大多数人关注如何减少导管脓毒症的同时,导管相关的上肢深静脉血栓已成为一个严重的临床问题。导管相关的上肢深静脉血栓发生率据报道从 3%到 72%不等,但这些始终未引起临床重视。大多数医院已经制定严格的指南来减少导管感染的风险,旨在减少潜在导管相关的上肢深静脉血栓的草案也已经开始制定。另外,当导管相关的上肢深静脉血栓已经发生时,许多人在探索采用比过去更积极的措施来保留中心静脉导管。

发病机制

上肢深静脉血栓在过去一般分为两大类。典型原发性上肢深静脉血栓是指“作用力”相关的血栓或 Paget-von Schrötter 综合征。继发性上肢深静脉血栓是指大多数有确定病因的病例。没有确定病因的病例界定为特发性,过去属于原发性上肢静脉血栓的范畴。但是,现在普遍认为几乎所有的上肢深静脉血栓都继发于一些基本的病因,如导管相关、高凝状态、恶性肿瘤、感染或出现在 Paget-von Schrötter 综合征患者中的解剖学异常等。中心静脉导管是目前引起继发性上肢深静脉血栓最常见的原因。

如 Virchow 所述,血管壁损伤、血流异常和凝血状态改变是引起静脉血栓的 3 个主要因素。中心静脉导管作为置于中心静脉之中的异物,对上述 3 个方面都会有影响。而灌注液的特点(pH,渗透压和氨基酸)也会引起静脉血栓形成。硅酮和聚氨酯材料的导管比聚乙烯导管引起血栓的概率要小。僵硬的氯化聚氨酯与柔软的硅酮和聚氨酯导管相比更容易引起血管损伤,因此不作为首选。长时间放置较粗的导管发生深静脉血栓的概率增大。

血栓的位置与患者的解剖特性和导管置入史有关。血管损伤的部位比未受损伤的部位生成血栓的可能性更大。多腔带导丝的中心静脉导管和长的经周围静脉置入的中心静脉导管(PICC),血管损伤最严重的部位或裸露的内膜并非紧靠在经皮穿刺点的下方。对使用 PICC 技术的患者,上肢深静脉血栓只有在血栓延续至腋静脉或锁骨下静脉时才会出现症状。如果没有延续或脓毒性血栓性静脉炎并发症的表现,插管处的浅静脉血栓很少有临床特异性表现。与下肢相比,上肢和胸部出现大量静脉侧支时,可以相对早期发现血栓(图 71.1)。

上肢深静脉血栓形成后,明显症状的发生率引起广泛争论,但症状仍明显少于下肢深静脉血栓的患者。这可能是因为下肢比上肢更易受重力作用,同时下肢的静脉集中和位置固定。由于密集的侧支网络,即使在血栓形成后出现静脉瓣膜关闭不全,上肢也很可能无症状。

临床表现

大多上肢深静脉血栓的患者没有明显症状。导管相关性上肢深静脉血栓(UEDVT)常见的首要表现是导管失功能。症状多由插管同侧的腋静脉和锁骨下静脉内栓子所致。延及肢体的疼痛和水肿是最常见的并发症。其他并发症包括下肢麻木、沉重感和发凉。体检可发现肢体水肿、青紫、侧支静脉曲张、触痛和皮温低。临床检查很不可靠,仅 50%有症状的患者真正存在静脉血栓。由于其不可靠性,需行客观检查来证实。

潜在危及生命的情况很少,但需

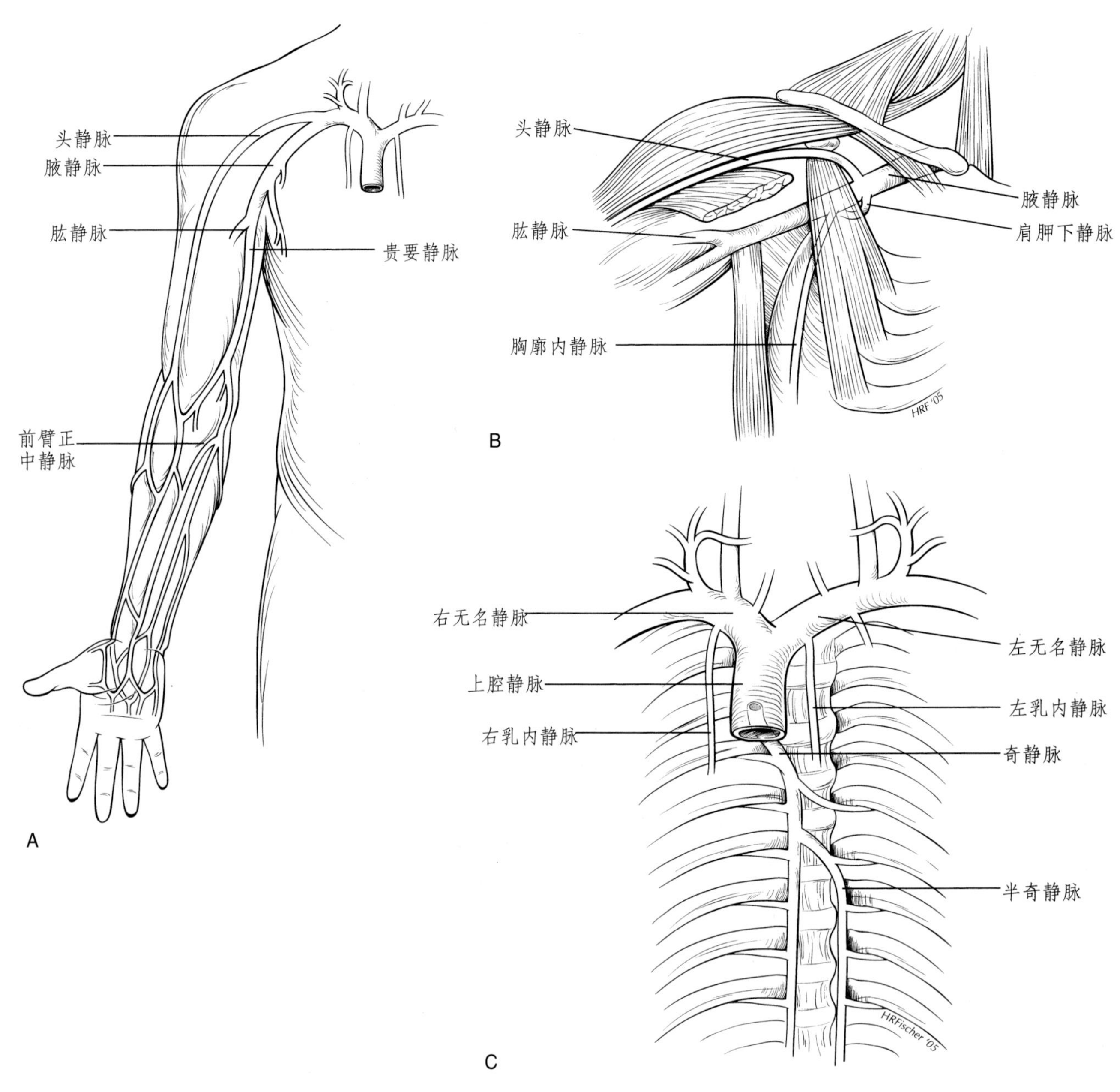

图 71.1 上肢大量的侧支静脉分布，易于进入静脉系统。当发生静脉血栓时，可以建立足够的侧支静脉代偿。

要特别关注。需分辨栓子脱落导致的肺动脉栓塞。呼吸困难、胸膜炎性胸痛、低氧血症、血流动力学不稳定和其他可疑的情况都应该进一步证实。导管相关上肢深静脉血栓延伸至上腔静脉也会导致上腔静脉综合征。出现双上肢肿胀、淤血、上肢发绀和面部水肿时，需要排除上腔静脉综合征。坏疽更为少见，它是大面积深静脉血栓形成后可危及生命的并发症，最常见于恶性肿瘤患者。肢体可出现水肿、苍白、青紫和花斑样改变，并可导致严重肢体缺血和坏死。

诊断学因素

静脉多普勒超声是病变早期应选用的筛查方法。配有彩色或脉冲波形多普勒的实时B型超声应考虑到上肢和中心静脉解剖情况。压缩强化操作时，敏感性和特异性为95%。正常上肢静脉有时相流量，在显像时是可压缩的。异常情况是不可压缩，无时相性，压迫远端时血流无增强。当存在静脉血栓时，根据回声不同可鉴别急性和慢性血栓，因为慢性血栓比

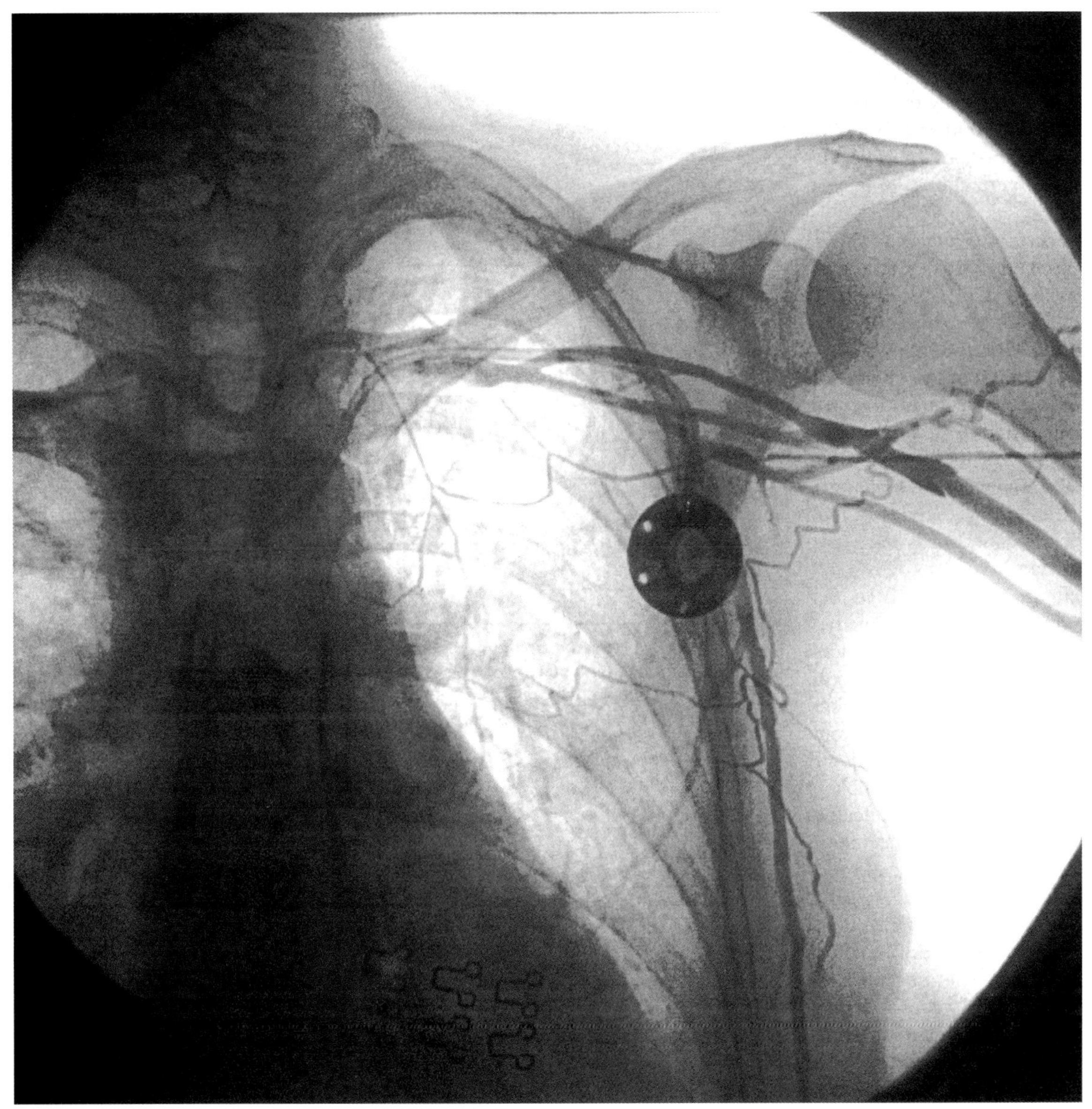

图 71.2 经左侧肘正中静脉注入造影剂对比成像显示左锁骨下静脉在插入中心静脉导管的位点闭塞。

急性血栓回声强而不均匀。不能观察和压迫锁骨周围和胸腔内的静脉是上肢深静脉彩色多普勒超声的不足。静脉多普勒超声具有技术依赖性，技术提高和标准改良会使其更可靠，可重复性更强。

静脉增强造影仍然是诊断的“金标准”，区别于其他方法，可以为选择治疗提供参考。经患肢的周围静脉注入碘化造影剂（图 71.2），静脉增强造影敏感性高，特别适用于在临床高度怀疑静脉血栓形成，但其他诊断方法无法找到栓子的患者。它属于有创检查，肾衰竭和造影剂过敏的患者慎用。

近年来，高分辨率 CT 大大提高了评估上肢静脉血管系统的能力。与多普勒超声相比，CT 静脉成像（CTV）在评价中心静脉结构时更有优势。与静脉增强造影和多普勒超声不同，CTV 能更好地评价无血管的组织。怀疑有肺动脉栓塞时还可了解肺血管情况。CTV 的缺点包括整形外科设备的线性伪像和由于不同患者循环时间不同导致的静脉增强效果差。检查时患者要暴露于离子射线下，需要搬运到扫描器旁，需用碘化造影剂，操作者经验不足时影像结果不够准确。

磁共振静脉成像（MRV）有时也用于评估静脉血栓。和 CTV 一样，MRV 对中心静脉结构的描述也优于超声或静脉造影。它不需要造影剂，采用时间飞跃法和时相对比技术或经静脉注入钆来增强静脉显影。由于检查费用较高，使用受限和技术依赖性，MRV 作为二线的诊断方法，特别适用于对碘造影剂使用有风险的患者。

静脉体积描记过去在诊断下肢静脉血栓时具有重要意义。该检查测量肢体位置改变时静脉的排空速度。排空时间延长表明血栓形成，在下肢的精确性超过95%。在上肢检查时可重复性差，难以描述慢性静脉血栓形成和静脉功能不全。另外，上肢复杂的侧支网络导致很高的假阳性率。由于上述缺点和多普勒超声的改进，静脉体积描记在诊断上肢深静脉血栓的使用中受到限制。

同时我们还研究了许多血液指标，试图发现深静脉血栓的诊断依据。我们已经对纤维蛋白的分解产物进行了测定，D-二聚体可能是最可靠的血清标志物。D-二聚体水平测定的敏感性为90%，阴性预测价值超过98%。但是，D-二聚体水平增高可能提示血栓发生，但不能指出血栓的位置。另外，术后患者纤维蛋白分解伴随于正常伤口愈合过程，D-二聚体水平增高也无法准确预测血栓形成。

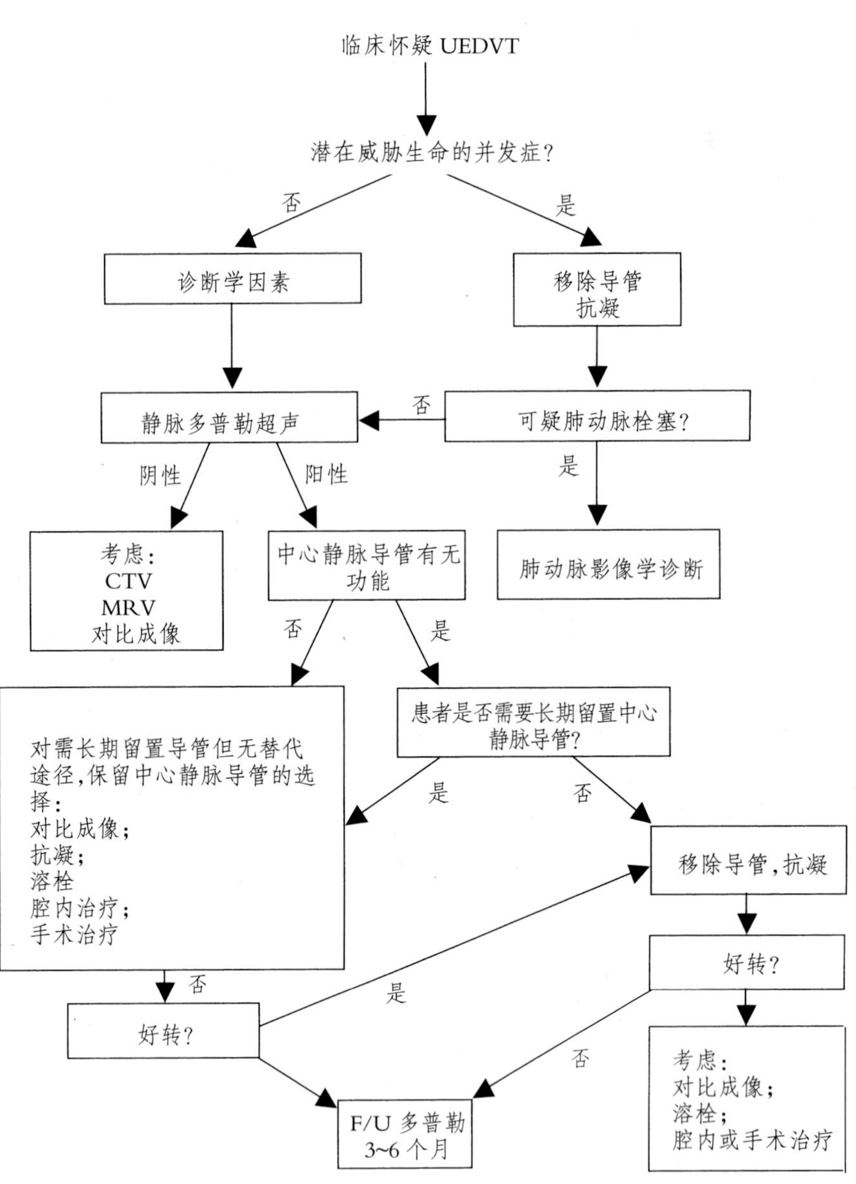

图71.3 导管相关上肢深静脉血栓的临床诊断程序。

治 疗

导管相关性上肢深静脉血栓的治疗尚需要标准化和严格研究。目前还没有关于导管相关性上肢深静脉血栓不同治疗方法的前瞻性实验研究。治疗因临床过程的不同而不同，但主要目的是减轻症状，避免急性血栓形成导致的死亡，预防静脉血栓蔓延，预防肺动脉栓塞和寻找可替代的静脉通路，仅在必要时保留中心静脉途径。基于这些目的，结合有限的文献，提出的临床治疗方案如图71.3所示。

导管相关性上肢深静脉血栓一旦确诊，拔除导管和肢体抬高是首要治疗措施。拔除导管可去除血栓附着的环境，增加静脉的内径。过去常认为这已足够，很少使用抗凝治疗。但是，随着对上肢深静脉血栓潜在发生率和死亡率的认识加深，下肢深静脉血栓治疗指南中的抗凝治疗也加入到上肢血栓的治疗方案中。使用肝素或低分子量肝素直至华法林达到治疗剂量。大多数导管相关性上肢深静脉血栓的患者症状会在数天到数周内加重。抗凝治疗持续时间尚无标准，6周到6个月疗程的评估结果各不相同。目前推荐3~6个月抗凝治疗，根据症状消退情况，是否存在高凝状态和多普勒超声有无探及血栓延续等，决定是否延长治疗过程。

在需要持续保留中心静脉导管而无其他替代途径的患者，可通过药物保留导管。通过对长期静脉置管的肿瘤患者的研究，不拔除有功能的导管，抗凝和必要的溶栓治疗也已经成功处理了数量不多的导管相关性上肢深静脉血栓的患者。支持在静脉血栓发生时保留导管的数据尚有限，这种方法应有选择地用于中心静脉途径无法替代和无抗凝禁忌的患者。

需要长期留置中心静脉导管的患者，当常用的途径不可行时，需寻找一个替代途径。慢性闭塞的锁骨下静脉、颈内静脉或股静脉可在超声引导或静脉造影辅助下通过导丝。颈部或胸壁上的大的侧支(颈前静脉或肋间静脉)可以作为通路，在导丝和静脉造影的辅助下可进入中心静脉系统。更少见情况下，可直接经腰途径或间接经肝途径进入下腔静脉。但后两种途径分别增加了下腔静脉和肝静脉血栓形成的风险。

全身或经导管溶栓治疗是用于重建已形成血栓的深静脉的通畅性，以减轻症状，保留中心静脉；或是减少潜在的血栓形成后遗症的发生率。溶栓治疗通过直接向受累导管注入溶栓药物，常用于保留体内形成血栓的导管，越来越多的应用于重建中心静脉的通畅性，但数据还很有限。周围上肢静脉途径可经皮建立。静脉描记可确认静脉血栓的波及范围和确定治疗方案。将带孔的输注导管置于血栓中，选择性注入溶栓药物（图 71.4）。也可使用辅助机械性血栓切除导管。急性血栓常在 24 小时内清除。难治性残余狭窄需经过相同的途径行造影和支架置入。抗凝治疗用于预防再次血栓形成。

导管相关性上肢深静脉血栓的手术治疗目前不常见。由于常规抗凝治疗效果良好以及溶栓和腔内技术的进步，开放性血栓清除术已变得非常少见。手术治疗一般在受累静脉或远端通畅的静脉浅面做小切口，球囊导管在导丝导引下穿越过血栓。将球囊充气后退出导管。通常导管需反复数次通过以清除急性血栓。在手术血栓清除后再次形成血栓的可能较大，需长期抗凝治疗。为减少静脉淤滞和再次形成血栓的可能，可建立远端的动静脉瘘，即通过侧侧或端侧的桡动脉-头静脉或尺动脉-头静脉吻合完成。

目前在导管相关性上肢深静脉血栓和预防血栓形成后静脉关闭不全的治疗中，尚无足够的证据表明应常规应用溶栓、静脉造影及支架和手术治疗。在得到更充分的数据以前，血栓清除术应限制性地用于接受抗凝治疗仍持续存在症状，静脉性坏疽，或作为积极的治疗措施用于无替代静脉途径而需保留中心静脉导管的患者。

对上肢深静脉血栓形成，抗凝治疗时仍反复发生肺动脉栓塞或有抗凝禁忌的患者，应行上腔静脉滤器植入术。上腔静脉滤器可经股静脉、锁骨下静脉或颈内静脉途径置入，尖端在腔静脉-心房交接处上方展开。许多报告提示成功率较高而并发症发生率低。在对导管相关性上肢深静脉血栓的患者常规植入上腔静脉滤器仍缺少足够的数据支持，该方法仅在特殊情况下考虑使用，即行抗凝治疗仍反复发生肺动脉栓塞或有抗凝禁忌的患者。

结　果

关于导管相关性上肢深静脉血栓的治疗，许多人认为通过拔除导管，用或不用附加抗凝治疗，可迅速改善症状。虽然上肢深静脉血栓导致的肺动脉栓塞发生率高达 36%，但多数上肢深静脉血栓无临床特异性。导管相关性上肢深静脉血栓在治疗后仍长期存在症状也是不常见的。上肢

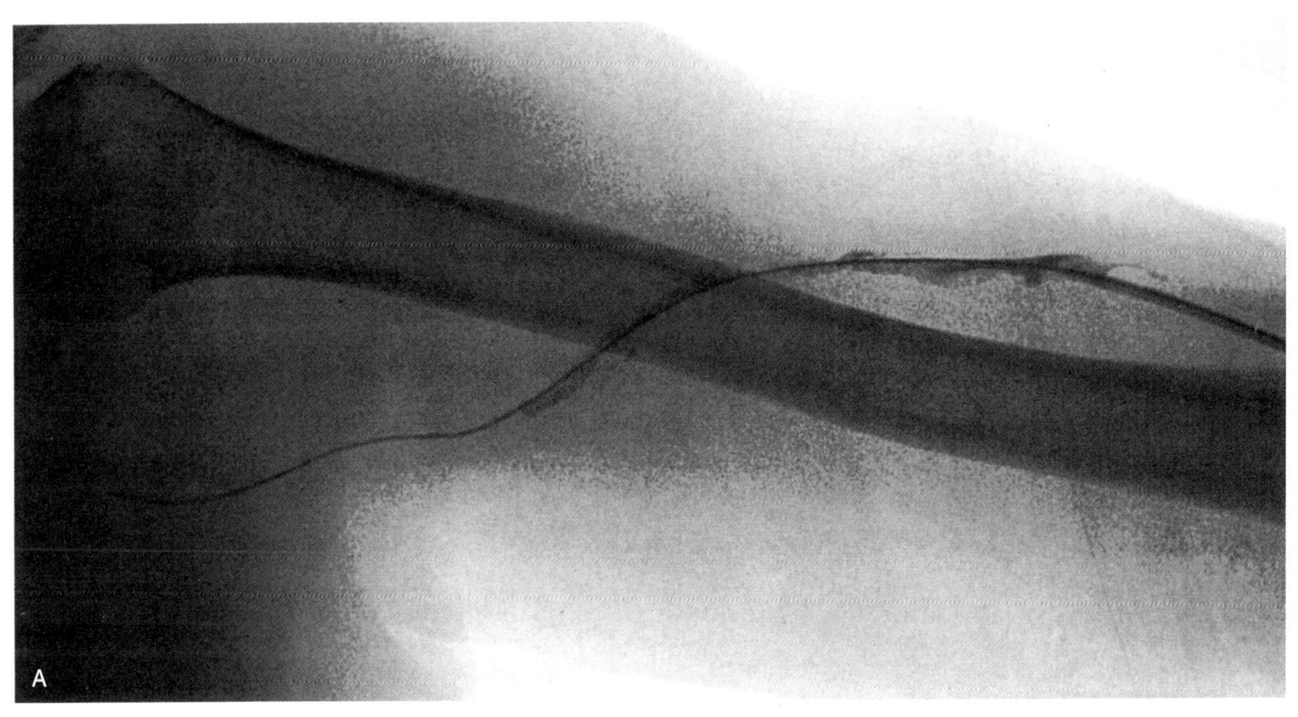

图 71.4 (A)左上肢静脉造影显示血栓从头静脉延续至腋静脉。已经放置带孔的溶栓导管开始溶栓治疗。(待续)

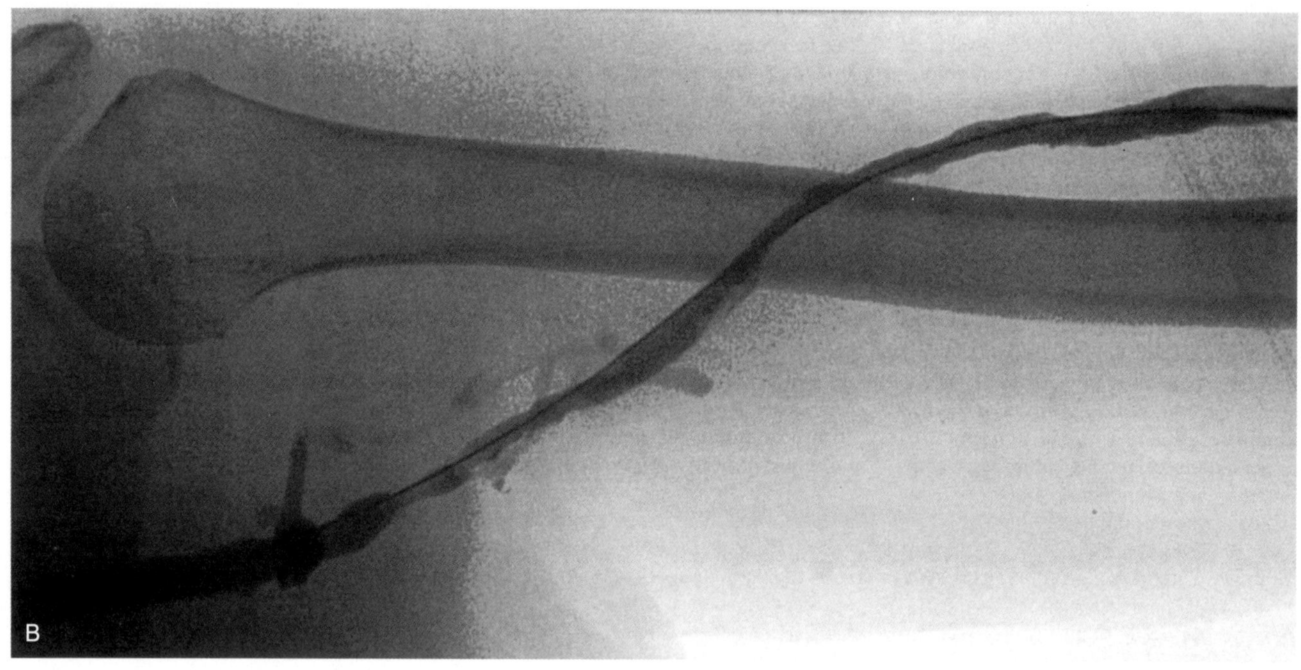

图 71.4(续) (B)溶栓 24 小时后再次静脉造影显示少量血栓残留,静脉恢复通畅。

深静脉血栓形成后并发症,包括慢性肢体肿胀、瓣膜关闭不全(伴或不伴有皮肤改变)以及溃疡等,已有人报告,但明显比下肢深静脉血栓少见。有创治疗包括静脉溶栓术、静脉造影/支架术以及手术血栓清除术,效果尚不明确,但在选择的部分病例中有一定作用。

推荐读物

1. Ascher E, Hingorani A, Tsemekhin B, et al. Lessons Learned from a 6-year Clinical Experience with Superior Vena Cava Greenfield Filters. *J Vasc Surg.* 2000;32(5): 881–887.
2. Cham MD, Yankelevitz DF, Shaham D, et al. Deep Venous Thrombosis: Detection by Using Indirect CT Venography. *Radiology.* 2000; 216(3):744–751.
3. Kanne JP, Lalani TA. Role of Computed Tomography and Magnetic Resonance Imaging for Deep Venous Thrombosis and Pulmonary Embolism. *Circulation.* 2004;109(12): I-15–I-21.
4. Lewis CA, Allen TE, Burke DR, et al. Quality Improvement Guidelines for Central Venous Access. *J Vasc Interv Radiol.* 2003;14: S231– S235.
5. Lyon RD, Griggs KA, Johnson AM, et al. Long-term Follow-up of Upper Extremity Implanted Venous Access Devices in Oncology Patients. *J Vasc Interv Radiol.* 1999;10(4): 463–471.
6. Prandoni P, Bernardi E. Upper Extremity Deep Vein Thrombosis. *Curr Opin Pulm Med.* 1999;5(4):222.
7. Prandoni P, Polistena P, Bernardi E, et al. Upper-Extremity Deep Vein Thrombosis: Risk Factors, Diagnosis, and Complications. *Arch Intern Med.* 1997;157(1):57–62.
8. Raad II, Luna M, Khalil SM, et al. The Relationship Between the Thrombotic and Infectious Complications of Central Venous Catheters. *JAMA.* 1994;271(13):1014–1016.
9. Shah MK, Burke DT, Shah SH. Upper-extremity Deep Vein Thrombosis. *South Med J.* 2003;96(7):669–672.
10. Verso M, Agnelli G. Venous Thromboembolism Associated with Long-Term Use of Central Venous Catheters in Cancer Patients. *J Clin Oncol.* 2003;21(19):3665–3675.

编者评述

G. L. M.

Faulk 和 Passman 提出了一个越来越多遇到的问题。在许多医院,上肢深静脉血栓(UEVT)的发病率几乎等于下肢静脉血栓。相当多的上肢静脉血栓与导管有关。当导管经周围静脉置入中心静脉时[经周围静脉置入的中心静脉导管(PICC 管)],导管相关性 UEVT 的风险更大。PICC 管相关的血栓形成可能受原发的浅静脉(头静脉或贵要静脉)血栓影响,导管即经此插入。因而,血栓延续至上肢深静脉系统也很常见。导管相关性上肢深静脉血栓更常见于导管尖端靠近上腔静脉的远端 1/3,而不是在上腔静脉的远端 1/3 内或近端的右心房内部。

导管相关性 UEVT 可以表现出症状,但这些症状明显轻于下肢深静脉血栓或原发性 UEVT。导管相关性 UEVT 可发生肺栓塞(PE),但继发于导管相关性 UEVT 的肺栓塞很少导致死亡。除导管相关性 UEVT 的自然病史外,对 UEVT 的合理治疗无疑会有一些争论,特别是那些与内在导管相关的病例。

如果条件允许,移除静脉导管和抗凝治疗可能对所有的导管相关性 UEVT 都有效。但对许多导管相关性 UEVT 患者,需要持续保留静脉导管,而又无替代部位。对这些病例,即使存在静脉血栓也无法去除静脉导管,只有抗凝治疗。另外,如果存在抗凝治疗的危险因素,考虑到导管相关性

UEVT 导致致命性肺栓塞的发生率很低，对挑选的患者保留导管而不行抗凝也是一种可行的选择。

当然，导管相关性 UEVT 可以溶栓药物治疗。这种治疗实际上已近乎成为原发性 UEVT 的标准治疗方法。但原发性 UEVT 与导管相关性 UEVT 有很大不同。静脉成像显示在原发性和导管相关性 UEVT 患者深静脉中血栓的严重性是类似的，但患者症状差别很大。原发性 UEVT 比继发性 UEVT 症状更常见而严重。考虑到这两种形式的 UEVT 静脉成像相似，症状的不同可能与患者本身有关。原发性 UEVT 患者一般年龄较轻，身体健康，上肢活动有力。而导管相关性 UEVT 患者多为老年患者，许多处在濒死边缘且上肢活动较少。

Faulk 和 Passman 指出多普勒超声可诊断多数导管相关性静脉血栓，是首选的诊断方法。确诊血栓后，合理的措施是移除导管并抗凝治疗，如果两者均可行则风险不大。除此之外，如果中心静脉替代途径有限，导管可以保留，有抗凝禁忌时也可不用抗凝治疗。考虑到导管相关性 UEVT 的自然病史，常规应用溶栓治疗过于激进而不推荐采用。

（张文波 符伟国 译）

第72章

淋巴水肿和慢性静脉功能不全的非手术处理

Gregory L. Moneta

淋巴水肿和慢性静脉功能不全(CVI)的非手术治疗原则类似,但病理生理学和外科处理方法不尽相同。本章的重点是淋巴水肿的治疗和慢性静脉功能不全的非手术治疗方法。慢性静脉功能不全的手术治疗将列为单独章节介绍。

淋巴水肿

病理生理

淋巴水肿是由于淋巴回流减少导致的肢体肿胀。淋巴回流减少可能由许多解剖性和功能性的异常所致,如皮肤淋巴管发育不良,中枢淋巴系统继发狭窄或闭塞,后天或先天性淋巴管瓣膜缺失和功能不全等。所有这些异常共同的结果是淋巴液在间隙内积聚造成皮下肿胀。对血管外科医生来讲,有临床意义的淋巴水肿多位于肢体,但淋巴水肿可影响身体任何部位的皮肤和皮下组织。

淋巴水肿最常用的分类方法是,根据是否有明确的病因分为原发性和继发性淋巴水肿。原发性淋巴水肿病因不明确,可能具有不确定表型的遗传学表达。原发性淋巴水肿再分为先天性、早发型和迟发型。

先天性淋巴水肿可累及单侧下肢、多个肢体、外生殖器或面部。水肿在出生时表现典型。Milroy病是一种主要影响下肢的先天性淋巴水肿,它是由于皮肤淋巴管缺失所致。患儿在出生后不久即出现下肢明显肿胀,能够站立行走后变得更加严重。

早发型淋巴水肿是最常见的原发性淋巴水肿,约占全部病例的94%。女性发病率远高于男性,约为10:1。肿胀在孩童或青少年时开始,影响足部和小腿。早发型淋巴水肿主要是中枢淋巴管闭塞和回流障碍影响了中枢淋巴系统。淋巴水肿常在轻微外伤后发病,但很难发现外伤如何直接导致肢体肿胀。轻微损伤看来对早发型淋巴水肿来说是不重要的,与其发病可能无实际相关。早发型淋巴水肿病程不明确,常首先表现为足和踝部肿胀。肿胀常局限在单侧肢体远端或近端。对侧肢体甚至上肢也可能受累。

迟发型淋巴水肿不常见,发病率不及原发性淋巴水肿的10%。除水肿发生时间较晚外,其病理生理、解剖学异常和病程进展与早发型淋巴水肿类似。

继发性淋巴水肿远比原发性淋巴水肿常见。继发性淋巴水肿是由于淋巴管闭塞或破裂导致。在美国和其他发达国家,乳腺癌腋窝淋巴结清扫后上肢淋巴水肿是最常见的继发性淋巴水肿。其他原因包括创伤、放疗和恶性肿瘤。世界范围内,可引起像皮肿的丝虫病,是继发性淋巴水肿最常见的病因。

临床诊断

诊断淋巴水肿常需依赖病史和体格检查,并应排除其他可引起肢体肿胀的疾病。许多情况都可引起水肿,特别是肢体水肿。辨别淋巴水肿和其他原因引起的肢体肿胀并不困难。如果是双侧水肿,肢体肿胀的原因可能不是淋巴管解剖异常。双侧水肿常提示充血性心力衰竭、肾衰竭或低蛋白血症,难以与静脉功能不全性水肿鉴别。

淋巴水肿和静脉疾病患者都有患肢疲劳和沉重感的主诉。淋巴水肿有时有疼痛,但不常见。淋巴水肿的患者可能会有疼痛不适,但总体而言,要轻于慢性静脉功能不全的疼痛。

淋巴水肿的患者与静脉功能不全的患者一样,患肢周径白天增大,夜晚躺在床上则变小。但淋巴水肿的患者在长时间卧床休息和抬高患肢后也很难完全恢复正常。静脉功能不全患者的肢体水肿在卧床或抬高患肢后缓解更加明显。

淋巴水肿一般延及足背，而静脉性肿胀通常不累及足部。已确诊的淋巴水肿足趾为“方形”,而单纯静脉功能不全患者组织通常无肿胀。在淋巴水肿进展期，不重视或处理不到位的病例,会出现皮肤过度角化(图72.1),液体从淋巴积聚的囊腔内渗出。色素沉着是长期静脉功能不全的标志,淋巴水肿的患者无此表现。淋巴水肿少见出现溃疡。

反复发作蜂窝织炎是淋巴水肿的常见并发症。反复感染导致淋巴管进一步损伤，加重目前的病变并使再发感染的风险增加。蜂窝织炎的临床表现可为轻微红斑和加重的水肿，或急进的软组织感染伴全身中毒症状。

影像学研究

多普勒超声

以上描述有时很难区别早期淋巴水肿和静脉功能不全。静脉多普勒超声可以明确是否存在静脉血反流和其是否与肢体水肿有关。疑似淋巴水肿的患者需排除静脉功能不全，推荐使用多普勒超声，可以像手术探查一样准确判断静脉反流，可以为治疗方案提供参考。

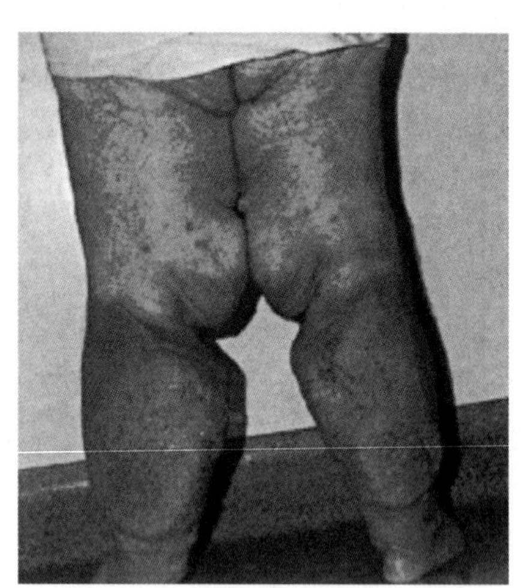

图72.1 严重下肢淋巴水肿。皮肤过度角化,容易感染。

CT扫描/MR成像

CT扫描和MR成像常用于排除可导致继发性下肢水肿盆腔病变。有时可以发现盆腔血管畸形或盆腔肿瘤,但发现率较低。

CT扫描也可发现胸部或胸廓出口部位导致上肢水肿的潜在病变。上肢原发性淋巴水肿非常少见,对难以解释的上肢水肿应谨慎地行胸部或胸廓出口部位的CT扫描和MR成像。

其他影像学研究

许多淋巴水肿的特异性诊断模式尚未广泛应用于常规的临床工作中,但许多人认为这些方法对确诊淋巴水肿是必须的,并能够发现适合手术治疗的少见病例。对多数现代的血管外科诊断技术来讲,这些特异性诊断模式是相对有创性检查。它们很少能令患者接受,也很少能够指导治疗。

淋巴闪烁造影术 淋巴闪烁造影术能够发现淋巴管异常。有放射性标记的硫胶体注入病变肢体的指(趾)尖皮下区域。淋巴转移用全身的γ射线照相机监测，主要的淋巴管和淋巴结都可以显像。

放射性淋巴造影 放射性淋巴造影可通过经手和足注射彩色染料发现全身的淋巴管。显影的淋巴管可通过小切口插管暴露。含油染料注入数小时后,淋巴管和淋巴结仍可在传统的X线片下显影。

处理

淋巴水肿的处理首先是非手术治疗和指导，尽可能保持正常的肢体周径和日常生活必须的活动。

教育

治疗淋巴水肿最重要的组成部分是对患者及其家属的教育。患者及其家属必须明白，淋巴水肿无法治愈,治疗的首要目标是尽可能减轻肿胀,避免复发感染。控制慢性肢体肿胀能够改善肢体不适、沉重和紧缩感,并能预防感染,还可在一定程度上减慢病情的进展。

下肢抬高

下肢抬高是控制肿胀的重要方面。定期抬高肢体至心脏水平以上是首先要推荐给轻度淋巴水肿患者的治疗措施。数天抬高肢体和严格卧床对难治性病例的初期治疗是必须的。在这种情况下,肢体周径能够明显减小。但是，整天持续抬高肢体会比水肿本身更影响生活质量。抬高肢体是淋巴水肿的重要辅助治疗措施，但不是主要治疗手段。

可压缩衣服

可压缩衣服是治疗淋巴水肿的基础,已得到广泛的研究和应用。不管采取任何治疗模式，患者都需在站立时或之前穿戴可压缩衣服。严重淋巴水肿的患者在夜间睡眠时穿戴弹力袜也会受益。

弹力袜通过减少肢体下垂时水肿液的积聚来减轻水肿程度。白天穿戴时，弹力袜能够使肢体长时间保持周径减小的状态，还能提供一定程度的保护避免外部皮肤损伤。通过减轻水肿它也可以保护组织避免间隙压力升高导致皮肤损害和过度角化。

控制淋巴水肿的压力在踝部从20到60 mmHg不等。但是,淋巴水肿患者比慢性静脉功能不全的患者需要更大的压力，踝部50 mmHg也非少见。弹力袜可以定制或预制,有膝上和膝下两种。弹力袜应该首先在早晨水肿程度较轻时试穿。大约 6 个月后会失去弹性,应及时更换。

循序型肺外挤压

用多腔或单腔的泵间歇性肺压缩(IPC)能够暂时减轻淋巴水肿患者的水肿程度和减小肢体周径。IPC 常用于中重度淋巴水肿患者,由于其花费较高,使用不便,一般不用于轻度淋巴水肿患者。经典的 IPC 一般每天使用 4~6 小时,需要患者仰卧。IPC 可以在夜间或晚上在家中使用。IPC 提供了一种与弹力袜不同的治疗淋巴水肿的措施,但其单独治疗淋巴水肿是无效的。IPC 使容量减少后,需用弹力袜来保持。

淋巴挤压

手压淋巴引流法是 Vodder 开创的一种按摩手法,旨在减轻水肿。与弹力袜合用,手压淋巴引流可以长时间地减轻水肿和减少感染的发生。由于治疗费用和缺乏熟练掌握该技术的医生,其使用受到限制。淋巴挤压最好作为淋巴水肿综合治疗方案的一部分而与压迫疗法联合应用。

抗生素治疗

患有淋巴水肿后,患者发生蜂窝织炎的风险加大。皮肤感染破坏残留的淋巴管,加重了水肿程度。葡萄球菌和 β- 溶血性链球菌是引起淋巴水肿患者软组织感染最常见的病原体。在早期出现蜂窝织炎表现时应及时给予抗生素治疗。药物选用青霉素,通常 500 mg 每天 3~4 次口服。在需迅速控制蜂窝织炎进展时需要静脉给予合适的抗生素。有淋巴水肿和复发性蜂窝织炎病史的患者应备有抗生素处方,在家里出现感染症状时即可开始治疗。此时可能仍需要静脉用抗生素。

外科治疗

外科治疗包括切除多余组织,将淋巴管与其他淋巴管或静脉吻合。

切除(减肿)治疗　切除治疗属于减肿治疗,淋巴水肿并没有改善。并发症包括:严重损伤、活动性或难控制的复发感染。这种治疗包括切除从膝到踝部的全部淋巴水肿组织直至筋膜水平,然后用下肢皮肤移植物覆盖(Charles 手术),或阶段性切除淋巴水肿组织闭合伤口。

Charles 手术是治疗淋巴水肿的经典减肿手术。其难点在于难以得到完整的皮肤移植物覆盖伤口和继发瘢痕形成、复发性感染和皮肤过度角化等。这种手术具有毁容效应,在目前代淋巴水肿的处理措施中起的作用有限。

阶段性淋巴水肿组织切除并非去除所有不正常的组织,而且术后压迫治疗也是必需的,最适用于下肢急性肿胀不能活动的患者。术后并发症主要有伤口延迟愈合、淋巴瘘和感染等。

重建治疗　淋巴水肿的重建治疗是指微创手术行淋巴管静脉吻合以增加淋巴回流(图 72.2)。其他措施包括将富含淋巴组织的器官如网膜的边缘,移到受感染的区域。在理论上,可以促进富含淋巴组织的器官和病变组织的淋巴系统间的吻合,继而增加静脉回流。

直接淋巴管-静脉吻合术最适用于无明显纤维化、无复发感染病史、淋巴管近端阻塞而远端保留完好的患者。组织静脉高压为禁忌证。但是,这些符合淋巴管-静脉吻合术的理想条件,并不适用于典型中枢淋巴系统病变的原发性淋巴水肿患者,对这些患者行淋巴管重建术后出现了大量并发症。手术治疗失败可能会进一步阻塞淋巴管,加重水肿。

该种治疗方法已有的长期随访数据还比较少。病例报告和临床系列研究表明许多患者症状有所改善,但关于淋巴重建的通畅率和淋巴管-静脉吻合术提高的客观证据很少。除一些有兴趣的专门治疗中心以外,很少实施淋巴水肿的手术治疗。在此意义上不推荐此方法作为淋巴水肿的治疗手段加以推广。

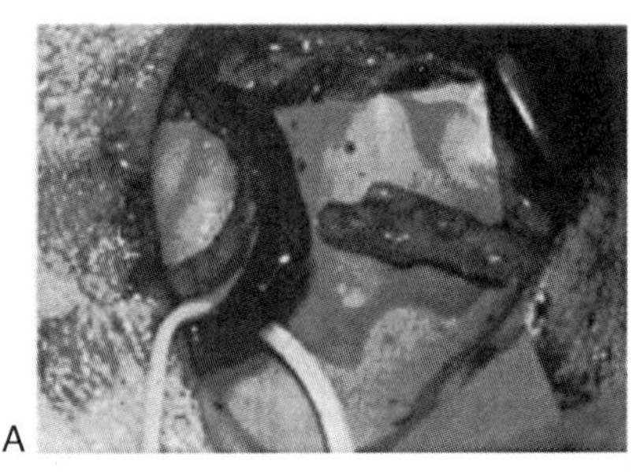
A

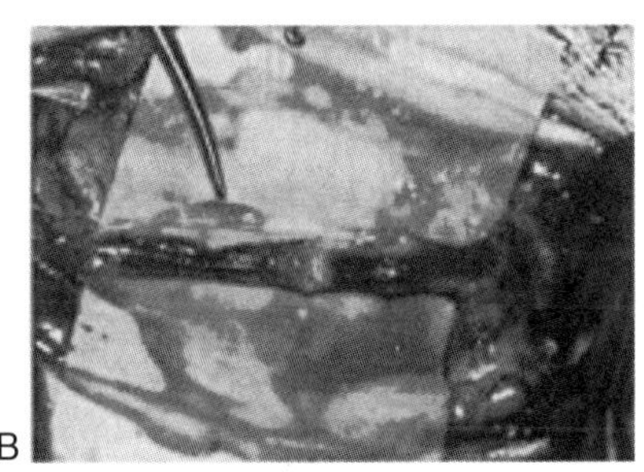
B

图 72.2　淋巴管-静脉吻合术用于治疗原发性淋巴水肿。

淋巴水肿小结

淋巴水肿是因淋巴回流中断导致的一种慢性状态,可引起水肿和皮肤损害。淋巴水肿无法治愈。其症状可以通过弹力袜、肢体抬高、肺压缩和按摩来得到控制。

慢性静脉功能不全(CVI)

病理生理

CVI 是慢性静脉高压特别是行走时静脉高压的结果。该疾病症状广泛而严重。静脉曲张、下肢水肿、脂性硬皮病和溃疡是广泛 CVI 的表现。病理生理尚未完全知晓,CVI 进展期包括皮肤和皮下组织广泛微循环损害伴随伤口复杂的生化异常和皮肤皮下组织纤维化。发生脂性硬皮病和溃疡的进展期CVI不仅是静脉疾病,也属于皮肤病的范畴。

潜在的CVI静脉高压可能出现静脉反流、静脉阻塞,或两者都有。浅静脉及深静脉可能受累及,偶尔会累及孤立的穿静脉。反流可能为原发性(无明显的潜在病因)或继发性。多数继发性静脉反流或静脉阻塞是由于此前静脉血栓形成。明确静脉高压的病理生理,是确定患者是否应行手术治疗来改善血流动力学的关键。大多数CVI患者,应行非手术治疗。

诊断

过去诊断CVI建立在询问病史和独立的体格检查的基础上。随着对静脉疾病节段性分布的进一步理解,关于CVI的单纯临床诊断已经不被接受。可疑CVI都应在开始治疗前行无创血管检查来明确其病理。对大多数病例,多普勒超声可用于定位深静脉、浅静脉甚至穿静脉的静脉反流和闭塞。影像学确定静脉疾病的存在,对指导CVI的非手术治疗具有一定价值。对CVI的烧灼和重建手术治疗前行影像学检查是必须的。

压迫疗法

压迫疗法是CVI的一线治疗方法,可以借助许多不同的技术和设备来实现。单独使用压迫疗法通常足够能治愈多数静脉溃疡。主要问题是愈合时间延长,易复发。患者必须理解他们所患是一种慢性疾病,可以控制但不可能治愈。治疗溃疡和减少复发是关键。

压迫疗法能改善CVI症状和治愈溃疡的具体机制尚不知晓,据猜测可能与改善皮肤和皮下微循环和直接影响皮下压力有关。压迫导致的皮下组织压力增加可消除毛细血管的Starling力,有利于毛细血管液体回流,减轻水肿。由于水肿减少,皮肤和皮下组织氧和营养物质弥散增强,局部代谢会随之改善。

在开始使用压迫疗法前必须明确诊断慢性静脉疾病的存在。要得到详细的病史,包括能促进下肢水肿和溃疡的相关医学因素。动脉功能不全应通过体格检查和无创检查来评估。能够影响伤口愈合和水肿的机体条件(糖尿病、免疫抑制、营养不良、充血性心力衰竭)应该得到最佳处理。

压力梯度弹力袜是压迫疗法最常用的。它们有不同材料,不同力度和长度,必要时可以定制。

弹力袜治疗CVI和治愈溃疡的效果是明显的。在回顾性研究113例静脉溃疡患者时,膝下30~40 mmHg压力的弹力袜治愈了93%的溃疡。治疗的依从性很关键,对使用弹力袜依从性高的患者溃疡治愈率为97%,而无依从性的患者这一比率为55%,$p<0.0001$。溃疡愈合的平均时间为5个月。依从的患者溃疡5年复发率为29%,无依从性的患者3年复发率为100%。

压迫疗法提高了CVI患者的生活质量。在最近一项前瞻性研究中,112例穿戴30~40 mmHg压力的弹力袜CVI患者参加了一份问卷调查,包括肿胀、疼痛、皮肤变色、美容、活动耐受、抑郁和睡眠状态等。经治疗后,1个月后症状严重性评分都得到了提高。进一步改善在16个月后公布。

许多患者在初期因溃疡区高度敏感无法耐受压力,穿戴弹力袜可能会有困难。为提高依从性,患者在初期只要能耐受就应穿弹力袜,并逐渐延长穿戴时间,直到在站立或即将站立时都要穿戴。也可在初期试穿低压力的袜子,而后改用高压力。患者还可购买许多辅助设备,如丝质衬里的足趾垫圈、带拉链的袜子以及辅助使用弹力袜的金属配件等(图72.3)。

Unna长靴是多年来治疗静脉溃疡的一种压力绷带。常用的Unna长靴是具有3层,使用前需要接受专门培训。第一层包有纱布,分层涂布有炉甘石、氧化锌、甘油、山梨醇、凝胶、硅酸镁铝等,从足前段直到膝下。第二层为10 cm宽的连续的纱布,外层为弹力带,具有各种级别的压力。这种绷带变干后很僵硬,目的是用于减轻水肿。Unna长靴每周更换一次,若溃疡渗出严重应立即更换。这种绷带适合少数患者,能够保持持续的局部压迫治疗。缺点是穿戴不舒服,无法对溃疡进行观察,使用也比较费力,提供的压力程度取决于操作者。另外,患者偶见患接触性皮炎,需要间断治疗。

回顾性分析15年中998例患有一处或多处溃疡,穿戴Unna长靴治疗的患者,73%的患者在复诊超过一次后溃疡愈合。中位愈合时间为9周。

其他可移动压迫设备包括多层服(图72.4)和矫形护腿(图72.5)。多层服的优点是可以长期保持压迫,压力更均匀,可更好地吸收伤口渗出物。保

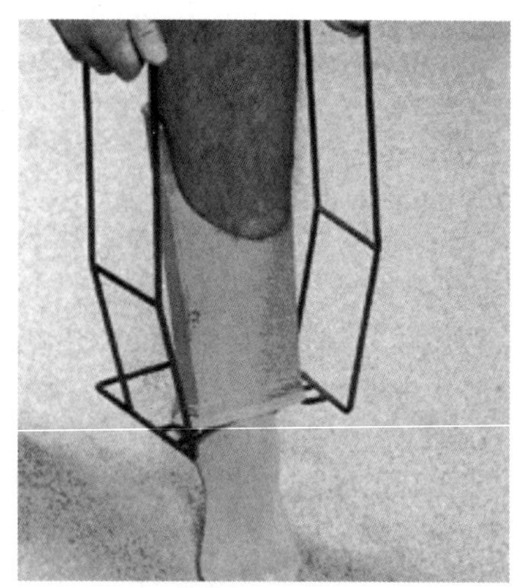

图72.3 线性金属架是帮助方便使用弹力袜的众多设备的一种。

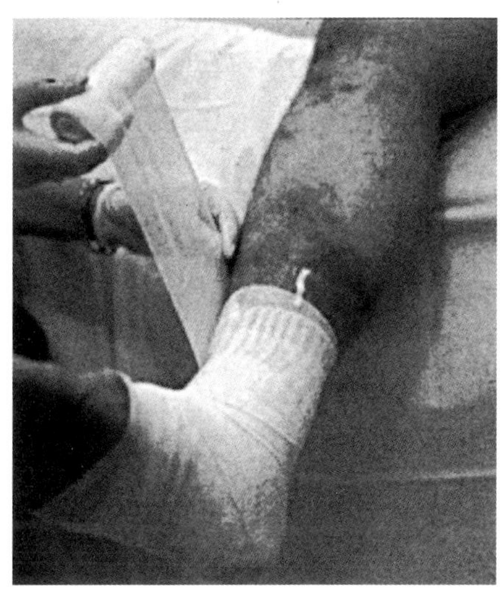

图 72.4 使用多层服治疗静脉溃疡。

证多层服有效也有赖于使用技术。商品化的矫形护腿是带有多个可调节的环和钩的压力带,患者白天使用,能提供与 Unna 长靴类似的压迫。

皮肤替代物

皮肤替代物有的已经商品化,有的还处于临床研究之中。生物工程皮肤有的由非细胞的皮肤替代物合成,

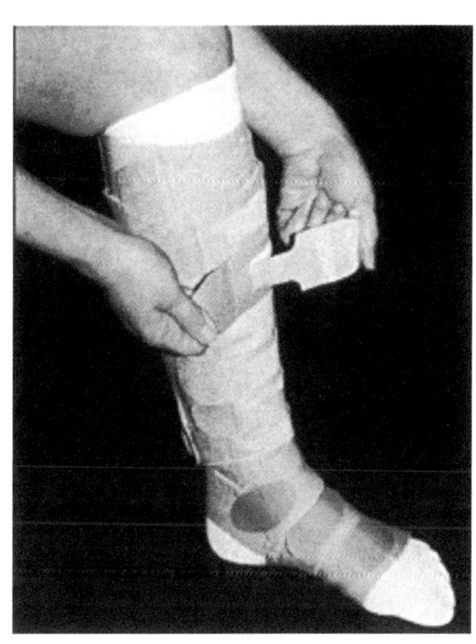

图 72.5 对不能忍受或不愿使用弹力袜或压力绷带的患者,矫形护腿是一种替代品,可用于行走时压迫。

有的为活体皮肤替代物。皮肤替代物如何能够使静脉溃疡愈合尚不清楚,可能因为它们是对伤口愈合有重要作用的生长因子的有效载体。

人工皮肤是一种商品化的两层的活体皮肤产品,近似于人体皮肤。它包括角质层和有角质化细胞的表皮层,底面是真皮层,是胶原基质中的成纤维细胞。它可作为活组织生长的平板,必须在生产后 5 天内使用。

有人进行了一项前瞻性随机研究,来比较单独应用多层压迫疗法和压迫以及人工皮肤联合治疗静脉溃疡的效果。6 个月内溃疡愈合的人数进行比较,行人工皮肤治疗的患者数量更多(63%比 49%,$p<0.02$)。溃疡完全愈合的中位时间也更短(61 天比 181 天,$p<0.003$)。不同的是开始治疗时溃疡大(>1000 mm^2)或持续时间长(>6 个月)。

慢性静脉功能不全小结

CVI 的病理生理非常复杂,尚未完全明了。但在某一阶段会出现行走时静脉高压。只有确诊 CVI 后才能开始治疗,多数情况下可以通过无创性血管检查进行评估。压迫治疗是处理大多数 CVI 的基础。

推荐读物

1. Rockson SG, Miller LT, Senie R, et al. American Cancer Society Lymphedema Workshop. Workgroup III: Diagnosis and management of lymphedema. *Cancer.*1998;83:2882.
2. Yasuhara H, Shigematsu H, Muto T. A study of the advantages of elastic stockings for leg lymphedema. *Int Angiol.* 1996;15:272.
3. Grabois M. Breast cancer. Postmastectomy lymphedema: State of the art review. *Phys Med Rehabil Rev.* 1994;8:267.
4. Miranda F Jr, Perez MC, Castiglioni ML, et al. Effect of sequential intermittent pneumatic compression on both leg lymphedema volume and on lymph transport as semi-quantitatively evaluated by lymphoscintigraphy. *Lymphology.*2001;34:135.
5. Richmond DM, O'Donnell TF Jr, Zelikovski A. Sequential pneumatic compression for lymphedema. A controlled trial. *Arch Surg.* 1985;120:1116.
6. Vodder E. *Le drainage lymphatique, une novelle methode therapeutique.* Paris: Sante pour tous; 1936:
7. Ko DS, Lerner R, Klose G, et al. Effective treatment of lymphedema of the extremities. *Arch Surg.* 1998;133:452.
8. Miller TA, Wyatt LE, Rudkin GH. Staged skin and subcutaneous excision for lymphedema: A favorable report of long-term results. *Plast Reconstr Surg.* 1998;102:1486.
9. Baumeister RG, Siuda S. Treatment of lymphedemas by microsurgical lymphatic grafting: What is proved? *Plast Reconstr Surg.* 1990;85:64.
10. Bernas MJ, Witte CL, Witte MH. The diagnosis and treatment of peripheral lymphedema: draft revision of the 1995 Consensus Document of the International Society of Lymphology Executive Committee for discussion at the September 3–7, 2001, XVIII International Congress of Lymphology in Genoa, Italy. *Lymphology.*2001;34:84.
11. Gloviczki P, Hollier LH, Nora FE, et al. The natural history of microsurgical lymphovenous anastomoses: an experimental study. *J Vasc Surg.* 1986;4:148—156.
12. Nehler MR, Porter JM. The lower extremity venous system. Part II: The pathophysiology of chronic venous insufficiency. *Perspect Vasc Surg.* 1992;5:81.
13. Nehler MR, Porter JM. The lower extremity venous system. Part II: The pathophysiology of chronic venous insufficiency. *Perspect Vasc Surg.* 1992;5:81.
14. Mayberry JC, Moneta GL, Taylor LM Jr, et al. Fifteen-year results of ambulatory compression therapy for chronic venous ulcers. *Surgery.* 1991;109:575.
15. Falanga V, Margolis D, Alvarez O, et al. Rapid healing of venous ulcers and lack of clinical rejection with an allogeneic cultured human skin equivalent. Human Skin Equivalent Investigators Group. *Arch Dermatol.* 1998;134:293.

编者评述

G. B. Z.

Moneta 给淋巴水肿和慢性静脉不全的患者提供了详细而有序的治疗方法。这是血管外科医生最常见的两种引起下肢水肿的疾病,令人苦恼。这两者均是慢性疾病,只要经治医生经验丰富,患者配合,均能起到成功的治疗效果。

Moneta 强调了准确诊断的重要

性。淋巴水肿一般认为有原发性和继发性之分。原发性淋巴水肿分为先天性、早发型(青春期出现)和迟发型(始发于成年)。其临床命名说明了其特征和潜在的病理生理机制。继发性淋巴水肿继发于明确的致病因素,如腋窝淋巴结清扫、肿瘤、烧伤或其他原因导致的淋巴管损伤。Moneta列举了患者病情教育、抬高肢体和外部压迫的重要性,另外还指出了间歇性肺压迫的作用。他认为蜂窝织炎发作时应尽快处理,还总结了切除治疗和淋巴管-静脉重建技术有限的治疗作用。对淋巴水肿的患者,特异性诊断淋巴水肿通常是有创的,但很少可以帮助患者的综合治疗。间接评估,包括CT扫描,对排除引起继发性淋巴水肿的梗阻因素相对更有价值。

多普勒超声的应用对了解慢性静脉功能不全有很大帮助。多普勒超声显像是诊断CVI的标准,适用于所有慢性静脉功能不全的患者。患者必须明白该病是慢性长期的过程,即使能因手术治疗获益,在站立或要站立时穿戴弹力袜也很重要,并且要持续很长时间。本文还介绍了其他护理和治疗措施(Unna长靴和其他衣服和设备)。本章证明了该措施对所有慢性肢体水肿的有效性,是对淋巴水肿和静脉功能不全患者的关爱。

(张文波 符伟国 译)

第 73 章

慢性静脉功能不全的外科处理

Mark D. Iafrati, Thomas F. O'Donnell

诊断学因素

慢性静脉功能不全表现为长期的或难治性静脉疾病的后遗症，可能存在下肢肿胀、疼痛、色素沉着和溃疡等。先前章节已经描述了该病的自然病程(见 65 章),以及慢性静脉功能不全的评估和非手术治疗(见 72 章)。持续抬高肢体、压迫、锻炼和皮肤护理是综合治疗 CVI 的基础,但是,保证这些措施有效的前提是患者高度配合。但对一些生活节奏较快或从事体力劳动的人群,肢体抬高是不现实的。而影响穿戴压迫衣服的情况包括湿热的环境,手部力量受限(关节炎),灵活性差(无法接触自己的双足)，和袜子的费用——这通常是不在保险范围之内的。但是,即使患者坚持按推荐的适当的保守疗法治疗，潜在的静脉病理改变仍然存在，有些患者不得不接受手术治疗以缓解症状和治愈溃疡。

外科治疗 CVI 的目的是纠正下肢深静脉、浅静脉和穿静脉的血流动力学异常。合理制定手术计划需要彻底了解肢体的临床状态，病理过程的病因学,不同静脉节段的解剖构成,以及整个病理过程(反流或阻塞)。由血管外科协会和美国静脉协会提出的 CEAP 分类系统，对收集和记录这些信息提供了有价值的框架。

发病机制

静脉阻塞和瓣膜反流都会导致 CVI。单独浅静脉、深静脉和穿静脉病变以及联合病变都会导致 CVI 的所有后遗症。

继发瓣膜功能不全

静脉血栓最初引起阻塞,80%的病例会再通。当远端动脉受累时,会导致瓣膜反流。单独的阻塞仅与不到 5%的有症状的深静脉疾病病理有关。实际上,根据我们的经验,进展期 CVI 的典型表现——色素沉着、脂性硬皮病和皮肤破损,在仅有阻塞的患者中是很少见的。单纯髂静脉阻塞的患者常有间跛和水肿而无标志性皮肤改变,除非存在瓣膜关闭不全。静脉反流和临床静脉疾病关系很密切,但并不是所有的反流都会导致静脉曲张,也不是临床所有的静脉疾病都伴有反流。尽管静脉血流动力学和临床表现的关系尚不确定,这种关系对理解静脉疾病的病理生理仍有作用,决定临床治疗也有赖于此。

原发瓣膜功能不全

最近的数据表明，内在的静脉壁异常导致静脉扩张，继发瓣膜关闭不全。与正常静脉相比,由于胶原纤维增加,曲张静脉管腔增大,管壁增厚,特别是内膜层，胶原纤维也失去正常形态而表现异常。弹力纤维失去规则的层状排列结构,成团或散在分布。曲张静脉管壁变性分布并不均匀。许多节段可能增厚和纤维变性，另外的节段会有瘤样扩张。这些静脉壁的结构变化与静脉生理功能的丧失有关。

虽然真正导致静脉管壁和瓣膜功能减退的原因和机制尚不清楚,但在早期可能存在炎症反应。提示存在炎症反应的证据包括:内皮细胞渗出增加，循环中白细胞黏附到内皮细胞,单核细胞、淋巴细胞和肥大细胞浸润到邻近组织,纤维组织浸润和许多分子标记物如细胞因子和膜黏附分子增殖等。

适应证与禁忌证

慢性静脉功能不全手术治疗的适应证范围包括单纯从美容方面考虑治疗毛细血管扩张和治疗难治性静脉溃

表 73.1 选择患者行静脉手术的条件

静脉系统	病理生理学	治疗
浅静脉 GSV/SSV	反流	腔内射频消融 结扎+剥脱 腔内激光治疗
浅静脉 属支	反流	穿刺抽剥 硬化剂
穿静脉	反流	筋膜下腔镜穿支断离术(SEPS) 直接结扎
深静脉 股静脉 腘静脉	反流	瓣膜成形术 静脉瓣膜移植
深部回肠-腔静脉	阻塞	静脉再通 外科旁路

疡以求保肢。认识到手术治疗具有美容效果，该章节仅针对控制进展期 CVI 的症状(肿胀,疼痛,皮肤改变和溃疡)进行治疗。表 73.1 列举了选择患者进行手术治疗的条件。

当然选择手术治疗的必要前提是存在静脉病变。在没有确诊静脉疾病以前不应行任何治疗。在许多情况下,静脉曲张也可与引起下肢肿胀、疼痛和溃疡的其他疾病有关,这时,在治疗之前需确定静脉疾病是导致这些症状的病因。静脉疾病常与其他血管疾病(动脉闭塞性疾病、淋巴水肿和动脉炎)和非血管疾病(充血性心力衰竭、狼疮、肾衰竭、皮炎等)共存,特别是在年老患者。详细询问病史和全面体格检查，根据情况选择辅助检查来明确有无其他可能诊断是必要的。总体来说,如果证实并发其他疾病,在 CVI 手术之前需先处理其他疾病。如果在行静脉手术之前动脉闭塞性疾病和风湿性疾病伴发的,预期结果会较差。

一旦明确静脉功能不全是下肢疾病的初始病因,即应该试行保守治疗。如前(72 章)所述,压迫疗法和肢体抬高是非手术治疗的基础。多数有症状的静脉疾病患者经这些非手术治疗后会好转。压迫治疗有效可以帮助确诊静脉疾病，对许多患者来说长期应用能有效缓解症状。但是,对这些患者行手术治疗可改善远期结果。许多患者抱怨压迫疗法和肢体抬高会改善但无法完全治愈疾病,或溃疡复发,或发现接受这些保守治疗的患者其实适合手术治疗。

只要确诊静脉疾病存在，症状明显，且愿意手术的患者都适合手术治疗。年龄较大、有明显并发症的患者,由于围手术期并发症发生的可能性增加,预期生活质量改善有限,手术对增加预期寿命的作用也有限等原因,最好行压迫、抬高等非手术治疗。相比之下,年轻患者因预期手术并发症较少、预期寿命长,手术治疗会获益更多。

解剖学因素

CVI 传统分类方法是根据解剖、功能和临床严重程度。CVI 的解剖分类很重要,因为 CVI 的部位与后继的临床治疗有关。大隐静脉在膝部与卵圆孔之间是完全双重或分支双重的系统,这对烧灼疗法来说具有重要意义。65%的人在小腿有一条单独的静脉。属支静脉的数量和分布部位有相当大的差异。但约 90%的下肢,大隐静脉在小腿前方。

小隐静脉起自外踝后方，向头端止于 Achilles 腱。该静脉在小腿中下 2/3 走行在深筋膜中线处，小腿上 1/3 段在腓肠肌的头端穿过深筋膜汇入腘窝。一半以上的人小隐静脉在膝关节上方汇入腘静脉，约 1/3 汇入大隐静脉或大腿上部的深层肌肉静脉。少见情况下，小隐静脉会汇入小腿深静脉或在小腿上 1/3 段汇入大隐静脉。

穿支静脉

穿支静脉连接着浅静脉和深静脉系统。穿静脉功能不全最常见于内踝上方 5~10 cm 处。正常情况下,穿静脉通过单向的瓣膜允许单向血流从浅静脉流向深静脉系统。穿静脉可能是直接的，允许浅静脉直接和深静脉系统交通;也可以为间接的,通过肌间静脉与深静脉交通。直接穿静脉的解剖位置相对固定，但间接穿静脉的分布是无规律的。在下肢有 6 组穿静脉,包括足部、踝部、小腿、膝部、大腿和臀部。根据修订的命名法，穿静脉根据解剖部位进一步命名,如内侧、外侧、后方、胫侧等。

内侧穿静脉在临床上是最常见的。尸体解剖证实了 7~20 个内侧的穿静脉,其中一半略多为直接穿静脉。这些穿静脉将后方的副大隐静脉或其他大隐静脉属支与后方的胫静脉沟通。不到一半的穿静脉将大隐静脉主干与后方的胫静脉直接沟通。几乎所有的小腿内侧穿静脉都是通过深部的后方间隙到皮下间隙，仅约 62%通过浅部的后方间隙,如图 73.1 所示。这些解剖发现具有重要的外科意义，因为在筋膜下腔镜穿支断离术时首先暴露浅部的后方间隙。明确有穿静脉残留需切开胫骨处的筋膜。

在大腿穿静脉较少,但很重要。大腿内侧和股管的穿静脉直接或间接连接股静脉或腘静脉以及大隐静脉使之交通。

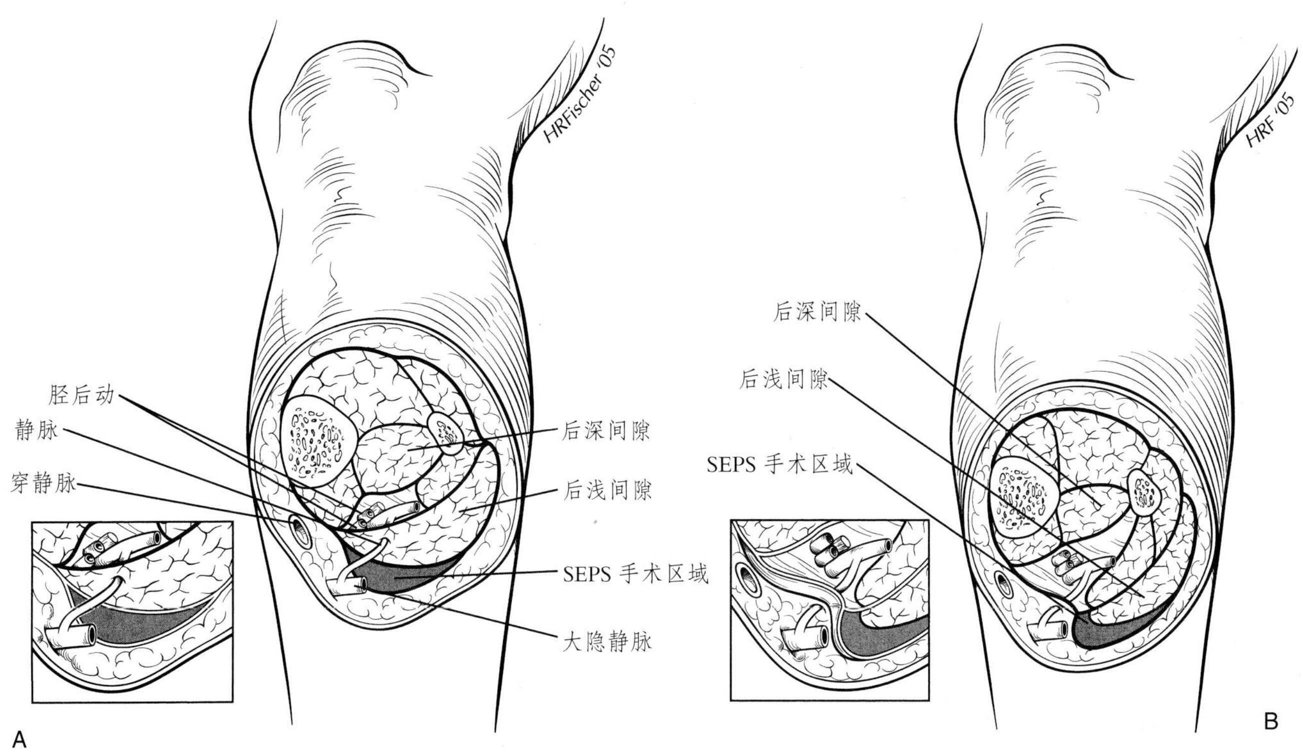

图 73.1　节段性静脉疾病和相应治疗。

髂静脉是下肢主要的静脉流出道。约 27%的人静脉瓣膜在髂静脉，右腿的出现率接近左侧的两倍。这些瓣膜能防止 Valsalva 动作时静脉反流，这会限制该动作在诊断下肢反流的应用价值。左髂静脉在右髂动脉后方走行到腔静脉，左髂静脉受压称为 May Thurner 综合征。髂静脉受压会增加回流阻力和静脉压力。除易引起静脉血栓，Raju 和 Neglen 还发现髂静脉受压是难治性静脉疾病的常见原因，经血管内超声(IVUS)可见到这一现象。

最后，下腔静脉是双侧下肢常见的流出道，一般是右侧位，但 1%的病例会存在先天畸形包括重复和转位。因为 IVC 没有瓣膜，它与反流性疾病无关，但与静脉阻塞再通或考虑旁路手术时有关。

术前评估

全面的体格检查会提供许多有用的临床信息，但血管影像技术对静脉疾病的治疗也很有帮助。现有的研究分为生理学和解剖学检查，得到的信息有许多重叠。静脉造影和多普勒可以提供详细的解剖学信息，可显示主干和穿静脉走形，确定阻塞部位和节段性评估静脉瓣膜反流。生理学数据可通过一系列体积描记技术获得。更详细的血管影像技术的讨论可参考 72 章。总之，我们发现，用多普勒在袖带迅速放气时节段测量瓣膜关闭次数，对选择患者行手术治疗是非常有用的。偶然存在的髂静脉瓣膜会减少 Valsalva 动作对评估下肢反流的价值。另外，Valsalva 动作无法产生足够的静脉反流，产生瓣膜上方压力改变，导致瓣膜持续关闭。以 Valsalva 动作来选择患者是否保留大隐静脉(GSV)会出现许多未认识到的隐股交汇处关闭不全，可导致不恰当的保留 GSV 而致复发。多普勒成像可提供详细的解剖学信息，精确地判断有无静脉血栓或阻塞。

纠正浅静脉和穿静脉疾病一般需要独立的临床表现和多普勒超声。但考虑行深静脉重建时，我们认为静脉造影(顺行或逆行)非常有价值。静脉造影作为一种研究手段，可以评估治疗对血流动力学的影响，但对评估静脉流出道阻塞不敏感。压力测定和静脉造影都不能有效说明髂静脉狭窄，而 IVUS 可进行此评估。随着影像学技术的进步，CT 和磁共振成像可更精确地显示静脉的解剖结构，可无创地进行三维重建。在计划行中心静脉重建时这些技术尤其有用。

手术技巧

当决定手术治疗慢性静脉疾病，充分了解病变范围和程度后，便要制定手术方案。表 73.1 列出了不同疾病的推荐治疗方法。我们推荐在进行深静脉手术前治疗所有的浅静脉疾病。对 CEAP 分级为Ⅳ~Ⅵ级的患者，在行浅静脉手术时应治疗穿静脉关闭不全。

麻醉方式由患者的一般情况和预计手术方式决定。椎管、硬膜外、全麻和局麻都可选用。最近针对门诊患者还采用可动的局麻和区域麻醉技术。但是,筋膜下腔镜穿支结扎术(SEPS)和深静脉重建术时间较长，手术区域较大,不适合用局麻。

浅静脉手术

消除大隐静脉、小隐静脉及其主要属支的反流是手术治疗 CVI 的第一步。根据病变的分布、静脉口径、迂曲程度、患者特点、血栓史和既往手术史,施行经静脉切除、剥脱和抽剥等联合治疗。这些技术将在 74 章讨论。需特别注意的是治疗小隐静脉(SSV)反流在治疗 CVI 患者浅静脉反流时的重要作用。我们的经验是,残留的 SSV 和穿静脉关闭不全是溃疡治愈失败和溃疡复发的重要原因。这些数据支持手术治疗 SSV 反流,即使在旋转时患者会感到不适。

穿支静脉手术

根据此前描述，穿静脉分布遍及整个下肢。但是,具有临床意义的大多位于大腿和小腿内侧。大腿内侧的穿静脉在体格检查时一般比较明显,可汇入属支或大隐静脉。术前行体格检查或多普勒超声引导下标记，有利于直接切开和结扎关闭不全的穿静脉。内镜一般不应用在大腿，因为这些区域伤口并发症与别处不同，穿静脉的数量也比较少。在剥脱和属支抽剥时通常直接切开行穿静脉断离。

小腿内侧穿静脉病变常与严重 CVI 病变(脂性硬皮病和溃疡)并存。切除这些关闭不全的穿静脉会缩短愈合时间,减少溃疡复发。小腿穿静脉可通过小腿内侧长切口(Linton 术)直接暴露或在超声引导下局限切开(图 73.2)。这两种技术都是在受损的皮肤处切开,伴发切口并发症的风险很高。外科内镜技术可在小腿上段做手术小切口，与 Linton 手术相比,并发症的发生率明显下降，在 Dutch SEPS 实验中已得到第一阶段数据证实。我们建议在 CEAP 分级为Ⅳ~Ⅵ级的浅静脉手术中实行 SEPS。虽然在技术上 SEPS 在无慢性皮肤改变的患者中更易进行，我们不常规推荐 CEAP 分级Ⅰ~Ⅲ级的患者行 SEPS,因为没有数据表明 SEPS 对这些患者效果更好。

筋膜下腔镜穿支断离术

全麻或局麻下，患者膝踝部抬高(图 73.3)。将小腿处于无支持位以增加暴露。下肢用驱血带驱血,用气压驱血带在大腿处充气至高于动脉压,可避免发生 CO_2 栓塞和减少手术野出血,因为出血使得可视性下降。但使用驱血带的缺点是使穿静脉的辨认更加困难。许多治疗中心不使用驱血带,我们建议将 CO_2 压力控制在 15 mmHg 以下,以减少 CO_2 栓塞的可能。切口在小腿上段正常的皮肤。切口至少要距

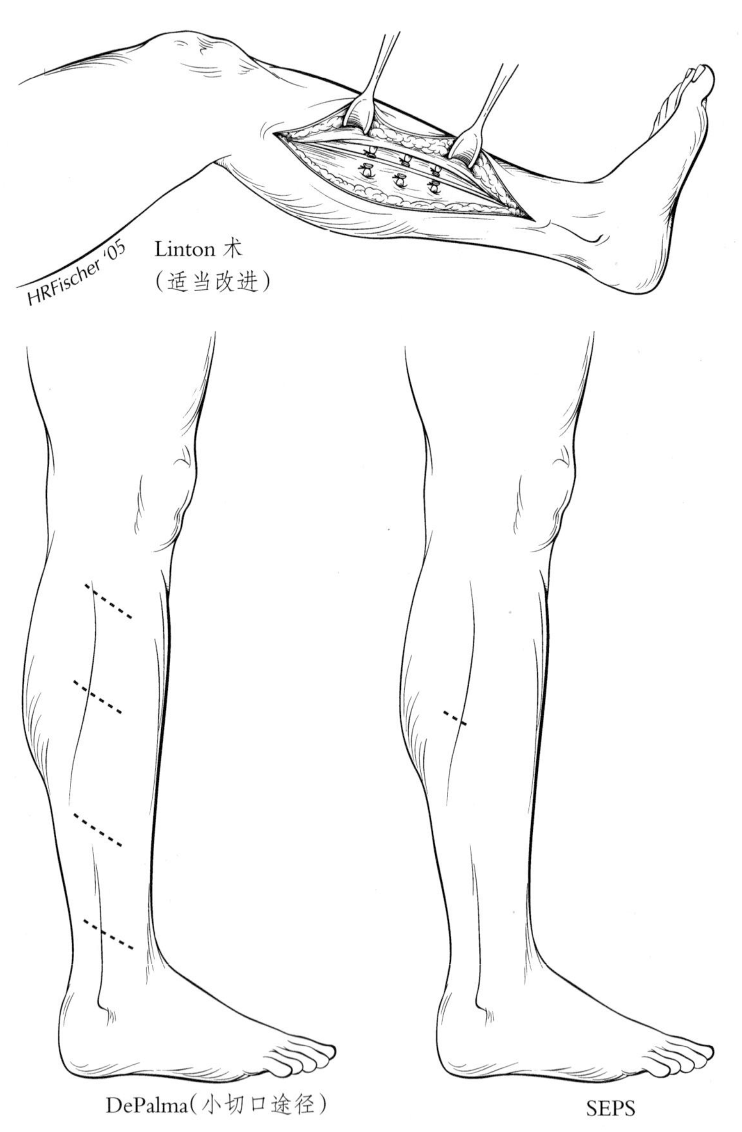

图 73.2 手术切开行穿静脉离断。

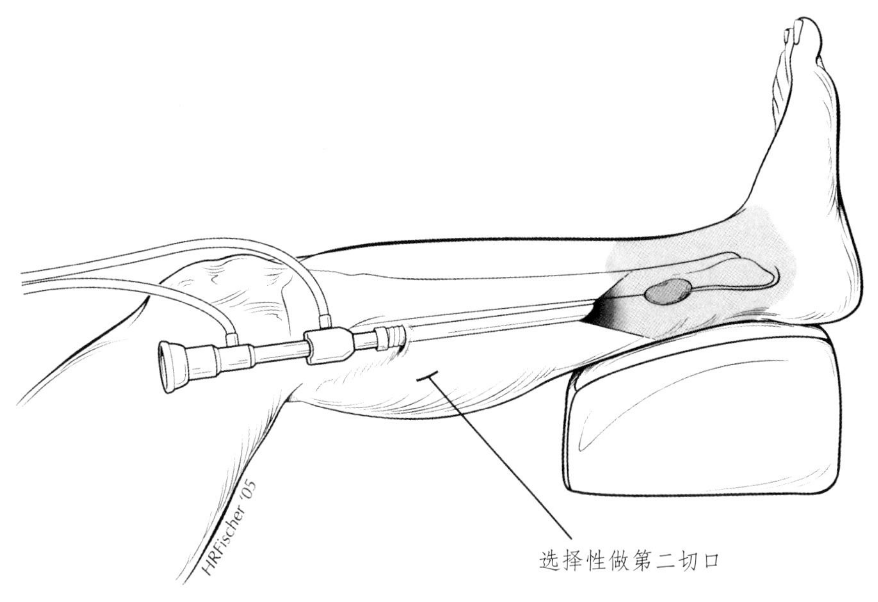

图 73.3 SEPS 的手术体位。

离胫骨粗隆 10 cm，侧方距胫骨边缘至少 5 cm，以避免内镜损伤胫骨。将切口选在远端是为了利于暴露下肢和踝部，但在脂性硬皮病的患者应避免。如果采用双切口技术，第二切口（5 mm 长设备切口）应在第一切口的后方及远端 5 cm。切口在皮下脂肪层延长，深筋膜浅面的薄层结构横断切开 12 mm，用钩子或指尖在筋膜下钝性分离。用球囊扩张装置使平面向踝部延伸。将一个旋转适配器或球囊固定接口插入前方切口，充入 CO_2 至压力达到 15~25 mmHg，以扩张间隙，增加可视性。该治疗可由带有内腔以供传递器械的工作用镜（MDI），或用另外一个套针（TFOD）在内镜直视下刺入完成。在这时装置在后方间隙的浅部，沿前方或内侧切开，确定垂直穿过该区穿静脉。用 5 mm 的内镜夹夹闭并切断穿静脉，或用超声刀分离并在远端切断（图 73.4）。在这个区域，约 70% 的 Cockett 2 穿静脉（下肢下段内侧穿静脉）和 15% 的 Cockett 3 穿静脉（下肢中段内侧穿静脉）对操作者来说不易寻找（图 73.1）。如图所示，这些隐藏的穿静脉从深部后方间隙直接进入皮下组织而不通过浅部后方间隙。这是一个非常重要的解剖现象，因为多数（ICPV）发生在 Cockett 2/3 水平。为找到残留的 Cockett 2/3 穿静脉，深部后方间隙的深筋膜需切开胫骨周围的筋膜切除（图 73.5）。在筋膜下切开后远端的手术野变得很狭小（图 73.6）。受限的工作区域使治疗下肢下段和踝部的穿静脉（Cockett 1）更具有挑战性。在这种区域使用单切口的手术镜更有利，可解决操作空间有限的问题。

深静脉反流性疾病的外科治疗

深静脉重建的手术方式取决于瓣膜关闭不全的病理过程。因而，手术方式分为直接法（修复瓣膜本身）和间接法（移植其余地方包括静脉段的瓣膜来替代无功能的瓣膜）。后者常见于存在继发性病因的患者，其瓣膜和周围静脉已由于血栓后遗症而严重破坏。

直接途径

由于纤维变性导致的原发性瓣膜关闭不全患者，静脉瓣膜边缘下垂而无法闭合，而后沿瓣膜发生静脉反流。多普勒超声可显示节段性扩张的深静脉和束状无血流对抗功能的瓣膜。典型的血栓形成后改变是不存在的。下行静脉造影表明瓣膜存在但关闭不

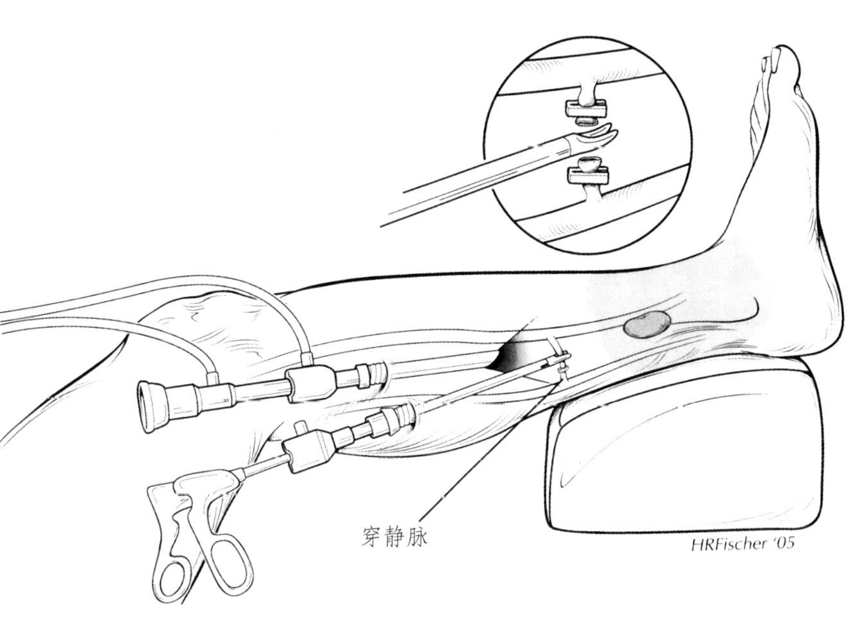

图 73.4 SEPS 术中夹闭穿静脉。

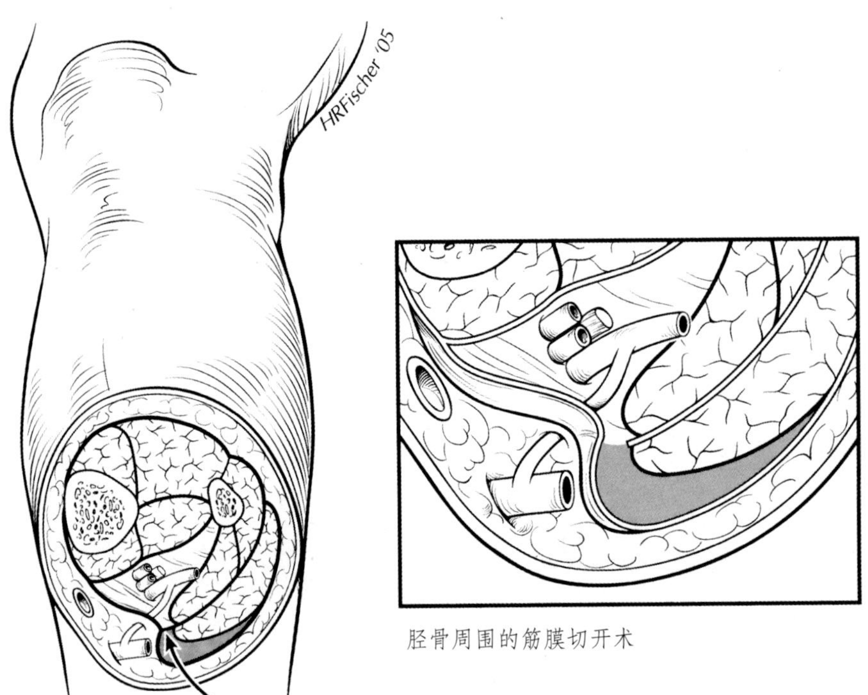

图 73.5 SEPS 术中胫骨周围筋膜切开。

全。这个发现常见于血栓形成后静脉造影中对比缩窄的无瓣膜节段和残留瓣膜时。

瓣膜修补

直接修复瓣膜的瓣膜成形术有两种：

- 开放式途径：行静脉切开，可以直视瓣膜；
- 使用更常见的半开放式血管镜途径。后一种方法用血管镜观察关闭不全的瓣膜来完成血管内修复。

在股总静脉上方纵行切开，可处理股总静脉、股静脉、深静脉和大隐静脉。原发性静脉关闭不全的患者静脉管壁薄弱，静脉周围无静脉血栓形成后常见的致密瘢痕组织。切断静脉主干的不同属支，游离出约 4 cm 长的股静脉。在上段股静脉和股总静脉交界处根据常有的突出部可确定近端瓣膜。在不同静脉节段驱走血液检查瓣膜关闭不全。存在瓣膜关闭不全时血液从近端流向远端。全身肝素化后，在股总静脉、股深静脉和股静脉的瓣膜上下方各放置柔软的无损伤血管夹。

开放性瓣膜修复术

开放性瓣膜修复术时，有两种方法用于切开静脉暴露瓣膜。Kistner 较喜欢在瓣膜联合点处纵行切开静脉，Raju 和 Fredericks 提倡在瓣膜上方横行切开静脉(图 73.7)。横行静脉切开时切口在股深静脉汇入股总静脉的开口处。两种方法都应注意避免损伤瓣膜联合。对缺乏经验的医生来说，横行静脉切开更安全，容易确定瓣膜的位置，避免损伤。Kistner 推荐自瓣膜下方开始纵行切开静脉，这样在直视瓣膜联合和尖部的情况下完成静脉切开。

PVI 的病理表现常为疏网状的瓣膜结构，游离缘冗长。7-0 单丝可抽回缝线固定于静脉壁的两边使易于暴露瓣膜结构。每个瓣膜多余的尖部在联合处用 7-0 单丝带垫缝线“收”起来(图 73.8)。缝合增加了瓣膜朝向头端的程度从而缩短了瓣膜尖部。瓣膜尖在每一瓣膜联合处应缩短 20%。先前留置在静脉壁的双针缝线间断缝合切开的静脉。用挤压的方法测定瓣膜的关闭程度。

血管镜下瓣膜成形术

我们经近端的大隐静脉或股总静脉插入血管镜至股静脉(图 73.9)。经血管镜设备注入生理盐水，若存在关闭不全，便可清楚地看到瓣膜的瓣叶。明确诊断后便行瓣膜修补术。用

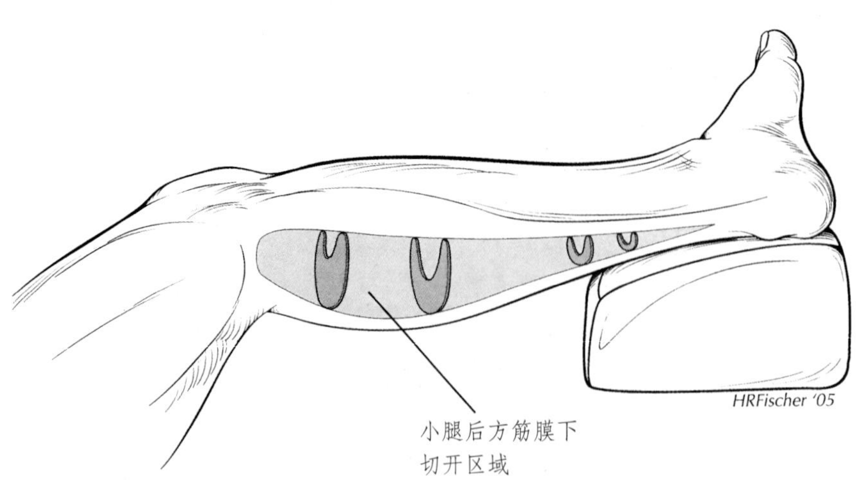

图 73.6 狭小的后方筋膜下区域。

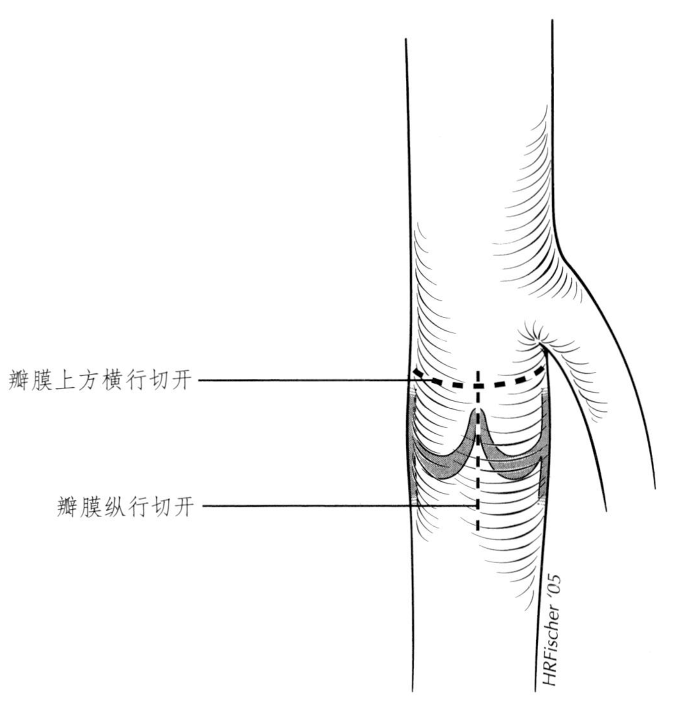

图 73.7　血管镜瓣膜修补术。

血管镜在腔内观察和引导，7-0 单丝缝线穿过瓣叶的联合处。当瓣膜的每个边缘缝合 2~3 针后，通过血管镜在瓣膜上方注入生理盐水检查瓣膜的关闭程度。关闭程度很容易看清楚。

间接入路

在 PVI 患者，直接修复股浅静脉关闭不全的瓣膜是可行的，但在受深静脉血栓破坏的静脉节段，即继发性病例，需要不同的处理方法。在这些病变的肢体中，深静脉瓣膜僵硬增厚、缩向静脉壁或缺失，难以直接修复。有两种间接修复的方法：①转移静脉段；②静脉瓣膜移植。后者较常用。

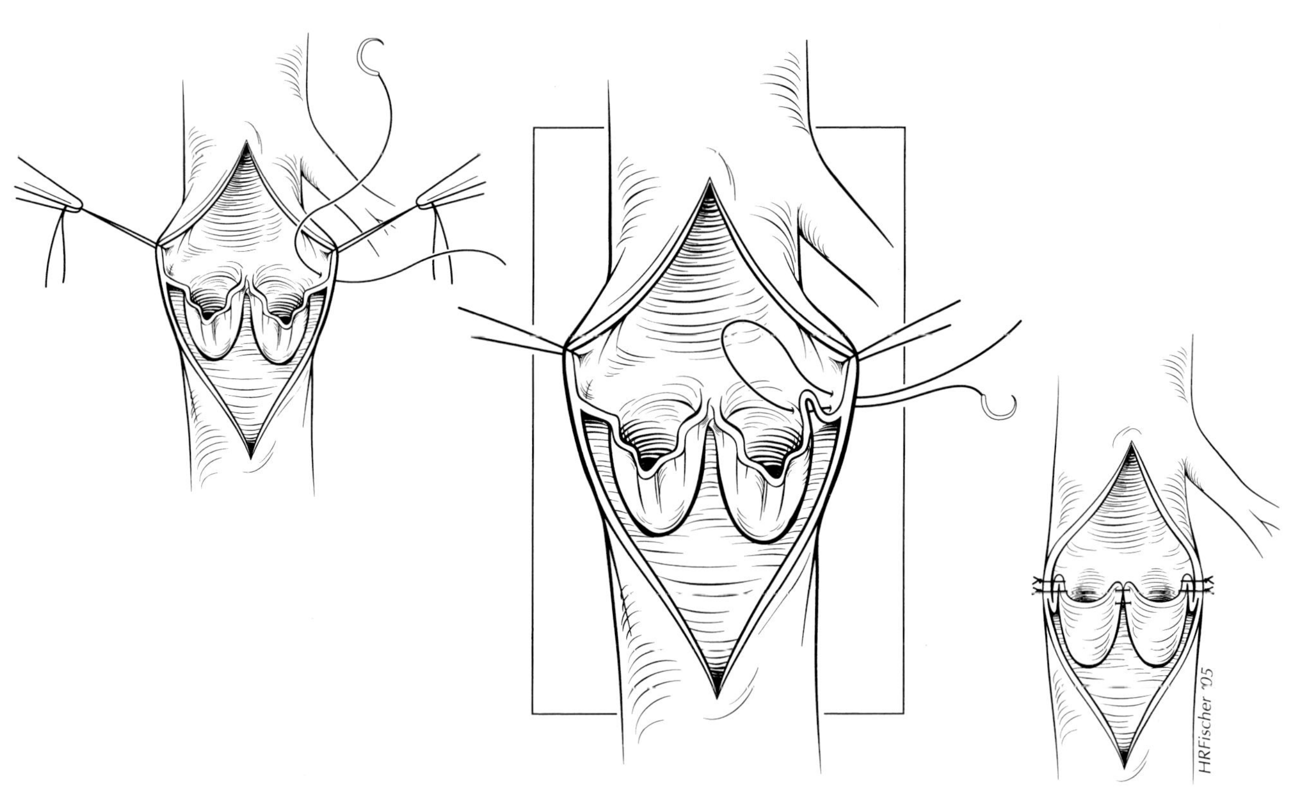

图 73.8　开放式瓣膜切开术。

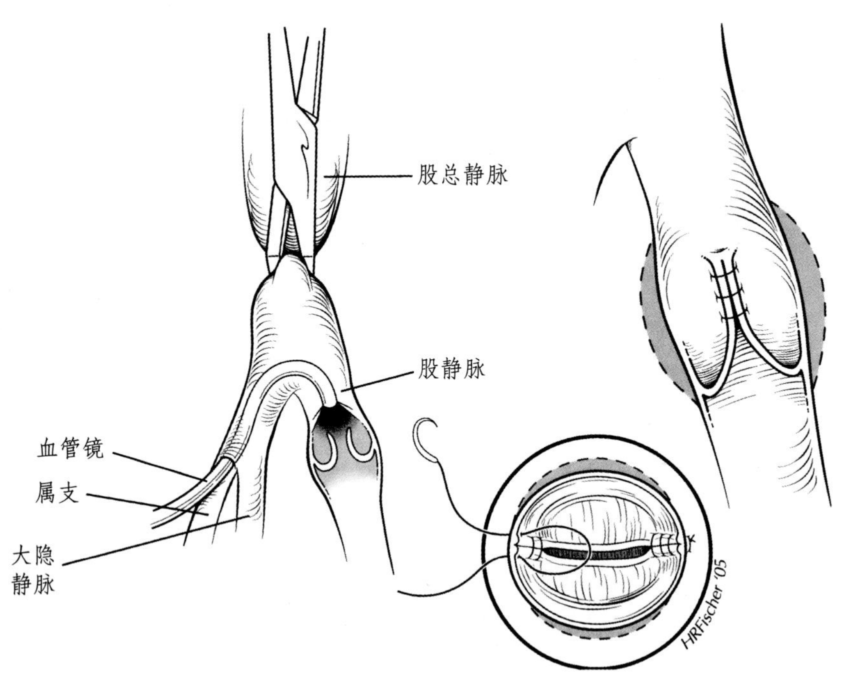

图 73.9 血管镜瓣膜修补术。

转移静脉段

转移静脉段的目的是将一段具有瓣膜闭合作用的静脉转移到腹股沟区的深静脉系统。目前有多种转移静脉段的方法可供选择。最直接的方法是结扎近端关闭不全的股静脉，将远端股静脉与同侧功能良好的大隐静脉吻合。然而,大隐静脉因手术而缺失,有些存在关闭不全。即使大隐静脉存在并有功能，也容易退变，最终导致失败。因此,股深静脉可能更适合做静脉转移。

静脉段转移时的暴露方法与瓣膜成形术相同，即暴露股静脉、大隐静脉、股深静脉。一般来说,如先前发生过深静脉血栓，静脉周围会存在致密的反应。在术中至少游离 2 或 3 cm 长的股静脉、大隐静脉或股深静脉并评估瓣膜功能。术前下行静脉造影会确定可用于转移的闭合瓣膜，术中还需要证实。

全身肝素化后，钳夹静脉近远端。在与股深静脉相接处切断股静脉并用 5–0 单丝缝线连续缝合。先前处理过的股静脉或与股深静脉端侧吻合,或与其第一级属支行端端吻合,此时可选用 7–0 单丝缝线(图 73.10)。完成吻合后,行挤压实验再次检查转移静脉段的关闭程度。术中也可使用 B 型超声。逐层关闭切口,根据情况选用引流。

静脉瓣膜移植

Taheri 及同事介绍了静脉瓣膜移植术。他们选用肱静脉作为具有瓣膜承受力的移植静脉。选择长约 2~3 cm 的肱静脉段作为移植静脉，在股深静脉下方 4 cm 处植入股静脉中。在初期研究中,Taheri 等在 85%的肢体中观察到良好的临床效果，超过 50%的病例溃疡得到愈合。Raju 等在应用该技术时有所不同，他们以腋静脉作为移植静脉段。他们认为与肱静脉相比,腋静脉的口径与股浅静脉的口径更相配。另外，他们还将移植静脉用 8 或 10 mm 的 Dacron 人工血管包绕以减少后期的静脉扩张。

尽管移植带瓣膜的肱静脉到股浅静脉后在初期临床效果较好，但 Taheri 等发现移植的肱静脉段最终会扩张。移植静脉扩张后继发的瓣膜关闭不全，是口径较小的肱静脉理论上的一个缺点。即使采用口径较大的腋静脉，Raju 和 Fredericks 也面临累积性静脉扩张和瓣膜功能进行性退变的问题。为避免这一问题，可用 Dacron 人工血管包被移植静脉段。

我们进一步改进了这种治疗方法，将口径较大的腋静脉移植到膝上的腘静脉,而不是股浅静脉。该方法的原因有两点：

• 移植腋静脉的口径与腘静脉的口径尺寸更相匹配，避免了移植到腘静脉后期发生移植静脉扩张和继发瓣膜功能不全；

• 恢复了腘静脉水平的瓣膜功能，在小腿肌肉泵上方可发挥重要的“看门人”功能。

程序

病变下肢和对侧上肢铺巾备用，这是考虑到有两组人员可以同时操作。平行神经血管束纵向切开,暴露腋静脉。切开时应小心,避免损伤臂丛或其他包绕的神经结构。术中用多普勒探头检测腋静脉段的通畅情况和瓣膜功能。我们不采用术前静脉造影选择有瓣膜的静脉节段，而是多普勒成像。通常情况下,我们取一段 6~8 cm 长、含有一个瓣膜的腋静脉段。

经标准的膝上途径暴露腘静脉。有时我们也采用膝下腘静脉切开作为移植位点,将静脉与伴行动脉游离开来。当静脉有血栓形成后改变时,静脉解剖通常会有些困难。游离出长约 8 cm 的静脉段后,将其绕成环状。给予 5000 U 肝素，用柔软的带橡胶

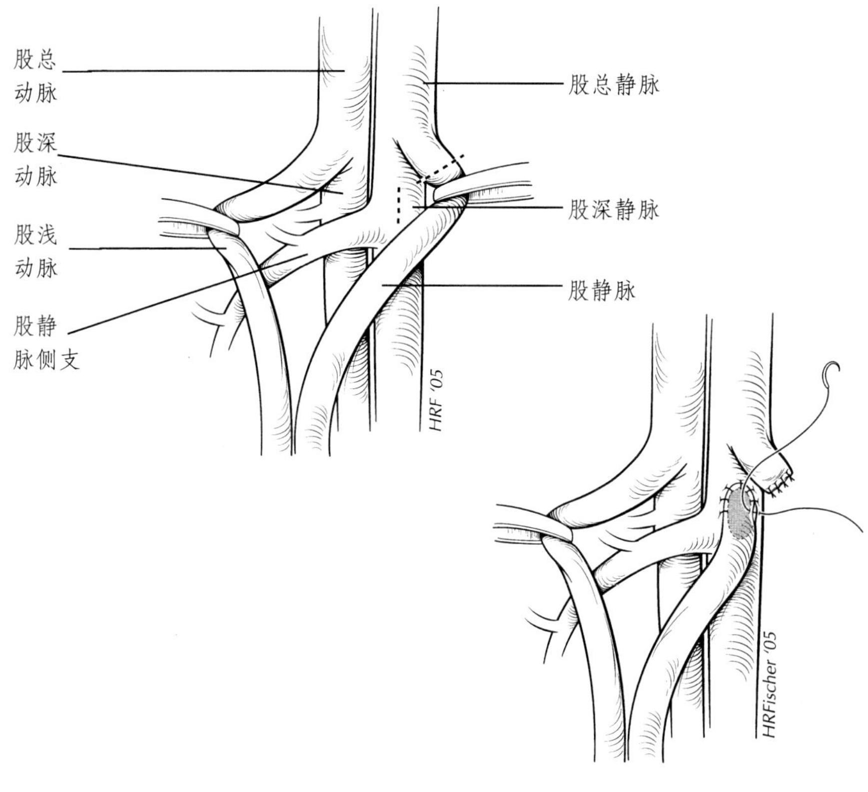

图 73.10　转移股静脉到股深静脉。

垫的无损伤血管夹钳夹静脉。取 3~4 cm 长的静脉段作为有瓣膜承受功能的移植静脉段，静脉移植时用 7–0 单丝缝线间断缝合法首先吻合远端。当间断缝合 4 个 1/4 点后，移植静脉呈“降落伞”状归位，然后完成剩余的缝合（图 73.11）。在行两端吻合时，必须注意避免将瓣膜结构包入。用类似的方法行近端吻合。在最终完成近端吻合前要冲洗静脉段。术中要评估手术位点，当移植静脉段存在明显反流时应另行瓣膜成形术。静脉用 Dacron 人工血管包被，用 7–0 缝线松散固定。这种包套并不是缝在静脉上，两端亦不超过吻合处。患者在围手术期需每天使用低分子肝素，5 天后改用华法林。为增加术后通过移植静脉的血流，患者需行间歇性肺压缩直至下床活动。患者在术后第 1 天晚上需重点观察并术后引流 1~2 天。

并发症和术后处理

术后处理包括以下几种情况：疼痛、淤斑、抗凝及抗血栓药物，下床活动和压迫衣服。疼痛在某些情况下是一种主观感觉。根据本章描述，患者在接受不同治疗后其不适的主诉会各不相同，多数需数天口服止痛药。使用局麻药物局部浸润或伤口区域麻醉可能会加快恢复。有效止痛可以增加肢体的活动性，快速恢复功能。

淤斑在剥脱或抽剥术中是常见的，但少见于先前介绍的其他措施。由于术前血栓形成和冠脉或周围动脉闭塞性疾病的高发生率，大多数患者有应用抗栓（阿司匹林或波利维）或抗凝治疗（华法林）的指征，而不管目前的手术方式如何。围手术期所有患者应使用肝素预防深静脉血栓。患者预先应用华法林，接受深静脉重建手术的患者在术后第一天起应用治疗剂量的低分子肝素，直到服用华法林后 INR 达到治疗量（2.0~2.5 之间）。当服用华法林的指征仅是接受手术时，治疗应限于 3 个月以内。这些患者应长期用抗栓治疗（阿司匹林或波利维），鼓励早期下床活动。在浅静脉和穿静脉手术后，患者在手术当天出院并鼓励他们活动。深静脉手术后，患者一般在术后第 1 天活动。虽然医生持鼓励态度，患者的活动应自我控制，至少在 2 周内避免长时间步行、站立或剧烈运动。另外，在此期间内，坐位时要抬高肢体。鼓励患者在围手术期和长期治疗过程中使用压迫衣物，特别是当患者患有 C3–6 级的 CVI 或存在深静脉疾病时。

结果

切除浅静脉是近一个世纪以来手术治疗静脉疾病的主要手段。虽然剥脱和经血管内切除在治疗静脉曲张时证实有效，在改善重度 CVI 患者预后的作用直到最近才被证实。ESCHAR 实验随机选取了 500 例 C5–6 分级的 CVI 患者，比较单独行药物或压迫疗法与接受药物或压迫治疗同时行浅静脉手术的效果。在本实验中不采用穿静脉手术或深静脉重建术。他们发现在 24 周后治愈率没有变化，为 65%；但 12 个月内手术组溃疡复发率明显减少，为 12%，而未手术组为 28%。Dutch SEPS 实验也报告了类似的发现，他们随机选择 200 例有穿静脉关闭不全的肢体行单独压迫疗法，或压迫加手术治疗，即全部行 SEPS，在适当的部位行浅静脉切除。在 27 个月的随访中，他们发现手术组无溃疡复发的人更多，为 72%，而压迫疗法组为 53%。深静脉

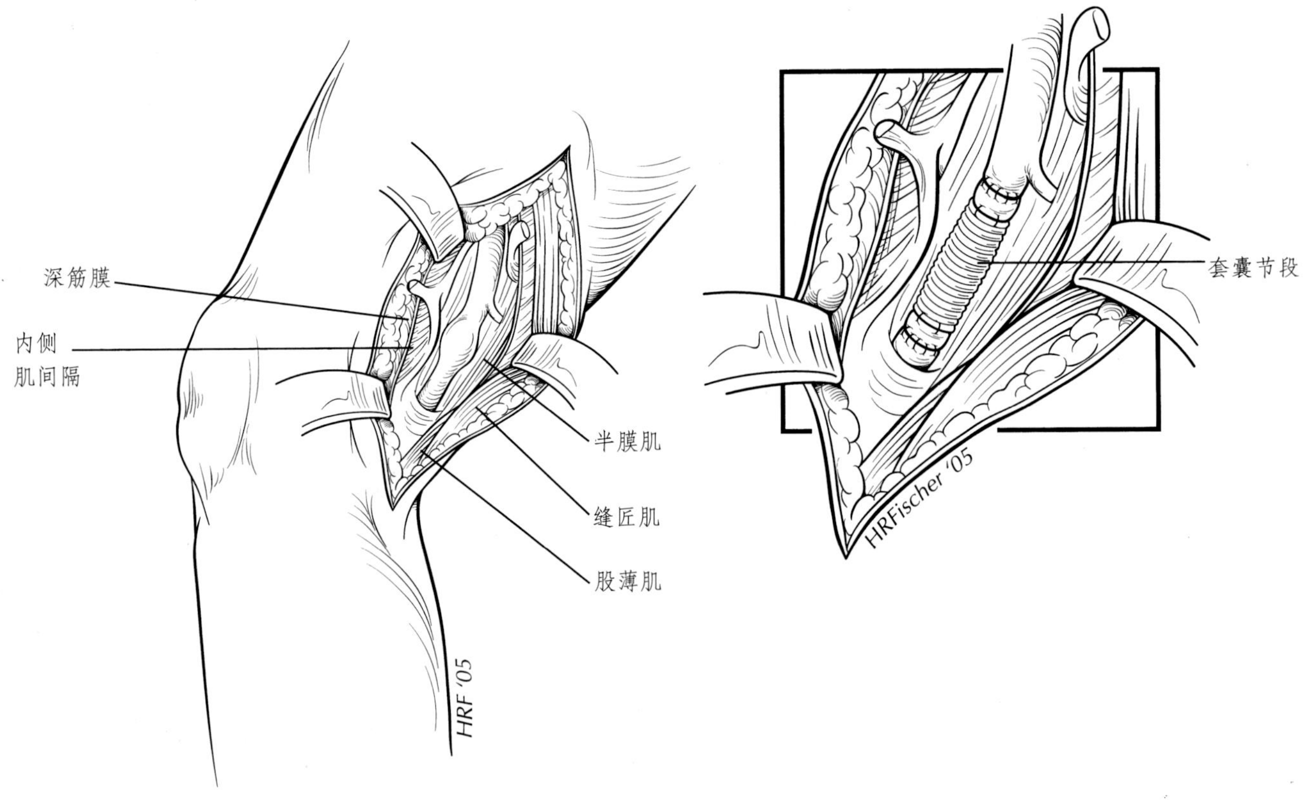

图 73.11 腘静脉瓣膜移植术。

重建术,因实施的数量相对较少且技术多样,未曾进行前瞻性的随机对照实验。但病例报告证明了其良好的溃疡愈合率:60%~91%。这些治疗效果相对持久,但在无支持的静脉节段,静脉扩张的风险依然让人担忧。与世界上其他中心的结果不同,我们的结论是,5.3 年中溃疡复发率为 21%,平均无溃疡期为 4 年。

并发症

幸运的是,静脉手术非常安全。系统回顾 1000 多例 SEPS 手术,并发症的发生率报告如下:DVT 1%, 神经痛 7%,血肿 9%,感染 6%。重要的是无死亡和肺栓塞发生。在数量最多的深静脉重建术的报告中,Raju 报道 DVT 发生率为 3.5%,瓣膜修复后血栓形成发生率为 0.7%,伤口感染为 7%,包被植入物感染发生率为 2%。

推荐读物

1. Bry J, Muto P, O'Donnell TF, et al. The clinical and hemodynamic results after axillary-to-popliteal vein valve transplantation. *J Vasc Surg*. 1995;21(1):110–119.
2. Cesarone MR, Belcaro G, Nicolaides AN, et al. Real epidemiology of varicose veins and chronic venous diseases: the San Valentino Vascular Screening Project. *Angiology*. 2002; 53(2): 119–130.
3. Gohel MS, Barwell JR, Wakely C, et al. The influence of superficial venous surgery and compression on incompetent calf perforators in chronic venous leg ulceration. *Eur J Vasc Endovasc Surg*. 2005;29(1):78–82.
4. Iafrati MD, Pare GJ, O'Donnell TF, et al. Is the nihilistic approach to surgical management of venous incompetence justified? *J Vasc Surg*. 2002;36(6):1167–1174.
5. Raju S, Hardy JD. Technical options in venous valve reconstruction. *Am J Surg*. 1997; 173:301.
6. Taheri SA, Lazar L, Elias S, et al. Surgical treatment of postphlebitic syndrome with vein valve transplant. *Am J Surg*. 1982; 144:221.
7. TenBrook JA, Iafrati MD, O'Donnell TF, et al. Systematic review of outcomes after surgical management of venous disease incorporating subfascial endoscopic perforator surgery. *J Vasc Surg*. 2004;39(3):583–589.

编者评述

G. L. M.

压迫疗法在某种意义上讲已成为治疗 CVI 的主要方法,这已经达成共识。大多数人也会同意,当存在静脉溃疡或脂性硬皮病的患者出现明显的静脉反流,但不存在深静脉疾病时,需去除大隐静脉。在这些相对简单的方案之外,静脉手术对治疗 CVI 的作用就无法达成共识了。许多人认为穿静脉应该作为浅静脉手术治疗目标的一部分。其他人主张针对穿静脉的特别治疗, 如 SEPS, 是不可行的。很少证据能表明 SEPS 作为一种单独治疗方法而排除浅静脉手术的有效性。SEPS 的反对者宣称许多穿静脉受浅静脉手术治疗的影响，一些关闭不全的穿静脉在浅静脉去除后功能恢复。

事实上深静脉重建更具有争议。Iafrati 和 O'Donnell 对治疗 CVI 的不同手术方法做了清楚的描述。他们没有告诉我们的是，在施行深静脉重建手术 30 年后，成千上万患有 CVI 的患者不再施行，为什么 CVI 的手术治疗仍然是一种专门的治疗方法，仅在少数中心由少数致力于深静脉手术的外科医生对少数患者实施？为什么适合这些治疗的实际患者数量要远少于预计数量？执业医生是否仅满足于保守治疗？执业医生是否致力于静脉重建但对结果不满意？我们是否手术选错了患者？

所有上述因素阻碍了深静脉重建在治疗 CVI 中的普及。从一项前瞻性结果来看，对一种可能伴随患者 40 年或更久的疾病来说，仅知道一种静脉治疗方法 5 年的有效性是不够的，认识到这一点很重要。许多外科医生会告诉你他们找不到适合行静脉重建术的患者。或许他们不知道寻找什么，但事实是没有患者被认定行静脉重建治疗。

我们或许错误地对别人实行了手术。相比患有进展期肺癌的患者戒烟的远期效果，对难治性溃疡和进展性脂性硬皮病的患者限制性地采用手术治疗所得的预期效果更令我们失望。静脉溃疡的患者患有最初由静脉疾病引起的皮肤病。但我们不可能赞同修复静脉就可以修复皮肤这一说法。当然戒烟也不可能治愈肺癌。或许静脉重建术应在出现溃疡和脂性硬皮病之前实施。当然，这种方法将决定哪一类患者会进展为严重的 CVI。至今我们还无法挑选这些患者。

还有一些依赖导管的 CVI 治疗方法正在发展。一些研究小组探索经皮植入静脉支架的作用。他们已经植入许多支架，但尚无 5~10 年的数据。人工静脉瓣膜技术也正在发展，在短期内它们功能良好，但在 40 年及以后是否仍有功能目前尚未可知。如果外科医生发现一个患者适合进行静脉重建，很可能他或她将不会进行这些治疗。Iafrati 和 O'Donnell 的介绍可作为进行静脉重建术的参考。每个外科医生都应仔细随访这些患者，在实际工作中明确静脉重建术的适当作用。

（张文波　符伟国　译）

第74章

保留部分大隐静脉的大隐静脉和穿支静脉结扎治疗静脉曲张的外科处理

John R.Pfeifer, Jennifer S.Engle

静脉曲张的流行病学

浅静脉功能不全是极为常见的一种疾病，是否需要药物治疗取决于患者对美观的要求、症状与其并发症。原发静脉曲张是由多基因遗传导致的静脉壁和静脉瓣的缺陷。Munn等人报道了80%需要进行手术治疗的患者有静脉曲张的家族史。表浅静脉瓣膜功能不全有时可成为大静脉曲张的先兆。San Valentino流行病学研究中，对20 000位患者进行了为期10年的随访，其中45~60岁的患者中，隐-股和隐-腘静脉交界处的静脉功能不全发生率为9%，同时静脉曲张发生率为6%。而年龄的增长、女性患者、妊娠、体重和升高的增长及站立型职业都是其危险因素。继发静脉曲张是由于血栓形成时对静脉的损伤、盆腔肿瘤、先天性疾病(克-瑞-韦综合征、静脉瓣膜发育不全)或先天性及获得性动静脉瘘形成。

静脉反流手术的病史

在书中(Mosby,1939)，关于静脉曲张的定义，Ochsner和Mahorner在早期提到了由于瓣膜的功能不全而造成血液反流这个病因：

"我们认为，大多数的下肢静脉曲张是由于瓣膜的功能不全造成的，一般发生在隐静脉，但也有时在某些具有病因学意义的静脉也可发生……"

"……当腿部的交通静脉瓣膜出现功能不全时，一些血流可通过浅表的交通静脉系统反流。"

以下是一些有趣的历史背景，以往处理此类异常反流的方法是使用隐静脉主干或穿支静脉，但这种方法至今仍然存在争议。

19世纪

1877年，Schede首先提出了使用多点经皮结扎和切除静脉主干来阻断大隐静脉，具体方法是用缝线穿过皮肤和曲张的静脉系于一端的乳胶管上。每例大约结扎30处。

1884年，Madelung在大腿及小腿各做一个长切口，完整切除大隐静脉及其曲张的分支并结扎残端。

1895年，Perthes使用Trendelenburg术式，在大腿中段不同水平对大隐静脉进行结扎或切除。此项研究的结果中，有22%的复发率，主要是由于大腿中段静脉的结扎问题。因此Perthes改进了Trendelenburg术式，在较高平面进行结扎，同时，其复发率也有了改善。

1896年，澳大利亚的William Moore率先提出了门诊患者可在局麻下行隐股点大隐静脉的结扎。

20世纪

1904年，瑞士的Tavel建议，在分支近心端高位结扎大隐静脉可以避免前述的高复发率。Homans在1916年重申了此方法。

1905年，Keller提倡在静脉腔内使用一种柔韧性的导丝来完全剥除曲张的大隐静脉。将导丝末端的静脉切开系于导丝上。"将导丝退出，翻转静脉的同时可将其剥除"。

1906年，C.H.Mayo描述了第一个外用剥脱器，由一个外环和一个手柄组成。将静脉切断的一端穿过环，沿静脉走行施力拉动环将其剥除同时切断其侧支血管。然后做一皮肤切口将静脉取出。

1907年，Babcock提出了改进的Keller导丝技术，他在导丝顶端附加了一个尖头以便于进行穿入静脉及退出时静脉的附着。

伦敦的Sidney Rose将这3种方

法的不足之处简要归纳为："keller的方法较为拙劣，Mayo的容易出血，Babcock使用的手术器械太短、太直且柔韧不足。"然而，这3种方法奠定了现代剥脱技术的基础，使得其沿用了将近100年。

1908年，Schiassi报道了使用结扎和注射硬化剂治疗膝上大隐静脉曲张的方法。

1912年，Tavel重申了Schiassi的观察报告并且推荐静脉曲张的治疗使用结扎合并硬化剂。此技术的各种衍生技术至今仍在使用。

美国在1930年，由芝加哥的De-Takats再次肯定了门诊手术中的大隐静脉结扎。现在几乎所有的静脉曲张手术均在门诊完成。

静脉曲张发病机制中反流的作用

在下肢，深、浅静脉由深筋膜分隔在两个不同的区域各司其职。穿支静脉起到连接两者的作用。在同一区域的静脉由交通支来连接。较表浅的区域是一个压力较小的空间，而深部的区域因为有肌肉压力泵的存在而压力较高，小腿腓肠肌可产生200~300 mmHg的压力使静脉血液向心脏回流。有证据证实足部肌肉也参与此项功能。

静脉瓣膜可使浅表区域的血流流向深部，使远心端流向近心端。腓肠肌收缩时，穿支静脉瓣膜关闭使深部的高压无法传至浅部及皮肤。如果瓣膜出现功能不全，腓肠肌泵所产生的压力将传至小腿浅部，将其也变成一个高压的状态。这将导致水肿、疼痛、静脉曲张和其他的高压表现，称作"高压腿"。

Browse和Burnand明确表示："所有静脉疾病的起病根源都是运动时并未产生静脉低压状态。"

静脉曲张的疾病病因持续了几十年的争论仍无果。多数人同意反流是促成静脉曲张和慢性静脉功能不全的最主要原因。一个研究组织主张静脉扩张的始动因素是静脉壁的缺陷，从而导致扩张，因此静脉壁的牵拉使瓣膜无法正常关闭而诱发了继发瓣膜功能不全。这种说法遭到了一些主张原发瓣膜功能不全是始动因素的人的反对。无论哪个假定是正确的，结果都是一样的，瓣膜的功能不足导致了腿部表浅静脉高压。

因此，我们相信静脉曲张的基础病因是反流，通过穿支静脉功能不全的瓣膜遍布整个腿部的血流，包括了最大的穿支静脉、大隐静脉和小隐静脉。治疗静脉曲张我们采用的方法是，对每例患者仔细确定严重病变瓣膜的位置，并结扎这些穿支静脉，同时切除周围的浅静脉。只有在静脉严重扩张或形成静脉瘤，且不会将其用作动脉替代时，才考虑切除大隐静脉。

外科医生应该牢记，静脉曲张手术不仅是为了改善外观、缓解疼痛和治疗并发症，同时也要控制瓣膜的生理性缺陷，因为它将最终导致复发和远期并发症。

研究组

表74.1显示了我们工作的趋势。在1996年1月1日至2003年12月31日期间，由两名血管外科医生施行了1119例手术。683例行了大隐静脉的结扎和远端曲张静脉的剥脱，对结扎和瓣膜功能不全的穿支静脉剥离进行了关注。1996年和1998年手术数量有所下降。2001年1月至2003年12月的主要手术方法是功能不全的大隐静脉结扎以及切除曲张的穿支静脉。小隐静脉的结扎随着时间有增多的趋势。从静脉剥脱和简单的曲张静脉切除转变为反流点的结扎(隐-股交界、隐-腘交界和功能不全的穿支静脉)主要有两个重要的理由。其一，静脉多普勒双功超声的质量改善和解读能力的增强；其二，认识到了保留了一条可用的隐静脉的作用。

静脉患者的评估

术前评估包括了完整的病史采集和着重于患肢静、动脉情况的体检，详细描绘一副患者站立时曲张静脉分布的图，这些将是患者今后治疗方案的基础参考。数字影像学对术前的预处理有着很大的帮助。静脉光学体积描记术可以确定静脉功能不全的严重程度，以及是否局限与表浅或深部静脉系统。静脉充盈时间小于20秒提示浅静脉或深静脉功能不全，使用止血带后无法复原则意味着深静脉功能不全。

门诊多普勒超声扫描

静脉双功影像学检查是由医生在诊所中进行的。对深、浅静脉的通畅度进行检查并且评价是否有功能不全及其严重程度。大隐静脉、小隐静脉、隐-股交界、隐-腘交界和穿支静脉等深静脉都将被检查。在隐-股交界或隐-腘交界反流时间超过0.5秒都将被诊断为异常。这常常是由扩张的大隐静脉或小隐静脉引起的。

以我们自己的经验，隐-股静脉反流是导致静脉曲张的最常见的原因，随后产生远端功能不全的穿支静脉，最后是隐-腘静脉的反流。

穿支静脉的大小和反流时间都需要测量。功能不全的穿支静脉，包括隐-股交界和隐-腘交界都是导致静脉曲张的病因，同时也是静脉曲张复发的主要因素。出现双向血流以及管壁直径超过4 mm可诊断为功能不全。Yamamoto等认为超声和术中所见功能不全的穿支静脉较正常的直径为

表 74.1　1996 年 1 月—2003 年 12 月的静脉外科趋势

年	大隐静脉结扎/剥脱	大隐静脉结扎/切除曲张静脉	切除曲张静脉	大隐静脉结扎	小隐静脉结扎/切除曲张静脉	总和
1996	7(7.7)*	23(25.3)	60(65.9)	0(0)	1(1.1)	91(100)
1997	4(4.7)	20(23.2)	62(72.1)	0(0)	0(0)	86(100)
1998	1(1.3)	32(41.0)	41(52.6)	0(0)	4(5.1)	78(100)
1999	1(0.9)	41(38.7)	63(59.4)	0(0)	1(0.9)	106(100)
2000	0(0)	44(49.4)	44(49.4)	0(0)	1(1.1)	89(100)
2001	0(0)	140(69.3)	55(27.2)	2(1.0)	5(2.5)	202(100)
2002	0(0)	154(78.2)	23(11.7)	6(3.0)	14(7.1)	197(100)
2003	0(0)	229(84.8)	10(3.7)	8(3.0)	23(8.5)	270(100)
总计	13	683	358	16	49	1119

* 准确的手术数量是根据括号中显示当年手术所占比例计算的。

大，但是他们发现仅仅依靠静脉的直径不足以判断严重程度，尚需结合反流的评估。另有一组研究人员发现筋膜下水平测量超过 3.9 mm 的静脉与功能不全有关，但根据血流动力学标准，小于 3.9 mm 的静脉中有 1/3 是功能不全的。因此我们同时测量静脉的直径和反流持续时间情况。我们的经验是，功能不全的穿支静脉直径超过 4 mm 的，称为“前哨静脉”，上覆的通常预示皮下组织中有扩张的静脉。

静脉曲张手术

适应证与禁忌证

静脉曲张手术的适应证是：治疗与预防静脉血栓、出血或皮肤损害的并发症的发生以及缓解症状和改善外观。禁忌证包括：动脉功能不全、深静脉阻塞、淋巴水肿、出血倾向、下肢皮肤感染、妊娠及其他由于并发症无法施行麻醉的患者。

保留大隐静脉

一个较权威组织建议：大隐静脉的剥脱并不是必须的且对患者的伤害较大。保留非曲张的隐静脉不但可以维持其正常的生理功能，也可以作为日后自体血管移植的备用。此外，常规的静脉剥脱常导致术后疼痛、血肿形成、肢体肿胀和神经损害事件的发生。术后较长的恢复期使患者无法早期进行工作、锻炼和日常活动。

多数外科医生选择切除卵圆窝至膝部之间的大隐静脉，以避免因损伤踝部的神经而导致的感觉迟钝。但这样却使膝下功能不全的穿支静脉成了隐患，并在日后成为复发的主要原因。我们认为应该尽可能保留大隐静脉，只切除由术前彩超定位的反流部位和远端已曲张的静脉。总结以往的经验，这种技术导致的大隐静脉剥脱术后血栓发生率仅有 10%。而切除大腿中部曲张的静脉则会增加术后后遗症的发生率。

术前准备

所有的术前准备均应在门诊手术中心完成。术前 24 小时内，患者应进行第二次静脉彩超以便在体表标记所有直径超过 4 mm 的穿支静脉（图 74.1A）。手术前在患者站立的情况下体表标记 6 mm 及以上的曲张静脉（图 74.1B）。通常扩张最严重的浅表静脉出现在功能不全的穿支静脉处（称为“前哨静脉”），而小的曲张静脉将在术后进行硬化剂注射治疗。

手术过程

麻醉采用硬膜外的方式，保留通道，必要时可随时追加剂量。同时还要使用静脉镇静药物。有些较轻的病例无需行远端大面积剥脱的可在静脉镇静药物维持下使用局部麻醉。

手术方案的订定需要针对所有严重的反流部位，隐-股交界处的反流通过在腹股沟韧带上方做 3~5 cm 间断的切口（具体大小根据个人情况），在股动脉搏动和内收长肌肌腱之间进行切除。在较低截面水平做多个手术切口并不能提高所需操作部位的直观可视性。在确认了大隐静脉及其分支和隐股点后，所有的近端分支均需仔细结扎（图 74.2），未结扎的分支常会导致复发。大隐静脉需使用非可吸收缝线结扎并由隐股点向远端分离出 3 cm，注意不要损伤股静脉，尽量少分离股静脉可以减少对其的损伤及避免术后深静脉血栓（DVT）。

未能正确诊断出隐-腘静脉处的瓣膜功能不全是复发的一个常见原因。由于小隐静脉汇入腘静脉的部位可发

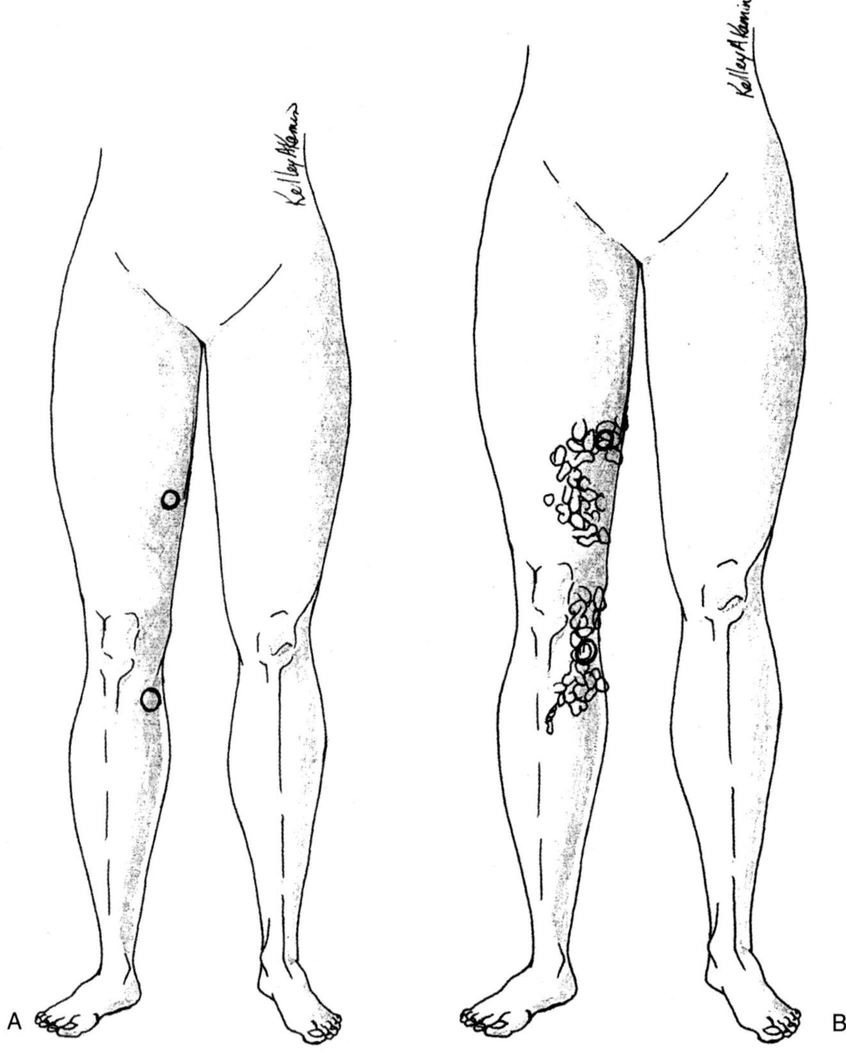

图 74.1 (A)术前一天,再次行彩超检查,在体表标记出功能不全的穿支静脉所在,以便术中操作。(B)术前即刻,患者站立,标记出所有直径超过 6 mm 的曲张静脉。

生变异，因此反流的诊断常需借助彩超。在标记处做一 5 cm 的横切口,于筋膜下分离并使用非可吸收缝线结扎。

术前进行超声检查可对浅筋膜外延伸至筋膜内的曲张静脉进行体表定位标记,以便于手术时确认。对于远端标记的曲张静脉可按皮纹做 1~2 cm 的小切口，最大限度减小术后形成的瘢痕。每个切口中切除的静脉近、远端及其分支均应仔细分离并使用可吸收缝线结扎。使用钝性分离常易导致组织损伤和出血,术后可能加重疼痛、肿胀、淤血,提高神经损伤的危险,应尽量避免使用。

术后制度

术后的加压包扎在手术室中进行,使用棉垫外包弹力绷带,在术后 72 小时患者门诊复诊拆线时解除。而在相继的 1 个月内每日使用Ⅱ或Ⅲ级的强制加压(20~30 mmHg,30~40 mmHg)膝上或连袜裤。长期的加压疗法对每个患者都应提倡。术后 2 周内需要进行腿部抬高与刺激腓肠肌泵的行走运动,如能长期坚持则效果更好。

结果与并发症

从表 74.1 中我们可以看到,自 1996 年起,随着反流点诊断精确性的提高,外科技术有了很大的进步。有两个理由使我们不再施行大隐静脉的整体剥除，首先是大隐静脉结扎及曲张静脉的切除降低了术后并发症的发生率;其次,保留大部分的大隐静脉可用作日后自体血管的移植物。彩超的明确诊断与手术的完全结扎也降低了复发率。在其他方面也有类似的结果,如复发、隐神经损伤、术后临床症状和术后毛细血管扩张等,均有所下降。

另一个复发率下降的原因是,我们要求所有患者术后都长期穿戴有压力梯度的弹力袜。维也纳的 Hugo Partshch 是静脉疾病加压疗法方面的领头人,他认为:“加压(疗法)对患者来说并不能成为一种负担。”我们也同意这种观点。幸运的是,多数加压产品的生产厂家已经开始开发更柔软舒适(及美观)的压力梯度袜。为了使其更耐穿，我们建议患者在“能藏得住它们”的时候穿戴。我们相信这种方法能降低术后复发率。

更仔细详尽的彩超检查是我们实践中的另一个趋势，它可以显示隐-股、隐-腘交界和穿支静脉的反流情况，因此我们可以在原有的简单切除曲张静脉的手术方案基础上，增加结扎反流静脉的手术步骤。

在我们施行的一系列静脉曲张手术中,近期并发症有:需手术介入的血肿 1 例(1/1119,0.089%),仅需保守治疗的淋巴囊肿 2 例(2/1119,0.18%)。在我们回顾的所有病例中,多数复发病例是由于隐股点处静脉的功能不全,且未能进行完全的结扎而引起的。

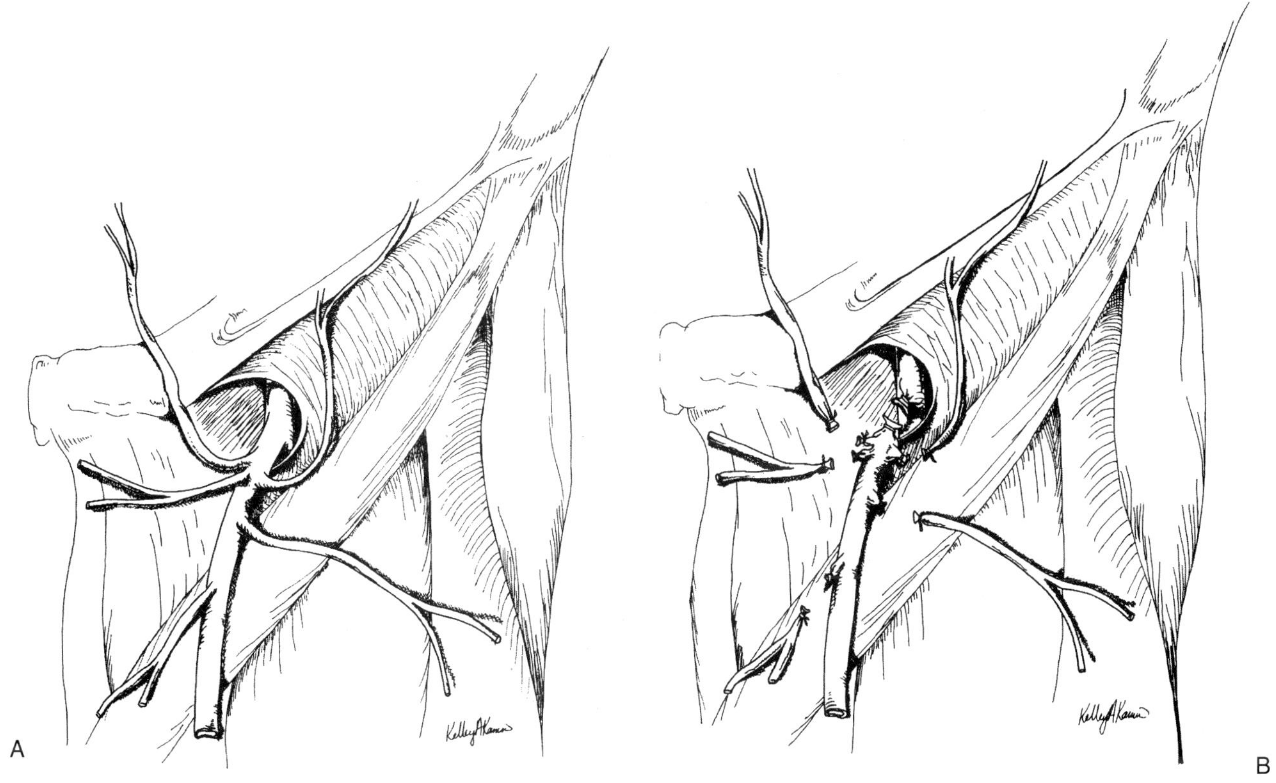

图 74.2　(A)完全分离出的隐股点大隐静脉及其分支。(B)在隐股点分离并结扎大隐静脉及其所有分支。

硬化剂治疗

术后治疗包括长期的加压疗法、锻炼、抬高腿部以及封闭残余的曲张小静脉,后者通常使用注射硬化剂。蜘蛛痣、网状静脉和小的曲张静脉均适用。

我们总结了 6000 例共 250 000 次注射治疗的经验，所有的曲张静脉直径均超过 6 mm,在主要的反流部位做一不超过 0.5 cm 的切口。术后约 1 个月后在门诊对其余的（5 mm 和以下)曲张静脉进行注射。关于硬化剂，我们使用 23.4%的盐水加 2%利多卡因。FDA 认证的另一种方法是使用十四烷基硫酸钠。聚多卡醇被 FDA 认为是较为理想的。

所有注射治疗的患者都将在术后接受加压疗法，并鼓励其能够长期穿戴。大小适中、高品质的材料与医生的强调都能使患者的顺应性增加。弹力袜的使用大大降低了复发率。

大隐静脉的经导管切除

最近我们收到越来越多的关于使用血管腔内射频或激光能来封闭隐股静脉反流的方法。如果成功,两种方法均可治疗大隐静脉反流。

在膝关节水平，将导管插入隐静脉,并且使用超声引导,进行静脉内射频介入封闭。一旦隐股点远端的位置确定,将电极通电,然后缓慢回撤导管的同时进行射频消融。这样选择性的使静脉壁中的胶原蛋白变性。由于射频是可穿透静脉壁的，因此偶尔会出现神经麻痹的情况。

静脉内激光的应用研究没有射频消融深入,Shamma 在 2003 年的美国静脉协会发表了一组数据,显示 37 例患者共 42 条隐静脉反流肢体的随访数据,平均随访 18 周。结果显示其中 74%的患者行了高位的大隐静脉结扎,尽管总体效果十分理想。

Min 最近发表的一篇报道是十分鼓舞人心的，在 499 条患肢中有 490 条在初次手术后，大隐静脉仍保留了其完整性。2 年随访后,121 条(93.4%)患肢中有 113 条仍完整。这是迄今为止结果最好的报道了。

这些技术与静脉剥脱、结扎或切除等相比有很大的优势，如肥胖的患者应避免在腹股沟处做切口，以及再次行手术的患者，都可以降低并发症的发生率。此外,切口的总体数量的减少,使术后瘢痕、血肿和疼痛的发生有了下降。一个明显的不足之处在于,破坏了整个大隐静脉，使其无法在日后需要时作为自体血管移植物。其他的并发症包括由反流引起的大隐静脉再通(2 年发生率 10%),需行其他辅助手术(高位结扎 21%,远端静脉切除术

61%)，静脉炎(6 周发生率 5.7%)以及局部感觉障碍(10%)。我们偏向于使用激光治疗，因为它不会有放射线逸出静脉壁，且静脉封闭的时间最长。

在这些治疗方法中是否需要切除近端隐静脉的分支没有明确的定论。但我们的经验告诫，这些开放的残余分支是复发的重要因素。显然，在普遍推广应用前，需要更多更深入的研究。

我们在工作实践中，对一些年老、肥胖、腹股沟陈旧性瘢痕(前次静脉手术遗留) 和由于多种并发症无法进行全身麻醉的患者，首先考虑施行静脉内栓塞术。然而，我们现在对所有隐股点功能不全，而大隐静脉直径允许导管通过的患者施行激光消融。这种静脉内技术也同样适用于大隐静脉整体严重扩张，无法在日后成为动脉替代品的患者。

总 结

综上所述，我们现今使用的方法均以保留大隐静脉为前提，在隐股点分离并结扎主干及其相关穿支静脉。这样能使患者在术后尽快回到工作和日常生活中去，并最大限度减少了并发症的发生。现在准确来说复发率低于 5%，能得到这样理想的结果主要归功于结扎了所有功能不全的穿支静脉和长期的加压疗法。

我们同欧洲的一些国家秉持相同的意见，认为静脉疾病患者的治疗不是一劳永逸的，因为静脉疾病容易复发且无法根治。他们将终身就医。在我们的诊所里，每年都对这些患者进行随访。

推荐读物

1. Munn SR, Morton JB, Macbeth WAAG, et al. To strip or not to strip the long saphenous vein: A varicose vein trial. *Br J Surg.* 1981;68:426–428.
2. Callam MJ. Epidemiology of varicose veins. *Br J Surg.* 1994;81:167–173.
3. Moore W. The Operative treatment of varicose veins with special reference to a modification of Trendelenburg's operation. *Intercolonial Med. JAUS.* 1896;1:393.
4. Babcock WW. A new operation for the extirpation of varicose veins of the leg. *New York MJ.* 86:153–1907.
5. Rose SS. Historical development of varicose vein surgery. In: Bergan JJ, Goldman MP, eds. *Varicose Veins and Telangiectasias.* St. Louis: Quality Medical Publishers; 1993: 123–147.
6. De Takats G. Ambulatory ligation of the saphenous vein. *JAMA.* 1930;94:1194.
7. Browse N, Burnand K, Irvine A, et al. *Diseases of the Veins.* 2nd ed. London: Oxford University Press; 1999:49–65.
8. Gardner A, Fox R. *The Return of Blood to the Heart. Peripheral Venous Physiology.* London and Paris: John Libby & Co., Ltd.; 1993:61–63.
9. Rutherford EE, Kianifard B, Cook SJ, et al. Incompetent perforating veins are associated with recurrent varicose veins. *Eur J Vasc Endovasc Surg.* 2001;21(5):458–460.
10. Labropoulas N, Mansour MA, Kang SS, et al. New insights into perforator vein incompetence. *Eur J Vasc Endovasc Surg.* 1999;18(3): 228–234.
11. Large J. Surgical treatment of saphenous varices with preservation of the main great saphenous trunk. *J Vasc Surg.* 1986;2:886–891.
12. Hanrahan LM, Keshesian GJ, Menzoian JO, et al. Patterns of venous insufficiency in patients with varicose veins. *Arch Surg.* 1991; 126:687–691.
13. Maes OJ, Juan J, Escribano J, et al. Comparison of clinical outcome of stripping and CHIVA for treatment of varicose veins in the lower extremities. *Ann Vasc Surg.* 2001;15: 661–665.
14. Goldman MP. Closure of the greater saphenous vein with endoluminal radio frequency thermal heating of the vein wall in combination with ambulatory phlebectomy: preliminary six-month follow-up. *Dermatol Surg.* 2000;26(5):452–456.
15. Merchant RF, DePalma RG, Kabnick LS. Endovascular obliteration of saphenous reflux—a multi-center study. *J Vasc Surg.* 2002;35:1190–1196.

编者评述

G. L. M

Pfeifer 博士及其同事在静脉方面有着丰富的经验并受到大家的尊敬。有一点很重要，就是本书的读者们，应该能从中体会到他们对治疗静脉曲张的方法和同等级的其他医师们有所不同。Pfeifer 博士及其同事会为是否保留大隐静脉而进行激烈的讨论，探讨在隐股点结扎并分离静脉，同时保留大隐静脉。他们提出，此方法的实施有助于减少术后疼痛及可在将来作为动脉的替代品。众所周知的是，剥除大隐静脉和单纯高位结扎比较，前者会带来术后明显的不适症状。此外，正常的大隐静脉也没必要在术中予以切除。但如果大隐静脉表现出弥漫性的功能不全，即使没有很明显的扩张，许多医师也表示至少应该剥除到膝部，有研究显示剥除后的复发率低于单纯高位结扎。我也认为是否保留大隐静脉成了一个哲学问题而不能仅仅由数据得出结论。这个哲学问题等同于，为患者提供最佳的治疗方式来满足目前的需要，而不是为了今后的某个"可能"发生的治疗过程而放弃现在"确实存在"的疾病治疗。

Pfeifer 博士及其同事偏向于单独分离和结扎血管而不是钝性分离曲张的静脉。同样，这也是一个哲学问题，因为大家普遍采用所谓的"锐性分离"来分离曲张静脉的分支。

目前，许多静脉血管外科医师对腔内手术很感兴趣，使用激光或者射频来消除大隐静脉。现在还没有随机试验来评价这些技术的优劣，并且两者均表现出良好的短期"闭合"率。当然这和术后比传统手术更快的恢复有关。有数据显示，基于术后生活质量的评估调查中，术后 6 周腔内和传统大隐静脉剥除的患者恢复水平相仿。由于腔内技术的耐久性尚不确定，Pfeifer 博士强烈建议将其主要用于肥胖、年老和腹股沟处有严重瘢痕组织的患者。许多患者情愿放弃长期的疗效来换取围手术期舒适和早期回归正常的生活，这一点使我印象深刻。在可预见的未来，静脉血管外科医师应该同时掌握腔内和传统手术的技术，以满足不同需要。

(李炜森 符伟国 译)

第 75 章

腔静脉和中心静脉重建

Audra A.Noel

上腔静脉（SVC）和下腔静脉（IVC）的狭窄和阻塞可由恶性疾病、先天异常、医源性或导管性损伤、慢性血栓或外部压迫，如纵隔或腹膜后纤维化等所引起。SVC 阻塞可导致面部或脑水肿、气道受累和眶周肿胀。IVC 阻塞可引起下肢静脉性高压，程度可由轻度水肿或静脉曲张发展至大面积肿胀或溃疡形成。

上肢静脉疾病相比之下较为少见，常由恶性疾病或导管性损伤引起。下肢主要由阻塞或反流引起，占总人口的 1%，1000 人中约有 164 人为此求医。下肢静脉性溃疡的疼痛是比较严重的，常导致患者无法正常工作和担付昂贵的医疗费用。有些患者穿戴弹力袜时感觉不适，但除此以外其他的非手术治疗方式中，比较有效的一种其复发率在 12 个月时高达 69%。

尽管有较严重的社会与经济影响，静脉阻塞性疾病却没有像其他动脉疾病一样得到同等的重视。幸好，已有一些人积极挑战静脉疾病，包括中心静脉重建。本章对中心静脉重建原则和腔内或开放手术的指征做一个概述。

原　则

是否需要进行静脉重建取决于症状的严重程度。即使是中心静脉完全阻塞，但由于其侧支的分流，临床却表现出无法手术改善的轻度症状。是否治疗还需要考虑症状的持续时间、患者年龄、良恶性疾病和高凝状态的存在。对有导致高凝状态可能的疾病患者和反复发作血栓的患者，仅靠加压疗法是无法奏效的，这类人群的手术失败率非常高。

手术干预前应对解剖与功能进行评价。影像学方面，尽管静脉计算机断层扫描（CTV）和静脉磁共振（MRV）已有了飞速发展，但金标准仍是静脉造影。所有的血管重建时都应同时注意流入和流出道的情况。例如，股静脉慢性闭塞的患者，仅植入髂静脉支架时疗效不佳且容易早期失败。通常，联合应用溶栓、支架植入和开放手术是一个很好的选择。静脉重建的远期疗效是由一个小样本的回顾性分析做出的。静脉支架的概念源自于动脉支架。手术失败、再狭窄和血栓形成的确切原因目前仍不明确。

术前分类，无创性研究和影像学

为了更好地对静脉疾病的患者进行术前评估，对所患疾病的精确分类也是必需的。上腔静脉阻塞的患者根据 Stanford 和 Doty 在 1986 年提出的标准（图 75.1）分为 4 类。下肢的静脉疾病，由国际慢性静脉疾病协会制定了一个标准。在考虑手术干预前，每位患者均应按照 CEAP（临床症状，病因学，解剖学和病理生理学）系统以及疼痛、水肿、静脉性跛行、皮肤改变和溃疡严重程度进行分类。有溃疡表现的患者，还需记录溃疡大小、持续时间、多样性和术后的复发情况。由于动、静脉系统并不是相互独立的，且动脉疾病会影响溃疡的愈合情况，因此还应仔细对动脉系统进行检查。对慢性的难愈性溃疡应注意恶性可能，必要时行病理学检查。

静脉手术的一个重要组成部分是无创性血管功能检查，它能帮助外科医生制定正确的手术方案。严重的慢性静脉功能不全可能是因为浅、深、穿支静脉的原发瓣膜功能不全，也有可能是继发于深静脉血栓（DVT）。静脉性高压产生原因的生理学检查有足部血管容积测定、光学体积描记术、流动式静脉压力测定、空气体积描记术和张力体积描记术。在实践中，我们使用张力体积描记术来诊断腓肠肌泵的异常情况、静脉功能不全和流出道阻塞。此外，双功超声可用来描记静脉的体表走行和评价静脉通畅与功能情况。相较于静脉高压，我们要牢记，静脉反流、瓣膜功能不全和静脉阻塞需优先考虑。

前面提到当考虑对静脉阻塞的患

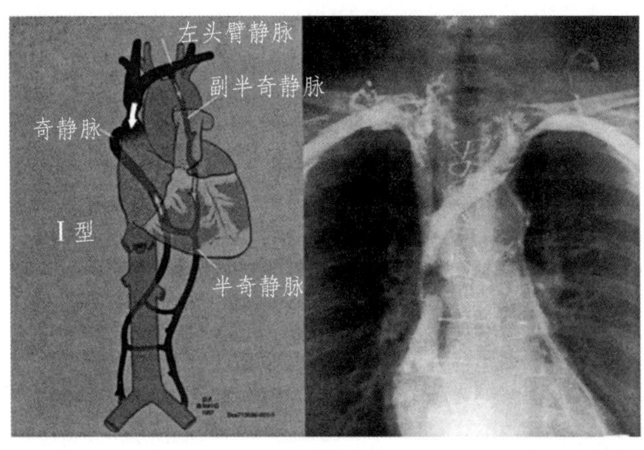

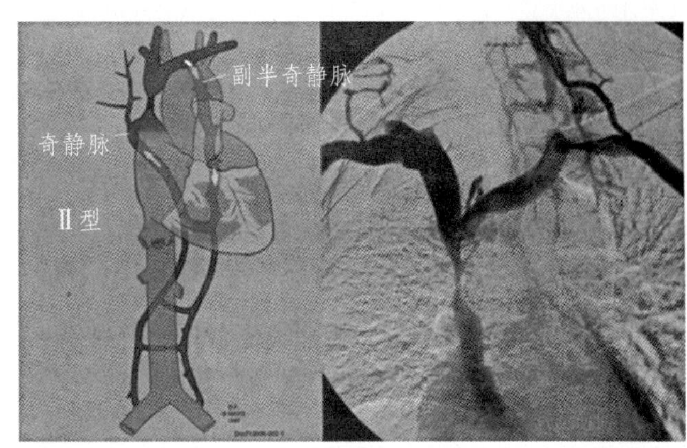

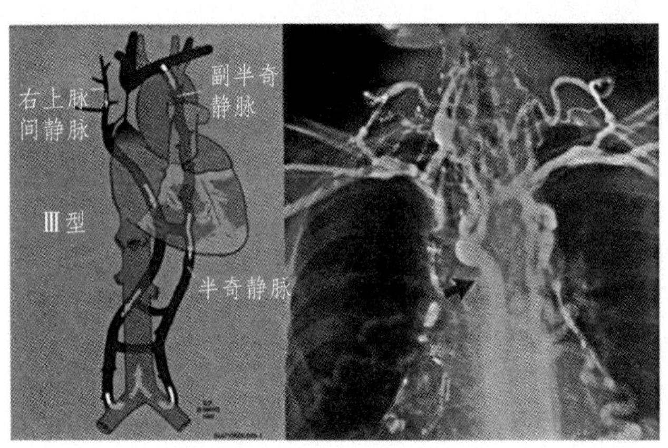

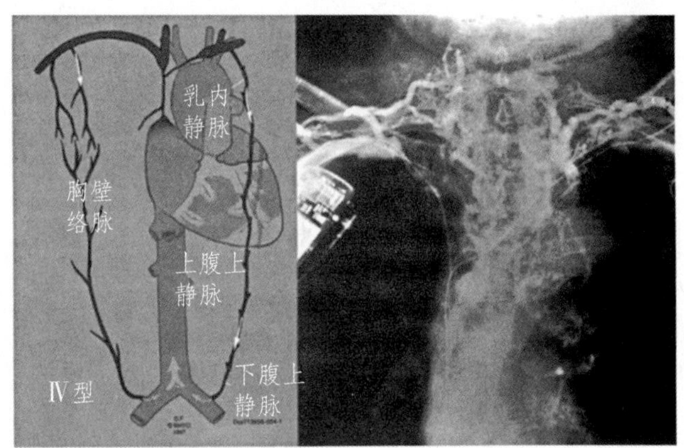

图 75.1 以上静脉造影片显示了 Stanford 和 Doty 在 1986 年提出的 SVC 阻塞的 4 种分类。

者行干预措施前，静脉造影是诊断金标准。通常在施行的同时可进行经皮介入治疗。而当计划施行更复杂的手术时，CTV 和 MRV 则是充分有用的参考资料(图 75.2)。造影的一个显著优势是可以依靠静脉逆行造影诊断功能不全、测量静脉压力差以及较好地显示侧支静脉。现今，缓慢发展的静脉阻塞最有效的检查是超声结合使用静脉造影，而相对复杂的病例则首选 CTV 或 MRV。

适应证

上腔静脉综合征患者中 75%是由恶性疾病引起的，包括原发和转移的纵膈或胸廓内肿瘤。终末期患者组中，经皮介入可起到改善生活质量的目的，即使效果短暂，对这样的患者而言却是难能可贵的。手术的干预可缓解颜面部的肿胀，改善气道情况以及减少上肢大面积的水肿。

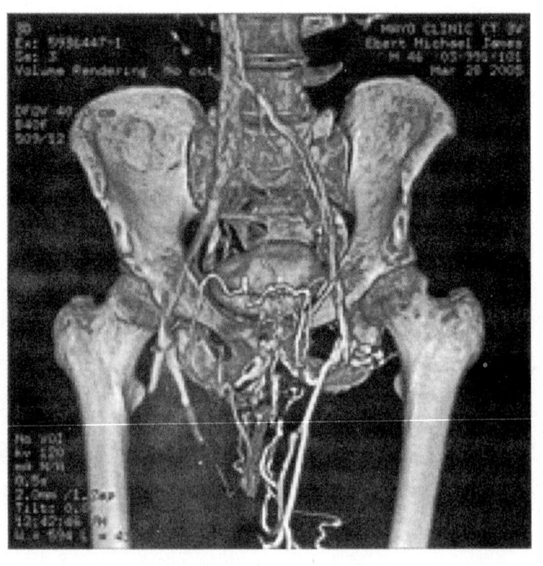

图 75.2 64 排 CT 显示的左髂静脉闭塞，照片上还可以看到盆腔水平以上的侧支静脉情况。

许多良性疾病的患者都患有纵隔纤维化。此外，由中心静脉留置导管引起的血栓人数也在增加，尤其是大口径的血透导管和心脏起搏器。这样产生的栓子通常是自限性的，导管移除后就可消失；但有些情况下尽管会产生血栓和狭窄，依然需要长期留置导管(见第 71 章)。即使可以早期诊断，简单的抗凝疗法依然收效甚微，下面讲述解除上腔静脉阻塞而行的腔内和开放手术。指征和恶性疾病患者相似，但目的是为那些其他方面尚健康的人群提供一种更持久的治疗方法，还可能需要建立中心静脉的通道。

非恶性疾病引起的下腔静脉阻塞或狭窄最常见的原因是慢性血栓形成，另外还有膜性闭塞(伴或不伴布-加综合征)、外伤以及外在压迫。干预的指征主要是原发性下肢肿胀和静脉性跛行，有时腿部溃疡、肝功能衰竭和皮肤渗出性病变也有指征，恶性疾病引起的下腔静脉阻塞原因有多种，如原发静脉平滑肌肉瘤或继发与腹膜后肉瘤、肿瘤累积腔静脉周围淋巴结、肾癌的癌栓进入腔静脉等。患有恶性疾病的患者，干预的指征为：疼痛、肿块、体重下降和乏力，但有些患者并无明显的临床症状。这些肿瘤很多具有侵袭性也难以进行手术切除。然而，对经过选择的患者进行肿瘤切除+下腔静脉置换是唯一可能使患者存活的方法。

手术方案

外科手术通过经皮或开放手术来恢复静脉的通畅性，缓解静脉高压。手术需要同时配合内科治疗，包括下肢抬高、加压，必要时局部溃疡的护理。在术前先行放、化疗可以减小瘤体并导致静脉加压。

无论是 SVC、IVC 还是髂股静脉的病变，腔内手术均为一线治疗方法。经皮静脉造影应在配备有 C 臂造影机的腔内手术室内进行。对患者施行局麻和镇静。服用华法林的患者，应将 INR 控制在 2.5 以下。常用的手术入路为股静脉或颈内静脉。使用超声定位的上肢浅静脉有时也用作 SVC 疾病的入路。静脉造影时选用头端折角的亲水导丝和 5F 导管。如果出现血栓，在静脉成形和支架植入前要进行一系列的溶栓治疗，预扩前需静脉内注射 5000U 肝素抗凝。球扩支架适用于弹性回缩严重的病变。而自膨式支架适合扭曲严重的血管。腔内超声有助于引导支架的植入，还能明确诊断髂静脉狭窄和髂静脉压迫综合征(May-Thurner syndrome)。治疗前后都应测量静脉压力差。

与动脉系统不同的是，即使支架通过腹股沟韧带摆放至股静脉，仍可保持通畅，且植入后 6 周内形成的血栓均可溶栓治疗，闭塞多年的病变导丝也能通过。肿瘤累积 SVC 的患者，较难辨认静脉管腔，因此应注意不要在术中穿透静脉。

对于一小部分髂股静脉慢性疾病的患者，由于股静脉闭塞，流入腹股沟水平的血流较少，因此单纯行支架植入效果欠佳。如果隐静脉通畅或股静脉只有一小部分闭塞而股深静脉通畅，则联合使用腔内手术与开放手术是最理想的。在这种情况下，腔内股静脉切除术后，可以通过切开的股静脉进入髂静脉系统。从髂静脉至股静脉沿途摆放支架后，将切开使用牛心包膜补片封闭。结果可使邻近的隐静脉和股深静脉血流通过腔内手术切除的部分，流入支架处管腔(图 75.3 A，B)。

对一些解剖情况不适合行腔内治疗的 SVC 综合征患者，可行胸骨切开做旁路。理想的旁路血管是自体隐静脉，做成螺旋状以弥补管腔大小的差异。首先，根据 Chiu 等提出的公式 l=RL/r 来确定所需隐静脉的长度，r、l 是所需实际隐静脉的半径和长度，R、L 是作为移植血管的半径和长度。沿隐静脉的长轴将其剖开，切除静脉瓣，将其螺旋状缠绕在 32F 或 36F 的聚乙烯胸管上，边缘使用血管夹或 7-0 单股不可吸收缝线连续缝合，每周缝合 3/4/圆周避免缩窄形成。如果隐静脉无法获得，则选用聚四氟乙烯(ePTFE)材质的移植物，它与同类产品相比，具有血栓形成概率小的特点。还有一种比较少见的情况，患者已一通畅可用的透析用动静脉瘘或人造管道，同时伴有中心静脉阻塞和锁骨下静脉狭窄，为保证其可继续使用，可做颈内静脉转流来绕过阻塞部位。

累及 IVC 或髂静脉的原发、继发恶性疾病的患者，可参照相应合学科制定手术切除方案。与肿瘤外科、必要时肿瘤放射科的合作，由血管外科医生最后优化。如果需要夹闭门静脉、阻断肝脏血流，术前应检查颈静脉以备静-静旁路。又如 IVC 并不是为肿瘤包裹，则建议切除或使用人工补片。腹腔内 IVC 可使用 16~20mm 的 ePTFE 补片，必要时重建肾静脉。

对非恶性疾病引起的 IVC 阻塞，可选用静脉补片成形术、螺旋状静脉置换或 ePTFE 移植物置换。当病变局限于单侧髂静脉，可使用隐静脉绕过移植物做旁路(Palma 术式)，同时做动静脉瘘。

为了改善静脉重建开放手术的通畅率，可按情况选择自体静脉移植、抗凝材料移植物(ePTFE)、选择合适的患者、微创外科技术、动静脉瘘、华法林药物抗凝和抗血小板药物。与通畅率下降有关的因素包括低血流量(<80mL/min)、低压力差(<10mmHg)、异常高凝、流入道不佳、侧支分流、邻近器官压迫移植物以及使用无抗凝成分的移植物。尽管缺乏前瞻性的研究数据，但患者常规服用 81mg 阿司匹林和华法林，保持 INR 在 2.5~3.0 之间。CEAP 分级在 4~6 级的患者，需要长期使用 30~40mmHg 的弹力袜治疗。如症状不明

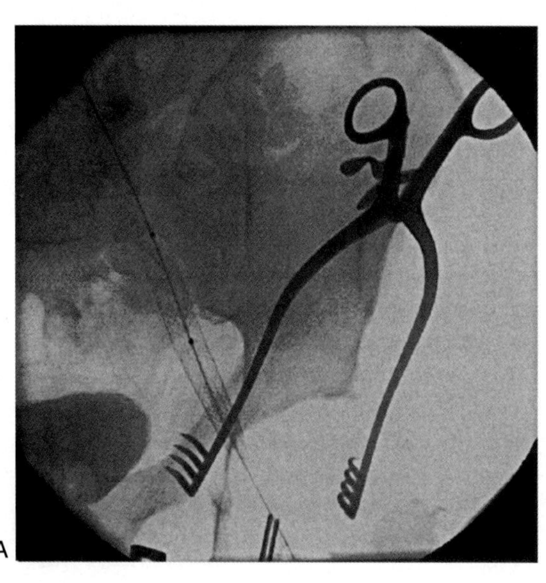

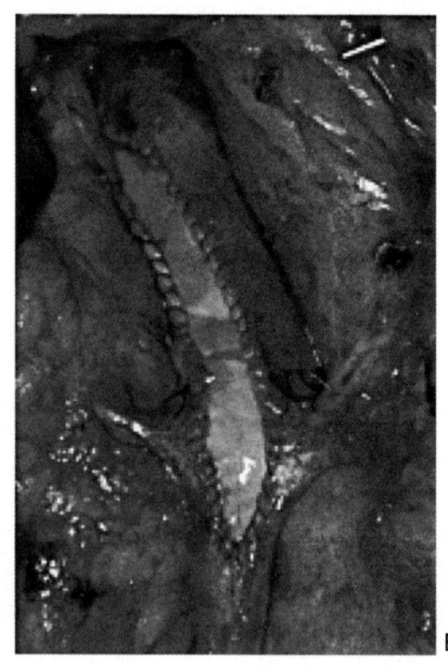

图 75.3 髂股静脉闭塞的腔内与传统联合手术。(A)通过手术放置导鞘,在股静脉切口处导入 Wallstent®支架,置于髂外静脉。(B)支架释放和腔内静脉切除术后,将一牛心包膜补片缝合于股静脉切口处。

显,可使用 20~30mmHg 的弹力袜。

结果和并发症

SVC 和 IVC 疾病的经皮支架植入早期并发症包括:血栓形成(0%~10%)、后腹膜或纵隔血肿、支架断裂、支架感染和"粉碎性"支架。如果仅行静脉成形而未植入支架者则有很高的再狭窄率。SVC 支架植入特有的并发症有心脏压塞和出血,但均较少见。开放的 SVC 修复术并发症包括纵隔血肿、DVT、声带麻痹。IVC 和髂股静脉开放重建术早期可出现移植物闭塞、伤口感染和血肿。

仅有一个小样本量的短期(<24 个月)SVC 支架随访研究,同时包括了良性和恶性疾病的统计。需要再次手术的情况较为普遍,二期通畅率在 80%~100%。总之,SVC 支架可作为治疗的首选,日后若要再次行手术也不会产生不良影响。此外,SVC 支架对保持二次手术植入物的通畅起到关键作用。Kalra 等进行了一系列研究,使用螺旋状移植物的 SVC 疾病患者,5 年二期通畅率高达 90%,而 ePTFE 组仅 50%。对 SVC 疾病的患者应首选经皮腔内治疗,解剖因素不允许或手术失败时可以考虑螺旋状静脉做旁路术。

有一项总结了 10 年中 11 项 IVC 和髂股静脉支架治疗的汇总分析,平均随访 1 年,初期通畅率 70%,二期通畅率 85%。

Jost 等的一项报道中,行 Palma 术式 4 年通畅率 83%,髂-腔静脉和髂-股静脉使用 ePTFE 移植物的 2 年二期通畅率为 54%。总而言之,支架手术尚缺乏长期的随访资料。在 SVC 组中,支架植入并不影响日后的开放重建手术,而尤其适合自体血管移植。

推荐读物

1. Kurz X, Kahn SR, Abenhaim L, et al. Chronic venous disorders of the leg: epidemiology, outcomes, diagnosis and management. Summary of an evidence-based report of the VEINES task force. Venous Insufficiency Epidemiologic and Economic Studies. *Int Angiol.* 1999;18:83–102.
2. Porter JM, Moneta GL. Reporting standards in venous disease: an update. International Consensus Committee on Chronic Venous Disease. *J Vasc Surg.* 1995;21:635–645.
3. Stanford W, Doty DB. The role of venography and surgery in the management of patients with superior vena cava obstruction. *Ann Thorac Surg.* 1986;41:158–163.
4. Kalra M, Gloviczki P, Andrews JC, et al. Open surgical and endovascular treatment of superior vena cava syndrome caused by nonmalignant disease. *J Vasc Surg.* 2003;38: 215–223.
5. Jost CJ, Gloviczki P, Cherry KJ Jr, et al. Surgical reconstruction of iliofemoral veins and the inferior vena cava for nonmalignant occlusive disease. *J Vasc Surg.* 2001;33: 320–328.
6. Neglen P, Thrasher TL, Raju S. Venous outflow obstruction: An underestimated contributor to chronic venous disease. *J Vasc Surg.* 2003;38:879–885.
7. Chiu CJ, Terzis J, MacRae ML. Replacement of superior vena cava with the spiral composite vein graft, a versatile technique. *Ann Thorac Surg.* 1974;17:555–560.

编者评述

G. L. M.

中心静脉阻塞会使患者变得体质

虚弱,甚至有时威胁生命。Noel 博士的文章中讲述了治疗和评估上腔静脉和下腔静脉阻塞的原则。首先,需要进行体格检查，如果有条件的话还需要进行中心静脉的血流动力学评估。其次,晚期的患者应在一开始即使用经皮治疗来缓解症状。重建可能并不能延迟这类患者的生命，但经皮穿刺治疗可反复进行,且能得到较大的改善。

继发于良性疾病的中心静脉阻塞何时介入更值得探讨。如果患者并非已到终末期,那就需要衡量一下治疗效果的持久性和症状的缓解情况。继发于良性疾病的患者,由于无论是经皮穿刺还是重建都无法提供长久可靠的通畅率,因此他们的症状极其需要得到缓解。同时,体内还会发生广泛的代偿情况,因此决定行中心静脉重建术前需要将所有可能的情况向患者说明,因为患者极有可能在有生之年遇到需要重建阻塞的情况。在首次行经皮穿刺或重建术前,都需要对患者强调可能再次为保持通畅率而二次手术。

无论对良性疾病还是恶性疾病引起的中心静脉阻塞，我都认为经皮重建是一线的治疗方法。经皮治疗并不会影响日后的开放手术。然而开放式中心静脉重建术有点过激了。许多外科医师对此种术式的经验有限，因此关于这方面的书籍对大家，即使是经验丰富的医师也是极为有益的。在所有的外科手术中，成功或失败大多取决于术前的方案制订。在术前,得到优秀的影像学资料是十分重要的。吻合技术必须一丝不苟地完成，同样围手术期也应进行监测，有些病例甚至需要长期的抗凝治疗。

在 Noel 博士的文章中，是以一个个病例来阐述中心静脉重建术的,而主要的内容是关于手术技术、支架摆放和通畅率的问题。对于重建术如何影响那些由良性疾病引起的患者生活,还需要更多的信息。毫无疑问的是重建术对恶性疾病引起的以及上腔静脉综合征患者有着很大的影响。总体治疗效果需要
5 考虑再次手术和使用弹力绷带,此外还有下肢良性疾病引起的中心静脉阻塞的情况,需要长期治疗难治性的下肢溃疡。对于所有的血管外科医师,今后关于中心静脉阻塞的报道,都应该强调其对生活质量的影响情况。

（李炜淼　符伟国　译）

第76章

动静脉畸形

B.B. (Byung-Boong) Lee

所有的动静脉畸形都对患者的生命和肢体有着潜在的威胁。早期积极地对其进行干预可防止出血和远期并发症,如心衰和坏疽。

目前AVM的治疗以综合学科研究为基础,采用外科手术联合应用栓塞/硬化疗法,最大限度地减低了并发症发生率和复发率。本文中所叙述的栓塞/硬化疗法作为传统手术的辅助疗法,对手术在动静脉畸形治疗方面起了拓展作用。治疗策略的制定,应在日后发病与治疗效果之间获得一个正向平衡。在施行治疗前,应着重强调策略制定的重要性。截肢手术通常作为最后的选择,尤其是严重的AVM,可造成威胁生命的大出血、败血症以及肢体功能完全丧失。

经典的AVM治疗在当代治疗方案中扮演着不同的角色,且成为多方面整体治疗的一个组成部分。

AVM是先天性血管畸形(CVM)中较少见的一类,是它的一个亚类。它的特征是:复杂的解剖学、病理学、生理学、胚胎学和血流动力学,且有较高的发病率以及复发率。

大多数的AVM属于超干型(ET),它们是由胚胎早期发育停止的残留物发生而来。表现和原始CVM类型相似,发展迅速且有破坏倾向。它们保持有进化的功能,临床则表现在复发上。相反的,在胚胎发育晚期产生的干型(T)AVM并没有这样的特性。ET型完全无法预料,各种各样的刺激,如外伤、外科干预或全身性激素作用都可促其发展。不恰当的治疗可导致隐匿性AVM的迅速发展。复发和不可控的发展都是AVM的标志。ET型的AVM因为其起源于胚胎早期的间叶细胞(成血管细胞),因此有很高的复发率。

最初,AVM病变可对周围组织产生压迫和侵蚀的作用,然而其继发产生的血流动力学效应使潜在的动脉盗血情况日趋严重。这样的血流动力学效应在T型的AVM占主导地位,严重程度取决于其动静脉分流情况。最终,心脏会受到影响,导致高排性心衰。分流可以影响周围血管,使远端肢体表现出一系列的缺血或坏疽症状。静脉淤积性皮炎和溃疡或坏疽都可由静脉高压引起。

AVM的治疗是CVM中最具挑战性的,CVM包括:静脉畸形(VM)、淋巴管畸形(LM)、血管淋巴畸形(HLM)和毛细血管畸形(CM)(表76.1)。

表76.1 先天性血管畸形的Hamburg分类法(1988年修订版)

种类	解剖类型
动脉畸形为主	干型发育不全型或阻塞型
	干型扩张型
	超干型局限性浸润型
静脉畸形为主	干型发育不全或阻塞型
	干型扩张型
	超干型局限性浸润型
AV* 分流畸形为主	干型深部AV瘘型
	干型表浅AV脉瘘型
	超干型局限性浸润型
混合性血管畸形	干型动脉和静脉型
	干型血淋巴型
	超干型浸润性血淋巴型
	超干型局限性血淋巴型
淋巴管畸形为主	干型发育不全型或阻塞扩张型
	超干型局限浸润型

* 动静脉。

表 76.2 诊断研究

Ⅰ.无/微创研究——AVM 的基础评估
- 双功超声(动脉和静脉)
- 全身血池闪烁扫描法(WBBPS)
- 肺灌注闪烁扫描法(TLPS)
- 核磁共振显像(MRI)的 T1 和 T2 加权图像
- 血管计算机断层扫描(CT)*
- 淋巴系统闪烁扫描法 *
- 淋巴血管系统的超声造影 **
- 淋巴血管系统的核磁共振(MR)**
- 容积测定法 *
- 空气体积描记术 *

Ⅱ.有创研究——确定 AVM 的生理特性
- 选择性和超选择性动脉造影
- 经皮穿刺动脉造影
- 标准和(或)直接静脉造影
- 直接淋巴系统造影 *

* 可选。
** 研究用。

诊 断

AVM 的准确诊断，无论是 ET 或 T 型，还是两者的混合型，都是以 Hamburg 分类(表 76.1)为标准的，也是制订治疗方案的关键所在。一旦确定是单纯的 AVM 而不是混合型的 CVM，就可以开始对其血流动力学(循环相关)和非血流动力学(解剖相关)进行准确的评估。

许多基于新的诊断技术发展而来的无创或微创技术(表 76.2)为 AVM 的准确诊断提供了途径，使其可以鉴别于其他的 CVM。联合使用 MR、双功超声和 Tc-99m 标记的红细胞(RBC)全身血池闪烁扫描法(WBBPS)可以对一般的 CVM 进行评估。当病变局限于肢端时，可使用 Tc-99m 标记的多聚白蛋白肺灌注闪烁扫描法(TLPS)，它可以定量测定由 AVM 所在病灶分流出的血流。TLPS 是非常有用的，它不仅可以检测出肢端的巨大/微小的 AV(动静脉)分流病变，还能跟踪其生理效应。

当 MRI 不足以确定病变的范围和其周围组织的累及情况时，可加做 CT 并进行 3D 重建。这些对治疗策略都是十分必要的。一旦 AVM 的诊断成立，接下来的治疗措施就要根据全身和局部的情况来调整。这时在治疗前可使用动脉造影。

治疗策略

AVM 与其他的 CVM 疾病不同，它需要早期进行干预，无论是手术或栓塞/硬化剂治疗来阻止其进展和(或)消除其病变。AVM 是有潜在的肢体和生命危险的，因此，推荐积极的治疗方法，只要条件许可就应治疗，不需要考虑患者的年龄或病变的范围。治疗较其他潜在危险小的 CVM 疾病(如，VM、LM 或 HLM) 应更为积极主动。

根据表 76.3 中所列的适应证，是否两个以上就需治疗，由 CVM 综合治疗小组决定。它将选择合适的治疗时间和安全治疗间期，以及对原发疾病和继发损伤制定治疗形式。

治疗形式

完全消除 AVM 病灶是唯一可行的“药方”。如果可能做到，那也是相当难的一项工程。根治性切除术需要完整切除病变组织，比如 Malan 法，被

表 76.3 治疗适应证

绝对适应证
- 大出血或反复的小出血
- 动脉、静脉或混合性坏疽或溃疡
- 急性或慢性动脉功能不全引起的缺血并发症
- 慢性静脉功能不全伴静脉高压引起的进展性静脉并发症
- 高排性心衰——临床和(或)实验室诊断
- 病变位于某些威胁生命的部位，对视觉、听觉、进食或呼吸产生影响

相对适应证
- 各种影响到生活质量的症状；致残性疼痛和(或)功能障碍
- 有产生并发症(关节血肿)的高危因素和(或)威胁肢体的病损
- 肢体长度差异
- 外观严重受影响伴或不伴功能障碍

称作“破坏性手术”，伴有大量的失血、严重并发症和致残率。因此为了避免高致残率，通常不行 AVM 完全切除手术。以往的辅助治疗包括结扎或栓塞 AVM 的动脉供血血管。这种方法体现了对 AVM 病因的误解，认为它是胚胎时期的残留物，从而只能使疾病恶化。因此，栓塞/硬化剂治疗成为一种新的治疗形式。起初，它只作为外科手术的补充，对手术无法到达的部位进行治疗，是一个独立的手术，但现在它用做术前和(或)术后的辅助治疗，对外科手术的疗效更进一步。

外科干预和(或)栓塞/硬化剂治疗的选择，无论是作为独立手术或辅助治疗，取决于病变的类型、位置和程度范围。还要考虑术后的相关并发症。单纯栓塞/硬化剂治疗也在手术无法达到或手术高危患者治疗时使用（图 76.1）。外科手术适用于病变部位可及且有治愈可能的 AVM。术前联合应用栓塞/硬化剂治疗可降低开放手术的并发症发生率(图 76.2)。对于复杂的 AVM，联合多种外科与非外科的治疗模式是十分必要的。

超干型 AVM，多数由非瘘型结构组成，当不可行手术切除时，可单纯应用酒精栓塞。可行手术切除的局限性 AVM 应常规术前应用栓塞/硬化剂治疗(图 76.3)。T 型 AVM 通常是瘘型病变为主，没有一个灶性结构，它直接连接动静脉。若手术可及则可在术前行栓塞/硬化剂治疗(图 76.4)。单独的栓塞/硬化剂治疗仅用在病变较深、手术无法到达的部位。多数 T 型 AVM 都无法依靠手术直接切除(图 76.1)。

手术治疗

手术治疗是以切除原发病灶为目的根治性手术。在今后的发病及并发症可耐受的情况下完全切除病灶是基本目标。但这很难做到，失败的主要原因是高并发症发生率。T 型和 ET 型的一般切除原则是：在尽可能少的出血与损伤周围正常软组织和器官的前提下，尽可能完全切除病变血管。栓塞/硬化剂治疗是一个理想的方法。即使外科手术可以完全胜任，它仍可以作为一个辅助治疗在术前进行。非瘘管状的 ET 型，具备可行栓塞治疗的条件，在术前使用经皮(直接穿刺)注入 α- 氰基丙烯酸正丁酯(NBCA)胶来填充病灶部位，可有效地为术中提供了一个干净的手术野。此外，注入胶体可以清晰勾勒出病灶部位的血管范围，使手术切除更为准确，降低并发症(如术中出血)的发生率(图 76.2)。即使是弥漫性的 ET 型病变，只要是在外科手术可及的位置，也能使用这种方法进行彻底切除。术前进行 NBCA 胶的栓塞可使以往外科手术无法切除的弥散病变作为一个整体进行切除，且术中出血较少(图 76.3)。如果高流速的 T 型瘘管状病变，在注射 NBCA 胶前应先投入多个钢圈进行栓塞。

注射酒精栓塞的方法可以广泛应用于术前，对手术无法到达的区域做治疗。这可以减小手术切除的范围，避免手术切除组织过多以及术后的不良事件的发生。如果对完全切除已用胶体填充的病变血管存在疑虑，术中可考虑使用酒精栓塞。但当切除病变血管时存在发生不良事件的可能时，则不宜做完全的切除，同时进一步的手术也应推迟，直到进行酒精栓塞(如伸入骨骼内/肌肉内生长的 AVM）和术后治疗方案的制定。

对高血流量的 T 型 AVM(如浅表动静脉瘘)，联合应用术前栓塞治疗(如钢圈、栓塞颗粒或者 NBCA 胶)可有效降低手术致残率和并发症发生率(图 76.4)。

当出现复发或进展情况需要做 AVM 大部切除时，常需要同时行重建手术来保持动静脉系统血流动力学的稳定。

由多学科(普通外科、修复重建与整形外科、矫形外科、口腔和面部、头颈部外科）医师组成的团队被授权处理复杂类型的 AVM。尽管有术前准备，包括栓塞疗法，仍可能出现大出血。根据个人情况，可选择进行的术前准备有：利用细胞回收器的自体输血法、特殊低压麻醉、心肺旁路和(或)深低温心脏停搏。

大多数继发于 AVM 的邻近器官组织疾病(如跟腱挛缩、关节挛缩或僵硬、严重的外观问题)需要外科手术的矫正，只要可行都应进行治疗直到原发疾病得到较好的控制。尤其是对于由 AVM 引起的血流动力学问题显得尤为重要。矫形手术中(如截骨术、骨骺 U 形钉固定术)进行原发疾病治疗的同时，还可以纠正或弥补由于血骨综合征导致的骨肥大或骨发育不良，引起的快速进行性发生的长骨长度问题。

栓塞/硬化剂疗法

最佳的 AVM 治疗方案中，作为外科手术的辅助治疗方法，栓塞/硬化剂疗法是一项必要措施。它可由介入放射科医师施行，但全程必须由血管外科医师进行严密监督。栓塞/硬化剂有 80%乙醇溶液、NBCA 胶和各种钢圈、栓塞颗粒，如艾氟隆聚乙烯乙醇泡沫，它们可进行多种组合，根据 AVM 的位置、严重程度和累及范围来决定同时或分阶段应用。

我院在处理外科手术难以到达的深部 AVM 时，主要使用 80%乙醇溶液作为硬化剂。栓塞/硬化剂的导入可经动脉、经静脉以及直接穿刺，具体情况由 AVM 的解剖及血流动力学决定。乙醇溶液因其化学毒性导致较高的并发症发生率。大多数都较轻微(皮肤水疱、溃疡或坏死)，但对于严重的并发

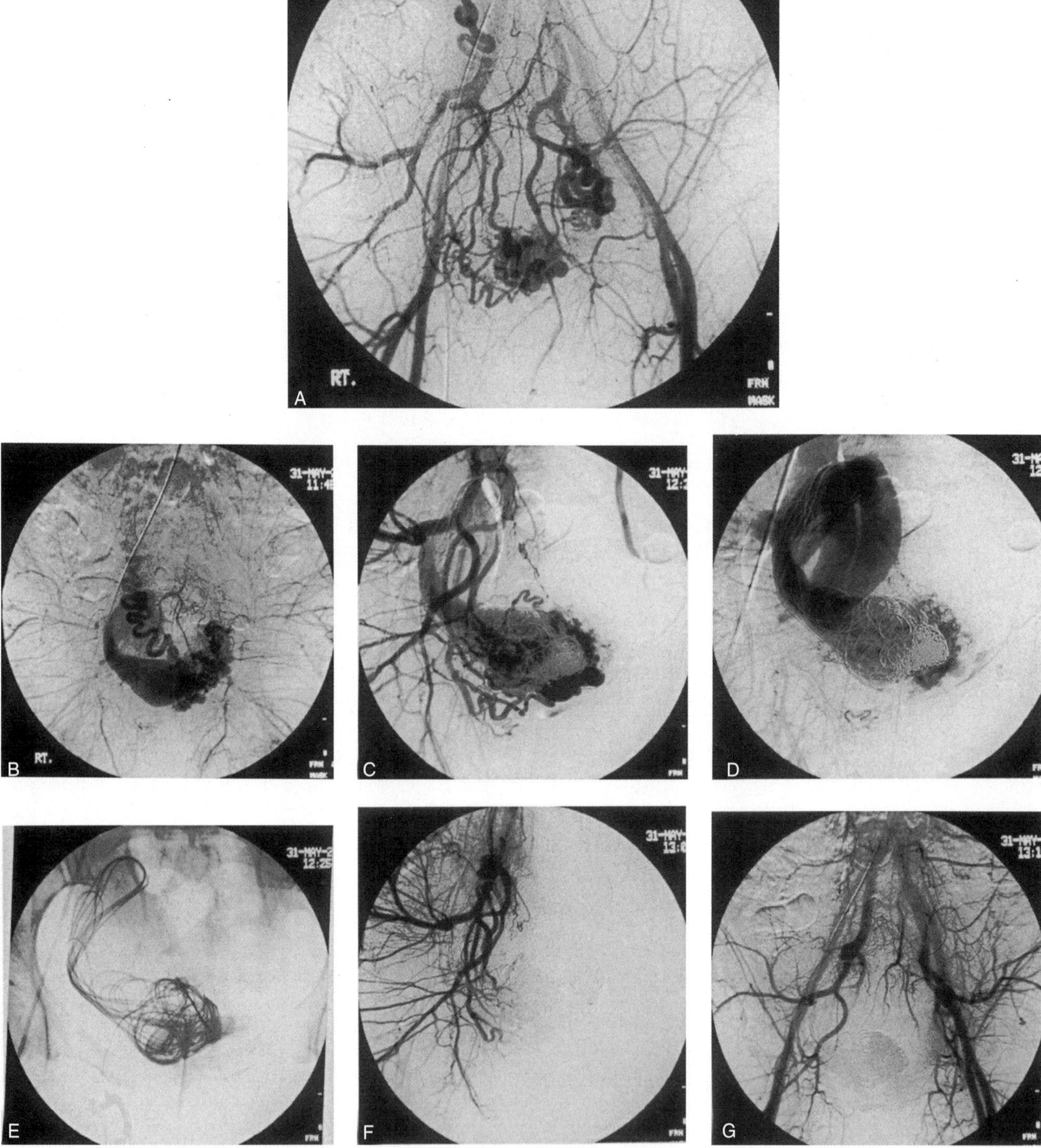

图76.1 独立使用钢圈、胶水或乙醇的栓塞/硬化剂疗法来治疗骨盆深部的广泛T型AVM病变。(A)从动脉造影片可以看到盆腔深部大面积广泛的T型AVM,是造成反复尿道出血的原因。(B)一条严重扩张的静脉和一条动脉形成短路,并使其间形成高血流状态。(C)使用钢圈填充静脉部分,破坏其高血流状态。(D)使用钢圈成功地控制了静脉的流出道。(E)造影片显示钢圈填塞的病灶。(F)随后使用乙醇,成功地永久性破坏血管内皮细胞。(G)使用钢圈和乙醇进行"分阶段"栓塞治疗,成功控制了盆腔内的AVM病变。

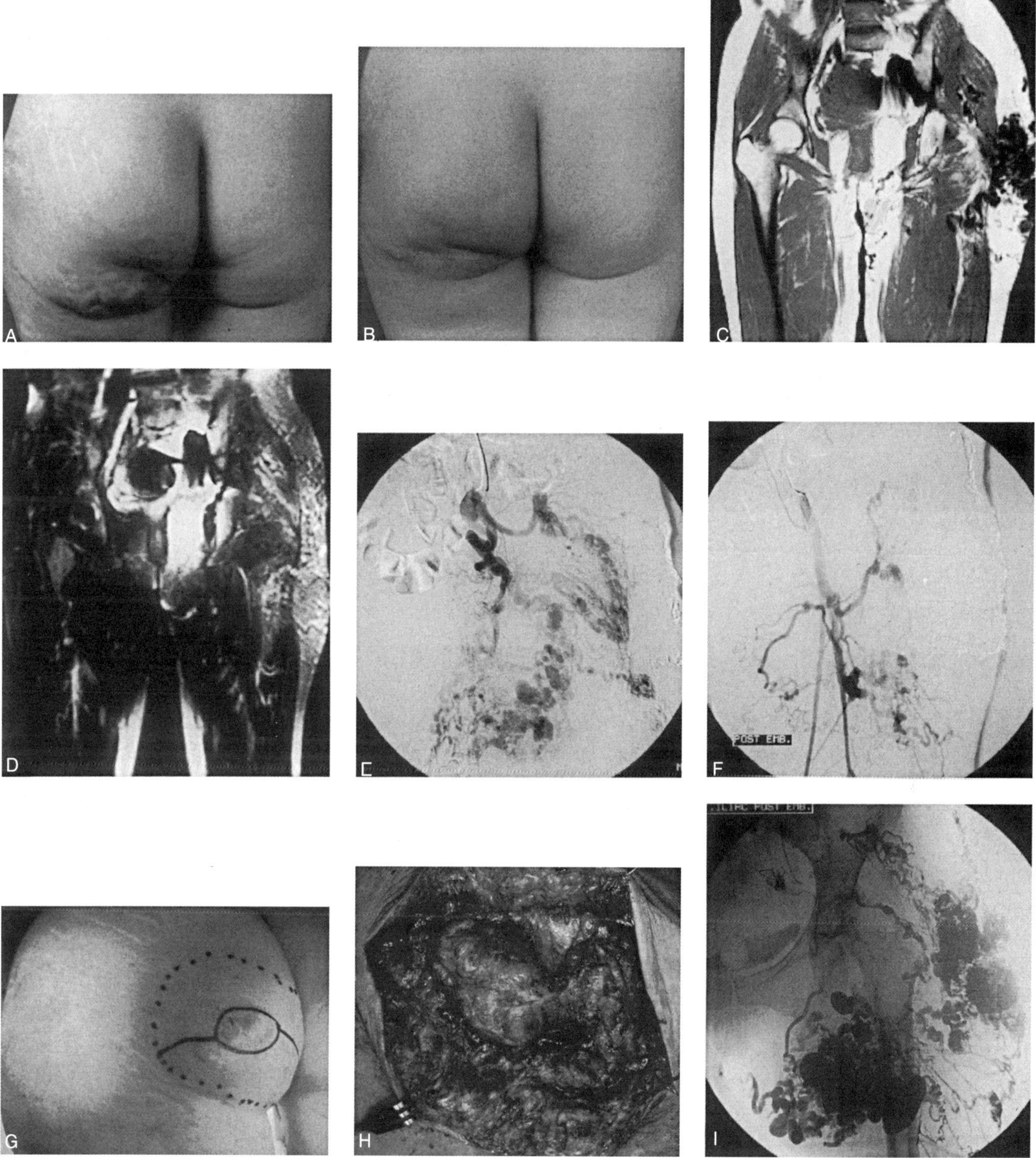

图 76.2　外科手术术前联合应用 NBCA 胶栓塞治疗浅表 ET 病变。(A,B)动静脉分流病变累及髋部和臀部的临床表现,术前(A)和术后(B)的情况。(C,D)MRI 上术前术后的表现。两处的高血流征象几乎都消失了。(E,F)栓塞治疗前后的对比造影。(G,H)术前使用 NBCA 胶填充勾画出的病变轮廓和术后真实切除的软组织。(I,J)NBCA 胶填充的病变组织在 X 线片上的表现和病理标本实体。(待续)(Modified with permission from Lee BB, Bergan JJ. Advanced management of congenital vascular malformation: a multidisciplinary approach. *J Cardiorasc surg.* 2002;10(6): 523–533.)

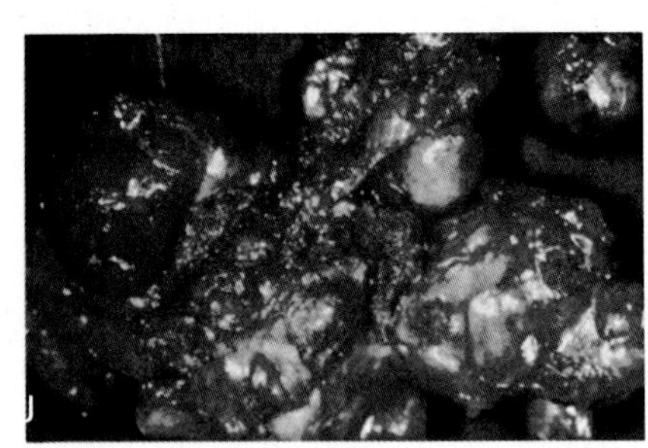
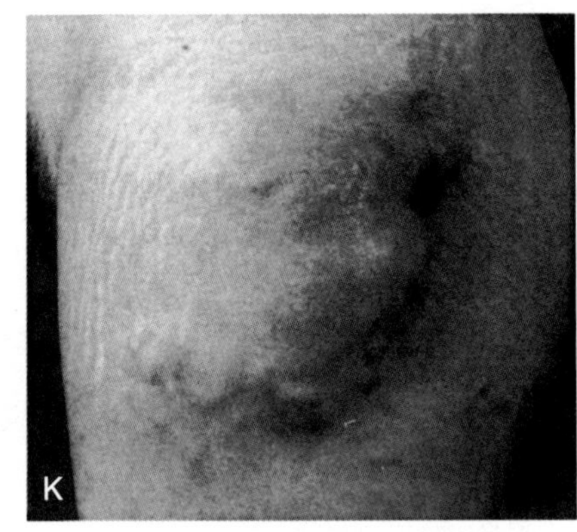
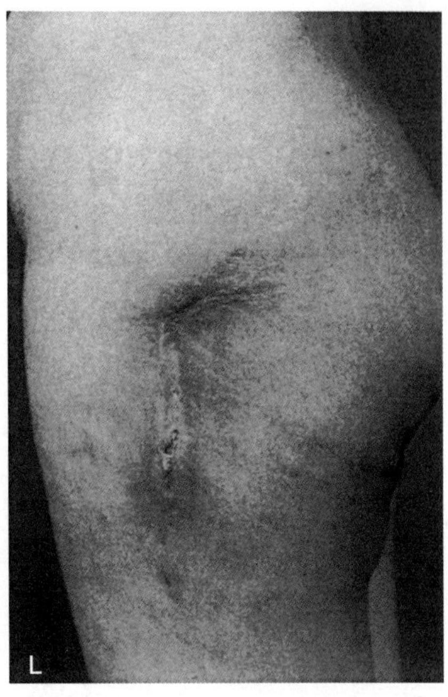

图 76.2(续) (K,L)术前左髋部生长迅速的病变(K),和通过联合应用手术以及术前栓塞治疗成功控制后的病变。

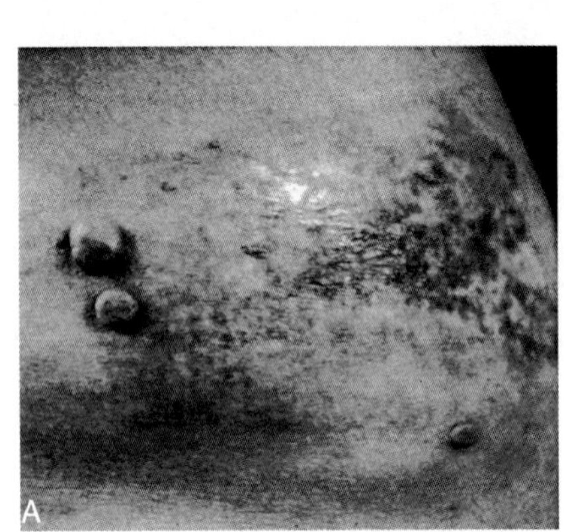
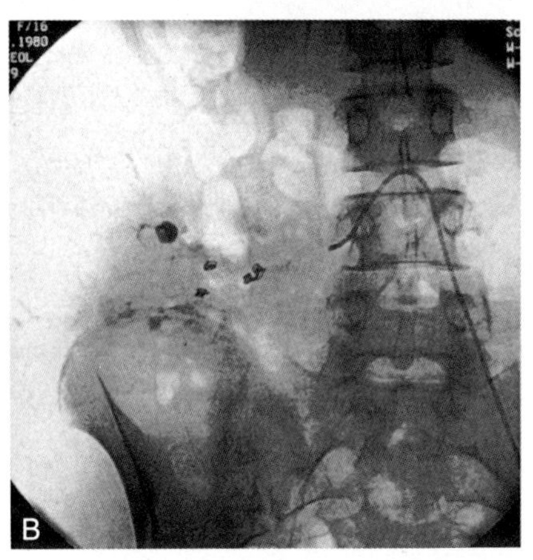
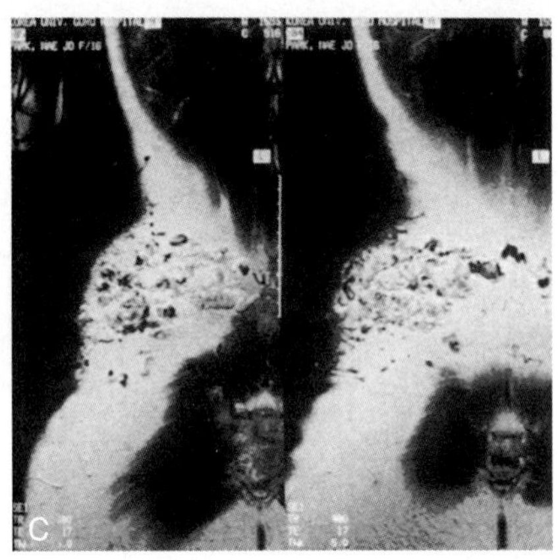

图 76.3 外科(切除)手术前联合使用α-氰基丙烯酸正丁酯(NBCA)胶栓塞疗法来治疗复发的浅表ET病变。(A)右髂窝成功栓塞/硬化手术后再次出血压痛性包块。(B)X线片上显示前一次手术中阻塞动脉使用的钢圈。(C)MRI上显示的局限与软组织层的弥散浸润性ET型AVM。(待续)(Modified with permission from LEE BB, et al. Advanced management of arberiorenous shunting malformations(AVMs) using a multidisciplinary approach based on surgery and embolosclerotherapy. *J Vasc Surg. 204: in Press.*)

症(如急性肾衰竭、失明、卒中、瘫痪、大面积组织/肌肉/软骨坏死和使用乙醇硬化剂时由于溶液进入肺部循环而导致的肺部高压)须有严谨的处理措施。

在拟定手术切除病变时，术前应使用NBCA胶作为栓塞/硬化剂以降低手术风险。但我们不建议将其作为控制AVM的永久治疗方法。

外科原则

1. 手术切开必须考虑到患者的皮肤角质或瘢痕增生的情况。每一个切口需由整形外科医师在术前及术中进行指导以使术后的外观问题降到最低。
2. 皮内、皮下和黏膜下组织的每一个出血点都应进行仔细严格的止血，可以使用独立的缝线结扎来代替电

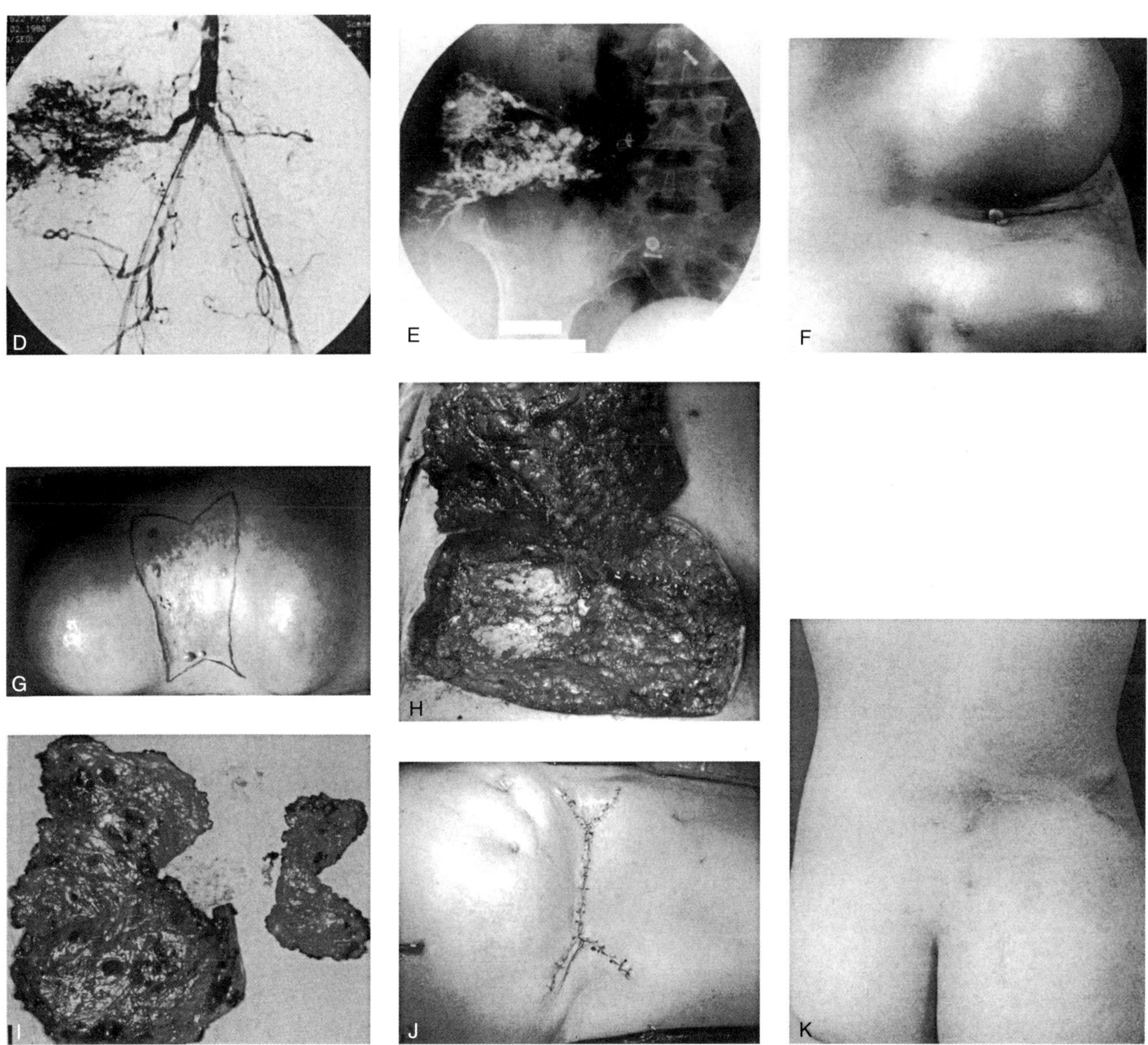

图 76.3(续) (D)血管造影片上显示有多条新和(或)老输送动脉的 AVM 病变。(E)造影显示的手术前使用 NBCA 胶进行填塞的栓塞治疗。(F)在病变两侧进行皮肤扩张注射的术前准备。(G)术前在体表标记出胶水填塞的病变边界。(H)进行术前的栓塞治疗后以最少的出血量完整切除病变。(I)手术切除的胶水填塞后的病变大体标本。(J)术前皮肤扩张注射使病变处可行一期缝合。(K)腰部弥漫性 AVM 病变的患者，使用术前栓塞治疗后，手术完整切除，术中出血少，获得了满意的效果。

凝止血。大多数的出血是一些血供丰富的动脉性出血，由于附近小血管内压力较高而造成的。止血不彻底可能导致再出血和增加围手术期的死亡率。

3. 不要轻易切除周围的正常组织。切除时尽量只限于胶水填塞的病变部位，连接病灶部位的未被填塞的血管，可以进行缝扎。在胶水填塞的血管团与正常组织的分界处应该格外仔细，处理好每一根异常的血管。这些血管通常保留有胚胎期残留血管组织，血管壁常存在缺陷，容易被撕裂。因此，当要钳夹任何不确定的血管，有存在撕裂风险时，也要使用专用的无损伤血管手术器械。对于使用钢圈填塞的大面积扩张病变时，处理其边界时也需要格外仔细。当血流停止供应时，它们看上去并无危险，但它们切切实实是连接在扩张的、存在管壁结构缺陷的供血动脉或引流静脉上的，它们破裂时可导致大出血。
4. 除非在术前已使用钢圈、填塞颗粒或胶水栓塞充分控制了供血动脉和引流静脉时，才可以尝试将包含软组织的病变完整切除。如果即使术

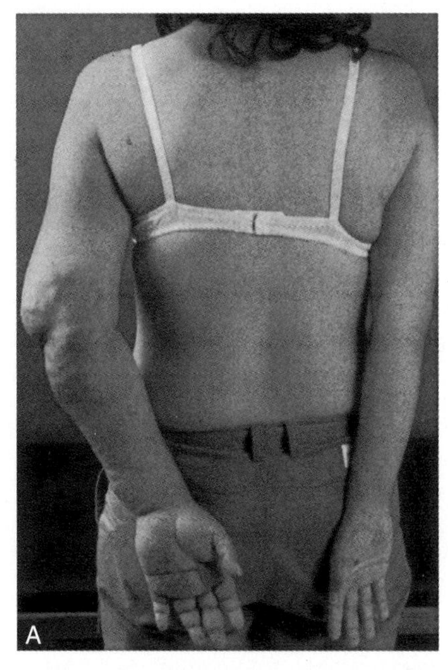

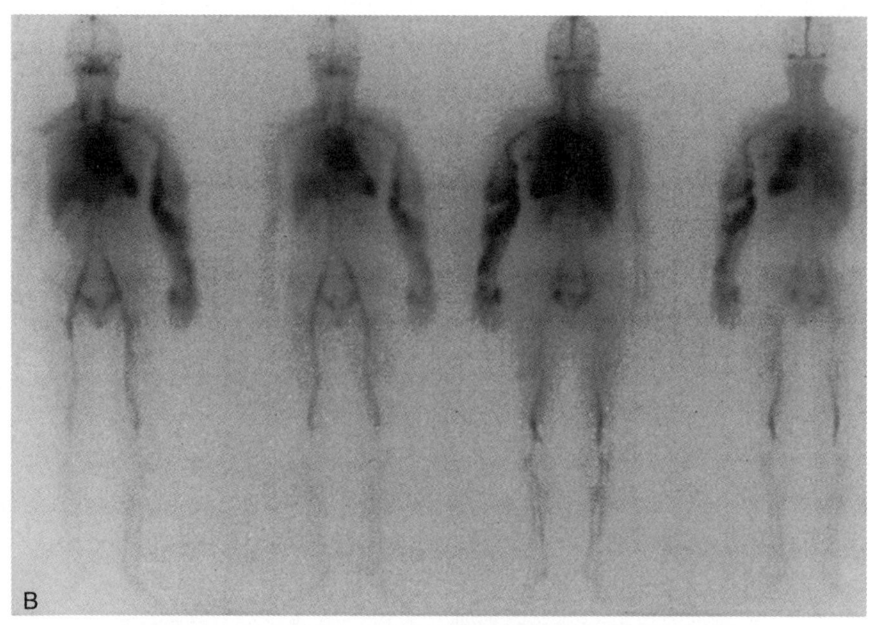

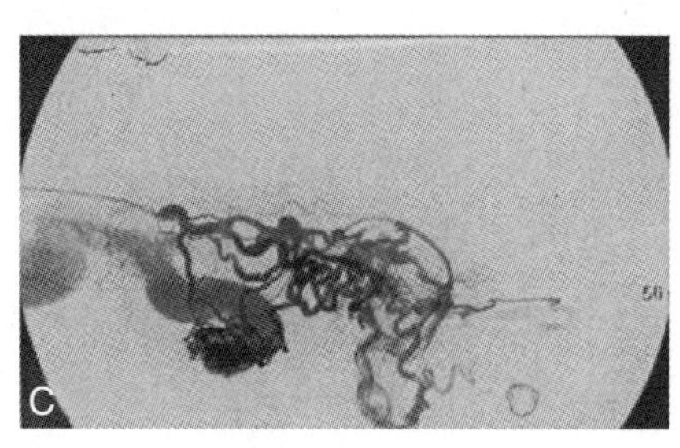

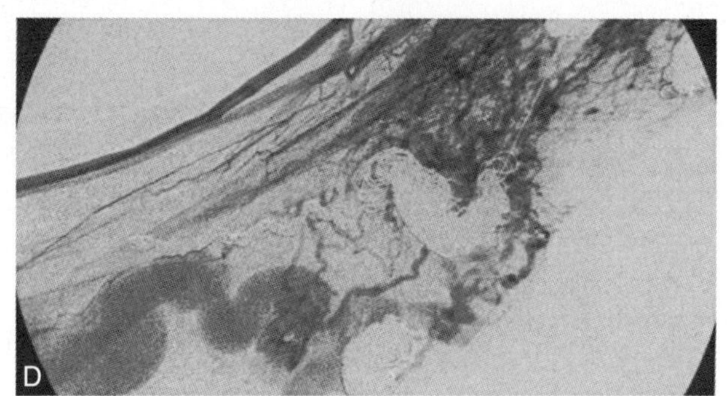

图 76.4 T型的浅表病变,使用外科手术切除联合应用术前螺圈和乙醇行栓塞/硬化剂治疗。(A)左肘部的浅表 AVM 病变的临床表现,伴有反复发作的感染和出血。(B)全身血池闪烁扫描(WBBPS)图像显示整个左臂血流动力学都受到影响。(C)血管造影显示病变(T型)的高血流状态,病变与静脉系统直接相连,难以切除。(D)血管造影显示先用螺圈栓塞病变血管为后继的乙醇硬化剂注射做准备。(待续)

前已进行栓塞治疗仍然出现无法控制的出血，则在术中可使用临时球囊阻断配合低压麻醉。

5. 在术前规划好皮肤的修补工作,偏向于使用正常的皮肤组织；避免使用分层移植皮瓣。外观常无法达到最理想状态。为了获得额外的皮肤组织，考虑到皮瓣的转向和转移可在术前选择性施行皮肤扩张注射。
6. 术前同整形或美容外科医师一起制定一份详细的计划或策略来应付任何可能发生的皮瓣重建工作。
7. 当出现无法控制的出血时，不要执著与原先拟定的手术方案。让出血量来决定手术切除范围及手术结束的时间。当手术比预想的更困难时不要勉强去完成。
8. 保证最小出血量的前提下，要完整切除病灶时可能会连带正常的供血动脉和引流静脉，此时要做好血管(动脉和静脉)的重建准备。
9. 当面临反复出血的感染病变时应该考虑截肢。对于一个感染性的 AVM,行简单的切除和引流后即使使用止血带也无法很好地控制出血，最终导致大血管的结扎和肢体的丧失。

临床评估

综合学科研究组定期对治疗反应和中期和(或)最终转归进行评估。随访采用的技术应该能提供临床症状改善的客观证据。临床评估指导方针的制定,可基于主观症状的改善和

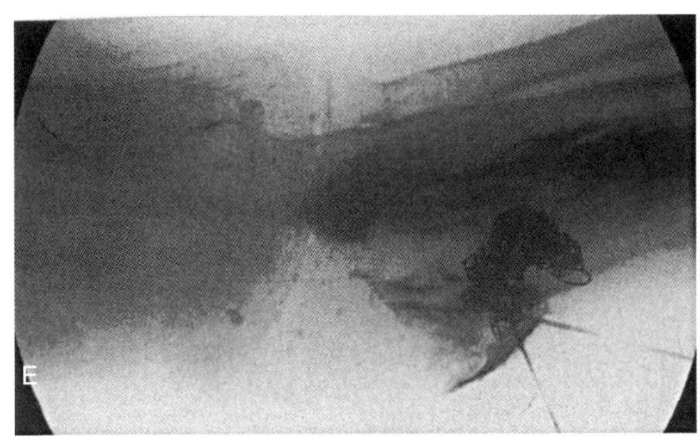
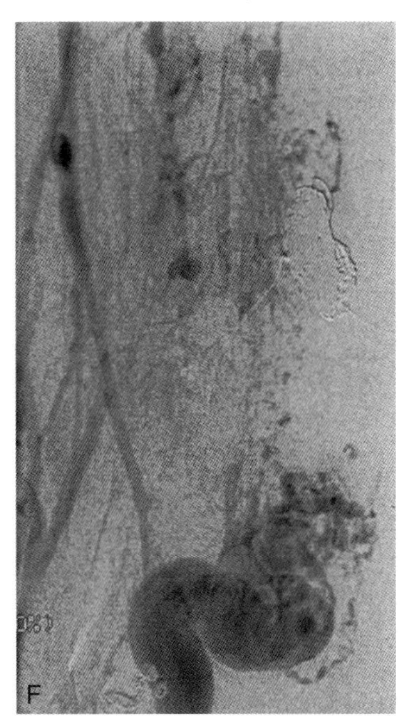
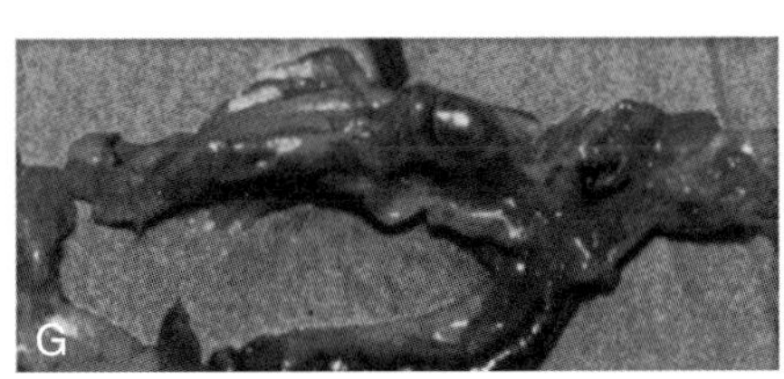

图 76.4(续) (E)影像学检查显示成功栓塞阻断病变部位的高血流状态。(F)血管造影显示后继的乙醇硬化剂注射对血管内膜造成的永久性破坏。(G)手术切除的螺圈填塞部位的大体标本,手术安全无出血危险。

客观临床表现的改善,例如溃疡的愈合、不再出血、肿胀的减轻和运动功能的改善。治疗反应可分为"最佳"、"良好"和"一般"。

实验室检查也应根据需要选择无创和微创检查的结合,例如多普勒超声、WBBPS、TLPS 和(或)MRI。在多阶段的治疗模式中应有中期评估。其中血管造影的结果是治疗反应最终评估的金标准。

"最佳"反应是指对疾病的完全控制(病灶的消除);"良好"是指几乎完全控制病情,残余的病灶不足以对机体产生伤害;"一般"指疾病基本控制疾病但仍需长期的随访。

这些标准可应用在无创和微创检查结果判定上。例如,多普勒超声可以对血流动力学进行评估,当病灶部位显示无血流时就判定为"最佳"治疗结果;几近无血流或供血动脉和引流静脉中有可疑断续血流的判定为"良好";有非常明显的血流减少,但在病灶内有残余血流的判定为"一般"。对 WBBPS、TLPS 和(或)MRI,以上标准同样适用。

对治疗结果进行定期随访,检查的内容主要包括多普勒超声、WBBPS、TLPS 和(或)MRI,尤其是分阶段治疗的患者。选取这些检查中的几项进行优化组合,替代了以前使用血管造影对中期疗效和 AVM 随访的检查。然而,动脉造影仍是 AVM 治疗的金标准,同时也是最后确诊治疗结果的手段。在我们医院,AVM 术后每 2 年一次的随访中使用动脉造影。

CVM

为了取代 CVM 的旧分类,如骨肥大性毛细血管瘤综合征(Klippel-Trenaunay-Weber Syndrome)和血管-骨肥大综合征 (Parkes-Weber Syndrome),建立了一个基于 1988 年 international society for the study of vascular anomaly 所提出的分类标准。对 CVM 分类所做的修改是为了使其涵盖病变部位的解剖、病理、生理以及胚胎发育过程中不同阶段引起的疾病。这成为现阶段 CVM 的诊断标准。它摒弃了旧的分类标准中使用人名来命名疾病的方法。这种方法同时也区分了 CVM 和婴幼儿血管瘤,一种真正的动脉肿瘤。在 AVM 得到安全有效的治疗前,对 CVM 有一个基本认识是必要的。我们很有可能会遇到 AVM 同时伴有其他 CVM 的情况(如血管-骨肥大综合征,一种合并有 VM、LM、CM 和微 AVM 的疾病)。仅凭一个对血管畸形知识有限的外科医师做出的片面诊断,极可能导致严重的后果。适当地了解其他类型的 CVM,尤其是 VM,以及它们的一些治疗方法有助于更安全的治疗 AVM。

使用新诊断技术对 CVM 进行分类,对 AVM 的改进治疗提供了重要的帮助。各种各样的无创与微创的诊断技术可以使AVM的血流动力学检查更细致,提高了AVM的诊断精确性。

WBBPS和TLPS可以对分阶段治疗的初始病变和中期疗效进行评估,同时也可以对治疗与未治疗的AVM进行长期疗效的评估。TLPS还可以在进行动脉造影前对微小的动静脉短路进行筛查。多普勒超声可以帮助检查供血动脉、引流静脉和侧支血管的情况。

MRI是AVM解剖结构的金标准。它可以显示出病变和周围组织器官的关系,包括肌肉、肌腱、神经、血管和骨骼。它也可用于鉴别低血流与高血流的CVM。尽管现在越来越先进的检查手段可以提供大量的临床数据来指导选用合适的治疗方法,AVM仍是CVM中最难处理的一类。它有较高的并发症发生率,即使我们竭尽全力,AVM相关的并发症仍高出预计。

要保证AVM治疗的长期疗效,选择最佳的治疗方式是一个问题。外科手术切除提供了"治愈"的最佳时机,但是切除ET型弥漫浸润的AVM可以导致严重的并发症与手术失败率。栓塞/硬化剂治疗作为二线方案比较成功。即使有较高的并发症,我们还是使用乙醇溶液作为主要的硬化剂,可以获得最低的AVM复发率。

仅使用乙醇溶液的硬化剂治疗手术无法到达的AVM可能出现并发症,但严重的并发症较少。在不具备专业小组的时候我们不推荐使用乙醇溶液作为硬化剂。对外科手术无法到达的AVM,我们也使用栓塞/硬化剂治疗。

疾病的复发仍是一项挑战,尤其是ET型的AVM。然而,治疗不彻底的病变较有潜在复发可能的病变存在更多问题。基于这一点,我们的临床治疗策略偏重于AVM的血流动力学方面。AVM中T型动静脉瘘的高血流状态治疗非常困难,尤其是发生并发症的情况(如深静脉血栓或肺梗阻)。临时使用球囊控制供血和引流的血管可以帮助改善高血流状态,可以降低治疗的风险。单独使用乙醇硬化剂治疗高血流的动静脉瘘而不联合应用其他干预措施(如螺圈栓塞),有早期被血流冲入体循环的危险,所以常属禁忌。同样若使用NBCA胶则属相对禁忌。

在我们的诊所,NBCA胶栓塞治疗比较特殊仅限于作为外科手术的辅助治疗。我们的目的是外科切除所有被NBCA胶填塞的病变组织,这样可以控制术中出血和确定手术切除区域。我们不认为NBCA胶可以有效地永久性控制病变,因为尚无证据证明其可以永久性破坏血管内膜。

无法治疗的瘘型的AVM使用分阶段治疗方法,钢圈栓塞作为初步治疗来降低病灶内的血流和可能发生的远处血栓栓塞,随后乙醇或NBCA胶进行栓塞/硬化剂治疗。

结 论

所有的AVM都可能危及肢体和生命。对AVM进行早期积极的治疗,虽然无法完全避免短期内出血和长期的心衰、坏疽,但可以降低发生的风险。许多年来,治疗方法一直是结扎AVM的供血动脉,而不去处理残留的病灶组织,继而会出现更严重的病变发展,增加了AVM相关并发症发生的危险性。因此长期的积极控制AVM的病灶是必要的措施。

目前的AVM治疗基于综合学科研究方法,它可以降低并发症及术后复发。栓塞/硬化剂治疗的应用拓宽了外科手术的治疗范围,它同样适用于高血流状态的高危病变。一个积极的治疗方案必须权衡治疗目标和术后可能发生的并发症,避免发生得不偿失的情况。在治疗开始前要对治疗方案进行全面的评估,这点非常重要,估计使用获益/潜在危险率。此外,截肢术也不能完全排除,尤其当AVM处于肢端合并有生命危险的出血和败血症时。

在当今的AVM治疗中,以往单独使用经典的外科治疗适应范围已日渐局限,其应当作为多学科治疗方案中的核心部分。

推荐读物

1. Belov St. Anatomopathological classification of congenital vascular defects. *Semin Vasc Surg.* 1993;6:219–224.
2. Lee BB, Bergan JJ. Advanced management of congenital vascular malformations: a multidisciplinary approach. *J Cardiovasc Surg.* 2002; 10(6):523–533.
3. Lee BB, Do YS, Byun HS, et al. Advanced management of venous malformation (VM) with ethanol sclerotherapy: mid-term results. *J Vasc Surg.* 2003;37(3):533–538.
4. Lee BB, Do YS, Yakes W, et al. Management of arterial-venous shunting malformations (AVM) by surgery and embolosclerotherapy. A multidisciplinary approach. *J Vasc Surg.* 2004 (in press).
5. Lee BB, Kim DI, Huh S, et al. Kim HH, Choo IW, Byun HS, Do YS. New experiences with absolute ethanol sclerotherapy in the management of a complex form of congenital venous malformation. *J Vasc Surg.* 2001;33: 764–772.
6. Loose DA, Weber J. Indications and tactics for a combined treatment of congenital vascular malformations. In: Balas P, ed. *Progress in Angiology. Chapt Miscellanea.* Torino, Italy: Minerva Medica; 1992:373–378.
7. Mattassi R. Experiences in surgical treatment of congenital vascular malformation: changes in diagnosis and surgical tactics in the view of new experiences. In: Belov St, Loose DA, Weber J, eds. *Vascular Malformations.* Reinbek: Einhorn-Presse Verlag GmbH; 1989:202–205.
8. Weber J. Embolizing materials and catheter techniques for angiotherapeutic management of the AVM. In: Belov St, Loose DA, Weber J, eds. *Vascular Malformations.* Reinbek: Einhorn-Presse Verlag GmbH; 1989:252–260.

编者评述

G. L. M.

Lee博士的文章中给我印象极其深刻的是AVM的大多数治疗方案是一件乐在其中的艰苦工作。计划要周到,治疗是可能的但很艰难,医师和患者需终身的治疗再评估，必要时为了得到最好的疗效而进行再治疗。Lee博士及其韩国的同事们治疗AVM的经验在世界上是数一数二的。他们的叙述中明确告诉我们，治疗AVM不应该是“孤军奋战”。至今，这章节的内容中最重要的是关于多学科交叉治疗AVM。周详的术前方案制订，选择性联合应用栓塞方法、硬化剂治疗和多种外科技术，许多变形的、威胁生命的及以前被归为不可治的AVM，现在都可以通过平衡功能改进和治疗并发症之间的关系，得到有效的治疗。

Lee博士着重强调了栓塞-硬化剂在AVM治疗中的作用。他同时也提供了外科治疗此类疾病的一些有价值的观点。一些例如周详计划等显而易见的问题。此外，例如直接结扎皮内血管就不那么重要。Lee博士的外科技术论点值得反复细读。他们毫无疑问拥有多年的治疗经验，因此没有必要去再研究。本章节对一个许多医师并不常见的难点问题提供了宝贵的信息。

（李炜淼 符伟国 译）

第 5 部分

血管创伤

第77章

血管损伤的治疗总论

Ramin Jamshidi, John Lane

血管损伤最早的记载起源于古希腊和罗马黄金时代战争时期。在美国独立战争及第2次世界大战期间，截肢是野战外科医生最常做的手术。DeBakey和他的同事们报道在第2次世界大战中因血管损伤的患者中40%需要截肢；主要是那个时代抗生素和急救医学比较落后。随着外科治疗的进展，在朝鲜和越南战争中，这一比例下降到15%。虽然这些年来战争的性质已经发生了很大变化，但是血管损伤依然存在。美国在阿富汗18个月战争期间，有224名外周血管损伤患者。很多从战场上获得的经验已经应用于现代外伤治疗领域，当然也包括血管损伤系统。

病理生理学

损伤的程度主要由三个方面的因素决定：能量、机制和解剖区域。

能量是基于通用的物理原理即能量与质量和速度的平方直接相关。质量和速度是由相关的碰撞物决定的，接受的能量与损伤部位机体的质量和密度相关。更大范围的创伤是高速的子弹引起的，子弹进入人体可引起贯通伤。子弹引起的损伤的特点是伤口小，但是机体内部创伤大，组织损伤范围广，这是子弹的弹道效应引起的。子弹能够迅速地将大量的能量分散在周围组织上，从而造成大范围的损伤。广泛的组织损伤可破坏侧支血管，进一步加重组织的缺血损伤。另外，枪械的强烈气流是引起组织损伤的另一特殊方式。在较近的范围内，会有更大范围的软组织损伤和侧支血管破坏。这类的创伤更容易出现感染，偶尔也会出现栓塞。

损伤的机制可以分为锐性伤和钝性伤。日常生活中的锐性损伤多为刀扎伤和低速的枪弹伤。但是，随着高速冲锋枪在民众中的蔓延，高速的枪弹伤现在也快速增长。正如前面提到的，这些锐性伤引起的血管损伤程度通常比较高。钝性损伤通常与机动车交通事故以及高处摔伤有关。但是，任何机制引起的钝性损伤都可能导致血管损伤。因为血管受到牵拉或挤压引起的损伤，常常合并骨折或关节错位。特别是在关节附近的位置，因为血管在这些位置相对比较固定。骨折后骨折残端有可能引起血管的二次损伤。另外，减速伤通常出现在动脉比较固定的位置，例如主动脉挫裂伤多出现在动脉导管韧带及膈肌的位置。

特定的解剖位置更容易出现血管损伤。这些具体的损伤将在随后相应的章节中描述，一些重要的例子包括减速引起的主动脉损伤，包括颈部“甩鞭样损伤”引起的颈动脉和椎动脉损伤，肱骨骨折引起的肱动脉损伤，穿刺和导管引起的股总动脉和髂动脉损伤，膝关节向后错位、股骨髁上和胫骨平台骨折引起的腘动脉损伤。

血管损伤的直接影响是血管供应组织的缺血改变。这种特点在钝性损伤和高速贯通伤中更为常见，是因为会引起更大范围的组织损伤，增加了侧支血管损伤的可能性。损伤后大约6个小时的组织缺血温暖期过后即可出现肌肉坏死。这就是所谓的血管重建和恢复血供的“黄金时间”。缺血改善后可能引起再灌注损伤，特点是氧自由基、炎症因子的产生，炎症细胞的移位和激活。再灌注区域内可出现二次损伤，导致细胞膜的破裂、细胞凋亡、细胞液外渗于周围组织。在肢体内，筋膜间隙内的压力不断增加阻止了静脉血液的回流，进一步加重了组织充血和压力，这样不断恶性循环。外科手术治疗骨筋膜腔隙综合征将于下文中讨论。再灌注损伤对系统的影响与组织缺血程度相关。影响系统的因素主要包括：循环中的炎症介质，酸中毒，高血钾，肌红蛋白血症等。器官损伤包括：急性肾衰竭，心衰竭或心律失常，急性呼吸窘迫综合征等。

早期的评估和复苏

血管损伤患者的治疗通常开始于创伤外科的急诊。恰当完善的病史描述包括：外伤机制(贯通伤、钝性伤或混合伤)、外伤的时间、大概的出血量(动脉或静脉)以及既往的残疾或外伤。在贯通伤中，其他的重要因素包括：武器的种类(如刀的长度、子弹的直径)，入口和出口的数量，外伤时机体的位置。在钝性损伤中，病史的重点包括：跌落的高度，撞击瞬间机动车的速度，被救的时间，方向盘撞击或安全带损伤的证据，其他事故现场的相关资料。尽管这些资料对于评估创伤有很重要的作用，但是往往很难收集到这些资料，这时不能因为等待这些资料而贻误治疗时机。

目前早期的评估和治疗按照美国创伤外科学会创立的“最新创伤生命支持指南”执行。按照该规则在进行评估前应先行“ABC”分类，即气道、呼吸和循环。通畅的气道通常需要进行外科操作，如环甲膜切开术或急诊气管造瘘术。颈部广泛的血肿形成可采用常规的经口气管插管术。如果条件允许可于手术室在纤维喉镜引导下行气管插管术。一旦气道打开，那么关注的重点将转变为充分的肺换气（如气体交换)。肋间动脉断裂或胸部血管的损伤引起的血胸可压迫肺进而影响换气。直立位的胸部X线检查可以对纵隔损伤和胸膜腔出血进行早期评估。这种情况需要进行胸腔闭式引流或其他外科手术治疗。接下来，血管损伤引起的血压变化是第三项“循环”关注的重点。

患者仰卧位时，若可触及的颈动脉或股动脉搏动提示血压至少为60mmHg以上，可触及的股动脉搏动提示血压大概为90mmHg。明显的低血压必须注意是否存在全心功能不全或大出血。大量的出血最好的控制方式是直接压迫创伤部位或者供血动脉的近端。这时需要使用动脉止血带，虽然这种方法比较极端，但是对于临时止血却很有效，直到患者被送到手术室并进行适当的手术时，止血带才能解除。

所有严重血管外伤的患者中只有获得恰当的复苏和及时外科手术的才能取得最好的治疗结果。复苏中要尽快吸氧并纠正低血压。所有外伤的患者都需要大量的静脉补液。但是外科医生和麻醉师往往对复苏中补液的重要性认识不够。然而，内科医生的职责是维持患者的血容量和正常血压。已有很多的临床资料和实验室结果证实适当的低血压对于治疗有益。补液复苏将血压维持在130mmHg时可能引起出血加重。这样就可能出现血压降低再补液，而出血量进一步增加的恶性循环。对于外伤的患者，90mmHg的收缩压是比较适合的，只要患者在此血压下不出现末梢器官的供血不足(如少尿)。

选择复苏液体是另外一项重要的内容。ATLS指南建议先输入2L的晶体液。等渗的液体如普通的盐水，或复苏缓冲的液体如林格液和勃脉力液是较为常用的液体，因为它们能起到扩容的作用。对于较长时间低血压和贫血的患者扩容时输注浓缩红细胞也是非常有效的。但是，近年来的临床研究提出了一些异议，例如他们认为输血不应超过红细胞比容的30%，大量输液的累积效应对免疫系统有一定影响，反复的输液可以影响远期预后效果。因此，较高的输液阈值为红细胞比容≤21%~25%或者有心脏疾患的患者≤27%~30%。

另外两个常用的措施是人工合成的胶体液和携氧液体。胶体如白蛋白、右旋糖酐、羟乙基淀粉等的静脉补液有着理论上的优势，如可以减少肺水肿和外周组织水肿。但是，这些优势在临床上并没有试验证据，所以目前没有证据证明这些胶体比人工晶体效果好。如果应用这些胶体液增加了患者的治疗费用和过敏反应，那么就没必要使用，除非患者是低蛋白血症，例如肝硬化等。多年的深入研究以求制造一种非血液制品的携氧液体来改善组织供氧，因为输注血液制品有一定的风险和潜在的危害。制造这种复合物的最大的难点是寻找一种溶媒能够像血红蛋白那些从肺血管中携带氧气，并释放于需氧的组织内。在动物实验模型中，利用牛的血红蛋白聚合物治疗有效，但是尚待更多的研究及临床试验证实其效果。

其他并发症还包括：长期使用药物的毒副作用，更为严重的是合并充血性心力衰竭和肾功能不全的患者，特别容易出现血容量过多，治疗上必须进行水合和复苏。但是，人口统计学研究的结果显示，外伤患者中多数为健康的年轻男性，因此以上并发症这些患者发生率比较低。经验丰富的创伤外科医生会根据患者具体情况制定患者的治疗措施。

另外需要引起重视的是，外伤患者的低血压有时并不是低血容量引起的，而可能是其他原因，例如：中毒，神经损伤及心律失常等。迟发的引起患者急性死亡的原因包括：心肌损伤、心包填塞、冠脉夹层引起的缺血等。

术前评估

在进行第二次查体时，物理查体一定要仔细发现潜藏的血管损伤情况。一次完整的从头到脚的物理查体可以弥补检查的漏洞和发现潜藏的损伤。首先要触摸患者的颈动脉及末梢动脉的搏动。但是，动脉搏动存在并不能排除有血管损伤，因为可触及动脉搏动的患者中33%合并血管损伤。有时触摸到的搏动是通过血栓传导或侧支循环代偿到远端动脉的。由于这种传导速度较慢(7~13m/s)，因此动脉搏动可出现延迟或减弱。若可闻及的血管杂音或触及震颤需要注意，因为这表示可能存在动静脉瘘。全身神经系统查体也是非常重要的，因为据报道神经损伤患者中 18%合并动脉损伤。骨畸形、骨折或移位需要注意是否合并潜在的血管损伤。皮肤改变也应引起重视，特别是在低血容量性休克的患者中，肢体末梢不均匀的皮肤改变预示着潜在的动脉损伤。

动脉损伤的症状传统上分为“直接或间接症状”。“直接”的症状应该高度怀疑血管损伤，包括：动脉的出血，不断扩张和(或)搏动性的血肿，血管不搏动，感觉异常，瘫痪，组织温度改变，震颤，血管杂音，缺血的症状等。“间接”的症状包括：末梢动脉搏动消失，血管附近发生穿刺伤或骨折，在事故现场发生过出血，外周神经功能异常。这些表现有时是假象，怀疑动脉损伤时应该基于临床判断。但是，根据这些症状可以将伤病员快速分为：需要进一步检查、立即手术、继续观察这三类，非常有效。

不同解剖位置血管损伤的具体症状将在以后的章节中描述。但是，术前评估肢体损伤需要特殊检查。对于远端肢体损伤的患者，踝肱指数(ABI)是非常有用的检查方法。通过利用多普勒超声和袖带测量四肢的血压，下肢血压/上肢血压将得到踝肱指数。ABI<0.9 提示有血管损伤。但是，这种检查手段不能应用于外伤前已有血管闭塞的患者。基于这个原因，动脉搏动指数(API)也常常用于血管外伤的检查。API 是受伤肢体收缩期血压/正常肢体血压。API<0.9 时提示肢体血管损伤的敏感性为 95%，特异性为 97%。但是，会出现假阴性结果，是因为 API 忽视静脉损伤以及非测压动脉的损伤(如股深动脉)。据报道，API>0.9 时提示无血管损伤的概率为 99%。我们建议当 API<0.9 时，应该行进一步的检查。

诊断手段

X 线平片是损伤评估的基本手段。常规的平片检查部位包括：颈椎、直立位的胸片、腹部及盆腔。这些检查也能够看到不透 X 线的外来物体，例如子弹或炮弹碎片等。如果子弹的位置已经偏离了机体的入口和出口的轨迹，那么出现子弹栓塞的可能性将增大。所有怀疑有骨头损伤的部位均应进行 X 线检查，以确定是否存在骨折或错位。

应用血管造影技术诊断血管损伤目前还在进一步讨论中。事实上在过去不恰当地应用血管造影产生了很多负面的结果。血管附近存在损伤而进行血管造影并不能显示潜在的血管损伤。但是，血管造影对于诊断枪弹伤产生的血管损伤很有用。当出现血管损伤“间接”的症状就作为血管造影的指征已产生了大量的假阳性结果。在这些患者中，大约有 10%的患者造影显示血管异常，但仅有 1%需要进行手术。患者出现“直接”的血管损伤症状是最有用的血管损伤证据。但是，需要强调的是血管造影应选择性地进行，不应由于过度地使用造影技术而贻误治疗时机。当血管损伤的解剖位置非常清楚时，就应直接进入手术室。术中造影已经成为一种常用的措施，进行这种术式时，需要在能够进行造影的手术间内开展。

患者如果有明显的“直接”的症状，但是血液动力学尚稳定、神经系统未受损，那么进行血管造影检查有助于指导进一步的手术治疗。在血管造影室的影像一般优于术中造影，而且可以进行腔内治疗，如肌肉分支血管的栓塞或者球囊阻断。腔内技术在解剖结构比较复杂的部位有着明显的优势。这些部位包括：腋-锁骨下动脉，髂动脉，颈动脉高位损伤(3 区)，胸廓入口(1 区)。这些区域的损伤应该优先考虑腔内治疗技术，包括栓塞和支架型血管修复。这些区域以外(如肢体)的“间接”的缺血症状有待于进一步讨论，外科医生的判断决定治疗的时机。

多普勒超声在一定程度上代替了血管造影技术，特别是评估那些“间接”缺血症状的患者时。多普勒超声对于评价局部损伤非常有用，因为它可以查看血管壁的全层，所以它对血管内膜的损伤比较敏感。超声常规应用于检查穿刺或导管引起的腹股沟假性动脉瘤或动静脉瘘。但是，常规应用这项无创技术的限制是有时无法及时得到检查。另外，无法整体地了解远端侧支血管的开放程度，这样影响是否进行血管重建的决策。我们认为无创的检查方式特别适用于那些无重大血管损伤的患者，尤其是损伤范围比较局限的。

总之，应用辅助血管损伤诊断技术是基于患者比较稳定，怀疑有损伤，缺血程度及可用的资源来综合考虑的。患者有严重的缺血应直接进入手术室。如果计划进行血管重建或者评价解剖结构比较复杂的部位时，可以进行术中造影检查。但是，患者如果血液动力学比较稳定也没有神经损伤，传统的血管造影将更加有效、清楚。患者合并“间接的”血管损伤症状应该进行无创血管检查或继续保守观察。

术前准备

多数外伤患者都是年轻人，外伤前身体一般状况良好。但是，对于一些年老的外伤患者，术前准备可能是比较复杂的，术前的药物治疗主要是预防未来可能出现的器官衰竭。

术前应用 β 肾上腺素阻滞剂通过减少心脏并发症以改善外科治疗结

果，目前已经成为择期手术术前准备的标准措施。在血管外伤中，可能由于低血压而禁忌使用β肾上腺素阻滞剂，但是一旦血液动力学稳定后，术后应连续使用2周。一旦患者确定要进行外科修复，而且患者复苏成功，就开始应用此类药物，可以在围手术期使用半衰期较短的品种，如盐酸拉贝洛尔等。

很多外伤的患者需要静脉注射造影剂以进行血管成像。对于术前合并肾功能不全或者造影剂用量过大时，可能发生造影剂肾病。报道称N-乙酰半胱氨酸可以减少造影剂肾病的发生率。目前尚未有很好的研究结果能够证实以上结论，但是由于该药物副作用少，有潜在的保护作用。所以计划静脉注射造影剂的患者，可以在此之前给予口服600mg的N-乙酰半胱氨酸，然后分别于造影后12小时、24小时再次口服。

进一步预防造影剂肾病可以静脉使用碳酸氢钠。近来的研究显示从造影前1小时（154 mM $NaHCO_3$ 3mL/kg·h）开始一直应用6小时（1mL/kg·h）能够减少造影剂肾病发生率（2%~14%），对照组是采用154mM生理盐水水化。

当患者为急诊时，不应为使用碳酸氢钠或N-乙酰半胱氨酸而贻误诊断。年轻的患者，一般出现肾病可能性较小，但是，合并肾病、糖尿病、高龄的患者，这些保护肾脏的措施是有用的。

当患者进入手术室前，以下这些术前准备将有助于进行手术及改善治疗效果。第一，很多外伤患者伤口是被污染的，所以术前预防性地应用抗生素。理想的时机是在开腹之前半小时应用，根据经验最常用的是二代头孢。术后24小时内要再次给药。对于大面积组织污染及有感染迹象的患者需要持续抗生素治疗。但最终抗生素的选择要根据细菌培养及药物敏感性试验结果确定。尽量避免广谱抗生素的使用，因为这类抗生素容易导致细菌耐药。应该常规注射破伤风类毒素，除非患者近5年曾接受过免疫。

患者通常仰卧位，四肢在外以便术者及麻醉师进行操作。建立大静脉入路，可以进行快速、大剂量补液，但是静脉和动脉入路不应该放在外伤侧。如果患者有潜在的主动脉损伤的可能，静脉入路应该高于损伤的平面。有创的心脏监护措施（包括：动脉监测、中心静脉导管、swan-ganz漂浮导管、经食道超声检查）应该应用于合适的患者。自体血液回输很少应用于外伤的患者中，因为血液多数会被污染。

任何术中可能涉及区域均应进行备皮、消毒及铺单。术前应该于损伤肢体的近端放置可膨胀的止血带。腹股沟应该进行备皮，因为若行腔内治疗需要进行穿刺。对于肢体损伤的患者，对侧肢体应该备皮，以备使用大隐静脉。尽管需要尽量暴露手术野，但是为了患者保暖，需要寻求两者间的平衡。低体温可以严重地影响凝血功能。保持体温的措施包括：加热液体、提高室温、加热对流空气、温盐水洗胃等。另外手术过程中应注意凝血功能。

选择合适的麻醉药物将不在本章节中描述。通常麻醉药物避免使用扩张血管及抑制心率药物，氯胺酮和依托咪酯常用于低血压和低体温的患者。

手术原则

具体部分的血管损伤的外科治疗方法将在以后的章节中描述。本章中主要介绍血管损伤修复总的治疗原则。

止血方法

最初始的止血方法是直接压迫动脉血管的近端。这些压迫应一直持续到患者进入手术室。如果可能，在肢体血管损伤时，使用止血带效果很好。但是不能盲目地进行捆绑，因为止血带很可能损伤周围的组织，特别是神经。对于血管上有穿孔的情况，应用合适尺寸的球囊导管阻断穿孔是非常有效的临时止血措施。

安全的血管近远端阻断

近端控制是指于损伤处的近端进行压迫或阻断。正如前文中所说，应用止血带对于肢体损伤是非常有效的，可以限制外科手术切口的范围。

如果通过压迫或球囊阻断能够很好地止血，那么外科手术的切口就应该合理地限制在损伤近远处的一定距离内。对于由于血管的自身防护措施如血管痉挛、血管压缩或者血栓形成，治疗过程中尽量不要破坏这种自然形成的止血效果。如果没有很好地控制血管的近端而盲目地对非常复杂的损伤组织和血肿进行手术，很可能出现无法控制的出血。对于损伤近端进行解剖游离未受损的血管可以进行很好的血管阻断。如果损伤出现在肢体弯曲的部位，那么近端控制就应该在更靠上的部位。股总动脉损伤，可以在腹腔内或腹膜后途径阻断髂外动脉。如果预料到近端阻断比较困难时，术前可以选择性地放置球囊导管。一旦近端阻断完成，那么大出血的可能性将大大降低。

一旦进入血肿内，需要快速地将栓塞物去除；另外要控制出血的血管。治疗中要注意确认血管神经束结构，尽量减少静脉和神经的副损伤。静脉的出血可以采取直接压迫或者使用侧壁钳或艾利斯钳阻断。如果仍有动脉出血，当动脉可以显露的情况下，可在上一把阻断钳下方再加一把阻断钳。如果血管有夹层，需要在更远端进行阻断时，可以应用腔内球囊。特别是可以应用 Fogarty 取栓导管进行阻断。仔细地将导管放置于合适部位，轻柔地扩张到合适的直径进行阻断。

暴露和清创术

一旦能够止血，血管损伤即可被确认。在损伤部位的近远端暴露足够长度的正常血管，以便于进行阻断。尽量保留侧支血管，但是常常需要切断一定数量的侧支血管以便于进行血管的移动。失去活力的组织应该进行清创，以保证创面的干净，预防进一步感染。对于高速的枪弹伤而言，考虑气流引起的损伤是很重要的。气流伤周围的组织都要进行清创，包括血管周围的部分。推荐的方法是纵行切开血管壁，然后使用 Potts 剪剪去受损的内膜，一直到能看到正常的血管内膜。另外损伤的血管部分可以进行切除。

外科修复术前的准备

术前应该决定采取哪种外科修复术，下一节中将详细介绍不同外科修复术的区别。如果血管长度合适，尽量进行损伤的直接修复。

血管的流入道和流出道条件允许时，控制血管后将血管腔内的血栓取出。取栓时建议选择合适尺寸的 Fogarty 导管，确保取出所有的血栓。外科医生应该首选检查球囊导管，在体外估测取栓导管的长度。球囊应该小心谨慎地送入血管腔，防止损伤血管引起夹层。球囊应该在未膨胀的状态下送入合适的血管位置，将球囊膨胀后缓慢地拉出血管。球囊膨胀的程度应该由术者根据血管腔内的阻力在抽拉的过程中不断地进行调整。以上步骤需要反复进行，直到球囊导管能够到达理想的位置或者至少两次拉出导管后未见到血栓。

动脉的近端和远端取栓后应用肝素盐水反复冲洗。一般而言，外伤患者不能进行全身肝素化，因为这类患者可能同时合并骨骼、头部及身体其他部位的损伤。但是如果是明确穿刺引起的血管损伤，可以进行全身肝素化。另外注意局部也不能大剂量地使用肝素，因为有可能影响全身。特别是冻伤或有凝血功能障碍的患者更需要注意肝素的使用。整个手术过程中，需要不断关注患者的凝血情况。

如果需要进行原位血管置换或血管旁路术，那么就需要选择合适的代替血管。对于大多数肢体损伤的患者，可以选择对侧的大隐静脉作为桥血管。还可以选择上肢的头静脉或贵要静脉，也可以选择颈内静脉。如果需要选择动脉血管作为桥血管，那么可以选用一侧的髂内动脉。如果需要长段的髂动脉旁路，可以选择 PTFE 材料的人工血管。目前 PTFE 材料的人工血管已经广泛地应用于外伤患者修复腹部大动脉，甚至严重细菌感染的伤口。此技术的理论基础是外伤的患者需要采用快捷的术式，而人工血管取材方便。如果患者是初次损伤，应该首选自体静脉血管。

修复技术

血管修复的类型需要根据损伤周围的情况而决定。重要的考虑因素包括：周围组织损伤的范围，目前的神经损伤情况，解剖区域，以及患者全身状况。

结扎

这是最简单的血管损伤“修复”技术。由于下肢静脉侧支循环丰富，所以静脉损伤后直接结扎通常影响不大。但是，如果患者同时有动脉和静脉的损伤，将并行的动脉和静脉同时修复后治疗结果将更好。静脉结扎甚至可以应用于大的中心静脉，如门静脉和下腔静脉。为了挽救生命，肢体动脉的损伤可以进行直接结扎，特别是对于生命体征不稳定的患者。一些情况下，侧支循环能完全代偿动脉结扎后所供应组织的血供。可以直接结扎的动脉包括：锁骨下动脉，桡动脉或尺动脉（但是患者必须有完整的动脉掌弓），髂内动脉，股浅动脉，一支胫动脉（但是患者必须有完整的足背弓）。关于结扎后的相关情况将在下文中描述。

简单修复

简单的血管侧壁修复主要用于较小的血管创伤。例如：针刺伤或导管引起的血管损伤或洁净的刀扎伤。但这种技术不适用于钝性损伤或枪弹伤。动脉或静脉侧壁损伤缝合技术简单，血管阻断后使用单线即可进行缝合。缝线的轴心应与血管的轴心垂直，以避免血管狭窄。但是，如果较大直径的静脉出现纵行损伤，缝线的轴心可以与伤口平行，这样一般也不会导致血管出现明显的狭窄。

补片血管成形术

如果血管的后壁仍存留超过 50%，那么就可以采用补片血管成形技术。这种技术一般选择性地应用于动脉纵行切开后的缝合。这样可以防止血管管腔出现狭窄。但是，在血管损伤的修复中，这种技术应用很少。如果血管损伤累及的长度和周围组织情况不允许进行直接简单修复，应该考虑进行端端吻合或者使用人工血管。补片血管成形在血管损伤的治疗中不建议使用。

端端吻合修复

如果动脉有足够的长度就可以进行无张力的吻合，直接端端吻合是一种较好的治疗方式。正如前文中提到，充分的血管清创术是非常重要的。将损伤血管的分支血管离断可以获得更长的血管游离长度，这样有助于进行端端吻合。总之，血管切断 1~2cm 一般都可以进行端端吻合。这种技术的优势包括仅需单个吻合口，避免使用自体静脉，避免使用人工血管。另外，这种吻合口的长期通畅率优于使用人工血管。血管的末端在吻合前应该修剪整齐。斜形吻合可以应用于直径较小的血管吻合，这样可以增加吻合口血管的直径。三点式吻合方式可以便于操作。另外，单线吻合可以直接连续或间断缝合。在进行连续缝合时助手需要注意，防止出现套线现象。对于血管直径小于3mm的建议进行间断缝合。

桥血管的应用

如果无法进行无张力血管直接吻合，那么就要考虑使用桥血管。是否选择桥血管需要基于以下考虑：血管近远端的直径，自体大隐静脉是否可用，解剖学位置和血管损伤修复可能的远期通畅情况。可供选择的材料包括：自体静脉或动脉，PTFE或Dacron材料的人工血管，动脉或静脉的同种异体移植物。总之，对于直径小于5mm的血管建议使用大隐静脉进行重建，血管直径较大的可使用人工血管。吻合技术与血管端端吻合类似。近端吻合一般采用端端吻合技术，远端可以采用端端或端侧吻合技术。当修剪人工血管时一定要准确测量，如果人工血管过长会引起血管打折或手术失败。

血管重建的评估

血管损伤修复完成后，治疗的效果需要进行评估。理想的结果是远端血管搏动可以触及，组织恢复正常的颜色，远端毛细血管再次充盈。在年轻的血管损伤患者中远端血管常常发生痉挛，导致肢体低体温，这与低血压、损伤等有关系。这种情况下，需要进行血管造影检查。另外，需要考虑患者以下状况：全身的血液动力学状态，外科手术的长度，凝血状态及体温。对于少尿的患者需要减少造影剂的用量。基于以上因素，超声检查比较简单，也已满足组织血供的评估。

损伤的闭合

血管损伤修复完成后缝合伤口时需要于血管吻合口上方覆盖一定的组织，这样才能保证手术的完整性。如果血管周围组织损伤较小，可以进行一期缝合。如果有大量的软组织缺失或很多的污染组织存在，必须将有活力的组织覆盖在上面，也可以取带蒂组织覆盖。整形外科医生可以协助操作。

特殊处置

血管损伤的控制

一些损伤由于范围太广，以至于不能完全地进行修复。现代损伤治疗的关键是不要浪费大量的时间去寻找细小的病变。当患者有严重的损伤时，通常需要长时间的手术（一般大于6个小时），“控制损伤”将会取得更好的治疗结果。这种减少创伤的原则应用广泛，在剖腹治疗实质脏器损伤时也遵循。如果不影响远端组织的存活，就可以将血管进行结扎。对于重要的动脉不能结扎时，但是创伤比较广泛，可以放置临时转流管。“控制损伤的旁路”的核心是尽快恢复血管的通畅，使患者能尽早离开手术间而进入重症监护室，以进行进一步的复苏。一旦患者平稳后1~2天，可以进行再次手术，进行彻底的修复。患者在ICU时应该保持插管和镇静状态，患者在搬运过程中不能拔除临时旁路。在ICU时需要对患者进行反复的评估，以监测转流管的状态。一旦患者的正常凝血功能恢复，转流管可能出现血栓，这时需要返回手术室进行更换或进行血管的修复。

筋膜切开术

筋膜切开术的适应证和技术将在以后的章节中描述。当患者肢体缺血时间超4小时，强烈建议进行筋膜切开术。创伤的患者出现筋膜间隙综合征的风险比慢性血管疾病的患者高。出现这种并发症的易发因素包括：缺乏侧支循环，缺血时间长，末端肌肉组织的体积增大若出现远端肢体筋膜间隙综合征，推荐应用两个切口将四个间隙切开的方法。不切开皮肤，只行皮下筋膜切开应该避免，因为皮肤可能会限制肌肉膨胀造成二次筋膜间隙综合征的发生。延迟首次筋膜闭合的时间可为5天。

术后的管理

根据损伤的严重程度，血管损伤修复后应该进行监测。肢体温度恢复和凝血功能恢复正常是治疗的目标。如果有必要可以进行输血治疗，但是必须认识到健康的患者可以忍受一般的贫血状态，而过量的输血对患者是不利的。由于再灌注的影响可能会出现高血钾及酸中毒，所以必须纠正电解质紊乱。肾脏功能由于低血压、肌红蛋白尿以及造影剂的影响而受损。在严重的损伤时，急性肺损伤也可能出现。对于ARDS需要进行机械通气。

血管修复后的通畅性在术后24小时内采用神经血管检查进行评估。血管检查出现异常考虑可能发生血栓，应该进行再次手术。如果开始没有进行筋膜切开，肢体应该注意筋膜间隙综合征。疼痛伴有运动减退常常是其早期表现，可能最终会出现血管神经损伤。如果临床高度怀疑，不管筋膜腔内压力是否升高，均应进行筋膜切开。

一旦凝血恢复正常，就要使用抗血小板药物来改善血管的远期通畅率。严重损伤的患者为了防止其他部位的出血，在早期不常规给予抗血小板治疗。目前没有可靠的数据指导什么时间开始使用抗凝药物，所以多数情况要外科医生的经验决定。

结 论

外伤对于血管外科医生而言是一项挑战,不仅要能够处理具体病变,还需要有整体观念。对外伤患者必须认真地分析病情,正确地进行复苏,并能发现明确的和隐匿的损伤,下面的章节将具体描述不同部位损伤的处理,但无论何时处理血管损伤的患者,以上的原则必须时刻牢记心中。

推荐读物

1. Burch J, Ortiz V, Richardson R, et al. Abbreviated laparotomy and planned reoperation for critically injured patients. *Ann Surg.* 1992;215:476–484.
2. Corson J, Westmoreland P, Hoballah J. Vascular trauma. In: Corson J, Williamson R, eds. *Surgery.* London: Mosby; 2001:2.14.1–2.14.16.
3. Dennis J, Frykberg E, Veldenz H, et al. Validation of nonoperative management of occult vascular injuries and accuracy of physical examination alone in penetrating extremity trauma: 5- to 10- year follow-up. *J Trauma.* 1998;44:242–252.
4. Francis H, Thal E, Weigelt J, et al. Vascular proximity: Is it a valid indication for arteriography in asymptomatic patients? *J Trauma.* 1991;31:512–514.
5. Frykberg E. Advances in the diagnosis and treatment of extremity vascular trauma. *Surg Clin North Am.* 1995;75:207–215.
6. Hirshberg A, Mattox K. Planned reoperation for severe trauma. *Ann Surg.* 1995;222: 3–8.
7. McIntyre L, Hebert P, Wells G, et al. Is a restrictive transfusion strategy safe for resuscitated and critically ill trauma patients? *J Trauma.* 2004;57:563–568.
8. Merten G, Burgess W, Gray L. Prevention of contrast-induced nephropathy with sodium bicarbonate: a randomized controlled trial. *J Am Med Assoc.* 2004; 291:2328–2334.
9. Poldermans D, Boersma E, Bax J. The effect of bisoprolol on perioperative mortality and myocardial infarction in high-risk patients undergoing vascular surgery. *N Engl J Med.* 1999;341:1789–1794.
10. Rich N, Mattox K, Hirshberg A, eds. *Vascular Trauma.* 2nd ed. Philadelphia: Elsevier Science; 2004.

编者评述

G. B. Z.

Lane 医生提供了一个血管损伤总的描述。文章中提到血管损伤的机制和病理生理学变化,并将血管损伤的评估和损伤后生命支持措施(美国外伤协会制定)进行整合。他强调病史和物理查体的重要性,讨论了各类血管损伤诊断设备的应用,总结了出血手术治疗的要点,近远端血管阻断的要点,血管暴露和修复的方法。另外还包括术后重建血管的通畅性的评估,适当的组织缺口闭合,筋膜间隙综合征及切开治疗措施,药物治疗方法等。作者将此类患者的治疗进行了规范化总结,有很好的指导意义。

(张宏鹏 郭伟 译)

第 78 章

颈部血管损伤

James W. Dennis

颈部区域是一个非常重要的部位，很多维持生命的重要组织都位于这里，这个部位的损伤都需要进行治疗。颈部血管损伤在所有公民血管损伤中仅占 5%，但是如果出现颈部损伤时，如果气道保持通畅，就应将血管损伤的救治放在最重要的位置。类似于其他的损伤，颈部血管损伤的原因包括穿刺伤以及钝性损伤。与其他损伤不同的是，颈部血管损伤中因穿刺引起的占 95%，特别是在主要的城市外伤救治中心。颈部血管供应颅脑，因此该部位的血管损伤与肢体血管损伤不同，更应该引起重视。

概 述

枪弹伤代表了颈部损伤最典型的机制。但是，穿刺伤的患者比枪弹伤的患者可能更为常见。在这些穿刺伤患者中，2/3 出现在左侧，可能与患者多数是右利手有关。颈总动脉是最常见的损伤血管，然后是颈内动脉和颈外动脉。总之，根据损伤的机制不同以及损伤后救治的时间，死亡率约为 2%~10%。如果患者合并深部的中枢神经系统损伤将有更高的死亡率。所有穿刺损伤的患者的损伤点都是位于颈部三个区域之一，区域划分法是库克国家医院在 1969 年第一次提出的。第一区域是胸骨颈静脉切迹平面以下；第二区域是胸骨颈静脉切迹和下颌角之间；第三区域是下颌角以上区域。该分类方法至今仍在应用，但是经过修订，目前甲状软骨属于第一区域(图 78.1)。

历史回顾

尽管早在 16 世纪 Ambroise Pare 就开始尝试进行急性颈部血管损伤的救治，但是第一次有效的广泛治疗颈部穿刺伤是在 20 世纪的战争中。较早报道的 124 例颈部损伤的患者是在第一次世界大战期间，所有的颈部血管损伤出血都是通过结扎处理的。这些患者中 30%出现了卒中。在第二次世界大战期间，尽管颈动脉损伤仅占所有动脉损伤中的很少一部分(10/2471)，但结扎仍是最主要的治疗措施。在朝鲜战争中，第一次尝试采用修复的方法而不是结扎的方法进行治疗。报道的系列研究中 304 名血管损伤患者中的 11 名颈动脉损伤(3.6%)，

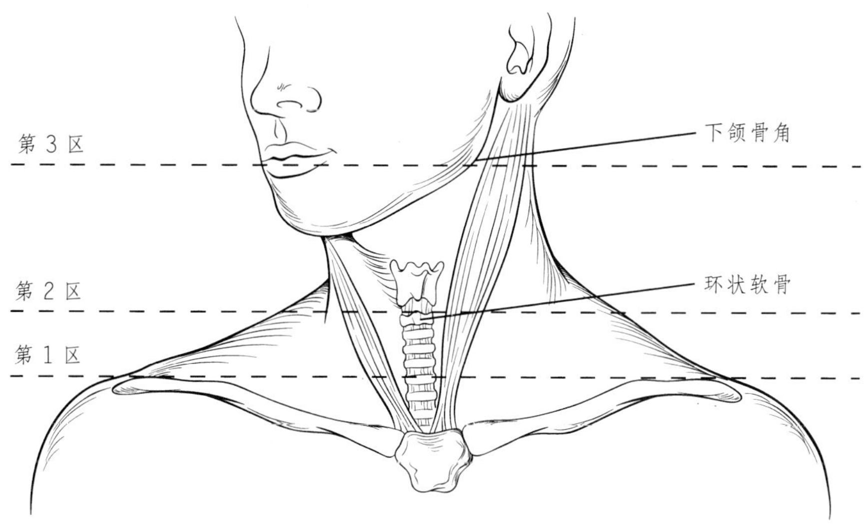

图 78.1 颈部区域三分法。第一区是从锁骨到环状软骨。第二区是从环状软骨到下颌骨角。第三区是下颌骨角以上。

4 名患者横断吻合，直接吻合和静脉桥血管吻合。这些报道来源于战争中将患者被送到的前线救治中心，这里的检查及研究都是采用科学的方法。

在 20 世纪 50 年代，第一个非战争引起的血管穿刺伤报道出现。该报道回顾了 100 例颈部穿刺伤的患者，11 例外科引起的大动脉损伤，8 例较小的动脉损伤，30 例大静脉损伤。建议所有穿刺伤的患者都应横断颈阔肌暴露血管。报道称损伤后 6 小时内进行救治的死亡率是 4%，超过 6 小时的是 20%，因此强调了早期治疗的重要性。该研究的结论在以后的研究中得到证实。颈部血管损伤后需要进行探查的处理原则一直延续了近 20 年，直到出现了新的技术。目前，所有血管外科技术继承了前辈的技术包括：旁路、动脉内膜切除和其他基本的外科技术。

在 21 世纪早期，明显的血管损伤合并“直接”症状仍然是最多的需要开刀治疗的部分。现在最主要的争论是对于“不典型”症状的颈动脉损伤的诊断和治疗。随着血管外科技术的革新，现代外科医生必须明白传统技术的治疗方法和新技术的应用前景。继续教育使医生明白何时现代技术优于传统技术，何时传统技术疗效更可靠。

穿刺损伤

颈部解剖特点

当手术开始前，医生需要根据解剖的不同判断穿刺通道所在的区域。起初，第一区是位于锁骨下区域，但是损伤的近端多考虑是胸部和纵隔损伤。穿刺损伤位于颈阔肌前方和三角肌后方是不重要的，此部位没有重要的血管结构。

颈动脉系统供应颅脑 90% 的血液。颅内的侧支循环是非常丰富的，但仅有 20%~50% 患者有完整的 Willis 环。因此，对于急性颈动脉损伤的患者很可能出现缺血性损伤。其他的侧支血管，如颈外-眼动脉，枕-椎动脉和脑脊膜动脉对于慢性脑血管病变有很重要的侧支代偿作用，但是对于急性损伤却作用有限。图 78.2 显示低位颈部解剖结构。颈总动脉和颈内动脉在颈动脉鞘内，中间是颈内静脉，迷走神经位于前面，颈内动脉一般没有颅外的分支血管。颈外动脉有多个颅外的分支，第一分支是甲状腺上动脉，最远端的可触及的分支是颞浅动脉。颈动脉窦是压力感受器，位于颈动脉分叉处。当刺激它的时候，可以引起血压和心率下降。颈动脉体是一个化学感受器，能够感受血液中的二氧化碳含量，当刺激它的时候，可以引起心率增加和血压升高。总之，为了维持颈动脉窦和颈动脉体的正常功能，应该避免于颈

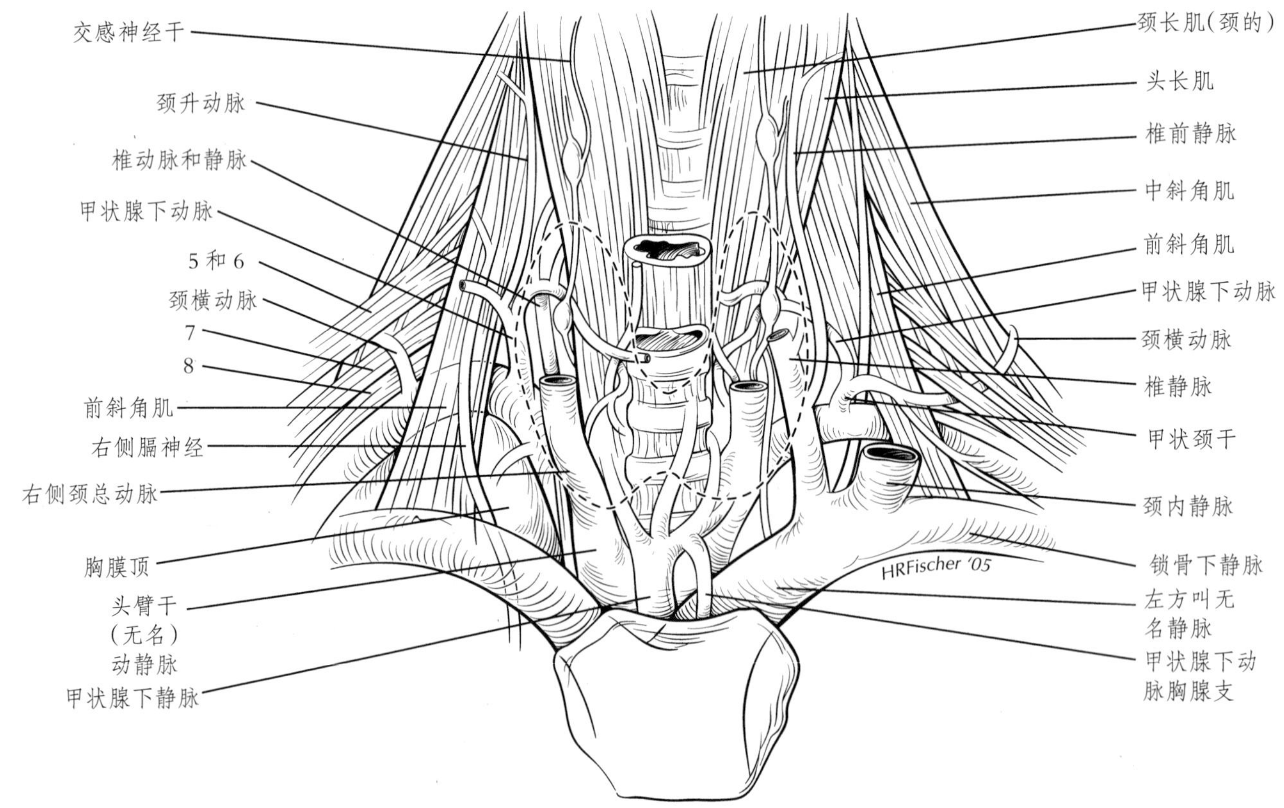

图 78.2 颈根部解剖显示重要动脉、静脉及神经的图示。

动脉分叉处进行广泛解剖(图 78.3)。

椎动脉是锁骨下动脉的第一分支(图 78.3)。第一节段从锁骨下到第六椎体的横棘。第二节段(最长的)位于前六个椎体孔内，该部位动脉被静脉丛围绕，所以穿刺伤后可能造成动静脉瘘。第三节段很短，位于 C1 至颅底。第四部分位于颅内,双侧椎动脉的末端互相关联，形成后脑循环。约 15%患者单侧血管发育不良,另外 4~5%的患者双侧椎动脉没有沟通。

表 78.1　颈部神经损伤

神经	位置	损伤后的症状
舌下神经(Ⅻ)	颈外动脉的前方	舌头偏向损伤侧
迷走神经(Ⅹ)(喉返神经)	颈内动脉的后方	声音嘶哑
副神经(Ⅺ)	高位,颈内动脉的侧方	斜方肌无力
舌咽神经(Ⅸ)	高位,颈内动脉的后方	吞咽困难
面神经(Ⅶ)下颌支	下颌骨沿线	面部肌肉、舌头下垂
喉上神经	颈内动脉的后方	高调音缺失
耳大神经	高位,胸锁乳突肌前方	耳朵麻木

合并损伤

该部位外伤后除动脉损伤外其他的合并损伤很常见,应该予以重视。最常见的合并损伤是邻近的静脉损伤，发生率为 25%~30%。喉及气管的损伤约 9%~10%，食管和咽的损伤约 4%~5%,脊髓和颈丛的损伤约 1%~2%。这些部位的损伤的症状包括:吞咽困难、呕吐、咯血、皮下气肿、气短、肠内容物从伤口溢出。研究显示,如果患者出现声嘶、喘鸣等并发症,60%~80%的可能是患者有合并损伤。患者如果是枪弹穿过气道或消化道附近但是无症状时，需要考虑进行气管镜或食道造影或高分辨率 CT 检查。

外伤或者手术解剖都有可能引起颅神经或其他重要神经的损伤。治疗前需要对每一名患者进行检查和评估,查看是否合并神经功能损伤。颈部常损伤的神经、位置及损伤后引起的功能缺失见表 78.1。

表 78.2 显示 110 名颈部枪弹损伤的患者的总体情况。仔细的听诊和胸部 X 线片是所有颈部穿刺伤的患者必须进行的检查,胸部异常(气胸和/或血胸)需要进行胸部闭式引流。总之,CT 扫描颅脑(特别是在第三节段)是很重要的，以区别是颅脑内部损伤还是血管损伤后颅脑改变。任何脊髓损伤的临床证据都需要考虑进行 CT 检查。合

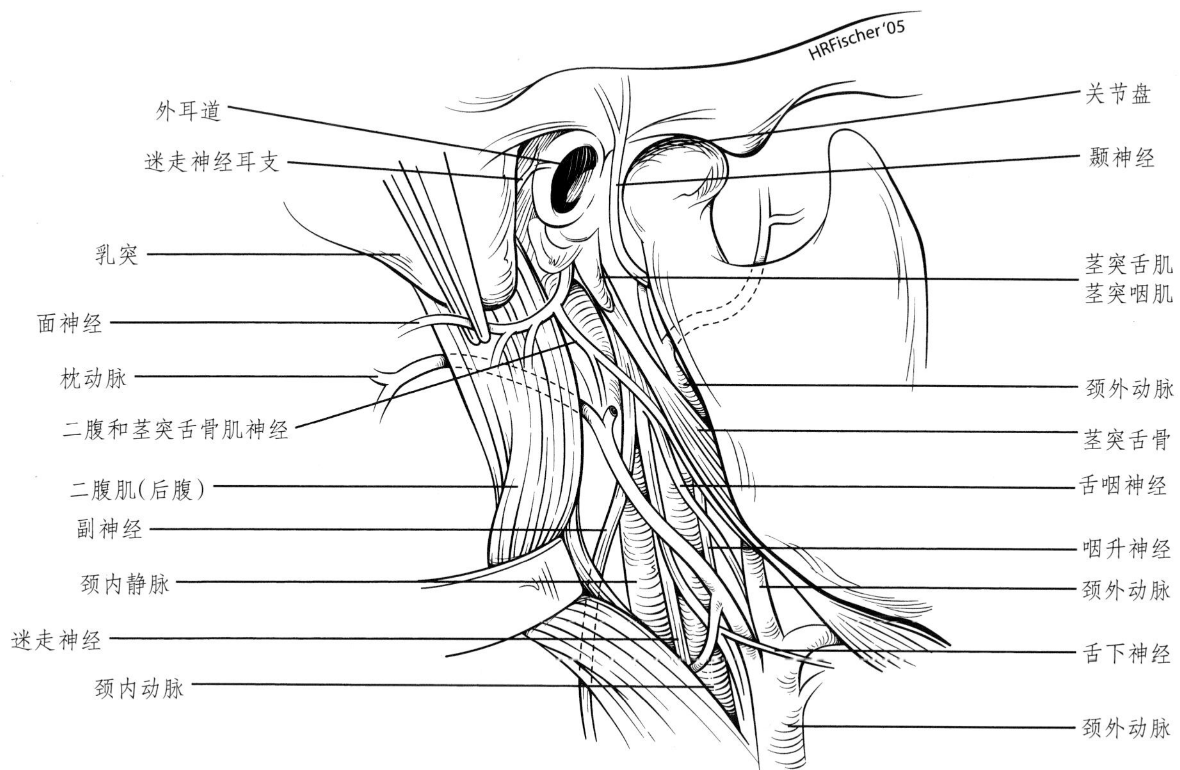

图 78.3　颈动脉上半部分解剖图示。

表 78.2 110 例颈部枪弹伤患者的合并损伤

损伤	例数	比例
气胸/血胸	30	27.2%
大静脉损伤	18	16.4%
下颌骨骨折	18	16.4%
长骨骨折	12	11.0%
脊髓损伤	9	8.2%
大动脉破裂	7	6.4%
腹部损伤需要外科手术	7	6.4%
动静脉瘘	7	6.4%
食管破裂	7	6.4%
颅骨骨折	6	5.5%
胸椎损伤	6	5.5%
臂丛神经损伤	6	5.5%
气管破裂	6	5.5%
唾液腺导管破裂	3	2.7%
面部神经损伤	2	1.8%
窦腔穿孔	2	1.8%

并损伤直接引起的死亡率为 2%~8%。

区域1穿透损伤

评估

颈部底端是第二常见的损伤区域。患者如果表现出明确的血管损伤症状,而且血液动力学不稳定时,应该直接送往手术室进行探查。颈部血管损伤的直接确的症状见表 78.3。尽管在一些损伤中应该进行物理检查,但是必须采取严格的救护措施以确保在第一区域内的穿透伤骨折的上方没有重要的血管损伤。不像其他两个区域,当出现穿透损伤和没有明确的血管损伤症状时应该采取一些诊断措施,目前已经达到共识。典型的诊断措施建议进行血管造影检查,以准确地了解血管损伤的部位和程度。研究显示损伤漏诊率小于 1%,并发症率为 1%~2%(图 78.4)。

超声在此部位的作用非常有限,是因为上胸部骨头较多,而且颈动脉很深。近来,高分辨率螺旋 CT 血管造影的准确程度已经能够和动脉造影相媲美。另外,采用 CT 扫描还可以看到气管和食道,可以辅助了解潜在的并发损伤。该部位如果有金属物体会影响查看动脉的情况,但是出现这种情形的可能性为 1%~2%。目前非常需要一种无创、快速、可靠、准确的诊断手段。

方法

颈总动脉是该区域最重要的血管。该动脉损伤后最常用正中胸骨切开进行修复。这种切口有助于暴露主动脉弓,这样就可以快速、安全地对血管近端进行阻断。有时切口需要延伸到颈外侧,以暴露颈动脉远端进行阻断。不像肢体动脉那样,一旦影像确定,那么即使是很小的破口都要进行探查和修复。因为该区域不能仅依靠物理查体来进行安全地监测,所以很可能出现致命性的出血和栓塞并发症。当发现血管损伤时,一期直接修复有时可以完成。但是,多数患者血管损伤后需要进行节段性切除,然后使用人工血管进行修复。人工血管是最常用的材料,因为有不同直径可以匹配而且能够保证血液足够的流速。如果需要可以使用外部有支架支撑的自体静脉作为桥血管。

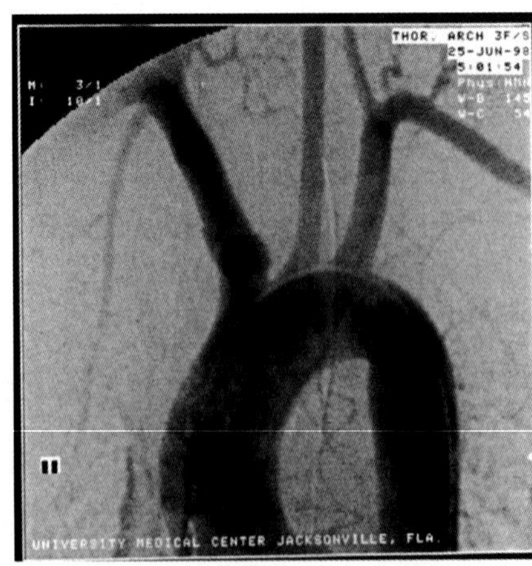

图 78.4 钝性损伤后无名动脉破裂,需要开放手术(使用介入假体搭桥)治疗。

尽管近端锁骨下动脉并不属于第一区,但是颈部底端的穿透伤有时可以伤及该血管。右侧锁骨下动脉近端通过正中开胸切口可以很容易地看到,但是左侧锁骨下动脉却很难看到。经常需要高位的左前斜开胸切口才能充分地暴露。腔内治疗技术在这种情况下优势凸显(图 78.5A,B)。

区域2穿透损伤

评估

在所有的区域中,第二区是最主要的颈部损伤发生部位。已经形成广泛的共识,患者如果有明确的血管损伤症状需要立即进行外科探查(表 78.3)。但是存在争议的是,如果患者没有明确的血管损伤症状,是否进行外科探查。目前有很多的方法用于评估和治疗这种情况,如:外科探查、动

表 78.3 颈部血管损伤

1.活动性出血
2.血肿不断扩大
3.颅脑神经功能损伤
4.颈动脉搏动消失
5.杂音或震颤

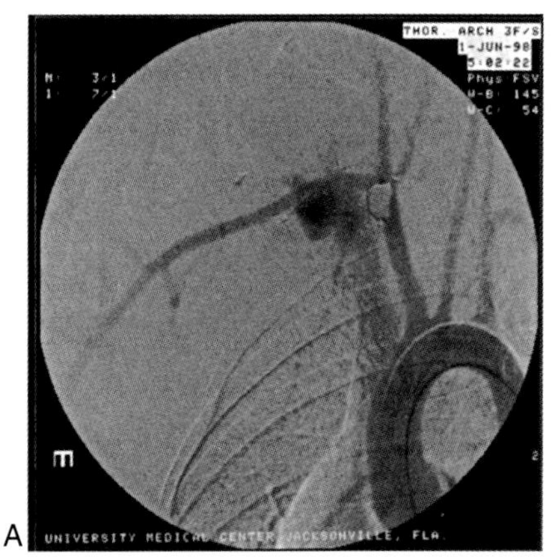

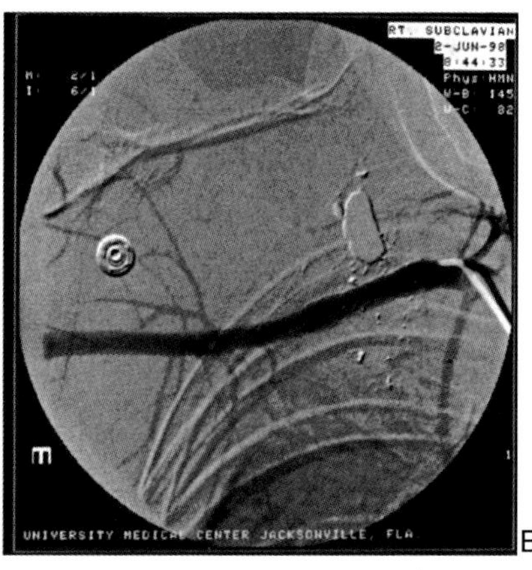

图 78.5　(A)颈部第一区的穿透伤,右侧锁骨下动脉损伤后引起动静脉瘘。(B)成功放置一枚支架型血管。

脉造影、超声、CT 血管造影以及物理查体。没有一种方法能够完全达到要求,每个外科医生必须个体化地进行评估。

正如前文中所说,穿越颈阔肌进行外科探查是排除第二区可能的重要的动脉和静脉损伤最科学的方法。在 10 年前,无论是否有明确的血管损伤症状都要进行外科探查。尽管这种方法的漏诊率仅仅为 1%~2%,但是可以引起很多并发症。患者如果没有明确的血管损伤症状而进行外科探查,其阴性率超过 95%,这样无疑浪费了大量的时间和资源。而且可能出现颅脑神经损伤、出血等。在 20 世纪 70 年代,标准的血管造影已经广泛应用,创伤外科医生很快就想尝试应用该技术诊断颈部血管损伤。早期的报道显示其诊断的准确性与外科探查可以媲美,准确率为 98%~99%。尽管没有被广泛地采用,但常规的血管造影被很多创伤中心应用于没有明确出血症状的患者的诊断中。

基于从肢体穿透伤中所取得数据,一些创伤中心开始质疑是否需要对没有明确出血症状的患者进行影像学检查。一种新的方法开始被采用,即单独应用物理查体的方法进行监测。如果患者出现明确的出血症状就立即进行外科手术,如果病情比较稳定就继续观察。关于这种措施的报道见表 78.4。这些数据显示被送往创伤中心的患者大约 2/3 均没有明确的出血症状。总的漏诊率为 0.6%,与任何影像学诊断措施相比没有显著的差异。很小比例的患者出现病情恶化,但是没有出现严重的后果。另外,这种手段平均为每名患者可节约 1500 美元。

多普勒超声在诊断第二区损伤时比其他区成功率高。诊断的准确性有时与动脉造影相当。但是 B 超必须是经受过训练的专业 B 超医生或技师才能完成,而且对于不能配合的患者或有大血肿的患者不能进行,也增加了患者的费用。CT 血管造影在很多创伤中心应用非常广泛,提供了一种没有创伤、快速、容易获得的诊断手段。另外,CT 检查可以同时看到颈部消化、呼吸系统的结构。尽管有一些研究报道与单独进行物理查体监测相比没有明显的改进,但研究也支持该技术诊断的准确性与其他技术类似(100%的敏感性,98.6%的特异性),目前,缺乏预期随机研究结果。随着软件的改进和经验的积累,CT 血管造影毫无疑问将在诊断颈部血管损伤中扮演重要的角色。核磁血管造影是另外一种有潜力的无创检查手段。目前限制其使用的原因包括:检查时间长,患者有时无法配合移动,另外夜间一般无法进行检查。

没有一种措施在任何时候都适用。繁忙的创伤中心,大量的外科医生经常能够系统地监测没有明确血管损伤症状的患者群体。缺乏医生的中心通常需要一种诊断检查措施能够发现隐蔽的创伤,从而避免病情加重而不为人所知。但是这种检查措施必须依靠一定的设备和技术人员。

方法

患者需要外科手术治疗时要尽快转入手术间,平卧位,需要建立能够大量补液的多条静脉通路及一条动脉通路。整个颈部及前胸都需要备皮,另外为了预备取大隐静脉还需要准备一条

表 78.4　总结仅仅依靠体格检查来监测颈部第二区穿透损伤的研究资料

年份	总数	有明确出血症状或探查	没有明确出血症状	漏诊的例数(%)
1988	23	1	22	0
1990	106	62	44	0
1990	110	52	58	0
1993	335	66	269	2(0.7%)
1995	111	45	66	0
1994	178	42	136	1(0.7%)
1997	208	80	128	1(0.9%)
2000	145	31	114	1(0.8%)
总数	1216	379	837	5(0.6%)

末损伤的下肢。手术切口与常规的颈动脉内膜切除的切口类似。沿胸锁乳突肌中线切开以暴露颈内静脉及颈动脉(图 78.2)。解剖过程中要注意确认迷走神经和舌下神经。颈动脉损伤的近远端已阻断，并且确认没有其他部位的出血时，需要使用肝素。在第一区，对于颈动脉薄片状的切口可以直接一期缝合，但是多数情况下需要切除一段损伤组织，然后使用桥血管进行修复。所有肉眼所见的损伤的血管组织都应该进行切除。在该区域内人工血管适用于颈总动脉和颈内动脉的修复,但是对于颈内动脉来说,并不是首选措施。自体大隐静脉直径更适合用于代替颈内动脉,所以是首选。但是以下情况时不能采用此术式：下肢严重损伤时或者患者为多处严重复合损伤需要尽快完成手术时。另外,还有一种术式可以考虑，就是将颈外动脉移位以代替颈内动脉。这种术式的优势是使用自体血管，而且仅需要一个吻合口(图 78.6A)。如果颈外动脉损伤，且不能一期缝合时可以进行直接结扎。转流管很少使用,除非需要进行复杂的修复时。

部分有严重神经系统损伤的患者是手术的重要指征。因为 70%合并有严重的神经功能不全或昏迷的颈动脉损伤的患者会死亡,因此导致一些医生认为出现这种状况时需要直接结扎颈动脉。但是多数医生还是认为在尽可能的情况下要将动脉进行修复,因为修复后比直接结扎术后效果更好。有报道认为,修复颈动脉后可以将神功系统损伤的概率降低 50%~15%。结扎颈内或颈总动脉这种术式可以作为危重患者抢救的备用方式。即使对于术前患者不合并神经损伤时,直接结扎颈动脉有可能将卒中的风险升为 30%,当结扎后颈动脉的反流压超过 70mmHg 时,卒中的风险可降为 0。对于术前有轻中度神经损伤的患者,修复颈动脉可以将神经损伤的概率降为 2%。

区域 3 穿透损伤

评估

3 区的穿透损伤是最不常见的损伤类型,主要是由于该区域面积最小,另外有时会被下颌骨所遮挡保护。但是,如果一旦损伤出现,有可能是最难以治疗,预后最差。患者如果有明确的血管损伤的表现，需要直接进入手术室进行颈内动脉的修复，如果条件允许,可以进行腔内治疗。因为 3 区位置较高,所以手术难度大,外科方法难以暴露。如果仍有不断出血,可以考虑进行血管结扎。

对于该部位没有明确血管损伤的患者，最经典的方法就是进行血管造影检查。最早的血管造影检查的目的

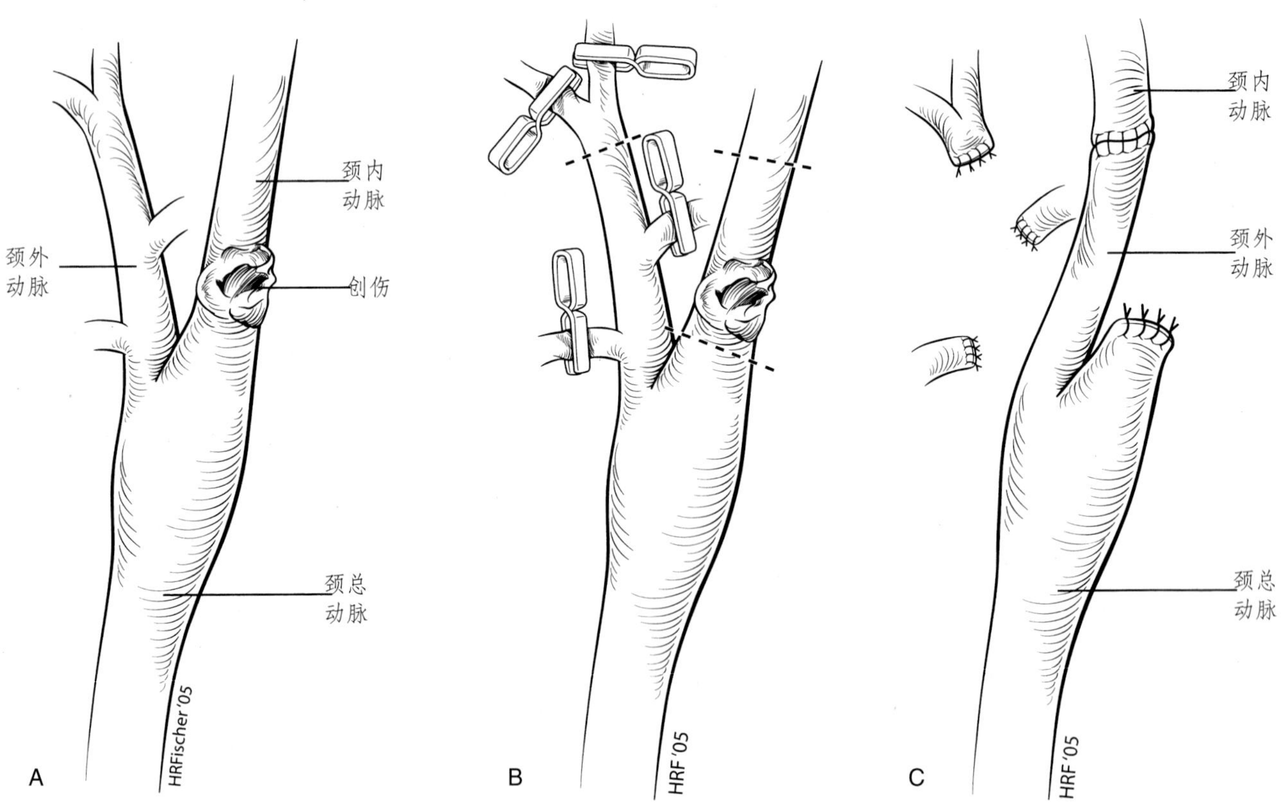

图 78.6 颈内动脉损伤段切除,然后行颈内、颈外动脉转接术。

是确认患者是否存在血管损伤，但是目前血管造影后可以决定是否可以进行腔内修复治疗。也有一些医生认为可以进行物理查体监测的方法进行保守治疗。尽管有少部分医生报道该方法是安全、有效的，但是该类患者也是很有可能合并有严重的血管损伤。由于该部位下颌骨的影响，超声的应用十分受限。

随着诊断技术的革新，可以应用一些新的措施。CT 血管成像可以较好地诊断血管损伤，另外可以明确是否存在假性动脉瘤、动静脉瘘或动脉完全闭塞。但是对于小的血管破裂或不规则病变，CT 的准确性不高。CTA 也可以作为一种筛选工具，决定患者是否有血管损伤，是选择开刀手术还是腔内治疗。

方法

外科开刀的手术切口范围较 2 区病变范围更大，一般是位于耳廓后方的弧形切口。二腹肌、颈内静脉的末端分支通常要切断。术中要注意确认迷走神经、舌下神经、舌咽神经，防止出现损伤。临时扩大暴露范围的方法包括关节脱位、半脱位以及部分切除下颌骨。不幸的是，这些操作需要对颈部及颅脑手术熟悉的外科医生进行，然而一般的急诊中心不具备这样的条件。

3 区的外科手术对于熟练的外科医生而言同样很有挑战性。简单的直接动脉修复操作相对而言是最简单的术式。由于手术视野受限，血管旁路术是非常困难的。由于以上这些困难的存在，所以这个部位进行直接血管结扎相对于其他部位可能性更大。尽管血管结扎后卒中的风险很高，但是结扎有时可能是唯一急救的治疗措施。所有的这些因素促使该部位的血管损伤的治疗方式向腔内治疗方向发展。动静脉瘘可以利用支架型血管治疗，无法探及的颈内动脉或颈外动脉的分支出血可以进行栓塞。闭塞颈内动脉的术式一般可以达到治疗目的，很少需要二期手术。

钝性损伤

颈动脉的钝性损伤是很少见的，占所有颈部损伤的 3%~5%，在现代影像技术应用之前，此类疾病是很难诊断的。联合回顾 11 个急诊机构在过去的 6 年中仅有 49 名患者。但是该病的真正的发病率是很难确定的。如果对所有的怀疑主动脉钝性损伤的患者进行动脉造影的话，其发病率可能为 3.5%。

病理生理学

多数患者的起病因素是血管内膜的断裂或挫伤，然后导致血栓形成或者血管夹层形成。潜在的导致血管内膜病变的机制很多。最常见的病因是颈部的伸展过度，导致颈内动脉壁断裂。其他少见的原因包括颈部的直接的钝力损伤，最常见的是车辆事故中的冲击伤或安全带引起的损伤；经口腔内的损伤，如小孩将异物置入口腔内；颅底的骨折，包括寰枕关节错位等。直接打击动脉系统引起的损伤一般会合并下颌骨骨折和因交感神经引起的 Horner 综合征。颈部过度伸展引起损伤最常见于颈动脉分叉以远的 1~2cm 的颈内动脉。颈总动脉一般不易受钝性损伤，因为有面部及骨骼的保护。但是颈内动脉的第一段位于第一对椎体的突出面上，所以活动度受限，该点上容易出现严重的伸展伤，随后损伤的部位容易继发血栓形成和夹层。

诊断

早期诊断颈动脉钝性损伤是很有挑战性的，因为半数患者查体没有阳性体征。颈内动脉的血管杂音提示医生可能存在血管夹层。其他可能的体征包括：动脉外面的皮肤擦伤或破损，结膜水肿，复视或者其他的视力障碍，癫痫，头痛，突眼，或者其他面部的神经功能不全。任何有中枢神经功能的损伤但是头颅 CT 检查没有发现阳性结果时都要考虑存在颈动脉损伤。一般而言，患者损伤后即刻没有神经损伤症状，那么在损伤后第一小时后出现症状的可能性为 6%~10%。损伤后 24 小时出现症状的可能性增大到 57%~73%。其他的独立的危险因素包括 Glasgow 评分<6，岩骨骨折，轴突弥漫性骨折，翼腭管Ⅱ、Ⅲ型骨折。

大约 20%~30%的颈部钝性损伤的患者合并双侧的病变，所以评估时需要注意双侧的情况。4 条脑部供血血管造影是确认颈部血管损伤的金标准，约有 98%的准确性。经典的血管损伤造影影像是颈内动脉有光滑的逐渐变细的特点，有“高纸帽状影像”（或者“线状影像”一直延伸到颈动脉分叉的部位）（图 78.7 和图 78.8）。所有的四

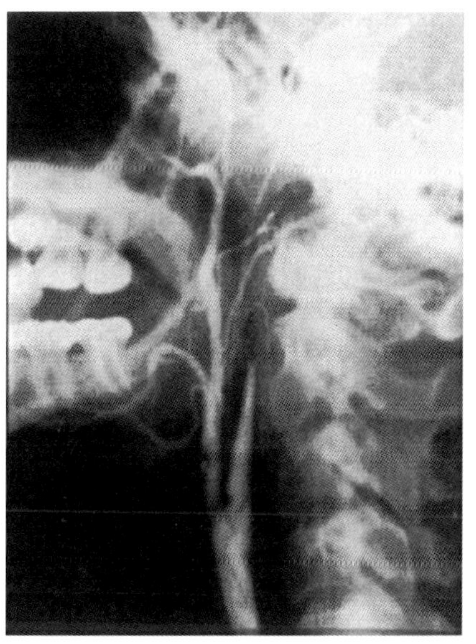

图 78.7　动脉血管造影显示颈内动脉夹层形成“高纸帽状影像”。

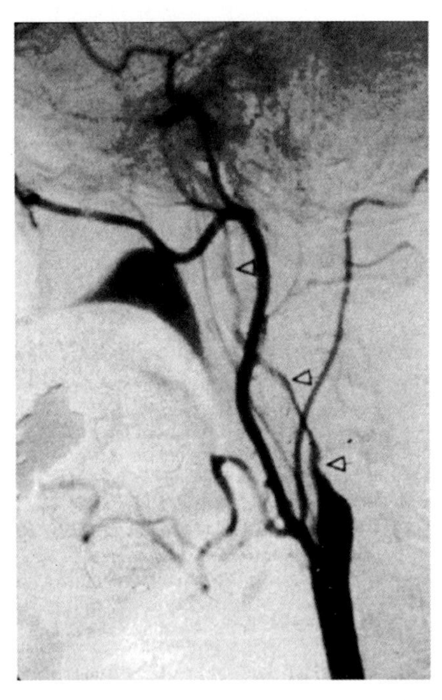

图 78.8 另外一个颈动脉血管造影,形成"线状影像"。

条动脉都必须要清楚地看到，因为多血管损伤的发生率为40%。一些中心应用多普勒超声能够很好地进行检查诊断。

CT 血管成像技术目前被较多地作为一种无创的评估血管钝性损伤的诊断手段。一次这样的CT检查不仅可以评估血管的状况，而且可以查看头颅和脊柱的情况，增大了诊断的准确性,而且减少了诊断时间。将来该技术的革新方向是检查后能够确定患者是否需要进一步进行血管造影检查。

治疗和结果

如果是颈总动脉的钝性损伤是相对较容易进行修复治疗的,一方面是因为该部位容易显露,另一方面是因为即使颈总动脉发生闭塞,通过颈外动脉的回流能够保证颈内动脉的血供,创造了血管修复时间。多数情况下可以进行病变血管的切除后直接吻合,或者使用桥血管吻合。然而颈内动脉的损伤却更难修复。不治疗颈动脉夹层会导致该部位的血栓形成,进而发生脑梗死。由于颈内动脉位置较高,手术暴露范围较大,所以即使对经验丰富的外科医生而言,同样极具挑战性。由于技术的限制和治疗结果不好导致该病变目前的治疗常为非手术的保守抗凝治疗。常用的治疗方案是早期静脉肝素,然后换为口服抗凝药物治疗。仅有一个小范围的研究结果显示，这种治疗方法无效。腔内治疗技术是未来的发展方向,但是目前而言尚无证据表明其治疗结果比标准的药物治疗效果更好。仅应用于患者无法进行抗凝治疗,而且影像证明病变较重时。

应用抗凝药物以保证损伤血管的血流通畅,但是一般这类夹层的治疗需要持续几周甚至几月。有研究报道称,单独使用药物治疗神经系统功能损伤的60%能够恢复;23%没有改变,17%将继续恶化。一些少见的损伤引起的动静脉瘘和假性动脉瘤,如果无法进行开刀手术治疗,可以采用腔内治疗的方式放置支架、支架型血管、可分离球囊、栓塞等治疗。应用多学科联合的方法进行早期诊断、治疗，在过去的20年中取得一定的成效。一些报道称,治疗后无患者死亡,2/3的患者无神经功能损伤。

椎动脉损伤

椎动脉损伤占所有颈部血管损伤不足5%。随着广泛使用颈部4条血管造影技术，椎动脉损伤的诊断率有了明显的提高。其中95%都是枪弹穿透伤引起的损伤，钝性损伤多数是车祸事故引起的。损伤可以出现在任何节段，但是C7–T1是最常见的发生部位,其次是C1–2。椎动脉是锁骨下动脉的第一分支,在C6平面进入椎体横突(图78.3)。在C2平面脱离椎体,然后两侧的椎动脉在颅底形成基底动脉。一般而言,如果对侧的椎动脉开放较好,可以将一侧的椎动脉直接结扎。然而，大约15%的患者一侧的椎动脉发育不良或者萎缩。如果患者仅靠单侧的椎动脉维持后脑循环，那么一旦该血管出现损伤就一定要争取进行修复以恢复血供。

症状

大约3/4的椎动脉损伤的患者物理查体没有阳性体征。主要是因为椎动脉位置很深,多数都受到骨骼和椎体的环绕保护。另外,即使一侧的椎动脉被切断或闭塞,后脑循环仍可以很好地维持。多数情况下,可以保证后脑不发生缺血的症状。椎动脉损伤后出现动静脉瘘的可能性较其他部位要大，主要是因为静脉紧邻动脉。确认损伤需要借助一些影像学手段或进行外科暴露。如果患者出现一下症状，需要考虑是否存在椎动脉损伤，如：颈部瘫痪，呼吸功能衰竭，Horner综合征,共济失调,对侧痛觉、触觉消失,Wallenberg综合征,颅神经功能受损等。椎骨骨折(43%),咽食管损伤(21%),周围神经或脊髓损伤(19%),这些都是最常见的合并损伤部位。

诊断

血管造影的准确率高达97%,所以是诊断此类疾病的金标准；如果患者怀疑有椎动脉损伤均应该进行此检查。损伤的部位,损伤的类型,对侧椎动脉的情况这些信息都可以从造影中获取。另外很重要的一点是,造影的同时可以准备进行腔内治疗。如果对侧的椎动脉开放很好，那么患侧的椎动脉可以不进行治疗。对于有活动性出血、动静脉瘘及假性动脉瘤的病变需要引起重视。椎动脉损伤合并颈部其他血管损伤的发生率为18%。CT血管成像经常被作为诊断手段，但是一旦怀疑有损伤，那么标准的血管造影仍然是术前必须进行的，无论是准备开刀还是介入治疗。

治疗和结果

一旦椎动脉损伤诊断成立，治疗前以下一些因素必须予以考虑：解剖位置，物理查体，外伤的特点，对侧椎动脉的情况。如果对侧的椎动脉开放情况较好，对于第一节段的椎动脉损伤可以直接进行外科结扎或腔内栓塞治疗。如果患侧的椎动脉的血供必须恢复的话，可以进行一期修复，静脉补片或作为桥血管，也可以行颈总动脉–椎动脉旁路术。手术切口一般选择沿着胸锁乳突肌前缘，从锁骨到甲状软骨。颈动脉鞘从正中剖开，横断肌肉后以显露动脉。术中注意防止损伤膈神经和左侧的胸导管。

椎动脉中段和远段的损伤的外科修复是很有挑战性的，即使是熟练的外科医生也很难完成这样的手术。基于以上情况，该部位的损伤更多地依赖于腔内技术来解决。最常用的技术是直接栓塞病变血管（图 78.9A~C）(C1/2/3)。而且血管损伤的近远端都需要进行处理，因为两侧都有可能出血、形成动静脉瘘或假性动脉瘤。使用支架型血管治疗此类疾病难度较大，主要是因为该血管较细。

急性椎动脉损伤的总死亡率为 11%~25%，其中 5%是血管损伤引起的。多数患者是因为损伤了中枢神经系统引起的死亡。椎动脉和内脏动脉联合损伤的预后较差，通常这种类型的广泛损伤有 50%的死亡率。

推荐读物

1. Fabian TC, George SM Jr, Croce MA, et al. Carotid artery trauma: management based on mechanism of injury. *J Trauma*. 1990;30: 953–963.
2. Azuaje RE, Jacobson LE, Glover J, et al. Reliability of physical examination as a predictor of vascular injury after penetrating neck trauma. *Am Surg*. 2003;69:804–807.
3. Gerst PH, Sharma SK, Sharma PK. Selective management of penetrating neck trauma. *Am Surg*. 1990;56:553–555.
4. Ginzburg E, Montavo B, LeBlang, et al. The use of duplex ultrasound in penetrating neck trauma. *Arch Surg*. 1996;131:942–948.
5. Munera F, Soto JA, Palacio DM, et al. Penetrating neck injuries: helical CT angiography for initial evaluation. *Radiology* 2002;224: 366–372.
6. Mazolewski J, Curry JD, Browder T, et al. Computed tomographic scan can be used for surgical decision making in zone II penetrating neck injuries. *J Trauma*. 2001,51: 315–319.
7. Menewat SS, Dennis JW, Laneve L., et al. Are arteriograms necessary in penetrating zone II neck injuries? *J Vasc Surg*. 1992;16:397–401.
8. Biffl WL, Moore EE, Rehse DH, et al. Selective management of penetrating trauma based on cervical level of injury. *Am J Surg*. 1997;174:678–682.
9. Sekaran J, Dennis JW, Veldenz HC, et al. Continued experience with physical examination alone for evaluation and management of penetrating zone 2 neck injuries: results of 145 cases. *J Vasc Surg*. 2000;32:483–489.
10. Gonzalez RP, Falimirski M, Holevar MR, et al. Penetrating zone II neck injury: does dynamic computed tomographic scan contribute to the diagnostic sensitivity of physical examination for surgically significant injury? A prospective blinded study. *J Trauma*. 2003;54:61–65.
11. McNeil JD, Chiou AC, Gunlock MG, et al. Successful endovascular therapy of a penetrating zone II internal carotid injury. *J Vasc Surg*. 2002;236:187–190.
2. Biffl WL, Moore EE, Ryu RK, et al. The unrecognized epidemic of blunt carotid arterial injuries: early diagnosis improves neurologic outcome. *Ann Surg*. 1998;228:462–470.
3. Davis JW, Holbrook TL, Hoyt DB, et al. Blunt carotid artery dissection: incidence, associated injuries, screening and treatment. *J Trauma*. 1990;30:1514–1516.
4. Miller PR, Fabian TC, Croce MA, et al. Prospective screening for cerebro-vascular injuries: analysis of diagnostic modalities and outcomes. *Ann Surg*. 2002;236:386–395.
5. Fabian TC, Patton JH, Croce MA, et al. Blunt carotid injury: importance of early diagnosis and anticoagulant treatment. *Ann Surg*. 1996;223:513–525.
6. Biffl WL, Moore EE, Ryu RK, et al. The devastating potential of blunt vertebral arterial injuries. *Ann Surg*. 2000;231:672–681.

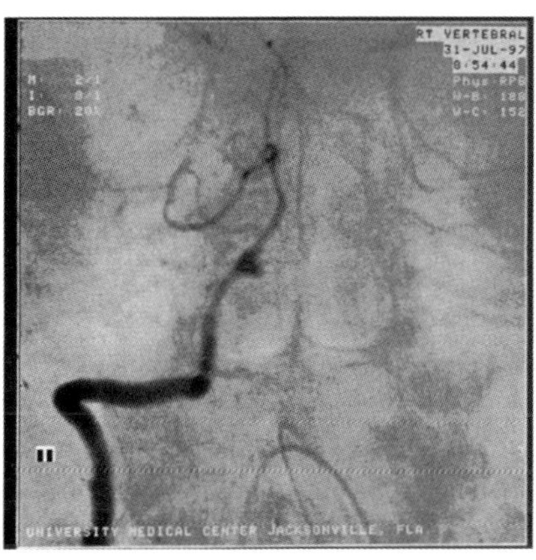

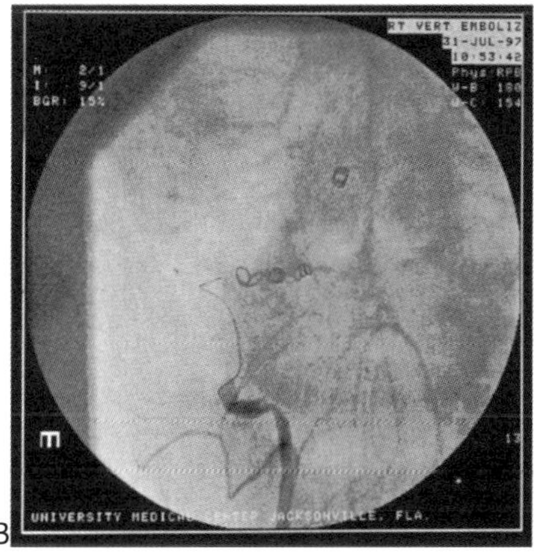

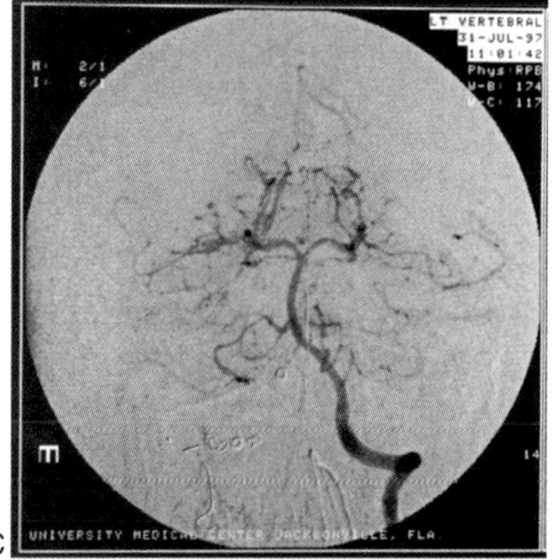

图 78.9　(A)动脉造影显示右侧椎动脉损伤。(B)在损伤平面成功地栓塞右侧椎动脉。(C)造影显示左侧椎动脉正常开放。

编者评述

G. B. Z.

颈部血管损伤是一类特殊的病变,因为该部位的血管作用非常重要。脑组织的缺血耐受性很差，而且脑循环损伤后的恢复治疗比其他脏器循环的治疗难度大。不像其他组织血管损伤,颈部穿透伤是最主要的损伤原因，尤其是枪弹伤更为常见。由于颈部密集地排列着血管、气管、脊髓以及消化道，所以该部位损伤后出现并发症的可能性很大。

Dennis 医生根据自己多年创伤中心的工作经验详细地描述经典的和现代的治疗血管损伤的措施。他强调根据损伤的不同区域和可获得的临床资料判断治疗措施是很重要的。经典的颈部三区分法,解剖三角的描述,临床上“直接的或间接的”症状是传统的观察指标。快速地判断是血管原发性损伤还是消化道或神经损伤引起的并发症是很重要的。反复临床观察、血管造影、血管 CT 成像以及超声检查都可以根据情况应用。各种措施的假阳/阴性率和敏感-特异性情况都有描述,外科医生可以根据此进行选择。每个具体的病变中反复临床观察、开刀手术治疗、腔内技术治疗、药物治疗各自的应用时机都有描述。

本章节为外科医生处理颈部各个部位血管损伤提供了可靠的依据。Dennis 医生提出了根据临床查体情况进行监测的重要性，根据可获得的病史和临床情况进行快速的诊断，根据不同患者的个体情况利用现有的设施进行救治。

（张宏鹏 郭伟 译）

第 79 章

胸部血管创伤

Riyad C.Karmy-Jones, Christopher Salerno

胸部血管创伤包括胸腔大动脉和大静脉的损伤。胸部血管创伤是一种重症,大多数患者在入院前和入院治疗后死亡。手术基本的入路相似而跟损伤机制无关。然而在穿透伤患者中,患者常常病情不稳定并有急性活动性出血。不过一旦能够成功地暴露手术野,这类创伤常为单发且易于控制修复的。能够存活到入院的钝性伤患者,其胸部血管损伤情况往往较为稳定,但是其他的合并伤使得损伤评价和治疗较为困难。在过去五年半的时间里我们处理过 86 例这样的创伤患者(表 79.1)。

胸主大动脉破裂

病理生理

创伤的基本机理是由于剧烈减速时,惯性力作用于胸主动脉壁导致其损伤。近来,"组织挤压"理论受到越来越多的重视。创伤性破裂被认为是一种完全的外科急症,需要立即修复。1958 年 Parmley 研究发现胸主动脉破裂的患者死亡率达到 85%,而且如果得不到治疗,患者在第一个 48 个小时内每小时死亡率增加 1%。这个基于尸体解剖的研究报告反映了此类创伤的自然病程。目前此类创伤患者的死亡率仍类似于上述发现,在收治入院的患者中,有 1/3(大约是整体的 5%)病情不稳定或者在短时间内迅速变得不稳定。这类患者的死亡率接近 100%。剩下的 2/3 (大约是整体的 10%)病情暂时保持稳定,如果治疗适当的话,死亡率约为 25%,基本死因与创伤相关。收缩压<90mmHg 或者治疗 1 小时后血压降至 90mmHg 以下的患者死亡率大约是 70%;治疗后血压仍然保持稳定的患者,死亡率大约是 20%。

诊断思路

绝大多数病例中,诊断纵隔积血主要根据平面胸片(CXR)。尽管胸骨和第一肋骨骨折很少与胸主动脉破裂有关,单发的胸骨和第一肋骨骨折不需要常规血管造影。但是根据发病机理并且当临床高度怀疑时,如果有胸骨和第一肋骨骨折的胸部创伤是血管造影的指证,平面胸片敏感性≥98%,但特异性降低至 10%至 45%。约 7%的主动脉破裂患者早期 CXR 正常。这些患者可能会在随后几小时或几天内纵隔颤动逐渐增加。胸主动脉造影有近 100%的敏感性 ,特异性为 98%。假阴性主要是由于内膜小病变,假阳性是由于动脉粥样硬化斑块和(或)解剖变异。CT 扫描一直是主要的"筛选工具",但最近 CT 已被 CTA(血管造影)取代,其敏感性和特异性接近血管造影。此外,三维重建为择期手术或血管腔内治疗提供了有益的参考。如果这两个诊断方法都有条件,首先考虑使用血管造影。如果有 CT 扫描的指征(如为了评估腹部脏器)或作为 CXR 后的进一步检查,并伴有其他并发症(如盆腔栓塞,脑血管损伤等),则可选用 CTA。

表 79.1　1998~2004 年 Harborview 医学中心胸血管损伤的患者

血管	钝性伤(75)	穿透伤(11)
升主动脉或主动脉弓	7	3(2GSW,1SW)
降主动脉	62	0
无名动脉	9	2(GSW)
左颈总动脉	1	2(1GSW,1SW)
左锁骨下动脉	2	4(3GSW,1SW)

经食管超声心动图(TEE)的敏感性和特异性分别为 57%~63% 和 84%~91%。由于气管的阻隔,TEE 对从主动脉弓近端到左颈总动脉和左锁骨下动脉之间区域的分辨力有限。TEE 的优点在于:能够与剖腹探查术同时进行,无需进一步检查,同时可以进行心脏功能评估,以及能够区分溃疡型斑块和真正的损伤。血管内超声(IVUS)跟 TEE 一样也已经开展。当血管造影和 CTA 的评估结果模棱两可时,这两种检查方法最有价值。对不能立即手术的病变,IVUS 可以协助植入支架。

早期处理

对 CXR 诊断为疑似的患者最重要的是需要立即控制血压。血压控制的目标为"不超过 120mmHg",但最近有人认为在检查时血压"低于标准值"可以显著降低破裂的危险。短效 β 受体阻滞剂如艾司洛尔或拉贝洛尔是最适合的药物。由于增加心率和增加 $\triangle P/\triangle T$ 可能通过脊髓血液分流造成脊髓缺血,并不主张使用纯血管扩张剂(硝普钠)。疼痛控制往往都需要将血压降至可接受的水平。同时合适血压也是评价治疗是否适当的关键。

近 3/4 胸部血管创伤患者同时存在其他损伤。对损伤的治疗及方案选择非常困难,但从总体上而言低血压患者病情更不稳定,因为相关的损伤[主要是盆腔和(或)腹内出血]。诊断性腹腔冲洗(DPL)阳性的患者应首先进行剖腹手术,而 DPL 阳性且病情稳定的患者应先解决动脉损伤。同样,CT 有证据显示腹内损伤的患者病情常常不稳定,应首先行剖腹术。在这种多发伤的情况下做出治疗决定难度很大。

血压稳定的患者使用 β 阻滞剂后,大部分仍然能保持血压稳定。但是,如果此类患者同时伴有无气胸的血胸且积血量大于 500mL,锁骨上血肿,和(或)假缩窄(pseudocoarctation)是早期破裂的高风险因素,除非有明确的禁忌证,是否应立即手术。

表 79.2 立即手术修复的禁忌证

生理性禁忌证

- 闭合性头部损伤(GCS<6 或颅内出血)
- 急性肺损伤 Pao2/Fio2<200 或不能耐受单肺通气
- 心脏损伤(需要 inotropes 或有心肌持续缺血)
- 凝血障碍(PT_{INR}/PTT>1.5 或弥漫性的非手术出血)

解剖禁忌证

- 广泛钙化
- 累及主动脉弓,当循环抑制禁忌

非手术治疗

由于相关损伤,20%~50%的患者不能立即做手术修复(表 79.2)。如前所述,治疗的要点是控制血压,或称为"降血压"治疗。在手术前主动脉瘤破裂的风险跟创伤的相关程度并不清楚,使用 β 阻滞剂后主动脉破裂的风险为 5%,但是在此期间很小的损伤都会导致其破裂。破裂风险最高的时期是最初的 5~7 天,此后由于继发的纤维化,动脉破裂的风险跟非创伤主动脉瘤疾病相类似。最初 7 天每 48~72 小时的连续研究(如螺旋 CTA)可以追踪损伤部位的情况。如果损伤主动脉有进行性增大的趋势,则即便主动脉破裂风险很大也需要进行早期干预。

"降血压"治疗本身也会导致并发症。有头部闭合伤的患者由于颅内压升高,影响颅内灌注压并导致继发的脑损伤。这类患者需要有足够的脑灌注压力,持续的降血压会导致脑功能不全。因此,急诊手术仍旧是这类患者的标准治疗方案,除非有相关的手术禁忌证。

手术技术

对于绝大多数患者,从后外侧第 4 肋间区进胸是最好的手术入路,能为手术者提供最好的暴露。更低的切口不能很好地暴露左锁骨下动脉根部。由于气道水肿或者其他原因禁忌把单腔气管插管换成双腔插管时,此时可以尝试新型支气管内阻断插管,但是通常而言用双腔气管插管已经能使左肺萎陷。

主动脉近端的暴露需要鉴别是否存在近端裂伤和从左锁骨下动脉起始部向弓部裂伤,解剖位置在起始部 1cm 以内的损伤尤其需要引起注意。一篇回顾性综述报道了大约有 14%的概率会发生主动脉近端损伤扩大或离断,一旦发生这样的情况将无法进行左锁骨下动脉的修复并导致主动脉严重破损。所以需要强调的是在进行近端主动脉血流控制的时候需要注意是否存在左锁骨下动脉起始部裂伤。近左锁骨下动脉主动脉在切开时也存在主动脉撕裂的可能,这种可能性主要是由以下因素引起:近端动脉扩张,大范围的裂伤,在从远端沿主动脉弓部中线向损伤部位切开时过于疏忽大意。这个位置的气道就在主动脉后方,解剖分离时情况会变得复杂。而且为了暴露更多近端的损伤部位时会比较困难,从而延长主动脉阻断时间。除考虑到这些因素外,近端解剖需要在拉迷走神经的近端进行牵拉,因此有可能会损伤到喉返神经折返的起始部,从而引起声带麻痹(10%~20%的发病率)。建议在处理存在胸主动脉活动性出血的患者时,先建立血管旁路,然后分离主动脉远端及对锁骨下动脉进行移位,把近端的暴露放到最后。这样做的好处是即便出现大出血也已经做好了所有准备工作。

已经有很多手术技术报道，如人工血管置换，切除后端端吻合，修补术,以及一期修复。一些研究表明大约50%的患者可以通过端端吻合重建和近端修补来完成一期修复，主要的相关研究集中在如何减少阻断时间和降低人工血管感染风险上。人工血管的尺寸主要根据远端主动脉直径来决定，近端的人工血管通过修建成一个合适的角度来避免成角，扭曲和尺寸上的不匹配。

机械性循环支持

如前所述,机械性循环支持是降低瘫痪危险的关键性措施,但是这种观点还没有被完全接受,并且还有一些其他的问题需要考虑。建立旁路的目的不是简单地给脊髓束提供末梢灌注,而是给腹部器官提供灌注和降低心肌后负荷;另外还有保持体温和增加供氧的考虑。两个传统的建立旁路的方法是房-股转流或部分胸腔旁路和股-股旁路。经典的前一种术式不使用或者使用微量的肝素并且不进行氧合。而后者可以完全进行全身性肝素化和氧合的心肺转流。额外提供一些氧合的好处是若患者失去肺功能手术仍能进行。辅助氧合要求完全肝素化和>400 秒的 APTT 时间。另一个变异的术式是低水平的肝素化(250~300 秒)，它把氧气引入部分左心旁路。需要注意的是这不是心脏择期手术，心输出量不能随意控制,会导致急性的大脑缺血。因此,1/3~2/3 的灌注目的是维持心脏输出 1/3 血流量到主动脉弓。

如果进行左心旁路,通路建立主要通过肺静脉而不是脆弱的左房壁，这可以降低房室心律不齐和心包炎的发生。通过牵拉下韧带暴露肺静脉,如果这根肺静脉很短则用阻断带环绕并阻断。使用六角形的“purse sting”并注意不要缝到后壁可以减少狭窄的发生。

少数情况下,需要暂停血液循环。常见于一些伴有复杂解剖结构、累及弓部、和(或)广泛钙化的患者,这些患者的手术暴露和大脑脊髓束保护会比较困难。如果一开始就发现上述情况则可以先建立股-股旁路。如果在后侧开胸术中尤其是钳夹主动脉后发现相应情况，则需要通过肺动脉建立完全的体外循环（如果预先建立了左心旁路)，或者用 Y 型连接建立体外循环(如果预先建立了股股旁路)。近来,一些中心报道了选择性顺行脑灌注的技术，可能改善心脏停搏患者的神经缺血情况。当选择后侧胸腔入路时,可能需要通过左总颈动脉。在切开颈动脉后,一个 6mm 的人工血管端侧吻合在动脉上，一个 22mm 的套管可以直接通过人工血管的导引进入动脉通路。在全身循环停止期间，选择性的脑灌注是可以进行的。

关于使用旁路的主要关注点之一是肝素化的风险。左心旁路要求的抗凝水平(ACT>150),很显然腹部损伤再出血的危险很高。并且存在严重肺挫伤,尤其是深部肺撕裂的情况,也是再出血的主要危险因素。对于这些患者肝素化是颅内出血的高危因素。近来，越来越多的使用肝素绑定的环路使左心旁路可以在没有肝素或者1000U 肝素（主要为了降低套管插入部位形成血栓的危险)的情况下进行。这要求患者能够耐受单纯的肺通气，但这个方法确实为多发创伤的患者提供了一种降低出血的方法。

结果

不同时间段和不同患者样本量的研究中，总死亡率和死亡原因有所不同。Von Oppell 和他的同事们对1972—1992 年接受开胸术创伤患者的文献进行了 meta 分析。在到达医院的 1743 位患者中,总的死亡率是 32%(术前占 10.3%，急诊开胸期间 3.5%，术中占 6.7%,术后占 11.5%),由于破裂和休克而急诊开胸的患者总死亡率是 94%。AAST 前瞻性研究发现总死亡率 31%。接近 2/3 归因于自发破裂。如果有“选择性”指征(CXR 不正常，提示进一步诊断性检测)稳定的患者，Mattox 估计此类病例中由于相关损伤的总死亡率是 25%。显然,总的死亡率和接受修复手术的患者死亡率都是相当固定的。收缩压>90mmHg 的患者和不需要复苏的患者,手术死亡率是 7%~18%,而不稳定的患者手术死亡率是70%~98%。有意义的事是延迟修复的患者比紧急修复的患者的手术死亡率低一些,尽管具体原因还不清楚,例如动脉病变轻和更好的生理情况等。一些患者接受了手术但最终死亡的最常见的原因是修复失败和并发症引起的脑损伤。

并发症

最常见且最凶险的并发症是截瘫。研究集中在是否有某种形式的旁路能够明显地降低截瘫的风险和降低长时间动脉阻断的风险。有足够的证据表明机械循环支持可以降低但不能完全除去截瘫的风险,同时训练有素的外科医生能够进行安全的钳夹阻断和缝合。AAST 前瞻性的研究表明存活的患者截瘫的发生率在11.3%(单纯进行钳夹阻断和缝合的截瘫发生率为 19%,有体外循环支持的截瘫发生率是 5.2%)。一项 meta 分析研究表明单纯进行钳夹阻断和缝合的截瘫发生率为 25%,动脉旁路术的截瘫发生率为 15.6%，机械性体外循环的截瘫发生率为 2.5%。一些单中心研究也表明旁路建立具有一定的优势。保证阻断时间在 30 分钟以下也是一个手术要点。由于远端有足够的灌注,很多作者认为在机械性循环支持下缩短阻断的时间不是很重要。这不应该让外科医生觉得可以能够“慢慢干”,而应该是要以更认真的态度去修补或吻合难度大、出血量会很大的损伤部位或人工血管。有意义的是,截瘫在缩短阻断时间和旁路构建后仍会发生。由于左锁骨下动脉为椎动脉和同侧交通支提供了血液灌注,所以在主动脉近端吻合后降低阻断部位以便给左锁骨下动脉进行供血或许是一种有益的手术步骤。保持患者的病情稳定同样非常重要。需要复苏的患者和存在缺血及严重缺氧的患者有脊髓缺血损伤的风险,钳夹阻断尤其是在术前和钳夹阻断时使用了血管扩张剂的患者,和肋间动脉失血导致脊髓“窃血”的患者这种缺血-再灌注损伤的风险较高。Pate及他的同事列举了一些能够减少脊髓缺血再灌注损伤的措施,尽管通常降低体温更加常用,但在紧急情况下唯一可能实施的是钳夹阻断前使用类固醇激素。在创伤性动脉瘤修复术中比较重视测量流速和远端压力。然而在实践中,做左心旁路的患者保证灌注比保证血容量和确保置管位置要困难得多。因此,实验数据提示以下结论:机械循环支持能够显著降低但不能完全消除发生截瘫的危险,机械循环支持应被使用,除非有相关禁忌证;手术团队应注意缩短钳夹阻断的时间;应注意防止肋间动脉回流的窃血现象。在大多数的情况下,小剂量肝素不会引起相关损伤的再出血。

肺部综合征是最常见的并发症。尤其是肺炎,急性呼吸窘迫综合征,脓胸和出血。这些并发症影响着大约25%手术后患者。大部分外科手术会导致肺功能的下降,而机械循环支持相关的炎症会加重肺功能的下降。声带麻痹也是常见的并发症,尤其是当要求控制左锁骨下动脉的起始部时,这会导致严重的抽吸性咳嗽。这可以通过声带注射控制。其他的并发症包括肾衰竭(大约6%),肾衰竭更常发生在不稳定的患者,这些患者经过修复但没有建立旁路,且有腹部代谢综合征。

腔内支架型血管移植物修复

在处理主动脉创伤时,腔内介入方法已经变得越来越可靠。实践中,一些伴有严重肺和(或)心脏损伤而不适合进行开放手术但又具有高破裂风险的患者适合用腔内介入的治疗方法。Dake和他的同事们扩大了支架移植应用于肾下大动脉瘤到胸部大动脉的适应证。最初需要“等待”24小时的患者,现在可以即刻进行支架植入。由于“非商业化“自发研制的移植支架的长期效果未得到足够肯定,所以使用标准商业化的自膨支架将更有保障。

随着经验的增长,一些结构上的问题已经被解决,而其他方面还在继续改进中。为了使支架植入后隔绝更为有效,推荐的近端锚定区长度至少为1.5cm。这存在着一定问题,因为大约1/2的患者动脉破裂处距离锁骨下动脉开口只有1~2cm的,这就意味着一部分患者的支架会覆盖到左锁骨下动脉的开口处。然而,实际临床经验提示覆盖左锁骨上动脉并不会导致左侧上肢的急性缺血,后期出现的“窃血”在患者情况稳定的时候可以通过颈动脉-锁骨下动脉旁路进行改善。左锁骨下动脉是主动脉弓末端的一个重要的标志,此处明显的弯曲度阻碍了僵硬的输送装置通过,可能会导致支架扭曲和出现内漏的可能。目前用于肾下主动脉的商业化自膨式cuff正被广泛使用。根据裂伤的长度,并为了避免后期扩张导致损伤扩大而缩小锚定区覆盖范围,通常需要使用三个。

目前的腔内器械主要是设计用来进行血管内释放的,但对一些患者而言需要在髂动脉和肾下腹主动脉放置支架。在股动脉口径过小或者有病变的情况下,可以使用经腹膜后的方法。由于很多患者已进行过开腹手术,所以使用主动脉开放手术入路不是很合理。一个8mm或10mm的人工管吻合到髂动脉或大动脉上能保证更安全的入路。手术最后步骤是在吻合口上方关闭导管并修补血管。

在美国一系列正在研发的特殊主动脉植入支架(包括Tatent,Cook-Zenith,Gore),最近开始用于临床。但是越来越多的临床经验提示这些装置将能在大多数的前面提到的创伤情况下使用。

当选择支架的大小时,一个重要点是支架口径必须超过血管口径20%。一些中心发现放置左锁骨下动脉导引钢丝有助于识别锁骨下开口和引导输送系统。释放支架时,腺苷酸可以诱导暂停心搏,以防止支架向远端移位。

辨认内漏和支架向远端移位很重要。螺旋CT血管成像是决定是否有内漏和移位的最有效工具。在支架植入后就应该进行此项检查(几天之内),出院后1~2年内每年检查一次。随着经验的积累和胸部血管专用支架的研发,腔内支架血管修复的使用将会继续增加。但是对于能耐受开放手术的患者而言,目前还没有腔内支架植入术的长期随访资料表明腔内治疗优于传统开放手术。尽管如此,支架植入术已经成为一种非常重要的处理大血管损伤的方法。

升主动脉和主动脉弓损伤

累及升主动脉和主动脉弓的钝性伤很少见的,发生率<5%。这些损伤会导致很高的死亡率。手术方法是经胸骨的开胸术并需要低体温心脏停

博。偶尔,当损伤累及包括弓末端,一个联合乳腺下切口和体外循环的方法(使用升主动脉和股动脉套管插入术)可以在非心脏停搏的情况下进行动脉修复。在能存活到手术的患者中,损伤部位通常很小并且基本通过修复就可以完成。非手术处理这种损伤的经验很有限,由于自然病程会发展为急性升主动脉夹层和早期的破裂。然而,如果有主要的手术禁忌证,非手术治疗可以通过控制血压来赢得好转的机会。

穿透伤在理论上是相似的处理方法。如果出现活动性出血,暂时性的双腔静脉阻断可以阻断血流，增加手术视野和控制创伤，可以降低手术后严重呼吸衰竭的发生率。如果出血得到控制，在手术暴露不充分的情况下可以建立旁路。

大血管创伤

病理生理

大血管和它们的主要分支横向穿过上纵隔、胸廓出口和颈部。大血管创伤大约占所有血管创伤的12%。不同的研究所对该病的病因学认识有所不同。在 Baylor 大学医疗中心收治的 4459 名患者 5760 例心血管损伤中发生无名血管创伤的比例为0.7%。这些损伤大多数是枪伤。该医学中心最近报道的 43 例无名动脉损伤中,78%是穿透伤。头臂干和附近有重要解剖结构的分支发生破裂出血，这种情况不仅造成高死亡率,而且在患者进入及急诊室时引起严重的低血压。钝性损伤不常见,但在它累及气道时很难控制。交通事故时突然向下的惯性力和骨损伤可能导致颈动脉和椎动脉过度伸直而损伤。这些损伤的诊断常常很困难,因为在早期不伴随神经症状,而此类神经功能丧失的后果非常严重,神经功能丧失包括颅神经麻痹、Horner 综合征和大脑半球缺血。

诊断

钝性伤的病例中,胸片可以发现典型的纵隔增宽,偶尔与锁骨、第一肋和第二肋骨折相关联。在锐性伤中,可能并发纵隔气肿和血气胸。患者稳定时,血管成像可以精确地定位血管损伤部位并且可以协助外科医生制定手术计划。若时间允许,血管成像在评估 1 区和 3 区损伤方面是令人满意的。总的来说,血管成像提高了临床评估的精确性并且降低了减少血管损伤漏诊的发生率（包括 2 区损伤)。多普勒超声扫描可以为各种各样颈动脉和椎动脉损伤提供快速非侵入的评估;但头部颈动脉的损伤不使用这种检查方法。经颅多普勒可以为颅内血管灌注不足和（或)血栓栓塞提供证据,并显示身体近端主要血管的损伤。

治疗

某些损伤需要立即手术探查。包括活动性出血和血液动力学不稳定。颈部下方巨大或扩张的血肿，颈部和上肢存在震颤和杂音弱或不可触知的搏动,患者需要早期手术处理。大多数患者不需要进行心肺转流。如果患者只是内膜损伤且无周围血肿，并且无使用抗凝血剂的禁忌证，可以进行非手术治疗。在其他情况下需要外科干预，非手术治疗的患者应该做经颅多普勒以确保没有微血栓形成。

在污染部位,例如污染的食道损伤,需要使用人工血管时,有必要建立解剖外旁路(例如,腋–腋,颈–颈,颈–锁骨下旁路)。上腔静脉或者无名静脉的裂伤通常直接或者使用补片进行血管修补,不得已时可以结扎无名静脉。

血管腔内治疗入路

由于持续出血会导致失血过多,但是为了保证患者坚持到进入手术室而采用的近端阻断导管止血还是很少成功。血管内支架植入已经在无名动脉、颈动脉和锁骨下动脉急诊治疗中使用。有关使用这类支架的经验仍在增加。这个装置为修复严重的复合伤提供了一个治疗选择。

无名动脉破裂的手术修复

如前讨论，大多数无名动脉的损伤是在起始部或者在起始部附近。止血和血管修补使用向右颈的延伸的胸骨入路进行，近侧的损伤用人工血管从升主动脉端端吻合到无名动脉。然后近端的损伤用带垫缝合来控制出血。发生在动脉中部的损伤可以用人工血管修复。偶发的无名动脉远端损伤需要用 Y 型人工血管。切除和一期吻合可以用于无广泛组织缺失的动脉损伤。很少需要心肺转流,除非有证据表明部分在处理特殊的相关损伤（例如心瓣膜破裂）或者更少见的阻碍氧和作用的气道损伤时钳夹升动脉导致了心力衰竭 [心脏膨胀，低输出量和(或)心律失常]。

在一些病例中，经过血管成像可以提供 Willis 环能否提供足够侧支循环的证据，以决定是否需要主颈转流。大多数作者并不认为所有的患者都需要进行分流术,尤其大多数损伤位于动脉近端,远侧阻断可以用阻断钳由近向分叉部钳夹,以保证椎动脉和对侧颈外动脉的侧支供应。另一种方案是远端无名动脉和主动脉进行端侧吻合,并闭合无名动脉受损的近端。这可以降低钳夹阻断时间。但是,以我们研究所的经验,6 例中的 4 例患者无名动脉近端损伤伴活动性出血,需要首先控制损伤。如果患者有广泛的动脉钙化，单纯一侧钳夹不大可能，需要有其他方法辅助如低体温心脏停搏。

在进行末梢支气管损伤的手术时，若怀疑有大血管损伤，开胸手术提供了最常用的入路。在上腔静脉和升主动脉之间可以进入肺支气管树，切开心包膜暴露右肺动脉。若没有时间鉴别大血管损伤的确切部位或遇到了大血肿，最好通过打开心包膜阻断大血管近端(不打开血肿)，并沿动脉的曲度解剖，依次暴露大血管的起始部。

合并无名动脉钝性损伤和左颈总动脉破裂是很罕见的。常见于这些血管拥有一个共同的起始部。这种非正常解剖占总体人群11%，但在钝性无名动脉破裂的患者中这类非正常解剖占29%。由于需要保护脑供血使这种合并损伤的处理十分困难。若损伤在共干部分远离左颈总动脉的起点部，无论是否使用主动脉-右颈动脉转流都可以简单修复动脉损伤。为了修复无名动脉和左颈总动脉的损伤而需要持续性钳夹阻断，这时可以使用主动脉-右颈总动脉分流，如果损伤部位很复杂则需要进行心脏停搏。Ruebben和他的同事们报道了一种方法，左颈总动脉被移位到左锁骨下动脉，从而方便在无名动脉放置一个支架来覆盖裂伤部位。

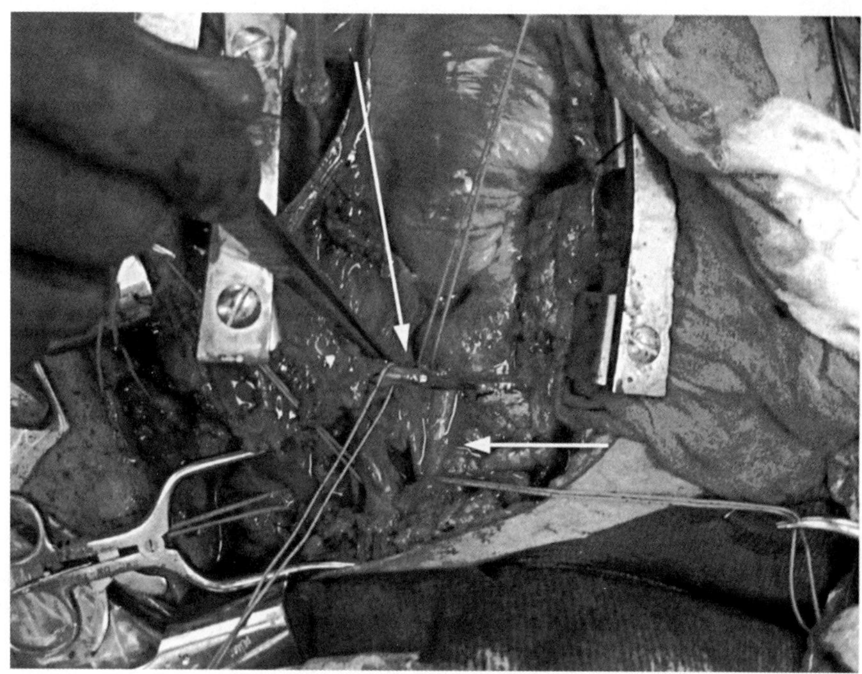
图 79.1　左锁骨下动脉中部锐性损伤(头部视角)。通过切除多发骨折的锁骨和切开胸骨建立锁骨上入路，显露主动脉弓；左颈总动脉(短箭头)和锁骨下动脉起始部(长箭头)。

左颈总动脉破裂的手术修复

左颈动脉的起始部入路也是通过开胸手术(用左颈伸展位)，基本要点与治疗无名动脉破裂类似。手术选择包括锁骨下-颈动脉旁路结扎术或者人工血管置换术。处理颈动脉损伤的基本要点是脑保护，由于大脑只能耐受几分钟的缺血。当很多有穿透性颈动脉损伤的患者出现大出血时，由于会导致颈动脉完全阻塞，应尽可能避免结扎神经损伤患者的颈动脉。曾经有一种观点认为为了避免死亡，结扎术适合于所有的伴有神经损伤的患者。现在一致认为创伤性修复后的灌注对发生神经损伤的患者常常不是有害而是更有帮助。接受一期修复的患者比结扎术患者(15%及50%)的合并发病率和死亡率明显更低。在这种情况下抗凝血治疗的作用仍有一定变通，需要通过创伤的范围和特点进行综合考虑。总的来说，在单纯颈动脉损伤的患者身上可以全身运用肝素，甚至在出现脑缺血的症状时仍然可以使用。若术前血管造影提示完全闭塞，磁共振血管成像在确定末梢血管开放上可能有用。脑部增强CT或弥散磁共振成像有助于血肿转化成栓塞风险的评估。明确的血栓在手术修复前或置入动静脉分流术前用气囊导管取栓。搏动性的颈内动脉反流提示脑灌注良好。

锁骨下动脉的手术修复

身体中部锁骨下动脉的损伤与更远的血管损伤相比表现出不同的特点。不同入路取决于损伤的特点和外科医生对特殊入路的熟悉程度。

存在胸腔内活动性出血患者最好通过前外侧第二肋间开胸术，这样可以暴露锁骨上动脉的上端，后续修复由损伤范围决定。累及血管根部的裂伤最好采用类似主动脉损伤修复的后外侧开胸术。在其他情况下，当动脉近端被累及，向锁骨上的延伸的开胸术是一种可接受的“trap-door”式切开(图79.1)。

在胸腔出口的损伤可能需要劈开胸骨以早期近端阻断，但是通常离断锁骨才提供更好的暴露。一期修复对一些损伤是可能的，但大部分要求内置人工血管。在极端的情况下可以采用结扎术。

结果

无名动脉钝性损伤后接受手术治疗的患者，死亡率和治疗相关并发症发生率分别高达30%和40%。有研究研究表明无名动脉钝性损伤后总体并发症发生率已经高达 100%，但主要由于伴发损伤引起。伴有中枢神经系统的损伤的患者预后最差。总的说来，病情稳定、无主要气道和(或)中枢神经系统创伤的大血管损伤患者才能较好存活。

推荐读物

1. Carter Y, Meissner M, Bulger E, et al. Anatomical considerations in the surgical management of blunt thoracic aortic injury. *J Vasc Surg.* 2001;34:628–633.
2. Du Toit DF, Strauss DC, Blaszczyk M, et al. Endovascular treatment of penetrating thoracic outlet arterial injuries. *Eur J Vasc Endovasc Surg.* 2000;19:489–495.
3. Fabian TC, Davis KA, Gavant ML, et al. Prospective study of blunt aortic injury: helical CT is diagnostic and antihypertensive therapy reduces rupture. *Ann Surg.* 1998;227:666–677.
4. Mattox KL. Red river anthology. *J Trauma.* 1997;42:353–368.
5. Orford VP, Atkinson NR, Thomson K, et al. Penetrating injuries of the aortic arch and its branches. *Ann Thorac Surg.* 1993;55:586–592.
6. Pate JW, Gavant ML, Weiman DS, et al. Traumatic rupture of the aortic isthmus: program of selective management. *World J Surg.* 1999;23:59–63.
7. Tatoulis J. Blunt traumatic aortic transection: the endovascular experience. *Ann Thorac Surg.* 2003;75:106–112.
8. Von Oppell UO, Dunne TT, De Groot MK, et al. Traumatic aortic rupture: twenty-year metaanalysis of mortality and risk of paraplegia. *Ann Thorac Surg.* 1994;58(2):585–593.
9. Wall MJ Jr, Hirshberg A, LeMaire SA, et al. Thoracic aortic and thoracic vascular injuries. *Surg Clin North Am.* 2001;81:1375–1393.

编者评述

G. B. Z.

Dr.Kramy-Jones 全面地概括了胸腔血管创伤的治疗方法。他结合个人经验，近期临床研究和 meta 分析的经验评论了诊断检查，例如，血管成像，回波绘图仪，CT 和 MRI 扫描。详细地描述了相关损伤的致死率——意外事故时有 75%~85% 的致死率。他明确地指出了到大医院后患者病情的稳定决定了不同的死亡率。他提供了有说服力的关于治疗选择的讨论，包括开放手术和血管腔内治疗。充分地讨论了外科手术辅助设备的作用，比如部分和完全心肺转流、分流、降低体温、肝素使用等。强调了低血压治疗和侵入性疼痛控制。切实地描述了相关损伤的重要性、非手术治疗和预防的恰当作用，和手术后并发症的处理。并发症包括截瘫和肾衰竭。

车祸患者整体死亡率的降低更依赖于车辆设计而不是手术治疗。为了更好保护人体，现在的车辆已经改进了安全带、安全肩带、气囊、车辆缓冲结构和玻璃。但是考虑到很多机动车驾驶员在我们的高速公路上驾驶速度达到 85~90mph，并且一些驾驶员酒后驾车，此类创伤患者的数量并没有明显下降。尽管外科技术有了进步，但是由于这类创伤的立即致死性导致了持续的高死亡率。只有一小部分的机动车乘客能够从事发现场存活，而外科治疗是他们此后的唯一希望。

(刘震杰　译)

第 80 章

腹部血管创伤

Mark R. Hemmila, Paul A. Taher

由于高死亡率和发病率，腹部血管创伤治疗是一个具有挑战性的课题。所有创伤患者初期的处理都应该遵循已制定的相关诊疗指南，该指南已经在美国外科学院及高级创伤生命支持课程(ATLS®)中发表。止血，复苏和损伤修复应及时有序地进行。腹部血管创伤通常伴随邻近实质或空腔腹腔器官的损伤。外科医生选择的手术方法应该能够提供足够的暴露，快速鉴别其他损伤，权衡这些损伤治疗的优先顺序，并通过合理的临床判断来应对面临的实际问题。

诊 断

应从患者或者急诊医疗人员处收集伤员创伤病史。有明显腹部损伤的患者出现低血压（收缩压<90mmHg）且静脉补液无效时，必须在简短的检查后立即转入手术室。超声检查创伤的重点分析(FAST)可以快速检测是否存在腹腔积血，并基本上取代了诊断性腹腔灌洗，减少了非治疗性剖腹手术。如果患者的血液动力学稳定或者通过静脉补液可以稳定循环血压，那么腹部盆腔 CT 扫描是评价钝性机械伤患者创伤程度的金标准。穿透伤患者应就地进行伤口探查和腹膜穿透程度评估。如果腹膜受累，通常必须进行剖腹探查。最近，有文献建议使用三相对比螺旋 CT 扫描血液动力学稳定的腹部贯通伤和 X 线无腹膜炎或游离气体征象的患者。

后期应彻底检查外周血管，如颈动脉、桡动脉、股动脉、足背动脉和胫后动脉并做记录。当患者有同侧下肢动脉搏动缺失、不对称或减弱，特别是伴有腹部淤斑时，应该立即怀疑是动脉血管损伤，并记录踝肱指数(ABI)。血液动力学稳定且有原因不明的 ABI<0.9 的患者需要进行手术或者血管造影以评价是否存在动脉损伤。

腹部血管损伤或者腹部穿透伤的患者需要进行腹部探查，在急诊室或在手术室进行静脉肾盂造影(IVP) 对是否行肾脏切除术具有重要意义。这项检测需要注射 2mL/kg 静脉造影剂和早期的液体灌注，造影剂注射 5~10 分钟后行腹部 X 线片检查。IVP 可以识别肾脏功能情况，并在剖腹术探查期间为外科医生提供双侧肾脏功能的参考信息。

适应证和禁忌证

腹部穿透伤且血液动力学不稳定的患者应直接送手术室进行探查（图 80.1）。有腹膜炎或 X 线片发现游离气体的患者也应手术探查。血液动力学稳定的患者应按指南的流程进行检查，如果出现阳性体征应选择手术处理。对 FAST 检测阳性的钝性伤患者，如果血流动力学不稳定应立即进行手术干预(图 80.2)。若患者血液动力学不稳定且 FAST 检测为阴性，则必须阐明其他来源的出血或低血压（例如心包填塞、血胸、骨盆骨折、神经源性休克和长骨骨折）。血管造影发现腹部动脉损伤的患者通常应进行手术探查，除非这种损伤可以通过非手术方式处理(小的早期撕裂伤)。在某些病例中，血管介入方法已经获得成功，例如血管栓塞术或支架植入术。

解 剖

腹腔及腹膜后可根据血管解剖分为不同的区域(图 80.3)。第 1 区涵盖整个腹膜后腔的中部区域，评估中线血肿时可以进一步细分为结肠系膜上区和结肠系膜下区。在第 1 区的有主动脉、下腔静脉(IVC)、腹腔动脉、肠系膜上动脉(SMA)、肠系膜下动脉(IMA)和近端肾动脉。第 1 区结肠系膜上区邻近血管结构的器官也可能受到伤害，包括胰腺和十二指肠。

第 2 区包含后腹膜左、右侧部分。左、右肾脏，输尿管和左右结肠都在腹膜后部分。主要的血管是双侧肾动脉

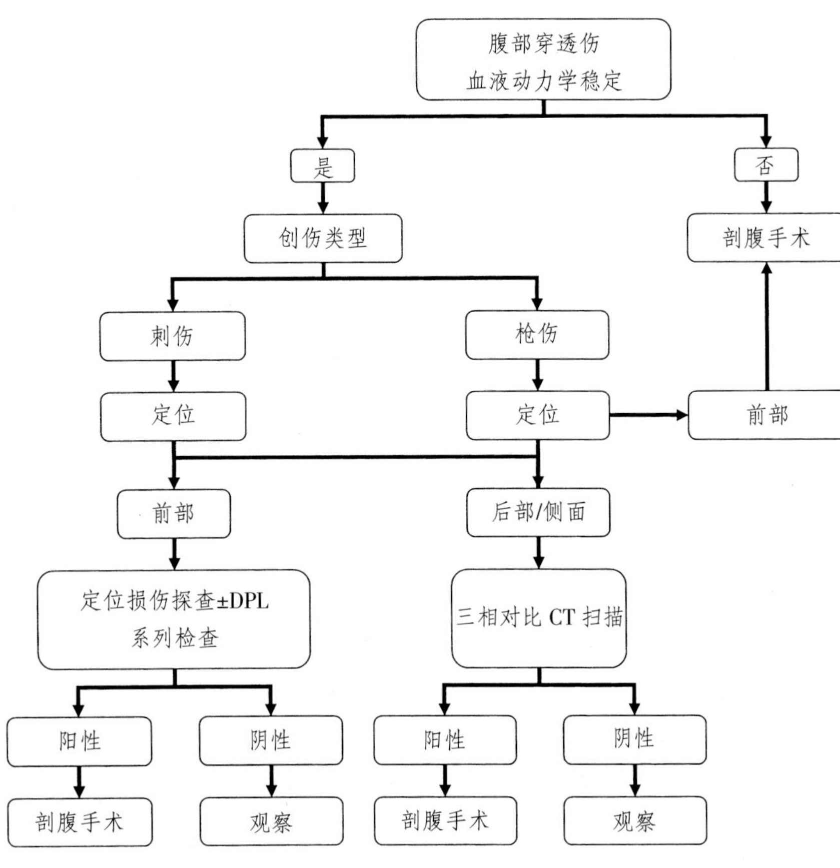

图 80.1 腹部穿透伤处理路线图。DPL:诊断性腹腔冲洗;CT:计算机断层显像。

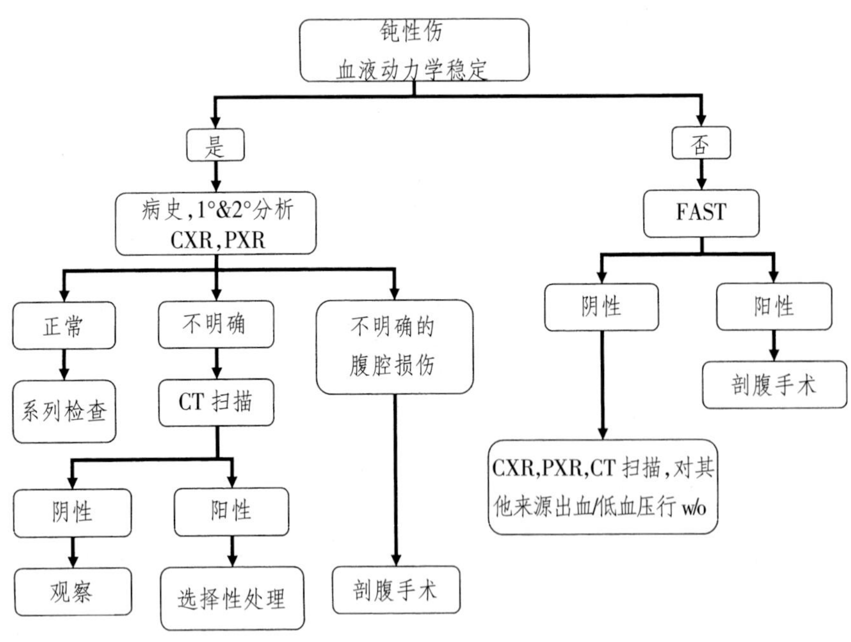

图 80.2 腹部钝性伤处理路线图。CXR:胸部 X 线片;PXR:盆腔 X 线片;FAST:创伤超声聚焦分析;CT:计算机断层照相术。

和静脉的外侧段。第3区包括骨盆内的血管系统,即髂外、髂内和股总动脉。盆腔钝性损伤相关的骨盆骨折可以造成后盆腔内动脉和静脉血管的重大损伤。其他潜在的腹部血管损伤区域包括肝门区和肝后区。

是探查腹膜后血肿还是腹部血肿的手术决策应基于损伤机制、解剖区域和患者的情况。这一决策过程的概述在表 80.1 中有说明。探查后腹膜应检查是否有胰腺、十二指肠、结肠后、肾脏和膀胱的隐匿受伤,这些器官可能与血管的结构有关。血管近端和远端的血流控制必须遵循相关基本原则。

手术技术

创伤患者的手术干预应该在专用手术室用专业器械进行,如普外、胸外和血管外科器械。手术开始之前,应放置 Foley 管和鼻胃管。患者上手术台,在所有可能的手术部位备皮以保证相应的手术切口需要。常用的姿势是仰卧位,手臂伸展至 90°。应对患者应从下颌到膝进行消毒准备,并为进胸、进腹和下肢静脉移植做好准备。所有静脉注射液必须加温,如果可能的话使用细胞保温设备并调整室温以避免患者低体温。有序和迅速地进行备血,并将所需血液送达手术室。

从剑突到耻骨联合的正中切口是创伤患者开腹的标准入路。如果有必要,此切口可以扩展为中部劈开胸骨或者或左/右胸腔切开术。利用一个自动牵开器撑开肋骨,如 Rochard 胸撑或 Thompson 胸撑。若患者以前做过中线切口,则人字切口或横切口也可以考虑,但是此类切口的缺点是耗时,因为需要切开腹直肌并暴露下腹部。一般来说,中线切口更好,其他替代切口无助于创伤探查。

进入腹腔后应有序地进行手术

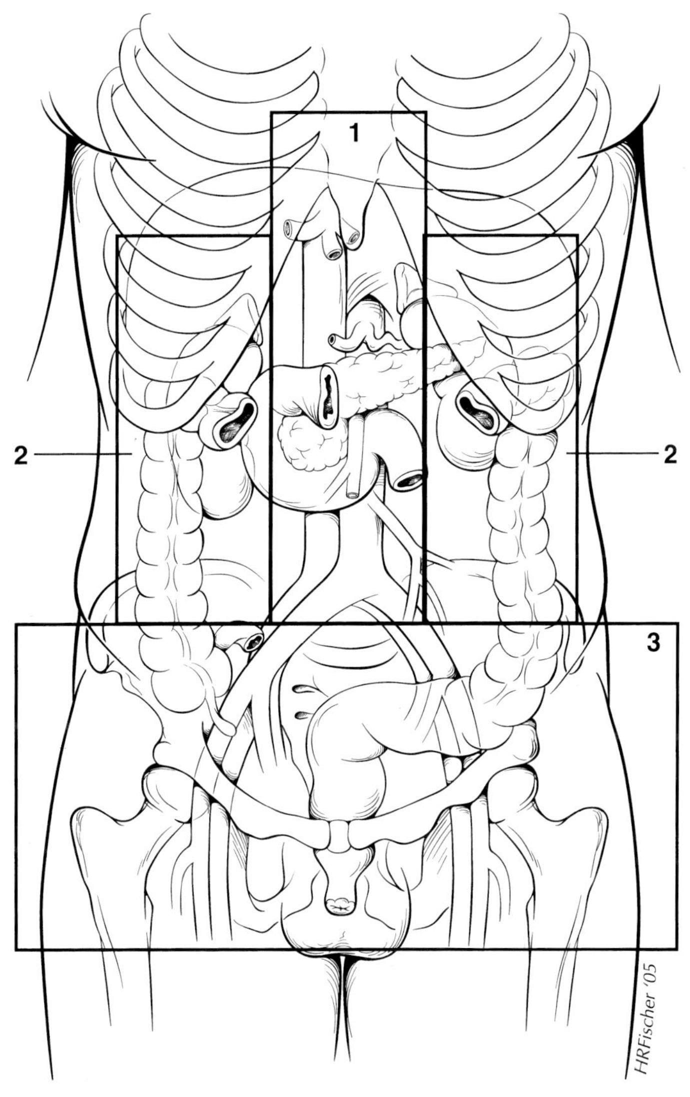

图 80.3　后腹膜解剖学区域：1 区（中）、2 区（侧）和 3 区（骨盆部）。

探查，尽量减少出血和污染以便识别损伤，并缩短手术时间。首先取出腹腔内组织、止血并清除血凝块。应使用大量的手术纱垫来封隔腹部四个象限。控制出血后，在进一步进行手术探查前，麻醉师需进行液体复苏。除非在腹腔内找到相应出血区域，否则手术纱垫应按顺序从出血或受伤最少的部位移至最有可能的出血的部位。若遇到损伤部位的稳定血肿，如肠穿孔，应该首先解决。但是，在血肿扩大或游离出血的情况下，需要尽早控制和修复血管损伤。

胃肠道检查开始于胃食管交界处至远端结肠的腹膜反折处。如果怀疑胃损伤，则打开胃结肠韧带探查胃后壁。Kocher 术式将有助于检查十二指肠和胰头。肠系膜血管损伤可表现为肠系膜血肿，肠系膜血肿扩大需要认真探查。挫伤、割伤或弹道接近右和左半结肠时需要牵拉横结肠到 Toldt 白线，以便检查小肠的后腹膜部分。最后进行实体器官检查，在检查脾脏和肝脏时需要注意保护脏器。

在腹膜检查完成后，必须对后腹膜进行损伤评估。主要探查后腹膜的出血部位或血肿，但是并非所有的腹膜后血肿都需要探查，是否探查要基于它的解剖位置、损伤机制以及是否为活动性损伤。后腹膜血管创伤探查的两个主要方法如图所示（图 80.4 和图 80.5 ）。同侧肾脏可以切开也可以在其他器官移向中线时保留在后方，这要取决于损伤部位和手术暴露的需要。

左侧脏器的牵拉可以暴露腹主动脉，从主动脉裂孔到分叉入髂动脉。将脾韧带游离，然后将腹腔反折沿着左侧结肠沟到乙状结肠末端水平切开。采用钝性分离使其形成一个层面，将左半结肠、脾、胰体尾和胃都向中线移动。密集神经丛和淋巴管在腹腔干处包绕主动脉，有时有必要分离横膈膜的左脚，以暴露和阻断近端主动脉。在这个区域可以用纱布垫压迫血管以止血。

下腔静脉（IVC）和右 2 区的暴露是通过右内侧脏器翻转来完成的。扩展的 Kocher 技法是将切口延长，沿着右半结肠切开 Toldt 白线。这将使右半结肠、肝曲、十二指肠和胰头移动至肠系膜上动脉和十二指肠、空肠交界处（Cattell-Braasch 操作）。下腔静脉暴露至肝脏水平，主动脉暴露至左肾静脉水平。

一旦近端和远端血管阻断，就可以暴露血肿或出血点，查找血管损伤部位。血管修复原则包括：清除受伤的血管壁，防止血栓栓塞或空气栓塞，用肝素生理盐水冲洗，使用 Fogarty 导管取栓，使用单丝缝合线行一期血管修复，行自体或人工血管置换术，并有选择地进行血管介入造影术。静脉阻断尽量通过直接压迫。静脉损伤完全暴露之前使用夹具会因为裂伤、钳创伤或牵引伤造成损伤扩大。

第 1 区结肠系膜上区

上腹部正中血肿或出血可能累及

表 80.1 手术中腹内发现血肿的处理

<table>
<tr><th colspan="5">腹部损伤伴随低血压或腹膜炎;腹腔内血肿存在</th></tr>
<tr><th rowspan="2">解剖区域</th><th colspan="2">穿透性</th><th colspan="2">钝性</th></tr>
<tr><th>第一步</th><th>第二步</th><th>第一步</th><th>第二步</th></tr>
<tr><td>1 区
结肠系膜上区</td><td>左侧内脏翻转
分离主动脉裂孔的左脚
阻断近端胸主动脉降支远端和膈肌部主动脉</td><td>打开血肿</td><td>左侧内脏翻转
分离主动脉裂孔的左脚
阻断近端胸主动脉降支远端和膈肌部主动脉</td><td>打开血肿</td></tr>
<tr><td>1 区
结肠系膜下</td><td>暴露横结肠系膜底部
肾下动脉近端阻断</td><td>打开血肿</td><td>暴露横结肠系膜底部
肾下动脉近端阻断</td><td>打开血肿</td></tr>
<tr><td>2 区</td><td>在横结肠底部暴露同侧肾血管
肾血管近端控制</td><td>打开血肿</td><td colspan="2">如果术前 CT 或动脉造影肾脏正常勿打开血肿
如果肾脏不正常,也不要打开血肿,除非其破裂、搏动或迅速扩大</td></tr>
<tr><td>3 区</td><td>暴露主动脉分支和下腔静脉与髂静脉交界处
近端控制主动脉和髂总动脉
远端控制髂外血管</td><td>打开血肿</td><td colspan="2">勿打开血肿除非其破裂、搏动或迅速扩大或同侧髂动脉搏动缺乏</td></tr>
<tr><td>门静脉区</td><td>Pringle 翻转获得近端阻断
如果可能,用近端血管钳或镊子将胆总管、肝总动脉和门静脉分离</td><td>打开血肿</td><td>Pringle 移动获得近端阻断
若可能用近端血管钳或镊子将胆总管、肝总动脉和门静脉分离</td><td>打开血肿</td></tr>
<tr><td>肝后区</td><td colspan="2">勿打开血肿除非其破裂、搏动或迅速扩大</td><td colspan="2">勿打开血肿除非其破裂、搏动或迅速扩大</td></tr>
<tr><td colspan="5">Modified from Feliciano DV. Injuries to the great vessels of the abdomen.
In:Souba WW, Fink MP,Jurkovich GJ,et al,eds. ACS Surgery:Principles and Practice 2004.
New York:Web MD Inc. ,2004:5. 9 947 - 957.</td></tr>
</table>

肾上主动脉、腹腔干以及近端肠系膜上动脉。外科医生利用手或主动脉“压迫”装置,向脊柱方向压迫主动脉可以实现暂时止血。通过分离小网膜,排空胃,向左边牵拉食管可以暴露主动脉。用手指分离横膈膜的左、右脚,直到可以上主动脉钳。放置鼻胃管是一个必不可少的步骤,它使医生能正确地识别和牵开食管,使食管远离主动脉。当遇到严重的上腹腔出血时,中线切口通常会延长为左前侧开胸切口,以在左胸部实现主动脉暴露和控制出血。一旦实现血管阻断并确认损伤,应努力重置主动脉钳,使其达到最低有效水平以尽量减少末端器官缺血。当胰周血管出血时,在横膈膜裂孔和左肾静脉下进行主动脉钳夹可以减少胰十二指肠的血流。

年轻外伤患者的腹腔干在必要的情况下可分离结扎,以便暴露手术野。肾上腺动脉的小创伤应首先清创和修复,用 3-0 或 4-0 单丝缝线连续缝合。血管壁缺失时最好使用自体或移植材料(PTFE,聚四氟乙烯)进行补片修补,直接缝合将导致明显的主动脉缩窄。大范围的动脉壁损伤应使用直径为 12~14mm 的人工血管对主动脉进行置换。由于没有生理性动脉分支,肾动脉以上主动脉的损伤需要进行修复。如果胃肠道(GI)穿孔,腹腔内出现污染,血管修复时应保证胃肠道在手术期间的血流灌注,修复胃肠道损伤,用腹膜或带蒂的网膜覆盖血管移植物并在围手术期使用抗生素。年轻的创伤患者在进行人工血管移植后的移植物感染概率不高。钳夹后缺血时间和出血程度是决定肾上主动脉损伤能否存活的主要因素。

腹腔干、胃左动脉、脾动脉近端损伤通常通过结扎处理。肝总动脉可以早期修复或结扎胃十二指肠动脉近端,因为这里有广泛侧支血流流入肝脏。肠系膜上动脉(SMA)侧支血流较少,远端结扎可以导致肠道缺血。左中部内脏翻转可以处理 SMA 近端的损伤。通过向头侧牵拉横结肠及其系膜,并向右下方向牵拉小肠可以暴露远端 SMA。SMA 近端损伤可以进行一期修复、血管移植物置换或用血管移植物从主动脉搭桥。血管移植物可以使用大隐静脉、髂内动脉或人工血管材料。5-0 或 6-0 单丝缝合线可以很好地吻合 SMA。当伴随胰腺损伤时,最安全的方法是从肾下主动脉搭桥

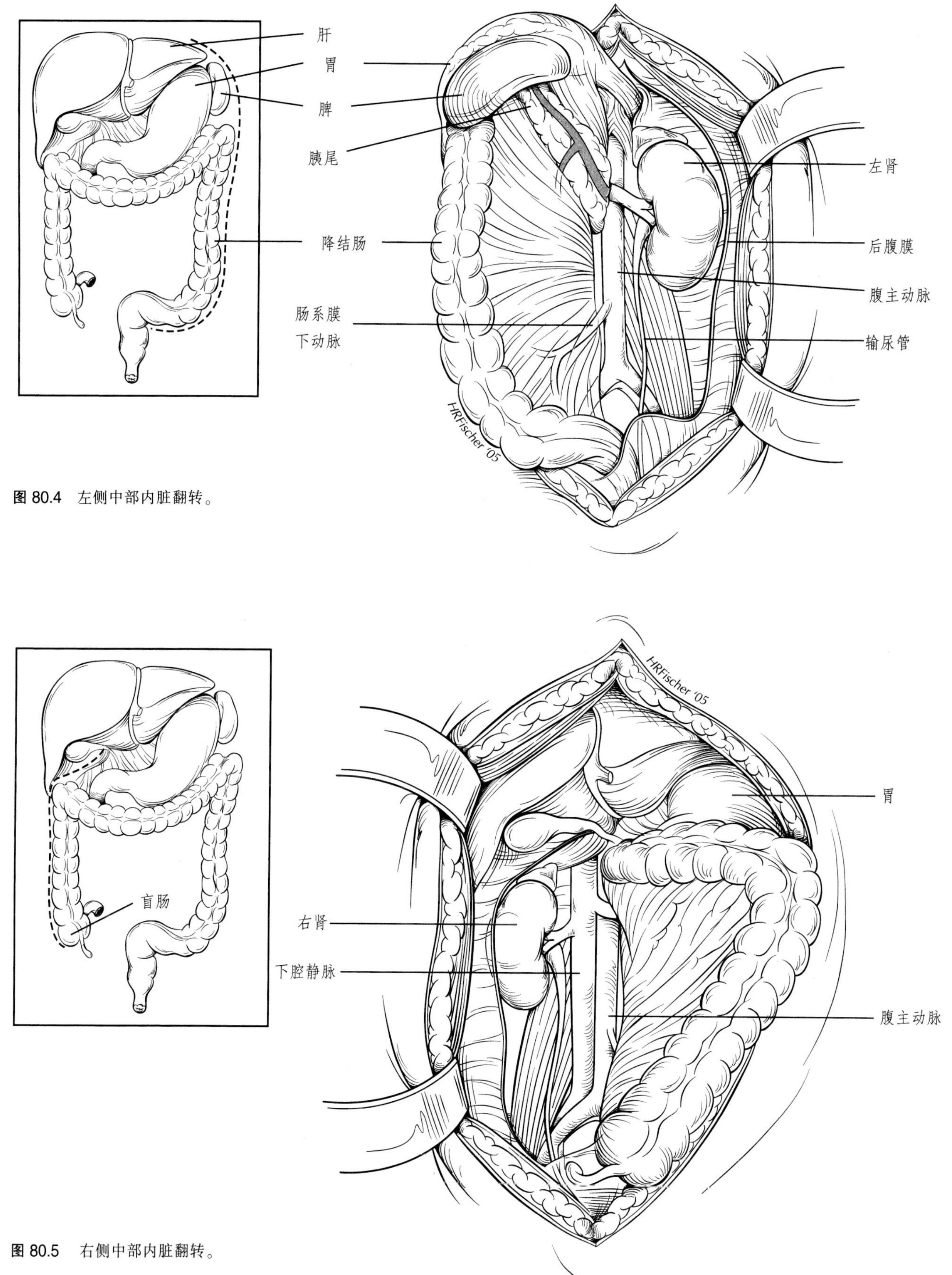

图 80.4　左侧中部内脏翻转。

图 80.5　右侧中部内脏翻转。

恢复SMA血流,并避开胰腺损伤和胰腺渗漏的部位。动脉吻合口和邻近肠道之间应放置组织以免今后出现主动脉肠瘘。

肠系膜上静脉(SMV)从胰腺后方汇入脾静脉,两者汇入胰腺颈部后方的门静脉。单纯的SMV损伤可以用5-0单丝缝线进行血管修补。青年创伤患者最好用结扎处理复杂的损伤。结扎之后必须进行积极的液体复苏以抵消外周低血容量,因为低血容量会使肠系膜静脉淤血。临时关腹后,为了保证无肠道缺血,有必要二次进腹。脾静脉损伤是结扎脾静脉的指征,此后可以后续行脾切除,如有损伤累及胰腺,在必要时还可行胰尾切除术,并通过胃小弯侧引流。

第1区结肠系膜下区

第1区较低的部位由肾下腹主动脉、近端肾动脉和肾下下腔静脉构成。通过向头部牵拉横结肠系膜,并将小肠牵拉至中线右侧,可以暴露结肠系膜动脉。一旦血肿周围近端和远端的血管得到控制,就可以通过分离后腹膜暴露左肾静脉和分叉部之间的腹主动脉。应注意避免伤及肠系膜下动脉,它起始于中线左侧主动脉远端。肾下主动脉修复应根据损伤程度采用动脉修补术、补片修补术或移植物置换术。由于后腹膜较薄,动脉修复后用带蒂网膜覆盖后关闭后腹膜时需要特别小心。

如果发生肠道污染和严重的移植物感染,可以结扎肾下腹主动脉加解剖外旁路来修复和重建。损伤的肠系膜下动脉(IMA)可行结扎术,但是当存在动脉粥样硬化和粗大肠系膜下动脉时,IMA应修复或回植,以避免结肠远端缺血。

近端肾动脉的起点就在SMA下方和主动脉后侧。有10%~15%的患者在这一区域发生多肾动脉和血管异常,必须加以确定。如果血肿发生在第1区,用前文所述的方法阻断主动脉近端和远端血管。如果血肿在第2区则可以将横结肠系膜向上牵拉,从主动脉侧面分离出近端肾血管。肾血管损伤的处理将在后面详细叙述(第2区)。

肝下下腔静脉的暴露最好是采用右侧内脏翻转。静脉的前壁出血可用侧壁钳和血管钳、多把Allis钳或近端和远端海绵棒压迫。后方出血最好在近端和远端压迫。如果还不能提供有效的血管阻断,可以进一步分离下腔静脉,并谨慎地在近端和远端使用无损伤血管钳阻断。将大小适当的Foly球囊导管置入下腔静脉腔内并充起球囊也可以用来控制静脉出血。大部分患者不能耐受回心血流完全阻断、大量腹部引流以及下肢低灌注,必要的时候需要使用主动脉钳阻断主动脉。

可以采用弹性血管阻断带以Potts结的方式阻断肾静脉入下腔静脉的血流。成角血管钳或血管阻断带也可以用来阻断肾静脉。髂总静脉汇合处的下腔静脉一旦损伤很难进行出血控制。在这一区域一个极端但有效的方法是钳夹和离断静脉上方的右髂总动脉,并向左牵拉主动脉和分叉部来暴露损伤静脉,随后再端-端吻合动脉。

下腔静脉可以用补片成形术(静脉或PTFE)或移植物植入术进行一期修复。必须注意的是要避免下腔静脉缩窄,因为狭窄将逐渐导致下腔静脉闭塞。在发生下腔静脉广泛损伤或患者情况不稳定时,可以在低于肝静脉入口处的任何地方结扎下腔静脉。此后出现的大范围下肢水肿必须处理,可用碎屑式压缩绷带包裹下肢并进行适当的液体复苏。在重症监护病房(ICU),患者生理状况得到改善后,可再回到手术室行血管移植术。创伤患者一般能耐受结扎肾下下腔静脉,但如果出现重度休克或有广泛的创伤时,也可结扎肾静脉上方下腔静脉,但是结扎肾上下腔静脉后,患者死亡率很高。

第2区

第2区出现出血或血肿可能是由于肾,肾上腺或其相关血管损伤造成的。钝性外伤患者在手术前行CT扫描、静脉肾盂造影或肾脏血管造影时可以发现第2区的血肿,不应等到手术时再发现此类血肿,除非它是搏动性或者进行性增大的血肿。对穿透性外伤患者的第2区血肿应该进行手术探查。该区可以根据创伤的部位采用左侧或右侧内脏翻转来暴露相关血肿。大血管钳可以直接用于肾门阻断以决定是进行修复还是进行肾切除术。

简单的肾动脉损伤可用横向血管缝合术进行修补,或者在切除损伤部位后用6-0单丝缝线端端吻合动脉。当损伤的肾脏是孤立肾或者损伤部位单一且患者病情稳定时,可以选用大隐静脉进行血管移植术,修复损伤的肾动脉。对肾动脉闭塞超过6小时的钝性外伤患者,或者在患者情况不稳定且并发严重损伤,并有证据表明对侧肾功能正常的情况下,应结扎伤侧肾动脉行肾脏切除术。创伤外科医生对钝性伤造成的肾撕裂伤的处理方法仍值得商榷。根据患者损伤程度使用抗血小板药物,进行抗凝和(或)支架置入术可能会获得更好的疗效。

存在肾实质损害时进行修复和保留肾脏应遵循泌尿外科的原则,相关会诊有助于做出治疗方案的选择。肾上腺如果受损可以行切除术,同时相关血管发生损伤也可以采用结扎的方法进行血流阻断。 一旦右肾静脉必须结扎,则有必要行右肾切除术。然而,左肾静脉远端结扎后,如果左肾上腺和性腺静脉完好无损则无需行左肾切除术。

第 3 区

第 3 区包含双侧髂总动静脉、内侧和外侧分支及股总血管的起始部，以及后侧盆腔内广泛的血管丛。暴露盆腔血管可沿 Toldt 白线向下到损伤侧，向中线翻转盲肠或乙状结肠并注意输尿管。应注意确定同侧输尿管，推荐用血管阻断带环绕以鉴别。在第 3 区，肠道和(或)泌尿生殖系统的损伤较为常见。

应尽量避免为钝性外伤患者探查盆腔血肿。血管造影及栓塞治疗髂血管分支出血是钝性外伤及盆腔骨折伴盆腔出血和血肿的推荐治疗方法。当穿透性创伤患者发现盆腔血肿或出血时，应开腹直接用纱垫或海绵棒压迫该区域的出血，直到近端和远端血管出血得到控制。年轻外伤患者髂总动脉与髂总静脉分离后，用血管阻断带环绕，并用无损伤钳阻断近端血流。远端血流控制是在腹股沟韧带处游离出髂外动脉。由于髂内动脉向盆腔深部走行，所以髂内动脉返血阻断可以通过轻轻提拉髂总和髂外动脉后，在髂内动脉的起始部轻轻钳夹或用血管阻断带环绕来完成。

结扎髂总和髂外动脉会造成很高的肢体坏死率，因此修复或重建髂动脉血流十分必要。在控制损伤的情况下，可以临时进行血液转流以恢复下肢远端血流，髂动脉一期修复应尽可能用横向血管缝合修补或端端吻合。当盆腔内污染很小时，也可选择进行人工血管置换术。Carillo 等报道了一组创伤性髂总和髂外动脉损伤，至少 12 例伴随肠道污染并进行了人工血管移植术。这些患者没有一例发生移植物感染。另外一种选择是用同侧髂内动脉做髂总动脉或者髂外动脉的移植物。对损伤的髂内动脉可以进行结扎。因为盆腔内有一个广泛的侧支循环网络，年轻患者甚至可以耐受双侧髂内动脉结扎。

骨盆肠道污染与盆腔感染和脓肿相关，并可导致移植物感染和吻合口裂开，迟发性动脉破裂可致命。在盆腔广泛污染时，可离断、结扎近远端髂动脉，用单丝缝合线双重缝扎，并用后腹膜或网膜覆盖结扎残端，然后进行解剖外旁路手术重建同侧股总动脉以恢复动脉血流。解剖外旁路可以是股–股导管或腋–股旁路。一旦出现下肢血灌注不足，可根据实际情况使用 Fogarty 导管取栓、动脉内注射罂粟碱或行筋膜室切开减压术。

单纯髂静脉损伤可一期修复。广泛损伤最好用结扎进行处理。髂静脉结扎术后下肢水肿的治疗方法是加压绷带包裹同侧腿并抬高 5~7 天。骶骨穿出静脉丛出血有些麻烦。可以使用双极烙器、氩气刀、组织密封剂、止血剂和无菌“图钉”等外科手术工具。

肝门

大范围 Kocher 术和胆管移位必须暴露门静脉后侧部分。暴露近端门静脉，肠系膜上静脉和脾静脉汇合部可能需要进行胰颈分离。损伤的门静脉应尽可能一期修复。对门静脉缺损较大且稳定的患者可以使用补片修复，用大隐静脉、颈内静脉间置移植，或 PTFE 人工血管进行置换。采用缝线吻合技术可以避免门静脉狭窄。除非同时钳夹膈肌裂孔处的主动脉，否则门静脉夹闭会导致大范围肠系膜水肿。不稳定的患者伴广泛损伤时，为了提高存活率可以结扎门静脉，但这会导致大范围内脏静脉阻塞，这时必须使用大量补液和临时关腹来应对。如果同时损伤肝动脉，不能结扎门静脉。因为它提供肝脏大部分的血流量。总之，患者对结扎门静脉的耐受性比结扎肝动脉的耐受性要低得多。

肝后下腔静脉

肝后出血或血肿与肝后下腔静脉、肝静脉、肝脏或右肾血管的损伤有关。如果血肿不破裂、扩大或搏动，不需要打开。肝周填塞 24~48 小时是一个较好的控制出血的方法，可以防止血肿进一步扩大。如果有必要暴露正在出血的肝后下腔静脉，应事先告知所有手术室人员以准备血液制品和相关设备。腔房转流术和全肝游离术这两种方法都可以暴露肝脏和控制肝后损伤。

并发症和术后处理

对于部分患者，手术必须在彻底修复所有损伤之前停止，比如患者的血容量快速减少，需要通过腹部填塞和临时关腹来止血。创伤开腹术允许外科医生把患者送入重症监护病房以纠正低温、低血容量、酸中毒以及凝血障碍，然后回到手术室进行修复手术。暂时性关腹术可以使用伤口负压隔绝术（V.A.C.® Therapy™，KCl，San Antonio，TX）、无菌Ⅳ型负压袋、外侧隧道引流和 Ioban® 隔绝敷料。

二期手术有助于处理复杂创伤，并在出现不可逆损伤前找出关键问题所在。应注意肠道活力的评估和减少可能导致腹腔感染和脓肿的胃肠道或泌尿生殖系统污染。可能的话，血管修复后应用后腹膜或网膜覆盖，以避免缝合线接触肠道，尽量减少动脉肠瘘或吻合口裂开和爆裂等并发症。对这些患者腹腔筋膜室综合征可以通过膀胱压力测定检测，应注意避免。

专业血管介入手术室

将来，这些复杂腹部血管损伤可能在专业血管介入手术室得到最佳的处理，它可以同时进行血管造影、介入治疗、外科创伤手术、麻醉和重症监护。专业血管介入手术室将是许多急诊和择期手术的理想手术室，如急性主动脉夹层动脉瘤和破裂、腹主动脉瘤修复、肝外伤、脾损伤和严重的骨盆骨折。

推荐读物

1. Asensio JA, Forno W, Roldan G, et al. Visceral vascular injuries. *Surg Clin North Am.* 2002;82:1–20.
2. Asensio JA, Forno W, Roldan G, et al. Abdominal vascular injuries: injuries to the aorta. *Surg Clin North Am.* 2001;81:1395–1416.
3. Asensio JA, Soto SN, Forno W, et al. Abdominal vascular injuries: the trauma surgeon's challenge. *Surg Today.* 2001;31:949–957.
4. Bruce LM, Croce MA, Santaniello JM, et al. Blunt renal artery injury: incidence, diagnosis, and management. *Am Surg.* 2001;67:550–556.
5. Carrillo EH, Spain DA, Wilson MA, et al. Alternatives in the management of penetrating injuries to the iliac vessels. *J Trauma.* 1998;44:1024–1030.
6. Davis TP, Feliciano DV, Rozycki GS, et al. Results with abdominal vascular trauma in the modern era. *Am Surg.* 2001;67:565–571.
7. Nicholas JM, Rix EP, Easley KA, et al. Changing patterns in the management of penetrating abdominal trauma: the more things change, the more they stay the same. *J Trauma.* 2003;55:1095–1110.

编者评述

G. B. Z.

Taheri 博士和Hemmila 博士介绍了他们在密歇根大学治疗腹部血管创伤的经验。他们的方法与美国外科学会指南有明显的相似之处，包括高级创伤生命支持(ATLS)、创伤超声评估(FAST)和使用创伤诊疗系统。

本章详细地描述了患者评估标准和复苏流程。恰当地叙述了合理的血液保存和保暖技术，并详细说明了特殊血管损伤后的手术入路问题。描述了各种外科手术技术和治疗腹腔内血管损伤所需的暴露，并详细说明了导管的选择，包括在最小到中度污染的区域使用的血管移植物。同时，他们还讨论了对相应动脉的结扎、置换、血管旁路的建立和解剖外旁路的建立。对主要血管损伤的辅助技术也同样进行了详细描述。

本章将为腹腔内血管创伤患者的个体治疗提供有益的借鉴。

(刘震杰 符伟国 译)

第 81 章

血管创伤处理的原则

Greg A.Howells，Randy J.Janczyk

一般来说，周围血管创伤处理在技术方面的要点是选择性血管外科手术。血管创伤患者的许多特殊的判断和处理原则已经在第 77 章中进行了讨论。

本章将讨论四肢动脉的损伤处理，以及血管创伤处理的其他普遍原则。

腋动脉损伤

大多数腋动脉创伤是由穿透性创伤引起的。目前有 33%的患者存在臂丛的损伤。从锁骨开始到腋下界，腋动脉被胸小肌分为三个部分。通过分离胸大肌并切断附着于喙突部位的胸小肌来暴露相关血管。如果需要更大的暴露范围，可以从中部切断胸大肌并向肱骨和中线牵拉。即便腋动脉存在闭合损伤，在过度牵拉肩部时腋动脉仍会产生放射性搏动感。因此，腋动脉穿透伤患者检查发现臂丛损伤时，即使动脉远端搏动存在也应进行血管造影。

腋动脉损伤可通过聚四氟乙烯(PTFE)人工血管或静脉移植来进行一期修复。两者通畅率无明显差异。相比广泛的结扎侧支，端端吻合的人工血管移植在一期动脉修复中效果更好。手术后人工血管通畅率很高，肢体坏死少见，但相应的上肢功能缺损常见。发生功能缺损一般与血管损伤无关。发生功能缺失的患者，25%是由于后期肌肉骨骼损伤，64%是由于神经损伤。若修复较简单，则应尽可能修复腋静脉。如果不行则可以结扎腋静脉，一般无手术并发症。但另一方面，结扎腋动脉存在 10%~40%的截肢率。

肱动脉损伤

肱动脉损伤可以是穿透性、钝性和医源性的。穿诱伤诊断通常较明确，由于失血可危及生命。对这些损伤进行外部压迫止血，可用于院前急救。在补液、血液配型和交叉配血后，可以在手术室去除外部压迫设备。钝性伤常为累及肘部上方的骨折和脱位。肱骨髁上骨折的典型症状是发生 Volkmann 缺血性挛缩。若出现尺桡动脉搏动消失，以及手部缺血性改变就要考虑该诊断。儿童患者的肱动脉口径小所以修复较为困难，有必要采用辅助放大设备。血管性痉挛的鉴别诊断较为困难，手术探查时发现的缺血症状可能仅仅是血管痉挛引起的。在这些病例中，使用罂粟碱效果很好。80%的肘关节脱位都是后脱位，其中10%的患者伴发肱动脉损伤。开放性脱位容易诊断，且常伴发正中神经损伤。由于损伤破坏了周围侧支循环肱动脉结扎，所以有 40%的患者会导致截肢。动脉重建需要使用静脉移植。静脉损伤应尽可能考虑重建。无论是否进行静脉修复，都应少做同时进行的前臂筋膜切开术。

腋动脉损伤的患者很少发生功能障碍或截肢，由于正中神经紧邻肱动脉，故肱动脉损伤时常伴有正中神经损伤。在血管探查过程中若遇到钝性神经损伤，如果神经鞘没有被破坏则没有必要处理。功能恢复通常没有具体的治疗方案。如果神经已横断，如贯穿伤，则有必要进行神经重建。如果切面洁净，在血管一期修复的时候即可进行神经重建。在没有危及最终功能重建结果的情况下，二期神经修复可以作为另一种选择。通过在血管表面固定神经断端可以帮助完成神经修复。用 7-0 或 8-0 单丝在放大设备的帮助下通过简单缝合外膜可以完成血管吻合。如果选择二次修复，手术间隔不应超过一个月。

桡动脉和尺动脉

是否需要对前臂血管损伤进行重建仍存在争议。临床上有缺血证据表明需要进行修复而不是进行结扎。但是只有不到 5%的前臂血管损伤患者中会发生远端缺血。

尺动脉和桡动脉修复通畅率为50%~70%，而且单根血管闭塞并不伴随缺血症状。因此，是否一定要进行单根血管修复还不确定。

尺桡动脉均损伤并未成功修复时，截肢率接近40 %。因此有必要修复至少一根血管。端端吻合或静脉移植术通畅率相似。修复方法取决于血管损伤长度。伴发的静脉损伤不需要进行修复，前臂静脉可以结扎。

股总动脉

股总动脉损伤可以是钝性或穿透性，但不同于大多数其他下肢血管损伤，它不常伴发骨折或脱位。可以根据出血、血肿或远端缺血做出相应诊断。由于患者血流动力学不稳定，血管造影常常不能进行。发生在腹股沟韧带附近的股动脉损伤通过标准腹股沟切口难以控制。打开腹股沟前，通过腹股沟以上的后腹膜入路在髂外动脉水平进行动脉近端阻断，这种阻断方法较为简便。一旦出血控制住，就可以用聚四氟乙烯(PTFE)人工血管端端吻合的方法进行血管重建了。

聚四氟乙烯人工血管是钝性伤和穿透伤的首选，不过所有穿透伤都可能被污染。对严重污染的伤口，结扎血管的同时应该经闭孔重建解剖外血管旁路。

静脉损伤常常伴随动脉损伤，如果可以相对简单地完成，应尽量同时修复静脉。就手术技术而言，静脉损伤通常无法修复。股总静脉结扎术存在截肢风险。但是，需要结扎静脉的损伤常常较为严重，静脉结扎本身构成的危险不完全清楚。因为静脉结扎后会很快出现组织肿胀，如果有必要进行静脉结扎，则应该考虑筋膜切开，以便为静脉侧支建立争取时间。

临床上，在钝器伤伴或不伴股骨骨折时，股深动脉创伤并不常见。毫无疑问，一些归因于股骨骨折及软组织创伤的大腿血肿与动脉深部分支损伤自发停止出血相关，当出血持续时，会出现原因不明的低血压，并且经常会误诊为与骨盆骨折有关。由于出血仍在继续，间室综合征易在大腿内形成。血管造影可以证实诊断。可以通过血管造影对栓塞进行有效的治疗。为了对间室进行减压有必要进行大腿筋膜切开术。

股浅动脉

因为出现远端缺血，股浅动脉损伤通常非常容易明确。损伤位置可通过穿透伤的路径或闭合性损伤骨折区域进行预测。因为会延误血管重建所以不应进行血管造影，除非诊断存在困难。相反，大血管附近的穿透性创伤没有相关临床表现，不应进行血管造影。用静脉、聚四氟乙烯和端端吻合可以对股浅动脉进行重建，具有良好效果。

腘动脉

腘血管损伤是血管损伤中与截肢关系最密切的。虽然膝周血管损伤仅占所有血管损伤的10%，但造成了65%的截肢。73%的腘动脉结扎患者下肢截肢。使用现代保肢的手术技术后，相关截肢率为0%~15%。

虽然大多数报道的腘动脉损伤是穿透性创伤，但大多数截肢发生在钝性损伤后。腘动脉穿透性创伤根据临床表现就可以诊断，没有必要进行血管造影。相反，体检未发现相关症状并排除了重大损伤时，血管造影也没有必要。在复杂的钝性伤中，骨、软组织和神经损伤的临床表现可以跟腘动脉损伤相类似。此时多达87 %的患者可以通过血管造影而非血管探查进行鉴别。不稳定的膝部钝性伤患者是否需要做血管造影是有争议的。股骨髁上骨折、膝关节后脱位、胫骨平台骨折时发生腘动脉损伤的概率分别为0.5%、40%和2% 。由于腘动脉损伤率较高，一些学者建议除非发生血容量严重不足，否则应该对所有膝关节后脱位行血管造影。相关支持者列举，存在明显的远端正常脉搏而实际还是有腘动脉损伤漏诊发生的患者至少占5%。其他的研究表明无论是急性期还是在随访中，单独进行体检就能100%决定是否需要进行手术治疗。关于是否需要手术治疗“小血管损伤”存在着一些不一致的观点。争论点主要是那些无需手术可以自发缓解的非闭塞性血管内膜片或小的假性动脉瘤。争论的焦点是如果没有必要对这些小病变进行手术治疗，那么血管造影也同样没有必要。他们也强调了需要随访以确保这些小病变没有发生任何进展。目前的趋势似乎是倾向于在没有血管损伤的临床证据时，不用对膝关节脱位进行常规血管造影。

动脉损伤往往伴随腘静脉损伤。如果能够用横向缝合或端端吻合来修复，则应该修复这些静脉损伤。需要复杂修复的血管损伤不如进行结扎。同样，如果静脉结扎后动脉修补成功，应考虑切开筋膜室。

修复动脉损伤时如果无张力可以对动脉进行端端吻合。正中切口是膝盖上下方血管修复的标准入路。如果膝关节发生横向移位，那么血管重建时选择自体静脉移植要优于聚四氟乙烯。虽然有时为了获得足够长的动脉以便进行端端吻合，可以结扎部分侧支动脉，但是此时最好进行自体静脉移植。

膝以下动脉

膝关节以下动脉损伤的发生率很

难统计。在创伤治疗中心,下肢骨折非常常见,但是患者较少需要重建胫后或胫前动脉,这些血管抗损伤能力相对较强或有足够的侧支循环使得体检时无法发现动脉损伤所致的缺血症状。因此很少做动脉造影去证实相关损伤存在。

是否需要修复胫部血管是有争议的。有观点认为如果至少有一根胫动脉通畅,则血管结扎术是安全的。还有观点认为只有腓动脉可以安全地结扎。单血管损伤的截肢率是 14 %,两根胫动脉损伤后的截肢率是 65%已成为完全重建必要性的证据。然而神经和软组织损伤以及骨折不愈合而不是缺血是截肢的主要原因。多部位损伤需要重建的支持者认为这些软组织损伤和骨愈合的问题实际上还是由于血液供应不足引起的。

关于是重建还是结扎,采用个体化治疗也许更合理。广泛的软组织和骨损伤可能破坏侧支循环,此时需要进行多组织重建。这些创伤包括复杂骨折、高速枪伤或鸟枪击伤。如果损伤较局限,结扎单个胫动脉也许是安全的。

暴露胫前胫后动脉应通过标准的正中和前室间隙方法,如第 51 章中所说的。

端端吻合通常由于动脉长度不足而不能实施。如果端端吻合可以实施,血管斜切面的端端吻合有助于减少吻合口狭窄,不过必须损失一小段血管。当需要进行静脉移植手术时,必须使用对侧隐静脉。同时发生的静脉损伤可以进行结扎。

值得庆幸的是,相比上肢损伤,与下肢损伤有关的神经损伤更少发生。但是一旦发生,主要神经损伤会在很大程度上妨碍康复,相关数据也很大程度上支持进行截肢。

通常在严重损伤时需进行筋膜切开术,并应在血管重建时慎重考虑。

早期截肢与重建

许多选择性血管外科手术的原则同样适用于创伤患者。在技术方面,创伤性血管重建类似于选择性血管外科手术的原则。然而,许多判断和决策过程很不同。其中最主要的问题是选择进行保肢还是进行早期截肢。

随着创伤中心治疗创伤经验的积累,治疗严重损伤肢体的水平也得到了提高。血管损伤后迅速引起的缺血性病变是过去大多数相关患者截肢的原因,但现在仅仅因为血管损伤而导致截肢的情况已经减少。目前,合并软组织创伤、周围神经损伤、外科手术后并发症(比如创伤不愈合)以及感染最后会导致治疗失败。

因此在对患者开始长期治疗的整个过程里,创伤外科医生、创伤矫正专家、整形外科医生和康复专家有必要进行互相合作。

虽然已经确立了一些治疗指南,但是要做出治疗决定并不容易。一期截肢通常涉及下肢创伤。因为缺乏有效假肢代替上肢功能,所以对上肢创伤应尽可能进行保肢治疗。

理解胫骨开放性骨折和相关定量指标来处理肢体损伤可帮助制订治疗指南,这些指南主要是对手术重建的可行性进行评价。但是这些指南不能对重建能否成功提供绝对的预测,所以有必要根据经验进行判断。

开放骨折的 Gustilo 分类是感染风险和肢体损失的关键(表 81.1)。ⅢA 级别的创伤最终截肢率低,但ⅢB 和ⅢC 创伤级别的截肢率分别为 17% 和 78% 。对结果产生不利影响的其他因素包括损伤之前患者健康状态差、肢体完全离断、胫骨节段性损伤大于 8 厘米、缺血时间超过 6 小时和胫神经后支离断。

为了协助决策,我们已经制定几个指标。肢体受伤综合征指数(MESI)是第一个。其次是肢体受伤严重分数,简称“MESS”(表 81.2)。MASS 评分>7,预测截肢率为 100 %。

当然,更重要的是是否存在其他相关创伤,尤其是危及生命的创伤,为了挽救生命有时不得不放弃进行长时间的保肢治疗。此外,如果有相关损

表 81.1　开放性骨折分类

Ⅰ型
开放骨折伴皮肤撕脱伤范围<1cm,骨膜轻微剥离,肌肉挫伤;伤口相对清洁
Ⅱ型
开放骨折伴皮肤撕脱伤范围<10cm,中度软组织损伤
ⅢA 型
开放骨折伴皮肤撕脱伤范围>10cm,重度软组织损伤,潜在节段性骨折或高能量损伤;软组织覆盖充分可以实现延期创口愈合
ⅢB 型
开放骨折伴皮肤撕脱伤范围>10cm,广泛软组织损伤,骨膜剥离,伤口严重污染;需要进行皮瓣手术的延期创口覆盖
ⅢC 型
开放骨折合并必须进行修复手术的血管损伤

Adapted from Gustilo RB et al. *J Trauma*.1984;24(8):742-746.

表 81.2 MESS(肢体受伤严重度分数)

变量	分值
A.骨/软组织损伤	
低能量(刀伤,单纯骨折,民用枪伤)	1
中等能量(开放性或多处骨折或脱位)	2
高能量(近距离枪伤或军用枪伤,粉碎性损伤)	3
超高的能量(以上创伤加上污染严重,软组织撕脱伤)	4
B.肢体缺血	
脉搏减少或消失,但灌注正常	1
无脉搏;皮肤感觉异常,毛细血管灌注减少	2
发冷,瘫痪,感觉迟钝或麻木	3
C.休克	
血压总是>90mmHg	0
短暂性低血压	1
持续性低血压	2
D.年龄(岁)	
<30	0
30~50	1
>50	2

Adapted from Johansen K, et al. *J Trauma* 1990;30(5):568-572.

伤,如颅内出血则禁忌全身肝素化,此时需要尝试进行血管重建。根据“控制损害”创伤外科原则,早期截肢是这些多发伤患者的唯一选择。在进行截肢之前,任何有活力的组织都应该尽可能保留(图 81.1、图 81.2 和图 81.3)。

筋膜室综合征

本节内容在第 63 章中已经广泛讨论过,无论是否有相关血管损伤,筋膜室切开术都是创伤外科最常使用的方法。有临床证据和筋膜室内压力测定的证据应当考虑诊断筋膜室综合征,即便没有足够的诊断数据也应该在早期进行筋膜室切开。长时间(> 4 小时)缺血的动脉修复术,明显的软组织损伤和不能重建的静脉损伤都需要进行预防性筋膜切开术。

血管造影筛查和小血管创伤

根据朝鲜战争经验,所有血管附近的损伤都需要进行手术探查。由于没有血管损伤症状的患者探查结果常常呈阴性,所以血管造影成为对隐匿血管损伤的筛选检查手段。研究显示在 85 例血管造影无异常的创伤患者中,外科探查也无血管损伤。但是 McDonald 在 1975 年对这个研究提出了质疑。在接下来的 15 年中,对是否需要例行血管造影检查一直存在激烈争论。最终从这场争论中得出的结论是,在没有明确的血管损伤征象时,不推荐进行血管造影。相关的血管损伤征象可见第 77 章。创伤患者可能伴发血管损伤,但没有明确的指征要求重复血管造影检查。一小部分创伤患者(约 1%)将会出现血管损伤的早期征象。体检和血管造影一样有 1%的假阴性率。有必要对这些患者进行 6~12 个月的随访以检查是否有进展的隐性病灶(<1%)。

多普勒超声和踝肱指数 (ABI)已被作为筛选检查方法。ABI<0.9 和血

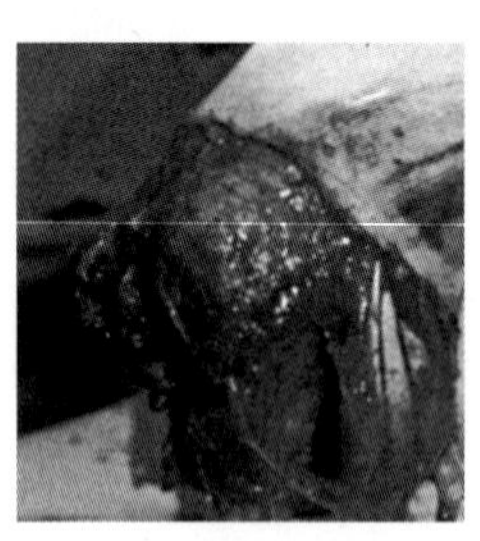

图 81.1

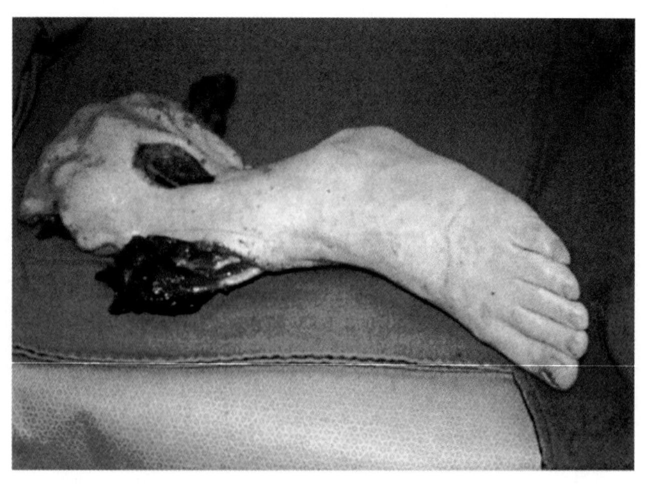

图 81.2 一位医学肿瘤专家由于摩托车事故造成胫骨中部水平的创伤性截肢。注意皮肤高位撕裂限制了膝下肌皮瓣移植。

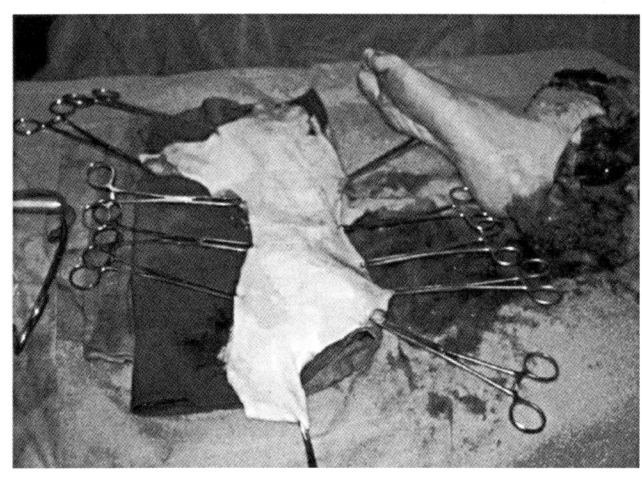

图 81.3 从截肢部分剥离的皮肤，移植到肌瓣上。

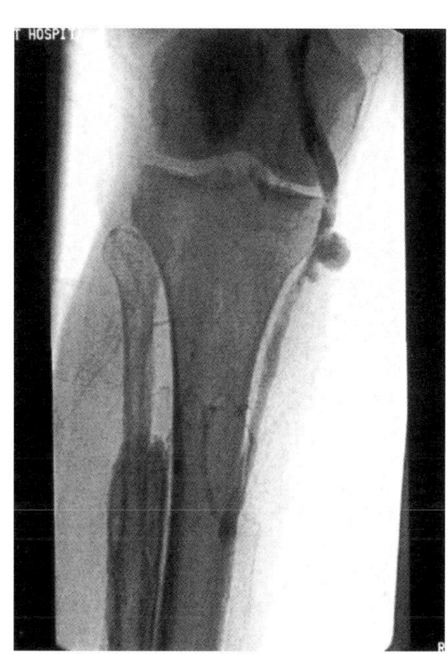

图 81.4 25 年前因闭塞性腘动脉损伤而进行逆向隐静脉移植的患者，发现两个小节段性瘤样扩张。

管造影阳性有一定相关性。如果体检是不能诊断，ABI 量化了主观的脉搏检测，具有一定的价值。多普勒超声也被用来作为筛查工具，准确度为 98%。由于儿童的血管口径小而血管造影并发症风险高，多普勒超声探查儿童血管损伤具有特殊价值。

临床隐匿性“小血管创伤”

对没有体征的潜在血管损伤进行常规血管造影能够显示一些不影响血液动力学的小血管损伤。对于这些小的血管损伤，如节段性缩窄、内膜片、小的假性动脉瘤和动静脉瘘，普遍认为不进行手术治疗将进展为闭塞或破裂。Frykberg 等已经进行一些研究，并对这些有小损伤的患者进行随访。他们的结论是这些病变，尤其是内膜片和节段性狭窄，通常会自愈而不需要手术。小的假性动脉瘤(< 2 厘米)更有可能进展并需要手术治疗。对这些患者需要进行随访。大多数患者在 6~12 个月内会出现损害进展。由于存在截肢和病情加重的风险，当发现病情进展且没有禁忌证时可以进行手术治疗。大约 90%的患者不需要进行手术，对这类患者没有必要进行全身抗凝。

血管外伤的介入技术

利用导管栓塞治疗骨盆动脉出血长久以来一直是骨盆骨折的主要治疗方法。最近，文献报道了各种血管损伤的支架植入术。这些病例的报道引起了广泛的兴趣。现在，相关治疗经验越来越丰富了。下肢由于手术暴露相对简单，支架植入的优点不是很明显。在暴露困难的血管(即远端颈内血管、锁骨下、降主动脉)，支架植入的介入手术非常具有吸引力。

PTFE 人工血管和移植静脉

所有穿透性下肢血管损伤和开放骨折损伤都是污染创面。在粉碎性损伤和枪伤中，软组织缺失和污染程度非常重要。由于存在移植感染的风险，在这些病例中安全使用血管移植物受到广泛关注。因此，有人认为大隐静脉是一个更好的移植物。然而，在抗感染方面，有研究表明聚四氟乙烯至少和大隐静脉是一样的。而且，相比大隐静脉移植感染后吻合口的裂开出血，聚四氟乙烯感染后导致的假性动脉瘤较易处理。为了尽量减少移植物感染，有必要对移植物表面进行软组织覆盖。如果该区域确实严重污染或发生感染，必须进行血管结扎或手术构建解剖外旁路。包括上肢腋下动脉和下肢股浅动脉损伤在内，大多数创伤患者在选择性血管外科手术时采用大隐静脉移植比用聚四氟乙烯人工血管要好。

由于创伤患者的年龄差异和隐匿性疾病对血管重建的影响，用于重建的 PTFE 人工血管和大隐静脉都要考虑血管功能和使用寿命。但如果“长期”意味着 60 年，结果就完全不同了。这期间人工血管能否正常运行不为所知，大隐静脉移植物在长期随访中会变得膨胀、弯曲并形成动脉瘤 (图 81.4)，有时会需要再次进行手术(图 81.5)。动脉瘤样静脉移植物远端栓塞会影响流出道通畅，从而威胁肢体的活力(图 81.6)。在严重病情进一步恶化前，需要使用非侵袭性检查以确认是否有栓塞。一旦发生栓塞应考虑移

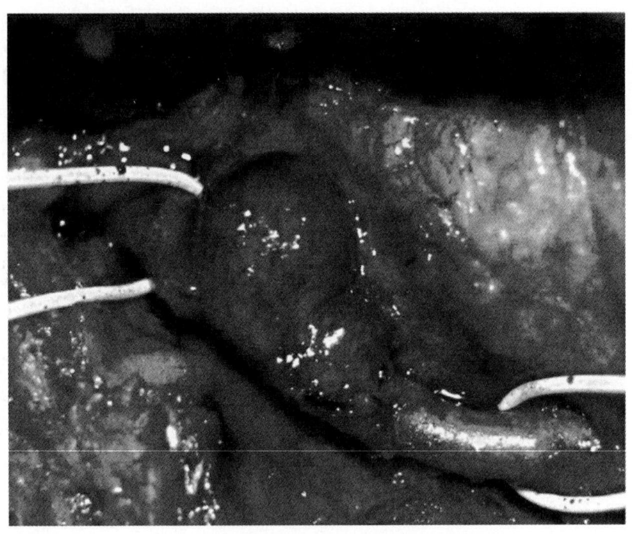

图 81.5 在用 PTFE 人工血管置换前，手术分离出了两个小静脉瘤。

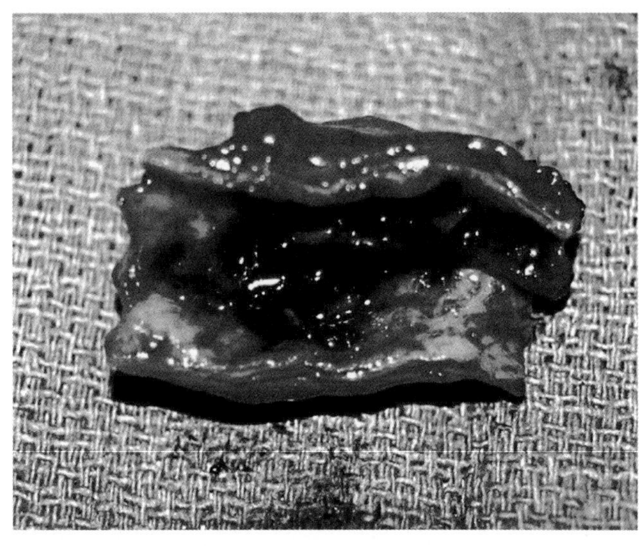

图 81.6 与静脉移植后动脉瘤有关的血凝块。胫血管远侧发生血栓闭塞，与腘动脉瘤患者的情况一样。

植物替换。

推荐读物

1. Demetriades D, Asensio JA. Subclavian and axillary vascular injury. *Surg Clin North Am.* 2001;81:1357–1373, xiii.
2. Platz A, Heinzelmann M, Ertel W, et al. Posterior elbow dislocation with associated vascular injury after blunt trauma. *J Trauma.* 1999;46(5):948–950.
3. Hammond DC, Gould JS, Hanel DP. Management of acute and chronic vascular injuries to the arm and forearm. Indications and technique. *Hand Clin.* 1992;8(3):453–463.
4. Austin OM, Redmond HP, Burke PE, et al. Vascular trauma–a review. *J Am Coll Surg.* 1995;181(1):91–108.
5. Frykberg ER. Popliteal vascular injuries. *Surg Clin North Am.* 2002;82(1):67–89.
6. Applebaum R, Yellin AE, Weaver FA, et al. Role of routine arteriography in blunt lower-extremity trauma. *Am J Surg.* 1990;160(2):221–224.
7. Gable DR, Allen JW, Richardson JD. Blunt popliteal artery injury: is physical examination alone enough for evaluation? *J Trauma.* 1997;43(3):541–544.
8. Dennis JW, Jagger C, Butcher JL, et al. Reassessing the role of arteriograms in the management of posterior knee dislocations. *J Trauma.* 1993;35(5):692–695.
9. Treiman GS, Yellin AE, Weaver FA, et al. Examination of the patient with a knee dislocation. The case for selective arteriography. *Arch Surg.* 1992;127(9):1056–1062.
10. Kendall RW, Taylor DC, Salvian AJ, et al. The role of arteriography in assessing vascular injuries associated with dislocations of the knee. *J Trauma.* 1993;35(6):875–878.
11. Ballard JL, Bunt TJ, Malone JM. Management of small artery vascular trauma. *Am J Surg.* 1992;164(4):316–319.
12. Quirke TE, Sharma PK, Boss WK Jr, et al. Are type IIIC lower extremity injuries an indication for primary amputation. *J Trauma.* 1996;40(6):992–996.
13. Johansen K, Daines M, Howey T, et al. Objective criteria accurately predict amputation following lower extremity trauma. *J Trauma.* 1990;30(5):568–572.
14. Britt LD, Weireter LJ, Cole FJ. Newer diagnostic modalities for vascular injuries: the way we were, the way we are. *Surg Clin North Am.* 2001;81(6):1263–1279, xii.
15. Dennis JW, Frykberg ER, Veldenz HC, et al. Validation of nonoperative management of occult vascular injuries and accuracy of physical examination alone in penetrating extremity trauma: 5- to 10-year follow-up. *J Trauma.* 1998;44(2):243–252.

编者评述

G. B. Z.

Howells 和 Janczyk 提供了大量的个人经验和有深度的综述，并中肯地描述了肢体血管创伤的治疗。他们根据传统的方法，把血管损伤分为钝性伤和穿透性伤，上肢和下肢，近端和远端。他们清晰地说明了共存的神经损伤和(或)软组织、骨组织损伤在肢体损伤最终结果中的作用。他们的解释清晰明确，立场鲜明，对相应的情况做了推荐。他们明确了尚不确定的情况和数据的不足之处，有助于实际的临床操作，如在某些情况下的导管选择。

他们强调了在特定情况下血管造影的作用和非侵袭性技术的作用。他们也很好地认识到在合适的情况下立即手术的价值。并针对每个血管做了特别介绍，清楚地讲述了手术方法、导管选择、伴行静脉损伤的修复和筋膜切开术的作用。涉及了小动脉损伤的处理，比如小的、不复杂的、仅有内膜损伤的。叙述了通过体外固定和栓塞髂动脉分支来控制盆腔大出血的方法。

本章的叙述反映了一流创伤中心的丰富经验。

(刘震杰 译)

第 6 部分

血液透析通路

第 82 章

血液透析通路的挑战

Mark P. Androes, David L. Cull, Christopher G. Carsten III

大体上来讲,终末期肾病的高发病率及高费用,特别是透析时的血管入路,已经成为21世纪困扰我们的主要问题。1991—2001年间,终末期肾病医疗保险计划中的患者人数已经从201 000翻倍至400 000以上。目前该计划每年耗费的相关费用高达230亿美元,占整个医疗保险预算的6.4%。据估计,17%的终末期肾病预算都用于透析通路的建立与维持。这些统计数据促使人们重新评估该疾病以及目前的透析血管通路建立模式。

1966年,Brescia及其同事提出了建立桡动脉-头静脉的动静脉瘘外科技术,在动静脉瘘上可以重复穿刺以维持患者的长期透析之需。这个时期,长期透析患者的选择标准非常严格,大多数都是并存疾病极少的年轻患者,糖尿病肾病基本上被视为透析支持疗法的禁忌证。由于该人群的动静脉解剖条件较好,大多数患者都适于建立自体桡动脉-头静脉动静脉瘘研究。研究结果显示,该时期的自体桡动脉-头静脉动静脉瘘的远期通畅率极高,不成熟率仅为8%~12%。由于这些鼓舞人心的早期结果,自体桡动脉-头静脉动静脉瘘迅速赢得了血管通路金标准的声望,并一直延续至今。

尽管早期的报道仅仅记录了桡动脉-头静脉动静脉瘘的结果,但当时在美国已经出现了应用人工血管假体替代自体血管造瘘通路。1972年,政府机构对终末期肾病患者的资助计划引发了治疗标准的革命以及透析人群统计的变化(表82.1),其净效应就是使不利于自体血管动静脉瘘通畅及成熟的因素大大增加,包括高龄、糖尿病、女性及周围血管疾病等。同时,在20世纪80年代,血液透析的入路也发生了一定变化,为了强调透析充分,需要使透析通路血管的流量从250mL/min增加到400mL/min。先前对透析够用的自体血管通路已不能维持增加的血流量。因此,自体桡动脉-头静脉通路的早期失败率和非成熟率增加到20%~50%之间。但是,随着假体血管通路的应用,我们也发现假体血管通路的并发症发生率更高,如血栓、感染等。

透析血管通路伴随的惊人死亡率和财政负担使人们迅速做出反映,使用循证医学分析透析造瘘的结果,使其管理和操作标准化。这些工作中最具影响力的是国家肾脏基金会制定的主动分析血管入路透析质量的临床实践指南(DOQI指南)。根据这项文件的最后结论和建议,自体桡动脉-头静脉通路以及二次自体血管造瘘操作受到进一步的重视。在透析人群实现异体移植物造瘘的标准化方法形成以前,还需要做大量的研究工作。有研究报道几乎所有的血管造瘘操作都是回顾性的,且结论存在矛盾,也很少有明确的患者入选标准。因此血管外科医生在对选择最恰当的造瘘位置及造瘘类型上做出临床决策时很少有足够的稳固证据。此外,外科医生必须依据术前评估做出决策,选择合适材料和厂家的假体移植物。

需要解决的主要血管造瘘问题有以下几种:

- 什么因素(或复合因素)能够预测自体血管通路成熟的成功或失败,以及什么时候应当使用假体移植物?
- 对目前的越来越老龄化及病情越来越重的血液透析人群,有没有可能显著增加自体血管造瘘的应用?
- 最佳的假体移植物材料和结构是什么?
- 治疗造瘘处血管血栓的最具效价比的方法是什么?
- 最好的瘘血管监测方法是什么?对大多数透析人群来说效价比如何?

本章将综合考虑DOQI指南的建议、造瘘血管相关的循证医学结果以及其中需要解决的一些内容以减少复杂透析人群造瘘的死亡率和费用。

表 82.1 1980—2001 年终末期肾病患者人群统计资料和存活率*

	1980	2001
ESRD 新发患者数	17 404	96 295
现有的 ESRD 人数	56 607	406 081
新发病人群年龄中值	56 yrs	65 yrs
总发患者群年龄中值	51 yrs	58 yrs
新发病例糖尿病比例	13%	44%
性别		
男	56%	53%
女	44%	47%
种族		
白人	62%	65%
非裔美国人	34%	28%
其他	4%	7%
透析人群的修正存活率		
1 年	75%	79%
2 年	58%	65%
5 年	30%	34%
10 年	11%	11%

*U.S. Renal Data System, USRDS 2003 Annual Data Report: Atlas of End-Stage Renal Disease in the United States, National Institutes of Health, National Institute of Diabetes and Digestive and Kidney Disease, Bethesda, MD, 2003.

主动分析血管通路透析结果质量的临床实践指南

在20世纪90年代早期，有研究显示在各种疾病的治疗过程中使用算法可以改善其效果。这项标准主要由保健组织协调推进，内容包括结果分析、缩减费用、快速对终末期肾病患者的护理给予预见性分析。1994年，国家肾脏基金会开始了提高终末期肾病患者的治疗结果的大规模研究。该研究于1997年结束，并发表了实践指南，就是我们熟知的DOQI指南。给出统一意见的指南的目的是为了提高患者生存率，增加护理的有效性，减少死亡率和改善透析患者的生活质量。2000年DOQI指南的最新版发表。制定指南的DOQI血管入路工作组（DOQI工作组）是一个多学科(康复)综合小组，他们系统回顾了近3500篇的血管入路相关性文献。该工作组评估了这些文献的可信性，并将文献中最有效的证据发展成为临床实践指南。在无法获得证据的时候，该指南则以工作组的意见为基础。每一条指南都明确地标示出了是基于证据级别、建议级别还是同时基于证据建议级别的。

DOQI 指南建议

入路建立之前的患者评估

DOQI指南建议在肢体水肿、侧支循环形成、两侧肢体粗细不同、锁骨下静脉有导管穿刺或起搏器置入史的情况下，在这一侧肢体建立入路之前要先行静脉造影检查。对多次进行同侧入路穿刺操作的患者，也建议行静脉造影。如果对比剂研究是禁忌的，则建议使用多普勒超声扫描或核磁静脉成像检查中心静脉。若同侧的动脉搏动消失则建议行动脉造影检查。

入路建立的位置、时间以及类型是DOQI指南的关键组成部分。相对于假体血管入路，他们强烈推荐使用自体血管入路。的确，DOQI指南建议50%的临时入路应选择自体入路，总的自体血管入路则应达到40%。袖套式的中心静脉导管的相关死亡率很高，因此不能成为永久性的血管入路。

DOQI指南偏好于自体血管入路是因为其通畅性更好，并发症率更低。自体血管桡动脉-头静脉入路通常是第一选择，且一般在非利手这一侧，入路的创建较简单，手缺血等并发症发生率也较低，且可以保留近端血管作为未来建立入路之用。自体肱动脉-头静脉入路是第二选择，它比桡动脉-头静脉通路有更高的血流量，但是在建立时的外科操作上有一定困难，并且可以导致手部缺血和上肢肿胀。根据DOQI指南，在选择的偏好上，肱动脉-头静脉入路与假体血管入路处于同等地位。尽管有研究显示，与假体血管入路相比，肱动脉-头静脉入路通畅性更好、感染率更低，但是它的操作较难，可能有更高的肢体肿胀、疼痛和缺血的发生率。肢体锻炼可以加快自体血管入路的成熟并增加血流量。成熟入路的失败则需要评估是否需要进行干预和改进，每一次入路创建失败后都应再次评估创建新的自体入路是否可行，而不是马上改为假体血管入路。

如果不能创建自体血管入路，则应选择假体血管入路。DOQI指南指出，假体血管入路最好选用聚四氟乙烯(PTFE)而不是其他合成移植物材料。入路创建位置和构型应当根据患者解剖条件决定，但是有一个原则，就是入路应当为穿刺提供足够大的表面积。假体血管入路的优势在于成熟的时间较短，外科植入、修复较简单，有多个可以穿刺的位点。主要的缺点在于通畅性不高，相对于自体入路感染率较高。

袖套样导管是建立临时入路的首选，右颈内静脉则是穿刺位点的首选。在多个研究的证实下，建议在超声引导下进行穿刺以减少穿刺相关的并发症。DOQI 工作组认为，应当使用透视以确保导管头端位于适当的位置。在急性短期透析中应当限制非袖套样导管的使用。由于相关的中心静脉狭窄率较高，对需要建立永久透析入路的患者，建议不要在锁骨下静脉置入袖套或非袖套样导管。

监测、随访和诊断性试验

除了建议增加自体血管入路的创建，DOQI 指南的主要目标之一还在于在入路创建失败前，通过监测随访的方法探查和纠正入路的狭窄，减少血栓形成。监测内容包括通过体检的方式发现异常情况，比如入路血管处震颤强度和特性的变化。随访观察则包括定期使用一些监测方法确定潜在的问题或缺陷。DOQI 指南建议每周都要对入路进行体格检查（监测）。检查应当包括视诊和触诊，分别评估动脉段、中间段、静脉段假体血管的搏动和震颤以及自体血管入路的动静脉交通段。应当在透析中心对临床的评估和透析充分性的资料进行收集和回顾。

DOQI 指南引用了假体血管入路的前瞻性观察研究的证据，该研究发现当重要的病变被纠正后，本来存在的严重血流动力学狭窄可以改善从而提高通畅性。许多观察监测技术都是可用的。DOQI 工作组指出为了减少偏差，最好选用评估入路血流量、静止状态下的静脉透析压力和动态静脉压力的技术。其他一些研究，如测量通路的再循环和透析充分性的减少，也是有用的。这些观察研究中的持续异常情况可以提示瘘管的形态从而评估入路血管情况，同时 DOQI 指南还为这些研究提供了实验方案。

治疗并发症的最佳方法

发生在自体血管或假体血管通路的狭窄如果超过 50%，同时伴随着临床或生理学异常（如血流量减少、静脉透析压增高或存在异常的体征），应当通过经皮穿刺球囊扩张或外科手术进行修复。一般来说，操作后的狭窄率小于 30%，且临床上和（或）生理学异常情况在进行干涉治疗后能得到纠正。DOQI 指南建议选择何种治疗狭窄的操作（血管成形或外科修复）应当由专科中心的专家来决定。

假体入路血管血栓形成可以使用外科血栓切除或药物机械/机械溶栓的方法来纠正。DOQI 指南并不偏向于哪种方法，而是提出应当根据各专科中心专家的建议来进行选择。假体血管入路的血栓可以迅速得到治疗，从而减少了建立临时入路的需要。在血栓切除或溶栓治疗后应当使用管状血流图进行评估以发现残余狭窄，所有重要病变都应当使用介入或开放手术的方法来进行修复纠正。

同时，DOQI 还对其他入路相关并发症提出了治疗建议。假体血管入路的局部感染应当使用抗生素治疗，同时应切除移植物的受累段。广泛的感染或新植入的假体入路感染应当在抗生素治疗的同时移除整个移植物。假体入路处的假性动脉瘤如果快速扩张超过入路本身直径的两倍、威胁被覆皮肤的存活或被感染时，应当行节段性切除，并使用另外的移植物行对接吻合。自体血管入路处的动脉瘤只有在累及吻合口时才需要外科干涉。DOQI 指南还包括了预防感染、袖套样导管并发症的处理、血管入路操作护理标准质量控制等内容。

临床提示和 DOQI 指南的局限性

DOQI 指南自 1997 年出版以来，深刻影响了美国血管入路的实践模式。据报道，扩大自体血管入路应用的策略已经达到了基准水平。然而，DOQI 指南是在错误地假设透析人群是均一性的基础上产生的。该指南在如何选择最合适的患者行自体血管入路以及哪种特异性的入路构型最可能获得成功方面给出的建议很少。值得注意的是，他们不建议给自体血管入路的失败设定一个基准线，并指出这样做会阻碍血管解剖条件复杂的患者创建自体血管入路。这项疏漏的后果是，不恰当地尝试创建自体血管入路很可能带来高失败率。

如果有标准来评判 DOQI 指南，任何人都可以得出它仅仅获得了有限成功的结论。1997—2001 年间，自体血管入路的创建增加到 36%，假体血管入路则下降到 30%。然而，在美国透析患者中自体血管入路的普及率仅为 28%。这在 1991—2001 年这 10 年间几乎没有变化，远远低于 DOQI 设定的目标值。此外，1991—2001 年间袖套样导管的使用增加了 72%。造成这种趋势的原因很可能是自体血管入路从创建到使用需要一个很长的间隔时间。需要有进一步的工作来提高和补充 DOQI 指南。这样才能减少入路相关的死亡率，改善不断扩大的终末期肾病患者人群的生活质量。

血管入路相关的循证医学证据

尽管已经有多个发表的文献报道了血管入路的通畅率及操作相关的并发症发生率，但这些研究的结果和结论常常是自相矛盾的。Hodges等人归纳了造成这种矛盾的一些原因。第一,与大量的血管入路操作结果相比,随机化的研究很少。第二,报道的入路创建方法的不同使各个研究之间的比较变得困难。例如,很多研究在分析报道自体血管入路的结果时,把早期失败排除在外,而另外一些研究则把仍然通畅但已经不具备透析功能的入路血管归入到成功一类。这些成功的定义偏向于自体血管入路操作。此外,很多研究也不区分初次通畅和二次通畅。各个研究之间的对照比较也很复杂,这是因为使用了不统一的术语描述多种操作,没有区分移植物材料和构型的差别,没有描述动脉流入道、静脉流出道之间的差异,同时也没有认识到患者之间存在的不均一性。血管外科学会报道,标准委员会和美国血管外科协会最近公布了血管入路植入和修复的报道标准。该文件为血管入路操作提供了术语,为通畅性和并发症报道提供了标准方法。这些标准的采用可以使未来的血管入路操作结果研究之间的比较变得有意义。

血管入路文献的显著不足导致了血管入路操作模式通常是受个人意见而不是合理的科学证据左右。虽然DOQI指南是在广泛回顾文献的基础上建立的,但其给出的建议和目标仍是工作组多学科各成员之间意见协调的产物。使用新报道标准后,血管外科医生得到的将是相关的主要出版物给出的循证医学数据。

首选的永久性入路:假体或自体

理想的透析入路的特征见表82.2。可惜的是,目前还没有哪种入路满足所有的标准。各血管入路的优缺点在表82.3中有表述。如上所述,DOQI指南中强调的支持建立自体血管入路的原因在于它的远期通畅率高,并发症率低。

表82.2 理想动静脉瘘的特征

适用范围广	无严重血流动力学后果
植入简单	流量高
适于早期置管透析	持久/耐久性好
适于置管的表面积大	不昂贵
低感染率	

然而,Huber等人最近的回顾性研究发现,所有文献资料中只有34项研究使用生命表和生存率曲线(新的报道标准推荐使用的方法学)报道了其通畅率,并且其中包括了高危患者数。对这些研究进行荟萃分析(Meta分析)显示,初次行上肢自体或假体血管入路的年通畅率分别为60%和40%,相应的二次手术通畅率分别为80%和60%(图82.1)。从现有的文献来看,作者并不能得出精确的上肢血管入路的并发症率,因为文献中要么没有报道并发症率,要么各研究之间报道的方法不统一。

这些发现提示我们与假体血管入路相比,自体血管入路有存活率高的优势。然而,这个优势并不大,如果自体血管入路的早期失败率或未成熟率过高的话,这些优势就完全被抵消了。仔细地选择各种入路类型的适应证患者及入路位点对达到DOQI指南所确立的目标非常关键。常见的导致自体血管入路失败或未成熟的原因见表82.4。

假体血管入路的最佳材料及构型

尽管目前已经有多种合成的生物材料用做血管入路(表82.5),但仍没有最理想的材料。近来,PTFE材料逐渐兴起成为入路的首选假体材料,DOQI指南也推荐使用PTFE。但是PTFE应用有一定限制,因为它易于诱发血栓形成,尤其是在静脉吻合口附近新内膜增生时,同时PTFE感染率也较高。此外,有研究报道说PTFE入路建立早期就可以行穿刺透析,但是DOQI指南和多数外科医生都建议应当在入路建立2~4周以后再行穿刺以减少局部并发症的发生。这些局限性使得工业部门不断地修改PTFE材料

表82.3 各种透析血管入路的优缺点

方式	优点	缺点
自体入路	不易感染 二次操作率低	较难于插管 早期失败率高 成熟期长 血流动力学效应 (手缺血,慢性心衰) 解剖条件影响操作过程
假体入路	2~3周内即可以插管透析 易于插管 早期成功率高 大多数病例适用	感染、通常要移除 血液动力学效应 (手缺血,慢性心衰) 需进行多次干预
透析导管	易于插入及移除 立即可用 无血流动力学效应	感染风险高 导致中心静脉狭窄或血栓 血流速度不均匀

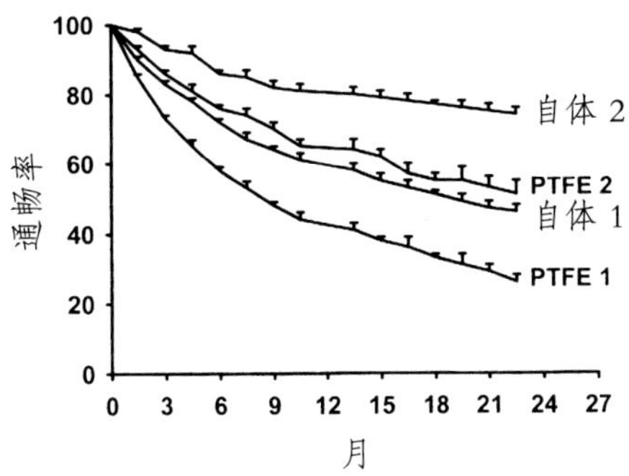

图 82.1 自体血管入路通畅率和聚四氟乙烯（PTFE）上肢动静脉透析入路正标准误差曲线图。两种入路的初次（自体 1，PTFE 1）和二次（自体 2，PTFE 2）通畅率见图示。 (From Huber TS, et al. Patency of atutogenous and PTFE Upper extremity arteriovenous hemodialysis accesses:a systematic review. *J Vasc Surg*.2003;38:1005-1011, with permission.)

的结构和构型，以期望发展出新的血管入路材料。

Huber 等人鉴定了几项商用假体血管入路材料的随机对照研究，特别比较了 4~7mm 渐细和非渐细的 PTFE 移植物随机对照实验的结果，发现两者在通畅率和肢体缺血发生率上均没有明显差别。这些研究检查了 PTFE 上的静脉吻合口效应，显示的结果存在矛盾。有一项研究显示移植物通畅率明显减低，其他研究则显示没有差别存在。类似的，这些研究评估了可延展的 PTFE 材料，结论也是对立的，一项研究显示通畅率增加，其他研究则显示通畅率较差。一项独立的小样本研究显示，在移植物静脉端配置一个 PTFE 袖套的通畅率要高于没有袖套的移植物。总之，大多数的随机对照研究入选的患者都很少，报道的结果也相互矛盾，或者说与标准非渐细 PTFE 相比并没有显示出任何一种假体的材料、结构有优势存在。评判这些移植物的价值仍需要进行进一步的研究。

“失败”入路的最佳处理方式

因为入路血栓后的治疗结果很差，所以目前大家的兴趣都在于找到如何在血栓形成之前发现并治疗“失败”入路的方法上。DOQI 指南把“失败”的入路定义为管径小于正常血管的 50%，出现有血流动力学或临床表现的功能异常。尽管 DOQI 指南推荐的失败入路治疗方法的目的在于延长入路的寿命，但数据显示这种方法作用有限。同时，也鲜有数据能够证明何种方法为治疗入路狭窄的最佳方法。有三项随机对照研究评估了失败入路的治疗。Lumsden 等发现随机分配到介入治疗组或继续观察组中的大于 50%狭窄的入路，远期通畅率并没有差别。但是，这些研究中的入路并没有达到 DOQI 指南中所建议的存在临床或功能损害的地步。Brooks 等人比较了假体入路狭窄的外科治疗和介入治疗，外科治疗后的通畅率要高于介入治疗。Beathard 等人则比较了单纯球囊扩张和球囊扩张+支架这两种方法，发现加用支架并不能提高入路的通畅率。

尽管治疗失败入路的文献资料有限，仍可以得出以下结论。未引起临床或功能损害的假体入路可能不需要进行治疗。对狭窄进行外科修复（补片或旁路）的通畅率要高于介入治疗。这种通畅率的优势当然要被外科手术的大小及创伤抵消一部分。此外，使用介入的方法，静脉流出道能更好地得到保护，因为外科旁路修复通常都会累及入路的两端。入路狭窄不适于进行常规的支架治疗。对于球囊扩张后有明显弹性回缩的狭窄病变或累及中央静脉的病变选择性地使用支架则有一定帮助。

监测的作用和预测入路失败的最佳方法

DOQI 指南最主要的目的之一是鼓励发展技术和方法，在血栓形成之前就发现功能异常的入路。这些技术和方法可以分为探测血流动力学功能异常及解剖学狭窄两类。血流动力学异常主要靠入路血流量、静态或动态的静脉压力以及血流速度。

DOQI 指南推荐首选的技术是入路血流速度的测量。入路血流速度可以使用多普勒超声的容量/血流或基于超声的稀释技术计算得出。多数评估这项技术的研究都是回顾性的，将结果进行历史对照，且这些研究是将自体和假体血管入路混合在一起的。

表 82.4 影响自体血管入路成熟的可能原因

静脉直径 <2.5~3.0 mm	非洲裔美国人
此前有过失败入路	周围血管疾病
糖尿病	肥胖
老龄	女性
外科医生经验不足	

表 82.5 假体生物材料血管移植物的优缺点

导管	优点	缺点
聚四氟乙烯(PTFE)	非抗原性的 容易维护 易于插管	高感染风险
达可龙	组织内向生长性优良	难于插管 经验有限 血栓切除困难
自体隐静脉	抗感染	难于插管 手术复杂性高 浪费旁路导管
异体隐静脉	较 PTFE 不易于感染	昂贵 动脉瘤形成 移植物退变 移植物退变
牛颈动脉异种移植物	易于操作维护	昂贵 动脉瘤形成 移植物退变 高感染风险
人脐静脉	无	昂贵 经验有限 动脉瘤形成 移植物退变

最近，汇集12个研究的Meta分析评估了将血流速度作为入路血栓形成预测指标的意义，发现血流速度本身或血流速度的改变都没有足够的敏感性和特异性，不能作为筛查试验。第二项研究同样报道了血流和动静态的静脉压检测均不能预测假体入路失败。作者的结论是“敏感性和特异性的缺乏使得基于单独的移植物血流结果的临床决策很困难”。目前尚没有前瞻性的随机化研究评估使用血流速度监测的监护项目的有效性。

监测解剖学狭窄的技术包括彩色多普勒检查及血管造影。已有多项研究将彩色多普勒与血管造影相结合以探测假体血管入路狭窄。只有两项前瞻性随机研究单独评估了解剖学狭窄对入路失败的作用。Mayer 等人对比研究了两组资料，其中对照组仅采用体格检查方式，而另一组使用超声监测，而且如果发现50%以上的狭窄则行手术修复。结果显示，超声监测组血栓发生率较小，通畅率较好。Lumsden 等人则发现对超过50%的狭窄行球囊扩张后并不能提高通畅率，与前面提到的结果相同。

有文献显示，目前的检测方法可以确定有血栓风险的入路。然而，该方法仍缺乏必要的敏感性和特异性，同时也不能减少不必要的治疗。人们对入路血栓会带来高死亡率和高费用没有任何异议，使用现有的监测技术进行常规监测的性价比仍不确定。

已形成血栓入路的最佳处理方法

已有几项随机研究比较了假体入路血栓的治疗方法。这些研究中包括一项有479例患者样本的Meta分析，它比较了开放手术血栓切除术和机械性或化学性的血栓切除术。开放手术的通畅率要高于腔内方法，在并发症方面，两组没有明显差异。腔内方法的支持者强调，腔内技术要比外科手术创伤小，而且使用腔内方法患者不用住院，在门诊介入室即可完成。因为腔内方法治疗狭窄用得是扩张而不是旁路，自体静脉可以留做下次入路修复或旁路手术使用。仍需要进一步的研究以发现治疗假体血管入路血栓的最具性价比的方法。

在自体血管入路方面尚没有比较各种治疗方法的研究。血栓的自体血管入路要比假体血管入路更难挽救。开放手术的方式通常很难彻底清除血栓，尤其是当入路血管有动脉瘤样改变或比较扭曲的时候。试图使用溶栓或介入的方式挽救血栓的自体血管入路效果仍待证实。

透析入路的未来研究方向

移植物血栓占到所有血管入路失败案例的80%。其最主要的原因是由于新内膜的增生造成静脉吻合口或吻合口周围狭窄。尽管其发病机理未被充分阐述，但静脉和血管移植物连接处的应力变化和血流形态很可能是起始因素。尽管该领域是研究的热点，但目前尚没有有效的方法治疗这些狭窄。抗血小板药物是能够在动物模型体内抑制新内膜增生的经典药物之一，美国卫生委员会最近发起了一个多中心研究以评价这些药物对入路血栓的疗效。在动物模型和冠脉支架后，放射疗法也可以抑制新内膜的增生。一项关于血管入路的外放射束的随机研究显示，放射组患者并未取得显著的收益。使用腔内方法通过导管将放射束送至靶点的方法已取得蓬勃的发展，并已经启动了一项多中心的随机研究。一氧化氮合酶是一种周期素依赖性蛋白激酶,该酶的基因转移在试验动物模型上可以抑制新内膜的增生。当基因转移的安全性和有效性问题解决后,基因治疗将成为防止血管入路失败的有效方法之一。此外,目前正在进行已获 FDA 批准的用于防止冠脉支架后再狭窄的药物洗脱支架的试验研究,以确定其是否能防止血管入路相关的静脉性狭窄。尽管在冠脉中该类支架取得的结果是值得我们乐观的一个原因,但冠脉的新内膜增生的病理生理学机制不同于透析血管入路,冠状动脉平滑肌细胞增殖的刺激在冠状动脉血管成形后就消失了,而透析血管入路的刺激是持续的。所有这些技术能否有效防止透析血管入路失败仍有待观察。

结　论

今天，我们能够应用的透析血管入路技术基本上与 20 年前相同。鉴于透析人群年龄增长和并存疾病的增多，评估这些操作和先前假设的各种研究结果可能再也没有用武之地了。目前，还没有出现透析血管入路死亡率和费用显著降低的曙光，哪怕是某个单项技术的突破。未来的研究努力需要定向于精炼个体化血管入路操作的患者选择标准，确定血栓前入路功能异常检测方法的作用和解决引起大多数血管入路血栓的棘手的静脉性狭窄问题。

推荐读物

1. U.S. Renal Data System, USRDS 2003 Annual Data Report: Atlas of End-Stage Renal Disease in the United States, National Institutes of Health, National Institute of Diabetes and Digestive and Kidney Diseases, Bethesda, MD, 2003.
2. NKF-K/DOQI Clinical Practice Guidelines for Vascular Access. *Am J Kidney Dis*. 2001; 37(1):S139–S181.
3. Hodges TC, Fillinger MF, Zwolak RM, et al. Longitudinal comparison of dialysis access methods: risk factors for failure. *J Vasc Surg*. 1997;26:1009–1019.
4. Sidawy AN, Gray R, Besarab A, et al. Recommended standards for reports dealing with arteriovenous hemodialysis access. *J Vasc Surg*. 2002;35:603–610.
5. Huber TS, Carter JW, Carter RL, et al. Patency of autogenous and PTFE upper extremity arteriovenous hemodialysis accesses: A systematic review. *J Vasc Surg*. 2003;38: 1005–1011.
6. Huber TS, Buhler AG, Seeger JM. Evidence based data for the hemodialysis access surgeon. *Semin Dial*. 2004;17:217–223.
7. Lumsden AB, MacDonald MJ, Kikeri D, et al. Prophylactic balloon angioplasty fails to prolong the patency of expanded polytetrafluoroethylene arteriovenous grafts: results of a prospective randomized study. *J Vasc Surg*. 1997;26:382–390.
8. Brooks JL, Sigley RD, May KJ Jr, et al. Transluminal angioplasty versus surgical repair for stenosis of hemodialysis grafts. A randomized study. *Am J Surg*. 1987;153:530–531.
9. Beathard GA. Gianturco self-expanding stent in the treatment of stenosis in dialysis access grafts. *Kidney Int*. 1993;43:872–877.
10. Paulson WD, Ram SJ, Birk CG, et al. Does blood flow accurately predict thrombosis or failure of hemodialysis synthetic grafts? A meta-analysis. *Am J Kidney Dis*. 1999;34: 478–485.
11. McDougal G, Agarwall R. Clinical performance characteristics of hemodialysis graft monitoring. *Kidney Int*. 2001;60:762–766.
12. Mayer DA, Zingale RG, Tsapogas MJ. Duplex scanning of expanded polytetrafluoroethylene dialysis shunts: impact on patient management and graft survival. *J Vasc Surg*. 1993;27:647–658.
13. Green LD, Lee DS, Kucey DS. A meta-analysis comparing surgical thrombectomy, mechanical thrombectomy, and pharmacomechanical thrombolysis for thrombosed dialysis grafts. *J Vasc Surg*. 2002;36:939–945.
14. Cohen GS, Freeman H, Ringold MA, et al. External beam irradiation as an adjunctive treatment in failing dialysis shunts. *J Vasc Interv Radiol*. 2000;11:321–326.
15. Roy-Chaudhury P, Kelly BS, Zhang J, et al. Hemodialysis vascular access dysfunction: From pathophysiology to novel therapies. *Blood Purif*. 2003;21:99–110.

编者评述

T. S. H.

永久性透析通路的维护是一个极大的课题，它常常被认为是血管外科丑陋的同姓姐妹。透析人群的不断扩大、预期寿命不断延长以及单次透析通路有限的通畅率带来了数量巨大的入路操作，也给社会带来了极大经济负担。

DOQI 指南定义了如何维护血管入路，并且为自体血管入路操作提出了极高的目标：即 50%的临时入路应选择自体入路,总的自体血管入路则应达到 40%。但遗憾的是,在美国这一目标没有被有效实现。最近的《透析结果和临床实践模式研究》(DOPPS)报道美国的自体血管入路普及率仅为 24%(假体血管入路 58%，置管 17%)，小于所报道的欧洲自体血管入路应用率的 80%。值得注意的是,医保和医疗补助中心最近启动了一项为期 3 年的名为“国家血管入路提升行动”或称为“造瘘优先”的计划，以期望能达到 DOQI 指南设定的目标。未能达到目标是由多种因素造成的,正如本章所阐述的那样,这些潜在因素包括医疗机构的偏好、可行性、费用偿还能力的差别、并存疾病及预期寿命、外科医生的经验以及对自体血管通路优势的怀疑。

尽管 DOQI 指南中的建议缺乏足够证据,但自体血管入路仍可能是最佳选择。如我们上面引用的 Meta 分析显示其远期通畅率占优。然而,值得注意的是,考虑到透析患者的数量及维护血管通路所面临的挑战,尚没有自体、假体血管入路的随机对照研究数据。确实,大多数研究,包括 Meta 分析都是回顾性的非随机研究。此外,自体血管入路的并发症率(包括需住院治疗的)和死亡率都相对较低。报道显示,假体入路的死亡率及置管并发症等入路相关的并发症是终末期肾病患者入院的首要原因。最近,来自 DOPPS 的研究报道显示全美所有透析患者的未修正年死亡率达到了惊人的 21.7%，显著高于欧洲的 15.6%和日本的 6.6%。在对患者年龄和并存疾病情况进行修正后,死亡的相对危险仍较高,这也可能部分归因于自体血管入路普及率的差别。需要承认,由于解剖条件的限制(通常是外周静脉不合适),不可能对每位患者都创建自体血管入路。同时,考虑到一些患者的并存疾病和(或)较短的预期寿命,自体血管入路不一定就是最佳选择。此外,和一些外科医生一样,我对DOQI指南目标的可行性和合理性仍存在一定怀疑。

对于假体血管入路的选择(PTFE)、监测的作用及对失败和血栓入路的处理,我和作者及DOQI指南的意见较一致,不过我承认目前尚缺乏足够的支持证据。以个人的经验来讲,我试图尝试为每一个患者创建自体血管入路。这种激进方式的一个重要好处就是很少需要处理血栓的假体入路及紧急建立有效透析的机械装置。对失败或血栓的自体血管入路的监测和处理不同于上面列出的假体血管入路。我的感想是,透析护士或技术员通常能在血栓前使用任何一项技术确认自体血管入路的失败。失败的血管入路很难得到修复,我的经验是初次操作的辅助通畅率很理想,这与失败的下肢血管旁路再修复情况相似。此外,对于血栓的自体血管入路我会采取积极的补救措施,比如溶栓,得到的结果令我印象深刻。

遗憾的是,在过去几十年中,血管透析入路方面取得的科学进展相当有限。尽管目前血管内膜增生已成为最需要血管外科操作处理的病变,但透析通路的真正挑战在于用适当的研究回答文中所提出的那些基本问题。

(张敏宏 郭伟 译)

第 83 章

自体血管通路术前评估策略

Matin R Back

目前人们普遍认为，自体血管通路的通畅率要明显高于人工血管通路。因此，DOQI 指南推荐在超过50%的需要建立终生透析通路的患者中，至少 40%应该选择行自体血管通路。DOQI 建议的目的是为了改善终末期肾病患者的生存质量，但是全美国每年行自体通路的比例仍然低于 24%，远远低于 DOQI 的目标值，更是远低于欧洲水平的 80%，欧洲自体血管通路研究[一个大型的前瞻性的透析结果和经验模式研究(DOPPS)]的比例为 80%。

以往在行自体血管通路前，为评估动脉流入道和头静脉通畅情况，只能完全依赖于体格检查，辅助工具是止血带。这种方法简单实用，但是不能发现全部的可以行自体血管通路的血管。由于透析的人群多为老年人，常伴有多种并发症，而且既往曾多次行静脉穿刺或置管，这些都会增加术前评估的难度。另外，其他重要的解剖学特征，包括动脉直径、动脉壁钙化的分布、手臂静脉的直径(即头静脉、贵要静脉)、静脉壁是否有纤维化和中心静脉是否通畅等都无法通过常规的体格检查来完成。无创性的多普勒超声和有创性的血管造影检查的出现可以很好地解决上述问题。同时，运用这些影像技术可以使静脉移位技术的自体移植物的选择从桡动脉-头静脉或头臂静脉扩展到贵要静脉和前臂静脉。

术前影像学检查

无创性检查

术前评估时常规或选择性应用多普勒超声来选择通路血管与相对于 DOQI 指南应用之前各中心自体移植通路的使用增加相关。尽管在不同的医学中心有关适合的静脉通路解剖标准的定义各不相同，但是无创性检查的技术和步骤都是相似的。在这里，仅介绍一下我们中心的无创性检查操作规程。

无创性检查应该在一个温暖的房间里进行，首先进行上肢动脉检查，项目是连续波形多普勒超声检查和节段性动脉测压。为减少对患者生活质量的影响，血管通路一般选择非优势手臂进行，因此检查也为该侧手臂。先测量肱动脉血压，然后检查肘前肱动脉、腕部桡动脉和尺动脉的血流速度。由于桡动脉和尺动脉处动脉壁经常有钙化，因此难以精确测量该处血压。可以在中指放置一个感应器和指套袖带，测量指端的动脉波形和压力，这种方法称为光体积描绘法(PPG)。如果双侧肱动脉血压差超过 15mmHg，或多普勒超声检查发现肱动脉波形失去正常的三相波形态，则提示存在有血流动力学意义的流入道狭窄性病变。同样，如果肱动脉和同侧中指指端压力差超过 30mmHg，或指端血流波形失去正常形态，则提示肘窝远端可能存在有血流动力学意义的流出道狭窄性病变。另外，还需要常规进行 Allen 试验，评估桡动脉和尺动脉对手掌血流灌注的贡献。如果上述检查无明显异常，指端血压超过 80mmHg，则表明该侧手臂无严重的流入道或流出道狭窄性病变，可以继续进行后续检查。这些严格的检查是为了减少术后手掌缺血并发症或窃血现象的发生。动脉检查的最后一项为应用高分辨率多普勒扫描探头 (Philips 或 ATL HDI 3000 或 5000，Bothell WA)和 L 7-4 MHz 或 CL 10-5MHz 传感探头，检测远端桡动脉和肱动脉横断面，观察是否有广泛的钙化，并测量其直径。如果没有严重钙化，且管腔直径超过 2mm，可以选择作为适合的血管通路流入道(图 83.1)。

动脉检查完毕后应该进行中心静脉的多普勒超声检查。患者取平卧位，头部垫高，手臂外展，置于垫枕上。用彩色多普勒超声(L 7-4 MHz 探头)以及标准增强探头仔细检查锁骨下静脉、肱静脉和腋静脉，以判断是否存在急性或慢性静脉闭塞性疾病。如果发现上述静脉有异常或患者曾行透析静脉置管，应该再行颈内静脉检查。如果怀疑该侧中心静脉狭窄，应该行对侧上肢深静脉的检查(图 83.2 和图 83.3)。

最后，使用 CL 10-5MHz 探头进行手臂浅表静脉的多普勒超声评估。检查从腕部开始,然后向近端进行,前臂的静脉通常要检查 3~4 处。检查包括血管直径、深度、弹性、是否有管壁的增厚和纤维化等。如果浅静脉位置深在,外观上无法显示,则可以在肘窝处结扎止血带，或在前臂用热毛巾热敷并嘱患者反复握拳运动，这些方法可以帮助静脉扩张,有利于评估。直径大于等于 2.5mm 的静脉被公认为适合行自体血管通路。将头静脉和贵要静脉跨越肘窝的部分作为前臂静脉进行检查已经足够，很少需要将止血带再移向前臂。如果前臂没有合适的静脉，可以行肘窝或上臂的头静脉和贵要静脉检查。如果仍然没有适合的静脉，可以在对侧优势手臂进行静脉评估(图 83.4 和图 83.5)。我中心的术前动静脉评估流程图见表 83.1。

动静脉造影的对比

在无创性检查的基础上，有创性检查可以进一步明确并帮助制定最终的手术方案。目前,大多数作者建议首选无创性检查,如果发现血管异常,可以选择性地应用有创性动脉或静脉造影。但也有部分作者建议静脉造影指征可以适当放宽。无论如何,我们必须明确,大多数碘造影剂都有肾脏毒性,可能会使那些未透析的患者增加对透析的需要。因此,如果必须要行血管造影,可以采用替代造影剂。如静脉造影可以应用二氧化碳对比剂，动脉造影应用含钆类对比剂。有创性检查的其他潜在并发症包括入路血管血栓形成、局部出血、假性动脉瘤、远端栓塞、对比剂诱导的静脉血栓和主动脉弓操作时发生的脑卒中等。

无创性检查可发现严重的近端流入道到计划吻合区域的闭塞性病变。这通常发生于自身血管条件不好而只能首先选择对侧血管进行检查的患者。需要行动脉造影。一旦造影确认病变适合行腔内治疗（如球囊扩张或支架),应该先通过腔内技术纠正,然后再行血管通路手术。通过动脉造影还可以进一步评估前臂动脉病变的严重程度,以及评估建立血管通路后因“盗血综合征”而导致手部缺血的可能性，并帮助规划与透析通路相结合的动脉旁路。对于术前造影检查发现前臂动脉（肱动脉远端、桡动脉或尺动脉)短段闭塞(小于 15cm)的患者,我们已进行过多次上肢旁路手术，以实现肱动脉

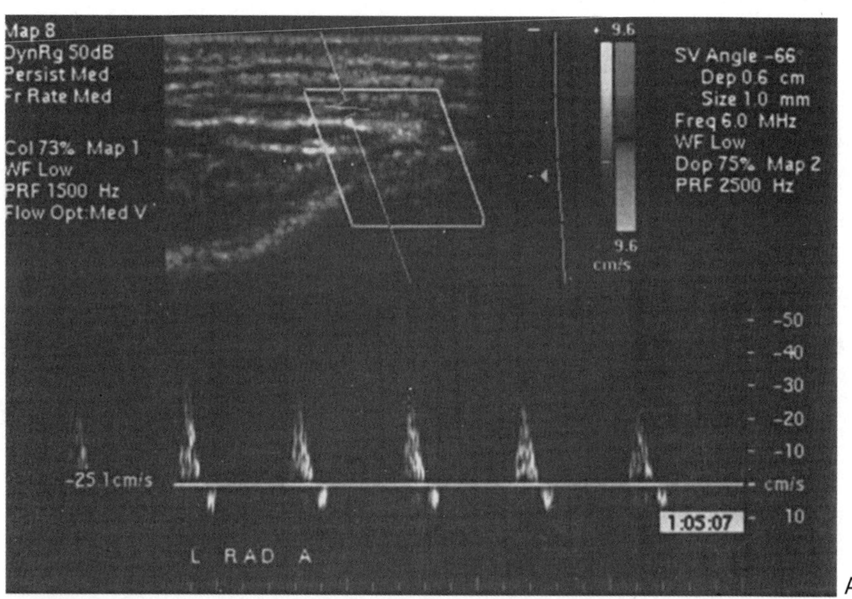

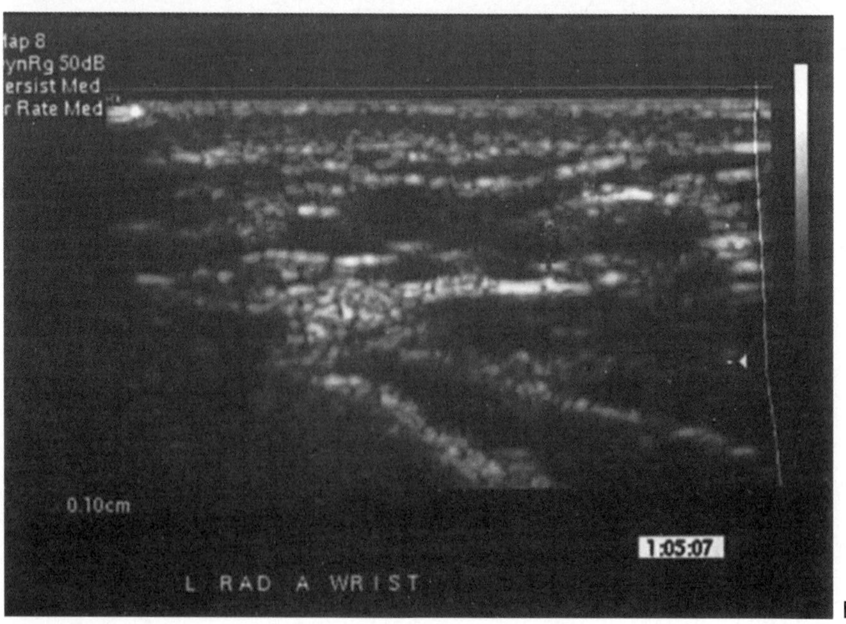

图 83.1 (A) 远端桡动脉多普勒超声发现闭塞性、低流速的血流波形,提示前臂存在严重的闭塞性病变。(B) 腕部桡动脉超声检查发现直径小于2mm,不宜行自体血管通路。(待续)

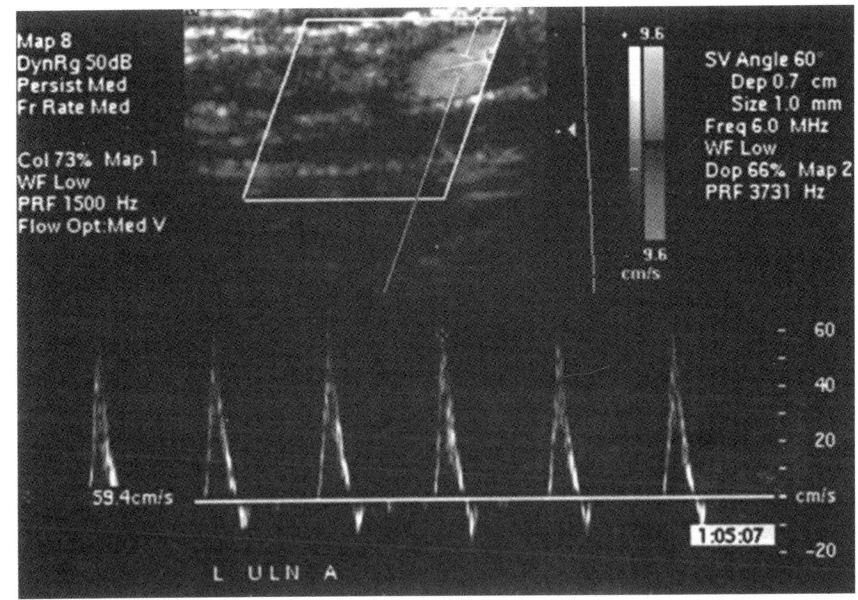

图 83.1(续) (C)邻近的尺动脉直径大,为正常三相波形,是手掌主要的供血动脉,可以在同侧近端行血管通路。

的自体血管通路。该术式与治疗血管通路术后发生手部缺血的 DRIL(间断结扎远端血管重建)术式相似,不过其不需要"结扎"间断的动脉,因为它已经闭塞了。总的看来,虽然动脉造影对于评估自体血管通路的成熟率和发生术后手部缺血的可能性有重要作用,但由于其存在并发症风险,多数作者只把其列为选择性术前检查项目。

主动脉弓和上肢动脉造影最好选择股动脉逆行穿刺,然后使用交换导丝将导管置入锁骨下动脉行选择性造影。主动脉弓注射结束后应尽快行上肢动脉选择性造影,否则前臂和手部的动脉在上次造影剂的刺激下可能会发生痉挛。如果要对无名动脉、锁骨下动脉、腋动脉或肱动脉行腔内治疗(如球囊扩张或支架置入),也可以选用肱动脉逆行穿刺。这种入路方法距离靶血管近,治疗起来更加直接方便。有时可以把股动脉逆行穿刺和肱动脉逆行穿刺相结合,前者用于上肢动脉诊断性造影,后者用于腔内治疗。在行自体血管通路手术前,一定要用多普勒超声或节段压力测量等方法来确认腔内治疗的效果。

如果通过无创性方法怀疑中心静脉存在闭塞性病变或发现浅静脉数量不足,可以考虑行上肢静脉造影。多普勒超声检查对于中心静脉闭塞性病变诊断阳性率不高,只有不到 80%,因此如患者曾有过同侧上肢水肿的表现,或曾有过深静脉(如锁骨下静脉、颈内静脉等)置管史,即使多普勒超声检查正常,也应该考虑行静脉造影检查。通过静脉造影不仅可以确认超声检查结果,有时还可以发现无创性检查没有发现的适合行通路的手臂浅静脉。

对侧上肢静脉造影可以自手部或前臂静脉置管,然后注射对比剂完成。通常情况下,应用 20mL 对比剂,随后静注 20mL 生理盐水,然后行数字减影。如果要观察浅静脉的连续性和管腔直径,可以结合分段扎止血带的方法随后将对比剂注入深静脉(肱静脉、腋静脉)和近端中心静脉(锁骨下静脉、头臂静脉和上腔静脉)。如果发现中心静脉狭窄为短段病变(小于 5cm),可以行球囊扩张或支架置入。但是和同部位动脉病变相比,静脉腔内治疗的远期通畅率要低得多。因此,我们认为,中心静脉病变的腔内治疗一般不作为首选,一旦发现病变,可以先行血管通路手术,如果术后发生同侧上肢严重水肿,再考虑行腔内治疗。

表 83.1 南佛罗里达大学关于自体血管透析通路的无创性评估标准

动脉

- 无流入道闭塞性疾病(双上肢肱动脉压力差≤15mmHg,肱动脉多普勒超声显示正常的三相动脉波形)
- 无流出道闭塞性疾病(同侧肱动脉和中指指端压力差≤30mmHg,腕部动脉超声为三相波形,指端压力>80mmHg,Allen 试验阴性)
- 动脉横断面直径≥2mm,无明显钙化

静脉

- 无中心静脉闭塞的证据(超声显示静脉内为对称、自发性、正常时相血流波形,静脉可以压闭,无肢体水肿)
- 表浅静脉直径≥2.5mm,在前臂或上臂长度足够(>15cm)
- 前臂静脉和上臂静脉在肘窝处交通良好

术前评估策略的结果

近来的多项研究已经表明,术前进行影像学评估可以大大提高自体血管通路成功的比例,使其达到 60%~90%,但各中心报道结果不一。值得一提的

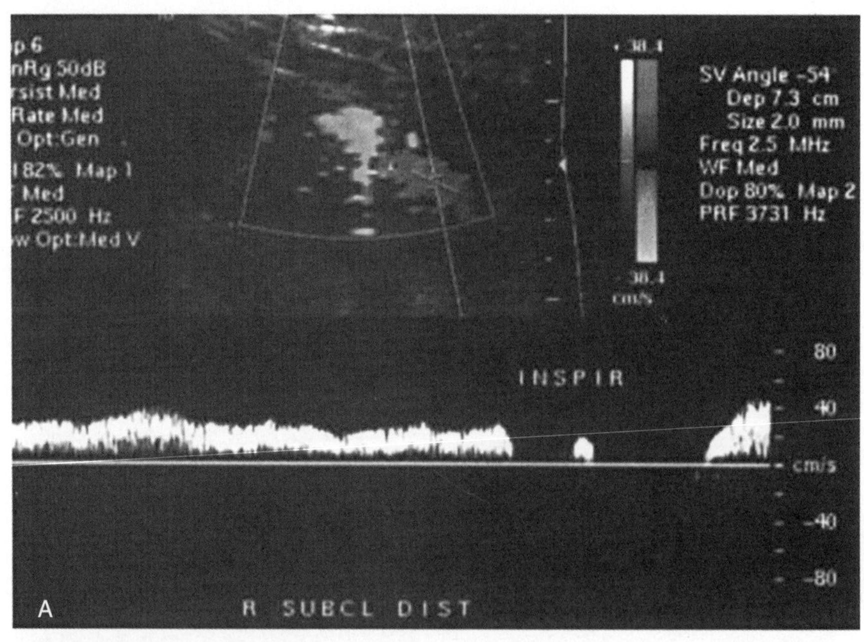

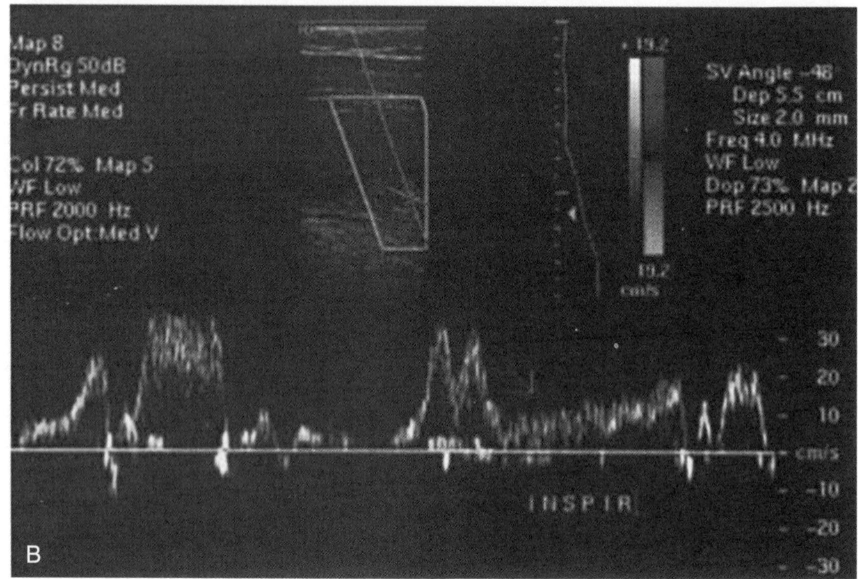

图 83.2 双侧上肢深静脉不同的血流波形提示右侧锁骨下静脉近心端闭塞，不宜行同侧自体血管通路。（A）右侧上肢深静脉波形连续，随呼吸无明显波动。（B）同期左侧血流波形波动明显，吸气期增快。

是，这个比例大大超过了 DOQI 提出的新建血管通路应该不少于 50%的要求。目前，术前无创性多普勒超声评估已经普遍成为常规检查，而有创性检查（主要是静脉造影）在各医疗中心的使用尚有差别。有的中心把血管造影也列为常规检查，而我中心这个比例只有不到 5%。之所以能够取得上述令人振奋的数据，是因为目前多数术者主张积极建立自体血管通路，包括最常见的前臂或上臂静脉移位，以及在考虑行前臂人工血管袢通路之前，优先考虑是否可以在更近端行自体血管通路。另外，研究还表明，术前详细评估还可以提高自体血管通路的成熟率，但其对于远期通畅率的影响尚无足够证据。

虽然血管造影仍然是术前血管评估的“金标准”，但无创性检查已经被证实用于术前评估还是相当准确的（表 83.2）。在我们中心，无创性检查被列为常规术前评估项目，只有不到 7%的患者术中需要临时更改手术方案。当然，放宽有创性检查的指征可能会提高术前评估的准确性。事实上，Huber 等发现，对应用无创性检查评估完毕的患者再进行动脉造影，只有 19%被发现需要更改原定手术方案。在他们的研究中，通过血管造影发现 38%的患者有严重的动脉闭塞性疾病和（或）中心静脉闭塞性疾病，而在我们的研究中，通过无创性检查发现只有 13%的患者有类似疾病。有趣的是，在两项研究中，中心静脉狭窄闭塞性疾病和动脉流入道闭塞性疾病的发病率相似，分别为 8%和 5%。因此，造成两者总体发病率差异（分别为 38%和 13%）的原因很可能是 Huber 等的研究中用动脉造影发现了更多的前臂动脉流出道闭塞性疾病。这样看来，尽管应用无创性检查而非动脉造影作为术前常规评估手段可能会低估前臂动脉流出道闭塞性疾病的发病率，但从我们的结果看，这种差异并没有使术后手掌缺血发病率有所增加或血管通路成熟率有所降低。

自体血管通路的失败

自体血管通路大约有 20%左右不能有效成熟，因此无法行后续的血液透析。实际上，Patel 等发现，术前评估虽然可以提高自体血管通路手术的比例，无意中却降低了其成熟率（即更多的自体血管通路无法成熟）。不幸的是，这些成熟失败的血管通路并没有计算到血管通路的远期通畅率中，从而导致血管通路的远期通畅率很可能被错误地高估了。

一般认为，自体血管通路成熟，即可以进行反复穿刺透析，有如下几个

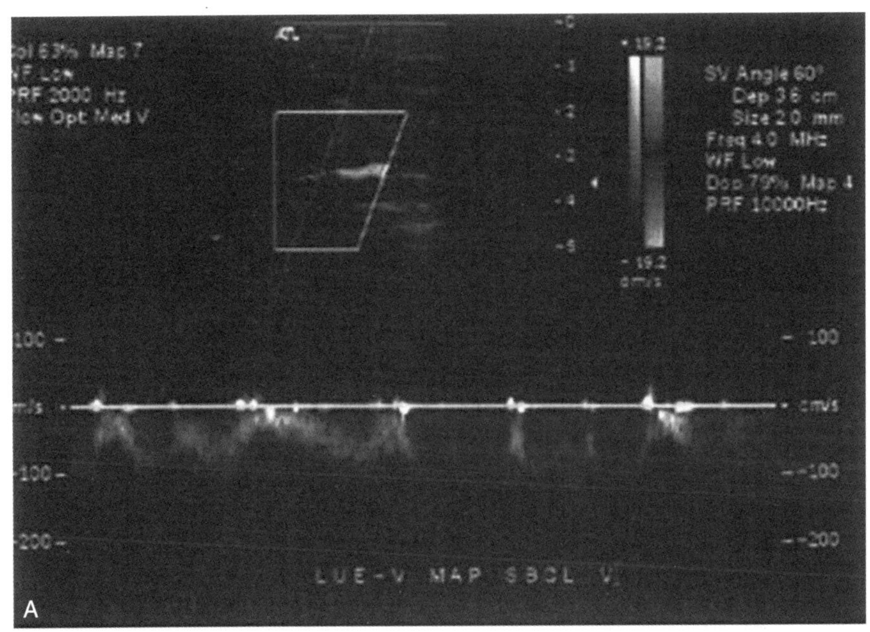

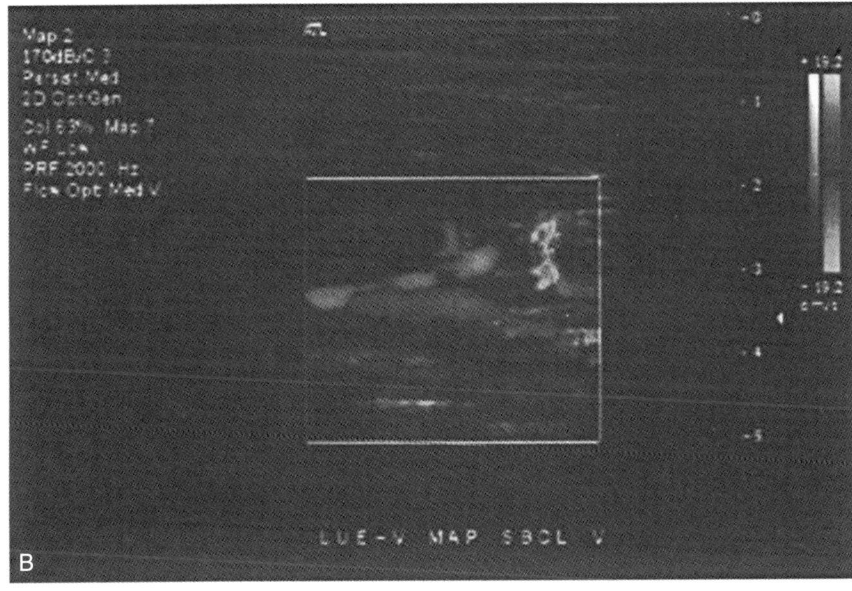

图 83.3　左侧锁骨下静脉彩色多普勒超声影像检查异常。(A) 静脉直径小，流速快(大于 100cm/s)，提示存在狭窄。(B) 邻近深静脉侧支循环丰富。检查结果建议进一步行静脉造影。

要求。通路的静脉直径足够扩张，至少达到 5mm，扩张静脉段长度至少需要达到 10~15cm。可用静脉段必须位置表浅，容易发现和穿刺。静脉壁必须足够动脉化、足够增厚，可以耐受反复穿刺的创伤。最后，通路的血流量必须至少达到 300~400mL/min，以满足透析要求。一般情况下，血管通路需要 6~12 周才能成熟。在此期间，通路的血流量随着相应动脉和静脉直径的不断扩张而不断增加，静脉壁也会随着管腔内血流压力的增加而不断增厚。但是，此期间过度的内膜增生反而会抵消静脉管腔扩张增加的血流量，限制血管通路的成熟。因此，有研究表明，糖尿病患者自体血管通路的成熟率要低于其他患者，可能是由于糖尿病患者前臂动脉壁广泛钙化，因而难以扩张和增加血流量。另外，还有研究表明，桡动脉-头静脉通路的成熟率低于其他部位的自体血管通路。

目前预测自体血管通路是否成熟的最佳指标是术前测量静脉回路的直径。Mendes 等报道，应用直径大于 2mm 的静脉(未用止血带)行自体桡动脉-头静脉血管通路的成熟率为 76%，可是如果术前静脉直径测量小于 2mm，血管通路成熟率只有不到 16%。但是，关于术前测量静脉回路直径的底线在不同的报道中有细小差异(表 83.2)，如 2.5mm 或 3.0mm，可是成熟率总体看来并没有明显差异。血管通路建立后的血流量可以通过下述公式来预测：

$$Q = v \cdot A = v \cdot (\pi d^2/4)$$

在这里，Q 代表血流量，v 代表静脉横断面平均血流速度，d 代表静脉管腔直径，A 代表静脉横断面的面积。不同直径的静脉内的血流量计算结果见(表 83.3)。该公式的前提假设是不存在大的静脉属支、无严重的动脉或静脉狭窄，而且静脉内平均血流速为 100cm/s。另外，还要假设静脉回路早期直径平均扩张为 25% 而不超过 33%(因为应用大隐静脉行下肢动脉旁路时，静脉移植物直径会扩张到 33%)。由此可以看出，当静脉回路直径小于 2~2.5mm 时，血流量相应降低，因此血管通路成熟失败率会相应增高。而且，临床结果也表明，如果血管通路血流量小于 500mL/min，不但远期通畅率低，而且也难以满足有效透析的要求。由于血管通路术后静脉扩张的程度有限，因此如果希望术后静脉直径大于 4mm，以保证持久安全的透析，术前至少需要选择直径达到 2.5~3cm 的静脉。这些估计与目前推荐的自体血管通路的表浅静脉直径和

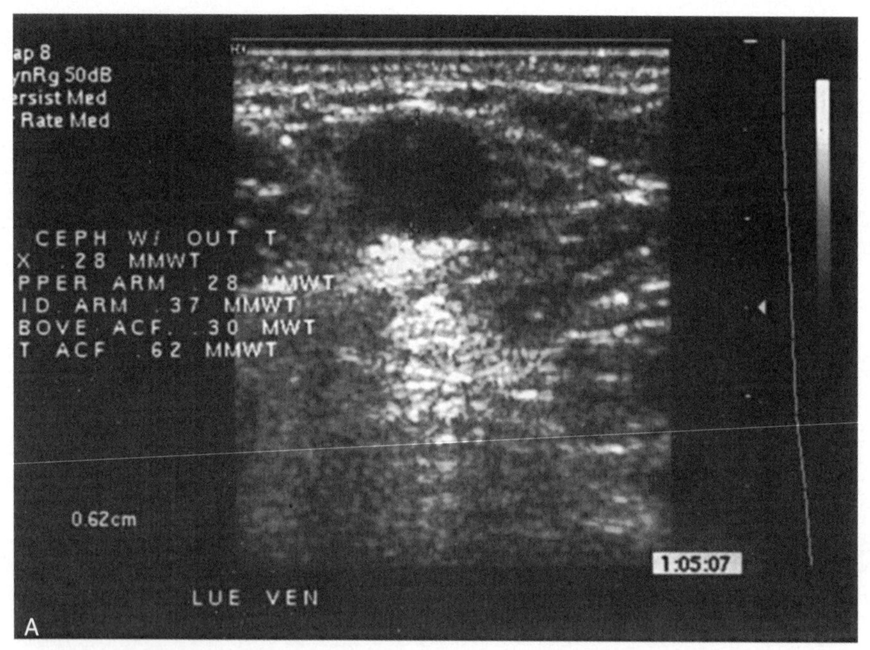

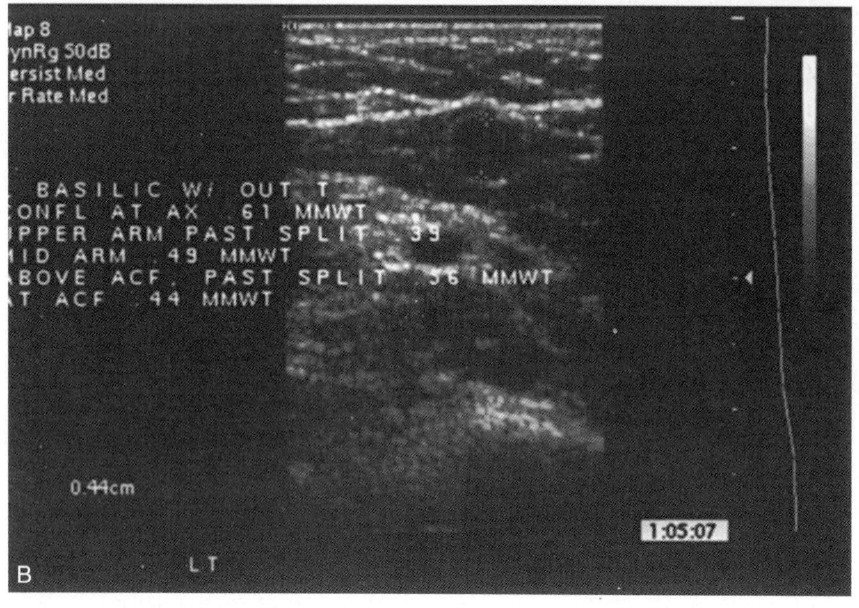

图 83.4 超声浅表静脉横断面检查以测量管腔直径。(A) 前臂头静脉位于浅表皮下，直径足够大。于肘窝处行肱动脉-头静脉自体血管通路。(B) 贵要静脉于上臂内侧走行，位于皮下1~2cm，其直径足够，适合行肱动脉自体血管通路。(待续)

相关的成熟率一致(表83.2)。

自体血管通路的补救措施

外科补救措施，既可以挽救成熟失败的血管通路，也可以治疗术后远端手掌的“盗血”现象。事实上，有时候多达25%的自体血管通路术后需要采取补救措施。Berman 和 Gentile 等报道，对于成熟失败的血管通路，如采用二次补救手术，可以将血管通路成功率提高10%。补救措施包括微创的腔内技术(如流入、流出道的球囊扩张或支架置入术)，也包括开刀手术(如补片扩大成形、静脉重要属支结扎、皮下通路“提升”或DRIL术式等)。

导致血管通路失败或无法进行有效透析的因素很多。如前所述，初始静脉直径是一个重要的影响因素。其他因素包括动脉流入道闭塞性病变(例如锁骨动脉狭窄)导致的动脉流量不足，静脉流出道闭塞性病变，如静脉高压、上肢水肿及相应的通路血流量不足等导致的静脉流量不足。另外，对于肥胖患者，虽然术后静脉直径扩张足够，但由于皮下脂肪厚，扩张的静脉难以发现，因此无法行穿刺透析。

无创性检查可以指导术后补救策略的选择。肱动脉/指端动脉压力测量和相应的波形描计(肱动脉、桡动脉或尺动脉流速，指端PPG)可以区分手掌缺血性病变和非缺血性病变(如神经病变)。尽管尚无绝对的标准，但目前一般认为，如果指端压力低于60mmHg且伴有PPG波形变钝，往往提示手掌缺血。超声检查可以明确自体血管通路的深度、部位、直径及管壁厚度，以此评估是否适合行穿刺透析。另外，超声还可以评估静脉回路上是否存在大的静脉属支，结扎这些主要属支会增加血管通路主干的血流量，并促使其尽快成熟。彩色多普勒超声可以用于评估整个血管通路回路，如检查动脉流入道、中心静脉、静脉回路和吻合口等区域是否存在明显的狭窄病变和其他影响通路成熟的因素。结合多普勒血流流速测量可以评估这些部位相应的血流量。如果血流量小于500mL/min，不仅提示可能无法满足透析要求，还预示着远期通畅率会相应降低。此时，为提高血管通路血流量，可以采用微创的腔内技术作为补救措施。补救手术后还可以采用多普勒超声技术来评估血流量的改变，为预测血管通路远期结果提供定量指标。

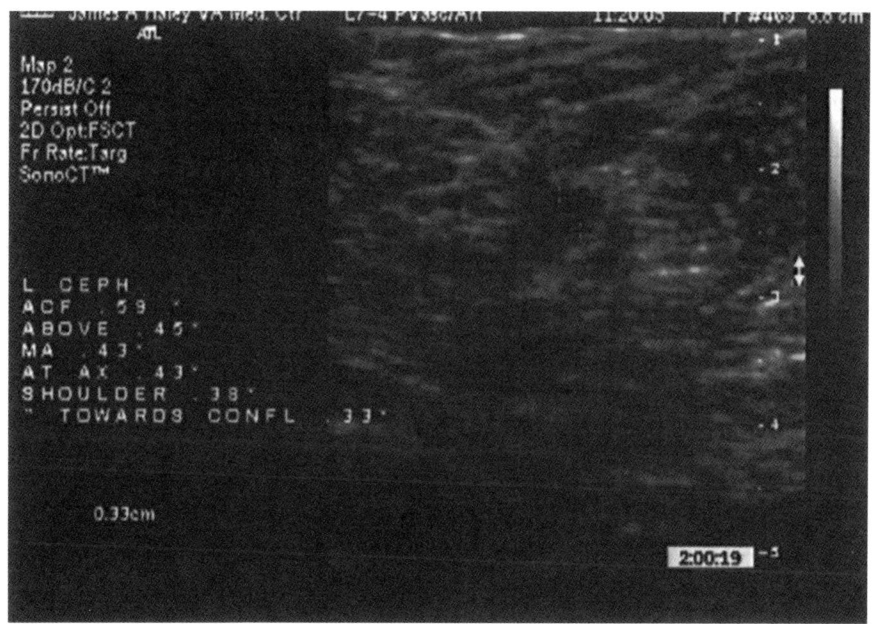

图 83.4(续)　(C)一肥胖患者头静脉近端位置深在(大于 2cm),预示着如果不行静脉抬高或移位,即使术后血流量足够,仍然会造成穿刺透析增加难度。

表 83.2　近来有关应用术前影像学评估来优化自体血管通路的研究

	Silva 1998	Ascher 2000	Roper 2002	Huber 2002	Paterl 2003
患者例数(N)	172	137	43	131	202
术前多普勒超声比率(%)	100	<100	100	100	68
术前血管造影比率(%)	0	0	5	94	32
最小静脉直径(mm)	2.5	2~3	2.5	3.0	2.5
术前超声评估手术方案准确率(%)	–	–	93	81	–
术前评估后自体血管通路率(%)	63	68	73	90	73
无术前评估自体血管通路率(%)	14	5	38	–	61
自体血管通路移位率(%)	–	14	–	42	13
术前评估后自体血管通路成熟率(%)	92	82	–	84	57
无评估自体血管通路成熟率(%)	64	–	–	–	73

表 83.3　通过静脉直径估测自体血管通路的血流量 *

术前静脉直径(mm)	术后静脉直径(mm)	血流量(Q)(mL/min)
<2.0	2.0	89
2.0~2.5	3.0	424
2.5~3.0	4.0	754
3.5~4.0	5.0	1178
4.5~5.0	6.0	1696

* 前提假设无动脉、静脉狭窄,无主要静脉属支,平均静脉内血流速 100cm/s,且早期静脉扩张小于 33%。

推荐读物

1. The Vascular Access Work Group. NKF—DOQI clinical practice guidelines for vascular access. National Kidney Foundation—Dialysis Outcomes Quality Initiative. *Am J Kidney Dis.* 1997;30(suppl. 3):S150–S191.
2. Pisoni RL, Young EW, Dykstra DM, et al. Vascular access use in Europe and the United States: results from the DOPPS. *Kidney Int.* 2002;61:305–316.
3. Silva MB, Hobson RW II, Pappas PJ, et al. Vein transposition in the forearm for autogenous hemodialysis access. *J Vasc Surg.* 1997;26:981–988.
4. Huber TS, Ozaki CK, Flynn TC, et al. Prospective validation of an algorithm to maximize native arteriovenous fistulae for chronic hemodialysis access. *J Vasc Surg.* 2002;36:452–459.
5. Roper LD, Maynard MM, Johnson BL, et al. Refinements in hemodialysis access construction using a new protocol for preoperative noninvasive evaluation of the upper extremity. *J Vasc Technology.* 2002;26:83–87.
6. Silva MB, Hobson RW II, Pappas PJ, et al. A strategy for increasing use of autogenous hemodialysis access procedures: impact of preoperative noninvasive evaluation. *J Vasc Surg.* 1998;27:302–308.
7. Ascher E, Gade P, Hingorani A, et al. Changes in the practice of angioaccess surgery: impact of DOQI recommendations. *J Vasc Surg.* 2000;31:84–92.
8. Patel ST, Hughes J, Mills JL. Failure of arteriovenous fistula maturation: an unintended consequence of exceeding DOQI guidelines for hemodialysis access. *J Vasc Surg.* 2003;38:439–445.
9. Berman SS, Gentile AT, Glickman MH, et al. Distal revascularization—interval ligation for limb salvage and maintenance of dialysis access in ischemic steal syndrome. *J Vasc Surg.* 1997;26:393–402.
10. Mihmanli I, Besirli K, Kurugoglu S, et al. Cephalic vein and hemodialysis fistula: surgeon's observation versus color Doppler ultrasonographic findings. *J Ultrasound Med.* 2001;20:217–222.
11. Mendes RR, Farber MA, Marston WA, et al. Prediction of wrist arteriovenous fistula maturation with preoperative vein mapping with ultrasonography. *J Vasc Surg.* 2002;36:460–463.
12. Berman SS, Gentile AT. Impact of secondary procedures in autogenous arteriovenous fistula maturation and maintenance. *J Vasc Surg.* 2001;34:866–871.
13. Back MR, Bandyk DF. Current status of surveillance of hemodialysis access grafts. *Ann Vasc Surg.* 2001;15:491–502.

危险因素

吸烟:		心血管病:	无	高胆固醇血症:		慢性阻塞性肺病:	无
高血压:	无	家族史:	无	糖尿病:	无		

指征

疼痛:	条索:		静脉注射史:	无
肿胀:	上肢手术:	无	1月前血液化验:	无
发热:			住院或手术史:	无
其他:				

结果

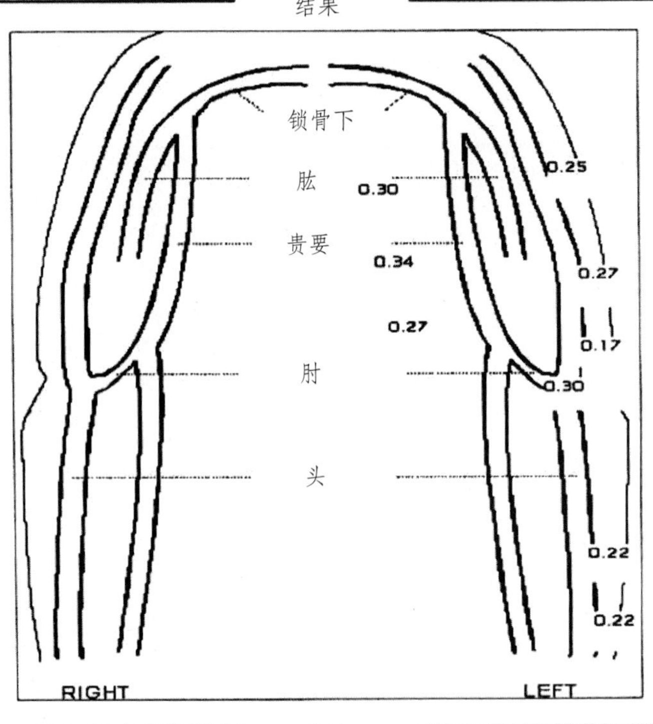

结论

右侧:明显且可压缩的头静脉直径测量范围在0.17~0.30cm之间。上臂显而易见的贵要静脉的直径测量范围在0.27~0.34cm之间。桡动脉具有典型的三相波且直径为0.27cm。肱动脉流速正常且三相波直径为0.48cm。右侧中指压力为198mmHg,左侧中指压力为207mmHg。

图83.5 血管通路术前无创检查的最终报告。只对左侧上肢进行了评估,因为没有发现明显的动脉或深静脉异常。基于上述评估,最后选择进行肱动脉-贵要静脉自体血管通路。

编者评述

T. S. H.

DOQI 和 CMS 都一再强调了自体血管通路的重要性，其优点包括远期通畅率高，并发症发生率低以及费用低廉等。但是，美国自体血管通路的比率仍然远低于欧洲和日本。我们认为，几乎所有需要建立永久透析通路的患者都适合行自体血管通路，但前提是应该具备血管外科手术的基本要求，如良好的流入道、流出道和适合的血管吻合条件。正如本文所述，术前应用无创性检查和有创性检查进行详细的评估，可以优化手术策略的选择，大大提高自体血管通路的成功率。

在我们中心，所有患者术前均行无创检查评估一切可能用于自体血管通路的动静脉。与南佛罗里达大学的经验不同，我们常规检查双侧上肢的动静脉，然后再选择成功率最高的自体血管通路方案。我们选择适合静脉的标准为：同侧无明显狭窄，直径大于等于 3mm，在上臂或前臂有足够的长度。选择适合动脉的标准为：同侧无严重狭窄，直径大于等于 3mm，先选择非优势侧桡动脉。这些标准总体看来与本文作者提出的相似。我们评估静脉时会仔细评估双侧上肢从腕部到肩部的所有头静脉、贵要静脉和中心静脉，当然，中心静脉无创性检查的准确性不是很高。然后，我们要测量动脉压力、流速和波形。测量部位为肘窝肱动脉、腕部的桡动脉和尺动脉。另外，还需要测量指端的压力。我们的自体血管通路应用术式包括桡动脉-头静脉通路、桡动脉-贵要静脉通路、肱动脉-头静脉通路和肱动脉-贵要静脉通路。人工血管通路术式包括肱动脉-头静脉/贵要静脉通路，肱动脉-腋动脉通路等。我们选择自体血管通路的总体顺序为先非优势手后优势手，先前臂后上臂。

有创性检查（包括动脉造影和静脉造影）在我们中心已经从术前常规检查逐渐演变为选择性检查。虽然我们发现有创性检查可以诊断出大约 40%的患者存在不同程度的血管变异（如中心静脉狭窄或闭塞，动脉流入道闭塞等），而这些变异会影响 20%患者的治疗策略选择，我们还是倾向于更多地应用无创性检查来进行术前评估。因为上述的各种血管变异完全可以等到术后发生明显问题时再通过补救措施来治疗。目前，我们的静脉造影指征为：曾发生上肢水肿，同侧植入起搏器或有深静脉置管病史，曾多次行血管通路或疑难复杂的病例。动脉造影的指征为：糖尿病患者，合并外周动脉闭塞病变，术前动脉节段测压异常，曾发生血管通路术后手掌缺血，多次行血管通路病史以及复杂疑难病例。与本文作者相同，对于前终末期肾病患者，我们在行静脉造影时也采用二氧化碳对比剂，动脉造影采用含钆对比剂。

在我们中心，自体血管通路患者术后有近 22%需要行各种补救措施，补救方法从完全依赖外科开刀手术逐渐演变为更多地采用腔内技术解决问题。这是因为在进行有创性的血管造影检查同时，还可以进行腔内治疗，这样就达到了诊断和治疗的双重目的。

正如 Patel 等人所说，当外科医生积极推进自体血管旁路的手术指征时，无意中也提高了其失败率。因此，如何选择适当的术前评估指标来提高血管通路手术成功率，仍然是一个有挑战性的课题。

（贾鑫　马晓辉　郭伟　译）

第 84 章

上肢动静脉透析通路

Michael J. Englesbe，Darrell A. Campbell Jr.

DOQI（国家基金会支持的透析结果质量控制的血管通路临床操作指）南为医生建立血管透析通路提供了详细的建议和指导，其中重点强调了自体血管通路的优越性。然而，很多透析患者不具备合适的浅表静脉以满足建立自体血管通路的需要。本章主要讨论需要建立血管通路的患者的术前评估、选择最佳血管通路的策略以及相关的外科技术。本章介绍的内容和经验基本与 DOQI 指南相一致。

术前评估

首先是详细了解病史和仔细的体格检查，特别需要关注患者既往是否曾有建立血管通路的手术或曾置入透析导管。如果病史中曾经多次建立血管通路失败，而且病因不明，需要注意鉴别患者是否存在高凝血症。另外，建立血管通路前需要和患者充分沟通相关的并发症，征求其意见选择哪一侧手臂，一般都选择非优势手，多为左侧。

体格检查内容包括上肢感觉和运动检查，用双侧尺桡动脉触诊和双上肢血压的测量来评估上肢的水肿和动脉血流情况，还要行 Allen 试验。如果双上肢血压差超过 15mmHg，需要进一步应用多普勒超声或动脉造影来评估上肢动脉，以鉴别是否存在动脉流入道闭塞性病变。

详细评估上肢静脉分布情况可以在血压计辅助下进行，先将血压计袖带缠绕上臂，充气压力略低于收缩压，这样既不完全阻断动脉，又可以使静脉充盈。此时，理想的头静脉应该全程清晰可见，没有硬化，弹性好，而且至少直径不小于 3mm。前臂和上臂的贵要静脉也可以用此方法来评估。如果通过上述方法发现患者手臂适用的静脉段，就可以免去后续的多普勒静脉超声检查或静脉造影检查，该方法对于以往没有长期静脉置管透析病史的患者特别适用。但某些患者的头静脉和贵要静脉位置较深，这就需要依赖影像学检查来发现适用的静脉段（直径不小于 3mm），用做皮下血透通道或者人工血管移植物的流出道。

血管通路失败的常见原因与静脉流出道有关，因此术前评估上肢静脉状况是十分必要的。临床决策的制定往往取决于头静脉、贵要静脉和腋静脉的情况。我们中心的临床决策思路见组织结构图 84.1。尽管目前尚无随机、对照临床研究比较自体血管通路和人工血管通路究竟孰优孰劣，但一般观点认为自体血管通路应该作为首选方案。DOQI 指南认为，对于初次建立血管通路的肾衰患者，至少 50%应该选择自体血管。我们中心首选的血管通路方案是桡动脉-头静脉通路，其次为肱动脉-头静脉通路。然而，只有不到 20%来我们中心就诊的患者适合应用上述方法行自体血管通路。大多数患者的头静脉都存有许多风险因素，其原因包括长期药物治疗史、年龄超过 65 岁和既往多次外周静脉留置导管等。因此，这些患者都需要行影像学检查仔细评估上臂静脉情况。多普勒超声或静脉造影是我们常用的评估办法，通过这些检查，可以发现直径大于 3mm 的贵要静脉或肘前静脉。然后，可以考虑行肱动脉-贵要静脉移位术或前臂人工血管袢通路。

对于头静脉无法使用的患者，目前尚无明确证据表明肱动脉-贵要静脉通路会优于前臂人工血管袢通路。虽然肱动脉-贵要静脉通路作为自体血管通路应被更加提倡，但是由于贵要静脉位置深在，该术式手术创伤和并发症发生率均较前臂人工血管袢明显增加。而且，我们的经验是，如果前臂人工血管袢通路失败，此时仍然可以行肱动脉-贵要静脉通路。进一步说，由于前臂人工血管袢通路后，贵要静脉往往会明显增粗，此时行肱动脉-贵要静脉通路的难度会大大降低。早期行肱动脉-贵要静脉通路时，一年的一期和二期通畅率分别为 47%和

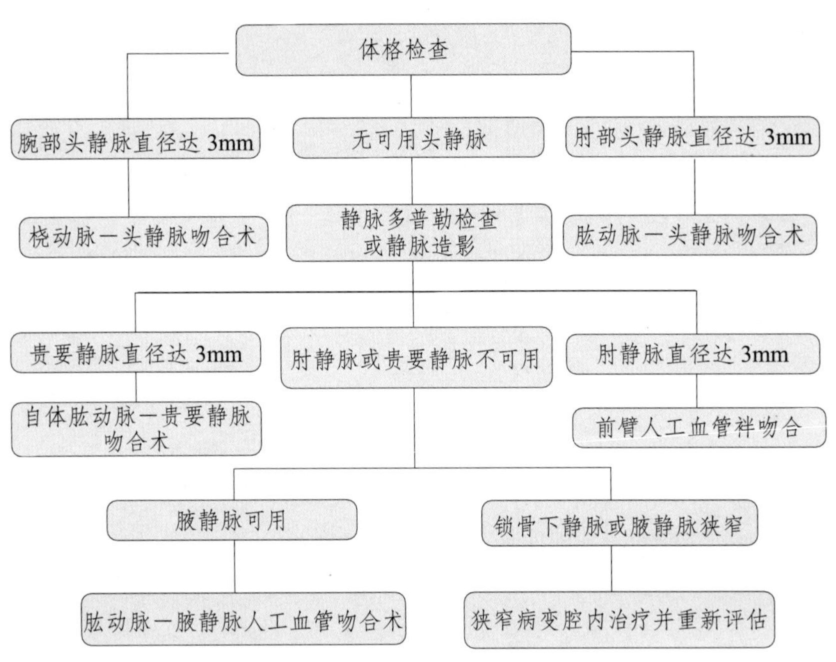

图 84.1 上肢血管通路治疗策略选择。

64%，两年的一期和二期通畅率分别为41%和58%(共99例)。另外，还有23%的患者因术后不适合行穿刺而导致通路一期失败。尽管这些结果可能被接受，但随着经验的增加，方法可能有所改进。目前，我们正在进行一项随机、对照临床试验来比较自体肱动脉-贵要静脉通路和前臂人工血管移植物通路的优劣。

对于没有适合的贵要静脉和肘前静脉的患者，需要行肱动脉-腋静脉人工血管通路。这是同侧上臂最后一种可行的血管通路术式。中心静脉置管史将会带来静脉通路流出道(腋静脉、锁骨下静脉、头臂静脉或上腔静脉)阻塞的风险。对有明显中央静脉狭窄的患者实施动静脉造瘘将会引起严重的静脉高压和透析通路失败。如果中心静脉狭窄或梗阻，可以选择对侧前臂建立血管通路。如果中心静脉有狭窄或闭塞，而对侧不具备血管通路条件，则可以试行中心静脉腔内治疗(包括球囊扩张或支架置入)。

手术技巧

自体血管通路

对于桡动脉和头静脉都具有良好条件的患者，应该首选建立桡动脉-头静脉血管通路(图 84.2)。该手术可以在局麻或区域阻滞麻醉下完成，于手腕皮肤横纹近心端、桡动脉和头静脉之间做一长度为 3cm 的纵行切口，切口也可以选择位于鼻烟窝处。自皮下游离头静脉 2~3cm，结扎所有属支。阻断桡动脉前，需要全身肝素化或局部动脉内注射肝素。血管吻合可以采用四种方式：静脉端对动脉侧，静脉侧对动脉侧，静脉端对动脉端，静脉侧对动脉端。我们一般选用静脉端对动脉侧，将桡动脉纵行切开 6~8mm 吻合，这样既可以保证动静脉瘘口处血流量大，又可以防止手部静脉高压。血管吻合完成后，近心端静脉应该可以触摸到震颤。如果此时只触摸到传导的搏动，而没有明显震颤，往往提示近心端静脉可能发生闭塞，此时可用血管扩张器来探查并扩张狭窄段。术中静脉造影，可以明确狭窄闭塞的静脉段位置。一旦发现，可以行静脉成形术。如果通过上述努力，仍然无法在近心端静脉触及震颤，需要重新在桡动脉近端建立血管通路或更换另一种血管吻合方式。

如果桡动脉-头静脉通路不可行，肱动脉-头静脉通路可以作为第二种选择(图 84.3)。该手术也可以在局麻或区域组织麻醉下完成，一般选择在肘横纹远端做横行切口，血管吻合方式采用静脉端对动脉侧。皮下游离头静脉 5~7cm，在从外侧向内侧移位时需要防止发生扭曲。此吻合口口径一般不要超过 8mm，以防止发生肢体远端缺血。据文献报道，此术式肢体缺血并发症的发生率为 10%。在对肥胖患者行自体肱动脉-头静脉通路移植时，我们的成功率不高，不过在这种情况下将头静脉抬升到表浅位置是可行的。在手术开始阶段可以这样做，不过最好延期至将血管通路充分扩张到能置入导管的时候。有时，肘正中静脉的穿静脉分支也可以用来替代常用的头静脉，此穿静脉分支为连接手臂浅静脉和深静脉的分支。一段肘部深静脉也可以被游离并与肱动脉吻合。

在自体血管通路中，肱动脉-贵要静脉通路的并发症发生率高于其他术式，因为该术式要求游离范围包括从肘窝到腋窝的整个区域(图 84.4)。静脉直径应达到 3mm，术前应使用多普勒超声或静脉造影来获取静脉图像。先在肘部肱二头肌沟处做一纵切口，分离贵要静脉。如果发现该处静脉很细小，则在同一切口改用前臂人工血管袢通路或肱动脉-腋静脉人工血管通路。如果贵要静脉直径比较理想，可以继续向近端游离，直至贵要静脉与腋静脉汇合处。整个贵要静脉全程需要完全游离，结扎所有静脉属支。然后自前臂远心端结扎切断贵要静脉，

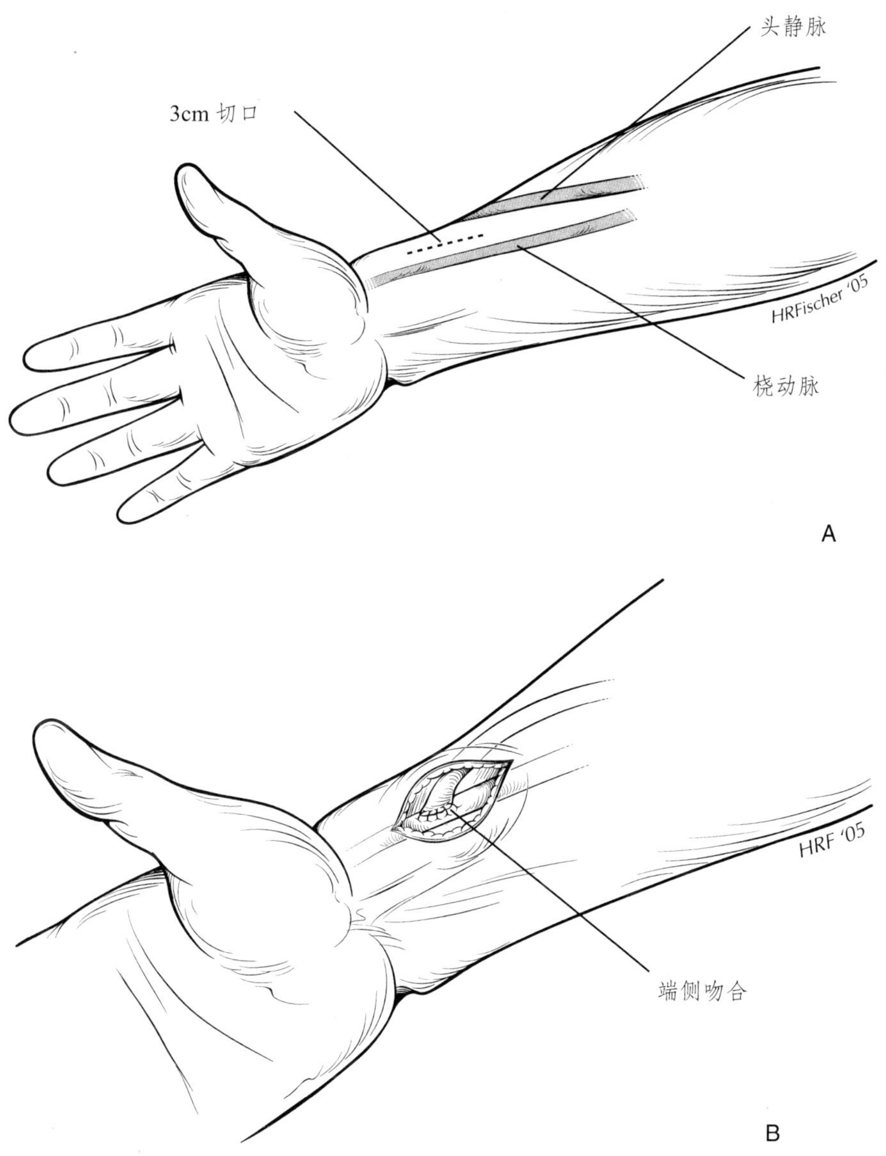

图 84.2　桡动脉-头静脉自体血管通路。(A)于腕横纹近心端头静脉和桡动脉之间做一长约 3cm 的纵行切口。(B)头静脉游离后横断，与桡动脉行端侧吻合。

用肝素盐水冲洗使其完全膨胀充盈并检查是否有漏血。应用半圆形隧道器在上臂打一条弯向外侧的皮下隧道，仔细地将贵要静脉穿过隧道到达肘部，通过标记静脉的腹侧来防止扭曲成角。于肘窝近端游离肱动脉，肝素化后阻断。于肱动脉纵行切开一长约 6~8mm 的切口，行静脉端对动脉侧吻合。吻合完成后，如果近端静脉没有触及震颤，需要进一步检查，必要时重新吻合。

动静脉造瘘完成后，动脉化的静脉会在血流压力下扩张并逐渐增长。这个过程又称为成熟期，时间一般为 4~8 周。自体血管通路在成熟前，无法耐受反复的穿刺置管带来的创伤，那样会导致局部血肿或通路血栓形成。我们一般要等通路血管直径扩张达到 6mm 后才开始穿刺操作。

人工血管通路

自体血管通路是所有需要建立永久透析通路患者的首选，但是，很多老年患者及慢性病患者没有适合的浅表静脉，因此，尽管自体血管通路的优越性被一再强调，但全美仍有大约 50%的患者最终建立人工血管通路。

人工血管通路术前评估和自体血管通路患者基本相同，但首先需要明确排除已经存在的局部或全身感染，以避免移植血管发生继发感染。一旦发现临时静脉置管发生感染，必须立即处理和(或)拔除。在确保患者感染

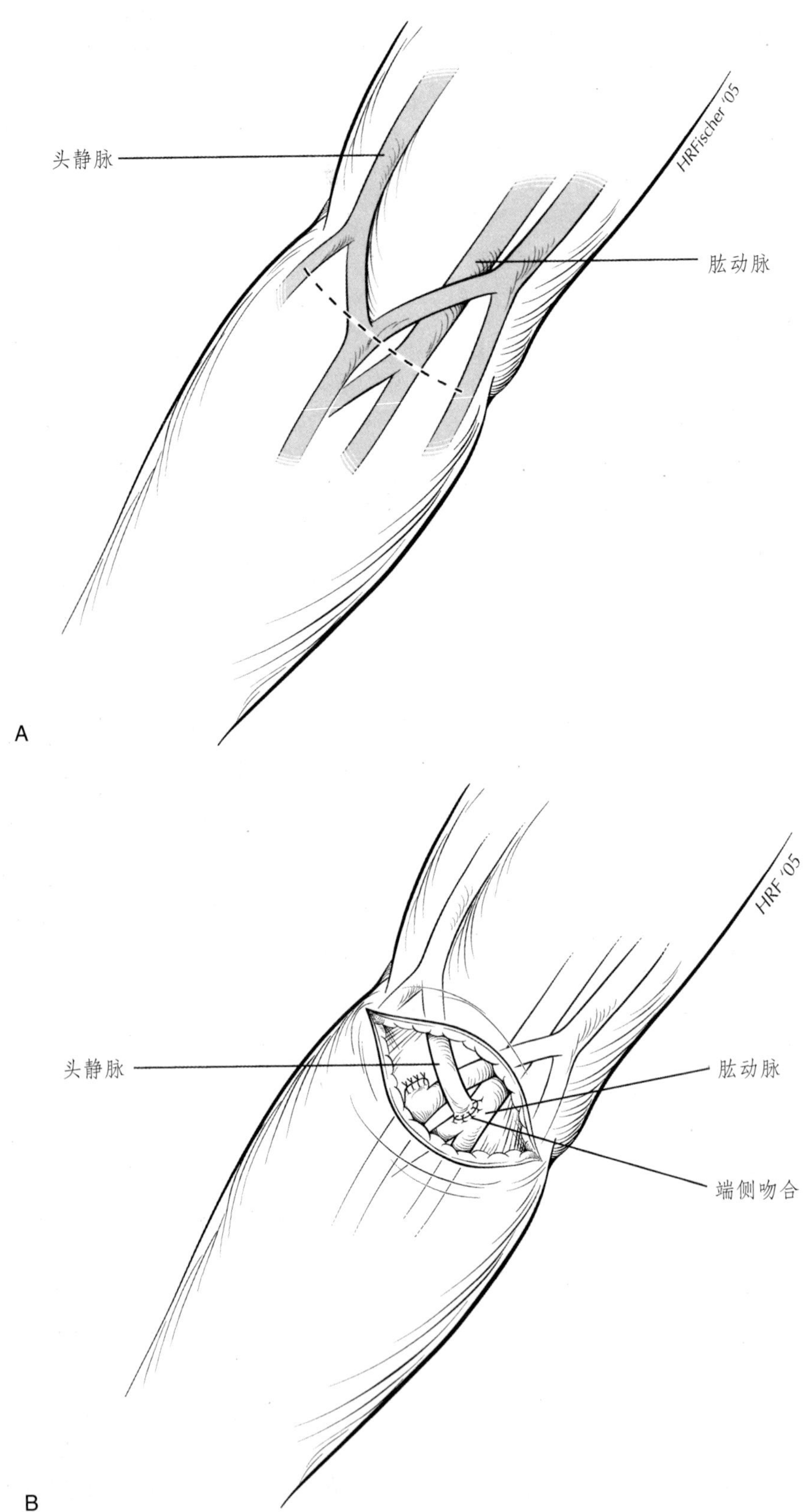

图 84.3 肱动脉-头静脉自体血管通路。(A)于肘窝横纹远心端做一横行切口，分别游离肱动脉和头静脉，头静脉游离 5~7cm 后有利于旋转及血管重建吻合。(B)头静脉横断后与肱动脉行端侧吻合。

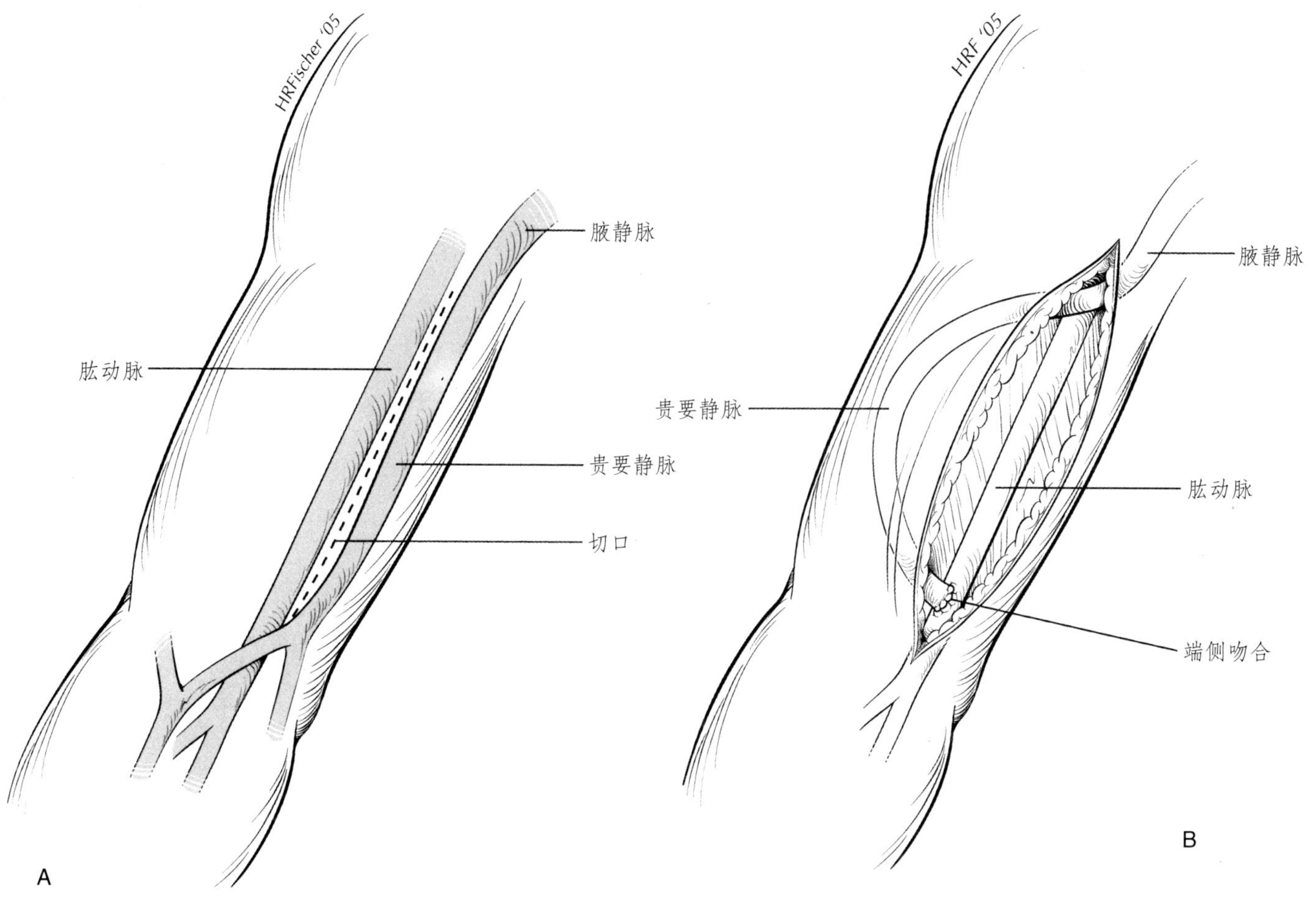

图 84.4 肱动脉-贵要静脉自体血管通路。(A)肘窝近端纵行切口,向上延长至腋窝。游离贵要静脉,结扎诸属支。(B)应用半圆形隧道器于皮下肱二头肌浅层做皮下隧道,方向为弧形向外侧,贵要静脉通过隧道,在肘窝近端与肱动脉行端侧吻合。

被完全控制的情况下,抗生素停用 2 周后再行人工血管通路手术。

前臂人工血管袢通路和肱动脉-腋静脉人工血管通路是最常采用的两种术式。为尽量保留其他可以建立通路的部位,前臂人工血管袢通路一般作为首选的方法(图 84.5)。该术式可以在区域阻滞麻醉下完成,较少需要全身麻醉。术前 1 小时预防性给予抗生素,切口选在肘横纹下两横指,一般为横切口。显露游离肱动脉并寻找一条直径大于 3mm 的静脉段。为促进通路静脉回流,一般把静脉吻合口选择在肘窝筋膜下静脉汇合处。如果筋膜下静脉无法满足吻合要求,也可以选择前臂的深静脉,无论如何都应该尽量避免人工血管跨越肘关节。约有 10%的患者肱动脉分叉位于肘关节近端,此时如用肘窝的桡动脉或尺动脉来吻合,虽然远端盗血综合征发生率很低,却会导致移植物失败的风险增加。我们一般应用直径 6mm 无支撑环的 PTFE 人工血管来为成年人建立血管通路。将人工血管移植物穿过先由隧道器打通的隧道,向前臂延伸,自前臂远端切开 1cm 的小切口,将移植物取出,再通过隧道器向近端肘窝打通隧道,取出人工血管。打皮下隧道时应保持人工血管移植物柔顺,避免扭曲和成角。局部或全身应用肝素抗凝,然后开始血管吻合。首先进行静脉吻合,吻合口要足够大,一般在 1~2cm(依赖于静脉的尺寸),用连续的单丝缝线行端侧吻合。除去静脉阻断钳,人工血管局部肝素化,于人工血管靠近静脉吻合处阻断。然后行人工血管对肱动脉端侧吻合,吻合口大小为 6~8mm。吻合完毕后,人工血管可以触及震颤。有时动脉会发生痉挛,需要数分钟后才能触摸到震颤。如果吻合后人工血管呈搏动性,往往提示近心端静脉回流不畅,需要重新检查吻合口,必要时需要重新吻合。应认真缝合皮肤以防止伤口裂开或移植物感染。

如果肘前静脉无法应用,就要考虑建立肱动脉-腋静脉人工血管通路。(图 84.6)。这种方法可供穿刺的通路长度比较短,因此一般被作为同侧上肢建立血管通路的最后办法。近端切口在腋窝内,于肱二头肌和三头肌

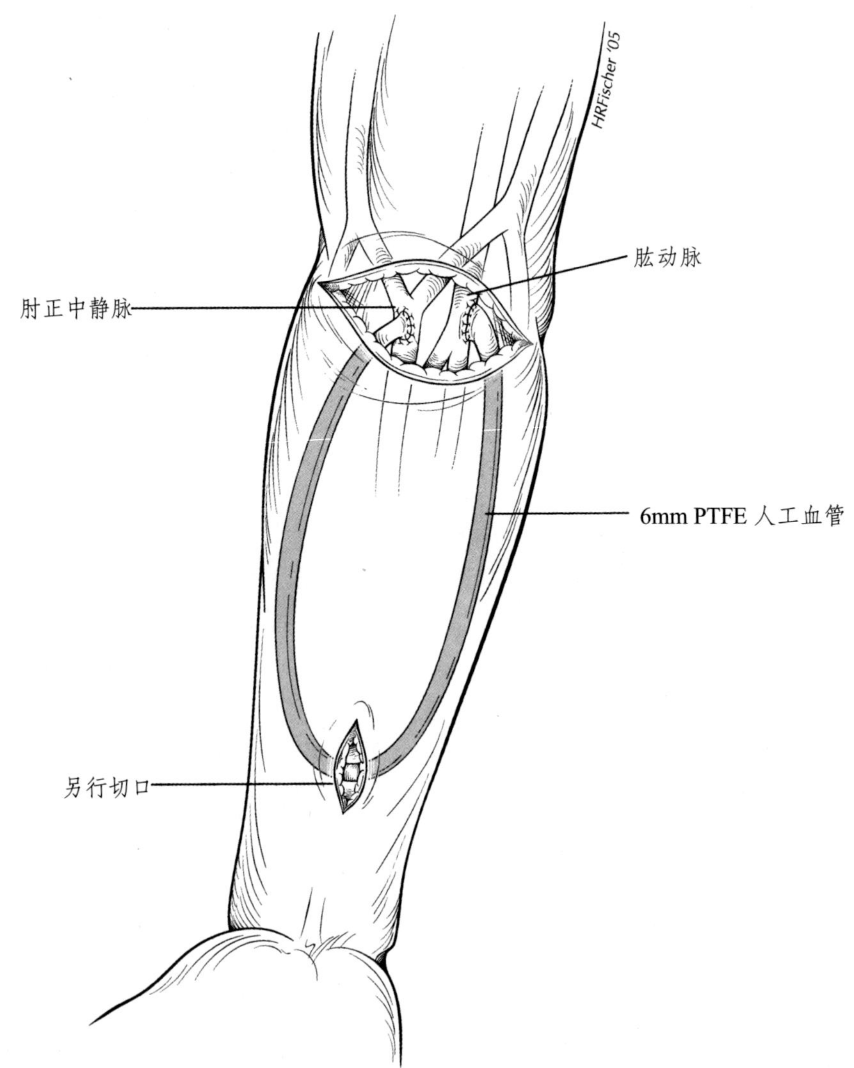

图 84.5 前臂人工血管袢通路。于肘窝横纹远端两横指处做一横行切口,肱动脉和筋膜下静脉汇合部位被游离。于远端前臂另行一纵行切口以通过血管移植物。用半圆形隧道器做皮下隧道,6mm 标准的 PTFE 人工血管通过隧道,最终呈袢状,两端分别与肱动脉和静脉行端侧吻合。

之间暴露腋静脉，远端切口在肘窝近心端,暴露肱动脉。应用半圆形隧道器于肱二头肌表面打隧道，人工血管移植物从动静脉之间通过，注意保证移植物血管柔顺。近心端人工血管对腋静脉为端侧吻合，吻合口大小为 1.5~2cm 之间。远心端人工血管对肱动脉也为端侧吻合，吻合口在 6~8mm 之间。有人采用近端肱动脉和腋静脉人工血管袢通路。根据我们的经验,尽管该方法能够提供更长的血管通路,但是比远端肱动脉-腋静脉通路的通畅率低。

并发症与术后管理

绝大多数血管通路手术都可以在门诊完成。通常只有在建立肱动脉-贵要静脉通路时才需要收住院，因为该术式相对复杂,手术创伤和手缺血的发生率相对高。虽然各种术式血管通路的围手术期死亡率很低,但是医生必须意识到慢性终末期肾病患者经常会发生多脏器并发症,全美透析患者的年死亡率大约为 22%。血管通路围手术期并发症包括移植物血栓形成、伤口裂开和手缺血等。DOQI 要求人工血管通路围手术期 30 天内移植物血栓发生率应该小于 15%，但却没有规定自体血管通路的血栓发生率,以免影响外科医生建立自体通路的积极性。早期的移植物血栓常常继发于技术缺陷,最好重新手术。但是,对于人工血管通路血栓形成,反复取栓是不可取的,应该另外选择血管重新建立通路。对于桡动脉和肱动脉的血管通路,手部缺血的发生率分别为 2%和 10%。一旦发生,最

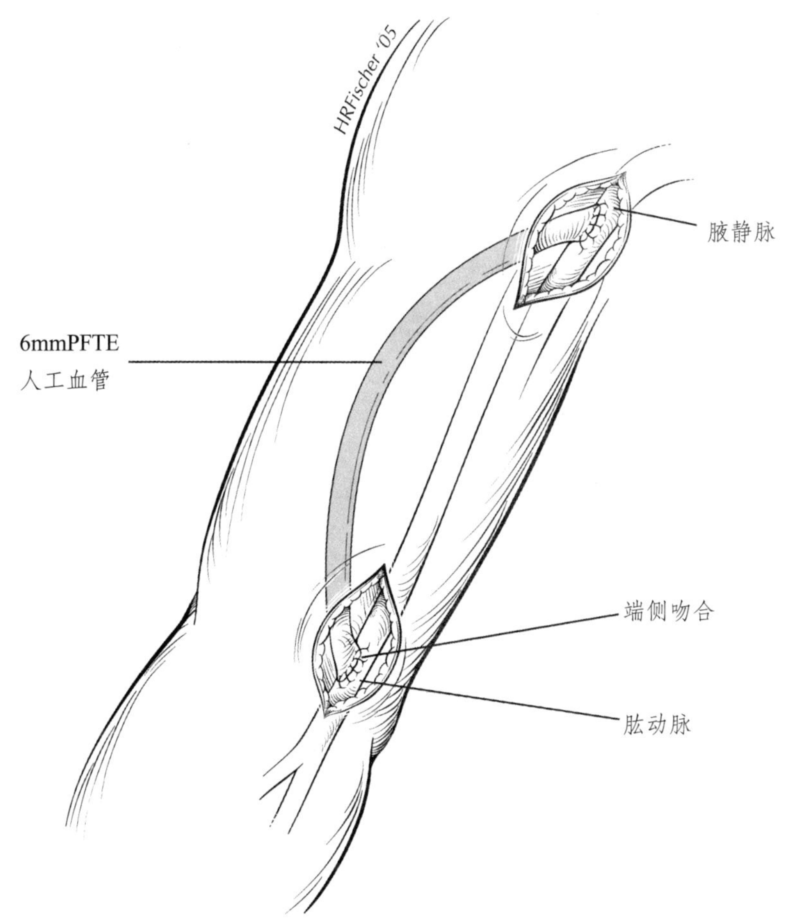

图 84.6 肱动脉-腋静脉人工血管通路。于腋窝处做一纵行切口，于肱二头肌和三头肌间游离腋静脉。于肘窝近端做一纵行切口，游离肱动脉。应用半圆形隧道器于两切口间做皮下隧道，方向为弧形向外侧。将 6mm 标准的 PTFE 人工血管移植物通过隧道，两端分别与肱动脉和腋静脉行端侧吻合。

有效的处理方案为血管通路结扎或采用 DRIL 术式，这一术式将在手缺血的章节解释。

研究表明，自体血管通路的远期通畅率明显高于人工血管通路，自体血管通路和人工血管通路 12 个月内的一期通畅率分别为 60%和 40%，二期通畅率分别为 80%和 60%。DOQI 要求，人工血管通路最终感染发生率应该小于 10%，而自体血管通路应该小于 1%。

推荐读物

1. National Kidney Foundation. K/DOQI Clinical Practice Guidelines for Vascular Access, 2000. *Am J Kidney Dis.* 2001;37: S137–S181.
2. Huber TS, Buhler AG, Seeger JM. Evidence-based data for the hemodialysis access surgeon. *Semin Dial.* 2004;17(3):217–223.
3. Mendes RR, Farber MA, Marston WA, et al. Prediction of wrist arteriovenous fistula maturation with preoperative vein mapping with ultrasonography. *J Vasc Surg.* 2002; 36(3):460–463.
4. Robbin ML, Gallichio MH, Deierhoi MH, et al. US vascular mapping before hemodialysis access placement. *Radiology* 2000;217(1): 83–88.
5. Silva MB Jr, Simonian GT, Hobson RW II. Increasing use of autogenous fistulas: selection of dialysis access sites by duplex scanning and transposition of forearm veins. *Semin Vasc Surg.* 2000;13(1):44–48.
6. Segal JH, Kayler LK, Henke P, et al. Vascular access outcomes using the transposed basilic vein arteriovenous fistula. *Am J Kidney Dis.* 2003;42(1):151–157.
7. Bennion RSaW, RA. The radiocephalic fistula. *Contemp Dial.* 1982;3:12-16.
8. Porter JA, Sharp WV, Walsh EJ. Complications of vascular access in a dialysis population. *Curr Surg.* 1985;42(4):298–300.
9. Reddan D, Klassen P, Frankenfield DL, et al. National profile of practice patterns for hemodialysis vascular access in the United States. *J Am Soc Nephrol.* 2002;13(8):2117–2124.
10. Huber TS, Carter JW, Carter RL, et al. Patency of autogenous and polytetrafluoroethylene upper extremity arteriovenous hemodialysis accesses: a systematic review. *J Vasc Surg.* 2003;38:1005–1011.

编者评述

T. S. H.

所有血管通路建立的最终目的是为了保证安全、有效的透析。DOQI 对永久性透析血管通路的选择制定了相应的规定，推荐桡动脉-头静脉通路和肱动脉-头静脉通路作为首选和次选的自体血管通路方案，同时提出肱动脉-贵要静脉自体血管通路或人工血管通路都是可供选择的第三种方案。DOQI 建议的依据是自体血管通路具有通畅率高，并发症发生率低等明显优点。虽然目前自体血管通路越来越受到人们重视，并上升到国家高度的意义，被称为是“第一瘘”，但其一期成功率反而越来越低。因此，我们必须认识到维持终生有效透析需要制定一个终生的计划，每次建立血管通路时都要把下一次如何行血管通路考虑在内。

我个人积极支持 DOQI 的建议，提倡自体血管通路的应用。我首选的血管通路两个方案与 DOQI 相同，但我的第三方案会选择肱动脉-贵要静脉自体通路，而把肱动脉-腋静脉人工血管通路作为同侧上肢的最后选择方案。我之所以更倾向于选择贵要静脉通路有以下原因：贵要静脉直径大，(一般在 3~5mm)，管壁比头静脉厚，其位置深在，常规静脉穿刺和静脉置管都不会选择该处，因而受骚扰机会少。我不支持应用前臂人工血管袢通路,因为其回流静脉(头静脉和贵要静脉)多已被反复使用而易影响手术效果,我更趋向认同肱动脉-贵要静脉自体血管通路,因其并发症少,是一种合适的选择。我也承认用前臂的人工血管建立此通路尚未有定论。前臂襻形人工血管的使用提供了其他可选择的通路,造成了静脉流出道的扩张。然而,由于该术后造成其回流静脉多存在广泛狭窄并不少见,因此无法随后行自体血管通路。贵要静脉的优势包括:适当的直径(3~5mm),比头静脉壁厚,位置较深,这些因素都排除了常规静脉穿刺和静脉内置管的可能。肱动脉-贵要静脉自体通路和前臂人工血管袢通路究竟孰优孰劣,目前尚无足够的临床证据,还需要等待更多的随机、对照的临床研究来论证。

无创性检查的出现大大改变了血管通路术前评估的模式。尽管体格检查仍然发挥着不可替代的作用,但无创性血管检查可以协助术者提前规划几乎所有的自体血管通路术式。关于优化自体血管通路的方法已在其他章节中讨论过,这里不在赘述。但是,在前瞻性研究中,我们发现永久透析通路的患者一般只采取8种上肢自体血管通路(双侧桡动脉-贵要静脉,桡动脉-头静脉,肱动脉-贵要静脉和肱动脉-头静脉)。无创性检查不适合评估胸廓内的中心静脉和前臂的动脉流出道闭塞程度,此时标准的静脉造影和动脉造影可以弥补无创性检查的不足。我个人不认为中心静脉狭窄或闭塞是行同侧上肢血管通路的禁忌证,我们的经验是先建立血管通路,直到其发生明显静脉高压症状时才处理闭塞或狭窄段静脉。

上肢诸部位的血管通路手术步骤是标准化的。对于肱动脉-头静脉通路,可以选择多种切口,包括水平切口、S型切口或分别采用纵行切口暴露动静脉,主要根据患者不同情况和血管的位置进行选择。S型切口向内侧沿肱动脉走行延长,跨过肘窝,外侧沿头静脉走行延长,便于头静脉的游离,因此适合于大多数患者。少数情况下肱动脉分叉位置过高,桡动脉在肘窝内比肱动脉主干走行更表浅和靠内侧。此时我们还是更愿意选择肱动脉主干做通路,而不愿意选择桡动脉,由于其直径相对细小,因此通畅率低。我同意作者关于对肥胖患者手术更具挑战的观点,但我有时可以成功地将头静脉抬高至真皮以下。

对于肱动脉-贵要静脉自体通路,术前应通过无创检查标记贵要静脉走行,这样可以使静脉的解剖游离更加快捷。贵要静脉和深部的肱静脉之间的交通静脉很广泛,术中需要仔细一一结扎或连续缝扎。在上臂打隧道以通过贵要静脉时,隧道应该尽量靠外侧,以便于透析时患者可以舒服地外展手臂。这就要求游离贵要静脉时尽量靠近前臂,以尽可能增加游离静脉段的长度。有时甚至可以选取大隐静脉段作为复合移植物。此时应在贵要静脉血管床内放置Jackson-Pratt引流。这样可以减少无效腔的数量,也可能减少创伤并发症的发生。

和本文作者一样,我也喜欢选择标准的直径6mm PTFE人工血管来做人工血管通路。目前尚无足够证据支持某种人工血管有明显的优势。最近的一项随机、对照临床研究表明,对于肱动脉-腋静脉通路,应用8mm直径的人工血管比6mm直径血管更有优势,远期通畅性更好。但我们不太愿意使用大口径的移植物,因为担心血管口径大可能会增加术后上肢缺血的风险。

至于血管通路何时成熟,由于早期曾有一些失败的教训,因此我们的做法比较保守,一般在通路术后3个月开始穿刺。我们觉得,为了保证血管通路可以长久耐用,多等待几个月是值得的。3个月后,绝大多数通路的静脉会扩张到足够口径(一般大于6mm),管壁充分动脉化,此时可以耐受反复的穿刺透析的创伤,但是这是很难准确评估的。术后我们一般会把血管通路手术的详细过程绘制成图,送给患者,告诉他何时穿刺,在何位置穿刺。如果是自体血管通路,我们会提示患者一定要找当地最有经验的技师来穿刺透析。

(贾鑫 熊江 郭伟 译)

第 85 章

血液透析血管通路的失败或血栓形成的处理

William A. Marston, Robert Mendes

上肢的自体血管通路是目前长期血液透析的最佳入路。一旦成熟,可使用数年,且并发症发生率低。尽管在过去的几年里自体血管通路日益流行,但美国的大多数患者仍然通过移植物透析。确实,透析结果和操作模式研究报道,在美国有 58%的患者通过移植物通路透析,仅有 24%的患者通过自体血管通路透析,而且还需要借助隧道式导管。

虽然移植物通路初期的功能良好,但其通畅率却很低,主要是由于静脉吻合口内膜增生导致的机械性阻塞。很不幸,这些通路的失败给卫生保健系统增添了很大负担。平均每个血液透析患者的移植物通路的预期失败(血栓形成)时间为 12~15 个月。血管通路相关并发症是血液透析患者住院的首要原因,每年的医疗保健花费超过 5 亿美元。

血液透析通路失败或血栓形成的处理是血液患者护理的重要组成部分。每个手术医师都必须精通多种治疗方法。本章节我们将回顾处理血液透析通路失败或血栓形成的外科技术与腔内技术,并将移植物通路作为重点。实际情况下,这些技术的组合使用提供了最佳效果,是互补的。

诊断考虑

血液透析通路血栓形成的诊断相对直接,常常在定期血液透析时由患者自己或血液透析中心的技术人员做出。如果皮下隧道相对较深,肥胖患者的移植物通路是否形成血栓有时较难判断。这种情况下多普勒超声有助于明确诊断。

血管通路是否失败可通过多种方法明确,包括体格检查,透析时静脉压力上升,异常尿素水平/回流,难以解释的透析量下降或入路流量的改变。具体采用何种方法由透析中心的偏好决定。然而,必须要做到的是,每次透析治疗时透析技术人员应检查每个通路。每个透析中心都应根据国立肾脏基金会透析疗效品质指导指南(K/DOQI)制定正规的监护方案。监测移植物通路的方案已有很多,不过不太适用于自体血管通路。我们的印象是(没有对照),自体血管通路通常早在血栓形成之前先出现失败,因此,有必要按照类似于下肢旁路失败的处理方法进行干预。

发病机制

移植物通路失败的主要原因是静脉吻合口和(或)静脉流出道内膜增生的发生。我们最近的临床经验显示移植物通路失败的主要原因见表 85.1。值得注意的是,静脉流出道问题占失败原因的 85%,其中 55%局限在静脉吻合口(图 85.1),30%为更广泛的长段狭窄或流出道闭塞(图 85.2)。文献中的其他多个报道都支持我们的发现,并强调了静脉吻合口及流出道作为移植物通路失败病因的重要性。我们的经验也显示,动脉吻合口的狭窄及移植物本身也是原因之一,但显然是第二位的。

自体血管通路失败的机制还没有得到很好的阐述。继发于内膜增生的严重血流动力学病变可发生在自体血管通路本身及同侧中心静脉,显然可导致其失败。这些病变的具体位置不像移植物通路中的那么恒定,但常常发生在动脉吻合口及邻近通路几厘米处。自体血管通路与移植物通路的自然过程很可能是不同的,前者对于血栓形成更具抵抗力,推测是因

表 85.1 移植物通路血栓形成的已知原因(N=115)		
已知的原因	例数	百分比
静脉吻合口狭窄	63	55
静脉流出道长段狭窄	23	20
静脉流出道闭塞	11	10
动脉吻合口狭窄	7	6
中心静脉狭窄	17	15
移植物内狭窄	6	5
其他	4	3
未知的原因	4	3

为血管壁的抗血栓形成特性。

移植物与自体血管通路有发生假性动脉瘤(移植物)和真性动脉瘤(自体)的倾向。这些病变会导致通路形成血栓，如同主-双股动脉旁路术后的吻合口假性动脉瘤。然而,更大的影响在于动脉瘤/假性动脉瘤会侵蚀皮肤,造成大出血。幸运的是,这类事件相对罕见。移植物本身材料的变性导致了移植物通路假性动脉瘤的发生,通常是由于在移植物的相同节段反复穿刺置管所致。自体血管通路动脉瘤的形成原因是通路本身的静脉段持续扩张。这些动脉瘤很可能是由与导致静脉扩张的压力相同的血流动力学压力导致的,不过也可能和移植物入路一样,因为同一节段的反复穿刺置管引起动脉瘤样变性。此外,我们的印象(没有对照)是产生动脉瘤节段的自体血管通路,其静脉流出道往往存在一个严重的血流动力学狭窄。

适应证与禁忌证

鉴于每个患者可用的通路部位有限,以及透析患者的预期寿命日益提高,需要尽可能延长每根通路的使用寿命。在这样的背景下,所有失败或血栓形成的通路都应当修复或尽可能挽救。且对于门诊患者而言,应当在局部麻醉下迅速施行,同时应避免使用临时透析导管。开放性外科治疗与腔内治疗皆可用于处理失败及血栓形成的通路,不过对于最佳处理方法还没有形成统一意见。值得注意的是,Green 等对比较开放性外科治疗与腔内治疗血栓形成移植物通路的七个随机试验进行荟萃分析总结认为,开放性外科治疗的通畅率在分析的所有时间点都更高。尽管如此,腔内或经皮处理仍有许多优点,包括相对简单、创伤小、耐受性好、仅需一套成像设备即可操作、无需手术室。重要的是,开放性外科与腔内治疗应该被看做可选择的、互补的方法,而不是相互竞争的两种方法。

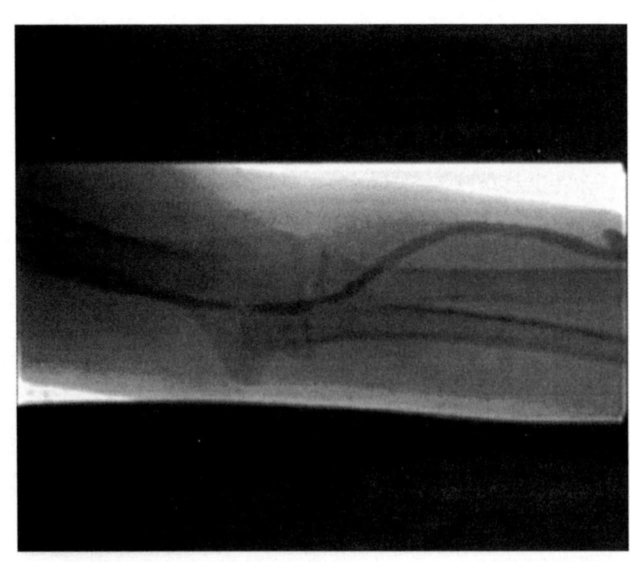

图 85.1 前臂移植物入路瘘管造影/静脉造影显示静脉吻合口高度狭窄。

K/DOQI 仔细归纳了失败及血栓形成通路的治疗,规定了实施标准。推荐所有与临床或生理异常相关的严重血流动力学狭窄(>50%)都应修复,既可开放性外科治疗,也可腔内治疗。值得注意的是,Lumsden 等报道的一项随机对照试验显示,静脉流出道狭窄>50%时预防性球囊扩张血管成形术不能提高移植物通路的通畅率。这一 1 级结论与 K/DOQI 推荐不同的原因尚不清楚，可能与 K/DOQI 定义血流动力学严重狭窄时包含“临床或生理异常”有关。此外,K/DOQI 推荐所有血栓形成的移植物通路要通过开放性外科或基于机械/药物机械手段的腔内治疗修复。 他们指出清除自身通路中血栓的成功率很低，如何治疗由相关机构自主决定。K/DOQI 指出,失败的移植物通路在进行开放性外科治疗、腔内治疗后的通畅率在不加干预的情况下分别为 1 年 50%、6 个月 50%。而血栓形成入路通过开放性外科治疗和腔内治疗进行腔内修补后的通畅率分别为 3 个月 40%和 6 个月 50%。K/DOQI 为开放性外科步骤制定了更高的标准,因为其创伤更大,可能使用更近端的流出道静脉。不幸的是,几乎没有前瞻性试验按照 K/DOQI 标准对血栓形成的移植物通路进行腔内或开放性外科治疗的效果进行检验。

不管血栓形成通路的初始治疗(开放性外科或腔内)怎样,都应发现并修复失败的根本原因,意即在大多数情况下应修复静脉流道的狭窄。以往多个研究显示,单纯清除通路内的血栓是不恰当的,无法获得长期的通畅。确实,K/DOQI 推荐溶解血栓及修复残余狭窄后进行瘘管造影。了解特殊病变处理的长期成功率才能选择恰当的治疗方法。在一项 59 例移植

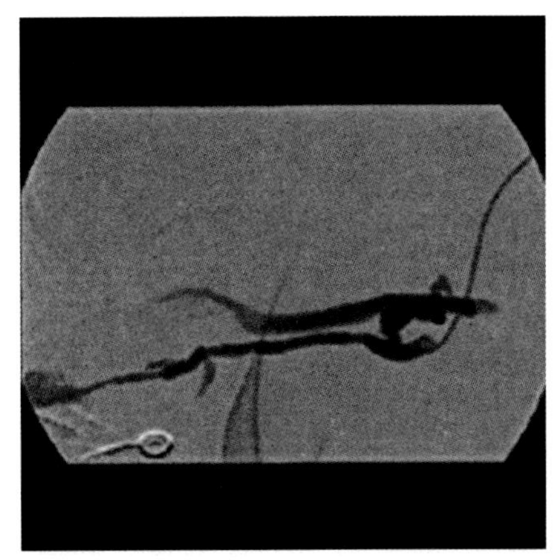

图 85.2　静脉造影显示移植物通路的流出道。造影导管位于腋静脉。构成流出道的腋静脉与锁骨下静脉广泛狭窄，累及近端较大的侧支静脉。

物外科治疗的研究报道中，由于某些原因，通路的长期成功率变异性很大。静脉吻合口狭窄患者 6 个月的功能通畅率为 44%，静脉流出道广泛狭窄者仅为 18%。治疗后瘘管造影偶尔能提示补救尝试未必成功。在这种情形下，应当放弃进一步的补救尝试，重建一条全新的血管通路。

与移植物通路及自体血管通路相关的真性动脉瘤及假性动脉瘤一旦有破裂可能，威胁其浅表的皮肤，都要立即修复。此外，所有感染性假性动脉瘤都应得到修复。值得注意的是，K/DOQI 推荐，迅速扩张的移植物假性动脉瘤，如果尺寸是移植物的 2 倍应当进行修复，不过他们指出，自身通路动脉瘤只有涉及动脉吻合口的才有修复的价值。

术前评价

根据治疗的计划方案决定术前评价的内容范围。腔内治疗仅需最少的术前评估，而开放性外科治疗的术前评价与第一次通路手术完全一致，类似于大多数的血管外科手术。必须决定患者术前是否需要透析，因为他们往往到透析中心才发现移植物血栓形成，从而错过一次透析。通常这个问题可通过评价容量状况及血清电解质来决定。在干预补救前，可从股静脉置入临时导管行紧急透析。

手术技术

移植物通路失败及血栓形成的腔内治疗

鉴于其较为流行但长期通畅率不佳，移植物通路失败及血栓形成的腔内治疗十分常见。根据各个透析中心的常规筛查，对失败或血栓形成通路的干预失败是偶然现象。失败及血栓形成通路的处理包括诊断与治疗干预，下面将分开讨论。

失败的移植物通路

移植物通路失败的患者在外科医师处就诊往往是因为通路流量差、流出道压力升高或清除率差，不过也有通过透析中心监测手段发现的功能异常。初始诊断的目的是辨明潜在的问题。如前所述，大部分问题发生在静脉流出道，但其他病变也占 20%。临床怀疑的潜在问题(如动脉流入道、静脉流出道)决定了初始诊断的内容。根据瘘管造影显示动脉吻合口、移植物通路及完整的静脉流出道可进行充分诊断。少数怀疑动脉流入道的情况，除了瘘管造影/静脉造影外，还需要行上肢动脉造影，范围从主动脉弓到血管通路动脉吻合口。

在距动脉吻合口 5cm 处，对着静脉吻合口穿刺移植物通路。我们偏好使用直行穿刺针与 0.035 英寸导丝或 0.018 英寸导丝的微穿刺系统。穿刺部位局部麻醉，如需保证患者舒适可静脉镇静。选择合适的穿刺点，保证任何干预措施都有足够的操作空间是十分重要的。因为静脉吻合口狭窄是通路失败最有可能的原因，穿刺点不能太靠近这个区域。然后根据穿刺系统尺寸通过短导丝置入合适的导鞘。我们常规使用 4F 导鞘的造影针，微穿刺系统使用 3F 导鞘。不管尺寸如何，导鞘尖端必须位于静脉流出道近端，确保静脉吻合口充分显影。送入导丝，小心穿过静脉吻合口，延伸至静脉流出道(图 85.3)。导丝类型由术者决定，starter 导丝(如 Benston)或 selective 导丝(如 Glidewire)已足够使用。接着手推造影获取一系列入路的数字减影图

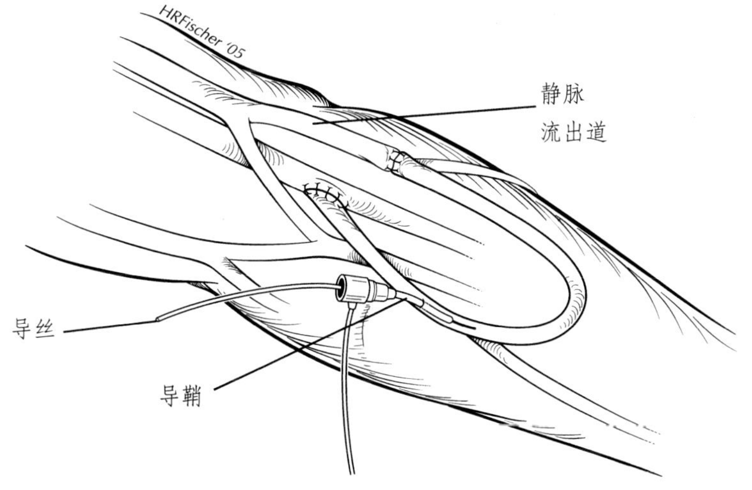

图 85.3　导丝延伸至静脉流出道内，导鞘位于失败的移植物通路近端，准备进行瘘管造影。注意穿刺点靠近动脉吻合口，导鞘本身指向静脉吻合口。

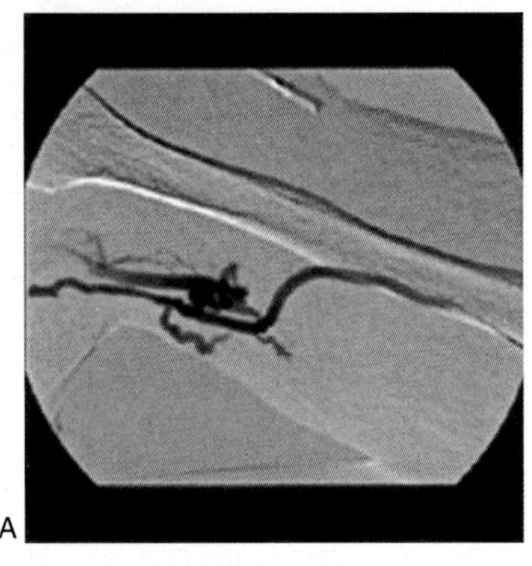

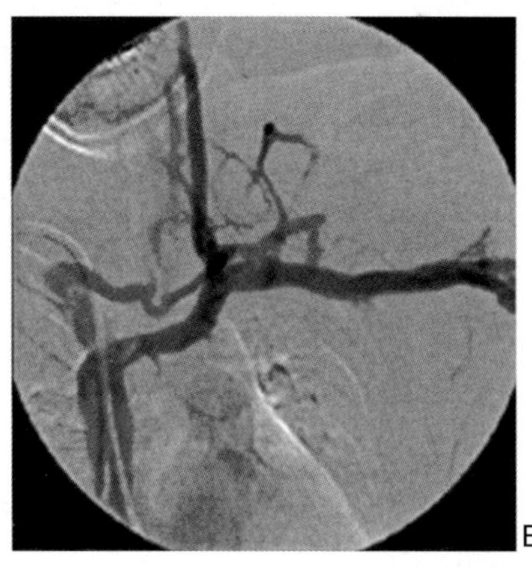

图 85.4 臂腋移植物通路的全静脉流出道造影显示腋静脉(A)、锁骨下静脉、头臂静脉以及上腔静脉(B)。

像，包括动脉吻合口与完整的静脉流出道。重要的是,静脉流出道应包括腋静脉、锁骨下静脉、无名静脉及上腔静脉(图 85.4)。导管可沿着导丝进入中心静脉保证局部注射造影剂。静脉流出道的显影效果有时可能因为血管痉挛而不佳，可使用血管扩张药如硝酸甘油、罂粟碱。动脉流入道与吻合口的显影可通过人为压迫静脉吻合口和(或)流出道使造影剂反流来获得更好的图像。

静脉吻合口局部狭窄小于 3cm 可通过经皮球囊血管成形术得到较好的治疗(图 85.5)。与许多动脉粥样硬化病变相比，静脉吻合口的病变由于内膜增生,所需扩张压力更高(直至 24 个大气压)，且可能会出现弹性回缩。根据移植物邻近静脉的直径决定球囊的适宜尺寸，其长度取决于病变的范围。我们通常选择比静脉直径大 1~2mm 的高压球囊。由于诊断与特殊球囊两方面的要求,往往需要更换导鞘。球囊的定位可使用成像系统的路图功能或用笔直接在显示屏上标记。定位准确后扩张球囊,直至“腰部”消失或达到最大建议压力。难治性病变可使用切割球囊切开内膜增生的病变,提高其对球囊扩张的顺应性。需要注意的是，目前可使用的切割球囊的直径一般都在 7mm 以内,通常可能先用较小的切割球囊分裂病变部位，然后根据需要选择较大的非切割球囊进一步扩张。也可选择用一根 0.018 英寸的导丝穿过标准血管成形球囊邻近的病变,在球囊扩张时尝试分裂内膜增生病变(机制与切割球囊相似)。对于静脉吻合口的难治性病变使用支架仍有争议(且较昂贵),几乎没有证据表明支架较单纯球囊成形术通畅率更高。K/DOQI 推荐支架可在某些病例中作为球囊血管成形术的辅助方法使用,包括通路选择有限及不适宜外科手术的患者。

移植物通路同侧的中心静脉狭窄和(或)闭塞也可导致功能失常及失败入路的诊断。中心静脉的局部或短节段病变可在诊断造影时，单纯行球囊成形术或联合支架植入治疗。与静脉吻合口狭窄不同，由于外科重建十分困难，弹性回缩的中心静脉植入支架是合适的。可以预见,短节段狭窄的治疗成功率显然很高，而长节段的则十分低。不幸的是,由于很大一部分患者曾通过中心静脉导管透析，中心静脉狭窄和(或)闭塞很普遍。事实上,从锁骨下静脉置入的临时透析导管约有 30%导致中心静脉狭窄和(或)闭塞，妨碍了同侧上肢的长期通路。中心静脉病变的腔内治疗方法同前面概括的静脉吻合口的治疗方法相似。较为特别的是,导丝先通过病变部位,再定位血管成形球囊并膨胀。标准(非高压)球囊通常已足够，使用合适的球囊扩张至少 10mm。难治性病变可植入支架,自膨式支架最为合适,因为其可选的直径更大,长度更长,有保持持续的径向力这一理论上的优点。因为支架存在折断的风险，所以应当有限制地使用,不应在胸廓出口使用。

相似地，动脉吻合口及移植物本身的狭窄可在诊断性造影时定位。然而,这些病变的治疗应当个体化,因为腔内治疗的长期效果尚不确定。大部分的动脉吻合口狭窄是由于扭折或技术问题造成的。这两种原因对于球囊血管成形的顺应性都不佳，最好通过

狭窄
HRFischer '05
静脉吻合口
A

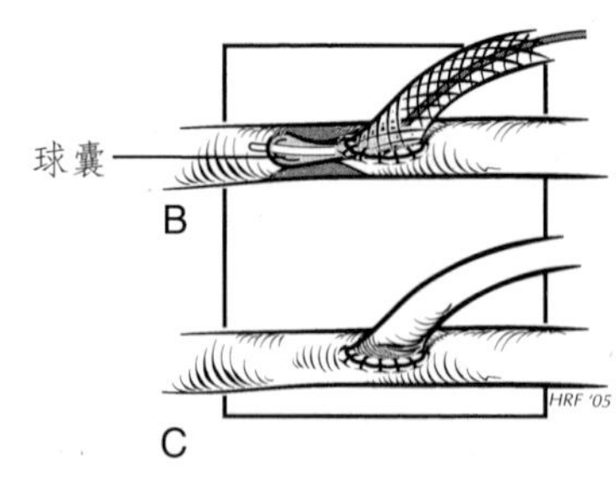

图 85.5 前臂肱动脉-头静脉内瘘的静脉吻合口狭窄行球囊血管成形术。静脉吻合口显示有严重的狭窄(A)。将适宜尺寸的血管成形球囊置于恰当位置(B)扩张,直至狭窄腰部消失结束后造影显示严重狭窄的治疗效果(C)。

开放的外科治疗纠正。已经有多个移植物内问题的治疗新方法被报道,包括覆膜支架治疗假性动脉瘤及经皮腔内斑块切除导管治疗移植物内狭窄。然而这些技术仍需验证,目前主要在无法进行外科开放治疗时考虑使用。

治疗完成后,应再次进行移植物造影,特别是治疗的解剖部位。然后移出导鞘,直接压迫止血。

血栓形成的移植物通路

对于透析血管通路外科医师,血栓形成的移植物通路有两大挑战。第一是有效清除移植物内的血栓,重建顺行的血流。第二是识别并纠正通路失败的主要原因。已有多种有效清除移植物内血栓的技术,包括药物溶栓、机械取栓及两者结合的方法。我们将在这个部分描述血管通路血栓形成的常规治疗方法,但有时也可进行变化。

如前所述,经皮穿刺移植物的原则包括穿刺点靠近动脉吻合口,穿刺针方向指向静脉吻合口。置入导鞘后,导丝穿过血栓形成的移植物进入中心静脉。然后导管沿导丝(如 Kumpe)穿过移植物进入静脉流出道。进行静脉造影评估静脉流出道范围,同时应有意识地压迫动脉吻合口,防止血栓或栓子进入动脉循环。根据造影结果决定是否需要取栓。如果发现静脉流出道内有长段狭窄,大多数医师会终止手术,放弃这条通路。然而,如果认为此静脉流出道可以维持通路,则会按照上述方法重新穿刺,即穿刺点距静脉吻合口 5cm 内,穿刺针指向动脉吻合口。然后再从第二个穿刺点置入导鞘,再通过导鞘借助导丝置入方向相反的两个脉冲喷射导管。这种方法称作交叉导丝技术(85.6)。导管经过移植物全程并同时穿过两个吻合口。导鞘尺寸根据取栓方法的不同,也要按照特殊系统的需要调整,通常使用 5F 的系统。

我们设计了纤溶酶原激活物与尿激酶(Abbott 实验室)两种方案。我们现在更倾向于后者。患者全身肝素化(3000~5000 单位),然后以 0.25mL 每 30 秒的速度向移植物入路内注入尿激酶与肝素的混合液(250 000 单位尿激酶与 10 000 单位肝素分装在两个 10mL 的吸管内)20 分钟。注射过程中揉捏移植物入路促进溶栓药物与血栓充分接触,同时压迫动脉吻合口防止栓塞。一些医生选择在将患者带入造影室前,先在术前等待区为患者注入溶栓药物来加速治疗过程。值得注意的是,溶栓药物往往不能溶解全部血栓,而是有效地疏松血栓,便于用机械方法完全清除。

然后通过导丝置入取栓导管,指向静脉吻合口(图 85.7)。在移植物中段扩张球囊,并通过吻合口进入静脉流出道,同时将疏松的血栓推入中心静脉。再借助另一根导丝置入一个球囊,直接穿过动脉吻合口。在荧光屏导引下,使其在供体血管内轻柔扩张,并通过吻合口撤回,将动脉栓子拉入移植物入路中段。按顺序重复这个过程,直至整个移植物被清理干净。残余血栓可用球囊浸解法治疗,如需要可再次注入尿激酶。有报道术后会出现症状性肺栓塞,但发生率极低。

AngioJet (Possis Medical) 与 Arrow-Trerotola 经皮血栓切除装置(Arrow 公司)是两个应用较为普遍的血栓切除装置。AngioJet 是根据 Venturi-Bernoulli 效应,通过导管尖端的多个小孔喷射高速高压盐水,建立局部低压区域,利用真空效应捕获并击碎血栓。Arrow-Trerotola 则是一个机械旋转装置。这些装置通过导丝进入血栓形成的移植物,粉碎血块,从而在中央清除血块,如前所述。也可联合溶栓与机械血栓切除治疗。可将溶栓药物加入 AngioJet 的喷射液体中,或在置入 Arrow-Trerotola 装置前先用溶栓药物包裹血栓。

通过运用多种溶栓及机械方法,失败移植物内的血栓清除成功率较高。一旦血流重新建立,如前所述,应进一步分析移植物并纠正失败的主要原因。

失败及血栓形成移植物通路的外科开放治疗

失败的移植物通路

接受失败移植物通路开放性外科治疗的患者往往已经有创造影诊断史,无法进一步进行腔内治疗。对于没有接受过完整造影的一小部分患者,

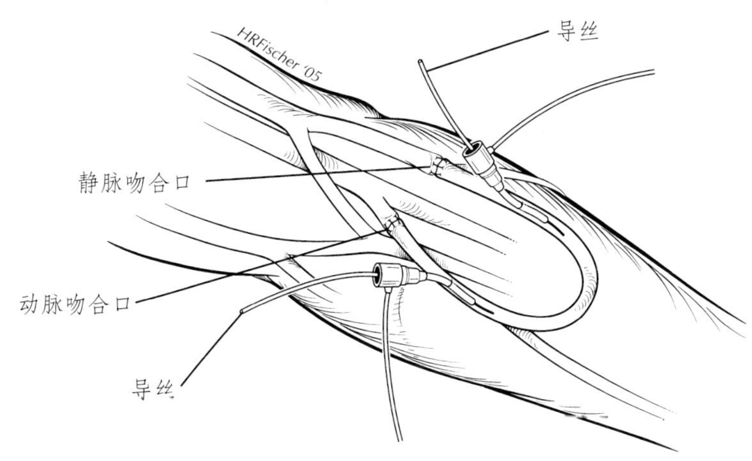

图 85.6 交叉导丝技术用于溶栓和(或)机械取栓术治疗血栓形成的头臂动脉移植物入路。注意导鞘及导丝从动脉吻合口附近延伸至静脉吻合口,反之亦然。

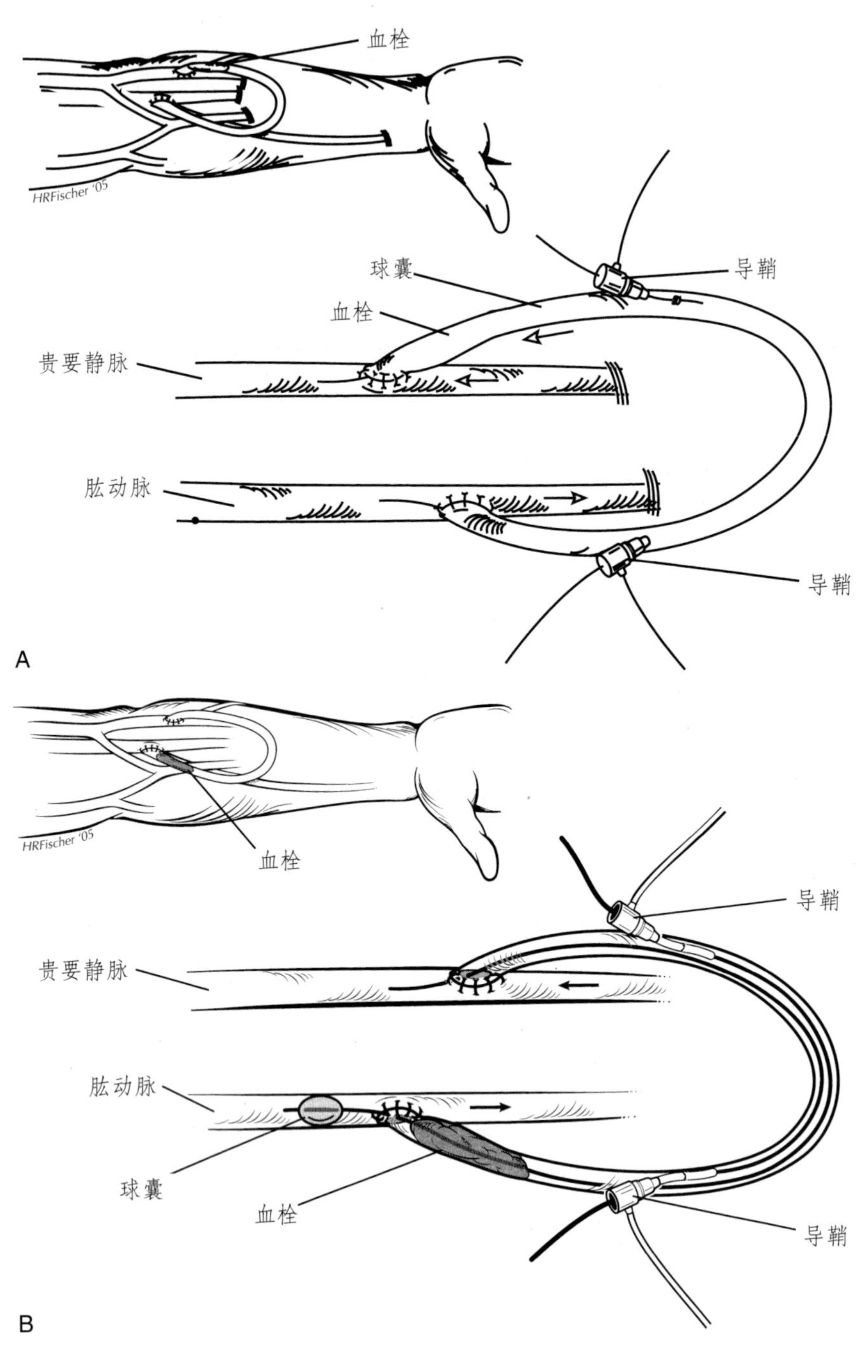

图 85.7 血栓形成的肱动脉-贵要静脉移植物通路的球囊血栓切除技术。取栓导管通过动脉吻合口旁的导鞘沿导丝进入，在移植物中段扩张，将血栓推入中心静脉循环(A)。一个球囊从另一个导鞘进入，穿过动脉吻合口，在自体动脉内扩张，然后拉回至移植物中段，清除动脉血栓及移植物邻近部分的血栓(B)。

造影应当作为治疗过程的第一步。适于外科开放治疗的病变包括任一吻合口的狭窄、动脉瘤/假性动脉瘤及局部移植物感染。吻合口狭窄的外科开放治疗多见于血栓形成的移植物，将在下一部分叙述。

假性动脉瘤可发生移植物上反复插管的部位。事实上，移植物通路长期使用后在多个部位产生假性动脉瘤并非不常见。它们中的大多数可由前述的方法检查发现，当其很大或威胁到表面的皮肤时应当进行治疗。移植物上假性动脉瘤未累及的邻近部分应当解剖分离出来，并找出可用无创血管钳钳夹的部位。邻近部位常常有点退变，需要血管钳止血。通过邻近未受累组织建立独立的通道，植入一段新的移植物(PTFE)。分别在假性动脉瘤近端及远端横断受累节段，连接新的移植物。两侧吻合口用 5-0 PTFE 缝线行端-端吻合，一般不需要将移植材料修剪成匙形。假性动脉瘤本身单独纵行切开(通常为椭圆形切口)，去除血栓、变性的移植物材料及多余的皮肤。也可选择将假性动脉瘤完整保留，不过印象当中假性动脉瘤很少吸收，患者会残留一个看不见的、无功能的肿块。此外，必须在过程中完整评估通路，确保没有其他问题需要治疗。在我们的印象当中，假性动脉瘤的患者多伴有静脉流出道狭窄。

移植物通路局限性感染的治疗同假性动脉瘤类似。不同的是，应在未累及的软组织上打隧道，移植一段新的 PTFE，感染移植物应去除。尽管这种方法与其他所有移植物感染的处理方法类似(即解剖外旁路术和移植物去除)，但感染可以局限在移植物的一个节段(而非整个移植物)似乎有点矛盾、违反常理。需要长期密集随访以确保移植物感染两侧没有被感染。在明确诊断移植物感染后，就要开始广谱抗生素治疗，并在移植物去除后持续一段时间(≥2 周)。K/DOQI 推荐在首个入路植入后早期（完全接合以前）出现的移植物感染应当去除整个移植物。

血栓形成的移植物通路

血栓形成的移植物通路的外科开放处理与介入治疗类似，根据是清除血块还是识别/治疗失败的主要原因而有所变化。我们近期的经验在表 85.2 中详细列出。值得注意的是，单纯

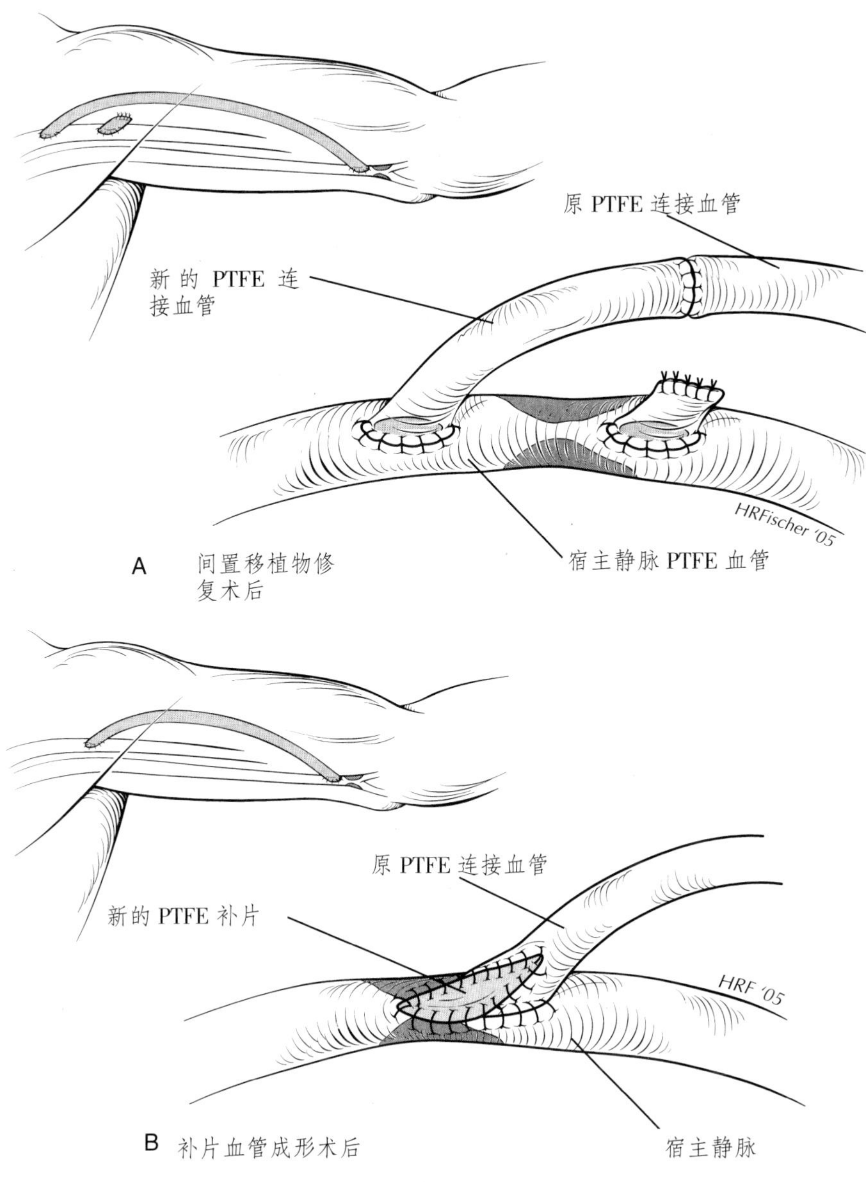

图 85.8 头臂动脉移植物入路失败的外科开放治疗,间置移植物(A)与移植物补片血管成形术(B)。

表 85.2 移植物通路血栓的外科开放治疗(N=56)

方法	数量	百分比
血栓切除术联合间置移植物	24	43
血栓切除术联合补片血管成形术	9	16
血栓切除术联合球囊血管成形术	6	11
单纯血栓切除术	12	21
无法治疗	5	9

的血栓切除术很少能够长期保持移植物功能,3 个月通畅率仅为 21%。绝大部分前臂移植物通路开放外科治疗可在局部麻醉下进行，而涉及上臂或腋窝的治疗最好在区域组织或全身麻醉下进行。为了确认血栓切除是非恰当的,并识别失败的根本原因,必须进行透视。

开放性血栓切除术首先应在通路经过的部位做一小切口，游离出移植物。传统切口位于静脉吻合口的位置，因为这个位置较容易找到病变原发灶。然而,新的影像引导下的干预使这一点变得无关紧要，我们的治疗干预(也包括切口)更具特异性。在准备作切口部分的近远端分离出足够长的移植物材料对于恢复血流后很好地控制血管(使用血管环或血管钳)是十分有帮助的。在移植物材料上作一个横行的小切口，然后使用取栓导管切除移植物的血栓。可在透视引导下送入导丝,近端进入流入道动脉,远端穿过静脉吻合口，然后沿导丝送入取栓导管切除血栓。这可防止在自体动静脉反复盲穿。重建移植物通路血流后,应行静脉造影/瘘管造影检查两个吻合口及静脉流出道。

静脉吻合口狭窄可通过间置移植物(图 85.8A)、补片血管成形术(图 85.8B)或如前所述的球囊血管成形术修复。外科开放修复中,我们偏向于使用短段间置移植物，补片血管成形术适用于真正孤立的病变。第一步是在原吻合口上方分离出合适的手臂近端(静脉远端)静脉流出道。根据流出道静脉及原来的切口选择正确的皮肤切口位置,不过沿肘纹作横行切口,牵拉上臂内面暴露贵要静脉，适用于绝大多数上臂通路。然后从静脉吻合口开始游离移植物约 2cm,横行分开。将原移植物无功能段，包括静脉吻合口对缝缝合，将一段新的 PTFE 人工血管与暴露的流出道静脉连通。我们偏向于使用带环 PTFE 人工血管以减少间置移植物穿过肘关节时发生扭折的可能。然后将新移植物与原移植物端-端吻合，与新的流出道静脉端-侧吻合。补片血管成形术使用静脉或移植物材料的菱形补片。尽管我们不情愿使用贵要静脉或头静脉主干作补片材料，但在解剖的区域内找不到适合作补片材料的浅表静脉的并不少见。控制住移植物入路及静脉流出道血管后,在移植物与流出道静脉吻合口尖部作切口,然后用大块补片缝合。

对于静脉流出道闭塞或始于静脉吻合口的长段狭窄的患者来说，可选择的治疗方法很有限。事实上,这项治疗的长期预后很差，除非使用全新的静脉流出道。这样可以替换与前一次吻合同级别的静脉，诸如贵要静脉或肱静脉，或是更近端的静脉，如腋静脉。尽管也是一种选择,但确定所使用的第二条静脉流出道是否包含将来可作为自体血管通路的静脉是非常重要的。鉴于自体头静脉-肱动脉内瘘通路使用的增加，我们目前很少使用贵要静脉补救失败的前臂移植物通路。此外，我们发现多个患者血栓形成的前臂移植物通路上方扩张的头静脉很适合用于自身头静脉 -肱动脉内瘘。这些自体血管通路的潜力远大于修复的移植物入路。事实上,这种识别移植物通路上方适合自体血管通路静脉的方法已经在医疗保险和医疗补助服务中心发布的首要性瘘管中得到具体化。

动脉吻合口狭窄通常需使用一段新的 PTFE 血管完全修复吻合口。直接游离吻合口近远端的动脉以及移植物本身,包括留出足够的长度便于血管钳的钳夹。在充分肝素化后完全显露吻合口。 这段包括吻合口的动脉的典型狭窄由相当坚韧的瘢痕组织造成,这是内膜增生反应的特点。根据疾病的分布与范围,以及两个主要的治疗目标,即纠正流入道狭窄与维持手部的顺行供血决定了不同的特异性治疗办法。通常可以朝两个延伸动脉切开的切口（近端与远端),然后使用药匙形移植物的帽盖修补动脉。偶尔有必要使用一片静脉修补动脉血管或用间置静脉移植物完全替换动脉，如果病变动脉的范围很大的话。移植物与移植物可单纯用端-端吻合,无需修剪成药匙形。

移植物内狭窄很少需要外科开放纠正，通常通过取栓术即可治疗。持久、难愈的病变可用间置移植物进行治疗,如前所述的假性动脉瘤治疗。有时会在打开移植物时碰到混合有脓性分泌物的血栓。过去我们不考虑挽救这样的通路,即使没有感染的证据。然而,最近有报道称可用冷藏静脉(Cryolife 公司)打通可能感染的区域挽救通路。尽管未必适用于所有患者,但对于通路选择有限的患者还是值得考虑的。

自体血管通路失败与血栓形成的治疗

自体血管通路使用的增加导致移植物入路血栓形成的概率下降。然而,这一转变也增加了自体血管通路相关并发症的数量,诸如动脉流入不足、动脉吻合口狭窄、动脉瘤/假性动脉瘤及静脉流出道狭窄。此外,还有自体血管通路本身的问题，包括无法成熟（扩张)、入路静脉段狭窄以及置管困难。幸运的是，透析中心能够在通路形成血栓前发现其中的许多问题，并适当纠正，不过自体血管通路检测的机理与治疗方案本身仍未阐明。

我们治疗失败的自体血管通路的方法与治疗失败移植物通路的方法类似。事实上,K/DOQI 将移植物通路与自体血管通路的无血栓狭窄放在一起讨论。所有自体血管通路失败的患者都应行造影检查了解整个通路范围,包括静脉流出道。有时如果临床上怀疑还应行动脉流入道成像。应根据病变情况使用腔内或外科开放手段治疗。我们主要依赖腔内方法,短段狭窄的球囊血管成形术的成功率令我们印象深刻。特别是动脉流入道狭窄与中心静脉狭窄/阻塞的腔内治疗与移植物通路的相同。动脉吻合口的狭窄通常行外科开放治疗。可分离通路的近端节段,将吻合口转移至动脉更近端的位置。也可选择用一段隐静脉作为间置移植物或补片。自体血管通路的静脉内狭窄如果相当局限(<2cm),可使用球囊血管成形术治疗,如果范围更大可使用静脉间置移植物或补片。隐静脉与股浅静脉都可用作间置移植物,而我们更偏好用后者,因为尽管其采集较困难,但它直径更大。同样,通路内的动脉瘤可切除，替换成股浅静脉的间置移植物。我们努力使用自体静脉作为替换管道或补片的材料治疗自体血管通路的病变。然而,这并不总是可行的,如果患者的管道有限的话。这时我们情愿插入一段移植物来延长自体血管通路的使用寿命。这个方案最常用于范围覆盖整个通路的动脉瘤。充分扩张的自体血管通路,如果皮下位置太深,无法持续用于透析,可将其移植到真皮层以下,使其位置更浅。

我们对于无法成熟的自体血管通路的处理方法与失败自体血管通路的处理相同。局部狭窄常在诊断性瘘管造影时发现,可通过腔内或外科开放治疗。瘘管造影偶尔会显示一条没有狭窄的小静脉。这时处理的方法有限,包括连续观察或完全更换一条新的通路。

通常可以使用挽救移植物通路的方法挽救血栓形成的自体血管通路。积极的治疗可能是有理由的。对于这种情况 K/DOQI 并不强烈推荐治疗，他们认为这难以治疗，不论腔内还是外科开放方法均难获得好的效果。药物溶解法优于球囊血栓切除术，因为后者可能损伤或剥脱内皮。确实,药物溶解联合机械血栓切除装置如 Angio-Jet 可能是最理想的。一旦血栓从通路中清除,应当进行造影,识别并纠治病变原发灶。

并发症与围手术期处理

绝大多数失败或血栓形成入路的治疗,无论是腔内还是外科开放方法,都可在门诊完成。治疗过程更复杂或并发症较多的患者需住院治疗。除了这些情况，患者都可在外科诊所接受门诊诊治直至痊愈。在大多数情况下,他们可以继续通过其持久通路透析，如果需要可插入导管作为桥梁。尽管有些临床医师建议失败或血栓形成入路治疗后 3 个月随访瘘管造影，但我们依靠一些专门机构中心的持续监测方案识别新发的问题。

接受失败或血栓形成通路治疗的患者面临与建立通路相同的风险，包括手掌缺血、伤口破裂及移植物感染。然而，围手术期主要的问题是通路血栓形成或再发血栓形成。如前所述，K/DOQI 界定了腔内及外科开放治疗失败（腔内：6 个月 50%的通畅率，开放：12 个月 50%的通畅率）与血栓形成（腔内：6 个月 40%的通畅率，开放：12 个月 50%的通畅率）移植物通路的结果标准。然而，绝大多数报道均未达到这一标准。值得注意的是，我们报道的治疗血栓形成通路的随机对照试验显示，腔内治疗 3 个月通畅率为 24%，而外科开放修复为 34%。Dougherty 等报道的一个类似的随机对照试验的结果显示，12 个月后仅 30%的外科治疗移植物仍保持功能。Cohen 等报道腔内治疗失败移植物通路的 12 个月继发通畅率为 69%，而每个患者平均需要 2.9 次手术。

我们治疗移植物通路再发功能丧失的步骤如图 85.9 所示。值得注意的是，这在本质上与初始流程与补救治疗临时阈值的结合是相同的。重复血管成形的介入时间有点随意，可个体化决定，但介入治疗后 3 个月内即失败的患者最好行开放外科治疗或更换全新的入路。

必须强调，任何失败或血栓形成入路的干预措施（尤其是那些反复丧失功能的）的长期预后都相对较差，反复尝试挽救血栓形成通路毫无意义。此外，必须记住所有的通路手术及干预的根本目的是确保有效的透析。这需要制订一个终生的计划，并且需要尽职尽责的医护人员。每一个干预措施都要考虑临床背景，分析其会怎样影响对接下来的通路选择。特别是每条可能成为自体血管通路的流出道静脉都应保留，即使这意味着要放弃补救治疗。

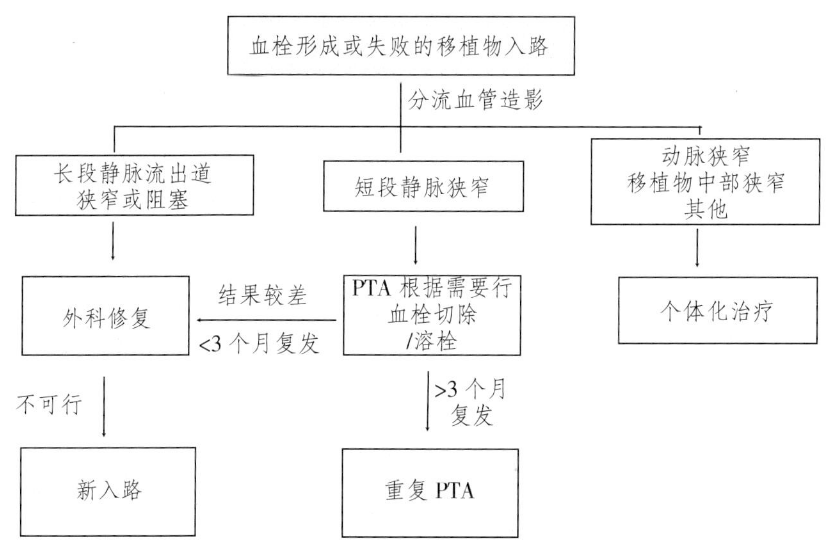

图 85.9　目前治疗血栓形成移植物入路的步骤。

推荐读物

1. National Kidney Foundation. K/DOQI Clinical Practice Guidelines for Vascular Access, 2000. *Am J Kidney Dis.* 2001;37:S137–S181.
2. Marston WA, Criado E, Jaques PF, et al. Prospective randomized comparison of surgical versus endovascular management of thrombosed dialysis access grafts. *J Vasc Surg.* 1997;26:373–380.
3. Lumsden AB, MacDonald MJ, Kikeri D, et al. Prophylactic balloon angioplasty fails to prolong the patency of expanded polytetrafluoroethylene arteriovenous grafts: results of a prospective randomized study. *J Vasc Surg.* 1997;26:382–390.
4. Cohen MAH, Kumpe DA, Durham JD, et al. Improved treatment of thrombosed hemo dialysis access sites with thrombolysis and angioplasty. *Kidney Int.* 1994;46:1375–1380.
5. Sands J, Young S, Miranda C. The effect of Doppler flow screening studies and elective revisions on dialysis access failure. *ASAIO J.* 1992;38:M524–M527.
6. Beathard GA: Mechanical versus pharmacomechanical thrombolysis for the treatment of thrombosed dialysis access grafts. *Kidney Int.* 1994;45:1401–1406.
7. Dougherty MJ, Calligaro KD, Schindler N, et al. Endovascular versus surgical treatment for thrombosed hemodialysis grafts: A prospective, randomized study. *J Vasc Surg.* 1999;30:1016–1023.
8. Green LD, Lee DS, Kucey DS. A metaanalysis comparing surgical thrombectomy, mechanical thrombectomy, and pharmacomechanical

编者评述

T. S. H.

移植物通路血栓形成仍是大多数入路外科医师最头痛的问题。这很平常，因为所有移植物入路的期望寿命都是有限的，而且总发生在最不巧的时候，咨询的肾病科医师常常认为这是紧急情况。在许多社区，传统方法将失败与血栓形成通路的治疗分成两种，入路外科医师行开放手术而介入放射科医师（最近是介入肾病科医师）行腔内治疗。然而，就像对于大部分血管外科患者一样，这种碎片式的治疗对于血液透析患者不是最佳的。因此，所有透析通路外科医师都应进行本章描述的全方位治疗。

失败及血栓形成通路的腔内与外科开放治疗应看做是相互补充的手段，而不是竞争的。尽管 Green 等的荟萃分析清晰地指出，外科开放治疗移植物通路血栓形成的通畅率更高，但腔内治疗也是一种标准的治疗方法。

事实上，大多数病例很难推荐外科开放治疗，因为腔内治疗更简单。然而，必须记住两种方法的远期成功率都很低，K/DOQI 定义的标准有点不切实际。事实上，Marston 等通过随机对照试验比较腔内与外科开放修复得出的客观结果（腔内：3 个月 24%，开放：6 个月 34%）提示，血栓形成通路的再次失败是不可避免的，应当找出其他的通路选择。如果能作为自身通路的流出道静脉受累的话，反复尝试修复血栓形成的移植物入路没有意义，而且可能是有害的。由于这些原因，我很少尝试修复血栓形成的通路超过一次。

我治疗失败和血栓形成通路的方法基本与作者所概括的相同。公认有很多种治疗血栓形成移植物通路的不同策略，但本章所提到的这个策略合理、有效。我要重申的是，作者所提到的识别并纠正入路血栓形成根本原因的重要性以及单纯的血栓切除不可能获得高的长期通畅率。所描述的开放与介入方法对多数外科医师而言是相对直接、有效的技巧。事实上，透析入路的腔内治疗为外科医师提供了一个好的机会去锻炼他们的腔内技术。

尽管处理失败和血栓形成的移植物很重要，但透析通路外科医师应当把主要精力集中在增加自体血管通路的使用上，如 K/DOQI 及首要性瘘管所提出的。透析结果和操作模式分析所强调的全美自体血管通路使用率远低于我们的欧洲及日本同行。在实践中，我们较积极地全部采用自体血管通路，已远远超过 K/DOQI 的目标。此外，我们同样积极地治疗失败和血栓形成的自体血管通路，并取了令人印象深刻的结果。每次移植物通路血栓形成都应看做是识别所有自体血管通路选择并开放自体血管通路的机会。重要的是，所有适合做自体血管通路的静脉都不应用来挽救失败或血栓形成的移植物通路。全部使用自体血管通路的一个额外的好处是无需处理血栓形成的移植物入路。

（蔡浩雷 译）

第 86 章

复杂持久型血液透析血管通路问题的患者处理

Thomas S. Huber, James M. Seeger

复杂持久型血液透析通路问题的患者的处理方法仍未很好的确定。国立肾脏基金会血管通路临床指南(AOQI)规定了患者需要持久血液透析通路的步骤,并强调了自体血管通路的益处。他们建议将自身桡动脉-头静脉内瘘通路与肱动脉-头静脉内瘘通路作为第一选择，而将前臂移植物通路或自体头臂动脉通路作为第二选择。然而,对许多因有解剖（如同侧中央静脉阻塞,薄皮肤)或临床(如人类免疫缺陷病毒,高凝状态)异常影响治疗选择的患者,AOQI 并未提供这方面的指导。不幸的是,由于终末期肾病(ESRD)患者数量的增多以及其预期寿命的延长，这部分具有挑战性的患者可能增多。事实上，美国肾脏数据系统报道2000 年约 250 000 名患者进行血液透析,包括 94 000 名新患者,其中 50~54 岁年龄段患者的预期寿命>5 年。

本章的目的在于归纳需持久血液透析患者的处理规程，标出阻碍这一目标的问题的处理办法。事实上,这一规程有助于拓宽的血液透析血管通路的选择范围，排除大部分患者的“复杂”通路问题。

持久血液透析通路的规程

基本原则

患者使用持久血液透析通路的最终目标是建立一个安全、耐久、有效的途径，确保血液透析顺利进行（图 86.1)。不幸的是,没有哪个持久血液透析通路能满足所有这些要求,患者通常在其有生之年需经历多次手术或干预治疗。比较理想的是建立终生的计划并有固定的医疗保健人员。极大部分有持久通路的患者，包括被称为“复杂”或“特殊护理”的病例,都需要行传统的上肢通路手术。事实上,大部分自体通路具有通畅率高、感染并发症少的优点。为优化自体上肢通路的使用,我们设计的方法应按照血管外科标准原则进行，包括充足的动脉流入,静脉流出及适宜的移植物。此外,还基于作为“桥梁”的隧道式导管的使用、适宜置管的持久通路的使用以及“失败”或“未成熟”通路的积极处理。尽管在我们的印象中,许多案例报道了一些“英雄救美”式的补救措施，但其实这样做是没有必要的。事实上,我们在 600 多例持久血液透析通路手术中很少进行下肢通路手术。

病史/体检

评估持久血液透析通路患者的第一步应集中在病史/体检上。特别注意通路既往史的记录,包括手术、再干预及相关并发症。后者应包括所有中央静脉插管史、手臂/脸部水肿和手部缺血。体检应包括 Allen 试验,详细检测脉搏,明确手部血供的优势动脉,检查颈部/胸部了解静脉属支情况。

无创血管检测

血管诊断实验室的无创检测是规程的基石，检查包括了解动脉及静脉循环。动脉检查包括肱动脉、桡动脉、尺动脉和指动脉的血压测量，连同除指动脉以外的所有动脉的相应速度波形。另外,重复 Allen 试验并测量桡动脉与肱动脉的直径。静脉检查包括了解从手腕至腋下头静脉与贵要静脉全程，并像腹股沟下动脉重建术前一样测量直径。此外,还需检查上肢及中央静脉有无深静脉血栓(DVT),不过由于骨骼结构的关系，对胸腔内静脉的了解有限。

自体血管通路的设计

根据病史、体检及无创血管检测的结果制定术前计划。目的是选择最适合的动静脉组合,但可与之相比的移植物通路也是可行的。选择非优势>优势肢体与前臂>臂的原则不见得是种束缚，模棱两可时我们可按照这些标准进行手术。合适的动静脉标准包括动脉流入道无严重血流动力学狭窄、无静脉流出道狭窄和一段合适长度/直径的静脉段(表 86.1)。我们的偏好依次为桡动脉-头静脉、桡动脉-贵要静脉、肱动脉-头静脉及肱动脉-贵要静脉的自体血管通

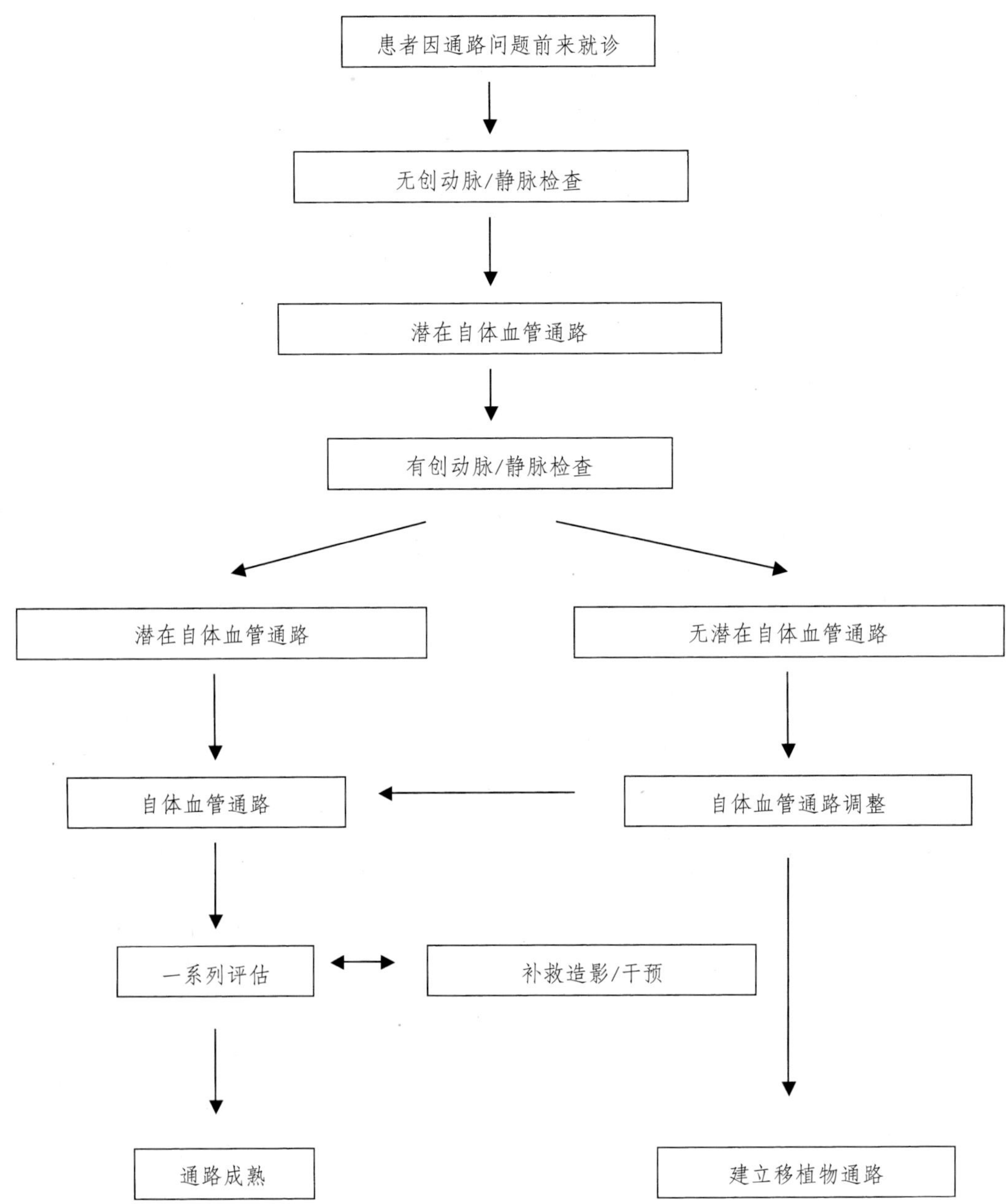

图 86.1 持久血液透析通路患者诊治规程。具体每一步在文中详述。因外周静脉直径太小(<3mm)而进入无自体血管通路组的患者可在麻醉及使用血管扩张药物后在手术室再次造影,或游离静脉直接探查。自体血管通路调整包括动脉流入道/静脉流出道病变的腔内治疗以及联合隐静脉构型通路。(From Huber TS et al. Prospective validation of an algorithm to maximize arteriovenous fistulae for chronic hemodialysis access. *J Vasc Surg*. 2002; 36: 452-459.)

路并且优先于任何移植物血管道路(表86.2)。这与DOQI所倡导的桡动脉-头静脉自体血管通路、肱动脉-头静脉自体血管通路及前臂移植物通路的顺序不同。我们的肱动脉-贵要静脉通路的效果尤其出色。事实上,贵要静脉十分适合作自体血管通路,因为通常其血管壁相对较厚,直径大,而且由于它行经皮下脂肪较深的层次,所以能耐受静脉穿刺置管与静脉内导管。

有创成像

包括动脉造影与静脉造影的有创成像有助于选择通路构成。尽管与我们提出的规程不相符,近期对于持久血液透析通路的患者,我们并不进行常规动脉/静脉造影,但对于更复杂的患者仍进行该项检查。静脉造影首先确认中央静脉无狭窄或阻塞。侧支出现提示严重的血流动力学狭窄,可

表 86.1　适合作自体血管通路的动脉及静脉评判标准

静脉
直径≥3mm，无严重狭窄证据
从腕部到肘窝（前臂通路）或肘窝到腋窝（上臂通路）有合适节段
同侧肢体无严重中央静脉狭窄
动脉
直径≥2mm
无流入道严重血流动力学狭窄*
腕部通路需非支配性桡动脉

*上臂通路肱动脉间压力差或前臂通路同侧肱动脉与桡动脉间压力差≥15mmHg。

(From Huber TS et al. Prospective valiadation of an algorithm to maximize arteriovenous fistulae for chronic hemodialysis access, *J Vasc Surg*. 2002;36:452-459.)

测量跨病变部位的腔内压力以确诊。但静脉造影对更浅表的贵要静脉与头静脉的诊断帮助不大。如果未发现中心静脉问题，则应进行同侧的动脉造影。使用股动脉逆行动脉造影可看到从主动脉弓到指动脉的整个动脉树。如果发现严重的中心静脉问题，在动脉造影前要先进行对侧肢体的静脉造影。可在有创成像或通路手术时行腔内治疗，即血管成形术或血管成形/支架植入术。然而，是否干预主要由临床计划及无创检查有无发现其他可能的通路选择决定。造影剂分别选用二氧化碳和钆，对于未透析的慢性肾功能不全患者，可减少或消除造影剂肾毒性。

手术过程

手术过程采用标准技术。所有前臂通路及自身肱动脉-头静脉内瘘通路均使用区域和（或）局部麻醉，全身麻醉用于拟从对侧肢体取静脉的自体血管通路。术前无创测量认为外周静脉过细（<3mm）而不适宜自体血管通路的患者，应在麻醉及血管舒张后，在术前或术中再次成像。我们注意到不同日期的系列成像所得到的静脉测量直径变化很大，我们将此归因于患者的容量状态及血液透析相关的改变。另外，也可选择游离静脉后直接测量。上肢外周静脉长度不足但直径合适的可用一段大隐静脉进行延长。这种情况最常见于肱动脉-贵要静脉通路建立时，贵要静脉长度不足无法横穿过二头肌移至皮下。显然，这要牺牲一段可能接下来动脉重建需要的大隐静脉。以前通路血栓形成的移植物常需移除，以便于动脉吻合口的建立以及植入新的移植物，特别是既往有多次通路手术史，通路问题复杂的患者。

术后随访

患者术后 2 周门诊随访，此后每月随访一次，直至通路可用于透析。自体血管通路必须在技术人员连续插管前充分扩张，同时动脉化以耐受反复插管损伤。我们将开始透析的直径标准定为 5~6mm。不过，尚没有评价通路血管壁完整性的手段。没有扩张或震颤的自体血管通路需动脉造影/静脉造影/瘘管造影。选择何种造影主要根据临床怀疑决定。近来怀疑较多的是动脉流入道的问题，因为通路范围包括动脉吻合口与中央静脉，通常在近端直接插管。如有必要可行外科开放或腔内手术促进通路成熟。

临时透析通路

在新通路适合插管前可使用临时、隧道式导管进行血液透析。事实上，使用临时导管为自体血管通路成熟提供了充裕的时间。这些导管相关的并发症众所周知，因此应尝试各种方法以最大程度减少其使用。在预定的透析日期前尽早建立通路是比较理想的，不过这与需要复杂通路的患者无关，因为他们需要积极的透析。

规程的验证

最近，我们前瞻性地评价了该规程，发现已为 70%需要持久通路的患者成功建立了自体上肢通路。值得注意的是，连续 139 个患者中有 83%根据上述标准适合自体上肢通路，平均每人有 2.7±2.1 个可能的组合。在既往有持久血液透析通路手术史的亚组中，有 75%适合自体上肢通路，平均每

表 86.2　初始持久血液透析通路构型分级

自体桡动脉-头静脉
自体桡动脉-贵要静脉
自体肱动脉-头静脉
自体肱动脉-贵要静脉
前臂移植物肱动脉-头静脉/肱动脉-贵要静脉/肱动脉-肱深静脉
上臂移植物肱动脉-头静脉/肱动脉-贵要静脉/肱动脉-腋静脉（腋窝）

人有2.1±2.0个可能的组合。约40%的病例中通过有创成像发现异常，其中由无创成像单独发现并影响手术计划的为20%。通路适宜插管平均需3个月，不过有25%的患者需要一些再干预促进其成熟。

特殊考虑

大多数“复杂”和“第三级”通路问题的患者根据规程适合上肢自体血管通路。然而，有些亚组的患者在此框架内出现了新的挑战。分析他们不适用于此规程的原因有助于提供可能的解决途径与治疗选择。简单的说，建立一条持久血液透析通路所需的仅是一条动脉流入道和一条静脉流出道部位，因为移植物管道来源是无限的。动脉流入道的基本要求是血管有充足的流量耐受透析，没有严重的血流动力学流入道狭窄，不过有时也要考虑流入道部位远端的脉管系统，因为其可能降低通路的灌注压。可替代肘前窝和腕部肱动脉及桡动脉的选择分别有：前臂中部的桡动脉、上臂的肱动脉、腋动脉、锁骨下动脉、主动脉弓、髂动脉、股三角内的股动脉主要分支（股总、股深、股浅）以及股浅动脉远端。静脉流出道的要求相似，包括没有严重狭窄，足够的直径以耐受透析所需的流量。可替代头静脉、贵要静脉及腋静脉的有肘前窝的肱深静脉、锁骨下的腋静脉、锁骨下静脉、颈内静脉、髂静脉和任意股静脉。事实上，几乎每个可想象的动静脉组合都可用来建立所谓“英雄救美”式的通路，不过这些构型的长期成功率尚未肯定。我们的第二选择在表86.3中列出，并描绘了相应的图例（图86.2和图86.3）。鉴于手术方法很多而应用极少，各种技术的完整描述已超出了本章的范畴。参考文献提供了相关表述。

不合适的同侧上肢静脉

我们相信自体静脉是最佳管道，但自体血管通路不可行时，移植物通路也是可接受的。因此，当有适宜的动脉流入道及静脉流出道时，不合适的同侧上肢静脉并不是建立通路的合理禁忌证。可基于肱动脉建立数个移植物通路，静脉吻合口可选在沿腋静脉/锁骨下静脉或颈内静脉的任何位置。值得注意的是，在经济条件允许的情况下，移植物通道与生物通道的通畅率没有显著差异，不过一些尸体的股浅静脉可能导致同种致敏妨碍肾移植。采用上肢静脉建立自体血管通路但静脉直径合适（≥3mm）而长度不够时可选择上文提到的复合隐-臂静脉。当同侧静脉直径不够时，自体通路可选择易位对侧臂静脉、易位/移植隐静脉或易位/移植股浅/腘静脉。我们仅在很少的病例中采用易位臂静脉建立血液透析通路。然而，我们将这些静脉广泛用于下肢动脉重建，并获得了很好的效果。在引入聚四氟乙烯（PTFE）作为移植物以前，一般采用隐静脉（易位或移植）替代更传统的自体血管通路，但最近已鲜有这方面的更新研究。然而，我们的经验是，隐静脉建立通路时不像上肢静脉那样扩张，直径很少>5mm。相反，股浅/腘静脉则是自体血管通路理想的管道（图86.2和图86.3）。其在多数成人中的直径范围为6~12mm，血管壁相对于贵要静脉和头静脉更厚。此外，从腘窝到股浅-股深静脉段可取得一段约30cm的静脉，对肱动脉-腋静脉通路而言是个完美的长度。但由于手术强度的提高以及严重并发症与手部缺血的高发生率，仅对复杂患者采用此方法。

不合适的动脉流入道

不合适的动脉流入道可通过腔内或外科开放技术来纠治。一般根据可供选择的通路、患者临床状况、动脉病变的部位及范围决定采用何种方法。通常，腔内治疗更安全，其在不同吻合口位置的作用已得到肯定，但远期疗效欠佳。影响上肢动脉流入道的动脉粥样硬化病变通常累及无名动脉与锁骨下动脉，故可通过球囊血管成形术或联合腔内支架植入术有效治疗。如前所述，持久通路建立了一个低阻力/高流量的循环，能暴露动脉流入道的严重狭窄，这可能导致通路吻合口远端灌注不足及肢端缺血。事实上，约1/3血液透析导致的肢端缺血继发于流入道狭窄。幸运的是，在实践过程中，由于术前按规程大范围造影，无法识别的动脉流入道病变所引起的术后手缺血的发生率相对较低（图86.1）。

中心静脉狭窄/阻塞

严重的中心静脉狭窄/阻塞是持久血液透析通路的相对禁忌证，可能造成严重的静脉高压及手臂水肿。这时，应探查对侧肢体，了解有无其他

表86.3 第二次持久血液透析通路构型分级

自体肱动脉-腋静脉，股浅/腘静脉易位（图86.2）
上臂移植物肱动脉-腋静脉/肱动脉-锁骨下静脉/肱动脉-颈静脉（腋窝）
远端股部移植物股浅动脉/股浅静脉
近端股部移植物股总动脉/隐静脉（多种相似的组合）
自体或混合股总/股浅，股浅/腘静脉易位（图86.3）

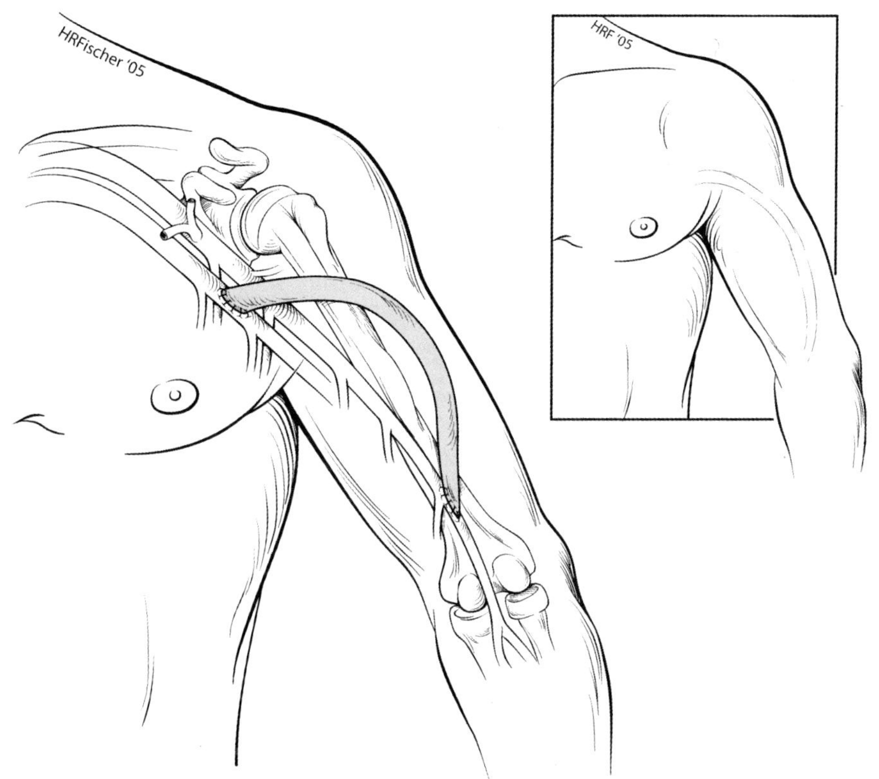

图 86.2　股浅/腘静脉易位建立肱动脉-腋静脉通路。近端吻合口位于肘窝上方的肱动脉,静脉吻合口位于腋窝内的腋静脉。完成的通路外观与肱动脉-头静脉通路相同。(Redrawn from Huber TS et al. Use of superficial femoral vein for hemodialysis arteriovenous access. *J Vasc Surg.* 2000;31:1038–1041.)

通路选择。然而,某些患者上肢的唯一通路选择位于严重中心静脉病变的同侧,备选方案包括放弃上肢改用下肢;在建立持久通路前纠治同侧中央静脉病变;或建立持久通路,待静脉病变严重、手臂持续水肿时再行纠治。我们倾向于后者,因为只有很少部分的中心静脉病变患者在术后发生严重水肿。可能是因为大量侧支网络降低了静脉压力,从而阻止水肿发生。但我们尚无法预测何种中心静脉病变将在术后出现症状。有创治疗的方法(腔内或外科开放手术)在通路建立前或建立后施行均相同,不会因手术本身变得更复杂。事实上,在中央静脉血管成形/支架植入术后,通路的高流量可提高初始通畅率,因此,理论上术后进行干预存在优势。实际上,中心静脉血管成形术的长期通畅率和未干预的基础通畅率持平,均为 6 个月 20%~40%。但大部分病变行血管成形术及内支架植入后疗效较好。值得注意的是,如果侧支循环较好,腔内(或外科开放)血管重建术后复发的中心静脉狭窄未必转化为上肢水肿。外科开放治疗包括颈静脉翻转、腋/锁骨下动脉-颈静脉旁路、腋/锁骨下动脉-对侧腋/锁骨下静脉旁路、腋动脉-股总静脉旁路和中心静脉-心房旁路。从解剖学来看,使用移植物或自身静脉建立腋/锁骨下动脉-颈静脉旁路是相对简单的方案。

多次移植物通路失败

在一小部分患者中,即便没有明确的解剖困难,其移植物通路也难保持较长时间的开放。这可能与机体高凝状态有关,应做相应的检查。事实上,反复通路失败的患者,即使未证实有高凝状态，也可从长期抗凝治疗中受益,即使其通畅率的提高是以出血并发症的增多为代价的。对此类患者最佳的解决办法是建立自体血管通路，避免进一步使用移植物。幸运的是，根据前面所提到的规程，采用自身股浅静脉/腘静脉建立肱-腋通路通常可获成功，对于缺乏合适上肢静脉的患者来说，这是很好的替代。

肥胖

对于肥胖患者的治疗是一个挑战,因为他们的浅静脉位置更深,切口并发症风险更高。最近一项研究报道,根据术前造影，肥胖患者可选通路的数量与非肥胖患者相当。由于静脉位置较深,对于标准桡动脉-头静脉内瘘通路和肱动脉-头静脉内瘘通路,即使充分扩张,透析技术人员也无法插管。使用移植物隧道器或直形主动脉钳将浅部的头静脉(前臂或上臂段)移至真皮层深面,可克服这一潜在问题。“揉搓”隧道装置周围的皮下组织可帮助通路“抬升”至皮肤下。我们使用类似技术在建立肱动脉-贵要静脉内瘘通路或移植物通路时分别建立贵要静脉和移植物隧道。目前尚没有明显降低肥胖患者伤口并发症发生率的策略。不过,由于要适当游离,我们谨慎地建议将肥胖患者的肱动脉-贵要静脉通路移位。此外,我们也在尝试此类患者个体化的通路，确保皮肤损坏时吻合口覆盖合适的软组织。

皮肤过薄

皮肤过薄的患者，诸如老年人和长期使用激素者，一旦通路表面皮肤毁损会导致移植物感染和(或)出血，尤其是术后早期邻近吻合口的切口。

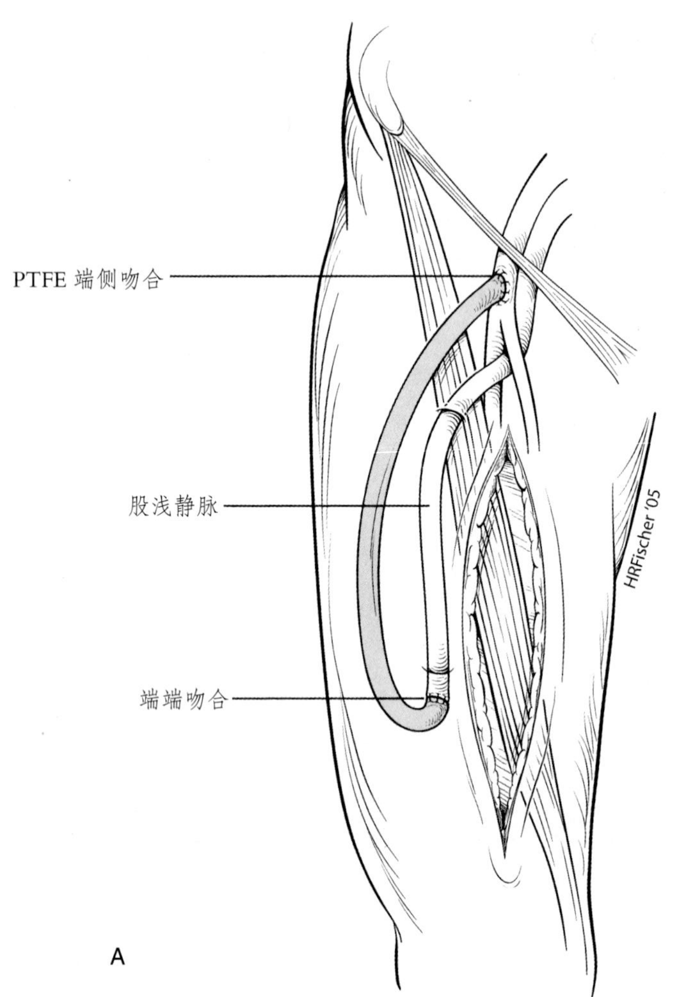

图 86.3 (A,B) 显示了两种使用股浅动脉/腘静脉易位建立股部通路的构型。(A)易位的股浅/腘静脉吻合在腘动脉膝上段,根据静脉长度,也可在股浅动脉远端吻合。这一构型适于踝肱指数≥0.85 并有合适的股浅/腘动脉的患者。(待续)

对皮肤过薄的患者我们采取同样的规程，但应尽可能将移植物或自身静脉置于皮肤与皮下组织深部。我们认为,反复穿刺会导致通路表面纤维化,可起到一定保护作用。

糖尿病

糖尿病是 ESRD 的主要原因之一,在我们的临床实践当中,它也是几乎半数肾功能衰竭的病因。事实上,处理血液透析通路与糖尿病的治疗是密不可分的。总体来说,糖尿病患者采用肱动脉自体血管通路的选择数量与成熟率相当。然而,考虑到肱动脉远端经常发生动脉闭塞性疾病，这也可能是糖尿病患者采用桡动脉通路成功率低的原因。即使在没有任何明显血流动力学狭窄的情况下，桡动脉也可能无法充分扩张，以满足透析的血流道需要。如果术前造影支持,我们也会选择桡动脉的通路，但必须接受其相对非糖尿病患者的低成功率。此外,前臂闭塞性疾病同样导致部分糖尿病患者肱动脉通路术肢端缺血。好在通常动脉闭塞性疾病的血流动力学情况可通过无创检测来明确,因此,我们很少使用术前动脉造影。

患者年龄

年龄本身不是持久血液透析通路的特异禁忌证。美国肾脏数据系统估计接受透析的 70 岁白种男性的预期寿命约为 2.7 年。老年人的治疗规程不变，不过其预期寿命及其他合并疾病都是影响决策的因素，而通路的远期通畅率则是第二位的。

人类免疫缺陷病毒(HIV)

由于目前药物治疗取得进展,感染 HIV 的患者的预期寿命十分良好。事实上,由于药物治疗的进展,是否对此类患者进行血液透析或行持久血液透析通路不再是个问题。然而,HIV 患者的移植物相关感染并发症可能升高,而其移植物通路通畅率可能下降。由于这些因素，自体血管通路可能是 HIV 患者的最佳选择。在考虑移植物通路之前，应考虑到上述规程的所有条件。

前期手部缺血

既往出现持久血液透析通路相关手部缺血的患者，每次后续手术后发生手部缺血的风险十分高。确实,我们的感觉是，除了因明确的流入道病变导致的早期事件以外，肱动脉通路的手部缺血发生率接近 100%。此外,我们感觉无论是在同侧还是对侧肢体均如此。尽管如此,我们仍希望为有手缺血史的患者另外建立一条采用肱动脉的通路。术前必须进行动脉造影了解从主动脉弓至腕部动脉树的情况,所有流入道的血流动力学严重狭窄病变都应予纠正。针对手部缺血复发的患者,我们的治疗取决于通路(移植物或自体血管)本身,也取决于自体血管通路能否发展或成熟为可使用的通路。有效的治疗选择包括结扎、放弃该通

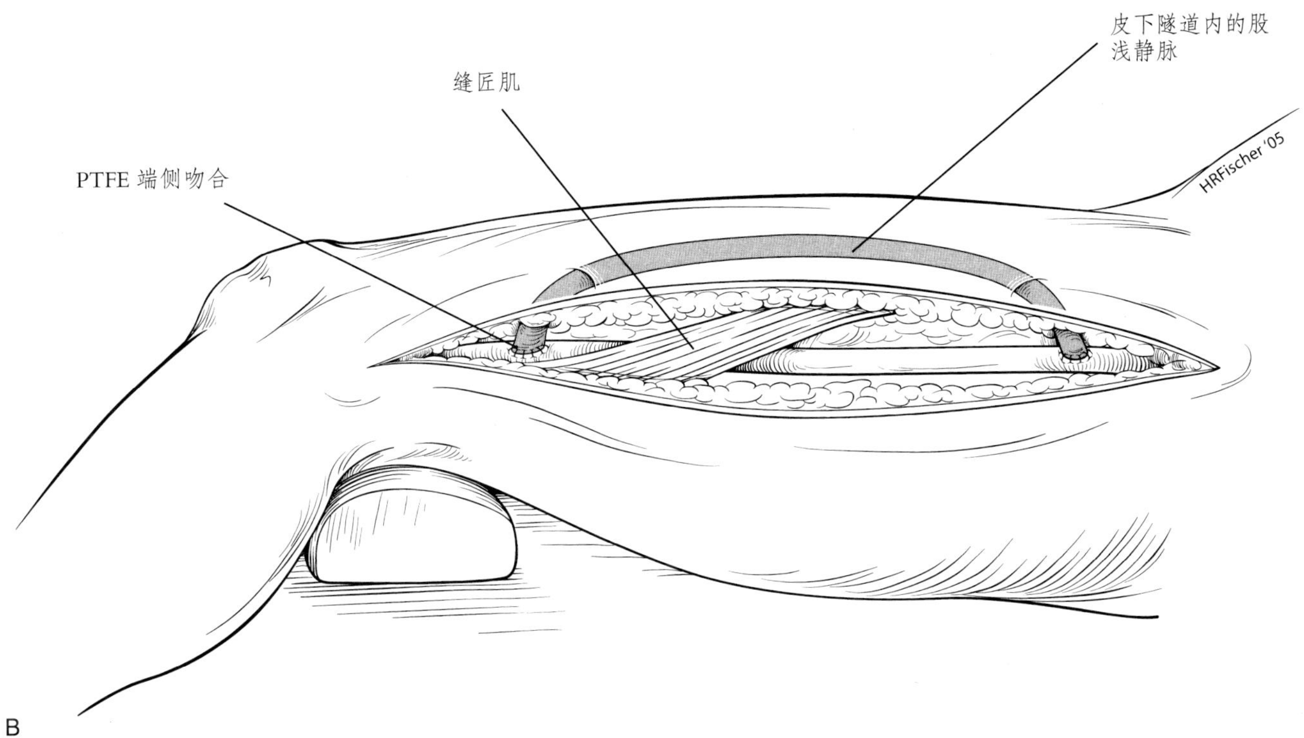

图 86.3(续)　(B)由移植物与股浅/腘静脉组成的混合通路构型。动脉吻合口位于股总动脉。这一构型适合踝肱指数低以及股浅/腘动脉严重病变无法吻合的患者。(Redrawn from Gradaman WS et al. Use of superficial femoral vein for hemodialysis arteriovenous access. *J VascSurg*. 2001; 33: 1968–1975.)

路，或使用远端重建和间断结扎技术(DRIL)来予以补救。移植物血管通路宜予结扎，而对于质量可靠且有可能成熟为可用通路的静脉使用 DRIL 技术。不过静脉质量越好，通路血流量越大，也就更易导致早期手部缺血。这种情形下，DRIL 似乎是"英雄救美"式的，因为其操作复杂，且需要另一条静脉管道。然而，它在某些病例中是必要的，对于隧道式导管或下肢持久通路失败的患者，这是唯一能成功建立上肢血管通路的方法。

上肢血管通路无法建立

有很少一部分患者无法建立上肢通路。包括上腔静脉综合征或难治性上肢水肿的患者，以及那些有双手缺血史且再干预无效的患者。这时应在下肢建立持久血液透析通路，动脉流入道选择股动脉，静脉流出道选择隐静脉或任意一条股静脉。目前下肢通路经验十分有限，移植物通畅率可能低于上肢通路。感染并发症发生率明显增高。事实上，最近有报道指出股动脉相关通路的感染并发症发生率惊人的高，并认为隧道式导管是更好的选择。此外，ESRD 患者下肢动脉闭塞性疾病相对普遍，会提高缺血的可能性，这便使得动脉流入道的选择更为麻烦。我们对于下肢通路的处理规程与前面所概括的一致。需进行下肢的动脉无创检查，包括：节段性测压得出踝肱指数及速度波形；相应的静脉无创检查，包括检查隐静脉及深静脉系统有无血栓，并测量静脉直径；有创成像包括主动脉造影，下肢动脉及静脉造影；静脉无创检查通常已能满足需要，无需静脉造影。虽然通路的选择由动脉闭塞性疾病的范围决定，但我们尽可能使吻合口及移植物隧道远离股三角，以减少感染并发症的可能。事实上，对于没有严重动脉闭塞性疾病的患者，远端的股浅动脉及静脉可替代更近端的血管。不幸的是，受隐静脉的历史经验所限，下肢自体血管通路的选择十分有限。最近有研究报道下肢同侧股浅动脉–腘静脉通路预后很好，但相关切口及缺血并发症也很严重，类似于我们在上肢的经验。尸体股浅静脉理论上作为下肢通路移植物很有吸引力，因为它与移植物相比抗感染能力更强，其潜在优势有待于证明，但应注意它可能作为致敏源影响日后的肾移植。

如何维护透析血管通路

讨论如何为复杂的患者建立持久

型血透通路，重点在于如何终生维持一个可用通路，而这显然也需要一个终生计划。设计的策略应当尽量保存可选用的通路，选择具有最佳远期通畅率的通路，尽可能延长每个通路的使用寿命。尤其应当保留头静脉和贵要静脉。如果可能的话，不要用于抽血、置静脉内导管或作为下肢动脉旁路的移植物。对于住院患者，我们一般会在他们的床头做标志，当然更有效的方法是告知患者保留这些潜在管道的重要性，让他们自我监督。锁骨下静脉应避免使用透析通路导管，最好是不使用其他任何形式的中心静脉置管。值得注意的是，锁骨下静脉透析导管与约30%的锁骨下静脉狭窄或闭塞有关，显然会影响同侧肢体的持久血液透析通路。按照DOQI所强调的，应尽一切努力建立自体血管通路，因为其远期通畅率更高。设计积极的监护方案早期识别"失败"的通路并给予适当的再干预。此外，理想的监测手段尚未明确，似乎可选择各种不同技术。最后，应尽可能挽救血栓形成的血管通路。前述治疗规程已很好地应用于移植物血栓形成的情况，但对于自体血管通路的血栓形成，尚没有明晰的治疗指南。我们的感觉是，对于自体血管通路，同样的治疗方法(药物溶栓与机械取栓)也适用，其成功率不高于移植物通路，但也与之相当。

肾脏替代治疗的替换策略

尽管我们的规程很积极，还是有很少一部分患者由于解剖限制、预期寿命有限或合并疾病所限，不适合建立持久血液透析通路。幸运的是，对于这些困难患者，我们能够使用其他形式的通路或使用其他策略进行肾脏替代治疗。然而，多数肾病科医师在其临床实践中都有患者因为无法建立通路而放弃的情况。我们对这部分患者使用隧道式"临时"导管作为持久血液透析通路，感觉其长期效果优于报道的"英雄救美"式的持久通路选择。幸运的是，我们医院的介入放射科医师给予了很大帮助。需要承认的是，这些隧道式导管严重并发症发生率很高，且需要经常更换。此外，我们也在积极探索肾脏替代治疗的其他选择，包括腹膜透析和移植。

推荐读物

1. National Kidney Foundation. K/DOQI Clinical Practice Guidelines for Vascular Access, 2000. *Am J Kidney Dis*. 2001;37:S137– S181.
2. United States Renal Data System Annual Report 2003. Available from http://www.usrds.org/.
3. Huber TS, Ozaki CK, Flynn TC, et al. Prospective validation of an algorithm to maximize native arteriovenous fistulae for chronic hemodialysis access. *J Vasc Surg*. 2002;36:452– 459.
4. Huber TS, Ozaki CK, Flynn TC, et al. Use of superficial femoral vein for hemodialysis arteriovenous access. *J Vasc Surg*. 2000;31:1038–1041.
5. Gradman WS, Cohen W, Haji-Aghaii M. Arteriovenous fistula construction in the thigh with transposed superficial femoral vein: our initial experience. *J Vasc Surg*. 2001;33:968– 975.
6. McCann RL. Axillary grafts for difficult hemodialysis access. *J Vasc Surg*. 1996;24:457–461.
7. Silva MB Jr, Hobson RW, Pappas PJ, et al. Vein transposition in the forearm for autogenous hemodialysis access. *J Vasc Surg*. 1997;26:981–986.
8. Tashjian DB, Lipkowitz GS, Madden RL, et al. Safety and efficacy of femoral-based hemodialysis access grafts. *J Vasc Surg*. 2002;35:691–693.

编者评述

G. B. Z.

如何处理日益增多的需行持久型血透通路的患者，Huber 和 Seeger 博士提供了一份极好的综述。他们提到2000年有250 000美国人需要血液透析，并且随着慢性肾功能不全患者预期寿命的提高(现在大于5年)以及人口老龄化，这个数字会进一步增长。血管外科医师对于透析血管通路问题的关注也显著提高。

Huber 和 Seeger 博士十分熟悉国立肾脏基金会的血管通路临床指南(AOQI)。他们充分理解这些指南的有效性并将之扩充，提出了更为合理的建议。仔细应用血管外科原则，包括恰当的流入道和流出道，以及选择最佳的通路血管，将使血管通路技术显著进步。作者也认识到需要应用合适的临时通路策略以及替代治疗方法，诸如腹膜透析，并仔细归纳了哪些患者适合肾脏移植。本章提供的指南清晰明确，反映了诊断计划策略的进展，减少了对有创成像技术的依赖，而更多地使用了无创血管检查。通过这一策略，他们能够为70%的患者提供上肢自体血管通路，包括很多既往有上肢通路失败史的患者。毋庸置疑，他们的高成功率来源于术前完善的评估。约40%的患者通过这一规程发现了需要纠正的问题。一旦完成了通路，作者认为从建立通路到成熟，最佳的干预时间约3个月，他们希望血管在用于静脉通路前应扩张至5~6mm。作者也总结了有效的监护策略，指出应在移植物闭塞前立即干预。

由于人口老龄化、糖尿病发病率逐年升高以及透析治疗后生存率提高，终末期肾病患者与日俱增，这就意味着广大血管外科医师应充分理解上述诊疗规程。本章对现有的治疗手段进行了全面且新颖的阐述。详尽的介绍、细致的治疗规程、精选的参考文献必会使所有相关医师有所收获。

(蔡浩雷 译)

第 87 章

血液透析入路导管

Eric K. Peden

美国国家肾脏基金会血管入路透析结果质量临床操作指南（DOQI）为这一诊疗行为定义了标准，并且强调了自体入路的重要性。DOQI 指南称只有不到 10%的患者需要通过长期置管进行透析，并将长期定义为是超过 3 个月不能通过正在成熟中的自体入路进行透析。但根据透析结果和操作模式研究(DOPPS)的报道，透析导管在全美的使用仍接近 17%。对于其广泛应用的解释是多因素的，而其中最主要的是终末期前肾病护理方面的欠缺，以及患者到外科医生处接受长期入路手术时已错过最佳时间。的确，根据 DOPPS 的报道，美国约有 60%的患者通过导管开始透析，其中仅 50%的人曾接受过长期入路手术。尽管根据 DOQI 指南，所有的导管都应被视为一种临时性的方式，但由于受到终末期前肾病治疗的时间限制以及导管作为“桥梁”让自体入路得以成熟的过渡作用，因此所有外科医生都应熟悉导管入路手术的适当方式及处理。的确，患者在建立起有效的长期入路之前需要使用导管数月。

适应证和禁忌证

透析导管主要分为两大类：隧道型和非隧道型。隧道型导管有一个置于静脉套管插入位点和导管引出皮肤位点之间的纤维套囊，用来刺激组织向内生长。套囊和隧道用来形成一道防止感染的屏障，并使得导管的使用可延长一段时间，从数周到数月。相对地，非隧道型导管更易于感染，所以一般只可使用数周。尽管有多种不同的生产商和可使用的装置，但基本设计相似。导管由两个独立的管腔组成，各自的孔道分开几厘米以防止回流。血液通过吸引或动脉孔吸出，通过输注或静脉孔回输，一般均位于导管的远端。需要注意的是，静脉和动脉导管可分开使用，但基本原则是一致的。

透析导管有很多优点。它们相对较容易置放，可插入多条不同的静脉，并可即时用于透析。一项最近的研究显示，相对于移植物入路和自体动静脉入路，患者实际上更喜欢导管，因为它们不需要被大的套管插入针与透析机器连在一起。透析中通过导管的流速一般较低，因此不会导致严重的血流动力学不稳，不过这种低流速可能会被读解成无效透析。导管的主要缺点是与之相关的血栓和感染造成的死亡率。的确，那些使用导管透析的患者的预期寿命是最短的。同所有的中心静脉导管一样，它们会导致进行性的狭窄和(或)堵塞而限制了将来入路的选择。此外，它们还会限制好动者的生活方式(如不能游泳)，且从美观角度考虑也不被一些患者接受。

DOQI 推荐，预期的透析时间小于 3 周时使用非隧道型导管。此外，当没有可能或不需要放置隧道型导管时，也应考虑这类导管。这常见于急诊的情况，此时将患者送入手术室或血管造影室不安全；或者当该患者正处于活动性感染时，放置一个相对长期的隧道型导管不安全。由于这类导管的寿命相对较短，它们应在需要透析时才插入。

隧道型导管适宜长期使用，并且偶尔可能作为唯一的入路方式。DOQI 推荐这类导管用于透析时间大于 3 周的患者、等待自体入路成熟的患者以及那些耗尽了其他所有长期入路方式的患者（通常是不充分的动脉流入道和静脉流出道所导致的结果）。的确，透析导管提供了必要的过渡使得自体入路得以成熟，并更加符合 DOQI 自体入路目标(即发生率达到 50%，普及率达到 40%)。导管还被证明适用于预期寿命短的患者，以及那些伴有禁忌的并发症而排除使用长期入路的患者。后者包括严重先天性心功能不全无法耐受长期入路造成的心输出量增加者，以及无法耐受重复穿刺的痴呆患者。

解 剖

尽管原则上任何中心静脉都可用于导管透析，但是通常选择股总静脉和右颈内静脉分别用于非隧道型导管和隧道型导管。股浅静脉在大腿行于其同名动脉的后外侧，而股总静脉在腹股沟位于该动脉的内侧（图87.1）。股总静脉是放置非隧道型导管的理想静脉，因为它行径相当表浅，相对较易于插入导管。不幸的是，股总静脉导管容易感染及发生深静脉栓塞(DVT)。非隧道型股总静脉导管留置不可超过5天，且患者需保持卧床休息。这些非隧道型导管需尽快转换为另一种形式的入路(即隧道型导管、人工入路或自体动静脉瘘)。

右颈内静脉由颈静脉孔出颅底，然后沿颈动脉和迷走神经下行（图87.2)。它起自颅底颈动脉后方，然后螺旋下降至前方。在颈根部，它行于胸锁乳突肌两头之间，粗大且表浅，然后直行汇入上腔静脉。由于它的解剖位置距离肺胸膜较远，因此由颈内静脉插管所致的气胸的发生率较锁骨下静脉插管少。此外，不慎穿入毗邻的动脉可立即压迫治疗，与锁骨下动静脉插管的情况不同。

用于放置隧道型导管的中心静脉优先次序见表87.1。除了上述强调的右颈内静脉的优点之外，左颈内静脉的选用应注意：从插管点到上腔静脉扭曲的行径会增加导管移位、中心静脉损伤以及中心静脉狭窄或血栓形成的风险。尽管有些反常，但穿过一条堵塞的或是血栓形成的颈静脉放置透析导管常常是可行的。如果有可能通过导丝，血栓形成的静脉通道就可以被充分扩张以利于通过导管。此外，即使管道已经闭塞，这种方法导致的相关并发症的发生率也很低。多种可供选择的位点见表格。需要注意的是，它们不是按照特定顺序排列的，但它们应该被视为潜在选项，可被开发用于那些有挑战的耗尽了其他传统方法的患者。在这些可供选择的位点放置导管技术的详细描述已经超出了本章的范围，但有些可在本章末尾的推荐读物中找到。锁骨下静脉不应该用于放置隧道型或非隧道型透析导管，除非是在极端的情况下。透析导管置于锁骨下静脉将导致显著的狭窄和(或)堵塞发生(>30%)，妨碍同侧肢体的永久性入路。肾病专家和通路外科医生都认为，教导我们的医务人员和危重症护理人员认识相关的不利后遗症是非常重要的。

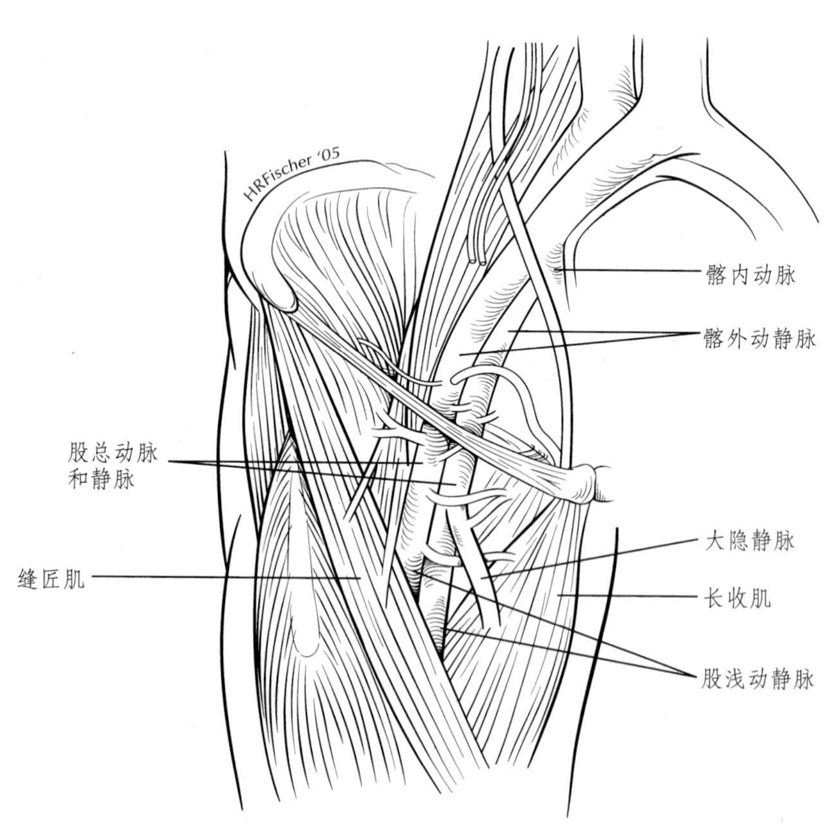

图87.1 图示为右腹股沟解剖。注意股总静脉位于动脉的中部。

术前评估

放置非隧道型导管的术前准备是最少的，因为这是一项相对较简单的床旁操作。确实，大多数患者已经住院并且常常是在重症监护室。也许，最重要的问题是决定非隧道型导管是否为最佳通路选择。询问是否曾行通路操作、中心静脉置管以及中心静脉置管是否困难是很重要的。因为导管是经皮直接放入静脉的，抗凝治疗通常不被认为是禁忌证。如果患者有凝血功能障碍或是有出血性疾病，超声导引可能会减少出血并发症。此外，超声可用于明确静脉的通畅性和口径，及其与毗邻动脉的关系。使用微穿刺针可进一步减少出血并发症（即21 gauge)。

放置隧道型透析导管的术前准备略复杂一些，类似于多数的外科操作。这些导管通常在持续镇静或局麻下，在手术室或X线透视室置放。多数情况下，这需要持续镇静方面的专门培训，或是有麻醉医生、麻醉护士在场。

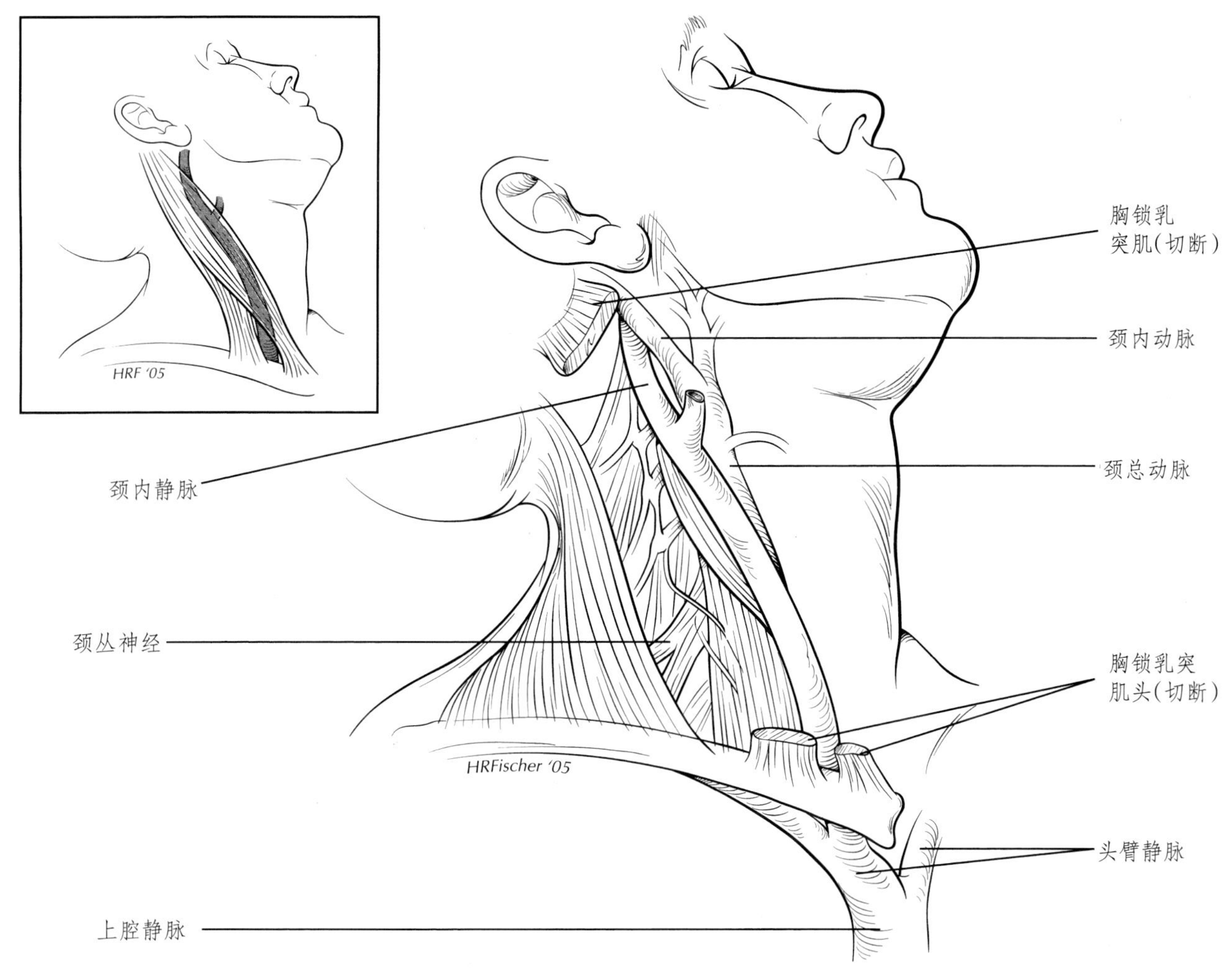

图 87.2 颈部解剖结构如图示。右颈内静脉经颈静脉孔出颅底,然后沿着颈动脉和迷走神经下行。起自颅底颈动脉后方,然后螺旋状绕至前方。在颈根部行于胸锁乳突肌两头之间。

不合作的患者需要全麻。所有抗凝治疗都需停用,任何基本的凝血功能障碍或出血性疾病都应纠正。皮下隧道出血可能会相当棘手,并且会增加感染性并发症的风险。有时,想要逆转所有的抗凝或是出血体质是不可能的。在我们的实践中,放置隧道型导管的绝对要求包括 INR≤1.8,血小板计数>50×10⁶/mm³,ACT<200 秒。此外,任何造影剂过敏都应得到确认并预先治疗,因为有时注射少量造影剂以显示中心静脉解剖及确认导管位置是必要的。标准的无菌技术及预防性抗生素的使用是术前常规进行的,不过它们在这方面的益处尚不清楚。

操作技术

非隧道型导管通常置于右股总静脉。有多种导管可供选择,不过任意一种都未显示出任何优势。导管应至少长 19cm 以确保其尖端可伸入下腔静脉。熟悉所选择的导管及其穿刺、扩开技术是很重要的。隧道型导管的选择尤其须谨慎,因为必须适当地定位套囊相对于导管引出位点的位置。毗邻的股总动脉搏动可作为静脉的绝好解剖标志,不过也可如上文所述使用超声定位。插管位点应在腹股沟皱褶以下至少 2cm 处,以便更换衣服。腹股

表 87.1 放置透析导管的中心静脉优先次序

右颈内静脉
左颈内静脉
血栓形成的颈内静脉
股总静脉
备选中心静脉
颈外静脉
无名静脉(锁骨下)
肝静脉(肝移植)
下腔静脉(肝移植)
肾静脉
髂静脉(髂外,髂总)
生殖静脉
奇静脉
无名伴行静脉
锁骨下静脉 *

* 锁骨下静脉的作用还不清楚,不过应该尽可能避免使用,因为涉及闭塞、狭窄而破坏同侧永久性入路的风险。

沟区，尤其是腹股沟皱褶并不是全身最清洁的区域，且常常被汗液浸湿。且该部位一直还有衣着覆盖而更易引起导管感染。

在右颈内静脉放置隧道型导管应首先评估该静脉是否通畅及确认其解剖位置。这常在备皮之前进行，以免因静脉堵塞而浪费时间和装置。我们用一根5或是7.5MHz的柱状芯片探头完成探查。静脉和动脉可分别根据其可压缩性及搏动性进行简单的区分。在标准的术区准备和局麻后，在胸锁乳突肌两个头夹角的近端颈部皮肤上做一划痕。然后，将一根微穿刺针沿着同侧乳头方向穿过该划痕(图87.3)。尽管这些解剖标志很有用，但使用超声导引可简化插管。将超声探头装在一个装有部分超声凝胶的无菌套中即可。见静脉回血即可通过穿刺针进0.018英寸导丝，然后在透视导引下直接进入上腔静脉。然后将微穿刺针替换成3F的微穿刺鞘，再推入少量造影剂以确认其位置。接着将0.035英寸（如Bentson Cook Inc，Bloomington，Ind.）Starter导丝在透视导引下插入下腔静脉，然后将3F鞘置换成20~30cm的5F或6F鞘。这种更长更硬的鞘管在向中心推进的时候通常不会打折，且在隧道形成后不易脱出。需要注意的是，这比在导管放置接下来的步骤中常用的去皮鞘管(7F或8F)要小。

导管引出位点的位置受患者习惯体位、所需的隧道长度、所需的导管尖端位置以及特异的导管类型的影响。对大多数患者，导管引出位点位于锁骨中点下缘几厘米。肥胖患者及乳房较大的女性患者其引出位点应放置得较为横向，以避免导管尖端在右上方移动较大。就感染风险来说，理想的隧道长度尚不明确，不过如果套囊放在距离引出位点1~2cm以内的话，那么4~6cm的隧道可能就够长了。同样，理想的远端位点尚无

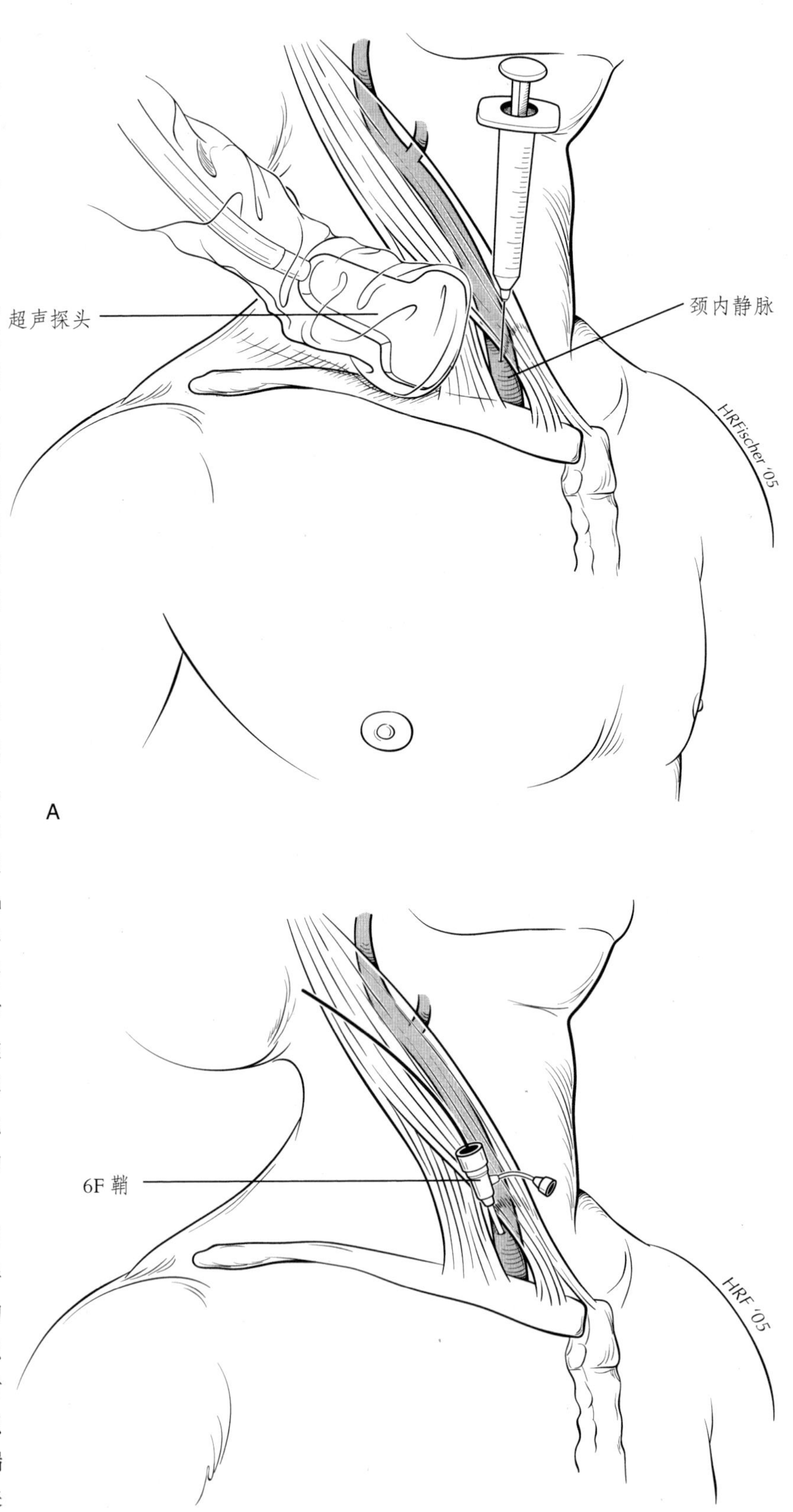

图87.3 (A)在胸锁乳突肌两个头交会处的皮肤上做个小标记。在超声导引下将小穿刺针顺着标记穿入颈内静脉。(B)将一0.035英寸starter导丝插入下腔静脉，然后沿着导丝导入一30cm的6F鞘。(待续)

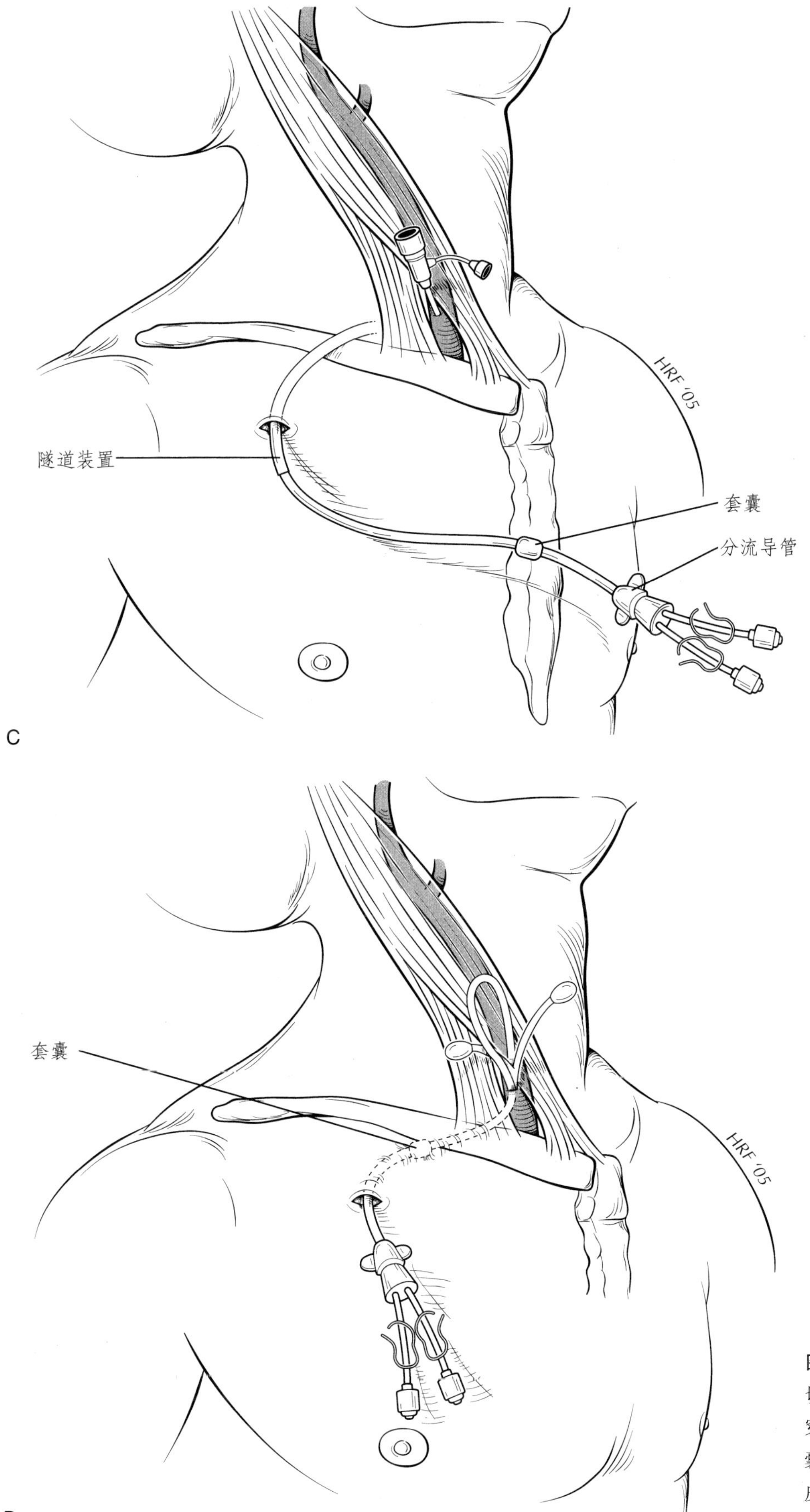

图 87.3(续) (C)在锁骨下做另一个切口。导管固定在隧道装置上,然后穿过皮下层连接两个切口。导管的套囊位于出口处约 1~2cm 处。(D)用去皮导管代替 6F 鞘管。去掉导管的两翼后沿着鞘送入导管。(待续)

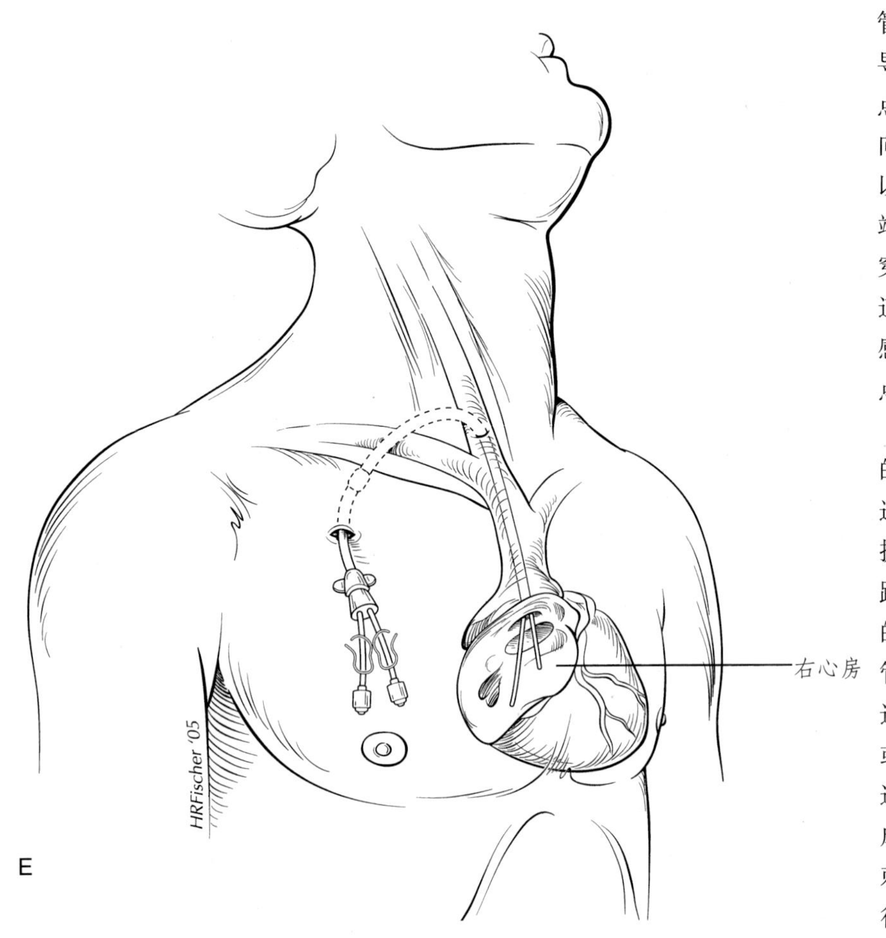

图 87.3(续) (E)导管尖端位于右心房内。

定论。DOQI建议尖端置于上腔静脉与右心房连接处,不过也有人建议应置于右心房内。把导管放在右心房内也许可减少血栓形成并发症,减少纤维蛋白鞘形成,改善血流速度,并降低移位的发生率。然而,这样可能会造成心律失常和心脏填塞,不过使用较新较软(不太硬)的导管时这类并发症非常罕见。这取决于不同类型导管的长度或是否固定(从套管至尖端的距离)。在长度不定的导管中,有些可自尖头端缩短,有些可自插孔端缩短。长度固定的导管可覆盖胸壁,适当的隧道长度与引出位点取决于所需的尖端及套管位置。对于尖端可缩短的导管,隧道长度、位点是可选的,这样就可精确地决定从静脉切开处到所需的导管尖端位点的距离。将导丝的头端放在导管头端所需的位置(即右心房或上腔静脉与右心房连接处),并在从鞘管引出位点处放一把止血钳于导丝上,由此来估算这段距离。然后,退出导丝至其头端位于静脉插管处,然后在鞘管引出处的导丝上夹第二把血管钳。两把血管钳之间的距离与导管的长度相一致,修剪导管时,该长度会从静脉切开处延长。所以我们常额外加长1~2cm作为考虑到导管在右上方尾部移位的“修正因子”。对于插孔端可修剪的导管,隧道长度、位点同样是可选的,因为套管可放在不同的位置。熟悉特异性的导管和置放顺序是很重要的。

在所需的导管引出位点注射局麻后,在皮肤上做一约1cm的切口,用血管钳分离皮下组织以便于通过导管。然后用导管所提供的隧道装置使导管穿过静脉切开右心房处与引出位点相应切口之间的皮下层。导管的方向(即静脉切开处至引出位点或相反)以及连在隧道装置上的导管末端(头端或插孔端)都取决于特异的导管。在穿过隧道器或导管时应小心,因为隧道内出血及由此导致的血肿都会增加感染风险。导管的套囊应放在引出位点1~2cm范围内,如上文所述。

5F或6F鞘应替换成导管所提供的去皮鞘管和扩张器。这一操作应在透视引导下仔细地进行。导丝有打折提示扩张器或鞘管没有沿着所要求的路线行进。因为有潜在的损伤大血管的可能,应在进一步促成扩张器或鞘管结合之前处理该情况。一种可能的选择就是重新定位导丝(或者往里进,或者退出),这样扩张器或鞘管就不必通过损伤区域。还有一种选择是可换成较硬的导丝或是再建立一个静脉穿刺点(这样有希望得到一个较好的路径)。适合的导管长度应取决于这一步骤并在这一步骤得到确认。然后撤走扩张器,并通过去皮鞘管推进导管。接着退出去皮鞘管的末端,同时保持导管的位置,这样就完成了导管插入。移出扩张器后需保持去皮鞘管孔口的压力以避免空气栓塞,同时应指导患者屏气。床头应被置于Trendelenburg位(即头低脚高位),不过对于一些造影台、造影床来说有时无法做到。撤出去皮鞘管后应通过透视确认导管的位置并调整到最佳。对肥胖患者可要求导管头端可见造影剂。通过每个腔内的回血来确认导管的功能。需要注意的是,透析导管需要大约350mL/min的流速来确保有效透析。与之相符的是,这样的流速自然能够将血液快速推入20mL的注射器。

要完成这一过程,还需几个步骤。导管应固定在皮肤上以避免移位和术后早期不小心滑出。可用一根3-0尼龙丝线(单股编织,不可吸收)打一个

"空结"，如同固定外科引流管的技术一样，这样就可避免直接将导管固定在皮肤上。外科切口应用皮内缝合和皮肤胶贴拉拢。导管应用 3~5mL 浓度为 1000 单位/mL 的肝素冲洗液冲洗，然后在伤口和导管上敷上干纱布并贴上透明胶带。操作后常规拍胸片，尽管基于静脉插管是在超声引导下通过一根微穿刺针进行的，并且所有的导管操作都是在透视下进行的这样的事实，其益处尚不清楚。在 X 线透射下鉴定一些东西来影响临床操作的可能性很低。患者在接受操作之后应在恢复室内至少监测 2 小时。

在血栓形成或堵塞的颈内静脉内插管的基本技术大致相同。关键的步骤涉及将导丝穿过堵塞的血管。使用一根可选的亲水性 0.035 英寸导丝（如 Glidewire，Terumo Corp. Japan）和一根亲水性成角的 4F 导管（如，Glidecather，Terumo Corp. Japan）可使该操作更简便易行。有时导丝可以通过而导管不能。这种情况下，可从股静脉导入圈套导管抓住导丝。然后逐渐变细的导管或扩张器就可通过颈静脉导丝，并立即在导丝的近端上一把止血钳。接着将导丝和导管扩张器结合物一起拉过堵塞段就可扩开该径路。然后可更换较硬的导丝以利于通过较粗的扩张器。

隧道型导管的移出或置换很容易。在恰当的皮肤准备和局麻后，用止血钳钝性分离导管引出位点以扩大该径路，并将套管从粘连的瘢痕组织中分离出来。应尽量避免锐性分离以免不小心损伤导管本身。如遇到困难，万一不幸导管破裂，将一根导丝穿过导管的一个腔进入下腔静脉可防止导管段血栓形成。交换导管时先如上所述的那样启动套囊，然后穿过一根适当坚硬的 0.035 英寸交换导丝（如Rosen，Boston Scientific，Natick，Mass.）进入下腔静脉。接下来的步骤类似于任何其他导管交换。需要注意的是，大多数的导管交换应通过一根导丝而不需新的穿刺点。这些"通过导丝"的交换与初始导管有着几乎相同的血栓形成和感染并发症发生率，主要是用来尽可能增加导管位置的数目。

并发症与术后处理

血液透析导管的放置涉及一系列可预知的并发症，包括气胸、空气栓塞、血胸、纵隔积血、伤口血肿、导管移位、胸导管损伤、心脏填塞、气道损伤、神经损伤以及心律失常。DOQI 指南陈述一期失败率应低于 5%，穿刺并发症率应低于 2%。这些目标是符合实际的，并可反应医疗水平。的确，上文总结的许多步骤的设计是为了提高导管置放的总体安全性和有效性，包括使用透视、超声以及微穿刺针。这些并发症中的大部分并不与透析入路导管的放置特异性相关，应该用标准的外科技术及原则来处理。导管错位经常发生，因为导管太短，不过也有可能是导管移动造成的。必须承认，评估包括患者仰卧体位修正因素的适当的导管长度比较困难。导管移位（假设足够长）有时可通过有力的冲洗纠正，但更多情况下需要通过一个管腔置放导丝或是从远端圈套。

导管失用及感染是血液透析导管相关的主要长期并发症。尽管导管失用可能是由移位、外部压迫或者溶质、药物沉淀所引起的，但绝大多数情况与血栓有关。这些血栓可能是由导管周围的纤维蛋白鞘、导管内本身的血栓或是外围静脉管道内的血栓发展成的。纤维蛋白鞘是导管周围与静脉接触处炎症组织的顽固生长。DOQI 总结了处理导管失用的策略并建议在透析中心输注溶栓药物（如尿激酶）（见 DOQI 的特殊方案）。他们介绍了当这些初始的努力不成功时导管的一项对照研究，以及根据该发现指导的最终治疗过程。由纤维蛋白鞘造成的导管失用可通过使用圈套导管剥除、导管内输注药物溶栓或者通过导丝替换导管（见本章末推荐读物中的 venousaccess.com 的相关内容）来治疗或纠正。导管腔内原位血栓形成同理可通过导管内输注溶栓药物或是导管内血栓切除术治疗。

感染占长期置管并发症的大约 75%。的确，在急诊入院、入住重症监护室以及治疗费用方面这些导管感染相关的数据是惊人的。其病因是皮肤有机体由穿刺位点沿着导管通过隧道迁移，并最终进入血流。可以预测的是，这些感染主要来源于多种皮肤有机体，包括表皮葡萄球菌以及金黄色葡萄球菌。临床表现包括从引出位点炎症到无症状的菌血症到血流动力学不稳的败血症。DOQI 总结的治疗方法视临床表现而定。无全身性症状或血培养阴性的导管位点感染可仅使用广谱抗生素治疗。隧道内感染（在无全身症状或血培养阴性的情况下）需应用适用于推测或已证实的微生物的肠道外抗生素治疗。相反，导管相关的菌血症是一种威胁生命的情况，即使没有临床表现，也应该入院治疗并使用肠道外抗生素。对于那些症状持续超过 36 小时以及血流动力学不稳的患者应拔除导管。导管可通过导丝置换，但应获取血培养。症状进展或是反复培养阴性要重新定位导管。有导管相关性菌血症的患者应该使用抗生素治疗至少 3 周，并且应放置新的隧道型导管直到停止抗生素后无感染（经血培养证实）至少 48 小时。

推荐读物

1. National Kidney Foundation. K/DOQI Clinical Practice Guidelines for Vascular Access, 2000. *Am J Kidney Dis.* 2001;37:S137–S181.
2. Dhingra RK, Young EW, Hulbert-Shearon TE, et al. Type of vascular access and mortality in U.S. hemodialysis patients. *Kidney Int.* 2001;60:1443–1451.
3. Khanna S, Sniderman K, Simons M, et al.

Superior vena cava stenosis associated with hemodialysis catheters. *Am J Kidney Dis.* 1993;21:278–281.

4. Kinney TB. Translumbar high inferior vena cava access placement in patients with thrombosed inferior vena cava filters. *J Vasc Interv Radiol.* 2003;14:1563–1568.
5. Lau TN, Kinney TB. Direct US-guided puncture of the innominate veins for central venous access. *J Vasc Interv Radiol.* 2001;12: 641–645.
6. Murthy R, Arbabzadeh M, Lund G, et al. Percutaneous transrenal hemodialysis catheter insertion. *J Vasc Interv Radiol.* 2002;13: 1043–1046.
7. Po CL, Koolpe HA, Allen S, et al. Transhepatic PermCath for hemodialysis. *Am J Kidney Dis.* 1994;24:590–591.
8. Oliver M. Acute dialysis catheters. *Semin Dial.* 2001;14:423–435.
9. Vanholder V, Hoenich N, Ringoir S. Morbidity and mortality of central venous catheter hemodialysis: a review of 10 years experience. *Nephron.* 1987;47:274–279.
10. Venous access. Available at http://www.venousaccess.com/INDEX.HTM.

编者评述

T. S. H.

血液透析通路导管对于终末期肾病患者的生命而言是一种“必需的罪恶”。这意味着以实际金钱损失，住院天数，生命损失以及总体死亡率为形式的“代价”是巨大的。然而，它为患者提供了一种建立起来早且快的透析机制。它起到一种重要的“过渡”作用，以使自体通路充分成熟以用于穿刺插管，并使其易于实现或是超出DOQI的目标。此外，它还提供给那些正在逐步增加的耗尽了其余永久性入路选择的患者亚群以唯一的潜在选择。全美肾病团体已施加给DOQI以及全美血管通路协会或是“瘘管优先”(国立血管通路改良协会)以很大的压力，迫使他们减少导管的使用率，并改善全面的通路护理。尽管有这些努力，但导管应用的流行率仍太高。所有的通路外科医生都应义不容辞地向这些目标奋斗，使导管相关性并发症最小化。

Peden医生已经为总结隧道型与非隧道型透析导管的插入及处理做出了杰出的贡献。他的方法与DOQI一致，并反映出了自身经历。然而，有一些观点应该得到更多的评价或是强调。首先，锁骨下静脉应避免成为透析通路导管的位点，因为存在进行性狭窄和(或)堵塞的风险。维护血液透析导管应成为一个终身的问题，需要一个终身计划，而锁骨下静脉狭窄/闭塞会显著减少入路选择的数量。第二，当没有更多传统的上肢或下肢选择时，作为另一种选择的中心静脉选项应该在患者当中开拓。这常需要一些创造性。我承认，这种位点的长期成功率不会太理想，但我有感觉，这些“通路挑战”有其他合并死亡率，而且它们的预期寿命很有限。我们已经开始支持我们中心的一些患者使用经肝脏导管或是经腔道导管，它们已经成为对肾病学家和介入放射学家承诺的圣约书。第三，决定导管和隧道的适当长度在一开始就令人困惑。尽管本章很好地概括了多种考虑，但在摘要中领悟它们仍有些困难。选择某种导管之后再制定出一种合适的计划就简单多了。最后，由于导管透析的机制，患者会变得十分依赖导管，而不选择更长久的通路。必须以非威胁性的方式忠告患者各种选项的风险和收益，如果透析治疗团队的其他成员加强强调这一信息的话会很有帮助。

(丁佳懋 译)

第 88 章

动静脉血液透析通路相关手缺血的处理

Joseph L. Mills, Sr., Kaoru R. Goshima, Christopher Wixon

诊 断

一条动静脉血液透析通路的产生建立了一条低阻力的通道，分流一部分动脉血流进入低压力的静脉循环。此外，由于静脉循环非常低的阻力和高容受力，瘘管起始远端动脉内的血流不再保持顺行，而变成"来或往"的血流，甚至在整个脉搏环中逆行，因此变成完全的逆流。净效应就是瘘管"盗取"动脉血流，因此如果固有的代偿机制不充分的话会危害到远端的灌注。这样一种窃血现象是自身及人工血液透析通路常见的生理结果，并且在73%~91%的病例中可得到证明。"生理性"窃血现象很普遍，且常常是无症状的。临床上很严重的窃血或是窃血综合征(ISS)只有在固有的代偿机制不足以维持或恢复远端动脉灌注压使其达到足以满足外周代谢需要时才发生。手术建立一个近端的动静脉瘘常常会减少远端血管床的灌注压。正常的代偿机制包括同侧循环的发展和由于血管舒张常常足以维持充分的远端灌注而下降的外周血管阻力。

有功能的自身或人工动静脉血液透析通路所造成的窃血综合征在操作后的发生率约为1.6%~8%。发生这种通路导致的ISS的危险因素包括女性、年龄大于60岁、糖尿病、同侧肢体多通路操作、自身通路的建立以及将分支动脉用作供体血管。然而，至今为止，对每一个患者能够实际预测临床上发生严重的动脉窃血现象的术前评价还没有达成特异的共识。因此，制定出能前瞻性地辨认出那些最有可能发生临床上显著窃血的患者的评价标准仍是一项巨大的挑战。

ISS相关的症状谱覆盖面很广：有些比较轻，如迷走感觉神经功能不全，常被误认为糖尿病神经病变；而有些症状则比较重，如缺血性静息痛或组织丢失。累及正中神经会有类似腕管综合征的表现。由于许多这些症状体征的非特异性，内科医生在治疗带有功能性动静脉血液透析通路的患者时须保持高度的警惕。及时识别对于防止手指坏死和永久性神经损伤至关重要。尽管ISS是透析通路相对不太常见的并发症，但它导致了两大处理方面的挑战：维护有功能的血液透析通路和减轻远端缺血。

发病机制

为了理解ISS的发生与处理，就必须彻底理解动静脉血液透析通路的血流动力学和循环生理学。动静脉瘘的基本组成包括由两条平行回路连接成的流入道动脉和流出道静脉，一条同侧血管建立的低流量高阻力的连接(外周血管床)和一条由供体动脉(通常是分支动脉)建立的高流量低阻力的连接(瘘管)。两条平行回路通过瘘管远端的动脉内部相通，允许同侧循环与瘘管间的交通。由于静脉循环阻力低得多，所有的血流都是从动脉端流向静脉端。然而，瘘管远端的动脉血流方向是变化的，并由两条回路所产生的总体阻力所控制。例如，不断上升的外周血管阻力会通过促进同侧血流进入瘘管(低阻力系统)而有利于窃血的发生。不断上升的瘘管阻力有利于形成远端动脉的顺行血流。

一般来说，瘘管端的总体阻力比较低，因为流入道动脉和瘘管本身直径较大而阻力较小。相反，外周血管床阻力高得多，并有许多较小的同侧血管供血，这与瘘管循环单一的流入道大血管比较而言通常提供了较高的阻力。因此，生理性的窃血见于许多建立了动静脉血液透析通路后的情况就并不为怪了。一个大的动静脉瘘的存在几乎总会减少远端灌注，事实证明动静脉瘘远端总会存在一个较低的灌注压。通常情况下，动脉侧支和代偿性的外周血管舒张可维持外周灌注达到充分的水平。实际上，只要有足够的远端灌注满足外周组织的代谢需要，瘘管远端动脉的血流方向是无关的。然而，理解血流动力学对于处理ISS很关键。成功的治疗要求医生认识到外周循环与瘘管之间的阻力有差异。

直到目前，动静脉血液透析通路相关ISS一直是用着重于提高瘘管端阻力的方法来治疗的。这一方法需要注意两个前提。首先，通过提高瘘管的总体阻力，可促进瘘管远端动脉内顺行血流，外周血管系统内的血流会增加。其次，提高瘘管阻力也会减少分支的分流，使更多血流进入同侧系统继而进入外周循环。这些技术包括束带约束、折叠、延长移植物以及使用逐渐变细的移植物。理论上的目标是充分缩窄移植物以实现远端灌注和充足的通路血流之间的精细平衡。大量的术中操作，包括数字光体积描记术(PPG)监测和压力测量，已经用于实现这种精细的平衡。然而，除了这些生理学测量，一些对于使用这些技术的临床病例的回顾不仅显示出远端灌注恢复的不一致，还显示出血透通路血栓形成率高得惊人。症状缓解不一致可在体内循环的动力学方面得到解释。由于解剖和生理学随时间改变，伴随着新的同侧循环形成、疾病进展和血压波动，术中测量得到的良好平衡不会长时间保持稳定。

另一个问题是那些扩大瘘管阻力的手术改变了瘘管本身。瘘管根据其相对于流入道动脉的直径有关。小瘘管被定义为直径小于供体动脉直径的75%。在小瘘管中主要决定血流的是瘘管阻力，而这是随瘘管直径的第四力而改变的。小瘘管的自然病程是通过瘘管的相对迟缓的血流最终形成血栓。另一方面，大瘘管是指直径超过供体动脉75%的，在这样的大瘘管中，血流大小倾向于与瘘管阻力及直径无关(图88.1)。为了保证足够的血流来维持通畅性和支持血透(400~600mL/min)，多数手术建立的瘘管是大血管。出于这些考虑，增加瘘管阻力以减少血流

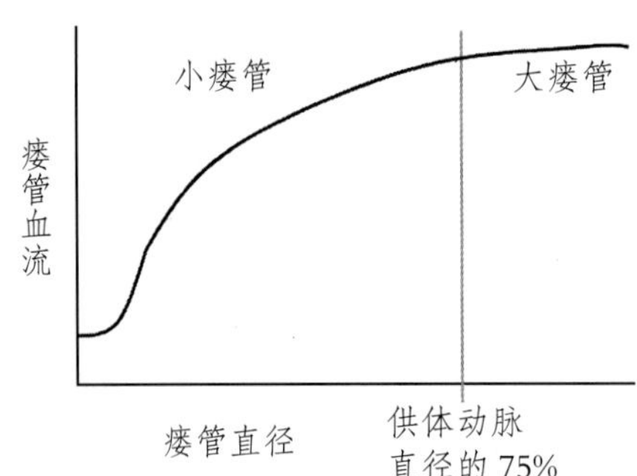

图88.1 “S”形曲线反应了动静脉瘘流量与瘘管直径的关系。小瘘管<供血动脉血栓的20%~75%，血流量与瘘管直径成正比，大瘘管的血流量与瘘管直径无关，而是更加依赖于流入道动脉外周循环和侧支网络的阻力。

的技术必须将大的功能性瘘管改变为小瘘管，可以预测的结果是血栓形成和失去一根血透通路。

治疗ISS的最先进技术是远端血管复通阶段性结扎(DRIL)操作技术。这一操作是建立在对两条循环间(瘘管本身和外周血管循环)阻力不一致的坚定认识上的。Schanzer和他的同事们经常观察到真性ISS的患者形成很差的同侧循环。他们认识到了由于外周动脉较差的动脉血供导致组织不充分灌注的潜在机制。通常情况下，远端动脉是由动脉侧支供应的，可防止通路放置后远端肢体缺血。当这一代偿机制不成功时，就会导致远端缺血。在瘘管近端和瘘管远端动脉之间搭一条旁路，降低平衡中外周血管端的总体阻力，就不会升高循环瘘管端的阻力。这一外周循环和瘘管之

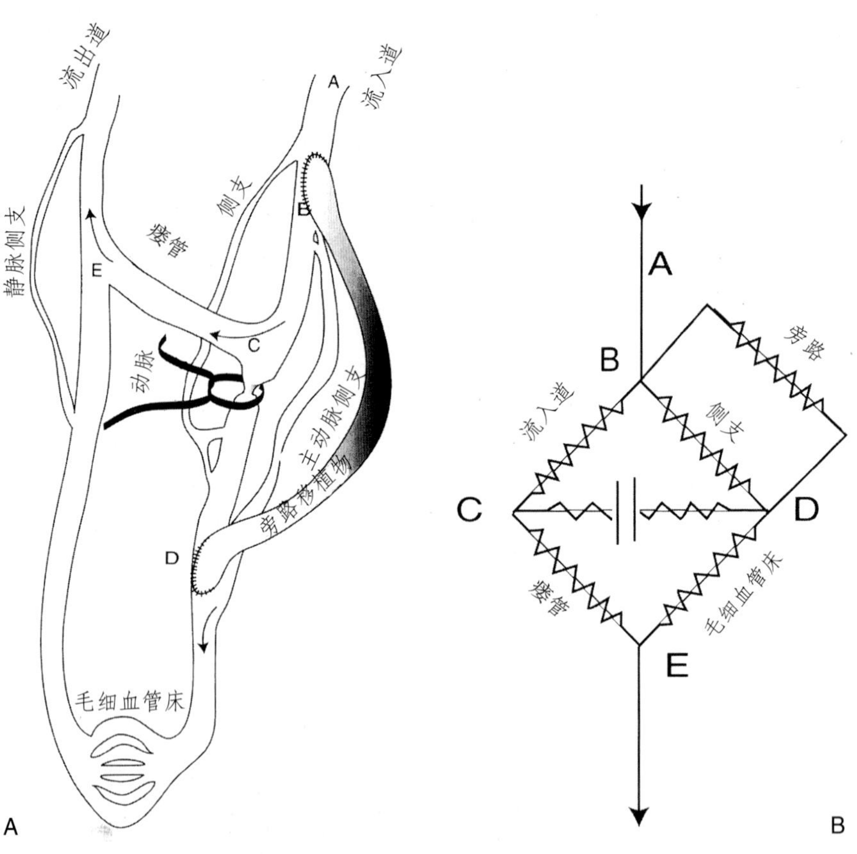

图88.2 (A)DRIL术的原理图。在瘘管近端的动脉和远端动脉之间建立一个旁路(AD端)，减少平衡中外周血管端的总阻力。结扎瘘管远端的动脉(CD段)以阻断潜在的窃血旁路。(B)DRIL术后改变的环路的阻力模型。旁路移植物作为一个侧支网络平行构型的低阻力旁路，有助于减少外周循环和整个环路的总阻力。(Courtesy Christopher Wixon.)

间阻力降低的比率减少了分支血流部分,并在将更多血流引向外周的同时通过瘘管维持足够的血流。结扎瘘管远端的动脉以阻断通过动静脉瘘远端的动脉节段反流的潜在窃血通路(图 88.2A,B)。

适应证与禁忌证

缺血症状的发生可以是急性的(<30 天)或者是慢性的(>30 天)。动静脉血液透析通路术后的缺血临床表现可以是轻微的,包括手冷、轻微的麻痹/麻木、苍白或是仅仅在透析时出现疼痛。严重的症状包括静息痛、苍白病、严重的麻痹、瘫痪、缺血性溃疡以及坏疽。在没有运动功能丧失的情况下,有轻微感觉症状的患者在建立动静脉血液透析通路之后症状迅速发展,较容易发现。经过一段时间,慢性远端缺血症状倾向于使外周血管最大限度地扩张和刺激丰富的侧支血管网成熟。因此,轻微的症状常常在侧支循环发展起来之后在几个星期至几个月内消失。

一小部分患者仅仅在进行血透时有缺血症状。常见的错误认识是这一现象继发于透析时不断升高的分流部分。然而,由于高容量的流出道静脉快速抑制了由透析泵产生的压力梯度,瘘管分流部分就不太可能在透析治疗时显著增加。实际上,这些患者的全身血压有显著回落,这是由低容量以及合并心肌前负荷减小引起的。近端灌注压的相对减小超过了外周血管床的代偿机制,并形成了一个暂时的完全性远端缺血环境。这些症状在透析停止后慢慢消失。因此,对于那些轻度到中度的缺血症状仅在血透时发生的患者,治疗的第一条准则就是在透析的早上减少抗高血压药物,并控制血透开始时容量的快速丢失。

对于有严重缺血临床表现者,包括静息痛、缺血性组织丢失或是严重的神经症状,应接受手术治疗,以防止不可逆性并发症或截肢。对于仅有生理性窃血表现或是有最轻微症状的患者不需要外科干预。与早期窃血综合征相比,发展至较晚期的窃血常常需要干预。

解　剖

与透析通路导致的窃血综合征相关的最常见的通路结构是建立在分支动脉流入道上的那些,包括移植物前臂通路、移植物腋动脉分支通路以及自身头动脉分支通路。然而,ISS 还可以发生在上肢远端 (如自身桡-头)或下肢(如人造股-股)通路。

DRIL 操作过程包括两个部分:远端旁路和间断结扎。只要有旁路作为 DRIL 操作的一部分建立起来,就有必要考虑一些解剖问题。最重要的是瘘管起始处相关的近端吻合口位置。由于瘘管的流出道静脉的高容量,导致瘘管静脉端的压力迅速下降而接近于中心静脉压力。由于静脉连续的压力梯度的存在,瘘管的动脉端有一个压力下降区域。换言之,仅在瘘管近端测得的血压远远低于组织循环的血压。因此,旁路血管应该在瘘管近端起始部和压力下降区域之间留有一段充分的距离以保证旁路血管充足的流入。为提供旁路充足的流入压力,推荐这一距离至少为 3cm。这一距离还可便于避免通过曾经的手术区域显露动脉。

在没有间断结扎瘘管远端动脉的情况下即建立远端旁路血管,会事与愿违地增加进入远端分支动脉的反流。由旁路产生的增加的血流会直接返回瘘管,有利于窃血,因为瘘管阻力比外周血管床阻力低得多。我们已通过术中在单纯旁路之后记录不连续的数字压力并与旁路加上间断结扎之后连续且显著的数字压力升高相比来证明这一现象。出于这一原因,间断结扎是 DRIL 操作过程的必要组成部分。通过阻断潜在的窃血通路,所有的旁路血流都被引入外周血管床,可持续减轻远端缺血症状。

术前评估

详细的病史和体格检查是术前评估至关重要的两方面,因为症状常常是隐匿的,临床医生应该高度警惕。体格检查常常显示减弱的外周脉搏、苍白、虚弱或是慢性病例中的肌肉失用。明确的诊断试验能非创伤性地比较 PPG 波形或有无瘘管加压时的压力(图 88.3A,B)。多数有严重窃血的患者有单相或平坦的数字波形和小于 40mmHg 的数字压力,且在瘘管加压后正常化或是升高。尽管数字灌注压和 PPG 波形幅度在有功能的动静脉血液透析通路远端常常降低,但在仅有“生理性”窃血表现时,波形轮廓常保持正常。多普勒检查是生理试验的重要辅助检查,但是仅通过多普勒确认动静脉瘘远端动脉内反流血流对于建立诊断是不够的,因为血流倒转或是“往来”血流已被观察到可发生在一些有生理性窃血现象而没有缺血症状的患者身上。

动脉造影仍是术前评估不可缺少的部分。动脉造影不仅有助于辨认可视目标血管,还能侦测到任何显著的流入道狭窄。近端流入道狭窄占到 ISS 的大约 20%。流入道狭窄的存在在瘘管近端动脉内高流速的情况下有显著意义。由于这些高速血流动力,传统的解剖预测,如基于动脉造影的狭窄度的测量,会导致低估流入道病损的严重程度。因此,对所有可疑病损的压力梯度都应仔细测量。当存在明显梯度时,这些病损就该在动脉造影时治疗

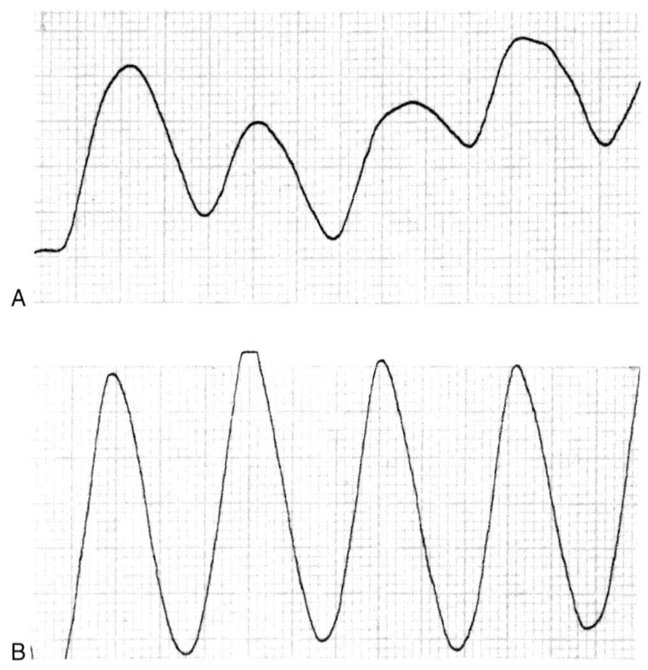

图 88.3 (A)肱动脉-头静脉造瘘术后出现静息痛和指端溃疡的患者的单相低幅数字光体积描记术波形图。(B)用手压迫造瘘管后数字波形出现正常的形态。

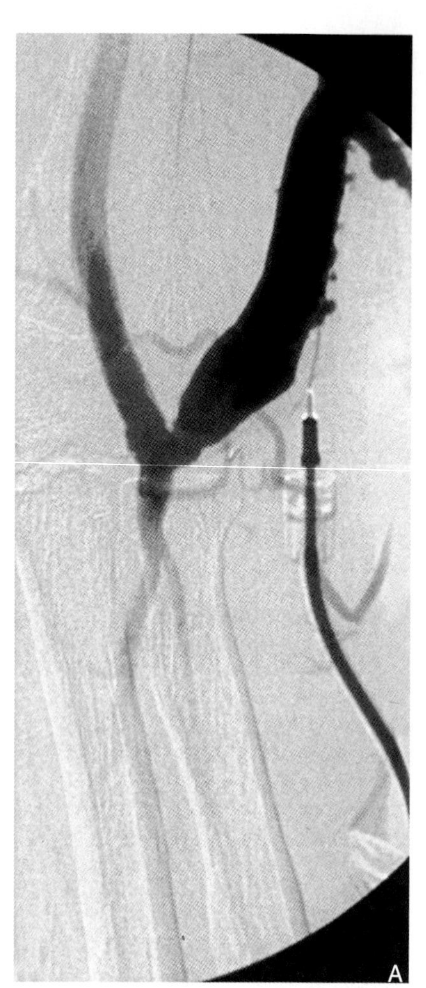

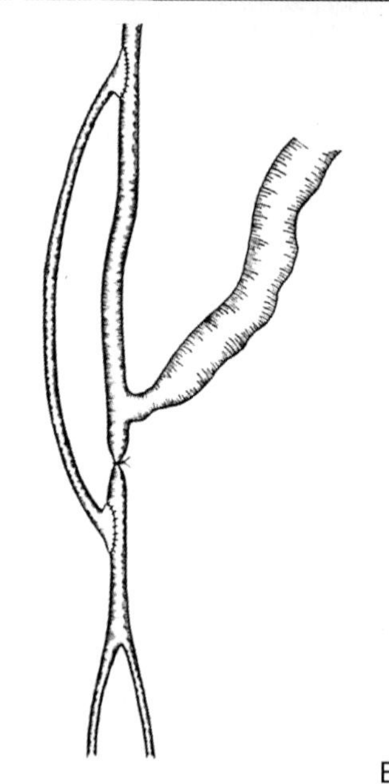

图 88.4 (A) 自体肱-头造瘘的瘘管图。(B)DRIL 术图解。旁路起始至少距离压力浸润区域近端 3~5cm。中间的结扎减少了反流入瘘管的血流。(Courtesy Joseph L. Mills, Jr.)

(通常是通过血管成形术)。有时仅仅纠正流入道病损就可减轻窃血症状。一旦流入道限制性狭窄的可能性减小,进一步外科干预永久性 ISS 就更安全了。

因为我们相信自体静脉,尤其是取自大腿的倒转的大隐静脉是做旁路管道的好的选择,使用多普勒超声建立无创的静脉图被推荐在 DRIL 操作前用于所有的患者。通过静脉绘图无法得到理想的静脉管道很少需要使用 PTFE 作为 DRIL 的旁路管道。

操作技术

纠正透析通路相关性窃血综合征的几种手术选择已有描述。在可行的治疗选择里,DRIL 操作过程,如 Schanzer 等一开始所描述的,提供了能最可靠地达成减轻症状和维持通路开放两大目标的方法。因此我们建议通路外科医生采用 DRIL 操作技术处理有功能的动静脉血液透析通路导致的窃血综合征的复杂问题。

这一操作包括一条旁路血管,从瘘管起始处近端的天然动脉流入道开始,插入通路远端流出道动脉。尽管我们尽了最大努力使用自体组织(主要为大腿大隐静脉)作为旁路导管,但 6mm 的 PTFE 已经被成功用于当静脉管道由于已被获取或是剥除而缺如时,或是术前静脉造影未能显示足够口径的管道时。使用自身静脉血管相对于使用人造血管的优点包括开放较好以及抗感染。可通过建立一个距离瘘管起始处近端至少 3cm 的吻合口以避免压力下降区域。远端吻合口置于分支动脉或是根据术前动脉造影置于优势前臂动脉上。当天然动脉的连续性存在时,结扎点位于瘘管远端的动脉但是在旁路血管远端吻合口的近端,因此减少了潜在的反流窃血途径(图 88.4A,B)。远端吻合口还可以做端端吻合(图 88.5A,B),由此达到相同的目的。

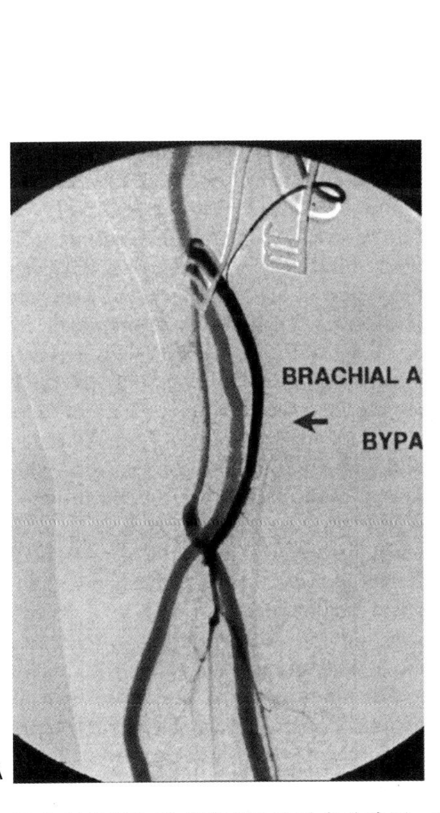

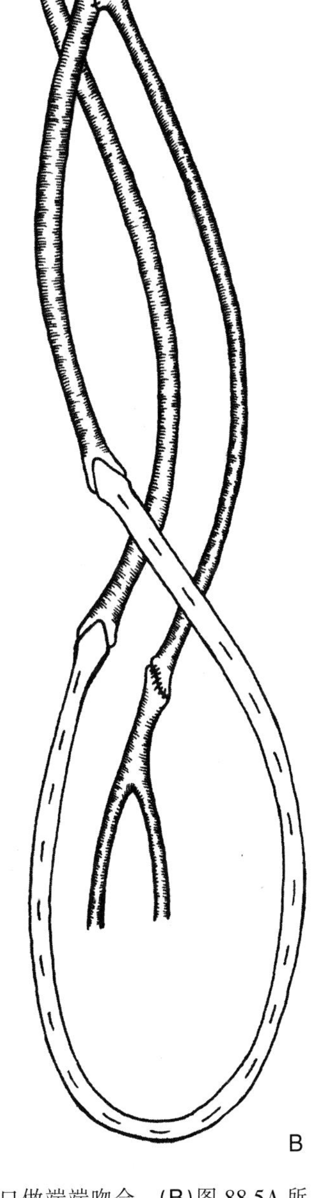

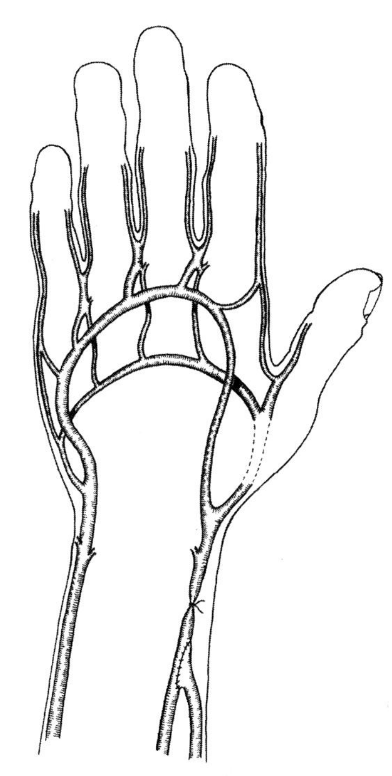

图 88.6 自体肱-头造瘘术后发生窃血综合征而结扎了桡动脉。掌部循环弓通过主要的尺动脉维持。(Courtesy Joseph L. Mills, Jr.)

图 88.5 (**A**)DRIL 手术完成后的手术动脉图。远端吻合口做端端吻合。(**B**)图 88.5A 所示 DRIL 手术的原理图。(Courtesy Joseph L. Mills, Jr.)

当通路远端存在严重的闭塞性疾病时不需要结扎，因为闭塞的存在实际上预防了反流血。在这些患者身上，仅仅建立旁路有可能就足以恢复充足的灌注并消除缺血症状。

有些 ISS 患者有丰富的同侧循环，并有证据显示在瘘管远端动脉有显著的反流血流。除了转流较为近端的供体动脉的血流方向之外，瘘管还会通过从瘘管远端动脉反流消耗来自同侧动脉血管网的血流。在这样的患者中，仅结扎瘘管远端的动脉就能够通过根除窃血的路径并提高外周灌注压缓解缺血症状。该技术已被经典地用于自身桡-头通路(即 Cimino)相关的 ISS。结扎使侧侧吻合或端侧吻合转变为端端吻合(图 88.6)。为了使这一技术可行，掌弓必须是通畅的，并且尺动脉充分供血。无论动脉有无堵塞，通过一个球囊导管测量远端桡动脉的压力或是数字压力都是一项简单的操作，能够显示为了缓解缺血综合征关闭远端桡动脉的效果。

DRIL 操作几乎可用于所有 ISS 患者。对极少数有严重远端前臂及掌动脉堵塞的患者，瘘管结扎可能是唯一的选择。当结扎减轻缺血症状时，患者和外科医生都要面对在另一端重新建立透析通路的挑战。

多年以来，瘘管的绑扎、折叠、延长或是其他致力于提高瘘管阻力、降低瘘管血流的相关技术是最常被推荐治疗动静脉血液透析通路导致的缺血症状的操作。然而，由于高血栓形成率和远端缺血症状缓解不一致，通常应避免用这些技术治疗ISS。DRIL操作过程是既巧妙又简单的技术，能够达成ISS治疗的两大目标：持续地缓解症状和可靠地维持通路通畅。

并发症和术后处理

在引入DRIL操作过程之前，绑扎瘘管或是延长人造血管的努力常常不能持续地纠正远端缺血或是导致通路血栓形成。DRIL操作的概念提供了一个生理学的方法，并在不危害持续的通路通畅性的情况下可靠地致力于重建远端灌注。

DRIL操作过程的并发症包括旁路移植物血栓形成和伤口问题。在罕见的旁路失败的案例里，患者通常发生持续的或复发的ISS症状，需要再次干预。多普勒超声能有效辨认受累的移植物。上肢创伤可很好地耐受，实际上我们的实验中没有患者发生严重的上肢伤口并发症。另一方面，我们偶尔碰到过下肢静脉获取处伤口并发症，尤其是肥胖的糖尿病患者。这些伤口多数通过保守的局部措施已成功治疗。

在我们的实验中，DRIL操作的结果是很鼓舞人心的。大多数患者(90%)的症状都有显著缓解或完全消失，并治愈了缺血病损。在完成该操作后没有肢体丢失。DRIL操作，48个月的早期通畅率达80%，在没有牺牲显著的瘘管血流的情况下能可靠地提高远端灌注，并能维持良好的动静脉血液透析通路长期通畅率。在治疗有功能的动静脉血液透析通路导致的复杂性ISS时，DRIL操作的收益明显胜于任何潜在的有限的风险。

推荐读物

1 Schanzer H, Schwartz M, Harrington E, et al. Treatment of ischemia due to "steal" by arteriovenous fistula with distal artery ligation and revascularization. *J Vasc Surg.* 1988; 7(6):770–773.

2. Wixon CL, Mills JL. Hemodynamic Basis for the Diagnosis and Treatment of Angioaccess-induced Steal Syndrome. *Adv Vasc Surg.* 2000;8:147–159.

3. Knox RC, Berman SS, Hughes JD, et al. Distal revascularization-interval ligation: A durable and effective treatment for ischemic steal syndrome after hemodialysis access. *J Vasc Surg.* 2002;36(2):250–256.

4. Wixon CL, Mills JL, Berman SS. Distal revascularization-interval ligation for maintenance of dialysis access and restoration of distal perfusion in ischemic steal syndrome. *Semin Vasc Surg.* 2000;13(1):77–82.

5. Wixon CL, Hughes JD, Mills JL. Understanding strategies for the treatment of ischemic steal syndrome after hemodialysis access. *J Am Coll Surg.* 2000;191(3):301–310.

编者评述

T. S. H.

手缺血是动静脉血液透析通路程序后最可怕的并发症。除了常用的"窃血"术语外，关于这一现象没有特别不合法的或是令人惊讶之处。它仅表示由于压力梯度，血流从一个解剖床向另一个的转向。有些"窃血"现象和所有的通路程序都有关。多数情况下，多种多样的代偿机制足以满足组织的代谢需要。当这些代偿机制不充分时，组织(如手)发生缺血，患者出现惯有的症状。

不幸的是，没有明确的术前临床特点或是血流动力学测量能预测哪些患者在建立血透通路后会发生手缺血。可能性升高与一些临床因素有关，包括高龄、女性、外周动脉阻塞性疾病、糖尿病、自体通路、建立在分支动脉上的操作以及曾有通路相关性手缺血病史。存在这些预测因子中的一些可能进一步提高缺血风险，我们的无对照实验的印象是，一次先前的手缺血发作是特别令人烦恼的。发生严重手缺血的可能性能通过非侵入性或侵入性造影选择合适的动脉流入道而减少。我一般会获取上肢动脉压、流速波形和动脉直径，对于多种临床预测因子和非侵入性结果有选择地进行动脉造影。对动脉流入道可接受的评价标准包括缺乏任何更近端的血流动力学显著病损和一条尺寸适当的血管（分支大于3mm，桡动脉大于2mm）。

血液透析通路操作后手缺血的诊断是一项临床诊断。非侵入性和侵入性的动脉研究都能用于帮助明确诊断，对于可疑的病例我常常获取上肢动脉压和波形，但这些试验应被视为辅助性的。入路操作后手痛的鉴别诊断包括缺血性神经病变、尿毒症神经病变、糖尿病神经病变、腕管综合征和静脉高压。然而，所有患者都主诉手痛或称在通路操作后他们的手"就是不对劲"。这时就应该假定存在手缺血，除非被证明有其他情况，即使他们事实上有可触及的桡动脉/尺动脉搏动或是合理的动脉压/波形。在完成了多普勒对腕部动脉的检查过程后的诊断常在术中被质疑。对这一点的鉴别诊断很困难，因为存在麻醉的混杂因素和常常涉及动脉痉挛。然而，这些多普勒检查呈弱信号的患者应该在手术期间密切监测直到他们的手被证明没问题。

有严重手缺血的患者的首要目标是恢复手部的足够血流和预防任何的组织丢失或失去功能。第二目标是抢救血液透析通路，如果有可能的话。实现其中一个或两个目标的多种治疗方法已被报道，包括通路结扎、结扎吻合口远端动脉、缩小动脉吻合口、束带约束近端通路、近端动脉血管再通、远端动脉再通以及远端血管复通节段性结扎(DRIL)。我现在已经完全不受那些缩小动脉吻合口或通路本身的影响，并且不相信它们是可靠的选择。当存在可确认的流入道严重血流动力学病损时，近端血管再通是有益的。的确，在多达1/3的病例中，这可能是手缺血的病因，如作者所指出的那样，一次包括主动脉弓的上肢动脉造影被证明在这一设置中是必要的。

DRIL在实现这两项目标方面是非

常有效的,对于有严重手缺血而没有明确的流入道狭窄的患者应被视为通路结扎外的另一种选择。然而,关于 DRIL 也有一些限制,包括随之而来的手部来自旁路的灌注,而这种旁路的长期通畅率仍属未知,因为报道的经验有限。我决定在简单结扎后进一步采用 DRIL 操作是视自身通路的潜在成功和隐静脉管道的质量而定的。我不愿意采用 DRIL 操作来拯救术后急性期出现手缺血的患者的移植物通路,但我曾为一个慢性手缺血患者行 DRIL 操作来救治一条两年来作用良好的移植物通路。此外,我不愿意使用除了隐静脉以外的其他管道做 DRIL,而且出于手对于旁路移植物的依赖性,我不建议推荐移植物管道。

我做 DRIL 的操作方法与作者描述的相似。一般常规行动脉造影,即使这不是术前评估所要做的一部分,确定没有血流动力学上显著的流入道病损,并帮助确认最合适的远端目标。尽管为许多外科医生所限制,但 DRIL 是明显简单易行的,通常用不了 2 小时。需要注意的是,大部分的解剖已经完成,因此最费时间的步骤似乎是获取静脉和吻合。我喜欢置近端吻合口于动静脉瘘管上方 7~10cm 使移植物血管内的动脉压最优化,保证有充足的管道。术后,我选择用超声随访旁路分支动脉(DRIL),类似于下肢旁路的监控准则。需要承认的是,操作失败没有明确的评价标准,而移植物的流速也使人困惑。所有显著的改变或是有提示的狭窄都会促成动脉造影。幸运的是,DRIL 在缓解症状和拯救通路两方面的长期结果都是很好的。

(丁佳懿 译)